Neurointensivismo

Sociedad Argentina de Terapia Intensiva (SATI)
Comité de Neurointensivismo

Neurointensivismo
Enfoque clínico, diagnóstico y terapéutica
2.ª edición

Comité editorial

Lilian Benito Mori

Jefa de Sala de Terapia Intensiva, Hospital Interzonal General de Agudos Prof. Dr. Luis Güemes, Haedo
Directora Asociada de la Carrera de Medicina Crítica y Terapia Intensiva de la Universidad de Buenos Aires,
Sede Hospital Interzonal Güemes, Haedo, Provincia de Buenos Aires
Asesora del Comité de Neurointensivismo de la Sociedad Argentina de Terapia Intensiva, Argentina

María Fernanda Díaz

Jefa de Calidad y Seguridad, Instituto Fleni, Ciudad Autónoma de Buenos Aires (CABA)
Asesora del Comité de Neurointensivismo de la Sociedad Argentina de Terapia Intensiva, Argentina

Bernardo S. Dorfman

Jefe de Terapia Intensiva, Clínica Bazterrica, Ciudad Autónoma de Buenos Aires (CABA)Coordinador de
Terapia Intensiva, Clínica Santa Isabel, CABA
Asesor de Neurointensivismo, Hospital de Alta Complejidad El Cruce, Florencio Varela, Provincia de Buenos
Aires
Director Asociado de la Carrera de Medicina Crítica y Terapia Intensiva de la Universidad de Buenos Aires
(UBA), Sede Sanatorio Güemes, CABA
Asesor del Comité de Neurointensivismo de la Sociedad Argentina de Terapia Intensiva, Argentina

Pablo Schoon

Jefe de Servicio Cuidados Intensivos del Hospital Interzonal General de Agudos Prof. Dr. Luis Güemes, Haedo
Subdirector Asociado de la Carrera de Medicina Crítica y Terapia Intensiva de la Universidad de Buenos Aires
(UBA), Sede Hospital Interzonal Güemes, Haedo, Provincia de Buenos Aires
Asesor del Comité de Neurointensivismo de la Sociedad Argentina de Terapia Intensiva, Argentina
Coordinador de Terapia Intensiva, Clínica Santa Isabel, Ciudad Autónoma de Buenos Aires (CABA)
Asesor de Neurointensivismo, Hospital de Alta Complejidad El Cruce, Florencio Varela, Provincia de Buenos
Aires
Director Asociado de la Carrera de Medicina Crítica y Terapia Intensiva de la Universidad de Buenos Aires,
Sede Sanatorio Güemes, CABA

Walter Videtta

Médico especialista en Terapia Intensiva
Asesor del Comité de Neurointensivismo de la Sociedad Argentina de Terapia Intensiva, Argentina

Sección pediatría

Alejandro Hernán Gattari

Médico de Planta de Terapia Intensiva Pediátrica, Hospital de Niños Dr. Ricardo Gutiérrez, Ciudad Autónoma
de Buenos Aires (CABA)
Coordinador de la Unidad de Terapia Intensiva Pediátrica, Sanatorio Anchorena, San Martín, Provincia de
Buenos Aires
Miembro del Comité Pediátrico de la Sociedad Argentina de Medicina y Cirugía del Trauma, Argentina
Miembro del Comité de Trauma Pediátrico de la Sociedad Latinoamericana de Cuidados Intensivos
Pediátricos, Argentina

Ana María Nieva

Médica especialista en Cuidados Intensivos y Nutrición
Jefa de División de Internación, Unidad Cuidados Intensivos Pediátricos-Unidad de Terapia Intermedia
Pediátrica, Hospital de Niños Dr. Ricardo Gutiérrez, Ciudad Autónoma de Buenos Aires (CABA)
Directora Asociada de la Carrera de Médico Especialista en Terapia Intensiva Pediátrica de la Universidad de
Buenos Aires (UBA), Sede Hospital de Niños Dr. Ricardo Gutiérrez, CABA, Argentina

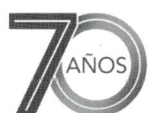

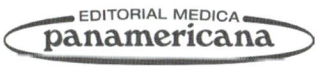

Desde 1953 formando Profesionales de la Salud

Buenos Aires - Bogotá - Madrid - México
www.medicapanamericana.com

ISBN: 978-950-06-9732-3 - Libro + Versión electrónica
ISBN 978-950-06- 9731-6- Versión electrónica

Sociedad Argentina de Terapia Intensiva
Neurointensivismo: enfoque clínico, diagnóstico y
terapéutica / 2.ª ed - Ciudad Autónoma de
Buenos Aires: Médica Panamericana, 2024.
846 p.; 28 x 20 cm.

ISBN 978-950-06-9732-3

1. Terapia Intensiva. 2. Neurología. I. Título.
CDD 616.028

© 2025. EDITORIAL MÉDICA PANAMERICANA S.A.C.F.

Av. Maipú 1300, CP C1006ACT, Ciudad Autónoma de Buenos Aires, Argentina
Esta edición se terminó de imprimir en Latingráfica Rocamora 4161, Ciudad de Buenos Aires, Argentina en el mes de mayo de 2024

IMPRESO EN LA ARGENTINA

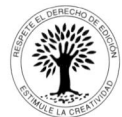

Los editores han hecho todos los esfuerzos para localizar a los poseedores del copyright del material fuente utilizado. Si inadvertidamente hubieran omitido alguno, con gusto harán los arreglos necesarios en la primera oportunidad que se les presente para tal fin.

Gracias por comprar el original.
Este libro es el fruto del esfuerzo de profesionales que, con su dedicación en el arte y la ciencia de curar o enseñar, han encontrado tiempo para escribir esta obra. Respetar la propiedad intelectual es evitar reproducir, descargar, distribuir o compartir estos contenidos a través de cualquier medio sin el permiso del autor y del editor.

Las ciencias de la salud están en permanente cambio. A medida que las nuevas investigaciones y la experiencia clínica amplían nuestro conocimiento, se requieren modificaciones en las modalidades terapéuticas y en los tratamientos farmacológicos. Los autores de esta obra han verificado toda la información con fuentes confiables para asegurarse de que esta sea completa y acorde con los estándares aceptados en el momento de la publicación. Sin embargo, en vistas de la posibilidad de un error humano o de cambios en las ciencias de la salud, ni los autores, ni la editorial o cualquier otra persona implicada en la preparación o la publicación de este trabajo, garantizan que la totalidad de la información aquí contenida sea exacta o completa y no se responsabilizan por errores u omisiones o por los resultados obtenidos del uso de esta información. Se aconseja a los lectores confirmarla con otras fuentes. Por ejemplo, y en particular, se recomienda a los lectores revisar el prospecto de cada fármaco que planean administrar para cerciorarse de que la información contenida en este libro sea correcta y que no se hayan producido cambios en las dosis sugeridas o en las contraindicaciones para su administración. Esta recomendación cobra especial importancia con relación a fármacos nuevos o de uso infrecuente.

Ilustración de tapa: Imagen de Adobe Stock diseñada por inteligencia artificial.

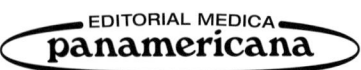

Visite nuestra página web:
http://www.medicapanamericana.com

ARGENTINA
Av. Maipú 1300, CP C1006ACT,
Ciudad Autónoma de Buenos Aires.
e-mail: cinfo@medicapanamericana.com

COLOMBIA
Carrera 7a A Nº 69-19 - Bogotá D.C., Colombia
Tel.: (57-601) 345-4508 / 314-5014 /
e-mail: infomp@medicapanamericana.com.co

ESPAÑA
Calle Sauceda 10, 5.ª planta (28050) - Madrid, España
Tel.: (34-91) 1317800 / Fax: (34-91) 4570919
e-mail: info@medicapanamericana.es

MÉXICO
Av. Miguel de Cervantes Saavedra Nº 233 piso 8,
Oficina 801
Colonia Granada, Alcaldía Miguel Hidalgo -
C.P. 11520 - Ciudad de México, México.
Tel.: (52-55) 5250-0664
e-mail: infomp@medicapanamericana.com.mx

Colaboradores

Liliana Laura Aguilar

Médica especialista en Terapia Intensiva y en Enfermedades Infecciosas
Coordinadora de Cuidados Intensivos, Hospital Nacional Prof. Dr. Alejandro Posadas, El Palomar, Provincia de Buenos Aires
Directora Asociada de la Carrera de Especialista en Medicina Crítica y Terapia Intensiva, Universidad de Buenos Aires (UBA), Sede Hospital Posadas, Argentina

Matías J. Alet

Médico de la Unidad de *Stroke*
División de Neurología, Hospital Ramos Mejía, Ciudad Autónoma de Buenos Aires (CABA)
Centro Integral de Neurología Vascular, Instituto Fleni, CABA
Docente Adscripto de Neurología, Universidad de Buenos Aires (UBA), Argentina

Virginia Altuna

Médica de Guardia
Unidad de Terapia Intensiva Pediátrica, Hospital de Niños Dr. Ricardo Gutiérrez, Ciudad Autónoma de Buenos aires (CABA), Argentina

Haide Amaro

Médica de Guardia. Unidad de Terapia Intensiva Pediátrica, Hospital de Niños Dr. Ricardo Gutiérrez, Ciudad Autónoma de Buenos Aires (CABA), Argentina
Médica de Planta. Unidad de Terapia Intensiva Pediátrica, Sanatorio Anchorena, San Martín, Provincia de Buenos Aires

Sebastián Ameriso

Médico especialista en Neurología, Centro Integral de Neurología Vascular, Instituto Fleni, Ciudad Autónoma de Buenos Aires (CABA), Argentina

Edgar Daniel Amundarain

Coordinador de la Unidad de Terapia Intensiva Adultos, Hospital El Cruce, Florencio Varela, Provincia de Buenos Aires, Argentina

Román P. Arévalo

Servicio de Neurocirugía, Hospital El Cruce, Florencio Varela, Provincia de Buenos Aires, Argentina

Soledad Arévalo

Ex-Jefa de Residentes, Servicio de Neurología, Hospital de Niños Dr. Ricardo Gutiérrez, Ciudad Autónoma de Buenos Aires (CABA), Argentina

Ana María Atallah

Jefa de Procuración, Hospital General de Agudos Prof. Dr. Cosme Argerich, Ciudad Autónoma de Buenos Aires (CABA), Argentina

Raquel Balmaseda

Doctora en Psicología y Máster en Neuropsicología Clínica
Directora del Máster en Neurología Clínica en UNIR, Tomares, Andalucía, Universidad en Internet, España

Florencia María Ballestero

Médica coordinadora de la Unidad de Terapia Intensiva Adultos,
Hospital Británico, Ciudad Autónoma de Buenos Aires (CABA), Argentina

María Elisa Barone

Médica Neuróloga y Magíster en Ética Aplicada
Jefa de Departamento Normatización y Capacitación, Dirección Médica, Instituto Nacional Central Único Coordinador de Ablación e Implante (INCUCAI), Argentina
Docente Adscripta de Neurología, Universidad de Buenos Aires (UBA), Argentina

Eduardo E. Benarroch

Médico Neurólogo, Unidad de Neurología, Mayo Clinic, Rochester, Minessota, Estados Unidos
AAN Teacher Recognition Certificate-the A. B Baker Section on Neurologic Education, American Academy of Neurology, Estados Unidos

Mariana Benavente

Médica especialista en Terapia Intensiva
Jefa de Sección, Hospital de Niños Dr. Ricardo Gutiérrez, Ciudad Autónoma de Buenos Aires (CABA), Argentina

Lilian Benito Mori

Jefa de Sala de Terapia Intensiva, Hospital Interzonal General de Agudos Prof. Dr. Luis Güemes, Haedo
Directora Asociada de la Carrera de Medicina Crítica y Terapia Intensiva de la Universidad de Buenos Aires (UBA), Sede Hospital Interzonal Güemes, Haedo, Provincia de Buenos Aires
Asesora del Comité de Neurointensivismo de la Sociedad Argentina de Terapia Intensiva, Argentina

Ángel N. Cammarota

Médico Neurólogo
Jefe de Internación Neurología y Neurología Hospitalaria, Instituto Fleni, Ciudad Autónoma de Buenos Aires (CABA), Argentina

Luis Alberto Camputaro

Director Médico
Ente Autárquico Instituto de Trasplante, Gobierno de la Ciudad Autónoma de Buenos Aires (CABA)
Docente Autorizado de Medicina Interna, Facultad de Ciencias Médicas, Universidad de Buenos Aires (UBA), Argentina

Daniel Gustavo Caputo

Médico del Servicio de Nefrología, Hospital Nacional Prof. Dr. Alejandro Posadas, El Palomar, Provincia de Buenos Aires

Patricia Cecilia Cardozo

Médica especialista en Pediatría, Toxicología y Farmacología
Médica de Planta, Unidad de Toxicología, Hospital de Niños Dr. Ricardo Gutiérrez, Ciudad Autónoma de Buenos Aires (CABA)
Docente de grado de Toxicología, Universidad de Buenos Aires (UBA), Argentina

Elda Guadalupe Cargnel

Médica Pediatra, Toxicóloga y Legista
Jefa de Unidad, Unidad de Toxicología, Hospital de Niños
Dr. Ricardo Gutiérrez, Ciudad Autónoma de Buenos Aires
(CABA)
Docente de grado y posgrado de Toxicología, Universidad de
Buenos Aires (UBA), Argentina

Christian A. Casabella García

Médico especialista en Medicina Crítica y Terapia Intensiva
Director del Comité Sedación, Analgesia y *Delirium* de la
Sociedad Argentina de Terapia Intensiva (SATI)
Coordinador Médico de la Unidad de Cuidados Intensivos,
Centro Médico Fitz Roy, Ciudad Autónoma de Buenos Aires
(CABA)
Clínica Bazterrica, CABA
Clínica Santa Isabel, CABA, Argentina

Matías Casanova

Médico especialista en Terapia Intensiva
Coordinador de la Unidad de Cuidados Intensivos de
Clínicas Bazterrica, Santa Isabel, Centro Médico Integral
Fitz Roy y Sanatorio Güemes, Ciudad Autónoma de Buenos
Aires (CABA)
Miembro Asesor del Comité de Neurointensivismo,
Sociedad Argentina de Terapia Intensiva, Argentina

Ernesto Gabriel Castellani

Médico Neurocirujano, Hospital Pablo Soria, San Salvador
de Jujuy, Argentina

Alejandro Ceciliano

Jefe Servicio de Neurocirugía Endovascular, Hospital
Alemán, Ciudad Autónoma de Buenos Aires (CABA)
Jefe de Neurocirugía Endovascular, Hospital Austral, Pilar,
Provincia de Buenos Aires
Jefe Neurocirugía Endovascular, Clínica de Los Virreyes,
Ciudad Autónoma de Buenos Aires (CABA), Argentina

Andrés Cervio

Neurocirujano Universitario, Universidad de Buenos Aires
(UBA)
Departamento de Neurocirugía, Instituto Fleni, Ciudad
Autónoma de Buenos Aires (CABA), Argentina

Hernán Chaves

Médico especialista en Diagnóstico por Imágenes
Subdirector de la Carrera de Médico especialista en
Diagnóstico por Imágenes, Facultad de Medicina,
Universidad de Buenos Aires (UBA)
Jefe de Neurorradiología, Servicio de Tomografía
Computarizada, Instituto Fleni, Ciudad Autónoma de
Buenos Aires (CABA), Argentina

Nicolás Ciarrochi

Médico especialista en Medicina Crítica y Terapia Intensiva
Coordinador de Neurointensivismo de la Unidad de
Cuidados Intensivos,
Hospital Italiano de Buenos Aires (HIBA), Ciudad Autónoma
de Buenos Aires (CABA)
Secretario del Comité de Neurointensivismo, Sociedad
Argentina de Terapia Intensiva, Argentina

Santiago Claverie

Médico de la Unidad de *Stroke*, División de Neurología,
Hospital General de Agudos José María Ramos Mejía,
Ciudad Autónoma de Buenos Aires (CABA)
Centro de *Stroke*, Instituto de Neurociencias de la
Fundación Favaloro, Ciudad Autónoma de Buenos Aires
(CABA), Argentina

Marcos Cohen

Médico, Hospital Nacional Prof. Dr. Alejandro Posadas, El
Palomar, Provincia de Buenos Aires, Argentina

Marcelo C. Costilla

Médico especialista en Terapia Intensiva
Coordinador Médico de la Unidad Neurovascular, Sanatorio
Güemes, Ciudad Autónoma de Buenos Aires (CABA),
Argentina

Mariana Cyunel

Médica de Planta, Servicio de Terapia Intensiva Pediátrica,
Hospital de Niños Dr. Ricardo Gutiérrez, Ciudad Autónoma
de Buenos Aires (CABA), Argentina
Instructora de Pediatric Advanced Life Support (PALS),
American Heart Association (AHA)

Matías De Iuliis

Médico Residente, Servicio de Neurología, Hospital de Niños
Dr. Ricardo Gutiérrez, Ciudad Autónoma de Buenos Aires
(CABA), Argentina

Marcelo Del Castillo

Médico Infectólogo
Consultor del Servicio de Infectología, Instituto Fleni,
Ciudad Autónoma de Buenos Aires (CABA) Profesor Titular
Ordinario de la Facultad de Ciencias Médicas, Universidad
Católica Argentina, CABA, Argentina

María Fernanda Díaz

Médica especialista en Terapia Intensiva
Jefa de Calidad y Seguridad, Instituto Fleni, Ciudad
Autónoma de Buenos Aires (CABA)
Asesora del Comité de Neurointensivismo de la Sociedad
Argentina de Terapia Intensiva, Argentina

Gustavo G. Domeniconi

Médico especialista en Terapia Intensiva
Jefe de la Unidad de Terapia Intensiva,
Sanatorio Trinidad de San Isidro, Provincia de Buenos Aires,
Argentina

José María Domínguez Roldán

Médico especialista en Terapia Intensiva
Servicio de Cuidados Intensivos, Hospital Virgen del Rocío,
Sevilla, España

Luis Domitrovic

Médico especialista en Neurocirugía, Hospital de Clínicas,
Universidad de Buenos Aires (UBA), Argentina
Especialista en Radiología, Hospital de León, España

Bernardo S. Dorfman

Jefe de Terapia Intensiva, Clínica Bazterrica, Ciudad
Autónoma de Buenos Aires (CABA)
Coordinador de Terapia Intensiva, Clínica Santa Isabel,
CABA
Asesor de Neurointensivismo, Hospital de Alta Complejidad
El Cruce, Florencio Varela, Provincia de Buenos Aires
Director Asociado de la Carrera de Medicina Crítica y
Terapia Intensiva, Universidad de Buenos Aires (UBA), Sede
Sanatorio Güemes
Asesor del Comité de Neurointensivismo de la Sociedad
Argentina de Terapia Intensiva, Argentina

Carlos Enrique Eghi

Médico del Servicio de Nefrología, Hospital Nacional Prof. Dr. Alejandro Posadas, El Palomar, Provincia de Buenos Aires, Argentina

María Nelly Escalada

Médica de Planta, Sección Patología de Columna, Servicio de Ortopedia y Traumatología, Hospital de Niños Dr. Ricardo Gutiérrez, Ciudad Autónoma de Buenos Aires (CABA), Argentina

César E. Escamilla-Ocañas

Médico Neurólogo, Departamento de Neurología y Neurocirugía,
División de Cuidados Intensivos, *Baylor College of Medicine*, Houston, Texas, Estados Unidos

Adrián César Fernández

Médico de Planta, Servicio de Neurocirugía, Hospital de Niños Dr. Ricardo Gutiérrez, Ciudad Autónoma de Buenos Aires (CABA), Argentina

Danilo Fisher Prato

Médico Cirujano, especialista en Medicina Intensiva y Doctor en Medicina
Jefe de la Unidad de Paciente Crítico, Clínica Universidad de los Andes, Santiago de Chile
Coordinador de la Comisión de Neurointensivismo de la Sociedad Chilena de Medicina Intensiva, Chile

Carlos Fondevila

Médico Hematólogo, Clínica Bazterrica, Ciudad Autónoma de Buenos Aires (CABA), Argentina

María Andrea Francavilla

Médica de Guardia, Unidad de Terapia Intensiva Pediátrica, Hospital de Niños Dr. Ricardo Gutiérrez, Ciudad Autónoma de Buenos Aires (CABA)
Coordinadora Médica. Terapia Intensiva Pediátrica, Sanatorio Anchorena, San Martín, Provincia de Buenos Aires, Argentina

Osvaldo Fustinoni

Médico Neurólogo
Jefe del Área Enfermedades Cerebrovasculares, Instituto de Neurociencias Buenos Aires, Ciudad Autónoma de Buenos Aires (CABA)
Jefe del Servicio de Neurología, Cuerpo Médico Forense, Corte Suprema de Justicia de la Nación, Argentina
Doctor en Medicina y Profesor de Neurología, Facultad de Medicina, Universidad de Buenos Aires (UBA), Argentina
Miembro Titular de la Sociedad Neurológica Argentina

Carlos E. Gadda

Médico Cardiointervencionista
Jefe de Hemodinamia y Cardiología Intervencionista, Instituto Cardiovascular Juncal, Sanatorio Juncal, Ciudad Autónoma de Buenos Aires (CABA), Argentina
Director Asociado, Carrera de Especialista de Hemodinamia, Angiografía General y Cardioangiología Intervencionista, Facultad de Medicina, Universidad de Buenos Aires (UBA), Argentina
Miembro Titular de la Sociedad Argentina de Cardiología

Martín J. Gagliardi

Médico Neurocirujano, División Neurocirugía, Hospital de Clínicas, Universidad de Buenos Aires (UBA), Argentina

Cayetano G. Galletti

Jefe de Servicio Medicina Crítica, Sanatorio Allende Nueva Córdoba, Córdoba, Argentina
Profesor Titular y Director, Carrera de Posgrado de Medicina Interna y Terapia Intensiva, Universidad Nacional de Villa María y Universidad Nacional de Córdoba, Argentina

Carla D. Garay

Miembro del Comité Sedación, Analgesia y *Delirium* de la Sociedad Argentina de Terapia Intensiva, Argentina
Coordinadora de la Unidad de Cuidados Intensivos del Sanatorio Güemes, Ciudad Autónoma de Buenos Aires (CABA), Argentina

Silvia Garbugino

Centro Endovascular Neurológico Buenos Aires, Argentina
Fundación Favaloro, Ciudad Autónoma de Buenos Aires (CABA), Argentina
Hospital de Clínicas, Universidad de Buenos Aires (UBA), Argentina

María del Carmen García

Médica Neuróloga Asociada
Coordinadora de la Sección de Epilepsia, Hospital Italiano de Buenos Aires (HIBA), Ciudad Autónoma de Buenos Aires (CABA), Argentina

Claudio García Alfaro

Servicio de Cuidados Intensivos, Hospital Virgen del Rocío, Sevilla, España

Mónica Garea

Médica de Planta
Unidad de Terapia Intensiva, Hospital de Niños Dr. Ricardo Gutiérrez, Ciudad Autónoma de Buenos Aires (CABA), Argentina
Complejo Médico de la Policía Federal Argentina Churruca-Visca, CABA
Instructora de Pediatric Advanced Life Support (PALS), American Heart Association (AHA)

Alejandro Hernán Gattari

Médico de Planta
Servicio de Terapia Intensiva Pediátrica, Hospital de Niños Dr. Ricardo Gutiérrez, Ciudad Autónoma de Buenos Aires (CABA), Argentina
Coordinador Médico de Terapia Intensiva Pediátrica, Sanatorio Anchorena, San Martín, Provincia de Buenos Aires.

Daniel A. Godoy

Médico Intensivista
Sanatorio Pasteur, Catamarca, Argentina
Hospital General de Agudos San Juan Bautista, Catamarca, Argentina

Javier Goland

Hospital de Alta Complejidad El Cruce, Florencio Varela, Provincia de Buenos Aires
Hospital de Clínicas, Universidad de Buenos Aires (UBA), Argentina
Fundación Favaloro, Ciudad Autónoma de Buenos Aires (CABA), Argentina

Fernando Goldemberg

Director de Cuidados Neurocríticos, Universidad de Chicago, Estados Unidos
Co-Director del Centro de *Stroke*, Universidad de Chicago
Profesor de Neurología, Universidad de Chicago

Shankar P. Gopinath

Profesor de Neurocirugía, Baylor College of Medicine, Houston, Texas, Estados Unidos

Vanina Greco

Médica Clínica, Toxicóloga y Legista
Magíster Internacional en Toxicología
Jefa del Servicio de Toxicología, Centro Nacional de Intoxicaciones, Hospital Nacional Prof. Dr. Alejandro Posadas, El Palomar, Provincia de Buenos Aires
Profesora Adjunta de Toxicología, Universidad Maimónides, Ciudad Autónoma de Buenos Aires (CABA), Argentina

Daryl R. Gress

Profesor de Neurociencias
Director de la Unidad de Cuidados Neurocríticos, Centro Médico Universidad de Nebraska, Estados Unidos

Salvador Guinjoan

Jefe de Psiquiatría de Adultos, Instituto Fleni, Ciudad Autónoma de Buenos Aires (CABA), Argentina
Doctor en Medicina. Investigador Principal de Laureate Institute for Brain Research at Saint Francis Health System, Tulsa, Oklahoma, Estados Unidos

Maximiliano A. Hawkes

Profesor Asistente de Neurología, División de Cuidados Intensivos Neurológicos, Departamento de Neurología, Mayo Clinic, Rochester, Minnesota, Estados Unidos

Alejandro Hlavnicka

Subjefe de Terapia Intensiva, Instituto Fleni, Ciudad Autónoma de Buenos Aires (CABA), Argentina

Víctor Hugo

Médico Neurocirujano
Hospital Nacional Prof. Dr. Alejandro Posadas, El Palomar, Provincia de Buenos Aires.

Pablo G. Jalón

Jefe de la Sección de Cirugía de Columna, División Neurocirugía, Hospital de Clínicas, Universidad de Buenos Aires (UBA), Argentina

Patrick J. Karas

Profesor de Neurocirugía, University of Texas Medical Branch, Webster, Texas, Estados Unidos

Francisco R. Klein

Jefe del Departamento Áreas Críticas, Hospital Universitario Fundación Favaloro, Ciudad Autónoma de Buenos Aires (CABA), Argentina

Julia Klein

Becaria Doctorado de Medicina, Hospital Universitario Fundación Favaloro, Ciudad Autónoma de Buenos Aires (CABA), Argentina

Héctor Eduardo Lambre

Jefe de Servicio del Servicio de Diagnóstico por Imágenes, Instituto Fleni, Ciudad Autónoma de Buenos Aires (CABA), Argentina

Christos Lazaridis

Departamento de Neurología y Neurocirugía, División de Cuidados Intensivos, Baylor College of Medicine, Houston, Texas, Estados Unidos

Aroldo Carlos Legarreta

Jefe de División, Sección Patología de Columna, Servicio de Ortopedia y Traumatología, Hospital de Niños Dr. Ricardo Gutiérrez, Ciudad Autónoma de Buenos Aires (CABA), Argentina

Luis A. Lemme Plaghos

Médico Neurocirujano
Docente Autorizado de la Universidad de Buenos Aires (UBA), Argentina
Director del Centro Endovascular Neurológico Buenos Aires, Argentina

Luciana León Cejas

Médica especialista en Medicina Interna y Neurología
Servicio de Neurología y Neurofisiología, Hospital Británico, Ciudad Autónoma de Buenos Aires (CABA), Argentina
Docente de la Universidad Católica Argentina, Argentina
Docente Adscripta Universidad de Buenos Aires (UBA), Argentina
Magíster en Trastornos del Sistema Nervioso Periférico

Damián Lerman

Médico del Servicio de Terapia Intensiva, Hospital General de Agudos Dr. Juan A. Fernández, Ciudad Autónoma de Buenos Aires (CABA)
Jefe de Trabajos Prácticos de Farmacología, Universidad de Buenos Aires (UBA), Argentina

Carol Lezama Elecharri

Médica de Planta, Unidad 4, Hepatología, Hospital de Niños Dr. Ricardo Gutiérrez, Ciudad Autónoma de Buenos Aires (CABA), Argentina

Dora Lombardi

Jefa de Departamento Clínico-Quirúrgico, Hospital Municipal de Rehabilitación Respiratoria María Ferrer, Ciudad Autónoma de Buenos Aires (CABA), Argentina

Gustavo Lonegro

Médico Intensivista
Coordinador de la Unidad de Cuidados Intensivos, Sanatorio de la Trinidad, Ciudad Autónoma de Buenos Aires (CABA), Argentina

Pedro Lylyk

Director del Instituto Médico ENERI, Ciudad Autónoma de Buenos Aires (CABA), Argentina
Profesor Titular de la cátedra de Medicina Vascular de la Universidad del Salvador, Argentina

Carlos Magdalena

Médico de Planta, Servicio de Neurología, Hospital de Niños Dr. Ricardo Gutiérrez, Ciudad Autónoma de Buenos Aires (CABA), Argentina

Nelson José Maldonado

Médico Neurólogo y Neurointensivista
Profesor de Neurología, Universidad San Francisco de Quito
(USFQ), Quito, Ecuador

Cintia L. Marchesoni

Médica de Neurología y Neurofisiología, Hospital Británico,
Ciudad Autónoma de Buenos Aires (CABA), Argentina
Docente de la Universidad de Buenos Aires (UBA) y de la
Universidad Católica Argentina, Argentina

Victoria Marquevich

Miembro del Comité de Neurointensivismo, Sociedad
Argentina de Terapia Intensiva, Argentina

Nadia Soledad Márquez

Médica especialista en Cuidados Intensivos y Toxicología
Centro Nacional de Intoxicaciones y Unidad de Cuidados
Intensivos, Hospital Nacional Prof. Dr. Alejandro Posadas, El
Palomar, Provincia de Buenos Aires.
Docente de Toxicología, Universidad de Buenos Aires (UBA),
Argentina

Bernardo C. Maskin†

Ex-Jefe de Departamento de Terapia Intensiva, Hospital
Nacional Prof. Dr. Alejandro Posadas, El Palomar, Provincia
de Buenos Aires
Magíster en Biología Molecular Médica, Facultad de
Ciencias Exactas y Naturales, Universidad de Buenos Aires
(UBA), Argentina

Luis Patricio Maskin

Médico de Planta de la Unidad de Terapia Intensiva,
Instituto Fleni y CEMIC, Ciudad Autónoma de Buenos Aires
(CABA), Argentina

Anselmo Mazzola

Jefe de División, Servicio de Neurología, Hospital de Niños
Dr. Ricardo Gutiérrez, Ciudad Autónoma de Buenos Aires
(CABA), Argentina

Guillermo Menga†

Subdirector del Hospital Municipal de Rehabilitación
Respiratoria María Ferrer, Ciudad Autónoma de Buenos
Aires (CABA), Argentina

Ezequiel Monteverde

Médico de Planta, Unidad Terapia Intensiva Pediátrica,
Hospital de Niños Dr. Ricardo Gutiérrez, Ciudad Autónoma
de Buenos Aires (CABA), Argentina

Andrea Mora

Jefa del Servicio de Infectología, Instituto Fleni, Ciudad
Autónoma de Buenos Aires (CABA), Argentina

Ernesto Moreno

Ex-Jefe de Servicio, Unidad de Terapia Intensiva Pediátrica,
Hospital de Niños Dr. Ricardo Gutiérrez, Ciudad Autónoma
de Buenos Aires (CABA), Argentina

Rubén Mormandi

Médico de Planta de Neurocirugía, Instituto Fleni, Ciudad
Autónoma de Buenos Aires (CABA), Argentina

Edgardo L. Morsucci

Médico especialista en Neurocirugía
Hospital de Niños Dr. Ricardo Gutiérrez, Ciudad Autónoma
de Buenos Aires (CABA), Argentina
Hospital de Niños de Santa Fe Dr. Orlando Alassia, Ciudad
de Santa Fe, Argentina
Miembro titular de la Sociedad Argentina de Neurocirugía
Pediátrica y Miembro del Colegio Argentino de
Neurocirujanos, Argentina

Daniel Muñoz

Jefe del Servicio de Imágenes, Hospital Nacional Prof. Dr.
Alejandro Posadas, El Palomar, Provincia de Buenos Aires

María de los Ángeles Muñoz Sánchez

Jefa de la Sección de Cuidados Críticos y Urgencias
Profesora Asociada de Medicina Intensiva,
Hospital Universitario Virgen del Rocío, Sevilla, España

Jorge Neira

Médico Intensivista
Miembro de Número de la Academia Nacional de Medicina,
Argentina
Fellow de American College of Critical Care Medicine,
Estados Unidos
Fellow de American Association for the Surgery of Trauma,
Estados Unidos
Consultor UCI, Sanatorio de la Trinidad, Ciudad Autónoma
de Buenos Aires (CABA), Argentina
Presidente de la Fundación Trauma, Argentina

Pablo Neira

Jefe de la Unidad de Terapia Intensiva Pediátrica, Hospital
de Niños Dr. Ricardo Gutiérrez, Ciudad Autónoma de
Buenos Aires (CABA), Argentina

Ana María Nieva

Médica especialista en Cuidados Intensivos y Nutrición
Jefa de División de Internación, Unidad Cuidados Intensivos
Pediátricos y Unidad de Terapia Intermedia Pediátrica,
Hospital de Niños Dr. Ricardo Gutiérrez, Ciudad Autónoma
de Buenos Aires (CABA), Argentina
Directora Asociada de la Carrera de Médico Especialista en
Terapia Intensiva Pediátrica de la Universidad de Buenos
Aires (UBA), Sede Hospital de Niños Dr. Ricardo Gutiérrez,
CABA

Martín Nogués

Consultor de Neurología, Instituto Fleni, Ciudad Autónoma
de Buenos Aires (CABA), Argentina
Profesor Asociado de Neurología, CEMIC, CABA

Claudio A. Nosti

Jefe de Departamento Medicina Crítica y Terapia Intensiva,
Unidad de Cuidados Intensivos Neurológicos, Clínica de
los Virreyes, Ciudad Autónoma de Buenos Aires (CABA),
Argentina
Subdirector Asociado de la Carrera de Especialista en
Medicina Crítica y Terapia Intensiva, Sede Clínica de Los
Virreyes, CABA

Lisandro Emilio Olmos

Director Médico, Centro de Rehabilitación, Instituto Fleni,
Sede Escobar, Provincia de Buenos Aires

Ana María Pardal

Médica del Servicio de Neurología y Jefa de Neurofisiología,
Hospital Británico de Buenos Aires, Ciudad Autónoma de
Buenos Aires (CABA) Docente de la Universidad Católica
Argentina y de la Universidad de Buenos Aires (UBA),
Argentina

Lorena de los Ángeles Parra

Jefa de Servicio Terapia Intensiva
Hospital del Carmen, Mendoza, Argentina
Profesora Titular de la Cátedra Terapia Intensiva, Facultad de Ciencias Médicas, Universidad de Mendoza, Argentina

María Inés Pereyra

Médica Pediatra
Ex-Coordinadora del Comité de Niños en Riesgo del Hospital de Niños Dr. Ricardo Gutiérrez, Ciudad Autónoma de Buenos Aires (CABA), Argentina
Consultora Honoraria sobre Vulneración de derechos de Niños, Niñas y Adolescentes (NNyA) y del Hospital de Niños Dr. Ricardo Gutiérrez, CABA
Miembro del Comité de Bioética del Hospital de Niños Dr. Ricardo Gutiérrez, CABA
Coordinadora del Grupo de Trabajo Infancias Vulneradas, Comité Familia y Salud Mental de la Sociedad Argentina de Pediatría, Argentina

Adriana Pérez

Jefa de Anestesia y Quirófano, Instituto Fleni, Ciudad Autónoma de Buenos Aires (CABA), Argentina
Docente de la Carrera de Anestesia, Sociedad Argentina de Anestesia, Analgesia y Reanimación, Argentina

Ralph Pikielny†

Consultor Senior de Neurología, Instituto Fleni, Ciudad Autónoma de Buenos Aires (CABA), Argentina
Junior Staff Physician en la Mayo Clinic-Mayo Graduate School of Medicine, Sections of Neurology, Estados Unidos

Gustavo R. Piñero

Coordinador de Neurointensivismo, Servicio de Terapia Intensiva
Subjefe del Servicio de Emergencias, Hospital Municipal de Agudos Dr. Leónidas Lucero, Bahía Blanca, Provincia de Buenos Aires, Argentina

Denise Eliana Pizarro

Médica de Planta Sector Resonancia Magnética, Servicio de Diagnóstico por Imágenes, Hospital de Niños Dr. Ricardo Gutiérrez, Ciudad Autónoma de Buenos Aires (CABA), Argentina

Rossana Poterala

Médica de Planta de la Unidad de Terapia Intensiva Pediátrica, Hospital de Niños Dr. Ricardo Gutiérrez, Ciudad Autónoma de Buenos Aires (CABA), Argentina
Jefa de Terapia Intensiva Pediátrica, Sanatorio Anchorena, San Martín, Provincia de Buenos Aires

Ignacio Previgliano

Director Médico, Hospital General de Agudos Dr. Juan A. Fernández, Ciudad Autónoma de Buenos Aires (CABA)
Profesor Asociado de Medicina Interna, Universidad Maimónides, CABA, Argentina

Luciana Previgliano

Médica de Planta de la Unidad de Terapia Intensiva, Hospital General de Agudos Dr. Juan A. Fernández, Ciudad Autónoma de Buenos Aires (CABA)
Médica en la Unidad de Neurofisiología del Instituto de Neurociencias de Buenos Aires, Argentina
Docente Adjunta de la Cátedra de Fisiopatología, Facultad de Medicina, Universidad Maimónides, CABA, Argentina

Antonio Federico Puertas Crüse

Médico de Planta
Servicio de Diagnóstico por Imágenes, Hospital de Niños Dr. Ricardo Gutiérrez, Ciudad Autónoma de Buenos Aires (CABA), Argentina

Corina Puppo

Médica Intensivista, Internista, Emergentóloga y especialista en Doppler Transcraneal
Unidad Neurocrítica, Servicio Médico Integral, Montevideo, Uruguay
Docente libre, Cátedra de Medicina Intensiva, Hospital de Clínicas, Universidad de la República, Montevideo, Uruguay

Alejandro A. Rabinstein

Profesor de Neurología, División de Cuidados Intensivos Neurológicos, Departamento de Neurología, Mayo Clinic, Rochester, Minnesota, Estados Unidos

Rodolfo J. Recalde

División Neurocirugía, Hospital de Clínicas, Universidad de Buenos Aires (UBA), Argentina

Ricardo C. Reisin

Jefe de Neurología, Hospital Británico de Buenos Aires, Ciudad Autónoma de Buenos Aires (CABA), Argentina

Juan Martín Reviriego

Médico de Planta
Sección Patología de Columna, Servicio de Ortopedia y Traumatología, Hospital de Niños Dr. Ricardo Gutiérrez, Ciudad Autónoma de Buenos Aires (CABA), Argentina

Raúl C. Rey

Jefe de División de Neurología, Hospital General de Agudos José María Ramos Mejía, Ciudad Autónoma de Buenos Aires (CABA)
Profesor Titular de Neurología, Facultad de Medicina, Universidad de Buenos Aires (UBA), Argentina

Claudia S. Robertson

Profesora de Neurocirugía, Baylor College of Medicine, Houston, Texas, Estados Unidos

Gisela Rodríguez

Médica de Guardia, Unidad de Terapia Intensiva, Hospital de Niños Dr. Ricardo Gutiérrez, Ciudad Autónoma de Buenos Aires (CABA), Argentina

Manlio Rodríguez

Jefe del Sector de Resonancia Magnética, Servicio de Diagnóstico por Imágenes, Hospital de Niños Dr. Ricardo Gutiérrez, Ciudad Autónoma de Buenos Aires (CABA), Argentina

Federico Rodríguez Lucci

Coordinador de la Unidad Cerebrovascular y Coordinador de Terapia Intensiva, Instituto Fleni, Ciudad Autónoma de Buenos Aires (CABA), Argentina

Carlos Romero Patiño

Jefe de la Unidad de Cuidados Intensivos, Hospital Clínico, Universidad de Chile, Chile
Profesor Titular del Departamento de Medicina de la Universidad de Chile

Gabriel Esteban Rositto

Médico de Planta de Sección Patología de Columna, Servicio de Ortopedia y Traumatología, Hospital de Niños Dr. Ricardo Gutiérrez, Ciudad Autónoma de Buenos Aires (CABA), Argentina

Maximiliano Rovegno Echavarría

Médico Intensivista y Doctor en Ciencias Médicas
Profesor Asistente, Departamento de Medicina Intensiva, Pontificia Universidad Católica de Chile, Chile

Pablo A. Rubino

Servicio de Neurocirugía, Hospital de Alta Complejidad El Cruce, Florencio Varela, Provincia de Buenos Aires
Instituto de Neurociencias, Fundación Favaloro, Ciudad Autónoma de Buenos Aires (CABA), Argentina

Jorge Máximo Salvat

Consultor de Neurocirugía, Instituto Fleni, Ciudad Autónoma de Buenos aires (CABA)
Docente Autorizado de Neurocirugía, Universidad de Buenos Aires (UBA), Argentina

Pablo Schoon

Jefe de Servicio Cuidados Intensivos del Hospital Interzonal General de Agudos Prof. Dr. Luis Güemes, Haedo
Subdirector Asociado de la Carrera de Medicina Crítica y Terapia Intensiva de la Universidad de Buenos Aires (UBA), Sede Hospital Interzonal Güemes, Haedo, Provincia de Buenos Aires
Asesor del Comité de Neurointensivismo de la Sociedad Argentina de Terapia Intensiva, Argentina

Juan Schottlender

Médico Neumonólogo
Hospital Municipal de Rehabilitación Respiratoria María Ferrer, Ciudad Autónoma de Buenos aires (CABA), Argentina

María Gabriela Sheehan

Médica Intensivista
Unidad de Terapia Intensiva Pediátrica, Hospital de Niños Dr. Ricardo Gutiérrez, Ciudad Autónoma de Buenos Aires (CABA), Argentina

Adriana Simons

Médica de Guardia, Unidad de Terapia Intensiva Pediátrica, Hospital de Niños Dr. Ricardo Gutiérrez, Ciudad Autónoma de Buenos Aires (CABA), Argentina

María Solaegui

Médica de Planta, Unidad 4, Hepatología, Hospital de Niños Dr. Ricardo Gutiérrez, Ciudad Autónoma de Buenos Aires (CABA), Argentina

Marina Szlago

Neuropediatra
Jefa de Errores Congénitos del Metabolismo, Servicio de Genética Médica, Hospital de Niños Dr. Ricardo Gutiérrez, Ciudad Autónoma de Buenos Aires (CABA), Argentina

Adrián A. Tarditti

Director del Hospital Nacional Prof. Dr. Alejandro Posadas, El Palomar, Provincia de Buenos Aires
Docente Asociado de Medicina Interna, Universidad de Buenos Aires (UBA), Argentina

Gustavo Tróccoli

Jefe del Servicio de Neurocirugía, Hospital Interzonal de Agudos José Penna, Bahía Blanca, Provincia de Buenos Aires, Argentina

Marcela Valenzuela

Médica de Planta, Servicio de Imágenes Hospital Nacional Prof. Dr. Alejandro Posadas, El Palomar, Provincia de Buenos Aires, Argentina

Francisco J. Varela

Coordinador de Internación Neurología Hospitalaria, Instituto Fleni, Ciudad Autónoma de Buenos Aires (CABA)
Jefe de Trabajos Prácticos. Carrera de Especialista en Neurología, Universidad de Buenos Aires (UBA), Argentina

Panayiotis N. Varelas

Senior Staff of Neurology and Neurosurgery, Division Head, Neuro-Critical Care Service, Henry Ford Hospital, Detroit, Estados Unidos

Silvia E. Vázquez

Especialista en Medicina Nuclear
Jefa de Departamento Diagnóstico por Imágenes, Instituto Fleni, Ciudad Autónoma de Buenos Aires (CABA), Argentina

Walter Videtta

Médico especialista en Terapia Intensiva
Jefe de Servicio de la Unidad de Cuidados Intensivos, Hospital Municipal Eva Perón, Merlo, Provincia de Buenos Aires
Asesor del Comité de Neurointensivismo de la Sociedad Argentina de Terapia Intensiva, Argentina

Pablo J. Villanueva

Fellow del Departamento de Neurocirugía, Instituto Fleni, Ciudad Autónoma de Buenos Aires (CABA), Argentina

Francisco Villazante

Subjefe del Servicio de Neurocirugía Endovascular, Hospital Alemán, Ciudad Autónoma de Buenos Aires (CABA), Argentina
Sujefe de Neurocirugía Endovascular, Hospital Austral, Pilar, Provincia de Buenos Aires
Subjefe de Neurocirugía Endovascular, Clínica de Los Virreyes, Ciudad Autónoma de Buenos Aires (CABA)

Fabián Vítolo

Gestión de Riesgos y Seguridad del Paciente, Noble Compañía de Seguros S.A., Ciudad Autónoma de Buenos Aires (CABA)
Director de la Diplomatura en Seguridad del Paciente y Atención Centrada en la Persona, Universidad ISALUD, Ciudad Autónoma de Buenos Aires (CABA), Argentina

Ana Paula Voitzuk

Médica Clínica y Toxicóloga
Jefa de Sección Centro Nacional de Intoxicaciones, Hospital Nacional Prof. Dr. Alejandro Posadas, El Palomar, Provincia de Buenos Aires.
Profesora Titular de Toxicología, Universidad Maimónides, Ciudad Autónoma de Buenos Aires (CABA), Argentina

Néstor Wainsztein

FCCM, FCCP, FAHA
Jefe de Medicina Interna y Terapia Intensiva, Instituto Fleni, Ciudad Autónoma de Buenos Aires (CABA), Argentina

Alejandro S. Yankowski

Médico de Terapia Intensiva, Hospital Municipal San Andrés, San Andrés de Giles, Provincia de Buenos Aires
Coordinador de la Guardia Médico-Operativa del Instituto Nacional Central Único Coordinador de Ablación e Implante (INCUCAI), Ciudad Autónoma de Buenos Aires (CABA), Argentina.
Asesor de la Dirección Médica del INCUCAI, CABA.
Docente Invitado de Medicina Legal, Universidad de Buenos Aires (UBA), Argentina

Lucas Oscar Zubillaga

Médico Residente de Neurocirugía
Servicio de Neurocirugía, Hospital de Niños Dr. Ricardo Gutiérrez, Ciudad Autónoma de Buenos Aires (CABA), Argentina

María Cristina Zurrú[†]

Jefa de Sección Enfermedad Cerebrovascular, Hospital Italiano de Buenos Aires (HIBA), Ciudad Autónoma de Buenos Aires (CABA)
Profesora Asociada de la Maestría Aterotrombosis. Instituto Universitario Hospital Italiano (IUHIBA), CABA, Argentina

Prólogo

Si pretendiéramos poner una fecha al nacimiento del neurointensivismo moderno nos remontaríamos más de 60 años atrás, cuando Nils Lundberg en Suecia describe en su tesis doctoral la metodología de la medida continua de la presión intracraneal (PIC), la descripción de sus ondas, la semiología y tratamiento de la PIC. Desde entonces numerosos avances producidos, sin solución de continuidad, en el campo de la imagen, en el conocimiento fisiopatológico de la lesión cerebral, unidos a la aparición de nuevos métodos de monitorización de las variables cerebrales y mejoras en el tratamiento médico y quirúrgico de los procesos neurológicos y neuroquirúrgicos críticos, han consolidado al neurointensivismo como subespecialidad o área de capacitación específica, según queramos denominarla, dentro del tronco de la Terapia Intensiva. Sin embargo, a nuestro juicio con bastante razón, no se puede dar carta de naturaleza a una especialidad o subespecialidad si no hay médicos y enfermeras que no estén dedicados, específicamente, en su estudio y práctica clínica a la atención de los pacientes de su área de conocimiento. Afortunadamente, el desarrollo del neurointensivismo, como suma de conocimientos y habilidades, se ha visto acompañado por la incorporación de muchos terapistas que, con destacada actitud y aptitud, han completado el tercer eslabón de cualquier disciplina médica, y llevado al neurointensivismo al estado de progreso y reconocimiento en que actualmente se encuentra.

Todo ese acervo de conocimientos y técnicas novedosas en torno al encéfalo críticamente lesionado ya se plasmó en una primera edición de *Neurointensivismo. Enfoque clínico, diagnóstico y terapéutica*, cuyo éxito para la formación y perfeccionamiento de los terapistas ha sido incuestionable. Por ello, la iniciativa del Comité de Neurointensivismo de la Sociedad de Terapia Intensiva (SATI) de publicar *Neurointensivismo,* 2.ª edición ha sido loable y oportuna.

En esta nueva ocasión, en sus 18 apartados y 83 capítulos, el tratado aborda y actualiza de forma rigurosa todo el conocimiento sobre esta disciplina médica. Esfuerzo ingente el realizado por el Comité Editorial, ya que no ha quedado en el tintero ningún aspecto por tratar. Destaco muy acertado el haber incluido de forma amplia la neuropediatría crítica en el temario, hecho que con frecuencia se echa de menos en obras de estas características. Por otro lado, no se han soslayado aspectos como la gestión, calidad, bioética, organización de la emergencia, rehabilitación, muerte encefálica y donación de órganos, que junto a los temas más clásicos componen una obra de gran valor científico. Asimismo, subrayaría la profundidad con la que se han afrontado apartados como la imagen, perioperatorio y posoperatorio neuroquirúrgicos, patología cerebrovascular isquémica, y los procesos infecciosos o autoinmunes del sistema nervioso central. Los editores, bien advertidos de su importancia para la recuperación cerebral, tampoco han prescindido de la inclusión del manejo sistémico del paciente.

En mi caso particular, tengo el placer y la suerte de conocer particularmente a los miembros del Comité Editorial y a gran parte de los autores. Una contribución de múltiples autores de cinco países distintos, elegidos por su experiencia y el conocimiento de los temas que han desarrollado, lo cual garantiza el éxito del tratado. Por consiguiente, estamos ante una publicación que me atrevería a señalar necesaria, cuando no imprescindible, para todos los profesionales del paciente neurocrítico.

No podría terminar este prólogo sin agradecer al Comité Editorial el honor conferido a mi persona al encomendarme esta tarea, honra que a ellos y no a mí pertenece, que no puedo negar que ha sido motivo de gran fruición. Mi reconocimiento a dicho comité y a los autores de la obra.

Francisco Murillo Cabezas

Catedrático de Medicina
Universidad de Sevilla, España

Prefacio

Esta es la segunda edición de *Neurointensivismo. Enfoque clínico, diagnóstico y terapéutica*, de la Sociedad Argentina de Terapia Intensiva, cuya primera edición fue publicada por la Editorial Médica Panamericana en el año 2010.

¿Por qué la necesidad de un manual de esta "subespecialidad de terapia intensiva"?

El neurointensivismo tiene unas pocas décadas de antigüedad en el mundo, es mucho más joven que la terapia intensiva general y desde ya que la neurología o la neurocirugía. En la Argentina, después de algunos esfuerzos individuales, creamos algunos de nosotros, en 1995, el grupo de trabajo del paciente neurocrítico (GTN) y luego, en 1996, el Comité de Neurointensivismo de la Sociedad Argentina de Terapia Intensiva. Desde ese momento el Comité ha trabajado en investigación, docencia en el curso superior de médicos especialistas en medicina crítica, realización de Congresos tanto nacionales como internacionales, Jornadas internacionales de neurointensivismo, los cursos de neurointensivismo dictados en la Sociedad y consensos intersocietarios, aportando con todo esto al desarrollo del neurointensivismo.

El neurointensivismo es una rama de la medicina crítica compleja, no abarcada completamente por el intensivista general ni tampoco por el neurólogo o el neurocirujano. La complejidad del neurointensivismo es que se nutre de conocimientos y habilidades de varias especialidades, creando en realidad una nueva especialidad, más que una subespecialidad de la terapia intensiva.

El médico al cuidado de los pacientes con una patología neurocrítica debería tener conocimientos y habilidades sólidas de terapia intensiva, pero a la vez conocimientos de la neuroanatomía, de la neurofisiología, el examen físico del paciente con una lesión neurológica aguda, saber interpretar las imágenes y otros estudios complementarios, poder realizar estudios como un Doppler transcraneal, la colocación de un catéter en el golfo de la yugular, monitorización de la presión intracraneal, de la presión tisular de oxígeno, monitorización electroencefalográfica, entre otras habilidades, como asimismo conocimientos de neurología y neurocirugía aplicados al cuidado del paciente neurocrítico. Todos estos aspectos están abarcados en el presente manual.

En este manual la idea fue convocar a referentes de distintas especialidades, tanto los que realizan el cuidado del paciente neurocrítico adulto como pediátrico, considerando desde la organización y la gestión, pasando por la neuroanatomía, por la fisiopatología de la patología neurológica aguda, los estudios complementarios, la neuromonitorización, las distintas patologías neurocríticas y las imágenes, la rehabilitación, sin dejar de lado los conceptos éticos.

Al final de muchos capítulos, el lector podrá acceder a través del libro electrónico al enlace a preguntas de autoevaluación, como material complementario.

Esperamos que esta obra sea de utilidad, tanto para el médico que comienza a interesarse por el neurointensivismo, como para aquel que quiera profundizar sus conocimientos en esta compleja especialidad.

Comité Editorial

Prefacio de la primera edición

Es un hecho reconocido que el advenimiento de las nuevas técnicas quirúrgicas y de monitorización amplió en gran medida el espectro de los pacientes admitidos en las unidades de terapia intensiva. Esto motivó que los neurólogos, históricamente más dedicados a la atención ambulatoria, tuvieran una creciente participación, junto con los intensivistas, en el tratamiento de los pacientes neurológicos/neuroquirúrgicos internados en la unidad de terapia intensiva (UTI). Surgió así, desde la medicina crítica, un nuevo grupo subespecializado, con distintos grados de integración con el resto de las especialidades y con otros colegas de la UTI. Estos cambios se fueron produciendo en los Estados Unidos y en varios países de Europa de una forma más o menos similar, acorde con la organización sanitaria de cada lugar.

En las décadas de 1980 y 1990, diferentes grupos de especialistas comenzaron a identificar los diversos factores que contribuían a la alta mortalidad registrada en las UTI y a trabajar para lograr su disminución. Al mismo tiempo, se crearon varios centros de referencia en los Estados Unidos y posteriormente en Europa. Este proceso generó un cuerpo cada vez mayor de conocimientos que, junto con los nuevos/viejos controles y técnicas quirúrgicas, dio lugar a un cambio parcial de la visión pesimista que se tenía hasta entonces sobre la evolución del paciente neurológico/neuroquirúrgico agudo. Se comprobó, así, que era posible cambiar los malos resultados medidos en función de la mortalidad. Poco después, este importante objetivo comenzó a parecer limitado y el interés se centró, además, en los resultados funcionales.

Más allá de las diferencias entre las organizaciones sanitarias de cada país, los cuidados neurocríticos fueron reconocidos como subespecialidad en el año 2007, a partir del impulso de la Sociedad de Cuidados Neurocríticos.

En la Argentina, el neurointensivismo empezó a dar sus primeros pasos en la década de 1980, teniendo como icono la monitorización de la presión intracraneal (PIC). Este tímido desarrollo inicial dio lugar a la incorporación creciente de intensivistas interesados en el tema, a quienes se sumaron neurocirujanos, anestesistas, neurorradiólogos y neurólogos. En este contexto, en 1994, un grupo de intensivistas decidió formar el Comité de Cuidados Neurointensivos en el marco de la Sociedad Argentina de Terapia Intensiva, con el propósito de divulgar el conocimiento dentro de la Sociedad y, junto con las otras especialidades, lograr mejores resultados en la evolución de los pacientes neurocríticos. El Comité llevó a cabo la tarea docente a través de cursos anuales y diferentes seminarios, participación en congresos, encuentros de especialistas, la realización de un consenso y una red de trabajo nacional, entre otras actividades.

Este libro representa un hito en el camino recorrido durante una década y media, y está enmarcado en ese objetivo docente del Comité. *Neurointensivismo. Enfoque clínico, diagnóstico y terapéutica* fue preparado con la intención de que todos aquellos que deban enfrentarse a la atención de los pacientes neurocríticos puedan contar con un texto de consulta comprensible y didáctico.

La obra abarca desde la organización de servicios, las bases fisiopatológicas, el diagnóstico, la monitorización y el tratamiento hasta

finalizar en una sección que resume la visión de destacados especialistas acerca del presente y el futuro de los cuidados neurocríticos. Una sección muy cara a este Comité es la dedicada a los aspectos particulares y distintivos de esos cuidados en pediatría. Los autores de los capítulos, más de ochenta, gran parte de ellos provenientes del exterior, de diversas especialidades y centros de referencia, han contribuido a la solidez que caracteriza a este texto. A todos ellos, autores nacionales, autores extranjeros, colaboradores del Comité Editorial, nuestro más profundo agradecimiento.

Comité Editorial

Índice

Organización de la atención del paciente neurocrítico

I

Organización de la atención del paciente neurocrítico en el departamento de urgencias

María de los Ángeles Muñoz Sánchez

INTRODUCCIÓN

Numerosos e importantes progresos en los ámbitos de la neurología y neurocirugía han propiciado una mejora en los resultados finales del paciente neurocrítico. Sin duda, los avances en diversos aspectos, entre los que destacaríamos los actuales métodos de neuromonitorización, las técnicas más precisas de diagnóstico por imagen, las nuevas terapéuticas o el mejor uso de las preexistentes, etc., han contribuido a ello. No obstante, lo que, a nuestro juicio, ha impulsado el progreso más destacado en esta disciplina han sido el desarrollo de los propios conceptos de neuroemergencia y cuidados neurocríticos, y las consecuencias de ellos derivadas.

Estos conceptos asientan en dos principios. Los procesos graves neurológicos y neuroquirúrgicos constituyen una emergencia médica que requiere la organización y los procedimientos propios de cualquier emergencia y, por otra parte, el fundamento y desarrollo del neurointensivismo tiene su raíz en el conocimiento de la lesión secundaria como fenómeno evolutivo, que magnifica la lesión primaria e influencia negativamente el pronóstico de estos pacientes. La lesión secundaria, generada inmediatamente tras la lesión primaria, presenta como etiología, en la mayoría de las situaciones, alteraciones sistémicas como hipotensión o hipertensión arterial, hipoxemia, hipertermia, hipoglucemia o hiperglucemia, etc., que pueden revertirse con una organización adecuada de la cadena asistencial desde los primeros momentos del episodio.

Numerosos estudios han estimado una mejora de los resultados en mortalidad y secuelas, al menos del 20%, cuando se implanta un adecuado manejo de estos pacientes en los circuitos prehospitalario y departamento de emergencia hospitalaria. Aunque son muy extensas las condiciones patológicas que podrían encuadrarse como neurocríticas, en este capítulo nos referiremos, exclusivamente, a la organización asistencial de aquellos eventos que a su vez constituyen neuroemergencias, los cuales, elementalmente, vienen representados por los traumatismos craneoencefálicos y raquimedulares; ataques cerebrovasculares espontáneos isquémicos y hemorrágicos; estados epilépticos; comas de origen estructural no traumáticos y fallos respiratorios agudos por patología neuromuscular.

LA CADENA DE RECUPERACIÓN

El fin primordial de cualquier sistema de emergencia médica es reducir el número de muertes evitables creando una organización en forma de cadena, cuya fortaleza total viene expresada por el eslabón más débil de ella. Un sistema de neuroemergencia tiene al mismo tiempo y, con la misma intensidad, también, el objetivo de disminuir la tasa de secuelas invalidantes, cuya necesidad ya puso de manifiesto en 1966 la *National Academy of Sciences and National Research Council*. Ello ha dado lugar al desarrollo de lo que denominamos, en vez de la cadena de supervivencia, como cadena de recuperación (**fig. 1-1**). Como es lógico, la fortaleza de esta cadena vendrá dada por el eslabón más frágil.

Previamente a la descripción de los elementos que constituyen la cadena de recuperación, es preciso destacar los tres elementos fundamentales que integran el núcleo de cualquier sistema de emergencia: Regionalización, Coordinación y Evaluación de los servicios prestados. A estos tres componentes, nosotros añadimos el de integración de los diferentes recursos sanitarios tanto físicos como móviles, así como de los diversos servicios hospitalarios.

Por regionalización entendemos la cooperación planificada de los diversos centros hospitalarios, de forma que el paciente sea trasladado primariamente al hospital útil para su proceso y nivel de riesgo, mientras el resto de los hospitales de su área geográfica desempeñan un papel complementario en el tratamiento. Así, en casos de politraumatismos, traumatismos craneales graves y ataques cerebrovasculares se ha demostrado que la transferencia al hospital útil, definido por aquel que dispone de todos los recursos técnicos y humanos necesarios para un paciente concreto, mejora los resultados clínicos y disminuye los costes económicos. En la **figura 1-2** se detalla la distribución de pacientes con traumatismo grave en la provincia de Sevilla (2 millones de habitantes). De igual forma, una adecuada regionalización conlleva, además, de la definición de los flujos y circuitos asistenciales entre los diversos centros, el desarrollo de un sistema eficaz de coordinación y de transporte interhospitalario crítico y no crítico, en caso de precisarse un transporte diferido primario o secundario.

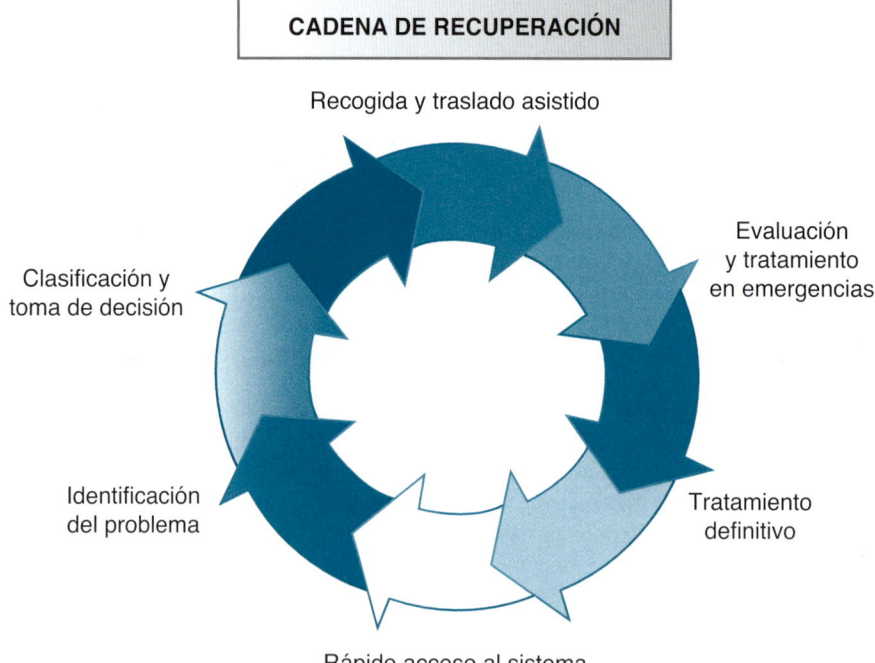

Fig. 1-1. Cadena de recuperación.

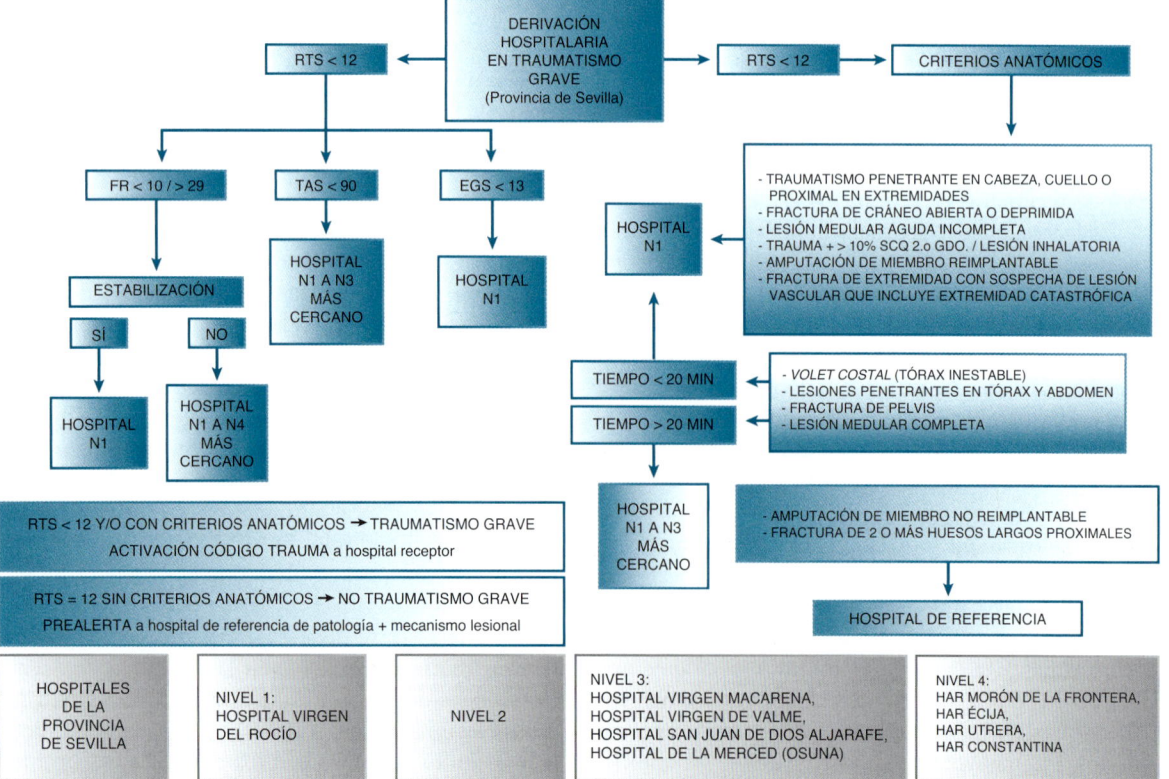

Fig. 1-2. Distribución de traumatizados graves en la provincia de Sevilla, según el nivel de complejidad de los hospitales. RTS: Revised Trauma Score (puntuación de trauma revisada), FR: frecuencia respiratoria, TAS: tensión arterial sistólica, SCQ, superficie corporal quemada, EGS: Escala de Gravedad de Síntomas del Trastorno de Estrés Postraumático; N: nivel.

A nuestro juicio, un sistema de emergencia coordinado implica un proceso continuo de actuaciones, preestablecidas en protocolos clínicos consensuados entre los diferentes niveles asistenciales, que tienen como eje organizativo las necesidades y expectativas del paciente. Centros coordinadores, ambulancias, salas de emergencias y unidades de cuidados críticos, quirófanos de urgencias, etc., deben mantener, entre ellos, y en todo momento, una comunicación estrecha de forma que el paciente experimente la cadena asistencial como un camino sin fisuras. Esta comunicación debe estar garantizada, en todo momento, bien por medio de telefonía fija y móvil, o por radio para situaciones de catástrofes donde la telefonía puede verse afectada, bien mediante la historia clínica digital móvil que permite recibir, en tiempo real, la información que se está generando en el medio extrahospitalario.

Finalmente, es necesario que los distintos agentes proveedores del sistema de emergencia puedan, por la propia coherencia del sistema, ser evaluados bajo los criterios de tiempo de asistencia, efectividad, eficiencia, organización para el ciudadano, seguridad, resultados, etc., con el fin de conseguir niveles óptimos de calidad.

En nuestra área geográfica, Andalucía, la región española más extensa (87 595 km^2) y poblada (10 millones de población de derecho), en 1990, las autoridades sanitarias crearon un órgano director, el Plan Andaluz de Urgencias y Emergencias, (PAUE) destinado a establecer:

- los recursos necesarios para implantar un sistema de emergencias;
- las pautas para seguir por los distintos niveles asistenciales;
- garantía de equidad y accesibilidad al sistema de emergencias;
- la evaluación de resultados en la atención a las urgencias y emergencias.

Asimismo, por el impulso de las propias autoridades sanitarias, se han elaborado dos planes integrales: Plan de Accidentabilidad, para las emergencias traumáticas, fundamentalmente neuroemergencias, y Plan de Ataque cerebrovascular, que abarca las neuroemergencias vasculares espontáneas. Dichos planes integrales, en su etapa prehospitalaria y en el área de emergencias, se han pergeñado teniendo en cuenta los criterios anteriormente expuestos de regionalización, coordinación, integración de recursos y evaluación de los servicios prestados.

EL PACIENTE NEUROCRÍTICO EN EL DEPARTAMENTO DE EMERGENCIA HOSPITALARIA

Pensamos, como otros autores, que el paciente neurocrítico, para beneficiarse de los avances médicos actuales, debe ser remitido a un hospital de nivel 1, máxima complejidad, excepto los fracasos respiratorios por patología neuromuscular que pueden ser tratados en centros de menor nivel. En el **cuadro 1-1** se exponen los servicios imprescindibles para considerar un hospital nivel 1 para neuroemergencias. En casos de clasificación errónea ("supratriage"), lo cual acontece según la mayoría de las series consultadas en un 20% de las ocasiones, el paciente puede, secundariamente tras la estabilización, ser trasladado a hospitales menos complejos, niveles 2 y 3, según la categorización hospitalaria de los diferentes países. El estado previo de salud del paciente, la edad muy avanzada, comorbilidades que contraindiquen pruebas diagnósticas o tratamientos enérgicos, también, serán tenidos en cuenta a la hora de decidir el nivel hospitalario de derivación primaria y secundaria del paciente, como se detalla en la **figura 1-2** y en el **cuadro 1-2** para el ataque cerebrovascular (ACV) isquémico.

El objetivo de la asistencia en el área de emergencias es doble y simultáneo. Por un lado, completar la reanimación o "resucitación" neurológica previamente iniciada, entendiendo por dicho término la instauración de una serie de medidas orientadas, fisiopatológicamente, a mantener las condiciones homeostáticas encefálicas o medulares idóneas con el fin de prevenir, disminuir o revertir las consecuencias de la lesión primaria. Dentro del concepto de reanimación cerebral, también, se incluyen, en este período, aquellas actuaciones quirúrgicas que no van a resolver la etiología

---

Cuadro 1-1. Requerimientos para considerar un hospital de nivel 1 para pacientes neurocríticos

Disponibilidad de:
Tomografía computarizada y resonancia magnética las 24 horas
Neurorradiología vascular (al menos localizado con presencia física en 30 minutos)
Neurocirugía (al menos localizado con presencia física en 30 minutos)
Cuidados Críticos y Urgencias
Anestesiología
Cirugía General
Cirugía Ortopédica y Traumatológica

Al menos localizado con presencia física en 30 minutos, las siguientes especialidades):
Cirugía torácica
Cirugía cardiovascular

Cuadro 1-2. Tipo de traslado en respuesta a la activación prehospitalaria de código ictus

PRIORIDAD 1: a hospitales de nivel 1 (Neurocirugía y equipo de ictus las 24 horas del día)

PRIORIDAD 2: al hospital que le corresponda (nivel 2). Posteriormente, de acuerdo con los criterios médicos y radiológicos, se puede trasladar a hospital nivel 1

del proceso pero ayudan a la estabilización neurológica del paciente, como por ejemplo la colocación de un drenaje ventricular externo para tratamiento de la hidrocefalia y alivio de la presión intracraneal, evacuación del hematoma que acompaña a la rotura de una malformación vascular o el drenaje parcial de un hematoma intracraneal cuando el paciente sufre un deterioro neurológico que compromete la vida.

Por otro lado, pero al mismo tiempo, es objetivo de la atención en el departamento de emergencia disponer las maniobras diagnósticas y terapéuticas que faciliten el tratamiento definitivo del paciente. Con la excepción del enfermo que fallece en esta área por la gravedad de su proceso, el resto de los pacientes solo abandonarán esta zona una vez que las situaciones inmediatas que comprometen la vida hayan sido resueltas (neumotórax a tensión, taponamiento cardíaco, etc.); que se haya conseguido estabilizar médicamente las constantes vitales; que se hayan diagnosticado las lesiones que demandan cirugía o intervencionismo radiológico inmediatos; tras haber iniciado el tratamiento específico de infecciones del sistema nervioso central y de cuadros convulsivos; o cuando, ante situaciones como herniación cerebral o lesiones exanguinantes, se prevea la inutilidad de insistir en la reanimación médica, siendo preciso cirugía inmediata.

El factor tiempo, una vez más, debe presidir la organización e, incluso, la distribución arquitectónica del departamento de emergencias. La premura asistencial implica el cumplimiento de tres premisas importantes: la alerta previa al hospital desde el centro de coordinación según un código preestablecido; la necesidad de dar preferencia a los pacientes más graves, diferenciados según el riesgo y los medios diagnósticos y terapéuticos que requieren; y la activación de un protocolo diagnóstico y terapéutico, continuación del código prehospitalario, para optimizar los tiempos asistenciales.

Una serie de áreas funcionales, además de otros dispositivos de apoyo no asistenciales, conforman cualquier departamento de emergencia como son las zonas de:

- Admisión y recepción
- Clasificación
- Sala de emergencia
- Consulta de pacientes preferentes
- Policlínica para pacientes con urgencias demorables
- Radiología de Urgencias
- Quirófanos de Urgencias
- Sala de observación

Para pacientes neurocríticos o potencialmente neurocríticos deben establecerse exclusivamente dos circuitos: la sala de emergencias y el área de consultas de pacientes priorizados (circuito preferente). Ambos circuitos deben estar claramente identificados y diferenciados, generalmente mediante línea roja para emergencias y línea azul para el resto. El empleo de uno u otro circuito dependerá:

- del grado de disfunción neurológica
- de la activación previa del código ictus o alerta previa de traumatismo grave del sistema nervioso
- de la alteración de las funciones respiratoria y hemodinámica

LA SALA DE EMERGENCIA

La sala de emergencia, o *box* en la literatura anglosajona, es el lugar donde se produce la recepción, estratificación de la gravedad, estabilización neurológica y sistémica, diagnóstico de lesiones y decisión del destino final de los pacientes. Esta área debe estar situada junto a la zona de llegada de ambulancias, y lo más próxima posible al quirófano de urgencias. Igualmente, debe estar situada muy próxima a los equipos de radiología. Los pacientes candidatos a usar este circuito son aquellos que presenten las siguientes características: nivel de conciencia ≤ 12 puntos de la Escala de Coma de Glasgow (GCS, *Glasgow Coma Scale*); traumatismo raquimedular con nivel lesional motor por encima de la quinta vértebra dorsal; activación de código ictus (**figs. 1-3 y 1-4**); alteración de las variables fisiológicas; paro cardíaco o arritmias graves durante el período prehospitalario; traumatismos leves neurológicos con lesiones graves asociadas en otras regiones corporales. Para la estratificación de la gravedad se emplearán diferentes escalas validadas para la patología en cuestión (*Glasgow Coma Score* para traumatismo craneoencefálico [TCE], Escala ASIA para el daño medular, *Hunt-Hess* para hemorragia subaracnoidea (HSA) espontánea, NIHSS para pacientes con ataque cerebrovascular isquémico, etc.)

Cuatro aspectos son clave en la organización de este circuito: modo de activación del equipo de emergencias hospitalario, composición de dicho equipo, equipamiento de la sala de emergencias y protocolización de procedimientos.

Si se ha producido alerta previa, el equipo de emergencia estará preparado en la sala de emergencias a la espera del paciente. En las demás situaciones, el equipo responderá inmediatamente a la activación por un sistema de activación general prefijado (en nuestro centro mediante dispositivos "buscapersonas"). El cumplimiento de los formalismos administrativos necesarios se pospone en estos pacientes graves. La composición del equipo de emergencias difiere en los diversos países, e incluso entre regiones o provincias dentro de un mismo país, de acuerdo con la configuración de las especialidades médicas, las competencias asignadas a cada una de ellas, así como de la propia organización hospitalaria. En nuestra región, el equipo está formado por un anestesiólogo, el médico de emergencias y el médico intensivista, este último como líder del equipo. Cuando el paciente

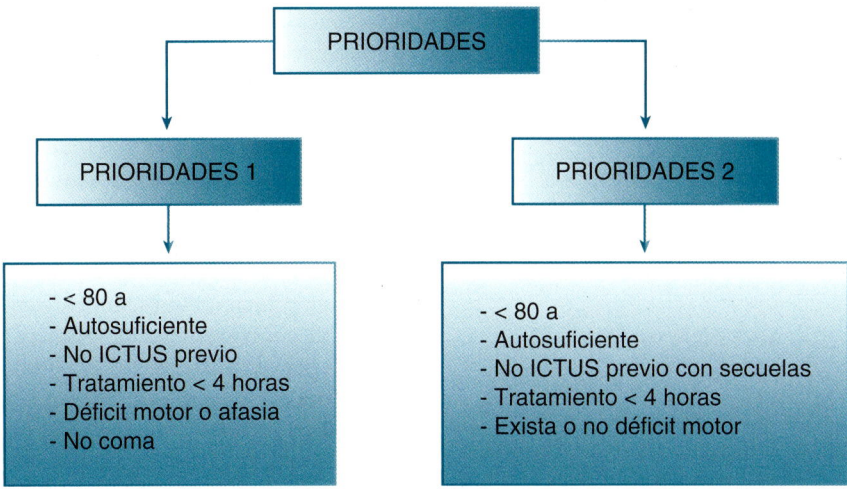

Fig. 1-3. Categoría de la respuesta en el ataque cerebrovascular, según el paciente esté o no en coma.

sufre un ictus isquémico y se considera candidato a recanalización arterial mediante fibrinólisis intravenosa o intraarterial, se une al equipo el neurólogo de la Sección de Neurología Vascular, en aquellos hospitales donde se dispone de tal especialidad las veinticuatro horas. En situación de prealerta, y dependiendo de la patología esperada, estará el banco de sangre, el gabinete de neurorradiología, el neurocirujano y el cirujano de trauma.

Básicamente, la sala de emergencia debe estar equipada, por una parte, con aquellos elementos y dispositivos de electromedicina que permitan una reanimación eficaz (monitores de variables fisiológicas, calentadores de líquidos, ventilador y monitores de traslado, mesa y lámparas de quirófano, etc.) y, por otra, con

aquellos equipos que posibiliten in situ el diagnóstico de lesiones que comprometen la vida (radiología portátil, ecografía, etc.), y laboratorio básico a pie de cama (*Point of care*).

Otro elemento clave es la protocolización de las actuaciones para realizar ante las diversas situaciones, que deberán incluir el conjunto de las actividades diagnósticas y terapéuticas que se van a realizar; quién debe efectuarlas, en qué momento es necesario activar a los diversos especialistas útiles en esta etapa y qué tiempos máximos son los establecidos para su ejecución. Algunos ejemplos de este último aspecto lo constituyen el código ictus (**cuadro 1-3**), el traumatismo craneoencefálico (**cuadros 1-4**, **1-5** y **1-6**) o la hemorragia subaracnoidea espontánea (**fig. 1-5**). Es imprescindible,

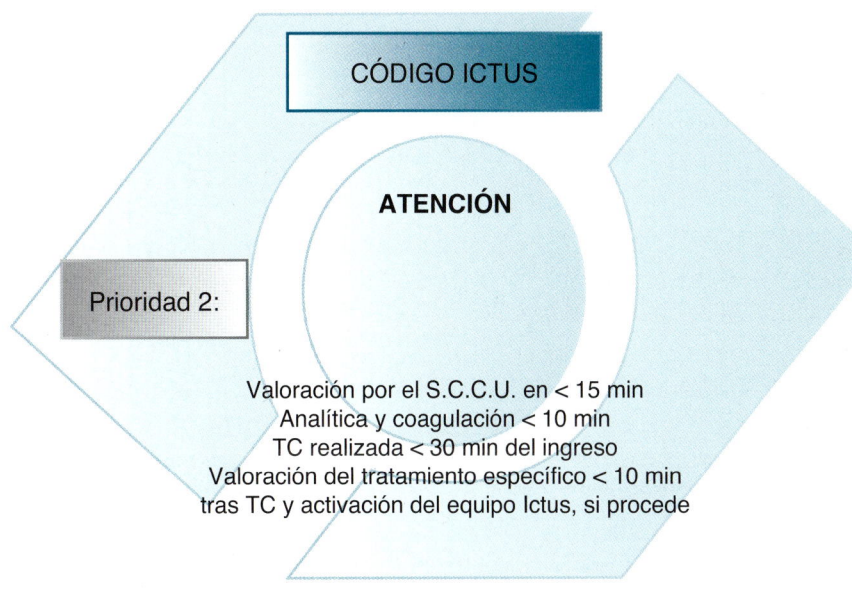

Fig. 1-4. Código ictus.

Cuadro 1-3. Tiempos prefijados para paciente con código ictus candidato a fibrinólisis

Inicio. Activación del equipo de ictus; Examen clínico general; establecimiento de la hora de comienzo del ictus. Extracción de sangre para analítica (< 15 minutos)

Examen neurológico +TC craneal realizada (< 30 minutos)

TC craneal correctamente analizada y asegurar que el paciente cumple todos los requisitos (< 45 minutos)

Administración de Rt-PA (< 60 minutos)

asimismo, que en los protocolos de actuación quede claramente establecido quién es el líder del equipo en cada situación y quiénes acompañan al paciente a los diversos destinos posibles como salas de tomografía computarizada, resonancia magnética, radiología intervencionista, quirófano, unidad de terapia intensiva, unidad de ictus o sala general de observación. En la mayoría de las ocasiones, el destino final de estos pacientes es la sala de terapia intensiva.

CIRCUITO PREFERENTE

Está reservado para los pacientes potencialmente neurocríticos. En concreto, se emplea para pacientes con nivel de conciencia > 12 puntos de la GCS, como las HSA en buen estado neurológico (**apéndice 1-1**) o los TCE leves anticoagulados (**apéndice 1-2**); traumatismo raquimedular con nivel lesional motor por debajo de la quinta vértebra dorsal; ausencia de criterios de activación de código ictus; ausencia de alteración de las variables fisiológicas; sin lesiones asociadas graves en otras regiones corporales. La recepción de estos pacientes se realiza, generalmente en el área de admisión, pero inmediatamente son remitidos a la zona de clasificación, desde la cual, inmediatamente y posponiendo los trámites administrativos, son dirigidos a la consulta preferente.

Aunque la situación clínica de estos pacientes no justifique, en principio, su tratamiento en la sala de emergencia, el circuito preferente implica que la atención sanitaria se prestará antes de los 5 primeros minutos de llegada del paciente al hospital, por personal médico y sanitario preestablecido. En nuestra organización, este equipo está compuesto por un médico de emergencias y una enfermera. Si tras el primer contacto con el paciente se considera conveniente, se alertará, inmediatamente, al destino final probable del paciente, que en este caso podrá ser el médico de la sala de observación general, a la unidad de terapia intermedia e incluso a la unidad de cuidados intensivos.

La consulta de pacientes preferentes debe ser lo suficientemente amplia para permitir la entrada de aparatos voluminosos como ecógrafos, electrocefalógrafos, etc., sin entorpecer el examen del paciente, y asimismo para poder iniciar medidas terapéuticas como infusión de líquidos, medicación antiepiléptica, etc. Se aconseja que la consulta de pacientes preferentes se aloje muy próxima de las áreas de admisión de pacientes, de los equipos de radiología de urgencia y de la sala de observación general. Dicha consulta estará siempre disponible, sin emplearse para otro tipo de pacientes, incluso

Cuadro 1-4. Asistencia urgente de traumatismos craneoencefálicos

CLASIFICACIÓN DE LOS TCE

GRADO	TC Ia	TCE Ib	TCE Ic	TCE II	TCE III
Escala Glasgow	15	15	14	9-13	< 9
Pérdida de conciencia	NO	Transitoria	-----	----	----
Funciones superiores	Normal	Normal	Alterada	----	----
Amnesia	NO	SÍ	-----	----	----
Cefaleas	NO	SÍ	-----	----	----
Vómitos	NO	SÍ	-----	----	----
Agitación	NO	NO	SÍ	----	----
Factores de riesgo (1, 2, 3, 4)	NO	NO	SÍ (*)	----	----
Convulsión	NO	NO	NO	SÍ	----
Focalidad	NO	NO	NO	SÍ	----

Ia: TCE leve, de bajo riesgo; Ib: TCE leve, de riesgo moderado; Ic: TCE leve, de alto riesgo. (*) Pacientes Ib con al menos un factor de riesgo:
1. Signos clínicos de fractura craneal; 2. Anticoagulados; 3. Edad > 65 años, solo si están antiagregados; 4. Derivación ventrículo-peritoneal.

Cuadro 1-5. Asistencia urgente de traumatismos craneoencefálicos

ESTUDIOS COMPLEMENTARIOS

GRADO	Ia-b	Ic	II	III
Rx de cráneo AP, L	SÍ*	-----	----	----
Rx de columna cervical L	a, b, c	a, b, c	SÍ	SÍ
TC craneal	NO	SÍ	SÍ	SÍ
Consulta Neurocirugía	NO	Si LIH	SÍ	SÍ
Monitorización PIC	NO	NO	Algunos	SÍ

a. Dolor espontáneo o palpación; b. Precipitación o zambullida; c. Vuelco de vehículo o caída del mismo. *: TCE sintomáticos (Ib) en 15 puntos de GCS, con edad entre los 14 y 65 años, no anticoagulados, con ausencia de signos clínicos de fractura craneal o de riesgo para lesión intracraneal. Rx: radiografía; AP: anteroposterior, L: lateral, TC: tomografía computarizada, LIH: lesión intracraneal hemorrágica, PIC, presión intracraneal.

en momentos de alta frecuentación de urgencias. En centros de elevada frecuencia de neuroemergencias es preciso disponer de dos consultas de este tipo.

Al igual que en la sala de emergencias es importante la protocolización de las actuaciones que se van a realizar ante las diversas patologías, incluyendo, en este caso además, el lugar idóneo para el tratamiento definitivo. En muchas ocasiones, la zona más adecuada para continuar el estudio y tratamiento del enfermo es el área de observación, espacio que pertenece física y funcionalmente al departamento de emergencias.

El área de observación es una zona para vigilancia, monitorización y tratamiento médico que, por su complejidad diagnóstica y terapéutica, precisan un nivel asistencial superior al de otras áreas generales del hospital, pero menor que el propio de las salas de cuidados intensivos o cuidados intermedios. Debe estar situada muy próxima a la consulta de preferentes y sala de emergencia, y, asimismo, en las cercanías de las salas de terapia intensiva e intermedia para aquellos casos que se compliquen.

Dispone de personal médico propio, médicos de emergencias (1 cada 10-12 camas) apoyados por un intensivista y una dotación de enfermería, habitualmente una enfermera cada 6 camas. Igualmente, esta área se halla dotada de equipos de reanimación cardiopulmonar, monitorización básica, ventiladores para ventilación invasiva y no invasiva, etcétera. El tiempo máximo de permanencia en esta área no deberá sobrepasar las 24 horas, si bien, en casos previamente establecidos en la cartera de servicios, podría prolongarse hasta las 48 horas. Estas horas máximas de permanencia se consideran suficientes para conseguir los objetivos previstos para el área de observación:

• Continuación de la estabilización de los pacientes agudos.
• Vigilancia periódica médica o de enfermería, de la evolución clínica o respuesta al tratamiento.

El destino habitual final de estos pacientes es la sala de hospitalización; no obstante, un porcentaje en torno al 10% requiere durante el transcurso de su evolución el ingreso en la unidad de cuidados intermedios o en la unidad de terapia intensiva, y un porcentaje

Cuadro 1-6. Asistencia urgente de traumatismos craneoencefálicos

DESTINO

GRADO	Ia	Ib-c	II	III
Alta domiciliaria sin observación	SÍ	Si TC normal	----	----
Ingreso en área de observación	NO	SÍ < 24 h, excepto TC normal	SÍ, 24 h	----
Ingreso en sala de internación	----	Lesión TC	Tras control en área de observación	----
Ingreso UCI	----	----	Si LOE	SÍ

TC: tomografía computarizada, UCI: unidad de cuidados intensivos, LOE: lesión ocupante de espacio.

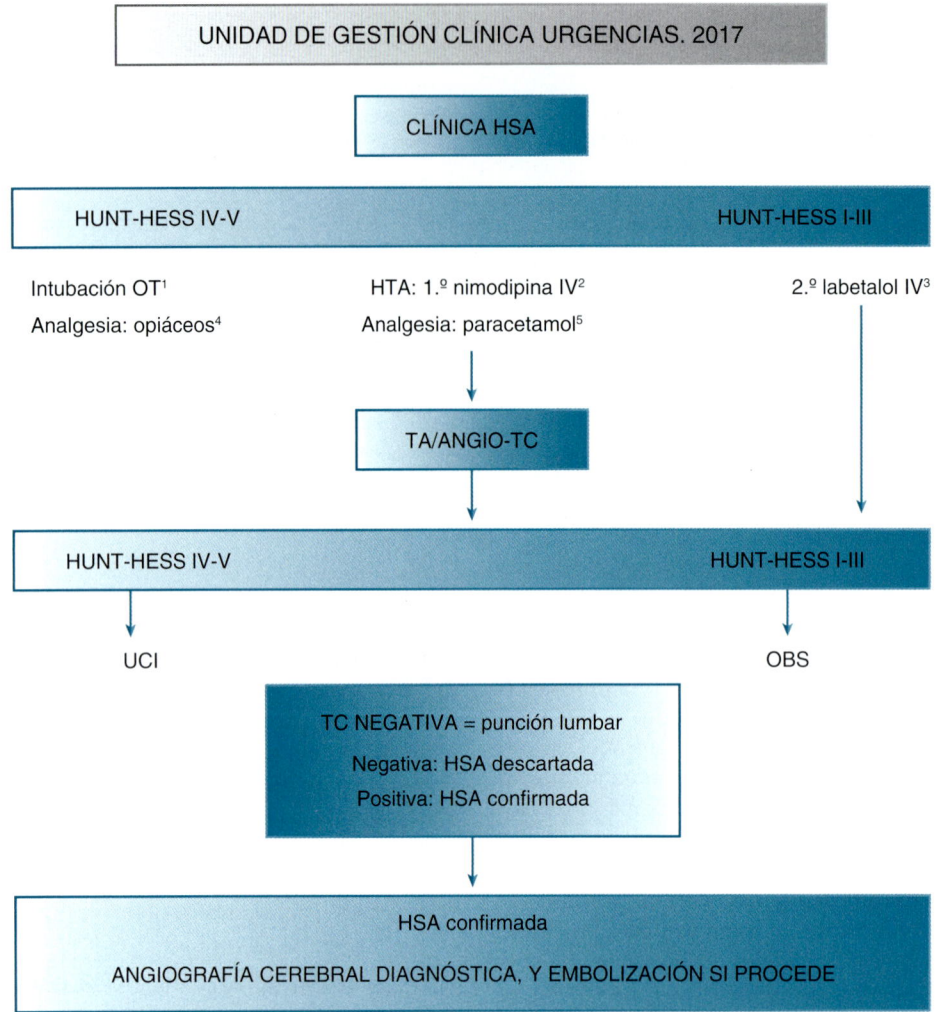

1. Objetivo: normoventilación. Ventilación mecánica a volumen corriente de 8 cm³/kg.
2. Nimodipina: véase HSA en OBS. Si persiste HTA tras alcanzar perfusión de nimodipina 2 mg/h, añadir labetalol.
3. Control TA Pre-TC: TA > 230/140
   Grados I-III
   HSA: no tratar presiones medias < 110 mm Hg
   Mantener TAS < 150 mm Hg en HSA
   Grados IV-V: no tratar hasta descartar HIC. Labetalol IV 20 mg, en bolo/10 minutos hasta TA en cifras normales para el paciente, o dosis de 200 mg. Perfusión IV a 0,5-2 mg/minuto para mantener normotensión.
4. Morfina IV (bolo 5 mg en 5 cm³, fisiológico IV. Perfusión 0,5-2 mg/h/IV).
5. Paracetamol IV 2 g. Dosis mantenimiento: paracetamol 1 g + codeína 30 mg/oral /6 h.

Fig. 1-5. Asistencia urgente del paciente con hemorragia subaracnoidea espontánea. OT: orotraqueal; HTA: hipertensión arterial; IV: intravenosa; TA: tensión arterial; TAS: tensión arterial sistólica; TC: tomografía computarizada; UCI: unidad de cuidados intensivos; OBS: sala de observación; HTA: hemorragia subaracnoidea.

bastante menor un procedimiento neuroquirúrgico o neurovascular diferido.

Finalmente, otra actividad fundamental para el funcionamiento del área de emergencias es la información a los familiares. Aunque, en muchos hospitales existe un personal específico para estas labores informativas, esta responsabilidad debe estar incluida en la actividad de todo el personal de emergencias, fundamentalmente en el médico y enfermera responsable del paciente. Es deseable que, a su llegada al hospital, se le entregue al paciente o acompañante una hoja informativa donde se expliquen detalles del funcionamiento, organización y normativa del departamento de emergencias. Además, la información del personal sanitario hacia el paciente y familiares debe realizarse, al menos dos veces por día, de forma coordinada, con precisión, amabilidad, trato humano y respeto a la confidencialidad.

★ CONCLUSIONES

Un manejo correcto de los procesos neurocríticos más prevalentes justifica la planificación, dentro de los sistemas de emergencias prehospitalarios generales, de un circuito propio para este tipo de pacientes, el cual tendrá como eje principal acortar el tiempo evento-hospital, ya que se ha demostrado una mejora de los resultados superior al 10%, cuando se implantan adecuadamente.

Antes de la asistencia inicial hospitalaria es necesario:

- Transporte al hospital en el medio adecuado.
- Escoger el hospital útil como centro de recepción de pacientes con traumatismos y siempre situado a menos de 20 minutos.
- Establecer comunicación con dicho centro para preparar la recepción del paciente y proceder de inmediato.
- Transferir al paciente a la sala de emergencia o circuito de pacientes preferentes.

Asimismo, para mejorar los resultados es preciso planificar la asistencia en el departamento de emergencias, empleando dos circuitos según la gravedad del paciente. Los pasos fundamentales es este departamento se concretan en:

- Continuar con los pasos establecidos en las guías del ATLS, en caso de neurotraumatismo.
- Diagnóstico correcto de la situación general y neurológica mediante los procedimientos clínicos, analíticos y radiológicos pertinentes.
- Establecer el diagnóstico correcto de la lesión intracraneal, medular o neuromuscular.
- Presencia de neurocirujano y cirujanos capaces de tratar lesiones que comprometen la vida en menos de 20 minutos.
- No utilizar hiperventilación temprana ni manitol, a no ser que el enfermo muestre datos de deterioro neurológico como posturas de flexión o extensión, asimetría pupilar o franco deterioro progresivo del estado de conciencia.
- No utilizar corticoesteroides.
- Decidir el destino final o intermedio más acorde con el riesgo y gravedad del paciente.

BIBLIOGRAFÍA

Brenner M, et al. Major Abdominal Trauma: Critical Decisions and New Frontiers in Management. Emerg Med Clin North Am 2018; 36(1):149-60.

Cora H Ormseth, et al. The American Heart Association's Get With the Guidelines (GWTG)-Stroke development and impact on stroke care. Stroke Vasc Neurol 2017;2(2): 94–105.

Diringer MN, et al. Critical Care management of patients folllowing aneurysmal subarachnoid hemorrhage: Recomendations from the Neurocritical Care Society's multidiciplinary consensus conference. Neurocrit Care 2011;15:211-40.

Fehlings MG, et al. A Clinical Practice Guideline for the Management of Acute Spinal Cord Injury: Introduction, Rationale, and Scope. Global Spine J 2017;7(3 Suppl):84S-94S.

Geeraerts T, et al. Management of severe traumatic brain injury (first 24 hours). Anaesth Crit Care Pain Med 2017;37(2):171-86.

Gritti P, et al. A Narrative Review of Adherence to Subarachnoid Hemorrhage Guidelines. J Neurosurg Anesthesiol : 2018;30(3):203-16.

Hunt P, et al. 35 To pan-scan or not to pan-scan? Further analysis of the tarn database 2012-2017. Emerg Med J 2017;34(12):A884-A885.

Mehta T, et al. Trends in Endovascular Treatment of Aneurysmal Subarachnoid Hemorrhages. Interv Neurol 2017;6(3-4):236-41.

Owens WB. Blood pressure control in acute cerebrovascular disease. J Clin Hypertens (Greenwich).2011;13(3):205-11.

Parkhutik V, et al. Influence of COX-inhibiting Analgesics on the Platelet Function of Patients with Subarachnoid Hemorrhage. J Stroke Cerebrovasc Dis 2012;21(8):755-9.

Apéndice 1-1
Asistencia inicial de pacientes con HSA en buen estado neurológico. Servicio de Urgencias, 2017, Unidad de observación HRT

TERAPÉUTICA

- Dieta apropiada, libre en líquidos, si tolera (si hay intolerancia oral, adecuar la administración de líquidos asociando glucosado 10% 1000 cm^3/24 h).
- O$_2$ nasal.
- Reposo absoluto.
- Lactulosa 25 cm^3 24 h.
- Nimodipina intravenosa (IV) (no asociar cimetidina para no incrementar los efectos hipotensores): iniciar a 0,5 mg/h primera hora. Si hay estabilidad hemodinámica: incrementar a 1 mg/h durante 2.ª h; a 2 mg/h durante 3.ª h. Mantener IV 24 horas. Pasar a vía oral 60 mg/4 horas tras primeras 24 horas de tolerancia IV.

Si se registra HTA tras nimodipina y Doppler normal, administrar labetalol IV (Grados I-III: no tratar presiones medias < 110 mm Hg; mantener TAS < 150 mm Hg en HSA): su efecto hipotensor se consigue con menos dosis, mediante la asociación a nimodipina). Bolo de 20 mg/IV/10 minutos hasta TA en cifras normales para el paciente, o dosis de 200 mg. Continuar con perfusión a 0,5-2 mg/minuto para mantener normotensión.

ANALGESIA

Paracetamol codeína. Carga: paracetamol IV 2 g. Dosis mantenimiento: paracetamol 1 g + codeína 30 mg/oral/6 h. NO UTILIZAR INHIBIDORES DE COX (dipirona, dexketoprofeno, etc.).

Opiáceo si persiste EVA > 5. Paracetamol simple 1 g/6 h + asociado a morfina IV (bolo 5 mg en 5 cm^3 fisiológico. Perfusión 0,5-2 mg/h. Pasar a vía oral a las 24 h. Dosis triple de la necesitada por IV en forma de sulfato mórfico de liberación controlada/12 h).

Si hay crisis comicial: diazepam y fenitoína IV. Diazepam (carga: 0,1-0,3 mg/kg, velocidad máxima 5 mg/minuto; dosis máxima: 50 mg. Perfusión: 5-8 mg/kg/día) y fenitoína IV (carga: 18 mg/kg en 500 cm^3. Fisiológico a ritmo inferior a 50 mg/minuto. Monitor ECG. Mantenimiento oral: 100 mg/8 h en adultos; 5 mg/kg/24 h en tres dosis en niños. Si hay intolerancia oral: 100 mg en 100 cm^3 fisiológico/IV/8 h). Si hay contraindicación de fenitoína (hipersensibilidad, bloqueo A-V o bradicardia, hipotensión insuficiencia cardíaca y embarazo), usar fenobarbital (1 mg/kg/8 h intramuscular [IM] en adultos; 3-5 mg/kg/24 h en tres dosis en niños. Pasar a vía oral tras 3 días de parenteral).

PROFILAXIS DE CRISIS CONVULSIVAS (HEMATOMA INTRAPARENQUIMATOSO, ANEURISMA DE LA ARTERIA CEREBRAL MEDIA)

Fenitoína: SOLO TRES DÍAS o sulfato de magnesio. No recomendado actualmente.

Glucemia: mantener entre 80-200 mg/dL.

FLUIDOTERAPIA

Fisiológico para mantener presión venosa central (PVC) + 10 cm H$_2$O.

CONTROLES DE ENFERMERÍA

- Monitorización continua EKG y saturación O$_2$ Hb.
- Control r.p.m. y s × h, primeras 3 horas. Posteriormente/4 h.
- Control TA: cada 10 min, primeros 30 min/ horario, 3 primeras h de nimodipina, posteriormente cada 4 h.
- Control GCS, pupilas/h.
- Control diuresis e ingesta/24 horas.
- Balance hídrico/24 horas.

EXPLORACIONES COMPLEMENTARIAS URGENTES

- Doppler transcraneal urgente y a las 24 h.
- Angiografía 4 troncos cerebrales, terapéutico-diagnóstica urgente.
- Radiografía de tórax, análisis de laboratorio (bioquímica, hematimetría y pruebas de coagulación).

CONSULTA INMEDIATA A NEUROCIRUGÍA

- Grados IV-V de Hunt-Hess
- Hidrocefalia
- Fisher IV

INGRESO EN NEUROCIRUGÍA

- Tras 24 horas de observación, las HSA que mantengan grado I-III de Hunt-Hess.

INGRESO EN UCI

- El Doppler muestra patrón, unilateral o bilateralmente, de alta velocidad con Índice Lindegaard > 3 (vasoespasmo sonográfico).
- En pacientes que acudieron durante las primeras 72 horas pos-HSA, un incremento de la velocidad media de ACM > 25 cm/s/24 h (riesgo de vasoespasmo sonográfico).
- Sonografía de alta resistencia en HSA con hidrocefalia asociada, aunque esta sea tomográficamente incipiente (dilatación de astas temporales) o leve.
- Si se observa en la TC inicial un hematoma intraparenquimatoso asociado, o hidrocefalia persistente en la TC de control a las 24 horas.
- Presencia de patología sistémica no estabilizada a las 24 horas de observación.

Apéndice 1-2
Asistencia a los TCE leves anticoagulados

MANEJO DE PACIENTES ANTICOAGULADOS CON TRAUMATISMO CRANEOENCEFÁLICO (TCE) LEVE O BANAL

TRAUMATISMO CRANEOENCEFÁLICO LEVE (TCE) Y ANTICOAGULACIÓN

Definición de TCE leve

Paciente con impacto sobre el cráneo, en 15 puntos de la Escala de Glasgow con al menos uno de estos síntomas: pérdida de conciencia, amnesia, cefalea holocraneal, vómitos o náuseas.

Clasificación de enfermería

La primera valoración del paciente con TCE leve en tratamiento con anticoagulantes orales (dicumarínicos) la realiza el personal de enfermería en el área de triaje. Tras detectar el factor de riesgo se realizarán análisis para control de la anticoagulación: razón internacional normalizada (RIN o INR, por sus siglas en inglés), y tiempo de trombina parcial activada (TTPA o APTT). La muestra y la petición de análisis, que estará prefirmada, se marcarán con una cruz en lápiz fluorescente (indica al personal de laboratorio que es de procesamiento inmediato) y se enviarán por tubo neumático. El paciente se derivará a consulta médica.

Consulta médica

Tras la anamnesis y exploración se realizará una tomografía computarizada (TC) craneal urgente (debe realizarse lo más tempranamente posible). El resultado del estudio de coagulación se consultará en el Sistema Informático de Documentación Clínica y Analítica (SIDCA).

Tratamiento urgente

Dependerá de los hallazgos tomográficos y del resultado del RIN.

- **TC craneal patológica:** tratamiento inmediato de reversión según RIN:

  - RIN > 1,5-1,9: complejo protrombínico (CP) IV: 5-10 U/kg + vit. K: 3 mg IV.
  - RIN: 2-3: complejo protrombínico IV: 15-20 U/kg + vit. K: 3 mg IV.
  - RIN > 3 y < 5: complejo protrombínico IV: 20 U/kg + vit. K: 3 mg IV.
  - RIN > 5 y < 8: complejo protrombínico IV: 20 U/kg + vit. K: 3-5 mg IV.
  - RIN > 8: complejo protrombínico IV: 20-25 U/kg + vit K: 5 mg IV.

  Control de coagulación a los 15 minutos de la infusión directa IV:
  - Si RIN > 5, repetir dosis de complejo protrombínico.
  - Si RIN < 5, administrar 50% de dosis inicial.

  Las dosis de CP deben ser ajustadas de acuerdo con el peso. Es preferible una 2.ª dosis, previa monitorización de RIN, que una dosis alta al inicio. Si el complejo protrombínico está contraindicado: plasma fresco (10 mL/kg) IV lento + vit. K 1 amp IV. Cuando se administra CP, no procede el tratamiento con plasma.

- **TC craneal normal**
  - RIN < 5
    - o Bajo riesgo trombótico. Suspender el tratamiento anticoagulante oral (TAO) e iniciar heparina de bajo peso molecular (HBPM) en dosis profilácticas.
    - o Alto riesgo trombótico. Suspender TAO e iniciar HBPM en dosis terapéuticas.
  - NRIN entre 5 y 10
    - o Bajo riesgo trombótico. Suspender TAO. Administrar 1 o 2 mg de vit. K/IV. Repetir RIN a las 8 h de la administración de vit. K. HBPM en dosis profilácticas a las 8 h de la vit. K.
    - o Alto riesgo trombótico. Igual, salvo administrar 1 solo mg de vit. K y HBPM en dosis terapéuticas a las 8 h de la vit. K.
  - RIN > 10. Igual que en RIN 5-10, salvo administrar 3 mg de vit. K/IV (no más de 5 mg).
    Debe valorarse la presencia de lesiones extracraneales hemorrágicas asociadas al TCE que hagan necesaria la reversión. En cualquier caso, el manejo de estos pacientes debe hacerse con rapidez, para prevenir las posibles complicaciones.

Destino

- Ingreso en área de observación. Pacientes con lesiones intracraneales, o con TC normal pero RIN > 5.
- Alta a domicilio. Los pacientes con TC normal y RIN en rango (2-3 o 2,5-3,5) serán dados de alta a domicilio, siempre que esté garantizado el acompañamiento familiar las primeras 24 horas. Se les entregará Hoja para consulta de anticoagulación a los 6-7 días donde constará el RIN a la llegada al hospital (consultas de anticoagulación: detallar área específica para acudir sin cita previa, con hoja de consulta y de alta) y hoja de recomendaciones al alta del TCE.

Tratamiento específico al alta

- No ingesta de anticoagulantes hasta consulta con Hematología.
- HBPM:

  - Bajo/moderado riesgo trombótico (RIN: 2-3). HBPM en dosis profiláctica (véase dosis en tabla según fármaco).

  - Alto/muy alto riesgo tromboembólico: portadores de prótesis mecánicas mitrales, síndrome antifosfolipídico con enfermedad tromboembólica venosa (ETV) y repetición de ETV (RIN: 2,5-3,5). HBPM en dosis intermedias altas o terapéuticas (véase dosis en tabla según fármaco).

TRAUMATISMO CRANEAL BANAL (TC) Y ANTICOAGULACIÓN

Definición

Paciente con impacto sobre el cráneo, en 15 puntos de la Escala de Glasgow SIN síntomas clínicos (pérdida de conciencia, amnesia, cefalea holocraneal, vómitos, náuseas, etc.).

Clasificación de enfermería

Igual que TCE leve.

Consulta médica

Será valorado por facultativo de urgencias. No está indicado el pedido de TC urgente. Consultar en el SIDCA los resultados de RIN y TTPA. Utilizar la siguiente guía:

- RIN < 5, igual que en TCE con TC normal.
- RIN entre 5 y 10, igual que en TCE con TC normal.
- RIN > 10, igual que en TCE con TC normal.

Destino

- Ingreso en área de observación. Pacientes con RIN 5.
- Alta a domicilio. Los pacientes con RIN < 5 serán dados de alta a domicilio, siempre que esté garantizado el acompañamiento familiar las primeras 24 horas. Se les entregará Hoja para consulta de anticoagulación a los 6-7 días donde constará el RIN a la llegada al hospital (Consultas de anticoagulación: 1.ª planta del CDT de lunes a viernes de 11.30 a 12.30 h. Acudir sin cita previa, con hoja de consulta y de alta) y hoja de recomendaciones al alta de TC banal.

Tratamiento al alta

Igual que TCE leve.

Calidad y seguridad del paciente

2

Fabián Vítolo

PERSPECTIVA HISTÓRICA

Si bien la medicina tiene como uno de sus preceptos más sagrados el no dañar (*primum non nocere*), ha convivido desde siempre con el error y el daño a los pacientes. A lo largo de la historia, la responsabilidad de la calidad y seguridad de los cuidados recayó en el esfuerzo individual y en las competencias de los profesionales. Antes de la era antibiótica, la potencialidad de dañar a los pacientes era muy poca y no se prestaba mayor atención a este tema. Sin embargo, a partir de la segunda mitad del siglo xx, la medicina incrementó su eficacia a expensas de una mayor complejidad, aumentando así la posibilidad de producir errores y daños evitables.

El desarrollo de la psicología cognitiva y de la ingeniería en factores humanos nos enseñó, a su vez, que muchos de los errores cometidos por los profesionales asistenciales (fallas activas) se producen en el marco de procesos y sistemas deficientes (condiciones latentes). Por otra parte, las enormes disparidades en la atención brindada por distintos prestadores llevaron, a fines de la década del 60, al nacimiento de la calidad médica como disciplina organizada. Fue cuando Avedis Donabedian definió la tríada determinante de la calidad, llamando a estandarizar y evaluar la estructura, los procesos y los resultados de las organizaciones de salud. Sin embargo, todavía no se hablaba tanto de la seguridad de los pacientes. En una época de impresionantes avances científicos, los daños producidos (que no se estudiaban mayormente y se agrupaban bajo el nombre genérico de "complicaciones") eran considerados muchas veces como el precio a pagar por el avance de la ciencia.

A mediados de los años 80, el aumento exponencial de los juicios por mala praxis en los Estados Unidos y algunos casos de errores graves con gran repercusión mediática, pusieron el tema del error médico y la seguridad de la atención en el centro de la escena. Esto desembocó en el informe fundacional "Errar es Humano" del Instituto de Medicina de los Estados Unidos (IOM) en 1999, reconocido hoy como el origen del actual movimiento mundial por la seguridad de los pacientes. Se afirmaba en dicho informe que entre 44 000 y 98 000 norteamericanos morían por año a consecuencia de errores evitables. Esto equivalía a los muertos que produciría la caída de un avión Jumbo por día. Un segundo informe del IOM ("Cruzando el Abismo hacia la Calidad") consagró a la seguridad del paciente como una de las seis dimensiones clave de la calidad, a la par de la atención centrada en la persona, la eficiencia, la efectividad, la oportunidad y la equidad. A partir de allí, aumentaron los recursos para estudiar esta problemática y se fundaron en muchos países agendas nacionales de seguridad del paciente. A mediados de la primera década de este siglo, la Organización Mundial de la Salud (OMS) tomó cartas en el asunto estableciendo la Alianza Mundial por la Seguridad de los Pacientes, que llamó a reducir el daño innecesario asociado a la atención médica hasta un mínimo aceptable.

Si bien a lo largo de estos últimos años se han establecido metas internacionales y prácticas de seguridad con evidencia científica, los progresos son lentos. Los últimos datos de la OMS son contundentes: los daños ocasionados a los pacientes ocupan el 14.° lugar en la lista de morbimortalidad mundial, un nivel equiparable al de la tuberculosis y el paludismo; 1 de cada 10 pacientes sufre daños durante su estadía hospitalaria (50% de ellos prevenibles); el uso peligroso de medicamentos daña a millones de personas y cuesta miles de millones de dólares por año; los eventos adversos representan el 15% de los gastos hospitalarios; 14 de cada 100 pacientes internados sufre una infección hospitalaria; más de 1 millón de personas fallece anualmente por complicaciones quirúrgicas, la mayoría evitables. Estos problemas afectan especialmente a países de medianos y bajos recursos. Y la lista sigue…

El neurointensivismo no escapa a esta realidad. Por eso abordaremos en este breve capítulo los conceptos generales de calidad y seguridad del paciente que todo profesional debe conocer, haciendo hincapié, cuando corresponda, en algunos aspectos particulares de la especialidad.

CALIDAD Y SEGURIDAD DEL PACIENTE EN NEUROINTENSIVISMO

El neurointensivismo es una subespecialidad centrada en el manejo óptimo de pacientes agudos que presentan condiciones neurológicas o neuroquirúrgicas con riesgo de vida, o bien con manifestaciones neurológicas de enfermedades sistémicas que también los ponen en peligro. Los significativos avances en el tratamiento agudo de enfermedades neurológicas de las últimas tres décadas llevaron a la necesidad de contar con especialistas a fin de optimizar la recuperación neurológica de determinadas patologías: ataque cerebrovascular (ACV) isquémico, hematoma intracerebral, hemorragia subaracnoidea, enfermedades neuromusculares agudas, traumatismos craneoencefálicos y medulares (incluyendo hematomas subdurales, extradurales y daño axonal difuso), daño cerebral por anoxia, coma, hipertensión endocraneal, meningitis, encefalitis, compresión medular y estado de mal epiléptico, entre otras condiciones. La formación de la *Neurocritical Care Society* (NCS) en 2002 y el establecimiento de programas formales de entrenamiento y certificación en neurointensivismo para médicos, enfermeros, farmacéuticos y otros prestadores, han producido una masa crítica de profesionales con alta especialización en el manejo de pacientes agudos con enfermedades neurológicas.

Si bien existen claros estándares de calidad y seguridad definidos y evaluados por agencias acreditadoras y asociaciones profesionales para distintos ámbitos de atención y especialidades, hasta hace muy poco no existía una clara definición de los estándares de calidad asociados a los cuidados neurocríticos: ¿es mejor contar con unidades especiales? Si es así, ¿qué estructura deben tener estas unidades? ¿Cuáles son los procesos y resultados que se deben medir?

En 2018, la *Neurocritical Care Society*, a partir del consenso de un grupo multidisciplinario de especialistas, publicó los primeros estándares de calidad específicos para Unidades de Cuidados Críticos Neurológicos. Se define en este documento la estructura organizativa recomendada, el personal y los procesos necesarios para desarrollar un programa de neurointensivismo exitoso.

ESTÁNDARES DE ESTRUCTURA

El documento de la NCS es extremadamente detallista en cuanto a la infraestructura, personal, equipos y medicación que se necesitarían en una unidad de neurointensivismo y poco más general a la hora de definir procesos y medición de resultados. Recomienda el desarrollo de unidades especializadas dirigidas por neurointensivistas y enfermeros especialmente entrenados y acreditados en el manejo de estos pacientes, quienes obtendrían mejores resultados por su mayor foco y atención constante a los detalles neurológicos. Reconoce tres niveles de complejidad en cuidados neurocríticos, describiendo los estándares de estructura, personal y equipos recomendados y opcionales para cada nivel. Aboga también por un adecuado sistema de comunicación, interconsulta y derivaciones entre los tres niveles.

Queda claro a partir de la revisión de este documento que la seguridad del paciente neurológico agudo depende de un equipo multidisciplinario y suficiente de médicos, enfermeros, farmacéuticos clínicos, terapistas respiratorios, nutricionistas, terapistas ocupacionales, fonoaudiólogos, trabajadores sociales, y de personal auxiliar debidamente entrenado y acreditado en el manejo de estos pacientes. Define también con detalle los medicamentos que deben estar disponibles de manera casi inmediata en la unidad y el equipamiento necesario para cada nivel. El equipamiento esencial incluye ventiladores, oxicapnógrafos, bombas de infusión, accesos venosos centrales/arteriales y monitorización hemodinámica invasiva. En cuanto a imágenes, las unidades de mayor complejidad deben contar con tomografía computarizada, ultrasonografía, resonancia magnética y angiorresonancia las 24 horas. Todas las unidades deben ser capaces de realizar ecocardiogramas transtorácicos y transesofágicos. El Servicio debe estar en condiciones de monitorizar la presión intracraneal y de realizar Doppler transcraneal, electroencefalograma (EEG) continuo y drenajes ventriculares externos.

ESTÁNDARES DE PROCESO

La OMS define la seguridad del paciente como "la reducción del daño innecesario asociado a la atención médica hasta un mínimo aceptable". En los últimos años se han definido con precisión cuáles son las prácticas de seguridad con mejor evidencia para disminuir la morbimortalidad de los pacientes internados en terapia intensiva. Entre las más importantes se encuentran: los paquetes o conjuntos de medidas (*bundles*) para disminuir las neumonías asociadas al ventilador y las bacteriemias asociadas a catéteres centrales; otros *bundles* destinados a prevenir las infecciones del tracto urinario y la sepsis; las medidas de profilaxis para evitar tromboembolismos; la colocación de vías centrales bajo control ecográfico (prevención de neumotórax); la gestión adecuada de medicamentos de alto riesgo (soluciones concentradas, heparinas, insulinas, opiáceos, entre otros), etc. El neurointensivismo no escapa a estos estándares que son comunes a todas las Unidades de Cuidados Críticos, cuyo cumplimiento debería ser auditado y comparado entre instituciones (*benchmarking*).

A estos estándares generales, el neurointensivismo suma, por ejemplo, los estándares de calidad que deben cumplir los programas de ACV que deseen estar acreditados por la *Joint Commission* y otras acreditadoras (p. ej., DNV Der Norske Veritas). Dentro de estos estándares se incluyen prácticas de seguridad como la profilaxis de tromboembolismo pulmonar (TEP), la correcta indicación de terapia antitrombótica al alta, la terapia trombolítica, la indicación de estatinas, etc. Sin embargo, estos estándares son específicos del *ACV* y no abordan muchos de los diagnósticos que rutinariamente son manejados por neurointensivistas. Por lo tanto, cualquier programa de calidad y seguridad en cuidados críticos neurológicos debería desarrollar e implementar protocolos y estándares de práctica para situaciones tales como colocación y mantenimiento de drenajes ventriculares externos, manejo de la hipertensión endocraneal y síndromes de herniación, hemorragias subaracnoideas e intracerebrales, meningitis, encefalitis, estado de mal epiléptico y otras patologías comunes. Algunas organizaciones como la *American Heart Association* (AHA), la *Neurocritical Care Society* (NCS) y la *American Academy of Neurology* (AAN), entre otras, han desarrollado guías para el manejo de distintas condiciones neurológicas agudas.

Pero el concepto moderno de seguridad del paciente abarca mucho más que la minimización de eventos adversos y el cumplimiento de normas y procedimientos. Consiste también en la posibilidad de mantener las operaciones requeridas ante distintas circunstancias, tanto previstas como imprevistas (resiliencia). Una atención segura y de calidad resulta por lo tanto del balance entre comportamientos disciplinados y la necesaria adaptación y flexibilidad que requieren situaciones cambiantes. Las normas y procedimientos nunca son una solución completa en sistemas tan complejos como una unidad de terapia intensiva, donde la incertidumbre es muchas veces la norma. De allí que la calidad y la seguridad de las unidades de neurointensivismo, como la de cualquier servicio, depende además de la capacidad de sus integrantes de trabajar en equipo y de comunicarse efectivamente.

Está demostrado que los equipos cometen menos errores que los individuos, especialmente cuando cada miembro conoce sus responsabilidades y las de los demás. Debería, por lo tanto, estimularse la capacitación formal en trabajo en equipo de todo el personal de la unidad (p. ej., Curso Team STEPPS), para reforzar las habilidades grupales de liderazgo, apoyo mutuo, conciencia de situación y comunicación.

La base de eventos centinela (eventos adversos graves) de la *Joint Commission* demuestra, a su vez, que los problemas de comunicación producen más muertes y discapacidad que la incompetencia técnica. Y la comunicación solo puede ser efectiva cuando el emisor y el receptor entienden y comparten el mensaje de la misma manera y cuando la información es transmitida a la persona correcta, de la manera correcta y en el momento correcto. Sin embargo, la evidencia de los últimos años demuestra que se pierde mucha información valiosa en los pases de pacientes y en las transiciones asistenciales. Por eso, debe estimularse en las Unidades de Neurointensivismo la utilización de técnicas de comunicación estructurada, que el sector salud ha adaptado de otras industrias. Entre estas, las más conocidas son las técnicas SBAR y I-PASS. Excede los objetivos de este capítulo describir dichas técnicas en detalle. Baste decir que obligan tanto al emisor como

al receptor a utilizar un formato con pasos estandarizados, que obligan a verificar permanentemente la comprensión del mensaje, de manera similar a lo que hacen los militares o los pilotos de avión. Estas técnicas estructuradas, que incluyen también el *read/repeat back* (obligación del receptor de escribir y confirmar o de repetir lo que el emisor dijo), se deben utilizar no solo en los pases y transiciones, sino también en las interconsultas, en la planificación de las acciones y en la transmisión de información crítica (p. ej., valores críticos de laboratorio). Por supuesto, la comunicación se ve muy facilitada si se realizan recorridas multidisciplinarias y existen hojas de objetivos diarios por paciente.

Las historias clínicas electrónicas, a través de sus sistemas de prescripción computarizada, de alertas y de ayuda a la toma de decisiones pueden ayudar a brindar seguridad a muchos procesos. Sin embargo, la mala implementación de la tecnología informática está ocasionando una nueva generación de errores, sobre todo cuando no se tienen en cuenta los factores sociales que determinan su buen o mal uso (estilos de comunicación de la unidad, flujo de trabajo, necesidades del usuario final, etc.). Deberán, por lo tanto, desarrollarse estándares para el buen uso de la función "copiar y pegar" y una política de seguridad informática y de privacidad de la información.

RESULTADOS. MEDICIÓN Y MONITORIZACIÓN DE LA SEGURIDAD

Siguiendo a Charles Vincent, las cinco preguntas que deberían responderse para saber si una unidad o una institución es realmente segura son cinco: 1. ¿Fuimos seguros hasta ahora? 2. ¿Somos fiables? 3. ¿Somos seguros hoy? 4. ¿Seremos seguros mañana? 5. ¿Estamos aprendiendo y mejorando?

Para responder a la primera pregunta, durante muchos años se recurrió al estudio de las tasas de mortalidad o de readmisiones para determinadas condiciones. Sin embargo, actualmente hay coincidencia en que cualquier indicador basado en la mortalidad o en las readmisiones será un reflejo muy indirecto de la seguridad y calidad de la atención brindada. Estas tasas tienen muchos sesgos y son difíciles de comparar. Por eso hoy se recurre a otras herramientas tendientes a la identificación y el análisis de los eventos adversos (daños) que sufren los pacientes de la unidad. Si bien podemos enterarnos de este tipo de situaciones a través de sistemas de informe de incidentes y de revisión de bases de datos administrativas (con diagnósticos secundarios de complicaciones agregadas al diagnóstico principal), el método más validado en la actualidad es la revisión sistemática de una muestra de historias (20 por mes) mediante la técnica de *Global Trigger Tool*. La herramienta incluye una serie de "disparadores" para investigar en las historias clínicas que pueden llevar o no a la identificación de un daño. Algunos de los disparadores utilizados para unidad de cuidados intensivos (UCI) son la necesidad de reintubar a un paciente, la readmisión en la unidad dentro de las 24 horas o el comienzo de una neumonía. Los resultados se expresan en tasas de daños cada 1000 días-paciente o en el porcentaje de pacientes internados con eventos adversos. En cuanto al análisis, en los casos de eventos adversos serios, un equipo especialmente entrenado deberá estudiar las fallas activas (errores-conductas de riesgo, violaciones) del último prestador (médico-enfermero), las barreras que fallaron, los factores contribuyentes, las decisiones gerenciales que influyeron en el evento y las medidas para adoptar a fin de que no se repita. El Análisis de Causa Raíz (ACR) y el Protocolo de Londres brindan un marco estructurado para realizar esta investigación.

La segunda pregunta se contesta documentando la adherencia a prácticas de seguridad con evidencia científica. Aumentar la fiabilidad de los procesos es una premisa básica de cualquier programa de calidad y seguridad. Hoy sabemos que se implementan menos de la mitad de las acciones basadas en la evidencia que se recomiendan. Por eso, una vez definidas las mejores prácticas, las unidades de cuidados neuro-críticos deben establecer estándares de cumplimiento y auditarlos: por ejemplo, % de pacientes con indicación de monitorización de presión intracraneal (PIC) efectivamente monitorizados, % de cumplimiento de *bundles* para vías centrales y asistencia ventilatoria mecánica (AVM), porcentaje de cumplimiento de guías clínicas, adherencia a la higiene de manos, etcétera.

La tercera pregunta, ¿Somos seguros hoy?, hace referencia a la sensibilidad a las operaciones y a la conciencia de situación en el día a día. Esta sensibilidad se adquiere mediante la comunicación permanente entre los líderes de la unidad y todo el personal. Esta se ve muy favorecida por minirreuniones diarias de planificación y revisión de lo actuado (*briefing* y *debriefing*), recorridas multidisciplinarias, hojas de objetivos diarios y encuestas de clima de seguridad También es útil a este propósito que los líderes de administración y finanzas se entrevisten en el campo con el personal asistencial para discutir y comprometerse a abordar los temas de seguridad (recorridas ejecutivas).

La cuarta pregunta hace referencia a la capacidad de anticipación de la unidad frente a potenciales situaciones de riesgo: ¿Estamos preparados para evacuar en caso de incendio?, ¿Por cuánto tiempo son nuestros equipos electrógenos capaces de responder en caso de una falla eléctrica masiva? ¿Cómo resolveríamos las situaciones en caso de rotura del tomógrafo o el resonador magnético? ¿Puede suicidarse algún paciente? Para responder a estas preguntas deben realizarse matrices de riesgo, las cuales obligan a plantearse potenciales problemas y a clasificarlos luego en función de su eventual frecuencia y gravedad. A partir de estos "mapas de riesgo" pueden establecerse prioridades. Otra he-

rramienta, adaptada de la ingeniería, es el Análisis de Modos de Fallas y Efectos, que consiste en tomar un proceso crítico, subdividirlo en subprocesos, y analizar de qué modo podría fallar en cada paso y asignarle un puntaje a la potencial frecuencia, gravedad y posibilidad de detección a tiempo. Los riesgos con mayor puntaje son los primeros para atender.

Por último, resta saber si se está aprendiendo y mejorando. ¿Cuánto tiempo dedica la unidad a la capacitación de su personal? ¿Se aprende solamente de manera reactiva ante los errores o hay un programa de capacitación permanente? Es fundamental que los datos de desempeño se traduzcan en información contextualizada de fácil comprensión y que esta, a su vez, se transforme en conocimiento que desemboque en acciones concretas. Las unidades deberían entonces definir un tablero sencillo de indicadores de calidad y seguridad y compartir los resultados con todo el personal. En cuanto a mejorar, no basta con pedirles a las personas que se esfuercen más. Primero hay que definir bajo qué teoría y con qué método se quiere mejorar y solo entonces estimularlas al cumplimiento de objetivos cada vez más ambiciosos. Esto obliga a los líderes de la unidad a capacitarse y mantenerse actualizados en la ciencia de la mejora. Existen varias herramientas que pueden ser utilizadas para cumplir con este propósito, entre las cuales se incluyen la metodología Seis Sigma, los ciclos de mejora PDSA y la gestión Lean. Cada metodología emplea técnicas similares. Seis Sigma utiliza rigurosas herramientas estadísticas para la caracterización y el estudio de los procesos buscando disminuir su variación. Esto se alcanza mediante cinco pasos: definir, medir, analizar, mejorar y controlar. Loa ciclos de mejora PDSA (*Plan-Do-Study-Act*) se basan en establecer objetivos de mejora (¿Qué queremos mejorar?), establecer alguna forma de medición (¿Cómo sabremos si un cambio es una mejora?), seleccionar los cambios que se proponen, probarlos en pequeña escala, evaluarlos, realizar los ajustes que se crean convenientes y reiniciar el ciclo expandiéndolo a otros niveles. La gestión Lean busca, a su vez, mejorar los procesos evitando el desperdicio (de tiempos, de recursos, etc.). Existen muy buenos cursos y especialistas en estas metodologías que pueden entrenar a neurointensivistas con responsabilidades de gestión.

CULTURA DE LA SEGURIDAD

La calidad de la atención y la seguridad final de los pacientes internados en una unidad de neurointensivismo dependerá, como en cualquier organización de salud, de la cultura de seguridad que sepan transmitir los líderes, entendida como el conjunto de valores y creencias compartidas que modelan conductas. Entre los componentes clave de una cultura de este tipo se incluyen: el reconocimiento de que las actividades que realiza la unidad son de alto riesgo, la creencia compartida de que el actual nivel de daño a los pacientes es alto, el estímulo al trabajo en equipo y el aplanamiento de jerarquías. Las organizaciones con cultura de seguridad son justas: aceptan el error como parte de la naturaleza humana y estimulan su informe, pero establecen claramente cuáles son los límites entre conductas aceptables e inaceptables. Las organizaciones con cultura de seguridad están comprometidas con la verdad y son transparentes: no tienen problemas en admitir sus errores y compartir sus datos con colegas, con otras organizaciones y con la comunidad. Por último, los pacientes solo estarán seguros si el personal que debe cuidarlos también se siente protegido, tanto desde el punto de vista físico como psicológico. Se deberá entonces invertir en el bienestar y la alegría en el trabajo del equipo de la unidad como una precondición fundamental para la calidad de la atención y la seguridad de los pacientes.

★ **CONCLUSIONES**

- El desarrollo del neurointensivismo en las últimas décadas ha corrido en paralelo con el crecimiento de la ciencia de la calidad y la seguridad del paciente.
- Existe hoy una mayor conciencia acerca de la magnitud y el impacto de la atención médica insegura. La mayoría de los errores y daños que sufren los pacientes no son atribuibles a falencias individuales sino a procesos deficientes.
- Los criterios generales para definir calidad y seguridad en neurointensivismo son los mismos que aplican a otros ámbitos de la atención.
- Los estándares de estructura, proceso y resultados específicos para Unidades de Cuidados Críticos Neurológicos son muy recientes y se encuentran en permanente revisión.
- La calidad de atención y la seguridad de los pacientes depende de un sabio equilibrio entre el cumplimento de normas y estándares y la flexibilidad necesaria para adaptarse a situaciones cambiantes.
- El neurointensivismo debe desarrollar métricas específicas de calidad y seguridad en su ámbito.
- El cambio cultural, el trabajo en equipo y el conocimiento de técnicas de mejora continua de la calidad y seguridad deben ser una prioridad para los líderes.

BIBLIOGRAFÍA

Agency for Healthcare Research and Quality. March, 2013. Making Health Care Safer II: An updated critical analysis of the evidence for patient safety practices.

IOM (US) Committee on Quality of Health Care in America. Crossing the Quality Chasm: A New Health System for the 21.ʳᵗ Century. National Academies Press (US); 2001.

Kohn L, Corrigan J, Molla S, Donaldson M (editors). To err is Human: building a safer health system. Washington DC: National Academy Press; 1999.

Moheet AM, Livesay SL, Abdelhak T, et al. Standards for Neurologic Critical Care Units: A Statement for Healthcare Professionals from The Neurocritical Care Society. Neurocrit Care 2018;29:145-60.

OMS/Joint Commission/Joint Commission International. "9 soluciones para la seguridad de los pacientes". Mayo 2007 www.jointcommissioninternational.org

Reason J. Human error: models and management. BMJ 2000;320:768-70.

Rincon F, Mayer S. Neurocritical care, a distinct discipline? Curr Opin Crit Care 2007;13;115-121.

Rossi PJ, Edmiston CE. Patient safety in the critical care environmet. Surg Clin North Am 2012;92(6):1369-86.

The Health Foundation (UK). The measuring and monitoring of safety. April 2013.

Yeager S, Livesay S. Patient safety standards in the Neuro-ICU. En: Wartenberg KE, et al. (editors). Neurointensive Care: A Clinical Guide (Chapter 1). New York: Springer International Publishing; 2015.

Anatomía y estudios por imágenes en el paciente neurocrítico

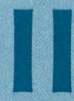

Neuroanatomía aplicada al neurointensivismo   3

Andrés Cervio y Pablo J. Villanueva

INTRODUCCIÓN

Este capítulo tiene como objetivo desarrollar principios de Neuroanatomía aplicados a la práctica del neurointensivista. No es nuestra intención escribir un tratado de anatomía sino describir, partiendo de la anatomía normal, los distintos síndromes neurológicos que los pacientes internados en unidades de cuidados intensivos pueden presentar. Remitimos a los lectores que quieran profundizar sus conocimientos acerca de la anatomía del sistema nervioso central (SNC) a la bibliografía citada.

El sistema nervioso se divide en: SNC, integrado por el cerebro, el cerebelo, el tronco cerebral y la médula espinal; sistema nervioso periférico, formado por los nervios craneales y espinales; y sistema nervioso autónomo, constituido por el sistema simpático y parasimpático.

LÓBULOS CEREBRALES

Los hemisferios cerebrales están formados por una superficie externa de sustancia gris y las fibras de asociación subcorticales que constituyen la sustancia blanca. La neocorteza cerebral está formada por 6 capas celulares: I Molecular, II Granular externa, III Piramidal externa, IV Granular interna, V Piramidal interna y VI Multiforme. Las fibras eferentes se originan predominantemente de las capas V y VI, mientras que las aferencias cerebrales hacen sinapsis en las capas I-IV.

La sustancia blanca está formada por distintas fibras:

Fibras de asociación. Conectan diferentes áreas corticales del mismo hemisferio. Pueden ser fibras de asociación cortas, que unen las cortezas de circunvoluciones próximas, o fibras de asociación largas, que conectan estructuras cerebrales alejadas como los fascículos longitudinal superior e inferior, el cíngulo, el fascículo uncinado y el arcuato (**fig. 3-1**).

Fibras comisurales. Son fibras que conectan estructuras homólogas de ambos hemisferios. Incluyen el cuerpo calloso, las comisuras blancas anterior y posterior, la comisura hipocampal y la habenular.

Fibras de proyección. Incluyen los axones, tanto de los haces aferentes como de los eferentes de la corteza cerebral. Incluyen las fibras tálamo-corticales, los haces corticoespinales, las radiaciones auditivas y las ópticas. Anatómicamente, cada hemisferio cerebral tiene una cara lateral, una medial de menor tamaño y una inferior o basal (**fig. 3-2**). En la cara lateral, el lóbulo frontal se extiende por delante del surco central o rolándico y por encima del valle silviano. El lóbulo temporal se localiza inferiormente a la fisura de Silvio y el lóbulo parietal por detrás del surco rolándico. La región posteroinferior corresponde al lóbulo occipital. El lóbulo frontal incluye los giros superior, medio e inferior separados por surcos de dirección anteroposterior y el giro precentral, correspondiente al área motora primaria, por delante de la fisura rolándica. La cara medial incluye el giro del cíngulo por encima del cuerpo calloso y el área motora suplementaria por delante del área motora primaria. La cara inferior incluye los giros orbitario lateral y recto medial. Las lesiones del área motora primaria generan paresia contralateral, apraxia de la marcha, incontinencia de orina y disfasia en el hemisferio dominante. En la región frontomedial (giro F1 y cíngulo), los síntomas incluyen mutismo acinético, perseveración, síndrome de mano ajena, dificultad para iniciar los movimientos y apraxia ideomotora. Las lesiones en la región premotora (giro F2) producen afasia motora en el hemisferio dominante y alteración de movimientos sacádicos contralaterales. En la región frontal basal se observa apatía, indiferencia, alteración del comportamiento social y trastornos del humor (moria). Las crisis comiciales del lóbulo frontal suelen iniciarse súbitamente, sin auras, pueden tener distribución jacksoniana y generalizarse en forma secundaria. Son de corta duración (< 40 segundos) y rápida recuperación, con poca confusión posictal. Pueden tener previamente automatismos motores de tipo "pedaleo de bicicleta" y vocalizaciones. Presentan desviación forzada cefálica y postura tónica del hemicuerpo contralateral seguida de movimientos clónicos y rápida alteración de la conciencia. El lóbulo parietal comienza por detrás del surco rolándico y contiene el área sensitiva primaria limitada posteriormente por el surco poscentral. Posterior a este, el lóbulo parietal se divide en una porción superior y otra inferior mediante un surco transverso. La porción inferior se curva anteriormente sobre la región posterior del valle silviano, constituyendo el giro supramarginal, y posteriormente sobre la porción terminal del giro temporal superior, formando el giro angular. En la cara medial, el surco parietooccipital lo separa del lóbulo occipital. Las lesiones a nivel del lóbulo

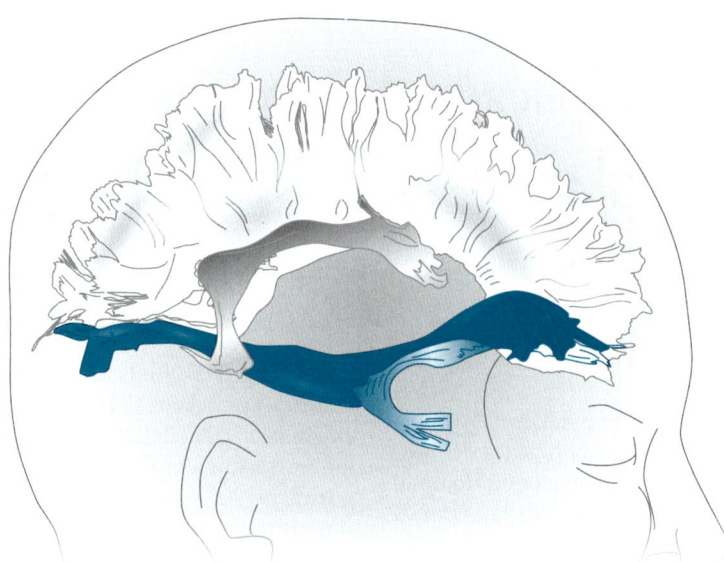

Fig. 3-1. Fibras de la sustancia blanca del SNC. Fascículo frontooccipital inferior (azul oscuro), Fascículo uncinado (azul claro), Fascículo arcuato (gris) y cuerpo calloso (blanco).

parietal producen trastornos sensitivos en el hemicuerpo contralateral, parestesias y, menos probablemente, dolor. En el hemisferio dominante generan agnosia digital, acalculia, desorientación derecha-izquierda y alexia. En el hemisferio no dominante producen anosognosia, desorientación espacial y desatención o "negligencia" (*neglect*) hemiespacial. Las crisis del lóbulo parietal presentan auras sensitivas en el hemicuerpo contralateral. Tienen rápida difusión al lóbulo temporal con alteración del estado de conciencia o al lóbulo frontal con el desarrollo de movimientos tónico-clónicos contralaterales. El lóbulo occipital se extiende en la cara lateral, desde una línea imaginaria que une la porción superior del surco parietooccipital medial con una mueca en la porción inferior del lóbulo temporal, hasta el polo posterior. En la cara medial contiene el cúneo occipital limitado inferiormente por la cisura calcarina (área visual primaria). Las lesiones occipitales generan defectos del campo visual, agnosia visual, alucinaciones visuales y ceguera cortical. Las crisis comiciales del lóbulo occipital presentan fenómenos visuales que pueden ser positivos –como puntos blancos o coloreados, estáticos o móviles en el campo visual contralateral– o negativos, caracterizados por disminución de la agudeza visual en forma de escotomas. Pueden presentar pestañeo rápido y desviación forzada de la mirada contralateral al foco irritativo. La rápida diseminación a las regiones temporales posteriores puede afectar el estado de conciencia. La cara lateral del lóbulo temporal se divide en los giros temporales superior, medio e inferior mediante 2 surcos transversos. Por debajo del valle silviano se localiza el giro transverso de Heschl que representa el área auditiva primaria. La cara medial

contiene el giro hipocampal con el uncus en la porción anterior, sobre el borde libre del tentorio, separado del giro parahipocampal por el surco hipocampal. La cara inferior contiene los giros fusiformes, anterolateral y el lingual en la región posteromedial. A nivel temporal, las lesiones generan trastornos de memoria, afasia sensorial transcortical en el hemisferio dominante e incapacidad de reconocimiento facial en el hemisferio no dominante. En cuadros de hipertensión endocraneal, la herniación transtentorial comprime el III par craneal (midriasis y oftalmoplejía homolateral) y déficit motor contralateral por compresión del haz corticoespinal aún no decusado. Las crisis del lóbulo temporal presentan clásicamente auras del tipo de sensaciones viscerales epigástricas, alucinaciones olfatorias, sensación de miedo, tristeza o, menos frecuentemente, de placer, gusto metálico en la boca y alteración de la percepción del tiempo y memoria (fenómenos de "déjà vu" y "jamais vu"). Las auras son seguidas de acciones estereotipadas repetidas (automatismos) gestuales, movimientos masticatorios, deglutorios o verbales. Suelen durar entre 60 y 90 segundos con generalización secundaria en más del 60% de los casos. A diferencia de las crisis frontales, el período posictal suele ser más prolongado, con confusión, arresto del lenguaje, excitación psicomotriz y amnesia del episodio.

SISTEMA VENTRICULAR

El sistema ventricular está formado por los ventrículos laterales, III ventrículo, acueducto de Silvio y el IV ventrículo (**fig. 3-3**). Los ventrículos laterales son dos cavidades separadas por el *septum pellucidum* que

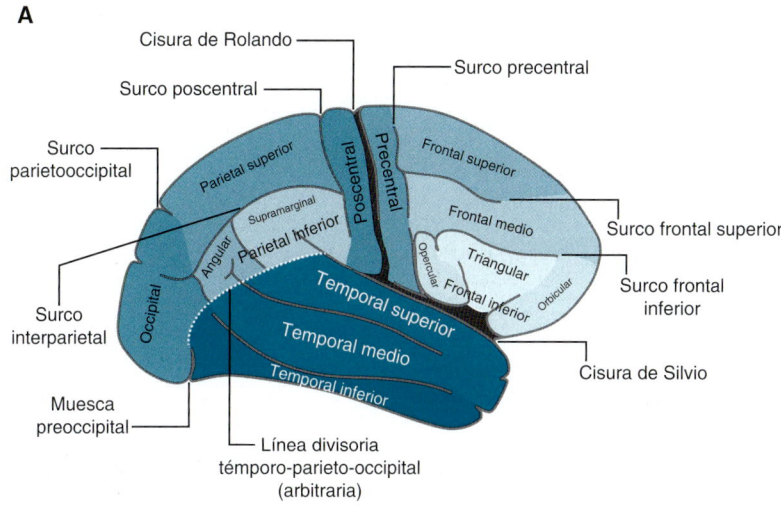

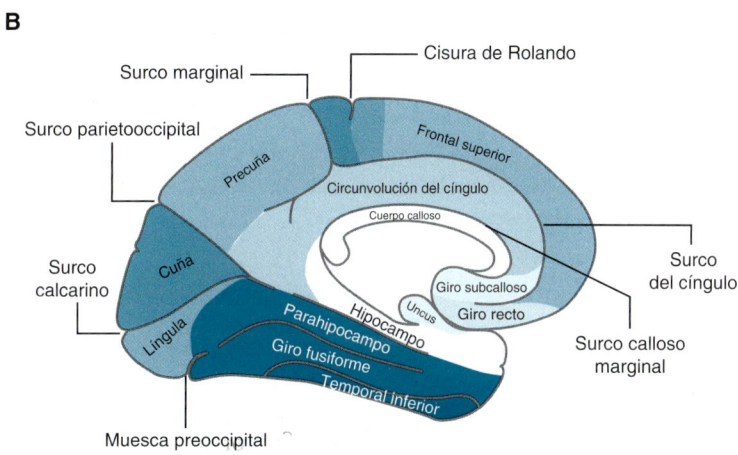

Fig. 3-2. Esquemas de las caras de los hemisferios cerebrales. **A.** Cara lateral del hemisferio cerebral derecho. **B.** Cara medial del hemisferio cerebral izquierdo (**B**). Véase también esta figura en **Láminas en color**.

forma su cara medial. Lateralmente limitan con el núcleo caudado e inferomedialmente con el fórnix. El cuerpo calloso forma el techo, y el tálamo, el piso del cuerpo ventricular. Se conectan mediante el foramen de Monro con el III ventrículo. El III ventrículo es una cavidad única, limitado anteriormente por la comisura blanca anterior, la lámina terminal y los recesos ópticos e infundibular. El piso lo forman el hipotálamo anterior y el subtálamo. Posteriormente limita con el receso pineal, la glándula pineal, la comisura habenular y la comisura blanca posterior. Lateralmente limita por adelante con el hipotálamo y posteriormente con el tálamo. El acueducto de Silvio conecta el III ventrículo con el receso superior del IV ventrículo pasando por el mesencéfalo. El IV ventrículo tiene un piso, en la región posterior del tronco cerebral, en forma de diamante que se comunica con el espacio subaracnoideo lateral a través de los forámenes de Luschka. El límite inferior lo da el foramen de Magendie, que lo comunica con la valécula y cisterna magna. El techo tiene forma de carpa y está formado por el velo medular superior e inferior. Los plexos coroides, formados por epitelio ependimario altamente vascularizado, secretan el 80-90% del líquido cefalorraquídeo (LCR) circulante. El volumen total de LCR en el cerebro adulto es de 140 mL con una tasa de secreción de 500 mL/día. La reabsorción se produce principalmente en las granulaciones aracnoideas del seno longitudinal superior. El LCR participa en la homeostasis y el metabolismo cerebral, pero actúa básicamente como mecanismo protector cerebral en casos de traumatismos y de aumento de la presión intracraneal. El desequilibrio entre la producción y la reabsorción del LCR genera la hidrocefalia que puede ser básicamente:

• Malabsortiva o comunicante: Secundaria a cuadros de meningitis infecciosa o inflamatoria y a hemo-

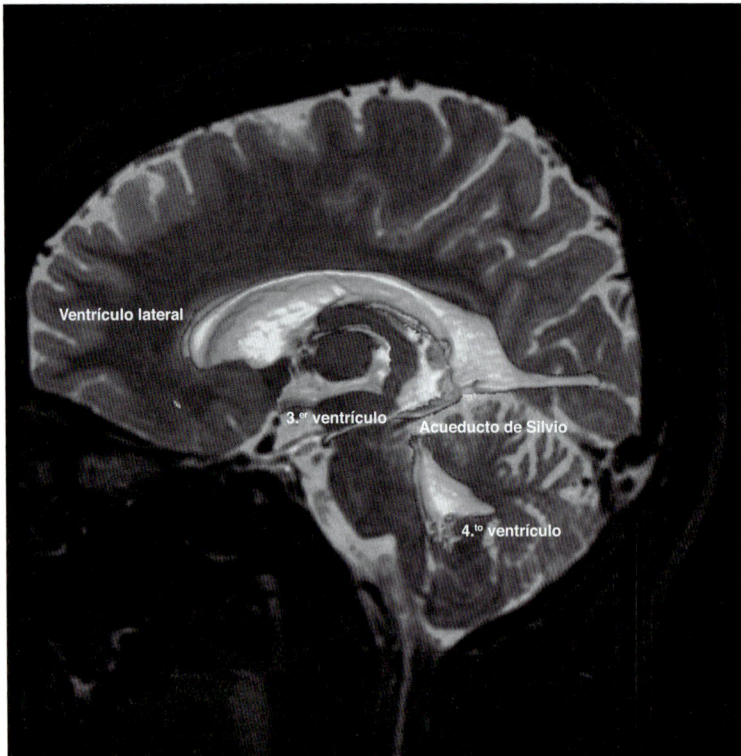

Fig. 3-3. Esquema del sistema ventricular. Véase también esta figura en **Láminas en color**.

rragia subaracnoidea, que obstruyen la reabsorción a nivel de las granulaciones aracnoideas.

• Obstructiva o no comunicante: Producida generalmente por lesiones ocupantes de espacio que bloquean la circulación del LCR, como en las estenosis acueductales o quistes coloideos.

• Por aumento en la producción de LCR como en los casos de papilomas de plexos coroideos.

Clínicamente, el paciente presenta distintos grados de afección de conciencia, desde somnolencia hasta coma. Puede desarrollar cefaleas, náuseas, vómitos, mareos, hipo y diplopía dependiendo de la velocidad de su desarrollo. La hidrocefalia aguda es una causa muy frecuente de deterioro del sensorio en los posoperatorios neuroquirúrgicos.

CEREBELO

El cerebelo está localizado en la fosa posterior, por detrás del tronco cerebral, y constituido por dos hemisferios cerebelosos separados por el vermis. La fisura primaria lo divide en lóbulo anterior, lóbulo posterior y lóbulo floculonodular separado del lóbulo posterior por la fisura posterolateral. Funcionalmente se divide en:

• El archicerebelo (formado por el lóbulo floculonodular) conectado con el sistema vestibular que asiste en el mantenimiento del equilibrio.

• El paleocerebelo, formado por el vermis anterior, conectado con la médula espinal que modula la postura al regular la actividad sinérgica de los distintos grupos musculares.

• El neocerebelo, conformado principalmente por los hemisferios cerebelosos, que se proyecta a los hemisferios cerebrales a través del tálamo cuya función es facilitar la ejecución coordinada de los movimientos. Subcorticalmente existen 3 núcleos, de medial a lateral: los núcleos fastigio, interpósito y dentado. Las conexiones del cerebelo se realizan a través de los pedúnculos cerebelosos: el pedúnculo superior, que contiene predominantemente las fibras eferentes cerebelosas; el medio, que conecta el cerebelo con la protuberancia, y el inferior, que lo conecta mediante fibras aferentes y eferentes a la médula espinal. Las lesiones cerebelosas generan clásicamente alteración en la realización de movimientos finos voluntarios (ataxia), descomposición del movimiento por falta de sinergia entre los grupos musculares y falta de coordinación en ellos (dismetría). La inestabilidad es con predominio troncal en las lesiones vermianas y lateralizada en miembros en las lesiones hemisféricas. La marcha es inestable con amplia base de sustentación. Puede haber temblor de intención por alteración del núcleo dentado. La hipotonía muscular genera alteración de la entonación y articulación de la palabra (disartria). Las lesiones vermianas pueden generar mutismo que suele mejorar en un lapso de

1-3 meses. Las alteraciones de los movimientos oculares incluyen nistagmo superior y horizontal, desviación de la mirada hacia abajo y *bobbing* ocular, entre las más frecuentes. Las lesiones de inicio súbito como las hemorragias o la degeneración quística tumoral pueden producir también cefaleas por irritación tentorial, náuseas, vómitos y vértigo. La obstrucción de la circulación de LCR genera hidrocefalia obstructiva con la consiguiente somnolencia progresiva.

TRONCO CEREBRAL

El tronco cerebral es la porción del SNC comprendida entre la médula espinal y el diencéfalo. En dirección craneocaudal se divide en mesencéfalo, protuberancia y bulbo. Anatómicamente consta de cuatro caras:

Cara anterior. El surco mesencéfalo-pontino divide el mesencéfalo de la protuberancia, y el surco bulboprotuberancial, donde emergen los nervios craneales VI, VII y VIII, separa la protuberancia del bulbo. La fisura media anterior, aloja a la arteria basilar y separa las pirámides hasta su decusación a nivel bulbomedular. A nivel mesencefálico, se observan 2 relieves longitudinales llamados pedúnculos cerebrales (*crura cerebri*), que limitan la fosa interpeduncular y se continúan hacia arriba con el hipotálamo.

Cara lateral. La cara lateral del tronco cerebral está limitada entre el surco anterolateral y el posterolateral de donde emergen los pares craneales IX, X y XI. A nivel protuberancial, la cara lateral limita con el pedúnculo cerebeloso medio.

Cara posterior. La cara posterior del tronco cerebral incluye la fosa romboidea como piso del IV ventrículo. El techo está formado por 2 repliegues de sustancia blanca, los velos medulares superior e inferior en forma de carpa. La fosa romboidea tiene un surco medio longitudinal cruzado a nivel bulboprotuberancial por las estrías medulares. Por encima de las estrías medulares, a nivel protuberancial, se localiza el colículo facial (núcleo del VI par craneal con la rodilla del VII par craneal) y, por encima, la fosita superior correspondiente al núcleo trigeminal. Por debajo de las estrías medulares, a nivel bulbar, se localizan de medial a lateral los núcleos del hipogloso (trígono del XII), la fosita inferior (núcleo del X par craneal) y el área vestibular, que incluye los núcleos aferentes vestibulares y cocleares (**fig. 3-4**). La cara posterior del mesencéfalo, comprende la placa colicular, constituida por los colículos superiores en conexión con la vía óptica a través de los cuerpos geniculados laterales y los colículos inferiores, en relación con la vía auditiva mediante conexión con los cuerpos geniculados mediales. A nivel de los colículos superiores se localiza el núcleo del III par craneal y a nivel de los inferiores el núcleo del IV par craneal.

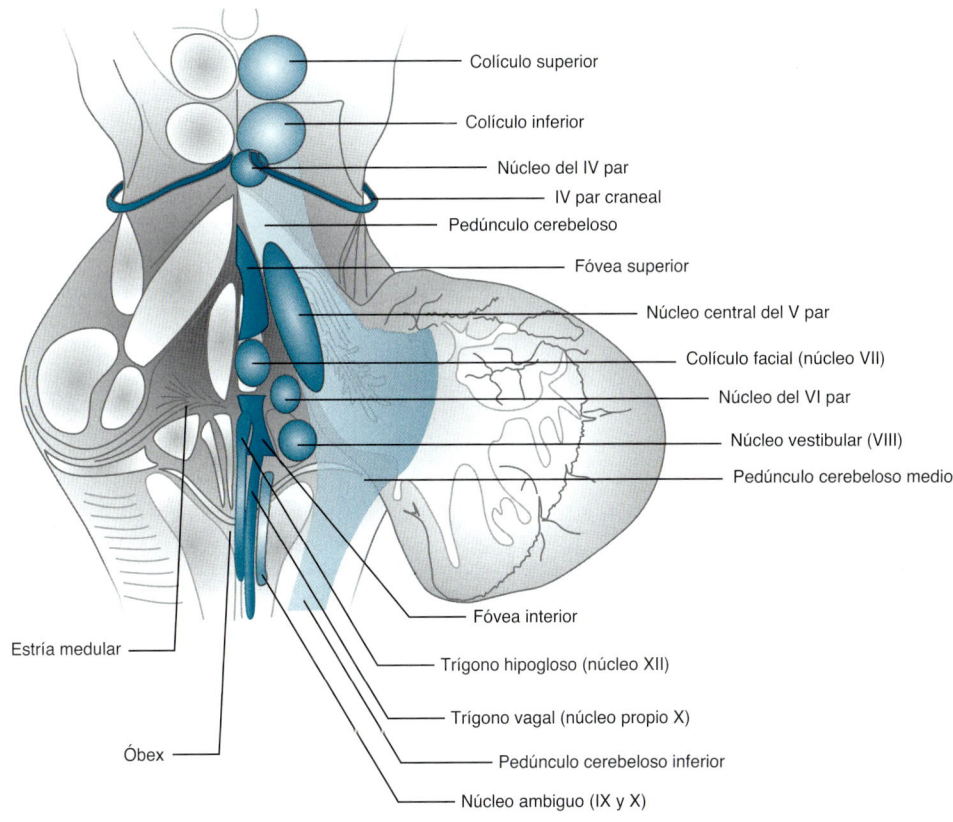

Fig. 3-4. Corte esquemático longitudinal del tronco cerebral.

MÉDULA ESPINAL

La médula espinal se extiende desde el agujero occipital hasta la segunda vértebra lumbar. Tiene 8 segmentos cervicales, 12 torácicos, 5 lumbares, 5 sacros y 1 coccígeo. En un corte axial podemos identificar el surco medio posterior que divide la médula en 2 mitades y el surco posterolateral por donde ingresan las fibras sensitivas de las raíces dorsales. En la superficie anterior se localiza el tabique medio anterior por donde desciende la arteria espinal anterior y, lateralmente, los surcos anterolaterales por donde emergen las fibras motoras de las raíces ventrales. Está compuesta de un área central de sustancia gris en forma de alas de mariposa con un asta posterior, una medial y una grande anterior, donde se localizan las motoneuronas que inervan los músculos somáticos. La sustancia blanca medular se divide en un cordón posterior, localizado entre el tabique medio y el posterolateral formado por los haces grácil o de Goll (medial) y el cuneiforme o de Burdach (lateral), responsables de la sensibilidad propioceptiva. El cordón lateral, localizado entre los surcos posterolateral y anterolateral, está formado por los fascículos corticoespinal lateral y el sistema anterolateral. Entre el surco anterolateral y el tabique surco medio anterior se localiza el cordón anterior formado por fibras reticuloespinales y vestibuloespinales, el fascículo corticoespinal anterior y el fascículo longitudinal medial (**fig. 3-5**). El examen neurológico del sistema motor y sensitivo permite establecer el nivel medular afectado teniendo en cuenta la distribución de los distintos miotomas y dermatomas (**fig. 3-6**).

Hemisección medular (Síndrome de Brown-Séquard)

La hemisección lateral medular genera el síndrome de Brown-Séquard caracterizado por:

- Paresia o plejía de los músculos del mismo lado de la lesión por debajo del nivel de esta con espasticidad, hiperreflexia, clonus, abolición de reflejos cutáneos superficiales y reflejo de Babinski homolateral, por afección de las columnas laterales.
- Alteración de la sensibilidad posicional, vibratoria y discriminación táctil del mismo lado de la lesión y por debajo del nivel de esta por daño de columnas posteriores.
- El daño de las columnas anterolaterales genera pérdida de sensibilidad termoalgésica del lado contrario a la lesión y 2 dermatomas por debajo del nivel lesional.

Las causas más frecuentes de la hemisección medular son las lesiones traumáticas y las compresiones medulares tumorales.

Síndrome medular central

Este síndrome se presenta generalmente en pacientes con siringomielia o mielomalacia secundaria a canal es-

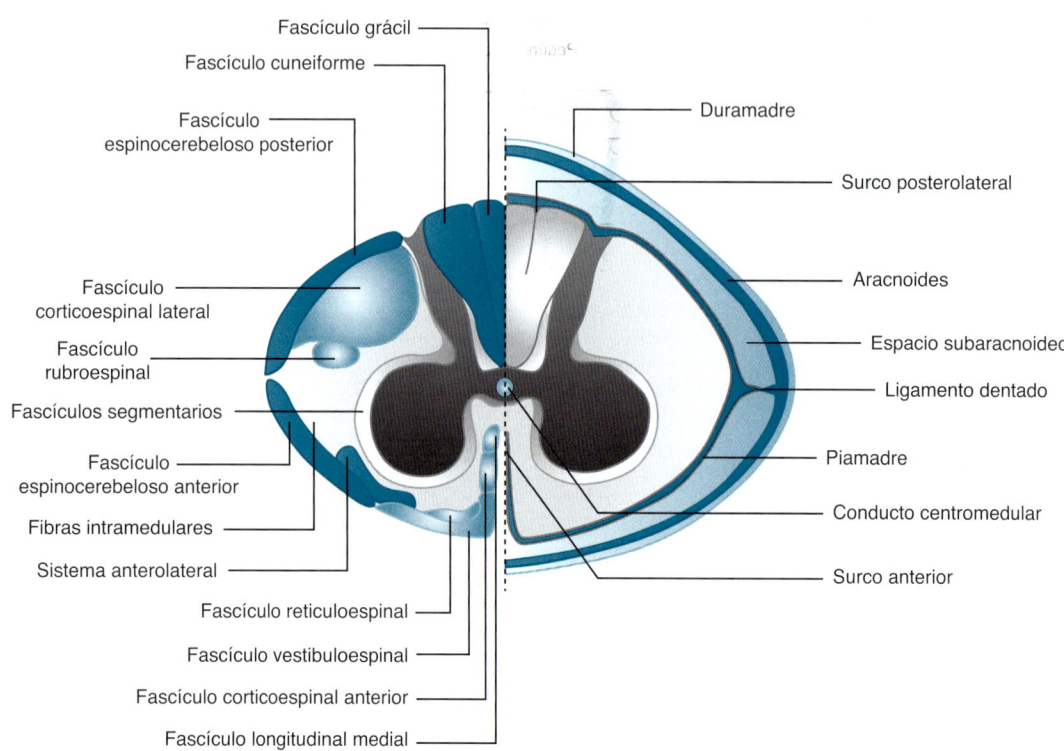

Fig. 3-5. Corte axial esquemático de la médula espinal que muestra su configuración interna (izquierda) y externa (derecha).

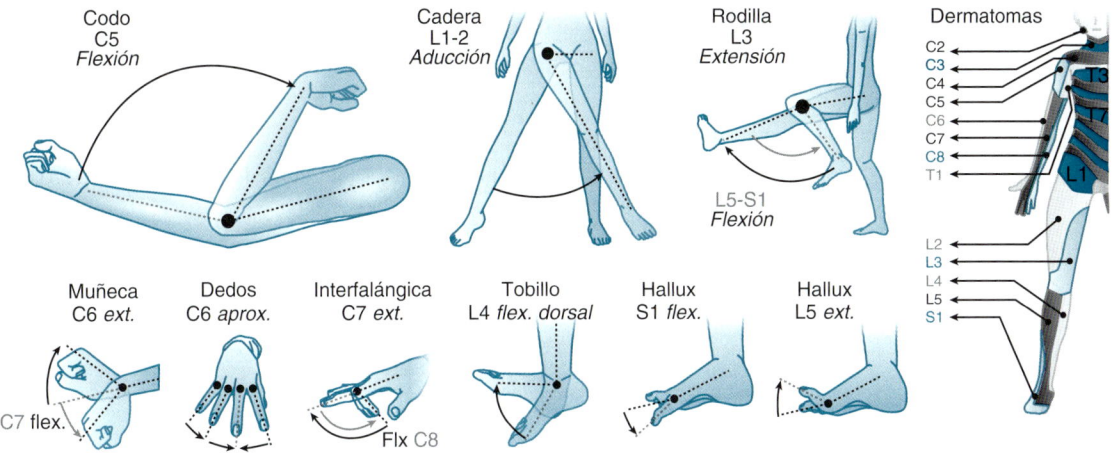

Fig. 3-6. Evaluación semiológica de dermatomas y miotomas.

trecho cervical. Las lesiones se localizan en el centro de la médula espinal y afectan la decusación de los haces espinotalámicos laterales con la consiguiente alteración de la sensibilidad termoalgésica de ambos miembros superiores con preservación en miembros inferiores. La sensibilidad táctil, posicional y vibratoria está preservada (disociación sensitiva). Cuando la lesión involucra los haces anteriores, genera paresia muscular con atrofia de los músculos inervados por los segmentos afectados y signos de liberación de la motoneurona superior en miembros inferiores.

Síndrome medular anterior

La isquemia de la arteria espinal anterior involucra los territorios de los haces corticoespinales y espinotalámicos laterales. Clínicamente genera atrofia, fasciculaciones y parálisis flácida a nivel de la lesión, acompañado de paraplejía espástica. Los pacientes con lesiones tumorales en región de foramen magno y foramen yugular pueden desarrollar isquemia por vasoespasmo en el posoperatorio inmediato.

Síndrome medular posterior

La afectación de los haces funiculares posteriores medulares genera dificultad en la marcha por alteración de la sensibilidad vibratoria y propioceptiva. Existe inestabilidad postural, y, de acuerdo con el nivel de la lesión, la alteración de las columnas laterales puede dar espasticidad en miembros inferiores, con hiperreflexia y signo de Babinski. Los pacientes con tumores intramedulares suelen presentar este síndrome en el posoperatorio inmediato debido al abordaje quirúrgico que incluye la disección de las columnas medulares posteriores.

Síndrome de sección medular

La lesión medular completa suele ser frecuente en los pacientes con traumatismos espinales (accidentes de auto, caídas o traumatismos deportivos). La afección medular genera pérdida de movilidad y sensibilidad por debajo del nivel lesionado. Inmediatamente al traumatismo se produce el shock espinal con parálisis flácida e hiporreflexia. Semanas después se produce la liberación medular con hiperreflexia de reflejos osteotendinosos, espasticidad, reflejo plantar y clonus aquiliano. Las lesiones a nivel de las tres primeras vértebras cervicales pueden generar paro respiratorio.

El epicono medular está constituido por los segmentos medulares L4-S2, el cono medular por los segmentos S3-Coxis1 (C1), mientras que las raíces nerviosas desde L3 a C1 forman la cola de caballo. Las lesiones de cono medular y cola de caballo producen cuadros semiológicos bien diferenciados (**cuadro 3-1**).

IRRIGACIÓN CEREBRAL

El parénquima cerebral se irriga a través de un doble circuito arterial, uno anterior y otro posterior, intercomunicándose con base anatómica en una estructura central y mediana: el polígono de Willis (**fig. 3-7**). Su importancia es permitir al cerebro mantener estable el flujo cerebral, incluso a expensas de cambios o deterioro en uno de sus sectores. Dicha regulación se lleva a cabo comunicando el flujo de las principales afluencias a través de ramas arteriales que anastomosan unas con otras, permitiendo el flujo anteroposterior y derecha-izquierda a través de ellas.

Las arterias afluentes al SNC incluyen:

- **Arteria carótida interna (ACI):** nace aproximadamente a la altura de la 4.ª vértebra cervical, donde la

Cuadro 3-1. Diferencias semiológicas entre el síndrome del cono medular y el de la cola de caballo

	Cono medular	Cola de caballo
Comienzo	Agudo y bilateral	Progresivo y unilateral
Sensibilidad	Disociada	Todas las modalidades afectadas
Dolor	Tardío e infrecuente	Frecuente y de inicio. Predominio radicular
Trastornos motores	Leves y simétricos	Presentes y asimétricos
Reflejos osteotendinosos (ROT)	Aquiliano normal o ↓	Aquiliano o patelar ↓
Esfínteres	Compromiso temprano	Compromiso tardío
Trastornos de eyaculación/erección	Frecuentes	Infrecuentes

carótida común se divide en externa e interna. Estas se dirigen sin dar ramas hasta el endocráneo, al cual ingresan a través del orificio carotídeo labrado en la base del hueso temporal. Antes de su división en ramas terminales, la ACI origina la rama comunicante posterior (ACoP) que conforma la comunicación entre el circuito anterior y el posterior.

- **Arteria vertebral (AV):** nace en la porción proximal de la arteria subclavia, siendo normalmente su primera rama. Asciende a través del foramen transverso de las vértebras cervicales C6 a C1, para luego rodear la porción posterior del cóndilo y la masa lateral del atlas y dirigirse hacia anterior y medial-

mente para unirse a la arteria homónima contralateral y formar un tronco común, la arteria basilar (AB). La división final de la AB origina ambas arterias cerebrales posteriores (ACP) izquierda y derecha. Estas últimas se anastomosan a las arterias comunicantes posteriores para cerrar el polígono de Willis.

De acuerdo con lo expuesto podemos dividir las ramas terminales en dos grandes grupos: *Territorio Carotídeo o Anterior y Territorio Vertebrobasilar o Posterior.*

El territorio anterior se caracteriza por la posibilidad de presentar síntomas visuales (unilaterales, muchas ve-

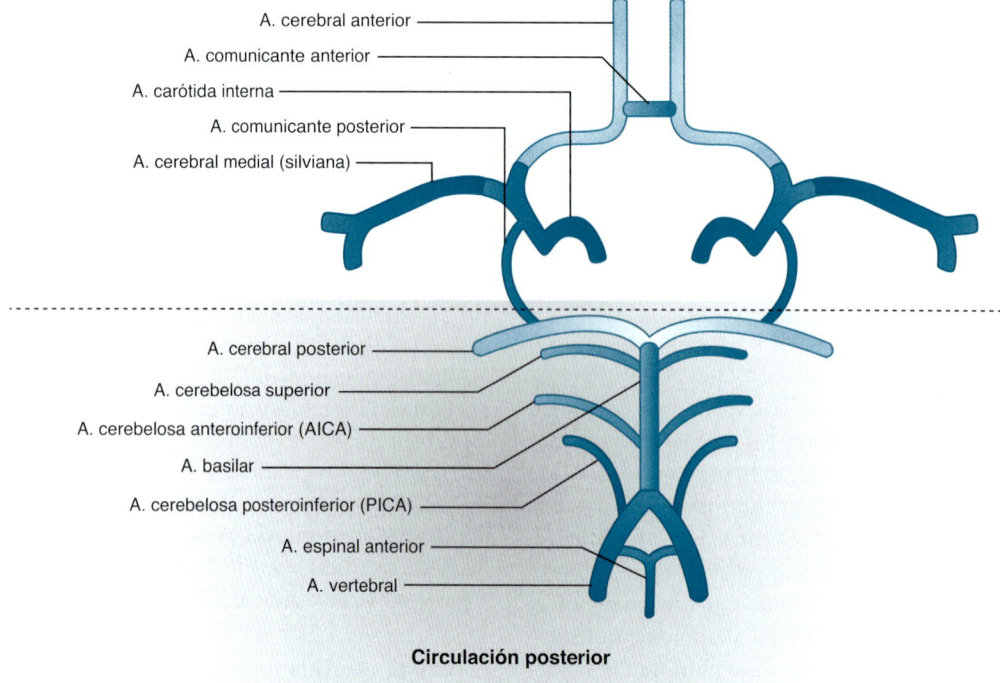

Circulación anterior

A. cerebral anterior
A. comunicante anterior
A. carótida interna
A. comunicante posterior
A. cerebral medial (silviana)

A. cerebral posterior
A. cerebelosa superior
A. cerebelosa anteroinferior (AICA)
A. basilar
A. cerebelosa posteroinferior (PICA)
A. espinal anterior
A. vertebral

Circulación posterior

Fig. 3-7. Esquema del polígono de Willis.

ces fugaces dada la sensibilidad de la retina a los cambios de perfusión), que pueden acompañarse de déficits de tipo motor o sensitivo, siempre homolaterales. El territorio posterior se caracteriza a su vez porque los síntomas visuales son referidos bilateralmente (debido a que las zonas irrigadas de la vía óptica por detrás del quiasma ya presentan fibras de ambas retinas en un mismo hemisferio cerebral). A esto suelen acompañarlo, de forma más o menos constante, el compromiso de núcleos del tronco encefálico (hipoacusia, vértigo, acúfenos, paresia facial u oculomotora variable) y también síntomas cerebelosos. La ACI se divide en las arterias oftálmica (AOf), coroidea anterior (AChA), cerebral media (ACM) y cerebral anterior (ACA). La ACM irriga las regiones corticales de la superficie lateral del cerebro, extendiéndose basalmente hasta la 2.ª porción temporal y posteriormente hasta el surco parietooccipital. Estas regiones incluyen en forma funcional el área motora y sensitiva así como también las áreas correspondientes al lenguaje en el hemisferio dominante. La profundidad del parénquima comprometido puede abarcar el transcurso de la cintilla óptica, afectando campos homónimos de ambos ojos. Debido a su amplia extensión, puede generar alteraciones del sensorio. La ACA irriga las regiones superior y medial del hemisferio homolateral. Esto incluye las áreas funcionales de la región motora y sensitiva del miembro inferior, el control vesical y lóbulo límbico, por lo cual las alteraciones del comportamiento pueden estar presentes, en especial al afectar el hemisferio dominante. La ACP irriga la cara superficial, superior y medial de los lóbulos parietal (extremo posterior), occipital y temporobasal (3.ª circunvolución temporal). En profundidad suple al tálamo y a la zona distal de la cintilla óptica y radiaciones ópticas. Su déficit funcional puede incluir la aparición de negligencias (predomina en lado derecho), hemianopsia homónima o cuadrantopsias con preservación de área macular y síntomas talámicos (dolor, trastornos sensitivos contralaterales y también de la propiocepción). La AB irriga la región occipital y origina las perforantes del tronco cerebral, por lo cual la manifestación de su afección pueden ser solo síntomas visuales bilaterales de tipo cortical (hemianopsias homónimas o cuadrantopsias con preservación macular) y acompañarse de otros signos de gravedad como alteración importante del sensorio o cuadriparesias (según la magnitud de compromiso de las ramas perforantes troncales). Sus ramas principales incluyen la arteria cerebelosa superior (ACS), la arteria cerebelosa anteroinferior (AICA) y la arteria cerebelosa posteroinferior (PICA).

★ CONCLUSIONES

La neuroanatomía es de fundamental importancia para cualquier profesional que se dedique al manejo de pacientes con patologías del SNC. El conocimiento de la organización anatomofuncional del SNC y su correlato clínico permite optimizar los recursos destinados a la identificación de la causa subyacente. Los últimos avances en técnicas neurorradiológicas han permitido identificar estructuras anatómicas con mínimos márgenes de error, no solo mejorando el diagnóstico topográfico de las lesiones sino también disminuyendo las probabilidades de morbilidad posoperatoria.

BIBLIOGRAFÍA

Adamas HP, et al. Classification of subtype of acute ischemic stroke. Definitions for use in a multicenter clinical trial. TOAST. Trial of Org 10172 in Acute Stroke Treatment. Stroke 1993;24(1):35-41. Doi https://doi.org/10.1161/01.STR.24.1.35.

Amarenco P, Bogousslavsky J, Caplan LR, Donnan GA, Hennerici MG. New Approach to Stroke Subtyping: The A-S-C-O (Phenotypic) Classification of Stroke. Cerebrovasc Dis 2009;27:502-8.

Greenberg MS. Handbook of Neurosurgery. 7.th ed. Leipzig: Thieme; 2010.

Haines DE. Principios de Neurociencia. 2.ª edición. Madrid: Elsevier España; 2003.

Harringam MR, Devekis JP. Essential Neurovascular Anatomy. 2nd ed. Birmingham: Human Press; 2013. pp. 3-113. doi: 10.1007/978-1-61779-946-4_1.

Hayman LA, Hinck VC. Clinical Brain Imaging. Normal Structure and Functional Anatomy. St Louis: Mosby Year Book; 1992.

Laine FJ, Shedden AI, Dunn MM, Ghatak NR. Acquired intracranial herniations: MR imaging findings. AJR Am J Roentgenol 1995;165(4):967-73.

Nieuwenhuys R, Voogd J, van Huijzen C. The Human Central Nervous System. A synopsis and atlas. Second revised. New Yorj: Springer; 1981.

Post K, Friedman E, Mc Cormick P. Postoperative Complications in Intracranial Neurosurgery. Leipzig: Thieme; 1993.

Rhoton AL. The supratentorial arteries. Neurosurgery 2002;51[Suppl 1]:53-120. DOI: 10.1227/01.NEU.0000028484.12422.23.

Rhoton AL. The cerebrum. Neurosurgery 2002;51[Suppl 1]:1-51. DOI: 10.1227/01.NEU.0000028086.48597.4F.

Snell RS. Neuroanatomía Clínica. 6.ª edición. Buenos Aires: Editorial Médica Panamericana; 2006.

Yasargil MG, Smith RD, Young PH, Teddy PJ. Microneurosurgery. New York: Thieme Medical Publishers. Stuttgart; 1987. Vol 1, pp. 58-155.

Youmans JR, Winn HR. (2011). Youmans neurological surgery. Chapter 10: Physiology of the Cerebrospinal Fluid and Intracranial Pressure. Philadelphia, PA: Elsevier/Saunders; 2011. pp. 168-82.

Véanse **Preguntas de autoevaluación**. **?**

Tomografía computarizada y resonancia magnética en el paciente neurocrítico

4

Daniel Muñoz y Marcela Valenzuela

ATAQUE CEREBROVASCULAR AGUDO

La probabilidad de error del diagnóstico clínico es aproximadamente del 20%. Las técnicas de imagen cerebral son fundamentales para lograr un diagnóstico temprano que permita diferenciar isquemia de infarto. Eso permitirá tomar una decisión terapéutica adecuada.

El 50% de los estudios de tomografía computarizada (TC) y resonancia magnética (RM) convencionales son normales. Las técnicas de difusión y perfusión por RM son más sensibles y específicas para distinguir isquemia de infarto. También se pueden emplear técnicas más sofisticadas: tomografía por emisión de positrones (PET) (con oxígeno marcado), espectroscopia y la perfusión por TC.

No menos importante es definir el subtipo de ataque cerebrovascular (ACV) isquémico puesto que esto determina terapéuticas diferentes. Un adecuado análisis sistemático (forma, tamaño, localización, edema, efecto de masa, densidad/intensidad) de las imágenes pueden definir con certeza el tipo de isquemia. Si la lesión corresponde a un área corticosubcortical de aspecto triangular, con vértice hacia la región profunda, bordes definidos y acorde con un territorio vascular, podemos asegurar que nos encontramos ante un evento embólico.

La presencia de una lesión profunda, limitada, en territorio de vasos perforantes, corresponde a un evento trombótico.

Otras veces encontramos lesiones que se proyectan en diferentes territorios vasculares. Estas corresponden a infartos en territorios limítrofes.

La presencia de múltiples lesiones en territorios arteriales corresponde a disminución del flujo por lesión proximal de arteria extracraneal (infarto de última pradera).

Otras imágenes para reconocer: lesiones de bordes difusos periventriculares y/o en protuberancia definidas como leucoaraiosis. Pueden estar asociadas a hipertensión arterial de larga evolución.

La TC se utiliza en el transcurso del episodio clínico, si bien la RM muestra mayor especificidad y sensibilidad. El reconocimiento de los signos tempranos del ACV isquémico es esencial.

Signos tempranos en la TC

Signo de la cuerda o de la arteria cerebral densa

Criterios para tener en cuenta:

- Hiperdensidad arterial espontánea (superior a la densidad del parénquima en ausencia de sangrado subaracnoideo).
- Afectación unilateral y con tamaño arterial aumentado.
- Correlación clínica.
- Debe desaparecer en la ventana ósea.

Este signo, descrito en ataque cerebrovascular del territorio de la arteria cerebral media (**fig. 4-1**), se correlaciona con émbolos intraluminales que fueron corroborados en estudios angiográficos.

En RM los criterios son similares. Nos referiremos a la ausencia de señal de flujo (imagen hiperintensa en el trayecto de arteria cerebral media, en secuencias T1, siendo menos sensibles las secuencias T2) (**fig. 4-2**).

Este signo puede visualizarse en otras arterias (**fig. 4-3**). Debemos tener en cuenta que solo existen informes bibliográficos acerca del tema. El principal criterio es la correlación entre los hallazgos clínicos y las imágenes.

Alteración de la interfase gris-blanca a nivel de la ínsula

Signo difícil de diagnosticar ya que requiere mayor entrenamiento. Se caracteriza por falta de diferenciación entre sustancia gris y blanca insular, asociada a asimetría de la cisterna silviana. Está descrita en los infartos de la arteria cerebral media (**figs. 4-4 y 4-5**). Fisiopatológicamente se correlaciona con edema intracelular.

Mala definición de límites de ganglios basales

La pérdida de los límites de los núcleos profundos (lenticular) está descrita entre los signos tempranos del ACV agudo: se caracteriza por pérdida de los límites de su borde externo (véase **fig. 4-4**).

No es infrecuente observar la asociación de estos dos últimos signos, expresada por el efecto de masa sobre la cisterna silviana.

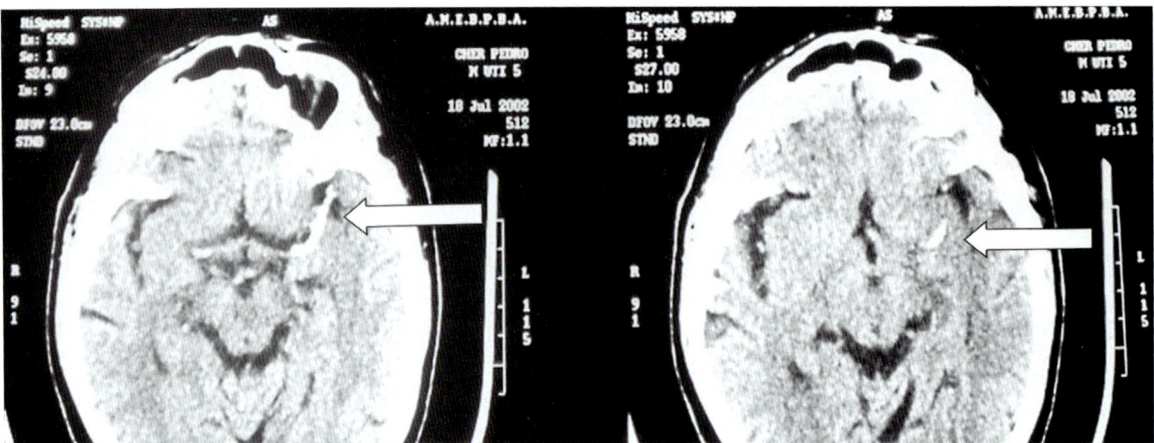

Fig. 4-1. TC de cerebro sin contraste donde se observa la arteria cerebral media densa (flechas).

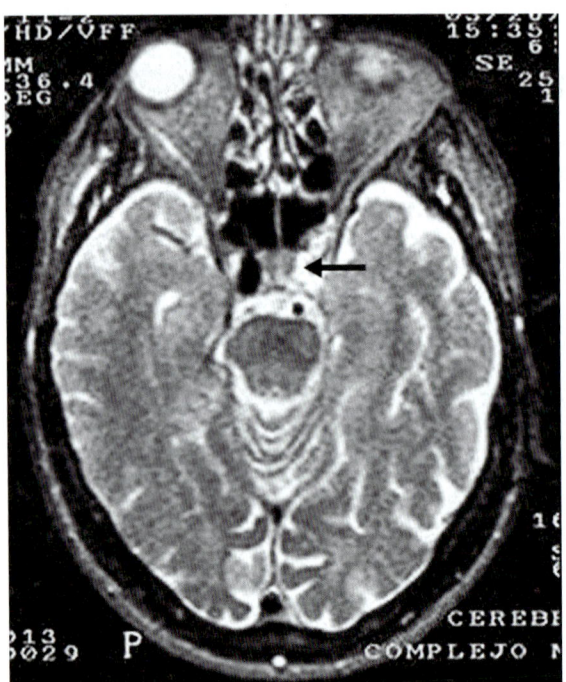

Fig. 4-2. Corte axial de RM en secuencia T2 donde se observa ausencia de vacío de flujo en la arteria carótida interna en su porción cavernosa (flecha).

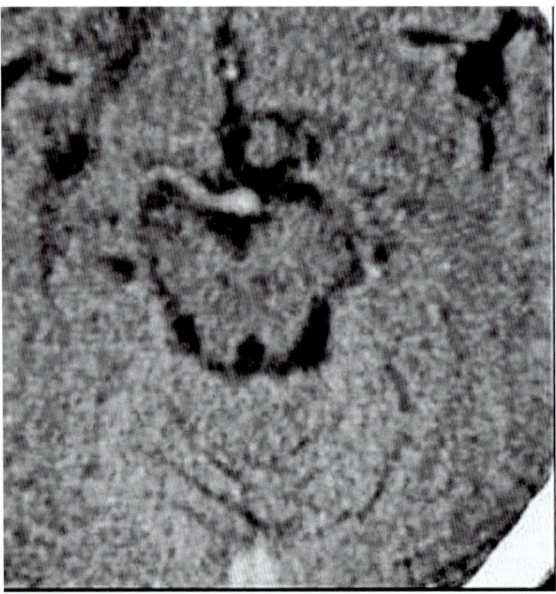

Fig. 4-3. TC de encéfalo sin contraste que muestra oclusión de la arteria basilar y una arteria cerebral posterior densa.

Hallazgos en RM

La presencia de cambios en la intensidad de señal en T1 y T2 expresa hallazgos que superan las primeras horas del evento (**figs. 4-6**, **4-7** y **4-8**), detectándose antes y con mayor exactitud que en la TC.

La utilización de contraste intravenoso (IV) aporta datos en el período agudo, cuando se observa un refuerzo de estructuras vasculares piales. En el período subagudo se evidencia refuerzo del giro cerebral, que debe diferenciarse de tumor infiltrante cortical (**fig. 4-9**). En los territorios profundos, el refuerzo puede mostrar otros patrones que pueden confundir el diagnóstico diferencial.

La angiorresonancia en el ACV agudo se utiliza para definir la estructura vascular comprometida. Aporta datos acerca de la fisiopatología del evento vascular. Entiéndase como disminución de calibre de un vaso, disección arterial, ateromatosis intracraneal (**figs. 4-10** y **4-11**).

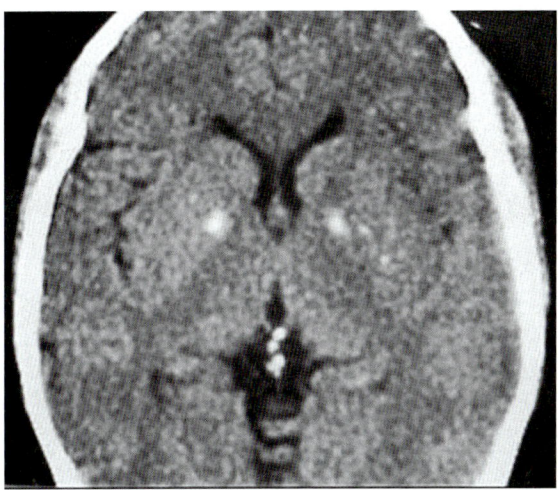

Fig. 4-4. Corte axial de TC de cerebro sin contraste a la altura de los ganglios basales.

Difusión y perfusión

Estas técnicas permiten cuantificar y cualificar el flujo cerebral.

Las más utilizadas son la difusión en T1 (DW1) y el mapa que refleje los valores del coeficiente de difusión aparente (*ADC map*).

En DW1, el ACV agudo puede detectarse a los 15 minutos de la oclusión de la ACM (arteria cerebral media). Se observa como lesión hiperintensa en el territorio afectado (**fig. 4-12**). Expresa áreas de restricción de la difusión del agua. El *ACD map* se expresa como

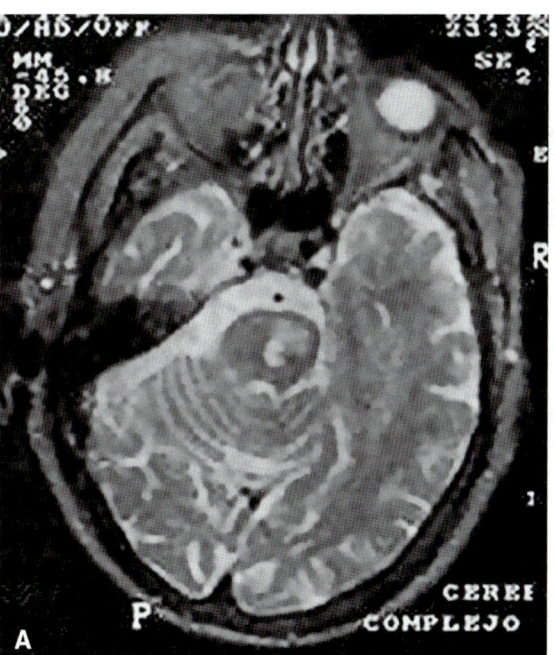

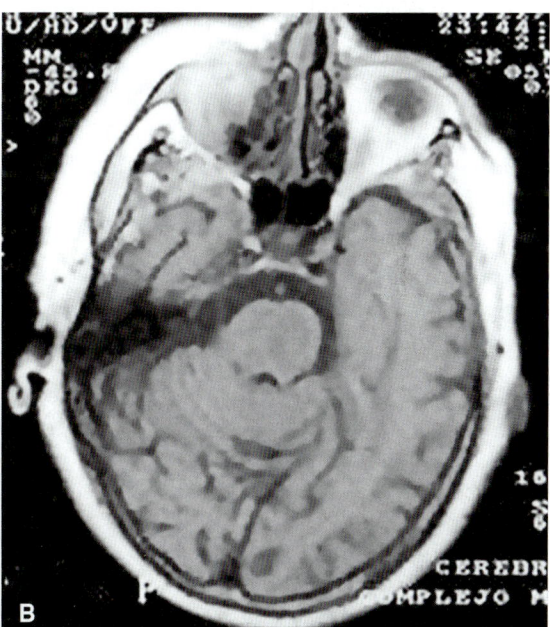

Fig. 4-6. RM en secuencias T2 (**A**) y T1 (**A**) donde se ve un infarto en la hemiprotuberancia izquierda.

imagen hipointensa no susceptible a los artefactos por anisotropía o T2. Ambas secuencias deben utilizarse en forma combinada de tal manera de evitar errores diagnósticos provocados por los efectos de la isquemia crónica (efecto T2).

La técnica de perfusión utiliza contraste o marca el *spin* (movimiento) arterial. La más usada es la primera.

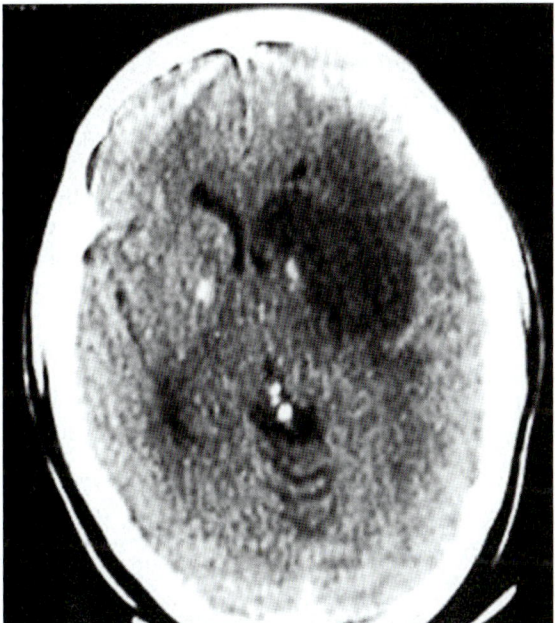

Fig. 4-5. TC del mismo paciente de la **fig. 4-4** una semana después del estudio anterior.

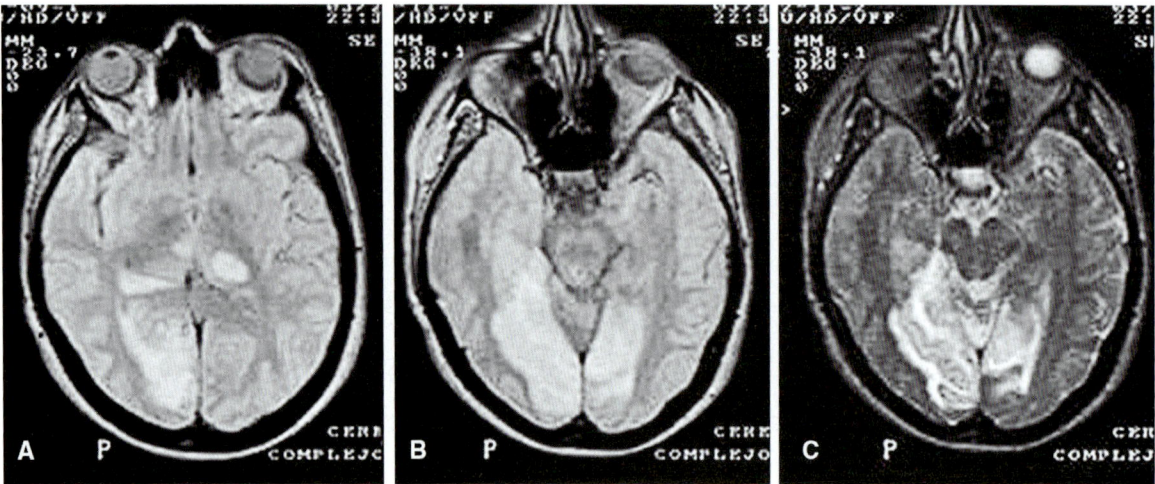

Fig. 4-7, A-C. Infartos embólicos en el territorio de ambas arterias cerebrales posteriores (**A** y **B**, secuencia Dp; **C**, secuencia T2).

Se mide una curva de concentración/tiempo o se calcula el volumen regional de sangre cerebral. Se puede calcular el flujo sanguíneo cerebral funcional y el tiempo medio de tránsito relativo.

La combinación de estos métodos permite diferenciar el área de isquemia del área de infarto (discordancia o *miss mach*), a los pocos minutos de haberse producido el evento. Determina la zona de penumbra, entendiéndose que –en la etapa aguda– el área de perfusión suele ser mayor que el área de difusión. Establece así la distinción entre isquemia e infarto.

La zona de penumbra es el área sobre la cual se intenta revertir el flujo. (Tejido cerebral perfundido).

Es el método más sensible y específico para tomar una decisión terapéutica correcta.

Perfusión en TC

Permite medir el flujo cerebral. Con la utilización de contraste yodado en bolo pueden medirse los mismos parámetros ya explicados. A diferencia de lo que ocurre en la RM, no podemos medir la

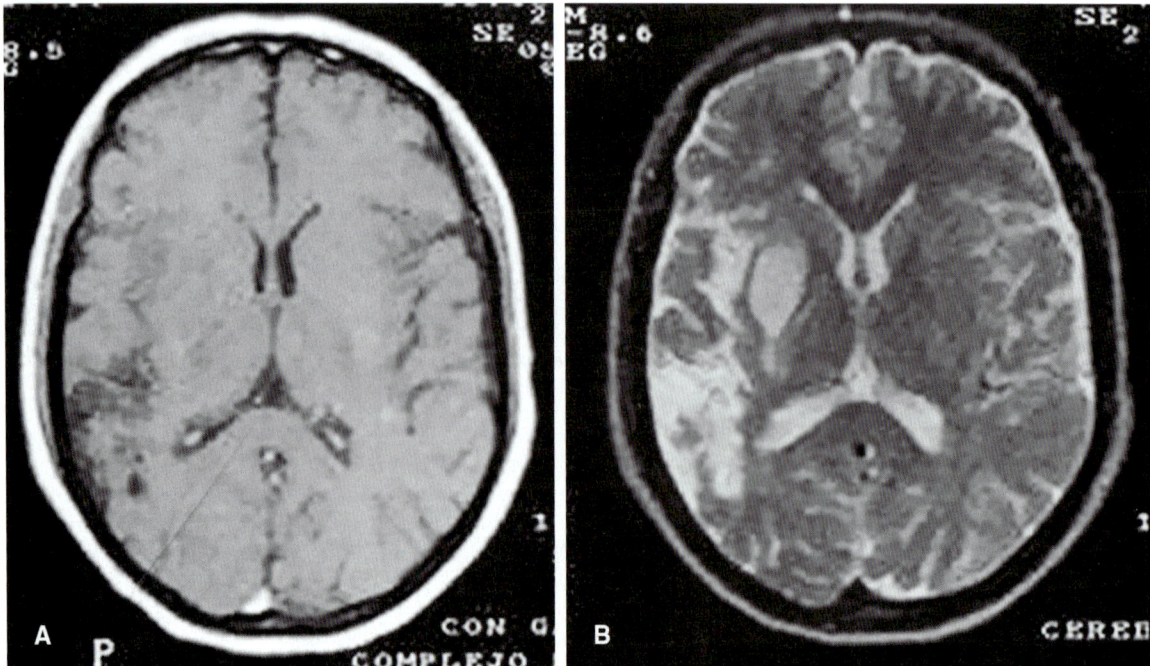

Fig. 4-8. RM encefálica en secuencias T1 (**A**) y T2 (**B**) que muestran un infarto embólico en el territorio de la ACM.

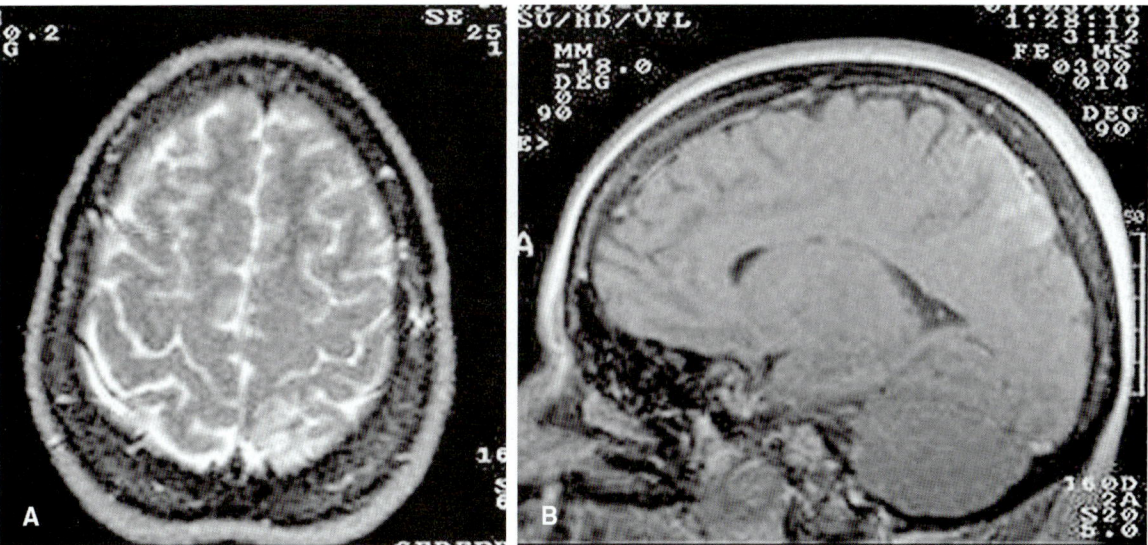

Fig. 4-9. RM encefálicas en secuencias T2 (**A**) y T1 (**B**) con contraste: se observa un infarto parietal subagudo.

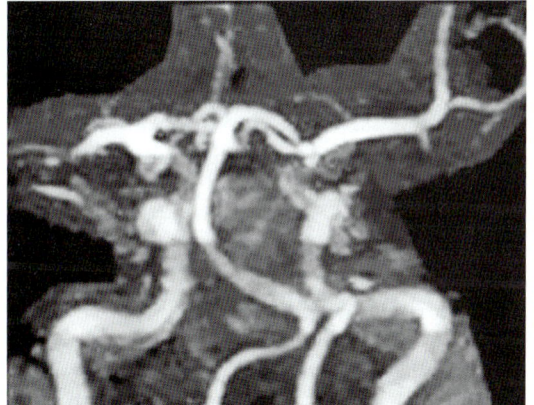

Fig. 4-10. Angiorresonancia encefálica de tiempo de vuelo *(time off light*,TOF 3D) que muestra ausencia de flujo en la ACM en su porción M1.

difusión. Por lo tanto, es difícil definir el área de penumbra.

Es un método rápido y de fácil comprensión.

Espectroscopia

Poco utilizada. En el infarto agudo puede mostrar cambios tempranos en las curvas. Los hallazgos más importantes son la aparición de un pico de lactato y caída posterior de N-acetilaspartato, creatina y fosfocreatina, sin alteración significativa de la colina.

Otras técnicas de avanzada, como la anisotropía, se encuentran en período de ensayo con expectativas por los primeros informes recibidos.

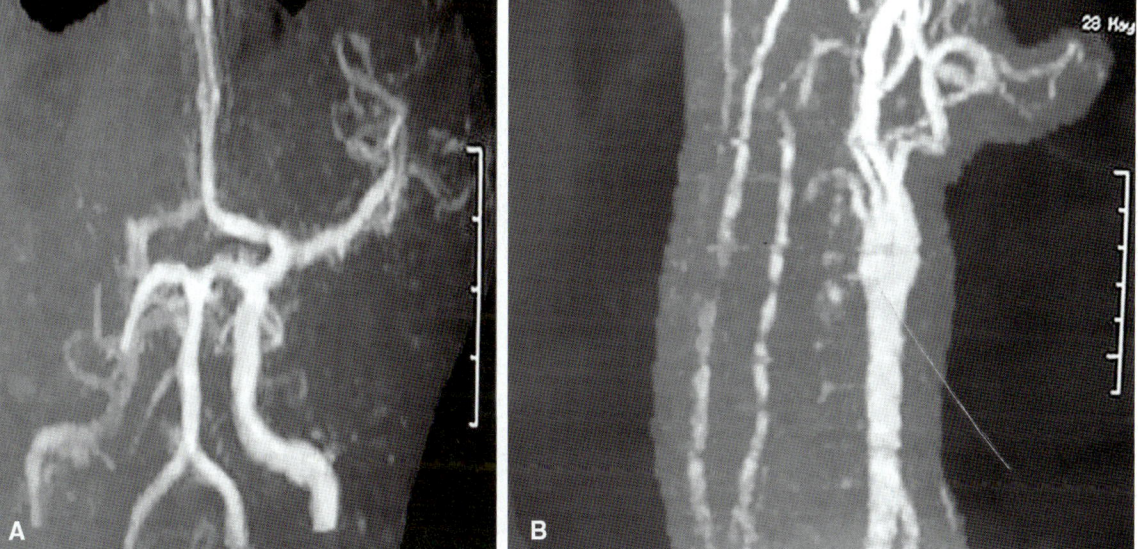

Fig. 4-11. Angiorresonancia de vasos intracraneales (**A**) y vasos del cuello (**B**). Se ve disminución del flujo con características irregulares en la arteria carótida interna derecha.

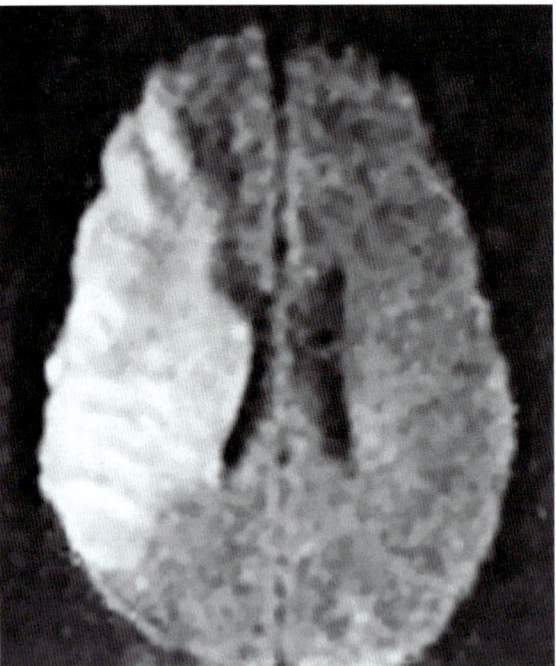

Fig. 4-12. Imagen de difusión de un infarto agudo en el territorio de la ACM.

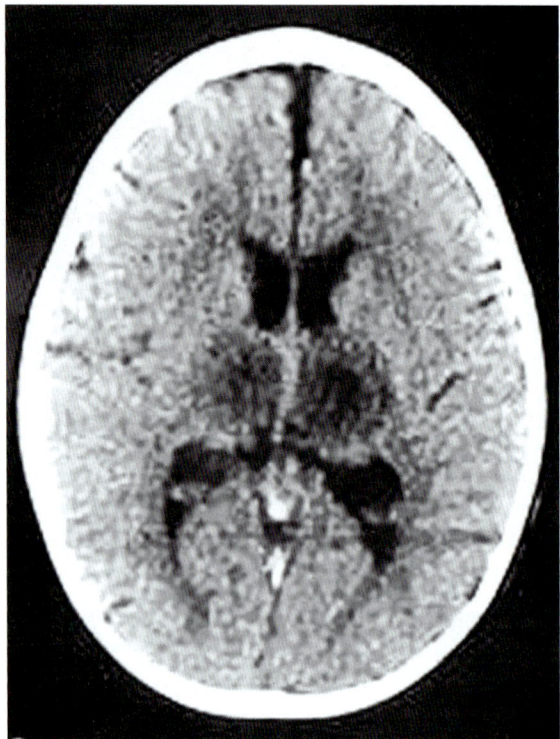

Fig. 4-13. TC de encéfalo sin contraste donde se observa un infarto venoso por oclusión del seno recto.

INFARTO VENOSO

Responsable del 1% de los ictus. El infarto del seno longitudinal superior es el más frecuente. Lo siguen el del seno transverso, sigmoide y cavernoso. Pueden verse afectadas las venas corticales superficiales y el sistema venoso profundo. Son lesiones subcorticales y bilaterales. La hemorragia agregada es frecuente. Inicialmente las imágenes pueden ser normales con la presencia de edema o sin ella (**fig. 4-13**).

No debe descartarse el diagnóstico de infarto venoso cuando hay signos de hipertensión endocraneal.

En algunos casos puede existir hidrocefalia.

En una TC puede verse el trombo hiperdenso en el seno o la vena afectada. Tras la administración de contraste se observa el signo del delta vacío, que corresponde a refuerzo dural sin refuerzo del trombo.

En la RM, el aspecto del trombo depende de su antigüedad.

Muchas veces el infarto es producto de un proceso infeccioso relacionado, por lo que no debemos dejar de explorar las estructuras del peñasco. En estos casos, el seno más comprometido es el lateral y la lesión vascular se encuentra ubicada en el lóbulo temporal.

La angio-RM es buen método para evaluar la trombosis venosa.

INFARTO HEMORRÁGICO

Es conocida la fisiopatología de esta entidad pero su diagnóstico resulta complejo.

El 50% de los infartos embólicos que ocurren en territorio de la arteria cerebral media presentan áreas de hemorragia. Dependiendo de su volumen podrán ser visibles o no, tanto en TC como en RM (**fig-4-14**).

La complicación hemorrágica se produce dentro de las primeras 48 horas.

Las imágenes habituales son:

- Hemorragia de giros cerebrales.
- Hematoma parenquimatoso.

En este último caso, la diferenciación con una hemorragia espontánea puede ser imposible si no se cuenta con imágenes previas de ausencia de hemorragia.

Las imágenes de hemorragia posisquemia no superan el territorio vascular correspondiente, suelen ser cortico-subcorticales y su efecto de masa es inferior al esperado en relación con el volumen (**figs. 4-15** y **4-16**).

Un dato de interés es que la degradación de la sangre es más lenta que en la hemorragia hipertensiva. Esto ayuda en el diagnóstico diferencial durante el período subagudo-crónico de la enfermedad.

ENCEFALOPATÍA POSTERIOR REVERSIBLE

Se refiere a imágenes que simulan un ACV y afectan ambas regiones occipitoparietales con baja correlación clínica. Se asocia con crisis hipertensivas o convulsivas

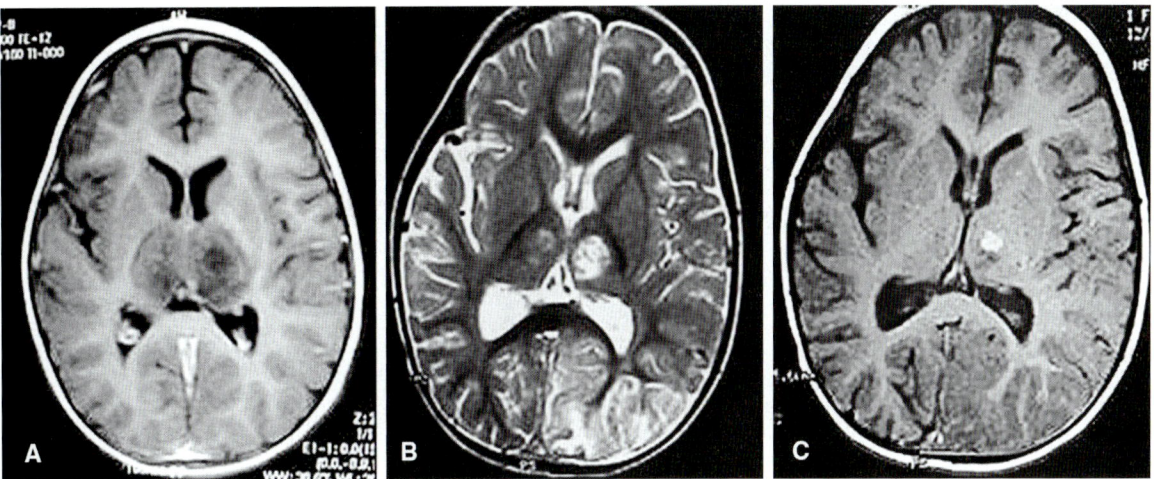

Fig. 4-14. RM con infarto venoso bitalámico, por oclusión del seno recto asociado a un estado de hipercoagulabilidad (**A**). Se agrega posteriormente un infarto de la arteria cerebral posterior izquierda (**B**) y una hemorragia talámica izquierda (**C**).

y trastornos metabólicos. La principal característica es la restitución de las imágenes a la normalidad. La técnica de difusión debe ser negativa en ausencia de isquemia.

No obstante, de no revertir la causa fisiopatológica, la evolución hacia una isquemia es factible.

ATAQUE CEREBROVASCULAR HEMORRÁGICO

Hemorragia intraparenquimatosa

Son conocidos los hallazgos tomográficos del hematoma parenquimatoso (**figs. 4-17** y **4-18**). La causa más frecuente es la hipertensión. Entre otras causas deben tenerse en cuenta las malformaciones vasculares y la angiopatía amiloide.

La lesión observada es espontáneamente hiperdensa, en general homogénea (**cuadro 4-1**).

Con el transcurso del tiempo, la densidad de la lesión aumenta en el centro, siendo su máximo (70 unidades Hounsfield [UH]) a las 48 horas. Coincide con la contracción del coágulo y aparece un halo hipodenso a su alrededor que correspondería al plasma extravasado. Puede presentarse una zona hipodensa en su interior que corresponde a la turbulencia del chorro (*jet*) de salida de la hemorragia. Los niveles

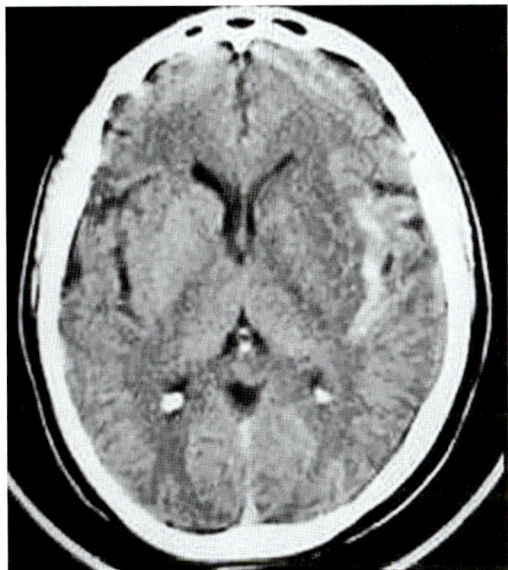

Fig. 4-15. TC de encéfalo sin contraste que muestra un infarto hemorrágico en el territorio de la ACM izquierda. Nótese la hipodensidad del núcleo lenticular izquierdo y la hiperdensidad en la región insular.

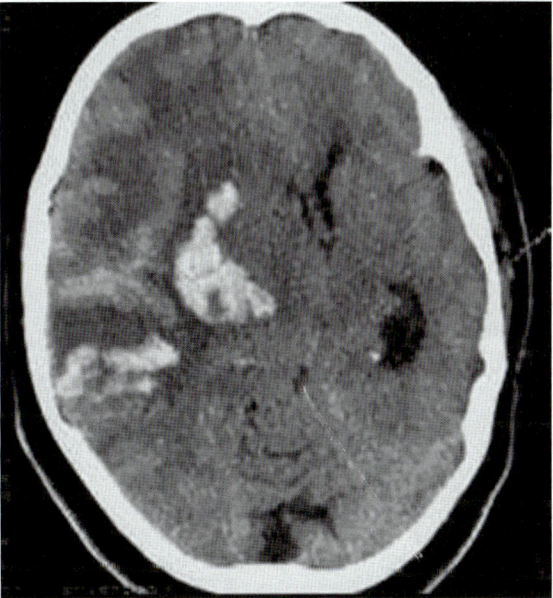

Fig. 4-16. TC de encéfalo sin contraste de un paciente con un infarto hemorrágico. Se observa mayor hemorragia y desplazamiento de la línea media que en el caso anterior.

Cuadro 4-1. Localizaciones comunes del hematoma hipertensivo

Putamen, caudado superior	62%
Tálamo	26%
Lobar	15%
Núcleo dentado del cerebelo	6%
Protuberancia	5%

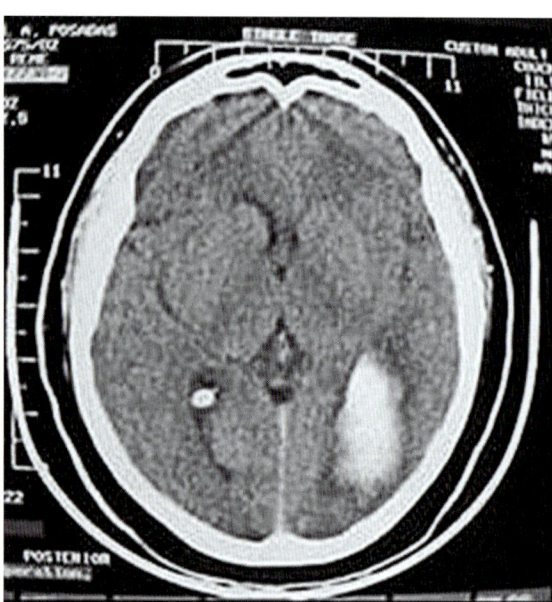

Fig. 4-18. TC de encéfalo donde se observa un hematoma lobular.

de diferentes densidades no son infrecuentes y corresponden al depósito pasivo de glóbulos rojos (efecto hematocrito).

Diagnóstico diferencial: 1) infarto embólico, 2) hemorragia tumoral. Algunas metástasis pueden dar imágenes similares: tiroides, melanoma, mama, pulmón y riñón (por su alta vascularización). Un edema desproporcionado nos puede permitir hacer el diagnóstico diferencial. Las calcificaciones de los ganglios de la base suelen traer grandes dificultades para su diagnóstico cuando la clínica del paciente corresponde a dicho sector.

El quiste coloide del 3.er ventrículo puede ser difícil de diferenciar de algunas hemorragias intraventriculares. En ocasiones, la falta de homogeneidad de la imagen se debe a bajo hematocrito o a trastornos de la hemoglobina.

Datos para tener en cuenta: el edema perilesional y el efecto de masa. El primero se observa como área de

baja densidad de aspecto digitiforme que presenta su pico máximo entre el 2.º y el 7.º día.

Se puede analizar el volumen del hematoma que se encuentra relacionado con la evolución del paciente; la fórmula es: longitud de la dimensión mayor del hematoma (cm) *por* mitad de la longitud de la línea más larga que se pueda dibujar en ángulo recto con la medida anterior *por* mitad del espesor del corte multiplicada por el número de cortes que contiene el hematoma *por* 4,189 (4/3 pi).

La desviación de la línea media deberá medirse sistemáticamente.

Para una mejor comprensión de la evolución se debe evaluar la disminución de la densidad en forma centrípeta. Es de 1,5 UH día, aproximadamente (**fig. 4-19**).

Hallazgos en RM

La variación de la intensidad del hematoma, tanto en T1 como en T2, depende de la etapa en que se encuentre la degradación de la hemoglobina (**fig.4-20**). La desoxihemoglobina, la metahemoglobina y la hemosiderina tienen propiedades paramagnéticas. La primera, cuando es extracelular, y la segunda tienen la capacidad de mostrarse hiperintensa en el T1 sin contraste. Cuando el hematoma es de origen hipertensivo, la degradación es centrípeta. Teniendo esto en cuenta, es frecuente –en etapas tempranas de la hemorragia– observar un halo externo hiperintenso con centro hipointenso. En secuencias T2, el centro es marcadamente hipointenso y la periferia puede ser hiperintensa por la presencia de edema.

La *hemorragia intraventricular* puede ser espontánea sin compromiso del parénquima o estar relacionada

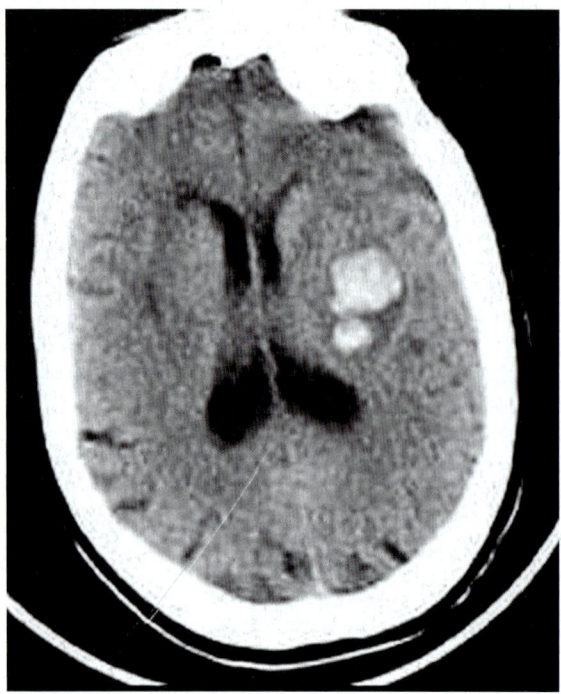

Fig. 4-17. TC encefálica de un paciente con un hematoma bilobulado lenticular.

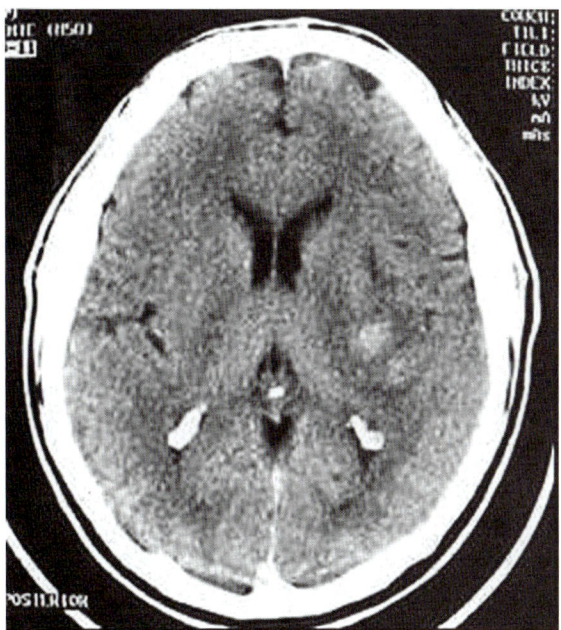

Fig. 4-19. TC de cerebro que muestra un hematoma lenticular en período subagudo.

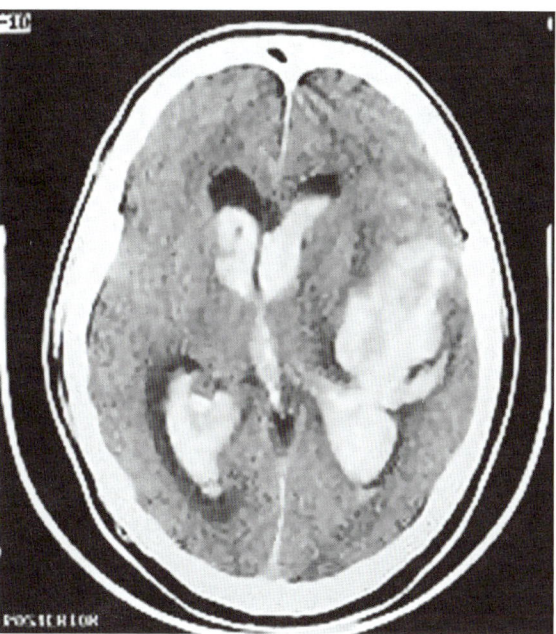

Fig. 4-21. TC de encéfalo sin contraste donde se observa un hematoma con hemorragia intraventricular.

con lesiones parenquimatosas y con lesiones traumáticas (**fig. 4-21**). Puede comprometer en forma parcial o total el sistema ventricular y dilatarlo. A mayor compromiso ventricular, mayor dilatación, peor pronóstico.

Hemorragia subaracnoidea

La mayoría de los casos se relacionan con traumatismos o bien con rotura de aneurisma. La hipertensión arterial es un factor de riesgo en este último caso (**fig. 4-22**).

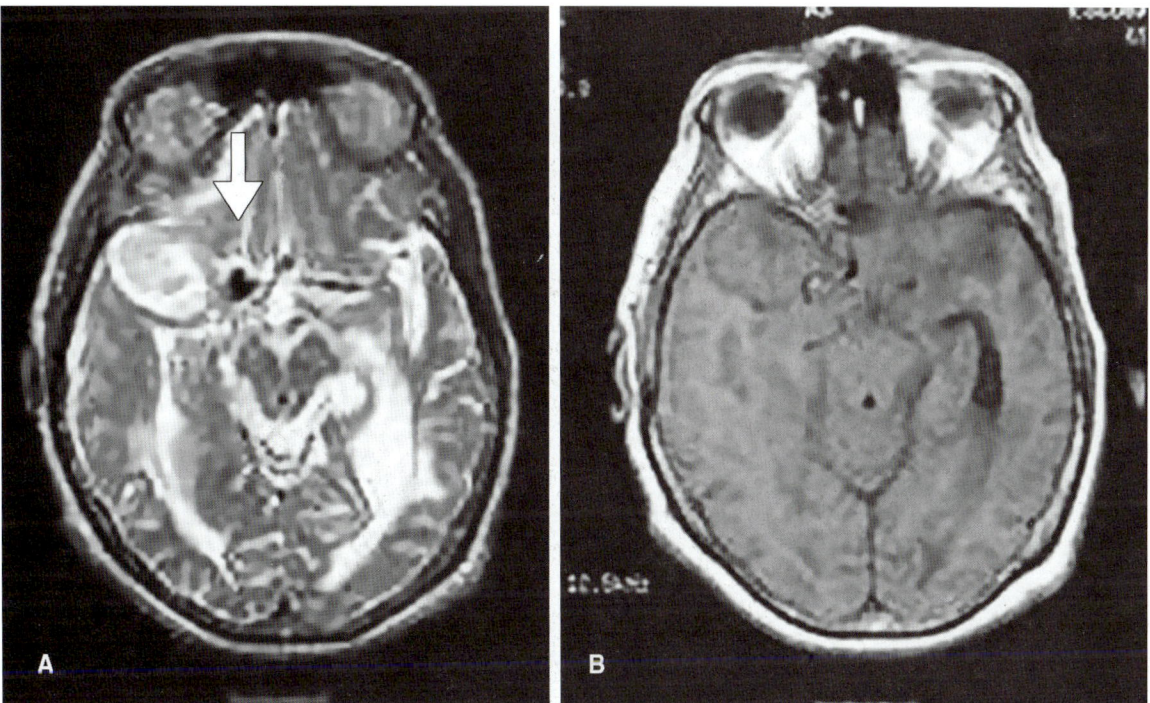

Fig. 4-20. Hematoma hiperagudo. **A.** Corte axial en secuencia T1. Aneurisma de la arteria carótida interna derecha (flecha). **B.** Corte axial en secuencia T2 del mismo paciente.

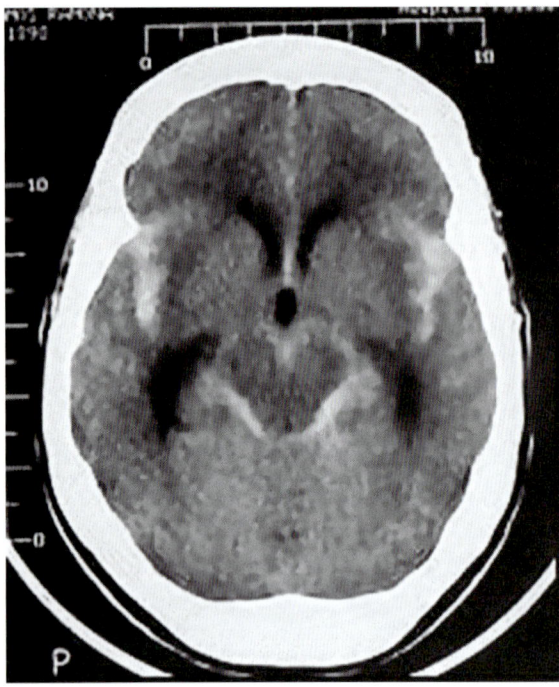

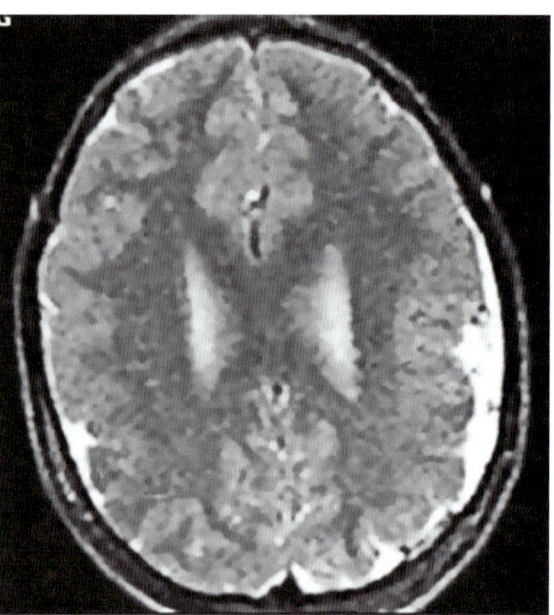

Fig. 4-24. RM encefálica en secuencia T2. Se observa alteración de la proliferación neuronal (paquigiria).

Fig. 4-22. Hemorragia subaracnoidea.

ALTERACIONES DEL DESARROLLO CEREBRAL

Si bien estas entidades no son de aparición aguda, sus consecuencias pueden presentarse como evento agudo, como por ejemplo el estado de mal epiléptico.

Los hallazgos más frecuentes en crisis convulsivas, epilepsia y/o estado de mal epiléptico, pueden estar relacionados con las siguientes alteraciones:

- Displasias corticales (caracterizadas por engrosamiento cortical y alteración de surcos o cisuras) (**figs. 4-23, 4-24** y **4-25**).

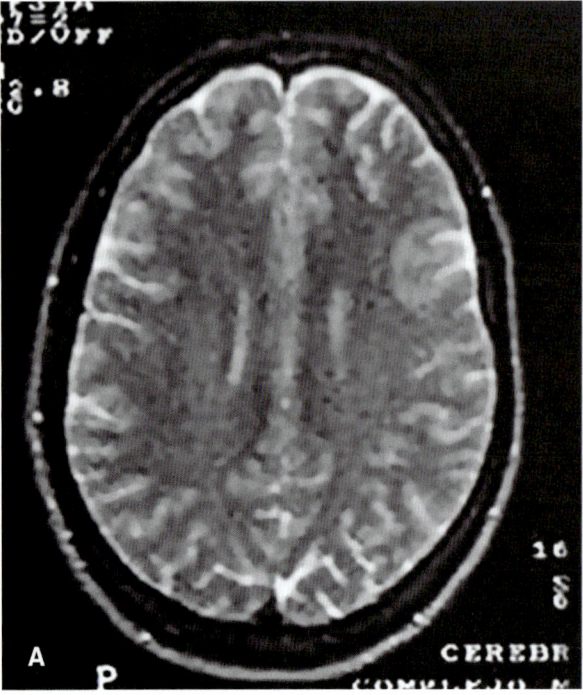

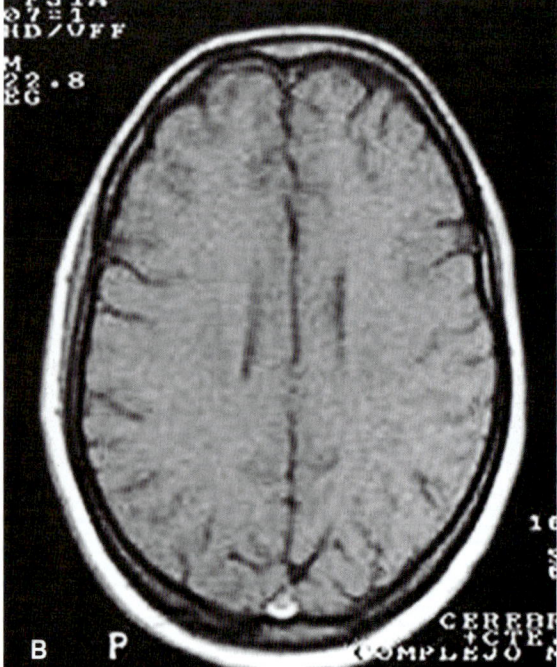

Fig. 4-23. Alteración en el desarrollo cortical (paquigiria). **A.** Corte axial en secuencia T1. **B.** Corte axial en secuencia T2.

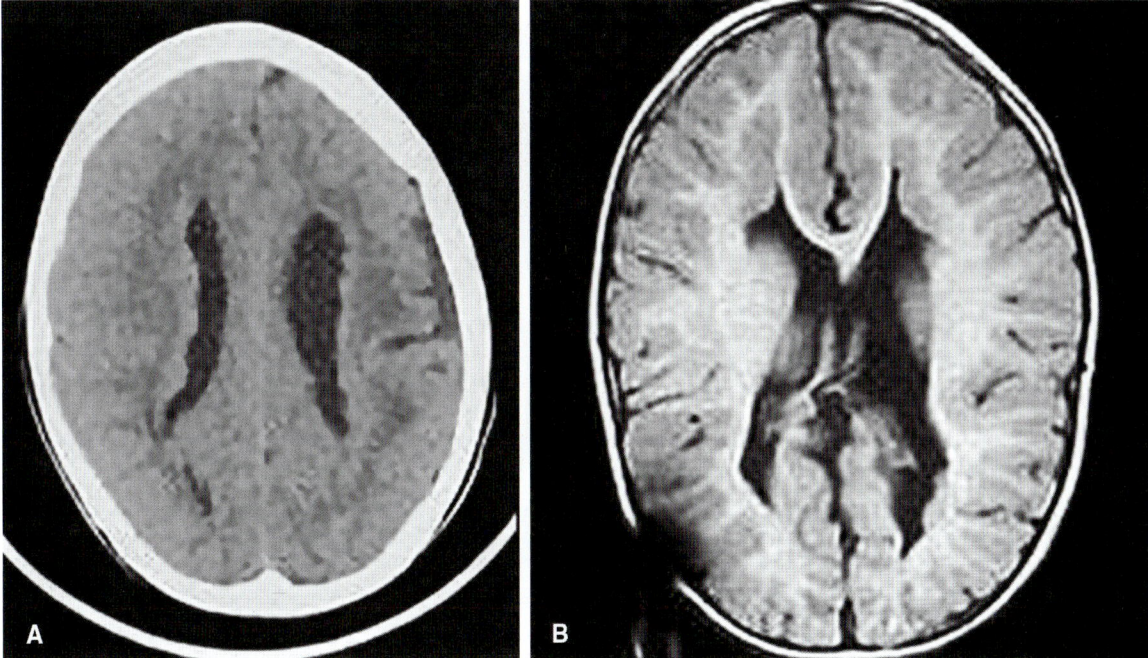

Fig. 4-25, A y B. Alteración en la migración neuronal (sustancia gris heterotópica).

- Alteración morfológica del sistema ventricular (dilatación ventricular, la irregularidad de los bordes ventriculares) asociada a otras alteraciones morfológicas del encéfalo (Dandy-Walker, holoprosencefalia). La esquisencefalia es otra patología para tener en cuenta. Se caracteriza por la presencia de un surco profundo tapizado de sustancia gris que conecta el espacio subaracnoideo con el ventrículo (**fig. 4-26**).

La mala rotación del hipocampo debe ser considerada dentro de los diagnósticos diferenciales.

La esclerosis mesial, si bien no es una patología malformativa, es causa de epilepsia, muchas veces refractaria al tratamiento. Los hallazgos neurorradiológicos son: disminución del volumen del hipocampo, aumento de intensidad y aumento del volumen de la prolongación esfenoidal del ventrículo lateral.

TUMORES CEREBRALES

Estas entidades no tienen una presentación aguda. Sí, sus complicaciones: la hemorragia y el efecto masa. Las consecuencias de la hemorragia son las mismas que se observan cuando esta es espontánea (**fig. 4-27**). El rápido aumento del efecto de masa es más ominoso.

Los hallazgos relacionados con el efecto de masa son: desplazamiento de la línea media, compresión de espacios subaracnoideos corticales y herniaciones (subfalcial, transtentorial, etc.) (**fig. 4-28**).

Diferencias entre hemorragia tumoral y hemorragia espontánea

- La hemorragia tumoral es más heterogénea, porque presenta sangre con distintos tiempos evolutivos.
- La hemorragia tumoral no supera el volumen lesional.
- El halo de hemosiderina es discontinuo.
- El edema es superior a lo esperable con respecto al tiempo de evolución.
- El tumor puede presentar áreas no hemorrágicas que se refuerzan con contraste.

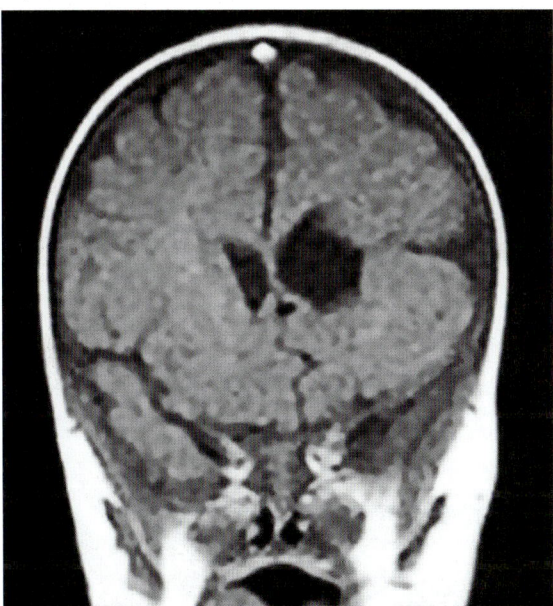

Fig. 4-26. RM encefálica en secuencia T1, corte coronal. Esquisencefalia.

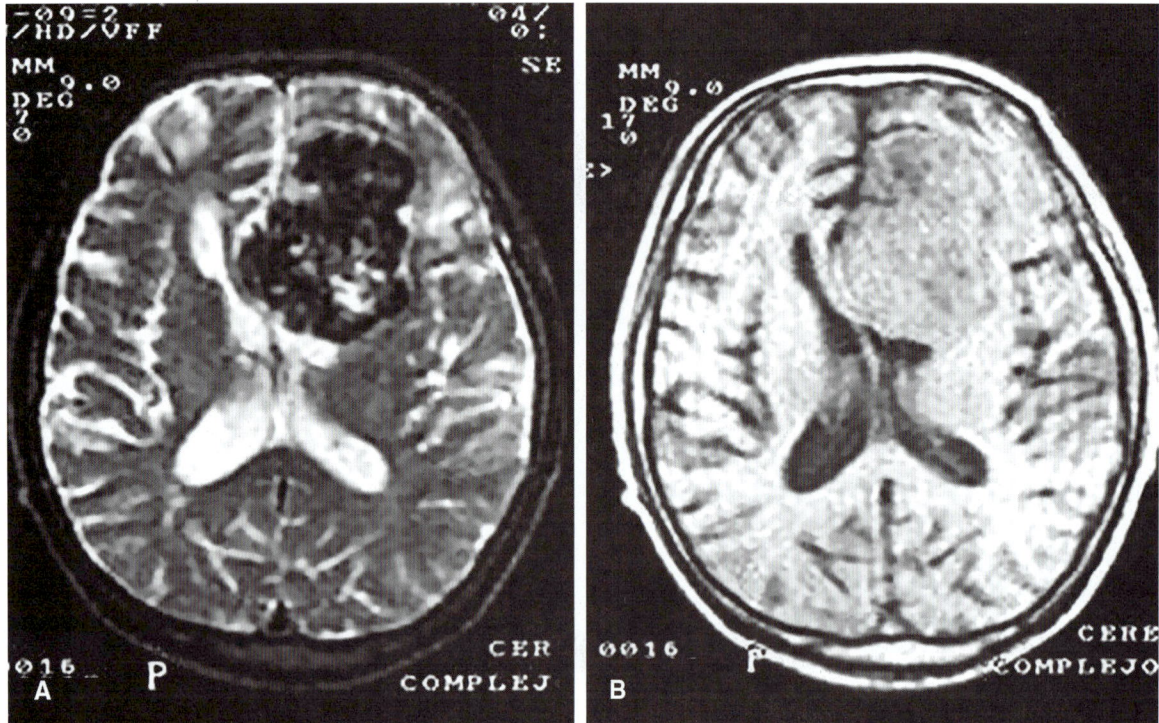

Fig. 4-27, A y B. Lesión primaria encefálica de alto grado con hemorragia aguda.

Las hemorragias pueden deberse a coagulopatía o ser espontáneas (se discute la etiología de dicho evento).

Los tumores primarios de alto grado (glioblastoma multiforme, astrocitoma anaplásico, sarcomas, linfomas, oligodendroglioma etc.) sangran con mayor frecuencia que los procesos secundarios (metástasis de tumores primarios renales, melanoma, coriocarcinoma).

Con respecto a estos últimos, se debe considerar que no toda lesión espontáneamente densa en la TC o hiperintensa en las secuencias T1 de RM implica sangrado. En cambio, debe evaluarse por qué una sustancia absorbe rayos y/o se comporta como paramagnética.

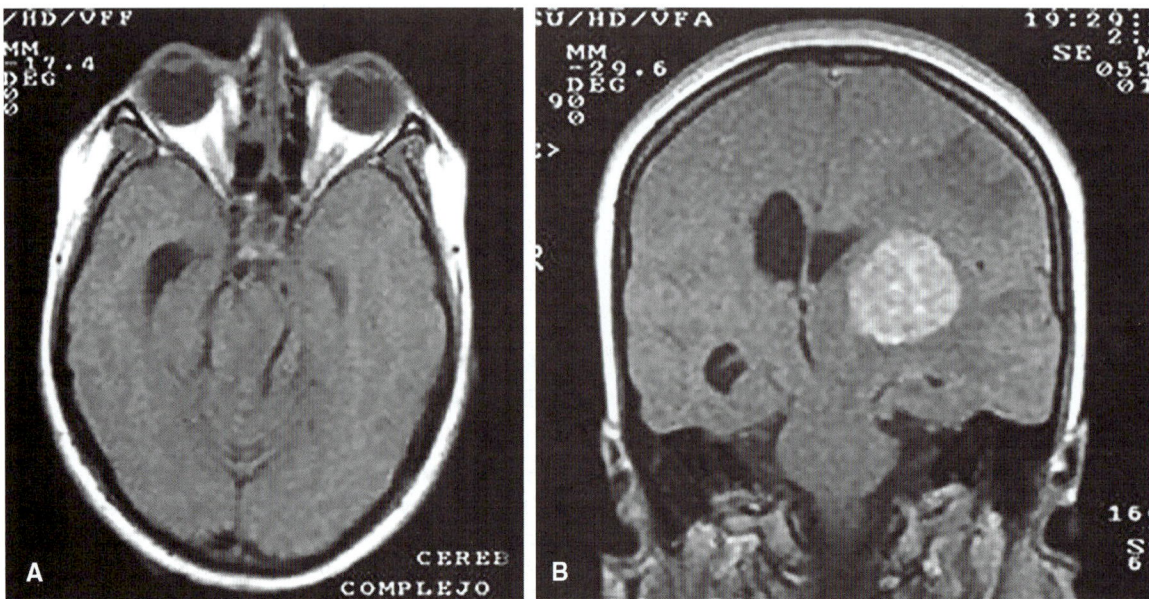

Fig. 4-28. Corte axial en secuencia T1 (**A**) y coronal en secuencia T1 (**B**) de RM con contraste de un paciente con herniación transtentorial. Se observa el desplazamiento del tronco y del uncus izquierdo.

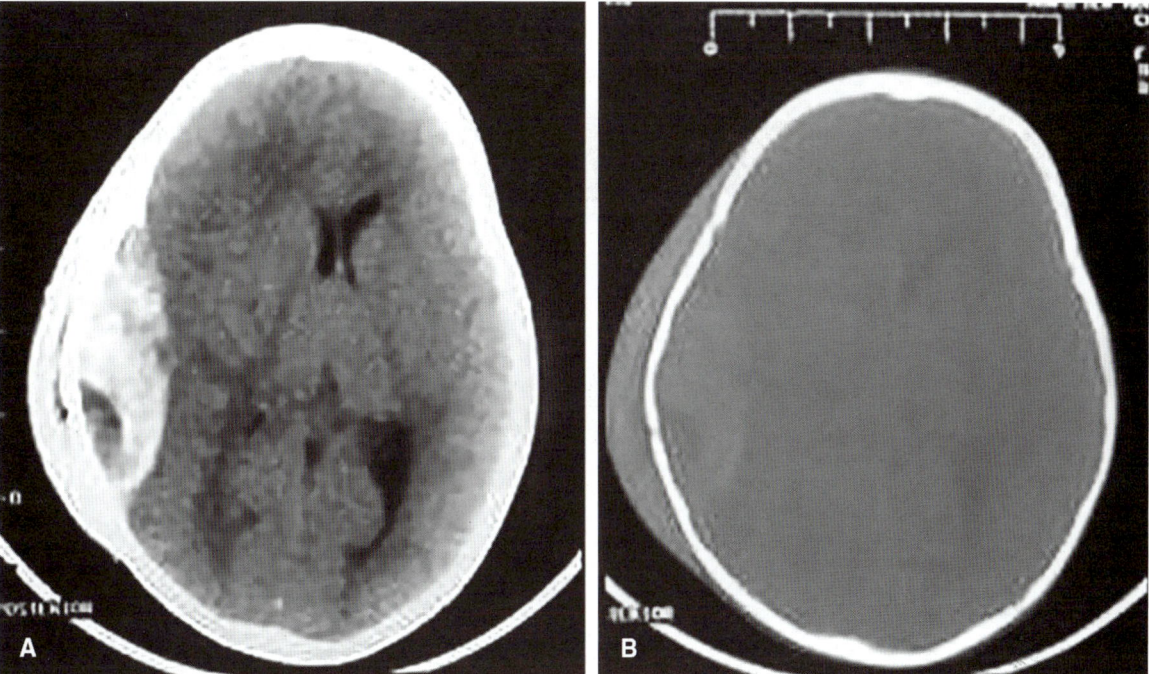

Fig. 4-29. TC encefálica sin contraste (**A**) y con ventana ósea (**B**) en la que se observa un trazo de fractura y un hematoma epidural.

No debe olvidarse la posibilidad de hemorragia en un macroadenoma hipofisario, el cual es clínicamente similar a la apoplejía hipofisaria.

TRAUMATISMO CRANEOENCEFÁLICO (TCE)

La rápida detección de lesiones cerebrales relacionadas con un traumatismo son de fundamental importancia para adoptar conductas que impliquen el menor daño cerebral posible. La variabilidad de las imágenes se correlaciona con los cambios fisiológicos que ocurren en el encéfalo traumatizado. El estudio seriado del TCE es habitualmente necesario. Son conocidas las lesiones que pueden encontrarse:

- Laceración del cuero cabelludo.
- Fractura de cráneo.
- Hematoma epidural.
- Hematoma subdural.
- Hemorragia subaracnoidea.
- Lesión cerebral: edema, contusión, lesión axonal difusa, e isquemia.
- Hemorragia intraventricular.
- Lesiones mixtas.

Las clasificaciones de traumatismo tienen poca correlación con el tipo de lesión.

Las lesiones en el TCE suelen ser evolutivas. Las imágenes pueden variar de un momento a otro.

De laceraciones y fracturas de cráneo, es importante reconocer la existencia de desplazamientos y compromiso de la base de cráneo. Sobre todo cuando la línea de fractura atraviesa los orificios y canales por los que transcurren las estructuras vasculares. Las fracturas transversales al eje del peñasco pueden dañar la carótida en su canal.

Es frecuente la asociación del trazo de fractura con contusión o hematomas extraaxiales. La TC muestra lesiones óseas con alta sensibilidad, aún más si existe algún grado de desplazamiento. No obstante, si el plano de fractura es paralelo al plano de corte, esta puede no ser objetivada. Por tal motivo deberá variarse el plano de corte angulando el *gantry* del tomógrafo y sin modificar la posición del paciente.

Los hematomas extraaxiales son visibles en una TC.

Signos habituales para diferenciarlos: la convexidad, la densidad y su distribución.

El **hematoma epidural** es biconvexo, hiperdenso y no sobrepasa las suturas craneales (**fig. 4-29**).

El **hematoma subdural** en cóncavo, sobrepasa las suturas y es hiperdenso en el período agudo.

El hematoma subdural subagudo es isodenso con el parénquima encefálico (**figs. 4-30** y **4-31**).

Muchas veces solo se observa el desplazamiento que genera y la ausencia de aproximación de surcos cerebrales a la calota craneal. Existen muchas variaciones en las imágenes de los hematomas subdurales. Esto depende del tiempo transcurrido, de la concentración de hemoglobina y de los nuevos sangrados.

La presencia de estas colecciones no debe impedir la observación de otros datos más importantes, como son los desplazamientos de la línea media y los signos de

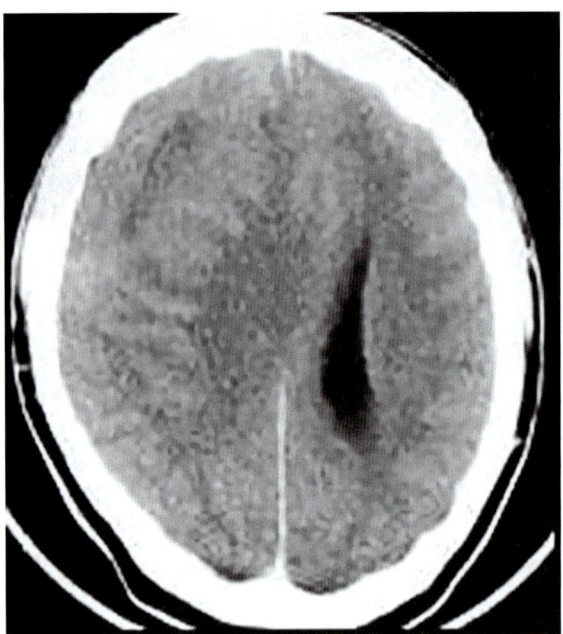

Fig. 4-30. Hematoma subdural en período subagudo.

hipertensión endocraneal, que tienen más relación con la evolución del paciente.

En las **contusiones cerebrales**, las imágenes varían en el transcurso del tiempo (**fig. 4-32**). No siempre son hemorrágicas.

Existe mayor frecuencia de lesiones de este tipo en regiones que contactan con estructuras óseas, o bien con relación a estructuras meníngeas como la hoz encefálica y la tienda del cerebelo.

Las imágenes por RM son más sensibles que las de la TC.

La presencia de **edema cerebral difuso** (**fig. 4-33**) o pequeñas hemorragias parenquimatosas profundas asociadas a deterioro del sensorio pueden implicar la presencia de **daño axonal difuso**.

Existe la posibilidad de observar lesiones que comprometan territorios vasculares (**fig. 4-34**). Se debe descartar la posibilidad de disección arterial.

Otro diagnóstico diferencial es la fístula carótido-cavernosa. Se caracteriza por aumento del volumen del seno cavernoso y exoftalmia homolateral.

INFECCIONES INTRACRANEALES

En general ocasionan importante morbimortalidad. La detección temprana es esencial. El diagnóstico es clínico. Las imágenes, aunque inespecíficas, pueden ayudar. La RM con contraste puede detectar edema cerebral en una fase inicial al demostrar alteraciones de la barrera hematoencefálica y visualizar sus complicaciones (abscesos subdurales, hernias, hemorragias, infartos).

Las manifestaciones primarias son:

- Encefalitis.
- Absceso.
- Granuloma.
- Meningitis.
- Empiema.

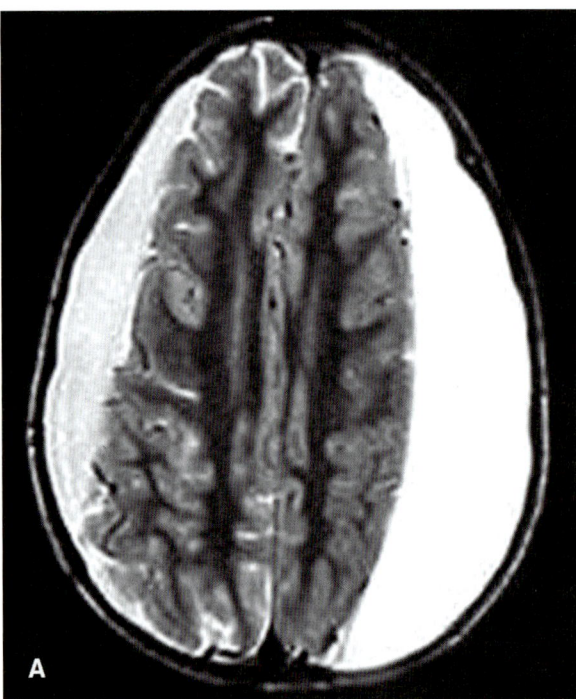

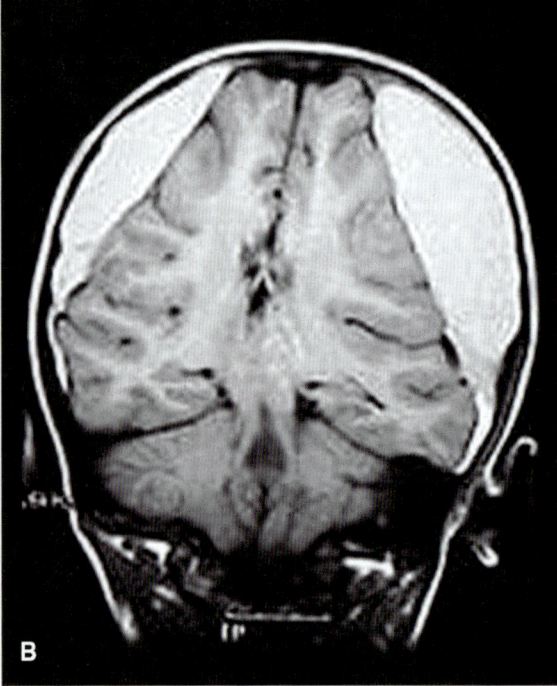

Fig. 4-31. Corte axial de RM en secuencias T1 (**A**) y coronal en secuencia T1 (**B**) donde se observa un hematoma bilateral subdural subagudo.

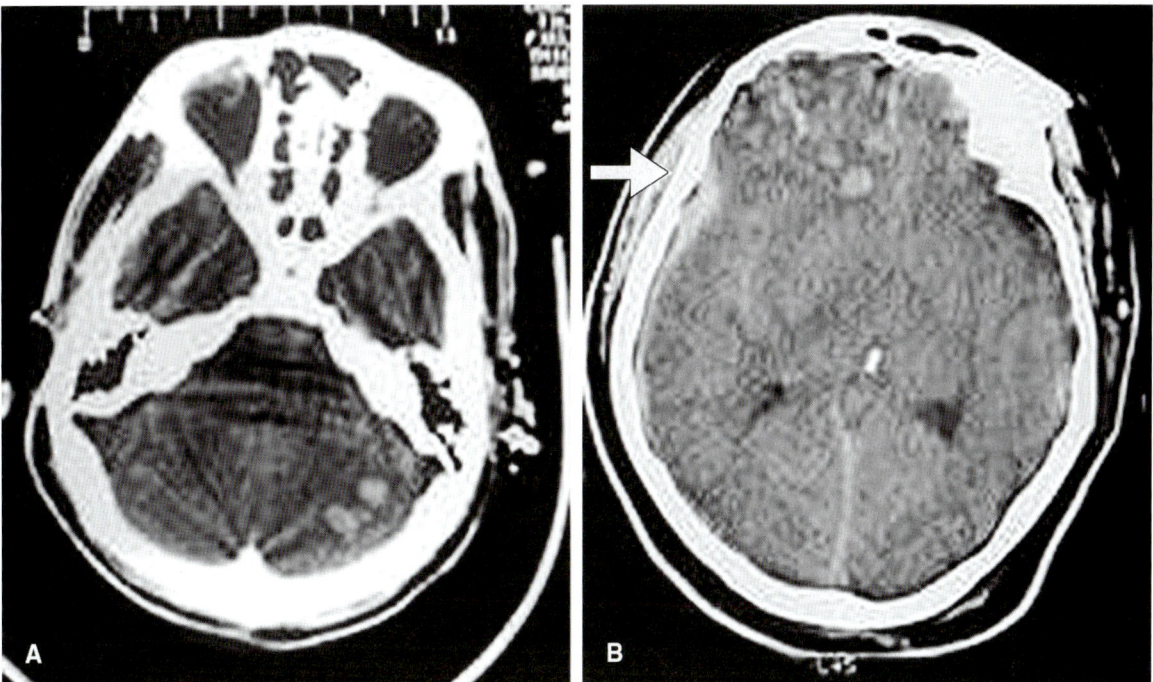

Fig. 4-32. A. TC encefálica de un paciente con contusiones. **B.** En este corte del mismo paciente se observa un hematoma subdural agudo (flecha).

La encefalitis es un proceso inflamatorio de afectación **difusa** o multifocal. La causa más frecuente es viral; el herpes simple, la más frecuente, produce un cuadro de meningoencefalitis necrosante que puede ser hemorrágico. Se observa mayor afectación en los lóbulos temporales. Las características radiológicas en

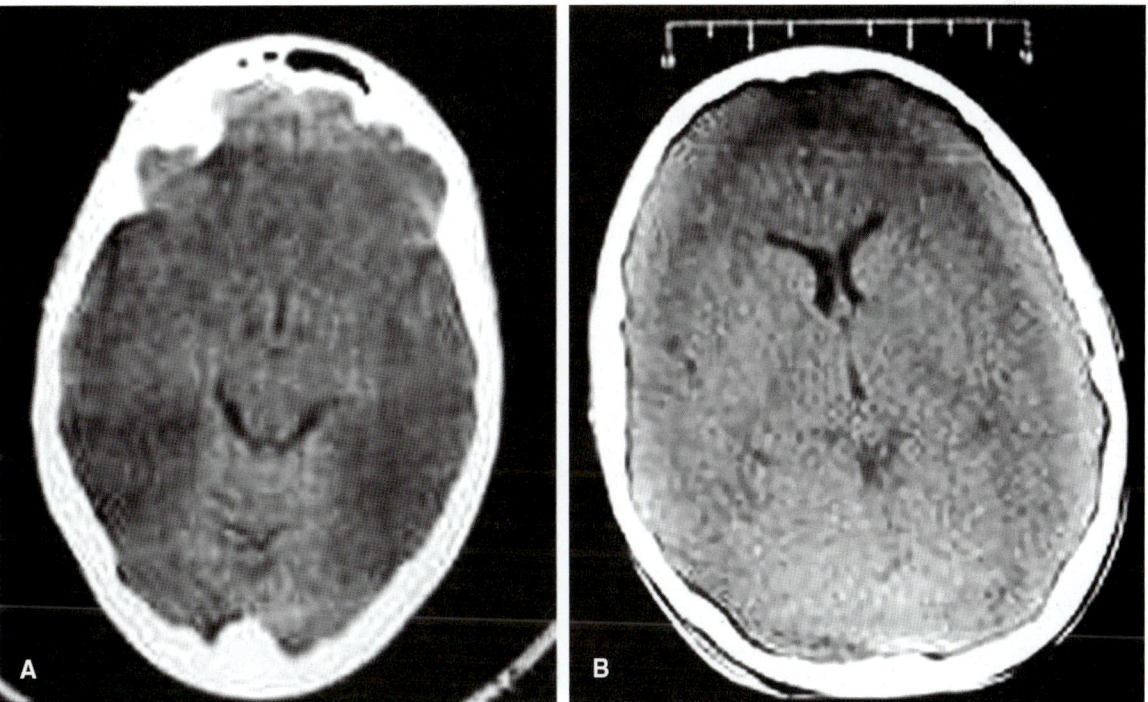

Fig. 4-33, A y B. Edema cerebral difuso (nótese el cerebelo "blanco").

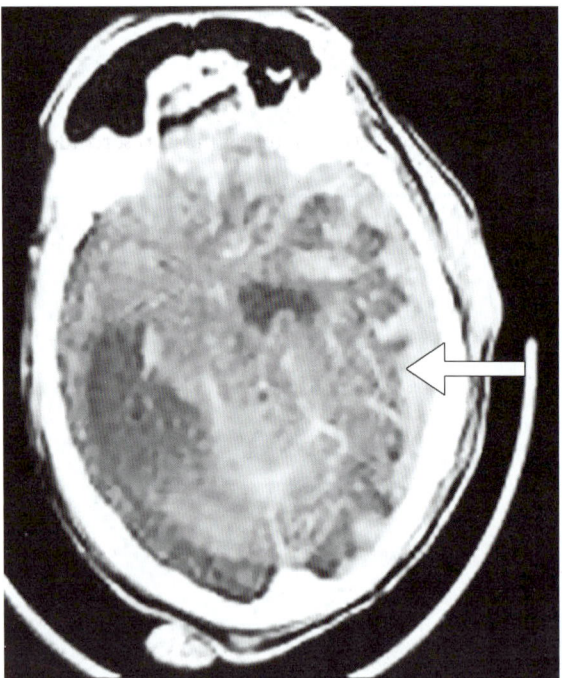

Fig. 4-34. Hematoma subdural temporooccipital izquierdo con signos de herniación transtentorial (véase el desplazamiento del asta temporal hacia la línea media, flecha). Lesión isquémica en territorio posterior derecho.

RM son específicas y es el método de elección para la detección temprana (puede mostrar anomalías en las primeras 48 horas).

Se visualiza, en secuencias T1, hipointensidad en lóbulos temporales, asimétrica, que puede extenderse hasta los lóbulos frontales, la región insular y parietal. En secuencias T2 y *flair* se evidencian hiperintensidad en las áreas afectadas. Pueden haber refuerzo meníngeo y, tardíamente, parenquimatoso, luego del contraste intravenoso.

Los procesos infecciosos **focales** (absceso cerebral) son áreas de necrosis supurada rodeada por tejido de granulación y cápsula. Causados por bacterias piógenas, presentan como punto partida un proceso infeccioso mastoideo, rinosinual, o son consecuencia de diseminación hematógena o traumatismo penetrante.

Podemos reconocer 4 etapas, que abarcan desde cerebritis hasta absceso constituido. Este último puede verse como un área redondeada de intensidad atenuada rodeada de edema. Luego de la administración de contraste se observa refuerzo anular. La ausencia del refuerzo no invalida el diagnóstico (**fig 4-35**). En algunas ocasiones se observa refuerzo tardío (luego de 20 minutos). La presencia de colecciones subdurales con refuerzo meníngeo y el antecedente de traumatismo o cirugía previa debe hacer pensar en el diagnóstico de empiema subdural. Debe recordarse que, en el contexto de un paciente con cuadro clínico de encefalitis, la presencia de dilatación ventricular y/o aumento de la densidad del líquido cefalorraquídeo (LCR) intraventricular debe hacernos presumir de pioventriculitis. Esta habitualmente muestra refuerzo ependimario luego de la administración de contraste intravenoso (**fig 4-36**).

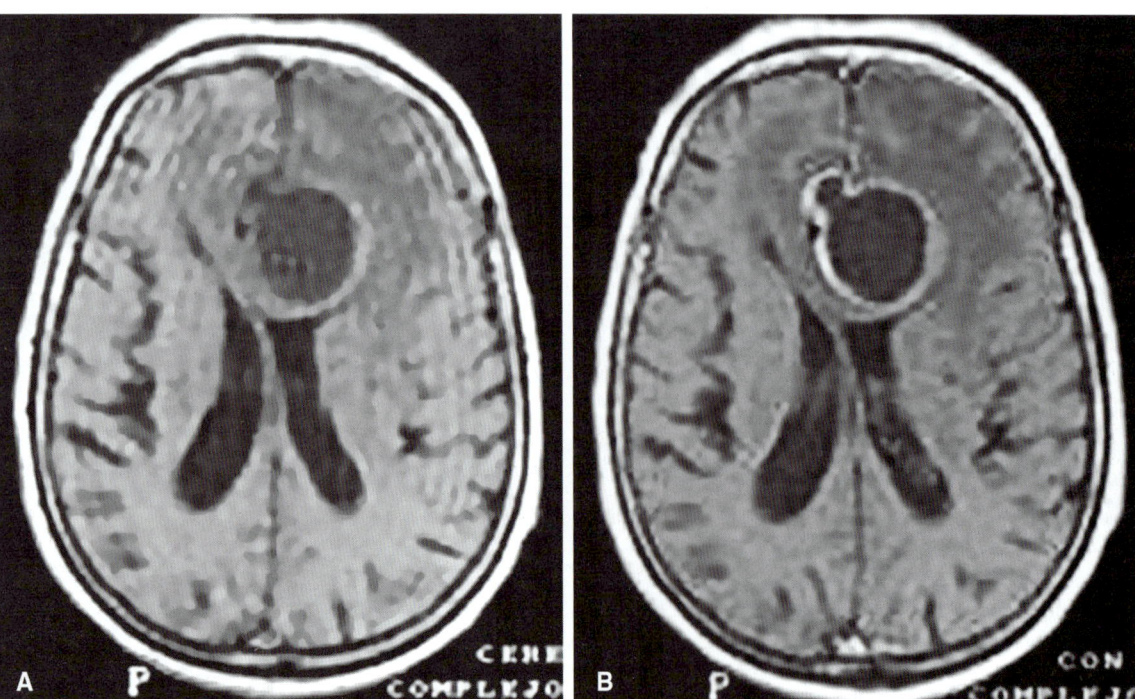

Fig. 4-35. Corte axial en secuencia T1 de RM encefálica sin contraste (**A**) y con él (**B**) donde se ve un absceso con moderado edema.

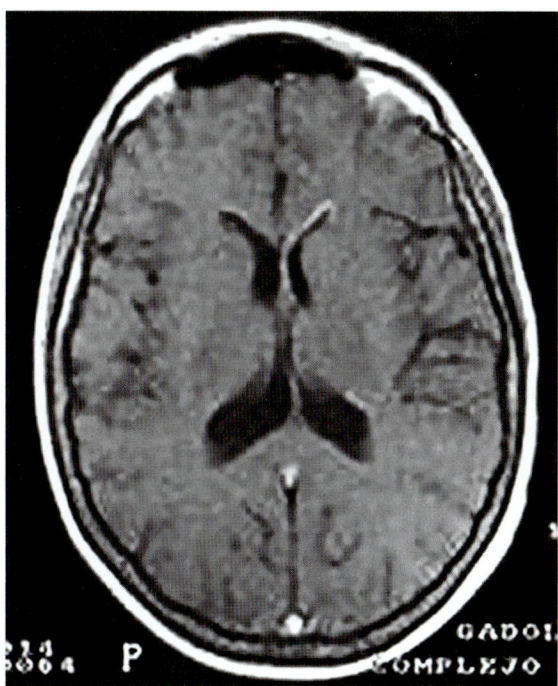

Fig. 4-36. RM encefálica en secuencia T1 con contraste que muestra un refuerzo ependimario focal.

La **infección meníngea** es de difícil visualización en TC-RM, con excepción de los fenómenos infecciosos que comprometen meninges basales. Cuando se observa refuerzo y engrosamiento significativo, debe considerarse el diagnóstico de tuberculosis o sarcoidosis.

CONCLUSIONES

La RM tiene mayor especificidad y sensibilidad que la TC, pero esta se utiliza mucho en por su rapidez y amplia disponibilidad. El reconocimiento de los signos tempranos del ACV isquémico es importante para la práctica médica cotidiana.

Las técnicas de difusión y perfusión por RM son más sensibles y específicas para distinguir isquemia de infarto.

Los estudios por imágenes adecuados y su análisis sistemático dan indicios diagnósticos categóricos de gran utilidad en la neurología crítica.

Los estudios por imágenes permiten identificar lesiones de muy diversa naturaleza y etiología: ACV isquémicos y hemorrágicos, hemorragias subaracnoideas, alteraciones del desarrollo encefálico, tumores, lesiones traumáticas e infecciosas diversas, entre otras.

BIBLIOGRAFÍA

Atlas SW. RM de Cabeza y Columna. 3.ª ed. Madrid: Marbán; 2004. pp. 935-8.

Bastianello, S, Pierallini A., Colonnese C, et al. Hyperdense cerebral artery CT sign. Neurorradiol 1991;33:207-11.

Bradley WG Jr, Waluch V, Yadley RA, Wycoff RR. Comparison of CT and MR in 400 patients with suspected disease of brain and cervical spinal cord. Radiology 1984;152:695-702.

Broderick JP, et al. Guidelines for the management of spontaneus intracerebral hemorrhage. Stroke 1999;30:905-15.

Broderick JP, Brott TG, Duldner JE, et al. Volume of intracerebral hemorrhage: A powerful and easy- to- use predictor of 30-day mortality. Stroke 1993;24:987-93.

Felber SR, Aischner FT, Sauter R, et al. Combined magnetic resonance imaging and proton magnetic resonance spectroscopy of patient with acute stroke. Stroke 1992;23:1106-10.

Gentry LR. Imaging of closed head injury. Radiol 1994;191:1-17.

Gibby WA, Stecker MM, Goldberg HI, et al. Reversal of white matter edema in hypertensive encephalopathy. AJNR 1989;10:78.

Orrison, Jr WM.Neurorradiología. Madrid: Harcourt; 1991.

Petroff OAC, Graham GD, Blamire AM, et al. Spectroscopy imaging of stroke in humans: histopathology correlates of spectral changes. Neuro 1992;42:1349-54.

Rao KCVG, Knipp HC, Wagner EJ. Computed tomography findings in cerebral sinus and venous thrombosis. Radiology 1981;140:391-426.

Server A, et al. Post-traumatic cerebral infarction. Acta Radiol 2001;42:254-60.

Tomura N, Uemura K, Inugami A, et al. Early CT finding in cerebral infarction: oscuration of the lentiform nucleus. Radiol 1988;168:463-7.

Truwit CL, Barcovich AJ, Gean A, et al. Losse of the insular ribbon: another CT sign of acute middle cerebral artery infarction. Radiol 1990;176(3):801-6.

Véase también el anexo de **Nuevas técnicas en imágenes diagnósticas en el paciente neurocrítico**, al final del libro.

Diagnóstico por imágenes en el ataque cerebrovascular isquémico

5

Héctor Eduardo Iambre

INTRODUCCIÓN

El ataque cerebrovascular (ACV), también denominado ataque vascular cerebral, apoplejía, ictus o *stroke* en la literatura inglesa, consiste en la instalación súbita de un déficit neurológico. Esto ocurre secundario a una obstrucción arterial cerebral o de los vasos del cuello (ACV isquémico) o por una rotura arterial (ACV hemorrágico).

En este capítulo analizaremos los cambios en la tomografía computarizada (TC) y la resonancia magnética (RM) durante la isquemia cerebral aguda y la importancia de estos para las decisiones terapéuticas.

El objetivo del presente capítulo es lograr que el lector identifique la topografía, el tamaño, el número de lesiones isquémicas agudas y crónicas y los territorios vasculares afectados. Asimismo, destacar la utilidad del estudio del árbol vascular desde el cayado aórtico hasta los vasos intracerebrales y facilitar su correcta interpretación.

DIAGNÓSTICO INICIAL

Frente a un paciente con un déficit neurológico agudo se debe actuar con rapidez, ya que puede estar ocasionado por diferentes causas, en especial de origen vascular.

Luego del examen clínico y del interrogatorio al paciente y/o a sus familiares hay que efectuar un estudio por imágenes, ya sea TC o RM, con la finalidad de investigar si los síntomas son secundarios a un evento vascular o se deben a otras causas.

Entre los diagnósticos diferenciales más frecuentes se incluyen:

- Tumores encefálicos primarios o secundarios.
- Trastornos metabólicos.
- Infecciones.
- Lesiones desmielinizantes.

La urgencia del diagnóstico radica en que, si la lesión obedece a isquemia encefálica, puede intentarse restablecer el flujo para limitar el área isquémica mediante:

- Trombólisis sistémica.
- Trombectomía mecánica con trombólisis sistémica previa o sin ella.

Para ello existe un período de tiempo denominado ventana terapéutica.

El estudio por imágenes que se va a realizar está hoy polarizado entre la TC y la RM. La TC es más rápida y accesible, pero tiene el inconveniente de no detectar con precisión el parénquima recientemente infartado; además, la sensibilidad para lesiones de fosa posterior es baja. La RM, en general, es menos accesible y el examen es de mayor duración que la TC, pero aporta la posibilidad de una visualización precisa del tejido infartado y del cálculo de su volumen.

TC SIMPLE

En los casos de hemorragia aguda y subaguda, el diagnóstico es muy sencillo, ya que la densidad de la sangre extravasada no es inferior a 70 unidades Hounsfield (UH) frente a 36 UH de la sustancia gris normal; por lo tanto, el hematoma se verá francamente hiperdenso (blanco) con respecto al cerebro normal. Si no se observan lesiones hiperdensas en la TC, los diagnósticos pueden ser diversos. Si se trata de un infarto, la lesión tendrá una densidad inferior al parénquima normal porque la interrupción de la bomba de Na/K genera aumento de líquido intracelular (edema citotóxico), pero este fenómeno no es inmediato y puede tardar horas en establecerse.

Existen hallazgos tempranos que pueden tomarse en cuenta para arribar al diagnóstico de isquemia. Mencionamos los cuatro principales:

- **Hiperdensidad del vaso trombosado:** debido a la alta densidad del trombo; este signo se observa en:
  - Carótida interna (sifón).
  - Arteria silviana (se denomina signo de la "cuerda" cuando el trombo se observa longitudinalmente y

del "punto" cuando se lo secciona transversalmente como en el segmento M3).
– Tronco basilar.
– Arterias cerebrales posteriores.

• **Hipodensidad del núcleo lenticular, caudado y corteza insular:** en el caso de lesiones en el territorio silviano profundo, por edema neuronal que baja la densidad de la corteza y se asemeja a la de la sustancia blanca.

• **Borramiento de surcos corticales:** por colapso ocasionado por el edema.

• **Lesión hipodensa establecida.**

Estudio normal

A medida que transcurre el tiempo la posibilidad de encontrar una lesión isquémica aumenta, pero el paciente pierde la oportunidad terapéutica.

En las **figuras 5-1**, **5-2**, **5-3** y **5-4** se presentan distintos casos clínicos.

Existe una escala utilizada para cuantificar la extensión de la lesión hipodensa, ASPECTS (véase **fig. 5-5**), en el caso de los infartos silvianos; para ello se utilizan dos niveles de cortes, uno a nivel de los ganglios basales "A" y el otro inmediatamente por encima de dichos ganglios "B". Se dividen 10 regiones y se aplica

1 punto para cada una; las regiones son M1 a M6, núcleo lenticular, caudado, brazo posterior de la cápsula interna y la corteza insular. Se descuenta 1 punto por región, es decir que un valor de 10 es normal y 0 corresponde a un infarto difuso de la arteria silviana.

Tener siempre en cuenta que una lesión hipodensa que supere el 30% del territorio silviano es propensa al edema grave si se recanaliza el vaso afectado.

En el caso de los infartos venosos, los hallazgos difieren ya que el territorio lesionado no corresponde a una arteria. Suelen ser bilaterales, hasta en un 50% de los casos son hemorrágicos por hipertensión venosa (pero no forma verdaderos hematomas), y, cuando se identifica una estructura vascular hiperdensa, corresponde a una vena o seno dural trombosados, no a una arteria.

Pueden producirse errores diagnósticos en el caso de lesiones expansivas que determinen un área hipodensa, que muchas veces impresiona involucrar la corteza cerebral, pero, en otros casos, las lesiones de alta densidad pueden parecer sangrados.

En estos casos, la inyección intravenosa de medio de contraste prácticamente siempre aclara el diagnóstico.

La barrera hematoencefálica permanece intacta las primeras 24 a 48 horas de producido el infarto; por lo tanto, no se verá refuerzo patológico en estos casos, aunque ocurre lo contrario en el caso de tumores o infecciones.

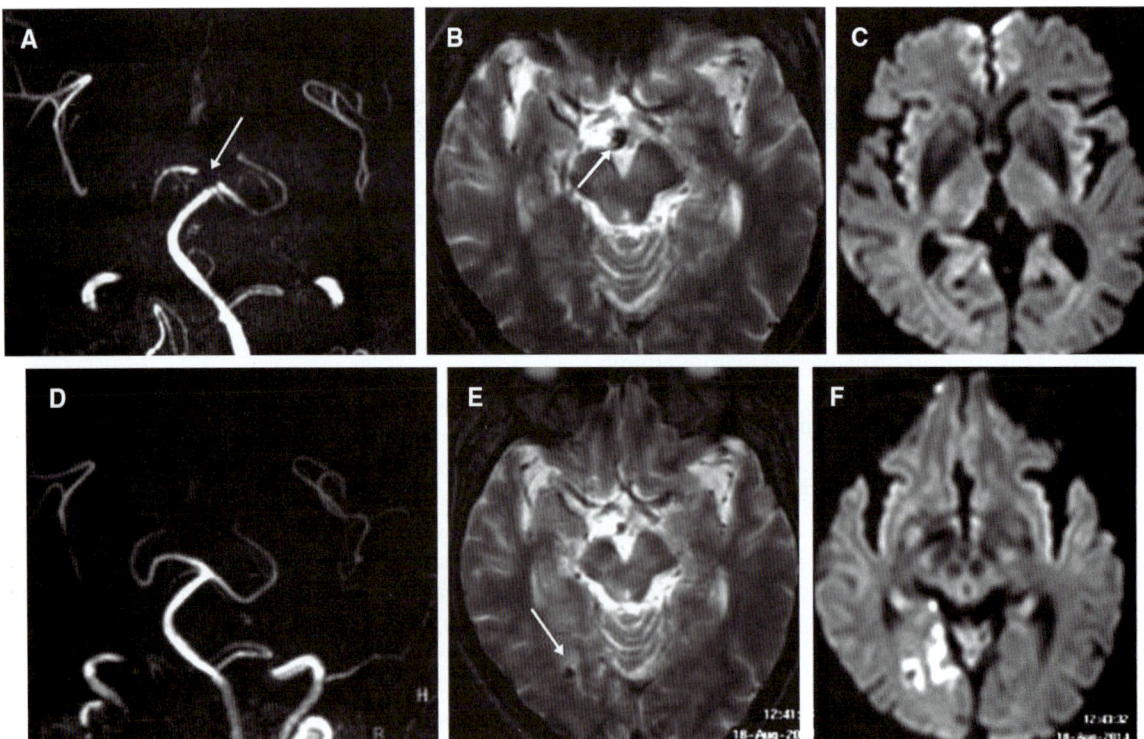

Fig. 5-1. Paciente de 75 años con trastornos visuales repentinos, sin sintomatología en el momento de la consulta. **A.** Angio-RM que muestra ausencia de flujo en P1 derecha (flecha) con buen flujo distal. **B.** Secuencia GRE en la que se observa un trombo en región de P1 derecha. **C.** Difusión sin alteraciones. **D.** Angio-RM a las 24 h que muestra la repermeabilización de P1. **E.** Secuencia GRE en la que se ve fragmentación del trombo en P1 con pequeños trombos distales (flecha). **F.** Restricción de la difusión en región temporooccipital aunque persistió asintomática.

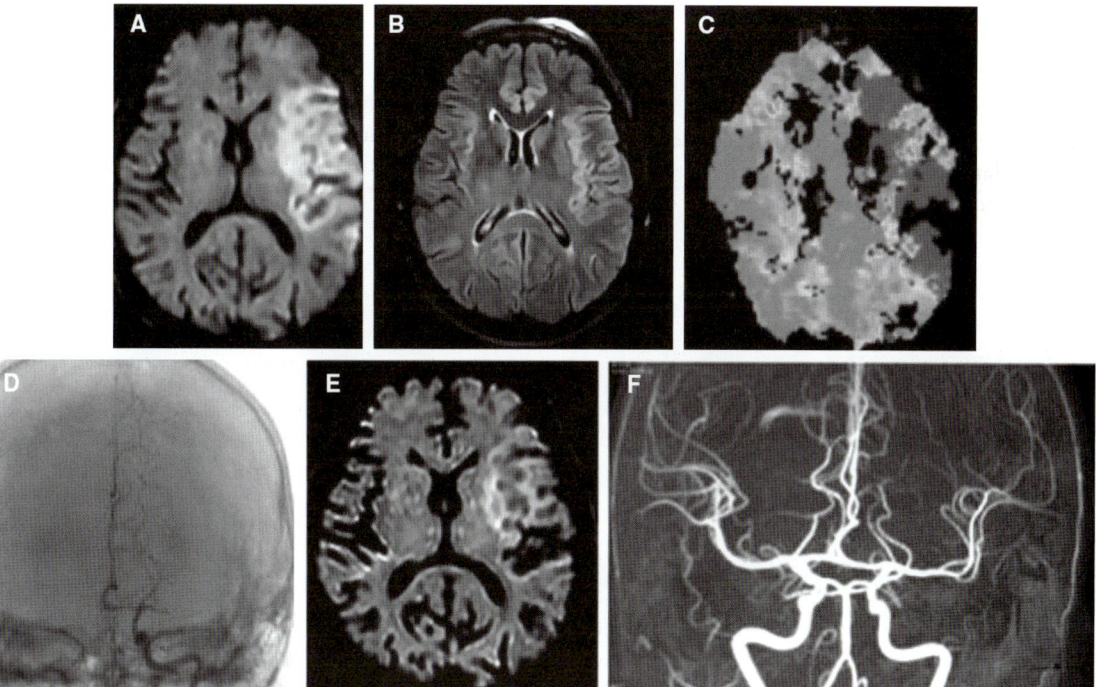

Fig. 5-2. A. Secuencia de difusión de RM que muestra restricción en el territorio silviano izquierdo. **B.** Secuencia FLAIR con muy discreta hiperintensidad cortical frontoinsular. **C.** Estudio de perfusión por RM (MTT) en el que se observa un importante retraso en un territorio mayor que en la difusión (mismatch), con lo cual se identifica un área de penumbra. **D.** Angiografía digital en la que se observa una oclusión vascular en M1 izquierda. **E.** Control en secuencia de difusión después de la repermeabilización arterial. **F.** Angio-RM que muestra repermeabilización vascular casi completa. Véase también esta figura en **Láminas en color.**

ANGIO-TC

Consiste en la inyección de 60 mL de contraste intravenoso en "bolo" a razón de 3 mL/segundo y en la obtención de un barrido helicoidal que abarque desde el plano de la orejuela de la aurícula izquierda hasta el vértex. Actualmente se pueden obtener imágenes con múltiples fases para el estudio de las colaterales.

La finalidad es evaluar la orejuela de la aurícula izquierda como posible origen de émbolos, el cayado aórtico y los vasos supraaórticos por posibles disecciones, placas vulnerables o complicadas y aneurismas.

En el caso de las hemorragias intracerebrales, la angio-TC puede aportar información acerca del posible crecimiento o no del sangrado, evaluando la presencia de áreas de extravasación del medio de contraste (*spot sign*).

Perfusión

Consiste en la inyección de 40 mL de contraste intravenoso en "bolo" a un caudal de 6 mL/segundo y en la obtención de una imagen por segundo durante 40 segundos en ocho planos de 5 mm de espesor cada uno, con los posteriores cálculos de volumen sanguíneo cerebral relativo (CBV), flujo cerebral (CBF), tiempo al pico de contraste (Tmáx) y tiempo de tránsito medio (MTT). La caída del CBV determina el área de parénquima infartado, mientras que la caída de solo el MTT y Tmáx determina el área de parénquima en penumbra. Si comparamos el volumen afectado en la TC simple con el volumen de retraso del MTT y Tmáx podemos ver si existe o no discordancia o *mismatch*, es decir que –si la hipodensidad en TC es pequeña y el volumen de retraso del MTT es grande– la cantidad de parénquima en riesgo es significativa.

RM DE CEREBRO Y ANGIO-RM

La RM brinda más información que la TC para el diagnóstico temprano del ACV, con la salvedad de que las secuencias utilizadas hacen que la duración del estudio esté cerca de los 15 minutos y cada secuencia puede durar hasta 3 minutos; de todas maneras, en nuestra experiencia no hemos tenido inconvenientes con los movimientos del paciente; una dificultad de la RM es que no podemos realizar el estudio en pacientes que tienen dispositivos ferromagnéticos (marcapasos, válvulas, diábolos, etc.). La ventaja es que no utiliza radiaciones ionizantes.

La primera secuencia que se utiliza es GRE (secuencia de 45 segundos altamente sensible a la desoxihemoglobina), con la cual descartamos hemorragia y podemos visualizar directamente el trombo por la presencia de desoxihemoglobina (signo de la cuerda en RM).

Seguimos con la secuencia de difusión mediante la

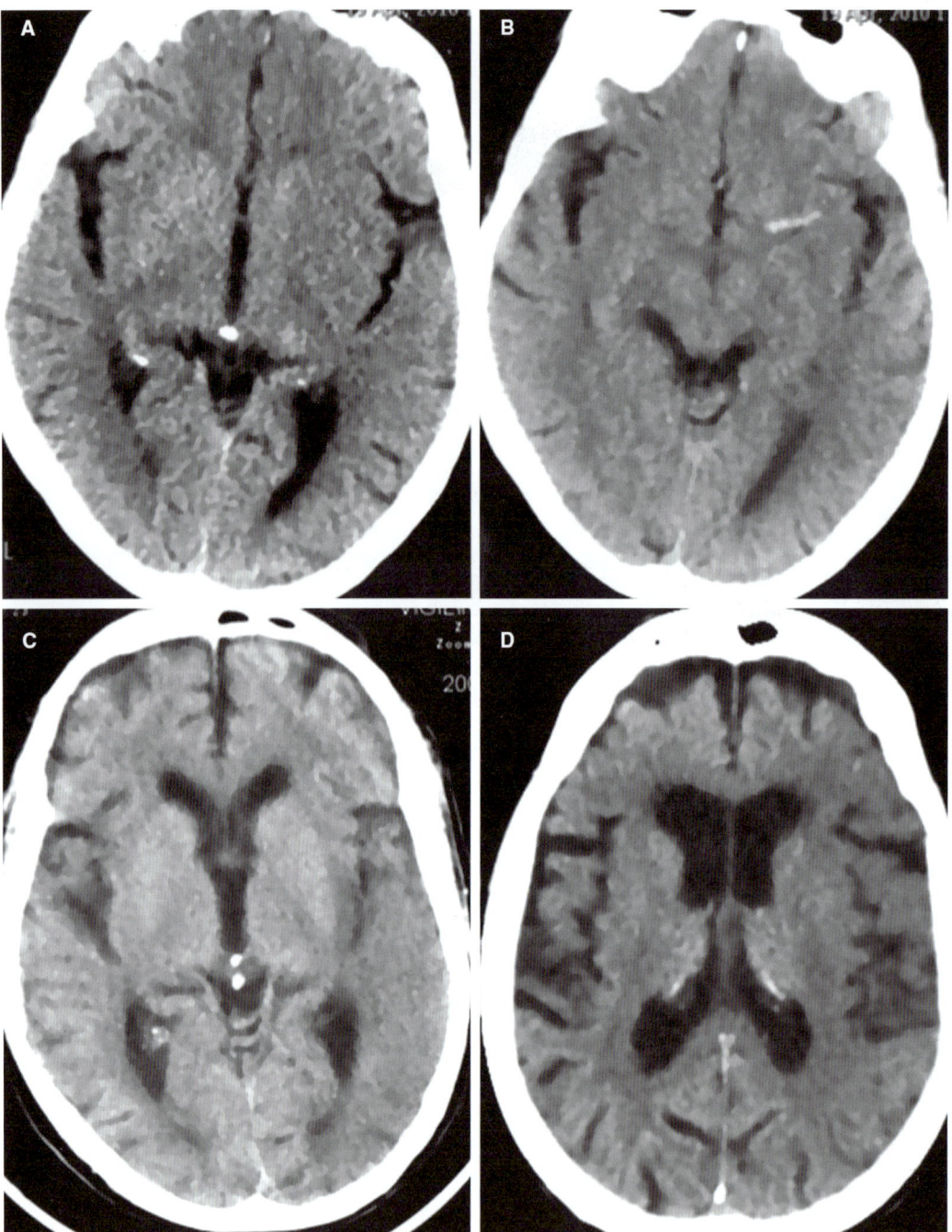

Fig. 5-3. TC encefálica con signos tempranos de infarto. **A.** Hipodensidad del núcleo lenticular izquierdo. **B.** Hiperdensidad del segmento M1/2 de la arteria silviana izquierda. **C.** Hipodensidad de la corteza insular izquierda y borramiento de los surcos corticales temporales izquierdos. **D.** Hipodensidad de la corteza cerebral fronto-témporo-insular izquierda.

cual podemos ver con alta señal el volumen aproximado de parénquima infartado hasta en los casos hiperagudos de escasos minutos de evolución. El mapa de ADC (*apparent difussion coefficient*) corresponde al coeficiente de difusión aparente, es decir que representa la verdadera restricción de la difusión. Cuando este es muy bajo ($\leq 0,4 \times 10^{-3}$ mm^2/s, mientras que el parénquima normal posee un valor de ADC de 0,8 a $1,2 \times 10^{-3}$ mm^2/s), entonces se considera que el te-

jido involucrado se encuentra infartado. Por lo tanto, podemos encontrar parénquima recuperable, aunque muestre restricción en la difusión de agua.

La secuencia de difusión nos mostrará áreas hiperintensas donde el parénquima se encuentre infartado o incluso en penumbra, y esta señal aumenta en las primeras 72 horas en la zona infartada y disminuye paulatinamente a partir de este tiempo por el progresivo aumento de la difusión secundaria a la vacuolización.

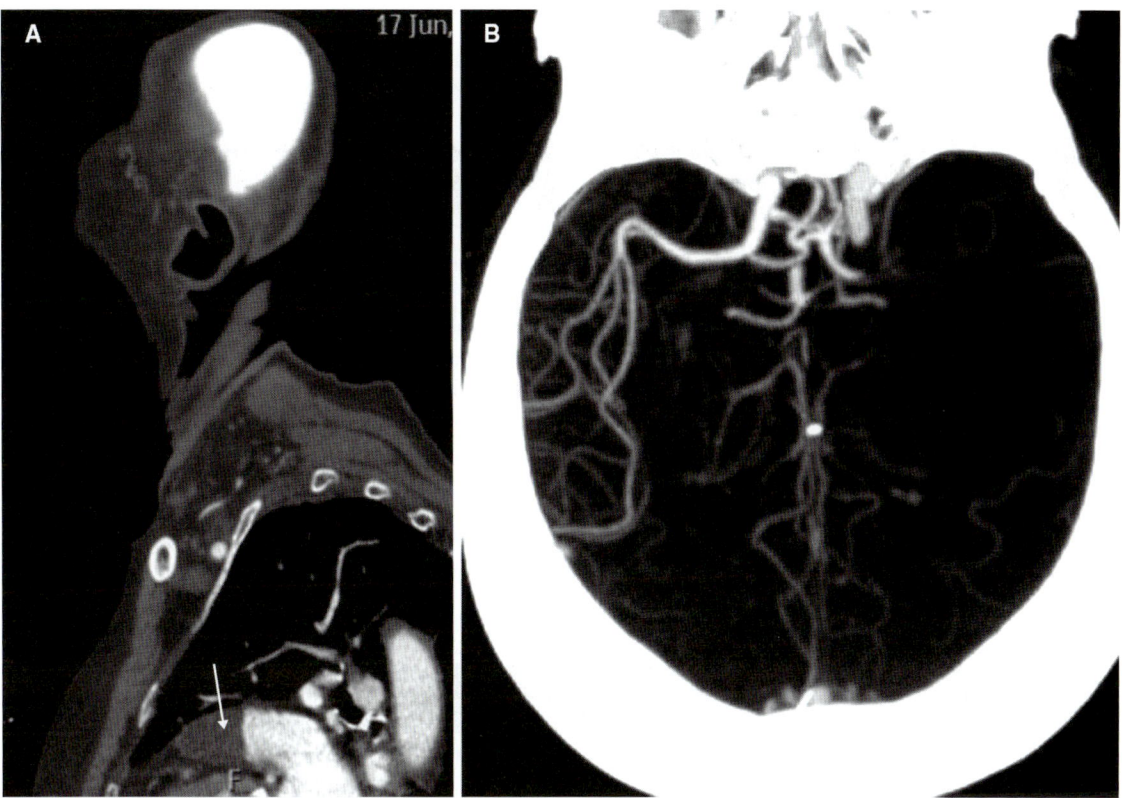

Fig 5-4. A. Angio-TC desde las cavidades cardíacas hasta el vértex, con reconstrucción sagital 2D en la que se identifica un trombo en la orejuela de la aurícula izquierda 1(flecha). **B.** Angio-TC con reconstrucción MIP donde se observa obstrucción en M1 izquierda.

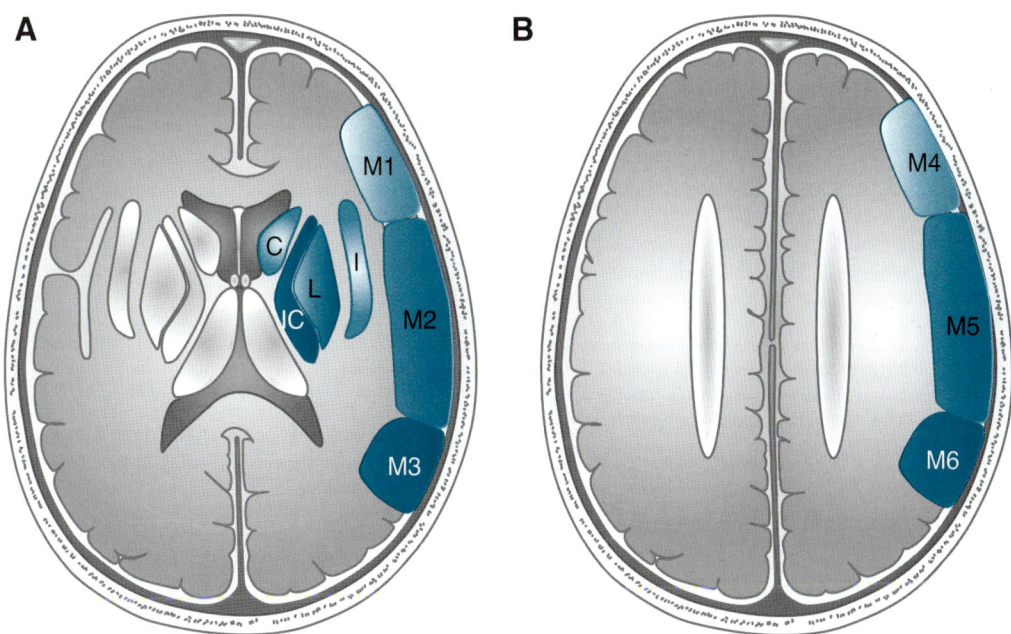

Fig. 5-5. Esquema de la escala ASPECTS: cada región M, I, IC, C y L corresponde a un punto, en total 10. **A.** Corte a nivel de los ganglios basales. **B.** Corte a nivel de la corona radiata.

Esta secuencia es la única que nos puede brindar información diagnóstica en el caso de lesiones pequeñas y especialmente en la fosa posterior.

Continuamos con la secuencia FLAIR que nos aporta información con respecto al tiempo de evolución (fundamentalmente útil en los casos de ACV del despertar), ya que veremos hiperintensidad del parénquima en el área correspondiente a la hiperintensidad de la difusión si la lesión lleva más de 4 horas. También podemos ver la hiperintensidad de las estructuras arteriales que poseen flujo caótico, lento o retrógrado, y que se corresponde con el área con retraso del MTT y Tmax de la perfusión, mostrando las áreas hipoperfundidas.

Luego, en la angio-RM sin contraste, evaluaremos la presencia o no de oclusión vascular o estenosis o flujo invertido con una sensibilidad extremadamente alta. La angio-RM contrastada es de utilidad para evaluar las estructuras arteriales desde la orejuela de la aurícula izquierda hasta el vértex.

La perfusión por RM es muy similar a la realizada en TC, pero con la ventaja de que no utiliza radiaciones ionizantes, realiza el barrido de todo el encéfalo y muestra más sensibilidad en la fosa posterior que la TC. El *mismatch* lo analizamos con la lesión observada en la secuencia de difusión. Si no encontramos alteración en la difusión y sí en la perfusión (retraso del MTT y Tmax), estaremos frente a un área hipoperfundida pero no infartada; si la lesión en difusión es pequeña y el área afectada en el MTT y Tmax es mayor, estaríamos frente a un infarto con zona en penumbra.

En el caso de las isquemias transitorias, los hallazgos en la TC y en la RM serán negativos, salvo en los casos en que se encuentra una estenosis vascular significativa u oclusión y/o retraso del MTT y Tmax en la perfusión sin lesión estructural.

En muchos casos, el paciente refiere sintomatología que remite; sin embargo, se puede identificar un área de infarto en la secuencia de difusión.

En el **cuadro 5-1** se señalan los estudios de RM y TC utilizados en el ataque cerebrovascular isquémico.

Cuadro 5-1. Diagnóstico por imágenes en el ataque cerebrovascular isquémico

RM	TC
GRE	TC sin contraste
Difusión	Angio-TC
FLAIR	Perfusión
Angio-RM cerebral sin contraste	
Angio-RM de vasos de cuello con gadolinio	

RM: resonancia magnética; TC: tomografía computarizada; GRE: secuencia de eco de gradiente, FLAIR: secuencia de recuperación de la inversión atenuada de líquido.

★ **CONCLUSIONES**

Ante la sospecha de un ACV se debe actuar con rapidez para arribar a un diagnóstico preciso y de certeza, en especial si el paciente se encuentra dentro de la ventana terapéutica.

Cuando se sospecha un ACV se debe realizar una TC con angio-TC. También se puede realizar una RM con angio-RM, indicadas especialmente en pacientes con ACV del despertar.

Tener en cuenta que la RM siempre aporta más información que la TC.

BIBLIOGRAFÍA

Boussel L, Cakmak S, Wintermark M, et al. Ischemic Stroke: Etiologic Work-up with Multidetector CT of Heart and Extra- and Intracranial Arteries. Radiology 2011;258:206-12.

Brinjikji W, Rabinstein A, Cloft HJ, et al. Recently Published Stroke Trials: What the Radiologist Needs to Know. Radiology 2015;276:8-11.

Burton KR, Dhanoa D, Aviv RI, et al. Perfusion CT for Selecting Patients with Acute Ischemic Stroke for Intravenous Thrombolytic Therapy. Radiology 2015;274(1):103-14.

Kidwell CS. MRI Biomarkers in Acute Ischemic Stroke: A Conceptual Framework and Historical Analysis. Stroke 2013; 44:570-8.

Köhrmann M, Schellinger PD. Acute Stroke Triage to Intravenous Thrombolysis and Other Therapies with Advanced CT or MR Imaging: Pro MR Imaging Radiology 2009, 251:627-33.

Menon BK, d'Esterre CD, Qazi EM, et al. Multiphase CT Angiography: A New Tool for the Imaging Triage of Patients with Acute Ischemic Stroke. Radiology 2015;275:510-20.

Menon BK, Goyal M. Imaging Paradigms in Acute Ischaemic Stroke: A Pragmatic Evidence-Based Approach. Radiology 2015;277:7-12.

Pulli B, Schaefer PW, Reza Hakimelahi R, et al. Acute Ischemic Stroke: Infarct Core Estimation on CT Angiography Source Images Depends on CT Angiography Protocol. Radiology 2012;262:593-604.

Schellinger PD, Thomalla G, Fiehler J, et al. MRI-Based and CT-Based Thrombolytic Therapy in Acute Stroke Within and Beyond Established Time Windows: An Analysis of 1210 Patientes. Stroke 2007;38:2640-5.

Thomalla G, Cheng B, Ebinger M, et al. DWI-FLAIR mismatch for the identification of patients with acute ischaemic stroke within 4.5 h of symptom onset (PRE-FLAIR): a multicentre observational study. Lancet Neurol 2011;10:978-86.

Warwick Pexman JH, Barber PA, Hill MD, et al. Use of the Alberta Stroke Program Early CT Score (ASPECTS) for Assessing CT Scans in Patients with Acute Stroke. AJNR 2001;22:1534–42.

Wintermark M, Rowley HA, Lev MH. Acute Stroke Triage to Intravenous Thrombolysis and Other Therapies with Advanced CT or MR Imaging: Pro CT. Radiology 2009;251(3):619-26.

Véanse **Preguntas de autoevaluación**. ?

Véase también el anexo de **Perspectiva actual en diagnóstico por imágenes**, al final del libro.

Angiografía cerebral en el paciente neurocrítico

6

Pedro Lylyk

INTRODUCCIÓN

El paciente neurocrítico es aquel paciente que se encuentra sufriendo una patología neurológica grave, en evolución, que puede ser traumática, isquémica, hemorrágica, o complicación de alguna de estas causas primarias, habitualmente internado en una sala de emergencias, terapia intensiva o unidad de *stroke* o de pacientes con ataque cerebrovascular (ACV).

Si bien cada vez tenemos técnicas diagnósticas y de seguimiento más sofisticadas y menos invasivas, la angiografía continúa siendo de elección ante la sospecha de algunas patologías neurológicas, para el diagnóstico de certeza, cuando dudamos de otros estudios por imágenes menos invasivos, y para determinar una conducta quirúrgica o médica en otras situaciones críticas, sobre todo cuando se trata de imágenes vasculares, donde la angiografía digital continúa siendo el estudio de referencia.

GENERALIDADES

La angiografía digital cerebral es un estudio invasivo que, en manos expertas localiza, identifica y cuantifica una lesión vascular cerebral, con un riesgo de complicaciones de 1/1000 angiografías cerebrales. Estas pueden variar según la concentración del contraste utilizado, la cantidad usada, la velocidad y la frecuencia de las inyecciones y los intervalos entre inyecciones.

Otras complicaciones están relacionadas con el procedimiento en sí mismo y, habitualmente, son extraneurológicas, como el hematoma en el sitio de punción, la reacción alérgica al yodo, etcétera.

Entre las desventajas que se han argumentado se incluyen las de tener que transportar a un paciente en estado crítico, dependiente de un ventilador e inestable hemodinámicamente, hasta la sala de angiografía. Además, las facilidades para la realización de una angiografía son limitadas y no en todos los hospitales existe esta posibilidad. Sin embargo, el argumento más encontrado es que el contraste intravascular empleado puede dañar una circulación ya de por sí comprometida, lo que genera el miedo potencial de que la angiografía pueda contribuir a terminar de dañar el cerebro de forma irreversible.

La gran ventaja de realizar una angiografía digital cerebral en un paciente crítico es que, además de confirmar o realizar el diagnóstico, habitualmente determina conductas para seguir, ya sean de tratamiento neuroquirúrgico o de tratamiento médico, y muchas veces, también en el mismo procedimiento, se pueden realizar actos terapéuticos, como la embolización superselectiva de un aneurisma o malformación arteriovenosa (MAV) cerebral, la angioplastia química o mecánica de un vasoespasmo secundario a una hemorragia subaracnoidea (HSA), una fibrinólisis intraarterial en el caso de un trombo causante de un ACV isquémico, o una angioplastia de una estenosis crítica o sintomática de un gran vaso del cuello o una arteria intracerebral responsable de los síntomas.

Así tenemos diferentes situaciones en que se debe realizar una angiografía digital cerebral en el paciente neurocrítico.

ANGIOGRAFÍA EN LA HEMORRAGIA SUBARACNOIDEA

En todos los pacientes con un cuadro de hemorragia cerebral se debería realizar una angiografía digital cerebral, para obtener un diagnóstico etiológico y dirigir la terapéutica, pero donde no quedan dudas que se debe realizar una angiografía es en la hemorragia subaracnoidea, tanto sea para el diagnóstico etiológico de certeza (el 90% son secundarias a aneurismas cerebrales), como en el curso de su evolución para el diagnóstico de las complicaciones con énfasis en el vasoespasmo.

Los aneurismas cerebrales son formaciones saculares redondas, o lobuladas, que se originan en las bifurcaciones arteriales sobre todo en el polígono de Willis (**fig. 6-1**). El saco aneurismático puede tener un orificio de entrada estrecho (cuello) o una base de implantación ancha que lo comunica con el vaso. Tienen una incidencia en la población general de un 1-2%, pueden ser solitarios o múltiples; aproximadamente un 20% de los pacientes tienen dos aneurismas, un 15% tienen tres aneurismas y un 10% tienen más de tres. El 90% de los aneurismas son de localización en la circulación anterior y solo el 10% se localizan en la circulación posterior. Un 30-35% de los aneurismas se localizan en arteria comunicante anterior, un 30-35%

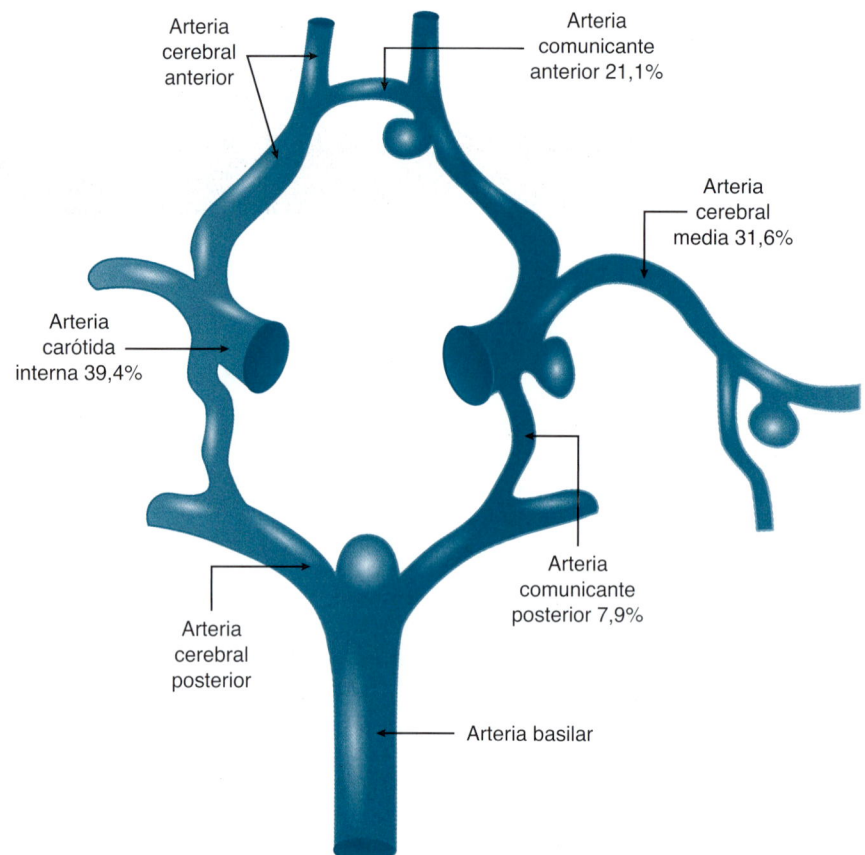

Fig. 6-1. Esquema del polígono de Willis que muestra las localizaciones más frecuentes de los aneurismas cerebrales.

son de localización carotídea y de comunicante posterior, un 20% se localizan en la arteria cerebral media o silviana. Tienen un riesgo de rotura del 1-2% anual acumulativo.

La angiografía de un paciente con hemorragia subaracnoidea debe cumplir con los siguientes requisitos: evaluar la circulación intracraneal completa, obtener imágenes del aneurisma en detalle, usar técnicas de sustracción, valorar la circulación colateral e identificar alteraciones asociadas (vasoespasmo, efecto de masa, herniación, etc.).

La evaluación de la circulación intracraneal debe ser completa; la mayoría de los aneurismas se ubican en el polígono de Willis, la bifurcación o trifurcación de la arteria cerebral media (ACM) y la arteria cerebelosa posteroinferior (ACPI, también conocida como PICA, por sus siglas en inglés). La angiografía debe incluir la visualización de todos los componentes del polígono de Willis, la ACM y ambas ACPI. Se deben obtener múltiples proyecciones anteroposteriores y laterales, así como una proyección oblicua transorbitaria a 30°.

Las arterias comunicantes posteriores son con frecuencia hipoplásicas. También deben visualizarse completamente el origen y los trayectos de ambas ACPI. Si no se siguen adecuadamente estos preceptos, el estudio puede conducir a un potencial error en la detección de un aneurisma.

Es muy importante la delimitación del cuello del aneurisma para realizar la planificación quirúrgica. La identificación de cualquier rama arterial que nazca en las inmediaciones del aneurisma también deberá ser estudiada para realizar el planteamiento quirúrgico.

Actualmente, con el advenimiento de la angiografía con reconstrucción tridimensional, se ha incrementado significativamente la descripción de los detalles del aneurisma y de la seguridad al momento tomar una decisión terapéutica, pudiéndose realizar además estudios de aneurismografía y evaluación del patrón de flujo (**fig. 6-2**).

La sustracción digital debería usarse en todos los casos debido a que los aneurismas crecen en vasos cercanos a la base del cráneo, y esta técnica aumenta la sensibilidad del método.

En este mismo estudio se deberá analizar en forma adecuada la circulación colateral, para evaluar las suplencias arteriales y la funcionalidad del polígono de Willis; según la técnica quirúrgica que se planifique, se deberá realizar la prueba de oclusión arterial para determinar si una estrategia deconstructiva es viable.

Fig. 6-2. Angiografía 3D que muestra un aneurisma gigante silviano derecho y un aneurisma hipofisario superior derecho. Véase también esta figura en **Láminas en color.**

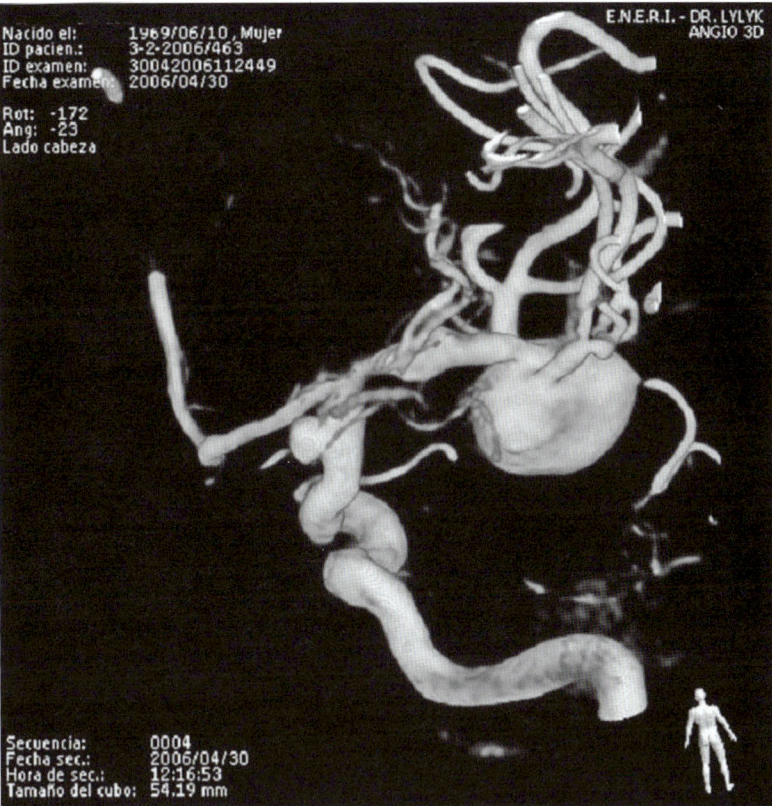

También se deben estudiar las potenciales complicaciones de la hemorragia subaracnoidea, lo que incluye sobre todo la presencia de vasoespasmo, su localización, extensión y gravedad; se debe descartar la presencia de aneurismas múltiples; cuando hay más de un aneurisma es importante identificar cuál es el responsable de la hemorragia, de manera de planificar el tratamiento. El sangrado activo de un aneurisma (extravasación del contraste) es el único signo de certeza, pero rara vez se identifica; otro signo que sugiere la rotura es la presencia de una irregularidad mamelonada en la pared del aneurisma.

Algunas veces la angiografía de una hemorragia subaracnoidea puede ser negativa, y las razones pueden ser varias. Un aneurisma pequeño totalmente trombosado tendrá una angiografía negativa, también tendrán una angiografía negativa aquellos pacientes con una hemorragia subaracnoidea benigna o perimesencefálica, cuya etiología son microaneurismas no detectables por la angiografía digital.

Alrededor del 15-20% de los pacientes con hemorragia subaracnoidea tienen angiografías negativas, porcentaje que ha caído en forma significativa con la realización de angiografías con reconstrucción tridimensional. Los estudios angiográficos negativos deberán repetirse en un tiempo prudencial a determinar por el estado clínico del paciente.

Otros aneurismas son los llamados degenerativos; entre ellos tenemos los aneurismas micóticos o infecciosos, que constituyen un 2-4% de los aneurismas en los adultos, pero son el 5-15% de los aneurismas en los niños, suelen aparecer en pacientes con endocarditis bacteriana o historia de adicción a drogas. Son aneurismas con un alto riesgo de rotura y se caracterizan por ser aneurismas de arterias pequeñas y distales, alejadas del polígono. Si se los diagnostica, se deben tratar inmediatamente.

ANGIOGRAFÍA EN LA HEMORRAGIA CEREBRAL Y SOSPECHA DE MALFORMACIÓN VASCULAR

En todos los pacientes en quienes por las características del sangrado se sospeche la presencia de una malformación vascular se debe realizar una angiografía cerebral, y aunque la tomografía computarizada y la resonancia magnética son los estudios iniciales habituales de estos pacientes, la angiografía sigue siendo el procedimiento de elección para delimitar con detalle la angioarquitectura de las malformaciones vasculares y planificar un tratamiento adecuado.

Clásicamente se han dividido las malformaciones vasculares en malformaciones arteriovenosas (MAV), fístulas arteriovenosas (FAV) y angiomas cavernosos.

Una MAV es una colección de vasos displásicos plexiformes con una o más arterias aferentes y drenada por una o varias venas eferentes. Las MAV pueden tener un nido plexiforme puro o contener un nido plexiforme-fistuloso. Se localizan en su mayor parte en los hemisferios cerebrales; solo un 15% aparecen en la fosa posterior, pueden ser superficiales o profundas y tienen una incidencia en la población general del 0,04-0,52%. Solo un 2% de los casos tienen malformaciones múltiples. Un 50% de los pacientes tienen como forma de presentación la hemorragia, un 25% se presenta con convulsiones y el resto con síndromes neurológicos focales no hemorrágicos. El riesgo de sangrado para una MAV es de un 2-4% acumulativo anual. Un método muy usado para establecer el riesgo de sangrado de una MAV es la escala de Spetzler-Martin (**cuadro 6-1**). Los grados van de 1 a 5, siendo 5 las de mayor riesgo. La

evaluación angiográfica de las MAV (**fig. 6-3**) se realiza con la evaluación selectiva de la malformación y del resto de los vasos cerebrales, que determinará las aferencias arteriales, la presencia de vasculopatía asociada (oclusiones, estenosis o dilataciones), el tamaño y forma del nido, identificación de las venas de drenajes, patrones de flujo y drenaje venoso cerebral, mientras que la angiografía superselectiva del nido nos mostrará la angioarquitectura del nido, los compartimentos, la presencia de aneurismas de flujo, ectasias venosas, presencia de fístulas, etcétera.

Las malformaciones arteriovenosas deben estudiarse usando angiografía de sustracción digital de alta resolución. Para planificar el tratamiento, la exploración debe realizarse en forma superselectiva.

Las fístulas arteriovenosas pueden ser cerebrales o durales; las cerebrales son mucho menos frecuentes, se caracterizan porque existe una comunicación directa entre las arterias piales y las venas.

A continuación, se describen las malformaciones vasculares más relevantes.

- Malformación aneurismática de la vena de Galeno: pueden ser verdaderas formas aneurismáticas o simplemente dilataciones de la vena de Galeno. La vena de Galeno es un remanente embrionario que persiste como una conexión fistulosa con las primitivas arterias coroideas dando lugar a la malformación de la vena de Galeno. Esta patología suele manifestarse en los recién nacidos con un cuadro de insuficiencia

Cuadro 6-1. Escala de Spetzler-Martin

Grado de Spetzler-Martin: SUMAR LOS PUNTOS

		Puntos
Tamaño	Pequeña (< 3 cm)	1
	Mediana (3-6 cm)	2
	Grande (> 6 cm)	3
Elocuencia*	No elocuente	0
	Elocuente	1
Drenaje venoso	Superficial	0
	Profundo	1

*Elocuencia: relevancia clínica de la zona en que asienta la lesión.

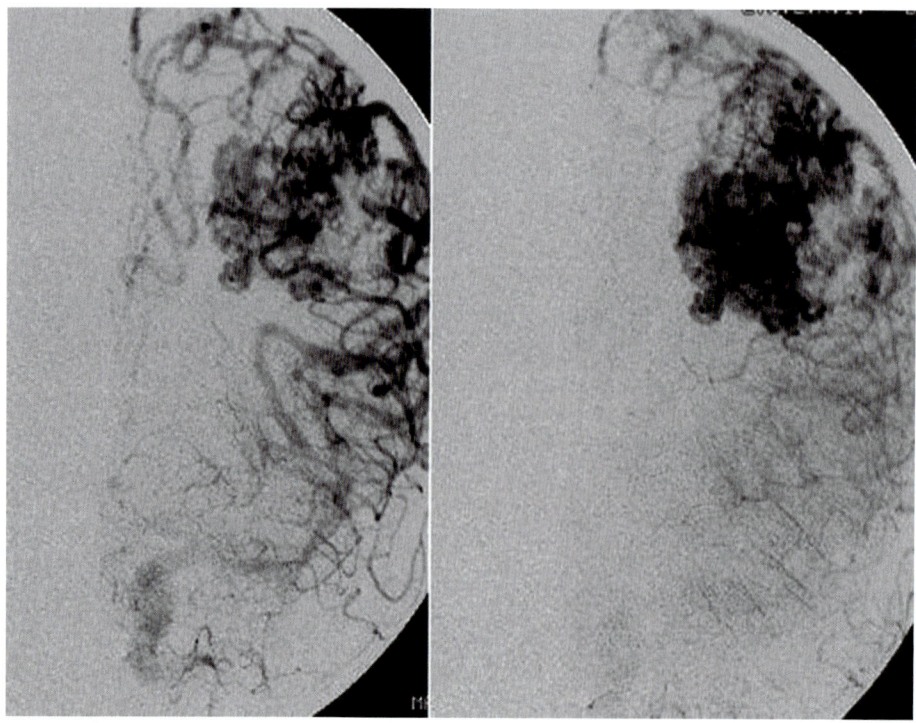

Fig. 6-3. Angiografía que muestra una MAV cerebral.

cardíaca congestiva, por el importante aumento del retorno venoso. En la angiografía se observan una o varias arterias dilatadas que drenan directamente en una vena de Galeno dilatada en forma masiva (**fig. 6-4**); las aferencias provienen de las arterias coroideas y la eferencia está dada por la dilatación aneurismática de la vena de Galeno, con estenosis venosa distal o sin ella. Con gran frecuencia se observa la ausencia del seno recto.

- Fístulas arteriovenosas cerebrales. Son de rara presentación: una o más arterias dilatadas drenan directamente en el seno venoso.
- Fístulas arteriovenosas durales. Son mucho más frecuentes que las cerebrales, pero solo representan un 10% de las malformaciones vasculares cerebrales, y pueden ser congénitas o adquiridas. Se reconocen tres tipos de fístulas durales:
  - Malformación del seno dural. Son poco frecuentes, se presentan en lactantes o en neonatos, se ven como lagos durales, que tienen comunicaciones de bajo flujo con otros senos y venas cerebrales, y afectan con más frecuencia al seno longitudinal superior.
  - Fístulas durales infantiles: son infrecuentes y de alto flujo y volumen, suelen ser multifocales, se observan senos grandes con múltiples comunicaciones arteriovenosas.
  - Fístulas durales del adulto: consisten en la comunicación anómala directa entre arterias durales y venas durales dilatadas, sin un lecho capilar interpuesto. Constituyen un 10-15% de las malformaciones vasculares cerebrales. Las manifestaciones clínicas más frecuentes dependen de la localización y del drenaje venoso; las que afectan al seno transverso y sigmoides se manifiestan con cefalea y acúfenos, mientras que las que afectan al seno cavernoso se manifiestan por equimosis, dolor retroocular y oftalmoplejía. Son de compor-

tamiento benigno, pero también se pueden presentar con una hemorragia cerebral, o una forma clínica agresiva. La angiografía cerebral muestra múltiples aferencias durales que pueden provenir de la arteria occipital, los ramos meníngeos de la carótida externa, los ramos durales y tentoriales de la carótida interna o de las arterias vertebrales. Dependiendo de la localización del drenaje venoso y del patrón de flujo, se clasifican en tipos I al V: las del tipo I son benignas, las del tipo IV y V más agresivas, con un 80-100% de presentación hemorrágica.

Otro tipo de malformaciones vasculares se caracteriza por no tener una comunicación arteriovenosa y pueden ser malformaciones capilares, malformaciones venosas o malformaciones cavernosas.

Las malformaciones capilares contienen colecciones focales de capilares dilatados, son pequeñas y normalmente no se ven en una angiografía cerebral.

Las malformaciones venosas cerebrales incluyen angiomas venosos del desarrollo y várices venosas aisladas. Los angiomas venosos del desarrollo están compuestos por venas dilatadas, de disposición radial que convergen en una vena de drenaje transcortical o subependimaria dilatada, suelen ser lesiones solitarias y asintomáticas que se descubren en forma incidental en estudios de imagen. Cuando se realiza una angiografía, la fase arterial siempre es normal, pero en la fase venosa aparece una imagen patognomónica, de venas dilatadas llamadas cabeza de medusa que convergen en una vena dilatada transcortical o subependimaria.

Los angiomas cavernosos aparecen como lesiones multilobuladas, bien definidas, con quistes llenos de sangre con hemorragia en varios estadios evolutivos, son hamartomas benignos que no contienen tejido cerebral normal, se encuentran en el 0,02-0,13% de las necropsias, el 80% son supratentoriales y la pro-

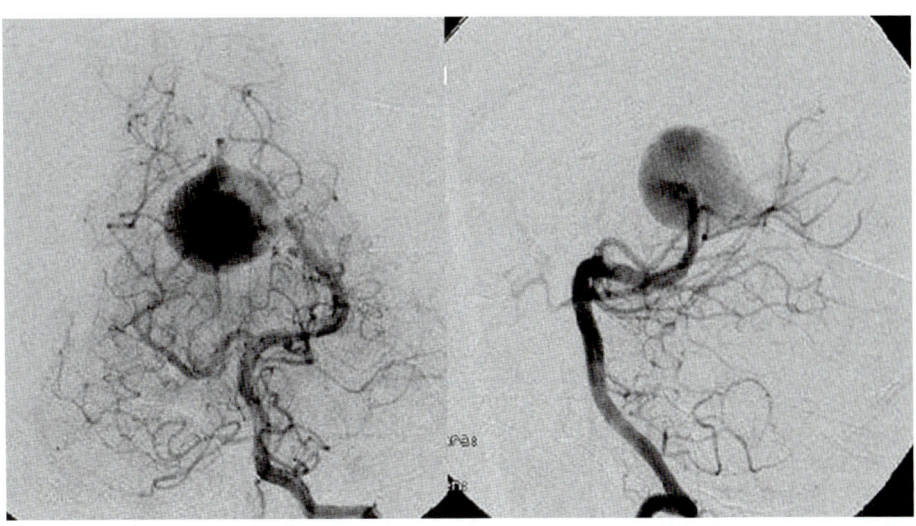

Fig. 6-4. Angiografía de un aneurisma gigante de la vena de Galeno.

tuberancia es el lugar más común de la fosa posterior. Característicamente, la angiografía cerebral suele ser normal, por no existir comunicación entre estos lagos y la circulación cerebral normal.

ANGIOGRAFÍA EN LA PATOLOGÍA TUMORAL Y EFECTO DE MASA

La angiografía proporciona un método de alta resolución para una valoración directa de la vasculatura tumoral, para una correcta planificación quirúrgica o la combinación con terapias endovasculares, determinar su relación con estructuras venosas y la realización de pruebas funcionales de elocuencia cerebral (relevancia clínica de una zona encefálica).

ANGIOGRAFÍA EN LA VASCULITIS Y VASCULOPATÍAS INTRACRANEALES

Se trata de lesiones no ateromatosas de los vasos intracerebrales, de causas congénitas o adquiridas. Las congénitas son:

- Síndromes neurocutáneos: la neurofibromatosis y la esclerosis tuberosa son las dos facomatosis que afectan más a menudo los vasos intracraneales y tienen un 90% de lesiones estenóticas u oclusivas.
- Enfermedad de moyamoya: tiene dos picos de presentación, uno en la infancia y otro en la edad adulta. La manifestación clínica es a través de isquemia y hemorragia cerebral. Los hallazgos angiográficos son estenosis u oclusión de las carótidas internas distales, con circulación colateral desde múltiples arterias lenticuloestriadas y perforantes del tálamo agrandadas.

Adquiridas: el término vasculitis o angitis se refiere a la inflamación y necrosis de las arterias o las venas. La vasculitis adquirida puede ser primaria del sistema nervioso central (panarteritis nodosa, granulomatosis de Churg-Strauss) o ser una manifestación en el sistema nervioso central (SNC) de una enfermedad sistémica (lupus eritematoso sistémico, esclerodermia, artritis reumatoide y el síndrome de Sjögren).

Otras vasculitis pueden ser secundarias a cuadros de meningitis, sarcoidosis, sida, sífilis, algunas drogas como la cocaína y las anfetaminas. También las neoplasias pueden causar vasculitis.

ANGIOGRAFÍA EN LA ATEROSCLEROSIS Y ESTENOSIS CAROTÍDEA

Aunque la angiografía ya no se utiliza como el procedimiento diagnóstico inicial en estos pacientes, sigue siendo el estándar para la valoración de la estenosis carotídea y la planificación del tratamiento, ya sea quirúrgico o endovascular. Las metas en una angiografía en los pacientes con enfermedad aterosclerótica extracraneal

son determinar el grado de estenosis en forma precisa, identificar lesiones en tándem, valorar la circulación colateral, e identificar patología coexistente (en aorta y en la circulación intracraneal). La angiografía determina además las características de las lesiones, la presencia de úlceras, oclusión o lesiones suboclusivas, la presencia de un trombo fresco y la asociación con otras lesiones como los aneurismas fusiformes (**fig. 6-5**).

ANGIOGRAFÍA EN EL ACV

El tratamiento enérgico del ACV debe basarse en un diagnóstico rápido y de certeza, con el objeto de preservar el tejido cerebral en riesgo, restableciendo la perfusión rápidamente. La angiografía cerebral en el ACV puede mostrar hallazgos específicos como la presencia de un trombo intravascular y la oclusión de un vaso. El trombo intravascular se observa como un defecto de llenado de un vaso; con frecuencia se localizan en la carótida interna extracraneal y la arteria cerebral media. Es posible identificar una oclusión por la presencia de una terminación brusca de la columna de contraste. También puede verse, en el ACV agudo, un flujo anterógrado lento con alargamiento del tiempo de circulación y un retraso en el "lavado" del contraste arterial en el área afectada; también puede hallarse la presencia de un flujo retrógrado lento a través de colaterales piales. Otro hallazgo menos frecuente es la presencia de hiperhemia o "perfusión de lujo", con

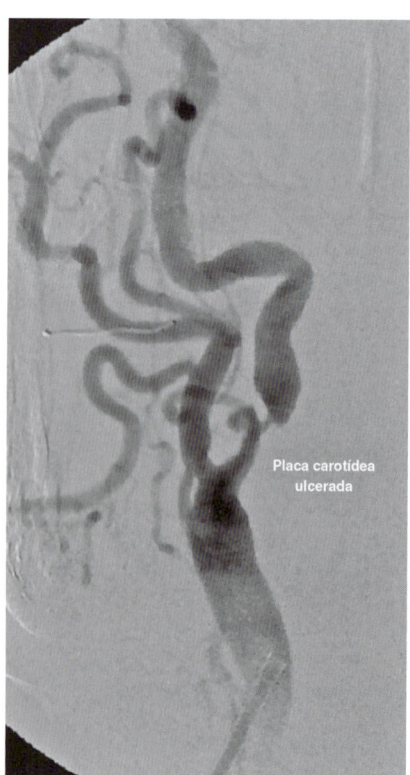

Placa carotídea ulcerada

Fig. 6-5. Angiografía de una estenosis carotídea que permite observar la presencia de una placa ulcerada.

Fig. 6-6. Angiografía en la muerte cerebral; solo se llenan las arterias extracerebrales.

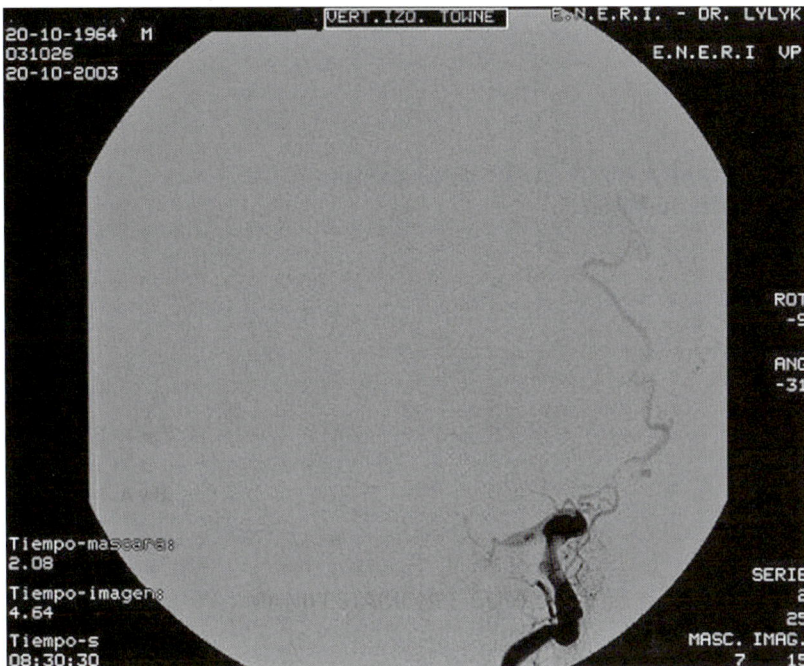

acúmulos de contraste en el área isquémica, que puede persistir por horas o días.

En el ACV venoso o trombosis venosa cerebral, la angiografía cerebral tiene su mayor utilidad cuando se realiza antes de una trombólisis intravenosa.

El estudio de la circulación colateral en el ACV es imprescindible para la evaluación correcta de un ACV y planificar procedimientos intervencionistas. Las anastomosis pueden ser intracraneales: se realizan a través del polígono de Willis y a través de las colaterales piales (leptomeníngeas) y durales. Las anastomosis extracraneales e intracraneales pueden ser de una carótida externa a una carótida interna, o de una carótida interna a una vertebral. También se debe evaluar la existencia de una oclusión de la subclavia que puede dar un fenómeno de robo de la subclavia.

ANGIOGRAFÍA EN EL TRAUMATISMO DE CRÁNEO

Los traumatismos pueden afectar a las arterias cervicales o a las intracraneales, así como a los senos durales y las venas corticales. La angiografía valora muy bien en estos pacientes las disecciones arteriales, los aneurismas traumáticos y las fístulas arteriovenosas.

La angiografía es muy sensible para la detección de traumatismos penetrantes de cuello debidos a puña-

ladas o armas de fuego. Se manifiesta frecuentemente a través de disecciones o *flaps* intimales, y a la vez se puede complicar con espasmo arterial, oclusión, trombosis local, aneurismas disecantes y embolia distal. Los hallazgos angiográficos de los seudoaneurismas o aneurismas traumáticos son similares a aquellos de los aneurismas verdaderos.

Las fístulas arteriovenosas pueden ser carótido-cavernosas, fístulas durales o fístulas extracraneales directas, pero el hallazgo más frecuente es la fístula carótido-cavernosa, que constituye una comunicación anómala entre la carótida interna y el seno cavernoso, las cuales frecuentemente son de alto flujo, lo que dificulta la técnica de angiografía al requerir maniobras especiales.

ANGIOGRAFÍA EN PACIENTES CON MUERTE CEREBRAL

La angiografía muestra típicamente el estancamiento y la detención del contraste en la carótida interna y en las arterias vertebrales (**fig. 6-6**). Otros signos de muerte cerebral son la visualización de realce en las venas oftálmica superior y temporal superficial, junto con la ausencia de paso de contraste a la arteria pericallosa, la vena cerebral interna, la vena de Galeno y los senos rectos.

★ **CONCLUSIONES**

Aunque el estudio inicial de las enfermedades neurológicas suele ser la TC o la RM encefálica, cuando se sospechan ciertas patologías neurológicas, como aneurismas, malformaciones vasculares, fístulas arteriovenosas y angiomas cavernosos, entre otras, la angiografía digital cerebral es un estudio clave.

Asimismo, cuando se requiere un diagnóstico de certeza por estudios previos dudosos o para determinar la conducta más correcta en situaciones críticas, la angiografía digital cerebral es el estudio de referencia.

BIBLIOGRAFÍA

Berenstein A, Lasjaunias P. Arteriovenous fistulas of the brain. En: Surgical neuroangiography. New York: Springer; 1994. pp. 268-319.

Bird CR, Drayer BP, Velaj R, et al. Safety of contrast media in cerebral angiography: iopamidol vs, methylgucamine iothalameate. AJNR 1984;5:801-3.

Book Review. Atlas of Head and Neck Imaging. AJNR Am J Neuroradiol 2005;26(3):679-80.

Guyot LL. Kazmierczak CD, Díaz FG. Vascular injury in neurotrauma. Neurol Res 2001;23(2-3):291-6. Review.

Liebeskind DS. Collaterals in acute stroke: beyond the clot. Neuroimaging Clin N Am 2005;15(3):553-73. x. Review.

Munari M, Zucchetta P, Carollo C, Gallo F, De Nardin M, Marzola MC, et al. Confirmatory tests in the diagnosis of brain death: comparison between SPECT and contrast angiography. Crit Care Med 2005;33(9):2068-73.

Mukherji SK, Chong V. Atlas of Head and Neck Imaging. New York: Thieme;2004.

Osborn AG. Diagnostic cerebral angiography. Philadelphia: Lippincott Williams & Wilkins; 2000.

Osborn AG. Introduction to cerebral angiography. Philadelphia, PA: Harper & Row; 1980.

Urbach H, Sentner J, Solymosi L. The need for repeat angiography in subarachnoid hemorrhage. Neuroradiology 1998;40:6-10.

Valavanis A. Ther role of angiography in the evaluation of cerebral vascular malformations. Neuroimag Clin North Am 1996;6:679-704.

Véase también el anexo de **Nuevas técnicas en imágenes diagnósticas en el paciente neurocrítico**, al final del libro.

Medicina nuclear y neurointensivismo

7

Silvia E. Vázquez

INTRODUCCIÓN

La principal característica de la medicina nuclear (MN), dentro de las diferentes modalidades del diagnóstico por imágenes, es la de brindar información funcional, ayudando, entre otras cosas, a la mejor comprensión de los mecanismos fisiopatológicos subyacentes en una diversidad de entidades nosológicas.

El desarrollo conjunto de moléculas marcadas con isótopos radiactivos (radiofármacos, [RF]), de diferentes características fisicoquímicas: vida media, energía, lipofilia, etc., y de equipos capaces de detectarlas, de forma no invasiva, ha permitido el uso de la gammagrafía en la práctica clínica.

El papel de la MN en la emergencia está fuertemente condicionado a la disponibilidad del servicio, ya que si este no es accesible las 24 horas del día, los 365 días del año, es difícil definir su verdadero papel. Además, es indispensable conocer la relación costo/eficacia de cada una de las otras técnicas disponibles en cada institución.

Con un objetivo didáctico, dividiremos las prácticas en una unidad de neurointensivismo en: a) estudios del sistema nervioso y b) estudios generales.

ESTUDIOS DEL SISTEMA NERVIOSO CENTRAL

El mayor objetivo en un paciente con cualquier tipo de patología (ataque cerebrovascular [ACV], traumatismo, infecciones, etc.) a nivel del sistema nervioso central (SNC) es restaurar y mantener la homeostasis intracerebral y extracerebral, logrando las condiciones adecuadas para favorecer la recuperación neuronal y evitar la muerte del tejido cerebral.

En lo referente al SNC, el mayor desafío del diagnóstico por imágenes en general y de la MN en particular es llegar de manera incruenta a la intimidad del cerebro; la primera premisa es atravesar la barrera hematoencefálica (BHE) indemne. A mediados de los 60 se publicaron las primeras gammagrafías encefálicas para el diagnóstico de hematomas subdurales; la BHE estaba lesionada y la información era única y exclusiva.

Posteriormente, con el advenimiento de la tomografía computarizada (TC), se lograron imágenes morfológicas cuya interpretación, por su similitud con los cortes anatómicos, era más sencilla. Por último, la resonancia magnética (RM) descorrió el velo: la estructura, la perfusión, la composición metabólica y la función pueden ser visualizadas, con buena resolución espacial y temporal.

A continuación se describen los métodos usados en medicina nuclear en el diagnóstico neurológico.

Tomografía por emisión de positrones

La tomografía por emisión de positrones (PET) es hasta hoy el método de elección para la evaluación del metabolismo cerebral: tasa de consumo de oxígeno ($CMRO_2$), tasa de consumo de glucosa (CMRglu), cuantificaciones absolutas fiables, expresadas en mL/100 g/min. Lamentablemente, el uso de esta metodología es dificultoso por su baja disponibilidad y alto costo.

Tomografía por emisión de fotones (SPECT)

Actualmente se dispone de RF capaces de atravesar la BHE indemne: etilencisteína dímero (^{99m}Tc-ECD), hexametil propilenamina oxima (^{99m}Tc-HMPAO). Con el árbol vascular permeable se distribuyen de manera proporcional al flujo sanguíneo y son captados activamente por las neuronas funcionantes corticales y subcorticales, logrando una imagen representativa de flujo sanguíneo cerebral regional (rCBF). Esta imagen corresponde a la actividad cerebral en el momento de la administración del RF, ya que este es captado casi en un 100% entre los 30-60 segundos posteriores a la inyección (**fig. 7-1**).

Las recomendaciones de la *European Association of Nuclear Medicine Procedure Guidelines for Brain Perfusion SPET using ^{99m}Tc-labelled Radiopharmaceuticals* son:

- Enfermedad cerebrovascular aguda que aporta información sobre las complicaciones, resultado (*outcome*) o estrategia terapéutica.
- Traumatismo encefalocraneal que demuestra alteraciones de la perfusión con morfología normal, valor pronóstico.
- Diagnóstico de muerte cerebral.

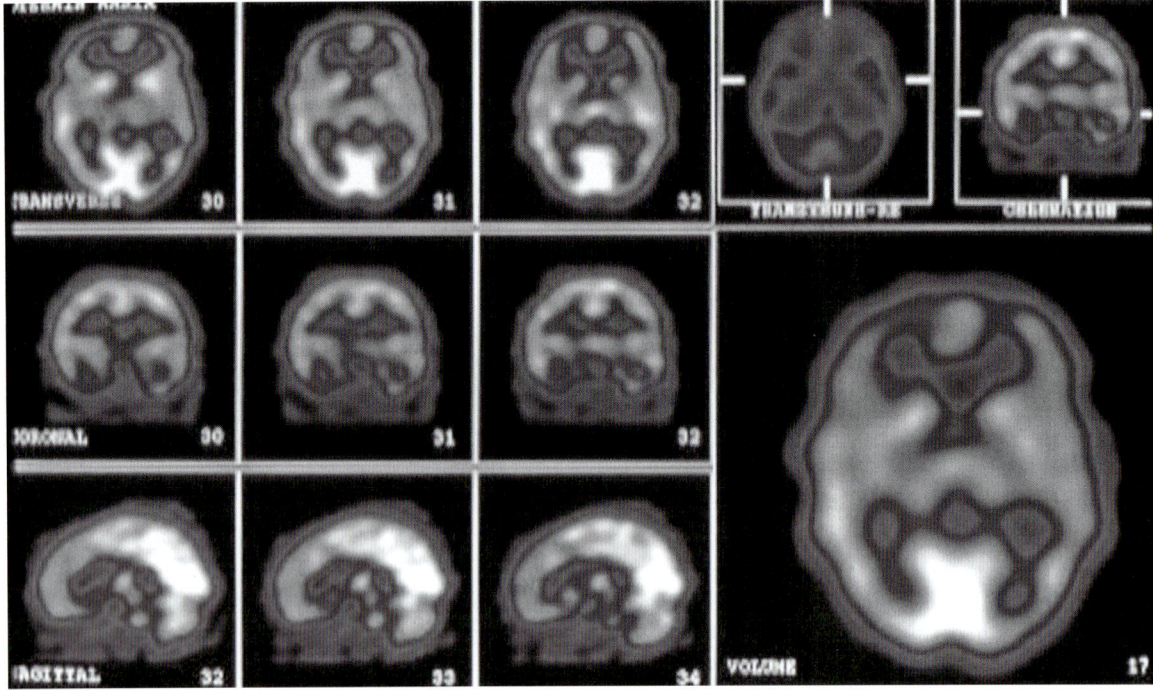

Fig. 7-1. Tomografía por emisión de positrones (SPECT) cerebral normal. Véase también esta figura en **Láminas en color.**

Cisternografía radioisotópica

La administración de un RF (^{99m}Tc-DTPA, ^{111}In-DTPA) en el espacio cisternal nos informa sobre la dinámica del líquido cefalorraquídeo (LCR): tiempos, distribución, permeabilidad, etcétera.

APLICACIONES CLÍNICAS

Ataque cerebrovascular (ACV), hemorragia subaracnoidea (SAH) y vasoespasmo (VS)

En este escenario, la MN brinda su mayor aporte en las complicaciones y en el pronóstico, no a nivel diagnóstico, donde otros métodos (TC, RM Doppler) han demostrado alta eficacia, sobre todo en la exclusión de hemorragia, donde la MN no puede aportar.

La tomografía por emisión de fotones (SPECT) con ^{99m}Tc-ECD refleja la perfusión y el metabolismo (tejido viable o no viable), pero con ^{99m}Tc-HMPAO muestra de manera única la perfusión "de lujo" (es decir a la disociación flujo-metabólica).

La disminución de la captación del RF en el área involucrada es instantánea; también se registra hipoflujo en otras áreas cerebrales distantes del foco, producidas por el fenómeno de diasquisis cortical homolateral o contralateral y cerebelosa cruzada. Este hallazgo refleja la alteración de las vías de conexión corticocorticales y corticocerebelosas (**fig. 7-2**).

El índice de asimetría (zona o región afectada/zona o región contralateral normal) tiene un probado valor pronóstico: cuando es mayor de 40%, el pronóstico es malo.

La presencia de perfusión de lujo está vinculada a un peor resultado.

En el control de la eficacia terapéutica trombolítica puede ser utilizado con el siguiente protocolo:

- 1.°: administración del RF en el ingreso del paciente.
- 2.°: trombólisis.
- 3.°: estabilización del paciente.
- 4.°: estudio basal. Obtención de las imágenes-SPECT (hasta 4 horas posinyección).*
- 5.°: estudio postratamiento: a la semana, nueva administración del RF y 2.° SPECT.**

*Estas imágenes reflejan el territorio cerebral afectado por el ACV.

** Estas imágenes evalúan la reperfusión.

La PET se considera el patrón de referencia para evaluar pérdida neuronal permanente o tejido potencialmente viable (penumbra) en la isquemia cerebral. El área de penumbra tiene disminución del flujo sanguíneo cerebral, aumento de la extracción de oxígeno y la tasa metabólica de O_2 normal. El umbral necesario para hablar de tejido viable es un aspecto discutido y para su determinación se necesitan muestras de sangre arterial; esto –sumado a la poca accesibilidad de la PET– hace que su uso en la unidad de emergencia sea poco habitual.

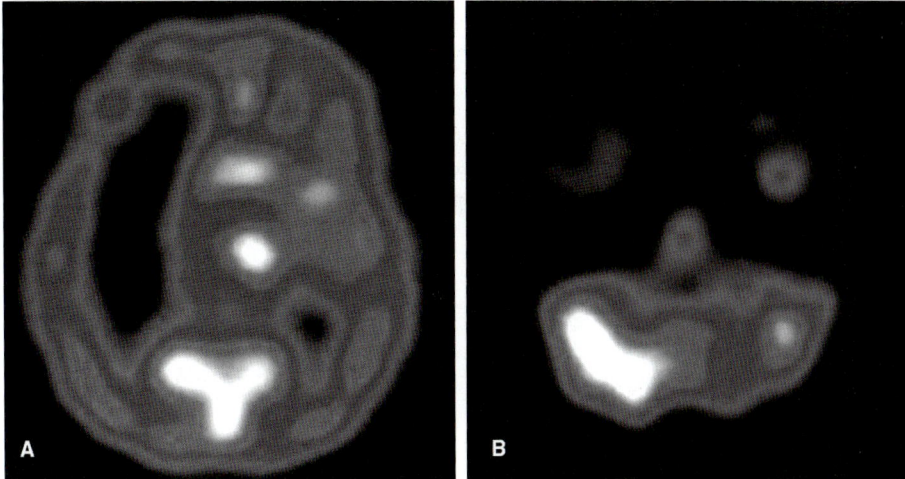

Fig. 7-2. SPECT cerebral en ACV. **A.** Corte axial: hipoflujo del hemisferio derecho, territorio de la arteria cerebral media (ACM). **B.** Corte axial: hipoflujo del hemisferio cerebeloso izquierdo, con diasquisis cerebelosa cruzada. Véase también esta figura en **Láminas en color.**

El vasoespasmo cerebral, demostrado angiográficamente como una disminución del calibre de las arterias cerebrales extraparenquimatosas, afecta la microcirculación y causa disminución del CBF y déficits neurológicos isquémicos tardíos.

Conocer el mecanismo íntimo de este fenómeno sigue siendo un desafío. Existen comunicaciones que muestran disminución del volumen sanguíneo cerebral (CBV), sugiriendo una adecuada capacidad de vasodilatación de los vasos distales en respuesta a la reducción de la presión de perfusión cerebral (CPP). Incluso estudios histopatológicos, en modelos experimentales de SAH y vasoespasmo, revelan estrechamiento de las pequeñas arterias y arteriolas intraparenquimatosas.

Lamentablemente, la PET queda reservada al uso experimental y de investigación.

La SPECT con marcadores de perfusión ha sido útil para determinar la extensión y el grado de vasoespasmo en pacientes con déficits neurológicos tardíos; la disminución del rCBF es mayor en aquellos pacientes con vasoespasmo periférico y proximal simultáneamente. Incluso pueden existir múltiples áreas focales con menor rCBF precediendo a la aparición de signos neurológicos.

Sviri y cols. demostraron, con ^{99m}Tc-ECD SPECT, isquemia tardía en tronco y territorio posterior, como consecuencia de vasoespasmo en la arteria basilar, posterior a la SAH. Este hallazgo se incrementa cuando, con Doppler transcraneal, la velocidad del flujo de la arteria basilar es > 115 cm/s.

Traumatismo cerebral

El traumatismo cerebral (TEC) se acompaña de alteraciones regionales del flujo cerebral (CBF), presión intracraneal (ICP) y del metabolismo.

El flujo cerebral varía en un amplio rango en las primeras 48 horas después del traumatismo sin correlación con la gravedad y el pronóstico.

Della Corte y cols., usando ^{99m}Tc-HMPAO y ^{133}Xe, en 23 pacientes con TEC, dentro de las 48 horas, una puntuación en la Escala de Coma de Glasgow (GCS) ≤ 7, monitorización de ICP (hipertensión > 25 mm Hg) y de la diferencia de O_2 arterioyugular, obtuvieron una variación entre 18 y 60 mL/100 g/min en el CBF. La disminución de la $CMRO_2$ se relacionó con la gravedad del daño: 0,9 ± 0,5 mL/100 g/min en pacientes con GCS 3 y 1,7 ± 0,8 mL/100 g/min con GCS 6-7. Ningún paciente con una $CMRO_2$ < 0,8 ± 0,5 mL/100 g/min recuperó la conciencia. Los pacientes que, al sexto mes, mostraron la peor puntuación en la Escala de Resultados de Glasgow (GOS) correlacionaron linealmente con la $CMRO_2$ (r = 0,525, p = 0,013).

Discernir la relación de esta crisis metabólica y la presencia de isquemia es un punto no totalmente resuelto. Vespa y cols. compararon la CMRglu y la $CMRO_2$ y microdiálisis (MD) en 19 pacientes con TEC (GSC medio: 6), dentro de las 36 horas postraumatismo. La MD registró un aumento mayor del 40% en la relación piruvato/lactato, con una prevalencia del 25% y con 2,4% de isquemia, en relación con los valores de la PET en las zonas adyacentes a la sonda. Los índices globales de la PET mostraron isquemia solo en un 1% cuando se medía la fracción de extracción de O_2 (OEF). En conclusión, la crisis metabólica reflejada por MD no se relaciona con isquemia.

Recientemente se ha publicado el valor del mapa estadístico parametrito (SPM) en la interpretación de la SPECT en traumatismo cerebral, comparando los hallazgos con RM, tanto en la etapa aguda como en el seguimiento. Se estudió en 61 pacientes, divididos en tres grupos según su GCS: 1): 13-15 (n:27);

2): 9-12 (n:9) y 3): 3-8 (n:25). En la muestra total, la SPECT mostró más anormalidades que la RM. Ambas detectaron anormalidades más extensas en los casos focales que en los difusos. La SPECT indicó que tanto las lesiones focales como las difusas no se resuelven enteramente como lo sugiere la RM (54% vs. 35% y 60% vs. 13%). En el seguimiento, la RM muestra pequeñas o ninguna lesión (volumen medio 0,76 mL), pero en la SPECT aparecen lesiones con un volumen medio de 7,59 mL.

El lóbulo frontal, particularmente las regiones anterofrontal y mesiofrontal, incluyendo el cíngulo anterior (CA), estuvieron involucrados tanto en las lesiones focales como en las difusas.

Los hallazgos de la SPECT tienen una función interesante en la interpretación de los cambios psicológicos y de comportamiento presentes como secuela postraumática, asumiendo un valor pronóstico y en las perspectivas de rehabilitación.

Muerte cerebral

Actualmente, el diagnóstico de muerte cerebral (MC) tiene dos implicaciones: 1) detención del cuidado intensivo, maniobras de reanimación, desconexión de soportes de vida artificiales y 2) contar con un método fiable que puede ubicar al paciente como potencial donante de órganos para trasplante, cuando todavía los otros órganos no están dañados.

Estos dos aspectos tienen impacto en lo económico y en posibilitar una nueva vida en muchos pacientes.

En este contexto, la medicina unclear va ganando su espacio, formando parte de las pruebas complementarias recomendadas por la Academia Estadounidense de Neurología, la Academia Estadounidense de Pediatría, etcétera.

Tanto el ^{99m}Tc-ECD como el ^{99m}Tc-HMPAO, al ser lipofílicos, cruzan la BHE indemne; al hacerlo se convierten en hidrofílicos, por lo cual quedan "atrapados" en las neuronas. Esta transformación depende de la indemnidad de un mecanismo enzimático; por lo tanto, la captación del compuesto representa tanto la perfusión como la viabilidad celular.

En presencia de muerte cerebral, en adultos y niños mayores de 5 años, encontramos un cráneo "vacío", no se visualizan estructuras supratentoriales o infratentoriales, pero se ven cuero cabelludo y macizo facial. Estas últimas estructuras no aparecen en una SPECT normal.

En 66 pacientes consecutivos, Harding y cols. hallaron que todos los pacientes con gammagrafías compatibles con MC (77%) fallecieron dentro de las 7 horas de realizado el estudio. Aquellos que no cumplieron el patrón de MC (11/13) fallecieron en promedio 44,7 horas (máximo 128 horas) después del estudio.

Existen dos patrones poco frecuentes, pero conflictivos: 1) ausencia de perfusión supratentorial y presencia de perfusión cerebelosa y 2) presencia de perfusión cerebral y ausencia de perfusión infratentorial; ambas situaciones requieren más evaluaciones, ya que no pueden confirmar la presencia de MC.

Es preciso comentar que, en la población pediátrica, la inmadurez del SNC puede dificultar la interpretación de la imagen, ya que *per se* muestra disminución de la perfusión.

CISTERNOGRAFÍA RADIOISOTÓPICA

Este antiguo método sigue siendo una herramienta valiosa para la evaluación de la dinámica del LCR. Sus principales indicaciones se describen a continuación.

Diagnóstico diferencial de la hidrocefalia

Debe diferenciarse la hidrocefalia normotensiva o con presión normal (HPN) de la hipertensiva. Luego de la inyección lumbar del RF, se obtienen imágenes secuenciales a las 4, 6 y 24 horas.

Normalmente, el RF asciende por el canal medular. En las primeras tomas aparecen las cisternas basales y el seno sagital, en las imágenes tardías, el RF asciende a la convexidad, con escasa visualización de los ventrículos laterales.

En la HPN hay un retardo en el ascenso, aparecen los ventrículos laterales y no se completa el pasaje a la convexidad. Todos estos signos tienen cierto valor predictivo sobre el éxito de la derivación ventrículo-peritoneal, mayor retención ventricular (relación actividad ventricular/actividad intracraneal total mayor de 32%) y mejor resultado (**fig. 7-3**).

Pérdida de LCR

Rinorraquia, otorraquia. En este caso, además de las imágenes en los tiempos habituales, se colocan tapones en fosas nasales u oídos, según sea el caso.

A las 24 horas se retiran, midiendo la actividad del RF presente en ellos; si esta es positiva, se comprueba la pérdida de LCR. La cisternografía radioisotópica no es el método de elección para el diagnóstico del trayecto fistuloso a este nivel (base de cráneo).

Otro procedimiento: evaluación de la permeabilidad de los *shunts*. Luego de la administración del RF se obtienen, además de las imágenes de rutina, imágenes sobre abdomen, para constatar la presencia del radiotrazador en la cavidad peritoneal; de esta manera se confirma que el *shunt* está permeable.

Síndrome de hipotensión intracraneal

Ante su sospecha se deben tomar imágenes tempranas sobre la región lumbar; la aparición temprana de los riñones y/o vejiga es signo indirecto de presencia de fístula de LCR, generalmente a nivel torácico (columna dorsal). El RF muestra ascenso lento, pasaje incompleto y tar-

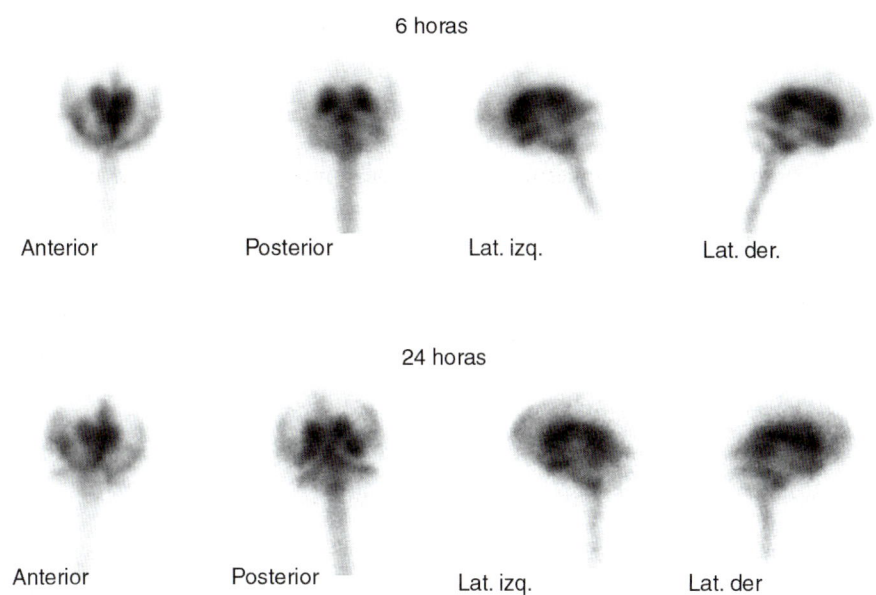

6 horas

Anterior   Posterior   Lat. izq.   Lat. der.

24 horas

Anterior   Posterior   Lat. izq.   Lat. der

Fig. 7-3. Cisternografía radioisotópica de un paciente con hidrocefalia normotensiva (HPN). Flechas: ventrículos laterales dilatados.

dío a la convexidad. Habitualmente puede observarse el trayecto fistuloso, como una indentación saliendo del canal medular.

ESTUDIOS GENERALES

Infección/inflamación

La fisiopatología involucrada en la inflamación/infección (aumento de flujo, hiperemia, permeabilidad alterada, reactividad humoral y celular, etc.) permiten el uso de la MN en el algoritmo diagnóstico.

Con fines prácticos enfocaremos diferentes algoritmos según sea el caso:

- Fiebre de origen desconocido
  - Sin foco:
    - Barrido corporal total ^{67}Galio
  - Con foco abdominal:
    - Leucocitos marcados (LM)
  - Antecedente oncológico:
    - ^{67}Galio + LM + = Infección
    - ^{67}Galio + LM − = Tumoral
- Injerto vascular: TC y LM
- Pie diabético: gammagrafía ósea 4 fases + antibiótico marcado (AM)
- Osteomielitis: radiografía: gammagrafía ósea de 4 fases, AM
- Cirugía vertebral previa + dolor: RM, AM y LM
- Otitis media maligna: gammagrafía ósea/SPECT

Es importante aclarar que, con cada uno de estos RF, existen limitaciones.

Tromboembolismo pulmonar

La gammagrafía de ventilación y perfusión (V/Q) pulmonar es un método útil y sencillo, ante la sospecha clínica de tromboembolismo pulmonar (TEP). Requiere la obtención de imágenes sucesivas:

Primero el estudio de la ventilación, después de haber suministrado el RF (^{99m}Tc-DTPA) + oxígeno, a través de una máscara facial. Segundo, el estudio de la perfusión, *a posteriori* el RF (macroagregados de albúmina, ^{99m}Tc-MAA) se administra por vía intravenosa.

Los criterios de interpretación se basan en la coincidencia o discordancia de los defectos presentes en la perfusión y ventilación, extensión de estos (subsegmentario, segmentario, lobar); no se diagnostica la presencia del trombo, sino las consecuencias de este (**fig. 7-4**).

Existen numerosos estudios multicéntricos y consensos, para la lectura e interpretación de las imágenes (PIOPED; ANTELOPE; PISAPED). En todos ellos, la dificultad se presenta cuando se concluye una probabilidad intermedia y/o indeterminada de TEP. En general, esto ocurre en pacientes con patología respiratoria previa (enfermedad pulmonar oclusiva crónica [EPOC], atelectasias, infiltrados, etc.).

El defecto de perfusión con defecto de ventilación se describe como resultado *match* (concordancia en el defecto de ambos estudios).

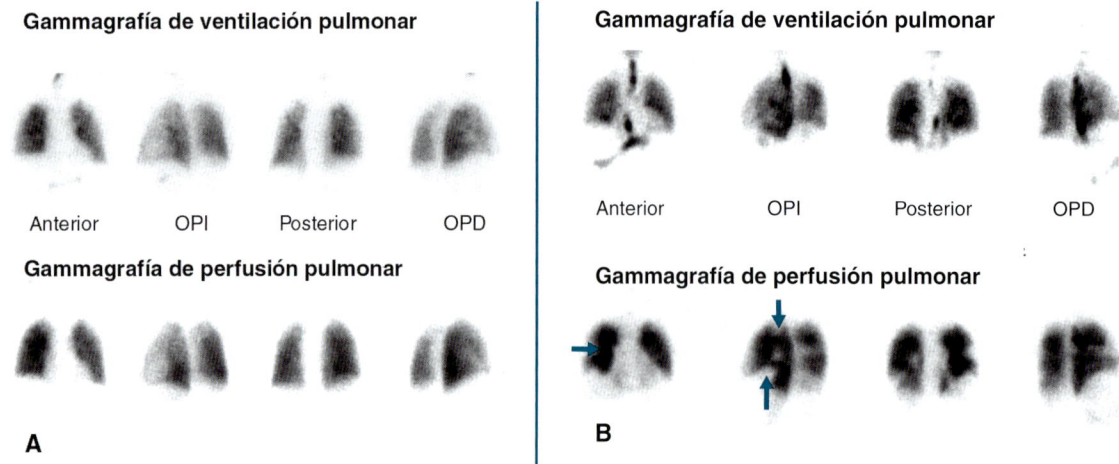

Fig. 7-4. A. Gammagrafía de ventilación y perfusión (V/Q) pulmonar normal. **B.** Gammagrafía anormal donde la relación V/Q muestra una alta probabilidad de TEP (flechas: defectos de perfusión).

El defecto de perfusión con ventilación normal se describe como resultado *mismatch* (discordancia en los defectos de ambos estudios).

El porcentaje de incidencia de TEP, de acuerdo con la combinación de criterios clínicos y de la gammagrafía, puede observarse en el **cuadro 7-1**.

Hemorragia digestiva

El diagnóstico de sangrado en el tubo digestivo puede ser abordado, según la sospecha clínica.
- Confirmación de mucosa gástrica ectópica (divertículo de Meckel) con la administración por vía intravenosa de ^{99m}Tc-Pertecnetato. Este es secretado activamente por las células parietales; se obtienen imágenes abdominales dentro de los primeros 10 minutos.
- Detección del sitio de sangrado, luego de la marcación "in vivo" de los eritrocitos del paciente con ^{99m}Tc; aquí se registran imágenes abdominales secuenciales; incluso hasta las 24 horas, es necesario un sangrado activo entre 1-5 mL/min.

En ambas situaciones, la técnica es sencilla y no requiere un equipamiento sofisticado.

Cuadro 7-1. Probabilidad de tromboembolismo pulmonar (TEP)		
Sospecha clínica	**Probabilidad v/q**	**Presencia de TEP**
Alta	Alta	95%
Alta	Baja	43%
Baja	Alta	83%
Baja	Baja	2-4%

★ **CONCLUSIONES**

La medicina nuclear (MN) tiene un papel destacado entre los estudios diagnósticos del neurointensivismo, aunque condicionado a la disponibilidad de equipos y a la relación costo/eficacia de cada técnica.

Los métodos de MN más empleados en el diagnóstico neurológico son la tomografía por emisión de positrones (PET), la tomografía por emisión de fotones (SPECT) y, en menor medida, la cisternografía radioisotópica.

Las aplicaciones clínicas de estos estudios se dan en afecciones y enfermedades muy diversas, como el ataque cerebrovascular (ACV), la hemorragia subaracnoidea (SAH), el vasoespasmo (VS), el estudio del traumatismo encefálico y la muerte cerebral, el diagnóstico diferencial de la hidrocefalia, etcétera.

BIBLIOGRAFÍA

Abdel-Dayem HM, Abu-Judeh H, Kumar M, Atay S, Naddaf S, El-Zeftawy H, Luo JQ. SPECT brain perfusion abnormalities in mild or moderate traumatic brain injury. Clin Nucl Med 1998;23:309-17.

Alexandrov AV, Ehrlich LE, Bladin CF, Norris JW. Simple visual analysis of brain perfusion on HMPAO SPECT predicts early outcome in acute stroke. Stroke 1996;27:1537-42.

Bai J, Yokoyama K, Kinuya S, Konishi S, Michigishi T, Tonami N. Radionuclide cisternography in intracranial hypotension syndrome. Ann Nucl Med 2002;16(1):75-8.

Barthel H, Hesse S, Dannenberg C, Rössler A, Schneider D, Knapp WH, Dietrich J, Berrouschot J. Prospective value of perfusion and X-ray attenuation imaging with single photon emission and transmission computed tomography in acute cerebral ischemia. Stroke 2001;32:1588-97.

Berrouschot J, Barthel H, Hesse S, Koster J, Knapp WH, Schneider D. Differentiation between transient ischemic attack and ischemic stroke within the first six hours after onset ofsymptoms by using 99mTc-ECD-SPECT. J Cereb Blood Flow Metab 1998;18: 921-9.

Della Corte F, Giordano A, Pennisi MA, Barelli A, Caricato A, Campioni P, Galli G. Quantitative cerebral blood flow and metabolism determination in the first 48 hours after severe head injury with a new dynamic SPECT device. Acta Neurochir (Wien) 1997;139(7):636-41.

Drubach LA, Zurakowski D, Palmer EL 3rd, Tracy DA, Lee EY. Utility of salivagram in pulmonary aspiration in pediatric patients: comparison of salivagram and chest radiography. AJR Am J Roentgenol. 2013;200(2):437-41.

Gottschalk A, Sostman HD, Coleman RE, Juni JE, Thrall J, McKusick KA, et al. Ventilation-perfusion scintigraphy in the PIOPED study. Part II. Evaluation of the scintigraphic criteria and interpretations. J Nucl Med 1993;34(7):1119-26.

Hagen PJ, Hartmann IJ, Hoekstra OS, Stokkel MP, Postmus PE, Prins MH; ANTELOPE Study Group. Comparison of observer variability and accuracy of different criteria for lung scan interpretation. J Nucl Med 2003;44(5):739-44.

Harding JW, Chatterton BE. Outcomes of patients referred for confirmation of brain death by 99mTc-exametazime scintigraphy. Intensive Care Med 2003;29:539-43.

Larsson A, Arlig A, Bergh AC, Bilting M, Jacobsson L, Stephensen H, Wikkelso C. Quantitative SPECT cisternography in normal pressure hydrocephalus. Acta Neurol Scand 1994;90(3):190-6.

Masdeu JC, Abdel-Dayem H, Van Heertum RL. Head trauma: use of SPECT. J Neuroimaging 1995;5 (Suppl 1):S53-57.

Mitchell SH, Schaefer DC, Dubagunta S. A new view of occult and obscure gastrointestinal bleeding. Am Fam Physician 2004;69(4):875-81.

Stamatakis EA, Wilson JT, Hadley DM, Wyper DJ. SPECT imaging in head injury interpreted with statistical parametric mapping. J Nucl Med 2002;43(4):476-83.

Park D, Woo SB, Lee DH, Yu KJ, Cho JY, Kim JM, Lee Z. The Correlation between Clinical Characteristics and Radionuclide Salivagram Findings in Patients with Brain Lesions: A Preliminary Study. Ann Rehabil Med 2017;41(6):915-23.

Sviri GE, Lewis DH, Correa R, Britz GW, Douville CM, Newell DW. Basilar artery vasospasm and delayed posterior circulation ischemia after aneurysmal subarachnoid hemorrhage. Stroke 2004;35(8):1867-72.

Vespa P. What is the optimal threshold for cerebral perfusion pressure following traumatic brain injury? Neurosurg Focus 2003;15(6):E4.

Weckesser M, Schober O. Brain death revisited: utility confirmed for nuclear medicine. Eur J Nucl Med 1999;26:1387-91.

Yundt KD, Grubb RL Jr, Diringer MN, Powers WJ. Autoregulatory vasodilation of parenchymal vessels is impaired during cerebral vasospasm. J Cereb Blood Flow Metab 1998;18:419-24.

Fisiología y fisiopatología

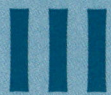

Fisiopatología de la lesión neurológica aguda

8

Danilo Fischer Prato, Maximiliano Rovegno Echavarría y Carlos Romero Patiño

INTRODUCCIÓN

Los conceptos fisiopatológicos del traumatismo craneoencefálico (TCE) han cambiado en los últimos años, ya que se ha comprobado que la lesión cerebral no solo depende de la lesión inicial, es decir del traumatismo en sí (daño primario), sino continúa y puede amplificarse durante horas, días e incluso semanas después del traumatismo (daño secundario).

En este capítulo nos referiremos a los mecanismos neurológicos de daño cerebral posterior al TCE, no considerando los mecanismos sistémicos de daño secundario (hipoxia, hipotensión, hipercapnia, etc.). Dado que es imposible actuar sobre el daño primario (excepto por prevención), la base del cuidado en neurointensivismo es mejorar los resultados funcionales a través de evitar y tratar todos los factores generadores de daño secundario.

Independientemente del mecanismo lesional inicial, la vía final común de la lesión neurológica es la herniación, la alteración del flujo sanguíneo cerebral, la isquemia y la muerte neuronal. Las guías de manejo del TCE grave hacen referencia a un manejo estandarizado de los pacientes, sin considerar la variedad de características fisiopatológicas de cada caso en particular. Como se verá en este capítulo, son varios los mecanismos fisiopatológicos de daño cerebral, con diferentes etapas incluso en un mismo paciente. El objetivo es hacer una reseña de los mecanismos básicos de daño neurológico, lo cual servirá para comprender y conducir la terapia de manera más racional y adecuada para cada situación, patrón lesional específico y etapa evolutiva de nuestros pacientes.

DAÑO PRIMARIO

Es determinado por el impacto de fuerzas físicas sobre el cráneo, las que pueden generar cuatro tipos de traumatismo: focal, difuso, penetrante y por estallido.

DAÑO SECUNDARIO

Una vez ocurrido un TCE, se desarrollará una serie de mecanismos que explican la progresión del daño inicial. El daño resultante de esta progresión se conoce como daño secundario, el mismo que se establece en un plazo variable, que –dependiendo del mecanismo involucrado– ocurre en horas a días (inflamación, apoptosis), o semanas a meses (cicatrización). Este período ofrece una ventana de tiempo donde las estrategias de neuroprotección cobran sentido.

Los mecanismos biomecánicos que producen las lesiones primarias pueden ser clasificados en cuatro tipos –estático, dinámico, penetrante y por estallido–, los que generan distintas clases de lesiones encefálicas.

MECANISMOS DEL DAÑO PRIMARIO

Mecanismos estáticos

Corresponde a la transmisión de energía cinética directa sobre el encéfalo, aplicada por un agente externo al cráneo, o bien ocurre durante la colisión del cráneo con otra estructura (impacto directo). Son fuerzas de tipo compresivo. Es el típico ejemplo del TCE con "cabeza fija", producto de la agresión con un elemento contundente.

En este tipo biomecánico de lesión primaria, la magnitud de la energía aplicada y la forma del objeto son los determinantes en la aparición de lesiones cerebrales. Ejemplos de este mecanismo son las fracturas de cráneo, los hematomas yuxtadurales (epidural-subdural) y las contusiones en la región del impacto.

Mecanismos dinámicos

Este tipo de mecanismo es el más frecuente y de mayor efecto lesivo sobre el encéfalo, característico del TCE con "cabeza móvil", propio de los accidentes de tránsito.

Fundamentalmente aquí participan fuerzas de aceleración lineal y angular, por lo que el movimiento generado por la cabeza y el encéfalo se traduce en dos efectos:

- Movimiento de traslación que provoca el desplazamiento e impacto de las estructuras encefálicas con respecto a la bóveda craneal (fosa anterior y media principalmente) y otras estructuras, como la duramadre.
- Movimiento de rotación en el que el cerebro por un efecto de inercia se retarda en relación con el

cráneo, creándose vectores de fuerza sobre las conexiones del cerebro con la duramadre y el cráneo, y sobre el propio tejido cerebral. A este tipo de mecanismo lesional se le atribuye la aparición de lesiones estructurales como la lesión axonal difusa (LAD), las contusiones cerebrales y los hematomas intracerebrales traumáticos.

Mecanismos penetrantes y por estallido

El traumatismo penetrante ocurre por la entrada de un cuerpo extraño en la cavidad craneal. El daño resultante depende de la naturaleza del cuerpo extraño y la profundidad o extensión que abarca dicho elemento. Heridas por armas blancas generan hemorragia a lo largo del trayecto de penetración. En cambio, las heridas por armas de fuego dependen del calibre y velocidad alcanzada por el proyectil. Aquí se desarrolla una cavidad cónica, con su diámetro mayor orientado en la dirección del impacto por la cavitación dependiente del proyectil. En dicha cavidad encontramos necrosis, hemorragia y fragmentación axonal. A lo largo de los márgenes de la cavidad se desarrolla un intenso fenómeno inflamatorio.

El traumatismo por estallido (*blast trauma*) es el que ocurre como consecuencia de la detonación de un explosivo. Dependiendo del poder de detonación, la profundidad de la carga y la distancia con el individuo, ocurren 4 tipos de lesiones:

- Efecto de la onda de choque.
- Impacto por metralla.
- Acción de fuerzas inerciales (aceleración, desaceleración).
- Efecto de gases a alta temperatura.

El traumatismo resultante es complejo, similar a un traumatismo difuso con un intenso compromiso inflamatorio, edema cerebral y daño vascular. En particular, la onda de choque es una onda de presión con una fase positiva de compresión y otra negativa de estiramiento. Esto afecta mayormente las interfaces entre tejidos de distintas densidades, lo que explica el daño vascular. Si bien este tipo traumatismo es común en la guerra moderna, también puede afectar a un gran número de civiles en los casos de atentados terroristas.

MECANISMOS DE PROPAGACIÓN DEL DAÑO SECUNDARIO

Los mecanismos de propagación del daño involucran factores sistémicos y locales. Entre los factores sistémicos se destacan aquellos que evitamos con las medidas de neuroprotección secundaria: hipotensión, hipoxia, hipercapnia e hipocapnia, hiperglucemia e hipoglucemia y fiebre. Entre los factores locales existen factores celulares y tisulares. Los primeros dependen de

mecanismos biológicos como la inflamación, excitotoxicidad y apoptosis. Los factores tisulares dependen de la compleja relación que existe entre las distintas células del sistema nervioso central (SNC) y su regulación. Aquí se destaca la pérdida de la autorregulación cerebral, el desacoplamiento entre el flujo sanguíneo cerebral (FSC) y el consumo cerebral de oxígeno ($CMRO_2$), la isquemia, las convulsiones, el aumento de la permeabilidad de la barrera hematoencefálica (BHE) y el fenómeno de depresión cortical propagada (**fig. 8-1**).

Mecanismos biológicos de propagación de daño

La inflamación es un fenómeno por definición tisular, pero se inicia en las células. Después del traumatismo, a partir de las células destruidas por el daño primario, existe liberación de diversas moléculas que activan el sistema inmunitario innato. Mediante la interacción con los receptores de reconocimiento de patrones (PRR, *Pattern Recognition Receptor*), estas moléculas, mayormente intracelulares, son reconocidas como señales de daño (DAMP, Damage-*associated molecular patterns*). Entre ellas se encuentran el trifosfato de adenosina (ATP), las proteínas S100, y la presencia de DNA o RNA. La microglía (macrófagos residentes en el encéfalo), junto con los leucocitos circulantes reclutados, reconocen a los DAMP y se activan siendo capaces ahora de migrar, fagocitar, presentar antígenos, producir citocinas, radicales libres y otras moléculas solubles. La BHE se daña por el traumatismo, la inflamación y en particular la activación de metaloproteinasas (MMP) liberadas desde los astrocitos que degradan la matriz extracelular.

En los pacientes con TCE grave, ocurre aumento del glutamato extracelular. Este incremento induce despolarización neuronal con el consecuente aumento sostenido del Na^+ y Ca^{2+} hacia el intracelular. Esta sobrecarga de Ca^{2+} intracelular lleva a la activación de las caspasas generado apoptosis. Esta muerte celular iniciada por el glutamato se conoce como excitotoxicidad. Normalmente, los astrocitos representan la principal defensa de las neuronas ante la excitotoxicidad. Son capaces de captar el glutamato por transportadores específicos, metabolizarlo a glutamina y diluirlo gracias a su extensa capacidad de interconexión. Sin embargo, en casos de estrés celular con reducción de ATP, la sobrecarga de Na^+ intracelular puede invertir el transporte de glutamato en los astrocitos, perpetuando la excitotoxicidad.

La apoptosis o muerte celular programada ocurre en la vecindad del daño primario abarcando el tejido dañado no letalmente por el traumatismo o en áreas a distancia de la lesión inicial, mediante la propagación de diversas señales de daño. La apoptosis puede ser desencadenada por una vía intrínseca dependiente de la liberación del citocromo C desde las mitocon-

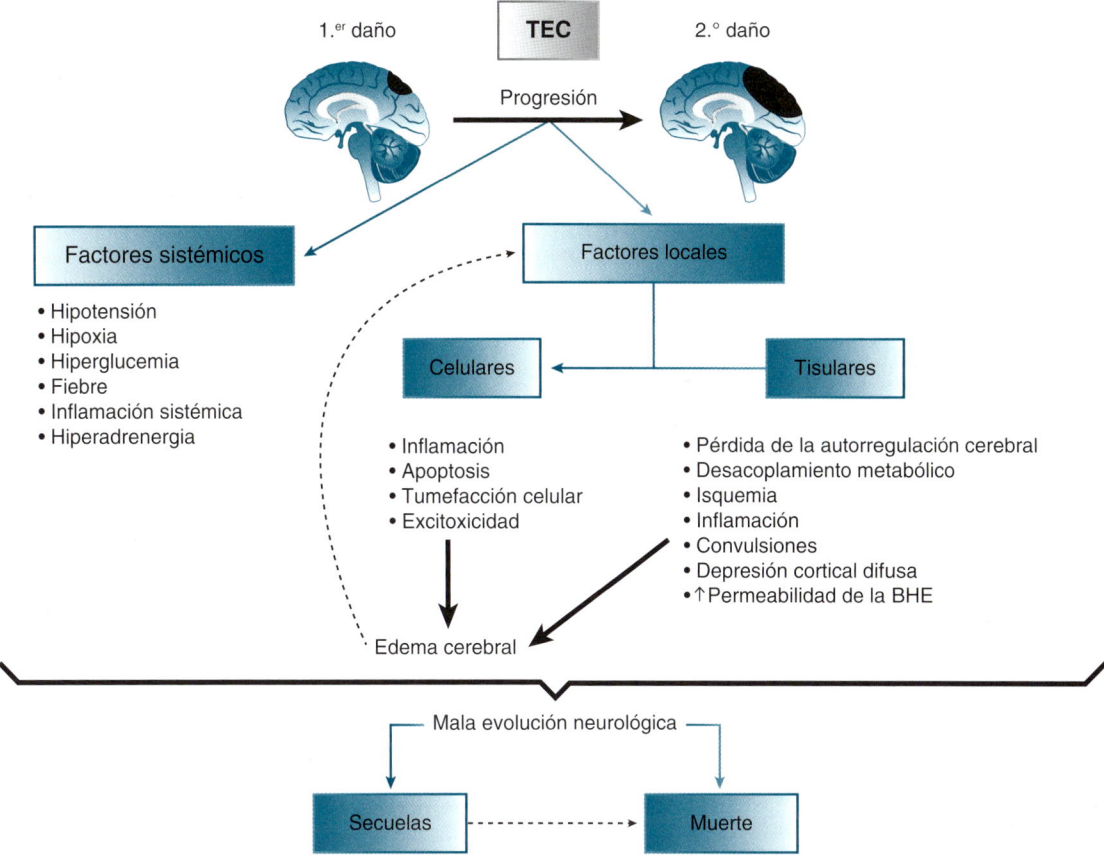

Fig. 8-1. Interrelación existente entre los distintos mecanismos de progresión del daño secundario. Nótese como la interacción de los factores tisulares y celulares genera edema cerebral. Esto genera un círculo vicioso, que finalmente da cuenta del mal resultado neurológico o la muerte. TCE: traumatismo craneoencefálico; BHE: barrera hematoencefálica.

drias y otra extrínseca, a través del receptor FAS y su ligando. Ambas activan a una vía final común donde la caspasa-3 ejecutora activa a la endonucleasa CAD (*Caspase-Activated DNase*), que corta en forma ordenada y regular el DNA. En la activación de la vía intrínseca influye un balance de proteínas proapoptóticas y antiapotóticas, donde ejercen su efecto las señales de daño antes mencionadas. Clásicamente, la apoptosis termina con la destrucción del núcleo celular (cariorrexis) y producción de cuerpos apoptóticos que son removidos por las microglías sin inducir inflamación. Sin embargo, en los últimos años se han descrito tres subtipos de apoptosis: piroptosis, ferroptosis y anoikis. En la piroptosis ocurre una rápida rotura de la membrana plasmática con la consecuente liberación del contenido celular, el que normalmente contiene moléculas proinflamatorias, como ya mencionamos. La ferroptosis, en cambio, se caracteriza por la muerte celular inducida por la acumulación de radicales libres de oxígeno derivados del metabolismo del hierro, con la consecuente peroxidación lipídica y proteica. La ferroptosis ha sido vinculada con la muerte neuronal que

ocurre en enfermedades neurodegenerativas como el Alzheimer. Finalmente, la anoikis es la muerte celular inducida por el desprendimiento de las células de la matriz extracelular que las sostiene. Esto ocurre en un TCE durante el proceso de daño de la BHE. Como ya se comentó, ocurre liberación de MMP, principalmente desde los astrocitos, y en particular el subtipo 9 puede ser activado por el estrés oxidativo. Las MMP degradan la matriz extracelular y las uniones estrechas del endotelio, lo cual se suma a la inflamación y edema, despegando células endoteliales, pericitos, astrocitos y neuronas subyacentes, todas las cuales mueren por anoikis.

HOMEOSTASIS DEL ENCÉFALO

En condiciones normales, el volumen dentro del cráneo, determinado por el líquido cefalorraquídeo (LCR), el compartimento vascular (volumen sanguíneo cerebral, VSC) y el tejido encefálico, permanece constante. Para ello, el aumento de uno de estos componentes necesariamente llevará al desplazamiento y disminución de los otros dos. Este concepto corresponde a la llamada doctrina de Monro-Kellie y hace referencia, por un lado, a la distensibilidad intracraneal y, por otro, a los mecanismos para amortiguar los cambios de volumen. La distensibilidad es la relación que existe entre el volumen intracraneal (VIC) y la presión intracraneal (PIC) (ΔVIC/(ΔPIC). Inicialmente, esta relación es lineal, dada la capacidad que tiene el encéfalo para adaptarse a cambios de volumen, a través del desplazamiento de LCR y VSC (zona de alta distensibilidad; **fig. 8-2**). Sin embargo, una vez que los mecanismos de compensación están agotados, la relación entre el VIC y la PIC se hace exponencial (zona de baja distensibilidad; véase **fig. 8-2**).

En esta zona de baja distensibilidad intracraneal, mínimos cambios en el VSC llevarán a aumentos pronunciados de la PIC, con caída del FSC e hipoxia celular, lo cual generará edema celular, con mayor elevación de la PIC y así sucesivamente, produciendo cada vez un mayor daño neuronal (véase **fig. 8-2**).

CONCEPTOS GENERALES DEL FLUJO SANGUÍNEO CEREBRAL

El objetivo de la reanimación en el TCE es restablecer y asegurar al cerebro un FSC que permita un aporte de oxígeno y glucosa acorde con sus demandas metabólicas. Debido a la dificultad en medir de manera directa el FSC, se utiliza como parámetro indirecto la presión de perfusión cerebral (PPC). En la práctica clínica, la PPC se calcula mediante la diferencia entre la presión arterial media (PAM) y la PIC (PPC = PAM − PIC).

Regulación del flujo sanguíneo cerebral

La regulación del FSC es un proceso dinámico que, en condiciones normales, se encuentra influenciado por diferentes mecanismos (**fig. 8-3**):

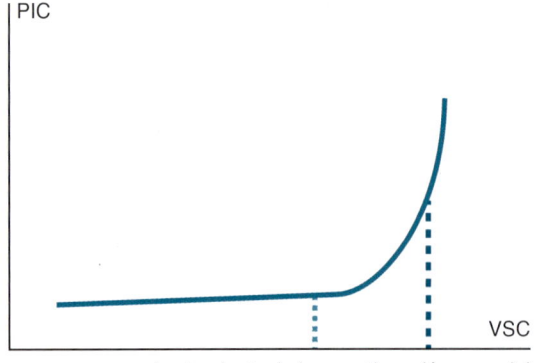

Fig. 8-2. Relación entre la presión intracraneal (PIC) y el volumen sanguíneo cerebral (VSC). Una vez que no puede producirse más desplazamiento de los componentes del encéfalo, menores cambios de VSC generarán pronunciados aumentos de la PIC.

- Autorregulación (AR): la AR es la capacidad que tiene la vasculatura cerebral de mantener constante el FSC y, por lo tanto, los aportes de nutrientes y oxígeno, de manera independiente de la PPC, a través de la vasodilatación y vasoconstricción de las arteriolas precapilares (200 a 400 mm de diámetro). De este modo, dentro del rango de la AR fisiológica, la PIC se mantendrá normal, pero puede incrementarse de manera drástica en las situaciones extremas (**fig. 8-4**).

  Sin embargo, es importante resaltar que en el TCE se puede alterar la AR (incluso sin daño estructural evidente), ya sea de manera global o regional. En estas condiciones, el FSC se volverá dependiente de la presión arterial y variará de manera pasiva en el mismo sentido que la PPC (**fig. 8-5**).

- Regulación metabólica: el "acoplamiento metabólico" implica que el FSC es directamente proporcional a las necesidades metabólicas cerebrales; esto significa que una caída del aporte de O_2 cerebral (anemia, hipoxia, hipotensión) o aumento del consumo (convulsiones, fiebre, agitación) determinarán vasodilatación compensatoria y aumento del FSC. De igual forma, las intervenciones terapéuticas que disminuyan el consumo de O_2 cerebral (sedación, hipotermia) disminuirán el FSC y con ello el volumen sanguíneo cerebral (**fig. 8-6**).

- Reactividad cerebral al CO_2: corresponde a la variación en el diámetro de las arterias piales de menos de 50 mm ante los cambios en la $PaCO_2$. En este contexto, la hipercapnia produce vasodilatación y la hipocapnia, vasoconstricción. Este es un concepto diferente del de AR, ya que la reactividad cerebral al CO_2 se conserva, aun en situaciones de pérdida de la AR.

Como se mencionó previamente, estos mecanismos operan en condiciones normales. Sin embargo, en el TCE puede producirse caída del FSC con aumento de la demanda metabólica (desacople FSC/$CMRO_2$) y alteraciones heterogéneas de la AR, ya sea de manera total o parcial.

Aparentemente, el FSC se altera siguiendo un patrón evolutivo. Esto implica diferentes objetivos terapéuticos para cada etapa (**fig. 8-7**):

- Reducción del FSC sobre todo en las regiones pericontusionales o cercanas a los hematomas subdurales (12-24 horas pos- TCE).
- Aumento del FSC, mayor que la demanda (desacople FSC/$CMRO_2$) con hiperemia, que lleva a tumefacción cerebral por alteraciones del tono vasomotor y vasodilatación patológica.
- Caída del FSC atribuida a vasoespasmo, el cual tiene una incidencia incierta, y que según algunos autores es una entidad subestimada como causa de isquemia cerebral.

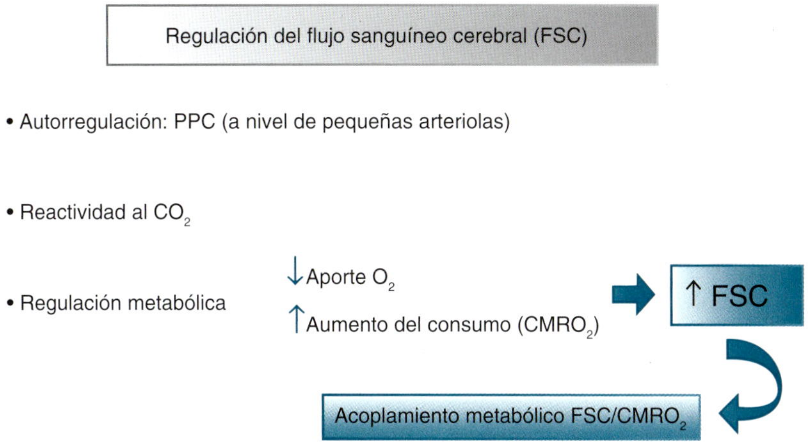

Regulación del flujo sanguíneo cerebral (FSC)

- Autorregulación: PPC (a nivel de pequeñas arteriolas)

- Reactividad al CO_2

- Regulación metabólica

$\downarrow$ Aporte O_2

$\uparrow$ Aumento del consumo (CMRO$_2$) → ↑ FSC

Acoplamiento metabólico FSC/CMRO$_2$

Fig. 8-3. Mecanismos de regulación del FSC.

EDEMA CEREBRAL

El edema cerebral es un factor fundamental en el desarrollo de hipertensión endocraneal (HEC). Si bien se define de manera genérica como "edema" el aumento del volumen cerebral, estrictamente corresponde al aumento de agua a nivel extravascular. Esto puede ocurrir solo a nivel extracelular o en combinación con el intracelular. Este edema cerebral puede ser focal o difuso.

Así entendido, podemos clasificarlo en:

- Citotóxico: se genera por disfunción de la membrana celular secundaria a la alta demanda energética sumada a un aporte insuficiente como consecuencia directa del daño traumático. Esta alteración llevará tempranamente a la acumulación intracelular de agua, ya sea a nivel neuronal o glial. Hay dos causas sistémicas corregibles que agravan este desequilibrio oferta/demanda: hipotensión e hipoxemia. También ocurre hipoxia celular por alteraciones en la difusión del oxígeno, isquemia microvascular o disfunción mitocondrial.
- Vasogénico: la disrupción de la BHE permite el aumento de su permeabilidad al agua y a los solutos plasmáticos de alta osmolaridad que difunden al intersticio, aumentando el contenido hídrico extravascular.

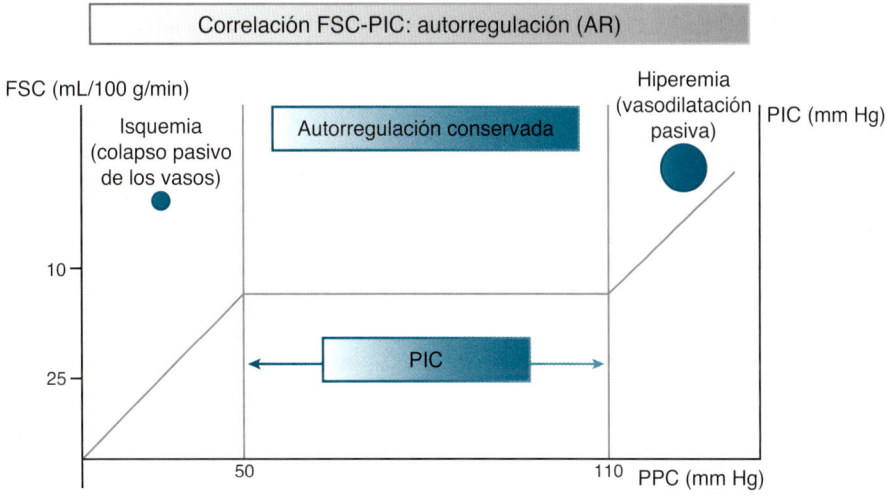

Fig. 8-4. Diagrama del comportamiento del FSC en relación con la PPC con AR conservada. Si bien se considera el límite inferior de la AR en 50 mm Hg, este es un valor arbitrario, por lo que será más seguro establecer un límite individual para cada paciente basado en los parámetros de neuromonitorización multimodal. FSC: flujo sanguíneo cerebral; PIC: presión intracraneal; PPC: presión de perfusión cerebral.

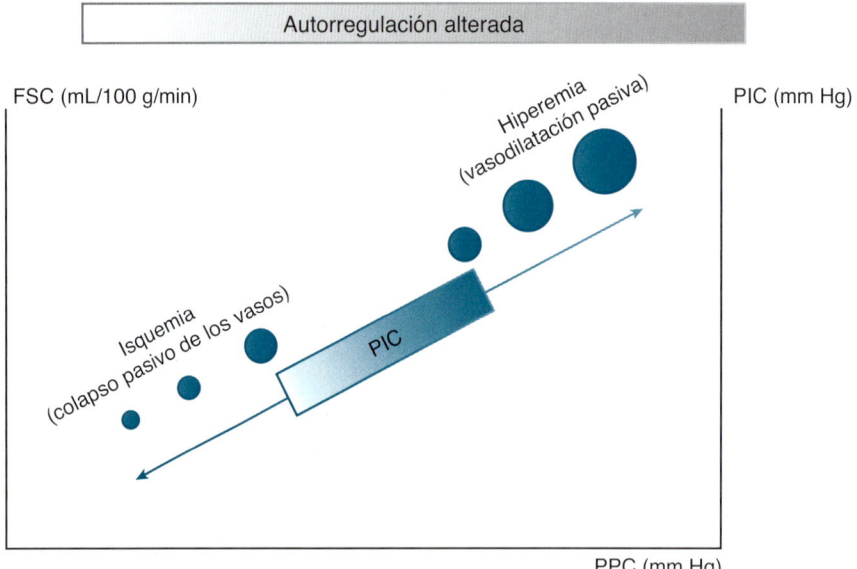

Fig. 8-5. Variaciones de la presión intracerebral (PIC) y el flujo sanguíneo cerebral (FSC) en el mismo sentido que la PPC cuando se altera la autorregulación.

Se desarrolla en horas de producido el TCE y predomina a nivel de la sustancia blanca. En este contexto de pérdida de la integridad de la BHE, junto con una alteración de la AR, permite que una PPC elevada pueda aumentar la presión hidrostática y con ello el contenido de agua extravascular. Esto es común solo en las zonas pericontusión. Sin embargo, en algunos pacientes puede manifestarse como edema cerebral difuso.

Luego de un TCE se produce edema citotóxico en la zona (núcleo) de la lesión, y posteriormente se desarrolla edema vasogénico en los tejidos circundantes. Así, el llamado *brain swelling* (edema cerebral) en la literatura angloparlante es el producto de edema intracelular y la disrupción de la BHE. Algunos hallazgos recientes plantean que el aumento de la presión en el espacio subaracnoideo generaría el pasaje de LCR desde las cisternas hacia el parénquima cerebral, a través de los espacios perivasculares, contribuyendo al *brain swelling* postraumático.

DESPOLARIZACIÓN CORTICAL PROPAGADA

La llamada en inglés *cortical spreading depression* se refiere a ondas de despolarización que involucra a neuronas y glía, y se propaga lentamente (2-5 mm/min) por la corteza cerebral, asociadas a una fuerte disminución de la actividad eléctrica normal y rotura del gradiente iónico transmembrana. Ocurre aumento del K^+ extracelular, mientras que en el intracelular ocurre incremento del Na^+, Ca^{2+} y H_2O. De hecho, la despolarización es tan intensa que las células se edematizan. Este fenómeno es repetitivo y aumenta el estrés celular. Se acompaña de cambios en el flujo sanguíneo regional con hiperemia y luego oligoemia, lo que sumado al esfuerzo celular por restablecer los gradientes, favorece el desarrollo de isquemia. El estudio COSBID, fue un trabajo prospectivo internacional de monitorización electrocorticográfica que reunió siete centros en tres países y analizó 115 pacientes neurocríticos. Los pacientes con TCE grave presentaron en un 53% despolarizaciones propagadas. En la actualidad se plantea que la despolarización cortical propagada es uno de los principales determinantes de los malos resultados clínicos en los pacientes con TCE grave.

PATRONES LESIONALES

El daño neurológico traumático, desde el punto de vista neuropatológico, puede dividirse esquemáticamente en:

- Focal:
  - Hematoma extradural (HED).
  - Hematoma subdural (HSD).

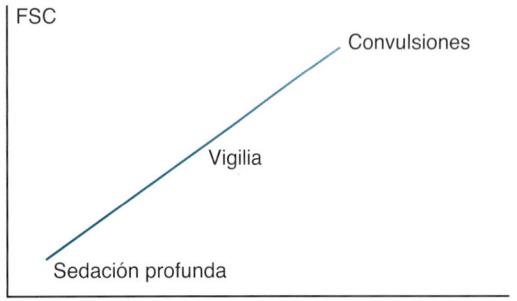

Fig. 8-6. Regulación metabólica del FSC.

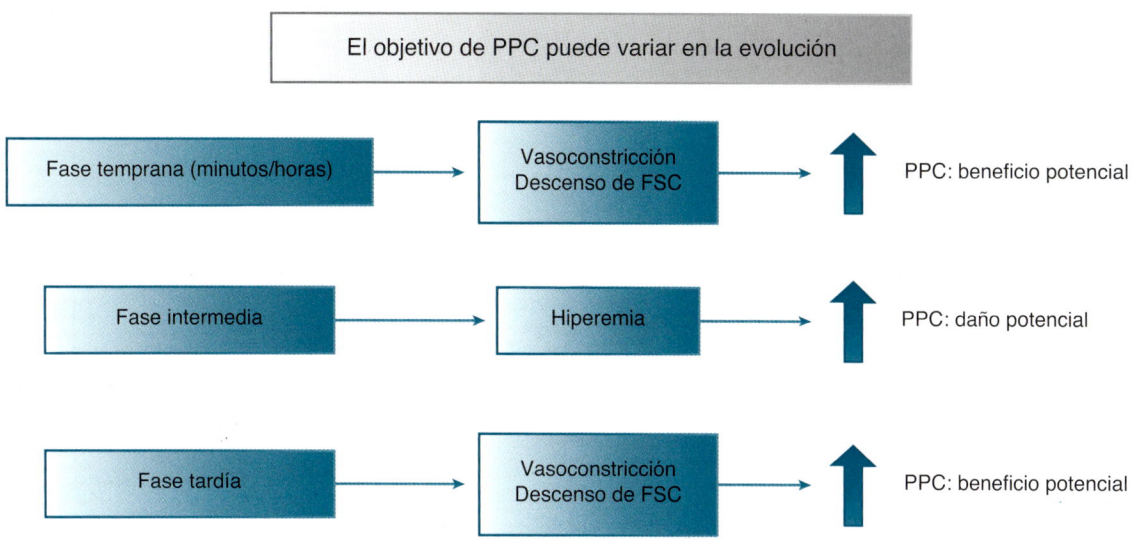

Fig. 8- 7. Representación esquemática de las alteraciones que se producen en la hemodinamia cerebral en las diferentes etapas pos-TEC.

– Contusiones.
– Hematomas intracerebrales traumáticos:
  o Asociados a contusiones superficiales.
  o Secundarios a cizallamiento cuando se localizan a nivel de ganglios basales.
• Difuso:
  – Isquemia cerebral.
  – LAD.
  – Edema cerebral difuso (*brain swelling*).

Obviamente, todo este tipo de lesiones puede combinarse en un mismo paciente.

En la **figura 8-8** se muestra un esquema de los mecanismos que intervienen en la lesión neurológica traumática."

Contusiones

Son zonas de necrosis hemorrágica ocasionadas por fenómenos de aceleración/desaceleración. Las contusiones se producen más frecuentemente a nivel orbitofrontal y parte anterior de los lóbulos temporales. En los casos de traumatismo con cabeza fija serán homolaterales al impacto y contralaterales en aquellos casos de TCE con cabeza móvil (por mecanismo de contragolpe).

Las contusiones pueden coalescer formando grandes hematomas, y su componente hemorrágico tiende a crecer en las primeras 24 horas, aumentando el edema perilesional durante los días subsecuentes (en ocasiones > 5 días). Su impacto en la morbilidad está en relación con la localización, tamaño, profundidad y si se encuentran presentes en forma bilateral.

Hematomas extradurales y subdurales

Se producen por deformación mecánica y disrupción vascular. Generan daño por compresión y desplazamiento del encéfalo. Sin embargo, en los TCE por alta energía, los HSD se asocian a daño del parénquima subyacente. Aquí ocurre isquemia focal, lesión por reperfusión, edema vasogénico y descenso del FSC.

Isquemia cerebral

Esta es secundaria a dos mecanismos:

• Hipotensión grave con hipoperfusión en "territorios vasculares limítrofes" (cerebral anterior-cerebral media, cerebral media-cerebral posterior).
• Lesión vascular directa.

Lesión axonal difusa

Se produce por los movimientos de aceleración/desaceleración y corresponde a una forma de presentación de daño tanto primario como secundario. Tiene una distribución típica, en la unión entre sustancia gris y blanca. En las neuroimágenes es común la presencia de lesiones hemorrágicas focales en la sustancia blanca cercana a la línea media (cuerpo calloso, cápsula interna), tronco, cerebelo y corona radiada.

Como se mencionó, se desarrolla en dos etapas: al momento del impacto se produce una sección de los axones (axotomía primaria), o en horas o días, secundaria al daño del citoesqueleto con descomposición axonal por alteraciones energéticas (axotomía secundaria). La manifestación clínica de la LAD es variable,

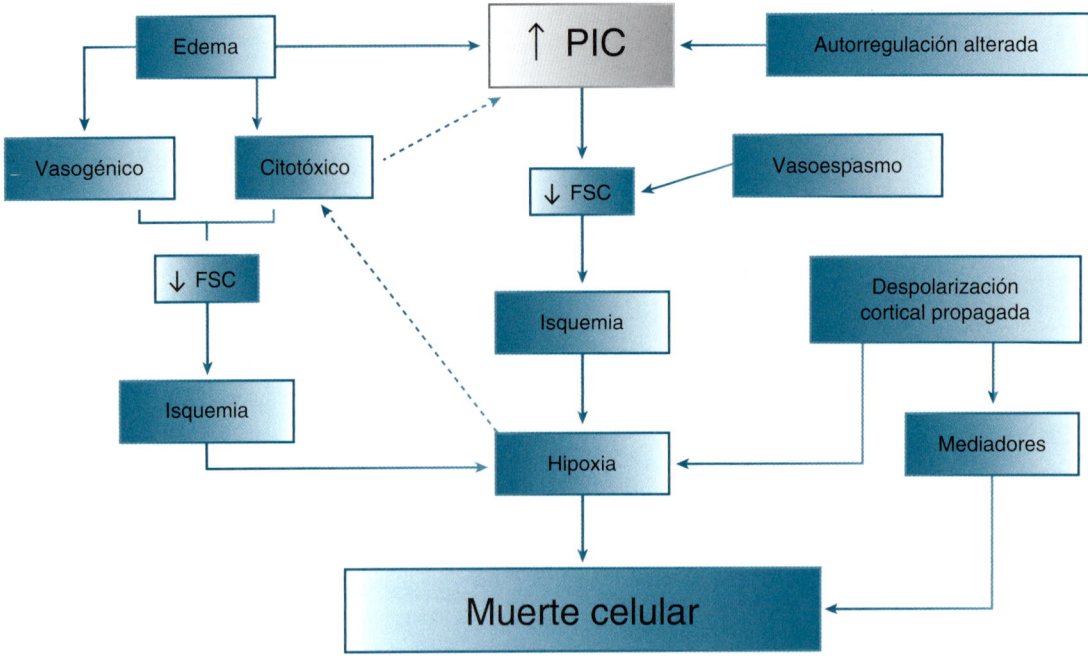

Fig. 8- 8. Resumen de los mecanismos de lesión neurológica traumática.

ya que puede ir desde un período de pérdida de conciencia hasta los peores resultados neurológicos luego de un TCE (estado vegetativo, estado de mínima conciencia, discapacidad grave).

★ **CONCLUSIONES**

El traumatismo craneoencefálico presenta una fisiopatología compleja, donde ocurre una complicada interacción del daño primario derivado del traumatismo y el daño secundario, producido por múltiples mecanismos de progresión. Lo anterior da cuenta de una patología heterogénea y compleja, que es difícil de abarcar en los estudios de medicina basada en la evidencia. Sin embargo, una correcta interpretación de la fisiopatología permite individualizar los tratamientos y predecir con un mayor índice de certeza la evolución de nuestros pacientes.

BIBLIOGRAFÍA

Bauer D, Tung ML, Tsao JW. Mechanisms of traumatic brain injury. Semin Neurol 2015;35:e14-22.

Bullock R, Zauner A, Woodward JJ, et al. Factors affecting excitatory amino acid release following severe human head injury. J Neurosurg 1998;89:507-18.

Cernak I, Noble-Haeusslein LJ. Traumatic brain injury: an overview of pathobiology with emphasis on military populations. J Cereb Blood Flow Metab 2010;30:255-66.

Cherian I, Beltran M, Landi A, Alafaci C, Torregrossa F, Grasso G. Introducing the concept of "CSF-shift edema" in traumatic brain injury. J Neurosci Res 2018;96:744-52.

Corps KN, Roth TL, McGavern DB. Inflammation and neuroprotection in traumatic brain injury. JAMA Neurol 2015;72:355-62.

Dreier JP. The role of spreading depression, spreading depolarization and spreading ischemia in neurological disease. Nat Med 2011;17:439-47.

Fisher D. Neuro-reanimación basada en metas. En: Programa de Actualización en Terapia Intensiva (PROATI). Buenos Aires: Editorial Médica Panamericana; 2018. pp. 11-35.

Hartings JA, Bullock MR, Okonkwo DO, et al. Spreading depolarisations and outcome after traumatic brain injury: a prospective observational study. Lancet Neurol 2011; 10:1058-64.

Hertle DN, Dreier JP, Woitzik J, et al. Effect of analgesics and sedatives on the occurrence of spreading depolarizations accompanying acute brain injury. Brain 2012; 135:2390-98.

Marmarou A, Fatouros PP, Barzó P, et al. Contribution of edema and cerebral blood volume to traumatic brain swelling in head-injured patients. J Neurosurg 2000;93:183-93. Ottens AK, Bustamante L, Golden EC, et al. Neuroproteomics: a biochemical means to discriminate the extent and modality of brain injury. J Neurotrauma 2010;27:1837-52.

Smith C. Neurotrauma. Handb Clin Neurol 2017;145:115-32.

Povlishock JT. Pathophysiology of Traumatic Brain Injury. Neurosurg Clin N Am 2016;27:397-407.

Rovegno M, Soto PA, Sáez JC, von Bernhardi R. [Biological mechanisms involved in the spread of traumatic brain damage]. Med Intensiva 2012;36:37-44.

Stocchetti N, Maas AIR. Traumatic intracranial hypertension. N Engl J Med 2014;370:2121-30.

Stocchetti N, Carbonara M, Citerio G, et al. Severe traumatic brain injury: targeted management in the intensive care unit. Lancet Neurol 2017;16:452-64.

Wilson MH. Monro-Kellie 2.0: The dynamic vascular and venous pathophysiological components of intracranial pressure. J Cereb Blood Flow Metab 2016;36:1338-50.

El metabolismo cerebral en los cuidados intensivos neurológicos

9

Patrick J. Karas, Shankar P. Gopinath y Claudia S. Robertson

INTRODUCCIÓN

El metabolismo cerebral es la piedra angular de gran parte de los cuidados intensivos neurológicos. Un sólido conocimiento del metabolismo cerebral normal y de las alteraciones que presenta en las enfermedades es clave para encarar un enfoque racional del cuidado del enfermo neurológico grave. Los productos del metabolismo cerebral anormal contribuyen a la lesión encefálica secundaria; por lo tanto, muchas intervenciones en los cuidados intensivos neurológicos se concentran en la monitorización y el restablecimiento del metabolismo cerebral normal. El conocimiento de los conceptos que se presentan en este capítulo estimulará un abordaje lógico basado en la fisiología del tratamiento de las enfermedades que se observan con frecuencia en las unidades de cuidados intensivos neurológicos.

METABOLISMO CEREBRAL NORMAL

El metabolismo cerebral está compuesto por el conjunto de reacciones químicas y físicas que proveen energía a las células cerebrales. Estas reacciones son las que hacen posible que las neuronas y células gliales vivan, se comuniquen y cumplan una función dentro de un organismo mayor.

Demanda metabólica cerebral

El encéfalo explica aproximadamente el 20% del consumo de energía del cuerpo humano. Como tal, el 20% del volumen minuto viaja hasta el encéfalo para cubrir esta demanda continua de glucosa y oxígeno. El flujo sanguíneo cerebral (FSC) normal se mantiene en 50-60 mL/min por 100 g de tejido encefálico (aproximadamente 800 mL/min para todo el encéfalo) para proveer los 3,5 mL/100 g de oxígeno y los 5,5 mg/100 g de glucosa necesarios que consume el encéfalo. Con concentraciones normales de glucosa de alrededor de 90 mg/dL, el encéfalo elimina aproximadamente el 10% de la glucosa que circula por las arterias cerebrales. En el **cuadro 9-1** se muestran los cálculos de las mediciones metabólicas cerebrales normales.

El metabolismo aerobio completo degrada cada molécula de glucosa para regenerar aproximadamente 30 (máximo teórico de 38) moléculas de trifosfato de adenosina (ATP). Un gramo de tejido de sustancia gris consume 30-50 µmol/min de ATP. Las neuronas utilizan alrededor del 75% de esta energía, mientras que la glía utiliza el 25% restante. De la energía utilizada por las neuronas, la mayoría (más del 80% en algunas neuronas) se emplea en la sinapsis. Los potenciales postsinápticos y la formación y el reciclado de las vesículas son procesos que requieren mucha energía. Gran parte de la energía restante se utiliza para mantener los gradientes de concentración y propagar los potenciales de acción, un proceso energético que es más eficaz en las neuronas mielínicas de los vertebrados.

Metabolismo de la glucosa y papel del lactato

El encéfalo tiene poco almacenamiento de glucógeno nativo y se basa casi exclusivamente en el aporte de nutrientes a través de la circulación. Los astrocitos constituyen el único tipo de células cerebrales que almacena glucógeno. Cuando disminuye el aporte de sangre o la concentración de glucosa en sangre, ocurre rápidamente una lesión en el encéfalo. Por ejemplo, las concentraciones sanguíneas de glucosa por debajo de 30 mg/dL conducen al coma y al daño encefálico irreversible. La glucosa es transportada a través de la barrera hematoencefálica principalmente por la familia GLUT de proteínas facilitadoras del transporte de glucosa. Las proteínas GLUT1 se localizan en los pies terminales de los astrocitos que forman la barrera hematoencefálica, y las proteínas GLUT3 se localizan en los axones y las dendritas de las neuronas en regiones de alta demanda metabólica local.

A pesar de los importantes avances en el conocimiento del metabolismo cerebral de las dos últimas décadas, el tema sigue siendo controvertido. Clásicamente, se consideraba que el metabolismo cerebral se basaba exclusivamente en la captación neuronal de glucosa a partir del aporte de sangre circulante (**fig. 9-1**, izquierda). Dentro del citoplasma neuronal, la glucosa se degrada primero a través de la glucólisis, tanto en presencia como en ausencia de oxígeno. Una molécula de glucosa es convertida en dos moléculas de piruvato, lo que crea una ganancia neta de dos moléculas de ATP y el dinucleótido de niconitamida y adenina (NADH). En presencia de oxígeno, el piruvato entra

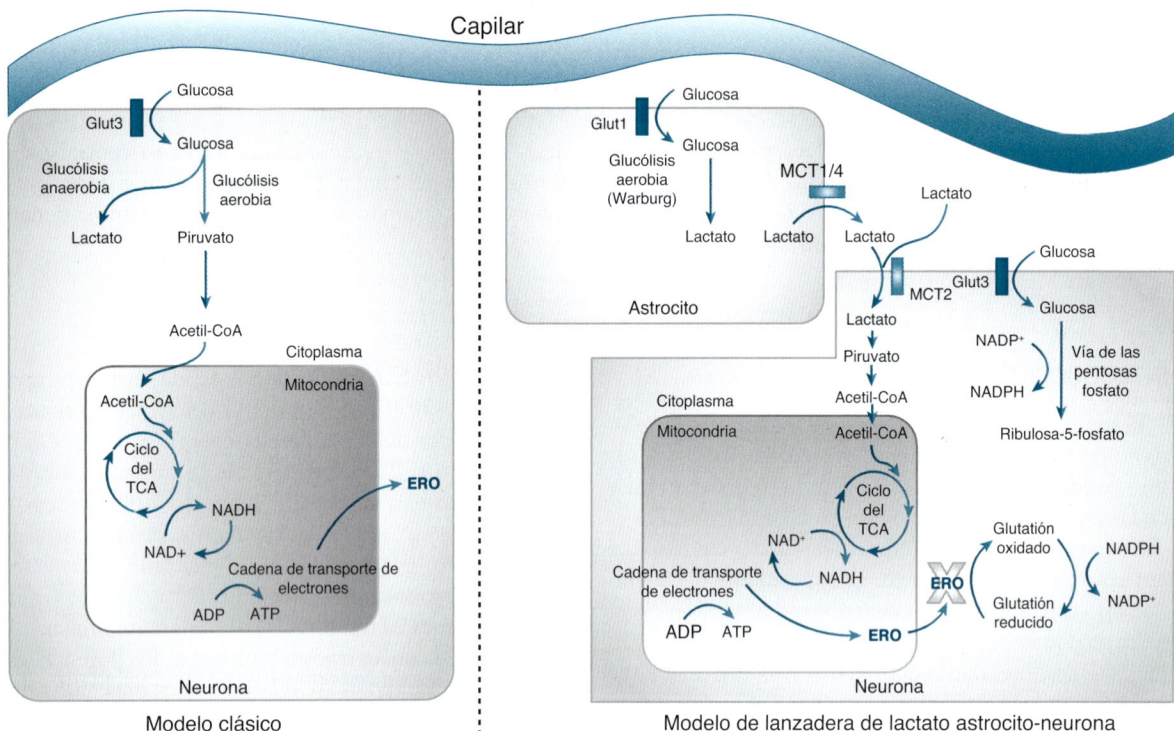

Fig. 9-1. Esquemas del metabolismo cerebral.

en las mitocondrias y es convertido en acetil-CoA que puede entrar entonces en el ciclo de ácido cítrico. En ausencia de oxígeno, el piruvato es convertido en lactato que puede ser convertido nuevamente en piruvato cuando hay oxígeno disponible. La acetil-CoA entra en el ciclo de los ácidos tricarboxílicos para regenerar NADH y dinucleótido de flavina y adenina (FADH2), que se utilizan posteriormente para alimentar la fosforilación oxidativa y la cadena de transporte de electrones.

Este modelo clásico, según el cual todos los pasos del metabolismo de la glucosa ocurrirían dentro de la neurona, se enfrenta a dos controversias: la glucosa no es el único sustrato de energía utilizado por el encéfalo, y las neuronas pueden basarse en los astrocitos para ciertos pasos en el metabolismo de la glucosa. Como alternativa a la glucosa, el encéfalo puede utilizar los cuerpos cetónicos como sustrato de energía en condiciones de ayuno prolongado o en diabetes no controlada. También se ha demostrado que el lactato puede ser un sustrato alternativo de energía, incluso si la glucosa no es escasa. Por ejemplo, a medida que los niveles de lactato en sangre se elevan durante el ejercicio en seres humanos sanos, la captación y la utilización de glucosa en el encéfalo disminuyen, mientras que aumenta la captación de lactato. De hecho, bajo estas condiciones se ha demostrado que el lactato proporciona hasta el 25% del aporte cerebral de energía a pesar de los niveles de glucemia casi normales.

La segunda controversia del modelo clásico del metabolismo cerebral es la hipótesis de que la actividad metabólica entre los astrocitos y las neuronas está acoplada a través de un transportador de lactato (**fig. 9-1**, derecha). Este modelo, que se basa en algunas observaciones, predice que los astrocitos importan glucosa desde la sangre para metabolizarla a lactato. El lactato es luego transportado entre las neuronas para que ingrese en el ciclo de los ácidos tricarboxílicos y la fosforilación oxidativa. En los astrocitos, alrededor del 10% de la glucosa sufre glucólisis aeróbica para dar lactato a pesar de una tensión normal de oxígeno, una forma de glucólisis aeróbica denominada efecto Warburg. Esta glucólisis aeróbica y la elaboración de lactato ocurren predominantemente en los astrocitos, los cuales regulan negativamente el metabolismo a través del ciclo de los ácidos tricarboxílicos. Por el contrario, la glucólisis parece estar limitada a las neuronas, a pesar de una alta actividad del ciclo de los ácidos tricarboxílicos y la fosforilación oxidativa en las mitocondrias neuronales. El modelo de transportador de lactato de astrocitos-neuronas establece que el lactato producido a través de la glucólisis aeróbica en los astrocitos es acoplado al metabolismo oxidativo en las neuronas a través de transportadores monoxicarboxilados (MCT1/4 en los astrocitos y MCT2 en las neuronas) que "transportan" lactato desde los astrocitos hasta las neuronas.

El modelo del transportador de lactato de astrocitos-neuronas se sustenta en un número creciente de publicaciones. Por ejemplo, durante la actividad mediada por glutamato, disminuye la utilización neuronal de glucosa y aumenta la utilización en los astrocitos, lo que sugiere que el lactato se convierte en la fuente principal de energía para las neuronas. Además, algunos estudios que sugieren que las neuronas metabolizan glucosa, en gran parte a través de la vía de pentosa fosfato en lugar de hacerlo a través de la glucólisis, postulan la hipótesis de que las neuronas aumentan al máximo la producción de fosfato de dinucleótido de nicotina y adenina (NADPH) para protegerlas de las especies reactivas de oxígeno. El metabolismo de la pentosa fosfato estimula la producción de NADPH para aumentar al máximo la regeneración de glutatión reducido, un importante eliminador de especies reactivas de oxígeno. En estudios donde las neuronas fueron redirigidas a metabolizar glucosa a través de la glucólisis en lugar de hacerlo mediante la vía de las pentosas fosfato, esas neuronas sufrieron apoptosis desencadenada por estrés oxidativo. Aunque las neuronas transportan de forma independiente glucosa desde el intersticio a través de GLUT3 en el estado basal, quienes proponen el transportador de lactato de astrocitos-neuronas postulan la hipótesis de que la captación directa de glucosa podría ser secundaria a la necesidad de reducir la producción de especies reactivas de oxígeno por la actividad oxidativa sumamente sobrerregulada en las neuronas.

A pesar de la creciente popularidad de la hipótesis del transportador de lactato de astrocitos-neuronas, siguen surgiendo fuertes indicios que apoyan el modelo clásico del metabolismo de la glucosa centrado en la neurona. Es muy probable que, de alguna manera, ambos modelos de transportador clásico y de lactato de astrocitos-neuronas participen en el metabolismo cerebral. Más allá de cuál sea el verdadero, el metabolismo de la glucosa sigue siendo un área activa de investigación con importantes implicaciones en los cuidados intensivos neurológicos.

Metabolismo y acoplamiento neurovascular

La actividad neuronal está vinculada al flujo sanguíneo cerebral local a través de un proceso denominado acoplamiento neurovascular (metabolismo de flujo), donde la actividad neuronal local aumentada conduce a un aumento del flujo sanguíneo local a través de una combinación de cambios en el diámetro y el tono de los vasos. Dado que la provisión de energía está estrechamente acoplada con la actividad metabólica local del encéfalo, y la mayor parte de la energía es utilizada en las sinapsis, debe existir un sistema local de provisión energética que detecte actividad sináptica y medie los cambios de flujo sanguíneo asociados con el acoplamiento neurovascular. Aunque esto se atribuyó clásicamente al aumento indirecto de la captación de glucosa por las neuronas para compensar el aumento de la actividad metabólica, la hipótesis del transpor-

tador de lactato de astrocitos-neuronas señala que el astrocito es el principal regulador del acoplamiento neurovascular.

Los astrocitos, con muchos pies terminales que rodean a los capilares del sistema nervioso central para formar la barrera hematoencefálica, además de las prolongaciones laminares que rodean a las sinapsis, tienen la capacidad de detectar energía y regular su provisión. Se postula la teoría de que, a través del transportador de lactato de astrocitos-neuronas, el aumento de la actividad sináptica produce un aumento del glutamato extracelular, que posteriormente es recogido por las prolongaciones laminares de los astrocitos. Luego, estos reciclan el glutamato para rellenar los depósitos neuronales de neurotransmisores. La recolección y redistribución del glutamato impone una demanda metabólica a los astrocitos y conduce a un aumento de la captación de glucosa y la producción de lactosa a través de la glucólisis aerobia. El lactato puede ser transportado, entonces, a las neuronas para el metabolismo oxidativo. Aunque el mecanismo exacto del acoplamiento neurovascular sigue siendo poco claro, el acoplamiento del flujo sanguíneo local con la demanda metabólica es un concepto importante para medir el metabolismo cerebral.

MEDICIÓN DEL METABOLISMO CEREBRAL

Se han desarrollado muchas modalidades de medición del metabolismo cerebral con el objeto de que la regulación del metabolismo pueda prevenir una lesión secundaria. El éxito obtenido por estas modalidades de medición en el mejoramiento de los resultados funcionales ha sido variable.

Monitorización invasiva

Los monitores invasivos se colocan con mayor frecuencia en caso de traumatismos o hemorragia subaracnoidea, cuando el riesgo agudo de lesión secundaria es máximo. El monitor intracraneal más común es el de la presión intracraneal (PIC). Los monitores para PIC varían desde catéteres de ventriculostomía, a través de los cuales se puede drenar el líquido cefalorraquídeo y tomar muestras de él, hasta monitores intraparenquimatosos, subdurales o epidurales de presión. La presión intracraneal normal varía entre 5 y 15 mm Hg, y los niveles por encima de 20 mm Hg se correlacionan con tasas aumentadas de lesión encefálica secundaria.

Las sondas de presión parcial de oxígeno del tejido encefálico representan otro monitor intraparenquimatoso de uso frecuente. Junto con la PIC, las mediciones de presión parcial de oxígeno del tejido encefálico se utilizan con el fin de optimizar la presión de perfusión cerebral (PPC), la oxigenación sanguínea y la provisión de sangre para mantener un buen metabolismo oxidativo cerebral. En los pacientes con traumatismos, las bajas mediciones de presión parcial de oxígeno del tejido encefálico se asocian con aumento de la mortalidad, y se ha demostrado que su tratamiento en los pacientes traumatizados disminuye la mortalidad. Una consideración importante es la localización de la sonda, ya que esta mide solo la oxigenación local; por lo tanto, la colocación en el encéfalo dañado puede tener influencia en la evolución neurológica.

La saturación de oxígeno en sangre venosa yugular se utiliza para medir la oxigenación cerebral global. Esta medición se aproxima a la diferencia arteriovenosa de oxígeno. Si se emplea la fórmula del **cuadro 9-1** para el índice metabólico cerebral de oxígeno y se sustituye la diferencia arteriovenosa por la saturación de oxígeno en sangre venosa yugular, se puede observar que esta última se aproxima al cociente entre la diferencia arteriovenosa y el FSC. Los episodios de desaturación

venosa yugular, habitualmente definidos como una saturación de oxígeno en sangre venosa yugular < 50%, se han asociado con mal pronóstico neurológico en pacientes con lesión encefálica traumática. El FSC puede medirse utilizando flujometría por difusión térmica, aunque estas sondas requieren recalibración frecuente y validación adicional.

Los catéteres de microdiálisis contienen solución salina de diálisis en la cual difunden los productos metabólicos (glucosa, piruvato, lactato), así como glutamato y glicerol. Estos compuestos se suelen medir cada hora para controlar el medioambiente intersticial local. El cociente lactato/piruvato se utiliza como marcador para la isquemia cerebral (cociente lactato/piruvato > 40). El incremento de la glucólisis anaerobia aumenta este cociente debido a la mayor concentración de lactato en relación con el piruvato. El cociente

Cuadro 9-1. Términos frecuentes del metabolismo cerebral y fórmulas para el cálculo

Parámetro	Unidad	Fórmula	Intervalo normal
Flujo sanguíneo cerebral (FSC)	mL/100 g/min	(PAM – PIC)/CVR	50-60
Presión de perfusión cerebral (PPC)	mm Hg	PAM – PIC	> 65
Índice metabólico cerebral de consumo de oxígeno ($CMRO_2$)	mL/100 g/min	$CMRO_2 = (AVDO_2 \cdot FSC)/100$	2,5-4
Índice metabólico cerebral de consumo de glucosa (CMRG)	mL/100 g/min	$CMRG = (AVDG \cdot FSC)/100$	4-7
Tasa metabólica cerebral de consumo de lactato (CMRL)	mL/100 g/min	$CMRL = (AVDL \cdot FSC)/100$	–1-1
Cociente metabólico (MR)	%	$CMRO_2/CMRG$	0,5-6,3
Cociente de extracción de oxígeno (O_2ER)	%	$(AVDO_2 \cdot 100\%)/CaO_2$	30-38
Diferencia arteriovenosa de oxígeno ($AVDO_2$)	mL/dL	$AVDO_2 = CaO_2 – CjvO_2$	5-8
Diferencia arteriovenosa de glucosa (AVDG)	mL/dL	$AVDG = GLCa – GLCjv$	8-14
Diferencia arteriovenosa de lactato (AVDL)	mL/dL	$AVDL = Laca – Lacjv$	–3-1
Contenido arterial de oxígeno (CaO_2)	mL/dL	$CaO_2 = 1,34 \cdot Hgb \cdot SaO_2 + 0,0031 \cdot paO_2$	8-19
Contenido de oxígeno en sangre venosa yugular ($CjvO_2$)	mL/dL	$CjvO_2 = 1,34 \cdot Hgb \cdot SjvO_2 + 0,0031 \cdot pjvO_2$	11-15

Abreviaturas y unidades: GLCa: glucosa en sangre arterial (mL/dL); GLCjv: glucosa en sangre venosa yugular (mL/dL); Hgb: hemoglobina (g/dL); laca: lactato arterial (mL/dL); lacjv: lactato en sangre venosa yugular (mL/dL); paO_2: presión parcial de oxígeno en sangre arterial (mm Hg); $pjvO_2$: presión parcial de oxígeno en sangre venosa yugular (mm Hg); SaO_2 saturación arterial de oxígeno (%); $SjvO_2$: saturación de oxígeno en sangre venosa yugular (%).

lactato/piruvato se utiliza en lugar de la determinación de lactato solo. De hecho, los incrementos aislados de lactato (> 4 mmol/L) pueden representar el aumento del uso del lactato como sustrato para el metabolismo neuronal en los estados de hiperglucólisis, y se han asociado con mejor pronóstico neurológico. Una glucosa cerebral por debajo de 0,7 mmol/L sugiere un aporte local insuficiente de glucosa. El glutamato es controlado debido a su efecto excitotóxico potencial, y algunos estudios muestran niveles elevados en la lesión encefálica traumática y en la hemorragia subaracnoidea (HSA). El glutamato elevado se ha asociado con convulsiones y despolarización que se propaga en la lesión encefálica traumática; sin embargo, las concentraciones medidas en el líquido microdializado reflejan las concentraciones del líquido intersticial y no aquellas en la hendidura sináptica que producen excitotoxicidad. El glicerol es generado como un producto de la degradación de la membrana fosfolipídica de la célula durante una lesión cerebral y también está vinculado con mal pronóstico en la lesión encefálica traumática y la HSA. Se utilizan las mediciones de lactato y piruvato por microdiálisis para pronosticar la evolución de estos pacientes, mientras que se investiga el uso de las mediciones de glucosa para controlar la glucemia sistémica sin conducir a hipoglucemia local en el tejido encefálico lesionado o en estado de apremio.

Neuroimágenes

Hay tres métodos de imágenes funcionales de uso frecuente que dependen del metabolismo cerebral y del acoplamiento neurovascular: la tomografía por emisión de positrones (PET), la resonancia magnética funcional (RMf) y la espectroscopia por resonancia magnética. En las imágenes de la PET se utilizan como marcadores isótopos que emiten positrones. El ^{18}F es integrado en 2-desoxiglucosa (2-DG) para poner de manifiesto la utilización de glucosa (fluorodesoxiglucosa^{18}F-FDG), mientras que se utiliza agua marcada con ^{15}O y ^{15}O$_2$ para medir el flujo sanguíneo cerebral y el consumo de oxígeno, respectivamente. La PET se utiliza a menudo para el mapeo encefálico funcional, para la localización de las crisis y, en forma creciente, como posible herramienta diagnóstica para la enfermedad neurológica degenerativa. La RMf no requiere un agente de contraste, sino depende más bien del acoplamiento neurovascular. La oxihemoglobina (diamagnética) y la desoxihemoglobina (paramagnética) tienen diferentes susceptibilidades magnéticas; así cuando una población de neuronas se vuelve activa, el tejido encefálico inmediatamente adyacente es perfundido con sangre con un cociente desoxihemoglobina/oxihemoglobina mayor en comparación con las áreas inactivas. Este cociente es recogido en el resonador y se lo denomina señal de RMf dependiente del nivel de oxígeno en sangre. Esta señal de RMf dependiente

del nivel de oxígeno en sangre se utiliza para el manejo encefálico funcional, con muchas aplicaciones en investigación, dada la seguridad de la RM y la falta de dependencia de agentes de contraste intravenoso (IV). La espectroscopia por resonancia magnética detecta la descomposición de protones (^{1}H y ^{13}C) a partir de metabolitos como N-acetil-aspartato, colina, creatina, lactato y glutamato. Este estudio tiene aplicaciones en tumores, ataques cerebrovasculares y epilepsia.

METABOLISMO CEREBRAL PATOLÓGICO

Ocurren alteraciones importantes en el metabolismo y la glucemia en la enfermedad crítica debido a una amplia gama de cambios sistémicos, que incluyen un aumento de la liberación de catecolaminas, resistencia a la insulina, insuficiencia de insulina, alteración del uso de glucosa y estrés secundario a alteraciones en la regulación hormonal.

Lesión encefálica traumática

La lesión encefálica traumática es una de las causas más frecuentes de ingreso en una unidad de cuidados intensivos. El tratamiento de esta lesión se centra en la prevención de la lesión secundaria, que a menudo es causada por un trastorno metabólico grave.

Las alteraciones metabólicas después de la lesión encefálica traumática pueden agruparse en tres fases. La primera fase comprende el hipermetabolismo, que dura desde varias horas hasta varios días. Minutos después de la lesión, una respuesta de catecolaminas conduce a una oleada sistémica de glucosa. El metabolismo de la glucosa también aumenta en forma desproporcionada a la demanda de oxígeno, lo que crea una crisis de energía metabólica e hiperglucólisis. Este efecto es especialmente pronunciado en la zona inmediatamente adyacente a la lesión parenquimatosa. El índice metabólico, definido como el cociente entre el índice metabólico cerebral para el oxígeno y el de la glucosa, se utiliza como indicador de hiperglucólisis cuando los valores caen por debajo de 0,35. Durante la crisis metabólica, las concentraciones intersticiales de glucosa medidas por diálisis cerebral son bajas, pero los niveles de lactato no siempre aumentan significativamente. Cuando aumentan los niveles cerebrales de lactato, el aumento a menudo no se asocia con hipoxia ni glucólisis anaerobia. De hecho, el lactato parece servir como molécula de señalización y disminuye las tasas de glucólisis en las neuronas. El metabolismo neuronal de la glucosa es redirigido en gran parte hacia la vía de las pentosas fosfato, posiblemente para ayudar a la reparación celular y mitigar el daño de las especies reactivas de oxígeno. Las causas exactas de la crisis metabólica siguen siendo poco claras. La evidencia que sugiere que las crisis pueden estar correlacionadas con episodios comiciales subclínicos señala hacia la terapia antiepiléptica como medida preventiva contra este mecanismo de lesión secundaria.

La disfunción de la unidad neurovascular también ocurre de forma aguda después de la lesión encefálica traumática, y se manifiesta como fallo energético celular, edema citotóxico y disfunción vascular. Las manifestaciones clínicas de estos procesos incluyen el aumento de la PIC, la mala oxigenación tisular cerebral, el fallo de la autorregulación y vasoespasmo cerebral. Existen pautas específicas para el manejo de la presión intracraneal, la presión de perfusión cerebral y la oxigenación cerebral que ayudan a mitigar un mayor daño.

La respuesta hipermetabólica inicial es seguida por un período de hipometabolismo (a veces denominado recuperación metabólica) que dura días a semanas después de la lesión y, finalmente, por un metabolismo normal semanas a meses después de la lesión.

Hemorragia subaracnoidea aneurismática

La isquemia cerebral tardía es una complicación temida que ocurre días a semanas después de una hemorragia subaracnoidea aneurismática. Aunque fue atribuida históricamente al vasoespasmo cerebral, la isquemia cerebral tardía se adjudica cada vez más a fallos en el control metabólico y a la pérdida de la autorregulación cerebral. Por sí solo, el vasoespasmo no explica muchos problemas de este trastorno; por ejemplo, la isquemia cerebral tardía puede preceder al vasoespasmo. Además, algunos ensayos dirigidos al vasoespasmo para mejorar el pronóstico neurológico a menudo han mejorado los resultados a pesar de no modificar las tasas de vasoespasmo o, a la inversa, han disminuido el vasoespasmo sin mejorar el resultado. En paralelo a la tendencia a centrarse en los astrocitos en el metabolismo cerebral y la regulación del acoplamiento (flujo-metabolismo) neurovascular, un número creciente de publicaciones sobre la HSA aneurismática señala a los astrocitos como principales protagonistas de las anomalías metabólicas que conducen al fallo de la autorregulación y a una consiguiente isquemia cerebral tardía.

La hipoperfusión cerebral, incluso el paro circulatorio transitorio completo, es un contribuyente importante a la lesión inicial durante la rotura de un aneurisma. La presión intracraneal puede aumentar hasta la presión arterial sistólica durante el sangrado activo. La inflamación y la disfunción endotelial posterior conducen a una escasa capacidad de vasodilatación secundaria a la disminución de la producción de vasodilatadores (p. ej., prostaciclina) y al aumento del superóxido. La disfunción de la vía del óxido nítrico disminuye más la capacidad de autorregulación. La pérdida de autorregulación conduce a hipoperfusión e hiperemia, y a desequilibrios posteriores entre el aporte nutricional y la demanda tisular de oxígeno. El cociente de glucosa encéfalo/suero, una medida del apremio metabólico cerebral, se correlaciona estrechamente con la mortalidad. Los cocientes de glucosa encéfalo/suero pueden reflejar el fallo de la autorregulación cuando la glucosa no es aportada en donde es necesaria, aunque es probable que también sean influidos por las velocidades de transporte de glucosa a través de la barrera hematoencefálica, la hiperglucólisis y la disfunción mitocondrial. Junto con otros contribuyentes como la oclusión por microtrombosis/microembolia y la propagación de la depresión cortical, el desarreglo metabólico y la pérdida de autorregulación constituyen en forma creciente objetivos para reducir la morbilidad y la mortalidad después de una HSA aneurismática.

Ataque cerebrovascular e isquemia cerebral

Cuando las demandas metabólicas de oxígeno y de glucosa exceden el aporte disponible, ocurre el ataque cerebrovascular (ACV) y el edema, que conducen a la lesión encefálica. El proceso puede ser global, como ocurre después de un paro cardíaco, o local como sucede en el ACV isquémico. Cuando el flujo sanguíneo cerebral disminuye, el parénquima encefálico compensa aumentando la extracción de oxígeno y hace así que aumente la diferencia arteriovenosa de O_2 en proporción a las reducciones del FSC. La tolerancia del encéfalo a la isquemia se basa en su capacidad para aumentar la diferencia arteriovenosa lo suficiente como para compensar las disminuciones del FSC. Sin embargo, las reducciones en el flujo sanguíneo por debajo del 60% de lo normal no pueden ser compensadas totalmente y el índice metabólico cerebral de O_2 comienza a caer con un aumento correspondiente en la producción de lactato. En el **cuadro 9-2** se muestran las velocidades de flujo sanguíneo cerebral asociadas con los niveles de lesión tisular. Aunque los cambios iniciales son reversibles, los cambios prolongados del consumo

Cuadro 9-2. Consecuencias de las velocidades reducidas de flujo sanguíneo cerebral	
Flujo sanguíneo cerebral (mL/ 100 g tejido/min)	**Efecto**
50-60	Flujo normal
25-30	Disminución de la conciencia
18	EEG isoeléctrico
5-6	Na/Ca intracelular creciente y K intracelular decreciente; pérdida de potenciales evocados; pérdida del equilibrio iónico de la membrana celular

metabólico cerebral de O_2 debidos a la disminución de la circulación sanguínea conducen al daño tisular permanente. El tiempo requerido para producir daño permanente disminuye con restricciones más graves del flujo sanguíneo cerebral.

REGULACIÓN DEL METABOLISMO CEREBRAL EN LA ENFERMEDAD

Flujo sanguíneo y oxigenación cerebral

Existen muchas intervenciones para regular el metabolismo cerebral en distintos estados patológicos. Aunque las características específicas del manejo de la enfermedad están más allá del alcance de este capítulo, mencionamos brevemente intervenciones comunes directamente relacionadas con los conceptos metabólicos explicados antes. La perfusión cerebral global se mide y se mantiene ajustando la presión arterial media para asegurar una presión de perfusión cerebral (PPC) suficiente. En este sentido, la monitorización de la saturación de O_2 en sangre venosa yugular y la tensión de O_2 en tejido encefálico pueden guiar al neurointensivista en intervenciones para aumentar el aporte de oxígeno al tejido encefálico. Se puede utilizar el manejo de la presión arterial, el manejo de la presión intracraneal, la transfusión de hemoderivados y la oxigenoterapia para tratar diferentes causas subyacentes de baja saturación o baja tensión de O_2.

Manejo de la glucosa

El manejo de la glucosa sigue siendo un tema candente en los cuidados intensivos neurológicos. Se ha demostrado que las variaciones de la glucemia se correlacionan con la morbilidad y la mortalidad globales en los pacientes de cuidados intensivos y además se asocian con el pronóstico neurológico y las tasas de infarto cerebral en la HSA aneurismática. En la unidad de cuidados intensivos (UCI) general, la hiperglucemia se asocia con un aumento de la mortalidad a los 6 meses, y por lo tanto se ha invertido un esfuerzo importante para determinar estrategias óptimas de control de la glucosa. En particular, el estudio NICE-SUGAR realizado en 6104 pacientes de cuidados intensivos mostró que el control glucémico ajustado (80-108 mg/dL) conducía a un aumento de la mortalidad a los 90 días en comparación con el tratamiento estándar (glucosa < 180 mg/dL). Sin embargo, los pacientes neurológicos representaron una minoría pequeña y merecen especial atención debido a la alta dependencia del encéfalo de un aporte constante de glucosa.

Al igual que en los estudios de población general de cuidados intensivos, los ensayos de control sistémico de glucosa en los pacientes con lesión encefálica traumática han mostrado poco beneficio, y la terapia intensiva con insulina no mostró ningún beneficio clínico pero sí tasas elevadas de hipoglucemia sistémica. La falta de efecto beneficioso se ha atribuido a un aumento de la hiperglucólisis y a los períodos de crisis metabólica. Aunque la evidencia sugiere que el cociente lactato/piruvato y la glucosa cerebral se optimizan con el mantenimiento de niveles de glucemia entre 108 y 162 mg/dL, se requieren ensayos clínicos aleatorizados antes de establecer guías para el manejo de la glucosa.

También se están estudiando sustratos de energía alternativos, en particular en poblaciones con traumatismo de cráneo. En gran parte secundario al modelo de transportador de lactato de astrocitos-neuronas, el lactato es uno de los principales sustratos de energía alternativos bajo investigación. Algunos estudios que aportaron suplementos de lactato a las neuronas, o que estimularon la captación de glucosa por los astrocitos y la posterior transferencia de lactato a las neuronas, han mostrado efectos neuroprotectores en animales y seres humanos. El piruvato y las cetonas son otros candidatos para la infusión como sustratos de energía alternativos.

Hipotermia

Actualmente se utiliza la hipotermia en la lesión encefálica anóxica después del paro cardíaco y la encefalopatía neonatal hipóxico-isquémica. El objetivo de temperaturas en 30-34°C induce un conjunto de cambios celulares en todas las fases de la lesión isquémica. La hipotermia ayuda a prevenir la lesión secundaria a través de una reducción tanto del metabolismo celular como de la excitotoxicidad, la inflamación, la producción de radicales libres y de la apoptosis. La hipotermia también induce alteraciones de la expresión genética en muchas de estas vías.

El consumo de oxígeno y de glucosa está disminuido en un 5% por en cada reducción de un grado centígrado en la temperatura encefálica. Es clave para este proceso la preservación del ATP y el pH tisular, pues se supone que impiden la acidosis por el aumento de lactato secundario a la glucólisis anaerobia. El ATP, esencial para el mantenimiento del potencial de reposo de la célula, es preservado, lo que previene la excitotoxicidad. Las alteraciones en los gradientes de concentración de la célula durante la isquemia conducen al influjo neuronal de calcio y la liberación posterior de glutamato. Los grandes aumentos del glutamato extracelular conducen a mayor influjo neuronal de calcio a través de los canales de AMPA (ácido α-amino-3-hidroxi-5-metil-4-isoxazolpropiónico), lo que aumenta más aún la excitotoxicidad. Se considera que el influjo de calcio a través de los canales AMPA está parcialmente mediado por el receptor glutaminérgico 2 de la subunidad AMPA (Glu2) que está regulado negativamente en la isquemia. La hipotermia puede impedir esta regulación negativa y ayuda a prevenir la cascada de excitotoxicidad. Se está investigando la hipotermia para el ACV y la lesión encefálica traumática, pero no ha mostrado beneficios clínicos hasta la fecha.

★ **CONCLUSIONES**

Existen dos modelos principales del metabolismo de la glucosa en el metabolismo cerebral, el modelo clásico y el modelo más nuevo del transportador de lactato de astrocitos-neuronas. En el modelo clásico, todos los pasos del metabolismo (captación de glucosa de la sangre, glucólisis, ciclo del ácido cítrico, fosforilación oxidativa) ocurren en la neurona. Por el contrario, el modelo del transportador de lactato de astrocitos-neuronas predice que, en el encéfalo, la glucosa es captada principalmente por los astrocitos, donde es convertida posteriormente en lactato a través de una vía alternativa de glucólisis aeróbica (efecto Warburg). El lactato es transportado luego desde los astrocitos a través de transportadores monocarboxilados. Una vez en la neurona, el lactato es convertido nuevamente en piruvato y luego transportado a las mitocondrias para el procesamiento a través del ciclo del ácido cítrico y la cadena de transporte de electrones. Ambos modelos siguen siendo controvertidos, y es posible que las células sean capaces de alternar entre ambos modelos metabólicos.

El metabolismo cerebral es monitoreado por medios invasivos y no invasivos en la unidad de cuidados intensivos neurológicos. Las mediciones invasivas se utilizan generalmente en pacientes con lesión encefálica traumática y HSA aneurismática, e incluyen la monitorización de la presión intracraneal, la sonda para tensión de O_2 en el tejido encefálico, la monitorización de la saturación de O_2 en sangre venosa yugular, la sonda de microdiálisis y la flujometría por difusión termal. Las mediciones no invasivas incluyen la PET, la RMf dependiente del nivel de oxígeno encefálico y la espectroscopia por resonancia magnética.

En la medida en que mejore nuestro conocimiento del metabolismo cerebral, también mejorarán nuestros conocimientos sobre el metabolismo cerebral en la enfermedad. En estos avances son claves el papel de los astrocitos en el metabolismo de la glucosa y el acoplamiento neurovascular, así como el estudio focalizado del lactato como sustrato metabólico primario de las neuronas. Gran parte de los cuidados intensivos neurológicos se centran en la prevención de la lesión secundaria, a menudo como resultado de un desequilibrio en el aporte nutricional y la demanda de energía del encéfalo (oxígeno, glucosa, lactato, etc.) después de una lesión. La optimización del control del oxígeno sistémico y la glucosa sistémica con el objetivo de equilibrar el aporte de nutrientes con la demanda metabólica es un área importante de investigación para prevenir la lesión secundaria. Se están estudiando también diferentes sustratos de energía por sus posibles efectos neuroprotectores, sobre la base del modelo de metabolismo de transportador de lactato de astrocitos-neuronas.

BIBLIOGRAFÍA

Attwell D, et al. Glial and Neuronal Control of Brain Blood Flow. Nature 2010;468(7321):232-43.

Barros LF. Metabolic Signaling by Lactate in the Brain. Trends in Neurosciences 2013;36(7):396-404.

Brooks GA, Martin NA. Cerebral Metabolism Following Traumatic Brain Injury: New Discoveries with Implications for Treatment. Frontiers in Neuroscience 2014; 8:408.

Budohoski K P, et al. Clinical Relevance of Cerebral Autoregulation Following Subarachnoid Haemorrhage. Nature Reviews Neurology 2013;9(3):152-63.

Buitrago Blanco M M, Prashant GN, Vespa PM. Cerebral Metabolism and the Role of Glucose Control in Acute Traumatic Brain Injury. Neurosurgery Clinics of NA 2016;27(4):453-63.

Korbakis G, Vespa PM. Multimodal Neurologic Monitoring. pp. 91-105 En: Wijdicks EFM, Kramer AH (eds). Handbook of Clinical Neurology, vol. 140, Critical Care Neurology Part 1. Philadelphia: Elsevier; 2017.

Magistretti PJ, Allaman I. Neuron Review A Cellular Perspective on Brain Energy Metabolism and Functional Imaging. Neuron 2015; 86:883-901.

Petzold G C, Murthy VN. Role of Astrocytes in Neurovascular Coupling. Neuron 2011;71:782-97.

Sinha S, Hudgins E, Schuster J, Balu R. Unraveling the Complexities of Invasive Multimodality Neuromonitoring. Neurosurgical Focus 2017;43(5):E4.

Yenari M A, Hyung Soo Han. Neuroprotective Mechanisms of Hypothermia in Brain Ischaemia. Nature Reviews Neuroscience 2012;13(4):nrn3174.

Véanse **Preguntas de autoevaluación**. **?**

Isquemia cerebral e inflamación

10

Bernardo C. Maskin y Luis Patricio Maskin

INTRODUCCIÓN

El daño cerebral agudo, ya sea por interrupción del flujo sanguíneo (accidentes isquémicos) o la transferencia de energía externa (traumatismo), es producido por complejos mecanismos fisiopatológicos (**fig. 10-1**) que terminan en necrosis y/o apoptosis. Estos incluyen: pérdida de la homeostasis celular, fallo energético, activación de neuronas y glía, excitotoxicidad, lesión de la barrera hematoencefálica, y finalmente inflamación.

La inflamación es una respuesta biológica compleja, secundaria al daño celular producido por agentes químicos, físicos o biológicos. Si la respuesta es adecuada, se facilita la reparación, renovación y adaptación de los tejidos frente a los factores lesivos, restaurando la ho-

meostasis. Sin embargo, en determinadas situaciones, la reacción puede ser deletérea.

El cerebro ha sido considerado tradicionalmente como un "santuario inmunológico", ya que carece de sistema linfático, la barrera hematoencefálica (BHE) limita la comunicación entre las células inflamatorias sanguíneas y cerebrales, y los antígenos neurales están protegidos de la vigilancia constante de las células periféricas. Sin embargo, estos conceptos han sido revisados y cuestionados, evidenciándose que la homeostasis del sistema nervioso central (SNC) es monitorizada y preservada por el sistema inmunitario. Las células con funciones inmunitarias dentro del SNC, en combinación con células periféricas que migran hacia él, forman una red inmunitaria compleja. Posee dos componentes principales, el innato y el adaptativo. El primero partici-

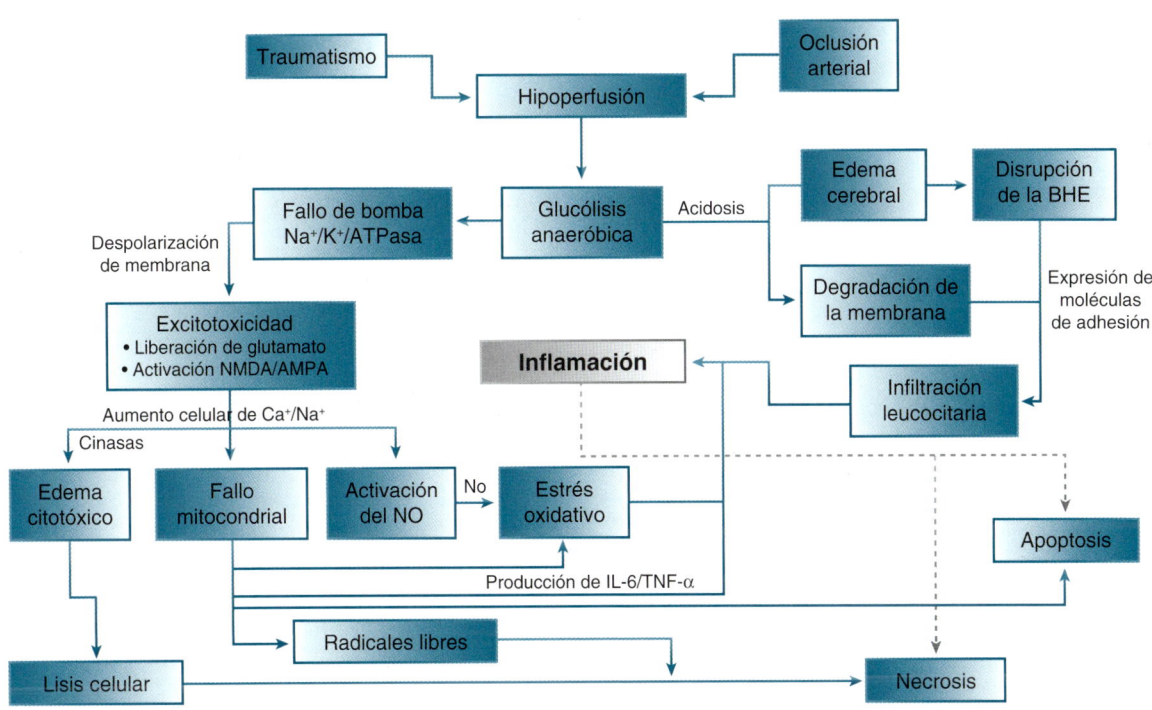

Fig. 10-1. Cascada de eventos intracerebrales posteriores a las lesiones isquémicas o traumáticas, que finalizan en necrosis o apoptosis. Abreviaturas: AMPA: ácido alfa-amino-3-hidroxi-5-metil isoxazolepropiónico; BHE: barrera hematoencefálica; IL: interleucina; NMDA: N-metil-D-aspartato; TNF: factor de necrosis tumoral, NO: óxido nítrico.

pa al comienzo de la cascada inflamatoria, reaccionando rápidamente frente a los factores lesivos. Se genera una respuesta inflamatoria local, que hasta hace poco tiempo fue vista como una consecuencia negativa y nociva, secundaria a la disfunción de la BHE. Sin embargo, varias investigaciones recientes han mostrado una perpectiva diferente de la respuesta inmunitaria innata en la lesión del SNC. Por medio de las células presentadoras de antígenos se activa la respuesta inmunitaria adaptativa, segundo componente, con respuesta más lenta.

Repasaremos aquí los diferentes componentes del sistema inmunitario innato involucrados en la respuesta, derivados del SNC y de la sangre.

Microglía

Derivada del saco embrionario, es una de las células inmunitarias innatas más importantes del SNC. Estas células aparecen temprano en la reacción inflamatoria. Tienen un desarrollo independiente de los monocitos circulantes y se reponen por proliferación local desde precursores del SNC. Como parte del sistema inmunitario innato responden rápidamente a señales de peligro (*danger*) y actúan como la primera línea de defensa frente a patógenos y restos celulares.

Componentes de la sangre

- **Plaquetas:** median las complicaciones trombóticas y de la coagulación asociada con las afecciones vasculares. Además, la activación plaquetaria puede estimular una respuesta inflamatoria local y sistémica. La evidencia del efecto inflamatorio mediado por plaquetas está apoyada en el hecho de que muchas terapéuticas antiplaquetarias tienen efecto antiinflamatorio. Son una de las primeras células en llegar a la vasculatura dañada.
- **Complemento:** uno de los mecanismos de defensa contra patógenos más primitivos del sistema inmunitario, también se activa en lesiones estériles como la isquemia y el traumatismo. El depósito del complemento, particularmente la fracción C1q, sobre la membrana de las células dañadas desencadena una cascada proteolítica, que libera anafilotoxinas (C3a y C5a) promoviendo el pasaje de leucocitos hacia el sistema nervioso central. Además, deposita complejos de ataque de membrana (C5b-9) en las células dañadas, como en las neuronas intactas adyacentes, por lo que se puede incrementar el daño cerebral.
- **Monocitos-macrófagos:** son reclutados al SNC en respuesta a la lesión e intervienen en la respuesta inflamatoria inicial y en la respuesta reparadora secundaria, que es necesaria para eliminar restos, promover angiogénesis y facilitar la curación.
- **Neutrófilos:** la infiltración temprana por neutrófilos es una característica de la inmunidad innata. El influjo temprano y masivo de neutrófilos después del ataque cerebrovascular (ACV) isquémico se correla-

ciona con la gravedad de la lesión. Estos son reclutados hacia el tejido cerebral por interacción específica con quimiocinas (citocinas con efecto específico sobre neutrófilos). Ahí liberan mediadores inflamatorios y enzimas líticas, desencadenando trastornos de la microcirculación cerebral, con hipoperfusión microvascular, y lesionando al encéfalo. Existe controversia sobre si la infiltración de neutrófilos causa daño cerebral adicional y puede ser efectivamente bloqueada.
- **Células dendríticas (DC):** son las células presentadoras de antígenos; constituyen el vínculo entre la inmunidad innata y adaptativa. En condiciones normales, el cerebro no posee DC, permitiendo una condición inmunitaria privilegiada. Solo ingresan en el cerebro en el contexto de la infiltración celular.

INMUNIDAD ADAPTATIVA

Frente a la isquemia y el traumatismo no solo se desarrolla una respuesta inmunitaria innata, sino también se exponen antígenos, que activan la inmunidad adaptativa. La isquemia lleva a infiltración de linfocitos, que pueden contribuir directamente a la lesión cerebral, pero tienen mayor injerencia en las complicaciones posteriores. La protección lograda contra el ACV isquémico en estudios con deficiencia de linfocitos (principalmente T) avalaría esta hipótesis.

La interrelación de cerebro e inmunidad va en ambos sentidos. La inflamación es fundamental en los cambios fisiopatológicos posisquemia y/o traumatismo, con respecto al daño y la reparación. Pero, por otro lado, el cerebro isquémico, a través del sistema autónomo, ejerce un efecto supresor potente sobre los órganos linfoides, promoviendo un estado de anergia inmunológica, con infecciones intercurrentes, una de las causas más importantes de mortalidad en ACV y trauma.

ISQUEMIA E INFLAMACIÓN

Se conoce desde hace tiempo que la inflamación afecta el cerebro después del ACV. Se pensaba que era solamente una reacción frente al tejido dañado, pero actualmente se conoce que su contribución es clave en la fisiopatología del ACV. Algunas evidencias recientes sugieren que ciertos elementos del sistema inmunitario están íntimamente involucrados en todos los estadios de la cascada isquémica, desde el episodio cardiovascular agudo hasta el procesoparenquimatoso que lleva al daño cerebral y finalmente a la reparación (véase **fig. 10-12**). El sistema inmunitario está estrechamente relacionado con los eventos críticos que determinan el destino del cerebro isquémico y la sobrevida de los pacientes con ACV.

Las señales moleculares generadas por el cerebro isquémico activan componentes del sistema inmunitario innato, que promueven mecanismos proinflamatorios que contribuyen al daño tisular. La inflamación posisquémica se caracteriza por una secuencia ordenada de eventos que involucra el cerebro, los vasos, la sangre circulante y los órganos linfoides. La inflamación es parte integral de la cascada de eventos disparados por la isquemia-reperfusión. El proceso inflamatorio comienza en el componente vascular inmediatamente después del episodio que genera la isquemia, cuando la hipoxia, los cambios en las fuerzas de rozamiento o fricción (*shear stress*, que afectan la función endotelial) y la producción de especies reactivas de oxígeno (EROS) activan la cascada de la coagulación y llevan a la activación del complemento, las plaquetas y las células endoteliales.

El estrés oxidativo reduce la biodisponibilidad de óxido nítrico (NO), que es un potente vasodilatador e inhibidor de la agregación plaquetaria y de la adhesión de leucocitos. La pérdida del efecto benéfico del NO exacerba la formación de tapones plaquetarios intravasculares y agrava la isquemia al reducir el flujo sanguíneo. Esta situación está favorecida por la contracción de los pericitos, lo que contribuye a la oclusión vascular. Desde los mastocitos se liberan histamina y citocinas proinflamatorias, lo que agrava la inflamación. Estos mediadores proinflamatorios contribuyen a la expresión endotelial de moléculas de adhesión y al daño de la barrera hematoencefálica, y esto finalmente promueve la infiltración de leucocitos (neutrófilos, linfocitos y monocitos). Los neutrófilos son las primeras células sanguíneas que se acumulan localmente luego de la lesión, comenzando con la fagocitosis de restos celulares. Sin embargo, lesionan más los tejidos con la liberación de proteasas y especies reactivas del oxígeno (explosión oxidativa).

MUERTE CELULAR Y RECEPTORES DE RECONOCIMIENTO DE PATRONES

¿Qué ocurre cuando las células cerebrales son dañadas y comienzan a morir? Diferentes señales moleculares son liberadas desde el interior de las células, como ácidos nucleicos, mitocondrias, proteínas nucleares/citosólicas o trozos de orgánulos, entre otros. Estas señales se denominan patrones moleculares asociados a peligro (alarminas), o DAMP (*Damage-associated molecular patterns*), y alertan al sistema inmunitario de muerte celular no programada. Estas moléculas activan receptores de reconocimiento de patrones (PPR) en las células del sistema inmunitario, incluidos los receptores de tipo Toll (TLR). El mecanismo es similar al producido por el reconocimiento de moléculas bacterianas por el sistema inmunitario. Las DAMP inducen la expresión de moléculas proinflamatorias en los leucocitos infiltrantes y preparan las células dendríticas

para la presentación de antígenos. Sus consecuencias son variadas: inducen la expresión de moléculas proinflamatorias, estimulan la autofagia/apoptosis, preparan las células dendríticas para la presentación de antígenos y terminan generando memoria inmunológica. Los anticuerpos contra antígenos cerebrales desarrollados después del ACV isquémico sugieren una respuesta inmunitaria adaptativa, con posterior sensibilización de células T circulantes. Estos hallazgos apoyan el compromiso de la inmunidad adaptativa.

RESPUESTA INFLAMATORIA

La respuesta inflamatoria tiene su contraparte para limitar el daño y recuperar la homeostasis. Múltiples citocinas inmunorreguladoras, como TGFβ (*transforming growth factor* β) e interleucina 10 (IL-10), cumplen un papel crucial en el desarrollo de un ambiente antiinflamatorio asociado a la reparación de tejidos. Poseen efectos profundos sobre las células inmunitarias, pueden tener efecto neuroprotector, pero son fundamentalmente antiinflamatorias. Nuestro grupo publicó un estudio sobre niveles de IL-10 en pacientes con traumatismo de cráneo. Se observó un significativo incremento de IL-10 plasmática en los pacientes con traumatismo de cráneo en relación con los controles. En estudios experimentales en animales y en estudios clínicos con pacientes se observa una respuesta de fase aguda proinflamatoria, seguida de una profunda inmunosupresión, especialmente en pacientes con ACV grave. La inmunosupresión se caracteriza por linfopenia, reducción de la actividad funcional de los monocitos, incremento de las citocinas antiinflamatorias, apoptosis de linfocitos y atrofia del bazo.

¿Cuál es el efecto de la inmunosupresión? Por un lado, limita el desarrollo de células T autorreactivas, con lo que controlan un potencial ataque autoinmunitario al cerebro pero, por otro lado, estos cambios inmunológicos se asocian con incremento de la tendencia a infecciones respiratorias y del tracto urinario, que son responsables de morbilidad y mortalidad en este grupo de pacientes.

La inmunidad y la inflamación son una parte integral del proceso fisiopatológico desencadenado por isquemia/reperfusión. Si bien su finalidad es restablecer la homeostasis, la inflamación puede ocasionar un daño considerable al inestable tejido de penumbra. Inicialmente, la toxicidad lleva a la muerte celular, con el consiguiente daño cerebral. Pero, simultáneamente, la misma inflamación ejerce efectos protectores sobre el encéfalo, adaptándolo a la lesión por medio del preacondicionamiento, y permitiendo su posterior recuperación. Bajo condiciones normales de funcionamiento, los mediadores inflamatorios limitan el daño y contribuyen a la reparación del tejido.

★ **CONCLUSIONES**

La inflamación cerebral que ocurre después de un ACV tiene una participación clave en su fisiopatología.

Diversos elementos del sistema inmunitario están estrechamente vinculados con todos los pasos de la cascada isquémica que se desencadena después de un ACV.

BIBLIOGRAFÍA

Anrather J, Iadecola C. Inflammation and Stroke: An Overview. Neurotherapeutics 2016; 13:661-70.

Corps KN, Roth TL, McGavern DB. Inflammation and neuroprotection in traumatic brain injury. JAMA Neurol 2015;72:355-62.

da Silva Meirelles L, Simon D, Regner A. Neurotrauma: The Crosstalk between Neurotrophins and Inflammation in the Acutely Injured Brain. Int J Mol Sci 2017;18:1082-2004.

García JM, Stillings SA, Leclerc JL, et al. Role of interleukin-10 in Acute Brain injuries. Front Neurol 2017;8:1-16.

Iadecola C, Anrather J. The immunology of stroke: from mechanisms to translation. Nat Med 2012;17:796-808.

Kim JY, Kawabori M, Yenari MA. Innate inflammatory responses in stroke: mechanisms and potential therapeutic targets. Curr Med Chem 2014;21:2076-97.

Loane DJ, Kumar A. Microglia in the TBI brain: the good, the bad, and the dysregulated. Exp Neurol 2016;275:316-27.

Maskin B, Gammella D, Solari L et al. Early release of the antiinflammatory cytokine IL-10 in traumatic brain injury. Medicina (Buenos Aires) 2001;61:573-6.

Petrovic-Djergovic D, Goonewardena SN, Pinsky DJ. Inflammatory Disequilibrium in Stroke. Circ Res 2016;119:142-58.

Thelin EP, Tajsic T, Zeiler FA, Menon DK, Hutchinson PJA, Carpenter KLH, et al. Monitoring the neuroinflammatory response following acute brain injury. Front Neurol 2017;8:351.

Vidale S, Consoli A, Arnaboldi M, Consoli D. Postischemic Inflammation in Acute Stroke. J Clin Neurol 2017;13:1-9.

Xu X, Jiang Y. The Yin and Yang of Innate Immunity in Stroke. BioMed Research International 2014; 1-8.

Véanse **Preguntas de autoevaluación**. **?**

Aspectos sistémicos del paciente neurocrítico

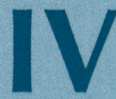

Metabolismo del agua y el sodio en el paciente neurocrítico. Disnatremias

11

Daniel Gustavo Caputo y Carlos Enrique Eghi

INTRODUCCIÓN

Un sofisticado sistema permite en los mamíferos y en circunstancias fisiológicas, mantener un balance de sodio determinante del volumen del líquido extracelular (VLEC) y un balance de agua que condiciona la tonicidad de los líquidos corporales dentro de estrechos límites.

En los pacientes con enfermedades agudas neurológicas, la disfunción de este sistema puede generar cambios osmolares no deseados y con impacto en la morbimortalidad.

Más aún disfunciones en células del sistema nervioso central (SNC) en patología neurológica hace que las variaciones de la osmolaridad magnifiquen sus efectos en el desvío de agua entre los espacios intracelular y extracelular.

HIPONATREMIA

La hiponatremia es la alteración hidroelectrolítica más frecuente en pacientes neurológicos agudos. Se ha observado una frecuencia de más de un 60% en hemorragia subaracnoidea, considerando como hiponatremia valores iguales a 135 mEq/L o menores. En cirugía transesfenoidal se ha registrado una frecuencia de 35%.

En el diagnóstico y tratamiento de la hiponatremia de estos pacientes deben considerarse algunos aspectos particulares:

- Tanto la evaluación clínica del VLEC como casi todos los índices de laboratorio (sodio urinario, excreción fraccional de sodio, excreción fraccional de urea y excreción fraccional de ácido úrico) son herramientas que utilizamos en la práctica clínica que resultan ser bastante inexactas para caracterizar el tamaño del VLEC al momento de presentarse la hiponatremia en pacientes neurocríticos.
- Los síntomas neurológicos son claves para el manejo de las disnatremias, pero en estos pacientes pueden estar incluidos en el cuadro de base.
- Considerar que la presencia de hipoxia tisular en el sistema nervioso central dificulta la adaptación celular a la hiponatremia.

- En pacientes con patología neurocrítica se evidencian cambios y sobreexpresión de acuaporinas en la membrana celular de las células del SNC, que exagera los efectos de los desvíos de agua transcelular frente a un desequilibrio osmótico.

En cualquier tipo de pacientes, el desarrollo de hiponatremia hace pertinente seguir un algoritmo diagnóstico que nos permita caracterizar frente a qué tipo de hiponatremia nos encontramos e instaurar un adecuado tratamiento (**fig. 11-1**).

En los pacientes neurológicos bajo cuidados intensivos se reconocen básicamente dos mecanismos que desarrollan hiponatremia.

- Síndrome de secreción inadecuada de hormona antidiurética (SIHAD) con VLEC normal o ligeramente aumentado, donde la secreción de HAD es el trastorno inicial, a partir de un estímulo no osmótico en pacientes euvolémicos. Se caracteriza por retención de agua, que genera una leve expansión del VLEC asociada a un aumento de la natriuresis y de la excreción fraccional de urea y ácido úrico.
- Síndrome cerebral perdedor de sal (SCPS). Existe una exagerada pérdida urinaria de sodio estimulada por péptidos cerebrales con características natriuréticas liberados en exceso en pacientes neurocríticos. Dicha natriuresis condiciona un balance negativo de sodio, contracción del VLEC y el consecuente estímulo, por hipovolemia, para la secreción de HAD. Tanto la natriuresis como la excreción fraccional de urea y ácido úrico están elevadas, lo que impide realizar un diagnóstico diferencial con el SIHAD. El único índice que podría ayudar retrospectivamente sería la excreción fraccional de ácido úrico interpretada de la siguiente manera: una excreción fraccional de ácido úrico mayor de 11% se presenta en ambas entidades cuando el paciente está hiponatrémico y se "normaliza o baja" a valores entre 5 y 11% en los pacientes con SIHAD, en tanto permanecería aumentada en aquellos con SCPS, una vez que ambos están normonatrémicos.

Es importante destacar que ante una hiponatremia en este contexto no es recomendable hacer pruebas de restricción hídrica en un paciente en quien es necesario mantener determinados parámetros hemodinámicos.

Ante la situación de hiponatremia aguda en un paciente en cuidados neurocríticos sugerimos el tratamiento con soluciones hipertónicas al 3%, que puede iniciarse con bolos de 150 mL y repetirse hasta lograr restablecer la natremia. Es importante destacar que debemos actuar al detectar pequeñas variaciones de la natremia. Esta estrategia terapéutica requiere determinación de ionograma plasmático seriado y controles hemodinámicos.

En hiponatremias de más de 48 horas de instaladas o de tiempo desconocido, la magnitud de la corrección de la hiponatremia nunca debe ser mayor de 25 mEq/L en las primeras 24 horas y evitar la sobrecorrección a hipernatremia.

Superado el período agudo puede considerarse el diagnóstico y tratamiento del síndrome específico con mayor precisión. En esos casos, el tratamiento inicial puede ser la restricción hídrica.

Dados el SIHAD y el SCPS y además la posibilidad de estar frente a patrones mixtos de depleción de VLEC y exceso de HAD, se hace prudente la reposición de cloruro de sodio hipertónico hasta que haya pasado la etapa crítica inicial del paciente. La disminución paulatina de estas medidas con control de parámetros en plasma permite retirar el tratamiento sin riesgos. Si bien algunos autores han informado su uso, no exis-

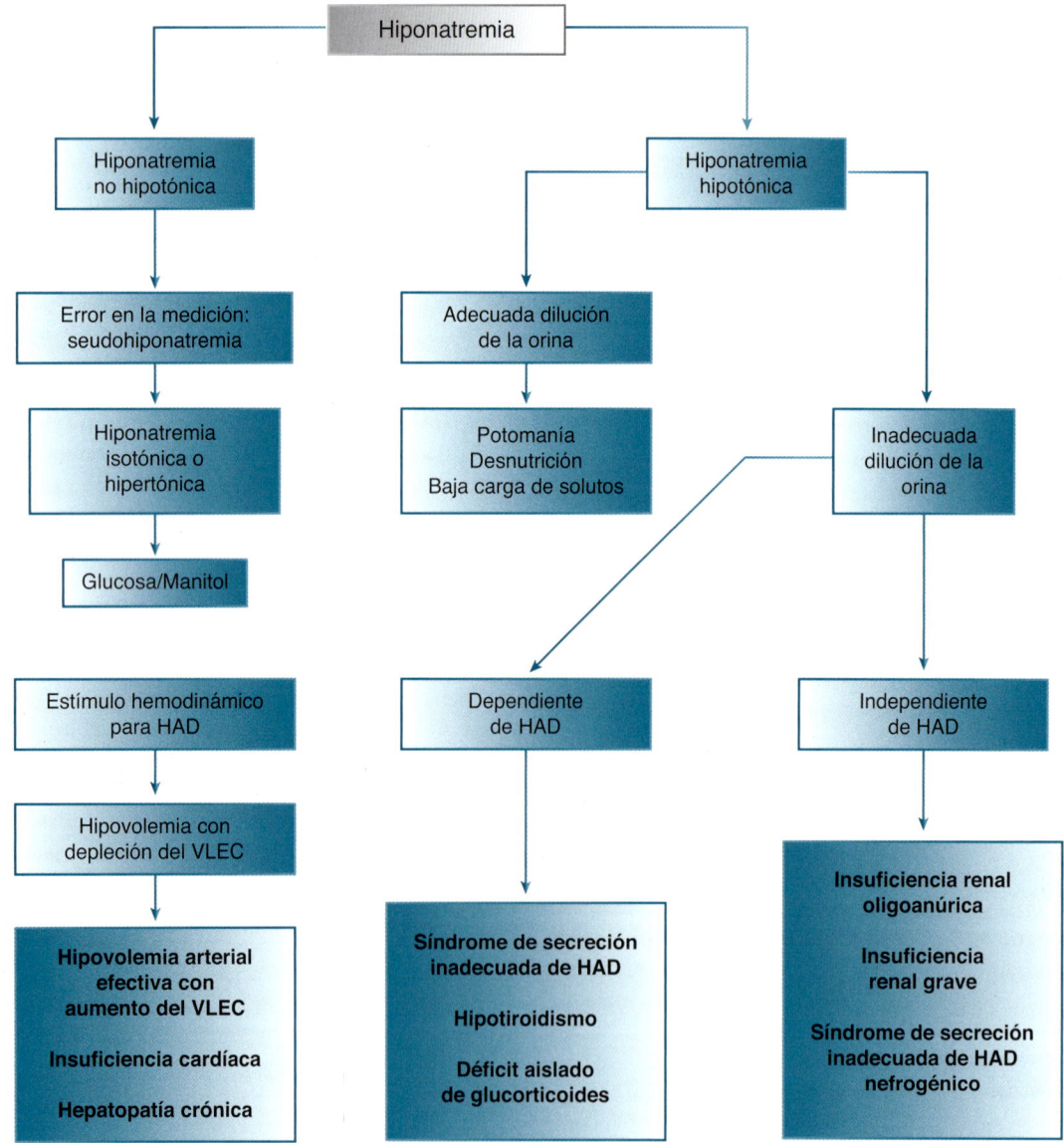

Fig. 11-1. Algoritmo diagnóstico en la hiponatremia. Clasificación fisiopatológica. HAD: hormona antidiurética; VLEC: volumen de líquido extracelular.

te evidencia actual para recomendar el uso sistemático de corticosteroides fluorados en la prevención de la hiponatremia en pacientes neurocríticos. Tampoco recomendamos el uso de vaptanes para el tratamiento de la hiponatremia. Algunos autores recomiendan la medición de electrolitos urinarios en la prevención del desarrollo de la hiponatremia.

HIPERNATREMIA

Definimos hipernatremia como una concentración plasmática de sodio mayor de 145 mEq/L. El diagnóstico al ingreso generalmente revela un trastorno en el mecanismo de la sed y/o el acceso a la ingesta de agua, en tanto en pacientes neurocríticos también puede generarse por el aporte de soluciones hipertónicas.

Se puede generar hipernatremia en pacientes que reciben planes amplios e hipertónicos (reanimación hipertónica hipervolémica) que condicionan una menor secreción de HAD en respuesta al aumento de la osmolaridad plasmática. En este caso, el VLEC se encuentra expandido y el tratamiento consiste en cesar la expansión y eventualmente aumentar el aporte de agua libre.

En todos los demás casos, el VLEC se encuentra disminuido. Podemos calcular la osmolaridad urinaria para evaluar la respuesta renal. En ausencia de hiperglucemia significativa, con natremias superiores a 150 mEq/L, medir urea y electrolitos en una muestra aislada de orina (sin glucosuria ni manitol) nos permite calcular la osmolaridad urinaria mediante la siguiente fórmula:

$$\text{Osmolaridad urinaria} = (Na + K) \times 2 + \frac{\text{Urea mg/dL}}{6}$$

Si la osmolaridad es mayor de 700 mOsm/kg sospechamos pérdidas extrarrenales de agua. Si la osmolaridad urinaria es menor de 300 mOsm/kg (diuresis acuosa), sospechamos diabetes insípida completa. Debemos realizar prueba de desmopresina para caracterizar si la diabetes insípida es central o nefrogénica. Es frecuente encontrar en este grupo de pacientes enfermedades que comprometan la secreción de HAD, sea lesión directa del eje hipotálamo-neurohipofisario o indirecta como edema cerebral, generando diabetes insípida central parcial o completa. Si la osmolaridad urinaria está entre 300 y 700 mOsm/kg, debemos descartar diuresis osmótica producida por algún soluto (urea, glucosa o manitol) o diabetes insípida parcial (ya sea central o nefrogénica). Las concentraciones de urea urinaria mayores de 20 g/L hacen que se comporte como un soluto osmóticamente activo y arrastre agua generando hipernatremia si no se repone adecuadamente (**fig. 11-2**).

Si bien la osmolaridad urinaria refleja la actividad de la HAD sobre el riñón, la suma de sodio y potasio urinarios refleja si el riñón ahorra o pierde agua.

A la vez de hacer un correcto diagnóstico debemos aportar el agua que se requiera para corregir la hipernatremia y reponer las pérdidas concurrentes.

Se recomienda aumentar el aporte de agua libre, sea por vía enteral o parenteral, y una monitorización frecuente de la natremia. Recordar que no se recomienda utilizar soluciones parenterales menores de 0,45%. Si es necesario aportar mayor cantidad de agua y no se dispone de vía enteral, pueden utilizarse soluciones dextrosadas, con precaución y monitorización de la glucemia, por la posibilidad de insulinorresistencia descrita en animales hipernatrémicos (**fig. 11-3**).

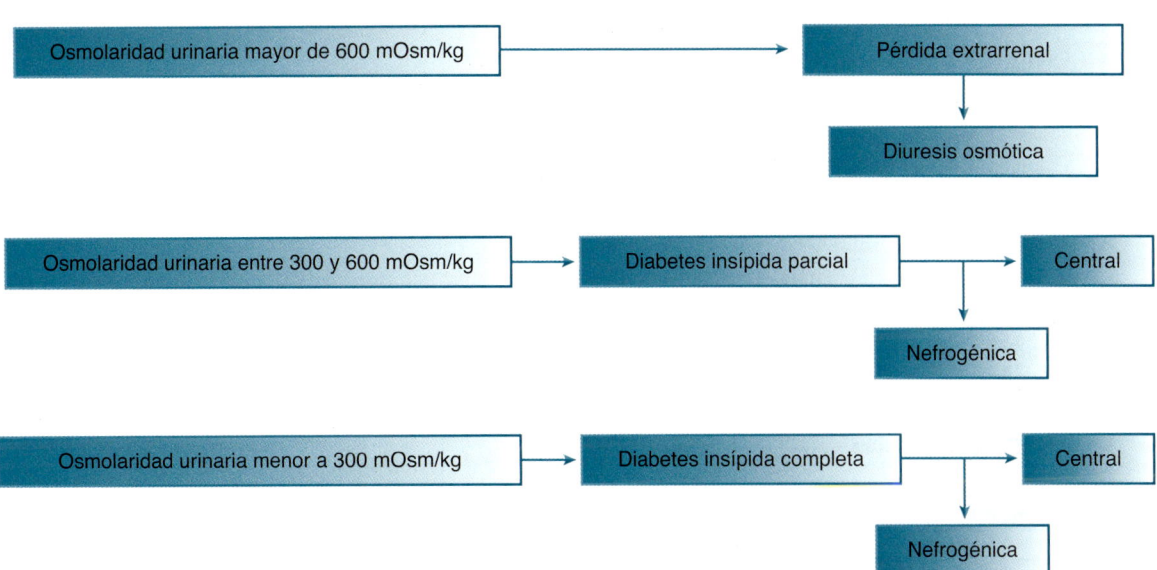

Fig. 11-2. Algoritmo diagnóstico en la hipernatremia.

1. Cálculo del déficit de agua $= 0,6 \times$ peso en kg $\times \dfrac{\text{Natremia}}{\text{Natremia deseada}} - 1$

2. Reponer pérdidas concurrentes (diuresis, pérdidas insensibles, catarsis, débitos varios)

Fig. 11-3. Fórmula para calcular el déficit de agua.

En caso de que el diagnóstico sea diabetes insípida central podemos utilizar desmopresina subcutánea o intranasal. Al administrar desmopresina, la pérdida renal de agua disminuirá y, por lo tanto, se debe disminuir el aporte de agua para no sobrecorregir demasiado rápido la natremia. Frecuentemente, las diabetes insípidas que se presentan en posoperatorios de cirugía transesfenoidal de hipófisis pueden ser transitorias y oscilan en forma bifásica o trifásica alternando con secreción inadecuada de HAD. Se debe prestar especial atención en la monitorización estricta de este grupo de pacientes, dado que no existe un método para pronosticar el comportamiento de la HAD en el posoperatorio y se corre el riesgo de generar amplias variaciones iatroténicas en la natremia.

Verificar y descartar causas reversibles de diabetes insípida nefrogénica, como hipopotasemia o hipercalcemia o fármacos como el litio.

Para normalizar la natremia se recomienda una corrección lenta durante 48-72 horas con agua por sonda nasogástrica (SNG) o un plan de dextrosa en paralelo, sin bajar inicialmente el nivel plasmático de 150 mEq/L, ni hacer correcciones mayores de 0,5 mEq/hora.

POLIURIA CON NATREMIA NORMAL

La frecuencia de esta situación en Terapia Intensiva se ha incrementado por el uso creciente de terapéuticas con expansión generosa del volumen del líquido extracelular (LEC).

No debe despertar alarma la existencia de poliuria, si se está realizando un tratamiento "triple-H" o de incremento del gasto cardíaco.

El punto más importante para determinar es si la poliuria es adecuada o es patológica. Los parámetros que sugieren que la poliuria es adecuada son:

- Antecedentes de aporte de volumen elevado.
- Ausencia de disnatremias, lo que indicaría un adecuado balance de agua.
- Presencia de edemas que expresan un exceso de sodio corporal.
- Signos de expansión intravascular (presión venosa central [PVC] incrementada, hipertensión, etc.).

En el análisis de estos cuatro aspectos se puede encontrar justificación lógica para la poliuria.

Pero si no es evidente la causa, eso no implica que la poliuria sea inadecuada; se deberá controlar más estrechamente la tonicidad plasmática para detectar disnatremias y caracterizar la pérdida urinaria. No toda poliuria es indicación de desmopresina en el paciente neurocrítico.

★ **CONCLUSIONES**

En los pacientes con enfermedades agudas neurológicas agudas, las alteraciones en la natremia son trastornos frecuentes que pueden generar cambios osmolares y aumentar la morbimortalidad.

La hiponatremia es la alteración hidroelectrolítica más frecuente en los pacientes con trastornos neurológicos agudos. Se identifican dos mecanismos básicos que desarrollan este trastorno: el síndrome de secreción inadecuada de hormona antidiurética (SIHAD), donde la secreción de HAD es el problema inicial, y el síndrome cerebral perdedor de sal (SCPS).

Las correcciones de estas alteraciones deben hacerse con cuidado, lentamente y bajo control muy estricto.

BIBLIOGRAFÍA

Ayus JC, Armstrong D, Arieff AI. Hyponatremia with hypoxia: effects on brain adaptation, perfusion, and histology in rodents Kidney Int 2006;69(8):1319-25.

Ayus JC, Armstrong DL, Arieff AI. Effects of hypernatraemia in the central nervous system and its therapy in rats and rabbits. J Physiol 1996;492(Pt 1):243-55.

Ayus JC, Caputo D, Bazerque F, Heguilen R, González CD, Moritz ML. Treatment of hyponatremic encephalopathy with a 3% sodium chloride protocol: a case series. Am J Kidney Dis 2015;65(3):435-42.

Ayus JC, Krothapalli RK, Arieff AI. Treatment of symptomatic hyponatremia and its relation to brain damage. A prospective study. N Engl J Med 1987;317(19):1190-5.

Ayus JC, Krothapalli RK, Armstrong DL. Rapid correction of severe hyponatremia in the rat: histopathological changes in the brain. Am J Physiol 1985;248(5 Pt 2):F711-9.

Ayus JC, Achinger SG, Arieff A. Brain cell volume regulation in hyponatremia: Role of sex, age, vasopressin, and hypoxia. Am J Physiol Renal Physiol 2008;295.

Bohl MA, Ahmad S, Jahnke H, Shepherd D, Knecht L, White WL, Little AS. Delayed Hyponatremia is the Most Common Cause of 30-Day Unplanned Readmission after Transphenoidal Surgery for Pituitary Tumors. Neurosurgery 2016;78(1):84-90.

Hoorn EJ, Lindemans J, Zietse R. Development of severe hyponatraemia in hospitalized patients: treatment-related risk factors and inadequate management. Nephrol Dial Transplant 2006;21:70-6.

Human T, Cook AM, Anger B, et al. Treatment of Hyponatremia in Patients with Acute Neurological Injury. Neurocrit Care 2017;27(2):242-8.

Moritz ML, Ayus JC. Maintenance Intravenous Fluids in Acutely Ill Patients. N Engl J Med 2015;373(14):1350-60.

Palevsky PM, Bhagrat R, Greenberg A. Hypernatremia in Hospitalized Patients. Ann Int Med 1996;124:197-203.

Palmer BF. Hyponatremia in patients with central nervous system disease SIADH versus CSW. Trends Endocrin Met 2003;14:182-7.

Sherlock M, O'Sullivan E, Agha A, Behan LA, Rawlukt D, et al. The incidence and pathophysiology of hyponatraemia after subarachnoid hemorrhage. Clin Endocrinol 2006;64:250-4.

Vexler ZS, Ayus JC, Roberts TP, Fraser CL, Kucharczyk J, Arieff AI. Hypoxic and ischemic hypoxia exacerbate brain injury associated with metabolic encephalopathy in laboratory animals. J Clin Invest 1994;93(1):256-64.

Wartenberg KE, Schmidt JM, Claassen J, et al. Impact of medical complications on outcome after subarachnoid hemorrage. Crit Care Med 2006;34:1-7.

Hiperactividad simpática

12

Martín Nogués y Eduardo E. Benarroch

RESUMEN

La hiperactividad simpática paroxística es una manifestación potencialmente fatal de muchos trastornos neurológicos agudos. Sus características clínicas incluyen hipertensión arterial, taquiarritmias, hipertermia e hiperhidrosis. Las complicaciones potenciales incluyen hemorragia intracraneal, lesión miocárdica, taquiarritmias fatales y edema pulmonar neurógeno. Las causas más frecuentes son traumatismo de cráneo, hemorragia subaracnoidea, lesiones del tronco encefálico; disreflexia autónoma (hiperreflexia autonómica) en la lesión de la médula espinal, síndrome de Guillain-Barré e intoxicación por drogas. En general, no está bien definido el sustrato fisiopatológico de la hiperactividad simpática paroxística, y su tratamiento se basa, en muchos casos, en comunicaciones aisladas. La hiperactividad simpática debe ser manejada en una unidad de cuidados intensivos. El manejo incluye el reconocimiento y el tratamiento de los factores desencadenantes como el dolor. Los fármacos deben ser utilizados con extrema precaución.

MANIFESTACIONES CLÍNICAS

Las catástrofes neurológicas agudas pueden conducir a una excitación simpática masiva, con activación tanto de la vía simpaticoneural (ganglios simpáticos periféricos) como la simpaticosuprarrenal (médula suprarrenal). Esto se refleja en el aumento de la actividad de los nervios simpáticos de músculo y piel, y en un aumento de los niveles circulantes de noradrenalina y adrenalina. La excitación simpática paroxística conduce a hipertensión, taquicardia, palidez e hiperhidrosis, habitualmente asociada con las anomalías de hipotermia o hipertermia, debido a la activación excesiva de los receptores alfaadrenérgicos vasculares, los receptores betaadrenérgicos cardíacos y los receptores muscarínicos colinérgicos en las glándulas sudoríparas. Puede aparecer hiperactividad simpática en los trastornos que afectan los sistemas nerviosos central o periférico. En general, la hiperactividad simpática central tiende a comenzar bruscamente después de la lesión aguda, fluctúa y persiste durante varias horas o días. La hiperactividad simpática debida a trastornos periféricos a menudo es paroxística y se repite en períodos prolongados.

FISIOPATOLOGÍA

Los sustratos anatómicos y los mecanismos fisiopatológicos de la hiperactividad simpática paroxística esencialmente se desconocen, y en su mayor parte las explicaciones para estos graves síndromes son especulativas y se basan en datos experimentales en animales, pero no en estudios de investigación clínica bien diseñados. Hipotéticamente, la hiperactividad simpática puede ocurrir como consecuencia de enfermedades que afectan la corteza cerebral, el diencéfalo, el tronco encefálico, la médula espinal o el sistema nervioso periférico. Los mecanismos que desencadenan la hiperactividad simpática probablemente varían según la causa subyacente. En las crisis focales, es probable que la actividad simpática excesiva refleje descargas paroxísticas de neuronas en la corteza temporal, frontal o insular conectadas con centros autónomos hipotalámicos y del tronco encefálico. En el ataque cerebrovascular, esta hiperactividad puede reflejar la pérdida de eferencias somato-inhibitorias corticales descendentes hacia estas áreas autónomas subcorticales. Sin embargo, los mecanismos de activación simpático-neural y simpático-suprarrenal masivos en la lesión encefálica traumática y la hemorragia subaracnoidea (las dos catástrofes intracraneales más frecuentes asociadas con este síndrome) o la hemorragia intracraneal, aún no están determinados. Esta respuesta notable puede reflejar excitación directa de las áreas excitatorias simpáticas del hipotálamo o el bulbo raquídeo. El núcleo paraventricular y otras regiones en el hipotálamo participan en la respuesta al estrés. El bulbo raquídeo ventrolateral rostral contiene neuronas excitadoras simpáticas que son activadas por la hipoxia o la isquemia; se considera que estas neuronas son responsables de la hipertensión durante el "reflejo de Cushing" clásico en respuesta al aumento de la presión intracraneal que ocasiona isquemia del tronco encefálico. La respuesta de Cushing se caracteriza por hipertensión, asociada con bradicardia (habitualmente precedida por taquicardia) y apnea. En los pacientes con lesión de la médula espinal por encima del nivel T5, la estimulación somática o visceral por debajo del nivel de la lesión conduce a la activación masiva de reflejos excitatorios simpáticos espinales segmentarios, debido a la interrupción de las vías moduladoras simpáticas descendentes desde el hipotálamo y el tronco encefálico (disreflexia autónoma).

Los episodios de hipertensión y taquicardia mediados por el sistema simpático también pueden reflejar el fallo de los barorreceptores, como ocurre en los pacientes con síndrome de Guillain-Barré o porfiria. En algunos trastornos, como la intoxicación con drogas, el *delirium tremens* o el síndrome neuroléptico maligno, la hiperactividad simpática puede ser el resultado tanto de mecanismos centrales como periféricos, y se asocia con un estado confusional y anomalías motoras, como rigidez muscular, temblor o mioclonías con activación simpática.

SÍNDROMES DE HIPERACTIVIDAD SIMPÁTICA

La hiperactividad simpática es una manifestación crítica de síndromes específicos que requiere un rápido reconocimiento para un tratamiento apropiado.

Traumatismo de cráneo grave

El traumatismo de cráneo grave probablemente sea la causa más frecuente de hiperactividad simpática paroxística. Se lo ha denominado de modo variable en la literatura como crisis diencefálicas, tormenta simpática paroxística e inestabilidad autónoma paroxística con distonía (Blackman, 2004). La hiperactividad simpática paroxística ocurre principalmente en el contexto del traumatismo de cráneo grave con lesión axonal difusa y en el período posreanimación después de lesiones encefálicas anóxico-isquémicas graves (Rabinstein y Wijdicks, 2004). Sus manifestaciones incluyen fiebre (a menudo > 39ºC), taquicardia, hipertensión, diaforesis, dilatación pupilar, taquipnea y escalofríos, asociados con hipertonía muscular y rigidez de descerebración. Aunque los paroxismos habitualmente comienzan 5 a 7 días después de la lesión, pueden presentarse antes. En general, los episodios duran entre 2 y 10 horas y ocurren en promedio 1 a 3 veces por día. En pocos casos, los episodios de rigidez muscular pueden durar 2-15 minutos y se repiten hasta 30 veces por día. En la mayoría de los pacientes, las manifestaciones de hiperactividad simpática tienden a desaparecer en algunos días, pero algunos desarrollan paroxismos recurrentes durante la hospitalización aguda y, más tarde, en la fase de recuperación. Con el tiempo, los episodios tienden a volverse menos frecuentes, pero más prolongados y graves, y finalmente ceden varios meses después del evento agudo. Este síndrome debe ser distinguido de otro trastorno que se presenta con inestabilidad autónoma, que incluye crisis comiciales, herniación encefálica inminente que produce la respuesta de Cushing; tétanos; hipertermia maligna, síndrome neuroléptico maligno y catatonía letal. Todos los pacientes deben realizar una tomografía computarizada o una resonancia magnética del encéfalo para excluir la presencia de hidrocefalia o distorsión de tronco encefálico. También se debe excluir con un estudio de imágenes la posibilidad de una lesión medular aguda por encima del quinto nivel torácico que produce disreflexia autónoma aguda. Se deben realizar hemocultivos y examen de líquido cefalorraquídeo seriados para descartar la posibilidad de sepsis, meningitis o encefalitis. Se debe obtener un electroencefalograma para excluir crisis comiciales (Rabinstein y Wijdicks, 2004). Se ha comunicado que varios fármacos son útiles para el tratamiento de estos paroxismos simpáticos. Estos fármacos incluyen opiáceos (morfina o fentanilo); bloqueantes betaadrenérgicos (propranolol, labetalol); agonistas alfa-2 inhibidores simpáticos con actividad central (clonidina); agonistas dopaminérgicos (bromocriptina); benzodiazepinas (clonazepam, midazolam), anestésicos generales (propofol) y dantroleno. Sin embargo, la mayor parte de la evidencia de eficacia es provista por comunicaciones aisladas. Con mucha frecuencia, los pacientes responden a la morfina, asociada a betabloqueantes, bromocriptina, ambos o ninguno (Bullard, 1987). Las tormentas autónomas se han asociado con mal pronóstico funcional después de un traumatismo de cráneo grave.

Hemorragia subaracnoidea

La hemorragia subaracnoidea es el prototipo de una catástrofe neurológica aguda asociada con excitación simpática masiva. Un mecanismo es el desarrollo de hidrocefalia aguda, que conduce a la distorsión mecánica de áreas hipotalámicas periventriculares, sobre todo el núcleo paraventricular. La excitación simpático-suprarrenal aguda puede producir cambios electrocardiográficos (ECG) de lesión cardíaca, que incluyen depresión o elevación del segmento ST, ondas T invertidas o bifásicas, prolongación del QT y ondas Q. Los cambios ECG semejantes a los de la isquemia cardíaca en los pacientes con hemorragia subaracnoidea grave se asocian con niveles elevados de creatina cinasa y troponina, así como evidencia ecocardiográfica de hipocinesia ventricular. En general, el ECG y las anomalías enzimáticas se revierten en 1-4 días. Algunos pacientes pueden desarrollar edema pulmonar, que puede deberse a causas neurogénicas o cardiogénicas. El daño miocárdico es el resultado de la liberación masiva de noradrenalina de las terminaciones nerviosas adyacentes al miocardio, lo que conduce a isquemia y/o necrosis de fibras contráctiles subendocárdicas ("miocardio aturdido"). Pueden presentarse distintas taquiarritmias en el contexto de la hemorragia subaracnoidea. Aunque las arritmias supraventriculares son más frecuentes que las ventriculares, un intervalo QT prolongado es un predictor de arritmias graves (como *torsades de pointes*) que pueden producir muerte súbita en algunos casos.

Crisis comiciales

Las crisis comiciales que se originan en el lóbulo temporal (principalmente la amígdala) o en el lóbulo frontal medial (que abarca el área cingular anterior) pueden producir, de forma directa o a través de conexiones con la corteza insular, la activación del sistema simpático que produce taquicardia, hipertensión, diaforesis, dilatación pupilar, palidez o rubor facial y piloerección. Estas manifestaciones se asemejan a los ataques de pánico o al feocromocitoma. Cuando constituyen la única manifestación de crisis parciales, el diagnóstico a menudo se retarda o está ausente. Puede ocurrir taquicardia sinusal en más del 85% de las crisis parciales complejas, y los pacientes con epilepsia refractaria pueden tener anomalías en la repolarización o arritmias durante las crisis o inmediatamente después de ellas. Estas incluyen fibrilación auricular, taquicardia supraventricular, extrasístoles ventriculares, bloqueo de rama y bloqueo auriculoventricular completo. Se postula que la alteración en la regulación cardiovascular y respiratoria representa un factor importante en la muerte súbita inexplicable de los pacientes epilépticos. El estado de mal epiléptico es una emergencia neurológica y médica. La hiperactividad simpática asociada con las crisis prolongadas puede conducir a la muerte debido a arritmias cardíacas y lesión miocárdica (necrosis por bandas de contracción).

Hiperhidrosis episódica con hipotermia o sin hipotermia

Este síndrome consiste en episodios espontáneos de hiperhidrosis grave, en general asociada con hipotermia, que pueden repetirse varias veces al día y durar varias horas. Durante los episodios, los pacientes pueden estar confusos y responden poco. Este trastorno se ha asociado con neoplasias u otras lesiones ocupantes en el diencéfalo que conducen a una hidrocefalia obstructiva, agenesia del cuerpo calloso (síndrome de Shapiro), lesiones hipotalámicas, esclerosis múltiple (Lammens, 1989), lesiones del encéfalo anterior basal e infecciones por el virus de la inmunodeficiencia humana tipo 1. Sin embargo, ellas ocurren principalmente sin ninguna causa aparente. Se ha mostrado que la clonidina, la ciproheptadina, los agentes anticolinérgicos (como oxibutinina o glucopirrolato), la carbamazepina, la clorpromazina o el fenobarbital son útiles para reducir la hiperhidrosis, la hipotermia, o ambas, en algunos casos individuales (Klein, 2001).

Hiperactividad simpática asociada con estado confusional y actividad motora excesiva

En algunos trastornos, la hiperactividad simpática se asocia con un estado apático confusional, delirio fluctuante y actividad motora excesiva (Montagna, 2002). En estos casos, el insomnio se caracteriza por un sueño de ondas lentas reducido y un aumento de la incidencia de sueño de movimientos oculares rápidos (REM) sin atonía. Los trastornos asociados con este síndrome incluyen *delirium tremens* (delirio por abstinencia alcohólica), insomnio fatal, síndrome de Morvan y encefalitis límbica.

Delirium tremens

El *delirium tremens*, la manifestación más grave del síndrome de abstinencia alcohólica, se caracteriza por un estado confusional agudo o subagudo con ansiedad, insomnio, temblor; alucinaciones visuales, auditivas o táctiles vívidas, y niveles fluctuantes de actividad psicomotora. Estas manifestaciones se acompañan por hiperactividad simpática con taquicardia, fiebre, diaforesis, rubor e hipertensión. En general, el delirio aparece después de 2 o 3 días de dejar de beber y habitualmente dura 48-72 horas, pero en ocasiones mucho más. Puede ocurrir un cuadro clínico similar después de la interrupción brusca de los barbitúricos o las benzodiazepinas. El tratamiento principal son las benzodiazepinas, como clordiazepóxido o lorazepam. La clonidina y el propranolol pueden reducir la hipertensión y la taquicardia en pacientes seleccionados, pero solo deben administrarse asociados a benzodiazepinas.

Insomnio fatal

El insomnio fatal es una enfermedad producida por priones que puede ser esporádica o familiar. Los pacientes refieren insomnio temprano, con incapacidad para quedarse dormidos por la noche y despertares frecuentes. El insomnio se asocia con transpiración, salivación, taquicardia, aumento de la presión arterial y pirexia. Más tarde en la evolución de la enfermedad, los pacientes desarrollan hiperactividad autónoma elevada, así como períodos de conducta alucinatoria y sueños actuados; esto es seguido por estupor y finalmente por coma, que precede a la muerte. Además del insomnio y la hiperactividad autónoma, hay un aumento de la cortisolemia y supresión de los ritmos circadianos.

Encefalitis límbica

La encefalitis límbica es un trastorno inflamatorio que afecta la porción medial del lóbulo temporal (hipocampo y amígdala) y también puede afectar la corteza insular y orbitofrontal y el hipotálamo. Este trastorno se caracteriza por el inicio subagudo de una alteración de la memoria, cambios en la personalidad, crisis del lóbulo temporal e inestabilidad autónoma. Las causas frecuentes incluyen encefalitis por herpes simple y trastornos autoinmunes. La encefalitis límbica autoinmune puede ser una manifestación paraneoplásica de la presencia de autoanticuerpos anti-Hu en pacientes con cáncer de pulmón de células pequeñas, anticuerpos anti-Ma2 en pacientes con tumores germinales de testículo o anticuerpos contra los canales del K⁺ regulados por voltaje en pacientes que tienen o no una neoplasia subyacente. El tratamiento de este síndrome paraneoplásico incluye la identificación y el tratamiento del proceso maligno subyacente, cuando está presente, y la terapia inmunosupresora con corticosteroides, inmunoglobulina intravenosa o plasmaféresis.

Síndrome de Morvan

El síndrome de Morvan es un trastorno poco frecuente caracterizado por insomnio grave asociado con hiperactividad simpática que se manifiesta por transpiración profusa, taquicardia, hipertensión y aumento de la temperatura corporal. Los pacientes muestran conducta alucinatoria e hiperexcitabilidad de las unidades motoras (neuromiotonía), así como calambres y mioclonías. El síndrome de Morvan puede asociarse con anticuerpos contra los canales de K⁺ regulados por voltaje y puede ser una manifestación paraneoplásica de timoma o carcinoma de pulmón de células pequeñas.

Disreflexia autónoma en la lesión de la médula espinal

Las lesiones agudas de la médula espinal, resultado de traumatismos o de trastornos inflamatorios graves, como la enfermedad de Devic, producen un fallo autónomo debido a la interrupción de las vías autónomas descendentes desde el hipotálamo y el tronco encefálico. Así, el shock espinal se asocia habitualmente con hipotensión ortostática, retención urinaria e íleo. Después de la recuperación del shock espinal, los pacientes con lesiones por encima del nivel T5 pueden experimentar episodios de hiperactividad simpática grave desencadenada por estímulos reflejos por debajo del nivel de la lesión. Esta activación simpática refleja generalizada es la disreflexia autónoma, que se debe a la interrupción de las aferencias moduladoras simpáticas desde el tronco encefálico, que controlan los reflejos simpáticos segmentarios y median la inhibición por los barorreceptores de las neuronas preganglionares simpáticas. La disreflexia autónoma puede ser desencadenada por distintos estímulos, que incluyen distensión vesical, impactación fecal o úlceras por decúbito. Los episodios de disreflexia autónoma pueden poner en peligro la vida debido a la presencia de hipertensión grave, que puede producir encefalopatía hipertensiva o hemorragias intracraneales, subaracnoideas o retinianas. Los episodios son precedidos a menudo por cefaleas y rubor facial, y se acompañan por piloerección, diaforesis extensa por encima del nivel de la lesión y bradicardia refleja mediada por el nervio vago. La disreflexia autónoma puede ser prevenida con los cuidados médicos apropiados de los pacientes con lesión de la médula espinal, que incluyen los programas para control intestinal y vesical, y los cuidados de la piel. Tanto el paciente como la familia deben ser instruidos sobre causas posibles, prevención, presentación y medidas de primeros auxilios. En el contexto agudo, el paciente debe ser colocado en posición erecta y se debe eliminar el estímulo precipitante. Cuando persiste la hipertensión, se pueden utilizar bloqueantes alfaadrenérgicos, como fenoxibenzamina o prazosina, o nifedipina.

Síndrome de Guillain-Barré

La inestabilidad autónoma es una de las principales causas de mortalidad en el síndrome de Guillain-Barré y suele aparecer en casos graves asociados con insuficiencia respiratoria. Un mecanismo es la alteración de la modulación de los barorreceptores de la eferencia cardiovascular simpática debido a la desmielinización de los aferentes vagales en este trastorno. Este fallo del barorreflejo se puede manifestar con hipertensión paroxística o sostenida, hipotensión ortostática, respuestas vasodepresoras, taquiarritmias y bradicardia inducida por el nervio vago durante la intubación o la aspiración traqueal. La hipertensión grave puede producir hemorragia subaracnoidea o leucoencefalopatía posterior con ceguera cortical. En general, en estos pacientes es mejor no tratar las fluctuaciones espontáneas de la presión arterial a menos que haya compromiso de los órganos diana. Estos pacientes pueden sufrir hipotensión o hipertensión grave en respuesta al labetalol o los agonistas adrenérgicos, respectivamente. Es fundamental el tratamiento de las causas precipitantes, sobre todo el dolor.

Causas iatrogénicas de hiperactividad simpática

Síndrome neuroléptico maligno

El síndrome neuroléptico maligno es una reacción idiopática resultado de la alteración de la transmisión dopaminérgica central en el hipotálamo y los ganglios basales. Los dos desencadenantes frecuentes son el bloqueo de los receptores dopaminérgicos D2 inducido por fármacos y la interrupción brusca de los agonistas dopaminérgicos en pacientes con enfermedad de Parkinson. Los desencadenantes frecuentes del síndrome neuroléptico maligno incluyen los agentes antipsicóticos de primera generación (p. ej., haloperidol, fenotiazinas) y los antieméticos (metoclopramida), pero también ocurren con agentes antipsicóticos "atípicos" (clozapina, olanzapina, risperidona y quetiapina). En los pacientes con enfermedad de Parkinson, el síndrome neuroléptico maligno puede ocurrir luego de la interrupción de levodopa, agonistas dopaminérgicos, inhibidores de la catecol-O-metiltransferasa (COMT) o amantadina. Los pacientes con enfermedad por cuerpos de Lewis corren riesgo de desarrollar síndrome neuroléptico maligno después de recibir incluso dosis bajas de agentes antipsicóticos. Este síndrome puede ser el resultado también de una sobredosis de antidepresivos tricíclicos, citalopram, anfetaminas, cocaína o litio.

Las manifestaciones clínicas del síndrome neuroléptico maligno incluyen cambios del sensorio, que varían desde el estado confusional al coma; rigidez muscular grave con temblor o sin él, distonía y mutismo; fiebre (mayor de 38 °C) e hiperactividad autónoma, que incluye diaforesis, taquicardia e hipertensión. Dos características importantes de laboratorio son leucocitosis y niveles elevados de creatina cinasa, los que reflejan rabdomiólisis secundaria a rigidez muscular.

En los casos típicos, el síndrome neuroléptico maligno evoluciona en 24 a 72 horas, pero pocas veces puede desarrollarse lentamente en algunos días. En los casos no complicados, la evolución dura 7 a 10 días. El tratamiento de este trastorno incluye la interrupción inmediata del fármaco precipitante, medidas de sostén (que incluyen líquidos intravenosos, nutrición y reducción de la temperatura) y tratamiento farmacológico con agonistas dopaminérgicos, como bromocriptina, y relajantes musculares, como dantroleno (Bhanushali, 2004). El principal diagnóstico diferencial incluye hipertermia maligna, catatonía letal aguda, golpe de calor inducido por neurolépticos, síndrome anticolinérgico central y síndrome serotoninérgico.

Síndrome serotoninérgico

El síndrome serotoninérgico es el resultado de la estimulación excesiva de los receptores serotoninérgicos centrales y periféricos, sobre todo los receptores 5-HT_{2A}. Al contrario del síndrome neuroléptico maligno, el síndrome serotoninérgico es un fenómeno dependiente de la dosis y se desarrolla rápidamente luego de la administración de un fármaco o combinación de fármacos que aumentan la transmisión serotoninérgica. Estos incluyen inhibidores de la recaptación de serotonina (fluoxetina, fluvoxamina, paroxetina, sertralina, citalopram, venlafaxina, trazodona, nefazodona, clomipramina); agonistas de la 5-HT_1 (buspirona, triptano); inhibidores de la monoaminooxidasa; opioides (meperidina, fentanilo, tramadol, dextrometorfano), triptanos; valproato; litio; agentes antieméticos (metoclopramida, ondasentrón); drogas de abuso (dietilamina del ácido lisérgico, [LSD], y metilendioximetanfetamina, ["éxtasis"], suplementos dietéticos y productos herbales (triptófano, hierba de San Juan). Las manifestaciones típicas del síndrome serotoninérgico incluyen agitación, hiperreflexia, clonus, fiebre, midriasis, taquicardia, diaforesis y ruidos intestinales hiperactivos o diarrea. Los pacientes con afectación grave pueden tener un delirio agitado, rigidez muscular, hipertermia e hipertensión y taquicardia graves, que pueden ser seguidas abruptamente por hipotensión y shock. Las características más distintivas del síndrome serotoninérgico son el clonus y la diarrea, que ayudan a diferenciarlo del síndrome neuroléptico maligno y el síndrome anticolinérgico central, respectivamente. El tratamiento incluye la eliminación de los fármacos desencadenantes, medidas de sostén, control de la hipertermia y la inestabilidad autónoma; control de la agitación con bendozdiazepinas y administración de antagonistas de la 5-HT_{2A} como la ciproheptadina. No está indicado el propranolol porque puede producir hipotensión grave, y está contraindicada la bromocriptina porque puede desencadenar el síndrome serotoninérgico.

★ **CONCLUSIONES**

• La hiperactividad simpática paroxística constituye un problema potencialmente fatal que se asocia a diversos trastornos neurológicos agudos de etiología muy diversa, que incluyen traumatismos de cráneo, hemorragia subaracnoidea, lesiones del tronco encefálico y de la médula espinal, crisis comiciales, estados confusionales, intoxicación por drogas, síndrome de Guillain-Barré, e incluso causas iatrogénicas, como el síndrome neuroléptico maligno y el síndrome serotoninérgico.

• Sus manifestaciones se deben a excitación simpática masiva, tanto neural como suprarrenal, y son: hipertensión arterial, taquiarritmias, hipertermia (a veces grave), hiperhidrosis. También puede manifestarse por sus complicaciones asociadas: hemorragia intracraneal, lesiones miocárdicas, taquiarritmias graves y edema pulmonar neurógeno.

• Dados sus riesgos, el tratamiento es urgente y apunta a resolver las causas de este trastorno y sus complicaciones, suprimir fármacos como neurolépticos y agonistas serotoninérgicos, tratar los factores que pueden precipitarlo, como el dolor, medidas de manejo de la hipertermia, la hipertensión, las arritmias y la agitación.

BIBLIOGRAFÍA

Arroyo HA, Di Blasi AM, Grinszpan GJ. A syndrome of hyperhidrosis, hypothermia, and bradycardia possibly due to central monoaminergic dysfunction. Neurology 1990;40:556-7.

Baguley IJ, Nicholls JL, Felmingham KL, et al. Dysautonomia after traumatic brain injury: a forgotten syndrome? J Neurol Neurosurg Psychiatry 1999;67:39-43.

Bhanushali MJ, Tuite PJ. The evaluation and management of patients with neuroleptic malignant syndrome. Neurol Clin 2004;22:389-411.

Blackman JA, Patrick PD, Buck ML, Rust RS, Jr. Paroxysmal autonomic instability with dystonia after brain injury. Arch Neurol 2004;61:321-8.

Boeve BF, Wijdicks EF, Benarroch EE, Schmidt KD. Paroxysmal sympathetic storms ("diencephalic seizures") after severe diffuse axonal head injury. Mayo Clin Proc 1998;73:148-52.

Boyer EW, Shannon M. The serotonin syndrome. N Engl J Med 2005;352:1112-20.

Brouwers PJ, Wijdicks EF, Hasan D, et al. Serial electrocardiographic recording in aneurysmal subarachnoid hemorrhage. Stroke 1989;20:1162-7.

Bullard DE. Diencephalic seizures: responsiveness to bromocriptine and morphine. Ann. Neurol 1987;21:609-11.

Dalmau J, Graus F, Villarejo A, et al. Clinical analysis of anti-Ma2-associated encephalitis. Brain 2004;127:1831-44.

DeBellis R, Smith BS, Choi S, Malloy M. Management of delirium tremens. J. Intensive Care Med 2005;20:164-73.

Devinsky O, Price BH, Cohen SI. Cardiac manifestations of complex partial seizures. Am J Med 1986;80:195-202.

Di Pasquale G, Andreoli A, Lusa AM, et al. Cardiologic complications of subarachnoid hemorrhage. J Neurosurg Sci 1998;42:33-6.

Diamond AL, Callison RC, Shokri J, et al. Paroxysmal sympathetic storm. Neurocrit Care 2005;2:288-91.

Dickinson CJ. Reappraisal of the Cushing reflex: the most powerful neural blood pressure stabilizing system. Clin Sci 1990;79:543-50.

Fagius J. Syndromes of autonomic overactivity. En: Low PA, ed. Clinical Autonomic Disorders: Evaluation and Management. 2.nd ed. Philadelphia: Lippincott-Raven; 1997. pp. 777-89.

Freeman R. Cardiovascular manifestations of autonomic epilepsy. Clin Auton Res 2006;16:12-7.

Josephs KA, Silber MH, Fealey RD, et al. Neurophysiologic studies in Morvan syndrome. J Clin Neurophysiol 2004;21:440-5.

Karlsson AK. Autonomic dysreflexia. Spinal Cord 1999;37:383-91.

Kipps CM, Fung VS, Grattan-Smith P, et al. Movement disorder emergencies. Mov Disord 2005;20:322-34.

Klein CJ, Silber MH, Halliwill JR, et al. Basal forebrain malformation with hyperhidrosis and hypothermia: variant of Shapiro's syndrome. Neurology 2001;56:254-6.

Krassioukov AV, Furlan JC, Fehlings MG. Autonomic dysreflexia in acute spinal cord injury: an under-recognized clinical entity. J Neurotrauma 2003;20:707-16.

Lammens M, Lissoir F, Carton H. Hypothermia in three patients with multiple sclerosis. Clin Neurol Neurosurg 1989;91(2):117-21.

Landers DF. Alcohol withdrawal syndrome. Am Fam Physician 1983;27:114-8.

Lawn ND, Westmoreland BF, Kiely MJ, et al. Clinical, magnetic resonance imaging, and electroencephalographic findings in paraneoplastic limbic encephalitis. Mayo Clin Proc 2003;78:1363-8.

LeWitt PA, Newman RP, Greenberg HS, et al. Episodic hyperhidrosis, hypothermia, and agenesis of corpus callosum. Neurology 1983;33:1122-9.

Mathias CJ, Frankel HL. Autonomic disturbances in spinal cord lesions. En: Bannister R, Mathias CJ, eds. Autonomic Failure. Oxford: Oxford University Press; 1992. pp. 839-81.

Montagna P, Lugaresi E. Agrypnia Excitata: a generalized overactivity syndrome and a useful concept in the neurophysiopathology of sleep. Clin. Neurophysiol 2002;113:552-60.

Moulignier A, Guiard-Schmid JB, Gbadoe AH, Rozenbaum W. HIV-1-related spontaneous episodic hypothermia. Neurology 2003;61:418-9.

Penfield W. Diencephalic autonomic epilepsy. Arch Neurol 1929;22:358-74.

Pozo-Rosich P, Clover L, Saiz A, et al. Voltage-gated potassium channel antibodies in limbic encephalitis. Ann Neurol 2003;54:530-3.

Rabinstein AA, Friedman JA, Weigand SD, et al. Predictors of cerebral infarction in aneurysmal subarachnoid hemorrhage. Stroke 2004;35(8):1862-6.

Ropper AH, Wijdicks EF. Blood pressure fluctuations in the dysautonomia of Guillain-Barre syndrome. Arch. Neurol 1990;47:706-8.

Ropper AH. Management of the autonomic storm. En: Low PA, ed. Clinical Autonomic Disorders: Evaluation and Management. 2.nd ed. Philadelphia: Lippincott-Raven; 1997. pp. 791-801.

Talman WT, Florek G, Bullard DE. A hyperthermic syndrome in two subjects with acute hydrocephalus. Arch Neurol 1988;45:1037-40.

Thieben MJ, Lennon VA, Boeve BF, et al. Potentially reversible autoimmune limbic encephalitis with neuronal potassium channel antibody. Neurology 2004;62:1177-82.

Vincent A, Buckley C, Schott JM, et al. Potassium channel antibody-associated encephalopathy: a potentially immunotherapy-responsive form of limbic encephalitis. Brain 2004;127:701-12.

Wallin BG, Stjernberg L. Sympathetic activity in man after spinal cord injury. Outflow to skin below the lesion. Brain 1984;107:183-98.

Zochodne DW. Autonomic involvement in Guillain-Barre syndrome: a review. Muscle Nerve 1994;17:1145-55.

13

Complicaciones cardíacas, respiratorias y disfunción orgánica en el paciente neurocrítico

Francisco R. Klein y Julia Klein

INTRODUCCIÓN

Las enfermedades neurocríticas se asocian a complicaciones cardiovasculares, respiratorias y disfunción orgánica con mecanismos vinculados directamente a ellas y aun en pacientes sin otros antecedentes que las favorezcan. Si bien inicialmente la hemorragia subaracnoidea (HSA) y el estrés emocional intenso se instalaron como los paradigmas de cuadros neurológicos o psiquiátricos con impacto cardiovascular, hoy se acepta que el desarrollo de complicaciones cardiopulmonares puede presentarse después de cualquier enfermedad neurológica crítica. Diferentes líneas de investigación han identificado las influencias centrales que ejercen el exceso del tono catecolaminérgico, la disfunción neuroendocrina, la inflamación sistémica y la disautonomía (**fig. 13-1**).

Entre las complicaciones cardíacas se destacan el desarrollo de insuficiencia cardíaca, el síndrome coronario agudo, las arritmias cardíacas y la inestabilidad hemodinámica, mientras que el edema agudo de pulmón neurogénico (EAPN), el síndrome de dificultad respiratoria aguda (SDRA) del adulto y la neumonía asociada a ventilación mecánica (NAV) son las entidades respiratorias más frecuentemente descritas. La disfunción multiorgánica inducida por la enfermedad neurocrítica se ha incorporado también como una reciente entidad de interés.

DISFUNCIÓN CARDÍACA

Mecanismos fisiopatológicos

Exceso de tono catecolaminérgico

El fenómeno central en la fisiopatología de las complicaciones cardiorrespiratorias es el exceso catecolaminérgico. La lesión cerebral inicia una cascada de aumento del tono adrenérgico con liberación de catecolaminas centrales, suprarrenales y locales (a través de las terminaciones nerviosas simpáticas)

denominada "hiperactividad simpática paroxística (HSP)" o "tormenta adrenérgica", que se puede presentar con hipertermia, diaforesis, taquicardia, hipertensión, taquipnea y posturas distónicas. Los pacientes que así evolucionan tienen peores resultados neurológicos, estadías hospitalarias más prolongadas y más complicaciones. El aumento del tono adrenérgico persiste hasta diez días después de la lesión inicial y depende de:

- La localización de la lesión: los primeros trabajos que identificaron la región cortical insular y sus conexiones subcorticales en el control autonómico cardíaco datan de la década del 90, y destacan su papel tanto en el control de la función cardiovascular como en la modulación autonómica, lo que se ha demostrado tanto en HSA como en el ataque cerebrovascular (ACV). Los pacientes con lesiones insulares (irrigada por la arteria cerebral media) son aquellos con mayores trastornos autonómicos y más proclives a la muerte súbita. Los tonos simpático y parasimpático están regulados predominantemente por la ínsula derecha e izquierda, respectivamente. El estímulo autonómico central se origina en el hipotálamo y hay evidencias de que su estimulación aislada es capaz de producir daño miocítico. Las proyecciones eferentes se integran en segmentos inferiores a través de la sustancia gris periacueductal que resulta clave en el control del barorreflejo y de la regulación cardíaca. La estructura más caudal del eje neurocardíaco se encuentra en el área rostral ventrolateral del bulbo.
- El aumento de la presión intracraneal (PIC) se ha demostrado como un estímulo independiente que aumenta la liberación de catecolaminas en las terminaciones nerviosas miocíticas. Es interesante que los valores absolutos de las concentraciones de catecolaminas plasmáticas raramente tienen alguna

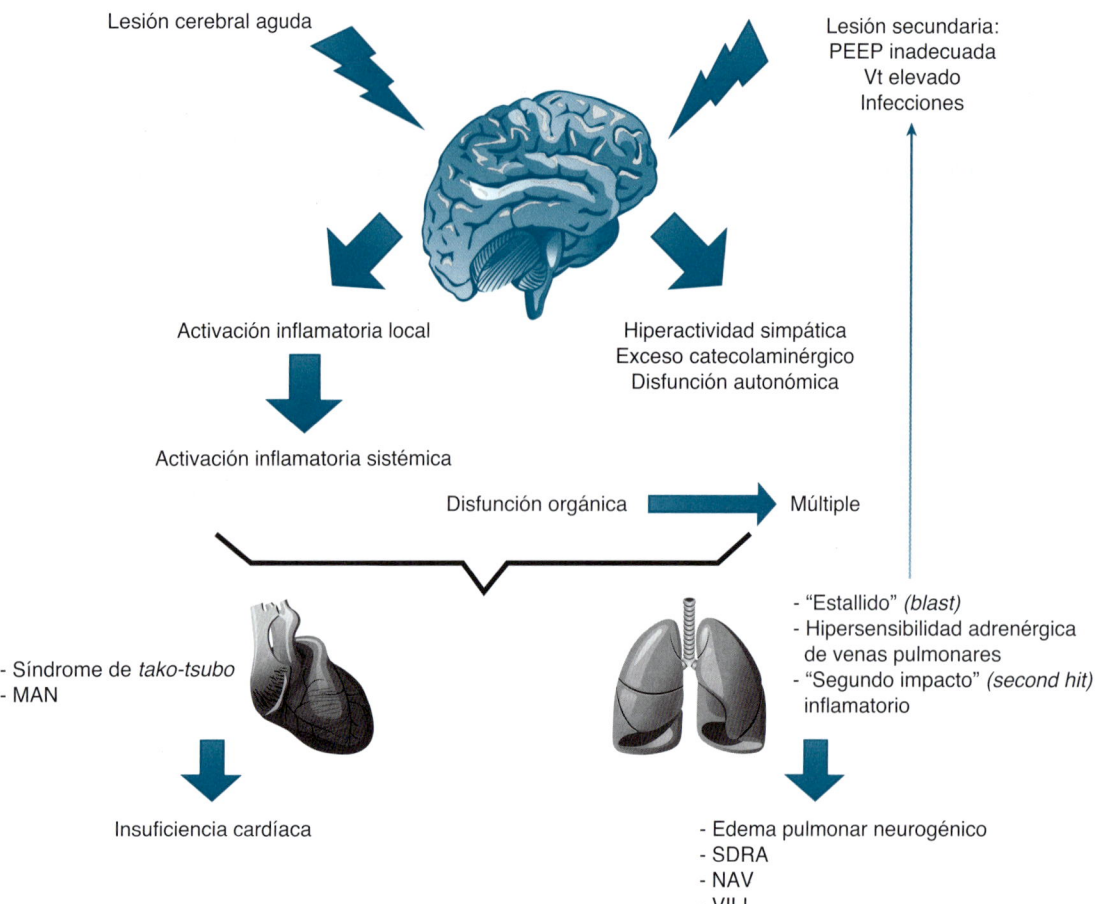

Fig. 13-1. Esquema general de los mecanismos fisiopatológicos propuestos. MAN: miocardio aturdido neurogénico; SDRA: síndrome de dificultad respiratoria aguda; NAV: neumonía asociada a la ventilación mecánica; VILI: lesión pulmonar inducida por la ventilación mecánica; PEEP: presión positiva de final de espiración; Vt: volumen corriente elevado.

correlación con la gravedad de la disfunción miocárdica.

- La activación de mecanismos neuroendocrinos eferentes del hipotálamo a través del eje hipotálamo-hipófiso-suprarrenal, dando lugar al aumento de liberación de catecolaminas centrales y suprarrenales, así como el incremento de estas a nivel de las terminaciones nerviosas miocárdicas con hipercortisolismo y activación inflamatoria. La concomitante activación del sistema renina-angiotensina-aldosterona es también responsable de los fenómenos proinflamatorios, profibróticos y proarrítmicos.

Neuroinflamación

Tanto en pacientes con HSA como en aquellos con traumatismo craneoencefálico (TCE) se ha demostrado la activación de una intensa reacción inflamatoria sistémica, con aumento de marcadores inflamatorios inespecíficos, citocinas inflamatorias (PCR, TNF-α, IL-1Ra e IL-6, entre otras), incremento de la expresión de moléculas de adhesión y activación de la coagulación. En la compleja interacción de la lesión cerebral, el sistema inmunitario y el desequilibrio autonómico existen una modulación y activación proinflamatoria que también involucran al miocardio. No existen hoy tratamientos dirigidos a este aspecto de la respuesta a la lesión cerebral que gocen de argumentación científica.

Disfunción autonómica

La hiperactividad simpática paroxística (HSP) es una expresión más del desequilibrio autonómico y se observa en entre el 10 y el 25% de los pacientes con HSA o TCE. Sin las manifestaciones masivas con las que el síndrome se expresa, la disfunción autonómica con predominio simpático y disminución del tono parasimpático se pueden monitorizar a través de la variabilidad de la frecuencia cardíaca (sistemáticamente disminuida en la lesión cerebral). La aproximación terapéutica a ella se analizará en este mismo capítulo.

Lesiones específicas

Miocardio aturdido neurogénico (MAN)

El MAN es una lesión miocárdica reversible, mediada neurológicamente, caracterizada por cambios electrocardiográficos (prolongación del QT, inversión de la onda T y alteraciones del ST), arritmias, disfunción ventricular izquierda con hipocinesia global (Fey < 40%) y liberación de biomarcadores de miocardiocitólisis y fallo ventricular (troponina y péptido natriurético de tipo B [BNP]). Históricamente se la adjudicaba a enfermedad coronaria subclínica o isquemia miocárdica secundaria al exceso de las catecolaminas circulantes. Hoy existe consenso en que se debe a la liberación de catecolaminas a nivel de las terminaciones simpáticas miocárdicas y que es independiente de las concentraciones plasmáticas. La liberación de catecolaminas en el intersticio miocárdico lleva a la apertura prolongada de los canales de calcio controlados por los receptores beta 1 adrenérgicos, con la consecuente rápida depleción de trifosfato de adenosina (ATP). La consecuencia es la disfunción mitocondrial y muerte celular caracterizada por el patrón histológico clásico con necrosis en bandas de contracción, miocitólisis focal, degeneración miofibrilar y formación de bandas cruzadas (**fig. 13-2**). Se observan sarcómeros hipercontraídos, bandas eosinofílicas densas e infiltrados mononucleares (a diferencia de la infiltración polimorfonuclear característica del infarto agudo de miocardio). Los cambios histológicos son predominantemente subendocárdicos con respeto relativo del ápex ventricular y en un patrón consistente con la distribución de la inervación simpática ventricular y no relacionado con la segmentación de los territorios vasculares. La gravedad del MAN es paralela al grado de la lesión cerebral. A favor del diagnóstico de MAN con respecto al infarto agudo de miocardio (IAM) se recomiendan las siguientes guías: 1) ausencia de antecedentes de enfermedad coronaria, 2) relación temporal con la lesión cerebral, 3) aparición *de novo* de disfunción ventricular con fracción de eyección (Fey) < 40%, 4) alteraciones segmentarias de la motilidad ventricular inconsistente con los territorios vasculares y 5) valores de troponina menores de 2,8 ng/mL en pacientes con Fey < 40%.

Miocardiopatía de tako-tsubo

Descrita con frecuencia en la lesión cerebral aguda y por primera vez en Japón en 1990 por Sato, la miocardiopatía de *tako-tsubo* (MT), síndrome del corazón roto o miocardiopatía por estrés es un síndrome súbito, habitualmente reversible, que simula un evento coronario agudo y que expresa grave acinesia apical y/o medioventricular. La mayoría de los pacientes se presentan con dolor torácico, cambios en el segmento ST y elevación enzimática evocando un infarto agudo de miocardio. El factor desencadenante más reconocido es un intenso estrés emocional o físico, o las lesiones cerebrales agudas. La cineangiocoronariografía muestra coronarias normales, mientras que el ventriculograma o la ecocardiografía muestran balonamiento apical. El nombre *tako-tsubo* corresponde a la palabra japonesa que describe el jarrón utilizado para la pesca tradicional del pulpo (**fig. 13-3**). Los cuatro criterios de la Clínica Mayo para el diagnóstico son: 1) hipocinesia, discinesia o acinesia de la región medioventricular con afectación apical o sin ella (las regiones afectadas no siguen una distribución acorde con la segmentación de la vasculatura epicárdica), 2) ausencia de evidencias angiográficas de lesión coronaria obstructiva o de accidente de placa, 3) cambios en el electrocardiograma (ECG) (elevación del ST o inversión de la onda T) o elevación discreta en los valores enzimáticos y 4) ausencia de feocromocitoma o miocarditis. Las diferencias con el MAN son muchas veces complejas de discriminar (**cuadro 13-1**). El mecanismo propuesto con más fuerza es el de la liberación masiva de catecolaminas; la preferencia anatómica por las alteraciones de la motilidad se adjudica a la mayor densidad de receptores adrenérgicos en las regiones medioventriculares y apicales que las hacen más vulnerables al alto tono adrenérgico de esta entidad. El ECG, los niveles enzimáticos de troponina y/o BNP, junto a un patrón ecocardiográfico sugestivo en presencia de coronarias normales, hacen el diagnóstico de MT. El manejo inicial de los pacientes con dolor torácico es similar al del síndrome coronario agudo. Aquellos con insuficiencia cardíaca podrán requerir balance negativo mientras que, en el shock cardiogénico, deberá evitarse el uso de inotrópicos apelando eventualmente al balón de contrapulsación intraórtica.

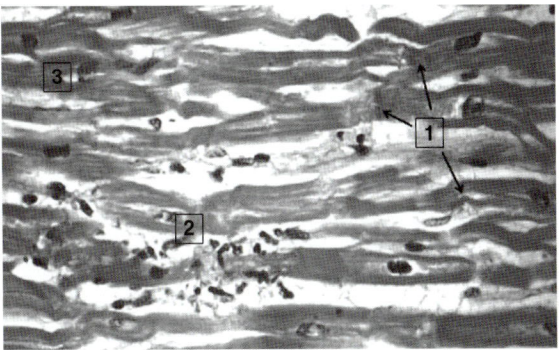

Fig. 13-2. Miocardio con daño por efecto inotrópico. (1) bandas de contracción, (2) "miocardio ondulado", (3) necrosis con infiltrado mononuclear y polimorfonuclear. Gentileza del profesor doctor Carlos Vigliano, Hospital Universitario de la Fundación Favaloro. Véase también esta figura en **Láminas en color**.

A   B

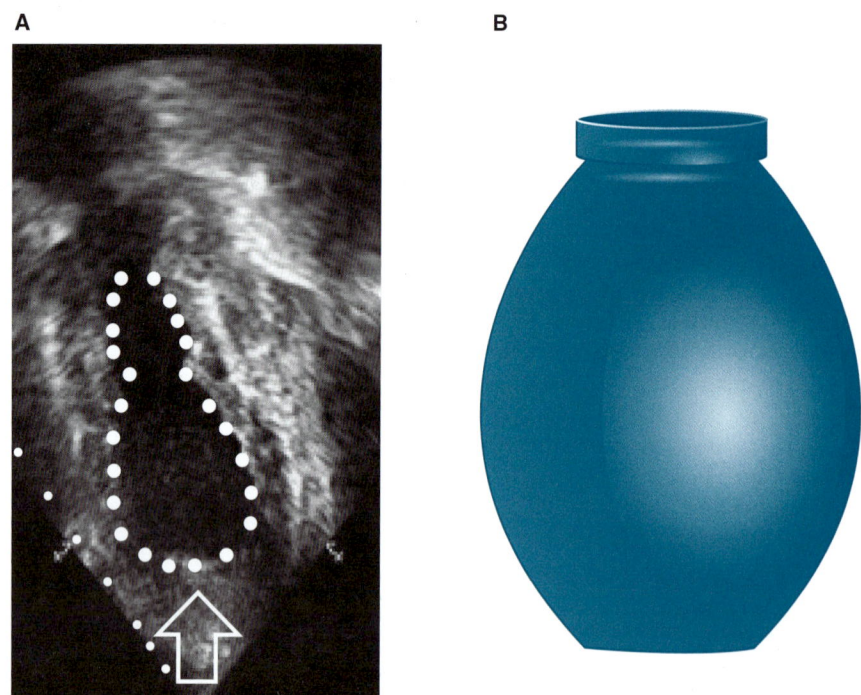

Fig. 13-3. Miocardiopatía de *tako-tsubo*. **A.** Imagen ecocardiográfica con balonamiento apical (flecha). Gentileza del doctor Fabián Salmo. Laboratorio de Ecocardiografía y Doppler Vascular, Hospital Universitario de la Fundación Favaloro. **B.** Representación gráfica del recipiente que genera su denominación (redibujado de: CCBY 2.5 Petta R, et al. Transl Med UniSa 2013).

Expresión clínica

La masiva tormenta adrenérgica de las enfermedades neurocríticas, sea cual fuere el mecanismo fisiopatológico predominantemente involucrado, se podrá expresar como insuficiencia cardíaca, disfunción ventricular reversible o permanente, arritmias cardíacas, elevación de biomarcadores (troponinas y/o BNP) o síndrome coronario agudo (aun en ausencia de aterosclerosis coronaria).

Tratamiento

Independientemente de la heterogeneidad de las presentaciones clínicas, los principios básicos del tratamiento implican, en todos los casos, el mantenimiento de la estabilidad hemodinámica y el más cuidadoso tratamiento de sostén. A pesar de la importancia demostrada del tono simpático en la génesis de estos trastornos, no existen datos clínicos que apoyen el uso

Cuadro 13-1. Diferencias entre miocardio aturdido neurogénico (MAN) y miocardiopatía de *tako-tsubo* (MT)		
Clínica	**MT**	**MAN**
Factores predisponentes	Estrés/lesión cerebral aguda	Lesión cerebral aguda
Fisiopatología	Daño miocárdico mediado por catecolaminas	
Cambios ECG	Depresión del segmento ST Inversión de la onda T Prolongación del intervalo QT	Prolongación del intervalo QT Inversión de la onda T Depresión del segmento ST Onda de Osborne
Potencial reversibilidad	Sí	
Elevación de troponina	Moderada	
Histopatología	Miocardiocitólisis/necrosis en bandas de contracción	
Pronóstico	Baja mortalidad	Recuperación 66-78%

sistemático de alfabloqueantes o betabloqueantes en el manejo de esta condición. La utilización de opioides o de la dexmedetomidina, así como el uso de magnesio, podrían tener lugar en este contexto.

DISFUNCIÓN RESPIRATORIA

Los objetivos de esta sección son describir:

- La interacción de las lesiones agudas del sistema nervioso central (SNC) (TCE, HSA, ACV, convulsiones) y el sistema respiratorio (a veces referida como "neuroneumonología").
- Los aspectos respiratorios clínicos salientes en cada una de estas condiciones neurocríticas.
- Los aspectos especiales que la aplicación de la asistencia ventilatoria mecánica (AVM) tiene en estos pacientes.

Mecanismos fisiopatológicos

Los mecanismos de la lesión pulmonar en las enfermedades neurocríticas son objeto de intenso debate pero, para su explicación, predominan tres teorías o modelos complementarios entre sí: la teoría del estallido (*blast theory*), la hipersensibilidad adrenérgica de las venas pulmonares y el modelo de doble impacto (*double hit*).

Teoría del estallido

Esta teoría fue propuesta por Theodore y Robin en la década de los 70. En el artículo original de 1976, describen el desarrollo del edema de pulmón neurogénico (EAPN) con inicio en segundos a minutos luego de la lesión cerebral. Se propone que el aumento abrupto de la presión intravascular generado por el aumento de la PIC y la descarga simpática deriva en masiva vasoconstricción sistémica con redistribución del líquido hacia el lecho pulmonar. Al edema de origen hidrostático y trasudativo se suma el daño a la membrana alveolocapilar, con la consecuente exudación de líquido rico en proteínas al espacio alveolar. El daño estructural en la membrana persiste aún después de la normalización de las presiones hidrostáticas, justificando la persistencia del edema pulmonar rico en proteínas. De acuerdo con este modelo, dos mecanismos actúan en forma sinérgica: las altas presiones hidrostáticas producto de la descarga adrenérgica y el daño endotelial pulmonar. Debido a que, en la mayor parte de los casos, los pacientes no están monitorizados durante el episodio agudo inicial, las evidencias en seres humanos se limitan a circunstanciales informes de casos en pacientes monitorizados durante el evento agudo.

Hipersensibilidad adrenérgica de las vénulas pulmonares

En distintos pacientes (con HSA o resección de tumores) bajo monitorización se ha descrito el desarrollo de EAPN en ausencia de aumento previo de presiones en el circuito izquierdo. Este hallazgo dio lugar a la descripción del segundo modelo denominado "hipersensibilidad adrenérgica de las vénulas pulmonares", según el cual la descarga simpática afecta directamente al lecho vascular pulmonar, con desarrollo de edema independiente de los cambios en la presión sistémica. La presencia de receptores alfa y beta en los vasos pulmonares otorga plausibilidad biológica a la posibilidad de cambios vasculares inducidos por los estímulos neurales. Algunos modelos animales también demostraron el aumento de la permeabilidad vascular pulmonar con edema exudativo secundario a los estímulos adrenérgicos sobre el lecho vascular pulmonar.

Respuesta inflamatoria sistémica: el modelo del doble impacto

El tercero y más reciente modelo se denomina **modelo del doble impacto** (*double hit model*), propuesto por Mascia en 2009, en el que se otorga un papel central a la respuesta inflamatoria sistémica. La autora propone (basándose en la demostración de la migración de células proinflamatorias y la producción glial y microglial de citocinas, como IL-1, IL-1-β, IL-6, IL-8 y TNF-α) un proceso en dos pasos que complementa la teoría del estallido. En él, la lesión primaria en el SNC crearía un ambiente inflamatorio mediado por las citocinas mencionadas y que, frente a la alteración de la barrera hematoencefálica, permitirían su paso a la circulación sistémica. Ya instalado, el sistema se vuelve vulnerable a la amplificación de estímulos inflamatorios frecuentemente inocuos, tales como la ventilación mecánica, los procedimientos quirúrgicos, las transfusiones o las infecciones. La activación inflamatoria secundaria (ocurriendo horas o días después de la lesión inicial) puede profundizar aún más el daño neurológico y contribuir al fallo orgánico extraneurológico, desencadenando un síndrome de fallo multiorgánico donde el sistema respiratorio es particularmente susceptible.

Manifestaciones clínicas

Neumonía

Debido a la posible macroaspiración o microaspiración por la disminución de la conciencia, a la inmunosupresión secundaria a la enfermedad neurocrítica, al eventual desarrollo de edema pulmonar, y a la necesidad frecuente de instrumentación de la vía aérea y del tubo digestivo, la neumonía (N) y la neumonía asociada a la ventilación mecánica (NAV) son entidades frecuentes en la lesión cerebral aguda (LCA). La NAV (con una mortalidad cercana al 30%) es particularmente frecuente (20-50%) y aparece en general dentro de los primeros 4 días del ingreso. Es menos frecuente en la HSA (20%) en relación con el TCE (hasta el 50%). Los gérmenes más comúnmente hallados son los gramnegativos aunque, en los pacientes con TCE, el agente más frecuente es *Staphylococcus aureus*. Los factores de riesgo reconocidos para su desarrollo incluyen la edad, obesidad, diabetes, politransfusiones, inmunosupresión previa, necesidad de uso de barbitúricos y/o relajantes musculares, uso previo de antibióticos y la ausencia de elevación de la cabecera de la cama. Las medidas preventivas de la N y de la NAV incluyen: evitar la AVM todo lo que sea posible, elevación de la cabecera de la cama, minimizar la sedación, favorecer la movilización temprana, tratamiento enérgico de las secreciones respiratorias y el mantenimiento cuidadoso de los circuitos del ventilador. Aunque discutidas en cuanto a su verdadero impacto, otras medidas preventivas como la sistemática higiene y antisepsia oral son frecuentemente implementadas.

Edema agudo de pulmón neurogénico

El EAPN representa el aumento del líquido intersticial alveolar y pulmonar que se instala rápidamente posterior a una lesión cerebral aguda (LCA). Cualquier LCA puede producir EAPN, pero se estima que el 70% de los casos corresponden a hemorragias intracerebrales.

El 23% de las HSA, el 20-50% del TCE y el 2% de las convulsiones desarrollan EAPN. Los pacientes presentan en el lapso de minutos a horas disnea aguda, expectoración rosada, hipoxemia e infiltrados bilaterales en la radiografía de tórax. Dado que comparte mecanismos fisiopatológicos y que puede ser considerado como parte del espectro de SDRA, los criterios propuestos por Davison para EAPN incluyen: 1) infiltrados pulmonares bilaterales; 2) $PaO_2/FiO_2 < 200$; 3) sin evidencias de aumento de precarga ventricular izquierda; 4) lesión cerebral suficiente para aumentar la PIC y 5) ausencia de otras causas de SDRA o insuficiencia respiratoria. El mecanismo propuesto es la masiva descarga alfaadrenérgica con aumento de las presiones hidrostáticas a nivel de los capilares pulmonares, aumento de la permeabilidad capilar, microembolización pulmonar por trombosis intravascular y obstrucción linfática. El volumen de líquido extravascular pulmonar aumenta a partir de la elevación de la PIC por encima de 15 mm Hg. Se han informado distintos enfoques farmacológicos incluidos la administración de betabloqueantes para aumentar el flujo linfático, dobutamina para disminuir la resistencia vascular pulmonar y sistémica y aumentar el intervalo de confianza (IC), o alfabloqueantes como la clorpromazina o la fentolamina.

Síndrome de dificultad respiratoria aguda

De acuerdo con los criterios de Berlín, 8-31% de los pacientes con TCE, 18-37% de los pacientes con HSA y 4% de los pacientes con ACV isquémico desarrollan SDRA. Los mecanismos propuestos para ese desarrollo incluyen los modelos descritos previamente del estallido, la "sensibilidad adrenérgica vascular pulmonar" y la teoría del doble impacto, donde las citocinas amplifican la influencia de los distintos gatillos inflamatorios. En pacientes ventilados, la elevación de la PIC, la presencia de respuesta inflamatoria sistémica y la pérdida del reflejo tusígeno (no así la Escala de Coma de Glasgow [GCS]) son predictores independientes del desarrollo de SDRA que, de producirse, se asocia a un peor pronóstico funcional y mayor mortalidad. En relación con la AVM, una menor PaO_2/FiO_2, volúmenes corrientes altos y altas frecuencias respiratorias se asocian también a mayor incidencia de SDRA en pacientes neurocríticos.

Asistencia ventilatoria mecánica en pacientes neurocríticos

Se analizarán con mayor interés los aspectos vinculados a la AVM en el TCE con SDRA.

A los objetivos generales de la AVM (sostener artificialmente los valores de PaO_2, $PaCO_2$ y pH afectados por alteraciones del intercambio gaseoso o de la mecánica respiratoria) se suman en el paciente neurocrítico los de prevenir la isquemia cerebral secundaria y evitar el aumento de la morbimortalidad. Distintas estrategias han demostrado su utilidad en el SDRA, incluyendo: 1) la ventilación protectiva (VP) con la utilización de volumen corriente (Vt) bajo, limitando la presión meseta (*plateau*) a no más de 30 cm H_2O con hipercapnia permisiva o sin ella, 2) decúbito prono, 3) uso titulado de la presión positiva al final de la espiración (PEEP), 4) maniobras de reclutamiento, 5) uso de oxigenación por membrana extracorpórea (ECMO) y 6) uso de depuradores de CO_2 (ECCO_2R, *extracorporeal carbon dioxide removal*).

La ventilación mecánica por sí misma es capaz de disminuir la perfusión cerebral (por disminución del IC así como por aumento de la presión venosa yugular que disminuye el retorno venoso desde el cerebro). Además, en el caso de la AVM entran en conflicto dos paradigmas: el orientado a la protección cerebral (que prioriza la corrección de la hipoxemia, el mantenimiento de la PaO_2 minimizando los efectos perjudiciales de la PEEP) y aquel dirigido a la protección pulmonar, a través de la VP con el objetivo de evitar la lesión pulmonar inducida por la ventilación mecánica (VILI). El primer enfoque podría favorecer la VILI, mientras que el segundo podría ser deletéreo para la lesión cerebral.

Objetivos ventilatorios

- **PaO_2:** para asegurar una oxigenación cerebral adecuada se aspira a mantener la normoxia con una PaO_2 de 60 mm Hg o mayor. Teniendo en cuenta que el punto de inflexión para el desarrollo de vasodilatación cerebral hipoxémica se encuentra en 58 mm Hg, el límite inferior de 55 mm Hg recomendado en la ARDSnet parece bajo para estos pacientes.

- **PaCO$_2$ y VT:** la hipercapnia debe ser evitada dada su capacidad de producir vasodilatación cerebral y aumento de la PIC. Por otro lado, la hiperventilación usada con el fin de disminuir la PIC a través de la vasoconstricción puede exponer al cerebro a fenómenos isquémicos. De acuerdo con las últimas recomendaciones, no se debe utilizar hiperventilación profiláctica como primera línea para control de la PIC, debiendo evitarse sobre todo durante las primeras 24 horas de la LCA cuando el flujo sanguíneo cerebral (FSC) está más críticamente disminuido. En el caso de utilizarse, debe ser monitorizada a través de la saturación venosa yugular de oxígeno (SjO$_2$) o de la presión parcial de Q$_2$ tisular (BtpO$_2$). La recomendación general es ventilar a los pacientes entre 33,5 y 37,5 mm Hg, lo que puede ser un desafío en aquellos con SDRA. En resumen, cuando coexisten el TCE y el SDRA debe buscarse un compromiso entre el control de la PaCO$_2$ y la protección del pulmón, sin contraindicaciones absolutas para la ventilación protectiva (VP) pero con la necesidad de una monitorización estricta, preferentemente multimodal.
- **PEEP:** si la PEEP y la presión venosa central (PVC) son inferiores a la PIC, no influencian la presión efectiva del retorno venoso cerebral. Si la PEEP aplicada produce reclutamiento, el descenso asociado de la PaCO$_2$ tenderá a hacer disminuir la PIC. Por el contrario, si produce hiperinsuflación, la PIC tenderá a subir. El nivel óptimo de PEEP en el TCE con SDRA es incierto, pero se acepta que puede ser utilizada siempre que se asegure la estabilidad de la tensión arterial media (TAM) y se realice una monitorización cercana de los parámetros de perfusión cerebral, tales como la PIC y la presión de perfusión cerebral (PPC).
- **Maniobras de reclutamiento (MR):** dada la posibilidad de aumentar la PIC, las MR pueden ser usadas, pero con los mismos recaudos que se establecieron para la VP.
- **Decúbito prono (DP):** a pesar de la utilidad del DP en pacientes con SDRA con hipoxemia refractaria, el potencial de esta maniobra en aumentar la PIC,

así como las dificultades técnicas para su realización en pacientes con TCE generan grandes preocupaciones. Los distintos estudios demuestran, en general, un efecto irrelevante sobre la PIC o un discreto aumento compensado por la elevación de la PaO$_2$ y/o la mejoría hemodinámica. Si bien no existen recomendaciones taxativas para el uso del DP en los pacientes con TCE y SDRA, no está contraindicado frente a la hipoxemia refractaria, siempre y cuando se realice monitorización de la PIC en tiempo real para guiar el tratamiento. Se desalienta el uso del DP en las contusiones frontales, donde puede comprometer la perfusión en las áreas perilesionales.

- **ECCO y ECMO:** el uso de ECCO (que tiene menores necesidades de anticoagulación) puede colaborar en el manejo de la PaCO$_2$ en pacientes en quienes no se pueda utilizar VP sin un impacto aceptable en la PaCO$_2$ o en el pH. Muy pocas series han analizado esta opción. La ECMO, dada su alta tasa de complicaciones (en parte vinculadas a la necesidad de anticoagulación más profunda), solamente debería considerarse como una terapia de rescate para pacientes con hipoxemia refractaria.

DISFUNCIÓN MULTIORGÁNICA

Tal como se expresó al analizar los mecanismos fisiopatológicos, la lesión cerebral aguda es un estado proinflamatorio capaz de derivar en fallo orgánico múltiple. Los fallos orgánicos empeoran el pronóstico neurológico y son capaces de incrementar la mortalidad en forma independiente. Se informa que entre un 45 y 90% de pacientes neurocríticos desarrollarán al menos un fallo orgánico extraneurológico: el fallo cardiovascular y el respiratorio son los más comunes; el fallo hematológico alcanza alrededor del 2 al 3% (aunque con porcentajes de hasta el 30% de trastornos aislados de la coagulación), con porcentajes muy bajos de disfunción hepática y/o renal. Cuando se evalúa mediante la puntuación SOFA (*Sequential Organ Failure Assessment Score*), el fallo respiratorio se detecta con el doble de frecuencia que cuando se define por la puntuación MODS (*Multiple Organ Dysfunction Score*) y, del mismo modo, el componente cardiovascular, definido por SOFA, es mejor predictor de mortalidad que el MODS. De un modo general, se acepta que el SOFA y los cálculos por IMPACT son los que mayor utilidad predictiva tienen en la ICA.

★ **CONCLUSIONES**

Las complicaciones cardiopulmonares y la disfunción orgánica múltiple son un fenómeno frecuente en el paciente neurocrítico. Los mecanismos involucrados son diversos: se destacan el exceso del tono adrenérgico, la activación inflamatoria (neurológica y sistémica) y la disfunción autonómica. El tratamiento debe orientarse a optimizar las estrategias de sostén hemodinámico, respiratorio y sistémico con una monitorización simultánea y estricta de los parámetros neurológicos. El estudio del trastorno autonómico y de las potenciales intervenciones sobre él merece un lugar central para el tratamiento de estas complicaciones.

BIBLIOGRAFÍA

Balofsky A, George J, Papadakos P. Neuropulmonology. En:_ Wijdicks EFM, Kramer AH, Editors. Handbook of Clinical Neurology, Vol. 140 (3.rd series). Critical Care Neurology, Part I. Amsterdam: Elsevier; 2017. pp. 33-47.

Biso S, Wongrakpanich S, Agrawal A, Yadlapati S, Kishlyansky M, Figueredo. A Review of Neurogenic Stunned Myocardium. Cardiovasc Psychiatry Neurol 2017;2017:5842182.

Borsellino B, Schultz MJ, Gama de Abreu M, Robba C, Bilotta F. Mechanical ventilation in neurocritical care patients: a systematic literature review. Expert Rev Respir Med 2016;10(10):1123-32.

Della Torre V. Acute Respiratory Distress in traumatic brain injury: how do we manage it? J Thorac Dis 2017;9(12):5368-81.

Della Torre V, Badenes R, Corradi F, Racca F, Lavinio A, Matta B, et al. Brain Interactions in Traumatic Brain Injury. Cardiology in Review. November-December 2017;25(6):279-88.

Gopinath R, Ayya SS. Neurogenic Stress Cardiomyopathy. What Do We Need to Know. Ann Card Anaesth 2018;21(3):228-34.

Gregory T, Smith M. Cardiovascular complications of brain injury. Continuing education in Anaesthesia, Critical Care & Pain 2012;12(2):67-71.

Hilz MJ, Liu M, Roy S, Wang R. Autonomic dysfunction in the neurological intensive care unit 2019. Clin Auton Res 2019; 29:301-11.

Koutsoukou A, Katsari M, Orfanos S, Kotanidou A, Daganou M, Kyriakopoulou M, et al. Respiratory mechanics in brain injury: A review 2016. World J Crit Care Med 2016;5(1):65-73.

Krishnamoorthy V, Mackensen B, Gibbons E, Vavilala M. Cardiac Dysfunction after Neurologic Injury. What do we know and Where Are We Going? Contemporary Reviews in Critical Care Medicine. Chest 2016;149(5):1325-1331.4.

Lee S, Hwang, Yamal JM, Clay Goodman J, Aisiku IP, Gopinath S, Robertson C. IMPACT probability of poor outcome and plasma cytokine concentrations are associated with multiple organ dysfunction syndrome following traumatic brain injury. J Neurosurg 2019; 11:1-7.

López Álvarez JM, Pérez Quevedo O, Roldán Furelos L, Santacana González I, Consuegra Llapur E, Lemaur Valeron Me, et al. Pulmonary Complications in Patients with Brain Injury. Pulm Res Respir Med Open 2015;2(1):69-74.

Mascia L. Acute lung injury in patients with severe brain injury: a double hit model. Neurocrit Care 2009 Dec;11(3):417-26.

National Heart, Lung, and Blood Institute (NHLBI) Acute Respiratory Distress Syndrome (ARDS) net (ARDSnet). http://www.ardsnet.org/.

Ripoll J, Blackshear J, Díaz Gómez JL. Acute Cardiac Complications in Critical Brain Disease. Neurosur Clin N Am 2018;29(2):281-97.

Theodore J., Robin E.D. Speculations on neurogenic pulmonary edema (NPE). Am Rev Respir Dis 1976;113:405-11.

Wijayatilake DS, Sherren PB, Jigajinni SV. Systemic complications of traumatic brain injury. Curr Opin Anesthesiol 2015;28:525-31.

Zou R, Shi W, Tao J, Li H, Lin X, Yang S, et al. Neurocardiology: cardiovascular changes and specific brain region infarcts. Bio Med Res Intl 2017;2017:5646348. doi: 10.1155/2017/5646348.

Monitorización

V

Monitorización de la presión intracraneal

14

Pablo Schoon y Lilian Benito Mori

INTRODUCCIÓN

La medición de la presión intracraneal (PIC) ha sido el primer método de monitorización continua aplicado en la práctica clínica de pacientes neurológicos y neuroquirúrgicos críticos, hacia la década de 1950. Desde entonces, su amplia utilización ha permitido incorporar importantes conocimientos fisiológicos y fisiopatológicos que han tenido y tienen aplicación corriente en la asistencia de estos pacientes.

¿POR QUÉ MEDIR LA PRESIÓN INTRACRANEAL?

La elevación de la PIC es un fenómeno frecuente en las diferentes patologías neurocríticas. En los pacientes con traumatismo craneoencefálico (TCE) grave se ha descrito una incidencia de aumento de la PIC de entre 50 y 70%; en la hemorragia intracerebral espontánea, esa incidencia varía entre el 30 y el 60%, y este fenómeno de elevación de la PIC también se observa en otras patologías neurocríticas tales como hemorragia subaracnoidea, algunas situaciones de ataque cerebrovascular isquémico, encefalopatías y meningitis.

Este aumento de la presión, dentro de la caja rígida que es el cráneo, puede incrementar el daño producido, inicialmente, por la lesión primaria a través de la energía cinética, el sangrado, la obstrucción vascular, etc., principalmente a través de dos mecanismos fisiopatológicos:

- Desplazamientos intracraneales (herniaciones transtentorial, subfalcial y cerebral central) con desarrollo de lesiones isquémicas por compresión de áreas vitales encefálicas o lesiones vasculares.
- Disminución crítica de la presión de perfusión cerebral (PPC) con caída del flujo sanguíneo cerebral (FSC).

Por lo expresado, es razonable considerar que el desarrollo de hipertensión intracraneal (HTIC), en el contexto de un tejido encefálico seriamente dañado en forma aguda, puede empeorar el pronóstico y los resultados en estos pacientes.

El diagnóstico de la elevación anormal de la PIC, riesgosa para la indemnidad del parénquima cerebral, solo puede efectuarse en tiempo real mediante su medición. Los signos clínicos de HTIC (edema de papila, alteraciones pupilares, hipertensión arterial, bradicardia, posturas motoras anormales, apnea) son inespecíficos, inconstantes y, lo que es más grave, tardíos.

La tomografía computarizada puede dar indicios de que se esté desarrollando una HTIC y es de indudable utilidad para decidir monitorización y tratamiento, pero no ofrece una valoración en tiempo real ni permite inferir el grado de elevación de la PIC. El Doppler transcraneal (DTC) es una alternativa de monitorización que, junto con la monitorización de la PIC, del metabolismo cerebral, la monitorización sistémica y los estudios de imágenes, ayuda a la valoración fisiopatológica del paciente y a la toma de decisiones terapéuticas sobre bases racionales. También el DTC es útil en el seguimiento de pacientes en buen estado clínico pero en riesgo de desarrollar HTIC antes de implementar una monitorización invasiva. Pero, dados los numerosos factores que influyen en el resultado obtenido con esta monitorización (tensión arterial, PPC, $PaCO_2$, entre otros), tampoco permite tener información precisa del valor de la PIC. Otros métodos de valoración de la PIC no invasivos, como la medición del desplazamiento de la membrana timpánica, del diámetro de la papila o de las fundas del nervio óptico, no han tenido evidencias de una correlación clínica útil con el valor de la PIC medida en forma invasiva. Sin embargo, estos métodos podrían discriminar la presencia o no de HTIC, y tener un lugar en aquellos escenarios donde no esté disponible la monitorización invasiva.

Solamente la monitorización invasiva, mediante un sistema apropiado para tal fin, es hasta el presente el medio de conocer con certeza y en tiempo real los valores de PIC, orientar las medidas terapéuticas y controlar los resultados obtenidos con ellas. La mayoría de las terapéuticas para reducir la PIC pueden provocar complicaciones e, incluso, son potencialmente riesgosas para el mismo parénquima cerebral, por lo que su uso sin la medición de la PIC puede ser considerado imprudente.

Por otra parte, la medición de la PIC es la forma precisa de conocer la PPC, uno de los componentes que condicionan el estado del FSC. Al igual que con los valores de PIC, se han observado mejores resultados con la obtención de valores de PPC mayores de ciertos umbrales, y solamente el conocer su valor en tiempo real permite actuar terapéuticamente sobre ella.

Finalmente, el catéter de medición en localización intraventricular facilita el drenaje de líquido cefalorraquídeo (LCR) que puede ser un método eficaz, en algunas circunstancias, para reducir la HTIC.

¿QUÉ INFORMACIÓN PODEMOS OBTENER DE LA MEDICIÓN DE PIC?

Hay tres aspectos que la monitorización de la PIC nos permite conocer y a los que debemos prestar atención:

- El valor absoluto de PIC
- El trazado de la onda de PIC en tiempo real (25 mm/s)
- El trazado de las ondas de pulso intracraneales en el registro lento (50 mm/hora)

Estos tres elementos dependen del estado de los componentes intracraneales y de sus cambios dinámicos de acuerdo con la evolución del paciente, o como respuesta a las medidas terapéuticas aplicadas. Cada uno de ellos ofrece un aspecto original y propio de información, si bien relacionados entre sí, para ayudar a la valoración de la situación fisiopatológica intracraneal.

Es importante recordar que toda la información que provee este método de monitorización debe ser integrada, en cada paciente individual y en forma dinámica con el paso de las horas, con los otros métodos de monitorización neurológicos y sistémicos, las imágenes y la clínica. Es la apropiada valoración del momento fisiopatológico que atraviesa el paciente y el razonamiento del equipo tratante ayudado por la información mencionada, lo que potencialmente puede mejorar los resultados del paciente, no un método de monitorización aisladamente.

El valor absoluto de PIC

Existe consenso, expresado en las diversas guías de tratamiento, en considerar como umbral de HTIC en un paciente con una lesión cerebral aguda un valor mayor de 22 mm Hg. Esta cifra de consenso ha surgido a partir de series de pacientes con TCE, si bien en la práctica clínica es de uso corriente extrapolar este valor, como umbral de tratamiento, a las otras patologías neurointensivas.

No obstante, en el paciente con TCE se ha extendido el criterio de considerar este umbral de HTIC en un valor más "exigente", 15 mm Hg, en dos situaciones particulares:

- Paciente portador de una craniectomía descompresiva (craniectomía con plástica ampliada de duramadre), por encontrarse el cráneo "abierto" o más complaciente.
- Lesión ocupante de espacio en la fosa temporal, por el alto riesgo de herniación temporal rápida y súbita que acarrean estas lesiones temporales, aun con valores de PIC menores de 20 mm Hg.

El registro de un valor mayor de los umbrales descritos, sostenido por más de 5 a 10 minutos, es un signo de alarma que debe ser considerado de inmediato por el equipo tratante, con el fin de evaluar la causa del episodio de HTIC y adoptar las medidas terapéuticas que la valoración fisiopatológica sugiera.

Sin embargo, en el otro extremo, un valor de PIC por debajo de los umbrales de HTIC no significa, aisladamente, que la situación del paciente sea óptima. Como se describirá más adelante, la presencia de una morfología anormal de la curva de PIC, aun con valores absolutos de PIC normales, exige nuestra atención y razonamiento. Así también, un paciente portador de un TCE grave aun insuficientemente reanimado puede mostrar valores de PIC normales pero acompañado de una PPC insuficiente para asegurar un FSC apropiado a las necesidades metabólicas cerebrales. Por ello es que muchos autores consideran más apropiado hablar de "monitorización de PIC-PPC".

El valor de PPC apropiado para cada paciente y para cada momento fisiopatológico de ese paciente puede ser variable y cambiante. Puede ayudar en su titulación la integración de la información de las monitorizaciones sistémicas y neurológicas (tensión arterial, oximetría cerebral, DTC). Sin embargo, existe consenso entre las diferentes guías de tratamiento con respecto a que la PPC debería mantenerse en valores no inferiores a 50-70 mm Hg en el paciente con TCE grave. En todos los casos, es de importancia pronóstica y terapéutica considerar el valor de PPC en conjunto con el valor de PIC durante el tratamiento del paciente neurocrítico y considerar actuar terapéuticamente sobre aquella, de considerarse necesario.

Onda de PIC en tiempo real

El trazado en tiempo real de la onda de presión intracraneal (25 mm/s) presenta una oscilación que acompaña la onda de pulso arterial. Esta onda de pulso se traduce en un trazado de determinadas características morfológicas según sea el estado de la distensibilidad o *compliance* del contenido intracraneal (tejido, sangre intravascular, líquido cefalorraquídeo, lesiones ocupantes de espacio).

Cuando se trata de un contenido encefálico normalmente complaciente, el trazado presenta una onda con tres componentes, que se denominan P_1, P_2 y P_3 (**fig. 14-1**). El origen estricto de cada uno de estos

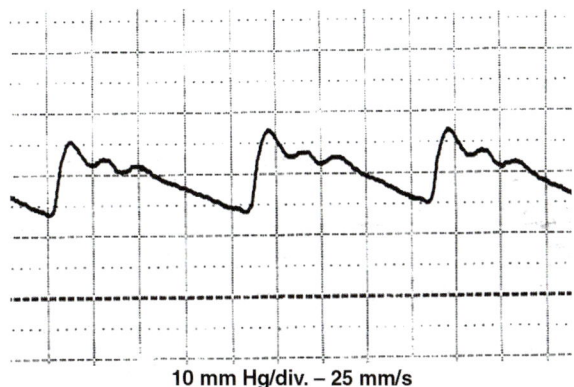

10 mm Hg/div. – 25 mm/s

Fig. 14-1. Trazado normal de una curva de la presión intracraneal (PIC) en tiempo real.

componentes aún es materia de discusión, pero podemos considerar que P_1 representa la onda sistólica de choque arterial (en principio dependiente de la tensión arterial media [TAM] y del valor absoluto de la PIC) y P_2 la onda de distribución intracraneal (distensibilidad del tejido intracraneal y el volumen sanguíneo arterial cerebral). Con respecto a la onda P_3 son escasos los estudios experimentales que han explorado su origen y significación clínica. Se ha descrito su relación con el retorno venoso (dependiente del volumen sanguíneo venoso y retorno yugular). Esta interpretación rígida del significado de cada onda no debe ser considerada en forma estricta y absoluta; sin embargo, es una orientación que ayuda a interpretar el trazado de la PIC desde un punto de vista fisiopatológicamente racional y útil.

Las modificaciones en la morfología del trazado de la PIC se producen por el incremento en el valor de la PIC y/o por la disminución de la distensibilidad del sistema intracraneal. Desde luego que la elevación del valor de PIC en forma anormal refleja un agotamiento de

los mecanismos compensadores intracraneales de presión/volumen. De acuerdo con la llamada "doctrina" o teoría de Monro-Kelly, completada por Cushing en la forma en que la conocemos actualmente, al ser la cavidad craneal rígida cualquier incremento en alguno de sus componentes (tejido, sangre o líquido cefalorraquídeo) o el agregado de un nuevo volumen (lesión ocupante de espacio) exige el desplazamiento de otro de los componentes intracraneales para que la presión se mantenga normal. El desplazamiento de la sangre (principalmente del lecho de capacitancia venoso) y del líquido cefalorraquídeo hacia el espacio subaracnoideo medular pueden compensar, transitoriamente y hasta un determinado límite, el incremento del tejido (edema e hinchazón cerebrales) o la aparición de un nuevo volumen (lesiones ocupantes de espacio). Superada esta capacidad de "buffer" de los componentes nombrados, se incrementará la presión intracraneal, en forma logarítmica, en relación con el incremento de volumen (**fig. 14-2**).

Sin embargo, debe considerarse que es frecuente observar, reflejado en el trazado de la curva de PIC en tiempo real, patrones anormales que reflejan alteraciones en la distensibilidad del sistema que no se traducen en valores absolutos elevados de PIC (**fig. 14-3A** y **B**). Esta es la información particular, a la que se hizo referencia anteriormente, que ofrece el trazado en tiempo real, que debe ser considerado además del valor absoluto de PIC.

A medida que los factores de compensación del volumen intracraneal se van agotando al incrementarse el contenido intracraneal (masas ocupantes, edema o hinchazón cerebrales, volumen sanguíneo cerebral), disminuye la distensibilidad del espacio intracraneal. Esto se ve reflejado en cambios en la morfología del trazado de la onda de PIC:

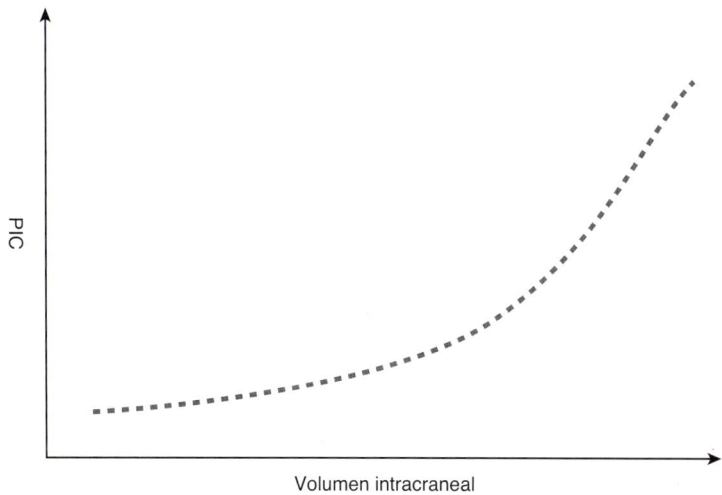

Fig. 14-2. Curva presión/volumen.

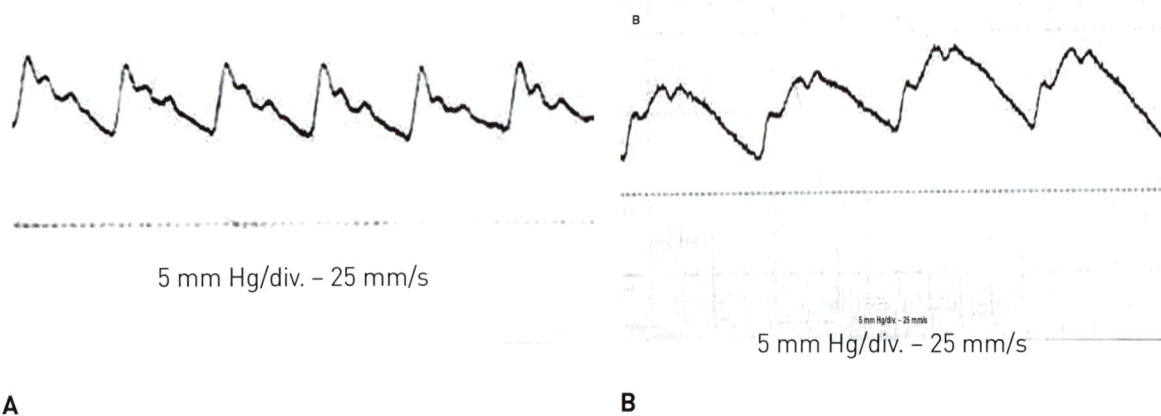

5 mm Hg/div. – 25 mm/s

5 mm Hg/div. – 25 mm/s

A

B

Fig. 14-3. Curvas de PIC en tiempo real, ambas con valor absoluto de 20 mm Hg. **A.** Morfología normal. **B.** Morfología anormal con P$_2$ predominante.

Incremento en la amplitud de la onda de pulso intracraneal

A medida que progresivamente se eleva la PIC, se observa un aumento en la amplitud del trazado de la onda, inicialmente a expensas de P$_1$ pero que luego puede involucrar a todo el trazado. Esta relación entre valor de PIC/amplitud de la onda de PIC sigue una tendencia lineal ascendente hasta alcanzarse un determinado valor de PIC a partir del cual la amplitud comienza a disminuir (**fig. 14-4**). El valor de PIC en el que se alcanza el punto de inflexión superior de esa curva varía según el momento fisiopatológico de cada paciente. Diversos grupos de investigación (Avezaat, 1979; Czosnyka, 1994; Czosnyka, 1996) han descrito que la parte ascendente de esta curva se relaciona con una reserva hemodinámica cerebral comprometida pero aún presente, en tanto que la superación del punto de inflexión superior de la curva (reducción de la amplitud del trazado ante sucesivos aumentos del valor de la PIC) reflejan una pérdida de la reserva hemodinámica cerebral con grave compromiso del FSC y riesgo de lesión isquémica definitiva. En series de pacientes con TCE grave (Czosnyka, 1996) se observó una estrecha relación entre este fenómeno (superación del pun-

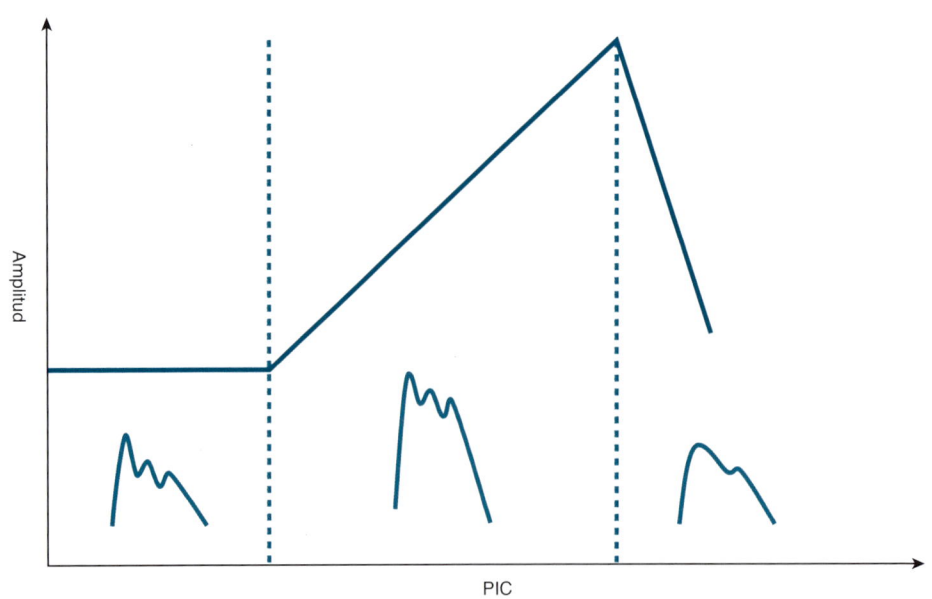

Amplitud

PIC

Fig. 14-4. Relación entre el valor absoluto de PIC y la amplitud del trazado.

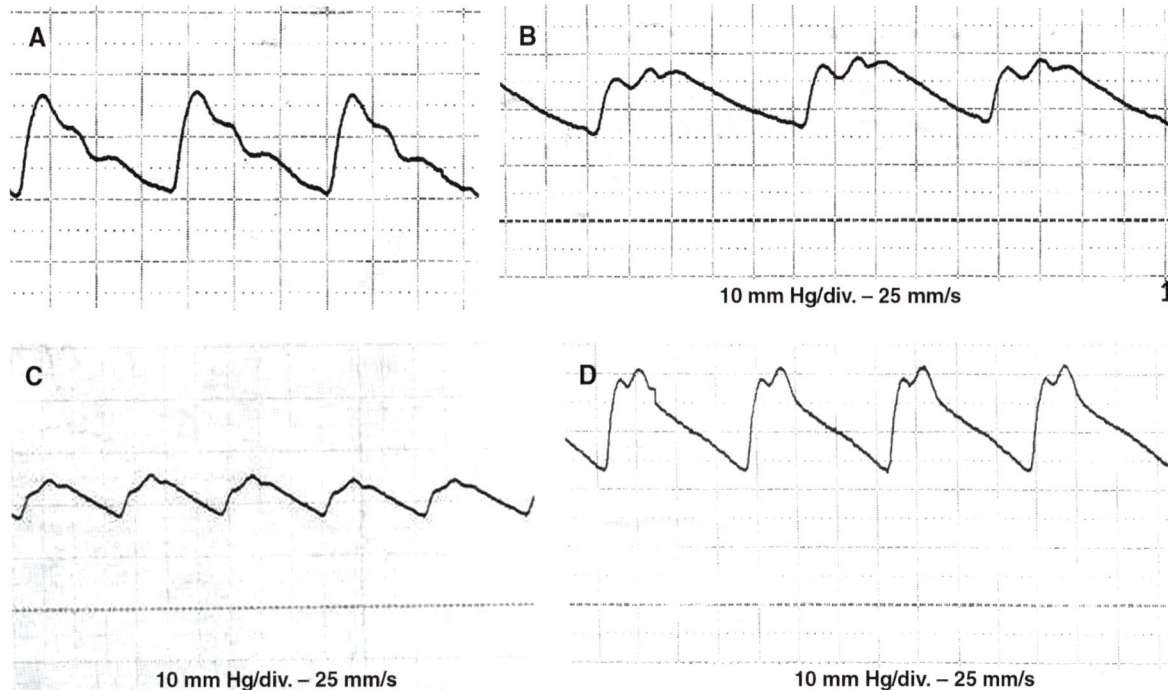

Fig. 14-5 A, **B**, **C** y **D.** Trazados anormales, evolución a P_2 predominante.

to de inflexión superior de la curva PIC/amplitud) con una elevada mortalidad y malos resultados funcionales en los sobrevivientes.

Predominio del componente P_2 en el trazado de la onda de PIC

La observación de un cambio en la morfología del trazado normal de la onda de PIC (P_1 predominante) hacia una morfología donde P_2 iguala o incluso supera en amplitud a P_1 es un fenómeno frecuente y, aun sin valores absolutos de PIC inapropiados, debe ser motivo de atención y alarma (**fig. 14-5**). Revela una disminución de la distensibilidad de la cavidad intracraneal, tanto más significativa como alterado se observe el trazado de la onda de PIC. Esta disminución de la distensibilidad puede responder a diversas causas que deben ser evaluadas y eventualmente sugerirán intervenciones terapéuticas: lesiones ocupantes de espacio, incremento del volumen del tejido cerebral (por edema o hinchazón cerebrales), incremento del volumen sanguíneo cerebral (por hipercapnia, PPC insuficiente, pérdida de la autorregulación con vasoparálisis). El cuidadoso y adecuado razonamiento fisiopatológico, ayudado por las imágenes y otras monitorizaciones sistémicas y neurológicas, podrá orientar las conductas que se consideren apropiadas.

La progresión de estos cambios en la morfología puede conducir a una pérdida completa de la distinción de las diferentes ondas del trazado de PIC (onda monofásica) reflejando un importante compromiso de la distensibilidad intracraneal (**fig. 14-6**).

La onda P_3

Como ya se expresó, no hay acuerdo con respecto a su origen y significación clínica. Algunos pocos estudios han descrito su evolución en relación con las otras dos ondas de la curva de presión intracraneal, pero no aportan a una interpretación clínicamente aplicable.

Toda aparición de un trazado anormal en la onda de PIC en un paciente debe ser motivo de examen y razonamiento acerca de la o las causas responsables de dichas alteraciones, aun cuando se asocien con simultáneos valores absolutos de PIC considerados normales, con el fin de evaluar la oportunidad de intervenciones que puedan ser necesarias o beneficiosas. Estas alteraciones en el registro de la onda de PIC, como se describió, tienen su origen fundamentalmente en la alteración de la distensibilidad intracraneal. Sin embargo, el trazado de la onda de PIC también se ve influenciado por otros factores tales como la tensión arterial, la PPC y la $PaCO_2$, entre otros elementos responsables del FSC (por ejemplo, un trazado con predominio de P_2 en un paciente hipercápnico).

Por este motivo, y tal como se mencionó anteriormente, ante trazados anormales es conveniente prestar atención a las posibles causas de alteración de la distensibilidad intracraneal, pero integrando esta información de la monitorización de la PIC a la provista por las otras monitorizaciones neurológicas y sistémicas,

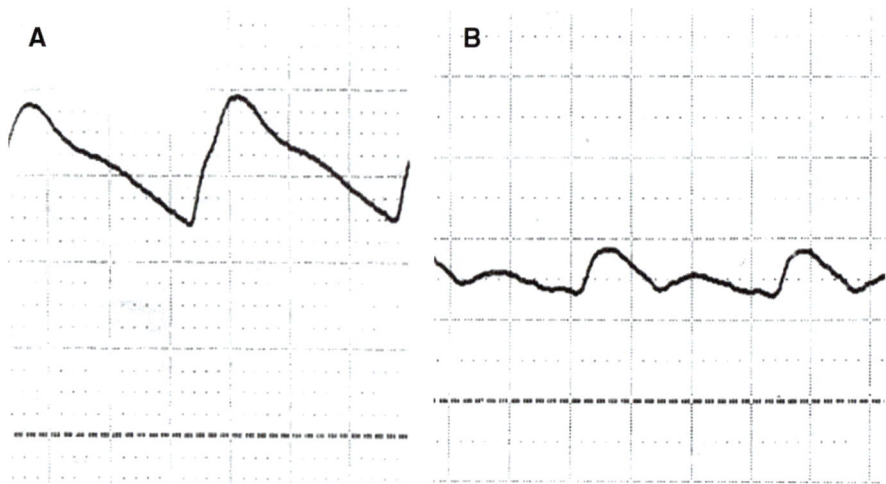

Fig. 14-6 A y **B.** Pérdida de los componentes de la curva de PIC.

las imágenes y las características particulares de la lesión del paciente individual, a fin de poder interpretar las alteraciones fisiopatológicas que experimenta en ese momento y programar actitudes terapéuticas racionalmente orientadas.

Ondas de pulso intracraneal en el registro lento

Esta evaluación en tiempo real de la monitorización de la PIC consiste en el registro de la misma onda de pulso intracraneal que se describió anteriormente, pero con una velocidad de arrastre del papel lenta, 50 mm/ hora. Esto da como resultado un registro gráfico de los cambios periódicos en el valor absoluto de la PIC. En tanto no se modifiquen los valores de PIC, el trazado obtenido es una línea estable que no ofrece particularidades (**fig. 14-7**). Con frecuencia se observan variaciones que fueron descritas inicialmente por Lundberg (Lundberg, 1978), quien las denominó "ondas periódicas" y las clasificó en tres tipos: A, B y C. De estas, las dos primeras son las que han sido más profundamente estudiadas en su significación fisiopatológica y clínica.

Las ondas A, también llamadas en meseta o *plateau* por su morfología, constituyen elevaciones súbitas de la PIC entre 50 y 100 mm Hg y tienen una duración de entre 5 y 20 minutos (**fig. 14-8**). Las ondas B se presentan como elevaciones de la PIC de hasta 50 mm Hg sucesivas, en una frecuencia de 0,5 a 2 ondas por minuto (**fig. 14-9**). Desde su descripción en 1961, diversos autores y grupos de investigación han revelado que los dos principales factores que condicionan la aparición de estas ondas, llamadas lentas o periódicas, son las condiciones del lecho vascular y la distensibilidad de la cavidad intracraneal. Las ondas A o en meseta son consideradas por la mayoría de los autores como patológicas y han sido relacionadas con un fenómeno hemodinámico de vasodilatación y aumento del volumen sanguíneo cerebral en el contexto de una respuesta autorregulatoria de la vasculatura cerebral presente (Rosner 1984). Asimismo, las ondas B se han visto relacionadas con fenómenos de vasodilatación arteriolar, aunque hay autores que han propuesto que, eventualmente, pueden reflejar un fenómeno fisiológico normal (Lemaire, 2002). La causa de esta vasodilatación observada en las ondas A y B ha sido explicada por di-

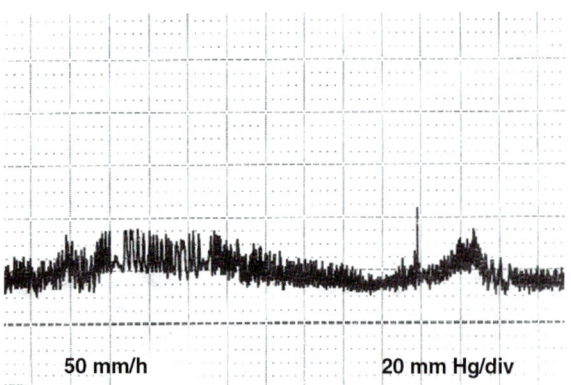

50 mm/h   **20 mm Hg/div**

Fig. 14-7. Registro de PIC a 50 mm/hora normal.

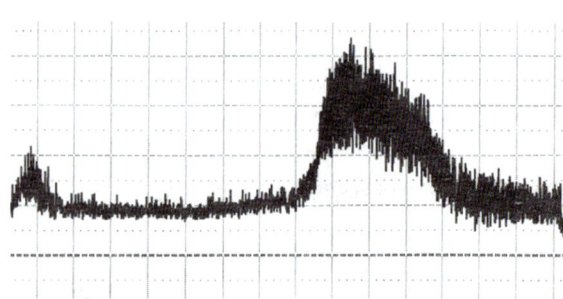

Fig. 14-8. Onda A de Lundberg. Velocidad del trazado 50 mm/hora. PIC basal 20 mm Hg, en acmé de la onda 80 mm Hg.

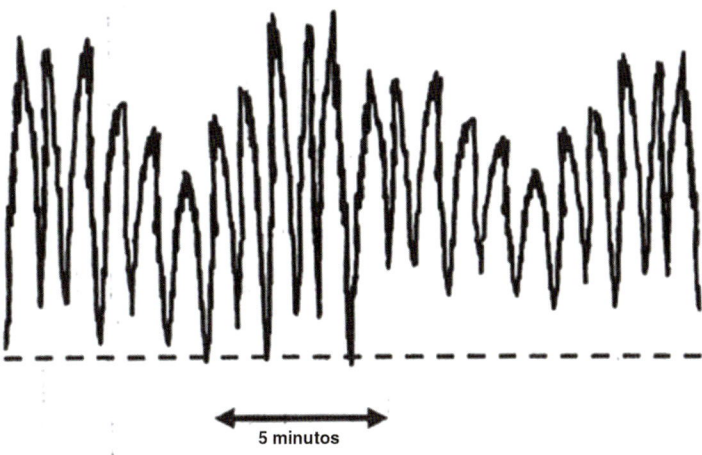

Fig. 14-9. Ondas B de Lundberg. Tomado de: Videtta W, Rondina C. Monitorización de la presión intracraneal. Fuente: Comité de Neurointensivismo SATI, editores. Neurointensivismo: Enfoque clínico, diagnóstico y terapéutica. Buenos Aires: Editorial Médica Panamericana; 2010. p. 150.

ferentes propuestas, desde la circunstancia de una PPC insuficiente hasta fenómenos vasomotores espontáneos (Rosner, Lemaire). En todo caso, la aparición de estas ondas refleja una alteración de la distensibilidad del contenido intracraneal y un compromiso de la reserva hemodinámica cerebral (capacidad de compensar los incrementos de volumen intracraneal) y en ese contexto deben ser consideradas. Aun en ausencia de HTIC fuera de los episodios de ondas lentas, la presencia de ellas debe ser objeto de atención y razonamiento para evaluar la circunstancia fisiopatológica del paciente.

Distensibilidad cerebral

Durante un período que abarca desde mediados de la década de los años 70 hasta principios de los 90, numerosos autores han investigado esta variable fisiopatológica: el grado de "aptitud" del contenido intracraneal de incrementar su volumen sin aumentos de la PIC. Como se mencionó anteriormente, ante situaciones patológicas aparecen componentes que alteran la homeostasis y vuelven más rígido este sistema: edema o hinchazón cerebrales, ingurgitación vascular, hidrocefalia, lesiones ocupantes de espacio. Ante estas situaciones, la "distensibilidad" intracraneal se encuentra disminuida y pequeños cambios en el volumen pueden traer aparejadas grandes repercusiones en la PIC.

Los estudios de la distensibilidad cerebral pusieron su atención en el Índice Presión/ Volumen que expresa la elevación de la PIC en mm Hg como respuesta a la inyección de un volumen conocido en mililitros por medio de una ventriculostomía. Estos estudios describieron la utilidad y aplicación de la medición de la distensibilidad cerebral para detectar tempranamente a aquellos pacientes con mayor riesgo de desarrollar hipertensión endocraneal y, tal vez, guiar el tratamiento.

Hay experiencias publicadas que proponen su utilización para valorar el estado de la autorregulación de la presión y determinar la PPC apropiada o determinar la reactividad a la $PaCO_2$.

Sin embargo, los riesgos inherentes a esta técnica relacionados con las infecciones ante mediciones sucesivas y la necesidad de producir incrementos transitorios en la PIC hicieron que su uso no se transformase en corriente. Pero en la década de 1990, el ingeniero Juan Carlos Spiegelberg desarrolló un catéter para medición de la distensibilidad cerebral en forma continua, en un circuito cerrado y con necesidad de inyectar muy pequeños volúmenes de manera de minimizar las posibilidades de incrementos en la PIC. Este catéter posee un pequeñísimo balón en su extremo que se infla y desinfla con rápida periodicidad y registra, en el *hardware* correspondiente, la medición de la distensibilidad cerebral en forma continua. Algunos estudios han comprobado buena correlación en los valores obtenidos con esta medición continua respecto del sistema tradicional antes mencionado. Sin embargo, en estudios clínicos, otros autores no han encontrado una correlación entre esta monitorización continua de la distensibilidad y el desarrollo de HTIC o desaturación tisular (Kiening, 2003). Hasta el momento, no está determinado si esta modalidad de monitorización puede tener un lugar en la práctica clínica.

¿DÓNDE POSICIONAR EL CATÉTER Y QUÉ SISTEMA UTILIZAR?

La medición de la PIC puede realizarse colocando el catéter respectivo en diferentes localizaciones: intraventricular, extradural, subdural o intraparenquimatosa. Pueden utilizarse sistemas hidrostáticos convencionales acoplados a un transductor de presión, o catéteres especialmente diseñados para esta monitorización, que aplican diferentes principios: fibra óptica, transductores piezoeléctricos o neumáticos. A continuación, se hará referencia detallada de estos aspectos.

La elección de la localización y del sistema para utilizar depende de un conjunto de circunstancias: eventuales características propias del paciente (necesidad de ventriculostomía concomitante con la monitorización, por ejemplo), la disponibilidad de los diferentes sistemas en cada unidad en particular y la experiencia del equipo profesional en la colocación y uso de ellos.

Un fenómeno que ha sido descrito y discutido ampliamente es el de la existencia de gradientes de presión intracraneales y la eventual importancia de este fenómeno en la elección de la localización de un catéter para la medición de la PIC. Diversos estudios en animales de laboratorio sugirieron que sería más representativo clínicamente el posicionamiento del extremo del catéter en las cercanías de una lesión ocupante de espacio (Weaver, 1982; Wolfla, 1996). En la actualidad se acepta que, efectivamente, es esperable que existan pequeños gradientes de presión entre diferentes regiones supratentoriales en el contexto de un paciente con TCE grave y lesiones intraaxiales y/o extraaxiales, aunque no se considera relevante a los fines de decidir el posicionamiento del catéter de medición de PIC como regla general. Sin embargo, en pacientes individuales, no debe dejarse de considerar la posibilidad de que se observen incrementos en el valor de PIC por condiciones locales intracraneales, principalmente cuando no guardan relación con la clínica, otras monitorizaciones y las imágenes, y deben ser interpretadas en ese contexto.

Catéter hidrostático intraventricular

El primer sistema utilizado para la medición de la PIC ha sido el catéter hidrostático de localización intraventricular. Este sistema se considera, aún hoy, el más preciso y, por lo tanto, es tomado como patrón de referencia para la comparación de la fiabilidad y exactitud de todos los otros sistemas.

Consiste en la inserción de un catéter hidrostático convencional en el asta frontal de un ventrículo lateral, conectado a un transductor de presión de los utilizados para medir otras presiones y a un monitor de presión convencional. Como alternativa puede elegirse, en casos particulares, la ubicación del extremo del catéter en el asta occipital.

Las ventajas de este sistema comprenden, además de ser el más preciso, la posibilidad de drenaje de LCR como modalidad de tratamiento de la HTIC. Esta medida terapéutica es eficaz y rápida. La extracción de muy pequeños volúmenes tiene una influencia muy marcada en los valores de PIC. Sin embargo, debe reconocerse que es una medida de eficacia transitoria. Sea porque el LCR se vuelve a reproducir o porque

–después de reiteradas extracciones de este o tras edema cerebral– los ventrículos cerebrales se colapsan, es una medida que permite reducir la PIC en tanto se evalúa la situación fisiopatológica para orientar las intervenciones. La localización intraventricular, además, puede ser de elección en aquellos pacientes en los que está indicada la colocación de un drenaje ventricular en la etapa aguda (bloqueo de la circulación del LCR, hidrocefalia, hemorragia subaracnoidea de mal grado). Otra ventaja de este sistema es que puede ser recalibrado con seguridad tantas veces como sea necesario luego de colocado. El punto de calibración a "cero" se obtiene colocando el transductor de presión a la altura del agujero de Monro (aproximadamente a la altura de la base del trago del pabellón auricular). Otro aspecto para recordar es que, en todo catéter intraventricular, para obtener el valor de PIC representativo debe cerrarse la llave de tres vías del drenaje, a fin de que el sistema de medición se encuentre "cerrado".

La principal desventaja de este sistema es que presenta el mayor riesgo de infección (meningitis, pioventriculitis). Su incidencia en la literatura varía entre 3 y 20%, dependiendo del criterio utilizado para considerar "infección". El riesgo de infección debe reducirse mediante el mantenimiento de una rigurosa hermeticidad del sistema, evitando las manipulaciones e intervenciones sobre él. Otro comprobado factor de prevención de infección es la "tunelización" del catéter y su salida por contraabertura alejada al menos 10 centímetros del ingreso al cráneo (Dasic, 2006). Se ha descrito a la permanencia del catéter por más de 5 días como un factor de riesgo de infección; sin embargo, no se aconseja un rutinario cambio periódico del catéter si este debe permanecer más tiempo, ya que la recolocación y el número de catéteres insertados también constituyen un factor de riesgo (Beer, 2008). Se han desarrollado catéteres impregnados de antibióticos que revelaron una menor incidencia de infección, pero que podrían favorecer la selección de gérmenes resistentes, al igual que el uso de antibioticoterapia profiláctica, lo que no está indicado. También se han ensayado, in vitro y en pequeñas series de pacientes, catéteres impregnados en sales de plata que tendrían propiedades antimicrobianas, sin poderse hacer hasta hoy recomendaciones respecto de su uso (Fichtner, 2010).

Otra complicación observada en los catéteres intraventriculares es la hemorragia parenquimatosa en el trayecto de inserción y la hemorragia subaracnoidea e intraventricular. Se ha descrito una incidencia de 5 al 20% de hemorragias relacionadas con el catéter intraventricular, si bien con menos del 1% de significación clínica.

En la actualidad existen otros sistemas de localización intraventricular no hidrostáticos (piezoeléctricos, neumáticos y de fibra óptica) diseñados específicamente para la medición de la PIC. Comparten las ventajas y desventajas enumeradas para el catéter convencional y son de mayor costo. Se describen estos sistemas en el acápite sobre catéteres intraparenquimatosos.

Catéter subdural

Otra opción de localización de un catéter hidrostático convencional, con las mismas características que el intraventricular descrito anteriormente, es el espacio subdural. Se ha referido una buena correlación entre los valores obtenidos en el espacio subdural y las presiones medidas por punción lumbar, principalmente en el rango de valores superiores a 20 mm Hg (Weinstabl, 1992; Poca, 2007). Sin embargo, se ha discutido su fiabilidad en pacientes con lesiones ocupantes de espacio que puedan generar gradientes intracraneales de presión, debiéndose considerar esta posibilidad en cada paciente en particular. Otro inconveniente que se observa con los catéteres hidrostáticos subdurales es la ausencia o mala calidad del trazado de la curva de PIC en tiempo real, circunstancia que hace dudar de los valores absolutos ofrecidos por el sistema. Este último inconveniente suele tener como motivo una deficiencia en la técnica de colocación. Por tratarse de un sistema hidrostático, debe mantenerse la continuidad en la columna de agua desde el sitio de medición hasta el transductor de presión. Esto solamente puede lograrse llenando el trayecto del catéter con solución estéril en forma prolija (sin remanentes de burbujas de aire) y creando un espacio líquido que envuelva el extremo distal del catéter para asegurar la transmisión de la onda de presión. Es importante mencionar que este sistema puede ser recalibrado tantas veces como sea necesario después de colocado.

La complicación hemorrágica (subdural, subaracnoidea) es infrecuente y raramente de relevancia clínica. La incidencia de infección (meningitis) relacionada con estos catéteres es muy inferior a aquella de los de localización intraventricular, e incluso ha sido informada en estudios retrospectivos como equivalente a los catéteres intraparenquimatosos.

Existen catéteres para utilización subdural que utilizan las tecnologías no hidrostáticas que fueran mencionadas y que se tratarán en el acápite sobre catéteres intraparenquimatosos.

Transductor epidural

Existen varios sistemas, diseñados para este fin, de medición de la PIC en el espacio extradural. La incidencia de complicaciones (hemorragia e infección) es muy baja, por lo que algunos autores sugieren su utilidad cuando se prevé una necesidad prolongada de monitorización. Sin embargo, varios estudios comparativos de medición epidural versus punción lumbar y/o medición intraventricular revelaron una tendencia a la sobreestimación o la subestimación del valor de PIC en rangos clínicamente significativos, lo que

ha puesto en cuestionamiento su fiabilidad (Bruder, 1995; Eide, 2008).

Catéter intraparenquimatoso

En las últimas décadas se han desarrollado sistemas de medición de PIC que permiten posicionar el extremo distal unos centímetros dentro del parénquima cerebral a través de un agujero de trépano. Son catéteres de fácil colocación por parte de profesionales con entrenamiento, incluso fuera de un ámbito quirúrgico, y utilizan diversas tecnologías para la medición.

Los catéteres de fibra óptica presentan un pequeño espejo en el extremo que, al ser empujado por la presión del contenido intracraneal, varía la transmisión de la luz. Otros sistemas poseen un transductor piezoeléctrico en su extremo distal cuya resistencia varía al ser sometido a cambios de presión. En ambos casos, estas variaciones son interpretadas por el sistema y transformadas en una onda de presión. Existe un tercer sistema que es neumático: el catéter tiene en su extremo distal un pequeño balón lleno de aire que registra las variaciones de presión a las que es sometido y las registra en el equipo correspondiente.

Como fue mencionado anteriormente, existen catéteres de fibra óptica también de localización extradural, subdural e intraventricular, así como piezoeléctricos y neumáticos intraventriculares.

La principal ventaja de estos sistemas, ya mencionada, es la sencillez de su colocación con algún grado de entrenamiento. La tasa de complicaciones informada con el uso de estos sistemas es baja, con algunas variaciones menores entre los diferentes sistemas: infección 0% al 4%; hemorragias parenquimatosas o extraaxiales 0,3% al 2,5%.

En cuanto a las desventajas, además de ser opciones de mucho mayor costo que los sistemas hidrostáticos convencionales, es necesario mencionar la imposibilidad de recalibrar el sistema una vez colocado en el paciente (con la excepción del sistema neumático que se recalibra automáticamente cada hora). Este inconveniente puede ser significativo, si analizamos aquellos estudios que evaluaron la posibilidad de falsas mediciones obtenidas con estas opciones de monitorización. En algunos estudios que registraron el valor medido una vez retirado el catéter (al aire ambiente debería ser 0 mm Hg) se observaron valores distintos de 0 que, en algunos casos, alcanzaba diferencias clínicamente significativas (Gelabert-González, 2006; Stendel, 2003; Al-Tamimi, 2009).

Esto fue observado tanto en los sistemas de fibra óptica como piezoeléctricos. No han sido descritas las probables causas de este fenómeno, con excepción de un reciente estudio que comprobó, in vitro, que los sistemas piezoeléctricos pueden variar su calibración al ser sometidos a campos electromagnéticos y electroestáticos, muy comunes en el ámbito de la terapia intensiva (Eide, 2012).

Lo expresado con respecto a ocasionales descalibraciones no invalida el uso y fiabilidad de estos sistemas, avalada por un extenso empleo en todo el mundo durante décadas. En diversas series de pacientes se ha observado una adecuada correlación entre las mediciones obtenidas con estos sistemas y aquellas simultáneamente valoradas por un catéter hidrostático intraventricular (el sistema de referencia). Pero debe considerarse la posibilidad de alteraciones en la calibración basal cuando las cifras obtenidas con la monitorización no coinciden con las características clínicas e imagenológicas del paciente y la información ofrecida por las otras monitorizaciones simultáneas.

¿CUÁNDO INDICAR LA MONITORIZACIÓN DE LA PIC?

Las patologías neurocríticas en las que puede ser conveniente el uso de la medición de la PIC son diversas (**cuadro 14-1**). El TCE grave es aquella en la que existe mayor experiencia y un volumen de literatura e investigación más notorias.

Traumatismo craneoencefálico

En el TCE el desarrollo de HTIC ha sido ampliamente descrito como un fenómeno que empeora los resultados, e incluso,como el principal factor intracraneal de mal pronóstico. Diversas series han comunicado que el mantenimiento de la PIC por debajo de determinados puntos de corte mediante las medidas terapéuticas se relacionó con mejores resultados que con valores superiores a esos puntos de corte. Estas experiencias han sido la base sobre la cual las diversas guías de tratamiento recomiendan el uso de la monitorización de la PIC en determinados grupos de pacientes (Bratton, 2007):

Cuadro 14-1. Patologías en las que se utiliza la medición de la presión intracraneal (PIC)

Traumatismo craneoencefálico
Hemorragia intracerebral espontánea
Hemorragia subaracnoidea
Infarto cerebral maligno
Hidrocefalia
Infecciones del sistema nervioso central
Encefalopatía hepática
Encefalopatía hipóxica
Síndrome de Reye

• Pacientes con TCE grave (puntaje en la Escala de Coma de Glasgow ≤ 8) e imágenes anormales en la tomografía computarizada.
• Pacientes con TCE grave y tomografía computarizada normal, si reúnen dos de los siguientes tres criterios:
 – Edad mayor de 40 años.
 – Posturas motoras anormales, unilaterales o bilaterales.
 – Presión arterial sistólica menor de 90 mm Hg.

Recientemente se ha publicado un estudio aleatorizado en pacientes con TCE grave en el que, al comparar un grupo de tratamiento guiado por la medición de PIC con otro grupo control no monitorizado (con seguimiento clínico y por imágenes), no hallaron diferencias en los resultados a los seis meses de la lesión primaria (Chesnut, 2012). Sin embargo, ante una patología como el TCE grave caracterizada por una gran variación en las características individuales de los pacientes y una fisiopatología muy compleja y dinámica, tal vez sea conveniente recordar lo expresado antes: probablemente ninguna media de monitorización o tratamiento, aisladamente, pueda mejorar los resultados, sino el adecuado razonamiento fisiopatológico que, con la ayuda de las medidas de monitorización, sugiera al equipo asistencial medidas terapéuticas racionalmente orientadas.

En cuanto a los pacientes con TCE moderado (puntaje en la Escala de Coma de Glasgow 9 a 13), en diversas series comunicadas y publicadas se ha observado que la presencia en las imágenes de tomografía computarizada de compresión o ausencia de las cisternas perimesencefálicas, desviación de la línea media mayor de 5 mm o lesiones ocupantes de espacio mayores de 25 mL se relacionaron con altas incidencias de HTIC (de hasta el 40%). Por este motivo y estimando a cada paciente en forma individual, a pacientes con TCE moderado que presenten estas imágenes en la tomografía y/o deban ser sometidos a una cirugía de evacuación de una lesión ocupante de espacio, deberían ser considerados potenciales candidatos a ser monitorizados.

Hemorragia intracerebral espontánea

Existe poca literatura referida a la monitorización de la PIC y el desarrollo de HTIC en pacientes con hemorragia intracerebral espontánea (HICE), por lo que las diversas guías clínicas de tratamiento solo ofrecen recomendaciones generales con un nivel de evidencia "recomendación de expertos" (Morgenstern, 2010). Las causas de HTIC en estos pacientes se relacionan con el volumen de la hemorragia y/o el desarrollo de hidrocefalia, ambas condiciones que suelen estar relacionadas. La presencia de hidrocefalia, secundaria a bloqueo de la circulación del LCR por sangre en el sistema intraventricular o compresiones por el hematoma en determinadas partes de este sistema, son motivo de indicación de colocación de un drenaje intraventricular que, además, permitirá medir la PIC. Otras situaciones en las que debería considerarse la monitorización de la PIC incluyen:

- Pacientes con un puntaje en la Escala de Coma de Glasgow ≤ 8.
- Pacientes con evidencia de herniación transtentorial.
- Aquellos que han sido sometidos a cirugía de evacuación del hematoma.

No hay literatura específica en HICE con respecto a umbrales de tratamiento o medidas terapéuticas para la HTIC, por lo que en la práctica corriente se utilizan los conceptos aplicados a pacientes con TCE grave.

Hemorragia subaracnoidea

La literatura y las guías clínicas de manejo de pacientes con hemorragia subaracnoidea (HSA) hacen referencia a la indicación de la colocación de un catéter intraventricular ante la presencia de la complicación de hidrocefalia (Bederson, 2009). Más allá de esta indicación específica, diversos autores proponen la conveniencia de la colocación de un catéter intraventricular en todos los pacientes con HSA de mal grado, ya que un número significativo de ellos mejora el estado de conciencia con esta actitud terapéutica (Dorfman, 2010), además de permitir el diagnóstico de HTIC y guiar el tratamiento.

Ataque cerebrovascular isquémico

En pacientes con infarto extenso supratentorial es alto el riesgo de desarrollo de HTIC maligna, por lo que se recomienda considerar, evaluando a cada paciente en particular, la monitorización de la PIC. Está indicada la colocación de un catéter intraventricular en aquellos casos de hidrocefalia producida por el efecto de masa de un infarto extenso, principalmente observada en casos de ataque cerebrovascular de la fosa posterior (Jauch, 2013).

★ **CONCLUSIONES**

La monitorización de la PIC fue el primer método de monitorización continua de pacientes neurocríticos y sigue vigente por su utilidad y relevancia.

El aumento de la PIC es un fenómeno frecuente en numerosas patologías neurocríticas, en especial en el TCE grave, en la hemorragia intracerebral espontánea y en las complicaciones de muchas patologías neurológicas, como la HSA, encefalitis, meningitis y el ACV. La PIC elevada afecta tanto por el riesgo de derivar en herniaciones encefálicas letales como por la disminución de la PPC que produce. Dado que los signos clínicos de PIC alta son tardíos, su detección se debe basar en otros métodos de control que permitan una detección temprana de esta complicación.

Existen diversos tipos de catéteres y su sitio de colocación es variable: intraventricular, extradural, subdural, intraparenquimatoso.

En este capítulo se analizaron en detalle las curvas de PIC y su correlación neurofisiológica, diagnóstica y terapéutica.

La monitorización de la PIC se complementa con los datos obtenidos con otros métodos de control (estudios de imágenes, DTC, monitorizaciones sistémicas, evaluación del metabolismo cerebral). En conjunto, se amplía la perspectiva y se logra tener una información más completa y exacta del estado actual del paciente.

BIBLIOGRAFÍA

Al-Tamimi YZ, Helmy A, Bavetta S, et al. Assessment of zero drift in the Codman intracranial pressure monitor: a study from 2 neurointensive care units. Neurosurgery 2009;64:94-9.

Avezaat CJJ, Van Eijndhoven JHM, Wyper D. Carebrospinal fluid pressure ands intracraneal volumen-pressure relationships. J Neurol Neurosurg Psychiatr 1979;42:687-700.

Bederson JB, Connolly ES, Batjer HH, et al. Guidelines for the Managament o Aneurysmal Subarachnoid Hemorrhage. A Statement for Healthcare Professionals from a Special Writing Group of the Stroke Council, American Heart Association. Stroke 2009;40:1-32.

Beer R, Lackner P, Pfausler B, et al. Nosocomial ventriculitis and meningitis in neurocritical patients. J Neurol 2008;255:1617-24.

Bratton SL, Chesnut RM, Ghajar J, et al. Guidelines for the management of severe traumatic brain injury. VI Indications for intracranial pressure monitoring. J Neurotrauma 2007;24:S37-S44.

Bruder N, N'Zoghe P, Graziani N, et al. A comparison of extradural and intraparenchymatous intracranial pressures in head injury. Int Care Med 1995;21:850-2.

Chesnut RM, Temkin N, Carney N, et al. A Trial of Intracranial-Pressure Monitoring in Traumatic Brain Injury. N Engl J Med 2012;367:2471-81.

Czosnyka M, Price DJ, Williamson M. Monitoring of Cerebrospinal Dynamics Using Continuous Analysis of Intracranial Pressure and Cerebral Perfusion Pressure in Head Injury. Acta Neurochir (Wien) 1994;126:113-9.

Czosnyka M, Guazzo E, Whitehouse M, et al. Significance of Intracranial Pressure Waveform Analysis after Head Injury. Acta Neurochir (Wien) 1996;138:531-42.

Czosnyka M, Smielewski P, Piechnik S, et al. Hemodynamic characterization of intracranial pressure plateau waves in head-injury patients. J Neurosurg 1999;91:11-9.

Dasic D, Hanna SJ, Bojanic S, et al. External ventricular drain infection:

the effect of a strict protocol on infection rates and review of the literature. B J Neurosurg 2006;20:296-300.

Dorfman B, Díaz MF. Manejo del paciente con hemorragia subaracnoidea. En: Comité de Neurointensivismo – SATI, editores. Neurointensivismo: Enfoque clínico, diagnóstico y terapéutica. Buenos Aires: Editorial Médica Panamericana; 2010. pp. 343-61.

Eide PK. Comparison of simultaneous continuous intracranial pressure (ICP) signals from ICP sensors placed within the brain parenchyma and the epidural space. Med Eng Phys 2008;30:34-40.

Eide P, Bakken A. The baseline pressure of intracranial pressure (ICP) sensors can be altered by electrostatic discharges. Biomedical Engineering OnLine 2011 (Consultado el 11 de diciembre de 2012). Disponible en http://www.biomedical-engineering-online.com/content/10/1/75.

Fichtner J, Güresir E, Seifert V, et al. Efficacy of silver-bearing external ventricular dranaige catheters: a retrospective analysis. J Neurosurg 2010;112:840-6.

Gelabert-González M, Ginesta-Galán V, Sernamito-García R, et al. The Camino intracranial pressure device in clinical practice. Assessment in a 1000 cases. Acta Neurochir 2006;148:435-41.

Jauch EC, Sarver JL, Adams HP, et al. Guidelines for the Early Management of Patients with Acute Ischermic Stroke: A Guidelines for Healthcare Professionals from the American Heart Association/American Stroke Association. Stroke 2013;44:1-87.

Kiening KL, Schoening WN, Stover JF, et al. Continuous monitoring of intracranial compliance after severe head injury: relation to data quality, intracranial pressure and brain tissue PO2. Br J Neurosurg 2003;17:311-8.

Lemaire JJ, Khalil T, Cervenansky F, et al. Slow pressure waves in the cranial enclosure. Acta Neurochir (Wien) 2002;144:243-54.

Lundberg N. Continuous recording and control of ventricular fluid pressure in neurosurgical practice. Acta Psychiatr Scand (Suppl) 1961;149:1-193.

Martin G. Lundberg's B waves as a feature of normal intracranial pressure. Surgical Neurol 1978;9:347-8.

Morgenstern LB, Henphill JC, Anderson C, et al. Guidelines for the Management of Spontaneous Intracerebral Hemorrhage. A Guideline for Healthcare Professionals from the American Heart Association/American Stroke Association. Stroke 2010;41:1-22.

Poca MA, Sahuquillo J, Topczewski T, et al. Is intracranial pressure monitoring in the epidural space relaible? Fact and fiction. J Neurosurg 2007;106:548-56.

Rosner M, Becker D. Origin and evolution of plateau waves. Experimental observations and a theoretical model. J Neurosurg 1984;60:312-24.

Stendel R, Heidenreich J, Schilling A, et al. Clinical evaluation of a new intracranial pressure monitoring device. Acta Neurochir 2003;145:185-93.

Weaver DD, Winn HR, Jane A. Differential intracranial pressure in patients with unilateral mass lesions. J Neurosurg 1982;56:660-5.

Weinstabl C, Richling B, Plainer B, et al. Comparative analysis between epidural (Gaelec) and subdural (Camino) intracranial pressure probes. J Clin Monitoring 1992;8:116-20.

Wolfla CE, Luerssen TG, Bowman RM, et al. Brain tissue pressure gradients created by expanding frontal epidural mass lesion. J Neurosurg 1996;84:642-7.

Oximetría y metabolismo cerebrales

15

Lilian Benito Mori, Pablo Schoon y Walter Videtta

INTRODUCCIÓN

La necesidad de detectar la presencia u ocurrencia de aquellos factores que favorecen el desarrollo de lesión isquémica secundaria nos impone el control estrecho de numerosas variables fisiológicas, sistémicas e intracraneales, de manera de establecer sus desviaciones de la normalidad, proceder a su corrección y poder comprender fisiopatológicamente lo que ocurre a nuestro paciente momento a momento y ordenar nuestras conductas terapéuticas bajo fundamentos fisiopatológicos racionales.

La lesión isquémica secundaria se desarrolla a partir de mecanismos mecánicos y bioquímicos que ocurren en la intimidad del tejido nervioso e incrementan su vulnerabilidad a la isquemia. Además, sobre este tejido nervioso particularmente vulnerable actúan otros factores lesivos intracraneales y sistémicos, tales como la hipertensión intracraneal o la hipotensión arterial entre los más significativos, que conducen a un desequilibrio entre las necesidades metabólicas de oxígeno y la disponibilidad ofrecida al tejido nervioso, lo que favorece la isquemia y la muerte celular. De allí la importancia de contar con medios de monitorización que permitan valorar la disponibilidad de oxígeno y la característica de su acoplamiento, apropiado o insuficiente, con las necesidades metabólicas. Desde esta perspectiva es que los métodos de valoración del metabolismo del oxígeno cerebral ocupan un lugar de importancia en la monitorización del paciente con patología neurológica crítica.

La monitorización de la relación disponibilidad/consumo de oxígeno, mediante estas técnicas de oximetría cerebral, en conjunto con la información que brinda la monitorización de presión intracraneal/presión de perfusión cerebral (PIC/PPC) y de las variables sistémicas, favorece la interpretación del "momento" fisiopatológico que atraviesa el paciente, a fin de orientar las medidas terapéuticas de acuerdo con esa valoración individualizada. La información que ofrecen los métodos de oximetría cerebral permite detectar alteraciones en la relación disponibilidad/consumo de oxígeno cerebrales, aun cuando otras monitorizaciones (PIC/PPC) revelen valores apropiados (Chang, 2009; Oddo, 2011).

Considerando los factores que inciden en la disponibilidad cerebral de oxígeno (el contenido arterial de oxígeno y el flujo sanguíneo cerebral), es evidente que –corregidas las desviaciones del contenido arterial de oxígeno (CaO_2), (hipoxemia y anemia)–, es el flujo sanguíneo cerebral (FSC) el principal limitante para obtener una apropiada disponibilidad cerebral de oxígeno.

Han sido desarrollados, a lo largo de las décadas, diversos métodos para la medición del FSC, así como para el consumo metabólico cerebral de oxígeno ($CMRO_2$), que han sido extendidamente utilizados en investigación. Ejemplos de estos métodos son el clásico de Ketty-Schmidt, que utiliza óxido nitroso como trazador, posteriormente modificado para ser utilizado con radioisótopos como el [133]Xenon, o los métodos de imágenes como la tomografía computarizada con emisión de fotones (SPECT), la tomografía computarizada con emisión de positrones (PET) o la tomografía computarizada reforzada con xenón (sXe-CT). Como se expresó, se han utilizado en investigación permitiendo comprender mejor la fisiopatología de las patologías neurocríticas, aunque su uso en estos pacientes se ve dificultado por la necesidad, en la mayoría de los casos, de trasladar al paciente fuera de la unidad crítica. Por otra parte, no ofrecen información en forma continua. En cambio, los métodos que genéricamente podríamos llamar de monitorización de la oximetría cerebral están disponibles para ser usados en la unidad de cuidados intensivos y pueden brindar su información en tiempo real.

SATURACIÓN DE OXÍGENO EN EL GOLFO DE LA VENA YUGULAR INTERNA

El más antiguamente incorporado a la práctica clínica es la valoración de la diferencia arterioyugular de oxígeno ($AVDO_2$), obtenida mediante la monitorización de la saturación de oxígeno en el golfo de la vena yugular interna (SyO_2). La $AVDO_2$ es la diferencia entre los contenidos de oxígeno de la sangre arterial (obtenida corrientemente de una arteria periférica) y de la sangre extraída del golfo de la vena yugular interna mediante un catéter posicionado a ese nivel en forma percutánea, como se describe más adelante. El contenido de oxígeno se calcula mediante la fórmula convencional: (hemoglobina × saturación de oxígeno) + (PaO$_2$ × 0,003), es decir, el oxígeno asociado a la hemoglobina sumado al disuelto en plasma. Los valores normales más aceptados de AVDO$_2$ se encuentran entre 3,5 y 6 volúmenes %.

Mediante la aplicación de una modificación de la fórmula de Fick, algunos grupos de investigación propusieron a la AVDO$_2$ como un marcador indirecto del estado del FSC.

$$AVDO_2 = CMRO_2/FSC$$

donde AVDO$_2$: diferencia arterioyugular de O$_2$ (CaO$_2$ – CyO$_2$)

CMRO$_2$: consumo metabólico cerebral de oxígeno

FSC: flujo sanguíneo cerebral

De acuerdo con este razonamiento, un incremento en el valor de AVDO$_2$ por encima del valor máximo normal reflejaría un FSC reducido, mientras que una disminución anormal en el valor de la AVDO$_2$ indicaría un incremento anormal del FSC pues, según esta fórmula, AVDO$_2$ y FSC son inversamente proporcionales. Para que este razonamiento fuera estrictamente válido habría que considerar como condición indispensable que el CMRO$_2$ se encontrase permanentemente invariable. En patologías como el traumatismo craneoencefálico (TCE) se ha comprobado una relación lineal directamente proporcional entre la profundidad del trastorno de la conciencia y el nivel de CMRO2: a menor nivel de conciencia mayor profundidad del coma, menor actividad metabólica y menores valores de CMRO$_2$. Si bien los estudios con medición de FSC por métodos radioisotópicos observaron que, en el paciente con TCE grave en coma, el CMRO$_2$ se mantiene relativamente constante, como aquellos publicados por el grupo de Claudia Robertson, la actividad metabólica cerebral puede variar por diversas causas a lo largo de la evolución de un paciente neurocrítico, por lo que no debería considerarse el valor de AVDO$_2$ como una representación precisa del estado del FSC.

En 1989, Claudia Robertson y cols. publicaron un estudio de 100 pacientes ingresados en coma secundario a TCE grave o hemorragia subaracnoidea aneurismática. Los pacientes fueron monitorizados con SyO$_2$ y calculada la AVDO$_2$, correlacionando la información de dicha monitorización con la medición del FSC y el CMRO$_2$ mediante la técnica de Ketty-Schmidt con óxido nitroso como marcador. Los resultados de este estudio pueden resumirse en la **figura 15-1**. Las diferentes curvas corresponden a diferentes valores de CMRO$_2$, y la curva de línea continua es la media hallada en los pacientes estudiados. Como expresamos más arriba, el CMRO$_2$ se mantuvo relativamente constante en la mayoría de los pacientes, con excepción de un grupo de ellos que se describirá aparte.

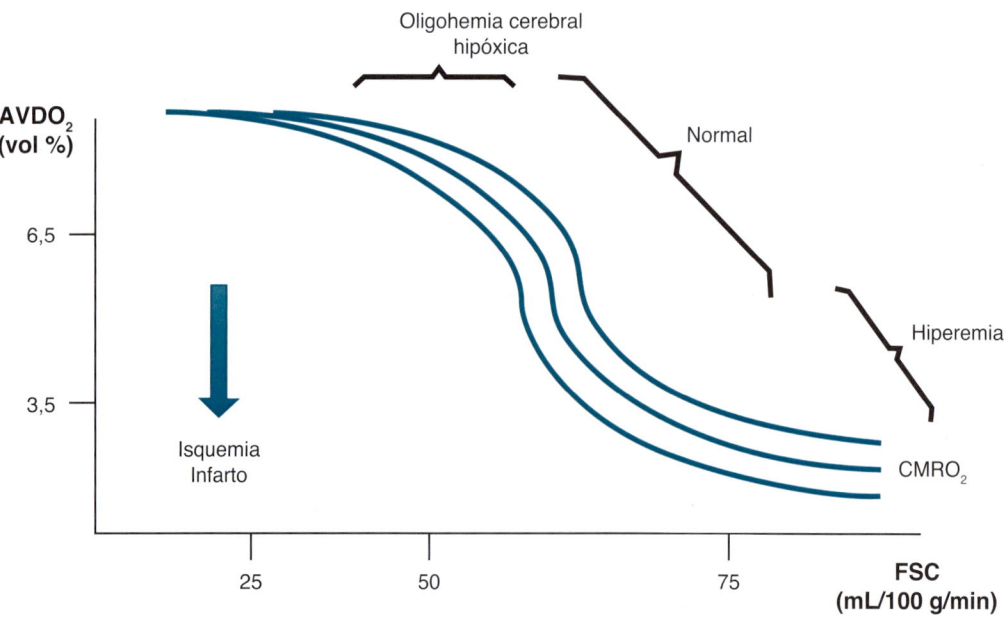

Fig. 15-1. Relación entre diferencia arterioyugular de oxígeno (AVDO$_2$) y flujo sanguíneo cerebral (FSC). CMRO$_2$: consumo metabólico de oxígeno. Modificada de Robertson C, et al. J Neurosurg 1987;67:361-8.

Cuando los valores de FSC medido eran anormalmente elevados, esto se correlacionó con valores de $AVDO_2$ bajos y diferencias arterioyugulares "pinzadas" menores de 3,5 volúmenes %, situación que denominaron "hiperemia" (extremo derecho de la curva). Reflejarían un exceso de FSC para las necesidades metabólicas de ese momento.

Fisiológicamente, a medida que el FSC se ve reducido (trasladándose hacia la izquierda en la curva representada en el gráfico), se incrementa la extracción cerebral de oxígeno como mecanismo compensador de esa caída del FSC, con el fin de mantener el $CMRO_2$ constante y la vitalidad del tejido cerebral. Este incremento en la extracción de oxígeno provoca una ampliación en el valor de $AVDO_2$ al reducirse el contenido de oxígeno que egresa por la vena yugular interna. Mientras los valores de $AVDO_2$ se mantuvieron dentro de la normalidad, esta situación se consideró "normal".

Pero cuando se observaron mayores caídas del FSC, estas se correlacionaban con un incremento anormal de la $AVDO_2$, por encima de 6 volúmenes %, reflejando que ese aumento de la extracción cerebral de oxígeno que intentaba compensar la caída de la disponibilidad de oxígeno al reducirse el FSC se encontraba fuera de los parámetros fisiológicos normales. A ese estado de baja disponibilidad, compensado forzadamente mediante un incremento "exagerado" de la extracción de oxígeno, lo denominaron "oligohemia cerebral hipóxica". En esta situación, el parénquima se encontraría aún "compensado", como reveló el mantenimiento del $CMRO_2$ en valores relativamente constantes pero, probablemente, en mayor riesgo de isquemia.

Finalmente, observaron que en un grupo de pacientes la capacidad de compensación mediante el aumento de la extracción de oxígeno se vio superada ante mayores y significativas caídas del FSC, con disminución en el $CMRO_2$ (curvas inferiores en línea de puntos). Esta caída del $CMRO_2$ ante muy bajo FSC se acompañó de una disminución en los valores de $AVDO_2$. Las diferencias "pinzadas" por incremento del contenido de oxígeno que egresa del encéfalo a través de la vena yugular debido a la caída del consumo del tejido cerebral, reflejan un riesgo inminente de muerte celular. A este estadio lo llamaron "isquemia-infarto".

Si bien en la actualidad el uso del parámetro $AVDO_2$ no es corriente y utilizamos el valor absoluto de SyO_2 para la interpretación fisiopatológica del estado de la oxigenación cerebral, se ha descrito este estudio con detalle pues representó un gran aporte al conocimiento de la fisiopatología del paciente con patología neurocrítica. Ante situaciones de caídas anormales de la SyO_2 (desaturación yugular, $AVDO_2$ elevadas) debemos considerar que la disponibilidad de oxígeno resulta insuficiente para las necesidades metabólicas cerebrales en ese momento. En tanto, elevaciones anormales de la SyO_2 ($AVDO_2$ "pinzadas") pueden deberse tanto a una elevación inadecuada de la disponibilidad de oxígeno (habitualmente a partir de alto FSC) como a una importante caída de esta con riesgo inminente de muerte celular o muerte celular establecida.

Interpretación de la información que brinda la SyO_2

El valor de SyO_2 obtenido en un momento dado depende básicamente de 2 elementos fisiológicos: 1) la disponibilidad de oxígeno de la sangre arterial que ingresa por las arterias carótidas en el encéfalo; 2) el consumo de oxígeno del parénquima cerebral.

El valor resultante de la interacción de estas dos variables es el que recogemos en la sangre del golfo de la vena yugular interna.

Por lo tanto, la SyO_2 y los índices de oxigenación cerebral derivados secundariamente de ella (diferencia arterioyugular de O_2, tasa de extracción cerebral de oxígeno), reflejan el estado de la relación entre disponibilidad cerebral de oxígeno y consumo metabólico cerebral de oxígeno. Es decir: el estado del balance entre el aporte de oxígeno al tejido cerebral y el consumo de oxígeno de ese tejido, en un momento dado.

Este dato (estado de la relación disponibilidad/consumo de oxígeno cerebrales) es de gran valor clínico. En conjunto con los datos del examen neurológico, las imágenes, las variables fisiológicas sistémicas, la monitorización de la presión intracraneal y las velocidades de flujo mediante Doppler transcraneal permiten una valoración del "momento" fisiopatológico cerebral, a la vez que facilitan un tratamiento dinámico y racional del paciente, bajo un enfoque terapéutico fisiopatológico.

La complejidad de su interpretación está originada por las numerosas variables fisiológicas que influyen tanto en la disponibilidad como en el consumo cerebral de oxígeno y que, con su variación a lo largo del tiempo, producirán modificaciones en la SyO_2 (**cuadro 15-1**).

Monitorización continua versus discontinua

Existen dos opciones de sistemas de monitorización: continua y discontinua.

La monitorización continua consiste en la utilización de catéteres de fibra óptica que, conectados al monitor específico, brindan el valor numérico de SyO_2 en tiempo real y dibujan una curva que permite observar la tendencia del valor en las últimas horas.

Las ventajas de este método son evidentes: además de revelar la tendencia en ese período, la medición en tiempo real permite contar con esta monitorización como "alarma" de la ocurrencia de alteraciones que comprometen la relación disponibilidad/consumo de oxígeno cerebral.

Las desventajas incluyen:

- Fácil desplazamiento del catéter fuera del golfo por tratarse de catéteres muy finos (4 French) y menos rígidos que los convencionales, lo cual requiere controles radiológicos para chequear su posición.

- Necesidad de controlar la intensidad de luz de la señal, comprobable en un indicador en la pantalla del monitor: es necesaria cierta intensidad de señal para hacer fiables los valores medidos y es frecuente la pérdida de señal al hacer el catéter "pared" con el vaso, obligando a maniobras de movilización del cuello hasta lograr una señal satisfactoria.
- Requiere calibración periódica: deben extraerse del catéter muestras de sangre yugular y analizarse para comprobar su correspondencia con los valores medidos por el equipo, y, en caso de ser necesario, recalibrar el valor obtenido con el análisis directo de la sangre.

La monitorización discontinua emplea catéteres convencionales, de los utilizados para monitorización de la presión venosa central. Evidentemente, este sistema no ofrece la posibilidad de contar con una monitorización de "alarma", al carecer de la medición en tiempo real. Sin embargo permite valorar los cambios de la relación disponibilidad/consumo de oxígeno cerebral de forma útil, si se tiene la precaución de extraer muestras para análisis y medición: 1) periódicamente, en forma rutinaria, 2) cada vez que se altere otro parámetro monitorizado en tiempo real (presión intracraneal, saturación arterial de O_2, PCO_2 espirada, temperatura corporal, tensión arterial media, etc.), 3) antes y después de la implementación de una nueva conducta terapéutica

para monitorizar sus efectos en el metabolismo de oxígeno cerebral (hiperventilación, elevación de la presión de perfusión cerebral, etc.).

Técnica de inserción y cuidados del catéter

El catéter se inserta, en forma percutánea, en una vía de abordaje yugular inferior avanzándolo en forma retrógrada al flujo sanguíneo (en dirección cefálica). Es necesario que el extremo del catéter se posicione precisamente en el golfo de la vena yugular interna, ya que –a corta distancia por debajo del golfo– se producirá contaminación con sangre extracraneal, falseando los resultados obtenidos. Para ello debe avanzarse el catéter hasta que haga "tope" en el golfo y retirar un par de milímetros para evitar que "haga pared", comprobando que fluya el goteo apropiadamente. Debe dejarse un goteo de solución fisiológica mínimo, solo suficiente para evitar que se obstruya el catéter.

Es de buena práctica obtener, posteriormente a la colocación, una radiografía simple de cráneo de perfil, con el catéter contrastado, para comprobar la localización del extremo distal. La posición correcta está a la altura de la apófisis mastoidea (**fig. 15-2**).

Un detalle técnico importante es recordar que la extracción de sangre del catéter yugular debe hacerse

---

Cuadro 15-1. Factores que influyen en el valor de saturación yugular de oxígeno

La Disponibilidad Cerebral de Oxígeno se ve influenciada por un gran número de variables fisiológicas
(SE DESTACAN SOLO LAS DE MAYOR APLICACIÓN CLÍNICA):

- Contenido arterial de oxígeno:
  Hemoglobina
  Saturación arterial de oxígeno

- Flujo sanguíneo cerebral:
  Presión de perfusión cerebral
    Tensión arterial media
    Presión intracraneal
  Resistencia vascular cerebral
  $PaCO_2$
  Viscosidad hemática:
    Hematocrito
    Agregación plaquetaria
    Repleción de volumen

Por su parte el Consumo Metabólico Cerebral de Oxígeno se ve modificado por diversas situaciones:

- Estado de activación neuronal (coma-vigilia)

- Estados comiciales, convulsivos o no convulsivos

- Temperatura corporal (hipertermia)

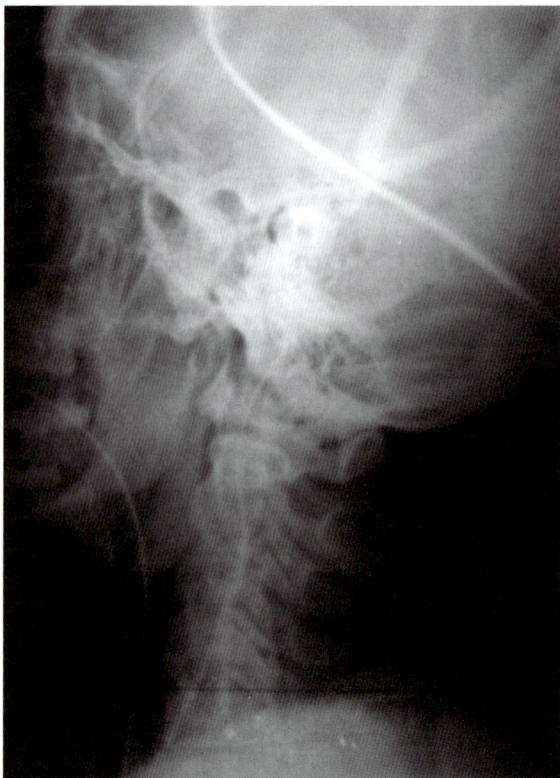

Fig. 15-2. Radiografía de cráneo de perfil donde se observa la correcta posición del extremo del catéter a la altura de la apófisis mastoidea.

tomando determinadas precauciones: 1) debe extraerse, previamente a la toma de la muestra, todo el contenido del catéter desde su extremo proximal al distal, de manera que, en un segundo paso, se extraiga sangre efectivamente del golfo de la vena yugular interna y la muestra no se encuentre "viciada" con el contenido de líquidos del catéter; 2) la extracción de la muestra de sangre yugular, una vez purgado el catéter, debe hacerse en forma lenta (1 mL por minuto), de manera de evitar que, con una extracción intempestiva, se aspire sangre de un tramo de la vena yugular inferior al golfo, con la consiguiente contaminación con sangre extracraneal.

Siempre que ocurra un episodio de alteración de la normalidad en los valores obtenidos de SyO_2, es de buena práctica preguntarse si ese valor anormal obtenido es fiable. Asimismo, comprobar la correcta localización del catéter mediante la observación de este y, eventualmente, obtener una radiografía de cráneo de perfil con el catéter contrastado. Sin embargo, en la práctica clínica diaria obtenemos la mencionada radiografía toda vez que los valores de SyO_2 alcanzados no son compatibles con los otros parámetros fisiológicos o no es clara la razón fisiopatológica de la desaturación o sobresaturación. En caso de tratarse de catéteres de fibra óptica, se deberá controlar la intensidad de la luz y obtener una muestra de sangre del catéter para comprobar la calibración.

Aplicación en la práctica clínica de la SyO_2

Debemos considerar que el valor de saturación yugular es directamente proporcional a la disponibilidad cerebral de oxígeno e inversamente proporcional al consumo cerebral de oxígeno.

Esto significa que, ante valores de SyO_2 anormalmente bajos (menores del 55%), es decir, el estado que Claudia Robertson nominó oligohemia cerebral hipóxica, pensaremos que nos hallamos ante una situación de insuficiente disponibilidad (que tiende a ser compensado con un aumento de la extracción cerebral de oxígeno) o a un incremento del consumo. Este último caso (incremento del consumo) es mucho más infrecuente y habitualmente relativo a hipertermia o actividad comicial (esta última puede no acompañarse de clínica de convulsiones en un paciente relajado).

Es decir que, ante una desaturación yugular (SyO_2 menor de 55%), estamos habilitados a pensar, inicialmente, en la ocurrencia de alguna causa que provoque una insuficiente disponibilidad cerebral de oxígeno, máxime si se detectan velocidades de flujo bajas en el Doppler transcraneal. Es así como se deberá controlar, simultáneamente, los parámetros que se enumeran a continuación e intentar determinar aquel o aquellos causantes de la anormalidad y que requieren ser corregidos:

- Contenido arterial de oxígeno.
  - Hemoglobina (anemia).
  - Saturación arterial de O_2 (hipoxemia).
- Factores que influyen en el flujo sanguíneo cerebral.
  - Tensión arterial media (hipotensión).
  - Presión intracraneal (hipertensión endocraneal).
  - Presión de perfusión cerebral insuficiente, pese a no haber hipotensión.
  - $PaCO_2$ (hipocapnia).
  - Repleción de volumen (hipovolemia).
- Factores que influyen en el consumo metabólico de oxígeno cerebral.
  - Actividad comicial.
  - Temperatura corporal (hipertermia).

La corrección de aquel o aquellos trastornos detectados (transfusión, expansión, incremento de la fracción inspirada de oxígeno (FiO_2), reducción de la ventilación minuto, titulación de inotrópicos, etc.) deberá ir seguido del control de la tendencia de la SyO_2, de manera de comprobar la obtención del efecto buscado con las medidas terapéuticas aplicadas.

En las distintas series de pacientes publicadas, las causas más frecuentes de desaturación yugular son coincidentes, si bien con diferencias en la incidencia de cada una de ellas entre los diferentes grupos de estudio. El grupo de Claudia Robertson observó que las causas más comunes fueron hipertensión endocraneal, hipocapnia, hipotensión e hipoxemia, en ese orden de frecuencia. En la serie de nuestro grupo, en cambio, hipocapnia (mayormente por hiperventilación inadvertida por desadaptación al ventilador), hipovolemia, anemia y, más infrecuentemente, hipotensión e hipoxemia.

El otro extremo de anormalidad de la SyO_2 es de más difícil interpretación y requiere un análisis más cuidadoso.

La **sobresaturación** (SyO_2 mayor de 75%) puede ocurrir ante un exceso de disponibilidad cerebral de oxígeno, fundamentalmente un exceso en el flujo sanguíneo cerebral en relación con el consumo actual, configurando lo que se conoce como **hiperemia**.

Pero también, en este caso, puede reflejar una caída significativa del consumo relativa a áreas de **isquemia grave** que superan la capacidad de aumento de la extracción de oxígeno por parte del tejido cerebral o, definitivamente, áreas de infarto cerebral. Extensas áreas de **infarto cerebral** se reflejarán en valores muy elevados de SyO_2 (superiores a 90%), pero áreas menos extensas pueden producir valores indistinguibles de la hiperemia.

Distinguir entre estos dos estados fisiopatológicos es imprescindible pues la terapéutica de ambos es opuesta: tomar medidas para elevar o para reducir el flujo sanguíneo cerebral. La aplicación de hiperventilación, bajo control por SyO_2 de sus efectos, puede ser una alternativa útil e indicada en caso de una relación de disponibilidad/consumo de oxígeno cerebral en exceso de flujo sanguíneo cerebral. Pero esta misma conducta terapéutica tendrá consecuencias catastróficas si se trata de un estado de isquemia-infarto, en el que la relación disponibilidad/consumo –al encontrarse en una importante escasez de flujo sanguíneo cerebral– ha condicionado una caída del consumo por fallo y/o muerte celular.

En tales casos es útil revisar aquellos parámetros que orienten a distinguir entre estos dos estados fisiopatológicos opuestos y, en todo momento, evitar las medidas terapéuticas que reduzcan el flujo sanguíneo cerebral, excepto que se tenga la razonable certidumbre de que se trata de un estado de hiperemia y que esta cause hipertensión endocraneal (es motivo de gran controversia si un estado de hiperemia, sin hipertensión endocraneal, debe ser tratado y normalizado).

Una forma de ayudar a la interpretación de la SyO$_2$ es el Doppler transcraneal. Las velocidades de flujo anormalmente elevadas, si no se trata de vasoespasmo, son sugestivas de hiperemia, mientras que velocidades de flujo anormalmente bajas orientan a isquemia-infarto. Pero consideremos que no se cuenta con Doppler disponible en ese momento: ¿Qué hacer?

Revisar todos los parámetros que indiquen una eventual caída de la disponibilidad de oxígeno cerebral.

- ¿Está el paciente hipocápnico por exceso de ventilación minuto?
- ¿Se encuentra hipoxémico?
- ¿Presenta una importante anemia, o hipovolemia asociada?
- ¿Es la presión de perfusión cerebral tal vez baja para las necesidades?

En todo caso será preferible aplicar, inicialmente, alguna medida terapéutica tendiente a elevar la disponibilidad (hipoventilar, elevar la presión de perfusión cerebral mediante expansión o inotrópicos), como medida diagnóstica y eventualmente terapéutica, controlando el efecto sobre la SyO$_2$, antes que implementar una medida de hiperventilación, también controlada con la evolución de la SyO$_2$.

Se ha propuesto, para la distinción entre estos dos estados fisiopatológicos, la valoración de la producción de lactato cerebral. Una producción neta de lactato por el tejido cerebral orientaría a pensar en un estado de isquemia-infarto antes que a un estado de hiperemia. Claudia Robertson y cols. propusieron el uso del índice lactato-oxígeno con este fin (**fig. 15-3**). Un índice inferior a 0,03 es normal, mientras que un índice superior a 0,08 sería indicativo de producción neta de lactato cerebral compatible con isquemia-infarto. La aplicación cotidiana de este índice es compleja, ya que un valor entre 0,03 y 0,08 es incierto y, además, la determinación de lactato requiere un tratamiento cuidadoso de la muestra. Esta debe ser procesada inmediatamente, y, de mediar un tiempo entre la extracción y la determinación, mensurable en minutos, la muestra debe permanecer refrigerada convenientemente. Por otra parte, no todos los reactivos permiten obtener dos decimales, pues el que provee esta información es de alto costo. Muchos centros especializados y de gran experiencia han comprobado que las dificultades técnicas de la determinación de lactato a nivel yugular son de magnitud suficiente como para desaconsejar su uso para la toma de decisiones terapéuticas.

De acuerdo con lo expresado, es claro que la información aportada por este método de monitorización requiere una interpretación cuidadosa y, en el contexto de la clínica, imágenes y otras variables fisiológicas craneales y sistémicas. En términos generales, debemos puntualizar que un determinado valor de SyO$_2$ no tiene una implicación terapéutica directa "per se".

La ocurrencia de un episodio de desaturación yugular sugiere suficiente certidumbre acerca de que algún área o áreas del parénquima cerebral se encuentran con inadecuada disponibilidad de oxígeno, y se impone adoptar medidas para su corrección, a la luz de los otros parámetros de monitorización neurológica y sistémica. En tanto, los episodios de sobresaturación plantean un complejo trabajo de razonamiento fisiopatológico para discernir entre el exceso de flujo sanguíneo cerebral y un estado de grave reducción de flujo, antes de adoptar medidas terapéuticas fisiopatológicamente orientadas.

No podemos concluir esta sección de aplicación clínica de la SyO$_2$ sin mencionar dos aspectos relacionados con la técnica que pueden conducir a una inapropiada interpretación de los resultados. Cuando se utilizan catéteres de medición continua, de fibra óptica, toda vez que se registre una desviación de la normalidad de los valores de SyO$_2$, es conveniente testear el nivel de la intensidad de luz en el panel del monitor. Cuando la intensidad de luz es baja, sea porque el catéter hace "pared" u otras circunstancias, los valores obtenidos deben ser considerados "dudosos" hasta que se resuelva esa situación de baja intensidad de luz. Asimismo, si las variaciones de la normalidad registradas en forma continua no tienen una clara explicación por la situación clínica del paciente y coherente con las otras medidas de monitorización sistémica y cerebral, es de buena práctica extraer una muestra de sangre del catéter y analizarla en un cooxímetro o, al menos, en un analizador de gases para comprobar la calibración del equipo. Finalmente, y

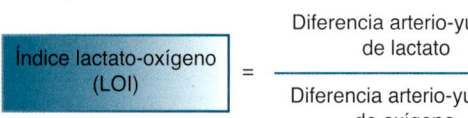

Fig. 15-3. Cálculo del índice lactato-oxígeno.

no menos importante, ante situaciones de sobresaturación yugular debemos considerar siempre la posibilidad de un desplazamiento del catéter por debajo del golfo de la vena yugular interna, suficiente para que la medición y la muestra extraída del catéter se encuentren contaminadas con sangre extracraneal cuya saturación es siempre superior a la proveniente del encéfalo. En esos casos debemos obtener la radiografía de perfil con catéter contrastado para comprobar que el extremo del catéter se encuentra a la altura correcta (a la altura de la apófisis mastoidea).

Valor pronóstico de la SyO_2

Como expresáramos, la monitorización de la saturación de oxígeno yugular puede ayudar en la interpretación fisiopatológica del paciente, orientar la terapéutica y valorar los resultados obtenidos con ella y, finalmente pero no menos importante, servir como señal de alarma de la ocurrencia de factores de lesión secundaria cuando disponemos de un sistema de monitorización continua.

Pero también se ha descrito en la literatura la relación existente entre las alteraciones de la normalidad en los valores de SyO_2 y la evolución de los pacientes, y se ha propuesto que los resultados de esta monitorización podrían ofrecer una valoración pronóstica de estos enfermos.

La desaturación yugular (valores de SyO_2 < 55% o < 50%, dependiendo de los autores), es un fenómeno frecuente en los pacientes neurocríticos. Las series publicadas de pacientes con TCE grave revelaron que entre el 40 y el 50% de estos pacientes experimentaron al menos un episodio de desaturación yugular. El grupo de Claudia Robertson describió, en sus series de pacientes, que un solo episodio de desaturación yugular por debajo de 50% se relacionó con una duplicación del riesgo relativo de mala evolución neurológica, mientras que reiterados episodios incrementaban este riesgo de mala evolución en catorce veces. En la serie de nuestro grupo, un episodio o más de desaturación yugular durante el primer día luego de la lesión primaria se relacionó con una incidencia de hipertensión endocraneal a partir del segundo día del 76% y con pobre evolución neurológica en el 73% de los casos.

Respecto de los episodios de "sobresaturación" yugular (valores superiores a 75%), la literatura que se ha ocupado de ello es más escasa. En un interesante estudio, publicado en 1999, Manuela Cormio y Claudia Robertson refieren que, en una serie de 450 pacientes con TCE grave, la incidencia de "sobresaturación" yugular fue del 19% y que el 74% de estos pacientes que experimentaron "sobresaturación" tuvieron muy mala evolución neurológica. Comparando, dentro del grupo de pacientes que experimentaron esta "sobresaturación" yugular, aquellos con buena y mala evolución observaron que estos últimos demostraron una caída en el $CMRO_2$ y una mayor producción de lactato cerebral. Estos hallazgos son coincidentes con lo que expresamos más arriba al hablar de la interpretación de este método de monitorización. La "sobresaturación" yugular puede expresar un estado de "hiperemia" (exceso de disponibilidad de oxígeno para las necesidades metabólicas actuales) pero, también, una situación de extremo déficit de disponibilidad cerebral de oxígeno (estado de isquemia-infarto) con el consiguiente riesgo de grave lesión neurológica permanente.

En la serie de nuestro grupo, publicada en 2002, la incidencia de "sobresaturación" yugular en el primer día posterior a la lesión primaria fue de 24%, lo que se relacionó con una incidencia de hipertensión endocraneal a partir del segundo día del 71% y una mala evolución neurológica en el 64% de estos pacientes.

Como conclusión, podemos definir que la ocurrencia de alteraciones en la normalidad en los valores de la monitorización de la saturación yugular, principalmente durante los primeros días posteriores a una lesión neurológica aguda, son indicativas de una alteración en el metabolismo del oxígeno cerebral que no deben ser desestimadas en el enfoque terapéutico y que pueden marcar un pronóstico desfavorable en nuestros pacientes.

Limitaciones del método

Es necesario, para la adecuada interpretación de los resultados y su aplicación clínica, comprender que la medición que se obtiene es de sangre proveniente de un solo hemisferio cerebral y, en el mejor de los casos y dependiendo de la variante anatómica del drenaje venoso encefálico, de hasta un tercio del hemisferio contralateral cuando el catéter se encuentra del lado derecho. A excepción de que se coloquen catéteres en ambos lados, siempre quedará un territorio excluido de la información obtenida. Siempre queda excluido el territorio de fosa posterior, que tiene otro drenaje venoso.

Además, es necesario tener en cuenta que la medición nos ofrece una información "global" del estado de la relación disponibilidad/consumo de oxígeno cerebral, pero no brinda información de lo que ocurre con dicha relación en determinadas regiones cerebrales. La medición obtenida es la suma de los resultados parciales de numerosas regiones que pueden encontrarse en diferentes estados fisiopatológicos, por lo que se trata de una valoración "orientativa" del estado de la relación disponibilidad/consumo y resultante de las diferentes áreas cerebrales.

Otra limitación, de significativa importancia clínica, es la dificultad en la interpretación de los valores de SyO_2 anormalmente elevados (superiores al 75%), ya que puede tratarse de dos estados fisiopatológicos no solo diferentes sino de opuestas implicaciones terapéuticas como se dijo anteriormente.

Complicaciones

Al tratarse de un método invasivo, la monitorización de la SyO_2 no puede estar exenta de complicaciones.

En la literatura no es extensa la discusión acerca de las complicaciones de esta técnica de monitorización. Solamente tres artículos han dedicado espacio al tema.

Se ha descrito la frecuencia de punción carotídea accidental entre el 2 y el 20%, mala posición del catéter con alteración de la fiabilidad de las mediciones entre el 4,5 y el 8%. Uno de los estudios comunicó una incidencia de diverso grado de trombosis yugular que podría llegar al 40%. La infección por catéter varía, en la literatura, entre 0 y 11% (en nuestra extensa experiencia han ocurrido contaminaciones excepcionales, pero ningún caso de infección por catéter).

ESPECTROFOTOMETRÍA CERCANA A LOS INFRARROJOS

Este es un método no invasivo de monitorización de la oxigenación cerebral, que ofrece información en forma continua en tiempo real mediante un sensor que se aplica en la superficie del cráneo, básicamente en la frente, ya que es necesaria su adhesividad completa sin que permita las filtraciones de luz, condición poco probable de obtener en el cuero cabelludo, aun rasurado.

Su fundamento reside en que los componentes de la oxihemoglobina adsorben la luz cercana a los infrarrojos. Por lo tanto, si se transilumina con esta luz la corteza cerebral, su grado de adsorción estará en relación con la concentración de oxihemoglobina. La información que brinda se expresa en porcentaje de saturación cortical de oxígeno. Como la mayor parte de la sangre se encuentra en el lecho de capacitancia venoso, el valor obtenido es, principalmente, la saturación de la hemoglobina en la sangre venosa cortical.

De acuerdo con esto, la interpretación de los resultados es semejante a la que brinda la saturación yugular de oxígeno: revela el estado de la relación entre disponibilidad y consumo de oxígeno cerebrales. Pero, en este caso, la valoración es regional, estrictamente de la corteza del lóbulo frontal sobre el que está posicionado el sensor, a diferencia de la SyO_2 que brinda información global.

Uno de los inconvenientes de este método es técnico. Como ya fue expresado, se requiere una aposición completa del sensor sobre la piel que evite filtraciones de luz exterior, lo cual no siempre es fácil de obtener y/o mantener en el tiempo, en pacientes febriles o sudorosos, ante lesiones de la piel o por otras diversas circunstancias que hacen que no siempre puedan mantenerse valores "fiables".

Otro déficit es la potencial contaminación con señales de sangre extracraneal. Los sensores están diseñados de tal forma que podrían discriminar la señal proveniente de la sangre extracraneal de los tejidos blandos que subyacen al sensor; sin embargo, hay un estudio que describe pacientes con infarto cerebral en los que se obtuvo una medición normal de saturación cortical. En este caso se especuló con la posibilidad de remanencia de sangre en el lecho de capacitancia venoso del área infartada, pero –en definitiva– la posibilidad de contaminación de la información con sangre extracraneal es una posibilidad.

Por otra parte, al ser una monitorización regional, su utilidad se ve reducida en patologías en las que las diferentes partes del parénquima cerebral pueden tener estados fisiopatológicos diversos, tal el caso del traumatismo craneoencefálico.

Es menos discutida su utilidad durante cirugía de endarterectomía o con circulación extracorpórea, la encefalopatía posanóxica y, más discutida, para la detección de la isquemia en el contexto de una hemorragia subaracnoidea, siempre que el territorio en riesgo sea frontal.

Se consideran valores normales de saturación cortical de O_2 aquellos comprendidos en el rango 64 ± 5 mm Hg.

PRESIÓN TISULAR CEREBRAL DE OXÍGENO

Esta técnica de monitorización de la oxigenación tisular, que es aplicable a diferentes parénquimas, se conoce en la literatura con diferentes siglas: $PtiO_2$, $PbtiO_2$ o $PbrO_2$. Consiste en la inserción en la profundidad del parénquima de un sensor que, conectado al *hardware* respectivo, ofrece un valor de tensión de oxígeno tisular en milímetros de mercurio (mm Hg) en forma continua.

El valor de presión tisular que se obtiene por el método está influenciado tanto por la disponibilidad como por el consumo cerebrales de oxígeno, a semejanza de lo que ocurre con la saturación yugular de oxígeno, y en ese contexto debe ser interpretado. Sin embargo, aquí terminan las semejanzas, pues la $PtiO_2$ tiene características distintivas que la convierten en un método diferente e, incluso, tal vez complementario de la SyO_2.

En primer lugar, es una determinación eminentemente local. La superficie de medición comprende entre 5 mm^3 y 2 cm^3, según sea el sistema utilizado. Es decir que nos brinda información de una muy pequeña área cerebral. Los estudios que han comparado ambos métodos ($PtiO_2$ y SyO_2) han mostrado que guardaban buena correlación al demostrar isquemia cerebral global, así como ante cambios en la presión de perfusión cerebral. Sin embargo, en pacientes con lesiones focales múltiples o heterogeneidad en cuanto al estado fisiopatológico en diferentes áreas cerebrales, como es el caso del traumatismo craneoencefálico grave, esta correlación se pierde e, incluso, la evolución de los resultados puede ser opuesta. Dichos estudios no invalidan a ninguno de los métodos ni sugieren mejores prestaciones de uno sobre otro, sino son reflejo de que, si bien la interpretación de las mediciones tiene una base fisiopatológica común, ambos métodos brindan informaciones diferentes: uno ofrece una medición global y el otro local.

También se han publicado experiencias comparativas entre estos dos métodos que revelaron que con $PtiO_2$ se pudieron obtener valores "fiables" casi en la totalidad del tiempo monitorizado, en tanto con SyO_2 solamente se lograron en cerca de la mitad del tiempo monitorizado. Sin embargo, también hay estudios que no han encontrado diferencias en este sentido.

Otro aspecto para considerar es aquel relacionado con los factores que influyen en el valor de $PtiO_2$ obtenido, más allá de la relación entre disponibilidad y consumo de oxígeno. La densidad vascular y su distribución espacial varía de un lugar a otro del parénquima cerebral y puede influir en las mediciones según dónde se posicione el catéter. La presión tisular medida depende tanto de la difusión de oxígeno hacia la interfase capilar como de la difusión directa a las células en las arteriolas. Pero ante diversos grados de cortocircuito (*shunt*), que pueden estar presentes por diferentes mecanismos fisiopatológicos, también la difusión desde las vénulas puede desempeñar un papel. El diámetro vascular y la presencia de *shunts* pueden influir en las mediciones y sobreestimar los valores. Por otro lado, se ha descrito la aparición de lesiones microscópicas, no visibles en la tomografía computarizada, relacionadas con la colocación del catéter, lo que podría provocar subestimaciones. Si bien estas consideraciones parecen ser más teóricas que prácticas, ya que en un estudio de más de 100 pacientes se observaron microhemorragias solamente en el 1,7% de los casos, no podemos dejar de puntualizarlas. No se han descrito infecciones relacionadas con estos catéteres.

Un aspecto que ha sido motivo de discusión se relaciona con el sitio de colocación del sensor: si en un área cerebral "sana" o en un área "enferma". La utilidad de colocar el sensor en un área poco o nada comprometida radica en poder valorar el eventual sufrimiento del parénquima aparentemente "a salvo" ante las medidas terapéuticas instauradas y, además, tener una voz de alarma en tiempo real de las eventuales lesiones secundarias que pudieran afectar globalmente al parénquima cerebral. Quienes lo utilizan en el área "enferma" suelen posicionarlo en las áreas "de penumbra" pericontusionales o en los territorios vasculares donde se ha detectado el aneurisma sangrante o se espera el mayor riesgo de vasoespasmo, en una palabra, en el tejido cerebral que se considera "en riesgo". Evidentemente no se trata de que un sitio pueda ser mejor que otro, sino simplemente de una decisión de qué información es la que se busca obtener y elegir posicionar el sensor en el sitio más redituable para ese fin. Hay quienes, rutinariamente, colocan más de un sensor.

La medición de $PtiO_2$ ha revelado buena correlación con los cambios en la presión intracraneal, presión de perfusión cerebral, flujo sanguíneo cerebral, concentraciones de lactato en espacio extracelular cerebral valoradas por microdiálisis, evolución del vasoespasmo en pacientes con hemorragia subaracnoidea y cambios en la $PaCO_2$ inducidos con hiperventilación. Asimismo, en coincidencia con otros métodos de evaluación metabólica, reveló valores de oxigenación más bajos durante las primeras horas y el primer día después de un traumatismo craneoencefálico.

Sin embargo, al menos en un estudio, cuando se compararon los cambios en la $PtiO_2$ durante variaciones de la $PaCO_2$ inducidas con cambios en la ventilación con aquellos observados con SyO_2 en pacientes con TCE, los resultados fueron divergentes e incluso contradictorios. La explicación más razonable es que, ante una heterogeneidad fisiopatológica entre las diversas áreas cerebrales en el contexto del cerebro traumatizado, se han demostrado diferentes grados de reactividad a la $PaCO_2$ entre estas áreas y por ello los dos métodos reflejan fenómenos diferentes: uno local y el otro global, con lo cual volvemos a lo que puntualizamos en un principio.

La monitorización de la presión tisular de oxígeno es una modalidad muy útil, que brinda información original en tiempo real con un método seguro. Como con las otras modalidades de neuromonitorización, su utilidad en la práctica clínica está dada en el contexto general de la monitorización y es complementario de las otras técnicas, incluso de la saturación yugular de oxígeno.

El rango de normalidad de la $PtiO_2$ es de 23 a 35 mm Hg (Pennings, 2008). Al igual que con los otros métodos de oximetría cerebral, se ha intentado determinar valores de corte en los resultados obtenidos que tengan significación clínica. En uno de los estudios nombrados anteriormente se observó que valores inferiores a 10 mm Hg sostenidos por más de 30 minutos casi triplicaron las posibilidades de mala evolución. En otros trabajos se observó que la probabilidad de muerte se incrementaba en forma directamente proporcional al tiempo de permanencia de una $PtiO_2$ menor de 15 mm Hg. Las últimas guías de monitorización multimodal (Le Roux, 2014), consideran la $PtiO_2$ < 20 mm Hg como umbral para sugerir una intervención terapéutica.

Sin embargo, las cuestiones analizadas anteriormente en cuanto a eventuales sobrevaloraciones o subvaloraciones de los valores obtenidos, han hecho que muchos autores hayan propuesto que –más allá de los valores absolutos– la utilidad del método reside en la "tendencia" de estos y en los cambios que en el tiempo o ante medidas terapéuticas se producen, al igual que con la SyO_2.

★ **CONCLUSIONES**

La monitorización de la relación entre disponibilidad y consumo de oxígeno mediante el uso de técnicas de oximetría cerebral, sumada a la monitorización de la relación entre la presión intracranial y la presión de perfusión cerebral (PIC/PPC), más el control de las variables sistémicas habituales permiten en conjunto una lectura fisiopatológica más acertada en los pacientes con riesgo de sufrir una lesión isquémica secundaria y tomar decisiones terapéuticas individualizadas y más acertadas.

En este capítulo se describen distintas modalidades de monitorizar la oximetría cerebral con métodos disponibles en las unidades de cuidados intensivos: la medición de la saturación de oxígeno en el golfo de la vena yugular interna, la espectrofotometría cercana a los infrarrojos y la determinación de la presión tisular cerebral de oxígeno. Asimismo, se desarrollan las características más destacadas de cada uno de estos métodos.

BIBLIOGRAFÍA

Chan K, Dearden N, Millar J, et al. Multimodality monitoring as a guide to treatment of intracraneal hypertension alter severe brain injury. Neurosurgery 1993;32:547-53.

Chang JJ, Youn TS, Benson D, et al. Physiologic and functional outcome correlates of brain tissue hypoxia in trau matic brain injury. Crit Care Med 2009;37:283-90.

Coplin W, O'Keefe G, Grady S, et al. Thrombotic, Infectious an Procedural Complications of the Jugular Bulb Catheter in the Intensive Care Unit. Neurosurgery 1997;41:101-7.

Cormio M, Valadka A, Robertson C. Elevated jugular venous oxygen saturation alter severe head injury. J Neurosurg 1999; 90:9-15.

Domínguez-Roldán JM, Lubillo S, Videtta W y cols. Grupo de expertos en la monitorización del paciente neurológico crítico; Jurado del Consenso. International consensus on the monitoring of cerebral oxygen tissue pressure in neurocritical patients. Neurocirugia (Astur). 2020;31(1):24-36.

Lewis S, Myburgh J, Reilly P. Detection of cerebral venous desaturation by continuous jugular bulb oximetry following acute neurotrauma. Anaesth Intens Care 1995;23:307-14.

Le Roux P, Menon D, Citerio G, et al. Consensus summary statement of the international multidisciplinary consensus con- ference on multimodality monitoring in neurocritical care: a statement for healthcare professionals from the neurocritical care society and the european society of intensive care medicine. Neurocrit Care 2014; 21 (supplement 2):S1-26.

Oddo M, Levine JM, Mackenzie L, et al. Brain hypoxia is associated with short-term outcome after severe traumatic brain injury independently of intracranial hypertension and low cerebral perfusion pressure. Neurosurgery 2011;69:1037-45.

Pennings FA, Schuurman PR, Van Den Munckhof P, et al. Brain tissue oxygen pressure monitoring in awake patients during functional neurosurgery: the assessment of normal values. J Neurotrauma 2008; 25(10):1173-7.

Robertson C, Narayan R, Goodman J, et al. Cerebral arteriovenous oxygen difference as an estimate of cerebral blood flow in comatose patients. J Neurosurg 1989;70:222-30.

Robertson C, Valadka A, Hannay J, et al. Prevention of secondary insults after severe head injury. Crit Care Med 1999;27:2086-95.

Schoon P, Benito Mori L. Incidence of Intracranial Hypertension Related to Jugular Bulb Oxygen Saturation Disturbances in Severe Traumatic Brain Injury Patients. Acta Neurochir Suppl 2002;81:285-7.

Sheinberg M, Kanter M, Robertson C, et al. Continuous monitoring of jugular venous oxygen saturation in head-injured patients. J Neurosurg 1992;76:212-7.

Véanse **Preguntas de autoevaluación**. ?

Monitorización con Doppler transcraneal

16

Corina Puppo

INTRODUCCIÓN

Es muy importante aclarar desde el principio del capítulo que el Doppler transcraneal (DTC) no ve imágenes anatómicas. Existe una técnica que se ha desarrollado mucho los últimos años, el "Doppler transcraneal codificado color" (DTCC), o eco-Doppler transcraneal, que sí puede visualizar algunas imágenes del encéfalo, visualizar los flujos y codificarlo en color según sus respectivas direcciones con respecto al transductor (hacia/contrario). Presenta diferencias importantes con el DTC. Una de las ventajas es que ayuda al examinador más inexperto a identificar qué vaso está insonando. También permite corregir el ángulo de insonación. Una de las desventajas más importantes es la imposibilidad de neuromonitorización continua porque el transductor es más grande, más pesado y no se puede fijar. No entraremos en detalles ya que eso excede el objetivo del presente capítulo.

EVOLUCIÓN DE LA TÉCNICA. EFECTO DOPPLER, DOPPLER VASCULAR Y DOPPLER TRANSCRANEAL

En la mitad del siglo XIX, Christian Andreas Doppler describió el efecto que lleva su nombre. Este descubrimiento evidenció que es posible medir la velocidad del objeto en movimiento a partir de la medida de la variación de la frecuencia (*"Doppler shift"* o "corrimiento Doppler de la frecuencia") y la longitud de onda que experimentan una onda (de luz, sonido, electromagnética) al reflejarse en dicho objeto.

Spencer y Reid utilizaron y popularizaron el efecto Doppler para obtener información de la circulación en diferentes vasos sanguíneos extracraneales por medio del ultrasonido, pero no de la circulación cerebral. Esta no se evaluó en esa primera etapa, dado que se planteaba la imposibilidad del ultrasonido de atravesar el cráneo.

En 1982, Aaslid y cols. demostraron que es posible evaluar, a través del cráneo intacto, en forma no invasiva, la velocidad y dirección del flujo sanguíneo cerebral. Introdujeron así el DTC en la práctica clínica para evaluar la hemodinamia cerebral, usando ondas de ultrasonido de 2 MHz de frecuencia. Permite evaluar:

- Los segmentos proximales de las arterias que conforman el polígono de Willis en la base del cráneo.
- Sus ramas principales.
- La circulación en las venas cerebrales mayores y senos venosos.

En manos experimentadas, la técnica aporta valiosa información en "tiempo real", de forma no invasiva, al lado de la cama del paciente, tantas veces como su condición lo requiera, característica de gran valor en el paciente neurológico agudo. Hasta la fecha es la única modalidad imagenológica no invasiva disponible que permite evaluar las características hemodinámicas del flujo sanguíneo cerebral al lado de la cama del paciente, sin necesidad de traslados, a través del cráneo intacto. Su información funcional, dinámica, complementa la información anatómica, estática, que proporciona la tomografía computarizada cerebral (TCC). Asimismo, permite monitorizar alteraciones vasculares detectadas por técnicas de imagen anatómica vascular mínimamente invasivas disponibles hoy en día, pero que requieren traslados y no proporcionan información "en línea", como la angio-TC y la angiorresonancia, o conduce a la utilización de estas técnicas si los datos funcionales obtenidos con el DTC así lo sugieren.

VELOCIDAD DEL FLUJO SANGUÍNEO CEREBRAL

Aquí radica uno de los conceptos fundamentales para la correcta interpretación del DTC.

Con esta técnica se mide la velocidad del flujo sanguíneo cerebral (VF) y su dirección (hacia el transductor o en sentido contrario) en las grandes arterias de la base del cerebro. La morfología de la onda de velocidad permite definir diferentes velocidades en cada ciclo cardíaco:

- Velocidad sistólica máxima (Vs).
- Velocidad diastólica final (Vd).
- Velocidad media (Vm).

Las relaciones entre estas velocidades definen índices (índices de pulsatilidad y de resistencia) que serán analizados más adelante. El análisis de la velocidad media y el índice de pulsatilidad son básicos en la identificación de distintos patrones sonográficos que nos indican el estado de la hemodinamia intracraneal.

Para poder realizar e interpretar correctamente un examen ultrasonográfico de la circulación cerebral, se debe poseer un conocimiento cabal de las bases físicas del uso médico del ultrasonido, de la anatomía de las arterias de la base de cráneo y de la fisiopatología de las alteraciones de dicha circulación.

BASES FÍSICAS DEL DOPPLER TRANSCRANEAL

El DTC tiene ciertas características específicas dentro de la física del efecto Doppler:

Utiliza un transductor único (puede ser también bilateral), que emite un haz de ultrasonido. La frecuencia del ultrasonido usado está entre las menores usadas en Doppler para diagnóstico en medicina: 2 MHz. A menor frecuencia, mayor penetración y menor resolución espacial. En el caso del Doppler transcraneal, el uso de ondas de frecuencia relativamente baja es imprescindible, ya que posibilita atravesar el hueso, pero a su vez va en detrimento de la resolución espacial.

A diferencia del Doppler transcraneal codificado en color, el Doppler transcraneal no ve imágenes anatómicas. Visualiza sonogramas. Un sonograma DTC es la representación gráfica de la velocidad circulatoria de la sangre que atraviesa el segmento insonado, en función del tiempo, correspondiente a un latido cardíaco. Informa de la dirección y velocidad de flujo en cada vaso y en cada segmento estudiado. Identifica los diferentes vasos por sus características topográficas, las relaciones con bifurcaciones, y también por sus respuestas a maniobras.

Ángulo de insonación

Si la dirección del rayo ultrasónico coincide exactamente con la dirección de la corriente sanguínea, la velocidad medida es igual a la real. Pero en condiciones normales existe un ángulo entre estos dos vectores, llamado ángulo de insonación. La velocidad hallada se debe dividir por el coseno de ángulo de insonación para hallar la velocidad real. Si el ángulo es de cero grados, el error es inexistente (coseno de cero grados = 1) y cuanto mayor sea, mayor será la diferencia entre la velocidad real y la medida. Si el ángulo fuera de 90°, su coseno es cero, es decir, el movimiento de la sangre no se ve. Con el DTC no se conoce el ángulo de insonación, por lo que no se utiliza la corrección (que sí se puede usar con el dúplex). El error se minimiza cambiando la angulación del rayo ultrasónico manualmente hasta encontrar la mayor velocidad en cada punto insonado. Esta mayor velocidad es la que coincide con el menor ángulo de insonación, y, por lo tanto, la más cercana al valor real. Independientemente de esta disquisición teórica, lo que interesa no es la velocidad exacta sino las modificaciones que puedan existir a lo largo del tiempo y los cambios relativos de velocidad. Por otro lado, el ángulo de insonación no modifica la relación entre las diferentes velocidades de un sonograma, sino modifica a todas por igual, no alterando, por lo tanto, los índices de pulsatilidad ni de resistencia. El máximo ángulo que se puede hallar sobre la base de las relaciones anatómicas entre los vasos cerebrales y la dirección del rayo ultrasónico emitido desde las ventanas óseas correspondientes es de 30°, cuyo coseno es de 1,87. Esto hace que el máximo error en velocidad atribuible al ángulo de insonación sea bajo, de 13%. Es por esto que este problema se aleja mucho de ser importante clínicamente. Lo que sí es importante es que se intente mantener invariable el ángulo cuando se realiza una monitorización continua, para que los cambios de ángulo no generen cambios en la velocidad que puedan ser atribuidos erróneamente a cambios de flujo (**fig. 16-1**).

REGISTRO BÁSICO DEL DTC

El registro básico del DTC de una determinada arteria intracraneal muestra una onda de velocidad de flujo a lo largo del tiempo. Por convención, si el movimiento de la sangre se acerca al transductor, se grafica como una velocidad positiva, mientras que –si se aleja de este– se grafica como una velocidad negativa. Dado que las partículas de la sangre tienen diferente velocidad, no se obtiene una línea única de velocidad, sino un "espectro de velocidades" en cada instante. Para simplificar la evaluación de este espectro se extrae de él la envolvente, que es la curva que sigue el valor máximo de velocidad en cada momento; por lo tanto, la envolvente indica la velocidad de las partículas que circulan a mayor velocidad, que, en condiciones de flujo laminar, son las que lo hacen por el centro del vaso (**figs. 16-2** y **16-3**).

La curva envolvente del sonograma Doppler así obtenido comienza ascendente y termina descendente, no llegando la velocidad a cero en ningún momento del ciclo. Se identifican en ella diferentes velocidades e índices que la caracterizan: la velocidad sistólica pico (Vs), la velocidad diastólica final (Vd), la velocidad media (Vm) y el índice de pulsatilidad (IP) (**fig. 16-4**).

El estudio con Doppler transcraneal analiza la velocidad de flujo en las principales arterias de la base del cerebro (arterias cerebrales medias, cerebrales anteriores, cerebrales posteriores, arterias vertebrales, arteria basilar), y el flujo en comunicantes: comunicante anterior y comunicante posterior del polígono de Willis. También se complementa frecuentemente el estudio de la velocidad de flujo intracraneal con el estudio de los vasos extracraneales que proveen el flujo cerebral, es decir, las carótidas internas y vertebrales extracraneales. Los vasos se estudian a través de ventanas ultrasónicas óseas, que son zonas de la pared craneal donde el hueso es más delgado (ventana temporal y orbitaria), o

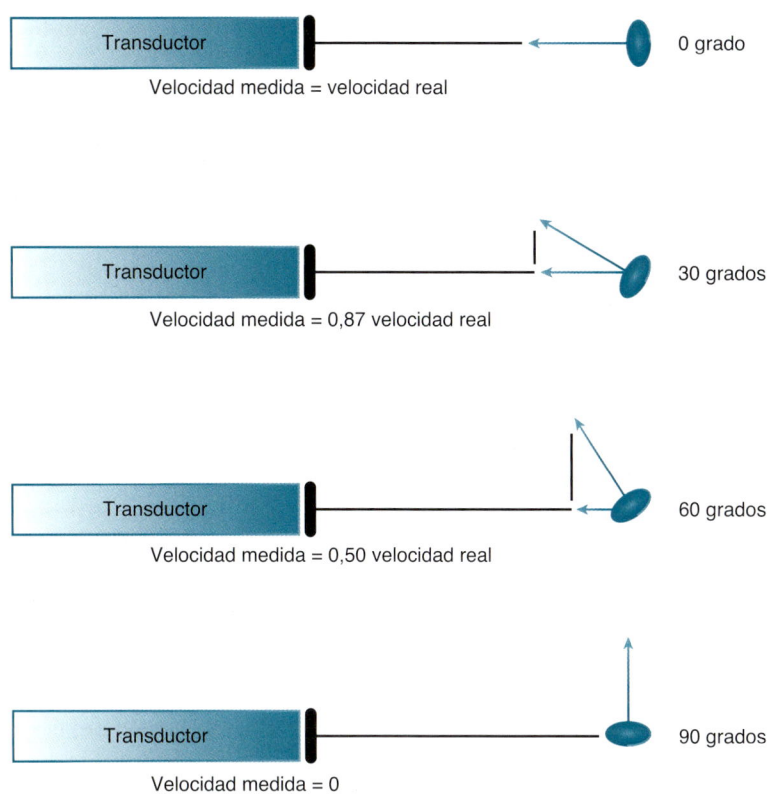

Fig. 16-1. Ángulo de insonación: el ángulo formado entre el rayo emitido y la dirección de la corriente sanguínea. Obsérvese cómo entre 0° y 30° la influencia del ángulo es mínima.

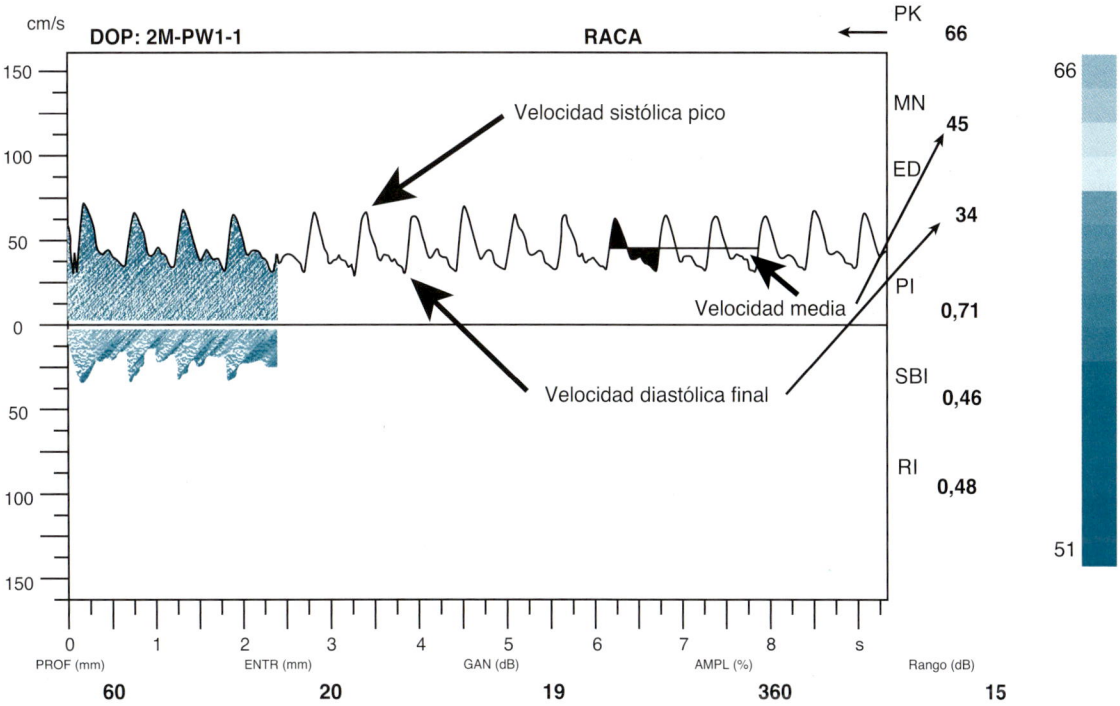

Fig. 16-2. Sonograma normal de una arteria intracraneal. A la izquierda se observa el espectro completo de velocidades. A la derecha se observa el envolvente de las velocidades, o contorno espectral, que corresponde a la velocidad máxima en cada momento. Véase también esta figura en **Láminas en color.**

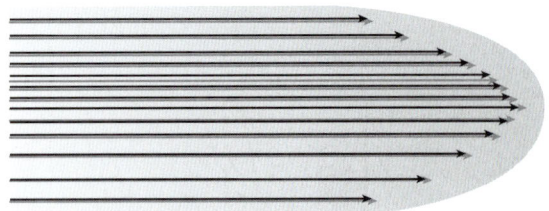

Fig. 16-3. Esquema que muestra las diferentes velocidades de los eritrocitos en un vaso con flujo laminar. Obsérvese cómo las partículas que se mueven en el centro del vaso lo hacen a mayor velocidad.

donde existen orificios (ventanas orbitaria y foraminal) que permiten el pasaje del ultrasonido (**fig. 16-5**).

El transductor emite un haz de ondas de ultrasonido y recoge las ondas que retornan luego de reflejarse en las partículas en movimiento en determinada profundidad, analizando los cambios que han sufrido y mostrando en una pantalla las velocidades en función del tiempo en el segmento analizado. Dicha onda se denomina sonograma Doppler transcraneal. El médico dirige el haz de ultrasonido hacia los distintos vasos y va seleccionando la profundidad del segmento vascular que desea analizar. De este se analiza la envolvente. La velocidad de flujo en las arterias cerebrales aumenta rápidamente en la fase sistólica, llegando a un máximo luego del cual comienza a disminuir, más lentamente, en la fase diastólica, hasta que comienza un nuevo ascenso de velocidad causado por la llegada de una nueva onda de pulso al segmento arterial insonado.

Las características fundamentales del sonograma normal de una arteria cerebral son las siguientes: la velocidad sistólica y de fin de diástole son siempre positivas; la velocidad de flujo (envolvente) nunca llega a cero, es decir, no se detiene ni se invierte en las arterias cerebrales en condiciones normales. El circuito cerebral es un circuito de baja resistencia, con lo que el descenso de velocidad al final del ciclo –la velocidad de fin de diástole– es mayor comparativamente que la que muestran las arterias periféricas, lo que se acompaña de índices de pulsatilidad e índices de resistencia menores. Las bifurcaciones arteriales se reconocen porque

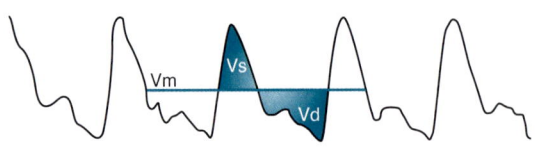

Fig. 16-4. Contorno espectral que muestra los puntos que definen la velocidad sistólica pico o máxima (Vs), velocidad diastólica final (Vd) y velocidad media (Vm). La velocidad media es la que corresponde a una línea que otorga una misma superficie a las zonas coloreadas en verde.

se ven dos flujos de características normales, de direcciones opuestas.

Doppler pulsado

El Doppler transcraneal utiliza el sistema de Doppler pulsado, que permite estudiar los diferentes vasos a lo largo de las distintas profundidades de su recorrido.

El Doppler transcraneal original, pulsado, obtiene información de un pequeño volumen del espacio intracraneal que se va definiendo y cambiando a lo largo del examen. Esto limita la información obtenida y genera el concepto de que la técnica es "operador dependiente". La introducción del "power mode" por Mark Moehring constituyó un cambio de paradigma en el uso del DTC, ya que se hizo posible ver simultáneamente la intensidad y dirección del flujo a lo largo de 6 cm o más de espacio intracraneal. Se usan 33 compuertas que diferentes profundidades o más, parcialmente superpuestas, que dan información acerca de la profundidad de todos los vasos que aparecen a lo largo de un haz de ultrasonido, y la dirección de la sangre dentro de ellos, en una única pantalla. Si se acercan al transductor se codifican en rojo, y, si se alejan, en azul (sin dar datos de la velocidad). Se visualizan en una ventana de Modo-M, que se agrega a la ventana del vaso insonado. Permite al operador colocar el foco del transductor sobre cualquiera de los vasos visibles, lo que muestra el sonograma de la arteria existente a la profundidad elegida. Esta técnica facilita sobremanera el examen con DTC, incluso para operadores inexpertos.

El reconocimiento de cada arteria se basa en diferentes características:

- La ventana en la que se busca.
- La dirección que se debe dar al rayo ultrasónico a partir de cada ventana para encontrar la imagen de flujo.
- La profundidad a la que aparece la señal.
- La respuesta a maniobras de compresión o vibración.
- Las relaciones topográficas con las bifurcaciones vasculares.

Las velocidades normales varían para cada vaso y también según variables fisiológicas. Las velocidades en las arterias cerebrales varían con la edad: son mayores en la niñez y posteriormente disminuyen. Los valores normales de la VF en adultos sanos para tres grupos etarios se adjuntan en el **cuadro 16-1**.

Otras variables de importancia que influyen en la velocidad de la sangre en las arterias cerebrales son: la viscosidad (uno de cuyos determinantes principales es el hematocrito), la temperatura, la pCO_2, la frecuencia cardíaca, etcétera.

La velocidad sistólica pico es la velocidad máxima que corresponde al punto más alto del sector ascendente

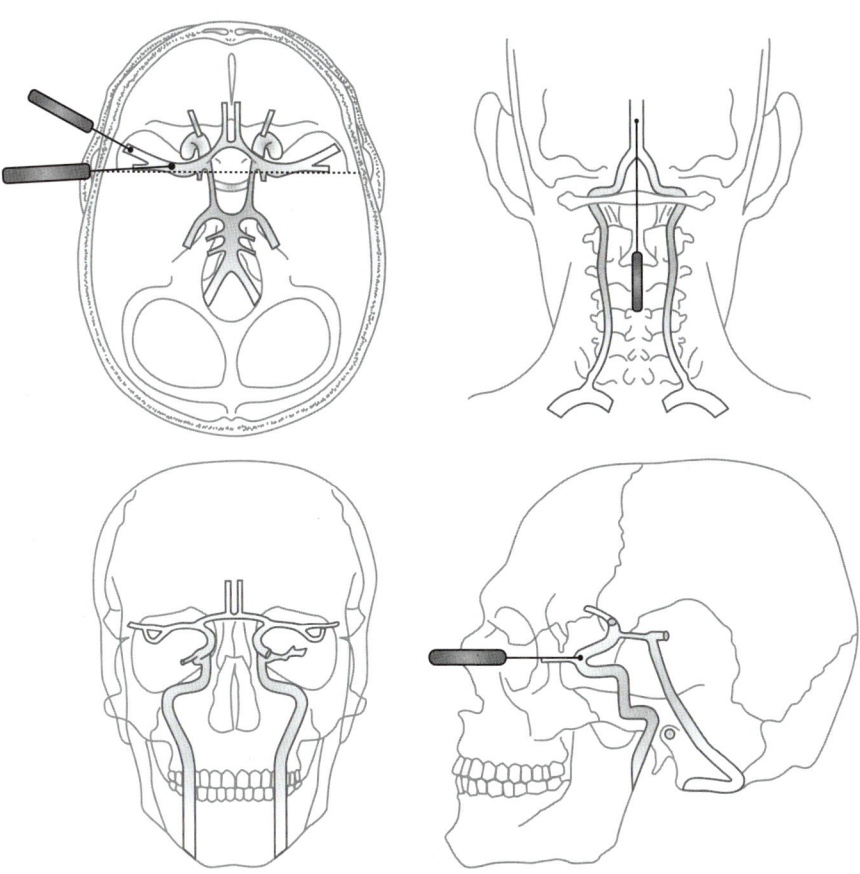

Fig. 16-5. Ventanas ultrasónicas óseas a través de las cuales es posible estudiar las principales arterias que forman el círculo de Willis y sus ramas: transtemporal, transforaminal y transorbitaria.

Cuadro 16-1. Valores normales de velocidad en la arteria cerebral media para distintos grupos etarios en adultos				
Arteria (profundidad en mm)	Velocidad sistólica pico (cm/s)	Velocidad diastólica final (cm/s)	Velocidad media (cm/s)	Edad (años)
Arteria cerebral media (50 mm)	95 ± 14	46 ± 7	58 ± 8	< 40
	91 ± 17	44 ± 10	58 ± 12	40-60
	78 ± 15	32 ± 9	45 ± 11	> 60
Arteria cerebral anterior (70 mm)	76 ± 17	36 ± 9	47 ± 14	< 40
	86 ± 20	41 ± 7	53 ± 11	40-60
	73 ± 20	34 ± 9	45 ± 14	> 60
Arteria cerebral posterior (60 mm)	53 ± 11	26 ± 7	34 ± 8	< 40
	60 ± 21	29 ± 8	37 ± 10	40-60
	51 ± 12	22 ± 7	30 ± 9	> 60
Arteria vertebral/ basilar (75 mm)	56 ± 8	27 ± 5	35 ± 8	< 40
	60 ± 17	29 ± 8	36 ± 12	40-60
	51 ± 19	21 ± 9	31 ± 12	> 60

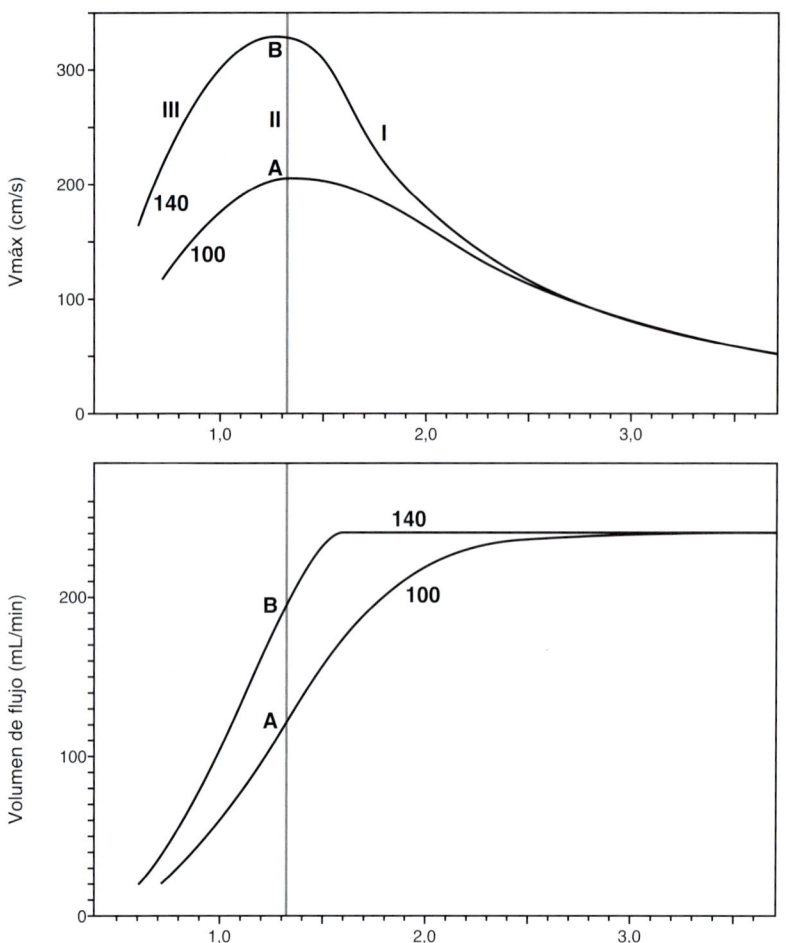

Fig. 16-6. Modificación del esquema de Aaslid, que relaciona las dos variables que influyen en la velocidad del flujo sanguíneo cerebral (VF) a nivel del segmento espástico durante la evolución del vasoespasmo de las arterias cerebrales: diámetro del segmento espástico, presión arterial regional (postsegmento espástico). El diámetro se esquematiza en las abscisas y disminuye de derecha a izquierda. Si la disminución de la luz vascular progresa, va aumentando la VF para mantener el FSC, pero llega un punto en que la autorregulación cerebral (ARC) es insuficiente para mantener el FSC. Por lo tanto, el FSC comienza a caer, y la VF también, pero cae desde un nivel previamente elevado. Si se agrava la situación sigue disminuyendo la velocidad. Si el primer estudio se hace en esta etapa, se puede encontrar una velocidad normal, ya que se ha perdido toda la etapa de aumento de velocidad.

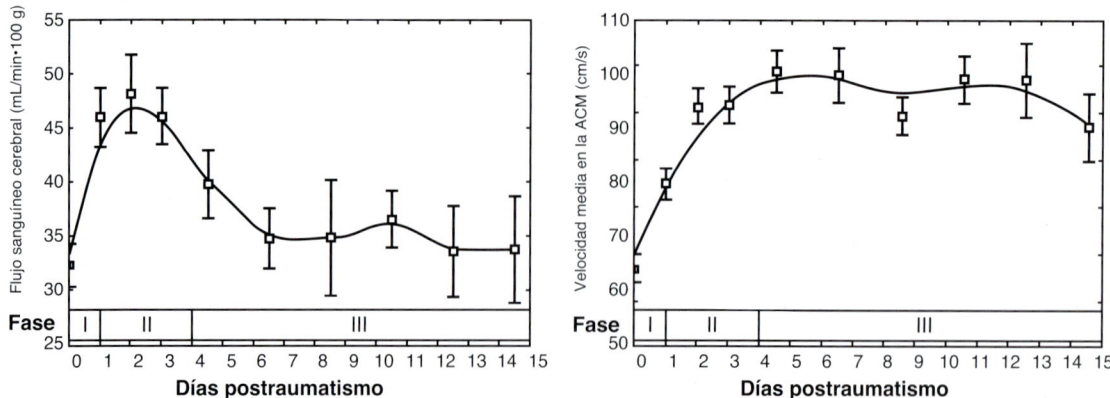

Fig. 16-7. Evolución en el tiempo del FSC y de la VF luego del traumatismo: el panel de la izquierda mide el FSC en valores absolutos. El panel de la derecha mide velocidad. Nótese cómo, luego del primer día, las fases II y III muestran velocidades elevadas no pudiéndose diferenciar solo por este método si corresponde a vasoespasmo o hiperemia.

de la curva de la envolvente. Está relacionada con la fuerza de contracción sistólica: la velocidad de entrada al sistema vascular intracraneal es mayor durante la sístole. La velocidad diastólica final es el punto más bajo del sector descendente de la envolvente, antes de comenzar un nuevo ascenso sistólico. Permite inferir la velocidad de salida del sistema y se relaciona con las resistencias cerebrovasculares. En comparación con las velocidades circulatorias de los vasos extracraneales, la velocidad de salida de las arterias cerebrales es alta, lo que evidencia una característica de la circulación cerebral: es un sistema de baja resistencia. La velocidad diastólica, en condiciones normales, no llega a cero. Es decir, el flujo normal en las arterias intracraneales va en un mismo sentido, no se invierte ni se detiene en las diferentes etapas correspondientes a un ciclo cardíaco, y su velocidad de fin de diástole es alta comparada con las arterias del resto del sistema circulatorio.

La velocidad media se calcula matemáticamente como la media en el tiempo de las velocidades de la envolvente del sonograma Doppler. Puede también calcularse gráficamente en el sonograma Doppler. El índice de pulsatilidad está dado por la fórmula $IP = (Vs-Vd)/Vm$. El IP aumenta por múltiples factores, entre los que se encuentran: el aumento de la resistencia cerebrovascular, la hipertensión intracraneal, la hiperventilación, la rigidez vascular, la edad, la bradicardia y el aumento de viscosidad sanguínea. El concepto básico es que el aumento del IP expresa una mayor dificultad de la sangre para atravesar el circuito vascular cerebral.

ALTERACIONES HEMODINÁMICAS EVALUABLES CON EL DTC

Diferencia entre velocidad de flujo y flujo

Es fundamental destacar que el DTC, como toda técnica Doppler, mide velocidad. En este caso VF. Aclaremos la diferencia entre VF y flujo sanguíneo cerebral (FSC). La VF (distancia recorrida/tiempo) se mide en cm/s, y el flujo sanguíneo cerebral (FSC) (volumen/tiempo) se mide en mL.min^{-1}.100g^{-1} (p. ej., velocidad normal en arteria cerebral media [ACM] = 60 cm.s^{-1} y FSC = 50 mL.min^{-1}.100g^{-1}). Es decir, la VF expresa cuán rápido se mueve el flujo a través del sector vascular insonado y el FSC expresa el volumen de sangre que pasa por determinado sector en determinado tiempo. Aunque los valores absolutos del FSC no pueden medirse con esta técnica, los cambios en la VF reflejan modificaciones relativas (proporcionales) del FSC. Esto es así siempre que el diámetro del vaso insonado (en el punto en donde se insona) y el ángulo en que se insona dicho vaso permanezcan constantes (invariables). Si estos requisitos se cumplen, el cambio de VF es proporcional al cambio de FSC. Por

ejemplo, un cambio de 40 cm/s a 80 cm/s evidencia que el FSC que pasó por ese segmento vascular se duplicó, aunque el valor absoluto de FSC sea desconocido.

Dado que el Doppler transcraneal, por el momento, no posee suficiente resolución espacial para ver la luz vascular, y por lo tanto para medir con exactitud el diámetro del vaso, no es posible medir FSC. Cuando los adelantos de la técnica posibiliten dicha medida, el producto VF × A (área de sección del vaso en el segmento estudiado) permitirá calcular fácilmente el FSC.

Otro concepto fundamental es esencialmente hemodinámico. Se basa en la siguiente ecuación:

$$FSC = VF \cdot \text{área; de dónde: } VF = FSC/\text{área}$$

Se puede inferir que, siempre que **el diámetro de la arteria insonada (área de sección transversal del vaso) se mantenga constante**, los cambios del FSC, en más o en menos, se evidenciarán como cambios proporcionales en la VF. Este concepto es de utilidad para evaluar **cambios relativos de flujo** durante el estudio de la reactividad cerebrovascular. Durante estas maniobras, los diferentes estímulos que se evalúan actúan sobre los pequeños vasos que regulan las resistencias cerebrovasculares (vasos de resistencia), abriendo o cerrando la "exclusa" que facilita o dificulta el tránsito de la sangre a través del vaso insonado (vaso grande, de conductancia). Este vaso (el vaso insonado) permanece, por el contrario, con su diámetro constante. Los cambios de VF en el segmento vascular insonado traducirán, por lo tanto, cambios en el FSC que lo atraviesa (**cuadro 16-2**).

A la inversa, mientras el FSC que circula a través de determinado vaso de conductancia se mantenga constante, la disminución del área de sección transversal de dicho vaso (como se ve cuando aparece vasoespasmo después de hemorragia subaracnoidea (HSA), o en estenosis ateroscleróticas u originadas por vasculitis intracraneales (esto último, p. ej., en meningoencefalitis aguda) se acompañará de aumento de la VF en el sector estenosado; esta afirmación se basa en la **ecuación de continuidad de los líquidos**:

$$F = V1 \times A1 = V2 \times A2$$

En un sistema hidráulico en el que el flujo (F) se mantiene, la velocidad del flujo (V1) es inversamente proporcional al área de sección transversal (A1) del tubo a través del cual pasa. Si el área de sección del tubo es mayor (A2), la velocidad (V2) disminuye para que el flujo se mantenga y viceversa.

Lo mismo sucede en la circulación: dado que el flujo es igual a VF multiplicado por el área de sección transversal del vaso, si el flujo no cambia, la disminución del área se acompañará de un aumento de la VF, y a la inversa.

Cuadro 16-2. Notas útiles sobre el Doppler transcraneal

● Mide la velocidad del FSC en las arterias del polígono del Willis y sus ramas

● Estima cambios relativos de FSC siempre que no haya cambios en el área de sección transversal del vaso insonado

● Es fundamental diferenciar cuando se hace referencia a:
- Resistencia cerebrovascular (RCV), representada principalmente por las pequeñas arteriolas y esfínteres precapilares. Estos vasos pequeños representan más del 80% de las resistencias totales al paso de la sangre a través del árbol vascular cerebral. Son las que se modifican rápidamente frente a los estímulos externos (presión arterial, CO_2, indometacina, estímulo localizado, convulsiones, etc.). Cuando estos vasos se contraen –esto **no es** el llamado "vasoespasmo arterial"–, aumenta la resistencia al flujo; este atraviesa, por lo tanto, más lentamente el vaso insonado, cuya área de sección transversal no ha cambiado. Hay velocidades circulatorias bajas con IP elevado. En estos casos el cambio en velocidad es proporcional al cambio de flujo.
- El vaso insonado (arteria de conductancia, de gran calibre, p. ej., arteria cerebral media). Genera menor resistencia al pasaje de la sangre y su diámetro se modifica escasamente en forma aguda ante cambios de presión o de CO_2. Se puede modificar en forma importante en algunos casos, pero lentamente, en general a lo largo de días, en respuesta a procesos inflamatorios, p. ej., la inflamación causada por la sangre en contacto con la superficie adventicial de los vasos en la HSA. Cuando comienza el vasoespasmo en estas arterias –esto **si es** "vasoespasmo arterial"–, su diámetro disminuye; en consecuencia, los vasos pequeños, distales, de resistencia se dilatan para mantener el flujo, generando una disminución de resistencias distales al vasoespasmo. Si este cambio de resistencias logra mantener el flujo, la sangre debe atravesar el vaso estenosado más rápidamente en la zona de vasoespasmo, porque las resistencias distales disminuyeron ("la exclusa se abrió"). Por eso cuando se insona una arteria espástica, se evidencia aumento de la velocidad e IP disminuido. En este caso el aumento de velocidad no implica aumento de flujo, sino su mantenimiento

IP: índice de pulsatilidad; HSA: hemorragia subaracnoidea.

La disminución del diámetro arterial produce una caída de presión entre ambos extremos del segmento espástico, por lo que el territorio de distribución de ese vaso experimentará una caída de la presión de perfusión. Es la diferencia de presión (ΔP) entre estos dos puntos, más que la presión absoluta, la que determinará el flujo. Pero también es fundamental la resistencia. Los factores de resistencia son las condiciones que dificultan o facilitan el flujo. Incluyen viscosidad (h), largo del vaso –del segmento espástico, en este caso– (l), y radio del vaso (r). La Ley de Poiseuille describe la resistencia (R) al flujo ejercida por el segmento espástico:

$$R = 8\,\eta\,l/\pi\,r^4$$

El flujo es directamente proporcional a la diferencia de presión entre los dos puntos e inversamente proporcional a la resistencia creada por el segmento espástico:
F = ΔP/R y sustituyendo la R:
F = $\Delta P\,\pi\,r^4/8\,\eta\,l$ de donde

$$\Delta P = F\,8\,\eta\,l/\pi\,r^4$$

Es decir, para una determinada viscosidad sanguínea, si el $FSC_{regional}$ se mantiene constante, la caída de presión generada por un segmento arterial espástico sería proporcional a la longitud de dicho segmento e inversamente proporcional a la cuarta potencia del radio.

Esta potencial caída de presión puede ser contrabalanceada por la autorregulación distal al segmento espástico, de la circulación cerebral regional. De existir buena autorregulación cerebral regional, como

respuesta a esta caída de presión se pondrá en actividad la capacidad vasodilatadora de las pequeñas arteriolas reguladoras de las resistencias cerebrovasculares regionales. Dicha vasodilatación tenderá a mantener estable el $FSC_{regional}$. Si el vasoespasmo aumenta, o si la autorregulación local está alterada, la caída de la $PPC_{regional}$ sobrepasa el límite inferior de la autorregulación; por debajo de él, las resistencias compensadoras no pueden descender más (límite inferior de la autorregulación [AR]), y el $FSC_{regional}$ comienza a descender.

A partir de este punto, por lo tanto, dado que no se mantienen constantes ni el FSC ni el diámetro arterial, la evaluación con DTC se hace más dificultosa. La **figura 16-8** muestra la evolución de la $V_{máx}$ y del FSC a medida que el diámetro arterial disminuye (de derecha a izquierda). La curva inferior de cada panel muestra los cambios para una presión arterial media (PAM) de 100, y la superior para una hipertensión inducida, con PAM de 140. Inicialmente, a medida que el diámetro disminuye, el $FSC_{regional}$ se mantiene, a causa de la compensación autorregulatoria, y por lo tanto la VF va aumentando. Una vez que la compensación autorregulatoria se ve superada por la caída de presión causada por la estenosis, comienza a caer el FSC (este punto se conoce como vasoespasmo crítico) y la VF no aumenta más, y posteriormente comienza también a descender. Si en ese momento el médico aumenta la PA del paciente, probablemente aumente la velocidad circulatoria, ya que, al estar por debajo del límite inferior de la AR, el FSC aumentará en forma pasiva al aumentar la PA. Es importante entender este concepto, ya que en este caso el aumento

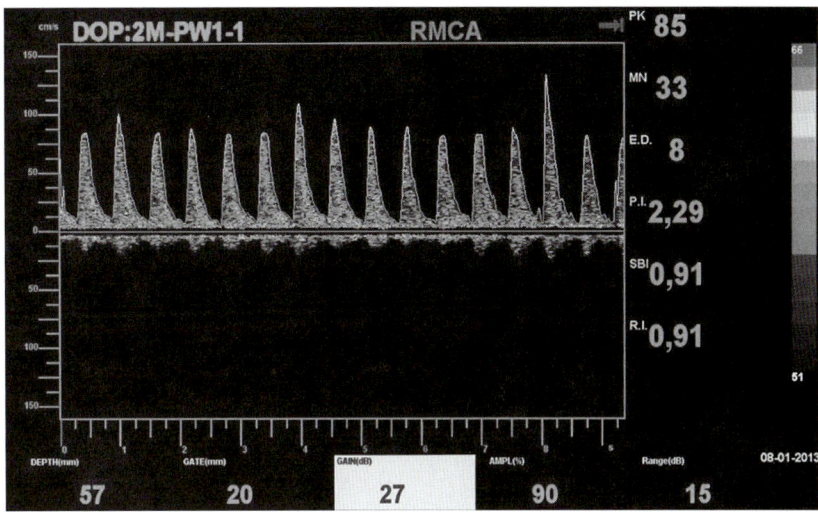

Fig. 16-8. Ejemplo de sonograma de alta resistencia en la arteria cerebral media en una paciente de 66 años, que en el posoperatorio de exéresis de un meningioma parasagital se complicó con un hematoma del lecho quirúrgico. Puntuación en la Escala de Coma de Glasgow (GCS) 3, bajo administración de tiopental. Nótese la VF descendida (33 cm/s) y el aumento del IP (2,29). Este estudio hace sospechar la presencia de hipertensión intracraneal (HIC), y a su vez descarta el paro circulatorio cerebral en una paciente sin posibilidades de ser evaluada clínicamente por estar bajo el efecto de tiopental. Véase también esta figura en **Láminas en color.**

de VF no representa un empeoramiento del vasoespasmo sino una mejoría del FSC.

La relación diámetro-velocidad se puede clasificar en tres diferentes áreas, que se muestran en el panel superior como I, II y III.

- Zona I o zona inicial: el flujo es relativamente constante, es decir, no cae a pesar de la disminución del diámetro de la arteria, la velocidad es inversamente proporcional al diámetro, es decir, a medida que el diámetro disminuye, la velocidad aumenta.
- Zona II o zona *plateau*, o de vasoespasmo crítico: autorregulación cerebral (ARC) insuficiente. El flujo comienza a caer y por lo tanto la velocidad deja de aumentar, permaneciendo relativamente estable.
- Zona III o zona terminal; en esta última etapa, el diámetro arterial disminuye aún más, no funciona la ARC, por lo que el flujo disminuye a un nivel crítico y la velocidad sigue disminuyendo.

Esta figura ilustra un concepto fundamental en DTC y vasoespasmo: la relación entre velocidad y grado de vasoespasmo es insuficiente para valorar la hemodinamia encefálica cuando el vasoespasmo pasa de moderado a grave.

En la figura también vemos que, si en esta situación de pérdida de la ARC se aumenta la PA, el FSC aumenta pasivamente, por diferencia entre presiones preestenótica y posestenótica. Por lo tanto, la velocidad aumenta. Esta parte ilustra otro concepto fundamental: los valores de VF también dependen de la presión arterial en las zonas donde la ARC no funciona o es insuficiente para mantener el flujo.

Relación entre FSC y PPC

La relación entre el FSC y la presión de perfusión cerebral (PPC) está dada por la ley de Ohm de la hemodinamia:

$$FSC = PPC/RCV,$$

donde: RCV es la resistencia cerebrovascular determinada fundamentalmente por la resistencia arteriolar.

Dado que

$$PPC = PAM - PIC$$

el FSC también puede expresarse de la siguiente manera:

$$FSC = (PAM - PIC)/RCV.$$

En condiciones en que la PIC es normal, con complacencia cerebrovascular también normal, este término puede omitirse; por lo tanto:

$$FSC = PAM/RCV$$

Es fundamental destacar que VF no es sinónimo de flujo sanguíneo cerebral. Aunque los valores absolutos del FSC no pueden medirse con esta técnica, **los cambios en la VF durante una monitorización continua reflejan modificaciones proporcionales (relativas) del FSC.** Es decir que, si durante una monitorización continua la VF se duplica, significa que el FSC se duplicó. Por el contrario, si la VF desciende a la mitad, significa que el FSC bajó a la mitad. Sin embargo, debe insistirse en que el valor absoluto de FSC permanecerá desconocido.

Cuando se estudia la hemodinamia intracraneal en pacientes con patología cerebral aguda, es importante siempre considerar y dejar constancia de los datos de la hemodinamia sistémica (presión arterial), la presencia de fármacos u otras medidas o alteraciones fisiopatológicas (CO_2, temperatura, hematocrito) que tengan acción sobre la circulación cerebral. Es deseable, siempre que sea posible, implementar la realización de neuromonitorización múltiple multimodal. Los diferentes parámetros así obtenidos podrán ser complementarios y permitirán realizar una evaluación más completa de las alteraciones fisiopatológicas existentes en determinado momento. La coherencia fisiopatológica de estos hallazgos refuerza la idea de un cierto patrón hemodinámico predominante que determina o no mayor riesgo de lesión encefálica secundaria (p. ej., baja VF con elevada pulsatilidad, hipertensión intracraneal y desaturación en el bulbo de la yugular). Por otro lado, al igual que en otros grupos, hemos encontrado gran utilidad del DTC en pacientes:

- En quienes la indicación de neuromonitorización invasiva (PIC fundamentalmente) es controvertida.
- En quienes la exploración clínica (conciencia y reactividad pupilar) es inevitablemente incompleta.
- Cuya gravedad los hace intrasladables al departamento de imagenología (y no se cuenta con equipos portátiles como en la mayoría de los centros).
- En quienes tenemos sospecha clínica/fisiopatológica de hipertensión intracraneal y la tomografía resulta "normal" a los "ojos del imagenólogo".

- Pacientes sin monitorización invasiva de PIC con TCC patológica y alteración "leve" del estado de conciencia (p. ej., Escala de Coma de Glasgow [GCS] 14) e indicación quirúrgica al menos controvertida (p. ej., hidrocefalia aguda, lesión ocupante de espacio) de quienes queremos contar con datos objetivos de la hemodinamia intracraneal que pueden estar siendo subvalorados por el estado de conciencia y la imagen más reciente de la que disponemos. Aquí la presencia de elementos sugestivos de hipertensión intracraneal no solo pueden adelantar una neurocirugía, sino también –en casos seleccionados– retrasar el alta o eventualmente hacer reconsiderar una extubación planificada.

En muchos servicios de emergencia y medicina intensiva del mundo vienen ganando terreno a pasos acelerados las técnicas de neuromonitorización no invasiva de más reciente desarrollo: ecografía de la vaina del nervio óptico y la pupilometría por infrarrojo. Ambas herramientas bien utilizadas complementan la información aportada por el DTC.

Valores normales y sus variaciones

La velocidad de flujo es diferente en las distintas arterias cerebrales insonadas. A su vez, varían con la edad del paciente. Se debe recalcar que son fuertemente influenciadas tanto por factores sistémicos (hemodinamia sistémica: hipotensión/hipertensión, temperatura, CO_2), características fisicoquímicas de la sangre (hematocrito: viscosidad sanguínea) como intracraneales (presión intracraneal [PIC]) (**cuadro 16-3**). En términos generales varían entre 30 y 80 cm/s. El índice de pulsatilidad normal varía entre 0,60 y 1,20 adoptando valores más altos en pacientes añosos y con rigidez vascular.

Cuadro 16-3. Factores de aumento y disminución de la VF	
Aumento de velocidad	**Disminución de velocidad**
Hiperflujo	Hipertensión endocraneal
Vasoespasmo	Disminución de la presión de perfusión
Crisis epilépticas	Hipocapnia
Anemia	Fármacos (indometacina)
Hipertensión arterial asociada a pérdida de la autorregulación	Hipotensión arterial asociada a pérdida de la autorregulación
Fiebre	Hipoxia
Malformación arteriovenosa	Paro circulatorio cerebral
Preeclampsia	Hipotermia
Menor edad	Mayor edad
Craniectomía descompresiva	

Índice de pulsatilidad e índice de resistencia. Utilidad para estimar la presión de perfusión cerebral

Las relaciones entre las velocidades sistólica, diastólica y media dan como resultado distintos índices: índice de pulsatilidad (IP) e índice de resistencia (IR), entre otros, que complementan la caracterización del patrón sonográfico.

El IP es el más difundido. Se calcula con la siguiente fórmula:

$$IP = (Vs-Vd)/Vm$$

donde V significa VF y las minúsculas s, d y m, sistólica, diastólica y media, respectivamente.

Los equipos DTC comúnmente calculan para cada sonograma el IP y lo muestran en pantalla, junto con las velocidades medias.

El IR se calcula con la siguiente fórmula:

$$IR (Vs-Vd)/Vs$$

donde V significa VF, y las minúsculas s y d, sistólica y diastólica, respectivamente.

El IP es mucho más usado que el IR.

Estos índices son de gran ayuda para evaluar la PIC en forma indirecta (no cuantitativa). La hipertensión intracraneal disminuye la velocidad de flujo, al impedir la normal circulación de la sangre a través del circuito cerebral. Las velocidades disminuyen fundamentalmente en la diástole, que es el período del ciclo en que la sangre entra con menor fuerza al circuito cerebral. Esto lleva a un aumento relativamente mayor de la velocidad "diferencial" (Vs-Vd), lo que explica que el IP o el IR aumenten con el aumento de la PIC ("sistolización" del sonograma). Sin embargo, hay otros factores que "enlentecen" la velocidad circulatoria en ausencia de hipertensión intracraneal: los factores que actúan directamente sobre las resistencias arteriolares. El aumento de alguno de estos dos índices hace sospechar la presencia de algún factor que esté modificando la circulación normal de la sangre, como:

- Hipertensión intracraneal que lleve a una disminución de la presión de perfusión.
- Aumento de la resistencia cerebrovascular de otro origen, como la presencia de algún vasoconstrictor de la circulación arteriolar cerebral (p. ej., hipocapnia, indometacina).
- Bradicardia. En esta, el tiempo entre dos latidos cardíacos es mayor, con lo que la velocidad diastólica sigue disminuyendo durante un período mayor, hasta que llega la nueva onda de pulso, aumentando la velocidad diferencial.
- Rigidez vascular; al no haber absorción de la energía por las paredes vasculares, aumenta la velocidad sistólica y disminuye la diastólica.

Como mencionamos con anterioridad, el más utilizado es el índice de pulsatilidad (IP). A pesar de que su valor máximo normal es 1,20, se debe sospechar la presencia de alteraciones circulatorias y tener un papel proactivo cuando sobrepasa el umbral de 1,00. Este concepto ha sido valorado y es especialmente útil durante la etapa aguda del traumatismo craneoencefálico (TCE). En este escenario la variación del IP se ha relacionado con el pronóstico. Un aumento del IP evidencia una peoría de la perfusión cerebral, fundamentalmente cuando este aumento se asocia a un descenso de la velocidad diastólica. Varios estudios clínicos han relacionado peores resultados con velocidades de flujo bajas (menores de 25 cm/s en niños) e IP aumentados, por encima de 1,3 o 1,5.

USOS CLÍNICOS MÁS FRECUENTES DEL DTC EN EL DEPARTAMENTO DE EMERGENCIA Y TERAPIA INTENSIVA

En medicina intensiva, el uso del DTC está especialmente dirigido a la detección y seguimiento de las alteraciones de la hemodinamia cerebral en la hemorragia subaracnoidea (HSA), ataque cerebrovascular (ACV) isquémico y hematoma intracraneal espontáneo (HICE), traumatismo craneoencefálico (TCE) y otras patologías menos frecuentes, pero no por eso menos graves, como las meningitis y meningoencefalitis graves, vasculitis encefálicas, etc. Las modificaciones patológicas más frecuentes de la hemodinamia intracraneal en estos pacientes son secundarias a:

- Incrementos en la PIC.
- Vasoespasmo.
- Hiperemia.
- Alteraciones de la reactividad cerebrovascular.
- Coexistencia de dos o más de los puntos previamente mencionados.

Utilidad más frecuente en cuidados intensivos:

- Detectar la existencia de hipertensión intracraneal en múltiples condiciones clínicas (algunas ya mencionadas), ayudando en casos controvertidos en la toma de decisión sobre la indicación o no de la monitorización invasiva de la PIC.
- Diagnosticar rápidamente, sin necesidad de maniobras invasivas ni traslados, el paro circulatorio cerebral, colaborando de esta manera en el diagnóstico de muerte encefálica. Es imprescindible en aquellos casos en los cuales la exploración clínica completa no es posible o la etiología de la lesión encefálica es desconocida (variable según la legislación de cada país).
- Diagnóstico y seguimiento del vasoespasmo de las arterias cerebrales. También puede valorar el efec-

to del tratamiento intravascular. Recordamos que el vasoespasmo aparece muy frecuentemente en la evolución de la HSA, pero debe tenerse presente que también existe vasoespasmo de las arterias cerebrales en la evolución del TCE y de las infecciones del sistema nervioso central (SNC).

- En el ACV proporciona información inmediata acerca del estado de la hemodinamia cerebral, en la etiología isquémica evidencia si hay estenosis u oclusiones vasculares, puede monitorizar la evolución en el tiempo de la recanalización arterial cuando se realizan trombolíticos, e incluso aumentar la acción de estos fármacos (sonotrombólisis). En centros especializados ayuda en la decisión de tratamiento intravascular cuando el tratamiento sistémico ha fracasado. Puede dar información en relación con el mecanismo fisiopatológico del ACV isquémico, como la existencia de microembolias, y evidenciar la presencia de cortocircuito (*shunt*) de derecha a izquierda en el ACV isquémico criptogénico. Puede evaluar la reserva circulatoria cerebral y el estado de la autorregulación, ayudando al clínico en el tratamiento, su monitorización y en la evaluación pronóstica.

La patología aguda del SNC puede afectar la circulación cerebral y la hemodinamia intracraneal (circulación cerebral) de diferente manera y con diferente grado de intensidad (heterogeneidad dentro de la misma patología). Aun cuando son esperables alteraciones más importantes en los procesos graves, el DTC puede ser de gran ayuda en procesos inicialmente catalogados como moderados e incluso leves, en los cuales el potencial evolutivo puede ser monitorizado (de manera simultánea a la vigilancia clínica y tomográfica) junto al lecho del paciente. En ciertas enfermedades predominan determinadas alteraciones específicas. Por ejemplo, es clásico hablar del vasoespasmo como una complicación frecuente de la HSA, pero eso no implica que no exista vasoespasmo en otras enfermedades, ni que el vasoespasmo sea la única complicación hemodinámica cerebral de la HSA. Por el contrario, muchas veces coexisten diferentes alteraciones, tanto en el TCE, en la HSA, como en el ACV, etc., y el médico debe tenerlas en mente, sabiendo que –en determinadas circunstancias– la coexistencia de dos alteraciones que actúen en sentido contrario puede llevar a un patrón de "seudonormalidad" en el estudio ultrasonográfico. La interpretación del resultado del estudio no puede desprenderse del razonamiento clínico global del paciente.

Dado que las alteraciones no son específicas de determinada patología, sino de la repercusión fisiopatológica sobre la circulación cerebral en cada caso, se describirá inicialmente la repercusión sobre la velocidad circulatoria cerebral y los índices de pulsatilidad de la hipertensión intracraneal y del vasoespasmo, que son las alteraciones más frecuentes, para pasar después a las diferentes patologías y las alteraciones pueden encontrarse durante su evolución (HSA, TCE, ACV).

Patrones ultrasonográficos relevantes en pacientes con lesión neurológica aguda

Como hemos mencionado con anterioridad, el DTC es capaz de detectar la repercusión fisiopatológica provocada por diferentes patologías que son compatibles con aumentos de la PIC, paro circulatorio cerebral, vasoespasmo, hiperemia y alteraciones de la reactividad cerebrovascular.

Los diferentes patrones para analizar son los siguientes:

- Patrón de alta velocidad.
- Patrón de baja velocidad.
- Patrón de alta resistencia.
- Patrón de paro circulatorio cerebral.

Patrón de alta velocidad: hiperemia vs. vasoespasmo

Tanto la hiperemia como el vasoespasmo se detectan en el DTC por un aumento en la velocidad circulatoria.

- **Vasoespasmo.** El vasoespasmo de las arterias cerebrales puede ser segmentario o difuso. Si el mecanismo autorregulatorio de la circulación cerebral funciona y es suficiente para compensar la caída de presión distal a la zona estenótica, los vasos pequeños distales se dilatan y el FSC se mantiene a pesar del vasoespasmo. Circula el mismo volumen de sangre por unidad de tiempo. Para mantener el flujo, la sangre debe pasar más rápido. Este aumento de la velocidad ocurre, por lo tanto, en el segmento estenótico (el que estamos insonando). Si midiéramos flujo sanguíneo cerebral, en lugar de velocidad de flujo, lo encontraríamos conservado si la autorregulación funciona correctamente, o disminuido si la autorregulación es defectuosa o si está mantenida, pero es insuficiente para compensar un vasoespasmo muy grave.

  Un dato por destacar es que, en el caso del vasoespasmo, el FSC no está aumentado. También se menciona aquí que el DTC detecta fundamentalmente vasoespasmo proximal, pero puede pasar por alto las alteraciones muy distales porque estos sectores del árbol vascular cerebral no son accesibles (directamente) con esta técnica. Debe buscarse en los sectores más distales de las arterias en las que se sospecha vasoespasmo.

- **Hiperemia.** En este caso, el aumento de la velocidad el FSC está aumentado, independientemente de que este aumento esté acoplado o no al metabolismo cerebral. Pasa más sangre que en condiciones normales a través de un vaso de calibre invariable. Por lo tanto, pasa más rápido.

Diagnóstico diferencial de la VF elevada

Como vimos, una VF aumentada puede corresponder tanto a vasoespasmo como a hiperemia. ¿Cómo diferenciar estas dos alteraciones con causas y tratamiento diferentes? Lindegaard propuso estudiar la relación entre la VF en el vaso afectado (intracraneal) y la velocidad en el vaso extracraneal que lleva sangre al vaso que presenta el aumento de velocidad. Dado que el vasoespasmo es una alteración de los vasos intracraneales, en este caso la velocidad circulatoria *aumenta solamente en el sector vascular intracraneal* comprometido por el vasoespasmo, pero no en el vaso extracraneal que lo suple, de tal manera que el cociente entre ambas velocidades aumenta. Por el contrario, cuando existe hiperemia, el flujo está aumentado en ambos sectores vasculares, el vaso intracraneal estudiado y el que lleva sangre a él. El cociente entre estas velocidades se conserva normal. Este razonamiento constituye la base de los índices de Lindegaard y de Soustiel, para el circuito anterior y posterior, respectivamente:

- **Sector anterior:** la velocidad en la arteria cerebral media (VFACM) se compara con la velocidad en la arteria que la suple, arteria carótida interna extracraneal homolateral en su zona de entrada al cráneo (VFACI). Esta relación VFACM/VFACI se conoce con el nombre de Índice de Lindegaard (IL), o Índice hemisférico. Un IL mayor de 3 indica vasoespasmo, mientras que valores menores indican hiperemia.
- **Sector posterior:** la velocidad en la arteria basilar (BA) se compara con la velocidad en la arteria que la suple, arteria vertebral extracraneal (EVA), conocida como índice BA/EVA o índice de Soustiel. Aquí el punto de corte es 2.

Evolución del vasoespasmo y su relación con los cambios de velocidad del flujo sanguíneo cerebral

El vasoespasmo, que se presenta en múltiples procesos patológicos (HSA, TCE; meningitis, etc.) es una **patología evolutiva**. En la HSA comienza alrededor del 4.º día después del sangrado, tiene su máximo entre el 7.º y 10.º día, y desaparece alrededor del fin de la tercera semana de evolución. Puede progresar hasta un grado leve y luego mejorar, o ir aumentando hasta llegar un punto en que la autorregulación cerebral regional no logra compensar la disminución de la presión de perfusión regional, y, como consecuencia, disminuye el FSC en la zona irrigada por el vaso comprometido, apareciendo o no signología clínica de isquemia dependiendo de la extensión y topografía de esta, así como de la presencia o no de circulación colateral. Durante la etapa en que el FSC se mantiene (ARC compensadora), la disminución de la luz del vaso se acompaña de un aumento compensador de la velocidad de flujo. Cuando el vasoespasmo aumenta aún más, el FSC comienza a disminuir debido a la incapacidad de la ARC regional de compensar la mayor caída de la PPC regional. Ese punto es conocido como **vasoespasmo crítico**. La velocidad elevada vuelve a disminuir, y en ciertos casos el flujo cesa.

De ahí que el seguimiento diario de estos pacientes aporta más información que un estudio puntual, ya que un estudio con velocidad normal en esta etapa podrá erróneamente ser interpretado como ausencia de vasoespasmo.

Por otro lado, se debe tener en cuenta que el ascenso de presión arterial en un paciente cuya presión de perfusión regional disminuyó, puede aumentar el FSC a través del segmento estenótico, lo que aumentaría nuevamente la VF. En estos casos no debe tomarse el descenso inicial de VSFC como una mejoría del vasoespasmo ni este último ascenso como un aumento del vasoespasmo, sino deben interpretarse los valores a la luz de la clínica y las maniobras terapéuticas, tomando siempre en cuenta los valores de presión arterial del paciente, y de PIC y PPC si las hubiera.

DTC en la hemorragia subaracnoidea

El DTC es ampliamente usado como técnica de tamizaje (cribado) y seguimiento del vasoespasmo en la hemorragia subaracnoidea, dada su simplicidad, ausencia de invasividad y la posibilidad de ser realizado al lado de la cama del paciente. En los pacientes con buen grado clínico, el vasoespasmo es muchas veces la alteración más importante para diagnosticar y seguir con el DTC, siendo en este caso la clínica un gran aliado. Por otra parte, en pacientes con HSA de mal grado clínico y abundante sangre extravasada (grado III o IV de la clasificación de Fisher modificada), que poseen alto riesgo de vasoespasmo, en los cuales la clínica, aunque importante, rinde menos, el DTC representa la primera aproximación paraclínica para diagnosticar vasoespasmo. Su detección puede a su vez motivar la realización de otras técnicas no invasivas (angio-TC, TC de perfusión y angio-RM). La técnica cuenta con una excelente especificidad diagnóstica y una aceptable sensibilidad. Permite realizar el diagnóstico previamente a la aparición del déficit clínico, lo cual expone al paciente a mayor riesgo de isquemia cerebral especialmente si la ARC no está indemne. En la práctica clínica este grupo de pacientes exige por lo tanto mayor neuromonitorización (clínico y paraclínico, p. ej., TC de perfusión) con la finalidad de evitar lesión secundaria de origen sistémico (p. ej., hipovolemia, hipotensión arterial) capaces de hacer fracasar la respuesta vasomotora. Si bien existen numerosos protocolos, todos coinciden en que el máximo rendimiento se logra si el primer estudio se realiza tempranamente a los efectos de detectar el comienzo del vasoespasmo y seguir su evolución. Como ya hemos adelantado, el patrón típico de vasoespasmo diagnosticado a través del DTC consiste en **aumento de la VF**. Este aumento de velocidad comienza entre los días 3 y 10, el máximo valor se registra entre los días 11 y 20 y los valores se normalizan dentro de las 4 semanas siguientes.

Valores de VF diagnósticos en vasoespasmo en HSA

Hay diferentes estudios en pacientes con HSA que han encontrado niveles diagnósticos a diversas velocidades:

- Para la arteria cerebral media:
  - Aaslid y cols. describieron inicialmente 3 grados de vasoespasmo en la HSA: distal, proximal y proximal grave, con límites de velocidad de 120 y 200. A la vez insistió en el índice de Lindegaard como complemento esencial de estos valores. Los límites descritos por este autor para el IL fueron 3 y 6 a fin de diferenciar entre los tres grados de vasoespasmo.
  - Según el estudio de Vora y cols., una VF mayor de 200 cm/s en la ACM es índice de vasoespasmo grave, y una velocidad que no se eleva por encima de 120 cm/s es índice de vasoespasmo leve, o de ausencia de vasoespasmo.
  - Otro estudio relacionó qué valores de velocidad se asociaban a vasoespasmo angiográfico o clínico, encontrando un umbral 100 cm/s cuando se evidenciaba vasoespasmo angiográfico, con una sensibilidad y especificidad de 1,00 y 0,75, respectivamente, y una velocidad de 160 cm/s asociada a vasoespasmo clínico, con sensibilidad y especificidad de 100%.
  - Otros estudios evalúan el ascenso porcentual de la velocidad relativo a un control inicial en el mismo paciente.
- Para otros vasos insonados a través de la ventana temporal, **arterias cerebrales anterior (ACA) y posterior (ACP)**: si se toma como punto de corte una Vm de 110 cm/s para la ACP y de 130 cm/s para la ACA, la especificidad es buena (93% y 100%, respectivamente). Sin embargo, la sensibilidad es baja y esto se explica por una serie de factores anatómicos y técnicos. Dado que es frecuente que exista vasoespasmo de las arterias cerebrales anteriores que no comprometa las arterias cerebrales medias, especialmente luego de la rotura de un aneurisma de comunicante anterior, debe tenerse mucha cautela a la hora de guiar un tratamiento basado en un único estudio DTC negativo; si la sospecha clínica persiste, se pueden considerar otras técnicas no invasivas disponibles actualmente tales como angio-TC y TC de perfusión.
- Para vasos insonados a través de la ventana foraminal: en este sector, una VF ≥ 60 cm/s es indicativa de vasoespasmo, tanto de arteria vertebral como basilar, con baja sensibilidad y alta especificidad para la arteria vertebral. Para la arteria basilar, un valor de 85 cm/s tiene 90% de especificidad y 50% de sensibilidad. Cuando se toma un límite de 80 cm/s para el diagnóstico de vasoespasmo de la arteria vertebral y 95 cm/s para la arteria basilar, el diagnóstico pasa a tener una especificidad y valor predictivo positivo de 100%.

Es importante recordar que en la HSA pueden coexistir simultáneamente múltiples alteraciones de la hemodinamia intracraneal, asociadas o no a vasoespasmo, fundamentalmente en los pacientes con mayor gravedad clínica. En estos pacientes puede existir hipertensión intracraneal, vinculada frecuentemente a hidrocefalia o a hinchazón cerebral, vasoespasmo, hiperemia por actividad epiléptica no convulsiva o por pérdida de la autorregulación cerebral, junto a alteraciones sistémicas espontáneas o generadas por el tratamiento, dadas por fiebre, sepsis, hiponatremia, anemia, hipercapnia, hipocapnia, hipovolemia, hipotensión, hipervolemia, hipertensión, hipoxemia, variables todas ellas que, insistimos, influyen y alteran la hemodinamia intracraneal que evaluamos a través del DTC.

Por ejemplo, coexisten frecuentemente a) vasoespasmo, que aumenta la velocidad y disminuye el IP cuando se trata de una alteración pura, con b) hipertensión endocraneal, (por hidrocefalia, hinchazón cerebral, etc.) que desciende la velocidad y aumenta el IP. En estos casos, el DTC muestra la resultante sobre la VF de estos dos procesos, que incluso darían lugar a una "seudonormalización" de los resultados. También es frecuente que estos pacientes presenten complicaciones sistémicas graves, entre ellas cuadros sépticos, que pueden acompañarse de un estado hiperdinámico que aumenta todas las velocidades, con hiperemia encefálica. Es crucial, por lo tanto, descartar o confirmar siempre la coexistencia de algunas de las diversas alteraciones mencionadas que modifican el valor de los índices analizados. Estos índices mejoran sensiblemente la especificidad en el diagnóstico de vasoespasmo de los valores de alta velocidad. Aun así, es imprescindible también evaluar los resultados sonográficos a la luz de la clínica y de otras variables de monitorización sistémica y cerebral (eventualmente) disponibles, tales como saturación venosa yugular (SJO$_2$), presión tisular de oxígeno (PtiO$_2$), microdiálisis cerebral (MDC).

DTC en traumatismo craneoencefálico (TCE)

El TCE grave puede presentar todo tipo de alteraciones hemodinámicas encefálicas, desde hipoperfusión, hiperemia, vasoespasmo, paro circulatorio cerebral.

La hipoperfusión se observa frecuentemente en la etapa inicial del traumatismo, antes de las 24 horas, y también cuando hay hipertensión intracraneal, en estos casos junto con aumento del IP.

Patrón secuencial de hipoperfusión seguido de alta velocidad en TCE

Aun cuando nuestra mayor preocupación en este escenario es la hipertensión intracraneal, que como mencionamos se acompaña de una velocidad circulatoria baja, también son posibles con relativa frecuencia patrones de alta velocidad. En este sentido, Martin y cols. encontraron, en un grupo numeroso de pacientes en quienes estudiaron flujo sanguíneo cerebral en forma cuantitativa y simultáneamente VF con DTC, la aparición secuencial de tres patrones hemodinámicos: hipoperfusión, hiperemia y vasoespasmo. Aunque resulte muy esquemático, este esquema no hace otra cosa que alertar al médico de posibles cambios hemodinámicos (dinamismo) que someten al encéfalo lesionado a diferentes riesgos, momento a momento. Por ejemplo: en caso de detectar una fase I (en ausencia de hipertensión intracraneal) deberíamos evitar en todo momento la hipocapnia aun leve (inadvertida), pudiendo recurrir a la capnografía (**fig. 16-7**).

Otras causas de patrones de alta velocidad

- Los procesos inflamatorios e infecciosos, como las vasculitis cerebrales y las encefalitis y meningitis, también presentan con frecuencia patrones de alta velocidad. Esto dependerá de la topografía de la estenosis y del tipo de patrón que se encuentre. Si existe una estenosis segmentaria, podremos encontrar una aceleración de la VF tipo vasoespasmo.
- Las malformaciones arteriovenosas cerebrales presentan un patrón de alta velocidad, debido a las múltiples comunicaciones arteriovenosas que causan disminución de las resistencias en dicha zona. La sangre atraviesa la arteria comprometida pasando directamente a venas dilatadas (circuito de baja resistencia). Se genera un territorio de encéfalo hipoperfundido en forma crónica dado el cortocircuito circulatorio. En esta zona, las arteriolas y los esfínteres precapilares están dilatados al máximo como forma de compensar la hipoperfusión crónica.
- La hipertensión arterial en el posoperatorio de las malformaciones arteriovenosas (MAV), o de la endarterectomía carotídea, puede causar un hiperflujo regional debido a la vasodilatación crónica con pérdida de la capacidad vasoconstrictora de los pequeños vasos de resistencia del área hipoperfundida en forma crónica. En esta última situación, el síndrome de reperfusión puede ser causa de sangrado posoperatorio.

Patrón de baja velocidad: hipertensión intracraneal

El aumento de la PIC es posible en el transcurso de cualquier patología neurológica y lleva a una disminución de la presión de perfusión cerebral, calculada mediante la siguiente fórmula:

$$PPC = PAM - PIC$$

De esta fórmula se desprende que, cuando la PIC asciende en forma importante, llega un momento en que la perfusión efectiva es nula.

Recordemos que el DTC no mide presiones, sino velocidades de FSC. A grandes rasgos, el concepto fundamental es que **la hipertensión intracraneal frena la circulación cerebral (obstaculiza la afluencia de sangre al encéfalo)**. En una primera etapa desciende la velocidad de fin de diástole, pero aumenta la velocidad sistólica pico, debido a la compensación cardíaca (se observa un patrón sistolizado). Esto lleva a un aumento de los índices que dependen de la velocidad diferencial: índice de pulsatilidad e índice de resistencia.

Este patrón de disminución de la velocidad con aumento del IP se denomina patrón de alta resistencia; aunque puede ser generado por otras causas, cuando aparece en un paciente grave, debe hacer sospechar siempre la presencia de hipertensión intracraneal (**fig. 16-8**).

Otras causas de patrón de baja velocidad:

- Hipotensión arterial con valores por debajo de la capacidad compensadora del mecanismo autorregulatorio (shock grave de cualquier etiología o hipotensión relativa en hipertenso crónico con umbral autorregulatorio mínimo aumentado). Si este es el único factor causante de la baja velocidad, el IP puede estar disminuido.
- Presencia de mecanismos o fármacos vasoconstrictores de los pequeños vasos de resistencia (hipocapnia, administración de indometacina); se acompaña de IP aumentado.
- En las primeras 24 horas del TCE (véase **fig. 16-7**) hay una disminución de la velocidad circulatoria cerebral, cuyos mecanismos están aún por dilucidarse. Mientras que teorías más clásicas la consideraban como causa de isquemia encefálica, teorías más recientes la adjudican a una disminución de las necesidades del encéfalo traumatizado. Esta etapa se ha denominado etapa de hipoperfusión.

Paro circulatorio cerebral: expresión máxima de hipertensión intracraneal

Al agravarse la situación de HIC, todas las velocidades se ven afectadas y disminuyen, pero siempre el fenómeno es más marcado durante la fase diastólica: en esta fase llega a detenerse el flujo dejando evidente un patrón de "picos sistólicos". Posteriormente se observa que el flujo que había entrado en el vaso durante la sístole se dirige en sentido contrario (negativo) en la diástole, lo que se conoce como "flujo reverberante". En la última etapa hay un mínimo movimiento de sangre, solamente al inicio de la sístole, lo que se conoce como "espigas sistólicas". Finalmente, el flujo cesa completamente, no siendo detectado por el DTC: "ausencia de señal". Los patrones de **flujo reverberante y de espigas sistólicas** corresponden a lo que se acepta como **"paro circulatorio cerebral"** (fig. 16-9), lo cual no es otra cosa que la ausencia de circulación efectiva compatible con los requerimientos mínimos necesarios para la vida neuronal. De existir este patrón en todos los territorios (circuito anterior y posterior) y ser mantenido (durante al menos 30 minutos), el patrón de paro circulatorio cerebral permite apoyar el diagnóstico de muerte encefálica.

Ante la ausencia de señal, será imprescindible contar con un estudio previo que asegure la presencia de ventana sónica. En caso contrario, no se puede descartar que esto se deba a una ausencia de ventana sónica.

Doppler transcraneal como técnica auxiliar en el diagnóstico de muerte encefálica

La mayoría de los pacientes que evolucionan a la muerte encefálica han sufrido un proceso de hipertensión intracraneal grave, con disminución concomitante de la presión de perfusión cerebral. Esto genera una isquemia encefálica difusa y termina con la pérdida irreversible de las funciones que mantienen la vida. Es posible objetivar la progresión al paro circulatorio a través de los cambios evolutivos en la morfología de los sonogramas obtenidos con el DTC, en períodos de tiempo variables.

Resumen de las alteraciones de la hemodinamia, circulación cerebral y hemodinamia intracraneal: esquema de Muñoz

El esquema diseñado por la Dra. María de los Ángeles Muñoz divide las alteraciones de la circulación cerebral y hemodinamia intracraneal en diferentes sectores, que corresponden a grupos con valores patológicos de IP (elevado o disminuido) y a grupos con valores patológicos de VF (elevada o disminuida), y un grupo de valores normales. Este diagrama es de gran utilidad para ayudar a interpretar el resultado de un sonograma transcraneal en un paciente determinado.

Destaca cinco patrones principales:

- **Patrón normal o seudonormal (Vm e IP normales para edad y vaso insonado).** El patrón seudonormal, resultado de la influencia opuesta de 2 o más variables fisiopatológicamente relevantes en determinado momento, subraya la importancia de valorar los hallazgos sonográficos a la luz de la clínica y paraclínica del enfermo, así como la relevancia que posee el conocimiento acabado de la fisiopatología de cada patología en cuestión.
- **Patrón de baja velocidad (Vm inferior a –1DE para edad y vaso insonado).** Implica una reducción del flujo sanguíneo cerebral (FSC), acoplada o no al metabolismo. La disminución del FSC puede depender de múltiples factores, ya sean sistémicos (hipotensión, hipotermia, etc.) o intracraneales (hipertensión intracraneal, etc.).
- **Patrón de alta velocidad (VM superior a +1DE para edad y vaso insonado).** No siempre implica un aumento del FSC. Pueden distinguirse dos situaciones hemodinámicas: la hiperemia, por incremento real del FSC, y el vasoespasmo, por disminución de la luz vascular en el punto insonado (con FSC conservado).
- **Patrón de alta pulsatilidad (IP elevado).** Está provocado por el incremento de las resistencias cerebrovasculares (RCV) en una zona distal al punto insonado. El aumento de las RCV puede ser activo (vasoconstricción por hipocapnia, fármacos, etc.) o pasivo (compresión del lecho vascular por hipertensión intracraneal). Su máxima expresión es el patrón de paro circulatorio cerebral.

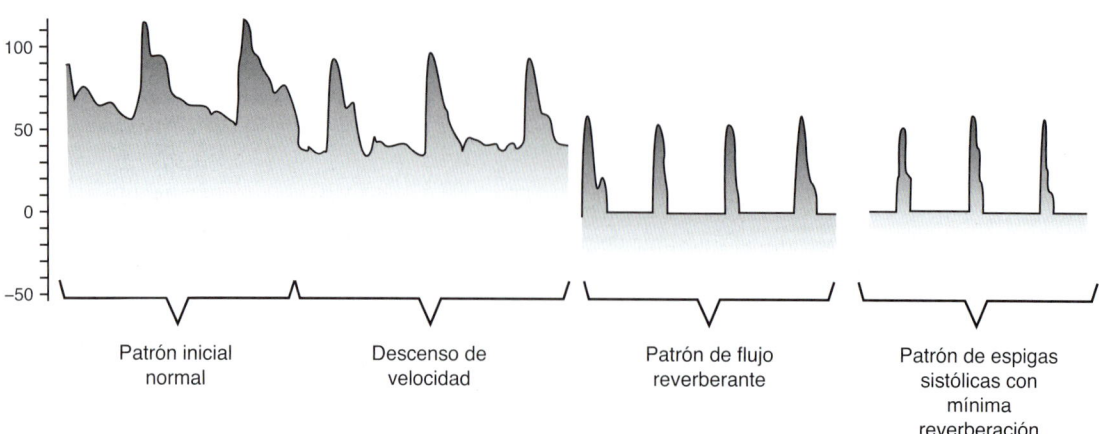

Fig. 16-9. Evolución al paro circulatorio cerebral.

- **Patrón de baja pulsatilidad (IP reducido).** Hemodinámicamente implica una disminución de las RCV en una zona distal al punto insonado. La reducción de las RCV puede estar en relación con un lecho vascular de escasa resistencia anatómica (malformaciones arteriovenosas), o una situación de vasodilatación inducida por diferentes etiologías (isquemia, fármacos, hipercapnia, etc.).

Los patrones se consideran simétricos o asimétricos según se detecte el mismo patrón bilateral o unilateralmente (**fig. 16-10**).

DTC en el paciente con ACV isquémico

El DTC permite identificar la obstrucción vascular y monitorizar la respuesta a la terapia fibrinolítica "en línea", al lado de la cama del paciente.

Obstrucción vascular: están al alcance del DTC aquellas oclusiones (totales o parciales) localizadas en las arterias del polígono de Willis o sus ramas (ACA, ACM, ACP, arteria vertebral [AV] y tronco basilar [TB]). En general, la obstrucción a este nivel compromete un extenso territorio en el circuito anterior o áreas vitales a nivel del tronco encefálico, por lo que identifica pacientes graves o potencialmente graves. Aquellos que presentan obstrucción de tronco arterial en general tienen menor riesgo de reperfusión exitosa (sistémica) y mayor riesgo de sangrado, hechos que son relevantes a la hora de informar a familiares.

Circulación colateral: mediante el estudio de los vasos del polígono y sus ramas se puede investigar el estado de la circulación colateral, observando con cierta frecuencia aumento compensador de la VF o inversión de la dirección de flujo de arterias circundantes al territorio isquémico (incluida la circulación extracraneal, p. ej., la arteria oftálmica).

Monitorización de la reperfusión: de manera similar a lo que ocurre en la circulación coronaria, aquí también se describen determinados patrones de respuesta al tratamiento fibrinolítico (TIBI: *Thrombolysis In Brain Ischemia*). La ausencia de respuesta puede promover gestos invasivos tales como trombólisis intraarterial de rescate o trombectomía mecánica (según la experiencia del centro).

En esta etapa se puede facilitar la trombólisis mediante el uso del ultrasonido (sonotrombólisis) con frecuencias de 1-2 MHz (sin riesgo aumentado de sangrado).

Otras utilidades del DTC en el contexto del ACV isquémico:

- Monitorización de émbolos: 1) cirugía cardíaca con circulación extracorpórea, 2) endarterectomía carotídea, 3) riesgo de nueva embolia en contexto de diversas fuentes de émbolos (cardíacos, aórticos, carotídeos), 4) monitorización de la reperfusión
- Detección de cortocircuito *(shunt)* intracardíaco, foramen oval permeable (FOP).

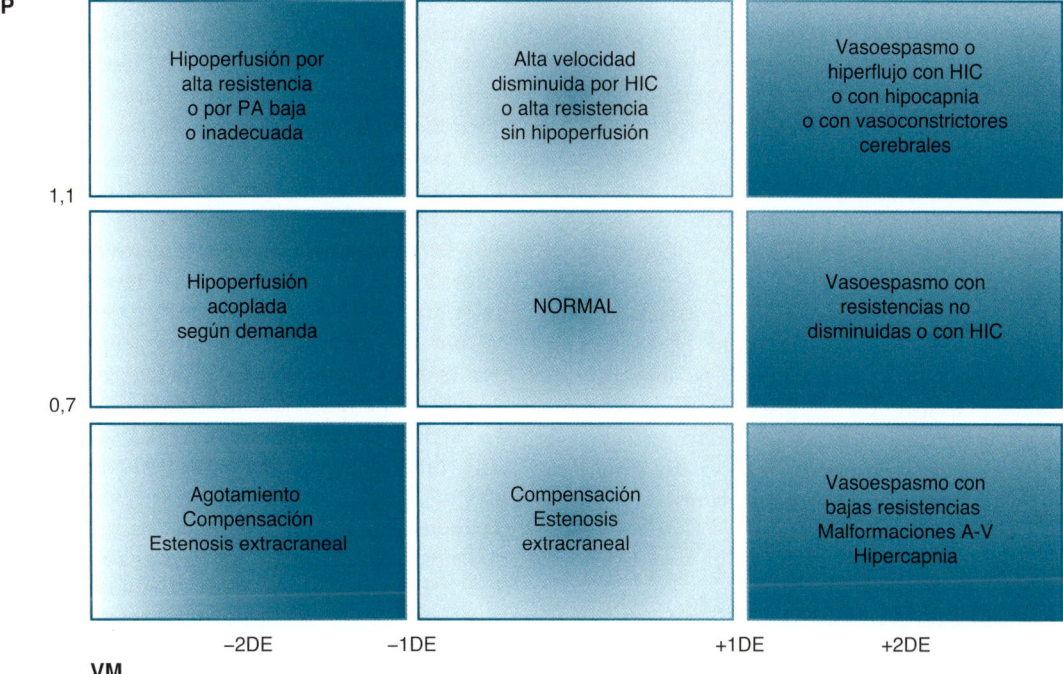

Fig. 16-10. Esquema de Muñoz (véase también explicación en el texto). DE: desviación estándar.

REACTIVIDAD CEREBROVASCULAR

Estudio de la reactividad cerebrovascular con Doppler transcraneal

En condiciones normales, la resistencia al FSC a nivel de los vasos de conductancia (arterias grandes y sus ramas principales) y en el sector venoso es baja. El principal sector que genera resistencia al flujo es el lecho arteriolar (arteriolas leptomeníngeas y esfínteres precapilares). Es aquí donde normalmente se genera una caída de la presión del 80%. Característicamente, este sector tiene la capacidad de poder variar la resistencia (al flujo) por contracción o dilatación de los pequeños vasos que lo integran (variación del diámetro vascular), regulando así el FSC según el estímulo al que respondan. Debido a esta peculiar capacidad vasomotora microvascular este sector es el principal determinante de las "resistencias cerebrovasculares".

La reactividad cerebrovascular se define como la capacidad del lecho arteriolar cerebral de responder a distintos estímulos con cambios en las resistencias cerebrovasculares. Según cuál sea dicho estímulo, la reactividad cerebrovascular se puede clasificar en:

- Reactividad al CO_2.
- Reactividad metabólica.
- Reactividad a fármacos.
- Autorregulación cerebral.

En los tres primeros casos, los cambios de las resistencias cerebrovasculares llevan a modificaciones en más o en menos del flujo, ya sea regional o global, de acuerdo con cuál sea y dónde actúe el estímulo. Por el contrario, en el caso de la autorregulación cerebral, el cambio de las resistencias tiende a mantener constante el FSC cuando el estímulo (presión arterial o presión de perfusión) se modifica.

Esta reactividad de los pequeños vasos (siempre que esté intacta o poco alterada) representa la base fisiológica por la cual, en la actividad clínica, podemos regular el volumen sanguíneo cerebral (VSC) y consecuentemente la PIC, a través de diferentes estímulos (medidas terapéuticas). Por lo tanto, su evaluación es útil para tener idea aproximada de cómo responderán estas variables a distintas maniobras terapéuticas o fármacos. Además, tiene implicación pronóstica consistente, ya que cuanto más grave está el paciente, menor capacidad reactiva (vasodilatadora y vasoconstrictora) tiene la microvasculatura.

Autorregulación cerebral

Autorregulación cerebral (ARC) o reactividad cerebrovascular presora es la capacidad del lecho vascular cerebral de mantener, mediante respuestas vasoactivas, un flujo sanguíneo cerebral (FSC) constante entre dos valores "umbrales" máximo y mínimo de presión de perfusión cerebral.

$$FSC = PPC/RCV$$

Y, si la PIC es normal:

$$FSC = PAM/RCV$$

En esta última ecuación queda claramente expresado que la ARC requiere cambios de las RCV proporcionales a los cambios en la PAM para mantener constante el FSC.

Estudio de la autorregulación cerebral

Hay dos formas principales de abordar el estudio de la ARC:

- ARC "estática", es decir, la magnitud de la respuesta del FSC en relación con el grado de variación (gradual) de la PPC, sin considerar el tiempo en que esta respuesta aparece, y
- ARC "dinámica", donde se valora, además de la magnitud de la respuesta, el tiempo en que esta comienza a actuar, es decir, la **latencia** que presenta la respuesta vasoactiva a las variaciones súbitas de PPC.

Para valorar la ARC es necesario contar con un método que evalúe cambios en la PPC (o solamente en la PAM de no contar el paciente con monitorización de PIC), y con otro que evalúe los cambios en el FSC. Los cambios en la VF que se evalúan son proporcionales a los cambios en el FSC, ya que la sección transversal de la arteria insonada no se modifica durante el estudio (este tema ha sido estudiado por varios investigadores, entre ellos Giller).

La autorregulación estática se refiere a cambios independientes del tiempo, como los descritos por la curva clásica de autorregulación. Para estudiar este tipo de AR es necesario generar una variación gradual y duradera de la PAM y valorar la respuesta del FSC. En la práctica se genera un aumento de PAM de unos 20 mm Hg, mediante la administración de dosis crecientes de un fármaco vasoactivo sin acción directa en el SNC, de preferencia fenilefrina (FE), o noradrenalina (NA), tomando varios valores de PAM (p. ej. 10 valores) durante un tiempo aproximado de 20-30 minutos y midiendo simultáneamente la PIC, de contar con ella. Se obtienen de esta manera 10 valores de PPC. Se miden simultáneamente los valores correspondientes de VF. Es necesario mantener la pCO_2 constante, así como al paciente sedado y sin cambios en otras variables (puede ser necesario el uso transitorio de bloqueantes neuromusculares). La respuesta esperada frente a este estímulo hipertensivo es el aumento de las RCV, dado por la contracción de los pequeños vasos (arteriolas y esfínteres precapilares). Tiende a mantener el FSC constante. Hay diferentes maneras de expresar el cambio de flujo en relación con el cambio de presión:

- **Mediante la pendiente.** En este caso se calcula el cambio de FSC (en porcentaje del valor inicial) por cada mm Hg de cambio en la PPC. Se realiza una gráfica de dispersión de los puntos de VF en ordenadas y la PPC correspondiente (PAM-PIC). Se grafica la recta de mejor ajuste de estos puntos, por ejemplo, con el programa SPSS®, y luego se calcula la pendiente de esta recta. La pendiente a se calcula con dos puntos cualesquiera de la recta de mejor ajuste, $(x1, y1)$ y $(x2, y2)$, según la fórmula a = $(y2-y1) / (x2-x1)$.

  Por ejemplo, en la gráfica de dispersión se eligen dos puntos que están bien sobre la línea de mejor ajuste: el que corresponde a una PPC de aproximadamente 70 y una de 90. Se buscan en la tabla para tener sus dos valores, y se realiza el cálculo. Al ir a la tabla, se encuentran los valores exactos: 70,86 y 89,92 por lo tanto el cálculo es el siguiente: a = 92-86/89-70 = 6/19 = 0,315. Hemos definido en un trabajo previo en pacientes con TCE grave, tres grupos que se diferencian claramente: pendiente menor de 0,4% por cada mm Hg de cambio en la PPC, que corresponden a AR conservada, un grupo intermedio y un tercer grupo con pendiente mayor de 0,9: AR abolida mediante el coeficiente de correlación entre ambas variables. Cuanto más se acerque el valor a la unidad, la autorregulación será más defectuosa (flujo dependiente de presión debido a vasos pasivos o escasamente reactivos frente al estímulo); en cambio, los valores cercanos a cero o negativos indican un flujo independiente de las variaciones de presión (vasos reactivos) (**fig. 16-11**).

- Mediante el cambio de las RCV estimadas (en lugar del cambio de flujo) en relación con el cambio de PPC (o de PAM). Las RCV estimadas se calculan como: PA (o PPC)/VF. En este caso, los resultados deben interpretarse a la inversa: cuanto más aumenten las resistencias (vasos reactivos), mayor es la capacidad autorregulatoria frente al estímulo presor.

$$RoR= \Delta\%R/\Delta\%PA \text{ (o PPC)}$$

- La falta de consenso en la unificación de la medida de la AR dificulta la comparación de los resultados de distintos trabajos. Por ejemplo, una pendiente de velocidad prácticamente de cero expresa una excelente autorregulación estática, como en el ejemplo antedicho. Si, en cambio, el mismo resultado fuera expresado como cambio en las resistencias vasculares en lugar de cambio en velocidad de flujo, esta misma respuesta se expresaría como índice de resistencia RoR (*rate of regulation*). RoR= [% cambio

RCV/% cambio PA]*100. Una buena autorregulación en este caso daría como resultado una mayor pendiente, y con una mala autorregulación la pendiente se acercaría a cero.

Se evidenciaría, en lugar de una ausencia de cambio de velocidad de flujo, un cambio de RCV de uno a uno, es decir 1% de aumento de resistencia por cada 1% de cambio en PA que, llevada a coeficiente de autorregulación, sería un coeficiente RoR de 100 (mayor coeficiente: mejor autorregulación), dado que la estabilidad del flujo se debe al cambio en las RCV.

La autorregulación cerebral dinámica (ARCd) evalúa la rapidez (latencia) y el grado de los cambios del FSC al producirse una súbita modificación de PPC del paciente. Enfatizamos que el DTC es ideal para esta evaluación, ya que visualiza los cambios en las velocidades de flujo cerebral al momento de producirse el cambio de PPC. Dado que fue el primer método que permitió este abordaje, y es prácticamente el único que permite esta evaluación "en línea" hasta la fecha, el concepto de ARCd y los métodos para su evaluación surgieron temporalmente casi en forma simultánea con el surgimiento del DTC. El cambio en la PPC teóricamente (experimentalmente) se puede generar mediante un cambio de PIC o de presión arterial. En investigación clínica solo puede generarse a través de un cambio de PA (ética médica). La autorregulación dinámica se estudia, por lo tanto, evaluando el cambio temporal en el FSC causado por un cambio escalonado, brusco, provocado, de la PA, o últimamente frente a oscilaciones menores, espontáneas, de esta.

Entre los métodos usados para la evaluación de la ARCd señalamos:

a. Prueba de compresión carotídea transitoria o maniobra de Giller (Prueba de Respuesta Hiperémica Transitoria: TRHT). Este método se basa en la compresión brusca y corta de la carótida interna extracraneal, evaluando simultáneamente el cambio que sufre la VF en su rama terminal, la arteria cerebral media homolateral. Para esto se comprime la carótida interna extracraneal durante 5 segundos mientras se observan los cambios de VF en la ACM homolateral. La compresión carotídea produce una reducción del flujo en la ACM, con la consiguiente reducción de la PPC en el territorio irrigado por la arteria; si la ARCd está intacta, se produce como respuesta una vasodilatación rápida de los pequeños vasos responsables de la regulación de las resistencias cerebrovasculares, que tiende a mantener el FSC. La liberación brusca de la compresión (luego de 5 segundos) produce una hiperemia transitoria al normalizarse la presión de perfusión y actuar sobre un lecho vascular dilatado, lo que se expresa en un aumento en las velocidades de flujo a nivel de la ACM homolateral. Si la capacidad autorregulatoria dinámica está alterada, la vasodilatación compensadora es mínima

Resúmenes de casos[a]

	VF/SC	PAM	PIC	Minutos	PPC
1	90	101	22	0	79
2	95	103	27	3	76
3	92	110	21	6	89
4	86	100	30	9	70
5	89	102	29	12	73
6	87	105	27	15	78
7	90	107	25	18	82
8	99	125	22	21	103
9	100	128	21	24	107
10	95	129	20	26	109
Total N	10	10	10	10	10

[a] Limitado a los primeros 100 casos

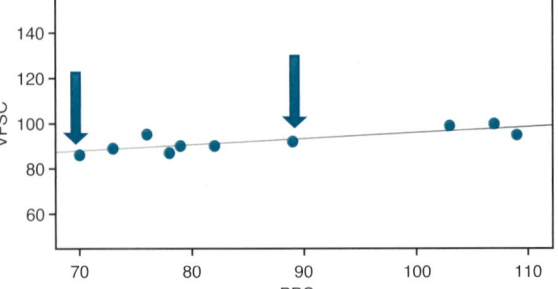

Punto 3 = 70, 86; punto 4 = 89, 92 a = 92-86/89-70 = 6/19 = 0,315

Fig. 16-11. Cómo evaluar la ARC estática calculando la pendiente de la recta de mejor ajuste. Véase explicación en el texto.

o no existe. Se aceptan como indicadores de AR dinámica conservada a valores iguales a 1.1 o mayores en la relación: VF poscompresión/VF precompresión.

La compresión se realiza –según distintos autores– en la base del cuello, o en la zona más alta posible, para evitar comprimir el bulbo carotídeo, o la bifurcación carotídea. La prueba de Giller es la más sencilla de las que evalúan autorregulación cerebral. Ha sido usada por múltiples autores. Sus resultados son reproducibles siempre que la duración de la compresión sea por lo menos de 5 segundos.

b. Prueba de Aaslid o de hipotensión transitoria.

En este caso, la manipulación de la presión arterial se realiza con el método de los manguitos de PA en muslos: se insuflan dos manguitos de presión a nivel de la raíz de los miembros inferiores (MM.II.) del paciente (uno en cada miembro), en la zona más alta posible, por encima de la presión sistólica, manteniendo la in-

suflación durante 3 minutos y liberándola luego bruscamente. Esta maniobra genera una hiperemia reactiva en MM.II., por lo que –después de liberar la compresión– disminuye el retorno venoso por "*pooling*" a nivel de los MM.II., con vasodilatación y caída de la presión arterial sistólica inmediatamente tras la liberación de la compresión. La magnitud del descenso de PA varía entre 20 y 40 mm Hg. Una caída tensional superior a 10 mm Hg se considera un estímulo suficiente. Las velocidades de flujo en la ACM proporcionales al FSC, caen también, en grados variables, y se recuperan en sujetos con ARC conservada (voluntarios sanos) antes de los 15 segundos, mientras que la presión arterial con una latencia de respuesta mayor demora más del doble en volver a sus valores basales. Es evidente que los mecanismos vasorreguladores normales a nivel cerebral se activan inmediatamente para preservar el FSC independientemente del mecanismo de regulación de la presión arterial sistémica (**fig. 16-13**).

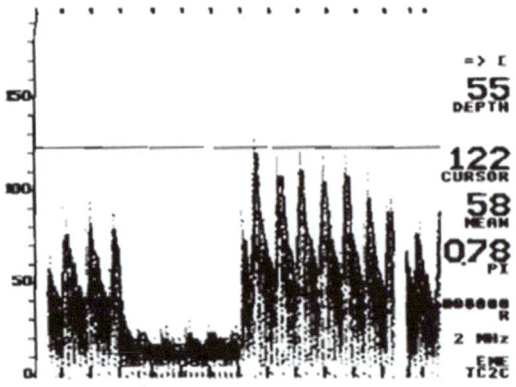

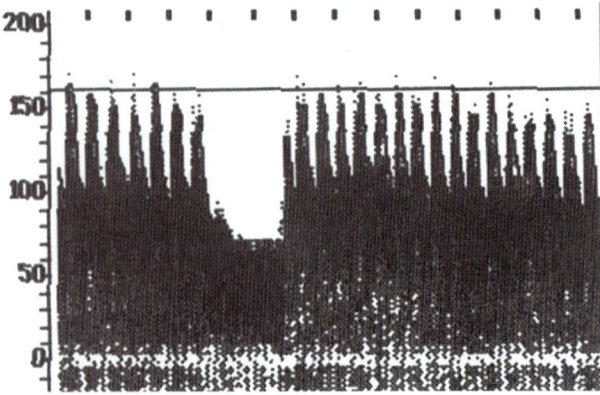

Fig. 16-12. Prueba de Giller: el panel de la izquierda muestra los cambios en la velocidad tal como se ven en la pantalla del DTC en un tiempo total de 15 segundos (CCA compresión: compresión de carótida común). Es un estudio con buena autorregulación dinámica. Muestra un aumento de 41 cm/s poscompresión carotídea, superior al 10% necesario para hablar de buena autorregulación. A la derecha se muestra una prueba similar, pero en la cual la autorregulación dinámica está ausente.

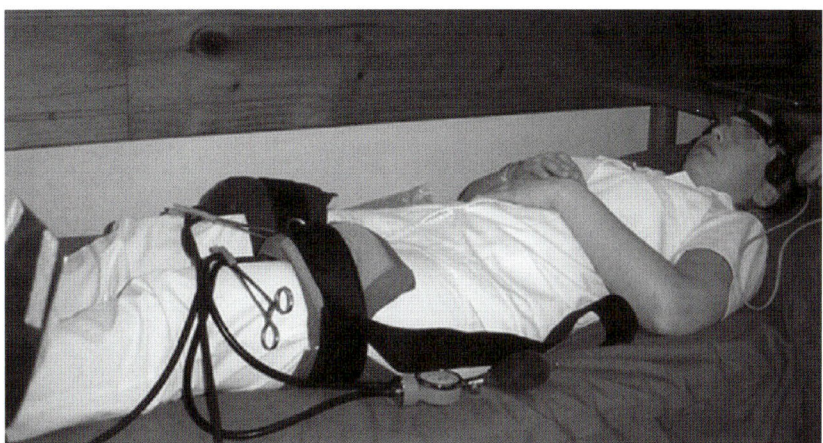

Fig. 16-13. Imagen que muestra la realización de la maniobra de hipotensión transitoria de Aaslid en una voluntaria. Los manguitos en muslos se mantienen insuflados por 3 minutos, y un transductor fijo registra la VF en la arteria cerebral media (ACM). La liberación de los manguitos debe ser brusca, para lo cual se usan fijadores anchos de Velcro®. (Existen manguitos especialmente diseñados, con un calibre mayor de los tubos para permitir desinsuflarlos más rápidamente, pero los resultados en cuanto a cambio limitado y rápido de presión son similares con este método). Las pinzas se utilizan para mantener los manguitos totalmente insuflados durante los 3 minutos. En pacientes críticos, además de estos dos dispositivos, se cuenta con una presión arterial media (PAM) invasiva y probablemente de la presión intracraneal (PIC).

Esta prueba tiene ciertas limitaciones:

- El paciente debe estar sometido a un método de monitorización continua de PA, lo que es frecuente en los pacientes críticos. Para pacientes que no tienen indicación de cateterización arterial, existen dispositivos de monitorización continua de la presión arterial en forma no invasiva, que se basan en métodos pletismográficos, de tipo Finapres.
- Incapacidad para inducir un descenso suficiente de PA, especialmente en pacientes con patología vascular periférica.
- Está contraindicado en pacientes con fracturas de MM.II., u otras.

Sus resultados se evalúan de diferente forma: Aaslid, quien acuñó el término autorregulación dinámica, midió inicialmente la pendiente de la recuperación de las resistencias. El mismo grupo presentó posteriormente una comparación entre la caída de presión y los segundos iniciales de respuesta de las RCV, realizando, más que una evaluación absoluta del comportamiento de la VF, una comparación entre ambas respuestas. En nuestro medio, por carecer de un sistema de monitorización que permitiera evaluar la respuesta inicial registrando cada variable 50 veces por segundo, comparamos la respuesta de la PPC y la VF sobre la base de los conceptos publicados por Tiecks, pero a lo largo de un registro más lento, registrando PPC y VF cada 2,5 segundos (máximo permitido por nuestro equipo), a lo largo de un período total de un minuto. Pudimos de esa manera graduar también la respuesta en 10 niveles, desde un índice de AR dinámica mínimo de cero, a un máximo de 9. En pacientes con ARC alterada, la VFACM tarda más en recuperarse, siguiendo pasivamente la recuperación de la presión arterial sistémica en el caso de ausencia total de ARC. En pacientes con ARC dinámica alterada, con un índice inferior a 5, la VF en la ACM tarda más en recuperarse, siguiendo pasivamente la recuperación de la presión arterial sistémica en el caso de ausencia total de AR (índice AR de cero), o incluso descendiendo aún más en porcentaje que la PPC (**figs. 16-14** y **16-15**).

Autorregulación continua ante cambios espontáneos de presión

Varios investigadores de la Universidad de Cambridge han estudiado la respuesta del FSC a **cambios espontáneos de presión (no requiere estímulos externos)**. Para esto se realiza monitorización continua o prolongada durante al menos 30 minutos. Se calcula el coeficiente de correlación móvil entre la VF y la PPC, en una ventana temporal de varios minutos (entre 4 y 10 minutos, suficientes para que las variaciones de presión espontáneas estimulen el mecanismo autorregulatorio). En cada ventana se promedian cada 4-10 segundos los valores de PPC y VF simultáneos (resultan alrededor de 40-50 valores de cada variable). Se calcula un coeficiente de correlación "r" entre estos 40-50 valores simultáneos. Obtenemos para esta ventana, por lo tanto, un valor de r. Si es cercano a uno, significa que la VF varía con los cambios de PPC, por lo que la ARC es mala, ya que la respuesta es pasiva (no hay reactividad: cuando sube la PPC, sube el FSC; cuando desciende la PPC, desciende el FSC). Si

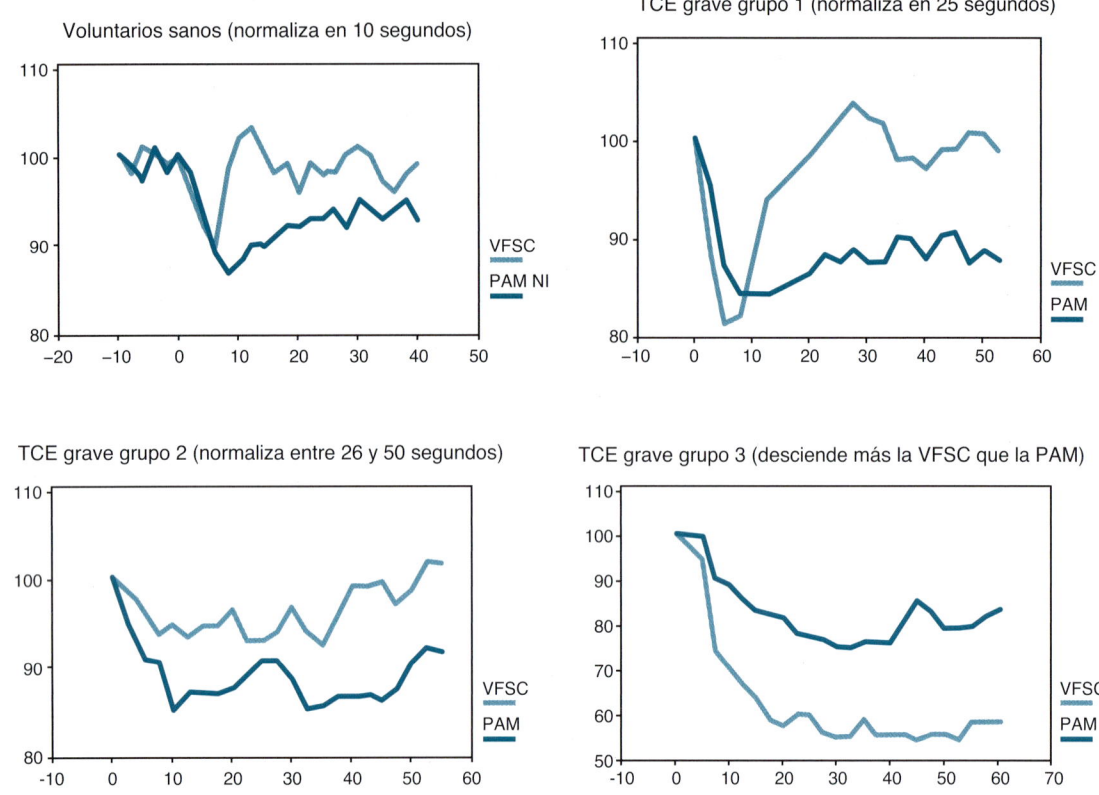

Fig. 16-14. Los tres grupos de respuestas a la maniobra de hipotensión transitoria de Aaslid en pacientes con traumatismos craneoencefálicos (TCE) graves, comparados con la respuesta en voluntarios sanos (panel superior izquierdo). Los pacientes se pudieron separar en tres grupos: 1) los que normalizan la VF antes de los 25 segundos (panel superior derecho), los que normalizan entre los 26 y 50 segundos (panel inferior izquierdo) y 3) los que no normalizan la VF en todo el período de estudio: en porcentaje desciende más el FSC que la PA (panel inferior derecho). Obsérvese cómo en este grupo 3 el descenso de la VF es mayor que el descenso de la PPC y no llega a recuperarse en un minuto.

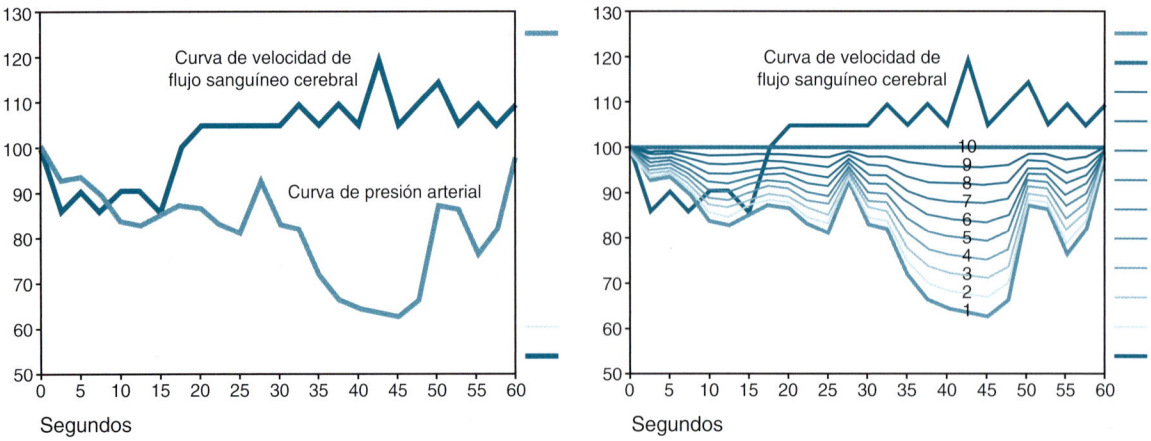

Fig. 16-15. Las diez curvas hipotéticas y las dos curvas reales de VF y de PPC en un paciente con buena autorregulación cerebral, Índice de ARd = 9. VF: velocidad de flujo sanguíneo cerebral; PPC: presión de perfusión cerebral. Véase también esta figura en **Láminas en color.**

en cambio el coeficiente de correlación es cero o negativo, esto evidencia una respuesta activa al aumento de presión, tratándose de una buena ARC. En este caso, la VF es independiente de los cambios de presión. La ventana inicial se va deslizando a lo largo del período completo de evaluación, que es variable, alrededor de una hora. El promedio de todos los resultados se toma como valor del período monitorizado.

PPC óptima

Para calcular la **PPC óptima** (PPCopt) se reordenan los coeficientes de correlación "r" hallados según la PPC a la que correspondieran, **examinando a qué intervalos de presión corresponde el menor coeficiente de correlación hallado**. Se puede evaluar así, gráficamente, la PPC óptima para cada paciente. Este método es de gran interés, porque permite guiar al médico tratante hacia la PPC en la que el FSC tiene mayor capacidad de mantenerse invariable ("cerebro protegido") (**fig. 16-16**).

El estudio continuo de la ARCd ha permitido profundizar en algunos conceptos de circulación cerebral. Hoy sabemos que valores de PA que son bajos o altos para un determinado paciente (en determinado momento) pueden generar lesión secundaria, sea por isquemia en el primer caso o rotura de la barrera hematoencefálica (BHE) y edema vasogénico en el segundo. Así, los autores mencionados han encontrado que, cuando el paciente es tratado con PPC alejada de su PPCopt (en más o en menos), sus resultados neurológicos, evaluados con escala de resultados de Glasgow (GOS) son peores. Pendiente hasta la fecha se encuentra un estudio prospectivo que compare un tratamiento guiado por PPCopt vs. tratamiento convencional.

Como se puede ver, hay múltiples métodos de medir la ARC.

De no contar con un sistema de adquisición de datos, los métodos más fácilmente realizables al lado de la cama del paciente son: la prueba de Giller de autorregulación dinámica y la prueba de autorregulación estática aumentando la PA con la ayuda de vasopresores y viendo el cambio en la VF.

Reactividad al CO_2

La PCO_2 arterial constituye un estímulo químico potente de la contractilidad microvascular. La hipercapnia dilata los pequeños vasos de resistencia, permitiendo que el FSC atraviese más rápidamente el lecho

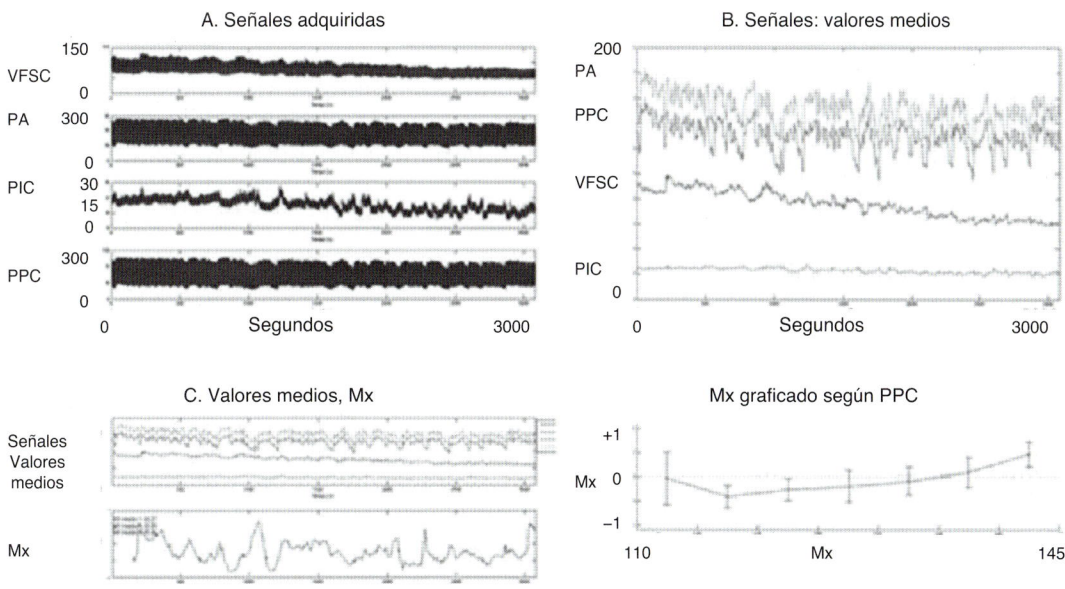

Fig. 16-16. Presión de perfusión cerebral (PPC) óptima calculada con nuestro sistema de neuromonitorización integrado (CONTINE). Paciente de 47 años, de sexo femenino, con HSA y puntuaciones de Fisher 3, Hunt y Hess 3; en posoperatorio de clipado de aneurisma de la ACM y cirugía descompresiva. Presenta autorregulación frente a cambios espontáneos de presión. A) curvas adquiridas durante una hora, de arriba abajo: VF, PA, PIC, PPC (PAM-PIC). Se ven las oscilaciones espontáneas de las 3 variables. B) valores medios de las mismas variables, de arriba abajo: PAM, PPC, VF (Vm) y PIC. C); arriba: las cuatro variables juntas; en el medio: Mx (coeficiente de correlación móvil entre VF y PPC); abajo: Prx (coeficiente de correlación móvil entre PIC y PAM). D) PPC óptima: se grafican los valores de coeficientes de correlación en las ordenadas: Mx (arriba) y Prx (abajo), y las presiones arteriales en las abscisas. Se observa que la mejor autorregulación, que corresponde a los valores más bajos de ambos índices, se encuentra en este paciente cuando los valores de PPC y PAM son menores (véase el texto).

circulatorio, y la hipocapnia cierra la exclusa de las resistencias, enlenteciendo de esta manera el FSC. En condiciones normales el FSC varía 3-5% en más o en menos por cada mm Hg de aumento o disminución, respectivamente, de la PCO_2. En pacientes con TCE grave la disminución o ausencia de reactividad al CO_2 se asocia con peores resultados neurológicos.

En los sujetos sanos, el porcentaje de variación de la velocidad circulatoria en la ACM ante cambios en el CO_2 al final de la espiración se aproxima estrechamente a los cambios en el flujo sanguíneo cerebral, lo que indica que la respuesta vasomotora se limita a las pequeñas arteriolas, no presentando alteración el calibre (diámetro) de la arteria insonada. Los cambios en la VF a nivel de las arterias cerebrales frente a variaciones de la PCO_2, provocadas por la manipulación del volumen minuto (cambiando ya sea la frecuencia respiratoria o el volumen corriente del ventilador), se utilizan para calcular el **índice de reactividad al CO_2**. Se debe tener mucha precaución en pacientes con complacencia cerebral disminuida al realizar estos cambios, observando cuidadosamente los cambios en el monitor, ya que la hipoventilación, al dilatar los vasos, puede causar un aumento de volumen sanguíneo cerebral y aumentar la PIC; por el contrario, la hiperventilación excesiva conlleva el riesgo de isquemia en algunos pacientes.

Reactividad a fármacos

Algunos fármacos ejercen acción directa sobre las RCV, sin hacerlo a través del cambio en el metabolismo cerebral. La indometacina, un antiinflamatorio no esteroide, ejerce su acción, por lo menos parcialmente, a través de la inhibición de la ciclooxigenasa. Provoca vasoconstricción a nivel de los vasos que regulan las resistencias cerebrovasculares, provocando de esta manera un enlentecimiento circulatorio y, a la vez, descendiendo el VSC y la PIC. En nuestra experiencia, la indometacina provocó un descenso de la VF del 28%

en pacientes con TCE grave, descendiendo la PIC y mejorando en forma significativa la ARCd.

LIMITACIONES DE LA TÉCNICA

El DTC, al igual que cualquier técnica diagnóstica, tiene ciertas limitaciones, que serán minimizadas mediante la comprensión de las bases físicas del método y el entrenamiento.

- Es dependiente del operador, por lo que la adecuada interpretación de los hallazgos y el tiempo necesario para realizar el estudio depende de la experiencia del examinador.
- En un determinado porcentaje de casos hay ausencia de permeabilidad de la ventana temporal al ultrasonido, debido a características físicas del hueso. En general, esto ocurre en un 5-15% de los pacientes, variando probablemente con la experiencia y la paciencia del operador. La ventana se hace más impermeable en mujeres mayores de 60 años. En algunos casos, esto puede subsanarse parcialmente insonando a través de las otras ventanas (p. ej., transorbitaria).
- Las frecuentes variaciones anatómicas del polígono de Willis pueden ocasionar, en manos no experimentadas, errores en la correcta identificación de los vasos.
- Las interferencias causadas por los aparatos de monitorización son mínimas. Solo las hemos visto en pacientes pediátricos en situación de paro circulatorio cerebral (fundamentalmente hipovolémicos), en cuyo caso el ventilador puede interferir con la identificación de las espigas sistólicas mínimas, que aparecen solo en la fase espiratoria del ventilador, haciendo a veces necesario detenerlo por unos segundos para poder identificar el patrón.
- También puede haber interferencias cuando se estudia un paciente con depresión leve de conciencia que no colabora, se mueve y emite sonidos respiratorios involuntarios.

★ **CONCLUSIONES**

El DTC puede ser de gran ayuda en el control estrecho y no invasivo de pacientes con patologías consideradas en un comienzo como moderadas o leves, al lado de la cama del paciente, para la detección de diversas complicaciones. Entre ellas se mencionan el vasoespasmo, frecuente en la HSA, pero también posible de encontrar en el TCE, el ACV y otras patologías. El patrón de alta resistencia debe siempre hacer sospechar hipertensión intracraneal. Debe recordarse que las alteraciones no son específicas de las enfermedades sino de su repercusión en la circulación encefálica. Al respecto, las alteraciones de la velocidad circulatoria cerebral y de los índices de pulsatilidad de la hipertensión intracraneal y del vasoespasmo son las alteraciones más frecuentes.

La vigilancia diaria de estos pacientes es más importante que un control único que puede llevar a conclusiones erróneas. Del mismo modo, la ausencia de señal debe interpretarse en contexto y descartarse la falta de ventana sónica.

BIBLIOGRAFÍA

Aaslid R, Lindegaard KF, Sorteberg W, Nornes H. Cerebral autoregulation dynamics in humans. Stroke 1989;20:45-52.

Aaslid R, Markwalder TM, Nornes H. Noninvasive transcranial Doppler ultrasound recording of flow velocity in basal cerebral arteries. J Neurosurg 1982;57:769-74.

Aaslid R. Transcranial Doppler assessment of cerebral vasospasm. Eur J Ultrasound 2002;16:3-10.

Aaslid R. Transcranial Doppler assesment of cerebral vasospasm. Eur J Ultrasound 2002; 16:3-10.

Ducrocq X, Hassler W, Moritake K, Newell DW, von Reutern GM, Shiogai T, Smith RR. Consensus opinion on diagnosis of cerebral circulatory arrest using Doppler-sonography: Task Force Group on cerebral death of the Neurosonology Research Group of the World Federation of Neurology. J Neurol Sci 1998;159:145-50.

Edouard AR, Vanhille E, Le Moigno S, Benhamou D, Mazoit JX. Non-invasive assessment of cerebral perfusion pressure in brain injured patients with moderate intracranial hypertension. Br J Anaesth 2005;94:216-21.

Giller CA. A bedside test for cerebral autoregulation using transcranial Doppler ultrasound. Acta Neurochir (Wien) 1991;108:7-14.

Harders AG, Gilsbach JM. Time course of blood velocity changes related to vasospasm in the circle of Willis measured by transcranial Doppler ultrasound. J Neurosurg 1987; 66:718-28.

Hassler W, Steinmetz H, Gawlowski J. Transcranial Doppler ultrasonography in raised intracranial pressure and in intracranial circulatory arrest. J Neurosurg 1988;68:745-51.

Hennerici M, Rautenberg W, Sitzer G, Schwartz A. Transcranial Doppler ultrasound for the assessment of intracranial arterial flow velocity-Part 1. Examination technique and normal values. Surg Neurol 1987;27: 439-48.

Jaffres P, Brun J, Declety P, Bosson JL, Fauvage B, Schleiermacher A, et al. Transcranial Doppler to detect on admission patients at risk for neurological deterioration following mild and moderate brain trauma. Intensive Care Med 2005;31:785-90.

Lindegaard KF, Nornes H, Bakke SJ, Sorteberg W, Nakstad P. Cerebral vasospasm after subarachnoid emorrhage investigated by means of transcranial Doppler ultrasound. Acta Neurochir Suppl (Wein) 1988;42:81-4.

Martin NA, Patwardhan RV, Alexander MJ, Africk CZ, Lee JH, Shalmon E, Hovda et al, 1997: Characterization of cerebral hemodynamic phases following severe head trauma Hypoperfusion, hyperemia, and vasospasm. J Neurosurg 1997;87(1):9-19.

Muñoz-Sánchez MA, Murillo-Cabezas F, Rivera-Fernández MV, Rincón-Ferrari D, Amaya-Villar R, Flores-Cordero JM, Cayuela-Domínguez A. Rendimiento de un diagrama de correlación entre patrones sonográficos y hemodinámicos cerebrales. Rev Neurologia 2004;38: 411-16.

Nornes H, Aaslid R, Lindegaard KF. Intracranial pulse pressure dynamics in patients with intracranial hypertension. Acta Neurochir (Wien) 1977; 38:177-86.

Puppo C, Fariña G, López FL, Caragna E, Biestro A. Cerebral CO2 reactivity in severe head injury. A transcranial Doppler study. Acta Neurochir Suppl 2008;102:171-5.

Puppo C, López L, Caragna E, Biestro A. One-minute dynamic cerebral autoregulation in severe head injury patients and its comparison with static autoregulation. A transcranial Doppler study. Neurocrit Care 2008;8:344-52.

Puppo C, López L, Panzardo H, Caragna E, Mesa P, Biestro A. Comparison between two static autoregulation evaluation methods. Acta Neurochir Suppl 2002;81:129-32.

Reinhard M, Petrick M, Steinfurth G, Ziyeh S, Hetzel A. Acute increase in intracranial pressure revealed by transcranial Doppler sonography. J Clin Ultrasound 2003;31:324-7.

Seiler RW, Newell DW. Subarachnoid Hemorrhage and Vasospasm. En: Newell DW, Aaslid R, Eds. Transcranial Doppler. New York, NY: Raven Press;1992. pp.101-7.

Sloan MA, Alexandrov AV, Tegeler CH, Spencer MP, Caplan LR, Feldmann E, et al. Transcranial Doppler ultrasonography: report of the Therapeutics and Technology Assessment Subcommittee of the American Academy of Neurology. Neurology 2004;62:1468-81.

Smielewski P, Czosnyka M, Kirkpatrick P, Pickard JD. Evaluation of the transient hyperemic response test in head-injured patients. J Neurosurg 1997;86:773-70.

Soustiel JF, Shik V, Shreiber R, Tavor Y, Goldsher D. Basilar vasospasm diagnosis: investigation of a modified Lindegaard Index based on imaging studies and blood velocity measurements of the basilar artery. Stroke. 2002;33:72-7

Splavski B, Radanović B, Muzević D, Has B, Janculjak D, Kristek J, Jukić D. Assessment of intra-cranial pressure after severe traumatic brain injury by transcranial Doppler ultrasonography. Brain Inj 2006;20:1265-70.

Sviri GE, Ghodke B, Britz GW, Douville CM, Haynor DR, Mesiwala AH, Lam AM, Newell DW. Transcranial Doppler grading criteria for basilar artery vasospasm. Neurosurgery 2006;59:360-6.

Tiecks FP, Lam AM, Aaslid R, Newell DW. Comparison of Static and Dynamic Cerebral Autoregulation Measurements. Stroke 1995; 26:1014-9.

Trabold F, Meyer PG, Blanot S, Carli PA, Orliaguet GA. The prognostic value of transcranial Doppler studies in children with moderate and severe head injury. Intensive Care Med 2004;30:108-12.

Vora YY, Suarez-Almazor M, Steinke DE, Martin ML, Findlay JM. Role of transcranial Doppler monitoring in the diagnosis of cerebral vasospasm after subarachnoid hemorrhage. Neurosurgery 1999;44(6):1237-47.

Véanse **Preguntas de autoevaluación**. **?**

Monitorización electroencefalográfica en la unidad de cuidados intensivos

17

María del Carmen García

INTRODUCCIÓN

El registro electroencefalográfico o electroencefalograma (EEG) es el método diagnóstico que permite evaluar la actividad eléctrica cerebral registrada desde la superficie del cuero cabelludo (registro no invasivo) o a nivel cerebral profundo (invasivo). Es uno de los métodos diagnósticos más útiles para el estudio tanto de las epilepsias como de los efectos cerebrales de muchas enfermedades neurológicas y/o médicas.

El uso del EEG estándar con un registro de 30-45 minutos es, en muchas ocasiones, insuficiente para realizar un diagnóstico oportuno o evaluar la respuesta a las terapias utilizadas dentro de la unidad de cuidados intensivos (UCI). Es así como, en las últimas décadas, el tiempo de registro se incrementó en diferentes centros especializados desde 30 minutos a varias horas o días en pacientes internados en UCI. La implementación de la denominada monitorización continua EEG (CEEG) requiere un equipo multidisciplinario, que incluye médicos neurofisiólogos e intensivistas, técnicos en EEG y enfermeras. El registro se realiza 24 horas al día, por lo que debe existir una constante preocupación por optimizar la calidad del registro, así como para informar cambios en las dosis de fármacos, estímulos al paciente u otros eventuales generadores de artificios. Además, los neurofisiólogos deben estar disponibles 24 horas al día para aclarar dudas en el registro que pueden cambiar las medidas terapéuticas. Por estas razones, y porque los hallazgos pueden ser sutiles y pasar inadvertidos al ojo humano, se ha comenzado a utilizar el denominado EEG cuantitativo (QEEG), el cual se realiza aplicando algoritmos matemáticos para el análisis de la amplitud y frecuencia de cada banda determinada de actividad que permite un análisis más rápido y objetivo de la actividad cerebral; este se presenta mediante una gráfica o espectrograma que permite la identificación relativamente fácil de cambios relevantes e, incluso, sospechar la ocurrencia de crisis. La compresión de toda esta información permite revisar de modo sucinto un largo período de tiempo. Últimamente, el uso concomitante de video con el EEG ha mostrado ser muy útil para detectar fenómenos ictales sutiles, como el movimiento de los ojos, músculos faciales y/o dedos, o descartar el origen epileptogénico de numerosos movimientos anormales o involuntarios observados en los pacientes con deterioro del sensorio.

INDICACIONES DE EEG EN LA UCI

Estado de mal epiléptico

El EEG es una herramienta fundamental para el diagnóstico y el tratamiento del estado de mal epiléptico, especialmente en aquellos pacientes en coma sin actividad motora obvia y en la determinación del nivel de inducción del coma farmacológico y su eficacia. Sin embargo, su obtención no debe demorar el inicio del tratamiento en los casos de estado de mal epiléptico generalizado convulsivo obvio.

Tanto el EEG convencional como el CEEG han permitido detectar la presencia de actividad epiléptica, ya sea interictal o ictal no evidenciada clínicamente en pacientes admitidos tanto por afecciones neurológicas primarias como con encefalopatías de causas sistémicas. Sobre esa base hoy sabemos que el SE, especialmente el no convulsivo, se ve en el 1-10% de los pacientes con isquemia cerebral aguda, 8-14% de aquellos con traumatismo de cráneo, 10-14% en hemorragia subaracnoidea, 1-21% en hemorragias intracerebrales y 30% de los pacientes después de un paro cardiorrespiratorio.

En un reciente trabajo se buscó la correlación existente entre fenómenos sutiles, tales como temblor o mioclonías de los miembros, debilidad de las extremidades, anormalidades de los movimientos oculares o cuadros confusionales en 626 pacientes, en quienes el CEEG fue indicado por caracterización de dichos hallazgos (154 pacientes) o por alteración de la conciencia (472 pacientes). Se encontró que la incidencia de crisis electrográficas no fue mayor en aquellos pacientes que tengan manifestaciones clínicas en comparación con los evaluados por deterioro del sensorio (31 vs. 28%), salvo en presencia de mioclonías periorbitarias y/o faciales donde la incidencia fue significativamente mayor (78,9%, $p < 0,005$).

La identificación de crisis en el EEG de pacientes con deterioro del sensorio no siempre es fácil. La aparición de un patrón eléctrico de crisis que se repite frecuentemente o aparece de modo subintrante corresponde, sin dudas, a un estado de mal epiléptico no convulsivo (conocido como SENC), tenga o no manifestaciones clínicas. Sin embargo, la aparición de patrones periódicos, generalizados o lateralizados (véase descripción en el **cuadro 17-1**), es de interpretación más controvertida. Entre estos patrones pueden incluirse tanto las descargas periódicas lateralizadas (PLDs), PLDs bilaterales independientes (BiPLDs) y las descargas periódicas generalizadas. Recientemente, un nuevo patrón electroencefalográfico ha sido descrito en pacientes críticos, el cual se caracteriza por descargas rítmicas, periódicas o ictales inducidas por un estímulo ya sea auditivo o táctil y cuyo acrónimo en inglés es SIRPID. A la fecha se requieren futuros estudios para determinar la fisiopatología y si el tratamiento del SIRPID mejora el pronóstico de los pacientes. La diferenciación entre si estos patrones periódicos son ictales con relevancia clínica o simplemente una manifestación de una encefalopatía grave que, aunque de mal pronóstico, no requiere tratamiento con anticonvulsivos, puede ser difícil, pues no existe consenso respecto de cuáles de estos patrones se asocian a mayor daño encefálico, cuáles deben ser tratados y cuán enérgicamente hacerlo.

Prueba de benzodiazepinas en el diagnóstico de SENC

Debe realizarse en aquellos pacientes con sospecha de SENC asociados a patrones electroencefalográficos equívocos, bajo monitorización electroencefalográfica continua para evaluar la respuesta tanto eléctrica como clínica.

Se aplican en forma secuencial pequeñas dosis de una benzodiazepina de corta duración como midazolam 1 mg por dosis, hasta que suceda alguno de los siguientes fenómenos:

- Resolución del patrón EEG en forma persistente.
- Mejoría clínica definitiva.
- Depresión respiratoria, hipotensión, o efectos adversos.
- Dosis máxima de midazolam de 0,2 mg/kg.

La prueba se considera positiva ante la resolución del patrón ictal del EEG conjuntamente con la mejoría del estado clínico del paciente. Si se resuelve el patrón electroencefalográfico pero persiste la signosintomatología, el resultado es equívoco.

EEG en la monitorización de la isquemia cerebral aguda (ICA)

Si bien en la actualidad se utilizan varios métodos para la detección aguda de la isquemia o para el control de su evolución, el EEG, especialmente el QEEG, ha demostrado ser el método más sensible para detectar ICA en forma temprana. Los estudios realizados con monitorización intraquirúrgica tanto durante cirugías de carótida como en modelos animales han demostrado que los cambios electroencefalográficos ocurren dentro de los 5 minutos de la aparición de isquemia cerebral aguda, durante la denominada fase reversible, cuando el

Cuadro 17-1. Patrones periódicos: características, causas, riesgos de epilepsia y morbimortalidad

Patrón periódico	Frecuencia	Causas	Riesgo de epilepsia	Morbimortalidad
Descargas periódicas lateralizadas	1 descarga cada 0,5 a 1 segundo	Encefalitis por virus herpes simple Ataques cerebrovasculares, principalmente embólicos Lesiones agudas Causas metabólicas sobre lesión previa	50-80%	30-40%
Descargas periódicas bilaterales independientes	1 descarga cada 0,5 a 1 segundo	Encefalopatías metabólicas/ posanoxia	40%	80%
Descargas periódicas generalizadas	1 descarga cada ≤ 4 segundos	Encefalopatías metabólicas/ posanoxia Intoxicación por fármacos: litio, baclofeno Enfermedad de Creutzfeldt-Jakob	40%	80%
Descargas periódicas generalizadas	1 descarga cada ≥ 4 segundos	Encefalopatía posanoxia Uso de fenilciclidina, ketamina, pentobarbital Panencefalitis esclerosante subaguda	—	—

flujo sanguíneo cerebral (FSC) cae de 50-70 mL/100 g/min a 25-30 mL/100 g/min. Tanto la transmisión sináptica como la actividad EEG se mantienen luego estables hasta un FSC de 17 mL/100 g/min. Si el descenso continúa por debajo de 10-12 mL/100 g/min se genera pérdida de la integridad de la membrana celular la cual se va a ver reflejada con actividad isoeléctrica en el registro EEG. El EEG es capaz de detectar los cambios por isquemia aguda dentro de segundos, lo cual es crucial para determinar la evolución luego de la aplicación de distintos recursos terapéuticos.

En la isquemia cerebral leve, el análisis visual del EEG puede mostrar cambios sutiles en el porcentaje de las actividades rápidas superiores a 13 Hz. En las isquemias moderadas se puede observar aumento de la actividad delta (0-4 Hz) polimórfica en el hemisferio comprometido, máximamente en las regiones temporales o frontotemporales, atenuación o pérdida del ritmo alfa, de la actividad beta y de los patrones de sueño en el mismo hemisferio hasta llegar, en casos de isquemias graves, a la supresión de todas las frecuencias.

EEG en la detección y el tratamiento de la isquemia cerebral asociada a hemorragia subaracnoidea (HSA)

La utilidad del EEG cuantitativo en la detección de vasoespasmo ha sido evaluada por varios autores, habiéndose determinado que la relación entre la actividad alfa y la actividad lenta, tanto delta como theta, junto con el porcentaje relativo de la actividad delta, son marcadores muy sensibles para la detección temprana del vasoespasmo si se evalúan durante 24 horas.

Encefalopatías

Las encefalopatías, independientemente de su etiología, se van a caracterizar por generar en el registro electroencefalográfico distorsión de los patrones normales y aparición de actividad lenta, ya sea en rango theta o delta, la cual se irá incrementando en cantidad hasta reemplazar por completo los ritmos de base. Otro hallazgo habitual en estos registros son las ondas trifásicas, las cuales están caracterizadas por ser de alto voltaje, generalizadas con mayor amplitud a nivel frontocentral, sin reversión de fase y por incrementarse durante los despertares tanto espontáneos como generados por la estimulación. Si bien son típicamente vistas

en la insuficiencia hepática, no son específicas de esta: pueden observarse además en insuficiencia renal, en otras alteraciones metabólicas como la hiponatremia y en las encefalopatías posanoxia.

Otra actividad frecuentemente presente en los trazados de pacientes con encefalopatías son las descargas periódicas, las cuales se caracterizan por la aparición de ondas agudas y/o lentas, de duración entre 100 y 300 milisegundos, estereotipadas, las cuales ocurren en forma periódica separadas por intervalos casi idénticos, que pueden ir de 0,5 a 20 segundos. La duración y la distribución de las actividades periódicas permitieron a Gaches en el año 1971 elaborar una clasificación que es ampliamente utilizada en la actualidad. En el **cuadro 17-1** se describen las características de cada uno de los patrones, su significado, las causas más comunes y el riesgo tanto de asociación con crisis epilépticas y/o SENC como de mortalidad, el cual está directamente relacionado con la patología de base.

Muerte encefálica

Un registro isoeléctrico es confirmatorio en el diagnóstico de muerte encefálica siempre y cuando sea utilizado en combinación con otros elementos diagnósticos, ya que un registro plano puede ser visto en otras situaciones, tales como la intoxicación aguda con niveles anestésicos de drogas (p. ej., barbitúricos) o en el contexto de hipotermia. El EEG debe mostrar actividad inferior a 2 µV o ausencia de esta en registros realizados bajo las recomendaciones de la *American Electroencephalographic Society* (Sociedad Estadounidense de Electroencefalografía), a saber:

- Utilizar un mínimo de 8 electrodos de superficie para cubrir la mayor superficie posible, con una distancia interelectrodo de al menos 10 cm para aumentar la capacidad de detectar campos eléctricos de baja amplitud.
- Usar una sensibilidad de hasta 2 µV/mm, con una constante de tiempo de 0,3 a 0,4 segundos y una impedancia entre 100 y 10 000 ohm.
- Utilizar ECG en forma conjunta, y realizar maniobras de estimulación tanto auditivas como nociceptivas.
- Se debe chequear el sistema de registro para verificar su integridad.
- El registro debe durar al menos 30 minutos.

★ **CONCLUSIONES**

El EEG es un método muy útil para el estudio de las epilepsias y de la repercusión cerebral de muchas afecciones neurológicas y médicas. No obstante, el registro estándar suele ser insuficiente para establecer un diagnóstico y muchas veces se requiere para ello hacer una monitorización continua EEG (CEEG) durante las 24 h del día. El EEG en la UCI tiene un lugar relevante en el estudio de pacientes con estado de mal epiléptico, en especial de las formas no convulsivas, en la monitorización de la isquemia cerebral aguda y en la evaluación de las encefalopatías y la muerte encefálica, entre otros usos.

BIBLIOGRAFÍA

Astrup J, Simon L, Siesjo BK, et al. Thresholds in cerebral ischemias - the ischemic penumbra. Stroke 1981;2:723-5.

Brenner RP. EEG in convulsive and nonconvulsive status epilepticus. J Clin Neurophysiol 2004;21:319-31.

Chong DJ, Hirsch LJ. Which EEG patterns warrant treatment in the critically ill? Reviewing the evidence for treatment of periodic epileptiform discharges and related patterns. J Clin Neurophysiol 2005;22:79-91.

Claassen J, Hirsch LJ, Kreiter KT, et al. Quantitative continuous EEG for detecting delayed cerebral ischemia in patients with poor-grade subarachnoid hemorrhage. Clin Neurophysiol 2004;115:2699-710.

Gaches J. Activités périodiques en EEG. Rev EEG Neurophysiol Clin 1971;1:9-33.

Hirsch LJ, Claassen J, Mayer SA, Emerson RG. Stimulus-induced rhythmic, periodic, or ictal discharges (SIRPIDs): A common EEG phenomenon in the critically ill. Epilepsia 2004;45:109-23.

Labar DR, Fisch BJ, Pedley TA, Fink ME, Solomon RA. Quantitative EEG monitoring for patients with subarachnoid hemorrhage. Electroencephalogr Clin Neurophysiol 1991;78:325-32.

MacDonnell RAL, Donnan GA, Bladin PF, et al. The electroencephalogram and acute ischemic stroke. Distinguishing cortical from lacunar infarction. Arch Neurol 1988;45:520-4.

Schmitt SE. Utility of Clinical Features for the Diagnosis of Seizures in the Intensive Care Unit. J Clin Neurophysiol 2017;34(2):158-61.

Stecker M, Sabau D, Sullivan L, et al. American Clinical Neurophysiology Society 6: Minimum technical standards for EEG recording in suspected cerebral death. J Clin Neurophysiol 2016;33:324-7.

Vespa PM, Nuwer MR, Juhasz C, et al. Early detection of vasospasm after acute subarachnoid hemorrhage using continuous EEG ICU monitoring. Electroencephalogr Clin Neurophysiol 1997;103:607-15.

Zhang SJ, Ke Z, Li L, Yip SP, Tong KY. EEG patterns from acute to chronic stroke phases in focal cerebral ischemic rats: correlations with functional recovery. Physiol Meas 2013;34(4):423-35.

Véanse **Preguntas de autoevaluación**. **?**

Monitorización neurológica multimodal

18

César E. Escamilla-Ocañas y Christos Lazaridis

INTRODUCCIÓN

El término monitorización multimodal se refiere a la medición continua y simultánea de varios parámetros fisiológicos en los pacientes con lesión encefálica. Históricamente, el examen neurológico y las neuroimágenes han sido las principales herramientas de monitorización en la unidad de cuidados neurointensivos (UCNI). A pesar de su importancia, existen grandes limitaciones que incluyen una evaluación neurológica limitada de los pacientes con enfermedad crítica debido a los fármacos o a su patología, el escaso reconocimiento de los trastornos subclínicos, la variabilidad interobservador y la detección de lesiones irreversibles después de que estas han ocurrido. La lesión encefálica aguda, cualquiera sea su causa, se asocia con una morbilidad y una mortalidad considerables en todo el mundo. En su fisiopatología intervienen la interrelación dinámica de las variables fisiológicas desencadenadas por la lesión cerebral primaria, así como la inflamación, el edema y la isquemia distal a la lesión, que conducen a un daño encefálico secundario. Dada su fisiopatología compleja, un sistema único de monitorización parece ser insuficiente para explorar adecuadamente la fisiología encefálica. Además, la detección temprana y la prevención de la lesión encefálica secundaria se han convertido en el enfoque primario de los cuidados neurointensivos y en el objetivo principal de la monitorización multimodal.

En este capítulo se revisarán los principios fisiológicos básicos de las modalidades de monitorización neurológica de uso frecuente que incluyen: presión intracraneal (PIC), reactividad de la presión cerebrovascular e índices derivados, presión de perfusión cerebral (PPC), oxigenación encefálica, flujo sanguíneo cerebral (FSC), electrofisiología y bioquímica cerebral (**cuadro 18-1**). Se examinarán los recursos actualmente disponibles para monitorización, los umbrales utilizados tradicionalmente y las perspectivas para integración de datos; además, se revisarán las recomendaciones actuales de consenso internacional para el uso de la monitorización multimodal.

MODALIDADES DE MONITORIZACIÓN NEUROLÓGICA

Presión intracraneal

La PIC es el parámetro de monitorización más ampliamente utilizado en la UCIN, dado que la hipertensión intracraneal se ha asociado fiablemente con mal pronóstico. La PIC se considera el pilar fundamental de la monitorización neurológica en la lesión encefálica traumática y se ha utilizado en forma creciente en otras formas de lesión encefálica aguda. La concepción tradicional de Monro-Kellie explica que la suma de los volúmenes intracraneales (encéfalo, líquido cefalorraquídeo [LCR], sangre) es constante y el aumento de uno de ellos debe ser contrabalanceado por una disminución de uno de los restantes o de ambos, porque de otro modo la PIC aumentará. Los valores normales de la PIC en los adultos se ubican entre 7 y 15 mm Hg, mientras que valores mayores de 20-25 mm Hg son indicadores de hipertensión intracraneal. Además de su valor medio, es necesario evaluar cuidadosamente los componentes de la forma de la onda de la PIC. La forma de la onda de la PIC, cuando es analizada en el dominio de frecuencia, demuestra 3 picos: P1 (onda de percusión) representa la pulsación arterial, P2 (onda tidal) representa la distensibilidad del tejido encefálico y P3 (onda dícrota) se debe al cierre de la válvula aórtica. Bajo condiciones normales, P1 > P2 y P3; sin embargo, durante la lesión encefálica, P2 y P3 aumentan y pueden superar a P1, lo que indica una disminución de la distensibilidad encefálica.

Las técnicas más utilizadas en la práctica clínica para la monitorización de la PIC emplean catéteres intraventriculares o intraparenquimatosos. En general, los catéteres intraventriculares siguen siendo el procedimiento de referencia, dado que permite hacer mediciones continuas, drenar LCR e implementar el tratamiento para reducir la PIC. No siempre es factible realizar una medición invasiva de la PIC por vía ventricular o parenquimatosa debido al riesgo de hemorragia o de infección; por lo tanto, muchas investigaciones están dirigidas

Cuadro 18-1. Modalidades de monitorización encefálica de uso frecuente

Modalidad	Medio de monitorización	Intervalo fisiológico	Umbral	Importancia clínica
Presión intracraneal	Monitorización intraparenquimatosa Monitorización intraventricular (EVD)	-15 mm Hg	> 20-25 mm Hg	Marcador de disminución de la distensibilidad intracraneal y herniación inminente
Reactividad cerebrovascular	Índice de reactividad de la presión	< 0	< 0,3	Marcador de reactividad de la presión cerebrovascular
Presión de perfusión cerebral	PPC = PAM – PIC	60-70 mm Hg	< 70 mm Hg	Subrogante indirecto del FSC. Guiar el tratamiento de la hipertensión intracraneal para optimizar la perfusión
Oxigenación encefálica	Saturación venosa yugular de oxígeno Presión parcial de oxígeno del tejido encefálico	50-80% 23-35 mm Hg	< 50-> 80% < 15-20 mm Hg	Indicador de isquemia global Indicador de hipoxia/ isquemia regional
Flujo sanguíneo cerebral	Doppler transcraneal Sonda de flujometría por difusión térmica	Velocidades medias de flujo Arteria cerebral media 30-75 cm/s Arteria cerebral anterior 20-75 cm/s Arteria cerebral posterior 15-55 cm/s IL < 3 50 mL/100 g/min	Velocidad media de flujo en la arteria cerebral media > 200 cm/s IL > 6 < 20 mL/100 g/min	Detección de vasoespasmo cerebral e isquemia cerebral tardía en HSA. Diferenciar hiperemia de vasoespasmo Indicador de isquemia cerebral regional
Metabolismo cerebral	Microdiálisis	Glucosa 0,4-4,0 mmol/L Lactato 0,7-3,0 mmol/L Piruvato 50-190 Cociente lactato/ piruvato < 20 Glutamato 2-10 mmol/L Glicerol 10-90 mmol/L	< 0,8-1,7 > 0,3 > 25 o > 40 > 10 > 90	Indicador de oferta y demanda de energía encefálica Un LPR elevado es indicador de isquemia, metabolismo anaerobio El glutamato y el lactato integrados constituyen el primer marcador de isquemia seguidos por un aumento del glicerol
Electrofisiología	Electrodos intraparenquimatosos Electrocorticografía	–	–	Detección de crisis subclínicas Detección de despolarizaciones que se propagan

PPC, presión de perfusión cerebral; PAM, presión arterial media; PIC, presión intracraneal; FSC, flujo sanguíneo cerebral; LPR, cociente lactato-piruvato; IL: índice de Lindegaard.

Adaptado y actualizado de (15): Tasneem N, Samaniego EA, Pieper C, Leira EC, Adams HP, Hasan D, et al. Brain multimodality monitoring: A new tool in neurocritical care of comatose patients. Crit Care Res.

al desarrollo de métodos no invasivos para evaluar la presión intracraneal. Las técnicas no invasivas más ampliamente estudiadas incluyen el Doppler transcraneal (DTC), el electroencefalograma (EEG), la espectroscopia cercana al infrarrojo y la medición del diámetro de la vaina del nervio óptico con ecografía. La revisión detallada de estos dispositivos excede el objetivo de este capítulo.

La *Brain Trauma Foundation* (BTF) recomienda guiar el tratamiento de los pacientes con lesión encefálica traumática grave con la información de la monitorización de la PIC para reducir la mortalidad durante la internación y dentro de las 2 semanas después de la lesión. Se recomienda encarar el tratamiento ante una PIC > 22 mm Hg porque los valores que superan este nivel se asocian con un aumento de la mortalidad. Fuera de la lesión encefálica traumática, la monitorización de la PIC proporcina información útil para guiar los cuidados críticos de la hemorragia subaracnoidea (HSA) y la hemorragia intracerebral; no obstante, estas indicaciones no están tan bien definidas.

Recientemente, el estudio *Benchmark Evidence from South American Trials: Treatment of Intracranial Pressure* (BEST-TRIP) cuestionó importantes principios de la monitorización de la PIC. Evaluó dos protocolos de tratamiento para la lesión encefálica traumática grave, uno con monitorización de la PIC (con un umbral de 20 mm Hg) y otro enfocado en el examen clínico y las imágenes (protocolo ICE). El estudio no observó diferencias entre los grupos en relación con la variable de resultado primaria (tiempo de sobrevida, deterioro de conciencia y estado funcional a los 3 y 6 meses). Sin embargo, un consenso posterior concluyó que este ensayo no evaluó realmente el valor de la monitorización de la PIC en sí mismo, sino más bien la eficacia del tratamiento dirigido a la PIC por 2 métodos diferentes y, por lo tanto, los resultados de este estudio no deben alterar la práctica actual de monitorización de la PIC. El impacto primario del ensayo BEST-TRIP debe ser promover nuevas investigaciones sobre el conocimiento del perfil clínico de los pacientes que en realidad pueden beneficiarse de la monitorización y debe dirigirse finalmente a determinar umbrales de PIC específicos para distintos grupos de pacientes. El uso de umbrales de PIC universales y absolutos ignora la variabilidad de los tipos de lesión encefálica, así como las características y respuestas de los pacientes individuales. La BTF ha reconocido la necesidad de individualizar los umbrales basándose en las características del paciente, parámetros clínicos y consideraciones de riesgo-beneficio al tratar los valores de la PIC. La dinámica de la PIC, la forma de la onda y predominantemente los índices fisiológicos derivados, como PPC e índice de reactividad de la presión, proporcionan información clínica útil de la hemostasia cerebral que es necesario considerar.

Presión de perfusión cerebral, reactividad cerebrovascular y autorregulación

Se conoce como presión de perfusión cerebral el gradiente para el flujo sanguíneo hacia el encéfalo y se calcula como la diferencia aritmética de la presión arterial media (PAM) y la PIC media. Según la ecuación para el flujo, la PPC es uno de los determinantes principales del FSC y, por lo tanto, ha sido sometida a muchas investigaciones como factor que influye en el pronóstico de la lesión encefálica aguda, sobre todo en pacientes con lesión traumática. Las pautas más recientes de la BTF recomiendan el manejo de los pacientes con lesión encefálica traumática grave utilizando las recomendaciones basadas en pautas para la monitorización de la PPC para reducir la mortalidad a las 2 semanas; la PPC debe mantenerse entre 60 y 70 mm Hg después del traumatismo, y el hecho de que este intervalo sea óptimo dependerá del estado de autorregulación del paciente. Los intentos enérgicos por mantener la PPC > 70 mm Hg se han asociado con un aumento de la incidencia de síndrome de dificultad respiratoria (distrés) del adulto. El consenso actual recomienda la identificación de valores individualizados, en lugar de enfocarse en un único valor de PPC media. Es probable que exista un umbral de PPC sobre la base individual y que "la PPC óptima" pueda identificarse con la aplicación de la monitorización multimodal. La reactividad cerebrovascular y la autorregulación cerebral son principios fisiológicos importantes que deben considerarse en el intento por determinar la PPC óptima específica del paciente. La autorregulación cerebral (ARC) es un mecanismo subyacente intrínseco que protege al encéfalo contra las fluctuaciones inapropiadas del FSC debido a los cambios en la PAM. La reactividad cerebrovascular, definida como la capacidad del músculo liso vascular para responder a los cambios en la presión transmural, se considera un componente clave de la autorregulación cerebral, que puede estar abolida en las patologías intracraneales, como la lesión encefálica traumática y la HSA. El índice de reactividad de la presión (PRx) se obtiene por la monitorización continua y el análisis de la PAM y la PIC. Este índice se calcula como la correlación de Pearson cambiante de los puntos de datos secuenciales ponderados en tiempo de las fluctuaciones espontáneas de la PAM y la PIC. Un valor negativo o cero para el PRx refleja un lecho vascular con una reactividad normal, mientras que un valor positivo refleja vasos pasivos y no reactivos y se ha asociado con mal pronóstico. El PRx se ha empleado en la identificación de la PPC óptima y más recientemente en la definición de umbrales individualizados de PIC.

Uno de los estudios fundamentales sobre el uso del PRx definió la PPC óptima como el intervalo de PPC (intervalos de 5 mm Hg) correspondiente al mínimo valor observado del índice (se considera que, cuanto más negativo sea el índice, mejor preservada está la reactividad). Se calculó la diferencia entre la PPC media real y la PPC óptima y se mostró que se correlacionaba significativamente con el pronóstico a los 6 meses. De hecho, la mortalidad aumentó en los pacientes manejados con una PPC media significativamente inferior a la PPC óptima, mientras que la discapacidad grave aumentó en los pacientes mantenidos en una PPC media significativamente mayor que la PPC óptima. Un aspecto importante, avalado por ese estudio, fue la naturaleza dinámica de la autorregulación de la presión entre los pacientes, que proporcionó un fundamento fisiológico para individualizar la terapia con el objetivo de minimizar la lesión encefálica secundaria.

Es importante destacar que ni el índice de reactividad de la presión ni la PPC óptima han sido estudiados con ensayos clínicos aleatorizados (solo hay datos prospectivos limitados); por lo tanto, su fuerza se sustenta en el razonamiento fisiológico y el análisis retrospectivo. La monitorización de la reactividad cerebrovascular junto con la PIC, la PPC y el PRx son procesos importantes en la evaluación de las relaciones entre FSC, oxigenación encefálica y el metabolismo celular después de la lesión encefálica aguda. En un futuro cercano cabe esperar que la validación de la PPC óptima y la integración con otras modalidades de monitorización preste apoyo al objetivo de la PPC óptima, con una minimización de los riesgos de la PPC excesiva o la hipoperfusión. Este concepto se está explorando actualmente en el ensayo *Guided Therapy: Assessment of Target Effectiveness* (COGITATE) (NCT02982122), un estudio europeo de 2 centros en fase II dirigido a mostrar la factibilidad y la seguridad del desarrollo de un protocolo basado en la PPC óptima.

Oxigenación encefálica

Las mediciones de la oxigenación encefálica incluyen la presión de oxígeno tisular del tejido encefálico ($PtiO_2$) y la monitorización de la saturación de oxígeno venoso en el bulbo de la yugular (SyO_2). Estas modalidades pueden permitir una evaluación continua en tiempo real de la oxigenación encefálica junto al lecho del paciente. La $PtiO_2$ se considera una medida objetiva de una perfusión cerebral adecuada y se cree que refleja el equilibrio entre aporte, consumo y difusión de oxígeno. Los valores normales han sido establecidos en 23-25 mm Hg y un umbral inferior a 15-20 mm Hg representa el oxígeno encefálico comprometido. Las mediciones de la PtO_2 se realizan comúnmente con el catéter de Licox® (Integra Neurosciences, San Diego, California). Tradicionalmente, se ha considerado que la $PtiO_2$ refleja el FSC; sin embargo, la evidencia reciente muestra que no debe considerarse en forma simple como un marcador de hipoxia tisular, sino más bien como una medida compleja que resulta de distin-

tos mecanismos involucrados en el aporte y la utilización del oxígeno. Esta monitorización se ha usado para identificar la PPC óptima. Además, el conocimiento del estado de reactividad cerebrovascular y junto con la $PtiO_2$ podría dar información orientativa para las intervenciones dirigidas por la $PtiO_2$ y el cociente lactato/piruvato. Este podría ser un paso importante en el abordaje de las relaciones entre FSC, aporte y demanda de oxígeno, y metabolismo celular encefálico (en el **cuadro 18-2** se resumen los tipos de hipoxia del tejido encefálico y sus características en la monitorización neurológica). Más aún, algunos protocolos terapéuticos guiados por la integración de datos de PIC, PPC y $PtiO_2$ han mostrado que este enfoque es promisorio para mejorar el pronóstico en pacientes con lesión encefálica traumática y en la HSA. En el ensayo en fase II recientemente publicado *Brain Oxygen Optimization in Severe Traumatic Brain Injury* (BOOST-II) se observó una reducción de la hipoxia del tejido encefálico con una tendencia a menor mortalidad y resultados más favorables en los individuos tratados con un protocolo terapéutico basado en la PIC y la $PtiO_2$, en comparación con los pacientes tratados solo con monitorización de la PIC.

Para las mediciones de la SyO_2 se coloca el catéter en la vena yugular interna dominante y se lo hace avanzar hacia arriba en el bulbo de la yugular, lo que proporciona información sobre la utilización cerebral global de oxígeno. La posición, la formación de coágulos y una mala técnica de muestreo pueden influir en la exactitud y son frecuentes los errores, lo que hace que el uso de esta técnica sea más difícil y menos fiable que la tensión de oxígeno del tejido encefálico; en consecuencia, esta modalidad ha dejado de utilizarse en muchos centros especializados.

Flujo sanguíneo cerebral

Las neuroimágenes, que incluyen la tomografía computarizada (TC) con xenón y la tomografía por emisión de positrones (PET), se consideran el estudio de referencia para cuantificar el FSC. No obstante, su uso es limitado debido a que solo proporcionan mediciones del flujo instantáneas (y difíciles de implementar). Los estándares modernos de la monitorización neurológica favorecerían mediciones continuas del FSC y aplicables junto a la cama del paciente. Se han probado varias técnicas que intentan lograr esto. El Doppler transcraneal (DTC) es un método no invasivo que puede utilizarse para una evaluación en tiempo real de la velocidad media del FSC. Se emplea sobre todo para la detección del vasoespasmo y la isquemia cerebral tardía después de la HSA. El DTC también puede desempeñar un papel en patologías como el ataque cerebrovascular isquémico y la lesión encefálica traumática. Sin embargo, estas aplicaciones no han sido estudiadas con tanta frecuencia. Las limitaciones del DTC incluyen su calidad dependiente del operador y el hecho de que proporciona estimaciones intermitentes del FSC.

La flujometría por difusión térmica y la flujometría láser Doppler son monitorizaciones invasivas, continuas y cuantitativas del FSC regional. La flujometría por difusión térmica opera a través de una sonda intraparenquimatosa con un termistor y un sensor de temperatura que mide el gradiente térmico en el área tisular dentro de ellos y proporciona una medición cuantificada del FSC regional en mL/100 g/min. La sonda de FSC comercial más utilizada es el catéter Hemedex® (el monitor de perfusión de Bowman, Hemedex Inc). Las limitaciones de esta técnica incluyen la variabilidad en la medición debido a los efectos de la temperatura corporal y la falta de datos clínicos suficientes. Los adelantos en el conocimiento de la lesión encefálica aguda sugieren que es posible que no siempre se apliquen los umbrales isquémicos tradicionales y los datos de FSC deben acoplarse con otras mediciones de monitorización multimodal. Algunos estudios preliminares han evaluado la flujometría por difusión térmica y la utilidad del catéter Hemedex, y su fiabilidad para medir la autorregulación combinada con PIC, PPC y reactividad de la presión cerebrovascular, y observaron que era segura y que podía proporcionar una evaluación de los cambios en la resistencia vascular local.

Metabolismo cerebral

La microdiálisis cerebral es una herramienta de laboratorio (y clínica) establecida que ofrece un análisis del metabolismo cerebral junto al lecho del paciente a través de un catéter parenquimatoso semipermeable. Los marcadores estudiados actualmente incluyen: glucosa, lactato, piruvato, cociente lactato/piruvato, glicerol y glutamato. El principio fisiológico para obtener datos del metabolismo tisular descansa en la presunción de que es fundamental identificar transiciones del metabolismo aerobio al anaerobio para prevenir el empeoramiento de la lesión encefálica secundaria. También se ha empleado la microdiálisis cerebral para controlar el vasoespasmo cerebral después de la HSA y seguir las concentraciones de glutamato en los pacientes con epilepsia. Se la podría considerar en todos los pacientes en riesgo de desarrollar isquemia cerebral, hipoxia, fallo de energía y privación de glucosa.

Una de las principales ventajas de la microdiálisis cerebral es la capacidad para evaluar el aporte y la utilización cerebral de glucosa. Se observan concentraciones reducidas de glucosa durante los períodos de hipoxia/isquemia y se asocian con mal pronóstico en la lesión encefálica. Los umbrales descritos están entre 0,8 mmol/L y 1,7 mmol/L. En condiciones anaerobias, la glucosa es metabolizada a lactato en lugar de piruvato. En consecuencia, se considera que el cociente lactato/piruvato del líquido extracelular es un marcador del estado redox celular en la lesión encefálica aguda, y un cociente elevado también se asocia con mal pronóstico. Se han descrito valores umbral > 25 o > 40 como marcadores de alteración metabólica que pueden utilizarse para guiar la optimización de la PPC. Algunos estudios recientes indican que un cociente lactato/piruvato alto requiere que se consideren diversos diagnósticos diferenciales. Se ha demostrado que puede haber alteraciones en el aporte energético en ausencia de isquemia o compromiso en el aporte de oxígeno por disfunción mitocondrial primaria.

El glutamato es un neurotransmisor excitatorio asociado con la lesión y la respuesta de la cascada inflamatoria en la lesión encefálica secundaria. El glicerol es un componente de las neuronas y se cree que sus elevaciones reflejan la degradación de los fosfolípidos como resultado del daño de la membrana celular. La microdiálisis cerebral tiene un excelente historial de precisión. No obstante, solo permite la medición de la bioquímica tisular local, y los cambios en el metabolismo tisular deben ser interpretados con el conocimiento de la localización del catéter y el contexto clínico. En el caso de una lesión difusa se recomienda colocar el catéter en el lóbulo frontal no dominante. La microdiálisis cerebral ya ha sido traducida a una aplicación clínica para guiar la optimización de la PPC y a través de intervenciones dirigidas para optimizar la presión de oxígeno del tejido encefálico y el cociente lactato/piruvato. Dos revisiones sistemáticas recientes sugieren que existen evidencias para considerar una asociación importante entre cociente lactato/piruvato, glutamato y glicerol con PIC y PPC, así como una asociación significativa entre cociente lactato/piruvato y presión de oxígeno del tejido encefálico, lo que apoya el argumento de un enfoque integrado multimodal (la **fig. 18-1** ilustra un ejemplo de monitorización multimodal durante un episodio de hipertensión intracraneal; véase también el **cuadro 18-2**). Los estudios futuros deben analizar la relación entre las medidas comunes de microdiálisis cerebral y otros métodos de monitorización multimodal con el pronóstico funcional del paciente.

Electrofisiología

El electroencefalograma (EEG) es esencial para la detección de crisis comiciales. Las poblaciones de las unidades de cuidados intensivos han mostrado una frecuencia variable de crisis no convulsivas o estado de mal epiléptico de crisis no convulsivas que varían del 8 al 20%. Por lo tanto, se utiliza cada vez más la monitorización con EEG continuo para detectar crisis subclínicas en el contexto de los cuidados intensivos. Se recomienda el uso de EEG continuo para investigar pacientes con una alteración inexplicable y persistente del estado de conciencia después de la lesión encefálica aguda.

La electrocorticografía es una forma invasiva de monitorización EEG donde los electrodos de registro se

Hipertensión intracraneal transitoria

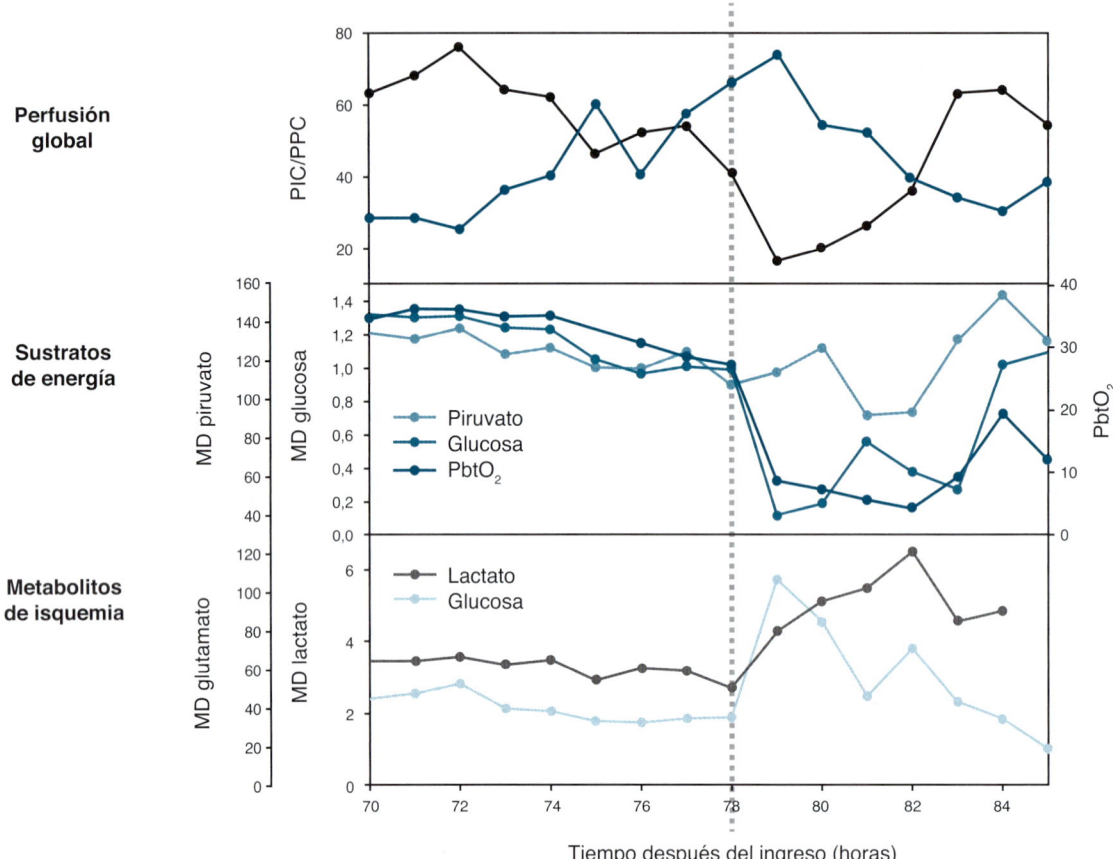

Fig. 18-1. Monitorización multimodal de un episodio de elevación transitoria de la presión intracraneal que muestra disminuciones asociadas en la presión parcial de oxígeno en el tejido encefálico y en el piruvato, con aumento del lactato. Este es un perfil típico de hipoxia isquémica en el contexto de la hipertensión intracraneal. (Figura cortesía de la doctora Claudia S. Robertson).

colocan durante una operación en la superficie cortical. Esta técnica proporciona lecturas más sensibles que los electrodos de superficie e identifica despolarizaciones que se propagan, que no pueden ser detectadas con el EEG de superficie.

Las despolarizaciones que se propagan son despolarizaciones masivas de neuronas y astrocitos que ocurren espontáneamente en la lesión encefálica aguda y median el desarrollo de lesiones dependientes del tiempo. Estas despolarizaciones se registran cada vez más durante la monitorización multimodal como biomarcador y proporcionan una medida diagnóstica para la crisis metabólica, la lesión excitotóxica, la isquemia y el vasoespasmo tardíos en modelos experimentales. Estos estudios sugieren que las despolarizaciones que se propagan podrían ser un proceso fisiopatológico clave de la lesión encefálica secundaria. La colocación de electrodos profundos tiene un perfil de seguridad similar a otros dispositivos de monitorización invasivos y puede utilizarse para identificar cambios tempranos indicati-

vos de lesión encefálica secundaria al eliminar el artefacto muscular observado con el EEG de superficie. El desarrollo de sondas únicas capaces de proporcionar datos electrofisiológicos, de oxígeno y neuroquímicos podría facilitar la integración de estas modalidades fisiopatológicas en la lesión encefálica secundaria.

MONITORIZACIÓN MULTIMODAL E INTEGRACIÓN DE DATOS

La información de la variabilidad y el análisis de las tendencias, más que simplificar los cuidados neurointensivos al uso de los umbrales numéricos simples podrían ser más importantes para guiar las decisiones terapéuticas. La monitorización multimodal ha surgido como el conjunto simultáneo de datos de múltiples fuentes acoplado a la capacidad de visualizar los datos de una forma integrada y sincronizada en el tiempo. La integración de todas las variables disponibles para identificar tendencias y ayudar a la

Cuadro 18-2. Tipos de hipoxia encefálica en la lesión encefálica traumática

Tipo	Fisiopatología	Perfil de monitorización neurológica
Isquémica	FSC insuficiente	↓FSC, ↓Presión parcial de oxígeno del tejido encefálico, ↑Cociente lactato/piruvato (lactato alto/piruvato bajo), ↑Fracción de extracción de oxígeno
Bajo aporte	Baja PO_2 arterial (hipoxia hipoxémica) Baja concentración de hemoglobina (hipoxia anémica) Baja hemisaturación P50 (hipoxia por alta afinidad)	≅FSC, ↓Presión parcial de oxígeno del tejido encefálico, ↑Cociente lactato/piruvato (lactato alto/piruvato bajo), ≅Fracción de extracción de oxígeno
Cortocircuito	Cortocircuito arteriovenoso (cortocircuito microvascular)	↑FSC, ≅Presión parcial de oxígeno del tejido encefálico, ↑Cociente lactato/piruvato (lactato alto/piruvato bajo), ↓Fracción de extracción de oxígeno
Alteración de la difusión	Barrera a la difusión (edema intracelular o intersticial)	≅FSC, ≅Presión parcial de oxígeno del tejido encefálico, ↑Cociente lactato/piruvato (lactato alto/piruvato bajo), ↓Fracción de extracción de oxígeno
Desacoplamiento	Disfunción mitocondrial	≅FSC, ≅Presión parcial de oxígeno del tejido encefálico, ↑Cociente lactato/piruvato (lactato alto/piruvato bajo), ↓Fracción de extracción de oxígeno
Hipermetabólico	Aumento de la demanda	↑FSC, ↓Presión parcial de oxígeno del tejido encefálico, ↑Cociente lactato/piruvato (lactato alto/piruvato bajo), ↑Fracción de extracción de oxígeno

FSC: flujo sanguíneo cerebral; PO_2: tensión o presión parcial de oxígeno en sangre arterial; P50: hemisaturación de oxígeno de la hemoglobina; ≅: sin cambios o con pocos cambios en cualquier dirección.

toma de decisiones es una característica esencial de la monitorización multimodal. Aún son necesarios mejores métodos para lograr este objetivo. Sin embargo, podría lograrse a través de un campo creciente de la bioinformática en los cuidados neurointensivos. Dada la complejidad de los datos y la necesidad de la interpretación global de estos parámetros, es de fundamental importancia el uso de programas (*softwares*) que permitan la integración completa de todos los parámetros de la monitorización multimodal, así como el desarrollo de interfases electrónicas simples y orientadas al médico. Es necesario un abordaje temporal, integrador y analítico para identificar correctamente acontecimientos subclínicos en el contexto de los cuidados intensivos para poder intervenir en forma oportuna. Más aún, la informática de los cuidados neurointensivos puede proporcionar nuevas ideas sobre las relaciones fisiológicas complejas en los pacientes con lesión encefálica aguda. Los pasos clave para lograrlo incluyen la adquisición, la integración, el procesamiento y la visualización de los datos en una interfase conveniente para el usuario.

★ **CONCLUSIONES**

Un objetivo fundamental de los cuidados neurointensivos es la detección y la monitorización de la lesión encefálica secundaria. Sin embargo, es importante mencionar que no es la monitorización en sí lo que mejorará los resultados, sino el reconocimiento temprano de los patrones de lesión y una intervención rápida y eficaz por parte del médico. La consideración de la información clínica y los datos de las imágenes encefálicas, acoplados con variables de la monitorización multimodal, proporcionan una visión fisiopatológica más completa que se muestra promisoria para conducir a planes de tratamiento individualizados y abordajes integrados específicos del paciente.

BIBLIOGRAFÍA

Chesnut RM, Temkin N, Carney N, Dikmen S, Rondina C, Videtta W, et al. A trial of intracranial-pressure monitoring in traumatic brain injury. N Eng J Med 2012;367(26):2471-81.

Citerio G, Oddo M, Taccone FS. Recommendations for the use of multimodal monitoring in the neurointensive care unit. Curr Opin Crit Care 2015;21(2):113-9.

Czosnyka M, Pickard JD. Monitoring and interpretation of intracranial pressure. J Neurol Neurosurg Psychiatry 2004;75(6):813-21.

De Lima Oliveira M, Kairalla AC, Fonoff ET, Martínez RC, Teixeira MJ, Bor-Seng-Shu E. Cerebral microdialysis in traumatic brain injury and subarachnoid hemorrhage: state of the art. Neurocrit Care 2014;21(1):152-62.

Kawoos U, McCarron RM, Auker CR, Chavko M. Advances in intracranial pressure monitoring and its significance in managing traumatic brain injury. Int J Mol Sci 2015;16(12):28979-97.

Kirkman MA, Smith M. Multimodality neuromonitoring. Anesthesiol Clin 2016;34(3):511-23.

Laccheo I, Sonmezturk H, Bhatt AB, Tomycz LM, Shi Y, Ringel M, et al. Non-convulsive status epilepticus and non-convulsive seizures in neurological ICU patients. Neurocrit Care 2015;22(2):202-11.

Lazaridis C, Robertson CS. The role of multimodal invasive monitoring in acute traumatic brain injury. Neurosurg Clin N Am 2016;27(4):509-17.

Le Roux P, Menon DK, Criterio G, Vespa P, Bader MK, Brophy GM, et al. Consensus summary of the international multidisciplinary consensus conference on multimodality monitoring in neurocritical care: a statement for healthcare professionals from the neurocritical care society and the European society of intensive care medicine. Neurocrit Care 2014;21(9)S1-26.

Makarenko S, Griesdale DE, Gooderham P, Sekhon MS. Multimodal neuromonitoring for traumatic brain injury: A shift towards individualized therapy. J Clin Neurosci 2016;26:8-13.

Okonkwo DO, Shutter LA, Moore C, Temkin NR, Puccio AM, Madden CJ, et al. Brain Oxygen Optimization in Severe Traumatic Brain Injury Phase-II: A Phase II Randomized Trial. Crit Care Med. 2017; 45(11):1907-14.

Roh D, Park S. Brain multimodality monitoring: Updated perspectives. Curr Neurol Neurosci Rep 2016;16(6):56.

Schmidt JM, De Georgia M. Participants in the International Multidisciplinary Consensus Conference on Multimodality Monitoring. Multimodality monitoring: Informatics, integration data displays and analysis. Neurocrit Care 2014; Suppl 2:S229-38.

Tasneem N, Samaniego EA, Pieper C, Leira EC, Adams HP, Hasan D, et al. Brain multimodality monitoring: A new tool in neurocritical care of comatose patients. Crit Care Res Pract 2017;2017 [E-pub antes de imprenta].

Zeiler FA, Thelin EP, Helmy A, Czosnyka M, Hutchinson PJA, Menon DK. A systematic review of cerebral microdialysis and outcomes in TBI: relationships to patient functional outcome, neurophysiologic measures, and tissue outcome. Acta Neurochir (Wien) 2017 Oct 7. [E-pub antes de imprenta].

Emergencias. Situaciones especiales

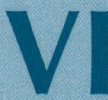

Reanimación inicial en los pacientes con lesión neurológica aguda

19

Luis Alberto Camputaro y Lorena de los Ángeles Parra

INTRODUCCIÓN

La lesión neurológica aguda (LNA) tiene alto impacto en la mortalidad y la discapacidad, independientemente del grupo etario, por lo que deben extremarse los esfuerzos del equipo de salud para lograr en el menor tiempo posible, idealmente dentro de la primera hora de producida, los objetivos de estabilización, presunción diagnóstica, primeras medidas terapéuticas y destino adecuado para su patología.

Estos objetivos apuntan a resolver situaciones que ponen en riesgo la vida del paciente en forma inminente y a evitar el daño secundario (y terciario), que empeora los resultados de los daños ya producidos.

Para ello es deseable lograr que se generen adecuadas pautas de alarmas en los médicos, desde los que toman el primer contacto con los pacientes en el área prehospitalaria, como en emergencias, y posteriormente en terapia intensiva.

Ante un paciente con LNA, en los distintos escenarios, traumatismo, ataque cerebrovascular (ACV), hemorragias intracerebrales, estado de mal epiléptico convulsivo, coma, etc., se debe establecer un plan de acción reglado y lógico para ordenar su abordaje, focalizado en la tipificación y categorización del riesgo, de forma de favorecer su evolución.

Es de relevancia además elegir el adecuado destino para cada patología, ya que los centros especializados de alta complejidad son determinantes en los resultados de patologías específicas.

FISIOPATOLOGÍA DE LA LESIÓN NEUROLÓGICA AGUDA

Para comprender cómo evaluar al paciente con LNA debemos entender los conceptos básicos clave de su fisiopatología.

El amplio espectro de LNA incluye distintos mecanismos de lesión primaria, entendida como aquel factor lesivo inicial cuyo daño no podemos revertir (**cuadro 19-1**), por ejemplo contusión hemorrágica en

un traumatismo craneoencefálico (TCE), daño producido por el chorro (*jet*) del sangrado aneurismático, área central de un ACV, etcétera.

Todas ellas, si bien distintas en cuanto a la fisiopatología de lesión primaria, comparten el mismo riesgo de padecer lesión secundaria ante la presencia de factores sistémicos como hipotensión arterial (duplica la mortalidad en TCE grave), hipoxemia, alteraciones del estado ácido-base, electrolitos, glucemia, temperatura, además de considerar factores intracraneales de lesión secundaria, como convulsiones, hipertensión intracraneal, edema cerebral, etcétera (**cuadro 19-2**).

Estos factores desarrollan daño secundario desde un nivel celular, generando liberación de neurotransmisores excitatorios, influjo de sodio y agua al espacio intracelular con generación de edema y lesión de membrana con muerte celular, influjo de calcio que activa la liberación de mediadores inflamatorios, disfunción mitocondrial y alteración de la barrera hematoencefálica. Además, se compromete la autorregulación cerebral exponiendo al cerebro al frágil equilibrio entre disponibilidad y consumo de oxígeno, ya que la presión de perfusión cerebral (PPC) pasa a ser directamente dependiente de la tensión arterial media (TAM), generándose además alteración en la reactividad vascular al CO_2 (**figs. 19-1** y **19-2**).

El impacto de estos eventos se traslada a lo macroscópico con la generación de edema cerebral (citotóxico, vasogénico, mixto) e hipertensión intracraneal, produciendo alteración de microcirculación e isquemia además de desplazamiento de estructuras vitales y herniaciones cerebrales.

Es ese daño secundario el que debemos prevenir, monitorizar y evitar con medidas terapéuticas enérgicas y tempranas, sobre el análisis minucioso de la fisiopatología de la LNA ante cada paciente.

EVALUACIÓN CLÍNICA INICIAL

Con el objetivo de ordenar esta evaluación nos guiaremos con las normas generales que propone el ATLS

Cuadro 19-1. Lesión primaria del sistema nervioso central

CAUSAS ESTRUCTURALES	CAUSAS METABÓLICO/SISTÉMICAS

Traumatismo
  -Contusión cerebral
  -Hematoma subdural
  -Hematoma epidural
  -Hemorragia subaracnoidea
  -Fracturas
  -Laceraciones
  -Lesión axonal difusa
	Encefalopatía hipóxico-isquémica
	  -Paro cardiorrespiratorio
	  -Enfermedad pulmonar grave
	  -Insuficiencia cardíaca grave
	  -Anemia grave

Enfermedad vascular
  -Ataque cerebrovascular (ACV)
  -Hematoma intracerebral espontáneo
  -Hemorragia subaracnoidea aneurismática
	Encefalopatía hipertensiva

Infecciosas
  -Meningitis
  -Encefalitis
  -Absceso
	Encefalopatía metabólica
	  -Cetoacidosis diabética
	  -Coma hiperosmolar
	  -Encefalopatía hepática
	  -Mixedema/tirotoxicosis
	  -Hipoglucemia
	  -Hiponatremia/hipernatremia
	  -Hipercalcemia
	  -Sepsis

Neoplásicas
  -Primarias
  -Metastásicas
	Intoxicaciones
	  -Drogas de abuso (cocaína, opioides, alcohol)
	  -Monóxido de carbono

Convulsiones
  -Estado de mal epiléptico
	Causas ambientales
	  -Golpe de calor
	  -Hipotermia

	Estados carenciales -Encefalopatía de Wernicke

(*Advanced Trauma Life Support,* Soporte Vital Avanzado en Trauma), teniendo en cuenta las consideraciones especiales a distintas etiologías de LNA.

Previamente determinaremos los signos vitales y el nivel de glucosa en sangre.

A. Primer Examen
1. (A) Vía aérea permeable con protección de la columna cervical.

Cuadro 19-2. Factores causantes de lesión secundaria

Factores intracraneales	Factores sistémicos
Hipertensión intracraneal Edema cerebral Convulsiones Vasoespasmo	Hipotensión arterial Hipoxemia Hipercapnia/hipocapnia Hipoglucemia/hiperglucemia Fiebre Hipertermia Anemia

2. (B) Respiración: ventilación y oxigenación.
3. (C) Circulación con control de la hemorragia.
4. (D) Evaluación neurológica.
5. (E) Exposición completa con protección de la hipotermia.
   B. Reanimación.
   C. Segundo examen.
   D. Tratamiento definitivo.

Estos últimos tres puntos serán abordados desde otra óptica a lo largo del capítulo, pero los mencionamos con el fin didáctico de lograr un orden.

Cada una de estas etapas debe ejecutarse en forma simultánea mientras asistimos la urgencia. Es muy útil tenerlas presentes a modo de "lista de verificación" en nuestra mente para no obviar ninguna de ellas.

Generalmente, las primeras medidas se realizan en el área prehospitalaria, se continúan en área de emergencias y una vez ingresado en terapia intensiva se plantean las estrategias para una solución definitiva. Por ello es tan importante, antes de arribar al hospital, la elección del centro adecuado para la atención

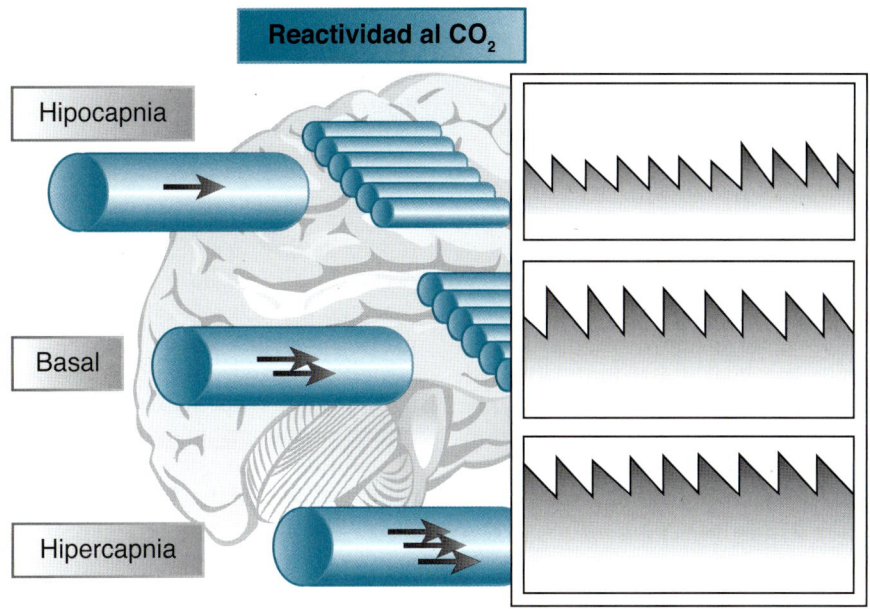

Fig. 19-1. Reactividad vascular al CO_2.

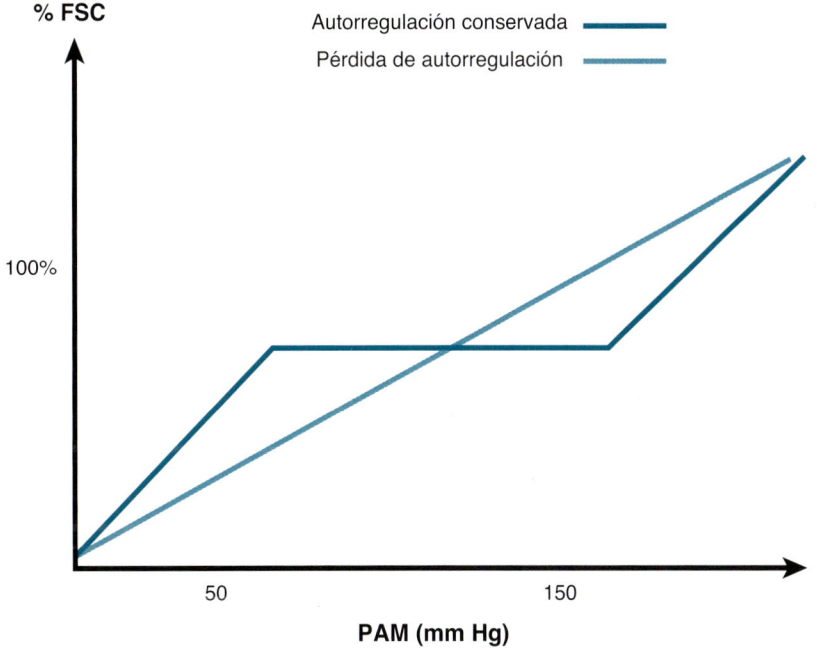

Fig. 19-2. Autorregulación de la presión arterial. FSC: flujo sanguíneo cerebral; PAM: presión arterial media.

del paciente, teniendo en cuenta que puede requerir neurocirugía, procedimientos hemodinámicos o trombólisis, por ejemplo.

Primer examen

Vía aérea

Recordemos, entonces, que el paciente con LNA requiere una vía aérea permeable, para evitar hipoxemia y para ventilar adecuadamente si su nivel de conciencia no le permite hacerlo. Dentro de LNA no debemos olvidar la patología de columna cervical que, ya sea acompañando a un traumatismo o como lesión exclusiva de columna (medular o extramedular) puede también tener indicación de intubación y ventilación.

Debe realizase un examen de cabeza y cuello corroborando lesiones en caso de traumatismo, y estimar el grado de dificultad de abordaje de la vía aérea para disponer de elementos necesarios o, eventualmente, contar con otro profesional de más experiencia para una intubación adecuada. Se considera intubación difícil cuando se requieren más de 10 minutos y/o más de 3 laringoscopias o la utilización de varios dispositivos para conseguir el acceso a la vía aérea.

Los elementos para tener en cuenta a fin de considerar una intubación dificultosa son:

- Historia de intubación difícil.
- Patología asociada a intubación difícil (masas tiroideas, radiodermitis cervical, lesiones cervicales, lesiones mandibulares, hipertrofia amigdalar, macroglosia).
- Síntomas de obstrucción de vía aérea (estridor).
- Apertura bucal (mayor o menor de 5 cm).
- Rango de movimiento de la cabeza.
- Prueba de Mallampati (**cuadro 19-3**), clasificación de Cormack-Lehane (**cuadro 19-4**). Esta última tiene la ventaja de valorar al paciente mediante laringoscopia tal como lo vemos al momento de la intubación; a diferencia de Mallampati, que requiere al paciente sentado, con apertura bucal al máximo y sin fonación (es decir despierto y colaborador).

Las indicaciones de intubación orotraqueal son: paciente en coma, con Escala de Coma de Glasgow

Cuadro 19-3. Prueba de Mallampati, Samson y Young	
Grado I	Se visualizan fauces, úvula y paladar blando
Grado II	Se visualizan úvula y paladar blando
Grado III	Se ven la base de la úvula y el paladar blando
Grado IV	Solo se visualiza el paladar

Cuadro 19-4. Clasificación de Cormack-Lehane	
Grado I	Visualización completa de la glotis
Grado II	Solo se visualiza el tercio posterior de la glotis y la comisura posterior
Grado III	Solo se ve la epiglotis
Grado IV	Imposibilidad de visualizar, incluso la epiglotis

(GCS) de 8 o menos, signos de herniación cerebral, necesidad de traslado a gran distancia con riesgo de deterioro o lesión cervical por encima de C5, patología neuromuscular aguda o evidencia de intoxicación o encefalopatías de otra etiología.

En caso de sospecha de lesión que produce HTE realizaremos la maniobra de secuencia de intubación rápida asumiendo que estamos ante una presión intracraneal elevada (**fig. 19-3**). Debemos mantener una buena TAM a expensas de líquidos y fármacos administrados, así lograremos adecuada PPC.

Ante la evidencia de traumatismo cervical o si no puede descartarse esta posibilidad la secuencia se realizará con **estabilización de la columna cervical**.

La presencia de coma no implica que no utilicemos fármacos como inducción, puesto que la laringoscopia y la intubación producen elevación refleja de la presión intracraneal (PIC).

Mientras preparamos al paciente de la forma que a continuación se detalla, avanzamos con ventilación y circulación.

Ventilación y oxigenación

Una vez lograda una vía aérea segura o luego de corroborarla si el paciente viene intubado desde área prehospitalaria, los objetivos son lograr una adecuada presión parcial de oxígeno (pO_2), en un rango de 60 a 100 mm Hg, manteniendo una SAT% entre 94 y 99%. La hipoxia debe ser evitada pues incrementa la presión intracraneal y exacerba la lesión cerebral, así como la hiperoxia (pO_2 mayor de 150 mm Hg).

Es importante, además, lograr una adecuada adaptación del paciente a la asistencia respiratoria mecánica (ARM): controlando el dolor y logrando un adecuado trabajo respiratorio, buscaremos un rango pCO_2 de 35-40 mm Hg, con un pH 7,3 a 7,45.

Lo ideal es monitorizar el nivel de dióxido de carbono al final de la espiración (ETCO_2) para mantener un valor de 30-40 mm Hg, ya que el descenso de la pCO_2 produce vasoconstricción cerebral con descenso del flujo sanguíneo cerebral (FSC) con riesgo de producir hipoxia cerebral, y la hipercarbia produce vasodilatación cerebral con aumento de PIC a expensas del aumento del volumen sanguíneo cerebral (VSC).

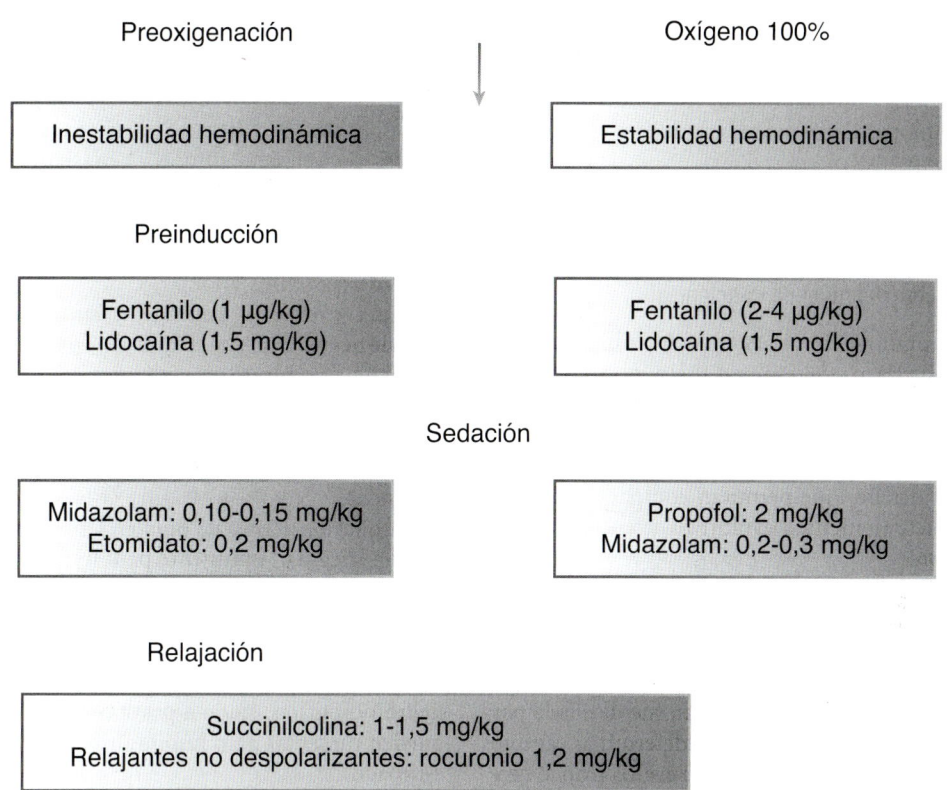

Fig. 19-3. Secuencia de intubación rápida.

Tener en cuenta que, en pacientes con patología respiratoria crónica, puede estimarse su pCO_2 basal y evitar un cambio en su homeostasis que puede repercutir en su hemodinamia cerebral pues tienen otro punto de corte para su vasorreactividad (**cuadro 19-5**).

Circulación con control de hemorragia

Es necesario colocar dos vías venosas periféricas tanto para reanimar al paciente hipotenso como para administrar fármacos de sedación y analgesia (por supuesto ya los colocamos paralelamente al tratamiento de la vía aérea).

Será útil también la segunda vía si estamos valorando trombólisis en un ACV o se requieren hemoderivados en una hemorragia cerebral con coagulopatía.

El objetivo es lograr la estabilización hemodinámica del paciente. En este punto es vital la valoración de lesiones extracraneales en el paciente politraumatizado, que puedan ser causa de shock hipovolémico y pasibles de resolución quirúrgica.

La TAM debe ser preservada en un rango de 80-100 mm Hg; es crucial evitar la hipotensión ya que se compromete la presión de perfusión cerebral (PPC).

El objetivo es una PPC superior a 50 mm Hg. Si tenemos al paciente ya monitorizado, se puede calcular PPC = TAM – PIC; pero en general, al momento del abordaje inicial, se carece de este dato; por lo tanto se asumirá que está alta (por encima de 20 mm Hg).

En presencia de trastorno de coagulación o de pacientes que reciben anticoagulantes, esto se deberá corregir o revertir en forma urgente.

Examen neurológico

El examen neurológico debe ser rápido pero minucioso.

No hay que olvidar obtener información y registrarla en la historia clínica **antes** de sedar e intubar al paciente.

El examen neurológico debe orientarse especialmente a los datos que permitan inferir si la patología

Cuadro 19-5. Estimación de PCO_2 basal a partir del nivel de bicarbonato al ingreso								
Bicarbonato actual	45	42	39	36	33	30	27	24
PCO_2 basal	92	85	77,5	70	62,5	55	47,5	40

del paciente es estructural o metabólica: indicios de compromiso medular en traumatismos, déficit neurológico en TCE, isquemia o hemorragia cerebral (parenquimatosa o subaracnoidea), signos de herniación cerebral inminente, reconocer estados de mal convulsivo y no convulsivo.

Los siguientes pasos, en forma ordenada, nos llevarán a una adecuada aproximación diagnóstica.

Determinación del nivel de conciencia

En cada punto es recomendable describir detalladamente los hallazgos del examen físico, no solo consignar los valores de las puntuaciones (*scores*). Si bien son muy útiles para que hablemos en un mismo idioma y sobre todo por su correlación con mortalidad, es necesario tener detalles que permitan comparar exámenes en diferentes momentos evolutivos y entre distintos examinadores.

El nivel de conciencia puede ser expresado cuantitativamente mediante la Escala de Coma de Glasgow, que evalúa respuesta verbal, motora y apertura ocular ante distintos niveles de estimulación, si bien tiene algunas limitaciones: en primer lugar, fue diseñada para TCE; luego, es poco sensible para determinar cambios leves en el estado de conciencia, no evalúa tronco cerebral y la valoración verbal es limitada en pacientes con afasia, sedados o intubados.

Igualmente representa una herramienta de valor por ser reproducible y permitir ver evolución. Un valor igual a 8 o menor sitúa al paciente en un estado de coma (**cuadro 19-6**).

El FOUR (*Full Outline of Unresponsiveness Score*) es otra forma de evaluar estado de conciencia e incorpora información acerca de tronco mediante pupilas, reflejos y patrón respiratorio (**cuadro 19-7**).

Patrón respiratorio

Es prioritario sostener la función respiratoria en el paciente con LNA. Evaluar sus características permite reconocer patrones y relacionarlos con niveles de lesión para decidir rápidamente su soporte.

Los patrones respiratorios que deben reconocerse son:

- Respiración de Cheyne-Stokes: se presenta en lesiones diencefálicas difusas, hemisférica bilateral, y puede haber un componente metabólico. Se caracteriza por presentar en forma periódica y rítmica un ascenso en la frecuencia respiratoria, una meseta y un descenso posterior.
- Hiperventilación neurógena central: presente en lesiones de mesencéfalo. Se produce alta frecuencia respiratoria y a la vez respiraciones profundas.
- Respiración apnéustica: en lesiones de protuberancia. Hay bradipnea con algunas inspiraciones profundas.
- Respiración atáxica de Biot: en lesiones bulbares. Patrón irregular, inminente paro respiratorio.

Es de relevancia además considerar en este punto el riesgo de paro respiratorio en paciente con debilidad muscular por lesión medular alta o enfermedades neuromusculares, que –a pesar conservar conciencia– pueden presentar paro respiratorio, muchas veces subestimado.

Evaluación de las pupilas

La exploración de las pupilas es fundamental ya que también ayudan a localizar el nivel de lesión, detectar herniación cerebral o inferir presencia de causas tóxicas. Se evalúan: tamaño, reactividad y simetría (**fig. 19-4**).

Tener en cuenta, además, que la herniación cerebral uncal comprime el III par craneal y produce midriasis homolateral por lesión de las vías parasimpáticas; las lesiones de vías simpáticas (hipotálamo, medular alta o ganglio estrellado) producen miosis con ptosis y enoftalmos (síndrome de Claude Bernard-Horner).

Los comas metabólicos no alteran los reflejos pupilares.

Cuadro 19-6. Escala de Coma de Glasgow (GCS)

APERTURA OCULAR	RESPUESTA VERBAL	RESPUESTA MOTORA
4. Espontánea	5. Orientada	6. Obedece órdenes
3. A la voz	4. Confusa	5. Localiza el dolor
2. Al dolor	3. Inapropiada	4. Retira ante el dolor
1. Ninguna	2. Incomprensible	3. Flexión anormal (decorticación)
	1. Ninguna	2. Extensión (descerebración)
		1. Ninguna

Máxima puntuación: 15; mínima puntuación: 3

Cuadro 19-7. FOUR (*Full Outline Unresponsiveness score*)

RESPUESTA OCULAR	RESPUESTA MOTORA	REFLEJOS DE TRONCO	RESPIRACIÓN
4. Ojos abiertos, sigue la luz, responde órdenes	4. Obedece comando: pulgares arriba o signo de la paz	4. Pupilar corneal presentes	4. No intubado. Patrón normal
3. Ojos abiertos. No sigue la luz	3. Localiza dolor	3. Una pupila grande y fija	3. No intubado. Cheyne-Stokes
2. Ojos cerrados. Abre a la voz	2. Flexiona al dolor	2. Pupilar o corneal ausentes	2. No intubado. Irregular
1. Ojos cerrados. Abre al dolor	1. Extiende al dolor	1. Pupilar y corneal ausentes	1. Ventilado. Respiración propia
0. Ninguna respuesta	0. Ninguna o estado (status) mioclónico	0. Pupilar, corneal y tusígeno ausentes	0. Ventilado. Sin respiración propia

The FOUR score. Ann Neurol 2005;58:585-93.

Movimientos oculares

Dada la compleja interrelación de distintas estructuras que permite la realización de movimientos oculares y su conjugación, al evaluarlos estamos evaluando tronco. En ello interviene el arco reflejo del VIII par, el fascículo longitudinal medial (FLM), la formación reticular parapontina y las vías eferentes de los pares III y VI.

Reflejos oculocefálicos: se realiza una rotación de la cabeza del paciente, teniendo la seguridad de ausencia de lesión cervical; los ojos se desviarán en forma simétrica hacia el lado opuesto si el FLM se encuentra indemne; de lo contrario seguirán el movimiento de la cabeza.

Reflejos oculovestibulares: se realiza, previo examen de la integridad de la membrana timpánica, una instilación de 30 mL de agua fría en el conducto auditivo externo. Normalmente se genera un nistagmo con movimiento rápido alejándose del frío. Si los ojos se sitúan en forma conjugada hacia el oído instilado, implica daño de tronco.

Respuesta motora

La evaluación de la respuesta motora debe realizarse observando los movimientos o posturas espontáneos (convulsiones, mioclonías), la respuesta a la orden (déficit focal) y al dolor.

La postura de **descerebración** debe alertar sobre una herniación transtentorial, en donde el mesencéfalo es comprimido por el lóbulo temporal desplazado; también se ve en lesión protuberancial o en encefalopatías hipoglucémica e hipoxémica.

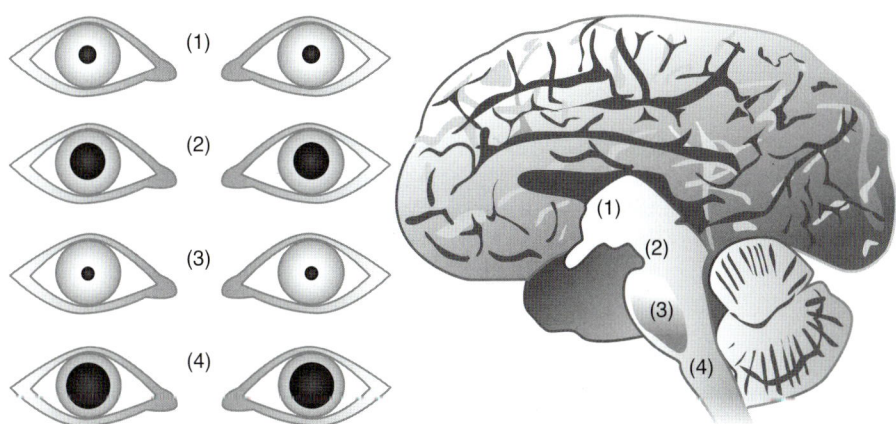

Fig. 19-4. Evaluación de la reactividad pupilar. 1. Miosis con respuesta a la luz (diencéfalo); 2. Intermedias sin respuesta a la luz (mesencéfalo); 3. Puntiformes (protuberancia); 4. Midriasis sin respuesta (bulbo). Redibujado de: Plum F, Posner JB. Diagnóstico de estupor y coma. Madrid: Marbán; 2011.

La postura de **decorticación** indica lesiones más altas, corticales, de sustancia blanca, cápsula interna o tálamo.

Más allá de la respuesta a los estímulos debemos explorar paraparesias, paraplejias y niveles sensitivos, ante la sospecha de daño medular.

Exposición completa con protección de la hipotermia

Este punto se realiza principalmente en paciente politraumatizado con el objetivo de detectar lesiones extracraneales pasibles de tratamiento quirúrgico.

Enfoque diagnóstico

Una vez completado el examen neurológico deberíamos obtener una orientación, una presunción diagnóstica que permita decidir qué estudio complementario es el adecuado.

Como aproximación global, aun inespecífica, deberemos contar con:

- Laboratorio de química general y estado ácido-base:
  - Glucemia.
  - Ionograma (sodio, potasio, cloro, calcio, fósforo, magnesio).
  - Marcadores de función hepática y renal.
  - Gases en sangre arterial: es muy importante diagnosticar la presencia de hipoxemia o hipocapnia e hipercapnia.
- Prueba de embarazo.
- Laboratorio de hematología.
  - Hemograma con recuento de plaquetas y coagulación; sobre todo si hay antecedentes de tratamiento con anticoagulantes.
- Punción lumbar con análisis de líquido cefalorraquídeo (LCR): si corresponde a la sospecha diagnóstica. Considerar examen fisicoquímico, celularidad, bacteriológico con prueba de látex y eventualmente reservar muestra para reacción en cadena de la polimerasa (PCR) viral.
- Análisis toxicológico de drogas de abuso y fármacos.
- Electrocardiograma.
- Radiografía (Rx) de tórax y columna cervical: dependiendo de la clínica del paciente.
- Ecografía abdominal: en traumatismo para descartar lesiones extracraneales si hay shock.

Como exámenes más específicos podemos mencionar:

- Tomografía computarizada (TC) de cerebro sin contraste.
- TC de columna.
- TC de cerebro con contraste intravenoso: si el equipo con el cual se cuenta permite realizar angiotomografía, esta será útil ante sospecha de lesiones vasculares en TCE severo, en hemorragia subaracnoidea, en isquemias con eventual necesidad de trombectomía mecánica, o con sospecha de disección de vasos de cuello.
- Resonancia magnética (RM) si la situación del paciente lo permite.
- Electroencefalograma: si la sospecha es un estado de mal epiléptico convulsivo o no convulsivo.
- Doppler (o dúplex) transcraneal: será necesario ante sospecha de muerte encefálica, estimación de PIC antes de la colocación de monitorización y en conjunto con la interpretación de la TC de cerebro. Posteriormente, esta será una herramienta útil en el seguimiento del paciente.

Siempre utilizar el juicio clínico (tipificación del riesgo) para no demorar el inicio de tratamientos específicos esperando resultados no relevantes. Por ejemplo, si no hay antecedente de anticoagulación no demorar una trombólisis cerebral esperando coagulograma.

Medidas terapéuticas y soporte vital

Con la obtención de una imagen estamos en condiciones de comenzar tratamiento específico en forma temprana, debiéndose valorar la consulta a neurocirugía si es pertinente.

Como líneas generales, ya que a lo largo de otros capítulos será abordada cada una de las patologías, queremos brindar una guía de lo que no puede faltar al paciente neurocrítico más allá de su diagnóstico final.

- Mantener TAM por encima de 80 mm Hg si aún no hay monitorización de la PIC.
- Reanimación adecuada con líquidos y, si es necesario, agregar noradrenalina para lograr una adecuada PPC. Es necesario colocar línea arterial para su monitorización continua; posteriormente se evaluará, de acuerdo con la patología, la necesidad de realizar alguna otra monitorización hemodinámica.
- Mantener hemoglobina en 10 mg/dL.
- Administrar O_2 para lograr > 92% de saturación.
- Cabecera a 30° y centrada para favorecer el drenaje venoso yugular.
- Administrar líquidos isotónicos, evitar agua libre.
- Control de glucemia capilar y administrar insulina si es necesario; tratar la hipoglucemia (rango de referencia entre 70 y 180 mg/dL).
- Corregir trastorno de coagulación o revertir anticoagulantes.
- Mantener normotermia (36 a 37 °C). Considerar indicación de paracetamol o ibuprofeno. Si se cuenta con equipos de hipotermia, pueden ser utilizados para lograr y sostener dicho objetivo.
- Si el paciente tiene Escala de Coma de Glasgow 8 o menos, realizar intubación con secuencia rápida y ventilar con los objetivos previamente mencionados: pO_2:80 a 120 mm Hg en lo posible y pCo_2:35-40 mm Hg,

idealmente monitorizada con ETCO$_2$. Siempre se recomienda ventilación protectiva para evitar el daño inducido por ventilación. Recordar que no está contraindicado el uso de mayores niveles de presión positiva al final de la espiración (PEEP) en el paciente con HTE.

- Dejar adecuada sedación y analgesia.
- Si el paciente lo requiere, una vez diagnosticado y ya en área crítica, se planteará junto con su tratamiento definitivo, la monitorización de PIC, con captor de fibra óptica o con drenaje ventricular externo si fuera necesario.
- Ante signos de herniación cerebral tener presente las medidas de urgencia: la hiperventilación en rangos de 30-34 mm Hg solo está permitida en esta situación, asumiendo que el paciente está siendo trasladado a quirófano para resolver la causa de herniación cerebral. Es una medida transitoria, pues produce vasoconstricción; su eficacia tiene un límite ya que puede tornarse perjudicial si se sostiene en el tiempo.
- Se indicará además osmoterapia: solución hipertónica de cloruro de sodio al 7,5% y/o manitol según el estado hemodinámico del paciente y el sodio:
  - Solución hipertónica de cloruro de sodio al 7,5% 250 mL, por vía venosa central en 15 min si el sodio es menor de 160 mEq/L.
  - Manitol 0,25 a 1,5 g/kg/dosis intravenosa (IV). Control de osmolaridad plasmática que no deberá superar los 320 mOsm/L.
- Deben ser instauradas medidas generales como:
  - Prevención de úlceras por estrés.
  - Prevención de úlceras por decúbito.
  - Alimentación temprana.
  - Prevención de trombosis venosa profunda.

Destino del paciente

Es muy frecuente encontrarse ante la situación de tener internado un paciente en terapia intensiva con una evolución tórpida de su patología de ingreso que –después de 6 a 12 horas– se encuentra en un estado de gravedad tal que lo torna de alto riesgo para su traslado.

Esto generalmente se debe a que –si bien el riesgo pudo haber sido identificado de manera correcta (enfoque diagnóstico adecuado o diagnóstico certero)– no se ha categorizado convenientemente el riesgo.

Están claramente definidos los riesgos en la LNA más frecuentes, por ejemplo riesgo de hipertensión endocraneal en el TCE grave, dependiendo del grado de Marshall de lesión difusa; igualmente se puede categorizar el riesgo en la hemorragia subaracnoidea según el Hunt y Hess y el Fisher tomográfico (resangrado o vasoespasmo), en el hematoma intracerebral espontáneo según la escala pronóstica de hemorragia intracerebral (*ICH Score*), o en el ACV isquémico dependiente del área afectada, etc. Estos temas serán extensamente desarrollados en capítulos posteriores.

Es por eso que, siempre que se defina el destino del paciente, ya sea desde la fase prehospitalaria, los servicios de emergencias o servicios de terapia intensiva de instituciones que no cuentan con mayor complejidad contemplen la necesidad y urgencia de trasladar tempranamente a sus pacientes al lugar donde puedan recibir el tratamiento adecuado.

Siempre asegurar la calidad de traslado, con protección de vía aérea, acceso venoso adecuado, manteniendo TAM y niveles de oxigenación adecuados.

Así, considerar las necesidades ante cada patología, por ejemplo: trombólisis cerebral, tratamientos hemodinámicos, necesidad de RM, necesidad de neurocirugía de urgencia, necesidad de monitorización continuo con electroencefalograma (EEG), etcétera.

★ **CONCLUSIONES**

Las LNA se asocian a elevadas tasas de mortalidad y discapacidad, por lo cual se impone que los profesionales de la salud no escatimen esfuerzos para actuar en el menor tiempo posible con el fin estabilizar, diagnosticar y tratar adecuadamente y rápido al paciente afectado por estas lesiones.

En este capítulo se han descrito los aspectos clave para lograr estos objetivos. El propósito fundamental de la información aquí presentada es lograr que los médicos que realizan la primera atención del paciente neurocrítico tomen conciencia de la importancia de la hora de oro, actúen en consecuencia de la manera adecuada y ordenada y tengan presente siempre la premisa de que el **tiempo es cerebro**.

BIBLIOGRAFÍA

Carney N, et al. Guidelines for management of severe traumatic brain injury. 4th edition. Brain Trauma Fundation. September 2016.

Net Castel A, Marruecos-Sant L. El paciente neurocrítico. Barcelona: Ars Medica; 2006.

Net Castel A, Marruecos-Sant. L. Traumatismo craneoencefálico grave. Barcelona: Springer Verlag Iberica; 1996.

Plum F, Posner, JB. Diagnóstico de estupor y coma. Madrid: Ed. Marbán; 2011.

Powers WJ, et al. Guidelines for the early management of patients with acute ischemic stroke regarding endovascular treatment. 2015. American Heart Association. STROKE is available at http://stroke.ahajournals.org.

Previgliano IJ. Neurointensivismo basado en la evidencia. Rosario: Editorial Corpus; 2007.

Ryken TC, et al. The acute cardiopulmonary management of patients with cervical spinal cord injuries. Neurosurgery 2013;72:84-92.

Seder DB, et al. Emergency Neurological Life Support: Airway, ventilation and sedation. Review article. Neurocrit Care 2015;23(Suppl 2):S5-22.

Sociedad Argentina de Terapia Intensiva. Comité de Neurointensivismo. Neurointensivismo: enfoque clínico, diagnóstico y terapéutica. Buenos Aires: Editorial Médica Panamericana; 2010.

Véanse **Preguntas de autoevaluación**. **?**

Emergencias neurológicas por abuso de alcohol y drogas

20

Vanina Greco, Ana Paula Voitzuk y Nadia Soledad Márquez

La prevalencia del uso problemático de sustancias es más alta entre personas jóvenes, con aumento del riesgo de sufrir un ataque cerebrovascular isquémico y/o hemorrágico.

ALCOHOL ETÍLICO

Introducción

El alcohol etílico o etanol se encuentra en distintas concentraciones como componente de bebidas alcohólicas, para uso medicinal (en concentraciones del 90 o 96%) y en perfumes, cosméticos, preparaciones antisépticas y gotas óticas.

Cada año se producen 3,3 millones de muertes en el mundo debido al consumo nocivo de alcohol, lo que representa un 5,9% de todas las defunciones. En el grupo etario de 20 a 39 años, un 25% de las defunciones son atribuibles al consumo de alcohol. Existe una relación causal entre el consumo nocivo de alcohol y una serie de trastornos mentales y del comportamiento, además de las enfermedades no transmisibles y los traumatismos. En el CIE-10 (Clasificación Internacional de Enfermedades, décima versión) y el DSM-IV (Manual Diagnóstico y Estadístico de los Trastornos Mentales IV), abuso de alcohol o uso nocivo y dependencia están definidos por un grupo de síntomas somáticos, psicológicos y del comportamiento. El DSM-5® (Manual Diagnóstico y Estadístico de los Trastornos Mentales 5) de la *American Psychiatric Association* (Asociación Estadounidense de Psiquiatría) ha reemplazado la distinción categórica entre abuso y dependencia con un enfoque dimensional, específica en once criterios para los trastornos por uso de sustancias; dos o tres síntomas positivos de una sustancia constituyen un trastorno leve de uso; cuatro o cinco, moderado y seis o más, grave. Es muy frecuente y no debe minimizarse el problema ni su vigilancia, ya que en algunos casos puede ser mortal y además suele coexistir con otras lesiones y/o intoxicaciones (anfeta-

minas, cannabis, sedantes, opiáceos, etc.). La mitad de los traumatismos craneoencefálicos (TCE) se asocian a una intoxicación etílica.

Fisiopatología

Los mecanismos de acción del alcohol incluyen efectos sobre el ácido γ-aminobutírico (GABA), sistema opioide endógeno, glutamato, sistema endocannabinoide, noradrenalina, dopamina, serotonina, sistema neuroendocrino y el hipotalámico-hipófiso-suprarrenal.

La ingesta aguda de alcohol mejora la neurotransmisión GABAérgica. También hay tolerancia cruzada entre el alcohol y los medicamentos GABAérgicos.

El cuadro clínico de la intoxicación con alcohol incluye sedación, ataxia y somnolencia, que puede ser explicado por sus efectos sobre la neurotransmisión GABAérgica.

También hay evidencia sustancial de que el alcohol mejora la transmisión dopaminérgica en el mesolímbico prosencéfalo.

La responsabilidad del abuso del alcohol parece estar mediada por la vía dopaminérgica que se origina en el área tegmental ventral y progresa a través del núcleo *accumbens* a la corteza.

En los últimos años, el sistema opioidérgico se ha visto como un sistema de placer que está involucrado en el desarrollo del trastorno por uso de alcohol, en principio mediando el refuerzo de los efectos del alcohol.

En adición, el alcohol aumenta los niveles de serotonina y antagoniza la neurotransmisión glutaminérgica. También interactúa con el sistema endocannabinoide.

Los ensayos clínicos controlados han proporcionado evidencia sobre una variedad de compuestos que interactúan con los sistemas opioide, serotoninérgico y GABA/glutamato: son medicamentos seguros y eficaces para tratar la abstinencia o la dependencia del alcohol o ambos. Algunos de los problemas metodológicos que limitan la interpretación de los resultados de estos estudios son los siguientes: los efectos agudos y crónicos del alcohol pueden diferir sustancialmente; los efectos del alcohol dependientes de la dosis en los neurotransmisores a menudo se pasan por alto; los cambios inducidos por los productos metabólicos del alcohol (p. ej., el acetaldehído) y otros ingredientes de bebidas alcohólicas son difíciles de evaluar; el alcohol tiene efectos neurotóxicos claros, que derivan en el daño celular similar al causado por la hipovitaminosis, la desnutrición u otros trastornos asociados; y se han realizado pocos estudios en cuanto a abstinencia a largo plazo en pacientes alcohólicos o de alto riesgo.

Los correlatos neurales y neurocircuitos de la dependencia al alcohol también han sido ampliamente estudiados. Datos de las estructuras involucradas en la fisiopatología de la dependencia al alcohol constituyen el sistema límbico, incluido el área ventral tegmental, el núcleo accumbens y las cortezas orbitaria y prefrontal. La dopamina se libera en áreas límbicas, incluido el núcleo *accumbens*; parece ser el principal efecto del neurotransmisor que subyace en los efectos de refuerzo del alcohol. Los de la corteza prefrontal son cruciales para el control cognitivo y los de la corteza orbitofrontal, para la motivación. Las tomografías por emisión de positrones (PET) han revelado la reducción de la función del receptor GABA en la dependencia del alcohol.

Recientes estudios genéticos también muestran que la vulnerabilidad al alcoholismo puede estar mediada en parte por la variación de los genes que codifican las subunidades del receptor GABA.

En la abstinencia alcohólica, la disfunción GABAérgica contribuye a la inquietud y a las convulsiones, entre otros signos y síntomas.

El sistema nervioso central (SNC) es el más afectado por el alcohol, que opera como un depresor primario y continuo de este. La acetilcolina cerebral, así como las aminas biógenas (dopamina, noradrenalina, serotonina) aumentan inicialmente su liberación, lo que explicaría el efecto estimulante inicial sobre la actividad psicomotriz para pasar luego a una fase de depresión. El GABA es un potente inhibidor del SNC y está aumentado en casos de etilismo agudo. El alcohol es capaz de aumentar la afinidad del GABA por su receptor, responsable del efecto depresor. Es posible que también influya en el enlace entre los opioides endógenos (encefalinas y endorfinas) y sus receptores y sobre los aminoácidos estimulantes (aspartato y glutamato).

El etanol inhibe la entrada de calcio por los canales que se activan al unirse los aminoácidos excitadores en los receptores N-metil-D-aspartato (NMDA) y aumenta el flujo de cloro por los canales relacionados con los receptores de ácido γ aminobutírico (GABAA). El consumo crónico de etanol aumenta la acción sobre los receptores NMDA, lo que contribuye a la hiperexcitabilidad durante la abstinencia.

Los resultados finales, en líneas generales, serían estimulación inicial en pequeñas dosis e inhibición en grandes dosis.

Los efectos son proporcionales a la concentración de alcohol. Estos se potencian cuando es consumido junto con otras drogas: sedantes, hipnóticos, anticonvulsivos, antidepresivos, opiáceos.

El alcohol produce tolerancia. Además de sus efectos sobre el sistema nervioso central, puede causar hipoglucemia, hepatitis aguda, trastornos cardíacos, etcétera.

Intoxicación alcohólica aguda

La mayoría de las intoxicaciones agudas con etanol son intencionales, por ingestión voluntaria en abstemios y/o alcohólicos crónicos que presentan una intoxicación aguda. Con menor frecuencia podemos encontrar en niños ingestiones accidentales de productos de uso doméstico que contienen alcohol (perfumes, colonias, lociones para después de afeitar, bebidas alcohólicas por imitación de los adultos). Otras formas de intoxicación son: la colocación de paños de alcohol en los niños para cólicos abdominales, tentativas de suicidio generalmente asociadas a psicofármacos y su uso asociado a drogas.

La dosis letal de etanol en adultos es de 5 a 8 g/kg, y en niños es de 3 g/kg.

Las manifestaciones clínicas dependen de la concentración de alcohol en sangre; su acción farmacológica es depresora del sistema nervioso central, fundamentalmente del sistema reticular ascendente siguiendo la Ley de Jackson: actúa desde la corteza hacia los centros nerviosos inferiores.

De acuerdo con la concentración de alcohol etílico en sangre lo dividiremos en cuatro períodos (**cuadro 20-1**).

Diagnóstico

El diagnóstico se basa en una anamnesis que constate la ingestión de bebida alcohólica, descartadas las afecciones responsables de síntomas similares (hipoglucemia, traumatismo craneoencefálico [TCE], encefalopatía metabólica, infecciones, etc.) y de la evolución (regresión de los síntomas a las 3-6 horas siguientes). La gravedad va ligada a la profundidad del coma y a las consecuencias de este, sobre todo las respiratorias (insuficiencia respiratoria aguda y broncoaspiración). Las complicaciones más frecuentes y graves son la neumonía aspirativa, que suele ser la causa de muerte, las crisis convulsivas y la hipotermia, seguidas por la taquicardia supraventricular, la hipoglucemia (etilismo crónico o diabetes), la cetoacidosis alcohólica (etilismo crónico), gastritis aguda, síndrome de Mallory-Weiss, hepatitis aguda alcohólica y rabdomiólisis.

En casos de traumatismo craneoencefálico e ingestión alcohólica se ha descrito un déficit temprano (en las primeras 8 horas) de Mg y Ca, así como un aumento de la relación Ca/Mg (signo de reactividad vascular aumentada y tono vascular), datos que podrían ser utilizados como marcadores. También se ha visto que

Cuadro 20-1. Períodos de la intoxicación alcohólica		
Primer período	0,50 g/L a 1,5 g/L	Excitación psicomotriz por inhibición de los centros corticales normalmente inhibidores, produciendo liberación de los inferiores con la consiguiente euforia o llanto inmotivado o risa, de acuerdo con la personalidad del intoxicado. Logorrea Pupilas isocóricas y mióticas. Taquicardia sinusal con tensión arterial y frecuencia respiratoria normal Sensibilidad y reflejos normales. Alteraciones en los movimientos reflejos automáticos, de allí su importancia en los accidentes de tránsito
Segundo período Ebriedad parcial	1,5 g/L a 2,5 g/L	Ataxia, por su acción sobre cerebelo, visión borrosa, diplopía, incoordinación muscular, disartria, hipotensión arterial y taquicardia, hipoglucemia, acidosis láctica e hipotermia. La hipoglucemia es más frecuente en niños y en alcohólicos crónicos desnutridos (por depleción hepática de glucógeno e inhibición de la gluconeogénesis). Depresión del sistema nervioso central. En niños, convulsiones. Alteraciones en los movimientos de reflejos rápidos
Tercer período Ebriedad completa	2,5 g/L a 3,5 g/L	Predomina la depresión del sistema nervioso central: somnolencia, luego estupor marcado Taquicardia, hipotensión arterial por vasodilatación, bradipnea, hipotermia, hiporreflexia, hipoalgesia y amnesia temporal
Cuarto período Coma alcohólico	3,5 g/L a 4,5 g/L o mayor	Coma. Hipotensión arterial marcada con bradicardia, apnea, arreflexia y analgesia superficial y profunda, alteraciones del medio interno: acidosis metabólica, hipoxemia, hipoglucemia e hipotermia. Paro cardiorrespiratorio y muerte secundaria a parálisis del centro cardiorrespiratorio

el tiempo de hospitalización aumenta cuando se dan estos dos factores.

El traumatismo craneoencefálico, frecuente en estos pacientes es causa de hematomas subdurales, epidurales o intracraneales agudos o crónicos, y lo más peligroso es la superposición de signos y síntomas de ambas patologías, que causan muchos errores diagnósticos, por encontrarse enmascarados, y resulta difícil, ante traumatismos pequeños, decidir cuándo solicitar una tomografía computarizada.

Hay una serie de complicaciones frecuentes que, por su gravedad, mencionaremos a continuación por separado.

Crisis convulsivas

El alcohol es la primera causa de convulsiones en el adulto masculino de 30-50 años. Ejerce un papel desencadenante de patologías que puedan causar crisis. Un consumo diario de 50 a 300 gramos multiplica por 10 el riesgo de crisis provocadas por un traumatismo, un ataque cerebrovascular (ACV), o un trastorno metabólico en relación con la abstinencia.

Los ataques cerebrovasculares son la causa más frecuente de crisis convulsiva después de los 50 años. El consumo de más de 60 gramos de alcohol al día multiplica por dos el riesgo de ACV isquémico, y el consumo de alcohol cualquiera que sea la cantidad multiplica por 2 el riesgo de accidente hemorrágico. También puede potenciar el riesgo de convulsiones en el contexto de otras intoxicaciones medicamentosas o no medicamentosas, en la hipoglucemia, en la hiponatremia (bebedores de cerveza y pérdidas de sodio).

El alcohol por sí solo puede causar convulsiones: asociadas a la abstinencia, a un cuadro poco frecuente llamado embriaguez convulsiva y a la epilepsia alcohólica.

Las convulsiones asociadas a la abstinencia suelen ser aisladas o en salvas de 2 a 4 crisis en unas 6 horas; se produce en el 10-15% de los alcohólicos crónicos, en la mayoría de los casos entre las 7 y 72 horas de la última ingesta alcohólica. Las crisis suelen ser generalizadas y evolucionan a estado epiléptico entre el 1 y 7% de los casos, probablemente por aumento (*up regulation*) de los receptores de glutamato en detrimento de los GABA. Las indicaciones para realizar tomografía de cerebro son: TCE o presencia de foco neurológico, aumento de la frecuencia de las crisis, cuando no existe concordancia clínica.

El tratamiento se debe enfocar en el mantenimiento de las funciones vitales y de la causa desencadenante. En caso de repetición se indicará la administración de diazepam. En la mayoría de los casos no es necesario continuar con tratamiento anticomicial, sino solo cuando exista el antecedente de epilepsia primaria.

Otras urgencias neurológicas

El etilismo agudo puede ser causa de complicaciones neurológica graves: traumatismo craneoencefálico (trastorno focal, coma persistente), compresiones nerviosas (déficit sensitivo-motor) o musculares, ataque cerebrovascular.

Tratamiento

Es de sostén, intentando proteger al paciente de traumatismos secundarios. Vigilancia estrecha de las posibles complicaciones, como vómitos y trastornos respiratorios.

- Sostén cardiorrespiratorio. Debe tratarse la acidosis láctica.
- Colocar sonda nasogástrica y aspirar contenido gástrico (con vía aérea protegida). Recordar que el carbón activado no es eficaz para adsorber alcoholes.
- Plan de hidratación parenteral preferentemente con dextrosa; la diuresis forzada no es eficaz porque la mayor parte del etanol se elimina por metabolismo hepático.
- Corrección de la hipoglucemia.
- Hipotermia: medios físicos.
- Está contraindicado el uso de estimulantes centrales porque pueden provocar convulsiones o coma o ambos.
- Corrección del medio interno.
- Descartar TCE u otro traumatismo.
- Indagar sobre la existencia de otros posibles tóxicos.
- En casos de intoxicación letal se puede considerar la hemodiálisis para aumentar la tasa de eliminación de etanol, especialmente en niños, cuando no mejoran con el tratamiento de soporte y ante convulsiones persistentes, trastornos metabólicos, hipoglucemia persistente y posibilidad de intoxicación con otras drogas.
- Indicaciones de tomografía de cerebro: existencia de foco, crisis convulsiva, persistencia o agravación del coma por más de 6-12 horas.

Síndrome de abstinencia alcohólica

El etanol es un depresor del sistema nervioso central que se une, en mayor proporción, al glutamato, a los receptores del N-metil-D-aspartato (NMDA) y, en concentraciones más altas, produce una intoxicación aguda por potenciación de los efectos del ácido γ-aminobutírico (GABA), particularmente en receptores con subunidades delta. La distribución local de estas subunidades explica por qué el cerebelo, las áreas corticales, talámicas y el tronco encefálico son las principales que median los efectos intoxicantes del alcohol.

El consumo prolongado de alcohol lleva a tolerancia y dependencia física, lo que puede derivar en los cambios funcionales compensatorios por *down regulation* de los receptores GABA y expresión aumentada de receptores NMDA con producción de más glutamato para mantener el sistema nervioso central (SNC). El cese abrupto del consumo crónico de alcohol desenmascara estos cambios con una excitación del SNC mediada por glutamato derivando en hiperactividad autonómica y complicaciones neuropsiquiátricas como el delirio y las convulsiones. Estas últimas suelen ser de carácter tónico-clónico generalizado y están mediadas en gran parte en el tronco encefálico por el efecto inhibidor tónico de las subunidades delta GABAérgicas.

Por lo tanto, la zona de activación de estas convulsiones es distinta de la que se cree que es la responsable de las convulsiones en el contexto de la epilepsia, y esto puede explicar por qué la actividad epileptiforme rara vez se observa en el electroencefalograma (EEG) después episodios de abstinencia de alcohólica. Como *up regulation* de los receptores NMDA y por la inhibición reducida del receptor GABAA explican ampliamente los síntomas clínicos; el enfoque terapéutico del síndrome de abstinencia alcohólica se dirige principalmente a estos mecanismos. La dopamina es otro neurotransmisor involucrado en los estados de abstinencia de alcohol. Durante el uso de alcohol, aumenta la dopamina que influye positivamente en el sistema de recompensa, manteniendo así el abuso.

En la abstinencia, el aumento en los niveles de dopamina contribuye a las manifestaciones de hiperactivación autonómica y alucinaciones.

Además, los polimorfismos en el gen receptor de dopamina 2 parecen influenciar no solo el AUD (trastorno de uso de alcohol), sino también la manifestación clínica del síndrome de abstinencia alcohólica. En combinación con un aumento de glutamato y norepinefrina, también puede causar el alargamiento del intervalo QT en personas que tienen epilepsia activa; esto puede aumentar el riesgo de muerte súbita inesperada en epilepsia (SUDEP).

Generalmente aparece entre las 12 y 72 horas de la última ingesta de alcohol, pero pueden aparecer en hasta 7 a 10 días posteriores.

Es una consecuencia de las modificaciones del estado bioquímico de las membranas celulares, que presentan hiperactividad catecolaminérgica e hipoactividad del sistema GABA como consecuencia de la suspensión o la disminución importante del consumo de alcohol, generalmente relacionada con alguna patología del alcoholismo crónico.

Se caracteriza por una primera fase de sudoración nocturna o matinal seguida de temblor que aparece a las pocas horas de haber ingerido el último trago. La localización es preferentemente en los dedos de las manos y se hacen más notorios cuando el sujeto realiza alguna actividad. También se observan mioclonías. Otras manifestaciones: necesidad imperiosa de beber, agitación, hipertonía, hiperreflexia, irritabilidad, ansiedad, insomnio. Suele evolucionar favorablemente después de 2-3 días. En casos más graves o después de un desencadenante, como un traumatismo, infección, cirugía, o de un proceso digestivo se añaden signos neuropsiquiátricos entrando en un *predelirium*: cefaleas, hipertonía extrapiramidal, desorientación temporoespacial, confusión, alucinaciones visuales, auditivas y táctiles, así como taquicardia e hipertensión arterial moderada, pero sin gran afectación del estado general. Puede evolucionar a *delirium tremens*: cuadro florido de alucinaciones, sobre todo zoonopsias, agitación incesante, deshidratación, hipercatabolismo, hipertermia, diaforesis, alteraciones electrolíticas (hipopotasemia, hipomagnesemia) y aparición de crisis convulsivas generalizadas. Este cuadro implica mayor gravedad y una mortalidad del 10%.

El síndrome puede ser clasificado en leve, moderado o grave, aunque es muy utilizada una escala diseñada para valorar la gravedad llamada CIWA-ar (*Clinical Institute Withdrawal Assessment for Alcohol scale revised*). Con la aplicación de esta escala se clasifica en leve a los pacientes con un puntaje de hasta 15, moderada de 16 a 20 y grave cuando supera los 20 puntos.

Tratamiento

- Oxigenoterapia.
- Hidratación y corrección de los trastornos hidroelectrolíticos. Déficit de Mg+: sulfato de magnesio 1 gramo intramuscular cada 6 horas durante 48 horas.
- Dieta: rica en hidratos de carbono con proteínas solo en los desnutridos.
- Tiamina: 100 mg intravenosa (IV) cada 24 horas. Vitamina B_{12}, ácido fólico y niacina.
- Sedación: de elección las benzodiazepinas de acción larga, que actúan como anticonvulsivos y antagonizan el síndrome de abstinencia. Lorazepam o diazepam: la dosis necesaria para mantener al paciente sedado y sin temblores.
- Haloperidol: vía oral de 5 a 15 mg en 24 horas solo en presencia de alucinaciones.

COCAÍNA

Introducción

El arbusto *Erythroxylon coca* es el que contiene un alcaloide natural, farmacológicamente activo, que se conoce como benzoilmetilecgonina, el nombre químico es 2β-carbometoxi 3β-benzoxitropina. Es una tropina, un éster del ácido benzoico y una base que contiene nitrógeno. Este arbusto crece en abundancia en América (Perú, Bolivia, Colombia) y Asia (India e Indonesia).

Hay evidencia del uso de cocaína con fines religiosos, culturales o médicos que datan de la época de los Incas. En el siglo XX, la cocaína, único anestésico local de origen natural, se utilizó principalmente en diversos procedimientos anestésicos. En cambio, su consumo con fines recreativos alcanza su máxima expresión en la década de los años 80, logrando gran popularidad y uso extendido.

Según el Informe Mundial sobre drogas 2017 de la Oficina de las Naciones Unidas contra la Droga y el Delito, el número de consumidores de cocaína va en descenso o se está estabilizando en algunas partes del mundo, mientras que las estadísticas nacionales realizadas a través de la SEDRONAR revelan que hay un incremento del 100% con respecto al año 2010. El 5,3% de la población entre 12 y 65 años consumió alguna vez en su vida cocaína. El 1,5% de la población declaró consumo de cocaína en el último año.

Se asocia a frecuentes consultas en la sala de emergencia ya sea por cuadro clínico secundario a una intoxicación aguda o por complicaciones secundarias a su uso (traumatismos) o contrabando. Los *body packers* ("mulas") son personas que transportan sustancias ilegales en su cuerpo, por lo general mediante la ingesta de droga compactada.

Exposición

Existen distintas formas químicas que suelen consumirse:

- Clorhidrato de cocaína: es la sal de clorhidrato, en forma en polvo blanco, soluble en agua. Se absorbe por vía tópica a través de todas las membranas mucosas (oral, nasal, rectal, uretral y vaginal), por vía oral o por vía intravenosa.
- Pasta base (crack): sustancia no soluble en agua. Se prepara colocando el clorhidrato de cocaína en una solución básica (bicarbonato de sodio, hidróxido de sodio o amoníaco) El alcaloide libre precipita, se filtra o se disuelve en éter y luego se libera la molécula básica de la cocaína. Permite ser fumada.
- Paco: se estima que el uso del paco comienza a principios de 2000. Es el residuo resultante de la trasformación de la pasta base en clorhidrato. Contiene cocaína base y otros alcaloides presentes en la hoja de *Erythoxylum* coca (metilecgonina, norcocaína y ciannamoilecgonnna). Suelen agregarse otros elementos como harina, polvo de ladrillo, azúcar y vidrio molido. Es un compuesto liposoluble que atraviesa la barrera hematoencefálica, provocando un efecto rápido e intenso.

Mecanismo de acción

Efecto primario: bloqueo de la recaptación de noradrenalina; su efecto secundario es su marcada liberación. Bloquea moderadamente la liberación y recaptación de serotonina y dopamina.

Los efectos anestésicos locales marcados son causados por bloqueo de los canales de sodio; que inhiben la conducción de los impulsos nerviosos, disminuyendo el potencial de membrana y la amplitud del potencial de acción, prolongando la duración del potencial de acción.

Bloquea los canales del potasio y el intercambio de sodio y calcio en algunas membranas celulares.

Su principal efecto es la excitación en el sistema nervioso central y el aumento de la actividad del sistema nervioso simpático.

Sus propiedades simpaticomiméticas, generadas a través de la inhibición de la receptación de aminas endógenas en las terminales nerviosas presinápticas con el consecuente aumento de dopamina, norepinefrina, serotonina y acetilcolina en la biofase, son las responsables de las manifestaciones clínicas características de la toxicidad por cocaína.

El consumo agudo o crónico produce complicaciones cardiovasculares, respiratorias, renales y neurológicas. Con respecto a las neurológicas se han descrito cuadros neurovasculares isquémicos o hemorrágicos (hemorragias intraparenquimatosas y subaracnoideas, estas últimas mucho más frecuentes.)

La toxicidad por cocaína que genera daño vascular se cree que es multifactorial, pero se desconoce con certeza su mecanismo de acción.

Los mecanismos posibles incluyen vasoespasmo cerebral, aumento de la agregación plaquetaria, alteraciones de la autorregulación cerebral y disfunción de sistemas de neurotransmisores, principalmente los dopaminérgicos.

Según estudios experimentales, la cocaína se une a los trasportadores de dopamina localizados en las membranas neuronales de las terminales presinápticas; el sitio inicial de unión de la cocaína es distinto del de la dopamina, pero al unirse bloquea el canal de entrada de esta última aumentando su concentración en la biofase.

Krimer y cols. demostraron que las neuronas que contenían dopamina estaban ubicadas junto a los vasos sanguíneos en el lóbulo frontal y la corteza prefrontal regulando la microcirculación cortical.

El vasoespasmo cerebral también se produce por acción directa del alcaloide benzoilmetilecgonina, que por sus características liposolubles atraviesan la barrera hematoencefálica ejerciendo su potente efecto vasoconstrictor en el sistema nervioso central, al generar un aumento de los niveles de calcio intracelular en el músculo liso vascular. El vasoespasmo puede ser causado por el resultado de una disfunción endotelial, sin problemas de hipersensibilidad muscular, estrés oxidativo (OS), susceptibilidad genética, o alguna combinación de ellos. La hipersensibilidad del músculo liso es una posible explicación, ya que la contracción de los vasos depende de la concentración de calcio intracelular, que aumenta en presencia de cocaína. Los autores citan la vasculitis

inducida por cocaína como causa de ataque cerebrovascular, incluso si la frecuencia de vasculitis cerebral en consumidores de cocaína es muy baja.

Nolte y cols. establecieron que la relación entre la hipertensión arterial inducida por cocaína y el desarrollo de hemorragia subaracnoidea o intracerebral parece bastante clara y está asociada con el aumento transitorio repentino de la presión arterial (PA); están involucradas la combinación de la hipertensión arterial y la alteración de la autorregulación del flujo cerebral con dilatación de la arteria cerebral o lesión por reperfusión.

Las convulsiones generalmente ocurren en consumidores crónicos, pero también pueden presentarse en la primera intoxicación, por lo común minutos después del uso pero, en algunos casos, pueden aparecer hasta 24 horas después. Se cree que la acumulación intrasináptica de neurotransmisores excitatorios (especialmente serotonina) precipita la actividad epileptiforme. Los resultados de los experimentos en animales indican que las convulsiones inducidas por cocaína son una consecuencia del efecto en el transportador de serotonina (5-HT) en conjunto con efectos sobre neuronas muscarínicas y receptores sigma. Otros neurotransmisores como el ácido γ-aminobutírico (GABA) puede estar involucrado en el proceso. La cocaína inhibe en forma no competitiva las corrientes generadas por el GABA en membranas neuronales, lo que sugiere que el complejo receptor/canal GABA también es un objetivo para ella y puede contribuir a las convulsiones y los receptores NMDA. La eritrocitosis, al igual que el aumento en la viscosidad de la sangre y del factor de Von Willebrand, podrían favorecer la trombosis intravascular. Por lo tanto, los usuarios de cocaína pueden estar sujetos a un flujo cerebral disminuido, incluso ante un gasto cardíaco normal.

Los eventos hemorrágicos relacionados con el consumo de cocaína suelen aparecer preferentemente por clorhidrato de cocaína. Presentando un riesgo mayor de hemorragia subaracnoidea secundaria a la rotura aneurismática y los hematomas intraparenquimatosos por malformaciones arteriovenosas son explicados por la hipertensión generalizada tras el consumo.

Las complicaciones pueden ocurrir tardíamente, pero en la mayoría de los pacientes suelen aparecer dentro de las primeras horas posteriores al consumo.

Cinética

La absorción es buena por todas las mucosas. La vía nasal es la más utilizada; por su uso reiterado produce epistaxis, cambios inflamatorios y perforación del tabique secundarios a la vasoconstricción. Se se ingiere es pobremente absorbida en estómago, pero rápidamente en duodeno. Por vía intravenosa es liberada a la circulación en un 100%. Esta fue la vía de elección de los adictos en la década del 80; presentó flebitis, induración de trayectos venosos, celulitis. El comienzo de acción de la droga por esta vía es casi inmediata. Los pulmones proveen una gran área de absorción para el vapor cuando se fuma la cocaína base o *crack*, en forma de cigarrillos o en pipa; la absorción depende de la técnica y temperatura y alcanza desde el 20 hasta el 90%, siendo sus efectos casi similares a la aplicación intravenosa. El volumen de distribución es de 1,2 a 1,9 (L/kg). El 80% se metaboliza por esterasas hepáticas y colinesterasa plasmática a **benzoil ecgonina (semivida: 7,5 horas)**. El 20% restante es metabolizado por N-demetilación hepática a **norcocaína**. Se metaboliza espontáneamente a **metil éster ecgonina (semivida: 4 horas)**. Sus metabolitos se excretan por orina durante 24 a 36 horas, pudiendo encontrarse trazas hasta 7 a 10 días posteriores a solo un único consumo.

El uso concomitante de alcohol y cocaína da lugar a la formación de un compuesto activo: etil benzoil ecgonina o **cocaetileno**, que es sintetizado en hígado por transesterificación que adiciona un grupo metil extra a la cocaína; esto ocurre en la fracción microsomal, pero se desconocen las enzimas involucradas. Se trata de una molécula no polar que atraviesa la barrera hematoencefálica fácilmente e iguala la concentración de cocaína en cerebro. Se demostró que bloquea la recaptación de dopamina, **tiene una semivida más prolongada que la cocaína (semivida: 110 min)**. Se une a los transportadores de dopamina y noradrenalina, inhibiendo la recaptación de catecolaminas (primariamente noradrenalina) en las sinapsis.

Intoxicación aguda

La evidencia de los efectos cerebrovasculares de la cocaína deriva de múltiples factores. El ataque cerebrovascular (ACV) isquémico se debe a que la cocaína produce vasoespasmo y potenciaría la isquemia por varios mecanismos: acción directa sobre el calcio que media la contracción del músculo liso de las paredes arteriales, aumento de los efectos fisiológicos de las catecolaminas, autorregulación de la vasoconstricción secundaria a la hipertensión aguda, aumento de la autorregulación de la vasoconstricción secundaria a la disminución del metabolismo cerebral.

Ataque cerebrovascular hemorrágico

Ataque isquémico transitorio: el vasoespasmo ha sido descrito como su mecanismo.

Las convulsiones son generalmente tónico-clónicas generalizadas y, en casos más graves, se presentan como estado de mal epiléptico.

La cefalea es una manifestación frecuente y suele ser de causa multifactorial. Otras complicaciones vasculares: cefalea migrañosa, vértigo, acúfenos, visión borrosa, temblor, ataxia, hemiparesia transitoria (probablemente por vasoespasmo o trombosis), hemorragia subaracnoidea, estos últimos más frecuentes y asociados a malformaciones cerebrales; el mecanismo se debe a aumento de la presión arterial o a vasculitis cerebral. El delirio agitado es un síndrome con cuatro componentes que aparecen en secuencia: hipertermia, delirio con agitación, paro respiratorio y muerte.

Otras manifestaciones clínicas que acompañan al compromiso del SNC: hipertermia, arritmias cardíacas, isquemia miocárdica, infarto agudo de miocardio, insuficiencia cardíaca con volumen aumentado, disección aórtica, edema agudo de pulmón, depresión respiratoria, necrosis tubular aguda, insuficiencia renal aguda, rabdomiólisis, coagulación intravascular diseminada (CID), agregación plaquetaria, isquemia mesentérica.

Diagnóstico diferencial

Los síntomas cardinales son: midriasis, agitación, sudoración, hipertensión y taquicardia, hallazgo que pueden producir otras drogas.

El diagnóstico diferencial se debe hacer con las intoxicaciones con otros simpaticomiméticos, alucinógenos y anticolinérgicos y con el síndrome de abstinencia a sedantes, hipnóticos o etanol.

Las anfetaminas pueden producir un cuadro clínico de varias horas de duración. La intoxicación con fenciclidina se presenta con pupilas normales o pequeñas, nistagmo multidireccional y encefalopatía subintrante. Los anticolinérgicos producen piel seca y roja,

Para confirmar el diagnóstico se debe solicitar determinación de drogas de abuso en orina. Recordar que se determinan los metabolitos benzoilecgonina y metilecgonina.

Tratamiento

El tratamiento debe estar dirigido especialmente a las complicaciones que ponen en riesgo la vida: las convulsiones, las arritmias y la hipertermia.

- ABC, oxigenoterapia, plan de hidratación parenteral.
- Monitorización cardiológica.
- Convulsiones: diazepam intravenoso.
- Vasoconstricción coronaria: fentolamina (antagonista α-adrenérgico). No utilizar β-bloqueantes (propranolol) exacerba la vasoconstricción coronaria.
- Hipertensión arterial: nitroprusiato, nitroglicerina, labetalol (bloqueante adrenérgico α y β), no dar β-bloqueantes.
- Excitación psicomotriz: diazepam, lorazepam. No utilizar neurolépticos.
- Hipertermia: medios físicos, no utilizar antitérmicos.
- Rabdomiólisis: plan de hidratación amplio.
- Fibrilación ventricular y taquicardia ventricular: lidocaína.
- "Mulas" *(body packers):* radiografía (Rx) de abdomen, irrigación intestinal con polietilenglicol.

En la actualidad no se dispone de tratamiento específico que trate la adicción a cocaína. Se ha descrito, en algunas publicaciones, que los eventos tóxicos derivados de la cocaína están relacionados con el aumento del calcio, pero se requieren estudios posteriores para evaluar el tratamiento con bloqueantes cálcicos.

ÉXTASIS

Introducción

El término "drogas de diseño" o drogas de síntesis fue introducido en los años 60 en California por Gary Henderson refiriéndose a un conjunto nuevo de drogas de abuso diseñadas y sintetizadas por químicos clandestinos y que son farmacológicamente semejantes a sustancias controladas. En nuestro medio, las más utilizadas son las anfetaminas alucinógenas. Derivadas de las feniletilaminas tienen una estructura parecida a la anfetamina con un anillo bencénico y un grupo metilo.

Son probablemente las de más amplia difusión: MDMA (éxtasis, Adán), MDA (píldora del amor), MDEA (Eva). Fueron introducidas con la falsa aureola de ser atóxicas y excitantes sexuales.

La 3, 4-metilendioximetanfetamina, NMDA, éxtasis, XTC, E, es una sustancia de diseño psicoestimulante que procede de la variación de la molécula de anfetamina fenilisopropilamina. Puede encontrarse como polvo cristalino, comprimidos o tabletas. Se comercializa en comprimidos o cápsulas de 50 a 150 mg, con cantidad de sustancia activa que varía de 50 a 110 mg.

Fisiopatología

MDMA causa la liberación de serotonina (5-hidroxitriptamina, 5-HT), dopamina y norepinefrina en el sistema nervioso central. Se une e inhibe a sus transportadores de reabsorción en la sinapsis, principalmente con 5-HT; causando un aumento agudo en la concentración de estos neurotransmisores, seguido por un período de agotamiento.

Están implicados en el control del estado de ánimo, termorregulación y control del sueño, el apetito, y el sistema nervioso autónomo.

Después del consumo de MDMA, hay un aumento en los niveles sanguíneos de cortisol, prolactina, adrenocorticotropina (ACTH), hormona antidiurética (ADH), y se ha sugerido que el aumento de la prolactina puede ser responsable de la sensación de cercanía emocional.

El MDMA tiene ligera actividad de inhibición de la monoaminooxidasa (MAO) y actividad directa en varios tipos de receptores (5-HT2, M1-muscarínicos, H1-histamina y α_2-adrenérgicos), cuya importancia se desconoce.

Cinética

La absorción es buena por todas las vías; por su liposolubilidad atraviesa la barrera hematoencefálica. El pico plasmático es de 2 a 3 horas, con una duración de acción de 8 a 24 horas por vía oral. Vd: 3 a 6 L/kg. El metabolismo es hepático por el sistema citocromo P450: Hidroxilación aromática y alifática, N dealkilación, demetilación y deanimación y subsecuente oxidación. Sufre deaminación hepática e hidroxilación aromática con ácido benzoico y la excreción urinaria es altamente variable, dependiendo del pH urinario. La semivida de eliminación es de 10 horas, que se prolongan 2-3 veces cuando el pH urinario está por encima de 7,5.

Intoxicación aguda

Varios estudios epidemiológicos han demostrado un mayor riesgo de ataque cerebrovascular entre los jóvenes usuarios de metanfetamina/anfetamina. Westover y cols. llevaron un análisis por separado de ataques hemorrágico e isquémico. El uso de anfetaminas fue significativamente asociado con un aumento del 4,95% del riesgo de hemorragia, ataque cerebrovascular, el doble que el que confería la cocaína o el uso del tabaco. Huang y cols. compararon eventos de ataque cerebrovascular en una cohorte de usuarios de metanfetamina de distintas edades. El riesgo de ataque cerebrovascular hemorrágico aumentó significativamentecon respecto al accidente cerebrovascular isquémico entre los consumidores.

La hemorragia intracraneal puede ser secundaria a hipertensión arterial y taquicardia, producida por el consumo de éxtasis, incluso en ausencia de enfermedad cerebrovascular preexistente. Los aumentos transitorios de la presión arterial por acción directa como agente simpaticomimético pueden causar hemorragia intraparenquimatosa. El uso repetido puede elevar la presión arterial, aumentando el riesgo de ataque cerebrovascular, incluso en aquellos sin hipertensión de base. Como en el caso de la hipertensión esencial, el riesgo de hemorragia intracraneal se incrementa por daño en la pared de los vasos, que aumenta la probabilidad de daño con la rotura y hemorragia, en forma aguda. El uso crónico puede causar hipertensión sistémica a largo plazo, como factor de riesgo para el ataque cerebrovascular.

La hemorragia subaracnoidea inducida por metanfetamina en la ausencia de aneurisma o de malformación arteriovenosa puede ocurrir asociada a angitis necrosante. Se cree que la metanfetamina afecta directamente la integridad de la vasculatura, dando lugar a fibrinoides, necrosis de la íntima y media de las paredes de los vasos sanguíneos y la destrucción de su músculo vascular liso que predispone a la ruptura del vaso. Se describe que los vasos afectados tienen una apariencia "de cuentas" con estrechamiento segmentario y formación de aneurisma, conocida como arteritis cerebral. La angiografía y el examen microscópico del tejido han identificado estas anomalías después del uso intravenoso, oral e inhalatorio.

La vasculitis cerebral no es específica de la metanfetamina/anfetamina, en cambio se asocia con el uso de otras drogas, incluida la cocaína.

Síntomas psíquicos

Aumento de la locuacidad, apertura de ideas, acercamiento a los demás, euforia, felicidad, aumento del deseo sexual, despreocupación, aumento de confianza, disminución de la concentración, trastornos de la memoria anterógrada y retrógrada.

A nivel del SNC produce excitación psicomotriz, temblor, rigidez muscular, cefalea, alucinaciones, ataxia, visión borrosa, nistagmo, midriasis, hiperreflexia, hipertermia, delirio, convulsiones, coma, edema cerebral.

Otros síntomas son taquicardia, hipertensión arterial, arritmias, depresión respiratoria, taquipnea, broncoespasmo, coagulación intravascular diseminada, aplasia medular, rabdomiólisis, insuficiencia renal aguda, hepatitis, insuficiencia hepática, acidosis metabólica, hipercalcemia, hiponatremia secundaria a síndrome de secreción inadecuada de la hormona antidiurética, náuseas, vómitos, ansiedad, conducta antisocial, inestabilidad emocional, euforia, paranoia.

Tratamiento

No hay un tratamiento específico.

- Carbón activado.
- Ansiedad o agitación: benzodiazepinas.
- Convulsiones: benzodiazepinas.
- Hiponatremia: restricción hídrica. Solución salina hipertónica.
- Acidosis metabólica-corregirla especialmente si se presenta prolongación del intervalo QT utilizando bicarbonato de sodio.
- Hipertensión grave: considere labetalol.
- Hipotensión: fluidoterapia.
- Métodos de enfriamiento físicos para la hipertermia.
- Dantroleno.

OPIOIDES

Introducción

El opio es una palabra griega que significa jugo; los alcaloides se obtienen de la secreción lechosa de la cápsula de *Papaver somniferum*, conocida como amapola real o adormidera, originaria de Asia Menor.

El origen de los cultivos parece remontarse a la época neolítica. Los sumerios ya lo utilizaban con fines medicinales.

En el siglo XIX se aísla el principal alcaloide del opio, denominado morfina, en relación con Morfeo, mitológico dios del sueño. Los grandes beneficios terapéuticos se pusieron de manifiesto en la Primera Guerra Mundial. El éxito de la morfina en Europa trascendió los usos médicos para posicionarse en su uso recreativo. En un intento de encontrar un sustituto analgésico pero menos adictivo que la morfina se desarrolló la heroína, un profármaco sintético producido a partir de opio.

La heroína o diacetilmorfina es el compuesto ilegal más consumido dentro del grupo de los opiáceos. Fue retirada del mercado al demostrarse la gran dependencia física y psicológica que provocaba.

La apariencia es un polvo cristalino, blanco y fino.

Según las Naciones Unidas, los opioides, entre ellos la heroína, siguen siendo la clase de droga más nociva para la salud. En países como Estados Unidos, el uso indebido de fármacos opioides, sumado al aumento del consumo de heroína y fentanilo, ha desencadenado una epidemia combinada e interrelacionada, así como el aumento de la morbilidad y la mortalidad (Naciones Unidas).

Cinética

La heroína tiene poca o ninguna actividad en el receptor μ. Solo ejerce efecto después que se ha convertido en morfina. Es hidrolizado por esterasas séricas y hepáticas en metabolitos de morfina. Cruza fácilmente la barrera hematoencefálica. Se excreta por riñón.

La vía de administración preferida en el pasado era la intravenosa, por la baja biodisponibilidad que se obtenía por vía nasal. Actualmente, la pureza de la heroína callejera ha aumentado convirtiendo con ello a la vía inhalatoria como la opción más extendida y popular: "Chasing the dragon" –Persiguiendo al dragón– (técnica que consiste en colocar una pequeña cantidad de polvo sobre una lámina de aluminio, la cual se calienta provocando la liberación de vapores que luego son inhalados).

Mecanismo de acción

Está mediado por la activación de tres receptores: μ (mu), κ (kappa) y δ (delta).

La estimulación de los receptores μ, situados en áreas cerebrales, producen analgesia (sustancia gris periacueductal, tálamo medial), euforia y recompensa, depresión respiratoria y miosis.

Los receptores kappa y delta median en la disforia, la analgesia y los efectos psicomiméticos.

Manifestaciones clínicas

Entre las complicaciones descritas debidas a la heroína se encuentran principalmente la intoxicación aguda, la leucoencefalopatía tóxica y la atrofia.

Intoxicación aguda

El uso de cualquier opiáceo puede llevar a una intoxicación, la cual está asociada a hospitalizaciones y muerte. La tríada clínica se caracteriza por depresión del estado de conciencia, depresión respiratoria y miosis (puntiforme).

Hay personas que corren un mayor riesgo de sufrir intoxicaciones: aquellas con dependencia de opioides, las consumidoras de opioides inyectables y aquellas que los utilizan junto a otras sustancias sedantes.

Leucoencefalopatía tóxica

La leucoencefalopatía tóxica es una alteración estructural de la sustancia blanca causada por la inhalación de heroína pirolizada. Se produce una degeneración espongiforme simétrica, particularmente en la sustancia blanca cerebral y cerebelosa y en los tractos corticoespinal y solitario.

El químico en particular que causa la toxicidad por inhalación de heroína es desconocido, pero se cree que es una impureza ocasional que se activa al calentar el medicamento sobre el papel de aluminio.

Tratamiento

- ABC.
- Colocar plan de hidratación parenteral.
- Internación en unidad de cuidados intensivos.
- De la intoxicación aguda: el antagonista puro y específico es la naloxona. La dosis inicial: 0,4 a 2 mg en adultos y 0,01 mg/kg en niños, si no hay respuesta, puede aumentarse a 0,1 mg/kg en especial para algunos opiáceos como codeína, metadona y dextropropoxifeno, que requieren dosis más altas del antagonista para revertir sus efectos. Puede administrarse por vía intravenosa, subcutánea o por tubo endotraqueal. La duración del efecto del antagonista oscila entre 30 y 45 minutos, es más breve que la duración de la acción de casi todos los opiáceos. Su acción consiste en el desplazamiento y ocupación de los receptores, por lo tanto es necesario vigilar constantemente al enfermo, para indicar dosis repetidas tantas veces como sea necesario. En los casos con depresión constante se puede indicar una infusión continua de naloxona de 0,4 mg/hora.

Síndrome de abstinencia a los opiáceos

Los opiáceos naturales, semisintéticos y sintéticos actúan sobre receptores endorfínicos, produciendo con el consumo crónico tolerancia del receptor. Cuando se dejan de consumir estos compuestos en forma brusca o cuando se administra un antagonista puro como naloxona que ocupa los receptores, se manifiesta el síndrome de abstinencia.

Consiste en los síntomas físicos que se desarrollan al suspender la administración. Surge un deseo vehemente de consumir el opiáceo: a las 8-12 horas del último consumo aparece ansiedad, anhelo por la droga, sensación de debilidad, tos, lagrimeo, rinorrea, sialorrea, estornudos, irritabilidad e hipersudoración y náuseas. Es seguido de una segunda fase de intranquilidad: bostezos e insomnio y aumento de los síntomas anteriores. Una tercera fase a las 20-30 horas que llega a un máximo a las 36-72 horas y que desaparece lentamente entre los 7 y 14 días consiste en escalofríos, aumento de la temperatura corporal, hipertensión arterial, taquicardia, palidez, taquipnea, piloerección, sudoración profusa, conducta agitada, midriasis, náuseas, vómitos, salivación, cólicos abdominales y diarreas, dolores musculares, temblores, y convulsiones clónico-episódicas.

Tratamiento del síndrome de abstinencia

El tratamiento inicial se fundamenta en la sustitución del agente opiáceo por otro; el más utilizado es la metadona por la facilidad de su administración por vía oral o parenteral, ya que luego de la sustitución su supresión produce síntomas más leves.

Nosotros utilizamos para el tratamiento de la supresión de morfinosímiles: clorhidrato de clonidina en una dosis inicial de 6 μg/kg, cada 8 horas hasta 17 μg/kg día, durante 7 días; al 8 o 9 día se reduce la dosis de clonidina a la mitad, luego a un cuarto de la dosis inicial hasta la suspensión total; cuando se presenta dolor óseo, síntoma de supresión que no desaparece con este tratamiento, deben agregarse analgésicos no opiáceos.

★ **CONCLUSIONES**

El uso problemático de sustancias se asocia con un franco aumento del riesgo de sufrir un ataque cerebrovascular isquémico y hemorrágico.

El alcoholismo se vincula, entre otros problemas, a un riesgo mayor de traumatismo craneoencefálico, convulsiones y coma. La abstinencia del alcohol produce numerosas manifestaciones neurológicas.

La hipertensión arterial inducida por la cocaína se asocia con un riesgo mayor de sufrir una hemorragia subaracnoidea o intracerebral. El consumo de cocaína también puede producir convulsiones.

Está demostrado que el uso de anfetaminas y derivados de ella aumenta el riesgo de sufrir un ACV en jóvenes.

Las intoxicaciones por opioides llevan a depresión respiratoria y la abstinencia de estas drogas produce manifestaciones autonómicas y convulsiones.

La identificación de estas distintas entidades vinculadas con sustancias tóxicas es importante para implementar un tratamiento adecuado.

BIBLIOGRAFÍA

American Psychiatric Asociation. DSM-5 Manual Diagnóstico y Estadístico de los trastornos mentales. Sección II, Criterios y códigos diagnósticos. Trastornos relacionados con sustancias y trastornos adictivos, 5.ª edición. Madrid: Editorial Médica Panamericana; 2014.

Büttner A. The neuropathology of drug abuse. Current Opinion in Behavioral Sciences 2017;13:8-12.

Berman M, Paran D, Elkayam O. Cocaine-Induced Vasculitis. Rambam Maimonides Med J, 2016;7(4):e0036.

Congwu Du, Mei Yu, Volkow ND, Koretsky AP, Fowler JS, Benveniste H. Cocaine Increases the Intracellular Calcium Concentration in Brain Independently of Its Cerebrovascular Effects. J Neurosci 2006;26(45):11522-31.

Curci OH. Toxicología. La Prensa Médica Argentina. Buenos Aires, Ed. López; 2005.

Dittmar PK, Olmedo R. An Evidence-Based Approach to Cocaine-Associated Emergencies. EB MEDICINE.NET. 2008.

Estudio Nacional en población de 12 a 65 años, sobre Consumo de Sustancias Psicoactivas. SEDRONAR. Argentina 2017.

Filley CM, Kleinschmidt-DeMasters BK. Toxic Leukoencephalopathy. N Engl J Med 2001;345(6):425-32.

Geibprasert S, M. Gallucci T. Krings. Addictive Illegal Drugs: Structural Neuroimaging. AJNR Am J Neuroradiol. 2010;31(5):303-8.

Heard K, Palmer R, Zahniser NR. Mechanisms of acute cocaine toxicity, Open Pharmacol J 2008;2(9):70-8.

Hoffman R, Howland M, Lewin N, Lewis N, Goldfrank L. Tenth Edition. Goldfrank´s L. Toxicologic Emergencies. New York: Mc Graw Hill Education; 2015.

Huang X, Gub HH, Chang-Guo Zhan. Mechanism for cocaine blocking the transport of dopamine: insight from molecular modeling and dynamic simulations. J Phys Chem B. 2009.;113(45):15057-66.

Informe Mundial sobre las Drogas 2017. Naciones Unidas, mayo 2017.

Karch SB, Drummer Olaf. Karch's Pathology of Drug Abuse. 5th Edition. Boca Raton: CRC Press; 2016.

Keogh CF, Gordon T. Andrews, Sian D. Spacey, Kevin E. Forkheim and Douglas A. Graeb. Neuroimaging Features of Heroin Inhalation Toxicity: "Chasing the Dragon". AJR 2003;180(3):847-50.

Kriegstein AR, Shungu DC, Millar WS, et al. Leukoencephalopathy and raised brain lactate from heroin vapor inhalation. Neurology 1999;53(8):1765-73.

Krimer LE, Muly ECI, Williams GV, Goldman-Rakic PS: Dopaminergic regulation of cerebral cortical microcirculation. Nat Neurosci 1998;1:286-9.

Lappin JM, et al. Stroke and methamphetamine use in young adults: a review. J Neurol Neurosurg Psychiatry 2017;88(12):1079-91.

Levine SR, Brust JCM, Futrell N, Ho K-L, Blake D, Millikan CH, et al. Cerebrovascular complications of the use of "crack" form of alkaloidal cocaine. N Engl J Med 1990;323:699-704.

Martin-Schild S, Karen C. Albright, Hen Hallevi, Andrew D. Barreto, Maria Philip, Vivek Misra, James C. Grotta, and Sean I. Savitz. Intracerebral hemorrhage in cocaine users. Stroke 2010;41(4):680-4.

Nolte KB, Brass LM, Fletterick CF. Intracranial haemorrhage associated with cocaine abuse: a prospective autopsy study. Neurology 1996;46:1291-6.

Offiah C, Hall E. Heroin-induced leukoencephalopathy: characterization using MRI, diffusion-weighted imaging, and MR spectroscopy. Clinica Radiol 2008; 63(2):146-52.

Riezzo C, Fiore D, De Carlo N, Pascale M, Neri E, Turillazzi, Fineschi V. Side Effects of Cocaine Abuse: Multiorgan Toxicity and Pathological Consequences. Current Medicinal Chemistry 2012;19(33):5624-46.

Soyka M, Kranzler HR, Hesselbrock V, Kasper S, Mutschler J, Möller H-J, and The WFSBP Task Force on Treatment Guidelines for Substance Use Disorders. Guidelines for biological treatment of substance use and related disorders, part 1: Alcoholism, first revision. World J Biol Psychiatry 2017;18(2):86-119.

Talamoni M, Crapanzano G, Greco V. Guía de diagnóstico y tratamiento en toxicología. Buenos Aires: Eudeba; 2012.

Westover AN, McBride S, Haley RW. Stroke in young adults who abuse amphetamines or cocaine: a population-based study of hospitalized patients. Arch Gen Psychiatry 2007;64(4):495-502.

Yu-Ching Cheng, Ryan KA, Qadwai SA, et al. Cocaine Use and Risk of Ischemic Stroke in Young Adults. Stroke 2016;47(4):918-22.

Traumatismo craneoencefálico

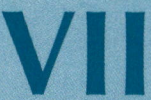

Atención inicial del paciente con traumatismo craneoencefálico

21

Gustavo Lonegro y Jorge Neira

INTRODUCCIÓN

Se define el traumatismo como el daño intencional o no intencional que se produce al organismo cuando se expone a cualquier fuente de energía (mecánica, química, térmica, eléctrica o radiante) o a la ausencia de dos elementos esenciales para la vida, como el calor (cualquier forma de hipotermia) o el oxígeno (cualquier forma de asfixia). Definido en estos términos, el traumatismo constituye una enfermedad endémica responsable de la mayor causa de muerte y discapacidad en la población joven de 1 a 45 años de edad, que, según la Organización Mundial de la Salud (OMS), se convertirá en la 3.ª causa global de muerte para el año 2030.

Según cifras de la OMS, fallecen por año en el mundo 5 millones de personas, de las cuales 900 000 son niños. De esos 5 millones, 1 200 00 personas lo hacen debido a colisiones de vehículo con motor (CVM). A ello debe agregarse el impacto de la discapacidad. Es importante considerar que el 90% de las personas que fallece por traumatismo corresponde a países de medianos y bajos ingresos.

En el gráfico interactivo de Carga Global de Enfermedades de la OMS (http://www.who.int/gho/mortality_burden_disease/causes_death/top_10/en/) del año 2015, se observa que –para todo el mundo y todas las edades– las colisiones vehiculares constituyen la décima causa de muerte. Sin embargo, cuando se filtra para la población entre 15 y 29 años, las tres primeras causas de muerte están vinculadas al traumatismo: primero, las colisiones vehiculares; segundo, las lesiones autoinfligidas (suicidios); tercero, la violencia interpersonal (homicidios) y en el 9.° y 10.° lugar, el ahogamiento y la violencia colectiva e intervención legal, respectivamente.

Queda claro que, de las diez causas de muerte, 5 están relacionadas con el traumatismo. Esta atomización muestra a las claras que el traumatismo sigue siendo la "enfermedad negada de la sociedad moderna", como definió el *Institute of Medicine* de los Estados Unidos, en el año 1966.

El hecho de considerar sus causas como independientes unas de otras, cuando no lo son, atenta contra la implementación de estrategias adecuadas de prevención: primaria (evitar que se produzca el hecho), secundaria (mientras el hecho se produce, la persona se protege) y terciaria (una vez producida la lesión, recuperar al paciente con la menor secuela posible y reinsertarlo a su familia, su sociedad y su trabajo).

Es importante tener en cuenta que las lesiones producidas por el traumatismo son la consecuencia de una cadena causal de **hechos y circunstancias**, que siempre son **previsibles y prevenibles** y, por lo tanto, **no son accidentales**. Es por todos conocida nuestra insistencia, compartida con otras entidades científicas nacionales e internacionales, en la necesidad de erradicar el **término accidente**, ya que este no ayuda a definir los hechos e impide a la comunidad entender los mecanismos de producción de las lesiones y, por lo tanto, percibir el riesgo de su producción y las estrategias de su prevención.

Las discapacidades suelen presentarse en pacientes que en su mayoría son jóvenes sanos, cuya problemática se prolonga a lo largo de toda su vida. Para poder cuantificar esta situación es especialmente útil la medición de la carga de la enfermedad en términos de años de vida ajustado por discapacidad (DALYs): el DALY representa la diferencia entre el estado de vida actual y el de una población ideal que vive hasta la vejez, libre de enfermedades y discapacidades.

En el año 2010, la carga mundial de morbilidad fue 2490 millones DALYs (361/1000 habitantes), de los cuales 11,2 % fueron traumatismos (278,6 millones DAYLs), 29% de estas lesiones fueron en eventos de tránsito vehicular, 12,6% relacionadas con caídas y 9,16% con la violencia interpersonal.

De los pacientes que fallecen por traumatismo, el 60% lo hace en la etapa prehospitalaria y, de los que fallecen en el hospital, el 40% lo hace en las primeras 4 horas. Estas horas han sido denominadas "la hora de oro", porque la adecuada atención del paciente es crucial. Es importante destacar que el traumatismo craneoencefálico (TCE) es responsable del 60% de las muertes de los pacientes, seguidas de la hemorragia que constituye alrededor del 30%. Sin embargo, la hemorragia es la primera causa de muerte al ingreso en el departamento de emergencias (DE), la primera causa de muerte en el quirófano y que, además, es la responsable, debido a la hipoperfusión sostenida, del fallo multiorgánico que se instala en el paciente y que puede complicar su evolución y eventualmente llevarlo a la muerte.

La **normatización de la atención inicial hospitalaria** del paciente traumatizado sirve para resolver rápida y efectivamente la mayoría de las situaciones que pueden presentarse. Esa sistematización implica la rápida estabilización del paciente traumatizado grave, para salvar la mayor cantidad de vidas en ese período inicial postraumático crucial, de aproximadamente 1 hora al que, para enfatizar su importancia, como mencionamos se denomina, **la hora crítica o período de oro**. Durante este período debe realizarse una reanimación criteriosa, hasta lograr acceder a la resolución quirúrgica necesaria para dicho paciente.

Una parte crucial en el salvataje de los pacientes traumatizados inestables es el rápido transporte al centro capaz de proveer cuidado definitivo. El método más directo de transporte con el menor retraso es esencial para maximizar la supervivencia (**llevar al paciente indicado, en el tiempo indicado al lugar indicado**). En cuanto al **lugar indicado**, recomendamos la lectura del Consenso de la Coalición Intersocietaria para la Certificación Profesional y la Acreditación Institucional en Trauma, Emergencia y Desastre (CICCATED), convocado por la Academia Nacional de Medicina y con la participación de 18 sociedades científicas vinculadas a la atención del paciente traumatizado, donde se definen los criterios para la designación de centros de Nivel I, II y III. Este consenso denominado **Categorización de centros para la atención del paciente traumatizado en la República Argentina-Bases para la implementación de un Programa Institucional**, se puede obtener en el siguiente link: http://www.acamedbai.org.ar/pdf/Libro-Academia-Nacional-de-Medicina-CONSENSO-2010-CD-OK.pdf. Un interesante ejercicio para aquellos integrantes del equipo de salud que reciben pacientes traumatizados es evaluar con qué elementos cuenta su institución y qué le faltaría para poder categorizarse en cada uno de esos niveles.

DEFINICIÓN DE POLITRAUMATISMO

Uno de los inconvenientes en la denominación de la gravedad del paciente traumatizado radica en la definición de politraumatismo. En la nomenclatura estadounidense se utiliza, habitualmente, la definición de **traumatismo múltiple**:

- Lesión en 2 cavidades
- Lesión en 1 cavidad + 2 fracturas mayores (proximales) o
- 2 o más lesiones con riesgo de muerte en combinación o 1 lesión con riesgo de muerte

También se utiliza la definición de **traumatismo mayor** como la presencia de una puntuación de gravedad de lesiones (ISS, *Injury Severity Score*) ≥ 16.

La definición de **politraumatismo** no contaba con un consenso amplio en la comunidad científica, tanto que –al evaluar la gravedad de los pacientes con distintos observadores– se detectaron variaciones entre un observador y otro que eran muy amplias. Debido a esta situación, Pape propuso incorporar datos fisiológicos y se analizaron registros de gravedad de pacientes traumatizados hasta llegar a la definición conocida como **acuerdo de Berlín**.

En este acuerdo, el **politraumatismo** es definido como una lesión significativa (escala abreviada de lesiones AIS, [*Abbreviated Injury Scale*]) ≥ 3), en por lo menos 2 de las siguientes 6 regiones del cuerpo:

- Cabeza, cuello, columna cervical
- Cara
- Tórax y columna torácica
- Abdomen y columna lumbar
- Miembros y pelvis ósea
- Piel

Más alguna de las 5 condiciones patológicas estandarizadas:

- Edad ≥ 70 (OR 2,99)
- Razón internacional normalizada (RIN) > 1,5 o APTT (TTPa, tiempo de tromboplastina parcial activada) ≥ 40 s (OR 5,81)
- Tensión arterial sistólica (TAS) ≤ 90 mm Hg (OR 4,9)
- Exceso de base (EB) ≤ −6 (OR 3,32)
- Puntuación de la Escala de Coma de Glasgow (GCS) ≤ 8 (OR 4,17)

Es importante aclarar que "miembros y pelvis ósea" constituyen 1 región del cuerpo y, si el paciente no presenta lesión en otra región, estas lesiones no corresponderán a un politraumatismo. Estadísticamente, en el paciente con politraumatismo, es más frecuente la lesión torácica que la lesión abdominal. Las lesiones en el resto de las regiones son menos frecuentes. Como se observa, las variables fisiológicas enunciadas son las que poseen las OR más significativas con respecto al impacto sobre la mortalidad del paciente.

TRAUMATISMO CRANEOENCEFÁLICO

El traumatismo craneoencefálico (TCE) se produce cuando una fuerza mecánica externa genera lesión cerebral, que habitualmente resulta de un golpe (lesión local) o de una desaceleración violenta.

El TCE puede ser:

- **Cerrado o contuso o romo:** es aquel en el que no se ha producido una solución de continuidad en la barrera natural de la piel, que mantiene su continuidad histológica, aunque por debajo pueden encontrarse graves lesiones internas. Los mecanismos más comunes son:
  - Compresión por golpe directo.
  - Aceleración/desaceleración que, de acuerdo con el mecanismo, puede ser horizontal (es el más común en la colisión vehicular) o vertical (caída de altura).

- **Penetrante:** es aquel en el que se ha producido una solución de continuidad en la cubierta cutánea, independientemente de la cuantía de las lesiones internas.

Si bien es más frecuente el traumatismo cerrado, el penetrante sigue en aumento en forma proporcional a los niveles de violencia y de las situaciones de conflictividad social. Los traumatismos penetrantes pueden ser producidos por armas de fuego de baja, mediana o alta velocidad o por armas cortopunzantes (cuchillos, navajas, objetos empalados, entre otros).

Asimismo, el TCE puede ser **puro o combinado**, cuando se asocia a otras lesiones extracraneales.

Formas de categorización del TCE

Desde el punto de vista de su gravedad el TCE puede ser clasificado como:

- Leve. Es aquel paciente que, a su llegada al centro de atención, presenta una puntuación de la GCS de 14 o 15 puntos, que haya presentado un traumatismo contuso de cráneo con o sin antecedente de pérdida de la conciencia o amnesia postraumática. Es importante recordar que una lesión intracraneal significativa puede ocurrir sin amnesia ni pérdida de conciencia.
  El Test de Amnesia Postraumática (A–WPTAS, https://www.ourphn.org.au/wp-content/uploads/2017/03/A_WPTAS scale-for-Head-injury. pdf) puede ser utilizado en el DE para identificar pacientes con deterioro cognitivo con mayor riesgo de lesión y síntomas posteriores a la contusión. Los pacientes pueden clasificarse en grupos de riesgo "alto" y "bajo" basados en el riesgo de sufrir complicaciones de su lesión leve en la cabeza. Estos criterios pueden consultarse en las guías A-WPTAS cuya cita figura en la bibliografía.

Los factores que convierten al TCE leve en potencialmente grave o de alto riesgo e indican requerimiento tomográfico, de acuerdo con su momento evolutivo, son los siguientes:
  - En la evaluación inicial:
    o GCS < 15, 2 horas después del traumatismo (incluyendo ingesta de alcohol o drogas).
    o Déficit focal neurológico.
    o Sospecha clínica de fractura de cráneo.
    o Vómitos.
    o Coagulopatía conocida o tratamiento anticoagulante.
    o Edad > 65 años.
    o Convulsiones.
    o Pérdida de la conciencia > 5 minutos.
  - En el control evolutivo:
    o Disminución de la puntuación en la GCS.
    o Cambios persistentes del estado de alerta, comportamiento o cognitivo.
    o Amnesia postraumática persistente (A-WPTAS < 18/18 a las 4 horas posteriores al traumatismo).
    o Vómitos persistentes (2 ocasiones).
    o Cefalea persistente.
  - Se requiere juicio clínico cuando:
    o La GCS inicial continúa siendo 14, pero luego de 2 horas del traumatismo (incluyendo ingesta de alcohol o drogas)
    o Lesión en el cuero cabelludo.
    o Asociado con daño de múltiples sistemas.
    o Mecanismo peligroso de daño.
    o Trastornos neurológicos o neurocirugía previa.
    o Síntomas neurológicos retardados.
- Moderado: 9 a 13 puntos de la GCS.
  Los pacientes con 13 puntos en la GCS tienen una alta probabilidad de lesión intracraneal y esta no debe considerarse como traumatismo leve.
- Grave: entre 3 y 8 puntos de la GCS (**cuadro 21-1**).

Tratamiento inicial del paciente traumatizado con TCE

El evento traumático se puede presentar en 2 escenarios posibles, un escenario urbano o un escenario rural. Depende de donde se produzca el evento, el uso de los recursos y logísticas deben ser diferentes.

Como comentamos, es trascendental transportar al "paciente indicado", al "lugar indicado", en el "tiempo indicado". En este aspecto, la evidencia de la forma de traslado es motivo de controversia sobre si es conveniente, en las zonas urbanas, el traslado rápido o activar el servicio de emergencias médica (SEM) para realizar una estabilización inicial y luego el traslado. En zonas rurales o en las urbanas pero distantes del

Cuadro 21-1. Categorización del traumatismo craneoencefálico

	Leve	Moderado	Grave
Puntuación en la GCS	14-15	9-13	3-8
% del total de eventos traumáticos	80	10	10
TC anormal	5-15%	30-50%	60-90%
Neurocirugía	1-3%	5-30%	30-50%
Mortalidad	< 1%	10-15%	30-50%
Buen estado neurológico al alta*	> 90%	20-90 %	< 20%

* Independencia laboral o escolar.
GCS: Escala de Coma de Glasgow; TC: tomografía computarizada.
Modificado de: Initial Management of Closed Head Injury in Adults, 2.nd edition.

hospital de recepción, donde los tiempos de hipoperfusión hasta llegar al sitio de atención pueden ser muy prolongados, la evidencia es más fuerte por lo cual es recomendable asegurar una adecuada atención inicial.

En la década del 90 se estableció el concepto de "control de daño", orientado a las cirugías del traumatismo grave, que implica el tratamiento inicial de todas las lesiones que comprometen la vida del paciente con cirugías abreviadas. Estas estrategias consisten, en su mayoría, en asegurar una adecuada ventilación, efectuar el control temprano del foco hemorrágico, derivar (*shunts*) los vasos sanguíneos seccionados, efectuar el "empaquetamiento" compresivo (*packing*) de las lesiones parenquimatosas sangrantes (incluyendo los *packs* preperitoneales en lesiones pelvianas) y detener la contaminación intestinal, para permitir una reanimación adecuada antes de realizar el tratamiento definitivo del traumatismo.

La planificación para realizar un buen control de daño debe comenzar por el equipo de atención prehospitalaria, el cual debe asegurar el control de los focos hemorrágicos compresibles y comunicar, al DE de la institución que lo recibe, las características clínicas y el estado evolutivo del paciente que ingresa.

Reanimación prehospitalaria

Conceptualmente, existen 2 modelos propuestos para el tratamiento inicial del paciente traumatizado, tanto en zona rural como urbana; estos son:

- "Cargar y correr".
- "Quedarse y actuar".

El primer término se refiere a que, cuando el equipo prehospitalario accede al lugar del evento traumático,

ingresa al paciente en la ambulancia con las medidas de seguridad adecuadas y se retira al centro de atención hospitalario.

La segunda opción se refiere a establecerse en el lugar y comenzar una terapéutica de reanimación el tiempo que se considere necesario.

Una alternativa más adecuada consiste en llegar a la escena, cargar al paciente traumatizado de acuerdo con la norma vigente (ITLS®, PHTLS®, Socorrismo Avanzado® o similares) e instituir la terapéutica en ruta hacia el centro hospitalario. Este modelo se denomina coloquialmente "cargar y actuar".

La elección del método utilizado depende de la situación, ubicación y escena en que se encuentre el paciente. El método de "quedarse y actuar" es el más utilizado en caso de paro cardiocirculatorio no traumático en domicilio y vía pública ya que –si se cuenta con todos los elementos necesarios (vía aérea, ventilación, cardioversión y medicación adecuadas)– el paciente puede recuperar la circulación espontánea y luego trasladarse asistido por el equipo actuante.

En cambio, la reanimación del paciente traumatizado posee 2 momentos de relevancia crítica que se definen como:

- **Los 10 minutos de platino:** implica el tiempo que debe transcurrir desde la llegada del equipo de asistencia médica hasta el inicio de su traslado.
- **La hora de oro:** el tiempo para definir qué lesiones tiene el paciente y efectuar el "control de daño" en casos de traumatismo grave, una vez ingresado en el área de trauma del DE.

Va más allá de las características de este capítulo extendernos en las características de cómo debe efectuarse la atención inicial del paciente traumatizado. Esta estrategia está claramente expuesta en los lineamientos del Curso ATLS® (*Advanced Trauma Life Support*) del

American College of Surgeons (Colegio Estadounidense de Cirujanos), de la Atención Inicial de Pacientes Traumatizados de la Comisión de Trauma de la Asociación Argentina de Cirugía y de otras publicaciones que recomendamos en la bibliografía.

A continuación, estableceremos algunas características que se plantean en la atención inicial del paciente traumatizado con TCE, sea este puro o asociado a otras lesiones extracraneales.

Con respecto a la vía aérea y ventilación de los pacientes, realmente es bastante discutido si se debe o no intubar al paciente en la etapa prehospitalaria, ya que cierta evidencia de la combinación entre intubación prehospitalaria e hipotensión se asoció con peor supervivencia. Por ello, se deben extremar las medidas para asegurar el control temprano del foco hemorrágico de las lesiones compresibles (vendajes hemostáticos, torniquetes, cincha pelviana, etc.) para evitar el sangrado que contribuya a la hipoperfusión tisular.

Si se plantea la necesidad de que el paciente requiere ser intubado, es conveniente efectuar la intubación en el camino hacia el centro de atención. Es conveniente contar con equipos que permitan la videointubación para facilitar el acceso a la vía aérea cuando este sea necesario. Entre los pacientes que necesitan asegurar una **protección temprana de su vía aérea** se encuentran:

- Traumatismo craneoencefálico con trastornos de conciencia e imposibilidad de proteger su vía aérea.
- Compromiso de las vías aéreas.
- Lesiones por inhalación.
- Traumatismo directo en vías respiratorias.
- Hipoxemia que no se corrige con ventilación no invasiva.

En pacientes portadores de TCE es de vital importancia realizar la ventilación con monitorización de $PaCO_2$ entre 30 y 35 mm Hg, ya que hay estudios que muestran que la mortalidad empeora cuando la $PaCO_2$ se encuentra por fuera de estos rangos. Para ello es fundamental contar con capnógrafos cualitativos para la etapa prehospitalaria y cuantitativos al ingreso en el área de trauma del DE.

Es importante aclarar que intubar a un paciente politraumatizado puede llegar a ser complejo, ya que sus propias lesiones pueden dificultar la maniobra. Para ello es imprescindible contar con todas las alternativas que ofrecen los equipos de vía aérea difícil desde la utilización de la máscara laríngea (Fastrach® y similares), la guía Frova, la intubación guiada por video, la cricotiroideotomía, entre otros, cuando la visualización de la glotis es inadecuada.

También al ventilar con presión positiva se puede transformar un neumotórax simple en hipertensivo o producir una disminución del retorno venoso debido tanto a la hipovolemia por la pérdida sanguínea asociada al traumatismo como a la auto-PEEP que se genere. Ambos eventos producen hipotensión en el paciente, complicando su evolución.

Con respecto a la circulación, los parámetros para medir en campo deben ser la tensión arterial sistólica (TAS) y la frecuencia cardíaca (FC). Sin embargo, no siempre se encuentran las condiciones adecuadas para el registro de la tensión arterial (ruido, movimiento). La presencia de un sensorio deprimido se asocia a una TAS < 70 mm Hg y la ausencia de pulso radial a una TAS < 60 mm Hg. En estos casos, hipotensión con sospecha de hemorragia, el paciente debe ser trasladado de forma urgente al centro de atención hospitalaria. Si es portador de un traumatismo penetrante con sospecha de hemorragia no compresible (traumatismo de tórax, abdomen y/o contenido pelviano), se puede comenzar una infusión con cristaloide isotónico (solución salina normal en caso de TCE) en bolos de 250-500 mL y comprobar la reaparición del pulso radial o la recuperación del sensorio y trasladar con urgencia al paciente al hospital, ya que lo que requiere es un acceso rápido al quirófano. En casos de hemorragia controlada (lesiones compresibles) en paciente con traumatismo cerrado (extremidades, pelvis ósea), puede utilizarse la infusión de cristaloides como solución de Ringer lactato, si el paciente no presenta TCE, o salina normal si lo presenta.

Dadoo efectuó una reciente revisión (2017) sobre la administración prehospitalaria de líquidos en el paciente traumatizado. Su conclusión es que los protocolos de los SEM variaron en los pacientes hipotensos en los valores de TAS, dosis de líquidos (bolos desde 200 mL hasta infusiones de 1000 mL) y tipo de líquidos de infusión (solución salina normal, de Ringer lactato o ambas). Considera necesario efectuar ensayos clínicos para determinar el uso óptimo de líquidos intravenosos en pacientes hipotensos.

La revisión de Hußmann (2011) encontró que el reemplazo moderado de volumen (hasta 1500 mL) en la etapa prehospitalaria en pacientes con traumatismo grave se asoció con una mejor evolución clínica. El reemplazo de altos volúmenes de líquidos (> 2000 mL) se asoció con coagulopatía temprana y aumento del tiempo de rescate. Por este motivo, sugiere trasporte rápido al hospital e implementación de hipotensión permisiva con restricción de volumen durante el rescate de pacientes con traumatismo y sangrado intenso.

El concepto de **hipotensión permisiva**, intentando lograr un objetivo de **TAS de 80-90 mm Hg** hasta lograr el control quirúrgico de la hemorragia, es aceptado como "end point" en la reanimación inicial en pacientes sin TCE. Este enfoque es beneficioso para los pacientes con daño de órgano sólido o vascular, aunque puede ser perjudicial para aquellos con hipertensión endocraneal, en los que se recomienda mantener una **TAM alrededor de 80-90 mm Hg**.

Reanimación en el departamento de urgencias hospitalarias

Idealmente, cuando el paciente arriba al DE, se le debe asegurar una continuación de la atención implementada en la epata prehospitalaria, si la hubo, o efectuar la atención inicial normatizada en el área de trauma del DE. Es fundamental, que exista una protocolización preestablecida que asegure una gestión adecuada de la atención inicial, teniendo en claro qué acción realizará cada miembro del equipo de trauma del DE (médicos, enfermeros, asistentes, etc.).

Se han propuesto dos modelos de trabajo en el DE: **horizontal y vertical**.

El **modelo horizontal** consiste en que diferentes profesionales del equipo de salud realizan tareas en forma simultánea (un médico a cargo de la vía aérea y la ventilación - A y B; otro a cargo de la circulación con control de hemorragia - C - C; una enfermera que colabora con A-B, una segunda que colabora con C-C; un asistente administrativo que recaba los datos disponibles del paciente, etc. Es imprescindible que exista un jefe de equipo, con funciones de líder para marcar las prioridades y encargado de supervisar y organizar la tarea de todo el equipo multidisciplinario. Estos equipos deben estar presentes las 24 horas los siete días de la semana (24/7). También es fundamental que exista una enfermera coordinadora de trauma, encargada de la organización logística de todo lo necesario para que estas actividades se efectúen en tiempo y forma y un Director del Programa de Trauma en la institución.

Con respecto al modelo vertical, la función de reanimador y jefe del equipo corresponden a la misma persona, quien debe realizar la mayoría o todas las intervenciones, diagnósticos y plan de acción. Generalmente es un modelo de zonas rurales o de hospitales de baja complejidad. No obstante, la capacitación profesional en traumatismo de estos profesionales debe ser la misma y lo ideal es que las instituciones estén vinculadas entre sí a fin de lograr la implementación de sistemas de traumatismo inclusivos.

Uno de los puntos más importantes para solucionar es la reanimación del paciente y el control definitivo de la hemorragia. Con respecto a la reanimación de volumen, como comentamos, la solución de Ringer lactato (Na^+ 130 mEq, Cl^- 109 mEq, K^+ 4 mEq, Lactato 27,7 mEq, Ca^{2+} 2,7 mEq, 272,8 mOsm/L) es el más utilizado tradicionalmente, aunque se ha demostrado que en grandes cantidades se comporta como proinflamatorio.

La mezcla de lactato más utilizada es la mezcla racémica (DL + LL). La forma L-lactato es la más fisiológica, es metabolizada por la enzima láctico-deshidrogenasa, mientras que la forma D-lactato se metaboliza por medio de la D-a-deshidrogenasa. En los seres humanos, el aclaramiento del D-lactato es 30% más lento que el del L-lactato. La concentración plasmática de D-lactato es, usualmente, < 0,02 mMol/L. Las concentraciones > 3 mMol/L pueden asociarse a encefalopatía. Un daño hepatocelular o una menor perfusión hepática asociada a hipoxia disminuye el aclaramiento de lactato y, en consecuencia, aumenta el riesgo de daño cerebral. Por este motivo, se recomienda la administración de Ringer Lactato con solo LL (levo-lactato), lo que podría prevenir la acción deletérea sobre el endotelio.

Por otra parte, la solución salina normal (mal denominada "solución fisiológica", porque tiene 154 mEq/L de Cl^- y de Na^+ y 308 mOsm/L) cuando se administra en grandes cantidades produce acidosis hiperclorémica. Recientes experiencias en conflictos bélicos muestran que el uso temprano de hemocomponentes puede estar asociado a un mejor resultado en los pacientes con sangrados masivos y que la utilización exagerada de soluciones cristaloides (> 80 mL/kg) puede aumentar la mortalidad.

Por este motivo, debe enfatizarse que es fundamental asegurarle al paciente un control temprano del foco hemorrágico, comprimiendo las hemorragias compresibles (generalmente asociadas a traumatismo cerrado) y asegurando la cirugía temprana en las no compresibles (generalmente asociadas a traumatismo penetrante), y reponer con rapidez soluciones cristaloides tratando de administrar hemocomponentes en forma temprana para no excederse con los cristaloides.

Es importante tener en cuenta los efectos adversos de los hemocomponentes asociados al TRALI (*Transfusion Related Acute Lung Injury*) y al TACO (*Transfusion Associated Cardiac Overload*). El TRALI es un síndrome clínico relativamente raro, con riesgo de muerte, caracterizado por insuficiencia respiratoria aguda y edema pulmonar no cardiogénico durante una transfusión de hemocomponentes (indistinguible del síndrome de dificultad respiratoria aguda [SDRA]) o después de ella. Se atribuye una incidencia de 1 c/5000 transfusiones de cualquier hemocomponente. Su causa puede deberse a un episodio mediado por anticuerpos transfundidos contra el antígeno leucocitario o anticuerpos antigranulocito. Otra opción podría corresponder a activación endotelial y secuestro de neutrófilos por el traumatismo asociado a la transfusión de sustancias con capacidad de modificar la respuesta biológica que activa los leucocitos adheridos, produciendo daño endotelial y aumento de permeabilidad capilar. El TACO se asocia a balance positivo de líquidos y alto flujo transfusional. Se caracteriza por dificultad respiratoria y edema pulmonar agudo producidos por sobrecarga ventricular izquierda. En pacientes alojados en unidad de cuidados intensivos (UCI) se ha informado una frecuencia de 1 por cada 356 componentes de la sangre transfundida y una mortalidad del 20%.

Un aspecto muy importante para tener presente es la coagulopatía del traumatismo. El paciente traumatizado puede presentar dos tipos de coagulopatía. La más frecuente es la **coagulopatía secundaria** a la reanimación. En estos casos, en el paciente que ha recibido cristaloides en cantidades significativas se hemodiluyen los factores de coagulación y las plaquetas. Si bien, al inicio, existe un aporte de plaquetas a la circulación por parte de la médula ósea, las plaquetas comienzan a descender por debajo de su efecto hemostático, así como los factores de coagulación. Asimismo, la hipotermia disminuye la actividad de las enzimas de la coagulación y la acidosis metabólica disminuye la generación de protrombina. En estos casos, si bien la corrección de la hipotermia consigue una rápida reversión del efecto de esta sobre las enzimas, el tratamiento de la acidosis metabólica mediante una adecuada reanimación del paciente necesita un tiempo para que se genere nueva protrombina. La asociación de hipotermia, hipoperfusión y acidosis metabólica se ha denominado "tríada de la muerte" y, cuando se presentan en forma conjunta, se asocian a coagulopatía en más del 90% de los casos. Es obvio que en estas circunstancias es fundamental prevenir la hipotermia y reponer factores de coagulación junto con los glóbulos rojos, plaquetas y crioprecipitados.

Se denomina transfusión masiva a la transfusión de una volemia (70 mL/kg o 7% del peso corporal total, equivalente a 10 unidades de eritrocitos para 70 kg de peso corporal) en menos de 24 horas o la mitad de la volemia en menos de 3 horas. En estos casos, el protocolo de transfusión debe incluir 8 unidades de glóbulos rojos desplasmatizados (GRD) más 8 unidades de plasma fresco congelado (PFC), un concentrado plaquetario (6-8 dadores) y 10 UCrios. Los GRD aportan transporte de oxígeno, el PFC factores de coagulación, especialmente los lábiles (FV y FVIII), el concentrado de plaquetas, obviamente plaquetas, y los Crios, factor I (fibrinógeno) y Von Willebrand. La transfusión en proporciones iguales de GRD, PFC, plaquetas y crioprecipitados está recomendada en pacientes que requieran más de 8 unidades de glóbulos rojos, en las primeras 24 horas de la reanimación.

Otra forma de coagulopatía es la **coagulopatía primaria**, que se presenta en el 25% de los ingresos de traumatismo grave con sangrado intenso y marcada hipoperfusión tisular. Se debe a una alteración del complejo trombomodulina/trombina asociada a proteína C, que produce inhibición de los factores V y VIII y activación de la fibrinólisis. El estudio CRASH II mostró una disminución de la mortalidad con el uso del ácido tranexámico, durante las primeras tres horas desde el traumatismo hasta el ingreso en el DE.

Además, en casos de coagulopatía primaria, el aporte 1:1:1:1 (PFC:GRD:Plaq:Crios) es el que se ha asociado con mayor sobrevida y el aporte temprano de PFC es una herramienta de gran utilidad. Esta estrategia se denomina **control del daño asociado a la reanimación (CDR) o reanimación hemostática (RH)**. Puede accederse a una excelente revisión (2017) de la EAST (Eastern Association for the Surgery of Trauma) en las lecturas recomendadas. En él, Cannon refiere que el CDR puede mejorar significativamente los resultados en pacientes traumatizados con sangrado grave y que un protocolo de transfusión masiva-control de daño asociado a la reanimación (TM/DCR) incrementa la sobrevida. Encuentra que una alta relación de plaquetas y PFC/GRD reduce la mortalidad asociada a la hemorragia y probablemente también las otras causas de mortalidad. Asimismo, recomienda la administración hospitalaria temprana de ácido tranexámico en el tratamiento de estos pacientes.

El PFC debe ser congelado para prevenir la degradación de los factores de coagulación y requiere por lo menos 30 minutos para descongelarse. Los centros que reciben muchos pacientes politraumatizados poseen plasma descongelado para su rápida administración, ya que el tiempo de administración es fundamental en este grupo de pacientes. Es fundamental que el centro que los recibe desarrolle protocolos de transfusión masiva en conjunto con el servicio de medicina transfusional para optimizar los tiempos de administración.

Habitualmente para saber si la reanimación fue adecuada, las variables para analizar son la **tensión arterial, la frecuencia cardíaca y el ritmo diurético** en lo que respecta a los signos clínicos. El índice de shock (que consiste en la FC dividida por la TAS) es un elemento simple para evaluar rápidamente la respuesta a la expansión. También son importantes el ácido láctico y el exceso de base, ya que son variables predictivas de supervivencia.

Es importante tener en cuenta que los parámetros clínicos antedichos son de aparición tardía. Basados en la hipovolemia generada a individuos normales por la utilización de cámaras de presión negativa de la mitad inferior del cuerpo, aparecen como elementos más promisorios en la monitorización continua de aquellos que detectan tempranamente la disminución del volumen sistólico (VS), tales como la variación de la presión de pulso (VPP), la variabilidad de la curva de TA, el aumento de la onda R en la monitorización del electrocardiograma (ECG) y sus combinaciones. Asimismo, la determinación de la saturación tisular de oxígeno (StO_2) mediante la saturometría continua en la eminencia tenar (aún en investigación) permitiría una monitorización continua en forma similar a una lactacidemia continua.

Desde el punto de vista de la evaluación de la coagulopatía, las determinaciones habituales del coagulograma (TTPa, tiempo de protrombina (TP), plaquetas y fibrinógeno) tienen el inconveniente de que se alteran por la temperatura a la que se lo mide y que tardan un tiempo, en general, de al menos 30 minutos. Esta situación determina que, cuando se los recibe, el paciente ya ha cambiado su estado hemodinámico y transfusional. Para ello, las determinaciones viscoelásticas de la coagulación, como la tromboelastografía

(TEG) y la tromboelastometría (TEM) permiten la evaluación global de la coagulación en tiempo casi real (se pueden observar en un monitor periférico) y, a los 10 minutos, observar de qué manera se activó la coagulación (factores de coagulación) y el grado de apertura y amplitud de la curva (plaquetas y fibrinógeno), lo que facilita guiar la administración de hemocomponentes (PFC, plaquetas y crioprecipitados/concentrado de fibrinógeno). En unos minutos más, puede observarse en la TEG/TEM la respuesta fibrinolítica del paciente y decidir su terapéutica. Recomendamos seguir un protocolo de evaluación y tratamiento basado en la 4.ª edición de las Guías Europeas de sangrado grave y coagulopatía postraumática.

Algoritmo para el tratamiento inicial del paciente traumatizado con TCE

Como mencionamos, según las normas del curso ATLS® del Comité de Trauma del *American College of Surgeons* y las de la Comisión de Trauma de la Asociación Argentina de Cirugía, la evaluación inicial del paciente traumatizado comienza con un primer examen basado en:

- A. Vía aérea permeable con protección de la columna cervical.
- B. Respiración (ventilación y oxigenación).
- C. Circulación (reposición de volumen) con control de hemorragia.
- D. Evaluación del deterioro neurológico.
- E. Exposición completa del paciente.

Este primer examen es seguido por un examen secundario de la cabeza a los pies, por adelante y por atrás, y dedos y tubos en todos los orificios. Una vez completados ambos exámenes debe implementarse el tratamiento definitivo. Cuando el paciente ingresa en la UCI, es indispensable efectuar un examen terciario para detectar cambios y definir estudios y procedimientos diagnósticos basados en ellos y, además, detectar lesiones que pudieron haber pasado inadvertidas. Es importante para una gestión adecuada de la atención del paciente que el equipo de salud tenga un entrenamiento adecuado en estas competencias y también en habilidades no técnicas (trabajo en equipo) mediante el uso de técnicas de simulación clínica.

En casos de TCE, basados en la recomendación de *Initial Management of Closed Head Injury in Adults* (2.ª edición), los pasos por seguir se detallan en el **cuadro 21-2**:

En la 4.ª edición (2016) de la *Brain Trauma Foundation*, Guías sobre manejo del traumatismo encefálico grave, se han publicado recomendaciones actualizadas (**cuadros 21-3**, **21-4** y **21-5**).

Nuevos métodos de análisis temprano en estudio

Las hemorragias activan en el cuerpo diferentes mecanismos de compensación, produciendo cambios en los signos vitales, que se van manifestando progresivamente ante la pérdida sanguínea.

Los signos vitales se pueden llegar a mantener hasta con una pérdida de 30 a 40% de la volemia y, con respecto a los datos de laboratorio, la hemoglobina, el ácido láctico y el exceso de base (EB) no producen cambios inmediatos en la etapa aguda del sangrado.

La medición de la reserva compensadora (CRM) es el paradigma que se plantea en la actualidad, ya que en el análisis de las mediciones de variación de las curvas perfusionales, es donde se evidencian los primeros cambios fisiológicos cuantificables que permiten actuar con anticipación.

Basados en este paradigma, se han publicado artículos de serie de casos, donde se desarrolla el concepto de *Neurovascular Complexity Index* (NCI), usando Doppler transcraneal (TCD). Este índice se basa en el análisis de la onda de velocidad de flujo sanguíneo cerebral (CBFV) en 300 segundos.

El concepto de este análisis está basado en que, si se mantiene el CBFV en un rango estrecho de variabilidad, sería indicador de que el cerebro puede mantener un balance necesario para un buen funcionamiento y, por consiguiente, presentar daño funcional menos significativo.

Estos análisis todavía requieren más estudios para poder incorporarse a la práctica actual, para la evaluación de diagnóstico, pronóstico y tratamiento temprano de los pacientes con TCE.

Otras estrategias para tener en cuenta

Control del daño ortopédico

Según datos recientes del Registro de Trauma Hospitalario de Fundación Trauma, sobre 16 887 hechos registrados en pacientes > 16 años, 6037 (35,7%) tuvieron al menos una lesión en la cabeza, 7989 (47,3%) tuvieron al menos una lesión en las extremidades y 2195 (13,0%) tuvieron una combinación de lesiones en ambas regiones corporales, independientemente de otras regiones lesionadas. Se informó, además, que 2191 pacientes (13,0%) tuvieron lesiones exclusivamente en la cabeza, 4871 (28,8%) tuvieron lesiones exclusivamente en los miembros y 968 (5,7%) tuvieron lesiones exclusivamente en cabeza y miembros.

En la muestra general, los mecanismos más comunes fueron las lesiones en motociclistas (20,9%) y las agresiones (20,3%). En la muestra de pacientes que tuvieron lesiones en la cabeza exclusivamente, la distribución no sufrió variaciones sustanciales y, en aquellos con lesiones exclusivamente en los miembros, el principal mecanismo fueron las caídas (25,3%), seguidas

Cuadro 21-2. Evaluación inicial del paciente politraumatizado con TCE

Evaluación inicial (ABCDE)

Comenzar observación clínica continua de signos vitales, Escala de Coma de Glasgow, pupilas y signos clínicos

Traslado del paciente utilizando el método más conveniente (control de columna)

Eventual control de daño, si existiera necesidad

Sobre la base de la puntuación de la Escala de Coma de Glasgow (GCS) del paciente se debe proceder del siguiente modo:

GCS 14-15
- Evaluación inicial seguida de observación clínica para detectar factores de riesgo para lesión intracerebral significativa
- Evaluar si tiene o no criterio de tomografía computarizada de cerebro (potencialidad de alto riesgo)
- Considerar admisión hospitalaria si la situación clínica neurológica del paciente no mejora en 4 horas, o posee algún antecedente de importancia para su control

GCS 9-13
Realizar apoyo con maniobras ABCDE
Prevenir la lesión secundaria tratando la hipoxemia y la hipotensión arterial
Tomografía computarizada de urgencia
Considerar intubación en el momento del deterioro clínico o para facilitar el tratamiento
Consulta neuroquirúrgica de urgencia
Admisión en el hospital, para prolongar la observación neurológica, por más que presente una puntuación de GCS de 15

GCS 3- 8
Intubación temprana
- Realizar apoyo de maniobras ABCDE
- Prevenir la lesión secundaria tratando la hipoxemia y la hipotensión arterial
- Tomografía computarizada de urgencia
- Interconsulta neuroquirúrgica de urgencia
- Considerar el uso de anticonvulsivos
- Considerar la monitorización de la presión intracraneal (PIC)
- Admisión en área critica

Requerimientos **mínimos** para prevenir la lesión cerebral secundaria
- PaO_2 > 60 mm Hg
- SaO_2 > 90%
- $PaCO_2$ 35-40 mm Hg
- Tensión arterial sistólica (TAS) > 90 mm Hg
- Cabecera a 30°

por las lesiones en motociclistas (20,1%). Los mecanismos en pacientes con lesiones en cabeza y miembros exclusivamente estuvieron dominados por los motociclistas (47,5%), seguidos de lejos por las caídas (10,9%). En los pacientes que sufrieron lesiones múltiples que involucraron cabeza y extremidades, los tres primeros lugares estuvieron ocupados por mecanismos ligados al transporte: motociclistas (44,8%), automovilistas (12,2%) y peatones (9,8%).

Cuando el paciente presenta asociación de TCE con fracturas esqueléticas, el tratamiento debe dirigirse a la estabilización quirúrgica primaria temprana de las lesiones esqueléticas, si no hay contraindicaciones para la práctica (inestabilidad hemodinámica, por ejemplo), ni riesgo de hipotensión o hipoxemia durante el procedimiento. Se ha informado que el fresado intramedular se asocia a mayor riesgo de plaquetopenia y aumento de la presión pulmonar. En general, se aconseja utilizar sistemas con mínimo fresado (de tipo clavos acerrojados) preferentemente llevados a cabo durante las primeras 36 horas del traumatismo para la estabilización primaria. De existir contraindicaciones para la estabilización primaria, se recomienda la estrategia denominada control

del daño ortopédico, que consiste en colocación de tutores externos y conversión a fijación interna a partir de los 5-7 días (para evitar el pico de la oleada inflamatoria). Es fundamental la participación de intensivistas, neurocirujanos y traumatólogos para decidir el momento adecuado para dichas estrategias.

Una reciente revisión de Ratto (Universidad de Génova) refiere que la categorización de los pacientes según su condición clínica desde "estables" a "in extremis" ha probado ser de utilidad para guiar el tratamiento que propone (**fig. 21-1**):

TCE asociado a traumatismo abdominal

En pacientes con TCE que requieren una tomografía computarizada (TC) en presencia de traumatismo abdominal con hipotensión (indicación de cirugía), se plantea cuál es la conducta para seguir: efectuar la TC con riesgo de exsanguinación en el servicio de diagnóstico por imágenes o efectuar la cirugía abdominal con riesgo de agravamiento del TCE (lesión ocupante de espacio). En ese sentido, Winchell planteó que la TC de cerebro preoperatoria de la cirugía abdominal parece

Cuadro 21-3. Recomendaciones sobre tratamiento

Craniectomía descompresiva (Nivel IIA)	La craniectomía bifrontal no está recomendada, en pacientes con TCE grave con lesión difusa (sin lesión de masa) e hipertensión intracraneal (HTIC) refractaria en la 1 hora a la primera línea de tratamiento Se recomienda una craniectomía frontotemporoparietal amplia (no < 12 × 15 cm o 15 cm de diámetro), para reducir la mortalidad y lograr mejora neurológica
Hipotermia profiláctica (Nivel IIB)	No está recomendada para mejor evolución neurológica en pacientes con lesión axonal difusa
Terapia hiperosmolar (Recomendación guía anterior)	El manitol es eficaz para control de la PIC en una dosis de 0,25 a 1 g/kg, evitar TAS < 90 mm Hg
Drenaje de líquido cefalorraquídeo (LCR) (Nivel III)	El uso de drenajes ventriculares con drenaje continuo de LCR es más eficaz que el drenaje intermitente Debe considerarse el uso de drenajes de LCR para el descenso de la PIC en pacientes con puntuación de la Escala de Coma de Glasgow < 6, durante las primeras 12 horas después del traumatismo
Ventilación (Nivel IIB)	No se recomienda ventilación prolongada con $PaCO_2$ < 25 mm Hg La hiperventilación está recomendada como una medida temporal para reducir la PIC La hiperventilación debería ser evitada durante las primeras 24 horas Si se utiliza hiperventilación, se recomienda la monitorización con el uso de saturación yugular de O_2 (SyO_2)
Uso de sedoanalgesia (Nivel IIB)	No se recomienda el uso de barbitúricos para realizar supresión de ondas cerebrales, como profilaxis de hipertensión intracraneal (HTIC) Se recomiendan altas dosis de barbitúricos para el control de la HTIC refractaria al tratamiento médico y quirúrgico. La estabilidad hemodinámica es muy importante en estas situaciones A pesar de que el propofol es recomendable para el manejo de la hipertensión intracraneal, no mejora la mortalidad a los 6 meses
Esteroides (Nivel I)	No se recomiendan, aumentan la mortalidad
Nutrición (Nivel IIA) (Nivel IIB)	Alimentar al paciente para alcanzar la meta calórica, es recomendable para disminuir la mortalidad La alimentación transgástrica/yeyunal es recomendable para bajar la incidencia de neumonía asociada a la ventilación (NAV)
Profilaxis de trombosis venosa (Nivel III)	La heparina de bajo peso molecular (HBPM) puede ser utilizada en combinación con profilaxis mecánica (CNI). Sin embargo, aumenta el riesgo de expansión de la hemorragia intracerebral. Esta relación se evaluará sobre la base del riesgo/beneficio y la situación clínica del paciente. Tampoco es claro el momento de iniciación
Profilaxis de convulsiones (Nivel IIA)	No se recomienda el uso profiláctico de fenitoína ni ácido valproico para prevenir las convulsiones postraumáticas tardías La fenitoína está recomendada para disminuir las convulsiones postraumáticas tempranas, cuando el beneficio supere a las complicaciones que puede ocasionar No hay evidencia suficiente para recomendar levetiracetam sobre fenitoína

ser segura en pacientes que responden a la reanimación inicial. Encontraron que la probabilidad de tener que efectuar una craneotomía en pacientes con GCS ≤ 13 es comparable a la necesidad de una cirugía general (torácica o abdominal). Por ello enfatiza que obtener la TC prequirúrgica tiene una prioridad alta en este grupo. En su observación, el 13% de los pacientes que requirieron cirugía abdominal también requirieron craneotomía. En forma adicional, la TC les permitió evaluar la gravedad de las lesiones y facilitar el manejo de la presión intracraneal aun cuando no requirieran craneotomía inmediata. Es importante que cada institución cuente con un algoritmo para el manejo de estos pacientes complejos que les permita decidir si deben ser trasladados a TC

con asistencia y reanimación permanente del equipo de trauma o si es necesaria la resolución en el quirófano de las dos situaciones de emergencia (cirugía abdominal/torácica y craneotomía de urgencia y/o colocación de sensor de presión intracraneal (PIC).

Profilaxis antibiótica

Hopkins propone en **traumatismo abdominal** solo utilizar la profilaxis antibiótica durante 24 horas con cobertura para *Enterobacteriaceae*, *S. aureus* y anaerobios. Por este motivo, coincidiendo con las guías de la EAST (2012), recomienda (Nivel I) una dosis de antibiótico de amplio espectro con cobertura para aerobios

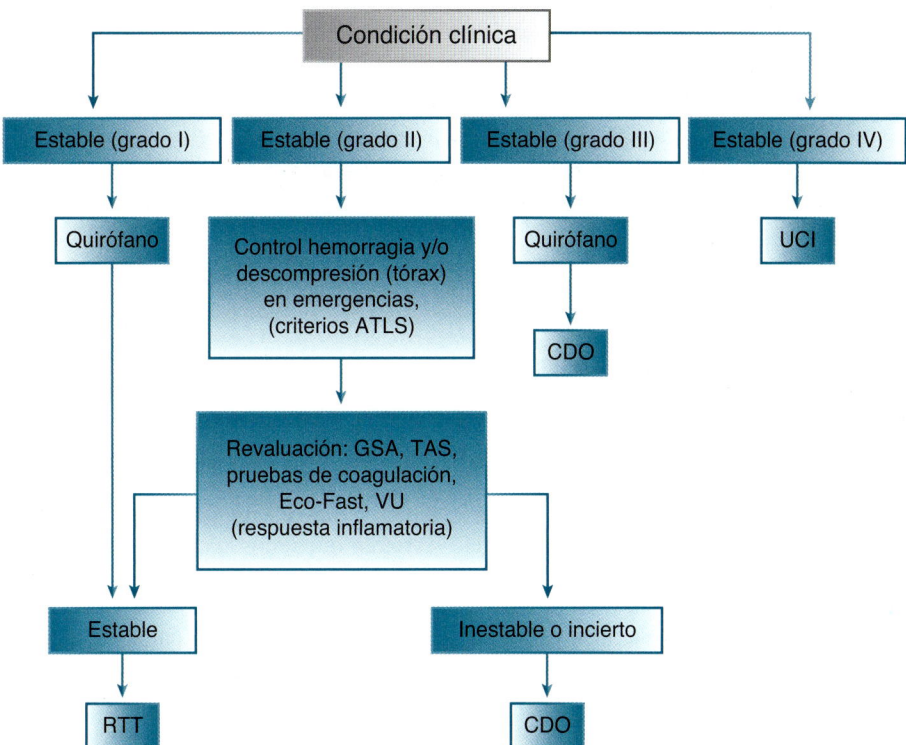

Fig. 21-1. Prioridades en la atención del paciente politraumatizado con traumatismo de cráneo. RTT: resolución total temprana; CDO: control del daño ortopédico; GSA: gases en sangre arterial; TAS: tensión arterial sistólica; VU: volumen urinario; UCI: unidad de cuidados intensivos.

Rato refiere también que, aunque el control del daño ortopédico disminuye las complicaciones asociadas al "segundo impacto", es necesaria una segunda intervención quirúrgica que puede retardar la rehabilitación del paciente. Por eso, el denominado RTT debe preferirse en los pacientes estables, con lesiones aisladas, porque está comprobado que la estabilización definitiva temprana reduce las complicaciones y disminuye la estancia hospitalaria y los costos. Propone que, en el futuro, el desarrollo de la biología molecular y la genética podrán ayudar a guiar el tratamiento oportuno. Asimismo, Lichte afirma que el CDO debe ser considerado en pacientes gravemente traumatizados, pero que son necesarios estudios aleatorizados para precisar cuáles pacientes se benefician en particular con esta estrategia.

Adaptado de: Ratto N. Hindawi Publishing Corporation. ISRN Orthopedics 2013.

Cuadro 21-4. Recomendaciones para la monitorización	
Monitorización de la presión intracraneal (Nivel IIB)	La monitorización de la PIC está recomendada en el TCE grave La monitorización debe ser realizada en todos los pacientes con TCE grave y que posean una TC de encéfalo anormal (hematoma, contusión, edema, herniación o compresión de las cisternas basales) La monitorización debe ser realizada en todos los pacientes con TCE grave y que posean una TC de encéfalo normal, si posee 2 de las siguientes condiciones: > 40 años Postura motora unilateral o bilateral TAS < 90 mm Hg
Monitorización de la presión de perfusión cerebral (Nivel IIB)	El tratamiento del TCE grave basado en las guías de recomendación sobre monitorización de la presión de perfusión cerebral, disminuye la mortalidad dentro de las 2 primeras semanas
Monitorización cerebral avanzada (Nivel III)	La medición de la SyO_2 como fuente de información para la toma de decisiones reduce la mortalidad y mejora los resultados (*outcome*)

Cuadro 21-5. Otras recomendaciones para pacientes con TCE	
Límites de la TAS (Nivel III)	Mantener la TAS ≥ 100 mm Hg en pacientes de entre 50 y 69 años Mantener la TAS ≥ 110 mm Hg en pacientes de entre 15 y 49 años y > 70 años
Límites de la PIC (Nivel IIB)	Se debe aplicar tratamiento a PIC > 22, ya que los valores superiores aumentan la mortalidad
Límites de la presión de perfusión cerebral (PPC) (Nivel IIB)	Se recomienda una PPC de entre 60-70 mm Hg, siendo este el mínimo valor deseado
Límites de valores en la monitorización cerebral avanzada (Nivel III)	Una SyO$_2$ < 50% sería el límite para evitar a fin de lograr disminuir la morbimortalidad

y anaerobios. En caso de **ausencia de lesión de víscera hueca**, una sola dosis previa es adecuada. En caso de **lesión de víscera hueca** continuar la profilaxis durante 24 horas y suspender.

En **fracturas expuestas**, coincidiendo con la EAST (2011), recomienda 24 horas para fracturas tipos I y II con cobertura para microorganismos grampositivos, como cefazolina y en fractura tipo III combinarla con una sola dosis diaria de un aminoglucósido durante 72 horas luego de la lesión o hasta 24 horas luego del cierre de la herida (lo que ocurra primero). Para **fracturas expuestas a contaminación fecal o lesiones producidas en el campo (granjas)** con riesgo de contaminación por especies de *Clostridium* se recomienda la adición de altas dosis de penicilina o la utilización de ampicilina-sulbactam + gentamicina para evitar la doble terapéutica con β-lactámicos (cefazolina y penicilina). Recomendamos la revisión de Lane (2012) para fracturas expuestas y lesión de partes blandas.

En pacientes con **TCE penetrante (herida de arma de fuego, de arma blanca o cortopunzantes)**, las complicaciones infecciosas son más frecuentes en pacientes con fístulas de líquido cefalorraquídeo (LCR), lesiones de los senos, lesiones transventriculares, o con lesiones que cruzan la línea media. El riesgo aumenta en presencia de cuerpos extraños contaminados, piel, pelo y fragmentos óseos arrastrados hacia el tejido cerebral por un proyectil. La incidencia de infección intracraneal es mayor en el ámbito militar (4-11%) comparado con el de la vida civil (1-5%). El germen más frecuente es *Staphylococcus aureus* seguido por las bacterias Gram (–), por lo que se recomienda la administración de antibióticos de amplio espectro, en todos los casos de TCE penetrante. El *Infection in Neurosurgery Working Party* de la British Society for Antimicrobial Therapy recomienda amoxicilina y ácido clavulánico o cefuroxima más metronidazol, durante 5 días, aunque algunos lo extienden a 7-14 días.

Hopkins propone ampicilina-sulbactam y, en caso de resistencia de *E. coli* o *K. pneumoniae* mayor de 10-20%, ceftriaxona con metronidazol o sin él como alternativa. La duración coincide con los datos anteriores, 5 días que pueden extenderse a 7-14 días. En los casos en que todos los fragmentos han sido removidos sería razonable utilizar una sola dosis preoperatoria.

En caso de **fracturas faciales expuestas**, cefazolina y metronidazol o ampicilina-sulbactam (clindamicina para alergia a betalactámicos) proveen cobertura adecuada para la flora bucal, no más de 24 horas. En paciente con alergia a betalactámicos se puede utilizar moxifloxacina. En casos de **fractura de senos** se recomienda una única dosis preoperatoria. En caso de **fracturas abiertas de cráneo** no se recomienda más que una única dosis preoperatoria.

En casos de **exposición a agua dulce o salada**, la tasa de infección es mayor que en tierra y se deben considerar las heridas contaminadas por patógenos acuáticos (especies de *Vibrio*, en agua salada; *Aeromonas hydrophila* en agua dulce) además de *S. aureus* y *Streptococcus pyogenes*. En general son polimicrobianas ya que también se asocian a *Pseudomonas*, enterobacterias, *Plesiomonas shigelloides*, *Erysipelothrix rhusopathiae*, *Legionella pneumophila* y anaerobios. Las especies *Vibrio* y *Aeromonas* pueden causar infecciones graves de partes blandas con rápida progresión a infecciones necrosantes. En caso de exposición a agua salada se recomienda el uso de doxiciclina + cefalosporina de 3.ª o 4.ª generación (alternativa, fluorquinolona). En el caso de agua dulce, la cefepima cubre no solo a *Aeromonas*, sino también a *S. aureus* y *S. pyogenes*. Para **aguas salobres (mezcla de agua salada y dulce)** se necesita cobertura para *Vibrio* y *Aeromonas*. No hay clara evidencia para guiar la duración de la profilaxis, que debe basarse en el tipo de lesión, el control del foco y la condición del paciente. Para **mordeduras humanas o de animales**, se recomienda ampicilina-sulbactam (doxiciclina en caso de alergia) durante 3-5 días.

El equipo tratante debe conocer los cambios fisiológicos del paciente y los perfiles farmacocinéticos de los antibióticos para adecuar las dosis (aumento de 2 a 3 veces en casos de shock hemorrágico (repetidas cada 10 UGRD transfundidas).

Cuadro 21-6. Cuidados de heridas y vacunación antitetánica

Recomendaciones para el TRATAMIENTO de las lesiones traumáticas

1. Todas las heridas deben ser limpiadas y desbridadas, si es necesario
2. Debe efectuarse un esfuerzo "diligente" en obtener la historia de la inmunización antitetánica del paciente
3. El toxoide tetánico (TT) debe administrarse si la última dosis es mayor de 10 años de antigüedad. Si no hay historia, utilizarlo según conveniencia
4. Si los antecedentes del paciente demuestran que la última inmunización fue hace más de 10 años, debe administrarse la gamaglobulina antitetánica (yGAT)

Tomado de Rhee P, et al. J Trauma 2005;58:1082-8.

Profilaxis antitetánica

Es conveniente contar con un protocolo para las indicaciones de vacunación antitetánica, en particular en pacientes con lesiones de partes blandas. Rhee, en una excelente revisión sobre el tema concluye que no es posible determinar clínicamente qué heridas son propensas al tétanos, ya que este puede ocurrir luego de lesiones menores aparentemente inocuas. Recomienda que la inmunoglobulina antitetánica sea utilizada solamente en pacientes que nunca recibieron inmunización primaria contra el tétanos. En el **cuadro 21-6** se muestran las recomendaciones comentadas.

REGISTRO DE TRAUMA

Lo ideal es que el equipo de trauma que recibe al paciente no solo cuente con la capacitación adecuada para la atención inicial y que el hospital cuente con la categoría adecuada a la complejidad del paciente, sino que además lleve a cabo un registro de trauma que incluya las clasificaciones CIE10, AIS08, MAIS3+, ISS, NISS, PTS, TSR, TRISS, Barthel y GOS. Esta estandarización permitirá no solo conocer la realidad de cada institución, sino también implementar programas de control de calidad (evaluación de morbilidad y mortalidad, mortalidad ajustada por riesgo, detección de muertes prevenibles, etc.) y también efectuar un análisis comparativo con otros registros internacionales. Como comentamos, Fundación Trauma cuenta con un registro de 28 000 pacientes de hospitales públicos de la Pcia. de Buenos Aires y, a través de él, las instituciones pueden implementar estrategias para mejorar la calidad de la atención y de seguridad del paciente e implementar estrategias de prevención primaria y secundaria basadas en los datos.

★ CONCLUSIONES

La atención inicial del paciente traumatizado debe contemplar su ingreso en un centro de la complejidad acorde con la gravedad de su patología, que cuente con un equipo entrenado en su atención que siga las reglas preestablecidas y que permita una reanimación adecuada, un diagnóstico anatómico y un tratamiento quirúrgico o médico temprano. Evitar las lesiones secundarias y una rehabilitación temprana en el área de cuidados críticos permitirá que el paciente pueda reintegrarse a su familia, a su comunidad y a su trabajo con la menor secuela posible.

BIBLIOGRAFÍA

Advanced Trauma Life Support® (ATLS®). American College of Surgeons (ACS) Committee on Trauma (COT). https://www.facs.org/quality-programs/trauma/atls.

Antibiotic Prophylaxis for Penetrating Brain Injury. J. Trauma 2001; 51:S34-S40.

Añón J, García de Lorenzo A, Quintana M, González E, Bruscas J. Lesión pulmonar aguda producida por transfusión. Med Intensiva. 2010;34(2):139-49.

Bayston R, de Louvois J, Brown E, Johnston R, Less P, Pople IK. Use of antibiotics in penetrating craniocerebral injuries. "Infection in Neurosurgery" Working Party of British Society for Antimicrobial Chemotherapy. Lancet 2000;355:1813-7.

Bosque L. Neira J. La Enfermedad Trauma. En: Neira J, Villavicencio C (directores). Programa de Actualización en Trauma, Emergencia y Desastre – PROATED. Módulo 1. Buenos Aires: Editorial Médica Panamericana; 2016. pp 11-32.

Cannon J, Kahn M, Raja A, Cohen M, Como J, et al. Damage control resuscitation in patients with severe traumatic hemorrhage: A practice management guideline from the Eastern Association for the Surgery of Trauma. J Trauma Acute Care Surg 2017; 82:605-17.

Carney N, Totten A, O'Reilly C, Ullman J, Hawryluk G, et al. Guidelines for the Management of Severe Traumatic Brain Injury. 4th edition. Brain Trauma Foundation. September 2016. www.braintrauma.org.

Centers for Disease Control and Prevention. Tetanus. https://www.cdc.gov/tetanus/clinicians.html.

CICCATED. Coalición Intersocietaria para la Certificación, Categorización y Acreditación en Trauma, Emergencia y Desastres. Categorización de Centros para la Atención del Paciente Traumatizado en la República Argentina. Bases para la implementación de un Programa Institucional [Coordinador Acad. Dr. Jorge Neira]. Buenos Aires: Academia Nacional de Medicina; 2010. Disponible para descargar en www.acamedbai.org.ar, en el link CICCATED.

Convertino VA, Schiller AM. Measuring the compensatory reserve to identify shock. J Trauma Acute Care Surg 2017;82(Suppl1):S57-S65. doi: 10.1097/TA.0000000000001430.

Cotton B, Jerome R, Collier B, Khetarpal S, Holevar M, et al. EAST Practice Parameter Workgroup for Prehospital Fluid Resuscitation. Guidelines for Prehospital Fluid Resuscitation in the Injured Patient. J Trauma 2009;67(2):389-402.

Curso de Socorrismo Avanzado. http://www.samct.org.ar/index.php/pagina-ejemplo/cursos/socorrismo/.

Dadoo S, Grover JM, Keil LG, Hwang KS, Brice JH, Platts-Mills TF. Prehospital Fluid Administration in Trauma Patients: A Survey of State Protocols. Prehosp Emerg Care2017; 21:605-9. doi: 10.1080/10903127.2017.1315202.

De Filippo C, Neira J. Atención inicial hospitalaria del paciente traumatizado. En: Neira J, Villavicencio C (directores). Programa de Actualización en Trauma, Emergencia y Desastre – PROATED. Módulo 1. Buenos Aires: Editorial Médica Panamericana; 2016. pp 33-66.

Fondevila C, Marún S, Neira J. Diagnóstico de la coagulopatía en el paciente traumatizado. En: Neira J, Villavicencio C (directores). Programa de Actualización en Trauma, Emergencia y Desastre – PROATED. Módulo 2. Buenos Aires: Editorial Médica Panamericana; 2016.

Fundación Trauma. http://fundaciontrauma.org.ar.

Goldberg S, Anand R, Como J, Dechert T, Dente C, et al. Prophylactic antibiotic use in penetrating abdominal trauma. J Trauma Acute Care Surg 2012;73:S321-S325.

Hopkins T, Daley M, Rose D, Jaso T, Brown C. Presumptive antibiotic therapy for civilian trauma injuries. J Trauma Acute Care Surg 2016;81:765-74.

Howard JT, Janak JC, Bukhman V, Robertson C, Frolov I et al. The neurovascular complexity index as a potential indicator of traumatic brain injury severity: A case-series study. J Trauma Acute Care Surg 2017;83(Suppl 1):S77-S82. doi: 10.1097/TA.0000000000001477.

Huβmann B, Lefering R, Taeger G, Waydhas C, Ruchholtz S, Lendemans R and the DGU Trauma Registry. Influence of prehospital fluid resuscitation on patients with multiple injuries in hemorrhagic shock in patients from the DGU trauma registry. JEmerg Trauma Shock 2011;4:65-471. doi: 10.4103/0974-2700.86630.

International Trauma Life Support® (ITLS®). https://www.itrauma.org/.

Kazim S, Shamim M, Tahir M, Enam, S, Waheed, S. Management of penetrating brain injury. J Emerg Trauma Shock 2011;4:395-402. doi: 10.4103/0974-2700.83871.

Lane J, Mabvuure N, Hindocha S, Khan W. Current Concepts of Prophylactic Antibiotics in Trauma: A Review. The Open Orthopaedics Journal. 2012;6(Suppl 3: M3):511-7.

Lichte P, Kobbe P; Dombroski D, Pape HC. Damage control orthopedics: current evidence. Curr Opin Crit Care 2012;18:647-50.

Monteverde E, Bosque L, Lartigue B, Maciá E, Barbaro C, Ortiz C y cols. Evaluación de la nueva definición de politrauma en una cohorte de pacientes de 10 hospitales argentinos. Panam J Trauma Crit Care Emerg Surg 2017;6(3):182-9.

Neira J, Pardo, P. Shock hemorrágico en el paciente traumatizado. En: Neira J, Villavicencio C (directores). Programa de Actualización en Trauma, Emergencia y Desastre – PROATED. Módulo 2. Buenos Aires: Editorial Médica Panamericana; 2016. pp 11-32.

Neira J, Pardo P, Valotta M. Uso de la simulación en la capacitación en shock traumático. Revista Argentina de Transfusión 2015;41:317-25.

Neira J, Tisminietzky G (eds). Atención Inicial de Pacientes Traumatizados. Buenos Aires: Asociación Argentina de Cirugía. Comisión de Trauma. Fundación Pedro L. Rivero; 2010.

Pape HC, et al. The definition of polytrauma revisited: an international consensus process and proposal of the new 'berlin definition'. Comentario Editorial. Monteverde E, Neira J. http://www.sati.org.ar/index.php/159-bibliografia/articulos-del-mes/592-the-definition-of-polytrauma-revisited-an-international-consensus-process-and-proposal-of-the-new-berlin-definition-pape-et-al-monteverde-e-neira-j. 2016.

Pape HC, Hildebrand S, Pertschy S, et al. Changes in the management of femoral shaft fractures in polytrauma patients: from early total care to damage control orthopedic surgery. J Trauma 2002;53:452-61.

Pape HC, Giannoudis PV, Krettek C, Trentz, O. Timing of fixation of major fractures in blunt polytrauma patients: role of conventional indicators in clinical decisions making. J Orthop Trauma 2005;19:551-62.

Pape H-C, Peitzman AB, Schwab CW, Giannoudis PV (eds). Damage Control Management in the Polytrauma Patient. New York: Springer; 2010. https://doi.org/10.1007/978-0-387-89508-6.

Popovsky MA. Pulmonary consequences of transfusion: TRALI and TACO. Transfus Apher Sci 2006;34:243-4.

Ratto N. Review Article. Early Total Care versus Damage Control: Current Concepts in the Orthopedic Care of Polytrauma Patients. Hindawi Publishing Corporation. ISRN Orthopedics 2013; Article ID 329452. Disponible en: http://dx.doi.org/10.1155/2013/329452.

Reed D (ed). Adult Trauma Clinical Practice Guidelines. Initial Management of Closed Head Injury in Adults. 2nd edition. NSW Ministry of Health. 2011. http://www1.health.nsw.gov.au/pds/ActivePDSDocuments/PD2012_013.pdf.

Rhee P, Nunley M, Demetriades D, Velmahos G, Doucet J. Tetanus and Trauma: A Review and Recommendations. J Trauma 2005;58:1082-8.

Rodríguez Moyado H. Insuficiencia respiratoria pulmonar aguda y transfusión. Rev Med Inst Mex Seguro Soc 2011;49:273-80.

Rossaint R, Bouillon B, Cerny V, Coats T, Duranteau J, et al. The European guideline on management of major bleeding and coagulopathy following trauma: fourth edition. Crit Care 2016:20:100. DOI 10.1186/s13054-016-1265-x.

Wagner B, D'Amelio L. Pharmacologic and clinical considerations in selecting crystalloid, colloidal. and oxygen carrying resuscitation fluid. Part 1. Clin Pharm 1993; 12:335-46. Part 2. Clin Pharm 1993;12:415-28.

Winchell R, Hoyt D;, Simmons R. Use of computed tomography of the head in the hypotensive blunt trauma patient. Ann Emerg Med 1995;25:737-42.

Véanse **Preguntas de autoevaluación.** ?

Traumatismo craneoencefálico penetrante

22

Gustavo R. Piñero y Gustavo Tróccoli

INTRODUCCIÓN

El traumatismo craneoencefálico (TCE) representa un grave problema sanitario no solo por la alta morbi-mortalidad que esta patología conlleva, sino también por los grandes costos sanitarios que surgen de su tratamiento, tanto en su etapa aguda como luego durante la rehabilitación.

Si bien la mortalidad global por TCE ha disminuido en los últimos años, informándose cifras que oscilan entre el 20 y 30% en centros especializados en trauma, estos valores poco reflejan la realidad mundial, donde ciertas variables como el grado de desarrollo económico y tecnológico, el recurso humano capacitado en la atención de pacientes con neurotraumatismo y aspectos epidemiológicos relacionados con el mecanismo de lesión influyen en el pronóstico de este tipo de lesiones.

En su gran mayoría los TCE que son asistidos en la práctica diaria son de tipo cerrado, pero una proporción variable y en crecimiento en los últimos años corresponde a TCE abiertos de tipo penetrante, generalmente provocados por lesiones intencionales y no intencionales de armas de fuego.

En el **cuadro 22-1** se enumeran las definiciones utilizadas en el desarrollo del capítulo. Es importante aclarar que –si bien desde el punto de vista estricto de la definición de **traumatismo penetrante** deberíamos limitarnos a aquellas lesiones que solo presentan orificio de entrada– en este capítulo al referirnos a **TCE penetrante** (TCEP) incluiremos también **lesiones perforantes o transfixiantes, lesiones por rebote (*ricochet*) y las lesiones tangenciales**.

EPIDEMIOLOGÍA

Al valorar los aspectos epidemiológicos relacionados con las lesiones por TCEP, debemos reconocer dos grandes grupos poblacionales: aquellos estudios e informes derivados de las experiencias vividas en los distintos conflictos bélicos y aquellos que surgen de las lesiones sufridas por población civil. En ambos las lesiones por armas de fuego (LAF) constituye la causa más común de lesión. En promedio, anualmente mueren 35 000 estadounidenses por LAF en cráneo.

En el grupo etario de menores de 41 años, las LAF constituyen un tercio de las muertes por TCE. Por otra parte, el riesgo de muerte en pacientes con LAF en el cráneo es 35 veces mayor que el de las víctimas de TCE cerrado. La relación de mortalidad por género (hombres/mujeres) en pacientes con TCE por LAF es de 6/1.

Con respecto al mecanismo de lesión en la población civil, las lesiones autoinfligidas son seguidas por las agresiones/asaltos y con mucho menos frecuencia por lesiones "accidentales". Otros elementos menos habituales causantes de lesiones penetrantes son puñales, picahielos, arpones, elementos de trabajos (destornilladores, clavos, etc.).

En el ámbito de los conflictos bélicos, las LAF con proyectiles de alta energía y también las heridas por fragmentos o esquirlas producto de artefactos explosivos (granadas, minas, bombas, etc.) se reconocen como tipo de lesiones más frecuentes.

La mortalidad del TCE penetrante por LAF es alta en todas las series informadas. Alrededor del 70% de las muertes se producen en el lugar del hecho y, de quienes son transportados al hospital, el 50% muere dentro de las 24 horas siguientes.

CLASIFICACIÓN

Si bien no existe una clasificación clínica específica para los pacientes con TCEP, la clasificación en leve, moderado y grave por la Escala de Coma de Glasgow (GCS, *Glasgow Coma Scale*) modificada para TCEP puede ser de utilidad dadas sus implicaciones pronósticas.

- TCE leve: pacientes con GCS de 14-15 puntos que no presenten lesión intracraneal significativa; las lesiones se limitan a los envoltorios del cráneo, pero respetando la indemnidad de la duramadre. Pacientes que no presenten fracturas deprimidas en los cruces de senos venosos debido a la posibilidad de trombosis y roturas de senos. Se consideran TCE leve de alto riesgo aquellos pacientes con SCG de 15 puntos con lesión de tipo tangencial por el riesgo potencial de desarrollar hemorragia intracraneal.

Cuadro 22-1. Definiciones

TCE abierto	Todo aquel traumatismo en el cual la indemnidad de la duramadre se vea interrumpida
TCE abierto indirecto	TCE en donde la duramadre ha sido lacerada y hay pérdida de líquido cefalorraquídeo (LCR) como, por ejemplo, ocurre en las fracturas de base de cráneo; es clínicamente evaluable por la aparición de otorraquia, rinorraquia y neumoencéfalo
TCE abierto directo (mayormente conocido como TCE penetrante)	TCE donde un agente externo ingresa en la cavidad craneal
Lesiones penetrantes	Son aquellas lesiones que solo presentan orificio de entrada
Lesiones perforantes o transfixiantes	Heridas que presenten orificio de entrada y salida
Lesiones por rebote (ricochet)	Son las heridas en las que el proyectil luego de entrar en la cavidad craneal y atravesar el cerebro, golpea la tabla interna del lado opuesto, tomando un curso retrógrado, antes de quedar en reposo
Lesiones tangenciales	El proyectil choca con la cabeza y sigue en un ángulo agudo no ingresando en el cráneo, pero provocado lesiones generalmente por el desprendimiento de fragmentos óseos

- TCE moderado: TCE con GCS de 9 a 13 sin lesión intracraneal y todos los demás pacientes con SCG de 15 puntos pero que presenten lesión de tipo penetrante, perforante o por rebote.
- TCE grave: se consideran TCE grave aquellos pacientes admitidos con SCG igual a 8 puntos o menor luego de adecuada reanimación.

Al igual que en las lesiones cerradas de cráneo existe un grupo de pacientes con TCE leve o moderado que ingresan lúcidos, hablando y luego se deterioran en forma súbita, lo que puede llevarlos al coma o a la muerte encefálica (hablan y se deterioran o hablan y mueren).

FISIOPATOLOGÍA

Tres posibles mecanismos son los involucrados en la lesión tisular generada por proyectiles de arma de fuego: laceración directa, transmisión de la onda expansiva y cavitación. La laceración es el modo primario de lesión con bajas velocidades de impacto (< 100 m/s). La transmisión de la onda expansiva y la cavitación son mecanismos que aumentan considerablemente el daño con el incremento de la velocidad del proyectil y se convierten en los mecanismos más importantes de lesión cuando se supera la velocidad del sonido (> 320 m/s).

Las ondas de choque son violentas pulsaciones de alta presión que viajan a la velocidad del sonido y emanan desde el frente del proyectil ante su avance. Las lesiones tangenciales pueden producir extenso daño por este mecanismo con lesión secundaria o sin ella resultante del desprendimiento de fragmentos óseos.

La cavitación es el mecanismo predominante de daño tisular con proyectiles de alta velocidad. El movimiento explosivo centrífugo generado por el avance del proyectil crea una cavidad cónica temporal que luego colapsa. Los gradientes de presiones negativas pueden succionar tejido desvitalizado dentro de la cavidad.

Los efectos sobre la presión intracraneal (PIC), presión arterial media (PAM) y flujo sanguíneo cerebral (FSC) de las HAF han sido bien estudiados en modelos experimentales, pero poco se había estudiado en la práctica clínica. Valadka y cols. acercan los primeros datos sobre una serie de pacientes con TCEP por HAF y los comparan con pacientes con TCE cerrado atendidos en el mismo período.

Sus hallazgos indican que la PIC es significativamente más alta al compararla con el grupo de TCE cerrado, pero las mediciones de FSC no mostraron diferencias significativas entre ambos grupos, si bien los autores destacan que la medición es solo un indicador global y no reflejaría la posibilidad de heterogeneidad regional; sin embargo, el mismo argumento se aplica para pacientes con TCE cerrado.

En el grupo minoritario de heridas por lesiones penetrantes como cuchillos u otros elementos donde quedan excluidas las lesiones por proyectil de arma de fuego, la penetración del objeto es más frecuente que ocurra en la bóveda craneal especialmente a través de la región orbitaria o de la porción escamosa del hueso temporal. Este mecanismo lesional provoca por lesión directa compromiso vascular y de estructuras neuronales. Es menos probable que se relacionen con hematomas o infartos provocando habitualmente lesión restringida al tracto de la herida. Es más frecuente que las lesiones en la fosa temporal provoquen mayor déficit neurológico por la cercanía a estructuras vasculares y del tronco cerebral.

ATENCIÓN PREHOSPITALARIA

Es importante que el personal actuante en la escena evalúe que esta sea segura para los rescatadores. El manejo inicial en la etapa prehospitalaria no debe variar con respecto a la atención de cualquier paciente traumatizado, haciendo hincapié en la meta de evitar o limitar la hipoxia y la hipotensión. Diversos estudios han demostrado que la prevalencia de hipoxia e hipotensión en el ámbito prehospitalario es de 18 y 30%, respectivamente. La vía aérea debe asegurarse en todo paciente comatoso o con imposibilidad de mantener la vía aérea permeable con dispositivos menos avanzados para la vía aérea; deberá proveerse oxígeno suplementario para garantizar una saturación periférica de oxígeno superior a 95%. Con respecto a la colocación de accesos intravenosos y reanimación con volumen en el ámbito prehospitalario, esto estará supeditado al tiempo de transporte hacia el centro donde se realice el tratamiento inicial.

Como regla general no debe perderse tiempo en terreno y las acciones deben tomarse durante el transporte. En el área de conflictos bélicos, el ejército israelí ha establecido un sencillo algoritmo en la toma de decisiones en terreno, basado en el tiempo de traslado al centro de atención definitivo: si la demora de llegada a este es menor de una hora, la colocación de accesos intravenosos y la reanimación con líquidos deben realizarse durante el traslado; de lo contrario, si este tiempo es mayor de una hora, esas acciones se ejecutan en terreno. Se deberá transportar al paciente a un centro con disponibilidad de realizar tomografía y neurocirugía las 24 horas.

Es importante evaluar la presencia de otras lesiones penetrantes y no penetrantes asociadas que puedan poner en riesgo inminente de vida en la escena (p. ej., neumotórax hipertensivo).

Dado el potencial iatrogénico de la hiperventilación, esta debe evitarse, limitando su uso a los pacientes que presenten signos indirectos de hipertensión endocraneal (anomalías pupilares, posturas neurológicas anómalas) y siempre que se haya descartado la hipoxia y la hipotensión como causas probables del deterioro.

El manitol en el área prehospitalaria no está indicado; en cambio, las soluciones salinas hipertónicas en sus distintas concentraciones (3, 7,2 y 23%) han sido utilizadas y parecen ser promisorias.

Una adecuada sedación y analgesia pueden ser de utilidad para el correcto transporte del paciente; más raramente puede ser necesario el uso de bloqueo neuromuscular.

En cuanto a la valoración neurológica prehospitalaria, esta puede mostrar algunas dificultades derivadas ya sea de una reanimación incompleta o por el efecto de alcohol o drogas. Como regla general deberán evaluarse las alteraciones pupilares, la presencia de foco motor y el puntaje de Glasgow cuando el paciente no presente hipoxia e hipotensión.

ATENCIÓN EN SERVICIO DE EMERGENCIAS

La atención inicial en el servicio de emergencias debe seguir las pautas de atención de pacientes traumatizados que el *American College of Surgeons* (Colegio Americano de Cirujanos) señala en el curso de soporte vital avanzado en trauma ATLS (*Advanced Trauma Life Support*); las metas, al igual que en todas las etapas de la atención del paciente con TCE, deberán dirigirse a restablecer la estabilidad respiratoria y hemodinámica para limitar o evitar la hipoxia e hipotensión.

Si el paciente viene intubado desde el prehospitalario, se deberá chequear la correcta posición de tubo endotraqueal; de lo contrario, si el paciente ingresa con una vía permeable no protegida y tiene indicación de intubación, se evaluará a cada paciente individualmente para seleccionar la vía aérea definitiva más adecuada (intubación orotraqueal o nasotraqueal, fibrobroncoscopio, traqueotomía, etc.). Como regla general, alrededor del 90% de los pacientes que necesiten proteger la vía aérea serán intubados exitosamente por vía orotraqueal, para lo cual deberá seleccionarse un esquema adecuado de fármacos a fin de evitar estímulos nociceptivos, efectos sobre la hemodinamia sistémica y la PIC.

La reanimación inicial es de vital importancia y muchas veces no se realiza en forma enérgica por la falsa concepción de que en los pacientes con TCEP los resultados siempre son malos. Si bien es cierto que esta patología conlleva una elevada morbimortalidad, no resulta adecuado tomar una decisión "nihilista" en el área de emergencias, sobre todo antes de que el paciente haya sido adecuadamente estabilizado; además, tanto emergentólogos como intensivistas debemos pensar que muchos de estos pacientes pueden ser potenciales donantes y que la inadecuada perfusión de órganos como riñones, corazón y pulmón puede hacer que estos sean excluidos para donación.

Los objetivos de la reanimación inicial serán conseguir una PaO2 > 60 mm Hg o saturometría del 95% y una PAM igual o > 90 mm Hg con el objetivo de mantener una presión de perfusión adecuada. Como en todo paciente con TCE deberá evitarse la hiperventilación profiláctica, deberán mantenerse los niveles de $PaCO_2$ entre 35 y 40 mm Hg.

Debe evitarse la infusión de soluciones hipotónicas como las soluciones dextrosadas. Las soluciones salinas hipertónicas al 3 o al 7,5% pueden ser de gran utilidad en esta fase de la reanimación, pues tienen la cualidad de que con un bajo aporte de volumen (2 a 4 mL/kg) restituyen un volumen circulante efectivo, atrayendo agua del intersticio, y además son eficaces para reducir la presión intracraneal (PIC) elevada.

La necesidad de uso de hemoderivados queda limitada al grupo de pacientes con pérdidas mayores del 30% de su volemia. El uso de plasma fresco puede ser necesario en pacientes con coagulopatía.

Cuando, después de la terapia con volumen, no se consiga restablecer la hemodinamia, está indicado el uso de vasopresores; por su gran efecto vasopresor, la noradrenalina es de preferencia, ajustando su dosis hasta lograr una tensión arterial media (TAM) de 90 mm Hg.

Los despegamientos extensos del cuero cabelludo (*scalps*) son menos frecuentes en las heridas por arma de fuego; por lo tanto, hasta su resolución definitiva, el uso de vendaje compresivo o la colocación de puntos transitorios pueden ser necesarios para cohibir el sangrado.

Ante la sospecha de signos de fractura de base de cráneo, colocar una sonda orogástrica porque está contraindicado formalmente la colocación de sondas nasogástricas. Estos pacientes deben recibir vacunación antitetánica. Se les colocará una sonda vesical para vigilar la reanimación con aporte de volumen y ante la eventualidad de necesitar el uso de agentes osmóticos, como el manitol. Se solicitará laboratorio, hemograma, coagulograma, estado ácido-base, glucemia, ionograma y tipificación de grupo y factor Rh; también de ser posible solicitar niveles de alcohol y drogas.

Una vez que el paciente se encuentre con estabilidad cardiorrespiratoria, se procederá a la evaluación neurológica; de no ser posible, se constatará el motivo por el cual no puede ser evaluada. Se deberán evaluar anomalías pupilares, signos de foco neurológico y evaluación del tronco cerebral; la Escala de Glasgow y especialmente el componente motor son de gran utilidad a pesar de todas las dificultades que pueden surgir para su valoración en la atención inicial, pero sus controles repetidos permiten evaluar la aparición de deterioro neurológico y viceversa, así como muchas veces nos permiten evaluar cómo mejora la puntuación en pacientes que no estaban bien reanimados o que estaban bajo el efecto de drogas o alcohol.

Después de la valoración neurológica y con el paciente estable deben realizarse los estudios por imágenes. En todos estos pacientes la tomografía computarizada (TC) es obligatoria; si existe politraumatismo asociado, se solicitarán los estudios pertinentes a todo paciente politraumatizado. En la **figura 22-1** se muestra un algoritmo para la toma de decisiones basado en los hallazgos del examen neurológico y los resultados de la TC.

Previo a la colocación de catéter de PIC y ante la sospecha clínica de herniación cerebral, puede ser útil el uso de manitol (dosis 0,25-1 g/kg), siempre y cuando se n la hipoxia y la hipotensión como posibles causantes del deterioro neurológico. Debe colocarse sonda urinaria para medir la diuresis y reponer mililitro a

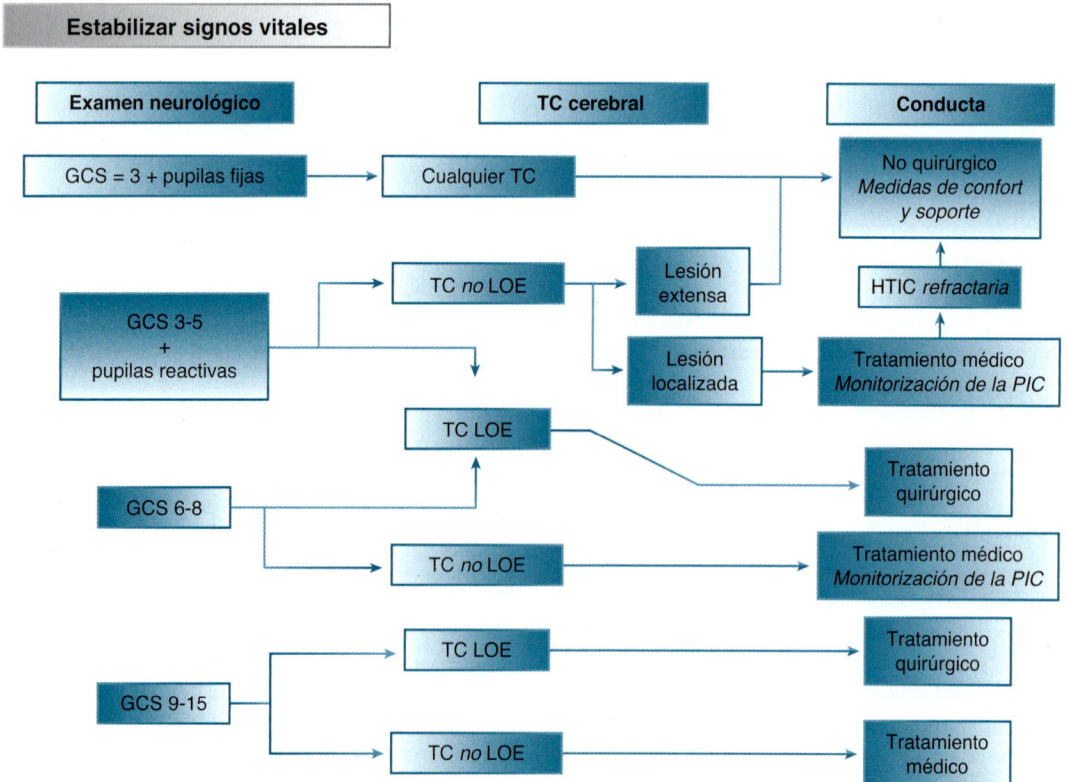

Fig. 22-1. Algoritmo de decisiones en traumatismos craneoencefálicos penetrantes (TCEP) por armas de fuego. LAF: lesión por armas de fuego; GCS: Escala de Coma de Glasgow; TC: tomografía computarizada; LOE: lesión ocupante de espacio; HTIC: hipertensión intracraneal.

mililitro con solución salina normal o de Ringer lactato, y debe evitarse la hipovolemia iatrogénica.

ATENCIÓN EN CUIDADOS INTENSIVOS

La atención en terapia intensiva seguirá las mismas reglas de la atención del TCE cerrado con algunas consideraciones particulares para pacientes con TCEP.

Se debe realizar monitorización de PIC a todo paciente con TCE grave (GCS < 9), también debe considerarse en todo paciente con TCE moderado (GCS 9-13) con TC patológica y que por causa extraneurológica debe recibir asistencia respiratoria mecánica. Se colocará vía venosa central con posibilidad de medir presión venosa central (PVC) y monitorización de TAM invasiva. En aquellos centros que cuenten con la posibilidad de monitorización continua o intermitente de saturación del golfo de la yugular, esta puede ser de utilidad, sobre todo en aquellos pacientes con necesidad de hiperventilación terapéutica.

La PIC debe mantenerse por debajo de 20 mm Hg en pacientes con cráneo cerrado o craniectomía menor de 5 cm de diámetro. En pacientes con craniectomía descompresiva, con contusiones de temporales profundas unilaterales o bilaterales, se tomarán como límite para el inicio de tratamiento 15 mm Hg.

En pacientes con hipertensión intracraneal (HTIC) se comenzará con terapias de primera línea, valorando cada centro la realización de una terapia escalonada o tratamiento fisiopatológico; es tema de debate cuál de los dos enfoques terapéuticos es superior.

La terapia con anticonvulsivos (difenilhidantoína) es útil durante la primera semana para la prevención de las convulsiones tempranas. Más allá de la primera semana no se ha demostrado que el tratamiento prevenga el desarrollo de nuevas convulsiones, por lo cual esta terapia no se encuentra indicada de forma rutinaria más allá del séptimo día.

Las guías de TCEP recomiendan, en categoría de opción, el uso de antibióticos de amplio espectro en los pacientes con TCEP. En la era preantibióticos, el porcentaje de infección informado en la literatura era de alrededor del 60%; con la aparición de la sulfas y la penicilina, este porcentaje varió a menos del 31% y en los últimos años, con la incorporación de antibióticos de amplio espectro, menos del 11% de los pacientes presentan infecciones. Es importante destacar que la mayoría de la infecciones se produce en un período temprano después de la lesión: alrededor del 50% se presenta antes de la tercera semana y el 90% antes de la sexta semana.

DIAGNÓSTICO POR IMÁGENES

La evaluación radiológica de los pacientes con TCEP resulta un tanto más compleja que la evaluación del TCE cerrado, dado que en este tipo de lesiones se ven afectadas simultáneamente varias estructuras anatómicas (cuero cabelludo, calota craneal, meninges, cerebro, estructuras vasculares, globo ocular, etc.). A pesar de la gran cantidad de estructuras que pueden verse involucradas, el espectro de potenciales lesiones y secuelas fisiopatológicas es similar al de las encontradas en pacientes con TCE cerrado.

La TC sin contraste es altamente recomendada como método de evaluación inicial de los pacientes con TCEP (**figs. 22-2**, **22-3** y **22-4**). Todos los pacientes con LAF deben ser estudiados con TC,

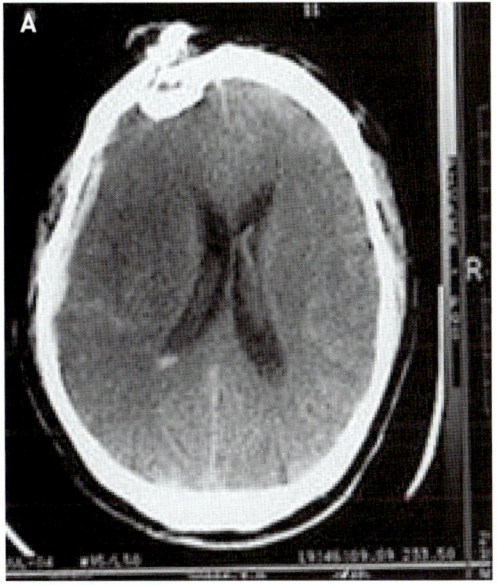
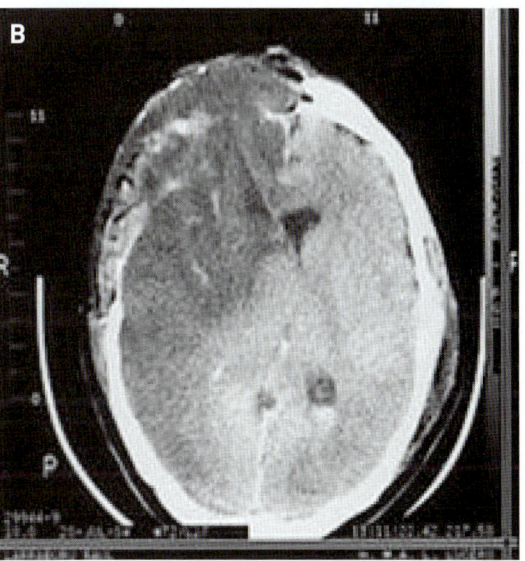

Fig. 22-2. Paciente con TCEP provocado por una estaca. **A.** TC del día 1.º. **B.** TC de día 5.º.

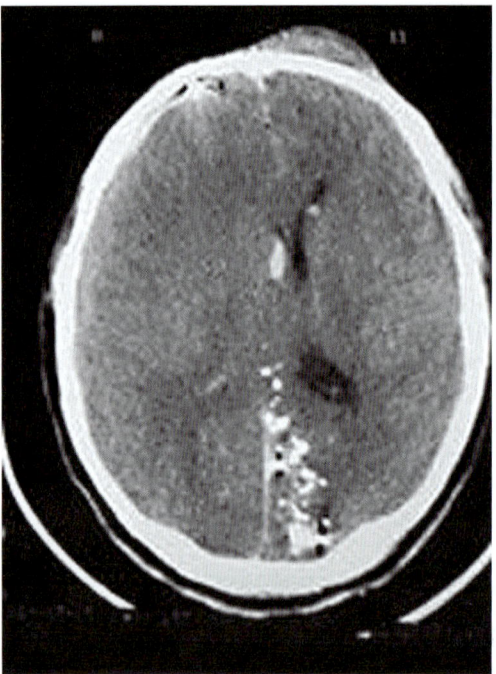

Fig. 22-3. TCEP por herida de arma de fuego. Lesión con pasaje transventricular del proyectil, compromiso multilobar, hematoma subdural laminar frontotemporal derecho y desviación de la línea media.

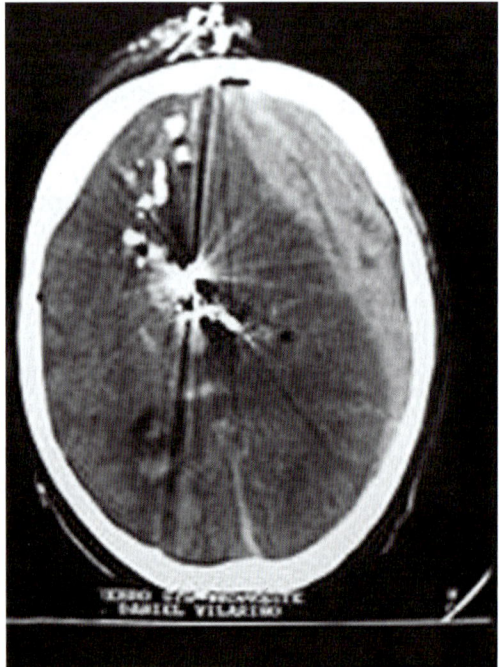

Fig. 22-4. TCEP por herida de arma de fuego con ingreso frontal del proyectil. Se observa un gran hematoma subdural frontotemporal izquierdo, restos óseos intraparenquimatosos y proyectil dentro del sistema ventricular.

exista o no evidencia clínica de penetración, excepto en aquellos casos de extrema gravedad donde el paciente requerirá ingreso inmediato en quirófano sin pasar por el área de imágenes. Los tomógrafos de nueva generación como los helicoidales permiten disminuir en forma drástica el tiempo del estudio. La administración de contraste en la etapa inicial no estaría indicada. La realización de cortes coronales nos permitirá evaluar lesiones que involucran la base del cráneo y la convexidad. Tres potenciales artefactos pueden ser encontrados en el estudio tomográfico: artefactos provenientes del metal del proyectil, la aparición de volumen parcial y movimientos del paciente.

La radiología convencional puede ser útil para evaluar la trayectoria del proyectil, la presencia de cuerpos extraños y de neumoencéfalo; sin embargo, si la TC está disponible, los estudios convencionales no se indican en forma rutinaria. La radiología de columna cervical y la inmovilización del cuello no sería una indicación rutinaria en pacientes con TCEP aislado por herida de arma de fuego, dado que se ha demostrado una muy baja prevalencia de lesión cervical en ausencia de otras lesiones asociadas.

La angiografía convencional resulta de gran utilidad en aquellos pacientes con TCEP en los que se sospecha lesión vascular. Este tipo de lesión debe sospecharse en aquellos pacientes en los cuales la trayectoria del proyectil pasa a través o en cercanías de la cisura de Silvio, de la carótida supraclinoidea, los senos cavernosos o senos venosos mayores. También debe sospecharse ante el desarrollo de hemorragia subaracnoidea o hematoma cerebral tardío.

La resonancia magnética (RM) no es de indicación rutinaria en la etapa aguda, pero puede ser útil en etapas más alejadas en el diagnóstico de abscesos cerebrales, infartos cerebrales, etcétera.

TRATAMIENTO QUIRÚRGICO

Después de la estabilización inicial del paciente debe determinarse la necesidad de tratamiento quirúrgico sobre la base de tres factores: a) puntaje de Glasgow, b) funciones remanentes del tronco encefálico y c) hallazgos de la TC. En líneas generales, la presencia de un hematoma intracraneal con efecto de masa o hidrocefalia aguda indican la necesidad de tratamiento quirúrgico inmediato.

Los objetivos son: evacuación del hematoma o drenaje de la hidrocefalia, desbridamiento de la herida, hemostasia y cierre de la duramadre. Mucho se discute con respecto al empleo de gran cantidad de recursos, tiempo y esfuerzo en tratar a pacientes que, en estas circunstancias, tengan puntaje de Glasgow de 5 o menor, pero –hasta que un estudio a gran escala lo determine– esta es la conducta aconsejada.

Cuando el paciente no tiene lesiones intracraneales que generen efecto de masa, la decisión de desbridamiento se obtiene de acuerdo con el Glasgow y la función remanente del tronco encefálico: con puntaje de 4 o 5 y con reactividad pupilar debe tratarse quirúrgicamente.

Persisten sin resolverse dos cuestiones con respecto al tratamiento quirúrgico:

- ¿Deben operarse tempranamente los pacientes que no padezcan lesiones generadoras de efecto de masa?
- ¿Deben extirparse de manera invasiva los restos óseos o esquirlas en el trayecto del proyectil para evitar infecciones?

Harvey Cushing fue el primer neurocirujano en adoptar el tratamiento temprano de estas heridas, con desbridamiento del tejido necrótico, exéresis de todas las bridas y esquirlas y cierre meticuloso de la duramadre y la piel (Cushing H. Br J Surg 1918). En la Segunda Guerra Mundial y en la guerra de Corea se comprobó el desarrollo de abscesos cerebrales asociados con fragmentos óseos en el trayecto del proyectil, por lo que se adoptó –a partir de entonces– una conducta quirúrgica más enérgica en cuanto al desbridamiento del tracto lesional, lográndose reducir la infección y la mortalidad quirúrgica. A pesar de estos resultados no se ha logrado demostrar una relación causal entre fragmentos óseos retenidos y el desarrollo de infección. Singh y col. publicaron una serie de 52 pacientes con heridas penetrantes operados tempranamente, con preferencia de craneotomía sobre craniectomía y con menos enérgico tratamiento del trayecto, sin detectar abscesos cerebrales a los 6 meses de control a pesar de 36,3% de fragmentos óseos retenidos detectados por TC. Liebenberg y cols. publicaron su experiencia con 125 pacientes con herida de bala, de los cuales solo sobrevivieron 38 (30,4%). Los pacientes fueron operados con un promedio de 11 días después del traumatismo, lo que significó un mayor índice de infección comparada con otras series.

Con respecto al tratamiento quirúrgico de las heridas penetrantes causadas por objetos que no sean balas, los principios son los mismos que para las heridas de bala. La excepción se presenta cuando el paciente ingresa con el objeto causante de la lesión impactado en el cráneo. En estos casos no se lo debe retirar hasta no hacer la TC y trasladar al paciente a quirófano, especialmente en caso de sospecha de lesión de un vaso importante en que, al extraer el elemento agresor, se desencadene una hemorragia de gran magnitud.

COMPLICACIONES

Las complicaciones de los pacientes con TCEP no difieren en gran parte de las observadas en el TCE cerrado; sin embargo, algunas de esas complicaciones se presentan con mayor frecuencia en este tipo de pacientes. Por ejemplo, el riesgo de epilepsia postraumática en pacientes con TCE cerrado varía según las series entre el 4 y el 40%, y en TCEP la prevalencia es del 30 al 50%. Si bien el riesgo de desarrollar epilepsia disminuye con los años, los pacientes con TCEP presentan 25 veces más posibilidades de desarrollarla 10 a 15 años después de la lesión.

Otras de las complicaciones que se presentan con mayor frecuencia en este grupo son las complicaciones infecciosas cerebrales (meningitis, abscesos, osteomielitis, infección de herida, etc.). La incidencia de infecciones es menor en las series de población civil (1-5%) que en los informes surgidos de las experiencias en conflictos bélicos (4-11%). Los factores de riesgos para infecciones cerebrales identificados son fístula de líquido cefalorraquídeo (LCR), lesión de senos aéreos y dehiscencia de la herida. Algunos autores también han relacionado el desarrollo de infecciones cerebrales con la retención de fragmentos óseos en el parénquima cerebral.

PRONÓSTICO

La morbimortalidad de los pacientes con TCEP en general permanece elevada y, en la mayor parte de las series publicadas, esta cifra ronda alrededor del 70%. Esta cifra es la que habitualmente se ha tomado como punto de corte para identificar las variables pronósticas en el TCE cerrado; por lo tanto, este punto de corte no sería relevante para pacientes con TCEP, por los cual los autores de las Guías de Manejo del TCEP (2001) consideraron como más adecuado utilizar el *odds ratio* (OR) como variable de predecir pobre evolución. Si se considera que un OR de 1 indica que no hay incremento del riesgo de pobre evolución cuando un determinado factor está presente y que un OR de 3 indica un incremento tres veces mayor del riesgo de pobres resultados, los autores coincidieron en tomar como factor predictor de mala evolución aquellas variables en las cuales el intervalo de confianza del 95% del OR, sea > 1.

La complejidad y heterogeneidad del TCEP hace que la evaluación de las variables pronósticas muchas veces deba analizarse por separado en las poblaciones de series militares y civiles. Las diferencias provienen de distintos tipos de balística, tiempos de rescate, mecanismo lesional, tratamiento inicial, etcétera.

Dos estudios que evaluaron la relación de la edad con peores resultados demostraron que hay un aumento significativo de la mortalidad cuando la edad es > 49 años (OR 95%: 3,45 a 11). En cuanto a la causa de la lesión, el suicidio se correlacionó con malos resultados cuando fue comparado con aquellos que presentaron una lesión accidental o por asalto (OR 95%: 1,6 a 5,8).

En cuanto al modo de la lesión, los pacientes con lesiones perforantes tuvieron mayor mortalidad que aquellos que presentaron lesiones tangenciales o penetrantes. En la serie de Aarabi y cols., los autores informan un OR de 4,1 para evolución desfavorable y de 3 para mortalidad cuando se comparan lesiones perforantes contra otros modos de lesión, pero el IC 95% del OR no muestra una diferencia significativa. Con respecto al calibre de arma, la evidencia disponible no muestra diferencias entre esta variable y mortalidad.

Dentro de las variables clínicas, la presencia de hipotensión (PAS < 90 mm Hg), de coagulopatía, de alteraciones en el patrón respiratorio (apnea, frecuencia respiratoria < 10 por minuto, depresión respiratoria) se asoció con mayor mortalidad.

A valorar el nivel de conciencia y la GCS en los pacientes provenientes de series de población civil, un bajo puntaje de Glasgow se correlacionó con mayor mortalidad y secuelas. Si bien en las series militares pocos pacientes ingresan con baja GCS, esta relación también pudo ser establecida. La presencia de pupilas bilaterales fijas y dilatadas también ha sido señalada como un factor asociado a pobres resultados.

Pocos estudios evaluaron el valor de la hipertensión endocraneal y evolución. Aldrich y cols. demostraron que la presión intracraneal promedio dentro de las primeras 72 horas fue de 62 mm Hg para los que fallecieron, frente a 31 mm Hg de los sobrevivientes. El porcentaje de valores de PIC > de 20 mm Hg fue del 75% versus el 26%, respectivamente, entre los que fallecieron y los que sobrevivieron. Un análisis de regresión linear demostró que los altos valores de PIC resultaron ser el segundo predictor más importante de mortalidad.

De los hallazgos en la TC, las lesiones bihemisféricas, las multilobares y la lesión del sistema ventricular se han asociado con mayor mortalidad. También el borramiento de las cisternas perimesencefálicas pero no la desviación de la línea media se asoció con pobre evolución. La ausencia de significancia pronóstica de la desviación de línea media puede en parte explicarse por la mayor prevalencia de lesiones bihemisféricas en los pacientes con TCEP. Por último, la presencia de hemorragia intraventricular y de hemorragia subaracnoidea se asociaron con mayor mortalidad.

★ CONCLUSIONES

Los TCE constituyen un problema del neurointensivismo que se asocia a altas tasas de morbimortalidad y complicaciones frecuentes, en especial convulsiones e infecciones.

Los TCE más frecuentes son los de tipo cerrado, pero la incidencia de los abiertos y penetrantes ha aumentado en los últimos años. Las LAF son más frecuentes en varones y tienen muchísimas más probabilidades de tener un desenlace letal.

El estudio inicial y sedación recomendado para evaluar a los pacientes con TCEP, sigue siendo la TC sin contraste.

En todo paciente con TCE grave y en algunos pacientes con TCE moderado debe hacerse monitorización de la PIC, del mismo modo que debe monitorizarse todo paciente con TC encefálica patológica que requiera asistencia ventilatoria mecánica por una causa extraneurológica.

Aunque las medidas por considerar en el TCE son numerosas, las que apuntan a la reanimación inicial son de vital importancia. Es clave preservar o restablecer la estabilidad respiratoria y hemodinámica con el fin de limitar o impedir la hipoxia y la hipotensión, mantener una presión de perfusión adecuada, una PaO2 > 60 mm Hg, una SaO2 de > de 95% y una PAM ≥ 90 mm Hg. La PIC debe ser menor de 20 mm Hg en TCE cerrado o cuando la craniectomía es menor de 5 cm de diámetro.

Como regla, se evitará la administración de soluciones hipotónicas, como las soluciones de dextrosa.

BIBLIOGRAFÍA

Aarabi B. Surgical outcome in 435 patients who sustained missile head wounds during the Iran-Iraq war. Neurosurgery 1990;27:692-5.

Aldrich EF, Eisenberg HM, Saydjari C, et al. Predictors of mortality in severely head-injured patients with civilian gunshot wound: a report from the NIH Traumatic Coma Data Bank. Surg Neurol 1992;38:418-23.

Bayston R, de Lovois J, et al. Use of antibiotics in penetrating craniocerebral injuries. Lancet 2000;355:1813-7.

Ghajar J, Brennan C. Penetrating Brain Injuries, Acute Care. En: Donald MW, editor. Traumatic Brain Injury. Nueva York, Stuttgart: Thieme Medical Publisher; 1999. pp. 215-21.

Grahm T, Williams F, et al. Civilian Gunshot Wounds to the Head: A Prospective Study. Neurosurgery 1990;27:696-700.

Guidelines for the Management of Patients with Penetrating Brain Injury Part 1: Management. J Trauma; August Supplement 2001.

Guidelines for the Management of Patients with Penetrating Brain Injury Part 2: Prognosis. J Trauma; August Supplement 2001.

Kaufman HH, Levy ML, Stone JL, et al. Patients with Glasgow Coma Scale scores 3, 4, 5 after gunshot wounds to the brain. Neurosurg Clin North Am 1995;6: 701-14.

Kim P, Go J, Zee Ch. Radiographic assessment of cranial gunshot wounds. Neuroimag Clin N Am 2002;12:229-248.

Lanois R, Gupta R, Leak L, Pierre J. C-Spine Injury Associated with Gunshot Wounds to the Head: Retrospective Study and Literature Review. J Trauma 2000;49:860-3.

Levy M. Outcome Prediction Following Penetrating Craniocerebral Injury in a Civilian Population: Aggressive Surgical Management in Patients with Admission Glasgow Coma Scale Score of 6 to 15. Neurosurg Focus 2000;8(1):2.

Liebenberg WA, Demetriades AK, et al. Penetrating Civilian Craniocerebral Gunshot Wounds: A Protocol of Delayed Surgery. Neurosurgery 2005;57:293-9.

Siccardi D, Cavaliere R, Pau A, Lubinu F, Turtas S, Viale GL. Penetrating craniocerebral missile injuries in civilians: a retrospective analysis of 314 cases. Surg Neurol 1991;35:455-60.

Singh P. Missile injuries of the brain: results of less aggressive surgery. Neurol India 2003;51:215-9.

Singh P, Misra GS, Singh A, Murthy M. Missile Injuries of Brain - an Experience in Northern Sector. Med J Armed Forces India 2003;59(4):290-7.

Sociedade Brasileira de Neurocirurgia: Traumatismo Craniencefálico Moderado e Grave por Ferimento por Projétil de Arma de Fogo. Diagnóstico e Conduta 2004. www.projetodiretrizes.org.br.

Valadka AB, Gopinath SP, Mizutani Y, et al. Similarities between Civilian Gunshot Wounds to the Head and Nongunshot Head Injuries. J Trauma 2000;48:(2)296-302.

Traumatismo craneoencefálico leve

23

Marcelo C. Costilla

INTRODUCCIÓN

El traumatismo craneoencefálico (TCE) leve es uno de los motivos de consulta más frecuentes en los servicios de emergencias. Si bien el término "leve" denotaría poca relevancia clínica, no es inusual que algunas personas necesiten internación y monitorización en unidades de cuidados intensivos (UCI), procedimientos diagnósticos o intervenciones quirúrgicas complejas en el período postraumático inmediato o que padezcan consecuencias físicas y/o mentales a mediano y largo plazo.

DEFINICIÓN

El TCE leve se define como una interrupción de las funciones cerebrales como consecuencia del intercambio de fuerzas sobre el cráneo o como resultado de movimientos de aceleración, desaceleración, rotación y/o traslación, sobre el cráneo y el encéfalo que, al momento de la evaluación en la sala de emergencias, se encuentran con puntajes de 14 o 15 en la Escala de Coma de Glasgow (GCS, *Glasgow Coma Scale*) 30 minutos después del golpe y que además pueden acompañarse de pérdida transitoria de la conciencia, amnesia y signos neurológicos transitorios como déficit focal o convulsiones.

EPIDEMIOLOGÍA

En un estudio que incluyó a centros de trauma de los Estados Unidos, Holanda y Bélgica, el 45% de los pacientes que consultaron a los servicios de emergencias por TCE leve necesitó internación en sala general (25%) o en cuidados intensivos (20%). De los 68 centros participantes en el registro TRACK-TBI, el 35% informó admisiones por casos de TCE leve, con factores de riesgo o después de procedimientos quirúrgicos, aunque con diferencias en los criterios de ingreso influidas por las características estructurales y de complejidad de las instituciones. Otra publicación europea refiere que el 8% de los pacientes con traumatismo de cráneo leve que fueron asistidos en el servicio de emergencias necesitó internación, mientras que 9 de cada 1000 casos fueron sometidos a intervenciones neuroquirúrgicas y la mortalidad hallada fue de 1 cada 1000 casos.

FISIOPATOLOGÍA

Los mecanismos de lesión involucrados son las caídas, en el 38% de los casos (especialmente en niños y adultos mayores), incidentes que involucran a vehículos con motor (conductores de automóviles o motocicletas y peatones colisionados por vehículos) o bicicletas constituyen el 16% de los casos, contusiones craneales (traumatismos cerrados) en el 20%, agresiones físicas por terceras personas en el 11% y otras causas contribuyen con el 15%. Un grupo particular de casos de TCE leve es el que se produce en el contexto de las actividades deportivas: si bien comparten signos y síntomas clínicos, los criterios pronósticos están relacionados con la magnitud de las fuerzas de choque y la frecuencia o repetición de las lesiones.

Si bien el TCE leve se asume como una disfunción cerebral global, existen descripciones de anormalidades estructurales visibles en las secuencias ponderadas por difusión y en las imágenes de tensor de difusión (*difussion tensor imaging*), mediante resonancia magnética (RM) que muestran daño localizado en la sustancia blanca subcortical de los lóbulos frontales y lesión axonal difusa sobre todo en pacientes que cumplen con los criterios de síndrome posconmoción cerebral.

El objetivo de este capítulo es establecer las definiciones de casos con riesgo de lesión intracraneal, necesidad de tratamiento quirúrgico o de admisión en unidades de cuidados intensivos.

CLÍNICA

La descripción original de TCE leve incluía los casos con 13 puntos en la GCS; sin embargo, diversos estudios posteriores demostraron que la incidencia de lesiones intracraneales, el comportamiento clínico y las necesidades de internación, monitorización y tratamiento son similares a los del grupo de TCE moderado.

En la evaluación inicial, la anamnesis detallada y el examen físico completo permiten identificar factores de riesgo y síntomas o signos relacionados con mayor probabilidad de hallar lesiones intracraneales.

Factores de riesgo

- Edad mayor de 60 años.
- GCS ≤ 14 puntos en la evaluación inicial o < 15 hasta 2 horas luego del traumatismo.
- 2 o más episodios de vómitos.
- Pérdida de conciencia.
- Déficit neurológico focal.
- Sospecha de fractura craneal abierta o deprimida.
- Signos de factura de base del cráneo.
- Alteración en el estado de conciencia luego de un intervalo lúcido.
- Somnolencia.
- Alteración en la marcha.
- Cefalea intensa.
- Mecanismo de lesión con alto intercambio de energía cinética: incluye arrollamiento por vehículo con motor, ocupante de automóvil eyectado del habitáculo, caída por pérdida de control de bicicleta o motocicleta, ausencia de casco protector al momento del golpe, caída desde altura superior a un metro o más de cinco escalones.
- Uso de fármacos antitrombóticos (antiagregantes plaquetarios, anticoagulantes) o antecedente de coagulopatía.
- Embarazo.
- Lesiones sistémicas que requieren internación o tratamiento.
- Comorbilidades, tales como diabetes, insuficiencia hepática crónica, inmunosupresión.

Los hallazgos clínicos en el examen físico pueden verse modificados por el consumo de fármacos que tienen efecto sobre el sistema nervioso central (benzodiazepinas, antipsicóticos, etc.) o por sustancias de uso recreativo; Stiell y Perry informaron que el 13% de los pacientes evaluados siguiendo la guía o regla canadiense (*Canadian Computed Tomography Head Rule*) tenían antecedentes o indicios de consumo de drogas o alcohol y no se constataron diferencias en la detección de lesiones intracraneales por este método. En consecuencia, las alteraciones en el estado de conciencia o las anomalías en el examen físico deben atribuirse al traumatismo y no al consumo de drogas o alcohol.

TOMOGRAFÍA COMPUTARIZADA DE CEREBRO

La tomografía computarizada (TC) simple de cerebro permite identificar a los pocos pacientes que tendrán indicación de tratamiento quirúrgico; sin embargo, menos del 10% de las TC tienen hallazgos anormales y solo el 1% de los pacientes estudiados presentan lesiones con indicación quirúrgica. Se han objetivado incrementos en el uso de las TC del 120 al 165% entre 1992 y 2000; esto fue acompañado por mayores costos en los sistemas de salud y mayor exposición a radiaciones a pacientes sin factores de riesgo.

Las herramientas de decisión clínica más usadas para indicar una TC de cerebro son los Criterios de New Orleans (*New Orleans Criteria*) y la Guía o Regla Canadiense (*Canadian CT Head Rule*); ambas se basan en criterios de alto o moderado riesgo de tener lesiones intracraneales. En los dos casos la sensibilidad para lesiones quirúrgicas es del 100% y la especificidad es 12,1 y 76,3%, respectivamente. Estas reglan han sido validadas en otras poblaciones fuera de América del Norte y forman parte de las guías de práctica clínica de referencia, como la británica (NICE) (**cuadro 23-1**).

Cuadro 23-1. Criterios de riesgo de lesiones intracraneales en el TCE leve	
CRITERIOS DE NEW ORLEANS	**GUÍA O REGLA CANADIENSE**
GCS 14 o 15 (condición)	GCS ≤ 14, dos horas después del traumatismo
Cefalea	Sospecha de fractura craneal
Vómitos	Cualquier signo de fractura de la base del cráneo
Edad mayor de 60 años	Dos o más episodios de vómitos
Consumo de drogas o alcohol	Edad mayor de 65 años
Amnesia anterógrada persistente	Amnesia > 30 minutos
Convulsiones	Mecanismo de riesgo
Signos de traumatismo por encima de las clavículas	

TCE: traumatismo craneoencefálico; GCS: Escala de Coma de Glasgow (*Glasgow Coma Scale*).

TOMA DE DECISIONES

Las características clínicas de cada caso y la disponibilidad de recursos definen las prácticas locales en la decisión de alta o internación en guardia, sala general o UCI.

En sistemas de salud con limitaciones en el acceso a la neuroimagen, la observación en la sala de emergencias durante un período de 6 a 8 horas o la observación en el domicilio pueden ser alternativas para pacientes lúcidos, sin evidencia de fractura craneal en la radiografía, con examen neurológico normal y posibilidad de supervisión de terceras personas después del alta hospitalaria.

La necesidad para evaluación neuroquirúrgica surge a partir de la presencia de imágenes hemorrágicas o fracturas craneales en la TC y la decisión de cirugía dependerá de las manifestaciones clínicas o ante el deterioro neurológico después de un período de intervalo lúcido.

Sin embargo, no está claro si el lugar de internación en aquellos casos que no terminan de resolverse por vía quirúrgica tiene incidencia sobre el resultado a largo plazo. Un estudio que forma parte de la cohorte prospectiva TRACK-TBI (*Transforming Research and Clinical Knowledge in TBI*) exploró cuáles fueron las variables que estuvieron implicadas en las decisiones de internación en pacientes con TCE leve y lesiones en la TC en centros de trauma de nivel 1 de los Estados Unidos; se incluyeron 304 pacientes, el 52% fue externado luego de la evaluación inicial, el 25% se internó en sala general, el 20% en UCI y, dentro de este grupo, solo 5 casos necesitaron procedimientos quirúrgicos por lesiones hemorrágicas o fractura craneal. En el análisis multivariado, la presencia de tratamiento antitrombótico (antiagregantes plaquetarios o anticoagulantes), fractura craneal y GCS 14 o menor fueron los que estuvieron asociados con la decisión de internación en UCI. No se observaron diferencias en los resultados funcionales a los tres meses de seguimiento.

No está indicado repetir la TC en pacientes que no presentan síntomas o en casos en los que la sintomatología del ingreso haya resuelto, excepto que haya deterioro neurológico y se plantee la necesidad de una intervención quirúrgica.

Es posible que la telemedicina sea una herramienta que ayude a definir los casos pasibles de tratamiento quirúrgico, lectura de las imágenes de TC por especialistas en neuroimágenes y sobre todo para decidir quiénes deben ser trasladados a centros de trauma desde lugares distantes a los centros de referencia.

PRONÓSTICO DEL TCE LEVE

La mayor parte de los pacientes de bajo riesgo evolucionan asintomáticos dentro de las primeras 24 horas. El síndrome post conmoción cerebral o post TEC leve se caracteriza por síntomas somáticos, cognitivos y emocionales que generalmente resuelven dentro de las 12 semanas posteriores al traumatismo. La fatiga y debilidad son síntomas que pueden persistir más allá de los tres meses y tienen implicancia en la reinserción a las actividades laborales, sociales y recreativas de los pacientes.

★ **CONCLUSIONES**

Las formas leves de TCE constituyen la variante más frecuente de esta patología.

Sus manifestaciones clínicas y la presencia de variables de riesgo permiten hacer un tamizaje de pacientes y seleccionar aquellos que se beneficiarán con la realización de TC de cerebro.

La internación en UCI debería estar restringida a los casos que puedan requerir una intervención quirúrgica.

BIBLIOGRAFÍA

Af Geijerstam JL, Britton M. Mild head injury - Mortality and complication rate: Meta-analysis of findings in a systematic literature review. Acta Neurochir 2003;145:843-50.

Almenawer SA, Bogza I, Yarascavitch B, Sne N, Farrokhyar F, Murty N, et al. The Value of Scheduled Repeat Cranial Computed Tomography After Mild Head Injury. Neurosurgery 2013;72(1).

Dankbaar JW, Horsch AD, Hoven AF van den, Kappelle LJ, et al. The Value of Repeated Noncontrast Computed Tomography, Computed Angiography T, and Computed Tomographic Perfusion. Stroke 2017;48:2593-6.

Levin HS, Díaz-Arrastia RR. Diagnosis, prognosis, and clinical management of mild traumatic brain injury. The Lancet Neurology [Internet]. 2015;14(5):506-17. Disponible en: http://dx.doi.org/10.1016/S1474-4422(15)00002-2.

Lingsma HF, Yue JK, Maas AIR, Steyerberg EW, Manley GT, Cooper SR, et al. Outcome Prediction after Mild and Complicated Mild Traumatic Brain Injury: External Validation of Existing Models and Identification of New Predictors Using the TRACK-TBI Pilot Study. Journal of Neurotrauma [Internet] 2015;32(2):83-94. Disponible en: http://online.liebertpub.com/doi/abs/10.1089/neu.2014.3384.

Martínez RN, Hogan TP, Lones K, Balbale S, Scholten J, Bidelspach D, et al. Evaluation and Treatment of Mild Traumatic Brain Injury Through the Implementation of Clinical Video Telehealth: Provider Perspectives From the Veterans Health Administration. PM&R. 2017;9(3).

Norlund A, Marké L-Å, Geijerstam J-L af, Oredsson S, Britton M. Immediate computed tomography or admission for observation after mild head injury: cost comparison in randomised controlled trial. BMJ. 2006;333(7566).

Ratcliff JJ, Adeoye O, Lindsell CJ, Hart KW, Pancioli A, McMullan JT, et al. ED disposition of the Glasgow Coma Scale 13 to 15 traumatic brain injury patient: analysis of the Transforming Research and Clinical Knowledge in TBI study. Am J Emerg Med 2014;32(8).

Rimel RW, Giordani B, Barth JT, Boll TJ, Jane JA. Disability caused by minor head injury. Neurosurgery 1981;9(3):221-8.

Schuchat A, Director A, Griffin PM, Rasmussen SA, Leahy MA, Martinroe JC, et al. Morbidity and Mortality Weekly Report Traumatic

Brain Injury-Related Emergency Department Visits, Hospitalizations, and Deaths-United States, 2007 and 2013 Surveillance Summaries Centers for Disease Control and Prevention MMWR Editorial and Production Staff (Serials). MMWR Editorial Board. 2017; 66, Summ.

Servadei F, Teasdale G, Merry G. Defining Acute Mild Head Injury in Adults: A Proposal Based on Prognostic Factors, Diagnosis, and Management. Journal of Neurotrauma [Internet] 2001;18(7):657-64. Disponible en: http://www.liebertonline.com/doi/abs/10.1089/089771501750357609.

Smits M, Dippel DWJ, Nederkoorn PJ, Dekker HM, Vos PE, Kool DR, et al. Minor Head Injury: CT-based Strategies for Management—A Cost-effectiveness Analysis. Radiology [Internet] 2010;254(2):532-40. Disponible en: http://pubs.rsna.org/doi/abs/10.1148/radiol.254108 1672.

Smits M, Dippel DWJ. External Validation of the Canadian CT Head Rule and the New Orleans Criteria for CT Scanning in Patients with Minor Head Injury. JAMA 2015;294(12):1519-25.

Stiell I, Clement CM, Rowe BH, Schull MJ, Brison R, Cass D, et al. Comparison of the Canadian CT Head Rule and the New Orleans Criteria in Patients with Minor Head Injury. J Am Med Assoc [Internet]. 2005;294(12):1511-8. Disponible en: http://jama.jamanetwork.com/data/Journals/JAMA/4993/JOC50101.pdf.

Stiell IG, Perry JJ. Traumatic Intracranial Injury in Intoxicated Patients with Minor Head Trauma. Acad Emerg Med 2014;21(2).

Volovici V, Ercole A, Citerio G, Stocchetti N, Haitsma IK, Huijben JA, et al. Intensive care admission criteria for traumatic brain injury patients across Europe. J Crit Care 2019;49:158-61.

Traumatismo craneoencefálico grave y moderado

24

Pablo Schoon y Lilian Benito Mori

INTRODUCCIÓN

Los traumatismos son la principal causa de muerte en las primeras cuatro décadas de la vida y el traumatismo craneoencefálico (TCE) es responsable del 50 al 60% de ellas, siendo además la principal causa de discapacidad permanente asociada al trauma. Estas cifras explican el impacto que esta patología tiene en la sociedad en términos de pérdida de vidas y disminución de las capacidades físicas o mentales, principalmente entre la población joven, así como la gravosa carga económica que significa para la sociedad en términos de inversiones para la atención de estos pacientes en la etapa aguda y en rehabilitación.

La apropiada asistencia de estos pacientes requiere complejos sistemas que incluyen la atención prehospitalaria, en áreas de emergencia institucional y en áreas de cuidados críticos. Disponer de sistemas de derivación oportuna, estructuras institucionales apropiadas en los centros que deben asistir a estos pacientes y formación de los equipos profesionales y auxiliares adecuada a los estándares reconocidos internacionalmente son algunos de los elementos de ese universo necesario para proveer mejores resultados clínicos y costo-eficaces.

FISIOPATOLOGÍA

Este tema se desarrolla en forma más detallada desde otra perspectiva en el **capítulo 22, Traumatismo craneoencefálico penetrante**. Aquí se describirán solo algunos conceptos necesarios para contextualizar el presente capítulo.

La etiología del traumatismo, como entidad nosológica, es la energía cinética. Ya sea a causa del impacto directo sobre el cráneo o al sacudimiento brusco e intenso de este, la energía cinética aplicada se transmite al contenido intracraneal. Este contenido, el encéfalo, es sometido dentro de esa caja rígida que es el cráneo a fuerzas de aceleración y desaceleración (sacudimiento del encéfalo dentro del cráneo), fuerzas rotacionales (giro del encéfalo con respecto al cráneo) y contusión contra las rugosidades y anfractuosidades internas del cráneo que provocarán diverso grado de lesiones en el parénquima y los vasos sanguíneos que, sumadas a las producidas en el mismo hueso por acción cinética directa, condicionarán las diferentes lesiones que presentará el paciente.

El daño final que padecerá el encéfalo luego de un TCE dependerá tanto de la lesión primaria (aquella producida en el momento del impacto) como de la llamada lesión secundaria que se desarrolla, amplificando el daño, desde segundos hasta días posteriores a la lesión primaria.

El daño primario se reflejará en diversos grados de lesión neuronal y vascular, fracturas, contusiones parenquimatosas, hematomas extradurales (producidos por lesión de arterias meníngeas, habitualmente asociadas a fracturas), hematomas subdurales (por rotura de las venas que –desde la convexidad cerebral– van en busca de los senos durales o contusión de venas corticales), hemorragia subaracnoidea (por rotura de venas córtico-durales debido a las fuerzas rotacionales) y lesión axonal difusa (por lesión de los axones en las zonas que atraviesan estructuras de dos densidades diferentes –sustancias blanca y gris: córtico-subcortical y ganglios de la base– donde las fuerzas rotacionales generan un mecanismo de "cizallamiento" de las estructuras axonales y vasculares).

Las lesiones del daño primario, con excepción de los hematomas extraaxiales quirúrgicos (extradurales y subdurales), no son pasibles de tratamiento y están establecidas al momento de tomar contacto con el paciente. Pero sí podemos prevenir o minimizar los efectos de la lesión secundaria. Allí deben estar orientados los esfuerzos terapéuticos desde la etapa prehospitalaria hasta los cuidados intensivos, pasando por los servicios de emergencia y quirófano.

La lesión secundaria se desarrolla en tres niveles fisiopatológicos. Un primer nivel en la intimidad del tejido nervioso (celular-tisular), otro intracraneal "macroscópico" y, finalmente y no menos importante, un nivel sistémico.

A nivel tisular la lesión traumática produce una despolarización presináptica que libera neurotransmisores excitatorios (glutamato y aspartato, los reconocidos) que –actuando sobre las membranas postsinápticas– estimulan receptores que activan canales iónicos. Por una parte ingresa sodio en el espacio intracelular, que arrastra agua y provoca edema celular. Como consecuencia de los cambios osmolares intracelulares, el edema favorece el daño de las membranas y la muerte celular. Por otra parte, se produce un influjo masivo de calcio al espacio intracelular que activa cadenas de mediadores de la inflamación (prostaglandinas, leucotrienos y producción de radicales libres de oxígeno, entre otros) que vuelven al parénquima cerebral, habitualmente sensible a la isquemia, aún más vulnerable.

Estos trastornos, sumados a la acción de la energía cinética, producen diverso grado de disrupción de la barrera hematoencefálica (BHE) favoreciendo la producción de edema en el espacio extracelular (edema vasogénico). Igualmente se ven alterados los mecanismos de homeostasis cerebral como la autorregulación del flujo sanguíneo cerebral (FSC) ante los cambios en la actividad metabólica, la presión arterial o la presión parcial de CO_2.

En los últimos diez años se han publicado estudios, en pacientes con TCE, que revelan la posibilidad de muerte celular programada, además de muerte celular por necrosis isquémica. La observación, en áreas pericontusionales, de incrementos en la actividad de las caspasas 3 y sobrerregulación de proteína bcl-2, sugiere que también la apoptosis podría ser otro mecanismo de daño y secuelas funcionales.

A nivel intracraneal el desarrollo de edema y/o lesiones intracraneales con efecto de masa ocupante pueden conducir al desarrollo de hipertensión intracraneal (HTIC). Su presencia es el principal factor intracraneal de mal pronóstico al favorecer desplazamientos intracraneales del parénquima cerebral (herniaciones subfalcial, transtentorial y cerebral central) y favorecer el desarrollo de isquemia mediante la caída de la presión de perfusión cerebral (PPC) y disturbios en la microcirculación. La ocurrencia de convulsiones (que incrementan el consumo de oxígeno en un momento crítico por la vulnerabilidad del tejido cerebral) o la ocurrencia de vasoespasmo, asociado o no a hemorragia subaracnoidea traumática, son otros factores intracraneales que contribuyen a incrementar el daño.

Con respecto a la hipertensión intracraneal, además de las causas ya descritas, debemos considerar que la causa pueda ser de origen extracraneal, en particular ante la presencia de lesiones traumáticas en otros segmentos corporales. El incremento de la presión en otros compartimentos puede llegar a ser el único mecanismo fisiopatológico de su aparición (aumento de la presión intraabdominal o intratorácica), constituyendo un síndrome multicompartimental.

Finalmente, es en el nivel sistémico donde se presentan factores de lesión secundaria de gran impacto para una mala evolución (**cuadro 24-1**). La hipotensión arterial y la hipoxemia han demostrado, desde los datos revelados por el *Traumatic Coma Data Bank* (TCDB), su tremendo impacto en la evolución de los pacientes con TCE. La ocurrencia de un episodio de hipotensión (tensión arterial [TA] sistólica menor de 90 mm Hg) duplicó la mortalidad e incrementó la morbilidad. El 47% de los pacientes que sufrieron hipotensión temprana (en el terreno y en el área de emergencias) fallecieron o quedaron en estado vegetativo, mientras que el 66% de aquellos que sufrieron hipotensión en unidad de cuidados intensivos (UCI) tuvieron esos malos resultados. Tales cifras demuestran la importancia de prestar atención primordial a estos factores lesivos sistémicos a lo largo de todo el tratamiento del paciente con TCE, desde el terreno hasta la etapa en la UCI, previniéndolos y corrigiéndolos a la brevedad posible. Como puede observarse en el cuadro, la mayoría de esos factores se relacionan con una baja disponibilidad cerebral de oxígeno y la isquemia es el principal mecanismo de daño del parénquima cerebral.

Mucho de lo descrito aquí explica los resultados de los estudios de Martin, que evaluó el estado del FSC en las diferentes etapas del paciente con TCE. Observó una tendencia, estadísticamente significativa, de la ocurrencia de anormalmente bajos valores de FSC durante las primeras 24 horas posteriores a la lesión primaria con serio riesgo de isquemia, seguida de una tendencia a la hiperemia o FSC elevado desde el segundo al cuarto días de la lesión traumática, lo que podría favorecer el desarrollo de HTIC.

En resumen, lo que la fisiopatología nos revela es que el tejido cerebral se encuentra altamente vulnerable a la isquemia y que los trastornos intracraneales y sistémicos, frecuentes en el paciente con TCE, conducen a un desequilibrio entre disponibilidad y consumo de oxígeno cerebrales, llevando a la isquemia al tejido

Cuadro 24-1. Factores de lesión secundaria

Factores intracraneales	Hipertensión intracraneal Edema cerebral Contusiones cerebrales Hematoma cerebral tardío Convulsiones Vasoespasmo
Factores sistémicos	Hipotensión arterial Hipoxemia Hipercapnia Hipocapnia Anemia Hiponatremia Hipoglucemia Hiperglucemia Acidosis tisular Hipertermia Síndrome de respuesta inflamatoria

cerebral e incrementando el daño. Sostener la disponibilidad cerebral de oxígeno es un objetivo de primer orden en el tratamiento del paciente con TCE y debe tenerse presente en todas las etapas de ese tratamiento.

REANIMACIÓN INICIAL

El tratamiento del paciente con TCE exige, desde las etapas prehospitalaria y en emergencias, implementar conductas y sistemáticas que conduzcan a evitar nuevas lesiones (apropiada inmovilización y transporte), resolver las lesiones que comprometen la vida y minimizar el desarrollo de la lesión secundaria. Inicialmente el ABC de la reanimación deberá considerar: vía aérea permeable con protección de columna cervical, suplementos de oxígeno, apropiada ventilación que asegure inicialmente normoventilación, enérgica expansión con líquidos a través de dos vías de alto flujo (cortas y gruesas), examen neurológico básico y detección de lesiones que comprometen la vida.

El fuerte impacto en los resultados de factores lesivos sistémicos como hipotensión, hipoxemia y alteraciones en la $PaCO_2$, hace recomendable mantener metas de reanimación exigentes: una saturación de oxígeno superior a 95%, una $PaCO_2$ entre 35-40 mm Hg y valores de tensión arterial que, en principio, deben ser superiores a 110 mm Hg de tensión sistólica (valor debajo del cual se han demostrado peores resultados vitales y funcionales). Sin embargo, es recomendable considerar que todo paciente potencialmente puede presentar inicialmente hipertensión endocraneal, por lo que parece conveniente proveer una tensión arterial media (TAM) igual a 90 mm Hg o superior que permita obtener valores de presión de perfusión cerebral adecuados.

Estas metas deben ser consideradas básicas para todas las etapas del tratamiento del paciente con TCE, adecuándolas en el transcurso de los días a los momentos fisiopatológicos del paciente valorados mediante la monitorización multimodal, neurológico-sistémica, en la UCI.

Con respecto a los líquidos de reanimación, los cristaloides isotónicos son el estándar aceptado actualmente, y es conveniente el uso de solución fisiológica antes que el Ringer Lactato, por ser esta última una solución moderadamente hipotónica respecto del plasma. Las soluciones hipotónicas, como las de dextrosa, son comprobadamente perjudiciales por favorecer el desarrollo de edema cerebral.

Una alternativa es el uso de cristaloides hipertónicos de cloruro de sodio del 3 al 7,5%. Estas soluciones incrementan el espacio intravascular con la administración de pequeños volúmenes (4 mL/kg de peso), podrían mejorar la contractilidad miocárdica y reducen la PIC por sus efectos hemodinámicos y/o de hipertonicidad. Asimismo mejoran el estado de la microcirculación al reducir el edema endotelial y el diámetro de los eritrocitos, y se ha propuesto que poseen ciertas propiedades inmunomoduladoras, principalmente asociadas a coloides, con reducción de la respuesta mediadora inflamatoria. Algunos análisis retrospectivos y un metanálisis han sugerido que su uso en la reanimación de pacientes con TCE grave se relacionaría con mejor pronóstico vital que utilizando soluciones estándar; sin embargo, dos estudios prospectivos aleatorizados de reanimación inicial no observaron mejores resultados funcionales a los seis meses con su uso, respecto de las soluciones isotónicas.

Cuando la reanimación enérgica con líquidos no permite alcanzar las metas buscadas, es conveniente considerar el uso de fármacos vasopresores.

Si durante las etapas previas a la monitorización de la PIC se presentan evidencias de un deterioro rostro-caudal con herniación cerebral (asimetría pupilar, rigidez de descerebración, apnea) y en tanto el paciente es trasladado de urgencia a tomografía o cirugía, debe administrarse un bolo de soluciones hiperosmolares (manitol en dosis de 1 g/kg de peso o solución clorurada hipertónica) y/o aplicar hiperventilación moderada ($PaCO_2$ 30 mm Hg) como medidas transitorias de reducción de la PIC, mientras se alcanza el tratamiento definitivo (por ejemplo la evacuación de colecciones extraaxiales).

Una vez lograda la estabilización mediante las maniobras de reanimación iniciales, se efectúa la evaluación clínica neurológica y el paciente es trasladado para obtener las imágenes tomográficas (TC).

TOMOGRAFÍA COMPUTARIZADA

Este tema se expone extensamente en otra parte de esta obra. Referiremos solamente algunos conceptos necesarios para contextualizar el presente capítulo.

La tomografía computarizada (TC) cerebral sin contraste es el estudio inicial indispensable en el paciente con TCE grave o moderado. Permite la detección temprana de lesiones extraaxiales (hematomas extradurales o subdurales) cuya evacuación quirúrgica de urgencia puede mejorar los resultados. La determinación de lesiones intraaxiales (contusiones, hematoma cerebral), su extensión y localización, así como la presencia y magnitud de edema cerebral, favorecen la toma de decisiones tanto de monitorización como de tratamiento médico y eventualmente quirúrgico, como la craniectomía descompresiva.

Desde el desarrollo de la clasificación tomográfica del TCDB (**cuadro 24-2**) que se relaciona con la probabilidad de desarrollo de HTIC y el pronóstico, la evaluación de las imágenes de TC permiten una valoración fisiopatológica, principalmente relacionada con la presencia o riesgo de HTIC. La compresión o ausencia de las cisternas perimesencefálicas (lesiones encefálicas difusas [LED] III) o la presencia de lesiones ocupantes de espacio (LOE) evacuables, así como la desviación

Cuadro 24-2. Clasificación tomográfica del *Traumatic Coma Data Bank* (TCDB)	
	% tiempo PIC > 20 mm Hg en las primeras 72 horas*
Lesión difusa grado I - Ausencia de lesiones visibles en la TC	10%
Lesión difusa grado II - TC anormal - Cisternas perimesencefálicas presentes y normales - Desplazamiento de la línea media < 5 mm - Ausencia de lesiones hiperdensas o mixtas > 25 mL - Hemorragia subaracnoidea traumática como único hallazgo	9%
Lesión difusa grado III - Cisternas perimesencefálicas comprimidas o ausentes - Desplazamiento de la línea media < 5 mm - Ausencia de lesiones hiperdensas o mixtas > 25 mL	21%
Lesión difusa grado IV - Desplazamiento de la línea media > 5 mm - Ausencia de lesiones hiperdensas o mixtas > 25 mL	37%
Lesión ocupante de espacio evacuada - Toda lesión evacuada quirúrgicamente	29%
Lesión ocupante de espacio no evacuada - Toda lesión hiperdensa o mixta > 25 mL no evacuada quirúrgicamente	

* *"Initial CT findings in 753 patients with severe head injury. A report from the NIH Traumatic Coma Data Bank"* Eisenberg, et al; J Neurosurg 1990;73:688-98.

de la línea media > 5 mm (LED IV) o de LOE no evacuable se relacionan, en ese orden, con mayor riesgo de HTIC y peores resultados vitales y funcionales. La presencia de estas imágenes sugiere la conveniencia de un acercamiento diagnóstico, de monitorización y terapéutico más enérgico y temprano con estos pacientes. Si bien esta clasificación ha sido construida hace casi treinta años, varios estudios recientes han confirmado la significación de las imágenes incluidas en ella en cuanto a su relación con HTIC y pronóstico.

Otras imágenes presentes en la TC han sido relacionadas con un peor pronóstico en diversas series de pacientes y su presencia ha sido asociada a la probabilidad de lesión axonal difusa (disrupción axonal en las interfases sustancia gris-sustancia blanca, proceso de mal pronóstico funcional). Tales imágenes son la hemorragia subaracnoidea traumática y el petequiado hemorrágico o pequeñas hemorragias lineales en cuerpo calloso, interfase córtico-subcortical, tronco encefálico y ganglios de la base. Por su parte, la hemorragia subaracnoidea traumática ha demostrado ser un factor independiente de mortalidad en pacientes con TCE grave y TCE moderado.

Otro aspecto para considerar: se ha observado que cerca de la tercera parte de los pacientes desarrollan durante los primeros días nuevas lesiones en la TC que no eran visibles en la TC inicial, principalmente si esta fue obtenida muy tempranamente después del traumatismo. Por ello es recomendable la repetición del estudio tomográfico en forma rutinaria. No está determinado cuál es el mejor momento para la "segunda TC". Aconsejamos obtenerla entre las 24 y 48 horas de la lesión primaria, tanto más temprana como temprana haya sido la primera TC con respecto al traumatismo.

Siempre debe obtenerse una nueva TC ante el deterioro clínico o ante elevaciones sostenidas de la PIC que no respondan en forma rápida y sostenida a las medidas terapéuticas de primera línea.

La resonancia magnética RM) no tiene un lugar definido en la etapa aguda del TCE, aunque puede ser útil en ausencia de disponibilidad de TC. Cuando se sospecha de lesión axonal difusa, es el estudio de imágenes indicado.

CATEGORIZACIÓN. ¿QUÉ CONSIDERAR TCE GRAVE?

La importancia de la categorización de un paciente con TCE como grave o potencialmente grave reside en que es la base inicial para la toma de decisiones de monitorización y tratamiento. Por ello es necesario determinar cuáles pacientes podrían beneficiarse con la aplicación de técnicas de monitorización y estrategias terapéuticas invasivas, enérgicas y no exentas de complicaciones.

Esta categorización se realiza mediante la valoración clínica y la evaluación de las imágenes tomográficas.

Para la valoración clínica se utiliza la Escala de Coma de Glasgow (GCS) y debe ser realizada después que el paciente haya sido estabilizado, sin presentar hipotensión ni hipoxemia y sin encontrarse bajo efecto de sustancias depresoras del sistema nervioso central (SNC).

En la actualidad hay consenso en considerar que un paciente con una GCS igual a 8 o menor es portador de un TCE grave, mientras que –si el puntaje de la GCS se encuentra entre 9 y 13– debe ser considerado TCE moderado. En caso de no poder valorar el componente de respuesta verbal (paciente intubado, por ejemplo) u ocular (lesiones que impiden apertura palpebral) se ha descrito una buena correlación entre el componente motor (GCSm) y el puntaje GCS. En este caso se considera que un GCSm igual o inferior a 5 revela un TCE grave.

Sin embargo, la sensibilidad de la GCS posreanimación en la predicción del desarrollo de HTIC (factor intracraneal de mayor impacto en malos resultados) es baja. La asociación en la categorización de la GCS con la clasificación tomográfica del TCDB (categorización combinada clínico-tomográfica) aumenta la sensibilidad para detectar a aquellos pacientes en riesgo de desarrollar HTIC y que podrían favorecerse con una estrategia de monitorización y tratamiento más enérgica.

Así como un paciente con un GCS igual a 8 o menor se considera portador de un TCE grave, de igual modo la presencia de una imagen tomográfica de lesión encefálica difusa grados III o IV o de lesiones ocupantes de espacio debería hacer considerar a un paciente con TCE moderado por GCS (9 a 13 puntos) como potencialmente grave y orientar las conductas en ese sentido.

¿CUÁNDO CONVOCAR AL NEUROCIRUJANO?

La asistencia del paciente portador de un TCE grave o potencialmente grave debe ser abordada desde una perspectiva multidisciplinaria, a través de un equipo que comprenda todas las especialidades pertinentes: emergentólogo, especialista en imágenes, neurointensivista y neurocirujano, además de aquellos especialistas que deban involucrarse debido a eventuales lesiones extracraneales.

Desde esta perspectiva, todo paciente portador de un TCE grave o potencialmente grave debería ser evaluado por el neurocirujano: durante la reanimación inicial o inmediatamente después de ella, al obtenerse las imágenes, y periódicamente durante todo el transcurso de la etapa aguda. El intercambio fluido entre neurointensivista y neurocirujano redundará en beneficios para el paciente a la hora de tomar decisiones terapéuticas y de monitorización.

Sin desmedro de lo antes señalado, hay situaciones particulares que obligan a convocar al neurocirujano:

- La presencia de determinadas imágenes en la TC: colecciones extraaxiales, extensas contusiones y/o hematomas intracerebrales o intenso edema cerebral, que sugieran la conveniencia de tratamiento quirúrgico.

- Cuadro de deterioro rostro-caudal o deterioro clínico que indique la presencia de hipertensión intracraneal.

- Hipertensión intracraneal de difícil control con las medidas terapéuticas médicas, principalmente cuando la valoración de la información de la monitorización y las imágenes sugieren la oportunidad y conveniencia de un procedimiento quirúrgico.

Las colecciones hemáticas traumáticas extradurales y subdurales constituyen, habitualmente, emergencias neuroquirúrgicas. Las colecciones extradurales, por su habitual origen arterial, suelen tener un comportamiento de crecimiento rápido y pueden llevar, tempranamente, al deterioro rostro-caudal, enclavamiento y muerte. La evacuación temprana de estos hematomas permite no solamente salvar la vida del paciente, sino obtener buenos resultados funcionales, ya que solo en el 15% de los casos tienen lesiones intraaxiales (parenquimatosas) asociadas. Los hematomas subdurales, de origen venoso, tiene un crecimiento más lento, lo que obliga a pensar en su presencia hasta días después de la lesión primaria y son una de las principales causas de deterioro diferido en pacientes inicialmente portadores de TCE moderado. Cuando se presentan de inicio también son causa de deterioro rostro-caudal y enclavamiento, y su evacuación temprana mejora los resultados. Sin embargo, aun siendo igualmente temprano el tratamiento quirúrgico, tienen peor pronóstico los hematomas subdurales que las colecciones extradurales pues, en aproximadamente el 80% de los casos, se asocian con lesiones intraaxiales de diversa magnitud (contusiones, inflamación y edema) que comprometen la evolución vital y funcional del paciente. Eventualmente, en los pacientes con hematomas subdurales pequeños, de < 25-30 mL, y buen estado clínico y neurológico, se puede optar por vigilarlos estrechamente mediante controles horarios de GCS, pupilas y examen neurológico, con buenos resultados.

La evacuación de lesiones intraaxiales debe ser valorada cuidadosamente en cada caso en particular. Respecto de las contusiones cerebrales, diversos estudios radioisotópicos de flujo han demostrado la presencia de tejido viable en ellas, si bien en riesgo de isquemia y muerte celular, lo que sugiere que su evacuación quirúrgica podría ser perjudicial. Al igual que con los hematomas intracerebrales traumáticos, la decisión de evacuación quirúrgica dependerá de una cuidadosa evaluación de cada caso en particular y solo cuando se considere que la presencia de estas lesiones es motivo de una HTIC de difícil control que no pueda ser resuelta mediante otras medidas terapéuticas (tratamiento médico, craniectomía descompresiva).

MONITORIZACIÓN DEL PACIENTE CON TCE

La estrategia de monitorización de estos pacientes debe estar orientada a controlar todas aquellas variables fisiológicas cuya desviación de la normalidad o fuera de ciertos rangos favorezca el desarrollo de la lesión isquémica secundaria. Es preferible el uso de modalidades en tiempo real que permitan la alarma temprana de los diferentes eventos. Sin embargo, el empleo de controles discontinuos no debe descartarse ya que siempre es preferible la monitorización de variables con los recursos disponibles que omitir cualquier tipo de monitorización.

La monitorización del paciente con TCE involucra tanto variables sistémicas como intracraneales, ya que la neuromonitorización comienza en las variables sistémicas. La integración del conjunto de estas variables sistémico-neurológicas, en cada momento de la evolución del paciente, nos acerca a comprender la situación o "momento" fisiopatológico que está atravesando, más allá de la variable PIC-PPC. De este modo podremos adecuar, en forma dinámica, las medidas terapéuticas con un criterio fisiopatológicamente orientado.

Asimismo, su valoración permanente nos permite evaluar la respuesta favorable a las terapéuticas aplicadas, así como los eventuales efectos adversos.

Variables sistémicas

Todos los pacientes deben ser controlados en forma continua en: tensión arterial media (TAM), temperatura corporal (preferentemente central), saturación arterial de oxígeno (SaO_2), presión de CO_2 espirada ($ETCO_2$). Deben ser controladas con la periodicidad necesaria las variables glucemia, hematocrito y hemoglobina, natremia, medio interno y balance hídrico, además del estado de repleción del espacio intravascular.

Variables intracraneales

En otros capítulos de esta obra se desarrollan en detalle las consideraciones acerca de aquellas variables intracraneales accesibles a la monitorización, las tecnologías disponibles para ello, su interpretación y aplicaciones en el paciente neurocrítico.

Aquí expondremos aquellos aspectos prácticos, necesarios para la comprensión del presente capítulo, invitando al lector a recurrir a los capítulos específicos para profundizar cada técnica.

Presión intracraneal y presión de perfusión cerebral

La medición de la presión intracraneal (PIC) ha sido la primera modalidad de monitorización neurológica introducida en la práctica clínica. Desde la utilización de los primeros catéteres hidrostáticos intraventriculares, a fines de la década del 50, hasta los modernos sistemas disponibles en la actualidad, no solamente se han obtenido beneficios en la innovación tecnológica, sino también se ha evolucionado en el conocimiento

fisiopatológico de las patologías neurológicas críticas con el uso de esta medida de monitorización.

La incidencia de valores anormalmente elevados de PIC –hipertensión intracraneal (HTIC)– en el TCE grave ha sido descrita en el 50-70% de los casos, lo que motiva que la monitorización de la PIC en estos pacientes sea considerada imprescindible por la mayoría de los autores y grupos de estudio. La importancia de la monitoización de la PIC radica en que es el método diagnóstico de la ocurrencia de HTIC, mientras que los signos clínicos (dilatación pupilar, posturas motoras anormales, apnea) son inespecíficos, inconstantes y, lo que es más significativo, tardíos.

Si bien no ha sido determinado a través de estudios prospectivos aleatorizados, existe consenso en considerar HTIC cuando se presenta una elevación sostenida de la PIC sobre 20-22 mm Hg. En aquellos casos de pacientes con craniectomía descompresiva (CD), por hallarse el cráneo "abierto" o más complaciente, consideramos apropiado mantener los valores de PIC por debajo de esos umbrales. En un reciente estudio se observaron buenos resultados funcionales cuando la PIC después de CD se mantuvo en una media de 11 mm Hg, mientras que aquellos pacientes con una media de PIC después CD ≥ 16 mm Hg tuvieron malos resultados funcionales. Otra circunstancia especial son los pacientes portadores de lesiones ocupantes de espacio temporales. Estos se hallan expuestos a un alto riesgo de herniación temporal rápida y súbita, por lo que debe considerarse mantener la PIC por debajo de 15 mm Hg.

Ha sido ampliamente comunicado que la presencia de HTIC empeora el pronóstico del paciente con TCE grave y que su control y mantenimiento en valores normales mediante la terapéutica mejora los resultados. Estas medidas terapéuticas para reducir la PIC son, en su mayoría, potencialmente riesgosas para el mismo parénquima cerebral, por lo que su uso en forma empírica –sin monitorización de la PIC– es una conducta imprudente y no recomendable. Por otra parte, la medición continua de la PIC permite valorar los resultados obtenidos con el tratamiento.

Recientemente ha sido publicado un estudio aleatorizado en pacientes con TCE grave en el que, al comparar un grupo de tratamiento guiado por la medición de PIC con otro grupo control no monitorizado (con seguimiento clínico y por imágenes), no hallaron diferencias en los resultados a los seis meses de la lesión primaria. Pese a estos resultados, ante una patología como el TCE grave caracterizada por una gran variación en las características individuales de los pacientes y una fisiopatología muy compleja y dinámica, es conveniente considerar que ninguna medida de monitorización por sí misma pueda mejorar los resultados. Creemos que el adecuado razonamiento fisiopatológico, con la ayuda de todas las medidas de monitorización en conjunto, es el medio para orientar racionalmente la terapéutica en busca de mejorar los resultados.

La evaluación del registro de la onda de pulso en tiempo real, así como de las ondas periódicas de Lundberg, permite una valoración indirecta del estado de la compliancia del sistema intracraneal y ayuda en la interpretación del momento fisiopatológico del paciente y en la toma de decisiones terapéuticas. Un trazado en tiempo real que muestre una preponderancia del componente P2 de la onda de PIC traduce una reducción en la compliancia del sistema intracraneal sea por edema, lesiones ocupantes o incremento inapropiado del volumen sanguíneo cerebral. La ocurrencia de ondas A o B de Lundberg sugiere agotamiento de los mecanismos de compensación intracraneales y, según algunos autores, una presión de perfusión cerebral límite o insuficiente.

Es indispensable contar con esta monitorización para valorar en forma correcta la presión de perfusión cerebral (TAM − PIC = PPC). Se ha comunicado la relación entre una PPC adecuada y mejores resultados, así como peores evoluciones cuando esta permanece inadecuadamente baja. La monitorización de PIC permite conocer la PPC y poder intervenir terapéuticamente sobre ella.

Otra información útil que se obtiene mediante la monitorización de la PIC es la estimación del estado de la autorregulación cerebral. Se obtiene mediante el registro continuo de la PIC y la TAM, cuyas variaciones son analizadas en tiempo real mediante un programa informático específico que utiliza el coeficiente de correlación de Pearson. De este análisis surge un índice denominado índice presión/reactividad (PRx), cuyo valor se encuentra entre +1 y −1. Cuando el valor es negativo indica autorregulación conservada, en tanto valores positivos se relacionan con alteración de la autorregulación. Se ha propuesto, además, que la obtención de este índice permitiría ayudar a definir la "mejor PPC": se considera que la PPC se encuentra más cerca de ser la óptima cuando el PRx se acerca más a −1.

Adicionalmente, en su localización intraventricular, se transforma en otra herramienta útil en el control de la hipertensión endocraneal mediante el drenaje de líquido cefalorraquídeo (LCR).

Los sistemas más modernos –ópticos, electrónicos– ofrecen en la actualidad la posibilidad de posicionar el extremo del catéter en localización intraparenquimatosa. Se ha descrito una menor incidencia de complicaciones infecciosas con estas localizaciones que con las convencionales intraventricular o subdural con catéteres hidrostáticos. Sin embargo, el antiguo catéter hidrostático intraventricular sigue considerándose el método de medición de referencia y de comparación con todos los otros nuevos sistemas.

Métodos no invasivos de monitorización

Se han ensayado diversos métodos para estimar el estado de la presión intracraneal, comparando su correlación con la monitorización invasiva y evaluando su sensibilidad, tales como el Doppler transcraneal, la ecografía de las fundas del nervio óptico, la pupilometría, etcétera. Este aspecto se considera en el capítulo de esta obra correspondiente a monitorización.

Indicaciones de la monitorización de la presión intracraneal

Se recomienda monitorizar la PIC en todos aquellos pacientes que presenten un GCS posreanimación ≤ 8, sin estar bajo efectos de sustancias depresoras del sistema nervioso central (SNC).

La decisión de monitorización en aquellos pacientes que no reúnen estos criterios queda a consideración de cada caso en particular por parte del equipo tratante.

Como expresamos anteriormente, los pacientes con una imagen tomográfica que revela compresión o ausencia de las cisternas de la base (lesión encefálica difusa grado III), desviación de la línea media mayor de 5 mm (lesión encefálica difusa grado IV) o lesión ocupante de espacio no evacuada presentan un elevado riesgo de desarrollo de hipertensión endocraneal. Creemos conveniente considerar la monitorización de PIC en estos pacientes independientemente del GCS.

Oximetría cerebral

Saturación de oxígeno en el bulbo de la vena yugular interna

Esta técnica permite la obtención del valor de saturación de oxígeno en la sangre venosa del bulbo de la vena yugular interna (SyO_2) mediante la colocación de un catéter en forma percutánea, el cual puede tratarse de un catéter de fibra óptica que permite la monitorización continua en tiempo real, o de un catéter convencional que posibilita la monitorización en forma discontinua mediante extracciones seriadas de sangre venosa.

La saturación yugular refleja el estado de la relación entre disponibilidad cerebral de oxígeno y el consumo metabólico cerebral de oxígeno. Es decir: el estado del balance entre el aporte de oxígeno al tejido cerebral y el consumo de oxígeno de ese tejido, en un momento dado. Este método permite una valoración global de dicha relación, no proporciona información de lo que ocurre en cada región cerebral y en ese contexto global debe ser interpretado.

Este dato, en conjunto con la información brindada por la clínica, las imágenes y otras monitorizaciones, ayuda a una valoración del "momento" fisiopatológico cerebral, facilitando la toma de decisiones terapéuticas, bajo un enfoque terapéutico fisiopatológico.

Se consideran valores dentro de lo normal aquellos comprendidos entre 55 y 75%. La presencia de un valor de saturación yugular inferior a 55% –referido en la literatura como desaturación yugular, hipoperfusión u oligohemia cerebral hipóxica– refleja una situación de desequilibrio en el metabolismo de oxígeno cerebral en escasez de disponibilidad para los requerimientos metabólicos de oxígeno en ese momento. La ocurrencia de desaturación yugular sugiere que deben ser observadas todas aquellas variables que influyen en la disponibilidad cerebral de oxígeno y corregidas sus alteraciones (hipotensión, hipoxemia, anemia, hipocapnia, etc.) intentando incrementar dicha disponibilidad. Más infrecuentemente podrá tratarse de un incremento del consumo de oxígeno (crisis comiciales o hipertermia). Ante la presencia de sobresaturación yugular (> 75%) debe considerarse que se trate de una situación de hiperflujo cerebral (hiperemia) o de una caída importante del consumo de oxígeno por isquemia y fallo metabólico celular (estado de isquemia-infarto). Ayudarán a la diferenciación de estos dos estados fisiopatológicos opuestos la valoración y correlación de otras variables de monitorización tales como la PIC, PPC, TAM y $PaCO_2$. También puede ser de ayuda para la interpretación de los estados de sobresaturación el Doppler transcraneal: velocidades elevadas sugieren un estado de hiperemia en tanto que velocidades bajas sugieren la probabilidad de un estado de isquemia-infarto.

Indicaciones

No se han establecido en la literatura indicaciones para el uso de esta técnica a pesar de que ha sido y es extensamente utilizada. Las Guías de la *Brain Trauma Foundation* consideran que podría utilizarse para la toma de decisiones terapéuticas y reducir la mortalidad y morbilidad (Nivel de evidencia III).

Sin embargo, considerando que la información que ofrece el método en conjunto con las otras variables sistémicas e intracraneales facilita la interpretación fisiopatológica del paciente y puede ayudar a la toma de decisiones terapéuticas, consideramos conveniente aplicar este método (u otro método de oximetría cerebral) a todos aquellos pacientes portadores de TCE grave o potencialmente grave.

Espectrofotometría cercana a los infrarrojos

Esta técnica, conocida como *Near Infra-Red* (NIR) en la literatura de habla inglesa, consiste en la colocación de un sensor adhesivo en la superficie del cráneo (usualmente sobre la región frontal), el cual transilumina la corteza cerebral con un haz de luz en la banda cercana al infrarrojo y proporciona información sobre la saturación de oxígeno cortical cerebral (ScO_2). Dado que el mayor contenido de sangre se encuentra en el lecho de capacitancia venoso, la información que ofrece es, fundamentalmente, la saturación venosa de oxígeno regional. Por ello, la interpretación de los resultados obtenidos con esta monitorización no difiere

de aquella considerada para la SyO_2: revela el balance y relación en un momento dado entre la disponibilidad y el consumo de oxígeno cerebrales. Pero, en este caso, como una valoración regional, en el sitio donde se encuentra el sensor, y ya no global como lo refleja la SyO_2.

En el capítulo correspondiente de oximetría cerebral se exponen más detalles de este método, entre ellos sus desventajas. Respecto de su uso en el paciente con TCE podría eventualmente tener un lugar en aquellos pacientes con lesión difusa en los cuales podrían homologarse los datos obtenidos regionalmente con la globalidad del estado del metabolismo del oxígeno cerebral. Se consideran valores normales 65 ± 5 mm Hg.

Presión tisular cerebral de oxígeno (PtiO₂)

Este método consiste en la inserción intraparenquimatosa de un sensor que ofrece la información de la saturación de oxígeno tisular en forma continua. El área de medición es de 5 a 20 mm^2, lo que lo convierte en una monitorización local.

La presión tisular de oxígeno se ve influenciada tanto por la disponibilidad como por el consumo de oxígeno en un momento dado. Por lo tanto, para su interpretación, debe considerarse que el valor de presión tisular de oxígeno obtenido con esta monitorización refleja el estado del balance entre estos dos aspectos del metabolismo del oxígeno cerebral localmente en el sitio monitorizado.

En el paciente con TCE ha sido propuesto su uso para controlar la oxigenación y prevenir el desarrollo de lesión secundaria en el tejido que aparenta encontrarse sano en las imágenes tomográficas mediante la inserción del sensor en ese tejido. Otra localización se utiliza en el área de penumbra pericontusional, con el objeto de controlar y corregir los trastornos de esta área y reducir el riesgo de extensión de la lesión.

Se ha intentado determinar valores de corte para este método. Actualmente se acepta que los valores inferiores a 15 mm Hg constituyen un límite crítico de $PtiO_2$, por debajo del cual se incrementa la posibilidad de mala evolución, en tanto valores inferiores a 10 mm Hg sugieren alto riesgo de isquemia inminente.

Microdiálisis cerebral

Consiste en la inserción en la intimidad del tejido cerebral, localización intraparenquimatosa, de un catéter que presenta en su extremo una membrana semipermeable. Por el catéter circula, a una velocidad predeterminada, un líquido dialítico que, a través de la membrana semipermeable, realiza un intercambio de solutos entre el líquido dialítico y el intersticio cerebral, de igual manera que lo realiza fisiológicamente un capilar cerebral. El líquido dialítico regresa por el catéter a un equipo donde, en forma periódica, se analiza la concentración de las sustancias recolectadas del intersticio cerebral. Se han descrito varios grupos de sustancias de probable importancia clínica. Aquellas relacionadas con daño tisular (aminoácidos excitatorios como el glutamato) que se incrementan previamente a una extensión del daño; aquellas relacionadas con isquemia como el incremento de lactato o de la relación lactato/piruvato; y finalmente aquellas relacionadas con alteraciones del metabolismo como la glucosa.

La literatura de investigación publicada es muy abundante, y en la actualidad se encuentra en desarrollo la determinación de sus aplicaciones clínicas.

Doppler transcraneal

Consiste en la insonación con ultrasonido de las arterias del polígono de Willys a través de la calota. Para ese fin se utilizan ventanas óseas naturales como la escama del temporal (la más comúnmente utilizada), la órbita y el agujero magno. El método permite valorar la velocidad del flujo sanguíneo en los vasos mencionados, lo que se traduce en un registro gráfico y en valores absolutos de la velocidad del flujo sanguíneo. Es decir que no mide el flujo en cuanto a mL /100 g de tejido/minuto, pero da información muy útil que, en conjunto con los otros datos de la monitorización sistémica e intracraneal, ayuda a comprender mejor el momento fisiopatológico del paciente y puede mejorar la toma de decisiones diagnósticas y terapéuticas.

Además de la morfología de la onda de velocidad de flujo y de los valores absolutos de dicha velocidad, otro dato de utilidad es el llamado índice de pulsatilidad, que el programa del equipo calcula relacionando en una fórmula las velocidades sistólica, diastólica y media del flujo medido con el Doppler. Este índice refleja el grado de resistencia al flujo en la vasculatura anterógrada al sitio de insonación, que es más alto cuanto mayor es dicha resistencia al flujo. Las causas de este incremento de la resistencia al flujo pueden ser extravasculares como HTIC, o relacionadas con la vasculatura como vasoconstricción (p. ej., hipocapnia).

Se consideran adecuados para un paciente en la etapa aguda del TCE los valores de velocidad media en rangos normales a superiores a lo normal y un índice de pulsatilidad inferior a 1.

Los valores de velocidad inferiores se relacionan con PPC bajas, HTIC u otras causas de hipoperfusión, en tanto que las velocidades altas pueden reflejar hiperemia o vasoespasmo postraumático. Habitualmente se considera que se trata de hiperemia cuando el aumento de velocidades es bilateral y simétrico, raramente supera los 120 cm/s, la SyO_2 coincidente es superior a 75% y la relación entre velocidad de la arteria cerebral media y la carótida interna extracraneal (índice de Lindegaard) es inferior a 3. En cambio, es apropiado pensar en vasoespasmo postraumático ante velocidades superiores a 120 cm/s, elevaciones unilaterales de dicha velocidad con asimetría interhemisférica, índice de Lindegaard superior a 3 y SyO_2 normal o inferior a 50% (**cuadro 24-3**).

Otra utilidad del Doppler transcraneal (DTC) se manifiesta ante situaciones de SyO_2 superiores a 75%. Las velocidades altas sugieren que se trata de una situación de hiperemia con flujos sanguíneos muy altos con respecto a las necesidades metabólicas cerebrales, en tanto las velocidades bajas sugieren que la sobresaturación yugular está reflejando una caída pronunciada en el consumo de oxígeno cerebral y con riesgo de isquemia-infarto.

La incorporación del DTC permite, además, efectuar una valoración del estado de la autorregulación cerebral ante los cambios en la PPC y en la $PaCO_2$. Las pruebas de autorregulación consisten en inducir variaciones en la PPC mediante fármacos u otras maniobras específicas o inducir cambios en la $PaCO_2$ mediante variaciones en el volumen minuto respiratorio observándose las variaciones en las velocidades del flujo valoradas en el DTC. La descripción de estas pruebas y su interpretación se desarrollan en el capítulo correspondiente. El conocimiento del estado de la autorregulación tiene una aplicación práctica en la clínica, ya que ante un paciente con la autorregulación ausente obtendremos pobre respuesta con la aplicación de terapéuticas que actúan a través de algún mecanismo de autorregulación (manitol, hiperventilación, barbitúricos). Incluso una elevación exagerada de la PPC podría ser perjudicial al producir un incremento en el volumen sanguíneo cerebral.

Otro de los aspectos de utilidad del DTC en el TCE concierne al diagnóstico de muerte bajo criterios neurológicos. Remitimos al lector al capítulo correspondiente.

Cuadro 24-3. Diagnóstico diferencial entre hiperemia y vasoespasmo

	Hiperemia	Vasoespasmo
Altas velocidades en DTC	Bilateral, simétrica	Localizada, unilateral
Índice de Lindegaard*	< 3	> 3
SyO_2	> 75%	Normal o < 55%

* Cociente arterias cerebral media/carótida interna extracraneal.

Electroencefalografía

La incidencia de crisis comiciales en los pacientes con TCE grave y moderado ha sido descrita entre 20 y 30%; siendo al menos la mitad de los episodios son no convulsivos, es decir, no detectables clínicamente. Su diagnóstico tiene implicaciones terapéuticas y pronósticas. La modalidad de monitorización de la electroencefalografía (EEG) continua ofrece naturales ventajas con respecto a aquella discontinua, si bien puede presentar dificultades técnicas en pacientes críticos y en un medio con múltiples interferencias con el uso de electrodos de superficie. Ha sido descrito que una monitorización continua durante 48 horas tiene una sensibilidad > 90% para detectar crisis no convulsivas.

No obstante, la modalidad convencional es de evidente utilidad. Debe sospecharse la posibilidad de crisis ante pacientes con persistencia de trastornos de la conciencia sin correlato con las imágenes y otras monitorizaciones: trastornos de la motilidad pupilar espontáneos, elevaciones de la PIC sin explicación fisiopatológica, desaturación en la oximetría asociada con altas velocidades en el DTC.

MANEJO EN LA UCI

Todo paciente portador de un TCE grave o potencialmente grave, de acuerdo con los criterios antes expresados, o que ha sido sometido a una neurocirugía de urgencia debe ser ingresado en una unidad de cuidados intensivos.

Consideramos que deberían ser incluidos en un protocolo de monitorización y tratamiento de TCE grave todos aquellos pacientes que: 1) presentan un GCS posreanimación igual a 8 o menor; 2) aquellos que aún con GCS mayor de 8 (TCE moderado) muestran en la TC inicial una lesión ocupante de espacio (LOE) o una lesión encefálica difusa (LED) grados III o IV y 3) aquellos que han sido sometidos a evacuación de una colección intraaxial o extraaxial.

Medidas generales

Todos los pacientes deben ser colocados en decúbito dorsal, con la cabecera elevada a 30 grados (diversos estudios de flujo han mostrado que esta altura ofrece el mejor equilibrio entre el retorno venoso yugular y la presión de perfusión cerebral) y con la cabeza en posición neutra, evitando flexoextensión o flexión lateral del cuello que puedan interferir en el retorno venoso yugular.

Debe programarse un manejo de los líquidos que contemple los siguientes objetivos:

- Utilizar soluciones isotónicas, evitando aquellas hipotónicas.
- Mantener durante toda la etapa aguda la normovolemia, evitando la hipovolemia.

- Valorar periódicamente el estado del espacio intravascular mediante los métodos establecidos para ese fin.
- Evitar el balance negativo de agua, especialmente durante las primeras 24-48 horas, que ha demostrado ser perjudicial.
- Asociar en el razonamiento del uso de líquidos, además del estado del espacio intravascular, la información que proveen otros métodos de monitorización (oximetría cerebral, Doppler transcraneal), a fin de utilizar esta terapéutica de líquidos bajo una estrategia fisiopatológica.

Indicamos sedación y analgesia. En los pacientes con TCE grave y potencialmente grave, por su fisiopatología y riesgo de desarrollo de lesión secundaria, es conveniente la administración de sedoanalgesials durante la etapa aguda. Una combinación apropiada desde el punto de vista de los mecanismos y duración de la acción es propofol/remifentanilo, que además permite realizar ventanas de sedación para la valoración clínica del paciente pocos minutos después de ser discontinuado. Esta posibilidad es útil en especial en casos en los que se puede prever una recuperación rápida del estado neurológico (p. ej., evacuación de una colección extradural), evitando prolongar innecesariamente maniobras enérgicas de monitorización y tratamiento. Una alternativa útil y de menor costo es midazolam/fentanilo, si bien sin la ventaja de poder efectuar estas ventanas de sedación.

Se sugiere asistencia respiratoria mecánica en modalidad controlada por volumen, manteniendo la normoventilación ($PaCO_2$ 35-40 mm Hg). El uso de relajantes musculares debería reservarse para aquellas circunstancias en que solo con sedoanalgesia no puedan alcanzarse las metas de ventilación buscadas.

Debe realizarse un estricto control de la temperatura corporal corrigiendo la hipertermia, factor lesivo que se ha descrito que empeora los resultados. Si el paciente presenta hipotermia, solamente debe elevarse la temperatura corporal en forma activa ante la presencia de complicaciones de la hipotermia que comprometan la vida (coagulopatía grave que no responda a otra causa, arritmias malignas o inestabilidad hemodinámica sin respuesta adecuada a vasopresores). En estos casos se utilizarán medios físicos que permitan una elevación progresiva de la temperatura corporal.

Profilaxis de convulsiones tempranas. Si bien el uso de anticomiciales en la etapa aguda no ha demostrado reducir la incidencia de epilepsia postraumática tardía, el énfasis aquí debe estar en evitar incrementos del consumo de oxígeno que favorezcan la isquemia y el empeoramiento de la lesión secundaria durante la crítica etapa aguda. Utilizamos difenilhidantoína (fenitoína) en dosis de 18 a 20 mg/kg de peso como carga, continuando con una dosis de mantenimiento de 5 a 6 mg/kg de peso/día, pero suspendiendo su administración a los 7 días de la lesión primaria si no han ocurrido episodios comiciales hasta entonces. El uso de levetiracetam intravenoso en estos pacientes no ha demostrado, hasta el momento, ventajas con respecto a la fenitoína.

En cuanto a la alimentación, al tratarse de pacientes con gran hipercatabolismo, consideramos apropiado iniciar tempranamente la nutrición enteral, reservando el uso de la nutrición parenteral para aquellos casos en que la primera esté contraindicada. Recomendamos iniciarla entre las 24 y 48 horas de la lesión primaria, en ausencia de shock o inestabilidad hemodinámica, observando estrecho control de la glucemia con el uso de insulina corriente de ser necesario. En la literatura no está definido el punto de corte de tolerancia de hiperglucemia. Evidencias de algunos estudios y un metanálisis reciente sugieren que debería mantenerse por debajo de 180 mg%, evitando la hipoglucemia.

Con respecto a la profilaxis de trombosis venosa profunda (TVP) en estos pacientes, la literatura de investigación es abundante pero no definitoria en relación con el momento de iniciar la quimioprofilaxis. En todos los casos está indicado iniciar profilaxis de TVP mecánica, excepto contraindicación por lesiones en miembros inferiores que lo impidan. Respecto de la quimioprofilaxis podría considerarse su inicio, en cada caso en particular, si a las 72 horas no se han observado cambios en la TC (aparición de nuevas lesiones hemorrágicas o progresión en las lesiones hemorrágicas previas). En esos casos y de acuerdo con la evaluación del equipo tratante, es recomendable utilizar heparina de bajo peso molecular antes que heparina no fraccionada.

Otro aspecto que debe reclamar nuestra atención es el mantenimiento del sodio plasmático dentro de rangos de normalidad, preferentemente más cercano al límite superior de normalidad durante la etapa aguda. La importancia de evitar hiponatremia radica en que favorece, en aquellas áreas de barrera hematoencefálica indemne, el incremento del edema cerebral con aumento del contenido intracraneal favoreciendo el desarrollo de HTIC. La ocurrencia de trastornos en el metabolismo del agua y el sodio (síndromes de secreción inadecuada de hormona antidiurética y derrame cerebral de sal) es frecuente en los pacientes con TCE. Las pautas de diagnóstico y tratamiento de estas complicaciones se desarrollan en otro capítulo específico de esta obra, al cual remitimos.

En cuanto a la estrategia transfusional, la evidencia publicada no es concluyente. Se ha observado que la anemia, considerada como una hemoglobina < 10g%, es un factor independiente de malos resultados. Sin embargo, en esa misma literatura se ha revelado que el uso de hemoderivados, *per se*, también es un factor independiente de malos resultados. Nosotros utilizamos y recomendamos una política transfusional en estos pacientes no basada simplemente en puntos de corte del valor de hemoglobina, sino dirigida por la valoración fisiopatológica del momento que atraviesa cada uno a través de las variables de la monitorización sistémico-neurológica. En este caso, hay que poner especial atención al estado de la disponibilidad de oxígeno y las necesidades actuales de cada paciente.

Finalmente y no menos importante, es necesario estar atentos a los trastornos de la coagulación. En el paciente con TCE, estos pueden comprender una combinación de estados de hipercoagulabilidad y de déficit en la hemostasia, simultánea o sucesivamente. Los primeros, causantes de microtrombosis que favorecen isquemias locales o regionales. La hipocoagulabilidad, por su parte, puede incrementar el sangrado de lesiones instaladas. En ambos casos favorecen el incremento de la lesión secundaria. Consideramos que es de buena práctica la evaluación diaria, durante la etapa aguda, del tiempo de activación parcial de tromboplastina (KPTT), tiempo de protrombina y recuento de plaquetas, para detectar tempranamente la ocurrencia de estos trastornos. Ante manifestaciones clínicas o por imágenes sugestivas de estas alteraciones y que no sean explicables por los estudios antes mencionados, recurrir a la tromboelastografía.

Manejo definitivo en UCI

En las últimas tres décadas han sido publicados los resultados obtenidos en pacientes con TCE grave tratados mediante diversos protocolos terapéuticos.

Julio Cruz publicó diversas series de pacientes en los que aplicó lo que llamó "hiperventilación optimizada": la modificación de la $PaCO_2$ mediante cambios en la ventilación mecánica tomando como variable fisiológica de control la diferencia arterio-yugular de O_2 y la tasa de extracción cerebral de oxígeno (CEO_2). Los cambios inducidos en la $PaCO_2$ se orientaban a buscar la normalización de estos parámetros cuando se hallaban fuera de la normalidad, asociando terapéuticas convencionales para el tratamiento de la hipertensión intracraneal cuando el manejo de la ventilación no era suficiente para su control.

Michael Rosner publicó los resultados obtenidos con la aplicación de un tratamiento guiado por la PPC donde esta era la variable fisiológica central. Propuso que la elevación de la PPC, mediante expansión con líquidos y/o uso de vasopresores, hasta alcanzar el límite inferior de la meseta de autorregulación de la presión, permitiría inducir la vasoconstricción autorregulatoria de la vasculatura cerebral con la consiguiente reducción del volumen sanguíneo cerebral y normalización de la PIC. Este concepto, conocido como "cascada vasoconstrictora" (**fig. 24-1**), conduciría a una suerte de "círculo virtuoso" para el control de la hipertensión intracraneal.

Por su parte, el grupo de la Universidad de Lund publicó algunos resultados con la aplicación de lo que

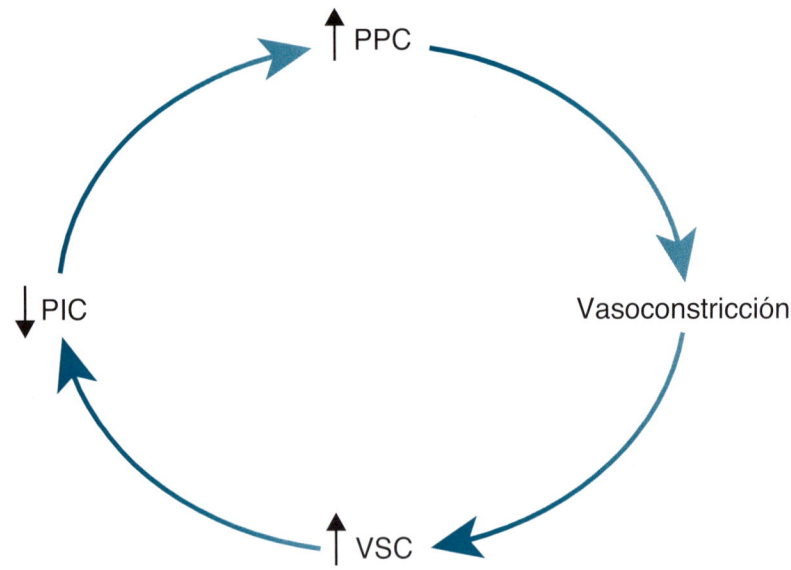

Fig. 24-1. Cascada vasoconstrictora propuesta por Rosner. PPC: presión de perfusión cerebral; PIC: presión intracraneal; VSC: volumen sanguíneo cerebral.

llamaron "terapéutica de Lund" o "concepto Lund". El fundamento es mantener una presión capilar cerebral baja que favorezca un menor extravasamiento de agua y menor producción de edema cerebral mediante el mantenimiento de normovolemia a leve hipovolemia, presión coloide-osmótica normal y una PPC en rango fisiológicamente normal. Esta estrategia, según sus autores, favorecería el control de la HTIC.

Todos estos protocolos han sido propuestos como estrategias de aplicación útil para la generalidad de los pacientes con TCE grave.

Sin embargo, la fisiopatología del paciente con TCE es compleja y las condiciones fisiopatológicas difieren marcadamente entre pacientes y aun en los diferentes "momentos" de cada paciente en particular. Cada paciente individual es distinto de los otros y también distinto de sí mismo a lo largo de las horas y de los días. Esto sugiere que difícilmente pueda existir un abordaje terapéutico "universal" para todos los pacientes a lo largo de la etapa aguda.

Por su parte, la mayoría de las guías clínicas están orientadas al control de la PIC y conocemos que esta no es la única variable fisiopatológica involucrada en el daño secundario del paciente con TCE.

Enfoque general y metas terapéuticas

Dos son los aspectos fundamentales para considerar frente a estos pacientes al momento de orientar cada conducta terapéutica:

- La hipertensión intracraneal, considerada como una PIC superior a 20-22 mm Hg en el paciente con cráneo intacto y 10-15 mm Hg en aquellos con cráneo "abierto" (craniectomía descompresiva con plástica ampliada de duramadre).
- El estado de la relación disponibilidad de oxígeno/consumo metabólico de oxígeno cerebrales (DO_2/$CMRO_2$).

Simultáneamente con ambos aspectos, es necesario tener en cuenta estas otras condiciones fisiopatológicas básicas:

- La presencia de una baja disponibilidad de oxígeno cerebral que puede conducir a la isquemia cerebral, aun en ausencia de hipertensión intracraneal (al menos inicialmente, ya que la isquemia conduce al incremento del edema cerebral y este, más tardíamente, a incrementar la PIC).
- El estado de los mecanismos de autorregulación. Dado que muchas terapéuticas actúan a través de ellos, en caso de su ausencia pueden ser fútiles y aún perjudiciales.
- Las características de las imágenes: lesiones difusas o focales.

La monitorización neurológica multivariable (PIC, oximetría cerebral y DTC) en conjunto con las variables sistémicas (PaO_2, $PaCO_2$, temperatura, repleción de volumen, TAM) permite valorar en forma dinámica el "momento fisiopatológico" por el que atraviesa nuestro paciente a lo largo de su evolución y adoptar las medidas terapéuticas apropiadas adaptadas a las necesidades de ese "momento". En todo caso, es conveniente considerar los dos principales aspectos expuestos: el estado de la PIC-PPC y el estado de la disponibilidad de oxígeno cerebral, para seleccionar en cada circunstancia la medida terapéutica apropiada al momento de nuestro paciente. Esto exige conocer la fisiopatología del paciente con TCE, valorar el momento fisiopatológico que atraviesa y conocer las diferentes medidas terapéuticas disponibles en cuanto al mecanismo de acción de cada una, no solamente su efecto sobre la PIC, sino también en su influencia en la relación $DO_2/CMRO_2$ y sus potenciales efectos adversos.

Las metas terapéuticas básicas que consideramos apropiado proveer inicialmente se expresan en el **cuadro 24-4**.

Tratamiento de la hipertensión intracraneal

Denominamos medidas de primera línea las medidas generales (ya expresadas más arriba: sedación, asistencia respiratoria mecánica, etc.) y, de segunda línea, el drenaje de líquido cefalorraquídeo y las soluciones hiperosmolares (manitol, soluciones de cloruro de sodio hipertónico). Finalmente, las medidas de tercera línea, para instrumentar frente la falta de respuesta ante las nombradas: hiperventilación, tratamiento hipertensivo, barbitúricos o propofol en altas dosis, hipotermia, indometacina, terapéutica de Lund y craniectomía descompresiva.

El orden en que se describen no es el de aplicación ya que consideramos, por lo expuesto anteriormente, que cada momento fisiopatológico de cada paciente amerita el tratamiento racionalmente orientado. En todos los casos, ante varias opciones terapéuticas, elegiremos aquella menos riesgosa entre las que tengamos disponibles.

Cuadro 24-4. Metas terapéuticas en UCI para el paciente con TCE
Saturación arterial de O_2 > 95%
$PaCO_2$ entre 35 y 40 mm Hg
Normovolemia
Presión intracraneal < 10-15 o 20-22 mm Hg según corresponda a cráneo "abierto" o indemne
Presión de perfusión cerebral ≥ 60 mm Hg
Saturación yugular de O_2 entre 55 y 75%
Doppler transcraneal que muestre velocidades normales a altas e índice de pulsatilidad inferior a 1
Normotermia
Glucemia < 180 mg%
Sodio plasmático 140-145 mEq/L
Hemoglobina > 10 g%

Drenaje de LCR

Este procedimiento es aplicable cuando se cuenta con un catéter de PIC en localización intraventricular y ofrece la posibilidad de reducir la PIC significativamente con la extracción de unos pocos centímetros de LCR.

Es una medida terapéutica sencilla y de gran efecto inmediato, si bien transitorio y limitado en el tiempo, ya que el LCR se reproduce por lo cual vuelve a ser necesario un nuevo drenaje. Por otra parte, es limitada pues llega un momento en que los ventrículos se colapsan ante el drenaje, ya sea por evacuación reiterada de ellos mismos o compresión por el parénquima.

Es una medida de gran utilidad, pero debe conocerse que su efecto es transitorio y tiene su lugar, habitualmente, en el contexto de "ganar tiempo" para la aplicación u obtención de efectos de otra medida terapéutica.

Soluciones hiperosmolares

Manitol

La infusión de una solución de manitol tiene un efecto inicial y transitorio de incremento de la volemia. Posteriormente, al eliminarse por vía renal, produce un efecto de marcada diuresis osmótica.

Los mecanismos de acción sobre la PIC no están completamente determinados. La hiperosmolaridad plasmática que produce podría favorecer la extracción de agua desde el parénquima hacia el espacio intravascular. En estudios de biopsias de corteza cerebral se ha comprobado una disminución del contenido de agua luego de su administración.

Por otra parte, Muizelaar ha observado, en estudios de experimentación animal, un fenómeno de vasoconstricción arterial secundario a la administración de manitol. Este autor propone que dicha vasoconstricción se debe a las propiedades reológicas del manitol. Al disminuir el manitol la viscosidad hemática se incrementaría el flujo sanguíneo con mejoría de la microcirculación, estimulándose una respuesta vasoconstrictora con reducción del volumen sanguíneo cerebral y descenso de la PIC. A la producción de este fenómeno Muizelaar lo llamó "autorregulación mediada por la viscosidad".

Se lo administra en bolos, es recomendable que no sean infundidos en menos de 10 minutos para evitar un eventual incremento de la PIC inicial por la expansión intravascular súbita con aumento del volumen sanguíneo cerebral. La dosis recomendada para cada bolo es de 0,25 gramos/kg peso, habiendo comunicado Marshall iguales efectos con esta dosis que con dosis mayores (0,5 a 1 g/kg peso) y con menor riesgo de elevación inicial de la PIC. Se observan los efectos sobre la PIC a partir de los 15-20 minutos de su infusión y tiene una duración de 2 a 4 horas.

Los riesgos de su administración incluyen síndrome hiperosmolar a través de su presencia en el plasma y eventualmente mediado por el desarrollo de hipernatremia. La insuficiencia renal por afectación tubular ha sido descrita cuando se administra con osmolaridad plasmática superior a 320 mOsm/L. Por ambos fenómenos es preferible evitar su infusión con natremia superior a 150 mEq/L u osmolaridades plasmáticas superiores a 320 mOsm/L.

Otro inconveniente es el conocido "efecto rebote" del manitol (nuevo incremento diferido de la PIC). Este efecto podría estar mediado por dos mecanismos. Se ha observado en estudios de experimentación en animales una acumulación de manitol en el parénquima cerebral con el uso repetido de este en áreas donde la barrera hematoencefálica se encuentra dañada, postulándose que al producirse el aclaramiento plasmático del manitol se podría invertir el efecto osmótico con pasaje de agua desde el espacio intravascular al parénquima e incremento del edema. Otro mecanismo propuesto es la inversión del efecto reohológico al producirse hipovolemia a partir de la diuresis osmótica que produce, con la consiguiente vasodilatación e incremento del volumen sanguíneo cerebral.

Al utilizar manitol debe considerarse el estado de repleción de volumen del espacio intravascular y se deben corregir las pérdidas de agua urinarias para mantener la normovolemia luego de su administración.

Por su probable mecanismo de acción de vasoconstricción mediado por la viscosidad, debería requerir un estado de esta autorregulación conservada y podría ser más efucaz y fisiopatólogico su uso en estados de hiperemia.

Otros efectos descritos son: una reducción en la producción e incremento de la reabsorción de líquido cefalorraquídeo y cierto efecto quelante sobre radicales libres.

Soluciones hipertónicas de cloruro de sodio

Estas soluciones incrementan la volemia con bajas dosis de infusión produciendo un aumento de la TAM, el volumen minuto y la disponibilidad de oxígeno. Se han descrito efectos inotrópicos positivos por efecto directo sobre el miocardio y, administrados en combinación con coloides (dextrán y almidones), un efecto inmunomodulador con reducción de la adhesión leucocitaria al endotelio, lo que podría ser beneficioso al reducir la liberación de mediadores de la inflamación que incrementan el daño secundario.

La hipertonicidad producida tras su infusión podría mejorar la microcirculación por aumento del diámetro microvascular al extraer agua de las células endoteliales y disminución del diámetro de los eritrocitos. Este incremento del flujo microvascular podría estimular la cascada vasoconstrictora propuesta por Rosner con reducción del volumen sanguíneo cerebral y es uno de los mecanismos propuestos para su efecto de reducción de la PIC. Sin embargo, en un estudio reciente de experimentación en animales, se observó que la infusión de estas soluciones se relacionó con aumento del diámetro de las arterias piales, efecto contrario al producido por el manitol, lo que haría dudar de este mecanismo de vasoconstricción como una explicación del efecto de los hipertónicos sobre la PIC.

Por otra parte, numerosos estudios de experimentación animal han coincidido en observar que la infusión en bolos de estas soluciones se acompaña de una disminución del contendido de agua del parénquima cerebral en aquellas áreas cerebrales indemnes y con BHE sana, sin incrementos en ese contenido en áreas de BHE probablemente dañada. Esta reducción del contenido de agua y edema sería otro de los mecanismos involucrados en la reducción de la PIC que estas soluciones producen. La BHE es prácticamente impermeable al sodio (coeficiente de reflectividad cercano a 1) por lo que la hipertonicidad plasmática solo puede ser compensada por pasaje de agua desde el parénquima hacia el espacio intravascular. En una corta serie de pacientes, estudiados con resonancia magnética nuclear, se comprobó la disminución de agua del parénquima cerebral luego de la infusión de soluciones de cloruro de sodio hipertónico en pacientes con TCE.

Ha sido descrito su uso en bolos, en concentraciones entre 3 y 23%, para tratar episodios de HTIC con buenos resultados y con una duración de su efecto entre 3 y 6 horas.

Algunos estudios han informado un incremento en la incidencia de HTIC de difícil control en estos pacientes a los que se administraron altas cargas de sodio. En nuestra serie de pacientes hemos observado este fenómeno de incremento de la PIC en aquellos con hiperflujo o tendencia a la hiperemia (determinado esto por oximetría cerebral y Doppler transcraneal) luego de reiterados bolos de soluciones hipertónicas de cloruro de sodio. Como contrapartida hemos observado los mejores efectos en pacientes con tendencia a la oligohemia o hipoflujo cerebral, principalmente en el contexto de hipovolemia.

En nuestro centro las utilizamos en bolos de 200-300 mL de solución al 3,25%, considerando como más apropiado a aquel paciente con HTIC que presenta necesidad de expansión del espacio intravascular, presencia de probable oligohemia o hipoflujo (desaturación en la oximetría, reducción de las velocidades en el DTC). No recomendamos su uso en pacientes con evidencias de hiperemia en la monitorización.

Hace más de una década han sido descritas, en concentraciones entre 1,5 y 3%, para su uso como plan de hidratación de base en pacientes pediátricos con TCE grave. Más recientemente han sido publicados series y análisis retrospectivos de pacientes adultos que habían recibido infusiones continuas de soluciones hipertónicas de cloruro de sodio, ya en el contexto de

HTIC o como plan de hidratación de base. La gran heterogeneidad entre estudios, además de su carácter retrospectivo, casi en su totalidad, no nos permite hacer recomendaciones al respecto.

Los riesgos de su administración comprenden síndrome hiperosmolar, acidosis hiperclorémica e hipopotasemia secundaria a poliuria inducida por la alta carga de sodio ofrecida al riñón.

Hiperventilación

La inducción de hiperventilación mediante el incremento del volumen minuto respiratorio en la asistencia respiratoria mecánica es una estrategia terapéutica para la HTIC que ha sido propuesta en la literatura desde la década de 1950. Se fundamenta en el incremento del tono vasomotor de la vasculatura cerebral que se produce ante la hipocapnia así inducida. El incremento del tono vasomotor (vasoconstricción) reduce el volumen sanguíneo cerebral, lo que –como consecuencia– reduce la PIC. En sentido inverso, un incremento en la $PaCO_2$ (hipoventilación) incrementa el volumen sanguíneo cerebral por vasodilatación con riesgo de incremento de la PIC.

Utilizada en los primeros tiempos en forma "empírica", sin monitorización de la PIC, se observaba con su aplicación la remisión de los signos de deterioro rostro-caudal o de "enclavamiento" (asimetría pupilar, rigidez de descerebración). A medida que se extendió el uso de monitorización de la PIC, se utilizó en forma rutinaria como tratamiento estándar para reducirla.

En la década de 1990, Julio Cruz propuso el uso de los cambios inducidos en la ventilación con el objeto de normalizar la CEO_2, propuesta que llamó hiperventilación optimizada y que describimos anteriormente.

El efecto de la hiperventilación en el control de la HTIC es notorio, rápido y efectivo. Sin embargo, el principal riesgo de su aplicación reside precisamente en su mecanismo de acción: vasoconstricción con reducción del flujo sanguíneo cerebral y, como consecuencia, riesgo de favorecer la isquemia cerebral al reducir la disponibilidad de oxígeno. Este riesgo es particularmente mayor durante las primeras 24 horas posteriores a la lesión primaria dada la tendencia a presentarse en este período, espontáneamente, flujos sanguíneos bajos. Numerosos estudios en animales de laboratorio y series de pacientes han demostrado que la aplicación de hiperventilación a diferentes niveles de $PaCO_2$ y en diferentes tiempos después de la lesión primaria se asociaron con desaturación yugular, incremento de la CEO_2 y reducción de la $PtiO_2$ lo que sugiere la producción de un desequilibrio entre disponibilidad y consumo de oxígeno cerebrales en escasez de disponibilidad y, por consiguiente, riesgo de incremento de la lesión isquémica secundaria. Varios estudios con medición del flujo sanguíneo cerebral mediante la tomografía computarizada con xenón (XeCT) o la tomografía computarizada por emisión simple de fotones (SPECT) han revelado una marcada reducción en diferentes regiones, incluso muy por debajo de los umbrales de la isquemia. Asimismo, se observó un incremento en la concentración de aminoácidos excitatorios y lactato en el medio extracelular cerebral por microdiálisis y un incremento del índice lactato/piruvato, todas evidencias de sufrimiento tisular.

En 1991, Muizelaar publica un estudio en una serie de pacientes con TCE grave que fueron aleatorizados a recibir hiperventilación o normoventilación desde el ingreso en UCI. Los resultados fueron significativamente peores en los hiperventilados. La hiperventilación crónica profiláctica debe evitarse (Nivel de evidencia IIb según Guías de la *Brain Trauma Foundation*).

Algunos estudios más recientes publicados por Diringer han enfatizado que la aplicación de hiperventilación por períodos muy cortos en pacientes con TCE grave se asocian con incrementos de la CEO_2 y reducción del FSC en la SPECT, pero sin caída del consumo de oxígeno cerebral. Es decir, sin inducir isquemia-infarto en el tejido, por lo que su aplicación por períodos cortos podría ser inocua. Sin embargo, analizando los resultados individuales de cada paciente de este estudio, podemos observar cómo la tercera parte de ellos experimentó caída del consumo cerebral de oxígeno a valores por debajo del umbral de insuficiencia de membrana, con riesgo inminente de muerte isquémica celular.

Conocemos, por los estudios fisiopatológicos publicados, que la respuesta a la hiperventilación y su efecto sobre el FSC es muy variada e impredecible para cada región cerebral en un momento dado. No contamos con ningún método al costado de la cama del paciente para valorar estos efectos sobre cada región del parénquima cerebral.

En la actualidad consideramos que la hiperventilación tiene un lugar, como expresamos anteriormente, en la situación de deterioro rostro-caudal. En el contexto de la UCI y con monitorización de la PIC solo la utilizamos en aquellos pacientes en los cuales las medidas de monitorización sugieran que esta HTIC se acompaña de un estado de hiperemia con aumento del volumen sanguíneo cerebral ($SyO_2 > 70\%$, DTC con velocidades elevadas) y no está disponible otra terapéutica menos riesgosa. En esos casos, muy poco frecuentes, por el menor tiempo posible.

Tratamiento hipertensivo

Esta alternativa terapéutica de la HTIC se basa en la propuesta de Rosner descrita anteriormente. El incremento de la PPC mediante expansión y fármacos vasopresores, superando el límite inferior de autorregulación de la presión, desencadenaría una cascada vasoconstrictora mediada por dicha autorregulación y, como consecuencia, una disminución del volumen sanguíneo cerebral y descenso de la PIC.

Es razonable considerar que aquellos pacientes que se encuentren en un estado de hiperflujo-hiperemia, ante el incremento de la TAM probablemente experimentarán un incremento del volumen sanguíneo cerebral, con mayor elevación de la PIC. Es lo que hemos comprobado en nuestra serie de pacientes. Asimismo, aquellos que han perdido el mecanismo de la autorregulación de la presión sufrirán el mismo fenómeno.

Solo hemos obtenido beneficio con esta estrategia terapéutica en pacientes que se encuentran en un estado de hipoflujo y baja disponibilidad de oxígeno (desaturación en la oximetría, DTC con velocidades bajas y alta resistencia anterógrada) y con autorregulación conservada en las pruebas por DTC. La utilizamos muy raramente y solamente en pacientes que se encuentran en el estado fisiopatológico descrito.

Barbitúricos en altas dosis

Los barbitúricos son fármacos anestésicos que han demostrado reducir la PIC en casos en los cuales otras terapéuticas han fracasado. Se considera que ejercen su efecto a través de la supresión del consumo metabólico de oxígeno, lo que trae como consecuencia, en aquellos casos en los cuales el flujo sanguíneo cerebral se encuentra aún acoplado fisiológicamente al consumo de oxígeno cerebral, una disminución en el flujo y el volumen sanguíneo cerebrales con la consiguiente reducción de la PIC. Paralelamente a este efecto sobre la PIC, la disminución de consumo de oxígeno tendría un efecto "neuroprotector" sobre el parénquima, al reducirse las necesidades de disponibilidad de oxígeno cerebral.

La forma de administración es en un bolo o dosis de carga administrado en 30 minutos (tiopental: 1,5 mg/kg peso-pentobarbital 10 mg/kg peso) y, de obtenerse una respuesta favorable sobre la PIC, continuar con dosis de mantenimiento (tiopental 1 a 6 mg/kg peso/hora-pentobarbital 1 mg/kg peso/hora).

El principal inconveniente del uso de barbitúricos en altas dosis (BAD) es su efecto sobre la hemodinamia sistémica que produce hipotensión arterial. No es infrecuente que la reducción de la PIC se asocie con una disminución de la TAM que derive en una PPC final inferior a la previa a la administración de BAD. Este efecto adverso es mediado por vasodilatación periférica y depresión miocárdica. Asimismo, como otro efecto adverso, inducen depresión leucocitaria, lo que podría conducir a un incremento en el riesgo de infecciones. Un efecto "colateral" frecuente es que la administración de BAD puede producir midriasis, provocando la razonable alarma. En ese caso, las imágenes y la monitorización podrán permitir determinar si solo se trata del efecto de los BAD.

En la actualidad y considerando su mecanismo de acción y efectos adversos importantes, los BAD podrían estar indicados en pacientes con HTIC refractaria a otras terapéuticas médicas, que se encuentren estables hemodinámicamente, con datos de la neuromonitorización que sugieran tendencia a la hiperemia (DTC con velocidades altas, $SyO_2 > 70\%$), con monitorización hemodinámico sistémica que revele normovolemia, buena función miocárdica y resistencias periféricas normales o altas.

En muchos centros, como en el nuestro, ha disminuido sensiblemente el uso de BAD con la incorporación corriente y temprana de la craniectomía descompresiva.

Una alternativa a los BAD es el propofol en altas dosis. Su mecanismo de acción es equivalente a los BAD. Si bien se ha descrito su menor efecto sobre la hemodinamia sistémica, en la práctica clínica esta diferencia no es tan marcada. Como contrapartida, el propofol tiene efectos secundarios particulares. En las dosis terapéuticas para la HTIC puede producir acidosis metabólica e hipertrigliceridemia. El "síndrome de propofol" (caracterizado por acidosis, hiperpotasemia, rabdomiólisis, fallo renal y depresión miocárdica) es más frecuente en niños y adolescentes, pero puede presentarse también en adultos. En todas las edades aumenta el riesgo de su ocurrencia cuando se utilizan dosis superiores a los 5 mg/kg/hora. Esta es la dosis máxima en que lo utilizamos, por lo antedicho.

Indometacina

La indometacina es un antiinflamatorio no esteroide que ha demostrado, en estudios en animales y clínicos en lactantes, tener un efecto de reducción del FSC y consiguientemente del volumen sanguíneo cerebral, lo cual puede traer aparejada una reducción de la PIC. El mecanismo de acción no ha sido establecido, pero se ha propuesto que su acción es mediada por inhibición de prostaglandinas vasodilatadoras. Lo escaso de la experiencia publicada hace que en la literatura esta alternativa terapéutica sea aún considerada, por muchos, en etapa de investigación.

Un hecho que ha sido descrito en la literatura y que hemos observado efectivamente en la práctica clínica es el efecto de restauración, si bien transitoria, de la autorregulación cerebral, tanto para la presión como frente a los cambios en la $PaCO_2$, de manera que su administración podría, en algunos casos en los que se ha perdido la autorregulación, permitir recuperar respuesta del paciente a otros tratamientos tales como el incremento de la PPC o el uso de hiperventilación y manitol. Estos cambios los hemos observado en las pruebas de autorregulación realizadas con monitorización de DTC.

También en la monitorización de DTC durante la administración de indometacina se puede comprobar el intenso efecto de vasoconstricción, con caída de las velocidades e incremento del índice de pulsatilidad. La significación e impacto de este fenómeno no han sido determinados aún.

En nuestro grupo la usamos en casos de HTIC refractaria a todo otro tratamiento, preferentemente cuando existe pérdida de la autorregulación. Por considerarse un fármaco en investigación, utilizamos las dosis descritas en las escasas publicaciones clínicas disponibles: 50 mg a pasar en 20 minutos y mantenimiento de 20 mg/hora durante 24 a 48 horas.

Craniectomía descompresiva

El tratamiento quirúrgico de la HTIC mediante la amplia "apertura" del cráneo (calota y duramadre) para permitir reducir la PIC, además de redirigir la dirección de los vectores de presión de manera que no ejerzan su efecto hacia desplazamientos riesgosos (herniaciones transtentorial, subfalcial o cerebral central), es una estrategia terapéutica que se ha utilizado desde hace varias décadas. Sin embargo, es en los últimos años cuando se le ha prestado mayor atención como recurso terapéutico. Utilizada rutinariamente en muchos centros, solo hay acuerdo respecto a que debe ser amplia (al menos de 15 cm de diámetro) y con una plástica ampliada de duramadre. Otras características de su aplicación aún no han sido determinadas con precisión: cuestiones técnicas quirúrgicas como su localización más útil y aspectos de oportunidad de su realización, el momento más apropiado para su ejecución.

Con respecto a este último punto, la oportunidad para indicarla, hay tres momentos en la evolución del paciente donde se practica más frecuentemente: 1) como primer gesto quirúrgico, designada por algunos autores como "primaria" o "profiláctica de HTIC", ya sea como único procedimiento o en el contexto de la evacuación de una colección extraaxial; 2) ante situaciones de inestabilidad en la PIC asociada a imágenes en la TC que pueden sugerir que el paciente está en camino a una HTIC de difícil control; 3) en situación de HTIC de difícil control establecida.

Dos estudios aleatorizados multicéntricos se han publicado sobre craniectomía descompresiva (CD).

El DECRA incluyó 155 pacientes con TCE grave y/o TC con lesión encefálica difusa grado III que, dentro de las 72 horas de la lesión primaria, presentaran una PIC > 20 mm Hg durante 15 minutos que no respondiesen a medidas generales, soluciones hiperosmolares o drenaje de LCR. Fueron aleatorizados a tratamiento médico o CD fronto-parieto-temporal bilateral. La comparación entre grupos, corregidos los resultados por factores pronósticos, no mostró diferencias significativas en la Escala de Resultados de Glasgow (*Glasgow Outcome Scale*) a los seis meses. Es de remarcar que este estudio no incluyó la población más frecuentemente sometida, en la práctica diaria, a este procedimiento. Una indicación ciertamente temprana y con un procedimiento muy enérgico.

El segundo estudio, RESCUEicp, incluyó 408 pacientes con TCE y TC anormal, que presentaran una PIC > 25 mm Hg durante al menos una hora sin respuesta a iguales terapéuticas que en el DECRA + hipotermia inducida. Entonces eran aleatorizados a CD (fronto-parieto-temporal unilateral o bifrontal) vs. tratamiento médico. Se observó un significativo mejor control de la HTIC y menor mortalidad en el grupo CD. Evaluados los pacientes a los seis y doce meses mediante la Escala de Resultados de Glasgow extendida, se observó una tendencia de mejores resultados funcionales en este grupo, aunque sin alcanzar significación estadística. Sin embargo, este estudio vuelve a plantear uno de los interrogantes referidos a este procedimiento: la reducción de la mortalidad se acompaña de un incremento en el número de sobrevivientes con secuelas moderadas y graves. Este estudio tiene un diseño de tratamiento de HTIC refractaria, con una técnica de CD acorde con las usuales en la práctica clínica cotidiana. No obstante, este escenario no es el más frecuente en la "vida real", con respecto a las CD que se realizan corrientemente.

En la actualidad se encuentra en marcha el estudio RESCUE-ASDH, cuyo diseño, en cuanto a población y criterios de inclusión, coincide con la indicación más frecuente de CD en la práctica clínica, al menos en nuestro medio. Incluye pacientes portadores de hematoma subdural que son aleatorizados a evacuación simple o evacuación más CD.

En nuestro grupo consideramos que se trata de una herramienta de gran utilidad para el control de la HTIC y la prevención de la lesión secundaria. y que su aplicación podría mejorar la evolución en ciertos pacientes con TCE grave. Mejores resultados podrían ser obtenidos si se lograra definir el momento más conveniente para su realización, antes que se haya producido un daño secundario de tal magnitud que impida obtener buenos resultados funcionales en los pacientes, independientemente de la resolución de la HTIC.

Hipotermia inducida

Consiste en la inducción de un estado de hipotermia sistémica moderada mediante el uso de medios físicos apropiados a este fin. Se considera que su mecanismo de acción se relaciona, al igual que los BAD, con una disminución del metabolismo cerebral, lo que traería como consecuencias: una reducción del flujo sanguíneo y volumen sanguíneo cerebrales y la consecuente reducción de la PIC y los efectos neuroprotectores.

Si bien ha sido propuesto el uso de hipotermia como tratamiento de la HTIC, hasta hace poco tiempo no había estudios aleatorizados que hubiesen ensayado la hipotermia con esta indicación. Los estudios publicados, tanto en animales de laboratorio como en pacientes, estudiaron su uso como profilaxis de la lesión secundaria y efectos neuroprotectores, a lo que podía agregarse algún estudio "seudoaleatorizado" para HTIC. Respecto de esta indicación "profiláctica" o neuroprotectora, ningún estudio aleatorizado ha demostrado mejores resultados con su aplicación, desde el estudio clásico de Clifton publicado en 2001, hasta el más recientemente publicado por Cooper (POLAR, 2018).

A fines de 2015 se publica Eurotherm 3235, un estudio aleatorizado, multicéntrico, que incluyó 387 pacientes con TCE, TC anormal e indicación de monitorización de PIC. Eran aleatorizados ante una PIC > 20 mm Hg por más de 5 minutos sin respuesta a medidas generales para recibir hipotermia versus otros tratamientos médicos. El estudio fue suspendido por el Steering Committee antes de alcanzar el número de casos establecido, pues los pacientes en el grupo de hipotermia mostraban peores resultados que el grupo control.

En la actualidad, los aspectos que se están considerando relativos a la hipotermia terapéutica son la velocidad de enfriamiento (posiblemente el enfriamiento más rápido sería beneficioso), la velocidad de recalentamiento (para evitar las complicaciones de esta etapa en medio interno y el efecto rebote sobre la PIC) y la profundidad de hipotermia (algunos estudios han revelado un efecto semejante con temperaturas de 35 ºC con respecto a más profundas y con menos efectos adversos propios de la hipotermia).

Los efectos adversos de la hipotermia inducida son significativos: inestabilidad hemodinámica con necesidad frecuente de uso de fármacos vasopresores; coagulopatía; arritmias ventriculares complejas y trastornos de conducción cardíaca. Asimismo, se ha comprobado un incremento en la incidencia de infecciones graves, con la particularidad de que estos pacientes durante la hipotermia presentan menos signos clínicos habituales de infección.

Otra complicación frecuente, y potencialmente grave, es la variación en la concentración plasmática de potasio. Durante la hipotermia se produce una redistribución del potasio hacia el espacio intracelular, con presencia de hipopotasemia. Al producirse el recalentamiento, ya sea programado o inadvertido, se invierte la redistribución, esta vez hacia el espacio extracelular, con riesgo de hiperpotasemia y sus eventuales consecuencias graves. La reposición plasmática durante la hipotermia debería realizarse solamente cuando la potasemia desciende por debajo de 2,5 mEq/L.

Sin embargo, es necesario puntualizar que –si bien la hipotermia aún no ha sido definitivamente demostrada como favorable– la hipertermia en el contexto de una paciente con TCE grave o potencialmente grave ha demostrado ser definitivamente perjudicial.

Terapéutica de Lund

En los últimos veinte años, el grupo de la Universidad de Lund ha publicado algunas series de resultados en pacientes con TCEC grave con la aplicación de lo que llamaron "terapéutica de Lund" o "concepto Lund". Se trata de una modalidad de tratamiento instaurada desde la lesión primaria, que traería aparejado un menor riesgo de desarrollo de HTIC y, eventualmente, obtención de mejores resultados.

Paralelamente a la intervención quirúrgica de urgencia, cuando está indicada, inician medidas terapéuticas médicas cuyo fundamento es mantener una presión capilar cerebral baja que favorezca un menor extravasamiento de agua y menor producción de edema cerebral. El protocolo terapéutico incluye mantenimiento de: 1) normovolemia con normalidad en la presión oncótica plasmática (albúmina sérica 3,5-4 g% mediante aporte exógeno); 2) normonatremia; 3) normotensión arterial (no utilización de vasopresores y, en caso de hipertensión arterial, uso de agonistas alfa-2, β-bloqueantes o inhibidores de angiotensina II); 4) normoventilación; 5) hemoglobina > 11 g%; 6) metas terapéuticas: PIC < 20 mm Hg, PPC > 50-70 mm Hg, normotermia. En caso de requerir tratamiento para HTIC utilizan barbitúricos, drenaje de LCR y craniectomía descompresiva.

Como hemos expresado anteriormente, consideramos que un único abordaje terapéutico no es apropiado para todos los pacientes, sino que debe adecuarse al momento fisiopatológico que atraviesa cada uno de ellos. La "terapéutica de Lund" podría ser fisiopatológicamente útil ante pacientes con pérdida de los mecanismos de autorregulación.

Otras opciones terapéuticas

Corticosteroides

Los corticosteroides han sido propuestos para el tratamiento del edema cerebral y han sido ensayados en estudios experimentales y series de pacientes con TCE. Ningún estudio ha demostrado beneficios con su uso tanto en la evolución clínica como en la presión intracraneal, por lo que, hasta el momento, no está recomendado. En un estudio multicéntrico aleatorizado que incluyó 10 008 pacientes (CRASH *trial*) se observó un incremento en la mortalidad durante las primeras dos semanas en el grupo que recibió corticosteroides.

¿Cuándo retirar el tratamiento del paciente con TCE grave o potencialmente grave?

No está comprobado en la literatura ni respaldado por estudios específicos, pero es uso corriente en todos los grupos de trabajo que se considere retirar el tratamiento de estos pacientes cuando la PIC se encuentra estable por 48 horas, esto es, mantenga valores normales y no se observen ondas patológicas en el trazado. En ese caso se decide retirar las medidas terapéuticas progresivamente y bajo control de la monitorización, comenzando por aquella terapéutica aplicada más recientemente hasta las primeramente aplicadas, esto es, culminar suspendiendo las medidas generales como la asistencia respiratoria mecánica y la sedación.

ALGUNAS CONSIDERACIONES ACERCA DEL PACIENTE CON TCE MODERADO POTENCIALMENTE GRAVE

Se considera portador de un TCE moderado al paciente que presenta un GCS posreanimación entre 9 y 13 puntos. Globalmente considerados, estos pacientes tienen mejor pronóstico que aquellos portadores de un TCE grave. Sin embargo, es importante el porcentaje de pacientes que, a partir de un TCE moderado, deterioran el estado neurológico dentro de los primeros días después de la lesión primaria. Repasando las diversas series publicadas de estudios epidemiológicos se observa una frecuencia del 10 al 20% de pacientes que "hablan y se deterioran" (hablaban al ingreso y luego se deterioraron al coma).

Poder determinar, previamente al deterioro, cuáles pacientes están en mayor riesgo de esta mala evolución es un desafío de importancia. Su detección temprana, lo más cercano a la lesión primaria posible, nos permitiría establecer para ellos conductas de monitorización y tratamiento más enérgicas que facilitarían prevenir o diagnosticar perturbaciones intracraneales y tomar decisiones terapéuticas más tempranamente, lo que podría mejorar los resultados. Hasta el momento no han sido establecidos parámetros de adecuada sensibilidad y especificidad que permitan seleccionar a estos pacientes "potencialmente graves". Se han propuesto elementos clínicos tales como: mecanismo del traumatismo de alta energía cinética, edad avanzada, signos clínicos de HTIC (vómitos, cefalea), pérdida transitoria de la conciencia, etc. La caída en el puntaje de la GCS es un dato clínico más sensible, pero desearíamos poder adelantarnos a este deterioro clínico.

Las imágenes en la TC cerebral, como ya fue descrito, podrían ayudar en la sospecha de gravedad potencial frente a un paciente con TCE moderado por GCS. La clasificación tomográfica del TCDB reveló que aquellos pacientes portadores de imágenes de lesión ocupante de espacio o de lesión encefálica difusa grados III y IV presentaron un significativo mayor riesgo de padecer mayor y más duradera HTIC, así como de peores resultados (mayor incidencia de muerte o estado vegetativo persistente). Si bien a la base de datos del TCDB ingresaron pacientes con TCE grave, lo que sugeriría que extrapolar sus resultados a pacientes con TCE moderado podría ser imprudente, el criterio de inclusión de pacientes fue que presentaran una puntuación en la GCS < 9 al ingreso o dentro de las 48 horas de la lesión primaria. El 15% de los pacientes del TCDB presentaron un GCS > 9 al ingreso y se deterioraron al coma posteriormente, dentro de las 48 horas después del ingreso.

En nuestro centro, aquellos pacientes portadores de un TCE moderado por GCS pero que presentan alguna de las imágenes tomográficas antes mencionadas son considerados para ser incluidos en el protocolo de monitorización y tratamiento para el paciente con TCE grave, evaluándose cada caso en particular.

Se ha propuesto el uso del DTC temprano a fin de intentar determinar aquellos pacientes con mayor riesgo de deterioro, después de un TCE moderado e incluso leve. Se ha observado una relación entre deterioro y resultados tempranos en el DTC de bajas velocidades diastólicas e índices de pulsatilidad elevados. En algunos estudios se halló que una velocidad diastólica < 25 cm/s o un índice de pulsatilidad > 1,25 tuvieron una alta sensibilidad para predecir deterioro.

De cualquier forma, en todos los casos es conveniente el ingreso del paciente portador de TCE moderado en una UCI que cuente con experiencia y medios para el tratamiento de pacientes con TCE. Allí podrán recibir, además de los cuidados y controles generales de terapia intensiva, una vigilancia estrecha y continua mediante la valoración horaria del GCS, estado de las pupilas y examen neurológico básico para detectar eventuales nuevos déficits motores que sugieran evolutividad. Asimismo, debe considerarse la repetición de la TC de encéfalo ante la posibilidad de evolución de lesiones sin manifestación clínica inicial. De contarse con el recurso, es muy útil la exploración periódica con Doppler transcraneal, que puede permitir la detección de un incremento en la resistencia al flujo sanguíneo cerebral (elevación anormal del índice de pulsatilidad) que puede deberse a elevación de la PIC, no manifiesta clínicamente, situación que indica la oportunidad de repetir los estudios de imágenes y considerar conductas más enérgicas de monitorización y tratamiento.

CONCLUSIONES

Toda enfermedad, aún más toda patología crítica, necesita como medio imprescindible para llegar a buen puerto y obtener buenos resultados el apropiado razonamiento fisiopatológico mediante el acabado conocimiento de la fisiopatología de la afección involucrada, la apropiada y oportuna aplicación de medidas de monitorización ajustadas a las necesidades del paciente y la necesaria interpretación de la información que esta monitorización proporciona. Paralelamente es necesario conocer los diversos recursos terapéuticos disponibles, sus mecanismos de acción, la posibilidad de lograr efectos benéficos y el tipo y frecuencia de sus efectos adversos. Contar con estos conocimientos e información nos permitirá una aproximación adecuada a cada paciente y a cada momento de ese paciente, independientemente de que utilicemos un abordaje terapéutico estrictamente -fisiopatológico- o una estrategia de guías clínicas de tratamiento.

A continuación, y como resumen del presente capítulo, se destacan aquellos conceptos importantes para el tratamiento del paciente con TCE grave o potencialmente grave.

1. Todo paciente con TCE grave o potencialmente grave debe ser reanimado en forma efectiva y enérgica lo más tempranamente posible después de la lesión primaria. Corregir hipotensión, hipoxemia, alteraciones en la $PaCO_2$ y en el contenido arterial de oxígeno. Asegurar la mayor disponibilidad cerebral de oxígeno posible.

2. Diagnóstico y tratamiento quirúrgico temprano de colecciones extraaxiales

3. Apropiada categorización para una oportuna toma de decisiones de monitorización y tratamiento.

4. Ingreso en la UCI.

5. Implementar las medidas generales: cabecera a 30 grados, corrección o prevención de hiponatremia, hipoglucemia, hipertermia o convulsiones, apropiada sedoanalgesia, asistencia respiratoria mecánica.

6. Obtención y mantenimiento de las metas terapéuticas básicas iniciales: SaO_2 95%, $PaCO_2$ 35-40 mm Hg, PIC < 15 o 20 mm Hg, PPC > 60 mm Hg, natremia 140-145 mEq/L.

7. Prestar atención a las variables de neuromonitorización: la elevación de la PIC por sobre 15 o 20 mm Hg dependiendo de cada caso como fue explicitado anteriormente, la oximetría cerebral y los resultados de la valoración con DTC, relacionando estos resultados con las variables de la monitorización sistémica.

8. Ante episodios de HTIC, independientemente de que se apliquen o no medidas específicas para su tratamiento, nunca dejar de considerar el estado de la disponibilidad cerebral de oxígeno y corregir las desviaciones: optimizar la oxigenación y la ventilación, transfundir de ser necesario, expandir con soluciones isotónicas y, si se considera que la TAM y la PPC son insuficientes, implementar fármacos vasopresores como la noradrenalina.

9. Si con las medidas generales y el tratamiento hemodinámico general descrito no revierte un estado de HTIC, evaluar la aplicación de medidas de segunda y tercera línea. En este caso considerar, mediante la monitorización neurológico-sistémica, el momento fisiopatológico que atraviesa el paciente a fin de elegir la terapéutica más apropiada desde el punto de vista fisiopatológico.

10. La presencia de desaturación en la oximetría cerebral (SyO_2 < 55%-$PtiO_2$ < 15 mm Hg) y aún más con velocidades bajas del flujo en el DTC, sugiere un estado de hipoperfusión cerebral. Este estado fisiopatológico puede deberse exclusivamente al incremento de la PIC, con caída de la PPC y la disponibilidad de oxígeno o a una caída de esta disponibilidad por alteraciones sistémicas (hipotensión, hiperventilación inadvertida, etc.). El estado de desaturación en la oximetría puede deberse, también, a un incremento en el consumo cerebral de oxígeno (crisis comiciales), en cuyo caso observaremos probablemente velocidades altas en el DTC. En todos los casos, elegir la/las terapéutica/s orientada/s fisiopatológicamente para corregir el desequilibrio $DO_2/CMRO_2$.

11. Los episodios de desaturación en la oximetría cerebral deben hacernos prestar atención, aun sin HTIC, ya que su ocurrencia ha demostrado que empeora los resultados gravemente. Reflejan un desequilibrio de la relación $DO_2/CMRO_2$ en escasez de disponibilidad. Controlar todas las variables relacionadas con la disponibilidad de oxígeno cerebral (hemoglobina y su saturación, hipocapnia, hipovolemia, hipotensión o PPC insuficiente) y descartar actividad comicial.

12. Si la HTIC se relaciona con sobresaturación yugular (SyO_2 > 75%), velocidades elevadas en el DTC y eventualmente una curva de PIC que muestra incremento en el componente P_2, considerar un estado de hiperemia cerebral. La terapéutica deberá conducirse a reducir el volumen sanguíneo cerebral. Evaluar si la PPC no está siendo excesivamente elevada por fármacos vasopresores y, en ese caso, reducir su infusión. Si no se están utilizando esos fármacos considerar el uso de medidas terapéuticas que podrían reducir el volumen sanguíneo cerebral como el manitol. Si bien la hiperventilación puede ser eficaz en esta circunstancia, la desaconsejamos por los riesgos de su aplicación, según hemos expresado más arriba. Finalmente, creemos importante remarcar que un estado de hiperemia que no produzca HTIC no debería ser tratado.

13. Si con el tratamiento médico instaurado no se logra una reducción de la PIC o esta es de corta duración, obtener un estudio de imágenes para descartar colecciones intracraneales no presentes en el estudio previo que requieran tratamiento quirúrgico.

14. Cuando el tratamiento médico no permite controlar definitivamente la HTIC, considerar la oportunidad de craniectomía descompresiva.

BIBLIOGRAFÍA

Clifton GL, Miller ER, Choi SC, et al. Lack of effect of induction of hypothermia after acute brain injury. N Engl J Med 2001;344(8):556-63.

Cooper DJ, Nichol AD, Bailey M, et al; POLAR Trial Investigators and the ANZICS Clinical Trials Group. Effect of Early Sustained Prophylactic Hypothermia on Neurologic Outcomes Among Patients With Severe Traumatic Brain Injury: The POLAR Randomized Clinical Trial. JAMA 2018;320(21):2211-20.

Cruz J, Miner ME, Allen SJ, Alves WM, Gennarelli TA. Continuous monitoring of cerebral oxygenation in acute brain injury: injection of mannitol during hyperventilation. J Neurosurg 1990;73(5):725-30.

Diringer M. Hyperventilation in head injury: what have we learned in 43 years? Crit Care Med 2002;30(9):2142-3.

Eisenberg HM, Gary HE, Aldrich EF, et al. Initial CT findings in 753 patients with severe head injury: A report from the NIH Traumatic Coma Data Bank. J Neurosurg 1990; 73:688-98.

Gründe PO. Critical evaluation of the Lund Concept for Treatment of Severe Traumatic Head injury, 25 Years after its introduction. Front Neurol 2017;8(315):1-20.

Kollas AG, Adams H, Timofeev I, et al. Decompressive craniectomy following traumatic brain injury: developing the evidence base. Br J Neurosurg 2016;30:246-50.

Marshall LF, SMith RW, Rauscher LA, Shapiro HM. Mannitol dose requirements in brain-injured patients. J Neurosurg 1978;48(2):169-72.

Martin NA, Patwardhan RV, Alexander MJ, et al. Characterization of cerebral hemodynamic phases following severe head trauma: hypoperfusion, hyperemia, and vasospasm. J Neurosurg 1997;87:9-19.

Muizelaar JP, Wei EP, Kontos HA, Becker DP. Mannitol causes compensatory cerebral vasoconstriction and vasodilation in response to blood viscosity changes. J Neurosurg 1983;59(5):822-8.

Rosner MJ, Rosner SD, Johnson AH. Cerebral perfusion pressure: Management protocol and clinical results. J Neurosurg 1995;83:949-62.

Stocchetti N, Carbonara M, Citerio G, et al. Severe traumatic brain injury: targeted management in the intensive care unit. Lancet Neurol 2017;16:452-64.

The Brain Trauma Foundation. Guidelines for the management of severe traumatic brain injury. Neurosurgery 2017;80:6-15.

van der Jagt M. Fluid management of the neurological patient: a concise review. Crit Care 2016;20:126.

Véanse **Preguntas de autoevaluación.** **?**

Indicaciones quirúrgicas en el traumatismo craneoencefálico grave y craniectomía descompresiva

25

Víctor Hugo, Gustavo G. Domeniconi, Rodolfo J. Recalde, Marcos Cohen y Walter Videtta

INTRODUCCIÓN

Muchas de las lesiones en el traumatismo craneoencefálico (TCE) constituyen emergencias neurológicas y neuroquirúrgicas. El diagnóstico y tratamiento inicial desempeñan un papel importante en la morbilidad y mortalidad. La lesión del encéfalo caracterizada como "lesión primaria" es progresiva. Si bien se inicia en el momento del traumatismo, se prolonga mucho más allá del momento inicial y es parte de la llamada lesión secundaria.

Las lesiones intracraneales, con aspecto hiperdenso en la tomografía computarizada (TC) pueden agruparse como hematomas en general y a su vez dividirse, de acuerdo con su ubicación, en extraaxiales e intraaxiales. Se debe remarcar que la TC es el método más específico para detectar sangre en el período temprano. Cuando se diagnostica una lesión ocupante de espacio (LOE) también se debe pensar en el daño del tejido subyacente y el compromiso vascular. El tratamiento de la LOE postraumática es un aspecto relevante del tratamiento del paciente con TCE en la fase aguda. Muchos de los interrogantes del tratamiento quirúrgico giran alrededor de cuándo se debe operar y en algunos casos cuáles lesiones no deben ser intervenidas.

HEMATOMAS EXTRAAXIALES

El término extraaxial se usa para denominar a los hematomas hallados dentro del espacio intracraneal, entre el cerebro y la calota. Estas lesiones se ubican entre las emergencias más comunes y habitualmente ocurren como resultado de un TCE. Los hematomas subdurales (HSD) y extradurales (HED) constituyen el grupo de hematomas extraaxiales; aunque similares en su ubicación, el significado, la presencia y el pronóstico de ambos procesos es diferente.

Hematoma extradural

Se producen tras el impacto directo, a alta velocidad, en el cráneo y meninges.

Hay fracturas lineales con mayor frecuencia, en un 30 al 90% de los casos. Se considera que surgen de la deformación craneal o fractura que, tras el impacto, despega la duramadre inmediatamente por abajo, y lesiona los vasos (en general, ramas de la arteria meníngea media) acumulándose el sangrado en este 'bolsillo'. Luego, el sangrado arterial sigue despegando los bordes durales, ampliando el perímetro de la colección. El origen del sangrado también puede ser a expensas de venas meníngeas de anclaje, diploicas o senos durales. Esto explica la ubicación mayoritaria observada a nivel temporal (70 a 80%). En su gran mayoría son unilaterales, aunque se citan lesiones bilaterales.

Resulta importante consignar que un 50 a 68% de los pacientes con HED no tienen lesión intradural asociada. Si la tienen, predomina la asociación con hematomas subdurales y contusiones cerebrales, que condicionan significativamente el pronóstico teniendo en cuenta la inflamación que ocasionan y que los distingue en cuanto a su fisiopatología.

La sintomatología clínica varía con la ubicación del hematoma, la velocidad del sangrado, y la tolerancia a la compresión, distorsión e incremento de la PIC del paciente. Al ingreso hospitalario, un 30 a 60% de los pacientes han tenido una pérdida de conocimiento breve o ni siquiera, y un 20% pueden estar inconscientes desde el impacto. El clásico cuadro del "intervalo lúcido" solo se observa en un tercio de los casos (*talk and die*, para la lengua inglesa).

Diagnóstico

La TC sin contraste y con ventana ósea es el procedimiento de elección para el diagnóstico del HED. En la TC se visualiza como una lesión hiperdensa con apariencia de lente biconvexa (**fig. 25-1**), generalmente en la región temporal y asociado a una fractura. En el período hiperagudo se distingue una hipodensidad concomitante (signo del remolino); ello al igual que en el hematoma subdural (HSD) hace suponer que el proceso aún está en actividad y que no ha alcanzado su

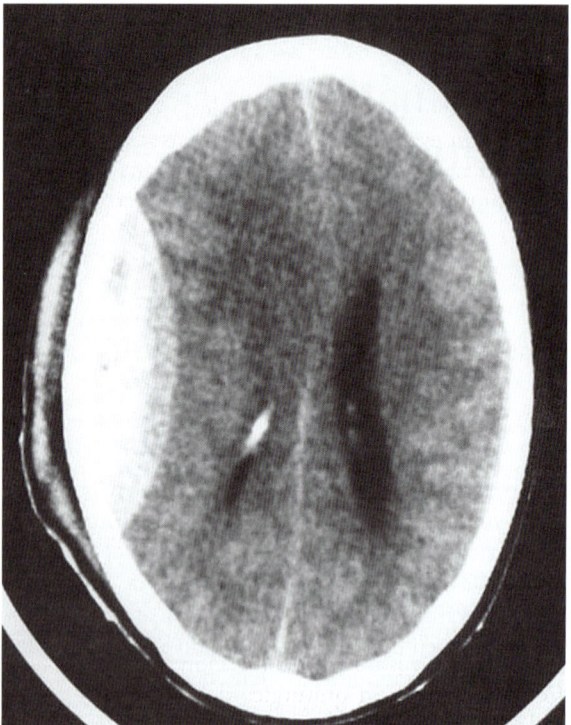

Fig. 25-1. Hematoma extradural.

máximo desarrollo y volumen. A diferencia del HSD, su crecimiento está limitado por los pliegues de la dura. Se deben realizar cortes altos ante la probabilidad de que un porcentaje de ellos se localicen en el vértex (véase **fig. 25-1**).

Tratamiento quirúrgico

La evacuación quirúrgica constituye la conducta adecuada en un hematoma epidural conocido. Una consideración mayor frente a un paciente que se está deteriorando, mientras aguarda los estudios por imágenes, es su estabilización con intubación orotraqueal y soporte hemodinámico adecuado. De no poder ser estabilizado, y de retrasarse los estudios definitivos, resulta apropiada la cirugía inmediata, seleccionando el lado de su dilatación pupilar, contralateral al déficit focal, y en la duda, el lado de la fractura en la radiología simple, que coincide en un 85%, con la ubicación del hematoma.

En los pacientes que clínicamente se encuentran estables, o cuyo deterioro no es abrupto, resulta más apropiada una craneotomía formal, ubicada de acuerdo con la localización conocida. A nivel temporal, se debe remover hasta el piso de la escama temporal, a fin de tener acceso y control de la porción proximal de la meníngea media. En **ausencia de lesiones asociadas**, no se considera el uso de monitorización de la presión intracraneal (PIC) en forma sistemática. De visualizar otras lesiones intradurales, o frente a la sospecha de lesión secundaria, resulta pertinente su colocación.

El pronóstico está directamente relacionado con el nivel de conciencia y otros hallazgos neurológicos preoperatorios y con la presencia y grado de otras lesiones intracraneales. En los pacientes que no ingresan en coma a cirugía, el pronóstico es favorable en 90 a 100%, con una mortalidad del 0 a 5%. En aquellos con < 8 puntos en la GCS, el pronóstico es favorable en un 38 a 73%, y la mortalidad, del 11 a 41%. En aquellos con lesiones asociadas (hematomas subdurales, contusiones y laceraciones cerebrales), la mortalidad se triplica.

El diagnóstico temprano y la rápida evacuación son la clave para optimizar el pronóstico, en aquellos que no han sufrido otra lesión intracraneal, y su deterioro es atribuible solo a la expansión de la colección.

Desde el punto de vista de la medicina basada en la evidencia y de acuerdo con la publicación de las Guías de Tramiento Quirúrgico del TCE, las indicaciones, método y tiempo quirúrgico se detallan en el **cuadro 25-1**.

Cuadro 25-1. Hematoma epidural agudo. Indicación quirúrgica de acuerdo con las Guías de Tratamiento Quirúrgico de las Lesiones en el TCE	
Hematoma epidural agudo	
Condición	
Indicación de cirugía	Un hematoma epidural (HED) > 30 cm^3, debe ser evacuado independientemente de la puntuación de la GCS del paciente
	Un hematoma epidural (HED) < 30 cm^3, y con 15 mm de espesor y desviación de la línea media < 5 mm, en pacientes con > 8 puntos en GCS, sin déficit focal, puede ser sometido a tratamiento médico, con TC de cerebro seriadas y observación neurológica próxima, en un centro con facilidades neuroquirúrgicas
Tiempo quirúrgico	Se recomienda expresamente que los pacientes con HED agudo, en coma (puntuación en GCS < 9) y con anisocoria, sean sometidos a evacuación quirúrgica, tan rápido como sea posible
Método	La craniectomía suboccipital constituye el método más frecuentemente utilizado para la evacuación de lesiones de fosa posterior, y es el recomendado

Tratamiento no quirúrgico

Existen numerosos informes de tratamiento médico en hematomas extra extradurales. En la mayoría de los casos, el paciente no presentaba síntomas o signos clínicos, con colecciones menores de 40 mL. También hemos observado pacientes, con colecciones mínimas, frecuentemente en el grupo pediátrico, donde dicha colección se descubrió en un control tres a cinco días después del traumatismo, sin mayor sintomatología, y donde se ha decidido una conducta no quirúrgica, con buena evolución. En cualquier caso, este manejo, implica una hospitalización más prolongada, estudios tomográficos a lo largo de dicha internación, con incremento de los riesgos y costos, difíciles de justificar en una entidad, que en un paciente con 15/15 puntos en la GCS, sin mortalidad relacionada con la cirugía.

Varios investigadores documentaron la resolución espontánea del HED. Los mecanismos propuestos son varios: reabsorción del hematoma por parte de una membrana fibrovascular y la pérdida de sangre desde el espacio extradural a través de la fractura. El tiempo requerido para cualquier proceso podría ser $\geq$ 14 días. El HED puede aumentar de tamaño durante ese lapso. Así también, muchos trabajos documentan la falta de éxito con el uso de este tratamiento conservador. La mayoría de los HED manejados exitosamente sin cirugía tenían un volumen < 44 mL. En cuanto a la localización son de particular cuidado los ubicados en la fosa posterior y media, ya que un pequeño aumento del volumen y/o desarrollo del *swelling* los lleva al enclavamiento. Cualquier evidencia de deterioro neurológico es indicación de cirugía de urgencia.

Pronóstico

La mortalidad global es del 0 al 10%, pero varía de acuerdo con el estado neurológico en el cual el paciente es intervenido. En los pacientes que no presentaban coma al momento de la operación variaba desde 0 al 3%, en cambio en los que se encontraban en coma en la fase preoperatoria, la mortalidad variaba desde el 14% hasta un 70% de los casos. La edad es un factor adverso de pronóstico por encima de los 40 años. La localización es un punto discutido por varios autores: no hay acuerdo en que la localización temporal sea de peor pronóstico que cualquier otra. El tamaño del hematoma es un factor de mal pronóstico cuando son mayores de 150 mL.

Hematoma subdural

El hematoma subdural (HSD) es una colección de sangre entre la duramadre y el cerebro. Entre las causas más frecuentes están los incidentes viales. Y el factor de riesgo más importante es la coagulopatía, que incluye tratamientos, tóxicos hepáticos y enfermedades adquiridas. El HSD puede ser simple o compuesto. El simple no se acompaña de lesión subyacente del parénquima. Es causado por la disrupción de las venas de amarre entre el cerebro y los senos venosos de la dura. La evacuación temprana se asocia con mejor pronóstico. El HSD complejo se acompaña de lesiones tales como contusiones, laceraciones e hipertensión intracraneal (HTIC). En general, los HSD se ubican por orden de frecuencia en el lóbulo temporal, frontal u orbitofrontal y en la convexidad del cerebro. El borde externo está determinado por la forma del cráneo y el interno por la forma del parénquima. El margen interno tiende a ser irregular, a diferencia del HED, que es más suave. El volumen del HSD aumenta al ocupar espacios sobre la convexidad del cerebro.

En estudios experimentales hay evidencias de que las influencias patológicas del HSD van más allá del efecto de masa, la elevación de la presión intracraneal y las lesiones asociadas. El edema y la isquemia son un hallazgo común en el cerebro contuso adyacente al HSD. Parte de estos efectos se cree que se relacionan con la sangre y productos con acción neurotóxica; por lo que la remoción quirúrgica del hematoma podría influenciar, tan solo en parte, el desarrollo de la isquemia subyacente ya en marcha. La presencia de estas lesiones es un argumento más para que se realice la intervención quirúrgica tan pronto como sea posible.

Cuadro clínico

Los síntomas y signos clínicos causados por el HSD son el resultado del efecto de masa, la presencia de presión intracraneal (PIC) elevada, la ubicación, el tamaño, la velocidad de instalación y de la asociación con otras lesiones ocupantes de espacio intraaxiales y/o extraaxiales, como también de la presencia y magnitud de las lesiones secundarias. En los pacientes con TCE leve o moderado podrían manifestarse por cefalea. Las convulsiones tempranas son frecuentes: el 24% de estas se presentan en los HSD. Otras anormalidades comunes son las anormalidades pupilares (anisocoria y reactividad disminuida a la luz), las asimetrías motoras (hemiparesia, hemiplejía, posturas de decorticación y descerebración unilaterales), con una frecuencia < 50% en los pacientes con TCE grave. No obstante las alteraciones pupilares pueden ser homolaterales a la LOE y, por el contrario, las motoras serían contralaterales; pero hasta en un 25-30% de los casos los signos pupilares y hasta un 38% en los signos motores son falsamente localizadores. Esto es importante cuando se plantea la posibilidad de cirugía sin realizar una TC previamente.

Diagnóstico

La modalidad de elección para el diagnóstico es la TC de cerebro sin contraste, con ventana ósea. El HSD se visualiza como una lesión hiperdensa extraaxial, yuxtaósea en semiluna (**fig. 25-2**), con el borde externo que sigue a la superficie ósea y el interno que es irregular cóncavo adyacente a la superficie del cerebro. La localización es variable pero generalmente respeta el polo frontal y occipital. Por lo común es unilateral, pero en el 15% de los casos puede presentarse en forma bilateral. Cruzan la línea de sutura a diferencia del HED.

En el 66-80% de los casos se asocia a lesiones cerebrales graves, muchas veces subyacentes, que participan como foco hemorrágico del HSD. En ocasiones, la densidad del HSD es heterogénea y contiene regiones de baja atenuación dentro de la zona hiperdensa. Esta asociación, no muy común, se corresponde al HSD hiperagudo y que todavía continúa sangrando, por lo que no ha alcanzado el volumen máximo y probablemente presente trastornos de la coagulación. Esto plantea la necesidad de corroborar los niveles de los diversos factores de la coagulación y la necesidad de una evacuación temprana por la probabilidad de que continúe en expansión.

El HSD interhemisférico es poco frecuente y se presenta en pacientes con un traumatismo de mediana intensidad y alteraciones de la coagulación. El HSD se ubica entre la superficie medial del cerebro y la hoz, crece por la convexidad. Clínicamente se presenta como monoparesia de una extremidad inferior o hemiparesia (véase **fig. 25-2**).

Tratamiento quirúrgico

Varios elementos interactúan para determinar la necesidad de evacuar un HSD. Van desde el tamaño del hematoma (se deben valorar en el momento en que se realizó la TC y el tiempo transcurrido desde el traumatismo), la existencia o sospecha de lesiones asociadas y de hinchazón cerebral (*swelling*).

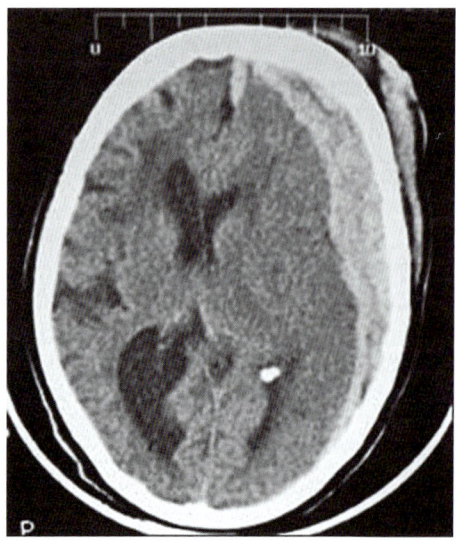

Fig. 25-2. Hematoma subdural.

El HSD tiene un pronóstico más grave que el HED, fundamentalmente por dos causas: el efecto de masa y las lesiones subyacentes. Por eso la evacuación en las primeras cuatro horas mejora en forma significativa el pronóstico. Otros autores mencionan que el pronóstico mejora aún más si la remoción se realiza dentro de las dos primeras horas del traumatismo. En definitiva, demorar la evacuación de un gran hematoma no ofrece ninguna ventaja, por lo que es aconsejable realizar la intervención quirúrgica cuánto antes.

En general, los HSD con menos de 3 mm de espesor pueden ser observados, pero se debería monitorizar la PIC en los pacientes con < 9 puntos en la GCS y tener en cuenta si se dispone de TC y neurocirugía durante las 24 horas en el centro correspondiente. Los signos y síntomas clínicos de HTIC son tardíos con respecto al desarrollo que se observa en las imágenes.

En los pacientes con > 8 puntos en la GCS se debería obtener otra TC en un intervalo de 4-8 horas, sino hay cambios clínicos y/o en la monitorización de la PIC. Con respecto a la PIC, su monitorización en este subgrupo podría aportar beneficios en determinadas circunstancias, quedando a discreción del médico tratante su indicación.

En otro extremo se encuentran las emergencias quirúrgicas, pacientes con signos clínicos claros de deterioro neurológico o en la TC de efecto de masa o HTIC como la desviación de la línea media > 5 mm, o compresión de las cisternas basales.

Existe otro subgrupo de pacientes en los cuales el desvío de la línea media es mayor que el esperado por el grosor del HSD; esto debe hacer sospechar la presencia de hinchazón cerebral y/o otras lesiones en el parénquima subyacente. Un estudio reciente demostró que el grado de discrepancia entre la desviación de la línea media y el espesor del HSD tiene más valor predictivo que cada uno de los hallazgos por separado. La mortalidad aumenta en la medida en que la desviación de la línea media es mayor que el grosor del hematoma.

Desde el punto de vista de la medicina basada en la evidencia y de acuerdo con la publicación reciente de las Guías de Tratamiento Quirúrgico del TCE, las indicaciones, método y tiempo quirúrgico se detallan en el **cuadro 25-2**.

Complicaciones posoperatorias

Las complicaciones más comunes son la recurrencia del hematoma, la infección y la HTIC. El hematoma recurrente puede ser extradural o una combinación de intradural y extradural; esta última se presenta cuando existen alteraciones de la coagulación. Las infecciones ocurren en menos del 5% de los casos. La HTIC es un problema que se puede presentar hasta en un 50% de los casos, independientemente de la presencia previa o no de hinchazón cerebral; por tal razón es aconsejable la monitorización de la PIC en el posoperatorio.

Cuadro 25-2. Hematoma subdural agudo. Indicación quirúrgica de acuerdo con las Guías de Tratamiento Quirúrgico de las Lesiones en el TCE	
Hematoma subdural agudo	
Condición	
Indicación de cirugía	Un hematoma subdural (HSD) agudo, con un espesor > 10 mm o desviación de la línea media > 5 mm en TC, debe ser evacuado quirúrgicamente, independientemente de la puntuación de la GCS del paciente
	Todos los pacientes con HSD agudo, en coma (GCS < 9), requieren monitorización de la PIC
	Un paciente en coma (GCS < 9) con un HSD agudo < 10 mm y desviación de la línea media, debe ser intervenido, si su GCS desciende 2 puntos o más desde el momento de la lesión y su admisión al hospital, y/o (o) si el paciente se presenta con asimetría o midriasis fija y (o) su PIC > 20 mm Hg
Tiempo quirúrgico	En pacientes con HSD agudo e indicación quirúrgica, esta debe ser llevada a cabo lo más rápido posible
Método	Si la evacuación quirúrgica de un HSD agudo, en una paciente en coma (GCS < 9), está indicada, debe ser realizada por craneotomía, con remoción de la plaqueta o sin ella y duroplastia

Es necesario tener en cuenta que, cuando se decide extraer la plaqueta ósea más plástica de la duramadre, el cráneo no se comporta estrictamente como un contenedor rígido, por lo que se debe considerar un límite distinto e individualizado para el tratamiento de la PIC.

Tratamiento no quirúrgico

La evacuación quirúrgica se recomienda generalmente para el HSD con un grosor > 3-4 mm. Algunos autores describieron resolución espontánea de lesiones más pequeñas. El HSD podría resolverse en forma espontánea porque se disemina a través de la superficie convexa del cerebro, tornándose poco visible en la TC. Otro posible mecanismo podría ser el lavado de la sangre a través el líquido cefalorraquídeo (LCR).

Para los pacientes en coma, algunos autores sugieren tratamiento conservador y vigilancia con monitorización de la PIC, con HSD < 10 mm de espesor y desviación de la línea media < 5 mm.

Si se opta por el tratamiento no quirúrgico se deben tener en cuenta diversos aspectos, a saber:

- Escala de Coma de Glasgow (GCS).
- Volumen del hematoma.
- Desviación de la línea media.
- Compresión de las cisternas basales.
- Tiempo transcurrido desde el traumatismo hasta la realización de la TC.
- El comportamiento de la PIC.
- Alteraciones pupilares y motoras.
- Utilización de opioides, sedantes y relajantes musculares.
- Alteraciones de la coagulación.
- Disponibilidad de TC y neurocirugía en forma inmediata en el centro.

Pronóstico

La mortalidad asociada al HSD agudo es elevada: varía desde un 42-90% de acuerdo con las distintas series. Los pacientes jóvenes tienen mejor pronóstico; el límite de edad oscila entre los 36 y 50 años. El estado neurológico preoperatorio quizá sea el factor con mayor peso para el pronóstico; en el caso de los pacientes conscientes al momento de la intervención, la mortalidad varía entre un 6 y un 10% y, para los pacientes en coma, puede incrementarse de 4 a 6 veces. La presencia de anormalidades pupilares se correlaciona con una mortalidad del 75% contra un 35% de aquellos que no la presentan. El tiempo en el cual se realiza la cirugía podría tener más peso en los pacientes en estado de coma al momento de la evacuación quirúrgica. Seelig informó una mortalidad del 40% en los pacientes en coma operados en las primeras 4 horas versus 90% en los intervenidos con posterioridad. No existe un acuerdo global con respecto a que el tamaño del hematoma sea un factor de mal pronóstico. El tipo de asociación con otras lesiones cerebrales sería de importancia. Jamieson y Yelland hallaron tres subgrupos, a saber: 1) HSD sin lesiones asociadas, mortalidad del 22%, 2) HSD asociado a HTIC, laceración cerebral o estallido del lóbulo temporal, mortalidad > 50%, 3) HSD asociado a contusiones, mortalidad del 30%. La HTIC en el período preoperatorio y posoperatorio es un factor de mal pronóstico.

LESIONES INTRAAXIALES

El término intraaxial se usa para denominar a las colecciones de sangre halladas dentro del encéfalo.

Contusión y hemorragia intracerebral

Las **contusiones** son áreas del cerebro dañadas con diversos grados de edema, isquemia, necrosis y hemorragia. En la evolución a través del tiempo pueden aumentar de volumen, unirse o coalescer hasta llegar a formar un hematoma intracerebral. También el edema, presente desde el inicio, puede aumentar y desarrollarse de tal manera que contribuye al efecto de masa.

El **hematoma intracerebral traumático (HICt)** es una colección homogénea de sangre con márgenes relativamente bien diferenciados y de mayor volumen. Dado que la diferenciación entre hematoma y contusión es a menudo dificultosa, se tratarán en conjunto.

Las contusiones cerebrales constituyen las lesiones más frecuentes. En estudios anatómicos se las encontró en el 89% de los casos. En estudios de TC se visualizaron entre un 20-40% de los casos. La frecuencia del HICt se estima alrededor de un 15-20% de los casos. La mayoría de las contusiones y el HICt se alojan en los lóbulos frontal y temporal. Tienen que ver con la dinámica del traumatismo y el movimiento de traslación del encéfalo dentro de la caja craneal. Las contusiones generalmente son múltiples y el HICt solamente lo son en el 20%.

Las áreas hipodensas alrededor de las contusiones y hematomas se correlacionan con áreas de bajo flujo sanguíneo cerebral de acuerdo con lo señalado por varios autores, marcando así una diferencia con la hemorragia cerebral llamada espontánea. Hay evidencias de que –desde las áreas contusas– se liberan mediadores inflamatorios hacia el tejido circundante y hacia el torrente sanguíneo. Muchos investigadores señalaron que las áreas contusas postraumáticas estimulan la formación de radicales libres, la liberación de aminoácidos y producen alteración en la homeostasis del Ca^{2+} y el K^+; en consecuencia, el resultado es mayor daño en el tejido adyacente. Por todas las razones antepuestas, algunos autores sugieren que la evacuación de las contusiones y hematomas podrían ayudar a preservar las áreas cerebrales vulnerables.

Cuadro clínico

Las contusiones y el HIC postraumático no tienen un curso clínico característico, aunque más del 50% presentan < 8 puntos en la GCS. Las lesiones que se ubican en áreas elocuentes presentan déficit neurológico. Las alteraciones de la conciencia pueden deberse a grandes volúmenes con la consecuente elevación de la PIC y/o a la asociación con lesiones difusas y bilaterales que comprometan el tronco. Estas lesiones evolucionan a través del tiempo. Se debe tener en cuenta que, cuando se realiza la primera TC, quizá todavía no hayan alcanzado el máximo volumen; entonces resulta aconsejable repetir la TC a intervalos de 4 u 8 horas, especialmente si la primera muestra pequeños volúmenes. Otro componente dinámico de estas lesiones es la presencia del edema, que puede evolucionar en los siguientes 7-10 días y causar HTIC tardía; por lo tanto, puede requerir mayor tiempo de monitorización de la PIC. Se puede repetir la TC en 4-6 días para obtener información acerca del grado de progresión del edema. Los HIC y/o contusiones ubicados en la fosa temporal pueden evolucionar hacia la herniación uncal con valores de PIC normales. Es aconsejable realizar cirugía para las lesiones en esta ubicación, no tan grandes y con evidencia de compresión de las cisternas basales y/o el tronco.

Diagnóstico

La TC sin contraste es el procedimiento de elección para el diagnóstico; en ella se visualizan como lesiones de aspecto hiperdenso con un área hipodensa alrededor. Está claro que, con la suma de tecnología, la disponibilidad de resonancia magnética (RM) permite diagnósticos mejores y más tempranos, sobre todo en fosa posterior, tronco y estructuras del diencéfalo.

Tratamiento quirúrgico

Las contusiones y el HIC con efecto de masa significativo y/o deterioro neurológico progresivo deben evacuarse. Las contusiones localizadas en las áreas silentes temporal y frontal deberían evacuarse en forma amplia y las ubicadas en áreas elocuentes, en forma conservadora, pero con remoción del tejido necrótico. Tanto las contusiones pequeñas, no responsables del deterioro del paciente, como las profundas ubicadas en los ganglios de la base o en la sustancia blanca se manejan con tratamiento conservador, se deben vigilar con TC frecuentes y monitorización de la PIC.

Desde el punto de vista de la medicina basada en la evidencia y de acuerdo con la publicación de las Guías de Tratamiento Quirúrgico del TCE, las indicaciones, método y tiempo quirúrgico se detallan en el **cuadro 25-3**.

Hematoma intracerebral tardío

El hematoma intracerebral traumático tardío (HICtt) se define como una lesión intraparenquimatosa, de alta densidad en la TC, que no estaba presente en la primera tomografía realizada. Las causas del HICtt no son claras; se lo vio asociado en pacientes con alteraciones de la coagulación y en pacientes que padecieron hipoxia o hipotensión o ambas. Otra teoría se basa en el hecho de que la pérdida de autorregulación local permitiría la transmisión de presión intravascular aumentada a una red capilar dañada con la consecuente aparición de hematomas en estos sitios. Puede aparecer en cualquier momento durante los primeros días posteriores al traumatismo: alrededor de un 50% lo hace luego de las 24 horas; en pocas ocasiones aparece luego de siete días. Se debe sospechar en los casos con incremento brusco de la PIC o si el paciente no mejora como era esperado o se deteriora. En cualquiera de esas

Cuadro 25-3. Lesiones intraparenquimatosas traumáticas. Indicación quirúrgica de acuerdo con las Guías de Tratamiento Quirúrgico de la Lesiones en el TCE

Lesión intraparenquimatosa traumática	
Condición	
Indicación de cirugía	Pacientes con lesiones parenquimatosas por masa y signos de deterioro neurológico atribuibles a la lesión, hipertensión intracraneal refractaria al tratamiento médico, o signos de efecto de masa en TC deben ser tratados quirúrgicamente
	Pacientes con puntuación de GCS: 6-8, con contusiones frontales o temporales > 20 cm^3 de volumen, con desviación de la linea media > 5 mm y (o) compresión cisternal en TC, y pacientes con alguna lesión > 50 cm^3 en volumen deben ser tratados quirúrgicamente
	Pacientes con lesión por masa intraparenquimatosa, que no muestren compromiso neurológico, con PIC controlada y sin signos significativos de efecto de masa en TC, pueden ser sometidos a tratamiento médico, con monitorización intensiva e imágenes seriadas
Tiempo quirúrgico y método	Se recomiendan craneotomía y evacuación de lesión por masa para aquellos pacientes con lesiones focales y las indicaciones quirúrgicas descritas previamente
	La craniectomía decompresiva bifrontal dentro de las 48 horas de la lesión es una opción de tratamiento para pacientes con edema cerebral postraumático refractario al tratamiento médico y su resultante, la hipertensión intracraneal
	Los procedimientos de descompresión, incluyendo descompresión subtemporal, lobectomía temporal y craniectomía descompresiva hemisférica, constituyen opciones de tratamiento, para pacientes con hipertensión intracraneal y lesión intraparenquimatosa difusa, con evidencia clínica y radiológica de herniación transtentorial inminente

situaciones se debe realizar una TC, aunque la inicial o anterior haya sido normal.

Lesiones ocupantes de espacio en la fosa posterior

Las LOE de fosa posterior constituyen el 5% de todas las LOE postraumáticas. El HED es el de mayor prevalencia. La etiología de las LOE de fosa posterior es similar a aquellas de las supratentoriales. Debe tenerse en cuenta la anatomía, ya que es una zona no expansible y el enclavamiento por acción directa es más frecuente (**fig. 25-3**).

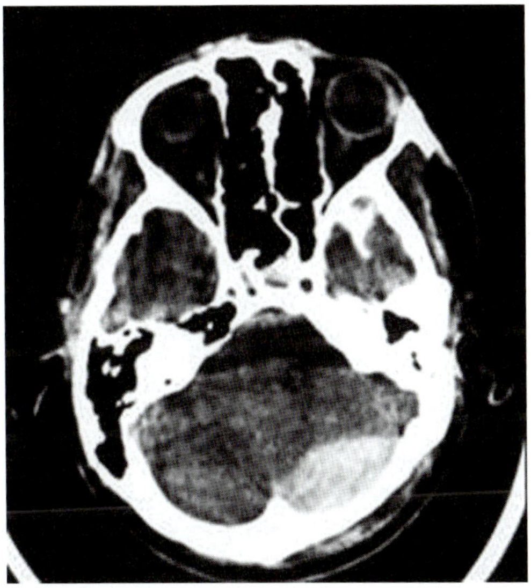

Cuadro clínico y diagnóstico

Uno de los aspectos más importantes es que estas lesiones se ubican en un espacio relativamente pequeño, cerca del tronco cerebral y con una presentación clínica proteiforme. Las lesiones habitualmente se diagnostican por TC; no obstante, puede ser difícil visualizarlas por los artefactos que generan las estructuras óseas. Se debe prestar especial atención a las asimetrías del cuarto ventrículo y la desviación contralateral. Para visualizar mejor estos procesos en la TC se deben solicitar cortes cada 3 mm o bien solicitar una RM. La presencia de hidrocefalia debe hacer sospechar la existencia de una lesión.

Tratamiento

Los HICt y/o las contusiones con un diámetro de 3 cm que progresan deberían ser evacuados, así como también los profundos. En las contusiones y el HICt debe considerarse la desbridación, ya que tienden a recurrir y, por el efecto de masa y/o el edema, precipitan el deterioro neurológico. La hidrocefalia se trata con la realización de una ventriculostomía: el LCR se debe drenar en forma lenta y con pequeños volúmenes para evitar la herniación ascendente del vermis. Los HED

Fig. 25-3. Hematoma epidural agudo en fosa posterior.

habitualmente se expanden y cruzan la línea media y el tentorio; en la cirugía se debe identificar y controlar la fuente del sangrado. El HSD se debe evacuar y, al igual que en el HED, se debe identificar el sitio del sangrado y lograr la hemostasia. Si el HSD se origina a partir de pequeñas áreas contusas del cerebelo, estas se deben desbridar y lograr la hemostasia. La monitorización de la PIC tiene un papel limitado. La presión del espacio infratentorial se transmite pobremente al supratentorial; pueden ocurrir situaciones de herniación con PIC relativamente baja o con ascenso luego del enclavamiento.

Desde el punto de vista de la medicina basada en la evidencia y de acuerdo con la publicación reciente de las Guías de Tratamiento Quirúrgico del TCE, las indicaciones, método y tiempo quirúrgico se detallan en el **cuadro 25-4**.

FRACTURA CON HUNDIMIENTO CRANEAL

Ocurre cuando un objeto con alto nivel de energía cinética impacta contra una superficie relativamente pequeña del cráneo y la disipación de esta energía da lugar a una depresión ósea en el área de impacto. Se consideran clínicamente significativas aquellas en las que el fragmento óseo se halla deprimido por debajo de la tabla interna, a una profundidad mayor del espesor craneal.

Se clasifican en cerradas o simples, cuando no existe solución de continuidad en los tegumentos suprayacentes a la fractura, y en abiertas o compuestas, cuando hay laceración del cuero cabelludo sobre el foco de fractura o adyacente a él.

Diagnóstico

Debe señalarse que, con frecuencia, en ausencia de lesión neurológica concomitante, una fractura con hundimiento puede inicialmente pasar inadvertida. Deben efectuarse radiografías anteroposteriores y laterales. En el caso de una depresión sospechada, son útiles las radiografías tangenciales a la ubicación presumida, si no son visibles en las proyecciones habituales.

Es de elección la TC, que puede identificar con precisión incluso pequeños hundimientos, orientando los cortes y utilizando la ventana ósea. Naturalmente, permite evaluar con precisión las lesiones asociadas.

Tratamiento

Fracturas cerradas

En estos casos, las complicaciones infecciosas son improbables. Tradicionalmente, se ha considerado práctica aceptada la elevación de fragmentos, con la intención de disminuir la incidencia de convulsiones postraumáticas. A la fecha, no ha sido demostrado que dicha conducta disminuya esta incidencia, y hay informes que no muestran diferencias en la frecuencia de convulsiones tardías, independientemente del tratamiento impuesto, atribuyendo esta incidencia a la magnitud del traumatismo inicial. Actualmente se preconiza una conducta más conservadora, y en un paciente consciente y sin déficit neurológico, la fractura no se reduce, a menos que exista una consideración cosmética evidente, para resolver en forma electiva.

Fracturas abiertas

Se consideran una emergencia neuroquirúrgica, en función del riesgo de infección bacteriana del sistema nervioso central (SNC). La cirugía inicial debe efectuarse en las primeras 24 horas, habitualmente en las primeras 12 horas.

Cuadro 25-4. Lesiones de la fosa posterior. Indicación quirúrgica de acuerdo con las Guías de Tratamiento Quirúrgico de la Lesiones en el TCE	
Lesión de fosa posterior	
Condición	
Indicación de cirugía	Pacientes con efecto de masa, o con disfunción neurológica o deterioro atribuible a la lesión, deben ser intervenidos quirúrgicamente El efecto de masa en TC se define como: distorsión, dislocación u obliteración del IV ventrículo, compresión o no visualización de las cisternas basales, o la presencia de hidrocefalia obstructiva
	Los pacientes con lesiones y sin efecto de masa en TC ni signos de disfunción neurológica pueden ser manejados con observación próxima e imágenes seriadas
Tiempo quirúrgico	En pacientes que tienen indicación quirúrgica, esta debe ser llevada a cabo tan rápido como sea posible, ya que estos enfermos pueden deteriorarse rápidamente, empeorando, por lo tanto, su pronóstico
Método	No hay datos suficientes para recomendar un tratamiento quirúrgico de elección. Sin embargo, la craneotomía formal permite una evacuación más completa del hematoma.

Los **objetivos** de la cirugía son:

- Remover fragmentos óseos contaminados y elementos extraños (pelo, fragmentos de vestimenta, restos) en la herida cutánea, el plano óseo y dural y eventualmente la corteza.
- Desbridar tejido desvitalizado.
- Proveer una reparación dural hermética. Naturalmente, el tratamiento y la evacuación de lesiones ocupantes asociadas.

Si bien el cierre dural hermético es una práctica habitual, con la finalidad de minimizar el riego de infección, debo señalar que hay trabajos que no muestran mayor diferencia en la tasa de infección, con dura abierta o cerrada.

Asimismo se puede optar por reemplazar los fragmentos óseos, evitando la necesidad de una plástica posterior. En estos casos, los requisitos son que la cirugía ocurra dentro de las primeras 24 horas, la herida no se halle contaminada masivamente, y pueda obtenerse un cierre dural hermético. Varios autores han demostrado que esta conducta no presenta mayores riesgos de infección que la remoción tradicional de los fragmentos. Otra consideración especial se refiere a las fracturas deprimidas sobre senos durales mayores (senos transversos). En estos casos, la herida sobre la fractura se desbrida, sin movilizar el fragmento sobre el seno.

En el caso de infección tardía, debe efectuarse angiografía para evaluar su permeabilidad. En general, la exploración diferida ofrece menos riesgos de hemorragia masiva que el escenario agudo.

En relación con la incidencia de epilepsia tardía, tras fractura deprimida, la bibliografía refiere cifras de 7,1 y 9,5%. Dicha incidencia se relacionó con la duración de la amnesia postraumática (menor de 24 horas –5,4%/mayor de 24 horas asciende al 22%). Otros factores que inciden en la aparición de epilepsia tardía, incluyen la presencia de déficit focal, laceración dural, epilepsia temprana y nuevamente la amnesia postraumática. Estas variables interactúan y su combinación incrementa considerablemente dicha incidencia.

Desde el punto de vista de la medicina basada en la evidencia y de acuerdo con la publicación reciente de las Guías de Tratamiento Quirúrgico del TCE, las indicaciones, método y tiempo quirúrgico se detallan en el **cuadro 25-5**.

CRANIECTOMÍA DESCOMPRESIVA

Kocher, en 1901, fue el primer cirujano en utilizar la craniectomía descompresiva para el edema cerebral postraumático. Posteriormente se realizaron numerosos estudios que tuvieron resultados controvertidos, en especial con respecto al estado neurológico posoperatorio, por lo que fue virtualmente abandonada. Es bien sabido que el aumento de la presión intracraneal (PIC) de un paciente con TCE grave es el factor independiente más importante de mortalidad y morbilidad. En los pacientes con aumento de la PIC refractaria al tratamiento convencional existen varias opciones de segunda línea que han sido propuestas por la *European Brain Injury Consortium* (EBIC) y la *American Association of Neurological Surgeons* (AANS) e incluyen el coma barbitúrico, la hiperventilación controlada, la hipotermia y la craniectomía descompresiva.

Indicaciones

La resección temporaria de parte del cráneo con plástica de la duramadre se denomina craniectomía

Cuadro 25-5. Fracturas craneales deprimidas. Indicación quirúrgica de acuerdo con las Guías de Tratamiento Quirúrgico de la Lesiones en el TCE	
Condición	
Indicación de cirugía	Pacientes con fracturas craneales abiertas o compuestas, deprimidas con un espesor mayor que el del hueso craneal requieren tratamiento quirúrgico para prevenir la infección
	Pacientes con fracturas craneales deprimidas, abiertas o compuestas pueden ser tratados sin cirugía, si no hay evidencia clínica o radiológica de: penetración dural, hematoma intracraneal significativo, depresión mayor de 1 cm, compromiso de seno frontal, deformidad cosmética grosera, infección de la herida, neumoencéfalo o contaminación masiva de la herida
	El tratamiento no quirúrgico de fracturas craneales deprimidas cerradas o simples constituye una opción de tratamiento
Tiempo quirúrgico	Se recomienda cirugía temprana, para reducir la incidencia de infección
Método	Elevación y desbridamiento se recomiendan como método quirúrgico de elección
	El reemplazo primario de los fragmentos óseos constituye una opción quirúrgica, en ausencia de infección de la herida, al tiempo de la operación

descompresiva (CD). Es parte del tratamiento quirúrgico para lograr el control de la PIC. A pesar de dos grandes estudios publicados en los últimos años, la CD continúa siendo un tema controvertido. En las Guías de Tratamiento Quirúrgico del TCE de la BTF, 4.ª edición, se realizaron recomendaciones basadas en estudios previos y con la publicación del estudio DECRA y el RESCUEicp.

Nivel IIA

No se recomienda la CD bifrontal para mejorar los resultados medidos por la puntuación de la Escala de Glasgow de Resultados Extendida (GOS-E) a los 6 meses de la lesión en pacientes con TCE grave con lesión difusa (sin lesiones masivas) y con elevación de la PIC a valores > 20 mm Hg durante más de 15 minutos en un período de 1 h, que son refractarios a las terapias de primer nivel. Sin embargo, se ha demostrado que este procedimiento reduce la PIC y minimiza los días en la unidad de cuidados intensivos (UCI).

Se recomienda una CD fronto-témporo-parietal grande (no menos de 12 × 15 cm o 15 cm de diámetro) sobre una CD fronto-témporo-parietal pequeña para reducir la mortalidad y mejorar los resultados neurológicos en pacientes con TCE grave.

En la actualización de evidencias se incorporan la información de los resultados a 12 meses del estudio DECRA y el RESCUEicp, ambos publicados después de las Guías de BTF de 2017.

Los estudios sobre craniectomía secundaria, el estudio DECRA y el RESCUEicp, son de mayor calidad, cuyos hallazgos reemplazan a los de investigaciones de menor calidad. Ambos se ocuparon de la CD secundaria para el tratamiento de la elevación de la PIC refractaria; una diferencia clave en los protocolos de estudio para DECRA y RESCUEicp es que fueron diseñados para investigar las condiciones de elevación de la PIC refractaria temprana y tardía, respectivamente.

De hecho, DECRA incorporó a pacientes con TCE y PIC > 20 mm Hg durante 15 minutos dentro de un período de 1 hora a pesar de la optimización de los tratamientos de nivel 1 dentro de las primeras 72 horas de atención (temprano), mientras que el RESCUEicp enroló a pacientes con PIC > 25 mm Hg durante 1 a 12 horas refractario a 2 niveles de tratamiento dentro de los 10 días posteriores al ingreso (tardío).

Recientemente se actualizaron las recomendaciones que siguen; nos referimos a las elevaciones tempranas y tardías de la PIC refractaria a condiciones de referencia similares a las estudiadas en DECRA y RESCUEicp, respectivamente. Los estudios de Jiang y col. y Qiu y col. evaluaron el tamaño de la CD y ambos fueron realizados en China.

La adición de estos estudios a la evidencia de investigación disponible es la base para las siguientes recomendaciones actualizadas:

Nivel IIA: para mejorar la mortalidad y los resultados generales

- NUEVO: se recomienda la CD secundaria realizada para la elevación de la PIC refractaria tardía a fin de mejorar la mortalidad y los resultados favorables.
- NUEVO: no se recomienda la CD secundaria realizada para la elevación de la PIC refractaria temprana a fin de mejorar la mortalidad y los resultados favorables.
- Se recomienda una CD fronto-témporo-parietal grande (no menos de 12 × 15 cm o 15 cm de diámetro) sobre una CD fronto-témporo-parietal pequeña para reducir la mortalidad y mejorar los resultados neurológicos en pacientes con TCE grave.

Nivel IIA: para el control de la PIC

Se sugiere la CD secundaria, realizada como tratamiento para la elevación de la PIC refractaria temprana o tardía, a fin de reducir la PIC y la duración de los cuidados intensivos, aunque la relación entre estos efectos y el resultado favorable es incierta.

Comparabilidad de DECRA y RESCUEicp

La comparabilidad de los resultados de estos 2 estudios se ve comprometida por varios factores. El diseño de DECRA se centró en los efectos de la CD aplicada a las primeras etapas de la hipertensión intracraneal resistente, mientras que RESCUEicp estudió a pacientes con HTIC más establecida.

El tiempo transcurrido desde la lesión hasta el tratamiento fue menor en DECRA que en RESCUEicp. El umbral de tratamiento de la PIC fue mayor y la duración del tiempo por encima de ese umbral fue mayor en RESCUEicp que en DECRA.

El abordaje quirúrgico varió entre los 2 estudios y dentro de RESCUEicp. Se utilizaron diferentes puntos de corte para la dicotomización de GOS-E, aumentando la probabilidad de una mayor proporción de pacientes con resultados favorables en RESCUEicp. DECRA y RESCUEicp fueron consistentes en demostrar que la CD reduce la PIC y la duración de los cuidados intensivos.

Ambos estudios también detectaron un aumento en la tasa de algunos niveles de malos resultados con CD. Aunque utilizó una medida de resultado secundaria con un esquema de dicotomización más generoso, los datos de 12 meses en RESCUEicp parecen indicar que los beneficios de resultado de la descompresión continúan mejorando más allá del período de prueba de seis meses preespecificado. Este mismo efecto se sugiere en el estudio DECRA, ya que los OR tenían magnitudes más pequeñas y los valores de P se volvieron no significativos a los 12 meses. Los hallazgos relacionados con la mortalidad fueron inconsistentes entre los estudios con un beneficio de mortalidad observado en RESCUEicp pero ninguno en DECRA.

En el DECRA, las descompresiones bifrontales se realizaron de forma exclusiva, y con mayor frecuencia que las descompresiones laterales en RESCUEicp. Dada la falta de evidencia que discrimine las 2 formas de CD en este momento, no se realizaron recomendaciones que no hagan referencia a una cirugía descompresiva específica. Sin embargo, será deseable en el futuro determinar si existen diferencias en la relación riesgo-beneficio de estas cirugías y si una u otra debe aplicarse preferentemente en circunstancias específicas.

Consenso sobre craniectomía descompresiva

En 2019 se publicó el Consenso sobre CD (Hutchinson). La CD se considera una opción para el tratamiento en el TCE, y la CD bifrontal como la lateral son razonables. Sin embargo, el grupo también acordó que la CD no debería ser aplicada indiscriminadamente y que los esfuerzos adicionales tendientes a evaluar la probabilidad de resultados positivos para el paciente deben hacerse antes de la CD. Por ejemplo, la RM preoperatoria podría revelar lesiones cerebrales estructurales devastadoras (como en el tronco encefálico), que no se ven en la TC y que podrían predecir que una descompresión quirúrgica no tendría ningún beneficio. Los pacientes con evidencia de función cerebral "buena" que declinan como consecuencia directa de la elevación de la PIC son probablemente los mejores candidatos para descompresión; sin embargo, la identificación de estos pacientes sigue siendo desafiante.

El grupo también reconoció que los resultados a largo plazo y las medidas son importantes en futuros estudios acordes con las mejoras clínicas en curso en pacientes con TCE grave de 6 a 24 meses después de la lesión. Estas recomendaciones se reflejan en la inclusión de la CD como una opción de tratamiento de nivel 3 en el Daño cerebral traumático grave de la Seattle International Consensus Conference (SIBICC) (**cuadro 25-6**).

Los criterios más aceptados actualmente para indicar una CD en un paciente con TCE grave se resumen en el **cuadro 25-7** y se basan en los criterios de nuestro centro y en los promovidos por el comité de neurotrauma de la AANC. Se centran principalmente en la TC inicial y el manejo de la PIC. Por otra parte, la indicación de CD se considera una alternativa en pacientes pediátricos estables hemodinámicamente, con 3 puntos en la GCS al ingreso y pupilas fijas, quienes pueden ser candidatos si el procedimiento se realiza dentro de las 2 horas desde el momento del traumatismo.

Frente a pacientes en quienes la indicación quirúrgica puede no estar clara, la PIC persistentemente elevada por encima de 25-30 mm Hg con aparición de ondas A o B es un criterio útil para definir una CD en nuestro centro.

También está claro para algunos autores que aquellos pacientes con 3 puntos en la GCS al momento del ingreso, pupilas fijas y signos de lesión troncal irreversible no son candidatos para este tipo de cirugías.

El **cuadro 25-8** sintetiza las situaciones en las que los pacientes con TCE grave no son candidatos para la CD.

Técnica quirúrgica

Se han descrito diferentes procedimientos en múltiples publicaciones haciendo referencia a la técnica quirúrgica. En nuestro centro, sobre la base de la experiencia de 150 craniectomías descompresivas realizadas tanto en la población adulta como pediátrica en los últimos 4 años, contamos con 2 tipos de craniectomías:

Cuadro 25-6. Publicaciones prospectivas sobre craniectomía descompresiva

Autor y año	n		GOS, n			
	Total	Vivo	1	2-3	4-5	Ninguno
Ransohoff y cols. 1971	35	14	21	4	10	-
Yamaura y cols. 1979	154	109	45	10	70	29
Polin y cols. 1997	35	27	8	14	13	-
Kleist-Welch-Guerra y cols. 1999	57	46	11	11	33	2
Taylor y cols. 2000	13	10	3	3	7	-
Meier y cols. 2000	19	11	8	6	5	-
Whitfield y cols, 2001	26	20	6	2	18	-
Total N	339	237	102	50	156	31
Total %	100	69,9	30	14	46	

Cuadro 25-7. Criterios para indicación de la craniectomía descompresiva

#	Condición
1	Lesiones extraneurológicas graves que comprometan la vida
2	Lesión primaria de tronco cerebral
3	Puntuación en la GCS 3/15 posreanimación
4	Edad mayor de 60 años
5	Midriasis bilateral arreactiva
6	Infarto cerebral masivo de hemisferio dominante o bilateral
7	Pacientes con causas extracraneales de hipertensión intracraneal (hiponatremia, hipovolemia, fiebre, hipercapnia, mala adaptación a ARM, etc.)

Cuadro 25-8. Pacientes con TCE grave que no son candidatos para craniectomía descompresiva

#	Condición
1	Lesiones extraneurológicas graves que comprometan la vida
2	Lesión primaria de tronco cerebral
3	Puntuación en la GCS 3/15 posreanimación
4	Edad mayor de 60 años
5	Midriasis bilateral arreactiva
6	Infarto cerebral masivo de hemisferio dominante o bilateral
7	Pacientes con causas extracraneales de hipertensión intracraneal (hiponatremia, hipovolemia, fiebre, hipercapnia, mala adaptación a ARM, etc.)

la hemicraniectomía y la técnica bicoronal. La utilización de una u otra dependerá de cada caso en particular, como ha sido especificado previamente.

La hemicraniectomía (**fig. 25-4**) consiste en una incisión en forma de signo de interrogación fronto-témporo-parietal que nace desde la línea media y se extiende

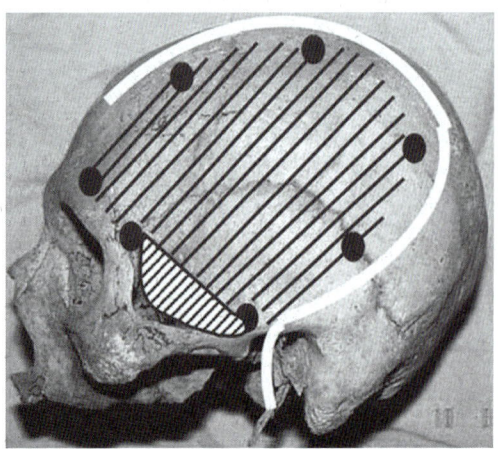

Fig. 25-4. Hemicraniectomía. Incisión en forma de signo de interrogación.

como mínimo hasta los 2/3 posteriores del hueso temporal y parietal terminando por delante del conducto auditivo interno. La craniectomía debe extenderse hasta 2 cm por fuera de la línea media hacia medial (no es recomendado exponer el seno longitudinal superior debido al riesgo de sangrado innecesario, además de no aportar mayor descompresión), 2 cm por encima del reborde orbitario en su porción anterior, exposición amplia de la fosa media llegando hasta el piso de esta en el sentido lateral y exponiendo más de 2/3 de la superficie del hueso temporal y parietal en el sentido posterior (véase **fig. 25-4**).

La incisión y craniectomía pueden ser muy sangrantes, por lo que debe prestarse atención de manera tal de no aportar mayor riesgo al procedimiento. La duramadre se abre en forma de estrella dividiéndola en no menos de 8 segmentos (**fig. 25-5**). No consideramos necesaria la realización de resección de parénquima encefálico, a no ser que se encuentre muy contuso y ejerza efecto de masa.

Posteriormente se realiza la plástica dural utilizando la gálea aponeurótica como injerto; otras opciones incluyen la aponeurosis del tensor de la fascia lata en la cara lateral del muslo u otros sustitutos heterólo-

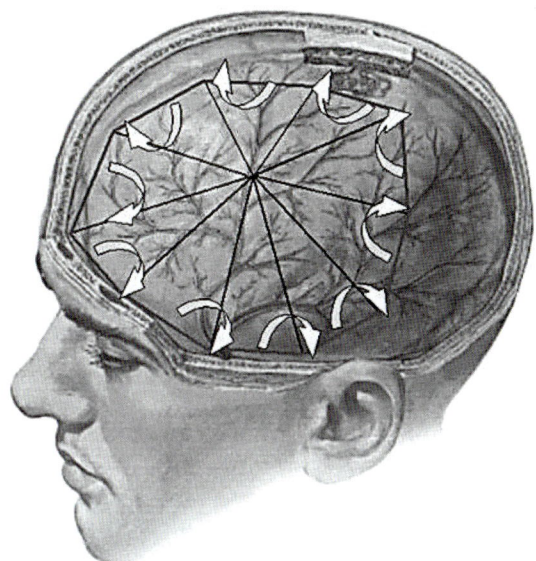

Fig. 25-5. Apertura de la duramadre.

gos disponibles en el mercado. Nosotros preferimos la gálea debido a que se encuentra disponible en campo quirúrgico, es de fácil obtención, es material autólogo y no agrega morbilidad al procedimiento. Debe tenerse en cuenta dejar una pequeña franja sobre el borde del colgajo para facilitar la síntesis posterior de la gálea. Revertimos la duramadre hacia afuera, se apoya la plástica sobre el encéfalo y se apoya la duramadre sobre el injerto. Se fija con unos puntos y no es necesario que el cierre sea hermético. El objetivo final es lograr una plástica dural laxa sobre el cerebro.

Se realiza un adecuado control de la hemostasia sin desvitalizar el colgajo, ya que esto puede significar posterior dehiscencia de la herida quirúrgica. El uso de drenaje queda a criterio del cirujano; habitualmente nosotros no lo utilizamos y preferimos ser más estrictos con la hemostasia ya que puede ser foco de futuras fístulas de líquido cefalorraquídeo. Se sutura el músculo en caso de ser necesario. Es importante un adecuado cierre de la gálea aponeurótica con puntos de no menos de 1,5 cm de distancia entre ellos con el fin de evitar posibles fístulas de LCR. La sutura de piel se realiza con puntos continuos o separados según el criterio del operador. El vendaje no debe ser colocado a tensión. El control de la herida quirúrgica debe hacerse en forma diaria de tal manera de detectar en forma temprana posibles complicaciones. Preferimos retirar las suturas no antes de los 10 días.

Con respecto a la craniectomía bicoronal (**fig. 25-6**) propuesta por Polin y col., la incisión se extiende de oreja a oreja con proyección posterior tratando de abarcar mayor superficie sobre el hueso parietal en forma bilateral. Al ir revirtiendo el colgajo se puede disecar entre la gálea y el tejido de tal manera de te-

ner preparada la plástica en forma temprana y más fácil. Se realizan 2 craniectomías cuyos límites van hacia adelante 2 cm por encima del reborde orbitario, hacia lateral, exponiéndose el piso de la fosa media, hacia medial 1 cm por fuera de la línea media y hacia atrás exponiéndose los ¾ anteriores de ambos huesos parietales. Es conveniente dejar un puente óseo sobre el seno longitudinal superior por 2 motivos: a) proteger el seno longitudinal superior y b) facilitar la posterior craneoplastia (CP) o la recolocación de la plaqueta ósea. El resto de los pasos quirúrgicos coincide con los mencionados en la cirugía de hemicraniectomía (véase **fig. 25-6**).

En muy raras ocasiones hemos observado hinchazón cerebral intraoperatoria (fenómeno de hiperperfusión), y, cuando estuvo presente, se asoció a la indicación tardía de la cirugía descompresiva o a un estado muy grave (hipotensión, hipoxemia, fallo multiorgánico, politraumatizado) del paciente. Por lo expuesto previamente recomendamos la cirugía en forma temprana.

La plaqueta ósea puede ser reesterilizada o depositada en el plano celular subcutáneo del abdomen hasta su reposición. Si se prolonga mucho tiempo la recolocación ósea, el hueso colocado en el abdomen puede ser parcialmente digerido y no será útil para su reutilización. El tiempo transcurrido desde la cirugía descompresiva y la reposición ósea o CP con elementos sintéticos es variable, pero puede ser realizada dependiendo de la presencia de intercurrencias infecciosas. Es fundamental que el paciente esté libre de infecciones al momento de la cirugía de plástica craneal.

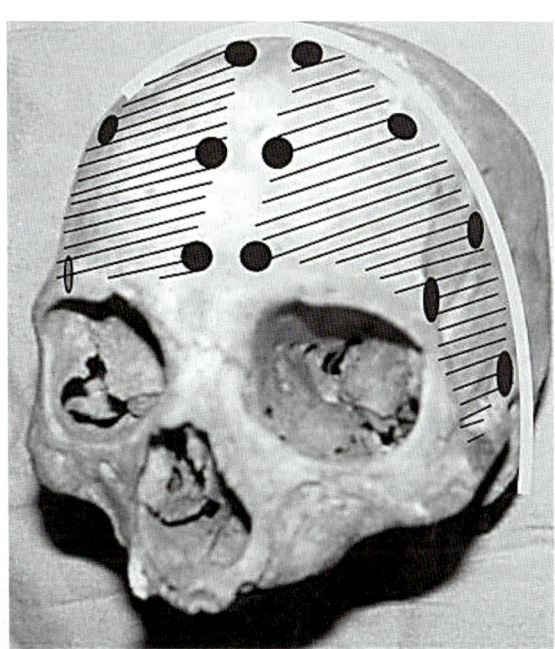

Fig. 25-6. Craniectomía bicoronal.

Los objetivos primordiales de la cirugía descompresiva son:

- Exponer una amplia superficie del encéfalo, especialmente del polo temporal, debido a su estrecha proximidad con el tronco cerebral en su cara mesial.
- Descomprimir adecuadamente la fosa media llegando hasta el piso de esta.
- Plástica dural laxa y amplia.

Los criterios de para definir entre una CD de tipo hemicraniectomía o bicoronal depende de ciertos factores (**cuadro 25-9**) principalmente de origen tomográficos, como la presencia de desviación de línea media, contusiones múltiples unilaterales y edema cerebral bilateral simétrico con ambas cisternas colapsadas.

Los efectos benéficos de la CD incluyen la mejoría de la perfusión cerebral comprobada por medio de tomografía computarizada por emisión simple de fotones (SPECT) (puede considerarse como un fenómeno de hiperperfusión que puede durar hasta un mes con su pico en la primera semana), con desviación de la curva presión-volumen hacia la derecha. La hiperperfusión puede ser deletérea si la CD se indicaa en forma tardía. Se ha comprobado también disminución de la PIC (15-70%), aunque este hecho no siempre se asoció a buena evolución. La disminución de la PIC se acompañó de mejoría en las ondas con disminución de las ondas *plateau* y mejoría en la oxigenación cerebral.

Craneotomía flotante

Se ha descrito asimismo, como técnica alternativa a la descompresión cerebral tradicional, la llamada craneotomía flotante o en bisagra. Su función potencial sugiere un grado de descompresión adecuada, en ciertos contextos, reteniendo la plaqueta ósea, y obviando la necesidad posterior de una nueva cirugía (debe señalarse que se trata de un recurso destinado a descompresión primaria). Su ventaja fundamental pasa por suprimir la reparación quirúrgica posterior, disminuyendo costos, sobre todo en países con menores ingresos. Esta técnica requiere evaluación prospectiva y controlada, a fin de delimitar su utilidad dentro de los recursos quirúrgicos disponibles (**cuadro 25-9**).

Complicaciones

La CD es una cirugía que podría considerarse simple, si se tienen en cuenta ciertos factores que determinan el éxito del procedimiento. El índice de complicaciones asociadas a la CD es bajo. Dado que nos encontramos frente a una cirugía de urgencia, el cirujano debe ser rápido, pero –como se ha mencionado previamente– se debe hacer un adecuado control de la hemostasia ya que nos enfrentamos a un procedimiento que produce importante sangrado. Es fundamental que la craniectomía y la plástica dural también sean extensas para producir adecuada expansión cerebral sin provocar lesiones isquémicas del encéfalo al hacer impronta sobre el borde de la craniectomía. La adecuada extensión de la craniectomía hasta la fosa media determinará una buena apertura de las cisternas de la base; es bien sabido que la presencia de cisternas basales colapsadas es signo topográfico de mal pronóstico para pacientes con TCE severo.

Las complicaciones más frecuentes son infección de la herida quirúrgica 7% caracterizadas por infecciones locales que se resolvieron con curaciones locales, fístula de LCR 4% resueltas con punciones lumbares seriadas o drenaje espinal, higromas subdurales 3% habitualmente asociados a fenómenos infecciosos que se resolvieron una vez tratado adecuadamente el foco infeccioso. En ninguno de los casos fue necesaria la colocación de algún tipo de sistema derivativo. Por último, las meningitis se presentaron en un 2% de los casos. Es útil señalar, además, la importancia de no demorar la CP (dentro de los 2-4 meses de la CD), especialmente en las CD bicoronales sin puente óseo sobre el seno frontal, ya que la retracción cutánea posterior y las adherencias formadas entre la duramadre y los tejidos blandos hace muy dificultosa la disección y exposición del defecto óseo.

Craneoplastia poscraniectomía descompresiva

Debido a la falta de evidencia concreta que permita establecer las guías correspondientes, surge la necesidad de plantear recomendaciones generales, al respecto, a través de un consenso. Las pautas siguientes, constituyen los aspectos más relevantes de este.

Cuadro 25-9. Criterios para definir el uso de hemicraniectomía o craniectomía bicoronal

#	Condición	Hemicraniectomía	Bicoronal
1	Desviación de línea media	Sí	No
2	Contusiones múltiples unilaterales	Sí	No
3	*Swelling* cerebral simétrico bilateral	No	Sí
4	Contusiones múltiples bilaterales	No	Sí

El consenso incluye CD unilaterales y bilaterales.

- Debe intentarse una CP después de una CD, en ausencia de contraindicaciones médicas. Debe contemplar la reconstrucción de planos óseos, tejidos blandos y barrera hematoencefálica.
- Los implantes homólogos y artificiales deben fijarse al cráneo. Puede ser de utilidad el drenaje temporario de LCR, para facilitar la reposición de la plaqueta.
- No está establecido aún el material óptimo para CP, con referencia a resultados clínicos, cosméticos y complicaciones eventuales.
- La CP puede mejorar la función neurológica, mientras que un procedimiento más temprano podría incrementar este efecto.
- Un estado neurológico pobre no constituye contraindicación, *per se*, para el procedimiento.
- Debe considerarse una CP temprana, en un paciente con deterioro neurológico o neuropsicológico no atribuible a causa extracraneal.
- La posibilidad de infección, reoperación, hemorragia intracraneal y convulsiones no parece diferente entre un procedimiento temprano y uno tardío. Por lo tanto, se infiere que el *timing* óptimo habrá de ser establecido en forma individual.

Hidrocefalia poscraniectomía descompresiva

La hidrocefalia postraumática (HPT) constituye una complicación común después de una lesión por un TCE. Puede desarrollarse semanas a meses, después del traumatismo inicial. Su incidencia varía sustancialmente entre las series publicadas (0,7-50%), atribuible a la diferencia entre los criterios diagnósticos utilizados. Más específicamente, en el traumatismo craneoencefálico grave, la ventriculomegalia posterior a una CD oscila entre el 40 y 45%. De estos, solo un porcentaje minoritario requiere una derivación para su tratamiento. Esto exige diferenciar entre una hidrocefalia hidrostática, evolutiva, que requiera tratamiento quirúrgico, de aquellas ventriculomegalias *ex vacuo* resultantes de la dilatación atrófica del sistema ventricular. Se ha descrito una serie de factores predisponentes para la aparición de HPT, tras CD, como: desarrollo higroma interhemisférico o subdural, puntuación baja en la GCS en el momento de admisión, PIC elevada previa a la CD, pacientes mayores de 65 años, proximidad a la línea media de la CD (menor de 2,5 cm) y CP diferida (más de 90 días). Cabe señalar que, cuando se requiere una derivación de LCR, no está establecido el momento óptimo de colocación de esta. (antes, simultáneamente o después de la CP).

Las consideraciones que surgen del Consenso respectivo (en ausencia de evidencia concreta) se expresan a continuación.

- No existe evidencia adecuada en cuanto a las imágenes que se van a utilizar (TC/RM), como tampoco se halla definido el estudio electrofisiológico de elección, en la valoración de la ventriculomegalia posterior a un TCE.
- Las imágenes seriadas (TC/RM) pueden aportar información con referencia a los cambios en los diámetros ventriculares.
- En la actualidad, el tratamiento óptimo de los pacientes con ventriculomegalia posterior a una CD es incierto. Debe considerarse efectuar una CP, previa a una derivación de LCR, ya que puede colaborar en el restablecimiento de la homeostasis intracraneal.
- En pacientes con una CD protruyente, la utilización de un drenaje externo (ventricular o lumbar) puede facilitar la CP. También la utilización de punciones lumbares seriadas (aun sin evidencia suficiente) constituye una posibilidad alternativa.
- Después de una CP, debe implementarse un riguroso seguimiento para detectar signos de hidrocefalia. Su persistencia determina la necesidad de una derivación.
- Resulta imperioso el desarrollo de criterios diagnósticos y pronósticos para caracterizar la hidrocefalia postraumática, así como para el diagnóstico específico de hidrocefalia, en el contexto de una ventriculomegalia posterior a una CD.
- Podrían ser de utilidad los estudios de infusión de LCR, para definir hidrocefalia después de una CP.

¿Qué es un buen resultado?

El tema central del debate en torno al resultado de la CD es qué constituye una recuperación neurológica aceptable (o "buena"). La complejidad adicional es la cuestión de cuál es la precisión aceptable para predecir esta recuperación "aceptable".

Las diferentes culturas, familias y pacientes definen qué es una función significativa y qué hace que la vida valga la pena vivir de manera diferente; las respuestas a estas preguntas son más filosóficas que médicas.

Dada la controversia en torno a la CD y la incertidumbre sobre qué pacientes volverán a la función anterior o significativa y cuáles no, los miembros de la familia u otros responsables de la toma de decisiones familiarizados con los valores y preferencias de los pacientes deben recibir la mejor información disponible e incluirse en la toma de decisiones clínicas.

★ CONCLUSIONES

El TCE grave puede provocar lesiones intracraneales intraaxiales, como las contusiones y el hematoma intracerebral traumático, o extraaxiales, como los hematomas extradurales y subdurales. Estas lesiones constituyen emergencias neurológicas y neuroquirúrgicas que requieren un diagnóstico y tratamiento inicial adecuados, dado que estos tienen implicaciones claras en la morbilidad y mortalidad. Por otra parte, la lesión encefálica primaria puede ser progresiva y dar lugar a lesiones secundarias.

El estudio diagnóstico inicial de elección del TCE grave es la TC. El tratamiento puede ser quirúrgico o no quirúrgico, dependiendo del tipo de lesión, la estabilidad del paciente y la presencia de otros factores de riesgo y otras lesiones intracraneales.

El tratamiento quirúrgico se recomienda para evacuar las lesiones con efecto de masa significativo.

La CD es uno de los procedimientos quirúrgicos utilizado para controlar la presión intracraneal en pacientes con traumatismo craneoencefálico grave. Aunque ha habido controversia sobre su eficacia, varios estudios han demostrado que la CD puede reducir la presión intracraneal y mejorar los resultados neurológicos en pacientes con TCE grave. Las indicaciones para la CD incluyen pacientes con elevación refractaria de la presión intracraneal que no responde a tratamientos convencionales. Se recomienda una CD fronto-temporo-parietal grande para reducir la mortalidad y mejorar los resultados neurológicos.

BIBLIOGRAFÍA

Bullock MR, Chesnut R, Ghajar J, et al. Surgical management of traumatic parenchymal lesions. Neurosurgery 2006;58(3 Suppl):S25-S46; discussion Si-iv.

Carney N, Totten AM, O'Reilly C, et al. Guidelines for the management of severe traumatic brain injury. 4th edition. Neurosurgery 2017;80(1):6-15.

Chesnut R, Aguilera S, Buki A, et al. A management algorithm for adult patients with both brain oxygen and intracranial pressure monitoring: the Seattle Inter- national severe traumatic Brain Injury Consensus Conference (SIBICC). Intensive Care Med 2020;46(5):919-29.

Cooper DJ, Rosenfeld JV, Murray L, et al. Decompressive craniectomy in diffuse traumatic brain injury. N Engl J Med 2011;364(16):1493-502.

Cooper DJ, Rosenfeld JV, Murray L, et al. Patient outcomes at twelve months after early decompressive craniectomy for diffuse traumatic brain injury in the randomized DECRA clinical trial. J Neurotrauma 2020;37(5):810-6.

De Bonis P, Anile C. Post-traumatic hydrocephalus: the Cinderella of Neurotrauma. Expert Review of Neurotherapeutics 2020; 20:7:643-6. DOI: 10.1080/14737175.2020.1779059.

Hawryluk GWJ, Aguilera S, Buki A, et al. A management algorithm for patients with intracranial pressure monitoring: the Seattle International severe traumatic Brain Injury Consensus Conference (SIBICC). Intensive Care Med 2019;45(12):1783-94.

Hawryluk GWJ, Rubiano AM, Totten AM, O'Reilly C, Ullman JS, Bratton SL, et al. Guidelines for the Management of Severe Traumatic Brain Injury: 2020 Update of the Decompressive Craniectomy Recommendations. Neurosurgery 2020;87(3):427-34. doi: 10.1093/neuros/nyaa278. PMID: 32761068; PMCID: PMC7426189.

Hutchinson PJ, Kolias AG, Tajsic T, et al. Consensus statement from the Inter- national Consensus Meeting on the Role of Decompressive Craniectomy in the Management of Traumatic Brain Injury: consensus statement. Acta Neurochir (Wien) 2019;161(7):1261-74.

Hutchinson PJ, Kolias AG, Timofeev IS, et al. Trial of decompressive craniectomy for traumatic intracranial hypertension. N Engl J Med 2016;375(12):1119-30.

Iaccarino C, Kolias A, Adelson PD, et al. Consensus statement from the international consensus meeting on post-traumatic cranioplasty. Acta Neurochir (Wien) 2021;163(2):423-40. doi:10.1007/s00701-020-04663-5.

Jamieson KG, Yelland JD. Surgically treated traumatic subdural hematomas. J Neurosurg 1972; 37:137-49.

Jiang H, Hao G, Zhang R, Pang Q. Determinants affecting the prognosis of decompressive craniectomy for traumatic brain injury. Pak J Med Sci 2020;36(4):770-5.

Jiang JY, Xu W, Li WP, et al. Efficacy of standard trauma craniectomy for refractory intracranial hypertension with severe traumatic brain injury: a multi-center, prospective, randomized controlled study. J Neurotrauma 2005;22(6):623-8.

Kleist-Welch-Guerra, W., Piek, J. & Gaab, MR. Decompressive craniectomy to treat intracranial hypertension in head injury patients. Intensive Care Med 1999;25:1327-9.

Kocher T. Die Therapie des Hirndruckes. In: Holder A, editor. Hirnerschutterung, Hirndruck und chirurgische Eingriffe bei Hirnkrankheiten. Vienna: A Holder; 1901. pp. 262-6.

Kolias AG, Scotton WJ, Belli A, et al. Surgical management of acute subdural haematomas: current practice patterns in the United Kingdom and the Republic of Ireland. Br J Neurosurg 2013;27(3):330-3.

Layard Horsfall H, Mohan M, Devi BI, et al. Hinge/floating craniotomy as an alternative Technique for cerebral decompression: a scoping review. Neurosurg Rev 2020;43(6):1493-507. doi:10.1007/s10143-019-01180-7.

Meier U, Zeilinger FS, Henzka O. The use of decompressive craniectomy for the management of severe head injuries. Acta Neurochir Suppl 2000;76:475-8.

Polin RS, Shaffrey ME, Bogaev CA, Tisdale N, Germanson T, Bocchicchio B, Jane JA. Decompressive bifrontal craniectomy in the treatment of severe refractory posttraumatic cerebral edema. Neurosurgery 1997;41(1):84-92; discussion 92-4.

Qiu W, Guo C, Shen H, et al. Effects of unilateral decompressive craniectomy on patients with unilateral acute post-traumatic brain swelling after severe traumatic brain injury. Crit Care 2009;13(6):R185.

Ransohoff J, Benjamin V. Hemicraniectomy in the treatment of acute subdural haematoma. J Neurol Neurosurg Psychiatry 1971;34(1):106.

Seelig JM, Becker DP, Miller JD, Greenberg RP, Ward JD, Choi SC. Traumatic acute subdural hematoma: major mortality reduction in comatose patients treated within four hours. N Engl J Med 1981;304(25):1511-8.

Taylor, A., Butt, W., Rosenfeld, J. et al. A randomized trial of very early decompressive craniectomy in children with traumatic brain injury and sustained intracranial hypertension. Child's Nerv Syst 2001;17:154-62.

Whitfield PC, Patel H, Hutchinson PJ, Czosnyka M, Parry D, Menon D, Pickard JD, Kirkpatrick PJ. Bifrontal decompressive craniectomy in the management of posttraumatic intracranial hypertension. Br J Neurosurg 2001;15(6):500-7.

Yamaura A, Uemura K, Makino H. Large decompressive craniectomy in management of severe cerebral contusion. A review of 207 cases. Neurol Med Chir (Tokyo) 1979;19(7):717-28.

Traumatismo raquimedular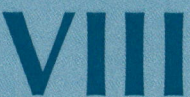

Anatomía raquimedular y conceptos generales de los traumatismos raquimedulares

26

Ernesto Gabriel Castellani

INTRODUCCIÓN

El traumatismo constituye la primera causa de muerte en la población de menos de 40 años y es la tercera causa de muerte en el mundo. En los Estados Unidos los traumatismos vertebromedulares afectan a 14 000 personas al año.

La lesión más frecuente es la luxofractura de la columna cervical (40%); le siguen el compromiso dorsal (30%), lumbar (20%) y sacro (6%).

ANATOMÍA MEDULAR

Anatomía macroscópica

La médula espinal es una estructura cilíndrica y alargada, envuelta por las meninges desde la unión occipitocervical hasta la primera vértebra lumbar. Posee dos ensanchamientos asociados a la salida de los nervios espinales que son 31 pares y le otorgan la segmenta-

ción externa dividiéndola en: ocho segmentos cervicales, doce dorsales, cinco lumbares, cinco sacros y uno coccígeo. Emergen por debajo de la vértebra correspondiente al mismo número (**fig. 26-1**).

Topografía

En las caras anterior y posterior, la médula presenta los surcos medios anterior y posterior, los cuales albergan a las arterias medulares respectivas.

El ensanchamiento cervical consta de los cuatro segmentos cervicales inferiores y el primero torácico que dan origen al plexo braquial. El ensanchamiento lumbar da origen a plexo lumbar (L1 a L4) y sacro (L4 a S2) (**fig. 26-2**).

Vascularización

Está irrigada por las arterias espinales anterior y posterior, ramas de las arterias vertebrales a nivel cervical y

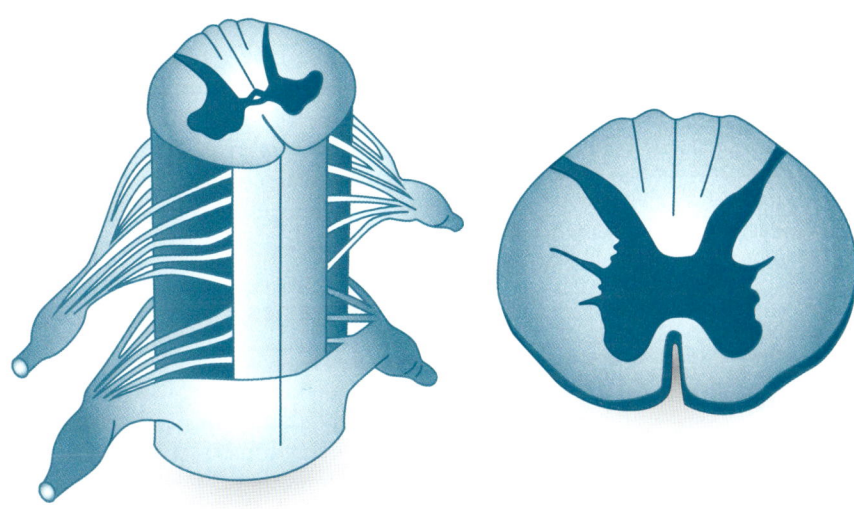

Fig. 26-1. Anatomía medular.

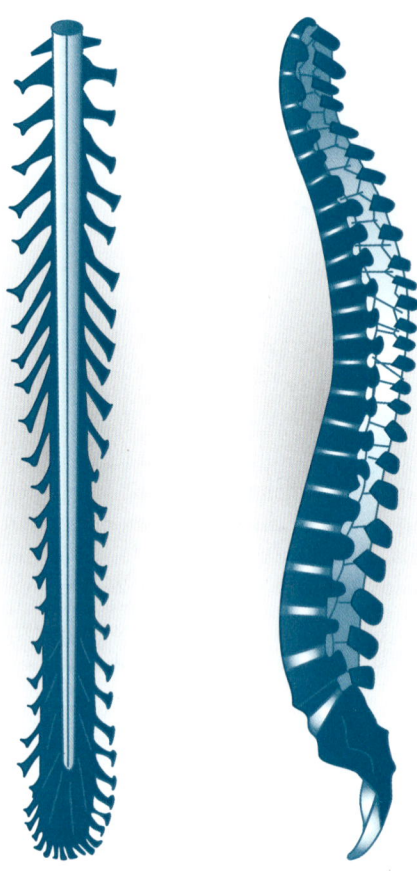

Fig. 26-2. El ensanchamiento lumbar da origen a plexo lumbar (L1 a L4) y sacro (L4 a S2).

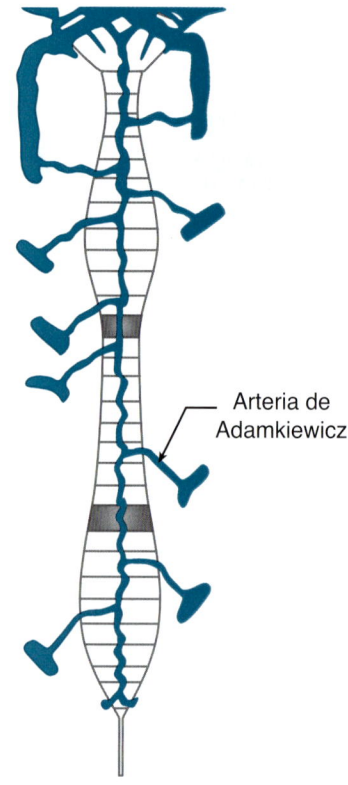

— Arteria de Adamkiewicz

Fig. 26-3. Vascularización de la médula espinal. Véase también esta figura en **Láminas en color**.

de las arterias radiculares, y ramas de las intercostales, en los segmentos inferiores.

Las arterias posteriores son generalmente dos y, en ciertos lugares, desaparecen, por lo que se dice que son discontinuas.

La arteria espinal anterior se forma por la unión de las dos arterias espinales, ramas de la vertebral. Desciende por el surco medio anterior y recibe ramos anastomóticos que dan las arterias radiculares. Las arterias radiculares son generalmente 12 en total: 6 cervicales, dos a cuatro dorsales y una o dos lumbares. A nivel lumbar sobresale la arteria de Adamkiewicz, rama habitualmente de T10, y generalmente proviene del lado izquierdo (**fig. 26-3**).

ANATOMÍA VERTEBRAL

Anatomía occipitocervical

La columna cervical forma la estructura ósea del cuello y une la cabeza al tórax.

- Atlas o C1: es la primera vértebra, no posee cuerpo. Está conformada por dos masas laterales unidas por los arcos anterior y posterior.

- Axis o C2: de la parte superior del cuerpo nace la apófisis odontoides que articula con el arco anterior de C1; a los lados están las facetas articulares superiores para articularse con el atlas. La apófisis espinosa es alargada y termina en forma bífida. Estas características le permiten a C1 rotar sobre C2 (**fig. 26-4**).

- C3 a C6: de cuerpos pequeños, en su cara superior presentan las apófisis unciformes que se articulan con el cuerpo vertebral supraadyacente. Las apófisis transversas presentan un agujero de forma triangular por donde pasa la arteria vertebral. Las espinosas son cortas y bífidas.

- C7: vértebra de transición con la apófisis espinosa más larga y prominente.

Articulaciones

- C0-C1: entre los cóndilos del occipital y las cavidades glenoideas de C1. Reforzada por los ligamentos laterales, anteriores, posteriores y mediales.

- C1-C2: formadas a los laterales entre las carillas inferiores de C1 y superiores de C2 reforzada por ligamentos anteriores y posteriores y a nivel medial entre la odontoides y el arco anterior de C1. Es una articulación trocoide.

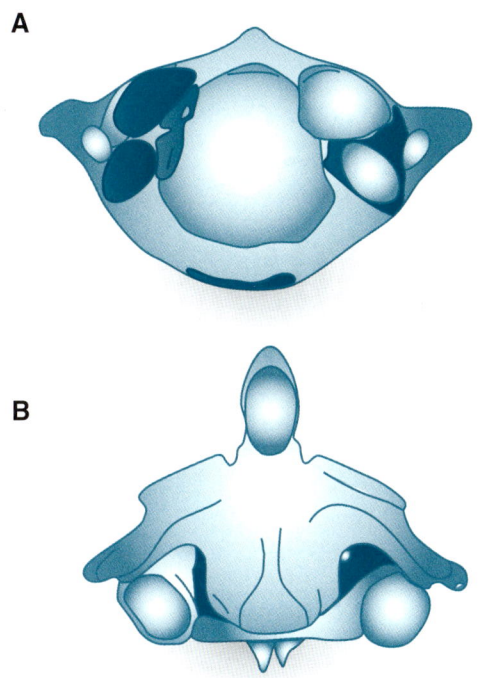

Fig. 26-4. Anatomía occipitocervical. **A.** Atlas o C1. **B.** Axis o C2.

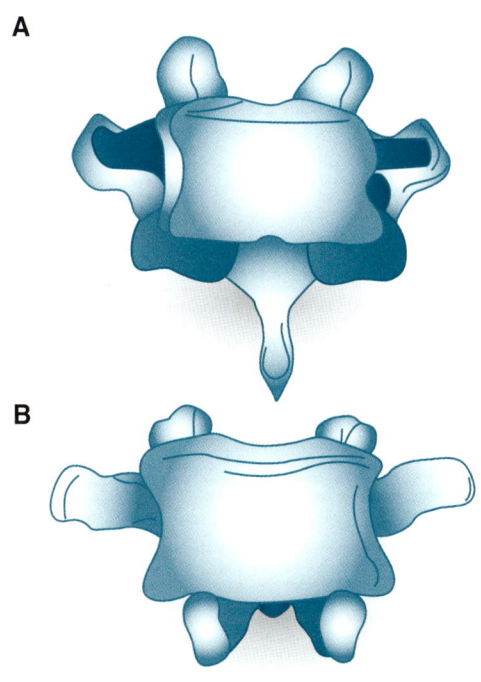

Fig. 26-5. A. Vértebras torácicas. **B.** Vértebras lumbares.

- C3-C7: la articulación medial está conformada por el platillo inferior de la vértebra superior y el superior de la vértebra inferior revestidos por cartílago y el disco intervertebral. Las articulaciones laterales están dadas por las facetas articulares.

Anatomía torácica, lumbosacra y pélvica

Constituyen la estructura ósea del tórax, el abdomen y la pelvis.

Vértebras torácicas: van aumentando de tamaño en sentido craneocaudal. Las espinosas son triangulares y largas y cambian su angulación a medida que descienden.

Vértebras lumbares: son las de mayor tamaño, con pedículos cortos y gruesos; las transversas son planas y fuertes (**fig. 26-5**).

Sacro: de forma triangular, formado por la unión de cinco vértebras. En la cara lateral se destacan los alerones sacros para articular con los huesos ilíacos.

Cóccix: formado por 3 a 5 vértebras rudimentarias. Sirve de inserción muscular (**fig. 26-6**).

GENERALIDADES REFERIDAS AL TRAUMATISMO RAQUIMEDULAR

- Traumatismo raquimedular: lesión traumática del raquis y la médula que deriva en un compromiso transitorio o permanente de las sensaciones, la fuerza o la función visceral.
- Nivel: segmento más caudal con función motora y sensitiva conservada.
- Lesión completa: no hay evidencia de función alguna debajo del nivel lesional.
- Lesión incompleta: existe preservación parcial de la función por debajo del nivel.
- Síndromes medulares:
  - Cordonal anterior: se caracteriza por pérdida de la función motora y de la sensibilidad termoalgésica con preservación de la propiocepción.
  - Medular central: cuadriparesia con mayor déficit en los miembros superiores, con trastornos sensitivos de distinta intensidad infralesional y disfunción esfinteriana.
  - Hemisección medular (Brown-Séquard): existe una disociación termoalgésica del lado contralateral a la lesión, y del lado homolateral se observa déficit motor y propioceptivo.
  - Síndrome del cono medular: déficit sensitivo bilateral y simétrico con déficit motor también simétrico no muy extendido, acompañado de síntomas autonómicos. Se diferencia del síndrome de cola de caballo en la que el déficit motor es más extendido y el paciente manifiesta dolor.

A **B**

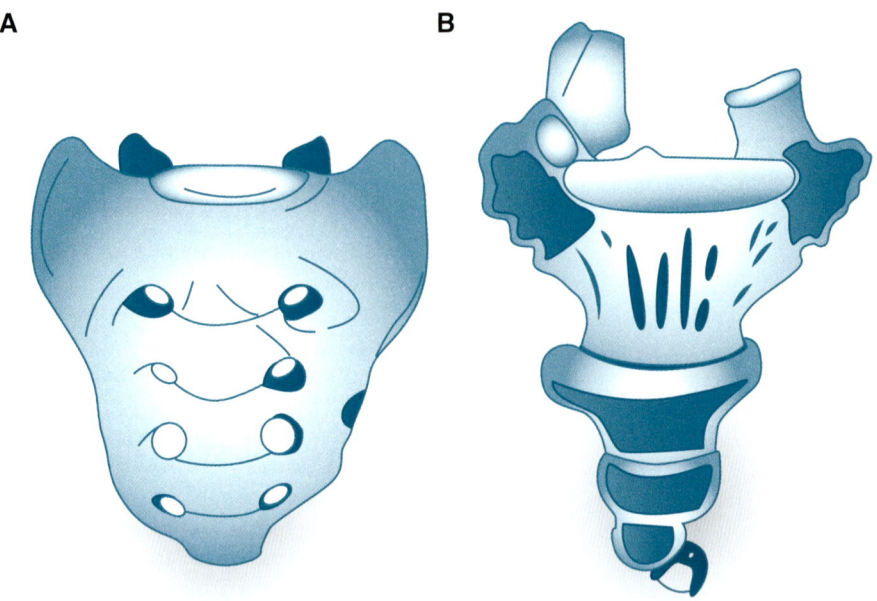

Fig. 26-6. A. Sacro. **B.** Cóccix.

★ **CONCLUSIONES**

La columna es una cadena de vértebras superpuestas articuladas entre sí cuyas funciones son:
- Contener y proteger a la médula espinal.
- Conformar el eje del cuerpo y trasladar el peso del tren superior a los miembros inferiores a través de las articulaciones sacroilíacas.

Posee la capacidad de soportar la carga axial del cuerpo y de realizar los movimientos de flexoextensión, rotación y lateralización.

Existen distintos tipos de traumatismos raquimedulares según la topografía de la lesión. El conocimiento anatómico es fundamental para un adecuado diagnóstico y tratamiento.

BIBLIOGRAFÍA

Botelho R. Examen neurológico en el trauma vertebral. Programa de Formación Continua Aospine. Ciclo I. Módulo III: Traumatismos. Tópico 2. AOSPINE, 2011. [Fecha de consulta: 10 junio 2017]. Disponible en: https://aospine.aofoundation.org/Structure/community/books-and-ebooks/Pages/books-and-ebooks.aspx.

Carpenter MB. Neuroanatomía. Fundamentos. 4.ª ed. Buenos Aires: Editorial Médica Panamericana; 1994.

Emmerich J. Anatomía occipitocervical. Programa de Formación Continua Aoespine. Ciclo I. Módulo I: Anatomía. Tópico 2. AOSPINE, 2011. [Fecha de consulta: 16 junio 2017]. Disponible en: https://aospine.aofoundation.org/Structure/community/books-and-ebooks/Pages/books-and-ebooks.aspx.

Emmerich J. (2011). Regiones torácica, lumbosacra y pélvica. Programa de Formación Continua Aospine. Ciclo I. Módulo I: Anatomía. Tópico 1. AOSPINE, 2011. [Fecha de consulta: 12 junio 2017]. Disponible en: https://aospine.aofoundation.org/Structure/community/books-and-ebooks/Pages/books-and-ebooks.aspx.

Gardella JL. Conceptos de Patología Neuroquirúrgica. Buenos Aires: Ed. Biblioteca de Neurociencias; 2000.

Greenberg MS. Manual de Neurocirugía. Buenos Aires: Ed. Journal; 2004.

Latarjet M, Ruiz Liard A. Anatomía Humana. 4.ª ed. Buenos Aires: Editorial Médica Panamericana; 2005.

Pernkopf E. Atlas of Topographical and Applied Human Anatomy. Philadelphia: W. B. Saunders Company; 1963.

Rothman RH, Simeone FA. La columna vertebral. 2.ª ed. Buenos Aires: Editorial Médica Panamericana; 1985.

Rouvière H, Delmas A. Anatomía Humana: descriptiva, topográfica y funcional. 11.ª ed. Barcelona: Mason; 2005.

Sobotta J. Atlas de Anatomía Humana. 18.ª ed. Madrid: Editorial Médica Panamericana; 1985.

Testut L, Latarjet A. Tratado de anatomía humana. 9.ª ed. Barcelona: Salvat; 1971.

Véanse **Preguntas de autoevaluación.** ?

Tratamiento médico de los traumatismos raquimedulares

27

Florencia María Ballestero y Edgar Daniel Amundarain

INTRODUCCIÓN

El traumatismo raquimedular (TRM) afecta en su mayoría a adultos jóvenes (entre 25-40 años), provocando en muchos casos una discapacidad grave y permanente, lo que se transforma en un evento devastador, con gran impacto económico y social. El daño primario de la médula espinal no puede recuperarse: al día de hoy no hay ningún tratamiento con el que se pueda recuperar el tejido afectado. Por lo tanto, es importante el reconocimiento temprano y su tratamiento inicial para disminuir de esta manera la lesión secundaria.

El 50% de los casos de TRM compromete la columna cervical, y su principal causa son los accidentes de tránsito. Entre un 10 y un 20% de los pacientes que presenten TRM tendrán otra lesión asociada; esto dificulta aún más su reconocimiento si el paciente tiene compromiso sensitivo, teniendo que hacer hincapié en un examen físico minucioso y la revaluación constante.

A lo largo del capítulo nos referiremos al tratamiento médico inicial, prehospitalario y hospitalario del paciente con un traumatismo raquimedular

TRATAMIENTO PREHOSPITALARIO

El tratamiento prehospitalario, al igual que en todos los traumatismos, se inicia con la secuencia ABCDE, sin olvidar en estos casos la protección espinal.

Inmovilización espinal

El tratamiento inicial del paciente con TRM comienza en el lugar del hecho, y uno de los primeros pasos que debemos cumplir es la inmovilización espinal completa (IEC), recordando que un 3 al 25% de la lesión espinal se produce durante el traslado o el manejo inicial.

Por eso es importante reconocer a qué pacientes hay que realizarles IEC. Según las guías de la Sociedad de Neurocirugía del año 2013, debe realizarse en todos los pacientes con deterioro del sensorio, dolor cervical o que presenten sospecha de lesión cervical como: pacientes con traumatismos supraclaviculares, traumatismo craneoencefálico, colisiones vehiculares a alta velocidad (superior a 60 km/hora), lesiones múltiples, caídas de más de 4 metros, o un ocupante fallecido.

A su vez, no se recomienda en los pacientes que están alertas, despiertos, no intoxicados, sin dolor en el cuello ni parestesias, con examen físico motor y sensitivo normal, sin otra lesión que altere el examen físico.

La IEC debe hacerse con un collar cervical rígido, bloques de soporte lateral con cintas y tabla espinal; en cambio, resulta insuficiente y no se recomienda la inmovilización con bolsas de arena y cintas.

MANEJO HOSPITALARIO

Manejo inicial

Vía aérea

Un tercio de los pacientes con TRM presentan insuficiencia respiratoria que requiere intubación orotraqueal en las primeras 24 horas; la mayoría de estos casos se asocian a lesiones cervicales. Esta es una complicación grave que puede provocar hipoxemia y así contribuir al daño secundario; de ahí la relevancia de actuar rápida y adecuadamente.

La maniobra de intubación orotraqueal es un punto crítico en el tratamiento del paciente con TRM cervical. Con el fin de evitar el desarrollo o agravar la lesión en pacientes con sospecha de una lesión inestable de la columna, debe realizarse con inmovilización de la columna cervical sin proceder a la maniobra de hiperextensión. Esto conlleva un riesgo de fallo de intubación, debido a que empeoran las condiciones para llevarla a cabo. Se realizaron estudios acerca de cuál es el método de elección, comparando la intubación de secuencia rápida con inmovilización manual de la columna cervical contra el uso de dispositivos de visión indirecta.

El riesgo de fallo de intubación en el primer intento es del 20%, el cual disminuye a la mitad con los dispositivos de fibra óptica de visión indirecta (Airtraq®), pero sin significancia estadística). Dada la falta de evidencia clínica para recomendar un método de intubación por laringoscopia indirecta, el método de elección sigue siendo la secuencia de intubación rápida con inmovilización manual de la columna cervical.

Complicaciones respiratorias

Las complicaciones respiratorias tienen una incidencia de alrededor del 50% y son una causa importante de morbimortalidad del paciente con TRM en la fase aguda, contribuyendo al aumento de la estadía en unidad de cuidados intensivos (UCI) y a los costos. El compromiso respiratorio del paciente se relaciona con el nivel y grado de lesión medular: cuanto más alta y grave es, mayor es la afectación de los músculos respiratorios, lo que provoca disminución de los volúmenes pulmonares y de la capacidad ventilatoria.

Las lesiones de C1-C2 presentan una parálisis total de la musculatura respiratoria principal (diafragma, intercostales, escalenos), por lo cual el paciente va a requerir ventilación mecánica invasiva, dado que la capacidad vital de los pacientes es igual a la del volumen corriente de aproximadamente 500 mL, esto es, una ventilación ineficaz, sumada a la imposibilidad de producir una tos efectiva.

En las lesiones a nivel de C3-C4 se observa parálisis frénica bilateral con compromiso del diafragma, pero pueden conservarse indemnes los músculos escalenos, fibras del trapecio y del esternocleidomastoideo. Los pacientes con lesiones a este nivel pueden tolerar la ventilación espontánea, logrando un patrón respiratorio adecuado al utilizar la musculatura accesoria que está acompañada de actividad diafragmática residual. Sin embargo, la tos inefectiva, con acumulación de secreciones pulmonares, produce un aumento de la carga ventilatoria. Esto genera un gran trabajo muscular y posibilidad de provocar fatiga, con un empeoramiento clínico dentro de la primera semana.

A diferencia de los casos anteriores, los pacientes que presentan lesiones por debajo de C5 conservan todos los músculos accesorios para la ventilación y parcialmente al diafragma, lo que permite que la capacidad vital sea mayor que el volumen corriente y se logra mantener una ventilación alveolar adecuada. El mecanismo de la tos, a este nivel sigue siendo ineficiente, dado que los músculos abdominales se encuentran comprometidos.

Se debe seguir monitorizando continuamente la función respiratoria a los pacientes con TRM por encima de T5, ya que pueden presentar complicaciones respiratorias asociadas a su compromiso neurológico. Los métodos para hacer el seguimiento son: presión inspiratoria máxima (PImáx), presión espiratoria máxima (PEmáx), capacidad vital (CV) por espirometría.

Entre las complicaciones respiratorias se encuentran las atelectasias, neumonías y el edema agudo de pulmón no cardiogénico, que causan en la mayoría de los casos insuficiencia respiratoria.

La **atelectasia** es la complicación más frecuente y se debe al aumento de secreciones y a la imposibilidad del paciente de toser en forma eficaz. La **neumonía** en estos pacientes puede ser tanto broncoaspirativa como asociada a la ventilación mecánica.

El **edema agudo de pulmón** se debe a la disfunción del sistema nervioso autónomo, en la cual se produce vasoconstricción pulmonar. Suele presentarse en el momento inicial y estar asociado al shock medular.

Para disminuir las complicaciones respiratorias, el paciente debe ser tratado de manera multidisciplinarias, tanto por los médicos de la terapia intensiva como por kinesiólogos respiratorios, esto asociado a un tratamiento adecuado de la vía aérea, la utilización de dispositivos para asistencia de la tos (aumentando el flujo espiratorio), así como protocolos de desvinculación de la ventilación mecánica y de cuidados respiratorios.

Estabilización hemodinámica

Los pacientes con TRM se pueden presentar con hipotensión arterial al ingreso en el hospital. Los dos mecanismos más importantes son hipovolemia y shock neurogénico por lesión medular directa, lo cual contribuye a la lesión secundaria reduciendo el flujo sanguíneo a nivel de la médula espinal.

El shock neurogénico se presenta con hipotensión arterial acompañado de bradicardia, debido a la interrupción de las vías simpáticas descendentes de la médula espinal, con compromiso del tono vasomotor y de la inervación simpática del corazón. Esto produce vasodilatación del territorio esplácnico y de los miembros inferiores, con disminución del retorno venoso, produciendo una hipovolemia relativa.

Vale hacer la diferencia con el shock espinal, entidad que ocurre inmediatamente después de un TRM y se caracteriza por parálisis flácida, anestesia y pérdida de los reflejos, pero puede mejorar con el tiempo, el cual es variable.

Según las recomendaciones de las guías del año 2013, los pacientes deben ser admitidos en una unidad de cuidados intensivos, con monitorización continua hemodinámica, cardíaca y respiratoria, manteniendo una presión arterial media entre 85-90 mm Hg durante los primeros siete días del traumatismo.

La primera medida terapéutica es mantener la normovolemia mediante la infusión de soluciones hipertónicas, sin retrasar el uso de vasopresores, con preferencia de los cronotópicos positivos como la dopamina, en caso de asociarse a bradicardia por afectación del sistema nervioso autónomo. La hipervolemia no encuentra beneficio en estos pacientes, dado que al resultar disminuido el retorno venoso por el compromiso autonómico, aumenta el riesgo de sobrecarga de volumen y edema en la médula espinal sin mejoría de la presión arterial.

Cuidados generales

Como expusimos anteriormente, se deben evitar la hipotensión y la hipoxemia. Pero, al igual que en los pacientes neurocríticos, se debe mantener la normotermia, dado que la fiebre empeora el pronóstico. Hay que tener especial atención en los pacientes con lesiones por encima de T6, dado que presentan alteración de la termorregulación y necesitando una monitorización continua y estricta de la temperatura.

En cuanto al manejo de las glucemias, se recomiendan niveles entre 110-150 mg/dL y evitar la hipoglucemia.

Evaluación imagenológica

Según las últimas guías, basadas en los criterios NEXUS, el examen radiológico cervical no es necesario en el paciente lúcido y asintomático, con un examen clínico normal. En este punto, el problema radica en que entre el 20-30% de los pacientes no son evaluables por deterioro del sensorio (puntuación en la Escala de Coma de Glasgow < 13), requieren intubación endotraqueal o presenta dolor por traumatismo asociado que hace dudosa su evaluación. El riesgo de TRM es tres veces mayor en pacientes no alertas. Además, el 3% de aquellos llevados por traumatismo a un centro de emergencia presentan en sus estudios radiológicos evidencias de lesión cervical, muchas de las cuales pueden comprometer la estabilidad espinal aumentando el riesgo subsecuente de lesión medular y cuadriplejía. No olvidar que una vez identificada una fractura de columna debe buscarse otra asociada.

Existe una segunda guía clínica, desarrollada en Canadá, que categoriza a los pacientes lúcidos y compensados en traumatismos cervicales de alto o de bajo riesgo. Esta categorización se basa en el mecanismo y la energía del incidente, la edad de la persona y la evaluación clínica. La presencia de uno de los factores de riesgo es indicación de inmovilización y estudio de la columna cervical con rayos X.

En el **cuadro 27-1** se desarrollan los criterios para estudios radiológicos de la columna cervical de ambas guías.

En los pacientes alertas y evaluables, pero con algún signo o síntoma, se recomienda realizar una tomografía con cortes finos a nivel cervical. En caso de sospecha de lesión en otro nivel de la columna raquimedular deberíamos evaluar también con tomografía. En caso de no contar con tomógrafo, hay que realizar radiografía (Rx) cervical con tres incidencias (lateral, frente y "anterior boca abierta" para apófisis odontoides), y agregar otros estudios radiológicos según las sospechas. En caso de que los estudios sean normales, las conductas pueden ser al menos dos: continuar con la inmovilización hasta estar asintomático o realizar una resonancia magnética (RM) de la columna.

En los pacientes que no pueden evaluarse, el estudio que debe solicitarse es la tomografía cervical con cortes finos, que abarque incluso la primera vertebra torácica. El estudio del resto de la columna es discutido entre dos opciones: completar con tomografía o con Rx simples con las incidencias que correspondan, sobre todo cuando la sospecha es baja. En caso de que no se cuente con tomógrafo, deben completarse los estudios con Rx simples de toda la columna con las incidencias que correspondan, complementándose con un estudio tomográfico que abarque áreas de incertidumbre, o se necesita determinar el grado de lesión visualizada por Rx simple. Cuando el paciente sigue siendo inevaluable y la tomografía normal, la decisión de suspender la inmovilización con collar cervical debe ser tomada por un especialista, quien tendrá la opción de realizar una RM. La técnica de radiografía cervical dinámica o

Cuadro 27-1. Criterios de indicación del retiro del collar sin radiografía de columna cervical	
CRITERIOS NEXUS	**CRITERIOS CANADIENSES**
Paciente lúcido	Edad < 65 años
Sin dolor al estiramiento por tracción (distracción)	Traumatismo de baja energía
Sin intoxicación	Sin déficit neurológico
Sin déficit neurológico	Colisión vehicular trasera simple
Ausencia de hiperalgesia cervical a la palpación	Paciente sentado en el servicio de urgencias
	Paciente caminando en cualquier momento
	Dolor de cuello de inicio tardío
	Ausencia de hiperalgesia cervical a la palpación
	Puede rotar el cuello 45° de izquierda a derecha

"de estrés" (en flexión y extensión máxima permitida o tolerada) no aporta ventajas sobre los estudios previos.

La indicación de RM es para todos los pacientes inevaluables con diagnóstico de lesión ósea por tomografía; y para pacientes alertas con déficit neurológico con o sin afectación ósea demostrada por tomografía. De esta manera se evaluarán tres factores: lesión de partes blandas (ligamentos, disco, etc.); grado, nivel y extensión de afectación de la médula; y la presencia o no de lesiones extraaxiales que comprometan la médula, como los hematomas.

Tratamiento farmacológico específico

La identificación de nuevas intervenciones para reducir la morbilidad del traumatismo raquimedular fue y es una prioridad de la comunidad científica. Basándose en el conocimiento de los procesos fisiopatológicos y bioquímicos que provocan la lesión secundaria, se han ensayado diferentes fármacos, desde investigaciones en animales hasta estudios fase 3. En este capítulo nos limitaremos a analizar la evidencia para el uso de glucocorticoides en altas dosis, gangliósidos (GM1), el tirilazad y los antagonistas de opioides.

Corticosteroides

Para los corticosteroides se han propuesto varios mecanismos de neuroprotección como inhibir la peroxidación de lípidos y las citocinas inflamatorias, modular la respuesta inmunoinflamatoria celular, mejorar la perfusión vascular y prevenir la entrada y acumulación de calcio en la célula. El fármaco con efecto esteroide más usado fue la metilprednisolona (MP).

Estos fundamentos y estudios en animales con resultados prometedores llevaron al grupo de M. Bracken a realizar los estudios NASCIS I, II y III. El primero fue publicado en 1984, involucró a 330 pacientes, fueron tratados con MP durante 10 días, divididos en dos regímenes de tratamiento: bajas y altas dosis. El grupo bajas dosis recibió 100 mg el primer día, seguidos de 25 mg/día; al grupo altas dosis se le administraron 1000 mg al ingreso y se completó el tratamiento con 250 mg/día. Los resultados fueron negativos para demostrar mejoría en motilidad y/o sensibilidad. Las complicaciones infecciosas fueron mayores en el grupo de altas dosis. El segundo estudio publicado por el mismo grupo en 1990, tal vez el más importantes de los tres, comparó MP con una dosis de carga de 30 mg/kilo, seguido por una infusión de 5,4 mg/Kg/h durante 23 horas; naloxona 5,4 mg como carga seguida con una infusión de 4 mg/kilo en 23 horas vs. placebo. Incluyó a 487 pacientes, aleatorizado dentro de las 12 horas posterior al traumatismo, con seguimiento de los resultados hasta los 6 meses. A diferencia del primer estudio, se encontraron diferencias estadísticamente significativas en la mejoría motora y sensitiva en el grupo MP, a expensas de los pacientes tratados antes de las 8 horas. Esta mejoría no tuvo impacto clínico en los pacientes, ya que desde lo funcional fue muy limitado. Como conclusión, el NASCIS 2 fue un estudio negativo. Un segundo análisis, con seguimiento de la población al año, se publicó en 1992 y mostró que el subgrupo tratado dentro de las 8 horas del traumatismo persistía con una mejoría en la función motora, aunque aún insignificante en lo funcional. A pesar de esto, el uso de altas dosis de MP dentro de las 8 horas fue un estándar de atención médica en el TRM, en la década de 1990.

Los hallazgos del NASCIS 2 justificaron un tercer estudio realizado por el grupo, publicado en 1997. Se aleatorizaron pacientes con TRM cerrado dentro de las 6 horas del traumatismo para iniciar tratamiento antes de las 8 horas. Todos recibieron una dosis de MP de 30 mg/kg en el sitio del accidente o al arribo al centro de atención, antes de ser aleatorizados. Luego dividieron a la población en tres grupos: PM 5,4 mg/Kg/h durante 24 o 48 horas y mesilato de tirilazad. Como se describe en este trabajo, no hubo grupo placebo, por ser antiético en esa década. Una vez más no se encuentran beneficios claros con el uso de altas dosis de corticosteroides en el TRM. Los autores, en un análisis secundario, concluyen que el mayor beneficio se obtiene con MP durante 48 horas en aquellos pacientes cuyo tratamiento se inició entre las 3-8 horas. Y aunque no obtuvieron diferencias, recomiendan continuar con el tratamiento durante 48 horas en todos los pacientes. Es difícil encontrar un fundamento fisiopatológico a la primera conclusión y una razón científica a la segunda recomendación. Las complicaciones fueron mayores en el grupo 48 horas.

Luego del análisis crítico de los resultados publicados, el uso de MP ha dejado de ser un estándar de cuidado en el TRM. En las guías de AANS del año 2002, la MP era una opción terapéutica, con el conocimiento de un aumento de los efectos adversos. En la actualidad, ninguna guía recomienda el uso de MP en altas dosis, haciendo prevalecer los efectos adversos del uso de MP sobre la mejoría funcional neurológica insignificante. Con el repaso histórico de la evidencia y el análisis de la comunidad científica a lo largo de casi 4 décadas, impresiona que no haya un veredicto final sobre el uso de esteroides en el TRM, ya que aún no se puede descartar su efecto beneficioso en el TRM, especialmente en lesión medular incompleta e inicio temprano del tratamiento; habrá que esperar trabajos con mejor calidad metodológica que intenten contestar los interrogantes actuales.

Vale mencionar que los ensayos no incluyeron lesión de cola de caballo o un nervio aislado, a menores de 13 años, embarazadas, ni TRM penetrante. También hay que recordar que el uso de MP en altas dosis está contraindicado en pacientes con traumatismo craneoencefálico por su efecto negativo en esta población.

En el caso de TRM penetrante, tampoco mostró beneficio y sí aumentó las infecciones de herida quirúrgica.

Gangliósidos

Los **gangliósidos** son glucolípidos presentes en las membranas celulares del sistema nervioso central (SNC). El efecto neuroprotector estaría otorgado en el aumento del crecimiento y plasticidad neuronal, inhibiría la excitotoxicidad y en que previene la apoptosis por disminuir la entrada de calcio intracelular. El estudio multicéntrico con el gangliósido GM1, publicado en el año 2001, dividió la población en tres grupos: placebo, dosis alta y bajas de GM1. Más del 60% de los incluidos en el ensayo presentaban lesión completa. Los resultados fueron negativos incluso en los subgrupos de lesión incompleta. Lo único que se observó fue una recuperación más acelerada en los grupos tratamiento, aunque al final resultaron iguales, marcando un efecto máximo del tratamiento.

Naloxona y tirilazad

La **naloxona** fue incluida en unos de los brazos del estudio NASCIS 2, pero el efecto no fue superior al placebo. No existen más allá de esto estudios que avalen el uso de naloxona en TRM.

Del mismo modo, el **tirilazad**, un aminoesteroide que inhibe la peroxidación lipídica, también fue evaluado en un brazo del NASCIS 3; si bien no hubo grupo control en este estudio, con el cual comparar sus resultados, no está recomendado su uso.

En la actualidad, las líneas de investigación más prometedoras apuntan a la neurorregeneración y al trasplante de células madre, aún si resultados positivos para tratamientos clínicos.

Profilaxis de complicaciones crónicas

La gravedad de la lesión medular pos-TRM genera, por sus secuelas, internaciones prolongadas en áreas críticas, salas de cuidados generales y/o instituciones de tercer nivel. Desde el minuto cero se deben prever esta situación y las complicaciones que esto conlleva.

Las **lesiones por decúbito** son algunas de las complicaciones más frecuentes en esta población. Las medidas para prevenirlas son: uso por tiempo breve de las medidas de inmovilización, esto significa, estudio adecuado y rápido de la columna, con estabilización temprana de ser necesario, soporte nutricional temprano, movilización también temprana y tratar la espasticidad y las posturas en flexión que esta provoca.

Los enfermos pos-TRM son una población de riesgo para la generación de trombosis venosa profunda y tromboembolismo pulmonar (TVP/TEP), con una incidencia del 40-100% y 4-10%, respectivamente. Dos recientes metanálisis difieren en la utilidad de tromboprofilaxis con heparina. Las guías recomiendan iniciar profilaxis antes de las 72 horas. La indicación de dosis profiláctica de heparina sódica (5000 UI cada 8-12 horas) o heparina de bajo peso molecular (HBPM) debe ir acompañada con el uso de medias de compresión neumáticas gradual en los miembros inferiores. Los filtros de la vena cava no se recomiendan como una medida profiláctica de rutina; solo deben ser utilizado en pacientes seleccionados en quienes falla la anticoagulación o no son candidatos para esta y/o para los dispositivos mecánicos.

La **nutrición** debe iniciarse lo antes posible, pues la pérdida de masa magra, por consumo proteico, es un fenómeno casi constante en esta población. El cálculo del requerimiento calórico en estos pacientes es impreciso por ecuaciones habituales; en cambio, se recomienda la utilización de calorimetría indirecta de ser posible. El objetivo terapéutico no debe ser el balance nitrogenado neutro, ya que el proceso de denervación provoca un catabolismo proteico desmesurado. Se deben cubrir las necesidades calóricas y proteicas basales, las cuales serán cubiertas con 18-20 kcal/kg/día.

El **íleo** y el **estreñimiento** son complicaciones frecuentes en las lesiones medulares altas. El examen médico diario debe evaluar la condición del abdomen y repasar los períodos sin catarsis. Medidas como evitar el uso en más de opioides, los procinéticos intestinales, la nutrición rica en fibra y catárticos deben ser discutidas. El tratamiento con enemas estará indicado cuando la retención fecal rectal y colónica impida la respuesta a las medidas anteriores.

El **dolor** está presente en el casi 100% de los casos; es un desafío para internistas y especialistas en dolor. En la lesión raquimedular, el dolor se divide por su tipo en nociceptivo y neuropático. Este último tendrá características clínicas diferentes a nivel o por debajo de la lesión. El tratamiento por su complejidad es un capítulo extenso en TRM, cuyo análisis supera el objetivo de esta obra. Podemos resumir que, en la fase aguda, donde prevalece el dolor nociceptivo, podremos indicar fármacos antiinflamatorios no esteroides (AINE) y opiáceos. En estadios posteriores, ciertas medidas no farmacológicas y una batería de medicamentos como AINE, opiáceos, antidepresivos tricíclicos, fármacos gabaérgicos e inhibidores de la recaptación de serotonina serán las opciones.

CONCLUSIONES

La inmovilización espinal completa debe hacerse con un collar cervical rígido, bloques de soporte lateral con cintas y tabla espinal, en pacientes con riesgo de padecer un TRM.

El método de elección para protección de la vía aérea es la secuencia rápida de intubación con inmovilización cervical manual.

Otras medidas: monitorización hemodinámica, cardíaca y respiratoria. Mantener una TAM entre 85-90 mm Hg.

Medidas de neuroprotección: evitar la hipoxemia, mantener la normotermia, control de glucemias.

Profilaxis para TVP dentro de las 72 horas con HBPM de ser posible; de lo contrario, utilizar heparina no fraccionada y/o medidas de compresión mecánica.

El estudio con imágenes debe realizarse a todo paciente que cuente con alguno de los siguientes criterios: no lúcido, mayor de 65 años, con traumatismo por accidente en alta energía, sintomático o con dolor distractor.

El tratamiento con altas dosis de esteroides no está recomendado en la actualidad por ninguna guía clínica.

BIBLIOGRAFÍA

Abrams G, Ganguly K. Management of Chronic Spinal Cord Dysfunction. Continuum (Minneap Minn) 2015;21(1):188-200.

Ahn H, Singh J, Nathens A, et al. Pre-hospital care management of a potential spinal cord injured patient: a systematic review of the literature and evidence-based guidelines. J Neurotrauma 2011; 28:1341-61.

Berney S, Bragge P, Granger C, et al. The acute respiratory management of cervical spinal cord injury in the first 6 weeks after injury: a systematic review. Spinal Cord 2011;49(1):417-29.

Bracken MB, Collins WF, Freeman DF, Shepard MJ, Wagner FW, Silten RM. Efficacy of Methylprednisolone in Acute Spinal Cord Injury. JAMA 1984; 251:45-52.

Bracken MB, Shepard MJ, Collins WF, Holford TR, Young W, Baskin DS, et al. A randomized, controlled trial of methylprednisolone or naloxone in the treatment of acute spinal-cord injury. Results of the Second National Acute Spinal Cord Injury Study. N Engl J Med 1990; 322(20):1405-11.

Bracken MB, Shepard MJ, Collins WF, Holford TR, Young W, Baskin DS, et al. Methylprednisolone or naloxone treatment after acute spinal cord injury: I-year follow-up data. J Neurosurg 1992;76:23-31.

Bracken MB, Shepard MJ, Holford TR, Leo-Summers L, Aldrich EF, Fazl M, et al. Administration of methylprednisolone for 24 or 48 hours or tirilazad mesylate for 48 hours in the treatment of acute spinal cord injury. Results of the Third National Acute Spinal Cord Injury Randomized Controlled Trial. National Acute Spinal Cord Injury Study. JAMA 1997;277(20):1597-604.

Dhall S, Hadley M, Arabi B, et al. Deep venous thrombosis and thromboembolism in patients with cervical spinal cord injuries. Neurosurgery 2013; 72:244-54.

Evaniew N, Belley-Côté E, Fallah N, Noonan VK, Rivers CS, Dvora MF. Methylprednisolone for the Treatment of Patients with Acute Spinal Cord Injuries: A Systematic Review and Meta-Analysis. J Neurotrauma 2016;33(5):468-81.

Galeiras Vázquez R, Ferreiro Velasco ME Mourelo Fariña M, et al. Update on traumatic acute spinal cord injury. Part 1. Med Intensiva 2017;41:237-47.

Geisler FH, Coleman WP, Grieco G, Poonian D. The Sygen® Multicenter Acute Spinal Cord Injury Study. Spine 2001;26: S87-S98.

Hoffman JR, Mower W R, Wolfson AB, Todd KH, Zucker M I. Validity of a set of clinical criteria to rule out injury to the cervical spine in patients with blunt trauma. N Engl J Med 2000;343:94-9.

Hong-Lin Chen, Xiao-Dong Wang. Heparin for venous thromboembolism prophylaxis in patients with acute spinal cord injury: a systematic review and meta-analysis. Spinal Cord 2013;51(8):596-602.

Ryken T, Humbert RJ, Haddley M, et al. The acute cardiopulmonary management of patients with cervical spinal cord Injuries. Neurosurgery 2013; 72:84-92.

Suppan L, Tramer MR, Niquille M, et al. Alternative intubation techniques vs Macintosh laryngoscopy in patients with cervical spine immobilization: systematic review and meta-analysis of randomized controlled trials. Brit J Anaesth 2016; 116:27-36.

Theodore N, Hadley M, Arabi B, et al. Prehospital cervical spinal immobilization after trauma. Neurosurgery 2013; 72:22-34.

Walters B C, Hadley MN, Hurlbert RJ, Aarabi B, Dhall SS, Gelb DE, et al. ; American Association of Neurological Surgeons; Congress of Neurological Surgeons. Guidelines for the Management of Acute Cervical Spine and Spinal Cord Injuries: 2013 Update. Neurosurgery 2013;60 (Suppl 1):82-9.

Véanse **Preguntas de autoevaluación**. **?**

Tratamiento quirúrgico en los traumatismos raquimedulares

28

Pablo G. Jalón, Martín J. Gagliardi y Rodolfo J. Recalde

INTRODUCCIÓN

El traumatismo raquimedular (TRM) o compresión medular traumática es la entidad producida por la transmisión abrupta de energía cinética a la columna vertebral y su contenido. Estas lesiones se relacionan con una amplia gama de trastornos neurológicos motores, sensitivos y autonómicos, y generan un profundo cambio en la capacidad personal, social y económica de las personas que las padecen, así como en su entorno familiar. El objetivo principal de este capítulo consiste en discutir el papel de la estabilización y descompresión quirúrgica del raquis después de un traumatismo raquimedular. Además, se mencionan las principales características epidemiológicas y fisiopatológicas de estas lesiones.

EPIDEMIOLOGÍA

Es importante destacar que no existen datos con respecto a la incidencia, prevalencia, etiología, ni distribución demográfica de las lesiones medulares traumáticas en la Argentina. En los países desarrollados, la incidencia anual de lesión medular traumática varía entre 10,4 y 83 casos por millón. Sin embargo, este número no refleja a aquellos pacientes que mueren antes de llegar al centro de salud, lo cual ocurre entre el 48,3 y el 79% de los casos. Una vez admitidos, la tasa de mortalidad es significativamente menor que la mortalidad prehospitalaria: oscila entre el 4,4 y el 16,7%. La región cervical es la más frecuentemente afectada, seguida por la torácica, la lumbar y por último la región sacrococcígea. Los accidentes viales vehiculares constituyen la causa del TRM en aproximadamente la mitad de los casos (42,4%), seguidos luego por las caídas de altura (21,8%), los casos de violencia (17,4%) y los deportes y actividades recreativas (10,3%). La población más afectada suele ser la masculina y en una relación 3-5:1 respecto de la femenina; el grupo etario incluye principalmente jóvenes entre los 16 y 30 años. La expectativa de vida disminuye en los pacientes con TRM y el nivel de la lesión es uno de sus determinantes principales. Históricamente, la principal causa de muerte en los pacientes con TRM y lesión medular crónica fue el fallo renal, fundamentalmente producto de las infecciones de las vías urinarias. Sin embargo, en la actualidad, las complicaciones respiratorias constituyen la principal causa de morbimortalidad.

FISIOPATOLOGÍA DE LA LESIÓN MEDULAR

La lesión medular resulta de un proceso bifásico: la **lesión primaria** consiste en la alteración del tejido nervioso producto de la laceración, sección, contusión y compresión de la médula y las raíces. Establecido dicho daño primario, no puede repararse, y **no existe en la actualidad técnica alguna que pueda revertir la destrucción tisular producida en esta etapa**. En forma simultánea a la etapa primaria, la fisiología medular se altera como consecuencia del daño vascular y neuronal. Todo este proceso marcado por la isquemia, apoptosis, hemorragia, trombosis, degeneración axonal y desmielinización, sumado a otros fenómenos sistémicos como la hipotensión y la hipoxia, se denomina **lesión secundaria**, y su reconocimiento y tratamiento temprano pueden alterar el resultado neurológico final.

Cuando no existe función sensitiva o motora por debajo del nivel de lesión, la lesión medular se denomina **completa**. En esta situación, el pronóstico de recuperación funcional es pobre. Cuando persiste algún tipo de funcionalidad neurológica por debajo de la lesión se denomina **síndrome medular incompleto**. En términos generales, la posibilidad de recuperación funcional aumenta a medida que la lesión inicial es menor.

Fisiopatología y biomecánica de las fracturas espinales

Una columna estable está compuesta por un complejo arreglo de huesos, ligamentos y músculos que proveen protección a los elementos neurales, permiten transmitir carga axial a lo largo de su estructura y, al mismo tiempo, realizar movimientos fisiológicos en diferentes planos sin producir dolor. La lesión traumática puede alterar esta estructura anatómica a través del efecto de fuerzas en diferentes segmentos espinales. La columna no es una estructura rígida y puede deformarse en forma reversible, cuando es expuesta a cargas dentro de su límite de elasticidad. Sin embargo, superado dicho límite, el sistema sufre una deformación permanente y una alteración definitiva en su estructura. Los vectores de fuerza típicamente descritos incluyen compresión, distracción, flexión, extensión, traslación, flexión lateral y rotación.

La unión occipitocervical (C0, C1 y C2) tiene un mayor grado de complejidad en comparación con el resto de la columna, que posee una anatomía mucho más homogénea y similar. Por este motivo, desde el punto de vista biomecánico, la columna puede dividirse en una región axial (C0, C1, C2) y una región subaxial (C3-L5).

El **complejo occipitocervical** depende principalmente de ligamentos para mantener su estabilidad; el transverso es el estabilizador principal del complejo C1-C2 y el ligamento alar del complejo C0-C1. En general, y excepto en las luxaciones atlantoodontoideas, las fracturas de esta región suelen relacionarse con un aumento del diámetro del conducto raquídeo y una baja incidencia de foco neurológico. Con respecto a las **fracturas subaxiales**, si el punto de aplicación de la fuerza está en la cercanía del centro del cuerpo vertebral, la vértebra se aplasta por compresión y puede producir un estallido vertebral. En los estallidos incompletos del cuerpo vertebral, el daño neurológico es excepcional, pero en los completos, en los cuales los fragmentos óseos pueden ocupar el conducto raquídeo y generar compresión, existe mayor riesgo de lesión radiculomedular. Si la fuerza se aplica por adelante, se genera un momento flexor que produce acuñamiento cuando la distancia es corta, y rotura de la banda de tensión posterior o complejo ligamentario posterior (CLP) cuando dicha distancia es mayor. La lesión del CLP conlleva una gran inestabilidad segmentaria y su detección suele ser indicación de tratamiento quirúrgico. Las fuerzas que se aplican en sentido posterior producen fracturas por hiperextensión y compresión de elementos posteriores. Por último, cuando las fuerzas de compresión, distracción (distensión) y flexoextensión se combinan con fuerzas de rotación axial y cizallamiento, se genera una fractura con luxación y desplazamiento, que suele producir un importante daño a toda la vértebra, sus ligamentos y a la médula espinal y sus envolturas.

CLASIFICACIÓN DE LAS FRACTURAS ESPINALES

Los sistemas de clasificación del traumatismo espinal son de importancia crítica para facilitar la comunicación entre los integrantes del equipo de salud, brindar un diagnóstico claro y permitir una toma de decisiones y un tratamiento consistente y fundamentado. En la columna axial, las lesiones de la unión occipitoatloidea, atlas y axis se clasifican por separado, y su complejidad excede los límites de este capítulo. En la columna subaxial, el sistema que ha demostrado mayor fiabilidad intraobservador e interobservador y que predomina en la actualidad es la clasificación de AOSpine (**figs. 28-1** y **28-2**). Este sistema se basa en la evaluación de tres parámetros fundamentales:

Morfología de la fractura

Se definen 3 tipos de lesiones primarias (A, B, C) en orden progresivo de gravedad y potencial de inestabilidad.

Lesiones de tipo A

Son lesiones con un mecanismo principal de compresión, que afecta predominantemente al cuerpo vertebral. Se presentan con disminución de altura de la columna anterior. El CLP esta indemne. Se describen cinco subtipos de lesiones A:

- Subtipo A0: lesiones que no comprometen la estabilidad, incluyendo fracturas de las apófisis transversas, láminas, o espinosas.
- Subtipo A1: fractura de un platillo vertebral (superior o inferior). La pared posterior está indemne. Raramente producen lesión neurológica. Suelen ser de tratamiento conservador, a menos que produzcan una deformidad en cifosis de más de 15-20°.
- Subtipo A2 (*split* vertebral): trazo de fractura sagital o coronal a través del cuerpo que afecta ambos platillos, pero respeta la pared posterior. El cuerpo vertebral se encuentra dividido en dos mitades. Pueden requerir tratamiento quirúrgico, si producen cifosis segmentaria o los segmentos de la fractura se encuentran con una separación considerable.
- Subtipo A3 (estallido incompleto): se caracteriza por el estallido de uno de los platillos, con compromiso la pared posterior y eventualmente fragmentos óseos dentro del conducto vertebral. Esto último explica la mayor frecuencia de lesión neurológica y de necesidad de cirugía en este tipo de lesiones.
- Subtipo A4 (estallido completo): en este caso, la lesión involucra ambos platillos y la pared posterior, comprometiendo la totalidad del cuerpo vertebral. La pared posterior se encuentra alterado y existe ocupación del conducto raquídeo con fragmentos óseos. Dependiendo del grado de conminución, puede alterarse la capacidad del segmento de soportar carga. El compromiso neurológico es frecuente y suelen requerir cirugía.

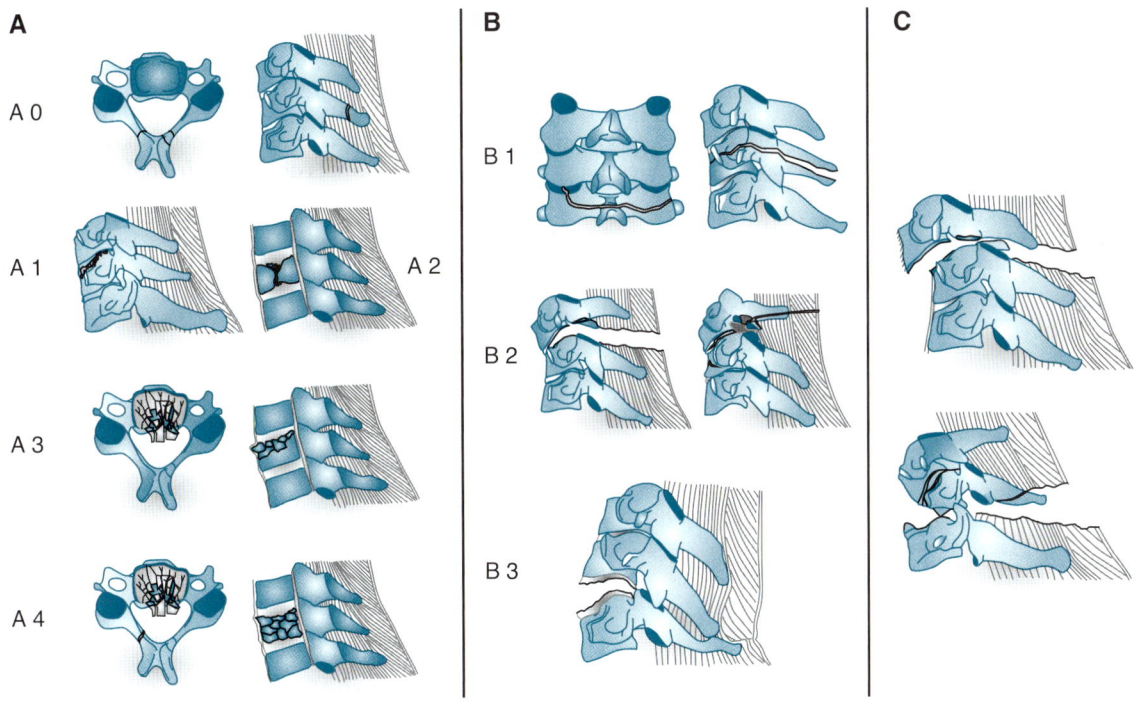

Fig. 28-1. Clasificación de AOSpine de fracturas cervicales subaxiales.

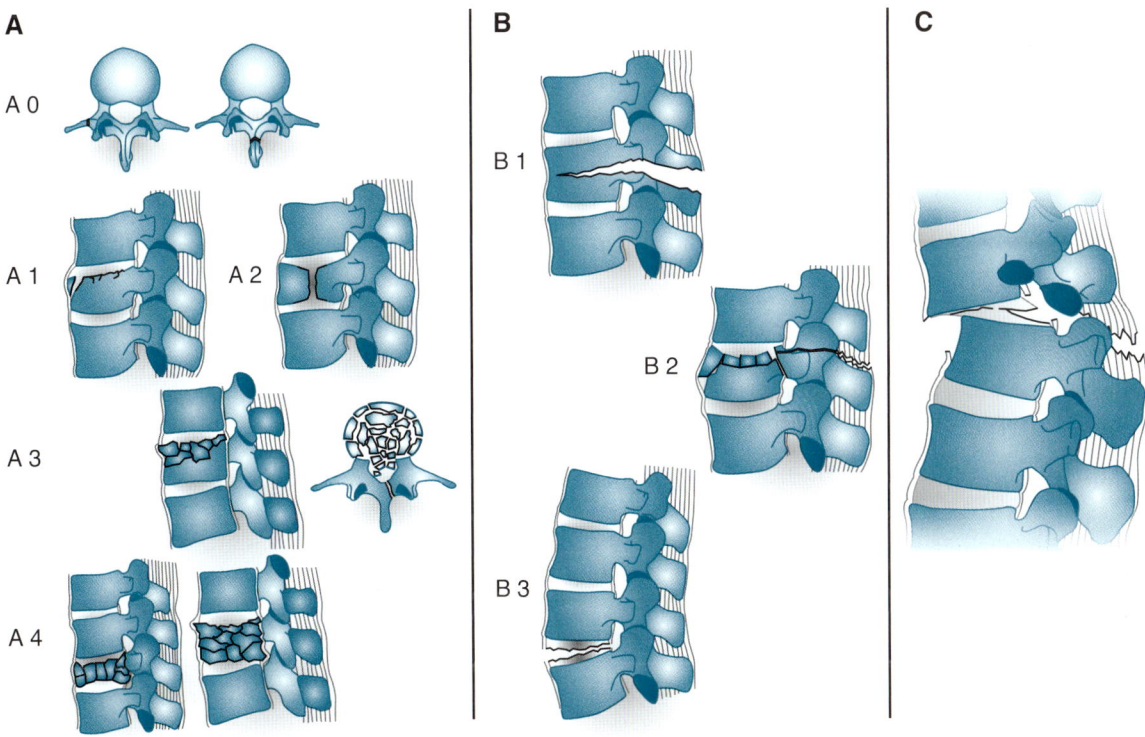

Fig. 28-2. Clasificación de AOSpine de fracturas toracolumbares.

Lesiones de tipo B

Son causadas por mecanismos de distracción, tanto en flexión como en extensión, produciendo un daño en la banda de tensión anterior (ligamento longitudinal anterior) o en el CLP. Esta situación acarrea una importante alteración a la estabilidad del segmento, motivo por el cual estas lesiones **requieren estabilización quirúrgica** cuando son detectadas. Las lesiones B pueden ser de tres subtipos: B1, cuando la lesión es transósea de la banda posterior, B2 cuando existe disrupción ligamentaria de la banda posterior, B3 cuando se lesionan estructuras óseas y ligamentarias anteriores.

Lesiones de tipo C

Estas lesiones incluyen cualquier lesión en la cual exista rotación o traslación del segmento espinal afectado. Tal situación refleja un fallo completo de los sistemas anteriores y posteriores de estabilización. La luxación asociada se relaciona frecuentemente con lesión neurológica.

A nivel cervical, además, se describe una clasificación para las lesiones facetarias: F1 es una fractura no desplazada con un fragmento menor de 1 cm, que no afecta la estabilidad; F2, una lesión potencialmente inestable con un fragmento de más de 1 cm y que afecta la mitad de la masa lateral; F3, una masa lateral flotante por lesión del pedículo y de la lámina, lo que la hace inestable, y F4, una luxación o subluxación facetaria como consecuencia de la lesión de la cápsula articular.

Estado neurológico

El estado neurológico se clasifica en 6 categorías: N0: sin lesión neurológica; N1: déficit neurológico transitorio; N2: compromiso radicular; N3: lesión medular incompleta; N4: lesión medular completa; NX: Estado indeterminado por sedación o traumatismo craneoencefálico.

Modificadores clínicos

Consisten en una serie de contextos clínicos e imagenológicos que pueden alterar la toma de decisión.

DECISIÓN QUIRÚRGICA

La decisión de realizar una cirugía espinal en un paciente con TRM es compleja, por ello son fundamentales el trabajo y la comunicación interdisciplinarios. Una vez estabilizado el paciente y controladas aquellas lesiones que comprometen la vida, establecido mediante el uso de imágenes el tipo de lesión espinal (clasificación de AOSpine) y evaluada la gravedad del compromiso neurológico (clasificación de ASIA), se analiza la necesidad de una intervención quirúrgica.

En términos generales, si no existe foco neurológico, la lesión no compromete la estabilidad y no hay alteraciones en la alineación espinal, puede instaurarse un **tratamiento conservador**, basado en reposo, el uso de analgésicos y eventualmente de ortesis externa. Si, por el contrario, se detecta déficit neurológico y la lesión es inestable o produce cambios inaceptables en la alineación, el **tratamiento quirúrgico** es imprescindible. El Spinal Trauma Study Group (STSG), un grupo de expertos en cirugía de columna, desarrolló y validó una clasificación que permite establecer la necesidad o no de cirugía de una lesión espinal traumática. Esta clasificación considera la morfología de la lesión ósea, el estado del complejo ligamentario y el estado neurológico, estableciendo un puntaje para cada uno de los componentes. Si la sumatoria es mayor de 4 puntos, la lesión requiere una resolución quirúrgica; si es menor de 4, es de tratamiento conservador. Si bien los parámetros y puntajes son similares, existe una clasificación para la columna cervical (SLIC) y otra para la toracolumbar (TLICS) (**cuadros 28-1** y **28-2**).

Cuadro 28-1. Clasificación y escala de gravedad y lesión subaxial (SLIC)	
Elementos	**Puntos**
Morfología de la lesión	
Sin anormalidad	0
Compresión	1
Estallido	2
Distracción (distensión)	3
Rotación o traslación	4
Complejo ligamentario posterior	
Intacto	0
Indeterminado	1
Interrumpido	2
Estado neurológico	
Normal	0
Lesión radicular	1
Lesión medular completa	2
Lesión medular incompleta	3
Compresión medular continua	(+) 1
Una lesión que obtenga 5 puntos o más requiere resolución quirúrgica.	

SLIC: *Subaxial (Cervical Spine) Injury Classification.*

Cuadro 28-2. Clasificación y escala de gravedad y lesión toracolumbar (TLICS)	
Elementos	**Puntos**
Morfología de la lesión	
Sin anormalidad	0
Compresión simple	(+) 1
Angulación > 15°	(+) 1
Estallido	(+) 1
Distracción (distensión)	4
Rotación o traslación	3
Complejo ligamentario posterior	
Intacto	0
Indeterminado	2
Interrumpido	3
Estado neurológico	
Normal	0
Lesión radicular	2
Lesión medular completa	2
Lesión medular incompleta	3
Compromiso de cauda equina	3

Una lesión que obtenga 5 puntos o más requiere resolución quirúrgica.
TLICS: *Thoracolumbar Injury Classification and Severity Score System.*

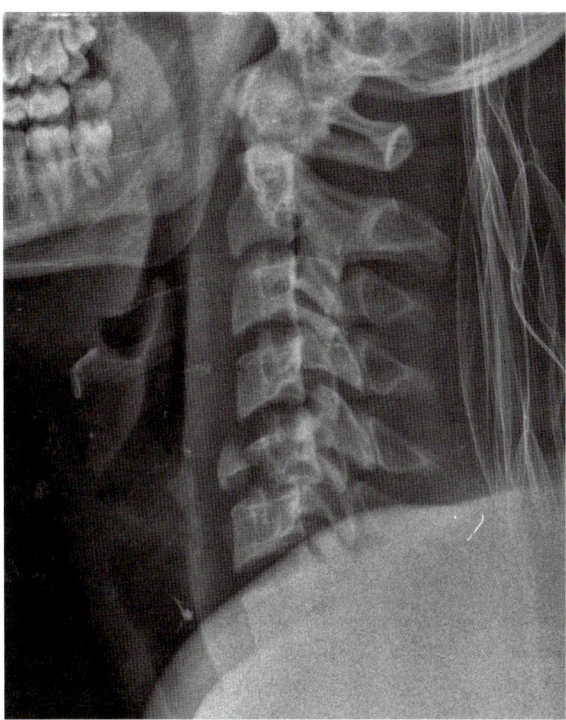

Fig. 28-3. Radiografía digital cervical perfil en un paciente de 24 años que sufrió un politraumatismo, asociado a un síndrome medular incompleto. Se evidencia una lesión con luxación C5-6 (tipo C) asociada a fractura del cuerpo vertebral de C5 incluyendo ambos platillos y la pared posterior (tipo A4). Nomenclatura AO: C5-6:C (C5:A4), N3.

Técnica y objetivos quirúrgicos

Definida la necesidad de cirugía, se buscan tres objetivos principales: descompresión, estabilización y realineación. Las **maniobras descompresivas** incluyen laminectomía y facetectomía, que se realizan por abordajes posteriores, o corpectomía y discectomía, que se realizan por vía anterior (columna cervical) o lateral (columna toracolumbar). La **estabilización** suele realizarse por vía posterior en la columna toracolumbar, mediante el uso de tornillos pediculares y barras. Se pueden efectuar instrumentaciones posteriores cortas, monosegmentarias y bisegmentarias, o instrumentaciones largas, que incluyen más de dos segmentos espinales. En la columna cervical, la estabilización puede realizarse por vía anterior, mediante el uso de cajas intersomáticas o cilindros de titanio que reemplazan el cuerpo vertebral, con placas y tornillos, o bien por vía posterior mediante el uso de tornillos en las masas laterales y barras. La **realineación** se logra mediante el empleo de maniobras de compresión y distracción sobre el instrumental implantado. Es importante des-

tacar que todos estos objetivos deben ser alcanzados, ya que la inestabilidad perpetúa los mecanismos secundarios de lesión por más descompresión que se haya realizado (**figs. 28-3, 28-4 y 28-5**). De esta manera, los procedimientos descompresivos aislados (laminectomía descompresiva, etc.) se encuentran contraindicados en el contexto de un TRM. En la columna cervical es posible realizar **descompresión y realineación cerrada**, mediante el uso de tracción progresiva con halo. Este procedimiento se encuentra indicado en casos de lesión medular asociada a una compresión medular objetivable en imágenes, en pacientes despiertos, como paso previo a la cirugía. Es importante descartar, mediante el uso de resonancia magnética (RM), la existencia de hernia de disco o hematomas que puedan aumentar la compresión durante la tracción.

Ventana de tiempo quirúrgico y resultados clínicos

Como se mencionó previamente, la compresión prolongada y la inestabilidad exacerban los mecanismos secundarios de lesión medular. La cirugía temprana en pacientes con lesiones espinales traumáticas se

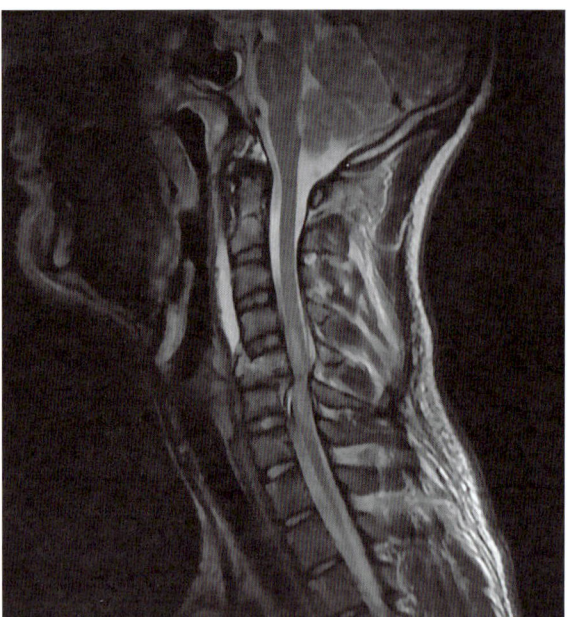

Fig. 28-4. RM preoperatoria. Se evidencia rotura ligamentaria, compresión y edema medular.

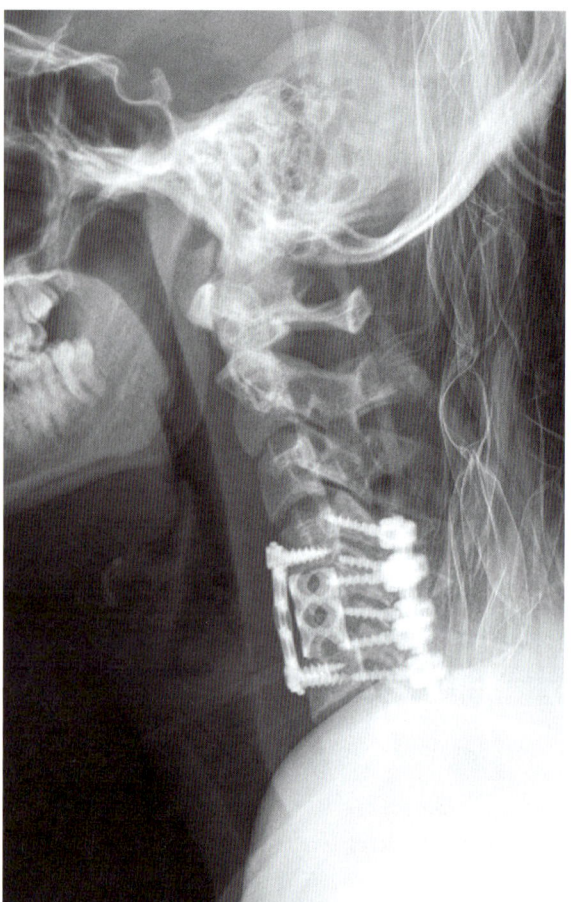

Fig. 28-5. Radiografía posoperatoria perfil. Se realizó un abordaje combinado con corpectomía y artrodesis anterior, seguido de estabilización vía posterior.

asocia a menores complicaciones respiratorias y estadías más cortas en la unidad de cuidados intensivos; sin embargo, el efecto de la cirugía en el pronóstico neurológico es menos claro. En pacientes con lesiones neurológicas completas (ASIA A) no se ha demostrado que la cirugía, tanto temprana como tardía, tenga efecto en la recuperación neurológica. Sin embargo, en pacientes con lesiones neurológicas incompletas (ASIA B, C y D) existe evidencia básica y clínica de que el tratamiento quirúrgico temprano se relaciona con mejores resultados neurológicos. El estudio multicéntrico STASCIS, por ejemplo, demostró que la cirugía realizada en menos de 24 horas luego del traumatismo se relacionó con una mejor recuperación neurológica que la realizada en forma tardía (luego de las 24 horas). De manera tal que en pacientes con **lesión neurológica incompleta o progresiva y evidencia de compresión**, suele indicarse cirugía con carácter de urgencia, mientras que, en pacientes sin foco neurológico o lesión completa, el procedimiento puede ser realizado en forma programada.

CONCLUSIONES

Las lesiones traumáticas de la médula espinal y la columna presentan un desafío para pacientes y profesionales de la salud. La decisión de indicar un procedimiento quirúrgico se basa principalmente en el estado neurológico, la morfología de la lesión y la integridad del sistema ligamentario posterior. En casos de lesión medular incompleta o progresiva, la cirugía debe realizarse, dentro de lo posible, en las primeras 24 horas del traumatismo, y respetando los principios de descompresión, estabilización y realineación. Las lesiones que no causan este tipo de lesión neurológica pueden operarse en forma programada. Los procedimientos quirúrgicos modernos incluyen un amplio espectro de técnicas de estabilización, tanto anterior como posterior, en forma convencional o con abordajes mínimamente invasivos.

BIBLIOGRAFÍA

Benzel E. Biomechanics of Spine Stabilization. 3.ʳᵈ ed. New York: Thieme; 2015.

Devivo MJ. Epidemiology of traumatic spinal cord injury: trends and future implications. Spinal Cord 2012;50(5):365-72.

Fehlings MG, Vaccaro A, Wilson JR, et al. Early versus delayed decompression for traumatic cervical spinal cord injury: results of the Surgical Timing in Acute Spinal Cord Injury Study (STASCIS). PLoS One 2012; 7(2): e32037.

Jallo J, Vaccaro AR, Neurotrauma and critical care of the spine. Second edition. New York: Thieme; 2018.

Sekhon LHS, Fehlings MG. Epidemiology, demographics, and pathophysiology of acute spinal cord injury. Spine 2001;26(24) Suppl: S2-S12.

Siebenga J, Leferink VJ, Segers MJ, et al. Treatment of traumatic thoracolumbar spine fractures: a multicenter prospective randomized study of operative versus nonsurgical treatment. Spine (Phila Pa 1976) 2006;31:2881-90.

Vaccaro AR, Schroeder GD, Kepler CK, et al. The surgical algorithm for the AOSpine thoracolumbar spine injury classification system. Eur Spine J 2016;25(4):1087-94.

Vaccaro AR, Koerner JD, Radcliff KE, et al. AOSpine subaxial cervical spine injury classification system. Eur Spine J 2016;25(7):2173-84.

Vaccaro AR, Hulbert R J, et al. The subaxial cervical spine injury classification system: a novel approach to recognize the importance of morphology, neurology, and integrity of the discoligamentous complex. Spine (Phila Pa 1976) 2007; 32(21):2365-74.

Vaccaro AR, Oner C, Kepler CK, et al. AOSpine thoracolumbar spine injury classification system: fracture description, neurological status, and key modifiers. Spine (Phila Pa 1976) 2013; 8(23); 2028-37.

Verheyden AP, Spiegl UJ, Ekkerlein H, et al. Treatment of Fractures of the Thoracolumbar Spine: Recommendations of the Spine Section of the German Society for Orthopaedics and Trauma (DGOU). Global Spine Journal 2018;8(2S):34S-45S.

Wood KB, Buttermann G, Phukan R, et al. Operative compared with nonoperative treatment of a thoracolumbar burst fracture without neurological deficit: a prospective, randomized study with follow-up at sixteen to twenty-two years. J Bone Joint Surg Am 2015;97:3-9. doi: 10.2106/JBJS.N.00226.

Wyndaele M, Wyndaele JJJ. Incidence, prevalence and epidemiology of spinal cord injury: what learns a worldwide literature survey? Spinal Cord 2006; 4(9):523-9.

Hemorragia subaracnoidea

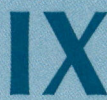

IX

Hemorragia subaracnoidea. Generalidades

29

Alejandro Hlavnicka

INTRODUCCIÓN

Esta entidad se define como el volcado de sangre en el espacio subaracnoideo, ubicado entre la aracnoides y la piamadre, donde normalmente circula el líquido cefalorraquídeo (LCR).

CAUSAS DE HEMORRAGIA SUBARACNOIDEA

Traumática: es la más frecuente.

Espontánea: en el 85% de los casos causada por la rotura de un aneurisma intracerebral; en un 10% la hemorragia es de localización perimesencefálica. En el 5% restante existen causas menos frecuentes, como malformaciones arteriovenosas cerebrales, extensión de un hematoma intracerebral al espacio subaracnoideo, hemorragia intratumoral, rotura de aneurismas micóticos, disección de arterias intracraneales (más frecuentemente las arterias vertebrales intracraneales), abuso de drogas (cocaína, fenilefrina, etc.), angiopatía amiloide, trastornos de la coagulación. De estas últimas, las malformaciones arteriovenosas cervicodorsales deben considerarse en pacientes con hemorragia subaracnoidea (HSA) presumiblemente aneurismática y con estudios de anatomía vascular (angiografía) que no evidencien aneurismas. A estos pacientes se les debe realizar una resonancia magnética (RM) de cuello y dorso en la pesquisa diagnóstica. Merecen una consideración particular la hemorragia subaracnoidea de localización perimesencefálica (la cual tiene un curso habitualmente más benigno y raramente se debe a rotura aneurismática) y la hemorragia subaracnoidea cortical, a la cual nos referiremos posteriormente.

La HSA de causa aneurismática es una patología grave; su mortalidad oscila aproximadamente entre 30 y el 50%. El 15% fallece antes de llegar al hospital y solo un tercio tiene un buen resultado luego del tratamiento. En las últimas décadas, la sobrevida de esta entidad se ha incrementado un 17% probablemente debido a un mejor diagnóstico, reparación temprana del aneurisma, prescripción de nimodipina y cuidado neurointensivo avanzado.

La HSA afecta a personas entre la segunda y séptima década de la vida, con un pico de incidencia entre los 50 a 60 años. Presenta una incidencia de 9,1 casos por 100 000 habitantes por año en Estados Unidos, mientras que la prevalencia de aneurismas en la población general se ubica entre el 2 y el 5%, llegando al 18% en familiares directos. La relación hombres/mujeres es 1:1,6, pero esta diferencia se hace evidente después de la quinta década. Sin embargo, existe marcada variación en la incidencia en el mundo: en Finlandia y Japón es del 19,7 y 22,7 por cada 100 000 habitantes por año, respectivamente. Existe controversia acerca de si esto es real o responde a diferencias en los sistemas de registro. Los aneurismas pueden ser únicos o múltiples en el 20% de los casos y, de estos, el 10% presenta una localización en espejo a ambos lados de la línea media.

ENFERMEDADES ASOCIADAS

Los aneurismas intracraneales se asocian a una serie de patologías de origen congénito y adquirido que describiremos a continuación.

Congénitas

- Poliquistosis renal: esta enfermedad es autosómica dominante debido a mutación del gen de poliquistina 1 (PK1) y se caracteriza por formación de quistes renales, hepáticos, pancreáticos, en las gónadas, pulmón, baso, y malformaciones vasculares cardíacas y cerebrales. De estas últimas las más frecuentes son los aneurismas. La poliquistina se encuentra en el endotelio y en el músculo liso vascular y su mutación haría que la pared vascular se debilite. La prevalencia de aneurismas cerebrales en pacientes con poliquistosis renal es del 4 al 12%, es decir, 5 veces mayor que en la población general.
- Displasia fibromuscular.
- Trastornos del tejido conectivo.
- Síndrome de Marfan.

- Síndrome de Ehlers-Danlos.
- Seudoxantoma elástico.
- Malformaciones arteriovenosas.
- Coartación de aorta.

Adquiridas

- Infecciones.
- Neoplasias.
- Traumatismo: la fractura de base de cráneo puede derivar en la formación de aneurismas en el segmento petroso de la arteria carótida interna.
- Posterior a una cirugía transesfenoidal: puede desarrollarse un aneurisma de la circulación anterior.

FACTORES DE RIESGO DE HEMORRAGIA SUBARACNOIDEA

Nos referiremos a la asociada principalmente con rotura aneurismática.

Tabaquismo: es el principal factor prevenible de HSA pero desaparece unos pocos años después de la abstinencia. El riesgo es entre 2 a 5 veces mayor que en la población que no fuma, si bien aún no se ha podido documentar riesgo ante el tabaquismo pasivo.

Hipertensión arterial: aumento significativo del riesgo (2,5 a 2,6 veces).

Alcohol: su consumo moderado a intenso se ha asociado significativamente a HSA.

Historia familiar: los familiares de primer grado de pacientes con HSA tienen un riesgo de 3 a 7 veces mayor comparado con el de la población general y es similar en familiares de segundo grado.

Genética: la susceptibilidad a HSA parece ser heterogénea: en algunas familias es consistente con herencia autosómica dominante y, en otras, con autosómica recesiva. Un gen relacionado con el desarrollo de HSA familiar y esporádica es el gen de elastina del cromosoma 7q11. Otros estudios relacionan HSA familiar a los cromosomas 2p13, 19q y xp22. Otro factor asociado a aumento del riesgo de trombosis y bajo riesgo de HSA es el polimorfismo génico que afecta la glucoproteína GPIIIa HPA1 (alterando la adhesividad plaquetaria).

Ejercicio: en un estudio, la mitad de los casos de hemorragia subaracnoidea ocurrieron durante el sueño o el reposo, pero un 19% ocurrió durante o dentro de las 2 horas de un ejercicio intenso o moderado.

Otros factores: fenilpropanolamina, deficiencia de estrógenos y terapia antitrombótica, la cual incrementa la gravedad de la HSA aunque no existen datos sobre si aumenta el riesgo de rotura aneurismática.

FACTORES PRONÓSTICOS

Un predictor importante de resultados es el nivel de conciencia al arribo al hospital, dado que este refleja la extensión de la hemorragia y la lesión del parénquima cerebral. Los pacientes con HSA se clasifican por escalas que valoran no solamente la gravedad y pronóstico, sino nos orientan sobre la conducta terapéutica para seguir. Las más frecuentemente utilizadas son la escala de Hunt y Hess y de la World Federation of Neurological Surgeons, las cuales clasifican dicha entidad en 5 grados: los 3 primeros nominados como HSA de buen grado, mientras que los 4 y 5 como mal grado (estos de peor pronóstico) Dicha clasificación tiene importancia en la toma de decisiones terapéuticas (véase más adelante). Otro factor es la edad del enfermo: los mayores de 60 años presentan mayor riesgo de malos resultados. Los aneurismas menores de 12 mm tienen una mortalidad del 25% en comparación con los aneurismas gigantes (mayores de 25 mm), que se adjudican una mortalidad del 41%. La presencia de sangre intraventricular y el resangrado se asocian también a mala evolución.

Los pacientes con HSA pueden desarrollar complicaciones extraneurológicas debidas fundamentalmente a disfunción autonómica. Las más frecuentes incluyen edema de pulmón y lesiones cardíacas, las cuales están relacionadas con peor pronóstico. El desarrollo de síndrome de respuesta inflamatoria sistémica (SIRS) se observa en un 54% de los pacientes con HSA admitidos dentro de los tres primeros días y es un predictor independiente de mala evolución.

La hiperglucemia al ingreso y durante la estadía en la unidad de cuidados intensivos (UCI) es otro predictor desfavorable asociado a la gravedad de la HSA y al riesgo de vasoespasmo.

La hipernatremia correlaciona con aumento de riesgo de casos fatales y la leucocitosis (más de 20 000 por mL) a peor evolución y riesgo de vasoespasmo.

El desarrollo de cualquiera de las complicaciones neurológicas, en especial el vasoespasmo cerebral, se relaciona a peor recuperación neurológica en los sobrevivientes.

FORMACIÓN DE ANEURISMAS

La teoría de Robert Carmachel parece ser la más aceptada, la cual sostiene que para la formación de aneurismas son necesarios factores congénitos, como por ejemplo la ausencia de la túnica media de la pared arterial, y cambios degenerativos influenciados por la hipertensión arterial (HTA), ateroesclerosis, estrés hemodinámico, y el hábito de fumar (**fig. 29-1**). Este último produciría un desequilibrio entre la elastasa y la alfa 1 antitripsina, asociándose con la formación de aneurismas múltiples. Debe mencionarse como factor de riesgo para la formación y rotura el uso de cocaína y fenilefrina. El abuso agudo provoca una acción simpático-mimética, que desencadena vasoconstricción, aumento súbito de la presión arterial, con mayor incidencia de sangrado aneurismático. El consumo crónico de dichas drogas produce lesión de la pared arterial.

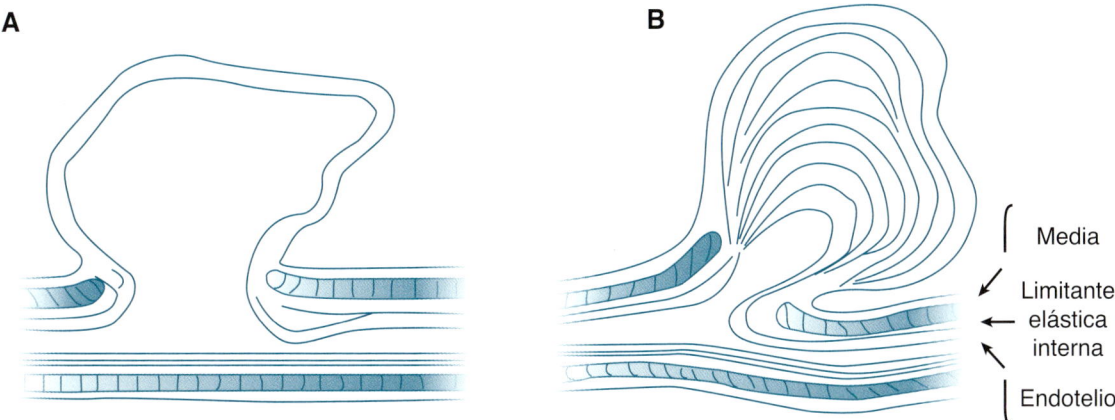

Fig. 29-1. A y B. Formación del aneurisma.

LOCALIZACIÓN

Los aneurismas se localizan más frecuentemente en la bifurcación de las arterias del polígono de Willis, 85% en la circulación anterior y 15% en la circulación posterior (**fig. 29-2**).

MANIFESTACIONES CLÍNICAS

Se deben distinguir dos tipos de manifestaciones clínicas: aquellas producidas por el efecto de masa provocado por los aneurismas o el impacto de los hematomas generados por su rotura con extensión al parénquima cerebral y aquellos producidos por el sangrado en sí mismo.

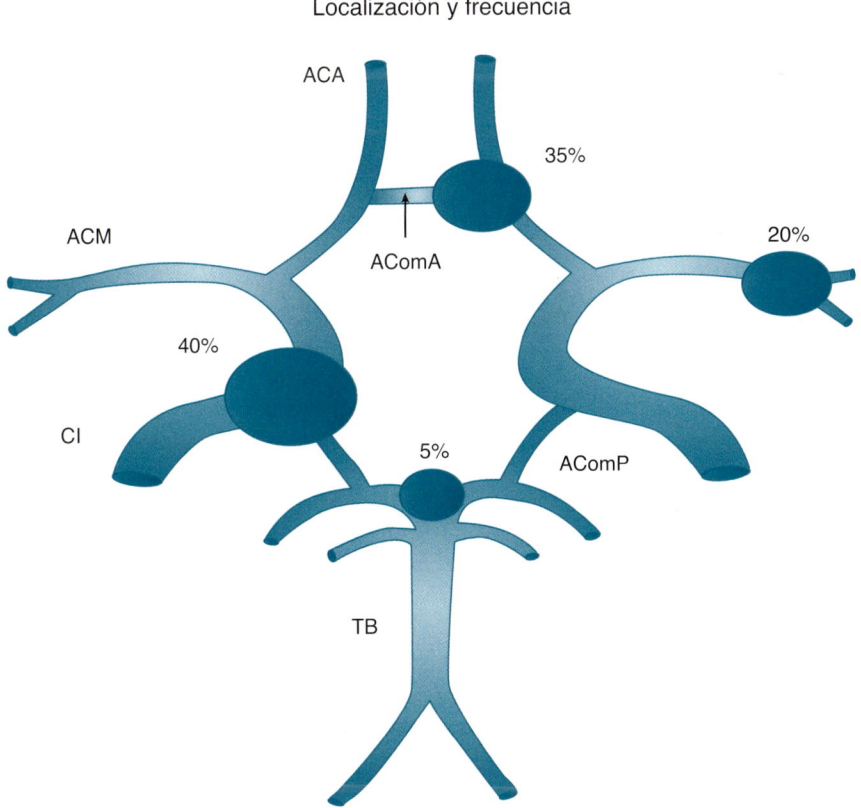

Fig. 29-2. Localización y frecuencia de los aneurismas. ACM: arteria cerebral media; ACA: arteria cerebral anterior; AComA: arteria comunicante anterior; AComP: arteria comunicante posterior; CI: carótida interna; TB: tronco basilar.

Con respecto a los primeros, la presencia de 3.er par craneal sugiere aneurisma de la arteria comunicante posterior. La afasia puede indicar rotura de un aneurisma de la arteria silviana izquierda, con extensión parenquimatosa de un hematoma o sin ella. Otros signos focales pueden indicar directa compresión de pares craneales por la sangre o isquemia producida por vasoespasmo temprano adyacente a la rotura aneurismática.

Entre el 10 a 43% de los pacientes presenta un sangrado menor o cefalea centinela, 6 a 20 días antes de la rotura aneurismática.

Con respecto a la presentación clínica del sangrado, esta depende de su cuantía. En el momento del sangrado se produce aumento importante de la presión intracraneal (PIC), con el consiguiente descenso de la presión de perfusión cerebral (PPC) (recordar que la PPC = TAM - PIC, donde la TAM es tensión arterial media).

Este importante descenso de la PPC lleva a una isquemia global por caída del flujo sanguíneo cerebral (FSC) que provoca pérdida de la conciencia. La isquemia global, de ser intensa y prolongada, puede llevar al paciente a la muerte o a permanecer en coma sin posibilidades de recuperación. Si se detiene el sangrado y se produce una respuesta de hipertensión arterial secundaria al aumento de la PIC (reflejo de Cushing), disminuye la isquemia cerebral y se recupera la conciencia. El resangrado ocurre más frecuentemente dentro de las primeras 24 horas.

Signos clínicos en pacientes con hemorragia subaracnoidea:

- Cefalea (92 a 98%).
- Náuseas y vómitos como manifestación de hipertensión intracraneal (HTIC) (77%).
- Rigidez de nuca (35%).
- Déficit de algún par craneal (3.er par 10 a 15%).
- Convulsiones en el 4 a 26% de los casos.
- Déficit motor; 30-35%.
- Síncope: 53%.
- Coma: 16%.
- Insuficiencia vertebrobasilar.
- Fondo del ojo: edema de papila y hemorragias.

Con respecto a la cefalea, es de inicio brusco, intensa y que alcanza su máxima intensidad en los segundos posteriores, denominándose cefalea en estallido. Si bien la mayoría de los pacientes presentan dicha característica, algunos pueden quejarse de una cefalea de comienzo más gradual.

Uno de los mayores problemas en las salas de emergencia es el correcto diagnóstico de un paciente con cefalea de comienzo brusco y la posibilidad de no considerar o sobreconsiderar la HSA debido a que menos del 1% de los pacientes que consultan por dicho síntoma presentan la patología y que solo el 12% de los pacientes que se quejan de cefaleas muy intensas y de comienzo agudo la tendrán.

Las claves del interrogatorio y el examen físico que nos ayudan a identificar a los pacientes son las siguientes (banderas rojas).

- Cefalea de comienzo abrupto.
- Intensidad de la cefalea (intensidad 10/10), la peor de su vida.
- Calidad: si es distinta o no de síntomas anteriores.
- Síntomas asociados: náuseas, vómitos, síncope, convulsiones, diplopía.
- Anormalidades del examen clínico, signos focales.
- Hipótesis alternativa.

Hay que tener en cuenta que muchos pacientes se encuentran alertas, sin alteraciones al examen clínico (p. ej., meningismo) y que la cefalea puede calmar con analgésicos no descartando por tal motivo el diagnóstico.

Asimismo, la cefalea es lateralizada en solo el 30% de los casos y el comienzo del dolor frecuentemente ocurre durante la maniobra de Valsalva o el ejercicio (2 horas previas), aunque en muchas ocasiones la rotura ocurre durante el reposo o el sueño.

Los diagnósticos alternativos incluyen: meningitis o encefalitis, disecciones arteriales, arteritis de la temporal, glaucoma de ángulo agudo, emergencias hipertensivas, intoxicación con CO, seudotumor cerebral, trombosis venosa o de senos cerebrales, ataque cerebrovascular (*stroke*) isquémico o hemorrágico, apoplejía pituitaria, tumores o abscesos cerebrales o cervicales, sinusitis. Asimismo, el primer episodio de migraña puede asemejarse a una HSA y, en muchas ocasiones, será necesario realizar una investigación exhaustiva, incluyendo TC y punción lumbar (PL) para descartarla. Además de la cefalea ictal de la hemorragia subaracnoidea, un 15 a 60% de los pacientes informan una cefalea súbita e intensa días a semanas previas a la rotura aneurismática, denominada cefalea centinela. Se piensa que esta se debe a crecimiento del aneurisma, compresión de estructuras adyacentes y probablemente rotura microscópica. Su reconocimiento es importante, pues muchas veces la tomografía y la punción lumbar pueden ser normales, por lo cual es necesario realizar una imagen vascular para su diagnóstico. Los pacientes con cefalea centinela tienen significativamente más riesgo de resangrado.

Basada en los principales síntomas de los pacientes, sus características y el examen clínico, se desarrolló una regla (OTTAWA), cuyo objetivo fue optimizar recurso y disminuir el uso de TC en el diagnóstico de la HSA. En pacientes con cefalea intensa, no traumática, la presencia de alguno de estos síntomas que se detallan a continuación tuvo una sensibilidad mayor del 99% en predecir hemorragia subaracnoidea:

- Edad 40 años o mayor.
- Rigidez o dolor de cuello.
- Pérdida de la conciencia.
- Comienzo durante el ejercicio.
- Cefalea que alcanza su máximo pico en forma inmediata (en estallido).
- Limitada flexión del cuello en el examen clínico.

Es decir que la ausencia de todos estos factores descartaría la posibilidad de que un paciente tenga una hemorragia subaracnoidea. Sin embargo, esta regla requiere validación en un estudio de cohortes independiente, y su aplicación para decidir si se debe o no realizar una tomografía solamente a partir de ella podría conducir a que no se detecten otras causas graves de cefaleas intensas, como tumores, abscesos, hidrocefalia o meningitis. Esta regla tampoco es aplicable a pacientes en quienes no se pueda obtener una historia detallada. Sin embargo, si los datos anteriormente mencionados son positivos, pueden alertarnos o aumentar la sospecha diagnóstica.

En resumen, una cefalea intensa en estallido, la peor de su vida o de diferentes características que las habituales, debe ser evaluada lo más rápidamente posible, y el umbral para indicar estudios por imágenes debe ser bajo a pesar de que muchas veces estaremos haciendo estudios de más. La falta de reconocimiento de síntomas de hemorragia subaracnoidea incrementa entre 3 y 8 veces el riesgo de morbimortalidad de los pacientes.

HEMORRAGIA SUBHIALIODEA O SÍNDROME DE TERSON

Se presenta en un 20% de los pacientes y se asocia con mayor mortalidad (**fig. 29-3**). Más frecuentemente es bilateral. Existen varias teorías con respecto a su formación:

- El aumento súbito de la PIC fuerza la salida de sangre desde el espacio subaracnoideo hacia el espacio prerretiniano.
- El súbito aumento de la PIC conduce a una disminución del retorno venoso del seno cavernoso hasta las venas de drenaje del globo. El aumento de la presión venosa retinal deriva en ectasia, que lleva a la rotura del vaso.
- El aumento súbito de la PIC obstruye la anastomosis retino-coroidal y la vena central de la retina, causando la rápida efusión del LCR a través de la comunicación del espacio subaracnoideo con el nervio óptico y dando como resultado dicha hemorragia.

El reconocimiento de la patología puede prevenir la pérdida de la visión.

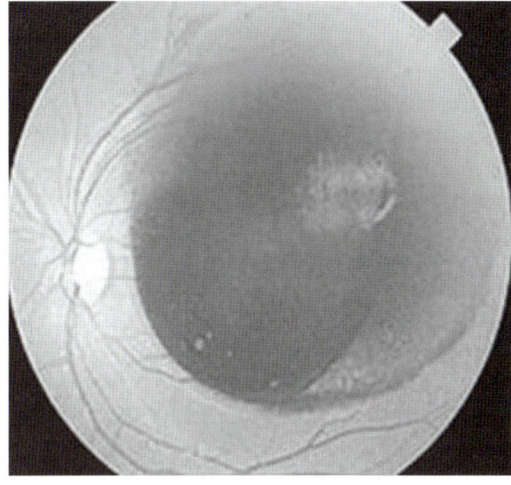

Fig. 29-3. Hemorragia subhialoidea o síndrome de Terson. Véase también esta figura en **Láminas en color**.

DIAGNÓSTICO

El diagnóstico de HSA se basa en:

Interrogatorio, las manifestaciones clínicas y el examen físico.

TC de cerebro sin contraste: es el método de elección para el diagnóstico y debe realizarse en todo paciente con sospecha clínica.

Los tomógrafos de quinta generación tienen una sensibilidad de 93 a 100% en las primeras 24 horas, pero disminuyen al 50% a la semana del sangrado, dado que al sexto día la sangre puede verse isodensa.

Hallazgos tomográficos durante las primeras 24 horas:

- HSA 92%.
- Sangrado intraventricular 15 a 35%.
- Sangrado intracerebral 20 a 40%.
- Subdural 2 a 5%.
- Hidrocefalia 15%.
- Normal 3 a 5%.

La tomografía computarizada (TC) no solamente nos permite realizar el diagnóstico, sino también valorar la extensión del sangrado y predecir –por la escala de Fisher o de VASOGRADE– el riesgo de déficits isquémicos tardíos.

La localización de la sangre no ayuda a identificar el aneurisma roto, excepto en aneurismas de la comunicante anterior (predomina en el surco interhemisférico anterior) y cerebral media (mayor densidad en el valle silviano). La presencia de sangre subaracnoidea en la convexidad sugiere traumatismo u otras causas menos frecuentes (como por ejemplo vasculitis), mientras que –con el sangrado aneurismático– se observa mayor volumen de sangre en las cisternas de la base. La presencia de un hematoma parenquimatoso en el territorio de la arteria silviana predice un aneurisma en dicha localización.

Como mencionamos anteriormente, una tomografía computarizada normal no descarta el diagnóstico de hemorragia subaracnoidea y la habilidad para excluirla es inversamente proporcional al tiempo desde su ocurrencia.

Recientes estudios publicados han concluido que, cuando la tomografía se realiza dentro de las 6 primeras horas del sangrado, con tomógrafos de tercera generación por lo menos, en centros con alta experiencia y es analizada por neurorradiólogos expertos, la sensibilidad de este estudio se acerca al 100% (es decir que un estudio negativo descartaría una HSA). Sin embargo, esta situación no necesariamente es aplicable a la mayoría de los centros. En uno de estos estudios, solo el 7% de los pacientes con tomografías negativas fueron sometidos a una punción lumbar y la evaluación para un resangrado fue realizada a los 6 meses con un cuestionario. O sea que es probable que, en dichos estudios, algunas hemorragias subaracnoideas pequeñas no fueran diagnosticadas.

Las siguientes son causas de falta de reconocimiento de hemorragia subaracnoidea en la tomografía computarizada:

- Anemia con hematocrito menor de 30.
- Sangre en la cisterna prepontina: aunque puede visualizarse en una nueva TC.
- Ausencia de cisura silviana unilateral con sangrado subaracnoideo isodenso.
- Falta de reconocimiento u observación de la presencia de sangre en las astas posteriores de los ventrículos laterales.
- Sangre en las cisternas basales mal interpretada como refuerzo del contraste.
- Sangre en el tentorio mal interpretada como calcificación.

Si la TC es normal y existe sospecha clínica de HSA, la mayoría de las guías de práctica clínica recomiendan realizar una punción lumbar para el diagnóstico. Sin embargo, en los últimos años varias publicaciones resaltaron el papel de algunos estudios vasculares (angiotomografía y resonancia magnética con angiorresonancia cerebral) como paso previo a la punción lumbar.

La angio-TC es una técnica no invasiva que podría disminuir la necesidad de una punción lumbar o reemplazarla. Además, se logra identificar la localización del aneurisma responsable o identificar otras causas de la cefalea y se puede realizar inmediatamente luego de una TC no diagnóstica. Las tomografías de última generación tienen una sensibilidad entre 98 y 100% para la detección de aneurismas con especificidad del 100%. Una tomografía sin contraste no diagnóstica junto con angio-TC negativa indican muy probablemente un curso clínico benigno. Sin embargo, en aneurismas de menos de 4 mm, la sensibilidad de la angio-TC disminuye significativamente. Otro de los inconvenientes de utilizar dicho estudio para el diagnóstico de hemorragia subaracnoidea es que entre el 2 y el 5% de la población puede tener aneurismas cerebrales y su descubrimiento no los implica necesariamente como responsables del sangrado. Por otra parte, la mayoría de los datos de la angio-TC surgen de pequeños estudios de cohorte, comparando esta con la angiografía digital en pacientes con hemorragia subaracnoidea diagnosticada, revelando una sensibilidad entre 82 y 99%.

En resumen, si bien la combinación de una TC sin contraste (sobre todo realizada antes de las 6 horas del comienzo de los síntomas) con angio-TC negativa hace poco probable el diagnóstico de hemorragia subaracnoidea, la angio-TC es una prueba anatómica que detecta aneurismas mayores de 3 mm, pero que no establece definitivamente la causa de la cefalea. Además, no está exenta de riesgos y potencialmente puede ocasionar reacciones alérgicas y daño renal. Su potencial utilidad alcanza a pacientes en quienes la punción lumbar no puede realizarse debido a problemas técnicos, como falta de colaboración del paciente o si este se niega a realizarla, o en resultados dudosos. Otra potencial utilidad de la angio-TC beneficia a pacientes con hematomas intraparenquimatosos adyacentes al valle silviano con indicación quirúrgica de urgencia; de esta manera se puede identificar el aneurisma responsable y permite al neurocirujano la evacuación del hematoma junto con su "clipado" quirúrgico.

En la **figura 29-4** se resume el algoritmo diagnóstico de la hemorragia subaracnoidea.

La resonancia magnética (RM) ha sido sugerida en varios estudios como un método de alta sensibilidad para el diagnóstico de hemorragia subaracnoidea superando a la tomografía computarizada. Esto es particularmente válido con la utilización de secuencias FLAIR y de eco de gradiente con equipos de más de 1,5 TESLA. También es útil en el diagnóstico de otras causas de cefalea con tomografía negativa evitando la punción lumbar. La mayor utilidad de este estudio para el diagnóstico de HSA beneficia a pacientes que consultan tardíamente en quienes la sensibilidad de la tomografía disminuye (50% luego de una semana). Con las secuencias modernas se puede detectar sangre hasta 30 días después del ictus. La angiografía por resonancia también detecta aneurismas mayores de 3 mm con 95% de sensibilidad. El principal inconveniente de la resonancia es que se debe contar con la colaboración del paciente (no apto para claustrofóbicos) y, en pacientes inestables y ventilados, su realización es dificultosa.

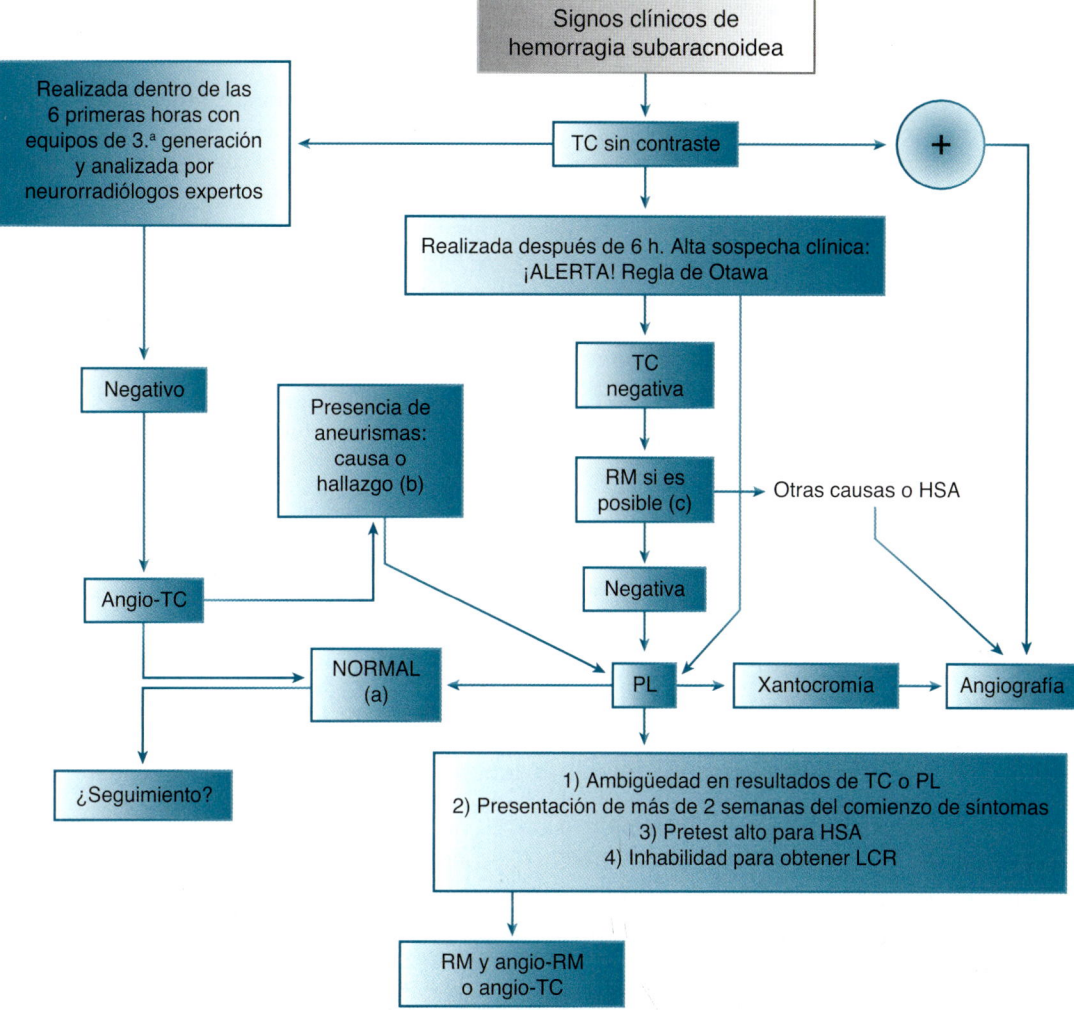

a) La combinación de una TC de cerebro de tercera generación por lo menos realizada antes de las 6 horas y analizada por neurorradiólogos expertos y una angio-TC negativa disminuye la chance de hemorragia subaracnoidea a menos del 1%, sobre todo en pacientes con bajo riesgo pretest.
b) El hallazgo de aneurismas en la angio-TC en un paciente con TC normal no nos indica necesariamente que son la causa de los síntomas o si hubo sangrado. Por lo tanto, una angio-TC normal no invalida realizar una punción lumbar.
c) La resonancia magnética es particularmente útil en pacientes que consultan tardíamente debido a que la presencia de hemosiderina se puede objetivar hasta 30 días posteriores al inicio de los síntomas. Sin embargo, una resonancia sin evidencia de sangre no descarta practicar una punción lumbar diagnóstica, sobre todo en pacientes con clínica compatible y síntomas sugestivos.

Fig. 29-4. Algoritmo diagnóstico de la hemorragia subaracnoidea.

Punción lumbar

Para diferenciar una punción lumbar (PL) traumática de una HSA real se debe centrifugar inmediatamente el LCR y analizar la presencia de xantocromía. Otros métodos que nos ayudan a diferenciarlas es la prueba de los tres tubos (el líquido se va aclarando con disminución a desaparición del recuento de rojos, del 1.° al 3.°) y la medición de la presión de apertura presente en un 60% de los casos siendo inespecífica. La presencia de eritrocitos crenados carece de valor y no se recomienda tenerlo en consideración. La prueba de los tres tubos solo excluye HSA si en el último el recuento es cero.

La presencia de xantocromía debe ser definida preferentemente por espectrofotometría. Por visión directa, se define como LCR de color amarillento. Este fenómeno lumínico es producto del metabolismo de la hemoglobina. Virtualmente todos los pacientes con HSA presentan xantocromía luego de las 12 horas del sangrado y esto se puede mantener hasta 2 semanas o más, motivo por el cual muchas autoridades recomiendan este período de espera desde el ictus para aumentar la sensibilidad en el diagnóstico.

La presencia de xantocromía se evalúa por inspección visual o espectrofotometría; este último es el método más sensible y objetivo que la visión humana.

Deben tenerse en cuenta los siguientes recaudos:

- Idealmente debe esperarse 12 horas desde el ictus (algo no siempre posible por la condición clínica del paciente).
- La espectrofotometría debe detectar la presencia de bilirrubina con su característica longitud de onda, debido a que esta revela que la xantocromía es producto de la degradación del glóbulo rojo después de un tiempo en los espacios subaracnoideos, lo que la diferenciaría de una punción traumática.
- La muestra debe ser procesada inmediatamente, evitando la luz y la hemólisis mecánica (en el tubo de transporte).
- Es una técnica manual no automatizada y requiere personal permanente entrenado.
- Los falsos positivos incluyen hiperbilirrubinemia sistémica (mayor de 10 mg por dL), incremento de la concentración de proteínas (mayor de 150 mg por dL) y si el paciente tuvo una punción traumática previamente.
- Hay que tener en cuenta que la mayor parte de los centros en Estados Unidos (más del 90%) utilizan la técnica visual; en cambio, el uso de espectrofotometría es más frecuente en Europa.

Una vez diagnosticada la HSA (por TC o PL) se debe realizar la angiografía digital (**fig. 29-5**).

Angiografía de cuatro vasos de cuello por sustracción digital

Es el método de elección para la localización de los aneurismas. Si la angiografía es negativa, debe repetirse en 10 a 14 días debido a que, en algunas circunstancias, por vasoespasmo o trombosis no se los visualiza en agudo. En el caso de una hemorragia subaracnoidea típicamente perimesencefálica con una primera angiografía negativa, se puede obviar un segundo estudio a criterio del equipo tratante (véase más adelante).

El tiempo de realización deberá ser lo antes posible, salvo en los pacientes que presenten Hunt y Hesss V (habitualmente en los pacientes con puntuación en la Escala de Coma de Glasgow (*Glasgow Coma Scale*, GCS) de 3 o 4 no se realiza tratamiento agudo del aneurisma) (véase **fig. 29-5**).

Resonancia magnética de cerebro y columna cervicodorsal

Si la angiografía es negativa, se debe realizar también una RM de cerebro y columna cervicodorsal, debido a que los cavernomas (no visibles en la angiografía y sí en la RM) y algunas malformaciones vasculares pueden manifestarse por HSA. La angiografía digital debe incluir la investigación de aneurismas en las arterias espinales como causa de hemorragia subaracnoidea. Esta opción hay que tenerla en cuenta sobre todo cuando el volumen de sangrado es mayor en fosa posterior.

TRATAMIENTO INICIAL DEL PACIENTE

Una vez ingresado el enfermo en la sala de emergencias, deben encararse las medidas de ABC de los pacientes graves: control de la vía aérea, asegurar la ventilación y la circulación, según su condición clínica.

En segundo lugar, se procede a la anamnesis directa del paciente o a través de un familiar.

El examen neurológico consta de evaluación del nivel de conciencia, puntuación de GCS, tamaño de las pupilas y reactividad pupilar, déficit motor y fondo del ojo.

Se solicitan exámenes de laboratorio: hemograma, coagulograma, ionograma, recuento de plaquetas, urea, glucemia y creatinina.

Se realiza un electrocardiograma (ECG): se pueden observar cambios electrocardiográficos secundarios a la activación del sistema nervioso central (SNC) y la médula suprarrenal por la liberación de catecolaminas.

CLASIFICACIÓN

Los pacientes con hemorragia subaracnoidea de causa aneurismática se clasifican utilizando escalas que valoran la gravedad y el pronóstico. Las dos más frecuentemente utilizadas son la escala de Hunt y Hess (HH) y la de la Federación Mundial de Neurocirujanos (*World Federation of Neurosurgeons*, WFN). Ambas clasifican a los enfermos en 5 niveles permitiendo separar a los pacientes en buen grado neurológico (grados I, II, III) y mal grado neurológico (correspondientes a los grados IV y V). Sin embargo, hay que tener en cuenta que dicha clasificación no es estática y, en ciertas ocasiones, los pacientes en mal grado pueden evolucionar a buen grado con la reanimación inicial o la colocación de un drenaje ventricular, o inversamente (de buen a mal grado) si el paciente presenta, por ejemplo, resangrado o aumento del edema cerebral.

Además de informarnos sobre el pronóstico y gravedad nos orientan acerca de qué tratamiento podríamos emplear para la exclusión del aneurisma. Los pacientes con aneurismas en buen grado pueden tratarse con cirugía convencional o embolización, mientras que la mayoría de los neurocirujanos y guías prefiere esta última modalidad en los de mal grado. Otras escalas (Fisher) predicen el riesgo de vasoespasmo o isquemia cerebral tardía en estos pacientes. A continuación analizaremos la utilidad de dichas escalas.

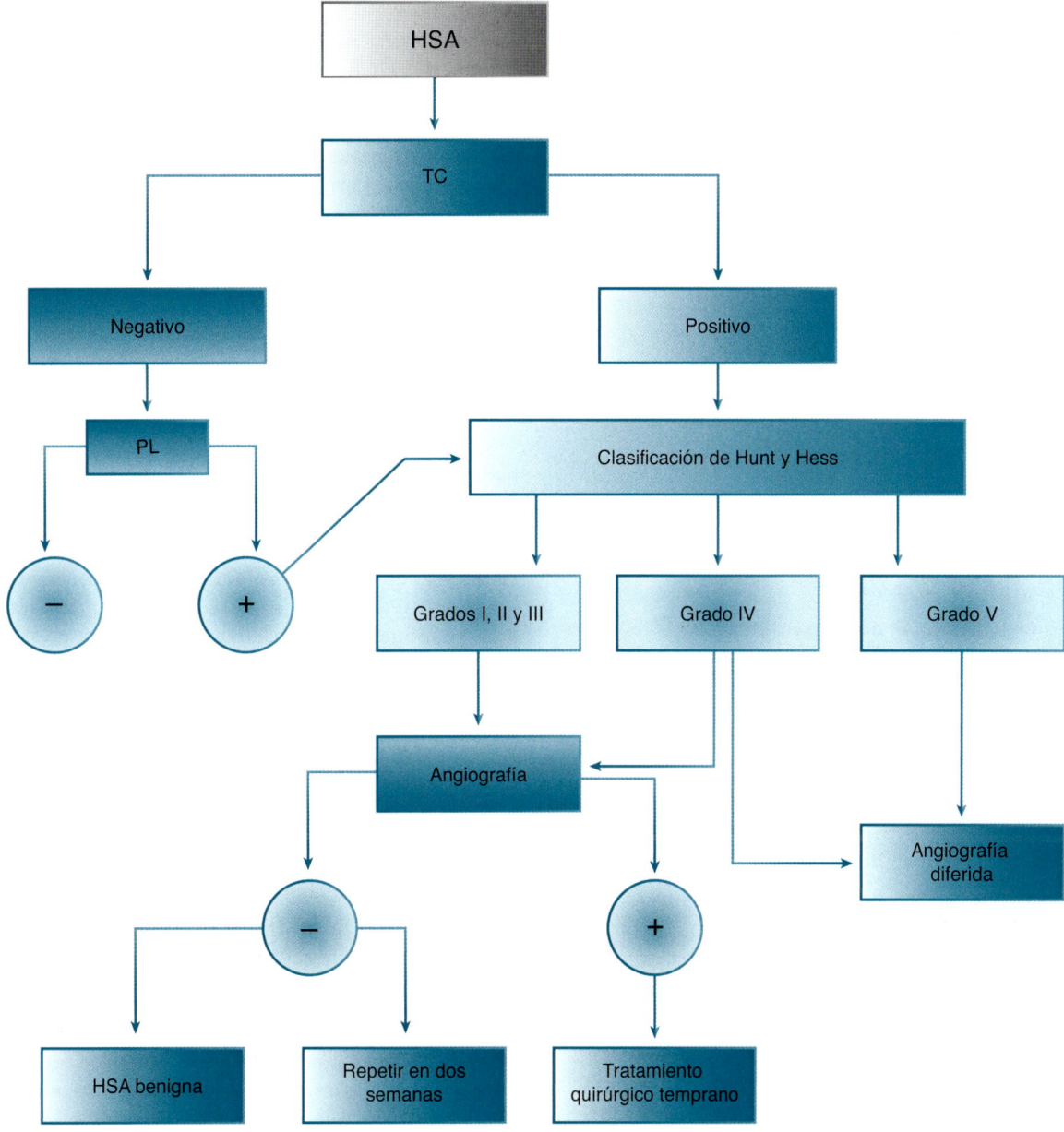

Fig. 29-5. Algoritmo diagnóstico y terapéutico de la HSA.

Escala de Hunt y Hess

Es la más usada en los Estados Unidos. Es una escala fácil, conocida y no necesita entrenamiento. En su descripción inicial sugería el riesgo operatorio y el momento de una intervención (**cuadro 29-1**). Sin embargo, suscita varios cuestionamientos:

- Es subjetiva, arbitraria y ambigua en sus definiciones.
- Los límites entre los diferentes grados no son claros y puede haber variabilidad marcada entre diferentes observadores. Un paciente con cefalea leve y foco

motor se clasificaría como grado 1 por el primer síntoma y grado 3 por el foco.

- No tiene en cuenta la edad del enfermo, asociada a peor pronóstico.
- Si bien y globalmente los pacientes en buen grado tienen mejor pronóstico que aquellos en mal grado, en el trabajo original existió marcada superposición de las chances de buena evolución entre los grados 1 y 2 y entre los 2 y 3.
- Actualmente, con los avances terapéuticos en el tratamiento intravascular y la complejidad creciente de los cuidados intensivos, el pronóstico de los pacientes en mal grado ha mejorado significativamente

Cuadro 29-1. Escala de Hunt y Hess

Grado I	Asintomático Discreta cefalea y/o meningismo
Grado II	Cefalea moderada a intensa Signos meníngeos No signos de foco Posible compromiso de pares craneales
Grado III	Apatía Desorientación y/o defectos focales
Grado IV	Estupor Signos de foco definido Alteraciones vegetativas
Grado V	Coma profundo Rigidez de descerebración

pudiendo alcanzar una buena evolución superior a la descrita cuando se confeccionó dicha escala.

Por lo tanto, al no ser tan fiable, no debe usarse como el único parámetro en la toma de decisiones.

Escala de la Federación Mundial de Neurocirujanos

En el año 1988, un comité de expertos ideó una nueva escala basada en dos aspectos: la GCS y la presencia de foco motor. Se basaron en que los mejores predictores de muerte e incapacidad de acuerdo con el Estudio Cooperativo Internacional de Aneurismas fueron el nivel de conciencia y la presencia de foco motor o afasia y no la cefalea o rigidez de nuca, como tuvo en cuenta la anterior escala. La escala de la WFN es más utilizada en Europa (**cuadro 29-2**).

Las ventajas son: es fácil de realizar, más objetiva y tiene menos variabilidad entre diferentes observadores. Con respecto a sus limitaciones, la principal de ellas

Cuadro 29-2. *World Federation of Neurosurgeons (WFN)*

WFN	PUNTUACIÓN DE GCS	DÉFICIT MOTOR
I	15	Ausente
II	13-14	Ausente
III	13-14	Presente
IV	7-12	Ausente o presente
V	3-6	Ausente o presente

es que, en el grado 4, la puntuación de GCS de los pacientes oscila entre 7 y 12, siendo improbable que la evolución en dicho rango tan amplio sea la misma.

Tampoco incluye la edad de los enfermos.

Comparando grado 2 contra 3 y 3 contra 4, su capacidad para predecir evolución es conflictiva y existe superposición. Otro de los puntos cuestionables es el grado 5 de la clasificación. Un paciente con 5-6 puntos de GCS puede alcanzar una buena y mejor evolución neurológica que un paciente con 3-4 puntos después de un tratamiento intensivo. La determinación del grado neurológico posterior a la reanimación inicial, incluida la colocación de un catéter ventricular, se asocia a mejor predictibilidad pronóstica a los 6 meses que la efectuada en el momento de la rotura del aneurisma.

Escala de Fisher

La clasificación tomográfica de Fisher fue elaborada para predecir riesgo de vasoespasmo. Toma en cuenta la cantidad de sangre de los espacios subaracnoideos en los planos verticales de las cisternas silviana, *ambiens* y la cisura interhemisférica, como también la presencia de sangre intraventricular o intraparenquimatosa. Consta de 4 grados. El grado 3 es el de mayor riesgo de vasoespasmo por mayor cantidad de sangre en las cisternas. Sin embargo, la escala presenta varias limitaciones. Uno de los criterios para definir la magnitud del sangrado subaracnoideo fue la presencia de sangre en las cisternas o surcos con un espesor mayor o menor de 1 mm. Los tomógrafos modernos son muy sensibles para la detección de sangre y frecuentemente detectan un grosor mayor de 1 mm en la mayoría de los casos, lo cual hace que casi todos los pacientes sean Fisher III. En la clasificación original de Fisher, el grado 4 incluyó sangre intraventricular o intraparenquimatosa con sangrado subaracnoideo difuso mayor de 1 mm o sin él, lo cual creó mucha confusión. Tampoco tuvo en cuenta otros factores asociados actualmente a mayor riesgo de vasoespasmo, como la tasa de reabsorción de sangre de las cisternas (los pacientes que en tomografías sucesivas lavan más rápidamente la sangre tienen menor riesgo) y la presencia de sangre en los ventrículos laterales (**cuadro 29-3**).

Escala de Fisher modificada

En el año 2001 se modificó la anterior escala para subsanar las diferencias descritas. El espesor de sangre mayor o menor de 1 mm se sustituyó por llenado completo o no de sangre en una o más cisternas o cisuras. Otro de los criterios utilizados fue la presencia de sangre intraventricular. Esta escala fue validada y mejoró el valor predictivo para el desarrollo de vasoespasmo sintomático con una razón de posibilidades (*odds ratio*, OD) de 1,28. Hubo una buena correlación entre riesgo de vasoespasmo sintomático y los grados crecientes

Cuadro 29-3. Escala de Fisher	
Grado 1	No HSA en la TC
Grado 2	HSA en capa difusa < 1 mm
Grado 3	HSA con coágulo > 1 mm
Grado 4	HSA intraventricular o intraparenquimatoso con sangrado < 1 mm o sin él

Cuadro 29-5. Escala de VASOGRADE		
VASOGRADE	WFNS	FISHER MODIFI-CADA
Verde	1-2	1-2
Amarillo	1-3	3-4
Rojo	4-5	Alguno

de la escala: 23, 33, 33 y 40% para los grados 1, 2, 3 y 4, respectivamente (**cuadro 29-4**).

VASOGRADE

La escala VASOGRADE fue recientemente descrita y combina la escala de Fisher modificada y la escala de la World Federation. Establece 3 grados (o luces): verde, amarillo o rojo. En una cohorte de 746 pacientes, la escala predijo significativamente la ocurrencia de déficits isquémicos tardíos. Los pacientes con VASOGRADE amarillo tuvieron una tendencia a mayor riesgo en relación con el VASOGRADE verde, mientras que los pacientes con VASOGRADE rojo tuvieron 3 veces más riesgo de desarrollar déficits isquémicos retardados.

La sensibilidad y especificidad para el riesgo de déficits isquémicos tardíos fue de 100 y 0%, respectivamente para VASOGRADE verde, 63,5 y 57,6 para el amarillo y 49,1 y 74,7 para el rojo (**cuadro 29-5**).

En resumen, la escala VASOGRADE en una simple herramienta validada que nos ayuda actualmente a identificar los pacientes con mayor o menor riesgo de déficits isquémicos tardíos.

Borrow Neurological Institute Scale (BNI)

En el año 2012 se ideó una escala tomográfica simple y semicuantitativa destinada a predecir vasoespasmo angiográfico y sintomático. Esta diferencia 5 gra-

dos teniendo en cuenta el grosor de la sangre medida perpendicularmente a las cisternas o cisuras (**cuadro 29-6**).

En un estudio reciente donde se analizaron retrospectivamente 260 pacientes, se demostró que un incremento en el grado de dicha escala correlacionó con más riesgo de vasoespasmo angiográfico, la ocurrencia de nuevos infartos cerebrales y pobre evolución neurológica, siendo más precisa y superior que la escala de Fisher. Sin embargo, las escalas de Hunt y Hess y World Federation continuaron siendo más relevantes en la predicción de la evolución neurológica de los pacientes. Tampoco esta escala tiene en cuenta la presencia de sangre intraventricular o parenquimatosa, dos elementos claramente asociados a riesgo de vasoespasmo y mal pronóstico.

FISIOPATOLOGÍA DE LA LESIÓN TEMPRANA

Después de la rotura de un aneurisma cerebral se produce una elevación aguda de la presión intracraneal con descenso de la presión de perfusión cerebral, que en algunas circunstancias llega al paro circulatorio cerebral produciendo pérdida de conocimiento. Esto contribuye a la detención del sangrado inicial. La magnitud y duración de la hipertensión intracraneal inicial y la cantidad de sangre dentro de los espacios subaracnoideos y/o del parénquima cerebral correlaciona con la magnitud de la lesión cerebral temprana y el riesgo de déficits isquémicos tardíos. El principal mecanismo fisiopatológico es el daño secundario a isquemia glo-

Cuadro 29-4. Escala de Fisher modificada	
Grado 0	Sin sangre subaracnoidea o intraventricular
Grado 1	HSA focal o difusa sin sangrado intraventricular
Grado 2	HSA focal o difusa con sangrado intraventricular
Grado 3	HSA con llenado completo de una o más cisuras o cisternas sin sangre IV
Grado 4	HSA con llenado completo de una o más cisuras o cisternas con sangre IV

Cuadro 29-6. Escala del Barrow Neurological Institute (BNI)	
Grado 1	Hemorragia subaracnoidea no visible
Grado 2	Grosor de sangre en cisternas o cisuras < 5 mm
Grado 3	Grosor de sangre en cisternas o cisuras < 10 mm
Grado 4	Grosor de sangre en cisternas o cisuras < 15 mm
Grado 5	Grosor de sangre en cisternas o cisuras < 20 mm

bal y la reperfusión posterior. Otro de los mecanismos de daño cerebral es un fenómeno de vasoconstricción aguda y microtrombosis arterial, la cual es independiente de la presión intracraneal y de la presión de perfusión cerebral. Esto, junto con el paro circulatorio inicial, puede contribuir al daño isquémico temprano. Los pacientes que sobreviven al evento inicial pueden recuperar la conciencia y evolucionar neurológicamente intactos. Los pacientes con isquemia reperfusión significativa, en general, evolucionan en mal grado neurológico con deterioro de la conciencia y coma. Como consecuencia de lo anterior se produce liberación de radicales libres y mediadores inflamatorios; la apoptosis es el resultado final de este proceso patológico. La apoptosis de células endoteliales genera disfunción y aumento de la permeabilidad de la barrera hematoencefálica con el consiguiente desarrollo de edema cerebral citotóxico y vasogénico.

El edema cerebral junto con la hidrocefalia (véase más adelante) producida por obstrucción de la circulación de líquido cefalorraquídeo o disminución de la reabsorción de este produce aumento de la presión intracraneal con caída de la presión de perfusión cerebral, disminución del flujo sanguíneo cerebral e hipoxia cerebral. También existe pérdida de la autorregulación de la circulación cerebral, más frecuente en los pacientes en mal grado neurológico, lo cual incrementa la probabilidad de mala evolución.

El edema cerebral se clasifica en temprano y tardío. El primero se observa en el 8% de los casos y el edema cerebral tardío en el 12%. El mecanismo fisiopatológico del primero de ellos ya fue descrito.

El edema cerebral de desarrollo tardío se objetiva entre el día 2 y el 16 con un promedio al sexto día. Se debería a progresión de las anormalidades circulatorias causados por el paro circulatorio cerebral, al espasmo microvascular con el desarrollo de isquemia cerebral, autorregulación abolida, y al empeoramiento del edema causado por el tratamiento con terapia triple H (hemodilución hipertensiva hipervolémica). La mayor incidencia se objetiva en aneurismas mayores de 10 mm, menor estado de conciencia, uso de vasopresores y tratamiento con triple H.

COMPLICACIONES NEUROLÓGICAS

Resangrado

Es la complicación más temida después de ocurrida la hemorragia. El mayor riesgo ocurre durante las primeras 24 horas y llega al 50% en los primeros 6 meses. El 40% de los pacientes que resangran fallecen.

La mayor frecuencia se asocia estadísticamente al sexo femenino, peor estado neurológico, malas condiciones clínicas y presión arterial sistólica mayor de 170 mm Hg.

La rotura de los aneurismas está representada en la ley de Laplace:

$$T = PI - PE \times Radio$$

T= tensión
PI = presión interna
PE = presión externa

La presión interna está determinada por la presión arterial y el estrés hemodinámico; la presión externa está determinada por la presión en la pared externa del aneurisma. Por ejemplo, en los pacientes con drenaje ventricular externo (DVE), la brusca extracción de LCR puede provocar disminución de la presión externa y, consecuentemente, resangrado. Sin embargo, la extracción lenta e intermitente de LCR (guiada por PIC) disminuye el riesgo en estos pacientes.

Clínicamente puede manifestarse por aumento brusco de la cefalea, vómitos, deterioro del nivel de conciencia, intranquilidad, convulsiones, arritmias, paro respiratorio o aumento del débito de sangre fresca en pacientes que tienen DVE.

Ante la sospecha de resangrado debe realizarse nueva TC de cerebro sin contraste y se reclasificará el cuadro clínico, según la escala de Hunt y Hess o Federación Mundial para determinar la conducta por seguir.

Déficits isquémicos tardíos

El término déficit isquémico tardío o retardado se refiere a cualquier deterioro neurológico incluidos el déficit focal y la alteración del estado de conciencia que persiste por más de una hora y no puede ser explicado por alteraciones fisiológicas, radiológicas o de laboratorio. Desde las imágenes se caracterizan por la aparición de infartos cerebrales. Si bien históricamente se consideró el vasoespasmo cerebral como la única causa, en los últimos años se han reconocido otros mecanismos fisiopatológicos responsables. La razón de esto último se debe a lo siguiente:

- No siempre el vasoespasmo cerebral ocasiona infartos. Puede haber vasoespasmo con isquemias o sin ellas.
- No siempre existe una correlación anatómica entre la localización del vasoespasmo arterial y el sitio del área isquémica. El infarto o déficit isquémico tardío puede desarrollarse en un área sin disminución del calibre arterial o disminución del flujo.
- La apariencia de los infartos en estudios de diagnóstico por imágenes o autopsias son muchas veces de tamaño pequeño o en cuña, lo cual nos indicaría que el mecanismo causal es el hipoflujo microcirculatorio o de pequeñas arterias y no la estenosis de grandes vasos.
- Ninguno de los tratamientos destinados a reducir o aliviar el vasoespasmo demostraron en estudios clí-

nicos (antagonistas de la endotelina, terapia doble H) reducir la morbimortalidad en forma significativa.

- El único fármaco que demostró mejorar el pronóstico en estos pacientes fue la nimodipina. Su mecanismo de acción no es disminuir la incidencia de vasoespasmo, sino actuar como neuroprotectora produciendo un efecto profibrinolítico que mejoraría el flujo microcirculatorio.

La importancia terapéutica de estos últimos conceptos es que –cuando un paciente presenta tardíamente un foco neurológico– se debe establecer una correlación causal anátomo-fisiopatológica entre el desarrollo del vasoespasmo cerebral (diagnosticado por Doppler transcraneal o imagen vascular) y la aparición del síntoma el cual debe ser congruente con lo anterior. Esto se debe a que el tratamiento del vasoespasmo no está exento de riesgos.

Los mecanismos de déficits isquémicos tardíos además del vasoespasmo son el espasmo microcirculatorio, la trombosis o microtrombosis y las despolarizaciones corticales. En este capítulo describiremos la fisiopatología del vasoespasmo propiamente dicho y, en otro, los restantes mecanismos ya mencionados.

Vasoespasmo

Se define como el estrechamiento de las arterias intracraneales, el cual puede causar isquemia e infarto. Se objetiva angiográficamente en el 70% de los pacientes, en el 30% es sintomático y el pronóstico es grave en un 15%; constituye la mayor causa de morbilidad en los pacientes que sobreviven. Es una complicación tardía de la HSA, pues aparece a partir del tercero o cuarto día con un pico entre los días 7 y 10 y declina hacia el día 14. En raros casos puede ser prolongado (hasta 1 o 2 meses).

Debe sospecharse ante la aparición de cefalea, deterioro del sensorio, nuevo déficit motor, inquietud, somnolencia, apatía, febrícula, diabetes (DBT) insípida y derrame de sal cerebral.

Como ya se dijo anteriormente, su incidencia se relaciona con la cantidad de sangre en el espacio subaracnoideo (coágulo mayor de 1 mm de espesor Fisher 3-Fisher 4 modificada). La cuantificación del volumen de sangre en las cisternas (mayor de 20 cm³) y el porcentaje de degradación del coágulo han sido identificados recientemente como un patrón altamente predictivo de vasoespasmo. Asimismo, la presencia de sangre en los ventrículos laterales ha sido reconocida como un factor de riesgo independiente. Otros factores son la edad menor de 50 años, la hiperglucemia, la pobre condición clínica (puntuación en GCS < 14 o H-H 4-5) (no compartido universalmente), los aneurismas de carótida interna, comunicante anterior y la duración del período de inconciencia. El tipo de terapia (intravascular o quirúrgico) no parece influenciar la evolución. En un estudio retrospectivo reciente, la exposición a estatinas o inhibidores de la recaptación de serotonina al momento de la HSA se asoció a mayor riesgo de vasoespasmo. Con respecto al uso de estatinas probablemente se relacione con el efecto rebote al discontinuarlas debido al potencial efecto beneficioso demostrado en estudios recientes con el uso de dichos fármacos.

El procedimiento diagnóstico de referencia del vasoespasmo es la angiografía cerebral. El Doppler transcraneal es un método no invasivo utilizado para el diagnóstico temprano y el seguimiento (véase más adelante).

En los últimos tiempos ha cobrado importancia el estrechamiento arterial al momento de la hemorragia denominado vasoespasmo ultratemprano o vasoconstricción aguda. En un estudio de 3552 pacientes con hemorragia subaracnoidea donde se estudió la utilidad del tirilazad se demostró que estuvo presente en el 10% de los pacientes. Las observaciones emanadas de ese estudio fueron:

- Fue significativamente más probable en pacientes con pobre condición neurológica a la admisión, hemorragia intracerebral, tamaño del aneurisma, cantidad de sangre en las cisternas, hemorragia intraventricular, historia de HSA previa o hipertensión arterial.
- No fue asociado con vasoespasmo retardado.
- Fue asociado a infarto cerebral y peor pronóstico.

La fisiopatología del vasoespasmo es compleja y aún desconocida: en la última década se está considerando su origen multifactorial. Entre las teorías que se postulan describiremos:

Oxihemoglobina: la lisis de los hematíes en el espacio subaracnoideo libera oxihemoglobina, la cual se degrada produciendo metahemoglobina y especies reactivas del oxígeno como radical superóxido y radicales hidroxilo. Estas sustancias inducen peroxidación de los fosfolípidos de membrana, lo cual desempeña un papel patogénico central en la producción de vasoespasmo. La activación del metabolismo de los fosfolípidos por las fosfolipasas A y C generan ácido araquidónico y posteriormente, por activación de la lipooxigenasa y ciclooxigenasa, se genera hidroxyeicosatetraenoico (HEPTE), tromboxano A2 y PG f2a, que son potentes sustancias vasoconstrictoras (**fig. 29-6**). Otro mecanismo involucrado es el efecto "depurador" (*scavenger*) de la oxihemoglobina sobre el óxido nítrico, que aleja a este de su sitio de acción. La generación de HEPTE es uno de los más potentes inhibidores de los canales de K^+ (véase más adelante).

Papel de los leucocitos y plaquetas: la presencia de sangre en los espacios subaracnoideos determina una respuesta inflamatoria: el endotelio dañado es el que

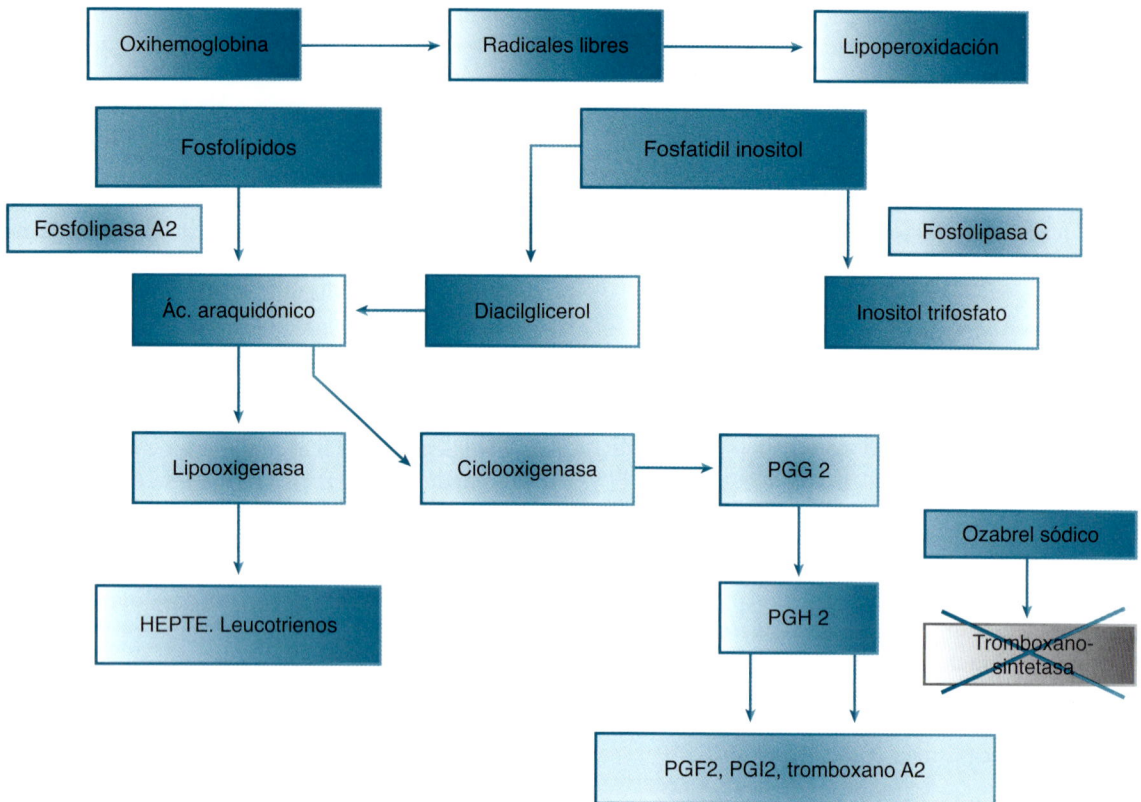

Fig. 29-6. Activación de señales de transducción intracelular. Modificada de Laher. TCM 2005;15(1).

desempeña un papel crucial en la activación de los leucocitos y plaquetas. Dichas células activadas infiltran la pared de los vasos y, junto con la liberación de citocinas, contribuyen al mantenimiento del vasoespasmo.

Papel del endotelio: el endotelio enfermo produce aumento de la secreción de endotelina, el cual es un potente vasoconstrictor. La activación de la fosfodiesterasa V inhibe el GMP cíclico disminuyendo el óxido nítrico y su efecto vasodilatador.

Papel de los canales del calcio: la activación de los canales de Ca^{2+}, junto con el aumento de la entrada de calcio intracelular, contribuye al vasoespasmo.

La OxiHb por lipoperoxidación genera HEPTE (hidroxieicosatetraenoico), el cual es uno de los más potentes inhibidores de los canales de K^+, induciendo despolarización y apertura de los canales de Ca^{2+} dependientes de voltaje (**fig. 29-7**).

Activación de señales de transducción intracelular (**fig. 29-8**).

Muchos estudios han investigado el papel de la activación de la proteína cinasa C (PKC), la Rho cinasa y la tirosina cinasa en la génesis del vasoespasmo. Diversos estímulos o substancias espasmogénicas (endotelina, OxiHb, radicales libres, factor de crecimiento derivado de plaquetas [PDGF]) estimulan el receptor ligado a proteína G y receptor de la tirosina cinasa favoreciendo el vasoespasmo.

Por lo tanto y, como vimos anteriormente, en la fisiopatología del vasoespasmo intervienen múltiples factores que hacen imposible identificar un único desencadenante en su génesis.

La consecuencia directa del vasoespasmo es la menor disponibilidad de oxígeno y consecuentemente la lesión isquémica. Durante el vasoespasmo en la HSA se produce vasodilatación de pequeñas arteriolas en la periferia del vasoespasmo y existe pérdida de la autorregulación, motivo por el cual el flujo cerebral es directamente dependiente de la tensión arterial (TA) y los descensos en ella pueden generar grandes caídas del flujo, con riesgo de isquemia. Por tal motivo con el objetivo de mejorar el flujo se indica terapia triple H (basándose en la ley de Poiseuille).

$$Flujo = \frac{Gradiente\ de\ presión \times Radio\ del\ vaso}{Viscosidad}$$

Hidrocefalia

Es una complicación frecuente de la HSA con una incidencia de 8 a 34%, tanto en su período agudo

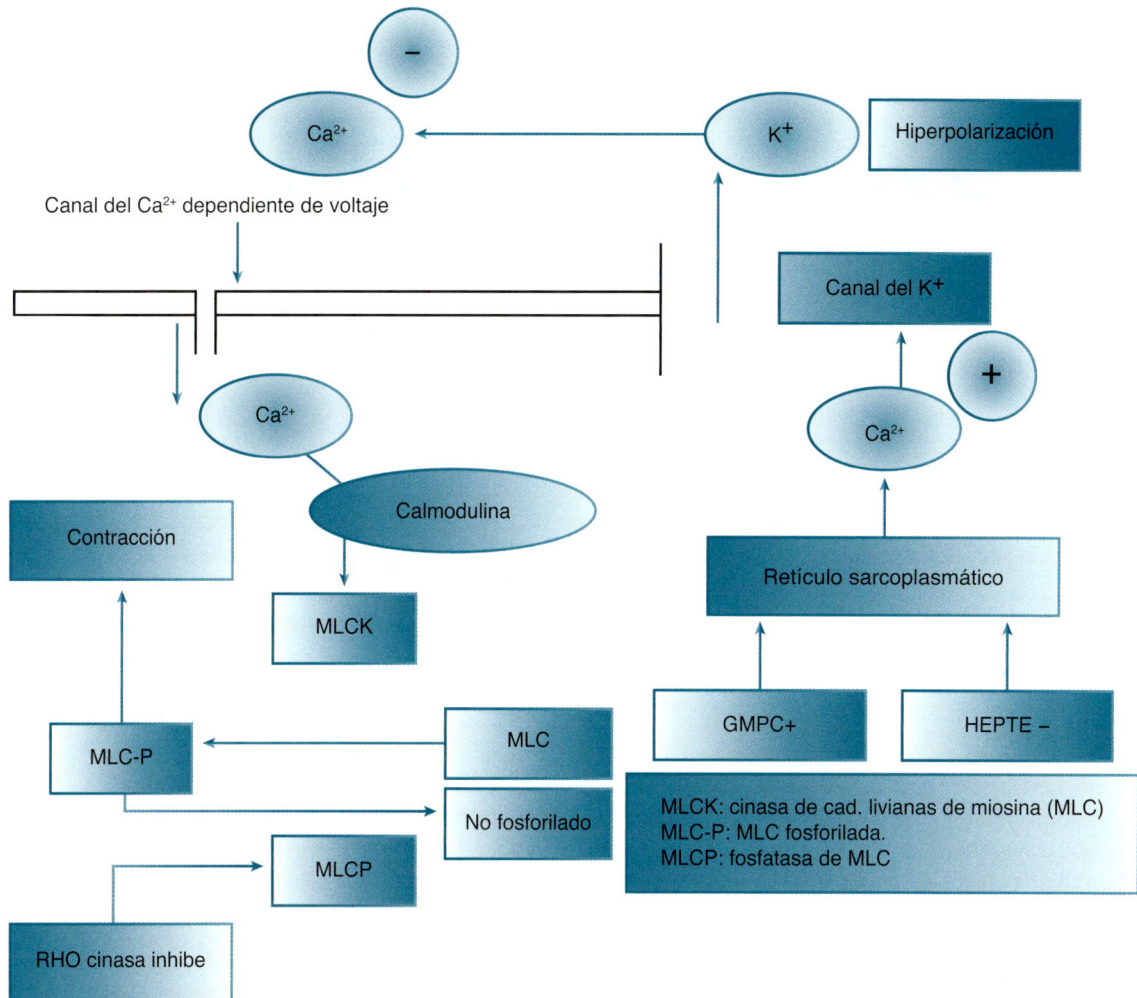

Fig. 29-7. Papel de los canales del calcio. Modificada de Laher. TCM 2005;15 (1):30.

como en las semanas o meses que siguen a la hemorragia. Puede ser de causa obstructiva (en general aguda), por acumulación de coágulos en el cuarto ventrículo y el acueducto de Silvio, la cual se visualiza como dilatación triventricular en la TC (tercer ventrículo y ventrículos laterales), o comunicante (en general subaguda o crónica), por aumento de la resistencia a la reabsorción y circulación de LCR en el espacio subaracnoideo, mostrándose en la TC como dilatación de los ventrículos laterales, tercero y cuarto.

Los factores de riesgo para el desarrollo de hidrocefalia incluyen (además de la presencia de sangre intraventricular) aneurismas de la circulación posterior, baja puntuación en GCS en el momento de admisión, edad avanzada, hiponatremia e hipertensión arterial. El tratamiento de la hidrocefalia aguda con compromiso neurológico, sobre todo en pacientes en mal grado, requiere la colocación de un catéter ventricular externo.

Convulsiones

Se presentan en el 4 al 26% de los casos, según las diferentes series, y aumenta con la presencia de un hematoma córtico-subcortical.

Infartos cerebrales

Las lesiones hipodensas compatibles con infartos se observan en entre el 40 y 60% de los pacientes que sobreviven. Existen 2 patrones característicos:

- Infartos corticales adyacentes al aneurisma roto.
- Infartos múltiples bilaterales y subcorticales distales al aneurisma.

Las etiologías más frecuentes son el vasoespasmo cerebral, el espasmo microcirculatorio, microtrombosis o macrotrombosis y despolarizaciones corticales. Otros

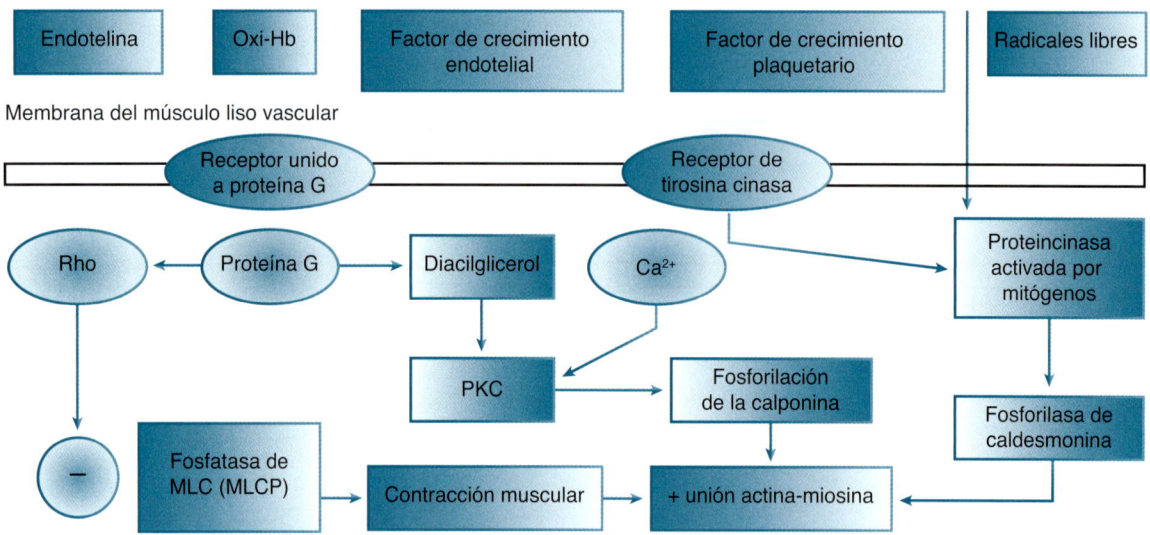

Fig. 29-8. Activación de señales de transducción intracelular. Modificada de Schwartz. Neurocrítical Care 2004;1:239.

mecanismos incluyen oclusión o traumatismo vascular durante la cirugía o tratamiento intravascular, trombosis y embolia arterio-arterial originada en el aneurisma, y embolias no relacionadas con la HSA.

Los factores predisponentes son el volumen de sangre y la pobre condición neurológica.

COMPLICACIONES EXTRANEUROLÓGICAS

Se deberían a un mecanismo de desregulación central secundario a la rotura del aneurisma.

En estos pacientes se constata una activación del sistema nervioso autónomo y médula suprarrenal, con el consiguiente aumento de catecolaminas circulantes y elevación de aminas urinarias; además de lesiones destructivas hipotalámicas tales como microinfartos y hemorragias, probablemente secundarias a espasmo de los vasos que lo irrigan.

El sistema nervioso simpático y la médula suprarrenal constituyen sistemas de activación rápidos, que son esenciales para la conservación de la homeostasis corporal. La liberación de noradrenalina (NA) por la médula suprarrenal ocurre rápidamente en respuesta a las señales de los barorreceptores y quimiorreceptores; estas señales llegan al hipotálamo y son transmitidas a los nervios periféricos eferentes.

Estos cambios determinan disfunción de algunos órganos, entre los cuales mencionaremos:

Cardiovasculares

Secundarias a la hiperactividad del sistema nervioso simpático, lo cual genera miocitólisis con daño direc-to miocárdico produciendo arritmias, alteraciones del electrocardiograma y disfunción miocárdica, y en algunas ocasiones edema de pulmón. El daño en general es transitorio y en el 50 al 70% de los casos mejora entre la primera y segunda semana. La prolongación del intervalo QT, el aumento de los niveles de troponinas y las alteraciones segmentarias de la motilidad por ecocardiograma son predictores de disfunción miocárdica (**fig. 29-9**).

Cambios hidroelectrolíticos

Hiponatremia

Su origen puede responder al síndrome llamado "pérdida de sal cerebral", la causa más frecuente, o al síndrome de secreción inapropiada de hormona antidiurética (SIHAD).

Pérdida de sal cerebral: esta patología se asocia con la mayor liberación de catecolaminas, cortisol y vasopresina que estimulan la liberación de factor natriurético cerebral y atrial, generando mayor excreción de agua y sodio, lo que conduce a disminución del volumen intravascular e hiponatremia y puede asociarse a hipotensión arterial.

Se manifiesta más frecuentemente a partir del cuarto día y, en ocasiones, precede al desarrollo del vasoespasmo clínico. El tratamiento es la reposición de líquidos y fludrocortisona.

SIHAD: este síndrome se caracteriza por la estimulación hipotalámica o, como consecuencia del dolor, hipoxemia, estrés quirúrgico o drogas como morfina, barbitúricos o carbamazepina.

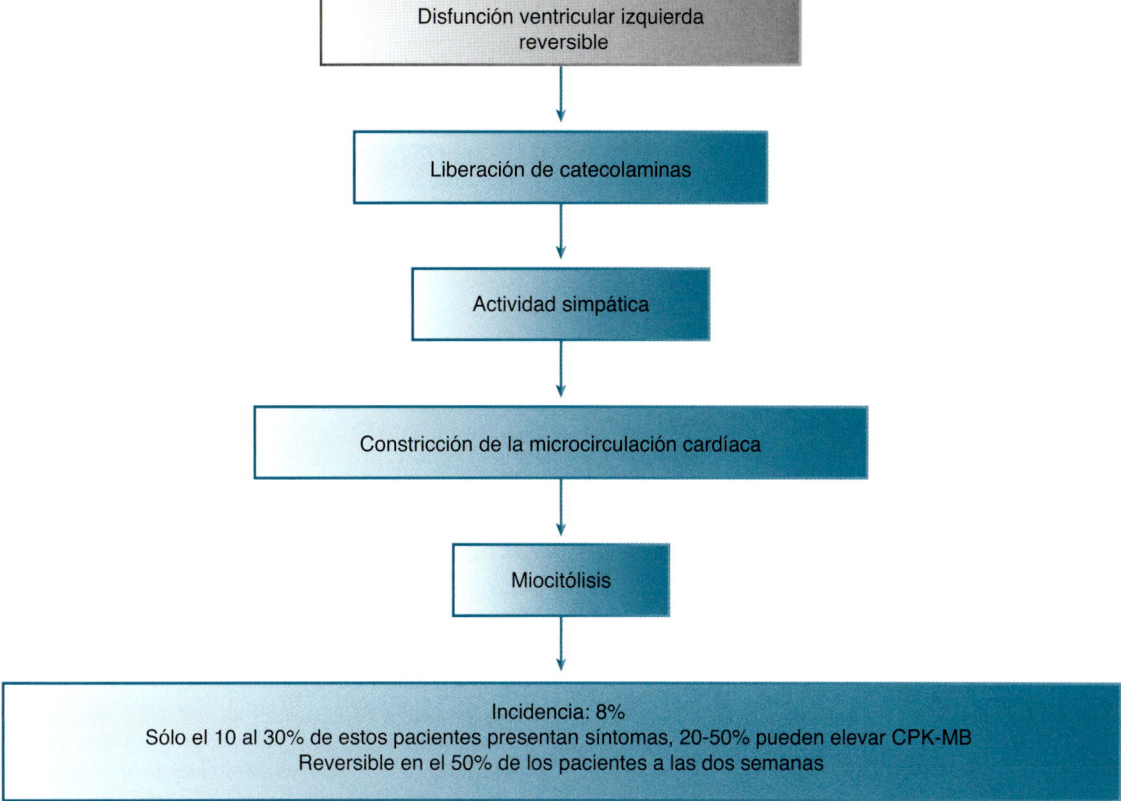

Fig. 29-9. Disfunción ventricular izquierda reversible. Reproducida de Crit Care Med 2002;30:1280-90. J Intensive Care Med 2002;17:87-91.

Se caracteriza por hiponatremia, hipoosmolaridad plasmática e hiperosmolaridad urinaria. La diferencia con el anterior es que el volumen de líquido intravascular es normal o ligeramente elevado y, en cambio, en el derrame de sal se encuentra disminuido. Su tratamiento consiste en restricción de agua.

Hipernatremia

Es consecuencia frecuentemente del desarrollo de DBT insípida por estimulación del hipotálamo anterior o tallo pituitario y neurohipófisis dando lugar a la disminución o pérdida total de hormona antidiurética circulante. El resultado es la excesiva pérdida renal de agua libre. Los síntomas son: poliuria mayor de 30 mL/kg/hora o 200 mL/, sodio plasmático mayor de 150 mEq/L, hipernatremia e hiperosmolaridad. El tratamiento consiste en la reposición de agua y administración de desmopresina. La hipernatremia se asocia con aumento de la mortalidad.

Hiperglucemia

Se debe a la estimulación simpática suprarrenal con actividad alfa predominante. El nivel de glucosa es un predictor de evolución y de déficits isquémicos retardados.

Hipomagnesemia

Su presencia en el momento de la admisión se relaciona con grandes recuentos de sangre extravasada, pobre condición clínica y mayor duración del período de inconciencia. El magnesio es un antagonista competitivo del calcio y debe mantenerse en valores normales en pacientes con lesión neurológica aguda.

Síndrome de respuesta inflamatoria sistémica inmunitaria

Los pacientes con HSA presentan con frecuencia cuadro de respuesta inflamatoria sistémica (SIRS) inmunitaria, acompañado o no de disfunción orgánica múltiple que puede ser de causa infecciosa o no, en muchos casos secundario a la HSA. El grado de SIRS refleja la gravedad del daño cerebral causado por la HSA. Su mecanismo fisiopatológico es la neuroinflamación, la liberación de citocinas y la activación del sistema nervioso autónomo.

HEMORRAGIA PERIMESENCEFÁLICA O HSA BENIGNA

Recibe este nombre la presencia de sangre exclusivamente en el espacio perimesencefálico. En el 95% de los casos, la causa no es aneurismática y el pronóstico es excelente. Recientemente se ha publicado un trabajo en el cual se realiza venografía a todos los pacientes con HSA perimesencefálica observando anormalidades en las estructuras venosas, particularmente en las venas basales de Rosenthal. Esto explicaría el mejor pronóstico debido a que se trataría de un sangrado venoso y no arterial con menos riesgo de vasoespasmo.

Solo el 5% de estos sangrados corresponde a un aneurisma vertebrobasilar o comunicante posterior.

La mayoría de los autores coinciden en que, en un paciente con diagnóstico de hemorragia perimesencefálica típica de curso benigno y sin deterioro neurológico posterior, no sería necesario repetir la angiografía digital en el caso de que el primer estudio sea negativo para la presencia de aneurismas.

HEMORRAGIA SUBARACNOIDEA NO TRAUMÁTICA DE LA CONVEXIDAD

Esta entidad se define como la presencia de sangre en la convexidad del cerebro sin compromiso del parénquima cerebral, cisuras, cisternas o ventrículos. La rotura de un aneurisma es raramente la causa, y las etiologías más frecuentes son:

- Síndrome de vasoconstricción cerebral reversible.
- Angiopatía cerebral amiloidea.
- Trombosis venosa cortical.
- Coagulopatía o uso de anticoagulantes.
- Abuso de drogas.
- Vasculitis del sistema nervioso central.
- Angiopatía posparto.
- Pequeñas malformaciones arteriovenosas.
- Estenosis carotídea bilateral.

Recientemente se publicaron dos estudios en pacientes de la Argentina. En menores de 60-70 años, el principal síntoma fue la cefalea habitualmente en estallido, aunque en otras oportunidades de curso progresivo o leve. En los pacientes mayores de 60-70 años, los síntomas más frecuentes fueron déficit sensitivo motor focal y convulsiones, aunque con superposición de estos.

En pacientes más jóvenes la etiología más frecuente fue el síndrome de vasoconstricción cerebral reversible y la trombosis venosa cortical en mujeres. En pacientes mayores de 70 años, la angiopatía amiloide fue el diagnóstico más probable.

La modalidad de elección para su estudio fueron la resonancia magnética y la angiorresonancia, la cual es más sensible para la detección de sangre cortical; la angiografía digital se reserva para el caso de sospecha de aneurismas o malformaciones.

El pronóstico en general es bueno, aunque la edad avanzada es un criterio de gravedad. La probabilidad de mala evolución está más relacionada con las características de la enfermedad de base que con la hemorragia en sí.

★ **CONCLUSIONES**

Los traumatismos son la causa más frecuente de HSA. En cambio, la HSA espontánea se debe en la mayoría a la rotura de un aneurisma intracerebral.

La HSA asociada a aneurismas tiene una mortalidad alta. Además, solo 1/3 de los afectados tiene un desenlace satisfactorio con el tratamiento.

La localización más frecuente de los aneurismas espontáneos es en la bifurcación de las arterias del polígono de Willis, en especial de la circulación anterior. En el momento del sangrado se produce un importante aumento de la PIC y caída de la PPC, con isquemia global que puede llevar a la pérdida de conciencia.

El síntoma dominante es la cefalea grave. Otros síntomas y signos frecuentes son las náuseas y los vómitos, el síncope, la rigidez de nuca, los déficits motores o de los pares craneales, las convulsiones, entre otros.

Ante la sospecha de una HSA, los estudios diagnósticos iniciales recomendados dentro de las primeras horas son la TC de encéfalo sin contraste con equipos de última generación y la angio-TC de cuatro vasos del cuello.

Para la valoración de la gravedad y el pronóstico, las escalas más empleadas son las de Hunt y Hess (HH) y la de la Federación Mundial de Neurocirujanos (WFN). Para valorar el riesgo de vasoespasmo se emplean las escalas de Fisher, de Fisher modificada y BNI. La escala VASOGRADE predice el riesgo de déficit isquémico tardío.

Las complicaciones neurológicas de la HSA incluyen el resangrado, los déficits isquémicos tardíos, el vasoespasmo, la hidrocefalia y las convulsiones, entre otras.

El vasoespasmo se constata angiográficamente en el 70% de los pacientes con HSA asociada a aneurismas, solo 1/3 es sintomático y es grave en el 15% de los casos. Es más frecuente que ocurra entre los días 3-4 y 7-10 de la HSA.

BIBLIOGRAFÍA

Bruno VA, Lereis VP, Hawkes M, Ameriso SF. Nontraumatic subarachnoid hemorrhage of the convexity. Curr Neurol Neurosci Rep 2013;13(4):338.

Carmichael R. The pathogenesis of non-inflammatory cerebral aneurysms. J Pathol Bacteriol. 1950; 61: 1–19.

Chertcoff A, Bandeo L, Pantiu F, Cejas LL, Pacha S, Roca CU, Pardal MF, Reisin R, Bonardo P. Convexity subarachnoid hemorrhage: clinical features and etiology of an Argentinian cohort. Arq Neuropsiquiatr 2017;75(12):858-61.

Dengler NF, Diesing D, Sarrafzadeh A, Wolf S, Vajkoczy P. The Barrow Neurological Institute Scale Revisited: Predictive Capabilities for Cerebral Infarction and Clinical Outcome in Patients With Aneurysmal Subarachnoid Hemorrhage. Neurosurgery 2017;81(2):341-9.

Hansen-Schwartz J. Cerebral vasospasm: a consideration of the various cellular mechanisms involved in the pathophysiology. Neurocrit Care 2004;1(2):235-46.

Lawton MT, Vates GE. Subarachnoid Hemorrhage. N Engl J Med 2017;377(3):257-66.

Lim LK, Dowling RJ, Yan B, Mitchell PJ. Can CT angiography rule out aneurysmal subarachnoid haemorrhage in CT scan-negative subarachnoid haemorrhage patients? J Clin Neurosci 2014;21(1):191-3.

Long B, Koyfman A, Runyon MS. Subarachnoid Hemorrhage: Updates in Diagnosis and Management. Emerg Med Clin North Am 2017;35(4):803-24.

Long B, Koyfman A. Controversies in the Diagnosis of Subarachnoid Hemorrhage. J Emerg Med 2016;50(6):839-47.

Macdonald RL, Schweizer TA. Spontaneous subarachnoid haemorrhage. Lancet 2017;389(10069):655-66.

Meurer WJ, Walsh B, Vilke GM, Coyne CJ. Clinical Guidelines for the Emergency Department Evaluation of Subarachnoid Hemorrhage. J Emerg Med 2016;50(4):696-701.

Moore SA, Rabinstein AA, Stewart MW, David Freeman W. Recognizing the signs and symptoms of aneurysmal subarachnoid hemorrhage. Expert Rev Neurother 2014;14(7):757-68.

Nishizawa S, Laher I. Signaling mechanisms in cerebral vasospasm. Trends Cardiovasc Med 2005;15(1):24-34.

Serrone JC, Maekawa H, Tjahjadi M, Hernesniemi J. Aneurysmal subarachnoid hemorrhage: pathobiology, current treatment and future directions. Expert Rev Neurother 2015;15(4):367-80.

Smith M, Citerio G. What's new in subarachnoid hemorrhage. Intensive Care Med 2015;41(1):123-6.

van Gijn J, Rinkel GJ. Subarachnoid haemorrhage: diagnosis, causes and management. Brain 2001;124(Pt 2):249-78.

Manejo del paciente con hemorragia subaracnoidea de mal grado neurológico

30

Luciana Previgliano y Daryl R. Gress

INTRODUCCIÓN

Los pacientes con hemorragia subaracnoidea aguda (HSA) presentan tasas elevadas de mortalidad y morbilidad. Asimismo, los cuidados intensivos de los pacientes que padecen una HSA de "mal grado neurológico" son particularmente complejos. Aunque la enfermedad es fulminante, presenta complicaciones y cronología razonablemente predecibles. Los mejores resultados se logran con estrategias claras de tratamiento y equipos multidisciplinarios.

La categorización empleada en el estudio de Hunt y Hess sobre los resultados clínicos en pacientes con HSA sigue siendo la referencia utilizada para el pronóstico. Una comunicación posterior de la *World Federation of Neurosurgical Societies* (WFNS) también describió los resultados relacionados con el estado inicial. En todo el mundo se usa de rutina por lo menos una de estas escalas en la atención de pacientes con HSA. Las reducciones importantes del nivel de conciencia, hasta niveles de estupor o coma, se asocian con puntuaciones de 4 o 5, respectivamente, utilizando las escalas de Hunt y Hess o de la WFNS. En la descripción original de Hunt y Hess, la mortalidad del grado I fue del 11%, grado II del 26%, grado III del 37%, IV del 71% y V del 100%. Esto preparó el escenario para que los pacientes con HSA de alto grado, grados IV y V, fueran tratados de forma más conservadora dado el mal pronóstico. Cuando se extendió el tratamiento temprano del aneurisma, ya sea con una técnica quirúrgica o intravascular, mejoró el resultado de la HSA "de buen grado". Se redujo el riesgo de resangrado, el vasoespasmo se trató de forma más eficaz y se desarrollaron los cuidados neurointensivos. Entonces la duda es determinar qué pacientes con HSA de mal grado neurológico deben ser tratados de forma más intensiva.

Existen múltiples mecanismos que producen una reducción del nivel de conciencia, algunos de ellos con recuperación potencial y otros no tanto. La hidrocefalia sintomática es frecuente al inicio de la HSA, y la ventriculostomía y el drenaje del líquido cefalorraquídeo (LCR) pueden conducir a una mejoría pronunciada en horas. El hematoma y la presión intracraneal (PIC) elevada también pueden mejorar transitoriamente con el drenaje de LCR, mientras que la incapacidad para controlar la PIC es una indicación de mal pronóstico. Sigue siendo poco probable la recuperación de la destrucción tisular franca por la fuerza hidráulica del sangrado, especialmente en el mesencéfalo, relacionada con la rotura de un aneurisma del tope de la arteria basilar o en los núcleos subfrontales, relacionada con la rotura de un aneurisma de la arteria comunicante anterior. Además del grado de presentación es necesario tener en cuenta estas características en las decisiones iniciales de tratamiento y manejo.

EVALUACIÓN Y TRIAJE

Después del diagnóstico inicial con la tomografía computarizada (TC) de cerebro, y la estabilización hemodinámica y respiratoria, los pacientes con grado IV y V en la escala de Hunt y Hess necesitan especial atención y se deben tomar decisiones. La gran mayoría de estos pacientes tendrán una PIC muy elevada, y será necesario realizar una ventriculostomía de urgencia con drenaje del LCR.

Los pacientes con una PIC de 30 a 50 cm H_2O y un coágulo intracraneal grande pueden ser candidatos para el "clipado" de emergencia del aneurisma y la evacuación del coágulo. Esto es más favorable para la rotura de aneurismas de la bifurcación de la arteria cerebral media y un hematoma asociado grande en la cisura de Silvio. El tratamiento posterior de la PIC en estos pacientes se ve facilitado con la extirpación de un colgajo grande de hueso.

Entre los pacientes que no tienen un coágulo intracraneal grande, aquellos que tienen una PIC controlada de menos de 30 cm H_2O en las primeras 24 horas representan un grupo más favorable. Algunos presentarán una mejoría clínica importante, hasta grados mejores de Hunt y Hess, e incluso un potencial más favorable para un buen resultado.

TRATAMIENTO EN LA UCI

Los pacientes con una HSA de mal grado representan un desafío para el neurointesivista, ya que casi todos los componentes del proceso fisiológico son más intensos. Si bien es un problema en todos los pacientes con HSA, merece destacarse la intensidad de la respuesta en aquellos con compromiso de mal grado.

Oleada de catecolaminas

Con la rotura del aneurisma y el sangrado activo, el pico de la PIC desencadena una descarga simpática masiva. Los efectos de las catecolaminas sobre el corazón conducen a una contracción pronunciada de las miofibrillas, necrosis de las bandas de contracción y un músculo cardíaco con una escasa contracción generalizada. En los casos graves, las arritmias, la hipotensión y la insuficiencia congestiva pueden requerir tratamiento. La troponina está elevada y la fracción de eyección del ventrículo izquierdo está reducida, con un miocardio "aturdido" ("atontado"). Pueden ser necesarios los vasopresores, y es frecuente el uso de noradrenalina.

Se afectan también otros lechos vasculares. La vasculatura pulmonar tiene inervación simpática, y la oleada de catecolaminas alcanza también al pulmón. Las estrechas uniones de las células endoteliales están distorsionadas, y los capilares tienen pérdida, lo que conduce al edema pulmonar neurógeno verdadero. En la HSA, habitualmente coexisten los efectos pulmonares y cardíacos, de modo que el edema a menudo es una mezcla de mecanismos cardíacos y neurógenos.

El riñón no está respetado y la oleada simpática probablemente contribuya a la pérdida de la homeostasis del sodio; se cree que proporciona cierto componente de efecto inapropiado de la hormona antidiurética con un aumento de la absorción de agua libre en el riñón. Estos efectos, además de los incrementos en el factor natriurético auricular, conducen a la hiponatremia en estos pacientes.

Se ha descrito la hiperglucemia por estrés para explicar la asociación de hiperglucemia con lesión cerebral aguda. En la HSA se ha observado una correlación entre los niveles de glucosa en la etapa aguda, el grado clínico y las anomalías de la TC, lo que vincula el grado de hiperglucemia por estrés con la gravedad de la HSA. Esto también sugiere que el grado de hiperglucemia refleja también la gravedad de la oleada de catecolaminas. Un análisis de regresión logística múltiple demostró que, incluso ajustando por grado clínico y extensión de los hallazgos en la TC, la glucemia al ingreso era un factor pronóstico independiente de mal resultado.

Monitorización con electroencefalograma

La monitorización del electroencefalograma (EEG) se ha convertido en una herramienta excelente para el tratamiento de los pacientes neurológicos críticos, en el cual se requiere una monitorización multimodal junto a la cama del paciente, cuando el examen neurológico es limitado por el déficit neurológico y la sedación. Por estas razones, las recomendaciones actuales exigen la monitorización con EEG en los pacientes con HSA de mal grado. Estos se pueden presentar con crisis comiciales casi en el 10% de los casos, principalmente no convulsivas y dentro de las primeras 24 horas. Se observa un estado de mal epiléptico no convulsivo en el 40% de estos casos y tiene una clara asociación con mal pronóstico. La lesión encefálica secundaria relacionada con hipermetabolismo puede contribuir al mal pronóstico, aun cuando solo ocurran crisis no convulsivas. Actualmente sigue siendo difícil decidir qué pacientes presentarán crisis, qué tratamiento es más eficaz y cuán enérgico debe ser el tratamiento. Algunos estudios han mostrado un aumento de la permeabilidad de la barrera hematoencefálica que conduce a hipertensión intracraneal y un estado inflamatorio que promueve las crisis comiciales en la lesión encefálica aguda. En los pacientes con HSA, los factores de riesgo para las crisis comiciales incluyen grandes cantidades de sangre en las cisternas, edad avanzada, mal grado clínico, isquemia cerebral tardía y localización del aneurisma en la circulación anterior.

Un estudio que evaluó distintos hallazgos del EEG durante la monitorización continua mostró varias características pronósticas. Se observaron malos resultados en todos los pacientes sin reactividad en el EEG y también en aquellos con estado de mal no convulsivo en las primeras 24 horas. Las descargas epileptiformes generalizadas en cualquier momento durante la monitorización también tuvieron mal pronóstico.

La isquemia cerebral tardía puede detectarse por los cambios en las tendencias del EEG, tanto en el EEG continuo como en el EEG cuantitativo.

Monitorización del vasoespasmo

Anatomía patológica

A pesar de la morbilidad y la mortalidad importantes asociadas con la HSA, existen pocos datos anatomopatológicos. Gran parte de la lesión tisular ha sido atribuida a un infarto, y un estudio anterior basado en imágenes, en su mayoría TAC, describió dos patrones de presunta isquemia tardía y de infarto. Se observaron generalmente infartos corticales únicos en la proximidad del aneurisma roto, así como infartos corticales y subcorticales más difusos en todo el encéfalo. Se ha propuesto la posibilidad del vasoespasmo de vasos pequeños para explicar las áreas más difusas de lesión isquémica.

Un estudio anatomopatológico reciente basado en estudios *post mortem* agudos dentro de los 3 días del episodio proporciona datos adicionales. Se observaron infartos difusos múltiples en todo el encéfalo que afectaban la sustancia blanca cortical y subcortical, y fue más frecuente el patrón en parches que las formas de cuña. Los infartos en parche se presentaron principalmente donde la sangre subaracnoidea estaba bien adherida a la piamadre, y se asociaron con edema y congestión.

El aspecto anatomopatológico sugiere isquemia venosa, posiblemente relacionada con una PIC elevada y agravada por los efectos locales de la sangre subaracnoidea bien adherida.

La anatomía patológica sugeriría que, en la mayoría de los casos, el infarto difuso es parte de la lesión encefálica aguda, y contribuye a la alta morbilidad y mortalidad en la HSA de mal grado neurológico a pesar de un tratamiento enérgico.

Objetivos de la presión de perfusión cerebral en los pacientes de mal grado neurológico

Aunque la mayoría de los pacientes con HSA tienen presiones arteriales elevadas en el momento de la presentación, es una práctica general reducir y mantener la presión arterial sistólica por debajo de un punto elegido arbitrariamente, como 140 mm Hg, en un esfuerzo por reducir el riesgo de resangrado antes de tratar el aneurisma. En los pacientes con HSA de "buen grado", donde el nivel de conciencia está conservado, es posible asumir que la PIC en el peor de los casos se encuentra levemente elevada, y parece existir poco riesgo para una estrategia de tratamiento de la presión arterial.

El tratamiento de la presión arterial en los pacientes con mal grado neurológico es un problema mucho más complejo y requiere un plan cuidadosamente considerado. En condiciones agudas, la mayoría tendrá una PIC elevada, a menudo en el intervalo de 30 a 50 cm de H_2O. La reducción de la presión arterial y de la presión de perfusión cerebral (PPC) en el contexto de esta PIC podría precipitar la hipoperfusión. Se debe intentar simultáneamente reducir la presión arterial y controlar la PIC, prestando atención en evitar una caída excesiva de la presión arterial media hasta que se conozca la PIC y se minimice el riesgo de isquemia cerebral.

En la HSA de mal grado, donde el coma minimiza cualquier examen neurológico, se ha argumentado que sería razonable el tratamiento de la PPC, al igual que en la hemorragia encefálica traumática. Aunque los objetivos de la PPC en el traumatismo craneoencefálico habitualmente se eligen en el intervalo de 50 a 70 mm Hg, existen menos datos para la HSA de mal grado neurológico. Mater y cols. comunicaron un grupo de pacientes en mal grado neurológico controlados con monitorización multimodal y demostraron que la hipoxia del tejido encefálico y la crisis metabóli-

ca oxidativa se asociaban con niveles de PPC inferiores a 70 mm Hg. Estos eventos se asociaron con un riesgo elevado de discapacidad grave o muerte a los 3 meses. Aunque estos datos limitados aislados no justificarían el tratamiento de rutina con una PPC por encima de 70 mm Hg, destaca las complejidades de esta fisiología, y la monitorización multimodal puede ser tan importante en este grupo como en el traumatismo.

BIOMARCADORES DE PRONÓSTICO

En la lesión encefálica traumática, gran parte de la investigación se ha dirigido a buscar biomarcadores que se correlacionen con la gravedad de la lesión del tejido encefálico y la capacidad de predecir el pronóstico. La proteína B fijadora de calcio S100 se halla en cantidades significativas en el sistema nervioso, pero también en el músculo esquelético, la grasa y la piel. Aunque esta presencia amplia puede limitar la especificidad para la lesión neuronal en el traumatismo debido a la lesión adicional de los tejidos blandos, conocer los mecanismos de lesión de la HSA puede reducir esa limitación. La enolasa específica de las neuronas (*neuron-specific enolase*, NSE) es una enzima glucolítica que se encuentra únicamente en el citoplasma neuronal y genera un marcador específico del sistema nervioso central.

Un estudio reciente evaluó los niveles de S100 y NSE en sangre periférica los días 1, 2 y 3 de 52 pacientes con HSA y grados 3 a 5 de Hunt y Hess. Se analizaron y evaluaron los niveles en el día 1 y los niveles medios en los 3 días para predecir el resultado. Los bajos niveles de S100 o NSE en el día 1 tuvieron una especificidad del 100% para predecir un buen resultado. La mejor predicción de un resultado malo requirió el uso combinado de los valores medios de S100 y NSE de los 3 días y alcanzó entonces una especificidad del 100%.

Aunque será necesario estudiar los umbrales predictivos en grupos más grandes de pacientes con HSA, existe la promesa importante de una medida más objetiva del pronóstico en los pacientes con mal grado neurológico. La predicción temprana específica de pacientes con buen potencial, y asimismo aquellos con bajo potencial para la recuperación, ayudarían a guiar las decisiones de triaje.

DRENAJE VENTRICULAR EXTERNO Y DISTENSIBILIDAD ENCEFÁLICA

La mayoría de los pacientes con HSA de mal grado neurológiconecesitarán ventriculostomía y drenaje ventricular externo. Esto permite la medición de la PIC, un factor pronóstico importante, así como el drenaje de líquido como intervención terapéutica para la hidrocefalia. Se coloca un drenaje ventricular externo que es drenado típicamente para mantener una PIC por debajo de un límite establecido como 15 cm de agua.

Dos cuestiones están involucradas, la PIC y la dilatación ventricular. Es necesario controlar la PIC para mantener la perfusión y la función del encéfalo. En la hidrocefalia, es necesario controlar el grado de dilatación ventricular. La relación entre presión intraventricular y distensión ventricular está relacionada con la distensibilidad o "capacidad de estiramiento" del encéfalo. La distensibilidad encefálica aumenta algo con la edad, y la HSA también incrementa significativamente la distensibilidad. La tensión de la pared ventricular está aumentada cuando los ventrículos se dilatan, aun con una PIC constante. La ley de Laplace establece que, cuanto mayor es el radio, mayor es la tensión de la pared. Por estas razones, la presión necesaria para permitir que los ventrículos retornen al tamaño normal puede ser mucho menor de lo que habitualmente se considera como normal. En la HSA puede ser necesario reducir el drenaje ventricular externo hasta 5 cm de agua, o incluso 0 cm para reducir el tamaño ventricular y tratar la hidrocefalia.

DESAFÍOS

La asistencia de los pacientes con hemorragia subaracnoidea representa una de las tareas más complejas y desafiantes de la unidad de cuidados intensivos (UCI). Aunque muchos andan bien y dejan la UCI sin complicaciones, el grado completo de recuperación puede tardar meses; por lo tanto, es posible que no se aprecien recuperaciones excelentes. Esto es incluso más notable en los pacientes con HSA de mal grado neurológico, donde el pronóstico inicial es aún más incierto. En realidad, es posible obtener resultados excelentes en los pacientes con mal grado, pero es fundamental el conocimiento global de la fisiopatología y es vital una estrategia para la asistencia. Un mayor estudio mejorará el pronóstico y la investigación continua conducirá a mejores intervenciones. La dedicación y la experiencia de los intensivistas sigue siendo esencial.

★ CONCLUSIONES

La HSA de mal grado neurológico se asocia con tasas de mortalidad y morbilidad elevadas, por lo cual la atención de estos pacientes siempre es compleja. No obstante, las estrategias definidas de tratamiento y el manejo multidisciplinario se correlacionan con mejores resultados.

Los pacientes con grado IV y V en la escala de Hunt y Hess requieren una atención especial. La rotura de un aneurisma y el sangrado activo se asocian a un aumento marcado de la PIC, que además de los efectos intracraneales desencadena una liberación masiva de catecolaminas, con repercusión cardiovascular y general significativas. El manejo de estos pacientes requiere una monitorización multimodal.

La PIC elevada y la dilatación ventricular están relacionadas y se requiere controlar la PIC para mantener la perfusión encefálica.

La mayoría de los pacientes con HSA de mal grado neurológico necesitarán ventriculostomía y drenaje ventricular externo para medir la PIC y drenar líquido como tratamiento de la hidrocefalia.

BIBLIOGRAFÍA

Alotaibi NM, Elkarim GA, Samuel N, et al. Effects of decompressive craniectomy on functional outcomes and death in poor-grade aneurysmal subarachnoid hemorrhage: a systematic review and meta-analysis. J Neurosurg 2017;127:1315-25.

Bailes J. Spetzler RF, Baldwin HZ, Hadley MN, Baldwin HZ. Management morbidity and mortality of poor-grade aneurysm patients. J Neurosurg 1990;72:559-66.

Connolly E S, Jr, Rabinstein A A, Carhuapoma J R, et al. Guidelines for the Management of Aneurysmal Subarachnoid Hemorrhage. Stroke 2012;43:1711-37.

He J-Q, Chen J-H, Zhu J, et al. Prognosis of ultra-early microsurgery combined with extraventricular drainage in patients with poor-grade aneurysms. Int J Clin Exp Med 2015;8(6):9723-9.

Laidlaw J, Siu KH. Poor-grade aneurysmal subarachnoid Hemorrhage: outcome after treatment with Urgent surgery. Neurosurgery 2003;53:1275-82.

Phillips TJ, Dowling RJ, Yan B, et al. Does Treatment of Ruptured Intracranial Aneurysms within 24 Hours Improve Clinical Outcome? Stroke 2011;42:1936-45.

Tratamiento de pacientes con hemorragia subaracnoidea de buen grado neurológico

31

Bernardo S. Dorfman y María Fernanda Díaz

INTRODUCCIÓN

En este capítulo vamos a explayarnos sobre el tratamiento de pacientes con hemorragia subaracnoidea (HSA) en buen grado neurológico, los que después de la reanimación inicial están en Hunt y Hess o en la escala de la Federación Mundial de Neurocirujanos en grados I, II o III (para detalles de estas clasificaciones véase **cap. 29, Hemorragia subaracnoidea. Generalidades**).

Si bien estos pacientes presentan una lesión primaria menor que los pacientes en mal grado neurológico, aun así son de cuidado, se deben tratar en forma precisa y rápida, dado que algunas complicaciones como el resangrado aneurismático pueden suceder en cualquier momento de la internación, si el aneurisma no está adecuadamente excluido. Incluso después del tratamiento efectivo del aneurisma, estos pacientes pueden sufrir otras complicaciones, como isquemia cerebral tardía, complicaciones cardíacas graves, disfunción multiorgánica, que los lleve a la muerte o a quedar con secuelas.

MEDIDAS GENERALES DE TRATAMIENTO

Estabilización inicial

Si bien la mayor parte de los pacientes en buen grado neurológico tienen una adecuada mecánica respiratoria, se deberá evaluarla, así como la saturación de oxígeno. Si el paciente deteriora la mecánica ventilatoria o presenta hipoxemia y/o hipercapnia no corregibles con las medidas no invasivas, se debe proceder a intubarlo y colocarlo en asistencia respiratoria mecánica.

Se deben evaluar y monitorizar el ritmo cardíaco y la presión arterial.

El manejo inicial de la presión arterial en pacientes en buen grado es un tema controvertido. Si bien está claro que se debe evitar y corregir rápidamente la hipotensión arterial, como en cualquier otro paciente con una lesión neurológica aguda con posible alteración de la autorregulación del flujo sanguíneo cerebral, no está claro en la literatura el tratamiento de la hipertensión arterial.

Por un lado, en estudios observacionales, se encontró una relación estadísticamente significativa entre tensión arterial sistólica > 169 mm Hg y resangrado pero, por otro lado, un estudio aleatorizado no encontró que la falta de tratamiento antihipertensivo aumente el riesgo de resangrado. Las guías de tratamiento norteamericanas consideran razonable el tratamiento de una tensión arterial sistólica > 160 mm Hg, cuando el aneurisma no está excluido (recomendación clase IIa, nivel de evidencia C). Recordar que, si un paciente se está deteriorando y presenta cefalea intensa y/o vómitos, se debe descartar –mediante una nueva imagen y eventualmente por monitorización de la presión intracraneal (PIC)– que no se trate de un reflejo de Cushing (hipertensión arterial, bradicardia y alteraciones respiratorias secundarias a hipertensión intracraneal).

El tratamiento inicial de la hipertensión arterial consiste en reposo en cama, calmar la cefalea y los vómitos, administrar nimodipina (véase más adelante). Si con estas medidas no fuera suficiente, se puede comenzar con una infusión de labetalol, si el paciente no tiene contraindicación para la administración de betabloqueantes. Se administra un bolo inicial de 10 mg y luego se continúa con una infusión de 0,5 a 2 mg/minuto. Si el paciente tuviera contraindicación para el uso de betabloqueantes o no se pudiera controlar la hipertensión arterial con labetalol, se puede comenzar con una infusión de nitroprusiato de sodio en una dosis de 0,5 a 10 mg/kg/min, teniendo en cuenta que es un vasodilatador cerebral y puede aumentar la PIC.

Dado que los pacientes con HSA se pueden complicar de manera rápida, se deben internar en cuidados intensivos, intermedios o una unidad de ataque cerebrovascular (unidad de *stroke*), por mejor que estén clínicamente.

Además, se debe solicitar una interconsulta urgente con neurocirugía para el tratamiento en forma interdisciplinaria.

Se debería realizar lo antes posible una angiografía por tomografía computarizada (angio-TC) o por cateterismo con la técnica de sustracción digital (estudio de referencia) para identificar la causa del sangrado y, en caso de un aneurisma, proceder a la exclusión, lo antes posible, por vía intravascular o quirúrgica (véase más adelante y **caps. 33, Tratamiento quirúrgico de la hemorragia subaracnoidea aneurismática** y **34, Tratamiento endovascular de la hemorragia subaracnoidea**, para indicaciones de cada procedimiento).

Medidas generales de tratamiento médico

Reposo físico, psíquico y analgesia

Si bien como única medida no es eficaz para prevenir el resangrado, lo cierto es que los esfuerzos y maniobras de Valsalva, entre otros, podrían precipitar un resangrado aneurismático. El paciente debería guardar reposo en cama, hasta la resolución del aneurisma, con adecuada analgesia. Si el dolor es leve, se puede utilizar paracetamol; si es intenso, agregar morfina o fentanilo en dosis analgésicas, evitando una importante depresión del sensorio, que interfiera con la evaluación de este. Se prefiere no utilizar antiinflamatorios no esteroides (AINE) por su acción antiagregante plaquetaria. Si el paciente presenta una cefalea intensa con intenso meningismo, se pueden administrar 1 o más dosis de 4 mg de dexametasona, como antiinflamatorio. En caso de presentar vómitos, administrar 10 mg de metoclopramida y evaluar la colocación de una sonda nasogástrica. Si el paciente presenta desasosiego o excitación, se pueden administrar dosis bajas de benzodiacepinas. En caso de que se prolongue la exclusión del aneurisma, se administran laxantes, para evitar la constipación y las maniobras de Valsalva.

Plan de hidratación

Se debería tratar de mantener al paciente normohidratado y euvolémico. Se comienza con un plan de hidratación con solución fisiológica y, si no desarrolla hiperglucemia, se puede continuar con un plan de dextrosa al 5% en solución fisiológica. Si el paciente presenta riesgos de desarrollar hipertensión intracraneal (HTIC), se debería mantener la natremia entre 140 y 155 mEq/L, en caso de poder medir osmolaridad 300 a 320 mOsm/L.

Control de la temperatura

Como en cualquier paciente neurocrítico, se debería evitar la hipertermia, por el riesgo de isquemia cerebral al aumentar las necesidades metabólicas cerebrales, y vasodilatación de las arteriolas cerebrales, con el consiguiente riesgo de hipertensión intracraneal. Se aconseja corregir cualquier temperatura > 37,5 °C central con antitérmicos, como paracetamol y dipirona, o la utilización de medios físicos en el paciente sedado y ventilado.

Control de la glucemia

Si bien el valor óptimo de la glucemia en un paciente con HSA no se conoce, los valores elevados y sostenidos de hiperglucemia se han asociado a un peor pronóstico y a un aumento en el riesgo de infecciones. Por otra parte, un control muy estricto de la glucemia podría disminuir el aporte de esta a las neuronas, como se ha evidenciado en estudios de microdiálisis. Se recomienda mantener valores de glucemia entre 120 y 180 mg/dL, aunque faltan estudios aleatorizados que hayan demostrado su valor óptimo. El control se realiza retirando la dextrosa del plan de hidratación y administrando un goteo de insulina, con controles de glucemia en forma horaria.

Nimodipina

La nimodipina es un antagonista de los canales de calcio que, en una dosis de 60 mg cada 4 horas durante 21 días, por vía oral o sonda nasogástrica, en varios estudios aleatorizados, controlados con placebo y doble ciego, demostró disminuir el porcentaje de pacientes con infartos cerebrales, isquemia cerebral tardía y malos resultados. Una revisión sistemática de la base Cochrane llega a la conclusión, en el año 2007, de que la nimodipina por vía oral reduce el porcentaje de pacientes con mala evolución (muerte o dependencia), en forma estadísticamente significativa (RR 0,67, IC 95%: 0,55 a 0,81). La nimodipina oral en pacientes con HSA de causa aneurismática es, para las guías norteamericanas y las europeas, una recomendación de clase A, nivel de evidencia I. Es un fármaco en general bien tolerado, que puede producir una ligera hipotensión arterial, en forma poco frecuente. Pero la nimodipina no mejora el vasoespasmo cerebral por vía oral, sino que actuaría como un neuroprotector.

Cilostazol

Es un inhibidor selectivo de la fosfodiesterasa 3, con efecto antiagregante plaquetario y vasodilatador, que demostró, en un estudio aleatorizado y controlado con placebo de pacientes con HSA aneurismática, reducir la incidencia de pacientes con malos resultados en forma estadísticamente significativa. Se utilizó en una dosis de 100 mg cada 12 horas, durante 14 días, por vía oral o sonda nasogástrica, comenzando después de la exclusión efectiva del aneurisma. En casos quirúrgicos se recomienda una tomografía computarizada (TC) a las 6-12 horas de la cirugía, para descartar una complicación hemorrágica, antes de iniciar el tratamiento con cilostazol.

Profilaxis de las convulsiones

Si bien en el pasado era rutinario el uso de la profilaxis anticomicial en pacientes con HSA aneurismática, en los últimos años fueron apareciendo estudios que mostraban los efectos adversos de los fármacos anticomiciales –especialmente de la difenilhidantoína, pero también del levetiracetam– como isquemia cerebral tardía y peores resultados, sin que ningún estudio demostrara claramente una prevención de las convulsiones o mejorar el pronóstico. Una revisión sistemática de la base Cochrane publicada en 2013 concluye que no hay evidencia para indicar o refutar el uso de antiepilépticos para la prevención de convulsiones relacionadas con la HSA. Recomendamos que, en caso de utilizar los fármacos anticomiciales, se los discontinúe, después de excluido el aneurisma, si el paciente no ha presentado convulsiones durante su evolución.

Profilaxis del tromboembolismo venoso

Hasta la exclusión efectiva del aneurisma se recomiendan las botas de insuflación neumáticas intermitentes. Después de excluido el aneurisma se puede comenzar con profilaxis con heparina, en caso de que haya sido en forma intravascular y sin complicaciones, en forma inmediata; si fue por vía quirúrgica, después de 12-24 horas, si no hubo complicaciones hemorrágicas.

Soporte nutricional

Si bien muchos pacientes en buen grado neurológico pueden alimentarse correctamente por vía oral, en aquellos que presenten alteraciones deglutorias, mal manejo de las secreciones o deterioro del sensorio, se deberá colocar una sonda nasogástrica tipo K-108 y comenzar con nutrición enteral.

Tratamiento del aneurisma

Existen 2 maneras de tratar los aneurismas, por vía intravascular o por vía de una craneotomía y microcirugía (para más detalles véanse **caps. 33, Tratamiento quirúrgico de la hemorragia subaracnoidea** y **34, Tratamiento endovascular de la hemorragia subaracnoidea**). Lo ideal sería que, en el centro que se va a ocupar del tratamiento de estos pacientes, haya acceso a ambas técnicas. Se deberían reunir los equipos quirúrgicos con los intravasculares y de preferencia también con intensivistas y anestesiólogos, y evaluar en cada paciente cuál es la técnica más ventajosa. De acuerdo con las guías europeas, en casos donde el aneurisma puede ser igualmente tratado en forma efectiva, tanto por la colocación de espiras o *coils* como por el "clipado" quirúrgico, la colocación de *coils* es el tratamiento preferido (recomendación clase I, nivel de evidencia A).

En los principales centros del mundo, hoy existen pocas dudas de que el tratamiento del aneurisma en pacientes en buen grado debería ser realizado lo más pronto posible, como única medida segura para prevenir el resangrado y posibilitar aumentos de la presión arterial y otras medidas para el tratamiento de la isquemia cerebral tardía, sin el riesgo de precipitar un resangrado. El tratamiento de los aneurismas rotos, lo más pronto que sea posible, es una recomendación clase I, nivel de evidencia B de las guías norteamericanas.

Monitorización

La principal monitorización en pacientes en buen grado es clínica, con exámenes neurológicos periódicos. También es necesario un control continuo de los signos vitales, incluyendo temperatura, saturación de oxígeno y, en casos de asistencia respiratoria mecánica, capnografía, para evitar y corregir tanto la hipocapnia como la hipercapnia.

En caso de aparición de nuevos signos de foco neurológico o un deterioro del sensorio, se deberán evaluar los signos vitales, repetir una TC, análisis de laboratorio y, especialmente después del 3.º o 4.º día, se debe descartar la isquemia cerebral tardía (véase "Prevención y tratamiento de las complicaciones neurológicas").

Si el deterioro neurológico se sospecha debido a un cuadro de hipertensión intracraneal, se deberá repetir la TC y, si el paciente se deteriora hasta el estupor o el coma, con signos de hidrocefalia y/o edema cerebral y/o hemorragias intraparenquimatosas > 25 mL en la TC, se debería colocar un sensor de PIC, preferentemente una ventriculostomía que, aparte de ser el procedimiento de referencia de la monitorización de PIC, permite drenar líquido cefalorraquídeo (LCR); esta es una de las medidas más útiles para el control de la hipertensión intracraneal en pacientes con HSA.

Otra monitorización útil es el electroencefalograma continuo, tanto para descartar crisis epilépticas no convulsivas, como para anticiparse a la lesión isquémica tardía (véase "Prevención y tratamiento de las complicaciones neurológicas").

En todo paciente que presenta un deterioro del sensorio no claramente explicable por complicaciones posquirúrgicas o intravasculares, hipertensión intracraneal o isquemia cerebral tardía, se debe descartar un estado de mal epiléptico (*status epilepticus*) no convulsivo. Si no se dispone de monitorización electroencefalográfica continua, se debe realizar un electroencefalograma, de ser posible prologado (de más de 2 horas), dado que uno de 20 minutos tiene una sensibilidad no mayor del 50% para descartar un estado de mal epiléptico.

Prevención y tratamiento de las complicaciones neurológicas

Resangrado

Como ya comentamos, la única manera segura de prevenir el resangrado es con el tratamiento temprano y eficaz del aneurisma.

Se sospecha un resangrado ante un deterioro brusco del nivel de conciencia y se diagnostica con una nueva

TC y la comparación con la previa que tenga el paciente. El tratamiento es el de una nueva HSA.

Isquemia cerebral tardía

Es necesaria la detección temprana y, de ser posible, adelantarse al deterioro clínico del paciente y sus consecuencias, como los infartos cerebrales. Se debe mantener una vigilancia clínica estrecha y cualquier nuevo signo de foco neurológico y/o deterioro del estado de la conciencia después del 3.º o 4.º día obliga en primera instancia a descartar una isquemia cerebral tardía, mientras se realizan otros diagnósticos diferenciales como hidrocefalia o resangrado mediante una TA, o sepsis o hiponatremia sintomática, mediante el examen físico y estudios de laboratorio.

Es muy útil el seguimiento de los pacientes mediante el Doppler transcraneal, que nos permite anticiparnos en algunos casos al deterioro clínico y, en otros, a establecer un diagnóstico, cuando hay dudas acerca de las causas del deterioro. Se debería realizar un primer Doppler al ingreso del paciente, para evaluar las condiciones basales de su circulación cerebral y, a partir del 3.er día, un Doppler diario para ver la evolución de las velocidades de flujo. Se deberían insonar tanto las arterias de la circulación anterior como las de la circulación posterior. En general se considera vasoespasmo cuando:

- Velocidades > 120 cm/s, en la arteria cerebral media e índice de Lindegaard (relación entre la velocidad media de la arteria cerebral media/la velocidad media de la carótida interna antes de ingresar al cráneo) > 3.
- Velocidades > 110 cm/s, en la arteria cerebral anterior y una relación arteria cerebral anterior/arteria carótida interna > 4.
- Velocidades > 85 cm/s, en la arteria basilar y una relación basilar/vertebral extracraneal > 2,5.

Es importante también ver la evolución de las velocidades: un aumento de > 50 cm/s en la arteria cerebral media en 24 horas es predictivo del comienzo del vasoespasmo sintomático.

De acuerdo con una revisión sistemática recientemente publicada por Kumar y cols., el Doppler transcraneal tiene una sensibilidad del 89% y una especificidad del 74% para el diagnóstico de isquemia cerebral tardía.

Cuando hay dudas diagnósticas o para confirmar el diagnóstico de isquemia cerebral tardía, son útiles la angio-TC y la TC con perfusión. En este último estudio, tanto la disminución del flujo sanguíneo cerebral, como la prolongación del tiempo de tránsito medio, tuvieron una sensibilidad y especificidad de alrededor del 70-75% para el diagnóstico de isquemia cerebral tardía, en una revisión sistemática.

Si la isquemia cerebral tardía es sintomática, inicialmente si el aneurisma está excluido, se procederá a aumentar la presión arterial, siendo la noradrenalina el fármaco de elección. La tensión arterial debería incrementarse hasta que mejoren los síntomas de isquemia. Si el paciente no es claramente evaluable o se presentan dudas acerca de si el deterioro neurológico se debe a isquemia cerebral tardía, la intensidad del tratamiento deberá guiarse por los resultados del Doppler, o de la angio-TC o de la TC por perfusión. Es conveniente realizar un ecocardiograma para evaluar la función miocárdica, que nos ayudará a guiar el tratamiento.

Si el aneurisma no está excluido y el paciente presenta síntomas de isquemia, no está claro en la literatura cuál es la mejor conducta. Inducir un aumento de la tensión arterial del paciente implica un riesgo de precipitar un resangrado y no hacerlo implica la posibilidad de un tratamiento insuficiente. Convendría en estos pacientes seguir una pauta personalizada, aumentando la presión arterial lo justo y necesario para mejorar los síntomas de isquemia o guiar el tratamiento en forma prudente por neuromonitorización.

En el caso de que el aneurisma esté excluido de la circulación y los síntomas de isquemia cerebral sean refractarios a aumentos de las cifras de tensión arterial hasta sistólicas de 200-220 mm Hg o medias de 130-140 mm Hg, se procederá a realizar una TC y, si esta no presenta infartos en la región con el vasoespasmo cerebral, se puede realizar una angiografía cerebral y proceder a la angioplastia mecánica con balón, o farmacológica con vasodilatadores de los vasos con vasoespasmo. El tratamiento con balón, en general, produce mejorías sostenidas en el 70% de los pacientes, siendo accesibles solo las porciones proximales de las arterias intracraneales, y presenta un riesgo de aproximadamente el 5% de rotura del vaso durante el procedimiento. El tratamiento vasodilatador con papaverina, nimodipina, milrinona u otro vasodilatador arterial se puede administrar para el tratamiento del vasoespasmo distal; sus inconvenientes son aumento de la PIC y un efecto transitorio, que habitualmente dura pocas horas.

Si el paciente presenta una mala función ventricular, se puede colocar un catéter en la arteria pulmonar o monitorizarlo con el sistema Picco o similares e intentar aumentar el volumen minuto cardíaco con dobutamina o milrinona y evaluar la respuesta neurológica, de ser el paciente evaluable.

Otra alternativa terapéutica para el vasoespasmo refractario, si se dispone de una ventriculostomía, es la administración intratecal de nitroprusiato de sodio, como dador de óxido nítrico vasodilatador. Se administra en una concentración de 1 a 4 mg/mL y en una dosis variable de acuerdo con la respuesta clínica comenzando con 4 a 8 mg. Puede producir una respuesta simpática con taquicardia e hipertensión arterial y su efecto es transitorio, pero los síntomas de isquemia pueden recurrir horas más tarde.

Es importante en pacientes con isquemia cerebral tardía evitar la hipocapnia, dado que las pequeñas arterias y arteriolas conservan reactividad a la PCO_2 y, por lo tanto, se produciría su vasoconstricción, lo que podría agravar la isquemia.

Hidrocefalia

El tratamiento en la fase aguda suele realizarse mediante la colocación de una ventriculostomía y el drenaje del líquido cefalorraquídeo. Si el paciente presenta una hidrocefalia comunicante (se ve en la TC como una dilatación de los 4 ventrículos), se puede colocar un drenaje lumbar, siempre y cuando se vean las cisternas perimesencefálicas en la TC. Cuando el LCR se aclara, se prueba de cerrar la ventriculostomía y, si el paciente no eleva la PIC durante 24 horas al menos y la TC de control no muestra hidrocefalia, se puede retirar la ventriculostomía o el drenaje lumbar. Si no es posible cerrar la derivación externa de líquido cefalorraquídeo porque aumenta la PIC o desarrolla hidrocefalia en la TC, se deberá colocar una válvula de derivación ventrículo-peritoneal, una vez que el líquido se haya aclarado y disminuyan las proteínas en él a valores < 100 mg/dL.

Hipertensión intracraneal

Si bien esta es una complicación más frecuente en pacientes en mal grado neurológico, puede afectar hasta el 49% de aquellos que inicialmente se presentan con una HSA en buen grado neurológico.

El manejo no difiere demasiado del que se aplica en otras patologías neurocríticas como el traumatismo de cráneo, con la única salvedad de que, en la HSA, es muy útil el drenaje de líquido cefalorraquídeo. Es muy frecuente que exista en esta patología un aumento de la resistencia a la circulación y/o a la reabsorción del LCR en las vellosidades aracnoideas de la convexidad cerebral. Toda vez que se pueda colocar una ventriculostomía, no se debería pasar a medidas de segundo nivel como la craniectomía descompresiva o los barbitúricos en altas dosis, sin antes intentar drenar líquido cefalorraquídeo.

El tratamiento debería empezar siempre por las medidas generales (**cuadro 31-1**) y el drenaje de líquido cefalorraquídeo. Si el paciente responde, en general se utiliza cloruro de sodio hipertónico, en concentraciones que varían entre el 3 y el 20% o manitol. No existen, hasta donde se conoce, estudios que hayan comparado en forma aleatorizada y controlada distintos tratamientos para la hipertensión intracraneal (HTIC) en la HSA. Cuando la hipertensión intracraneal no responde a las medidas generales y de primer nivel, es conveniente repetir la TC y revaluar las causas de la HTIC. En caso de HTIC refractaria se evalúa la hipotermia; este es un tratamiento complejo de implementar y mantener que, si bien disminuye la PIC, tiene efectos adversos como neumonías asociadas al respirador, hiperpotasemias graves durante el recalentamiento accidental, plaquetopenia, además de requerir durante días una sedación profunda y parálisis muscular. El recalentamiento siempre debe hacerse de manera lenta, para evitar la hipertensión intracraneal de rebote y la hiperpotasemia grave. En un estudio de 100 pacientes tratados con hipotermia entre 33 y 34 ºC, que presentaban HTIC y/o vasoespasmo refractario, el 35% presentó una vida independiente al año.

Otra medida que se ha utilizado para el tratamiento de la hipertensión intracraneal refractaria son los barbitúricos en altas dosis. Habitualmente se administra 1 bolo de tiopental de 2-3 mg/kg (hasta 5 mg/kg en 5 minutos) seguido de una infusión de 3-6 mg/kg/hora, hasta controlar la PIC sin gran compromiso hemodinámico, o hasta lograr la supresión periódica de ondas en el electroencefalograma. Sus efectos adversos son hipotensión arterial, prolonga los días de ventilación mecánica y aumenta el riesgo de que el paciente contraiga infecciones.

La craniectomía descompresiva es un tratamiento utilizado cuando la hipertensión intracraneal es refractaria al tratamiento médico máximo. Al retirar el hueso y realizar una plástica de duramadre, la PIC disminuye y facilita el manejo del paciente. El problema es si más allá de que mejora el control de la PIC, la craniectomía descompresiva mejora también los resultados. En un reciente metanálisis y revisión sistemática de la literatura, cuando la craniectomía se efectuó ante un cuadro de hipertensión intracraneal refractaria, el 74% de los

---

Cuadro 31-1. Medidas generales para el tratamiento de la hipertensión intracraneal

Cabecera a 30º y cuello en posición neutra

Normotensión o ligera hipertensión arterial

Mantener la presión de perfusión cerebral > 70 mm Hg

Normocapnia

Natremia entre 140 y 155 mEq/L

Osmolaridad plasmática entre 300 y 320 mMol/L

Temperatura central < 37.5 ºC

En caso de requerir intubación, sujeción del tubo por encima de las orejas del paciente

Si requiere asistencia respiratoria mecánica, ventilar en la modalidad de volumen control, con adecuada analgesia y sedación

Si el paciente presenta tos y/o desadaptación al ventilador con aumentos de la PIC, indicar relajantes musculares

pacientes presentó malos resultados al año. Se incluyeron en la revisión pacientes en mal grado neurológico, pero los resultados podrían no ser trasladables exactamente a pacientes que inicialmente estaban en buen grado.

Convulsiones

El tratamiento es similar al de otras patologías neurológicas agudas. Dado que distintos anticonvulsivos se han relacionado con efectos adversos y malos resultados en la HSA, se deberían evitar, si no se han comprobado las convulsiones. El fármaco que más se asoció a malos resultados en estudios observacionales fue la fenitoína (difenilhidantoína), cuyo uso prolongado debería evitarse.

Prevención y tratamiento de las complicaciones extraneurológicas

En general no difiere mucho su tratamiento del de las complicaciones extraneurológicas del resto de la patología crítica.

En los pacientes que presentan hiponatremia –si bien la causa más frecuente es la secreción inapropiada de hormona antidiurética, en el período agudo de la HSA, especialmente durante el período de riesgo de desarrollar isquemia cerebral tardía– no es conveniente restringir el plan de hidratación, por el riesgo de provocar un cuadro de deshidratación e hipovolemia que podría agravar la isquemia. El tratamiento recomendado es la administración de soluciones hipertónicas en sodio para corregir la hiponatremia. Si el paciente presenta poliuria, se le pueden administrar entre 0,3 y 0,4 mg de fludrocortisona, que disminuye la excreción de agua y sodio por el riñón y puede colaborar en el tratamiento de la hiponatremia.

Hemorragia subaracnoidea perimesencefálica

Merece un comentario aparte este tipo de HSA, la cual presenta en general un muy buen pronóstico, siempre y cuando una angiografía por cateterismo con la técnica de sustracción digital haya descartado un aneurisma. Son pacientes que presentan pocas complicaciones y pueden ser dados de alta tempranamente de la unidad de cuidados intensivos, sin indicación clara de nimodipina, ni de cilostazol.

REHABILITACIÓN

Si bien, hasta donde sabemos, no existen estudios controlados y aleatorizados que hayan demostrado la utilidad de la rehabilitación en pacientes con HSA, existe bastante acuerdo entre los expertos acerca de que a los pacientes con HSA, una vez que están estables, se les debería indicar el comienzo de la rehabilitación, para ofrecerles las mejores posibilidades de alcanzar un buen pronóstico.

PRONÓSTICO

Los determinantes más importantes del pronóstico de un paciente son el grado neurológico al ingreso medido por la escala de la Federación Mundial de Neurocirujanos, el grado en la escala tomográfica de Fisher modificada (véanse detalles de estas clasificaciones en el **cap. 29, Hemorragia subaracnoidea. Generalidades**), la edad, el tamaño del aneurisma y la presencia de un hematoma intracerebral.

El porcentaje de pacientes con mala evolución que ingresan con un grado I en la escala de la Federación Mundial de Neurocirujanos es aproximadamente 15%, grado II 29% y grado III 53%.

★ **CONCLUSIONES**

En los pacientes en buen grado neurológico, después de la estabilización inicial se debería proceder de manera rápida a realizar una angiografía y excluir un aneurisma.

Dentro del tratamiento médico se destacan: mantener la normovolemia; administrar analgésicos, nimodipina y cilostasol; y evitar y tratar las situaciones de riesgo, como la hipotensión arterial, la hiperglucemia y la hipertermia.

Se debe mantener una vigilancia estrecha del paciente, especialmente a partir de los días 3 y 4, detectar temprano los signos y síntomas de la isquemia cerebral tardía y, en el caso de ocurrir, encarar su rápida terapéutica mediante la inducción de hipertensión arterial; si el paciente fuera refractario a esta medida, proceder al tratamiento endovascular.

BIBLIOGRAFÍA

Connolly ES, Jr, Rabinstein AA, Carhuapoma JR, et al. Guidelines for the Management of Aneurysmal Subarachnoid Hemorrhage: A Guideline for Healthcare Professionals from the American Heart Association/American Stroke Association. Stroke 2012;43(6):1711-37. doi: 10.1161/STR.0b013e3182587839.

Diringer MN, Bleck TP, Hemphill III JC, et al. Critical Care Management of Patients Following Aneurysmal Subarachnoid Hemorrhage: Recommendations from the Neurocritical Care Society's Multidisciplinary Consensus Conference. Neurocrit Care 2011;15:211-40. DOI 10.1007/s12028-011-9605-9.

Dorhout Mees SM, Rinkel GJ, Feigin VL, et al. Calcium antagonists for aneurysmal subarachnoid haemorrhage. Cochrane Database Syst Rev 2007;(3):CD000277.

Macdonald RL, Tom A Schweizer TA. Spontaneous subarachnoid haemorrhage. Lancet 2017;389(10069):655-66. doi: 10.1016/S0140-6736(16)30668-7.

Matsuda N, Naraoka M, Ohkuma H, et al. Effect of Cilostazol on Cerebral Vasospasm and Outcome in Patients with Aneurysmal Subarachnoid Hemorrhage: A Randomized, Double-Blind, Placebo-Controlled Trial. Cerebrovasc Dis 2016;42:97-105. DOI: 10.1159/000445509.

Muench E, Horn P, Christian Bauhuf C, et al. Effects of hypervolemia and hypertension on regional cerebral blood flow, intracranial pressure, and brain tissue oxygenation after subarachnoid hemorrhage. Crit Care Med 2007;35:1844-51.

Panczykowski D, Pease M, Yin Zhao, et al. Prophylactic Antiepileptics and Seizure Incidence Following Subarachnoid Hemorrhage. A Propensity Score–Matched Analysis. Stroke 2016;47:1754-60. DOI: 10.1161/STROKEAHA.116.013766.

Steiner T, Juvela S, Unterberg A, et al. European Stroke Organization Guidelines for the Management of Intracranial Aneurysms and Subarachnoid Haemorrhage. Cerebrovasc Dis 2013;35:93-112. DOI: 10.1159/000346087.

Véanse **Preguntas de autoevaluación.** ?

Lesión isquémica en la hemorragia subaracnoidea. Despolarizaciones corticales en formas específicas de lesión cerebral aguda

32

Néstor Wainsztein y Federico Rodríguez Lucci

ISQUEMIA CEREBRAL TARDÍA

Introducción

La isquemia cerebral tardía es una complicación frecuente de la hemorragia subaracnoidea y contribuye en forma significativa a la morbilidad y a la mortalidad.

Las evidencias radiográficas de isquemia cerebral tardía ocurren entre el 50y 60% de los pacientes con hemorragia subaracnoidea y puede adquirir distintos patrones de presentación, ya sea como infartos corticales simples localizados típicamente cerca de la zona de la rotura del aneurisma o como infartos múltiples extendidos que comprometen regiones subcorticales en forma bilateral y que pueden localizarse distantes de la rotura del aneurisma. Las lesiones hipodensas en la tomografía computarizada consistente con infarto generalmente se asocian a hemorragias subaracnoideas de grandes volúmenes de sangre y una evolución clínica pobre.

Los pacientes jóvenes (menores de 55 años) y que han fumado tienen mayor riesgo de isquemia cerebral tardía.

La isquemia cerebral tardía puede manifestarse por deterioro en el nivel de conciencia o por nuevos síntomas neurológicos focales. Existe un grupo de pacientes con pobre grado clínico en quienes la isquemia cerebral tardía podría ser clínicamente silente.

Algunas definiciones pueden ser importantes, para separar vasoespasmo sintomático, isquemia cerebral tardía, espasmo angiográfico y espasmo por Doppler transcraneal.

El vasoespasmo sintomático se define como un deterioro clínico secundario a vasoespasmo después que otras causas fueron eliminadas.

La isquemia cerebral tardía se define como déficit neurológico asociado a vasoespasmo o infarto en la neuroimagen atribuible a vasoespasmo.

El espasmo angiográfico se define como aquel visto en la angiografía por sustracción digital.

El espasmo encontrado en el Doppler transcraneal se define como una velocidad de flujo medio de 120 cm por segundo o más.

En un estudio publicado en *Stroke* en el año 2009 sobre 580 pacientes, el vasoespasmo sintomático ocurrió en el 16%, la isquemia cerebral tardía en el 21%, el vasoespasmo angiográfico en el 31% y el vasoespasmo por Doppler transcraneal en el 45%.

No se ha demostrado la asociación entre la respuesta simpática aguda y el vasoespasmo temprano o el vasoespasmo tardío en la hemorragia subaracnoidea; tanto el vasoespasmo temprano como el tardío no parecen estar relacionados con la respuesta simpática central que sigue a la hemorragia subaracnoidea. Quizás la única excepción podría ser la isquemia cerebral tardía asociada a vasoespasmo, que podría estar asociada a activación noradrenérgica.

La microtrombosis vascular después de la hemorragia subaracnoidea podría ser una explicación adicional para la isquemia cerebral tardía.

Si bien la isquemia cerebral tardía es considerada una situación causada por el vasoespasmo, no todos los pacientes con isquemia cerebral tardía tienen vasoespasmo e, inversamente, no todos los pacientes con vasoespasmo desarrollan clínicamente síntomas y signos de isquemia cerebral tardía.

En el pasado, los tratamientos que tenían como objetivo revertir el vasoespasmo no fueron totalmente útiles en prevenir la isquemia cerebral tardía.

Se conoce que la isquemia cerebral tardía está asociada, además, con una activación de la coagulación pocos días después de la hemorragia subaracnoidea. La alteración de la actividad fibrinolítica y el proceso inflamatorio que involucra al endotelio lleva a la formación de microtrombos, los cuales finalmente derivarán en isquemia cerebral tardía.

La presencia de microtrombosis vascular en pacientes con hemorragia subaracnoidea está confirmado por estudios de autopsia.

Mecanismos de disfunción vascular asociados a la hemorragia subaracnoidea

Existen tres situaciones por las cuales existe vasoespasmo e isquemia en la etapa aguda.

Por un lado, el aumento de la presión intracraneal que lleva al descenso de la presión de perfusión cerebral con constricción de arterias intraparenquimatosas y extraparenquimatosas lleva a la isquemia cerebral aguda. Por otra parte, después de la hemorragia subaracnoidea existe activación de las plaquetas, liberación de vasoconstrictores del interior plaquetario, entre ellos tromboxano A2, que favorecen la isquemia aguda, y, finalmente, el daño mecánico de los glóbulos rojos con liberación de oxihemoglobina disminuye la disponibilidad de óxido nítrico en la pared vascular, disminuye el monofosfato cíclico de guanosina (GMPc), aumenta el ácido 20-hidroxieicosatetraenoico (20-HETE), aumenta la endotelina 1 y favorece la isquemia aguda.

Sin embargo, después del cuarto día, todos estos mecanismos se potencian, la disminución del óxido nítrico de la pared vascular aumenta la vasoconstricción y genera vasoespasmo persistente, existe peroxidación lipídica con anomalías del endotelio y vasoconstricción persistente y hay un incremento de la expresión de endotelina 1 y 5 hidroxitriptamina (5-HT) asociado a la inflamación que induce expresión de Rho-cinasa y vasoconstricción, que lleva a vasoespasmo persistente.

La sangre en el espacio subaracnoideo, tanto a través de los leucocitos que favorecen el proceso inflamatorio, como de los eritrocitos con liberación de hemoglobina y productos de degradación de la hemoglobina como el hierro, llevan a la formación de radicales libres y peroxinitrito; asociado a esto existe un fenómeno de isquemia-reperfusión que estimula la liberación de endotelina. Todos ellos serían factores adyuvantes para el desarrollo de isquemia cerebral tardía.

Es conocido el hecho de que la oxihemoglobina se va a convertir en un secuestrador de óxido nítrico generando vasoconstricción. Pero también la oxihemo-globina generará daño de los nervios perivasculares produciendo vasoconstricción además de radicales libres generados por la oxihemoglobina y de productos del ácido araquidónico, a lo que se agrega la liberación de endotelina desde la pared arteriolar.

En resumen, los mecanismos que generan isquemia cerebral tardía están relacionados con la activación de los factores de las vías proapoptóticas, la disrupción de la barrera hematoencefálica y el vasoespasmo cerebral, que es una consecuencia del daño endotelial, de la contracción del músculo liso vascular por déficit de óxido nítrico con cambios en la respuesta vascular y del proceso inflamatorio vascular persistente. Por otra parte, contribuyen a la isquemia cerebral tardía la constricción arteriolar, la trombosis de la microcirculación y un mecanismo en el que nos extenderemos más adelante, las despolarizaciones corticales (**fig. 32-1**).

DESPOLARIZACIONES CORTICALES

Las **despolarizaciones corticales (DC)** (*cortical spreading depolarizations*) se definen como ondas abruptas que producen un desequilibrio de gradientes iónicos transmembrana en las neuronas, originando una disrupción fisiopatológica en la sustancia gris cerebral viable, mecanismo crucial en la lesión cerebral secundaria. Las ondas de DC pueden ser inducidas por condiciones hipóxicas en individuos con hemorragia subaracnoidea aneurismática inmediatamente luego de la rotura o durante la isquemia tardía poshemorragia subaracnoidea, ataque cerebrovascular isquémico, hemorragia intracraneal o traumatismo craneoencefálico. Este mecanismo también se encuentra implicado en la migraña con aura. Las DC son cada vez más registradas durante la neuro-monitorización multimodal en el cuidado neurocrítico como marcadores de insuficiencia metabólica y lesión excitotóxica.

Por otro lado, la **depresión cortical extendida (DCE)** (*cortical spreading depression*) se caracteriza por la depresión de la actividad electroencefalográfica evocada y espontánea que se extiende a una frecuencia de 2 a 5 mm a través de la superficie cortical, alterando la permeabilidad de la barrera hematoencefálica a través de la activación y el aumento (por *up-regulation*) de la matriz-metaloproteasa 9 (MMP-9).

De esta manera, el término depresión cortical extendida (DCE) debe ser utilizado para describir la depresión de la actividad espontánea inducida por las DC. La diferenciación entre DC con DCE o sin ella podrían tener un significado diagnóstico y pronóstico de gran importancia.

La DC exacerba la lesión neuronal a través de la afectación del equilibrio iónico que genera hipoperfusión relacionada con la DC; a este término se lo conoce como **isquemia extendida** (*spreading ischemia*) (**cuadro 32-1**).

La isquemia focal causa DC en pocos minutos. Pero también existen otras DC que surgen durante horas o días debido al desequilibrio de oferta y demanda de energía en tejido viable. Las DC exacerbarán la lesión neuronal a través del desequilibrio iónico prolongado y por la hipoperfusión relacionada con la DC (isquemia extendida, IE). La duración local de la despolarización se relaciona con el estado energético del tejido cerebral y con el riesgo de lesión. Por lo tanto, DC, DCE e isquemia extendida son términos con diferente significado diagnóstico y pronóstico.

En tejido cerebral hipóxico, isquémico, glucopénico, las DCE se encuentran presentes de manera espontánea y la recuperación es lenta. La DC de las neuronas y de la glía está precedida por la propagación de oscilaciones eléctricas que cubren distancias de 1 a 5 mm. Estas oscilaciones indican un breve estado de hiperexcitabilidad, que puede relacionarse con la aparición de crisis convulsivas y de DCE en los pacientes con lesiones agudas de la corteza cerebral. Las oscilaciones son seguidas por una pérdida completa de la actividad neuronal, que puede durar unos minutos, antes de que se produzca la recuperación completa.

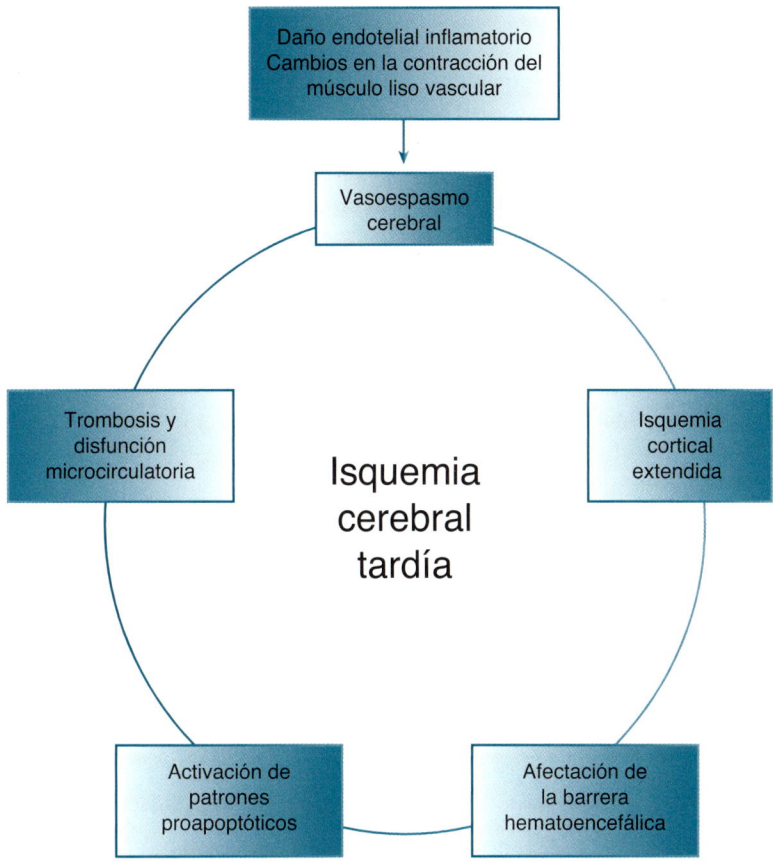

Fig. 32-1. Mecanismos que intervienen en la isquemia cerebral tardía.

Alteraciones bioquímicas y morfológicas manifestadas como edema neuronal citotóxico están uniformemente presentes. Al mismo tiempo, el potencial de acción del tejido local se convierte en negativo con amplitudes de 15 a 30 mV. Este desplazamiento negativo del potencial de acción de membrana, del tejido cerebral dañado, puede ser explicado por la despolarización completa y sostenida de las células debido a que se produce una apertura inicial brusca de la conductancia a lo largo de la neurona piramidal seguida por una onda de cierre hacia el apical de las dendritas. Por lo tanto, es probable que las neuronas sean responsables de las señales que inician la DCE y de los mecanismos involucrados con su propagación y terminación.

La depresión de las ondas del electroencefalograma coincide y es causada por un drástico fracaso en la homeostasis de los iones cerebrales y con el eflujo de aminoácidos excitatorios desde el interior de las células cerebrales. Durante la DCE se produce el incremento del potasio extracelular, mientras que calcio, cloro y sodio disminuyen.

Durante la onda de despolarización hay una liberación masiva de aminoácidos, incluyendo glutamato y aspartato; los estudios que evaluaron voltajes han demostrado que la liberación masiva de neurotransmisores se produce después del inicio de la despolarización. El mecanismo de iniciación de DCE es incierto, pero niveles ligeramente elevados de potasio extracelular y de neurotransmisores son suficientes para desencadenar la propagación de la DCE. Además, la despolarización de las neuronas, como una consecuencia de la transmisión sináptica, es necesaria para eliminar el bloqueo que el magnesio produce en el receptor de

Cuadro 32-1. Despolarizaciones corticales y variables asociadas

Despolarizaciones corticales (*cortical spreading depolarizations*)

Depresión cortical extendida (*cortical spreading depression*)

Hipoperfusión relacionada con la despolarización cortical (isquemia extendida)

Respuesta hemodinámica normal o fisiológica con aumento de la perfusión del tejido cerebral (hiperemia)

N-metil-D aspartato (NMDA) regulado por voltaje, y puede sensibilizar este receptor con el consecuente incremento de los niveles de glutamato intersticial. La interacción de glutamato con el receptor NMDA desencadena la liberación de glutamato y potasio, así como despolarización neuronal que se propagará a regiones vecinas, y comenzará el proceso de nuevo. Con frecuencia se producen despolarizaciones agrupadas (*clusters*), que ocurren en intervalos precisos de 25 a 45 minutos.

Las células astrogliales actúan como amortiguadoras del potasio extracelular y tiene una capacidad de recaptación de glutamato muy elevada, lo que impide que se inicie la DCE. El ácido gamma-aminobutírico (GABA) se libera en grandes concentraciones durante las DC. La repetición de ondas de DCE en el tejido normal provoca disfunción de la electrogénesis, pero la disfunción neuronal puede ser completa y permanente en el tejido privado de la función glial.

Resulta poco probable que las DC cumplan una función fisiológica normal; por lo tanto, las DC deben ser consideradas patológicas. Las condiciones nocivas que provocan despolarizaciones corticales son:

- Daños mecánicos
- Estimulación eléctrica vigorosa
- Hipoosmolalidad
- Hipertermia
- Desequilibrio del potasio
- Estado de mal epiléptico
- Inhibidores de la bomba de sodio
- Hipoglucemia con neuroglucopenia
- Hipoxia e isquemia
- Glutamato y acetilcolina

Consecuencias fisiopatológicas de las despolarizaciones corticales

Las principales consecuencias deletéreas de las DC en la corteza cerebral son:

- Compromiso del flujo sanguíneo local, causado por vasoespasmo microcirculatorio, que puede dar lugar a progresión de la lesión e inducir isquemia en los tejidos de riesgo (isquemia extendida).
- Aumento de la MMP-9 (por *up-regulation*), que incrementa la permeabilidad de la barrera hematoencefálica y causa edema vasogénico.

La respuesta hemodinámica normal o fisiológica a estas situaciones consiste en hiperemia o aumento de la perfusión del tejido cerebral (*spreading hyperemia*), con cambios de corta duración en los potenciales de acción (*short-lasting slow potencial changes*) y escasa depresión de la actividad eléctrica cortical. En cambio, el tejido lesionado con reserva metabólica limitada desarrolla una respuesta anormal o hipoperfusión relacionada con la despolarización cortical (isquemia extendida), denominada respuesta hemodinámica inversa, con cambios de larga duración en el potencial de acción (*long-lasting slow potencial changes*) y prolongada depresión de la actividad eléctrica cortical (**fig. 32-2**).

La despolarización neuronal sostenida también induce la liberación persistente de vasoconstrictores. Esta respuesta anormal puede perpetuarse como un círculo vicioso: la hipoperfusión relacionada con la despolarización cortical (isquemia extendida), produce una reducción en los sustratos oxidativos, disminución del trifosfato de adenosina (ATP) del tejido, fallo de la bomba sodio/potasio, aumento del calcio intracelular en las neuronas y astrocitos, y finalmente la muerte celular (**figs. 32-3** y **32-4**).

Despolarizaciones corticales en formas específicas de lesión cerebral aguda

Las características electrofisiológicas y alteraciones del flujo sanguíneo de las DC ocurren en pacientes con hemorragia subaracnoidea aneurismática (HSAa) tanto en la fase hiperaguda como en la isquemia cerebral tardía, en la lesión cerebral traumática y en el ataque cerebrovascular.

Hemorragia subaracnoidea

El déficit neurológico de la HSAa se determina principalmente por el grado de daño cerebral generado por la hemorragia inicial y por la ocurrencia de isquemia cerebral tardía (ICT). La ICT generalmente ocurre alrededor del 7.º día después de la rotura del aneurisma, conjuntamente al declive neurológico. Si no se trata, puede causar infartos que generalmente afectan la corteza cerebral. La fisiopatología de la ICT implica la disminución de óxido nítrico por la hemoglobina de la sangre del espacio subaracnoideo, liberación de inhibidores de la óxido nítrico sintasa, aumento de la endotelina (por *up-regulation*), degeneración de los nervios perivasculares, desacoplamiento de óxido nítrico sintasa endotelial, formación de especies reactivas de oxígeno y activación de la Rho-cinasa.

Experimentalmente, la disminución de la disponibilidad de óxido nítrico combinada con el aumento de potasio basal ha demostrado ser el causante del cambio desde la hiperemia a la propagación de la isquemia (isquemia extendida). La liberación de potasio desde la sangre del espacio subaracnoideo disminuye la actividad de la bomba de sodio debido al vasoespasmo de las arterias cerebrales basales y por la activación de los canales neuronales de potasio que podría contribuir al aumento de potasio basal luego de la HSAa.

La isquemia extendida podría estar implicada en la ICT luego de la HSAa y podría representar un objetivo terapéutico viable. La isquemia extendida podría ser bloqueada por la administración de un donador de óxido nítrico o antagonista del canal de calcio, como

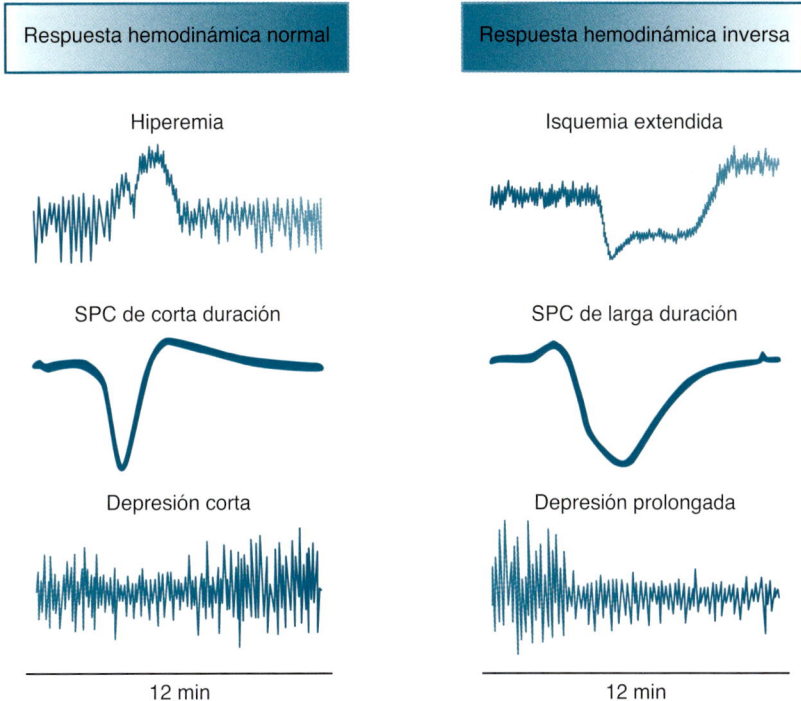

Fig. 32-2. Correlación entre el flujo sanguíneo cerebral regional, cambios en el potencial de membrana y las actividades eléctricas del cerebro. SPC (*slow potential changes*): cambios de potenciales lentos. Modificada de Wainsztein N, Rodríguez Lucci F. Cortical Spreading Depression and Ischemia in Neurocritical Patients. Neurol Clin 2017;35(4):655-64. Con autorización de los autores.

la nimodipina, los cuales pueden revertir parcialmente la isquemia extendida hacia la hiperemia.

Traumatismo craneoencefálico

Las despolarizaciones corticales (DC) ocurren en aproximadamente el 50% de los pacientes con traumatismo craneoencefálico grave y puede afectar su pronóstico. La incidencia de DC aumenta en un 33% durante las complicaciones tales como hipotensión aguda, elevación de la temperatura central, elevación de la presión intracraneal, reducción de los niveles plasmáticos de glucosa y con la administración de ciertos fármacos. Las DC a menudo

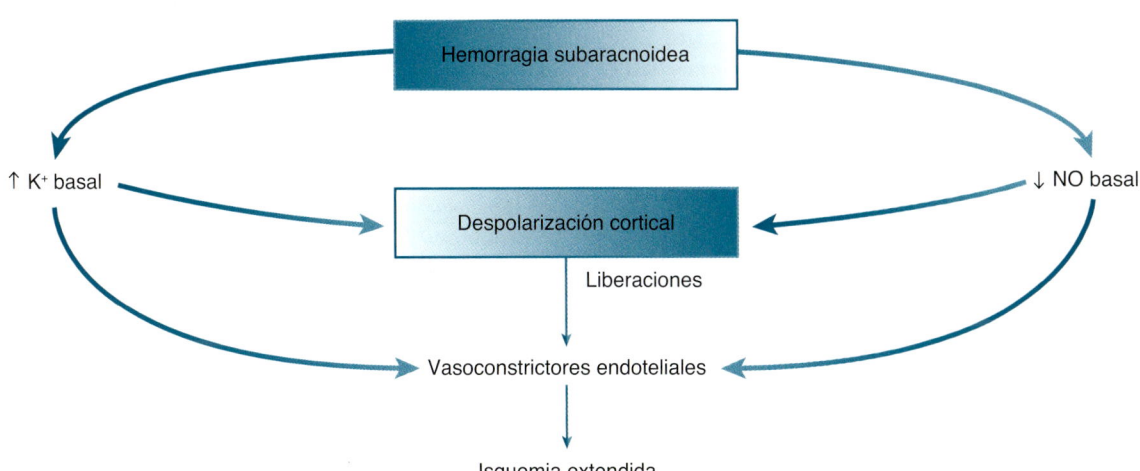

Fig. 32-3. Mecanismo de las despolarizaciones corticales durante la hemorragia subaracnoidea. NO, óxido nítrico. Modificada de Wainsztein N, Rodríguez Lucci F. Cortical Spreading Depression and Ischemia in Neurocritical Patients. Neurol Clin 2017;35(4):655-64. Con autorización de los autores.

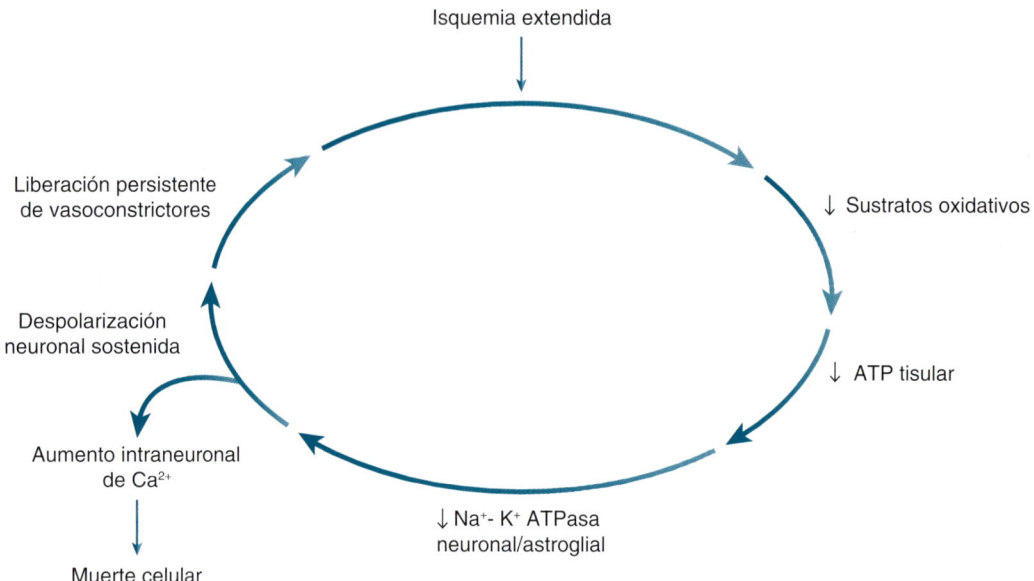

Fig. 32-4. Circulo vicioso de la isquemia extendida. ATP, trifosfato de adenosina. Modificada de Wainsztein N, Rodríguez Lucci F. Cortical Spreading Depression and Ischemia in Neurocritical Patients. Neurol Clin 2017;35(4):655-64. Con autorización de los autores.

se desarrollan en forma temprana, individualmente o en forma agrupada, y suelen ser precedidas por hipoperfusión cortical grave. La fase secundaria tardía de las DC aparece alrededor del día 7, asociada con presión intracraneal elevada o con alteraciones fisiológicas y/o metabólicas.

La cascada lesional de la contusión cerebral traumática es muy similar a la observada después de los ataques cerebrovasculares isquémicos, incluidos el temprano aumento de potasio, la elevación del glutamato extracelular y la lesión neuronal resultante de la sobrecarga de calcio.

Las DC secundarias han sido observadas durante horas o días en algunos modelos traumáticos de lesión cerebral; la duración depende de la gravedad de la lesión, la extensión del área de penumbra metabólica y la presencia de elevada presión intracraneal e hipotensión arterial. La administración de ketamina, un antagonista del receptor de NMDA, parece reducir las DC y los grupos de ondas de DC en pacientes con lesión cerebral traumática. Serán necesarias investigaciones adicionales acerca de este fármaco en ensayos clínicos.

Ataque cerebrovascular

El ataque cerebrovascular es la consecuencia del compromiso del flujo sanguíneo que impide la provisión de energía a los tejidos involucrados, que puede producir muerte celular casi inmediata. La supresión del aporte de oxígeno y glucosa provoca desequilibrios iónicos y liberación masiva de glutamato que contribuye a la lesión por excitotoxicidad. La isquemia focal presenta un escenario complejo en el que el gradiente de flujo sanguíneo y el metabolismo deteriorado existen desde el núcleo isquémico a través del área de penumbra y en la periferia normalmente perfundida. Siguiendo con el inicio de la isquemia, las DC se desarrollan primero en el núcleo, donde es persistente, y por lo tanto, la única actividad eléctrica identificable en esta región. Dentro de la zona periinfarto, las DC observadas forman ciclos alrededor del borde externo de la lesión y pueden constituir un mecanismo de lesión secundaria con expansión del área isquémica. Las DC son más ominosas cuando se producen en forma agrupada debido a que inducen mayor deterioro metabólico y también pueden alterar la permeabilidad de la barrera hematoencefálica activando MMP cerebrales, en particular MMP-9.

★ **CONCLUSIONES**

Las DC son un fenómeno eléctrico y homeostático en la materia gris cortical que produce cambios bioquímicos, morfológicos y iónicos que pueden ser seguidos por isquemia y abolición de la actividad eléctrica cerebral en tejidos lesionados. Este fenómeno ha sido identificado en múltiples enfermedades cerebrales agudas, entre ellas la hemorragia subaracnoidea aneurismática, la isquemia tardía poshemorragia subaracnoidea, la lesión cerebral traumática, el ataque cerebrovascular hemisférico maligno, la hemorragia cerebral espontánea y la migraña con aura.

Se requieren nuevas y mejores técnicas para detectar e interpretar en tiempo real las DC, la DCE y la isquemia extendida. Las implicaciones pronósticas de dichas alteraciones fisiopatológicas y los futuros objetivos terapéuticos se encuentran en revisión.

BIBLIOGRAFÍA

Frontera JA, Fernández A, Smith M. Vasospasm after subarachnoid hemorrhage. Stroke 2009; 40:1963-8.

Kolias AG, Send J, Bellia A. Pathogenesis of cerebral vasospasm. Following aneurysmal subarachnoid hemorrhage. JNR 2009;87:1-11.

Kozniewska E, Michalik R, Rafalowska J. Mechanisms of vascular dysfunction after subarachnoid hemorrhage. JPP 2006; 57 (Suppl 11):145-60.

Moussouttas M, Lau EW, Huynh TT. Association between acute sympathetic response, early onset, vasospasm and delayed, vasospasm following spontaneous subarachnoid hemorrhage. JOCN 2014;21:256-62.

Vergouwen MDI, Vermeulen MI, Coert BA. Microthrombosis after aneurysmal subarachnoid hemorrhage: An additional explanation for the laget cerebral ischemia. JCBFM 2008;28:1761-70.

Wainsztein N, Rodríguez Lucci F. Cortical Spreading Depression and Ischemia in Neurocritical Patients. Neurol Clin 2017;35(4):655-64.

Tratamiento quirúrgico de la hemorragia subaracnoidea aneurismática

33

Pablo A. Rubino y Román P. Arévalo

INTRODUCCIÓN

La hemorragia subaracnoidea (HSA) es una de las patologías más prevalentes en la práctica del neurocirujano. Dentro del gran grupo de las HSA espontáneas (es decir, no traumáticas), la principal causa (en más del 80% de los casos) es la patología aneurismática, seguida de las malformaciones arteriovenosas y otras causas mucho menos frecuentes como las colagenopatías.

La HSA aneurismática (HSAa) suele afectar a pacientes más jóvenes que los interesados habitualmente por otros tipos de ataque cerebrovascular (ACV). Esta entidad presenta una mortalidad a los 30 días del 46%, con una mortalidad general cercana al 50%. A los 15 días existe un riesgo de 15 al 20% de resangrado, el cual es la principal causa de muerte en aquellos aneurismas no tratados (sea por vía quirúrgica o intravascular). Aquellos pacientes que logran sobrevivir al período agudo y al tratamiento de exclusión deberán atravesar, durante su internación, una de las complicaciones más graves y discapacitantes de la HSAa: el vasoespasmo.

Los aneurismas intracraneales ocurren en el 3-4% de la población. Ellos se forman, en la gran mayoría de los casos, en el sitio de bifurcación arterial, sean estas sus ramas terminales, o bien el nacimiento de una rama colateral, de pequeño o gran diámetro. El riesgo de ser portador de un aneurisma intracraneal se ve aumentado por la presencia de historia familiar de aneurismas, enfermedades del tejido conectivo (síndrome de Ehlers-Danlos, entre otros) y enfermedad de riñones poliquísticos. A su vez, entre los factores que incrementan el riesgo de **rotura** aneurismática, se encuentran el tabaquismo, la hipertensión arterial, el abuso de fármacos simpaticomiméticos y la presencia de un aneurisma mayor de 5 milímetros.

El conocimiento de estos datos denota la necesidad de tratar al paciente no solo en términos de exclusión aneurismática, sino también de sus principales complicaciones: la hidrocefalia y el vasoespasmo.

RESEÑA ANATÓMICA

La irrigación cerebral está basada en dos sistemas diferentes pero interconectados: circulación anterior y posterior. La circulación anterior está representada por las arterias carótidas internas, mientras que la circulación posterior se origina a partir de las arterias vertebrales y la resultante de su anastomosis, la arteria basilar. El denominado polígono de Willis se encuentra ubicado en las cisternas aracnoidales de la base del cerebro e interconecta la circulación anterior con la posterior, a la vez que comunica la circulación de ambos hemisferios cerebrales (**fig. 33-1**).

Circulación anterior

La arteria carótida interna es, en su origen, la más externa y de mayor calibre de las ramas de bifurcación de la carótida primitiva. Esta última da origen, además, a la arteria carótida externa, que irriga las estructuras extracraneales de la cabeza y el cuello.

La arteria carótida interna asciende en el cuello, sin dar ramas colaterales (segmento C1 o cervical) y penetra en el conducto carotídeo perteneciente a la porción petrosa del hueso temporal. Desde este, avanza en sentido medial y anterior, siguiendo la dirección del peñasco (segmento C2 o petroso). Al transcurrir por el agujero rasgado anterior, la arteria penetra en el seno cavernoso donde dibuja una sucesión de curvas que configuran el llamado sifón carotídeo (segmento C3 o cavernoso), estando en íntima relación con los pares craneales III, IV, V y VI. Posteriormente, atraviesa el anillo dural distal (dependencia de la duramadre que reviste la apófisis clinoides anterior), penetrando en el espacio subaracnoideo del encéfalo (segmento C4 o supraclinoideo), donde se dividirá en sus ramas terminales (**fig. 33-2**).

Sin embargo, desde su ingreso en el espacio subaracnoideo y antes de su bifurcación terminal, la arteria carótida interna da importantes ramas colaterales. La primera de ellas es la arteria oftálmica, que ingresa en el conducto óptico para irrigar estructuras intraorbi-

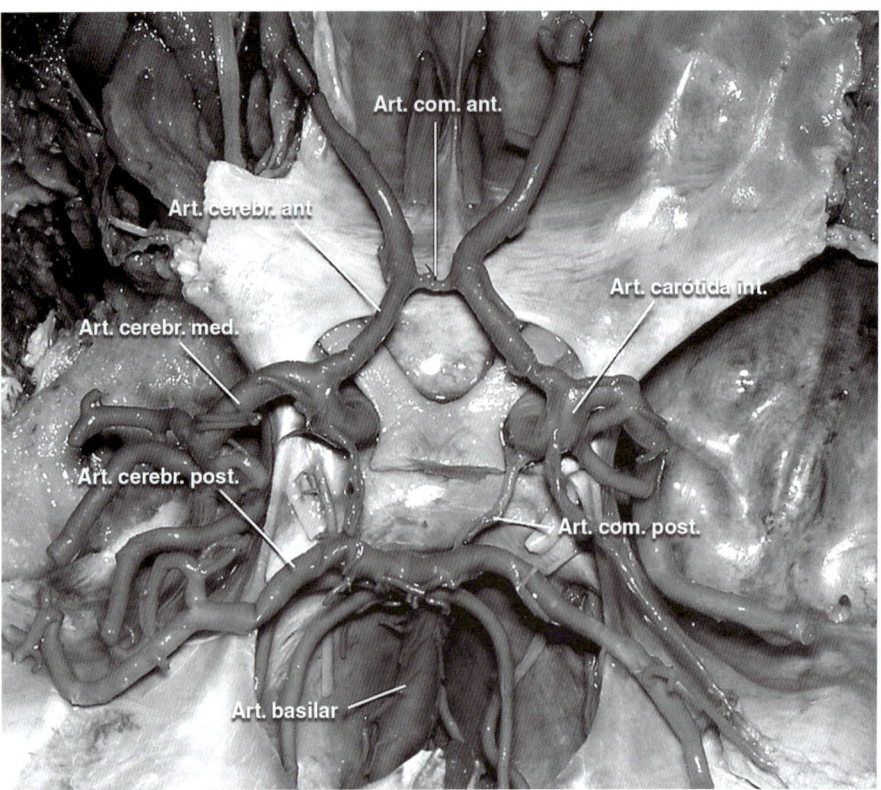

Fig. 33-1. El polígono de Willis. Véase también esta figura en **Láminas en color**.

tarias, incluyendo la retina, para luego finalizar anastomosándose con la arteria angular (rama terminal de la arteria facial) en el canto interno de la cavidad orbitaria.

La segunda rama, la arteria comunicante posterior, discurre en sentido medial y posterior, paralela al III par craneal, para terminar anastomosándose con la arteria cerebral posterior, comunicando así la circulación anterior y posterior. La arteria comunicante posterior brinda importantes arterias perforantes, principalmente para el hipotálamo posterior (región mamilar). En el 20% de los casos, la arteria comunicante posterior

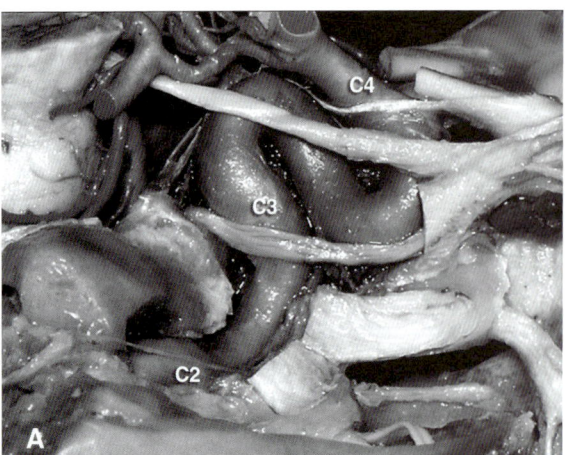
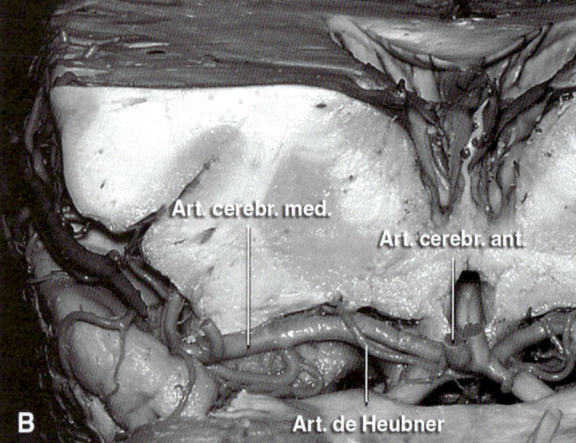

Fig. 33-2. A. Arteria carótida interna, su porción petrosa (C2), cavernosa (C3) y supraclinoidea (C4). **B.** Bifurcación terminal de la arteria carótida interna. Se visualiza además la arteria recurrente de Heubner. Véase también esta figura en **Láminas en color**.

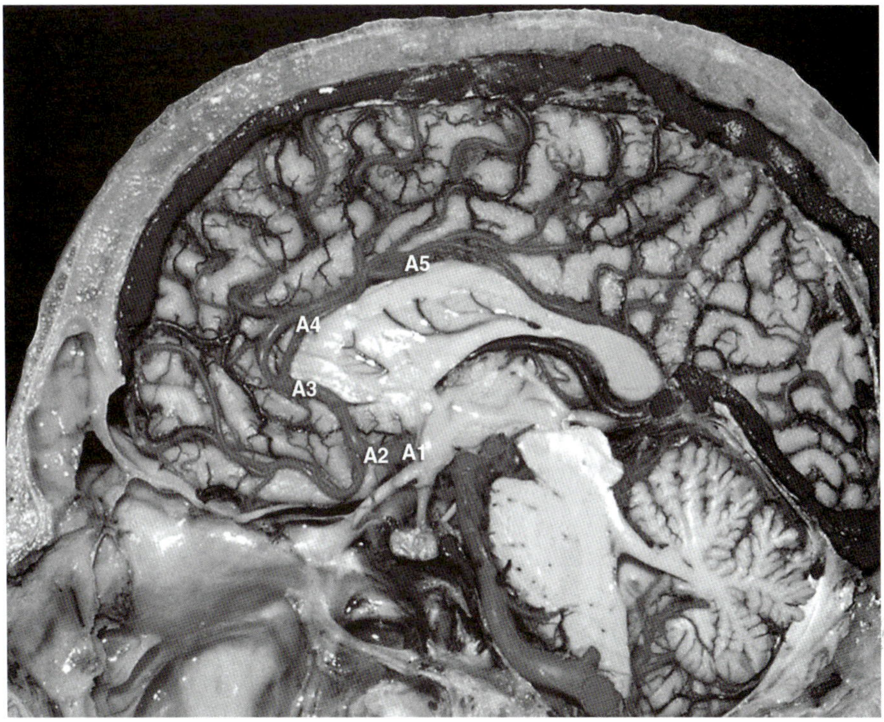

Fig. 33-3. Las porciones de la arteria cerebral anterior; nótese su relación con el cuerpo calloso. Recordemos que luego de la porción A2, su nominación cambia a arteria pericallosa. Véase también esta figura en **Láminas en color**.

conserva su configuración fetal, siendo dominante y de mayor calibre que la arteria cerebral posterior, y se encarga en lugar de esta última de irrigar verdaderamente el territorio posterior.

La tercera rama colateral de la carótida supraclinoidea o C4, la arteria coroidea anterior, se dirige en sentido posteromedial cruzando al III par craneal y penetrando finalmente en el asta temporal del ventrículo lateral. Además de irrigar el plexo coroideo del asta temporal y atrio, la arteria coroidea anterior da importantes ramas perforantes que irrigan la cápsula interna y los núcleos de la base. De esta manera, la porción supraclinoidea de la arteria carótida interna se divide en 3 segmentos dependiendo del origen de estas 3 arterias: segmento oftálmico, comunicante y coroideo. De cada uno de estos segmentos nacen arterias perforantes que irrigan estructuras profundas del diencéfalo.

Al llegar a la sustancia perforada anterior, la carótida interna acaba finalmente bifurcándose en sus ramas terminales, la arteria cerebral anterior y media. La arteria cerebral anterior irriga fundamentalmente la cara medial del hemisferio cerebral, así como una porción basal del lóbulo frontal. Nace como la más medial y de menor calibre de las ramas de bifurcación de la arteria carótida interna y, desde allí, cruza la cara superior del quiasma óptico (segmento A1 o precomunicante) e inmediatamente por encima de este se anastomosa con la arteria cerebral anterior contralateral a través de la

arteria comunicante anterior. Posteriormente, asciende de forma vertical por debajo de la rodilla del cuerpo calloso (segmento A2 o infracalloso), para luego bordearlo anteriormente (segmento A3 o precalloso) y colocarse por encima de este (segmento A4 y A5) para terminar como un fino ramo en la parte posterior del cuerpo calloso. En su recorrido, la arteria cerebral anterior da origen a ramas que irrigan la cara medial del hemisferio. La más importante de ellas, la arteria calloso-marginal, irriga al lóbulo paracentral, área motora y sensitiva de la cara medial del hemisferio (**fig. 33-3**).

La arteria recurrente de Heubner (véase **fig. 33-2**), la más importante de las arterias perforantes de la cerebral anterior, nace próxima al origen de la arteria comunicante anterior y penetra en la sustancia perforada anterior e irriga la cabeza del núcleo caudado.

La arteria cerebral media (o arteria silviana) irriga la mayor parte de la cara lateral del hemisferio, a excepción de la parte superior y posterior de este.

Nace como la más lateral y de mayor calibre de las ramas de bifurcación de la arteria carótida interna y desde allí realiza un recorrido lateral, en la porción esfenoidal de la fisura silviana (segmento M1 o esfenoidal) paralela al borde posterior del ala menor del esfenoides (véanse **figs. 33-1** y **33-2**). En este segmento, en la mayoría de los casos, la arteria se divide en 2 ramas, la rama temporal (mayormente dominante, por su gran calibre) y la rama frontal. Posteriormente, dichas ramas alcanzan el limen de la ínsula para ingresar en la profundidad de la fisura silviana (segmento M2 o insular), no ya como una sola rama sino como un "candelabro" de arterias, las cuales atraviesan los opérculos frontoparietal y temporal (segmento M3 u opercular) y alcanzan así la superficie del hemisferio, donde culmina distribuyéndose (segmento M4 o cortical). La arteria cerebral media también da numerosas arterias perforantes, como por ejemplo las llamadas arterias lenticuloestriadas, que irrigan la porción anterior de la cápsula interna y los núcleos de la base.

Circulación posterior

Las arterias vertebrales, las cuales nacen de ambas arterias subclavias, ascienden en el contexto de la columna cervical (desde la 6.ª vértebra cervical) por los forámenes vertebrales en sus apófisis transversas. Al salir del foramen vertebral del axis (C2), se colocan en el borde superior del arco posterior de C1 llegando hasta el foramen magno, donde penetran la duramadre ingresando en la fosa posterior. Al llegar a la cara anterior del surco bulboprotuberancial se anastomosan con la arteria vertebral contralateral para formar la arteria basilar (véase **fig. 33-1** y **fig. 33-4**). Antes de su anastomosis con la contralateral, las arterias vertebrales dan origen a la arteria cerebelosa posteroinferior (PICA, por sus siglas en inglés) que irriga el bulbo y a la cara inferior o suboccipital del cerebelo. A su vez, las arterias vertebrales dan origen a las arterias espinales anteriores (véase **fig. 33-4**).

La arteria basilar asciende por la cara anterior de la protuberancia y, al llegar al surco pontomesencefálico, se bifurca en sus ramos terminales, las arterias cerebrales posteriores. La arteria basilar da origen a la arteria cerebelosa anteroinferior (AICA, por sus siglas en inglés), que irriga la protuberancia y la cara anterior o petrosa del cerebelo y, antes de su división final, la arteria cerebelosa superior, que irriga el mesencéfalo y la cara superior o tentorial del cerebelo (véase **fig. 33-4**). Justo en esta división, a nivel del vértice de la arteria basilar, se proyectan importantes ramas perforantes (arterias tálamo-perforantes) que penetran en la sustancia perforada posterior, irrigando parcialmente el tálamo, los núcleos basales y la región posterior de la cápsula interna.

La arteria cerebral posterior irriga el polo posterior del hemisferio cerebral, así como la cara basal del lóbulo temporal y occipital y parte de los plexos coroideos del III ventrículo.

La arteria cerebral posterior nace como rama de bifurcación de la arteria basilar a nivel del surco pontomesencefálico y, desde allí, se dirige lateralmente (segmento P1 o precomunicante), para unirse a la arteria comunicante posterior proveniente del circuito anterior (véanse **figs. 33-1** y **33-4**). Posteriormente, rodea al mesencéfalo hacia atrás dando los restantes segmentos P2a, P2p, P3 y P4. En su recorrido alrededor del tronco, la arteria cerebral posterior da múltiples ramas que irrigan el plexo coroideo y la cara basal del lóbulo temporal y occipital, entre otras, para luego expandirse en sus dos ramas terminales, las arterias calcarina y parietoccipital.

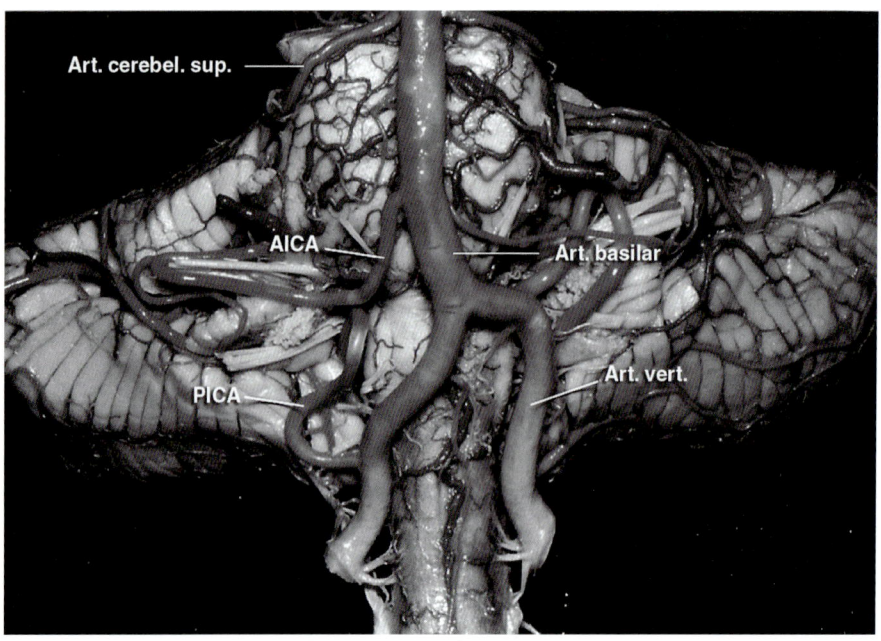

Fig. 33-4. El sistema vertebrobasilar y su relación con las diferentes porciones del tronco encefálico. AICA: arteria cerebelosa anteroinferior; PICA: arteria cerebelosa posteroinferior. Véase también esta figura en **Láminas en color**.

ANEURISMAS CEREBRALES Y HSAA

Generalidades

La prevalencia de los aneurismas cerebrales oscila alrededor del 7,9%, según los informes de las autopsias. Dicha cifra, si bien es estimativa, se espera que se siga acrecentando debido a la evolución y perfeccionamiento de los métodos diagnósticos (véase más adelante). Se estima que la relación entre aneurismas incidentales (que no han sangrado) y rotos es de alrededor de 5:3; los incidentales son más frecuentes en el sexo femenino.

La etiopatogenia de estas entidades es poco clara, pero se cree que estaría relacionada con la presencia de una túnica media (muscular) menos desarrollada en los vasos cerebrales con respecto a aquellos extracraneales. Otro posible factor implicado sería el poco sustento conectivo extravascular de las arterias cerebrales, al estar contenidas en el laxo espacio subaracnoideo. Otras causas que podrían estar involucradas serían la ateroesclerosis, la hipertensión arterial y la embolia por mixoma auricular o infecciosa (aneurisma micótico).

Tipos y ubicación

En el año 1979, el Dr. Albert Rhoton impuso una serie de reglas anatómicas con respecto a los aneurismas cerebrales, que luego se convirtieron en uno de los pilares fundamentales para comprender y elegir el enfoque quirúrgico para tratarlos. Dichas reglas son:

- Esos aneurismas nacen del sitio de bifurcación arterial, sea esta rama una colateral (como los aneurismas que se originan en el nacimiento de la arteria comunicante posterior) o bien una terminal de diámetro importante, como el clásico aneurisma de la bifurcación carotídea o silviana.
- Los aneurismas se originan en la cara convexa (nunca en la cóncava) de la curvatura de la arteria principal. Esto se produce por el estrés hemodinámico que soporta la pared arterial por el flujo turbulento que se suscita en dicho cambio de dirección arterial. Así, la pared debilitada comienza a expandirse, conforme el latido hemodinámico normal la va dilatando.
- El aneurisma cerebral siempre apunta en aquella dirección en la que la sangre se hubiera desplazado si no hubiera existido tal curvatura arterial.
- Una cuarta regla, agregada en el año 2000 tras la publicación magistral del Dr. Rhoton, afirma que **siempre** hay un conjunto de arterias perforantes en relación con todo aneurisma que debe ser siempre respetado a toda costa, si se quiere obtener un resultado óptimo.

Estas reglas rigen fundamentalmente para los clásicos aneurismas saculares, que constituyen la gran mayoría de los aneurismas cerebrales. Muchas veces, el estrés hemodinámico ocasiona una disrupción del endotelio vascular, pero dicho daño parietal encuentra en alguna medida una "contención" por la pared muscular, por lo que se produce una disección entre las túnicas íntima y media, generándose lo que se conoce como aneurisma disecante o fusiforme. Éstos son mucho más infrecuentes que los saculares, se producen en la mayor parte de los casos en la circulación vertebrobasilar y suelen ser tratados por vía intravascular.

La distribución de los aneurismas saculares (**fig. 33-5**) se produce en un 85-95% de los casos en el sistema carotídeo; los sitios más frecuentes son la arteria comunicante anterior (30% de los casos, es el aneurisma cerebral más frecuente), la arteria comunicante posterior con un 25% de frecuencia, y, en tercer lugar, el aneurisma silviano (20%), habitualmente localizado en su porción M1 (en el nacimiento de una rama colateral temprana) o en su bifurcación. Otras localizaciones menos frecuentes en la circulación anterior son los aneurismas de la porción oftálmica de la carótida, de la arteria hipofisaria superior o los aneurismas pericallosos (de la arteria cerebral anterior).

La circulación posterior totaliza un 5-15% del total de los aneurismas saculares; el más frecuente es el aneurisma de la bifurcación o el tope de la basilar (10%), seguido por el aneurisma de la arteria PICA. También se describen aneurismas de la arteria cerebelosa superior y de la AICA.

Aspectos clínicos

La rotura aneurismática se presenta en la totalidad de los casos con HSA. Esto significa que, en primera instancia, la presentación clínica de un aneurisma cerebral es aquella correspondiente al síndrome meníngeo que ocasiona la HSA, por la irritación aracnoidal que se produce por los derivados de la hemosiderina. Dicha presentación se caracteriza por cefalea intensa (es el síntoma más frecuente, presente hasta en un 97% de los casos; "la peor cefalea de su vida", según relata el paciente), rigidez de nuca y cervicalgia, vómitos, fotofobia y síncope. El deterioro súbito del sensorio inmediatamente a continuación de la cefalea también es una presentación frecuente y es un factor de pronóstico grave.

Existe una presentación conocida como "cefalea centinela", en la que el paciente experimenta un episodio súbito de cefalea intensa, paroxística, que luego cede y no obliga a la consulta médica. Ello ocurre en 30-60 % de los casos. La cefalea centinela puede ser consecuencia de la HSA (la que se objetivaría por tomografía computarizada [TC] o por punción lumbar; véase más adelante), o bien de un "cambio de domo"; esto hace referencia a un debilitamiento aún mayor de la pared aneurismática, lo que sería una suerte de advertencia de un sangrado inminente de ese aneurisma.

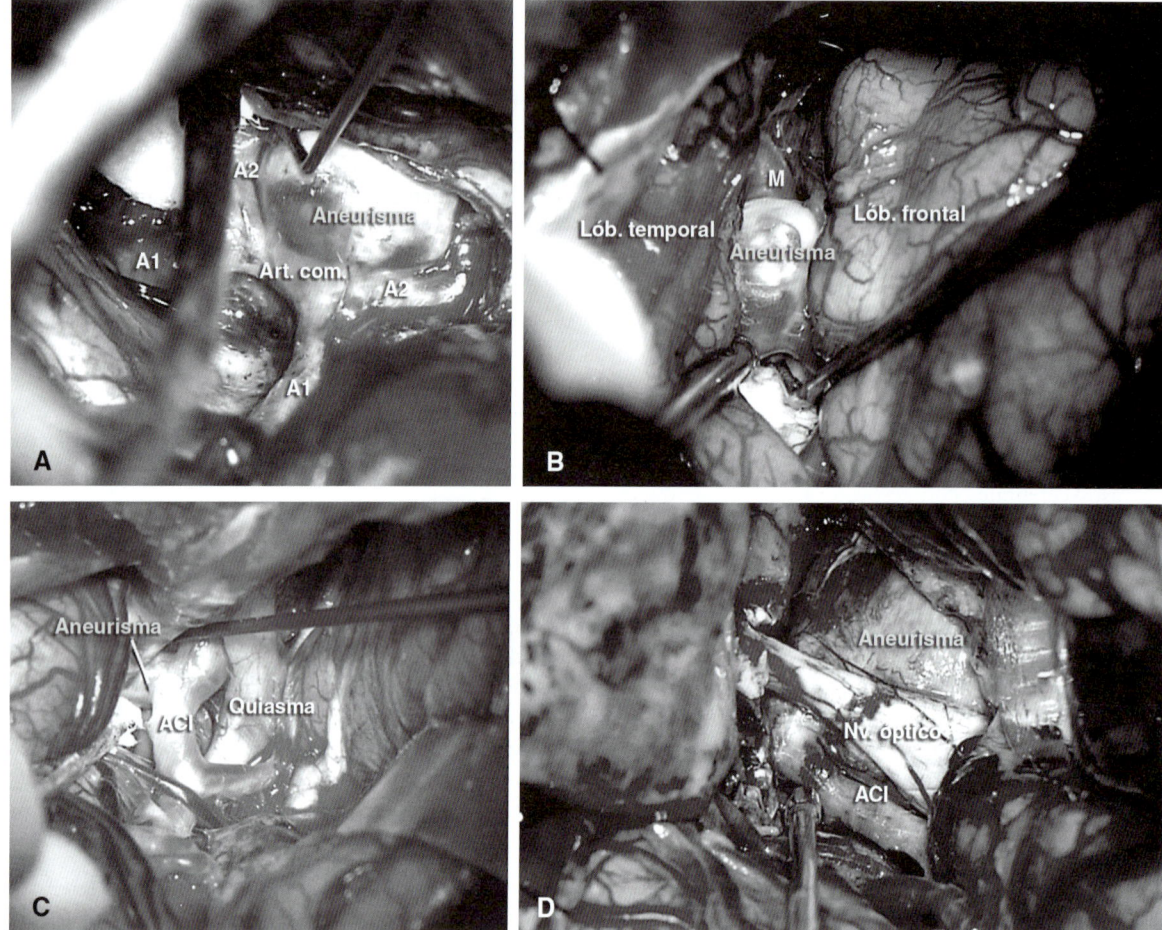

Fig. 33-5. Distintos tipos de aneurismas. **A.** Aneurisma de la arteria comunicante anterior, variante superior. **B.** Aneurisma de la bifurcación silviana. **C.** Aneurisma de la arteria comunicante posterior. **D.** Aneurisma carótido-oftálmico. ACI: arteria carótida interna. Véase también esta figura en **Láminas en color**.

Otro signo clínico que puede presentarse en un paciente portador de un aneurisma cerebral y HSAa es el déficit de pares craneales. El nervio más frecuentemente afectado es el nervio motor ocular común u oculomotor (III par craneal), como consecuencia de su compresión por los aneurismas de la arteria comunicante posterior.

Lamentablemente, la presentación en estado de coma en la HSAa no es para nada infrecuente. Puede deberse a diversos factores, como una presión intracraneal elevada, un hematoma intraparenquimatoso, la hidrocefalia obstructiva aguda, la isquemia difusa o el flujo sanguíneo cerebral disminuido (por una disminución del gasto cardíaco).

La hidrocefalia aguda que se observa en la HSAa puede deberse más frecuentemente a una obstrucción aguda del flujo del líquido cefalorraquídeo (LCR), como se observa en los casos de hemorragia intraventricular (HIV). Sin embargo, también se produce una disfunción de las vellosidades aracnoideas secundaria al depósito de los derivados hemosiderínicos, ocasionando una especie de sinequia que evita la reabsorción normal del LCR. Aunque se cree que este mecanismo podría también estar implicado en la generación de hidrocefalia aguda, da como consecuencia más fehacientemente hidrocefalia crónica.

El examen neurológico al ingreso del paciente es uno de los factores pronósticos más importantes; es por ello que se han elaborado diversas escalas con el objetivo de homogeneizar y catalogar de manera antiarbitraria su cuadro clínico. Las más difundidas y utilizadas son la escala de *Hunt y Hess y la escala de la World Federation of Neurological Surgeons* (WFNS).

Diagnóstico

Por supuesto, el examen neurológico y el interrogatorio al familiar son fundamentales para orientar al diagnóstico. Historia de hipertensión arterial (HTA), cefalea recurrente o cambios recientes en su intensidad dirigen la sospecha diagnóstica hacia la HSAa. Sin embargo, debemos tener el diagnóstico de certeza, y lo dan, entre otros, los diferentes métodos de diagnóstico por imágenes (**fig. 33-6**).

En primer lugar, se debe realizar el diagnóstico de HSA, y, una vez obtenido, debemos realizar el diagnóstico etiológico. Para realizar el diagnóstico de HSA, el mejor método complementario es la TC de cerebro simple, la que cuenta con una sensibilidad del 97%. Es por ello que es el método de elección a la hora del diagnóstico de la HSA, por lo cual también a partir de ella se estadifica la HSAa, mediante las escalas de Fisher clásica y la escala de Fisher modificada.

Puede ocurrir que en la TC no se detecte una hemocisterna, como sucede en el grado 1 de la escala de Fisher. En ese caso, estaríamos ante un paciente con clínica de HSA pero con una TC "normal"; en este caso el método de diagnóstico es la punción lumbar. Esta definirá el cuadro debido a que durante la punción se obtendrá líquido sanguinolento cuya intensidad hemática no se atenuará a medida que progresa la salida del LCR, a diferencia de lo que ocurre en la punción lumbar traumática.

La TC permite, en cierta forma, intentar predecir la posible localización del aneurisma en cuestión, mediante la evaluación de la hemocisterna. Por ejemplo, una hemocisterna localizada en la cisterna prepontina o interpeduncular orienta a pensar en un aneurisma del tope basilar o de la arteria cerebelosa superior. Por el contrario, una hemocisterna localizada en la cisterna interhemisférica, asociada a pequeño hematoma intraparenquimatoso de ambos giros rectos ("hemorragia en llama"), obliga a pensar en un aneurisma de la arteria comunicante anterior. Un aneurisma silviano por lo general da una hemorragia algo más difusa, pero —en la mayoría de los casos— la fisura silviana que lo aloja suele contar con una hemocisterna de mayor grosor. Los aneurismas de la arteria comunicante posterior suelen

dar una hemocisterna difusa, que hacen prácticamente imposible determinar el probable origen del sangrado.

Una vez realizado el diagnóstico de HSA, debemos confirmar su etiología. Al principio del capítulo se dijo que la casi totalidad de las HSA eran traumáticas, mientras que las restantes, llamadas espontáneas, se debían fundamentalmente a la etiología aneurismática. Ello significa que en este momento se debe hacer el diagnóstico de aneurisma cerebral. El estudio de referencia, es decir, el método con mejor sensibilidad y especificidad para dicho objetivo continúa siendo la angiografía digital cerebral de cuatro vasos. Se trata de un método invasivo que utiliza contraste intravenoso intraarterial (a través de una punción de la arteria femoral o radial) y, después de un fenómeno de sustracción radiológica, deja en primer plano todo el árbol arterial cerebral en sus diferentes proyecciones, evidenciando de excelente manera todas las ramas colaterales, perforantes y terminales, por lo que la sensibilidad para detectar el posible aneurisma cerebral es superior al 90%.

Otro método complementario muy útil para el diagnóstico del aneurisma es la angiotomografía cerebral (angio-TC). Consiste en una tomografía cerebral con contraste yodado (al igual que en la angiografía digital), la cual —después de un proceso informático de reconstrucción tridimensional— deja al descubierto exclusivamente al árbol arterial cerebral, con la posibilidad de evaluarlo tridimensionalmente; no obstante, la evaluación de la secuencia de origen de dicha reconstrucción (llamada comúnmente "crudo") nos dará tanta o más información que la reconstrucción 3D. La angio-TC cerebral, si bien posee una sensibilidad algo menor que la angiografía digital, permite ahorrar tiempo valioso para emprender el tratamiento del posible aneurisma. Ello es así porque, al realizar la angio-TC, podremos por un lado evaluar la TC simple diagnosticando la HSA, y al evaluar la secuencia contrastada y

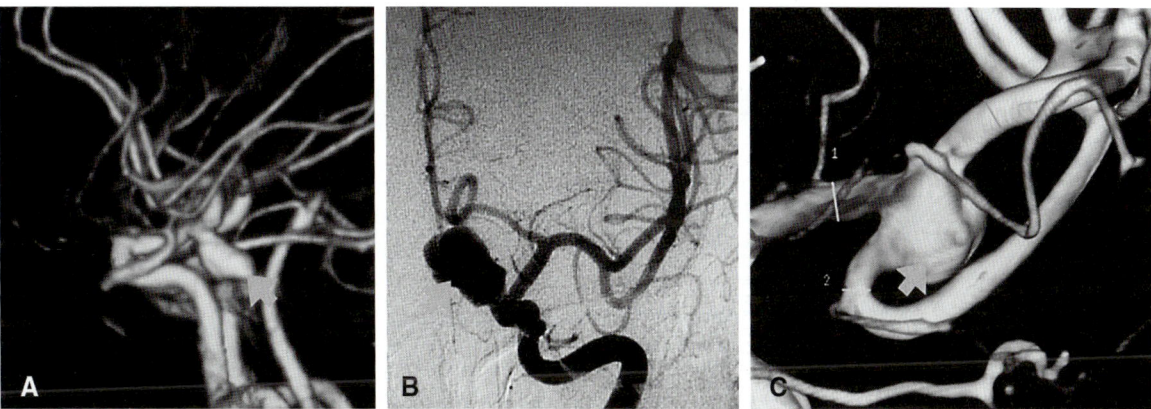

Fig. 33-6. Diagnóstico de certeza del aneurisma cerebral. **A.** Angio-TC, aneurisma comunicante posterior. **B.** Angiografía digital, aneurisma carótido-oftálmico. **C.** Angio-RM, aneurisma de la bifurcación silviana. Véase también esta figura en **Láminas en color**.

la reconstrucción tridimensional haremos en el mismo momento el diagnóstico de ubicación del aneurisma cerebral. De este modo, con un solo estudio haremos diagnóstico de síndrome y de etiología, ahorrando valioso tiempo para emprender el tratamiento definitivo del aneurisma en cuestión.

Además, la TC permite evaluar una posible hidrocefalia aguda, o la presencia de hemorragia intraventricular o intraparenquimatosa. Todos estos datos son fundamentales a la hora de definir la estrategia de tratamiento, ya que ante la presencia de cualquiera de estas intercurrencias, el tratamiento, con escasas dudas, ha de ser eminentemente quirúrgico, ya que se deberá tratar no solo el aneurisma sino también la posible hidrocefalia e incluso realizar una craniectomía descompresiva y evacuación del hematoma intraparenquimatoso, además del clipado microquirúrgico.

La angio-RM cerebral es otra alternativa, similar a la angio-TC en términos de funcionamiento. Suele tener una sensibilidad y especificidad menor que los otros estudios ya nombrados, fundamentalmente debido a que la calidad gráfica de la reconstrucción es algo inferior a las precedentes. Para realizarla es necesario contar con un resonador de alto campo (superior a 1,5 Tesla). La gran ventaja de este estudio es que no requiere contraste, por lo que se reserva este método para aquellos pacientes que por diversos motivos no puedan someterse al contraste yodado, por ejemplo, insuficiencia renal o alteraciones del medio interno concomitantes a la HSA.

TRATAMIENTO QUIRÚRGICO

Si hay un punto que se encuentra despojado de toda discusión, es que un aneurisma cerebral que ha sangrado requiere tratamiento. El tratamiento de estos pacientes apunta fundamentalmente a:

- Tratamiento del resangrado, esto es, la exclusión definitiva. Existen dos grandes modalidades de tratamiento, el clipado microquirúrgico y el intravascular (embolización). En este capítulo nos referiremos al primero de ellos.
- Tratamiento de las complicaciones, fundamentalmente el vasoespasmo y la hidrocefalia. Con respecto al primero, el tratamiento es fundamentalmente médico por parte del neurointensivista, pero, como veremos, existen algunos recursos que pueden llevarse a cabo durante el procedimiento quirúrgico. Sobre la hidrocefalia, existen diferentes procedimientos quirúrgicos que permiten tratarla, sea aguda o crónica, la que requerirá un dispositivo valvular permanente.

En general, optamos por el tratamiento microquirúrgico como primera opción terapéutica en las HSA de buen grado (H y H 1-2-3), el cual suele ser llevado a cabo mediante un abordaje pterional clásico (para aquellos aneurismas de la circulación anterior o del tope de la basilar; en caso de un aneurisma de la PICA, se deberá realizar un abordaje a la fosa posterior de tipo Far Lateral), seguido de la apertura del valle silviano, lo que permitirá el acceso a las cisternas de la base, permitiendo su comunicación y la disección adecuada de los vasos, para garantizar el espacio suficiente que facilite un clipado microquirúrgico correcto y seguro, sin involucrar arterias perforantes.

Por el contrario, en las HSA de mal grado (H y H 4-5), el panorama de cara a la intervención quirúrgica no es tan auspicioso: el parénquima cerebral suele estar mucho más edematoso, menos predispuesto a la disección cisternal, a menudo, acompañado de hidrocefalia y/o hematoma intracerebral; estas 2 últimas situaciones tornan al tratamiento microquirúrgico la primera opción terapéutica, a pesar de ser de mal grado. Es así como, en estos casos, lo que se realiza es, mediante un corredor subfrontal (y no a través del corredor transilviano clásico), acceder a la cisterna carotídea y del nervio óptico, logrando así una importante evacuación de LCR, lo que disminuirá la turgencia del parénquima permitiendo su mejor retracción y el acceso a las cisternas de la base del cráneo donde hemos de encontrar nuestro aneurisma. En este tipo de casos, la disección y el procedimiento han de continuar por el corredor subfrontal. A continuación, se explicarán los aspectos más relevantes de las diferentes medidas que se toman durante la cirugía del aneurisma cerebral.

El abordaje quirúrgico, el abordaje pterional y la craniectomía descompresiva

El abordaje pterional, inmortalizado en la década de 1970 por el Profesor Gazi Yasargil, ofrece una excelente exposición y acceso al valle silviano (**fig. 33-7A y B**). Es el punto de partida para el tratamiento de los aneurismas del circuito anterior, tercio superior de la arteria basilar, siempre y cuando el estado clínico y la información tomográfica lo permitan. Es más que conocido que una apertura amplia del valle silviano minimiza considerablemente la retracción cerebral durante el clipado, por lo cual una técnica microquirúrgica sólida es un aliado fundamental a la hora de resolver esta patología.

El abordaje pterional ofrece una excelente exposición de las cisternas de la base del cráneo, principalmente la cisterna carotídea, la cisterna del quiasma óptico y la cisterna silviana propiamente dicha. Incluso, es un abordaje tan versátil a la hora de hablar de patología aneurismática que brinda cuatro ventanas de acceso a la fosa interpeduncular y por ende al tercio superior de la arteria basilar. La ventana de acceso más utilizada para ello es la denominada óptico-carotídea, es decir, el espacio que separa a la arteria carótida interna del nervio óptico, sabiendo que ambos elementos son el

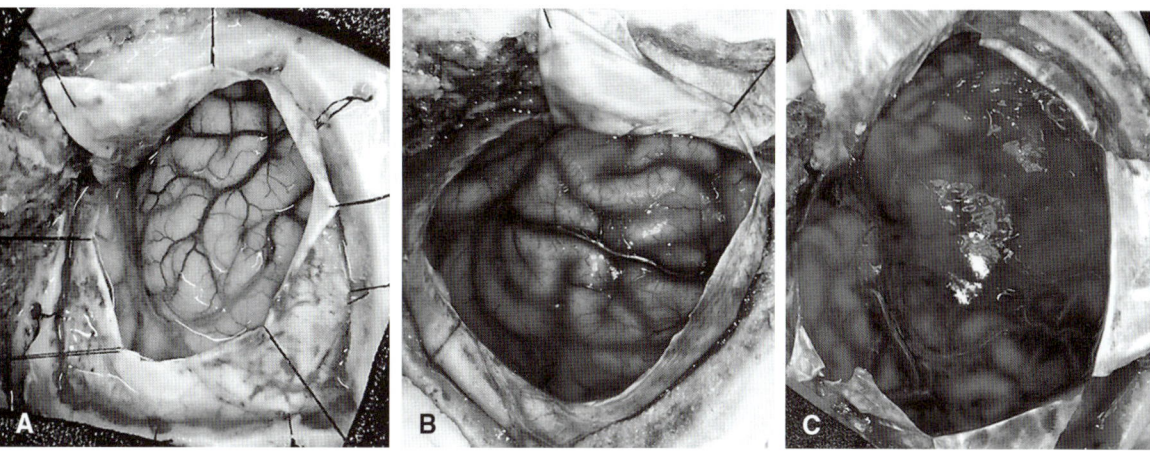

Fig. 33-7. Nótese la diferencia en la vista inicial del parénquima encefálico en distintas situaciones. **A.** Abordaje pterional en un aneurisma incidental que no ha sangrado. **B.** Abordaje pterional en una HSAa de buen grado. **C.** Craniectomía descompresiva en una HSAa de mal grado. Véase también esta figura en **Láminas en color**.

eje central de la disección microquirúrgica de las cisternas de la base.

Ahora bien, ocurre en gran cantidad de casos que el estado neurológico del paciente no es auspicioso en su ingreso (Hy H 4-5), y ni mencionar si además se colocó un sensor de medición de presión intracraneal (PIC) que arroja valores sostenidos de hipertensión intracraneal refractaria a tratamiento médico. Todos estos elementos, sumados a hidrocefalia aguda, volcado intraventricular o hemorragia intraparenquimatosa, hacen suponer que ese cerebro ha de requerir una posible craniectomía descompresiva debido al edema cerebral que ya está presente y a la poca complacencia que tendrá ese parénquima cuando se realicen las maniobras de retracción intraoperatorias, que añadirán aún más edema al ya establecido. En esos casos optamos por una incisión de tipo "signo de interrogación" para realizar una craniectomía frontotemporoparietal muy amplia (**fig. 33-7C**). Una vez finalizado el clipado microquirúrgico y evacuado el eventual hematoma intraparenquimatoso, se debe evaluar si el cerebro tolerará un cierre dural hermético y la reposición de la plaqueta ósea. En caso afirmativo, se procede a realizar el cierre reglado por planos tal como en un abordaje pterional clásico (esto es, cierre dural hermético, reposición y fijación ósea, y cierre de partes blandas). En caso negativo, vale decir, con un cerebro congestivo y edematoso, no reposicionamos el hueso y realizamos amplia plástica dural. Si bien no podemos extrapolar el mecanismo del traumatismo craneoencefálico (TCE) grave con una HSA de mal grado, la **eliminación definitiva** de un colgajo óseo frontotemporoparietal lo suficientemente amplio (de por lo menos 60 cm² de superficie) y una apertura de la duramadre extensa pueden ser beneficiosos para los pacientes de mal grado y coadyuvar a la terapéutica posterior. De esta manera, se realiza una apertura dural amplia, con múltiples descargas, y, a la hora del cierre, realizamos una reconstrucción plástica dural con periostio autólogo, sumamente amplia para darle espacio al cerebro edematoso. La duroplastia hermética disminuye el riesgo de fístula de LCR e higromas subdurales.

El corredor de trabajo: la fisura silviana y la vía subfrontal

El espacio subaracnoideo (subdividido en lo que se conoce como cisternas) es el ámbito donde se desarrolla la cirugía del aneurisma cerebral, debido a que en él se sitúan las arterias de la circulación encefálica. Cada aneurisma está relacionado con una cisterna en particular: los aneurismas silvianos en la cisterna silviana; los de la comunicante posterior y de la arteria oftálmica, en la cisterna carotídea; los de la comunicante anterior, en la cisterna de la lámina terminal y los pericallosos, en la cisterna interhemisférica; los aneurismas del tope de la basilar, en la cisterna interpeduncular, y los de la arteria PICA, en la cisterna magna (debe realizarse un abordaje a la fosa posterior).

La fisura silviana (**fig. 33-8A**, **B** y **C**) es el eje central de la cirugía del aneurisma cerebral. Esta separa los lóbulos frontal y parietal hacia arriba, del lóbulo temporal inferiormente. Consta de dos compartimentos, uno superficial y otro profundo. El compartimento profundo consta de una porción esfenoidal (que se dirige de medial a lateral, paralela al ala menor del esfenoides) y otra llamada opérculo-insular, la cual tiene como fondo el lóbulo de la ínsula propiamente dicho. La porción superficial consta de un tronco y tres ramos: horizontal, ascendente anterior y posterior. Estos tres ramos nacen de un mismo punto en común, que se denomina punto silviano anterior, y es en este sitio

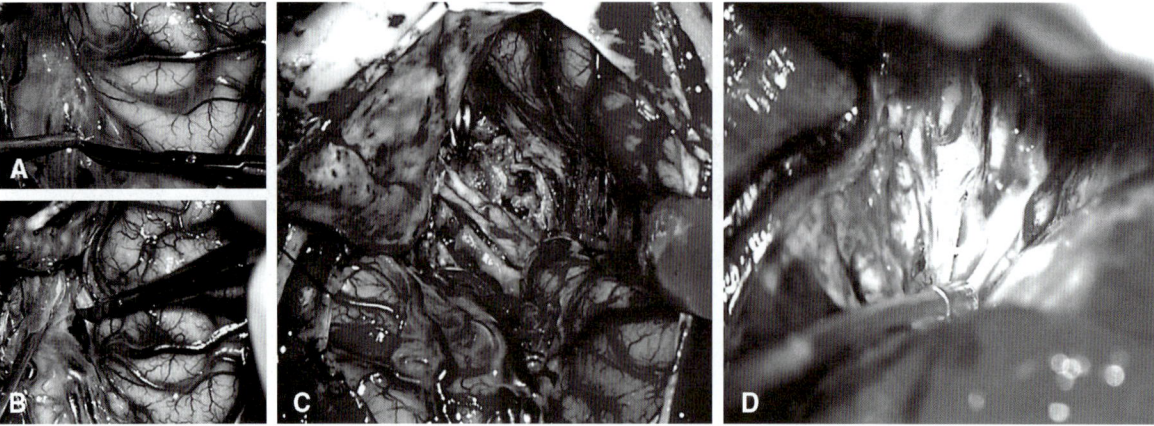

Fig. 33-8. Los corredores de trabajo para el clipado microquirúrgico de un aneurisma cerebral. **A-C**. Apertura del valle silviano izquierdo desde su inicio hasta la vista final luego de llevado a cabo el clipado. **D**. Corredor subfrontal izquierdo. Nótese la diferencia en la amplitud de la exposición que se obtiene con el corredor transilviano en una HSAa de buen grado, con respecto a una HSAa de mal grado donde muchas veces es imposible la disección transilviana. Véase también esta figura en **Láminas en color**.

donde comienza la disección de la fisura durante la cirugía de los aneurismas.

La disección de la fisura consiste en incidir y cortar las membranas aracnoidales y disecar las trabéculas aracnoidales liberando las adherencias de los vasos y los opérculos temporal y frontoparietal entre sí, aprovechando este "espacio natural" para acceder a la cisterna carotídea. Esta se encuentra separada de la cisterna silviana por una hoja aracnoidal profunda, multifenestrada, que se conoce como membrana carotídea lateral. Una vez disecada la fisura silviana por completo, será posible colocar una espátula sobre el lóbulo frontal separándolo del temporal para así tener una visualización completa de la arteria carótida, el nervio óptico y, una vez progresada la disección, del quiasma óptico y el complejo comunicante anterior. De ese modo, mediante el corredor transilviano, tendremos acceso a todos los aneurismas del circuito anterior, y, a través del espacio óptico-carotídeo, también nos dará acceso a los aneurismas del tope de la basilar.

La vía subfrontal (**fig. 33-8D**) provee un acceso directo al complejo óptico-arteria carótida evitando la disección inicial de la fisura silviana (en los casos en que el edema y tensión cerebral impidan su disección). Así, por medio de ella, se tendrá acceso a un aneurisma de la circulación anterior, pero será más dificultoso el acceso al tope de la basilar debido a que la retracción se verá impedida por la falta de disección de la fisura silviana, como en los casos ya explicados.

El clipado microquirúrgico

Cuando la disección vascular va llegando a su etapa final, se deben reunir algunos requisitos. El primero de ellos es lograr lo que se denomina control vascular proximal, y esto significa tener completo dominio del vaso parental del cual se desprende el aneurisma, con el objeto de, ante una eventual rotura intraoperatoria del saco aneurismático, poder hacer un **clipado transitorio** (**fig. 33-9**) en ese vaso alimentador para detener el sangrado profuso del saco roto y así disecarlo adecuadamente. Por ejemplo, el clipado transitorio para un aneurisma de la comunicante posterior ha de realizarse en el segmento oftálmico de la arteria carótida; del mismo modo, en un aneurisma de la bifurcación silviana, el clip transitorio deberá ser colocado en el segmento M1 de la arteria.

Otro requisito antes de lograr un **clipado definitivo** (véase **fig. 33-9**) es la correcta disección de ambas "axilas" del aneurisma. Dicho término se refiere a tener un dominio en 360° del cuello del aneurisma, es decir, de su sitio de desprendimiento del vaso parental. En cada una de esas axilas irá colocada una rama del clip definitivo.

El clipado definitivo es uno de los momentos de mayor complejidad dentro de este procedimiento. Si recordamos las leyes 2 y 3 de Rhoton (véase sección previa), el clip definitivo debe ser paralelo al vaso parental en caso de que el aneurisma se origine de la curva arterial (como por ejemplo en los aneurismas carótido-oftálmicos). Y si nos basamos en la ley número 4, el clip definitivo debe ser paralelo a la línea de perforantes a lo largo de toda la base del aneurisma, de manera de no involucrarlas en el clipado, como ocurre por ejemplo en los aneurismas de la comunicante anterior, o del tope de la basilar.

La otra cuestión para tener en cuenta es el número de clips que deben ser utilizados. Una regla básica del clipado microquirúrgico es "cuanto más simple, mejor". Esto quiere decir que, por ejemplo, en aneurismas

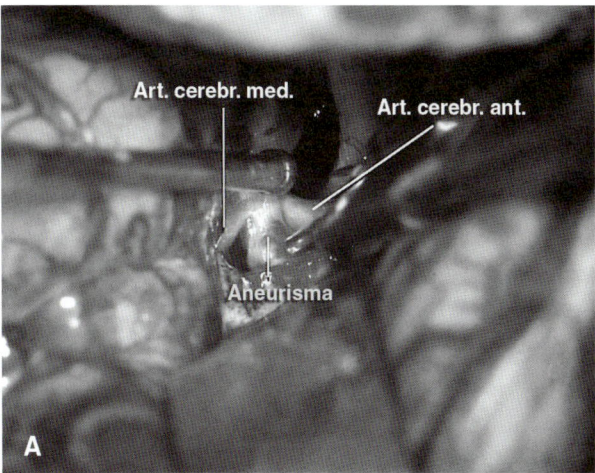
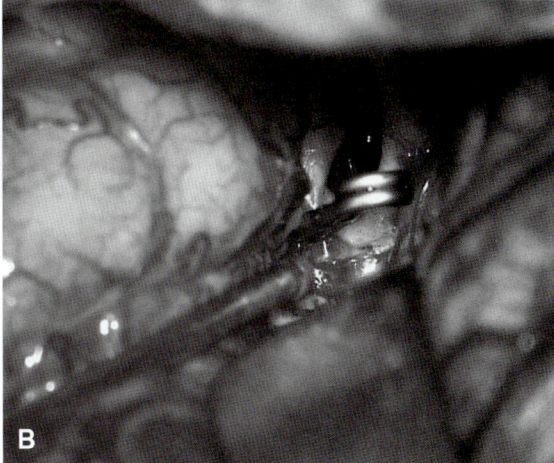

Fig. 33-9. A y **B.** Clipado definitivo de un aneurisma de la bifurcación carotídea izquierda. Véase también esta figura en **Láminas en color**.

de cuello angosto y/o en domos no muy grandes, el **clipado único** es la mejor opción. El clipado múltiple se reserva para aquellos casos en que la anatomía del domo es más compleja, con cuellos anchos o arterias involucradas en la configuración del domo.

LA HIDROCEFALIA Y LA HEMORRAGIA INTRAPARENQUIMATOSA

La hidrocefalia aguda es una condición que obliga a un tratamiento quirúrgico urgente. La colocación de un drenaje ventricular externo debe ser la indicación ante un paciente con hemorragia intraventricular e hidrocefalia. Debe colocarse inmediatamente cuando el paciente es ingresado y diagnosticado. Se debe tener la precaución de no ocasionar una salida profusa de LCR ni mantener un débito elevado mientras el aneurisma permanezca sin tratar, debido a que la disminución aguda de la PIC puede ocasionar un "destaponamiento" del domo aneurismático y predisponer al resangrado, que puede ser fatal en casi la totalidad de los casos. La indicación acertada debería ser colocar el drenaje ventricular externo, evacuar unos 20-30 mL de LCR y comenzar la cirugía del clipado aneurismático. Será fundamental que la ventriculostomía vaya acompañada de un sensor de medición de PIC intraventricular que, como ya es sabido, es el método de referencia para la medición de la PIC.

Otra importante medida que es posible realizar en la cirugía del aneurisma cerebral es la apertura de la lámina terminal (**fig. 33-10**). Se trata de una fina capa de tejido no neural (por ende, carente de toda elocuencia), que se extiende desde el quiasma óptico, superiormente hasta la comisura blanca anterior, de modo tal que es el límite anterior del tercer ventrículo. Ello significa que —si es abierta mediante maniobras microquirúrgicas— ocasionaremos la salida espontánea de

LCR, lo que no solo ayudará a disminuir la tensión del parénquima en la cirugía, sino también se convertirá verdaderamente en una tercera ventriculostomía quirúrgica, es decir, una importante medida que puede disminuir el riesgo de hidrocefalia *a posteriori*.

El hematoma intraparenquimatoso es una entidad que *per se* requiere, en determinadas situaciones, una intervención quirúrgica. El hematoma intraparenquimatoso (HIP) asociado a la rotura aneurismática es, en numerosas ocasiones, el responsable del deterioro neurológico que sufren estos pacientes. Lo que se realiza mediante la cirugía es, en caso de que la disección aracnoidal sea muy dificultosa, una **evacuación parcial** del hematoma (siempre y cuando sea quirúrgicamente accesible) con el objetivo de disminuir la tensión del parénquima y así facilitar la disección. La evacuación y salida de LCR desde las cisternas de la base contribuirá en segunda instancia a evacuar el remanente HIP hasta lograr la evacuación completa o casi total.

MEDIDAS ANTIVASOESPASMO

Bien sabida es la controversia acerca de la elección entre el tratamiento microquirúrgico o el intravascular. Una de las principales ventajas de la cirugía es que permite tratar no solo el aneurisma en sí mismo, sino también entidades derivadas de su rotura, como la hidrocefalia y el HIP. A su vez, durante el procedimiento quirúrgico, es posible adoptar algunas medidas contra la más ominosa de las complicaciones de la HSAa: el vasoespasmo.

Como ya ha sido comentado en otros capítulos de este texto, el vasoespasmo es consecuencia de una irritación arterial por los productos de degradación de la hemoglobina. Dicha arteritis, seguida de la contracción refleja de la túnica muscular, ocasiona una caída drástica del flujo sanguíneo cerebral, con la consiguien-

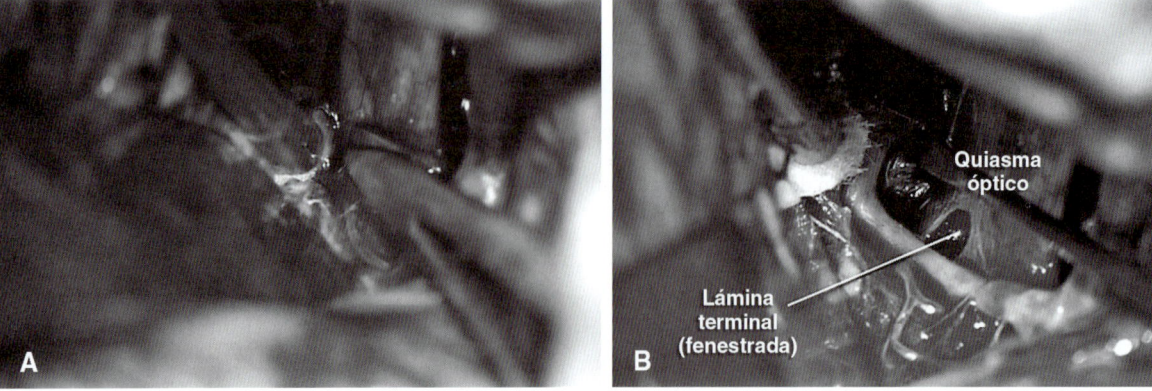

Fig. 33-10. A y **B.** Fenestración de la lámina terminal. Véase también esta figura en **Láminas en color**.

te isquemia y posterior infarto del área parenquimatosa comprometida. Tal fenómeno, de no ser solucionado mediante las diferentes medidas, puede ser causa de morbilidad permanente o del fallecimiento de nuestro paciente.

El tratamiento quirúrgico de la HSAa permite eliminar gran cantidad de coágulos de las cisternas de la base. La disección y comunicación masiva de todas las cisternas basales, incluyendo las contralaterales, permiten una mejor visualización de todas las estructuras neurovasculares y retirar la mayor cantidad posible

de coágulos. Una vez retirados todos esos acúmulos hemáticos, es conveniente realizar un lavado profuso con unos dos litros de solución fisiológica con papaverina. Esta es un potente agente vasodilatador que ha demostrado disminuir la incidencia de vasoespasmo tras ser utilizado intraoperatoriamente de esta manera. Numerosas series han probado su efecto como agente antivasoespasmódico; es por ello que nuestro equipo lo utiliza de rutina en cada procedimiento de clipado de un aneurisma roto (**fig. 33-11**).

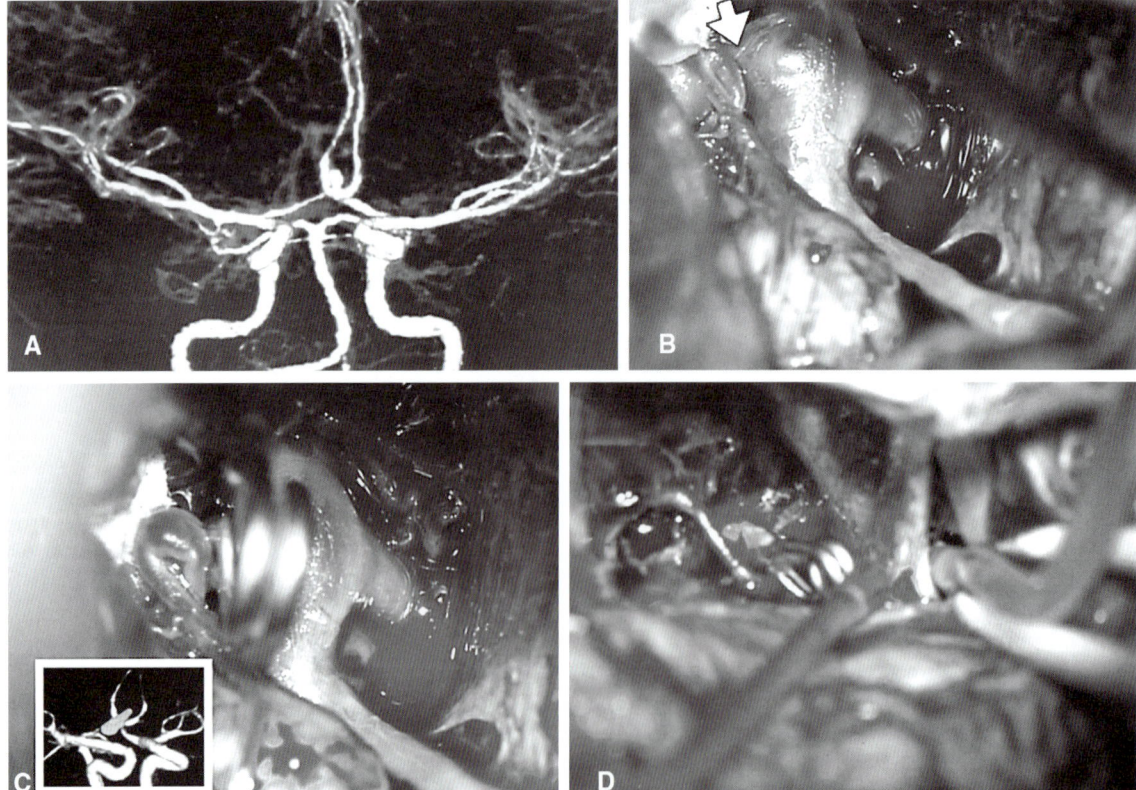

Fig. 33-11. A. Angio-TC que evidencia aneurisma comunicante anterior variante superior. **B.** Vista intraoperatoria del aneurisma. **C.** Clipado definitivo del aneurisma, y el control angiotomográfico. **D.** Lavado profuso cisternal con solución fisiológica y papaverina como medida antivasoespasmo. Véase también esta figura en **Láminas en color**.

⋆ **CONCLUSIONES**

La HSA aneurismática es una entidad con una alta mortalidad que suele afectar a pacientes más jóvenes que aquellos que tienen otro tipo de ACV.

La principal causa de muerte en los aneurismas no tratados es el resangrado; por lo que un diagnóstico adecuado y un tratamiento precoz, sea por vía quirúrgica o endovascular, es prioritario. La elección del tratamiento dependerá de la evaluación del paciente por el equipo tratante, en ciertos casos podría tener ventaja la cirugía al procedimiento endovascular ya que la primera permite tratar no sólo el aneurisma en sí mismo, sino también entidades derivadas de su rotura como lo son la hidrocefalia y el hematoma intraparenquimatoso. Durante la cirugía es posible extraer coágulos, procedimiento que podría disminuir la incidencia de vasoespasmo.

Teniendo en cuenta las ventajas y desventajas de cada abordaje se deberá definir el tratamiento de elección para cada paciente.

BIBLIOGRAFÍA

Bor AS, Koffijberg H, Wermer MJ, Rinkel GJ. Optimal screening strategy for familial intracranial aneurysms: a cost- effectiveness analysis. Neurology 2010;74:1671-9.

Brown RD Jr, Broderick JP. Unruptured intracranial aneurysms: epidemiology, natural history, management options, and familial screening. Lancet Neurol 2014;13:393-404.

Greenberg MS. Handbook of Neurosurgery. 8th New York: Thieme; 2016.

Kataoka K, Taneda M, Asai T, Kinoshita A, Ito M, Kuroda R. Structural fragility and inflammatory response of ruptured cerebral aneurysms: a comparative study between ruptured and unruptured cerebral aneurysms. Stroke 1999; 30:1396-401.

Lall RR, Eddleman CS, Bendok BR, Batjer HH. Unruptured intracranial aneurysms and the assessment of rupture risk based on anatomical and morphological factors: sifting through the sands of data. Neurosurg Focus 2009;26(5):E2.

Lawton MT. Seven aneurysms: tenets and techniques for clipping. New York: Thieme; 2012.

Lawton MT, Vates GE. Subarachnoid Hemorrhage. N Engl J Med 2017;377:257-66.

Rhoton A Jr. Cranial Anatomy and surgical approaches. Neurosurgery 2000.

Yasargil MG. Microneurosurgery. Volume I. New York: Thieme; 1984.

Véanse **Preguntas de autoevaluación.** ?

Tratamiento endovascular de la hemorragia subaracnoidea

34

Javier Goland, Silvia Garbugino y Luis Domitrovic

INTRODUCCIÓN

En este capítulo se describirá el tratamiento endovascular de la hemorragia subaracnoidea (HSA) por rotura aneurismática, que incluye la oclusión de los aneurismas y el tratamiento del vasoespasmo.

Múltiples estudios demostraron que la evolución de los pacientes con HSA por rotura de aneurisma es mejor, cuanto más temprano se realiza la oclusión del aneurisma roto. El fundamento del tratamiento temprano se relaciona con minimizar el riesgo de resangrado y realizar el procedimiento antes del inicio de vasoespasmo.

Se ha demostrado que, para aneurismas rotos pasibles de tratamiento quirúrgico y endovascular, este último presenta menor morbilidad al año sin diferencias significativas en la mortalidad.

ANEURISMAS CEREBRALES

Los aneurismas cerebrales son dilataciones anormales en las arterias. Morfológicamente, se los puede dividir en aneurismas saculares y no saculares. Según la localización del aneurisma, se los clasifica en aquellos de circulación anterior o posterior.

El tratamiento endovascular varía según el tipo morfológico de aneurisma. Si se trata de un aneurisma sacular, los factores determinantes del tratamiento endovascular serán: el tamaño del aneurisma, el tamaño del cuello y la relación saco/cuello.

Aneurismas saculares

Son dilataciones arteriales anormales localizadas en las bifurcaciones. Están constituidos por un saco y un cuello continente y originados en una debilidad congénita de la pared vascular. La prevalencia de este tipo de aneurismas en la población general es del 2%. Su etiología es multicausal y la mayoría son esporádicos, aunque en algunos casos se asocian a enfermedades congénitas, enfermedades del colágeno o antecedentes familiares.

Se indica realizar estudio de rastreo de aneurismas cerebrales en aquellas personas con dos familiares de primer grado con diagnóstico de aneurisma cerebral o HSA y en pacientes con diagnóstico de enfermedad poliquística renal autosómica dominante y coartación de aorta.

Aneurismas incidentales

Son los que se diagnostican en pacientes asintomáticos, como hallazgo de un estudio realizado por otro motivo. En estos casos se indica tratamiento de aquellos aneurismas incidentales fuera del seno cavernoso que presenten por angiografía factores de riesgo de rotura, como presencia de múltiples lóbulos o sacos hermanos o un tamaño mayor de 7 mm.

El fundamento de esta indicación son los resultados del ensayo ISUIA, que evaluó historia natural de los aneurismas intracraneales no rotos y determinó que los aneurismas de 7 mm o más tienen mayor riesgo de sangrado y el riesgo de rotura anual de los aneurismas del circuito anterior menores de ese tamaño es de 0,1% anual.

Aneurismas no rotos sintomáticos

Algunos pacientes presentan clínica secundaria a la compresión de un par craneal por efecto de masa del aneurisma. Estos aneurismas tienen indicación de tratamiento, ya que se ha observado mejoría sintomática luego de su oclusión por vía endovascular.

Aneurismas no saculares

Los aneurismas no saculares se definen angiográficamente por no tener cuello continente. Anatómicamente, constituyen trastornos de toda la circunferencia del vaso, secundarios a un daño segmentario en la pared arterial. Según la etiología, pueden ser traumáticos, ateromatosos, disecantes o micóticos. Su rotura puede originar HSA o hematomas cerebrales.

Aneurismas gigantes

Son aquellos mayores de 24 mm. Presentan un 80% de riesgo de muerte o déficit grave dentro de los 5 años del diagnóstico. En el 65-85% de los casos se manifiestan con síntomas de efecto de masa y 25-35% con hemorragia subaracnoidea. La formación de trombos dentro de estos aneurismas puede generar eventos isquémicos por trombosis del vaso portador, oclusión de vasos perforantes o tromboembolismo.

TRATAMIENTO

Frente a una HSA por rotura aneurismática es imperativo realizar con urgencia el diagnóstico y tratamiento del aneurisma roto. Las guías de manejo terapéutico de la *American Heart Association* (AHA, Asociación Estadounidense del Corazón) recomiendan con el mismo grado de evidencia el tratamiento quirúrgico o endovascular para esta patología. Para aquellos aneurismas pasibles de ambos tratamientos, la primera elección es el tratamiento endovascular según las mismas guías. El procedimiento con mejor resolución diagnóstica de aneurismas cerebrales es la angiografía digital con reconstrucción 3D.

El tratamiento endovascular de los aneurismas cerebrales consiste en ocluir el saco aneurismático, dejando permeable el vaso portador. La posibilidad de embolizar en forma completa un aneurisma está determinada por su forma y tamaño y, particularmente, por la relación del saco aneurismático con el cuello. Si la relación saco-cuello es mayor de 2, en general es favorable para embolización con espiras (*coils*). En caso de ser menor se deberán utilizar técnicas complementarias al *coil*, como la colocación de *coils* con asistencia de un balón o la colocación de *coils* con asistencia de una endoprótesis vascular (*stent*) o con la técnica de doble microcatéter (**fig. 34-1**).

Materiales utilizados

Coils

Son espirales de platino preformadas de diferentes tamaños. Pueden ser helicoidales (en forma de bobina o hélice) o tridimensionales a modo de cubo o paralelogramo que puede posicionarse sobre las paredes del aneurisma formando una canasta que contiene a los *coils* siguientes. Por otro lado, existen *coils* de diferentes grosores de acuerdo con el tamaño del aneurisma para tratar o cubiertos con sustancias bioactivas que estimulan la trombosis. Los aneurismas se llenan de *coils* hasta lograr su oclusión completa (**fig. 34-1A**).

Endoprótesis vasculares (stents)

Son dispositivos cilíndricos de nitinol que se colocan en el vaso portador del aneurisma. Están constituidos por una malla que, de acuerdo con la cantidad de hebras de metal tejidas en la trama del dispositivo, constituyen un *stent* común (*neurostent*) o un diversor de flujo. Los pacientes que reciben este tipo de tratamiento quedan con doble antiagregación plaquetaria, debido al potencial efecto agregante que genera la presencia de un dispositivo dentro de la luz arterial. Son menos utilizados para aneurismas en agudo, debido a que los pacientes con HSA pueden requerir la colocación de un drenaje ventricular, fibra para monitorización de presión intracraneal (PIC) o craniectomía descompresiva.

Neurostent

Estos *stents* se utilizan como tratamiento coadyuvante de los *coils* en aneurismas sin cuello continente. El objetivo consiste en brindar contención a los *coils* (**fig. 34-1B**). Su utilización disminuyó ante el desarrollo de los diversores de flujo.

Diversor de flujo

Constituyen un cambio en el paradigma de tratamiento, ya que la oclusión del aneurisma se basa en la reconstrucción de la pared del vaso dañada. La malla que conforma la pared no es completamente cerrada, por lo que permite el ingreso de sangre en los vasos perforantes, pero presenta un tejido denso que genera estasis de sangre en el interior del aneurisma promoviendo su trombosis (la que puede demorar entre 6 meses y 1 año). Se utilizan para el tratamiento de los aneurismas gigantes y para los aneurismas muy pequeños sin cuello o para aquellos de difícil abordaje quirúrgico.

Diversores endosaculares

Los diversores endosaculares o disruptores de flujo son dispositivos formados por una malla de nitinol y platino que se colocan en el interior de aneurismas sin cuello continente. Generan una disrupción o bloqueo en el flujo al aneurisma, logrando su rápida oclusión y no requieren el uso de doble antiagregación. Constituyen una tecnología más moderna, restringida para algunas medidas de aneurisma. Su indicación, por ahora, está limitada a aneurismas terminales sin cuello de ciertos tamaños.

Balones

Son globos de poliuretano o nailon de diferentes diámetros con un sistema valvular, que se utilizan ya sea para diagnóstico (como en la prueba [test] de oclusión) o para facilitar el tratamiento con *coils* (**fig. 34-1C**). Otras utilidades son el tratamiento mecánico del vasoespasmo proximal y la oclusión definitiva del vaso portador.

Reconstrucción y deconstrucción

Todas las embolizaciones las realizamos bajo anestesia general y con el paciente anticoagulado una vez realizada la punción arterial. La dosis de heparina utilizada es de 70-100 U/kg para lograr un tiempo de activación del coágulo (ACT) alrededor de los 250 segundos. El abordaje se realiza por punción de una arteria, femoral o radial, y

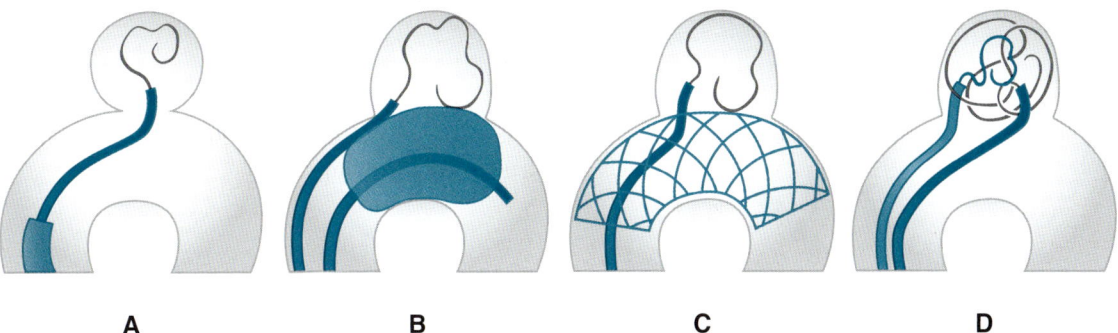

A   **B**   **C**   **D**

Fig. 34-1. Técnicas de embolización de aneurismas. **A.** Embolización con *coils*: Se observa microcatéter y el primer *coil* dentro del aneurisma. **B.** Técnica asistida con balón: El *coil* es sostenido por un balón inflado en la luz de la arteria. Antes de desprender el *coil*, se desinfla el balón para corroborar que no migre a la arteria. **C.** Técnica asistida por *stent*: el *stent* en la luz de la arteria sostiene a los *coils* dentro del saco aneurismático. **D.** Técnica de doble catéter: a través del primer microcatéter se arma un *coil* 3D en el saco aneurismático como continente sin liberarlo (*coil* negro); por el otro microcatéter se rellena el interior del primer *coil* (*coil* de color). Una vez ocupado todo el espacio del aneurisma, se libera el primer *coil* y se retiran ambos microcatéteres.

colocación de una vaina con una válvula (introductor), que permite el ingreso de catéteres sin pérdida de sangre. Las arterias a nivel cervical son navegadas por catéteres guías, que brindarán la estabilidad necesaria para el ingreso de los microcatéteres en las arterias del cerebro. El tratamiento endovascular con *coils* requiere la colocación de un microcatéter dentro del aneurisma, mientras que, en el tratamiento con *stent*, el microcatéter se deja en el vaso portador. Esto determina un sistema de encastre en el que cada catéter va por dentro de otro más grande que le sirve como guía (**fig. 34-2**).

Para el caso de aneurismas saculares, el tratamiento de elección es el reconstructivo. Este consiste en la oclusión del aneurisma con conservación del vaso portador. Si el aneurisma posee una buena relación saco/cuello, la oclusión se logrará solo con la colocación de *coils* en su interior. En caso de que el cuello no sea lo suficientemente pequeño, se podrá realizar la técnica de remodelado, que consiste en el uso de un balón para contener los *coils* dentro del saco aneurismático hasta su liberación. En casos de aneurismas sin cuello, el tratamiento de elección será la reconstrucción del vaso portador y la oclusión del aneurisma; esto se puede lograr con *neurostent* y *coils* o con diversor de flujo (solo o con *coils*, de acuerdo con el tamaño del aneurisma). Como norma se intenta evitar el uso de endoprótesis en la HSA aguda, debido al requerimiento de doble antiagregación en pacientes que son candidatos potenciales a la colocación de catéter de PIC, ventriculostomía y craniectomía descompresiva (**figs. 34-3A** y **34-4**).

En el caso de aneurismas disecantes, es decir, aneurismas asociados a roturas de la pared arterial, muchas

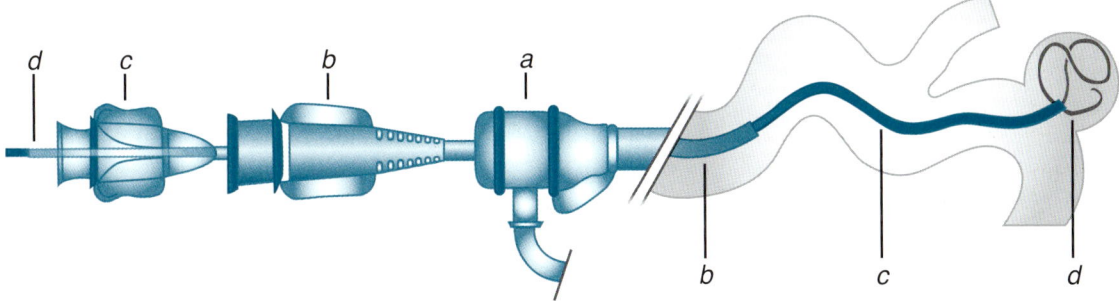

Fig. 34-2. Sistemas de catéteres para embolización. En la porción izquierda de la figura se observa la distribución de los catéteres fuera del espacio vascular y, en la porción derecha, sus respectivas posiciones en la luz intravascular. El introductor (*a*) es el dispositivo de entrada en la arteria, que presenta una válvula que permite el ingreso y egreso de catéteres sin pérdida de sangre. El catéter guía (*b*) constituye un camino recto entre la arteria de ingreso en el sistema (femoral o radial) y la arteria a nivel cervical (carótida o vertebral). El microcatéter (*c*) navega por dentro del catéter guía e ingresa en la circulación cerebral hasta el saco del aneurisma para tratar. El *coil* (*d*) ingresa directamente en el interior del aneurisma.

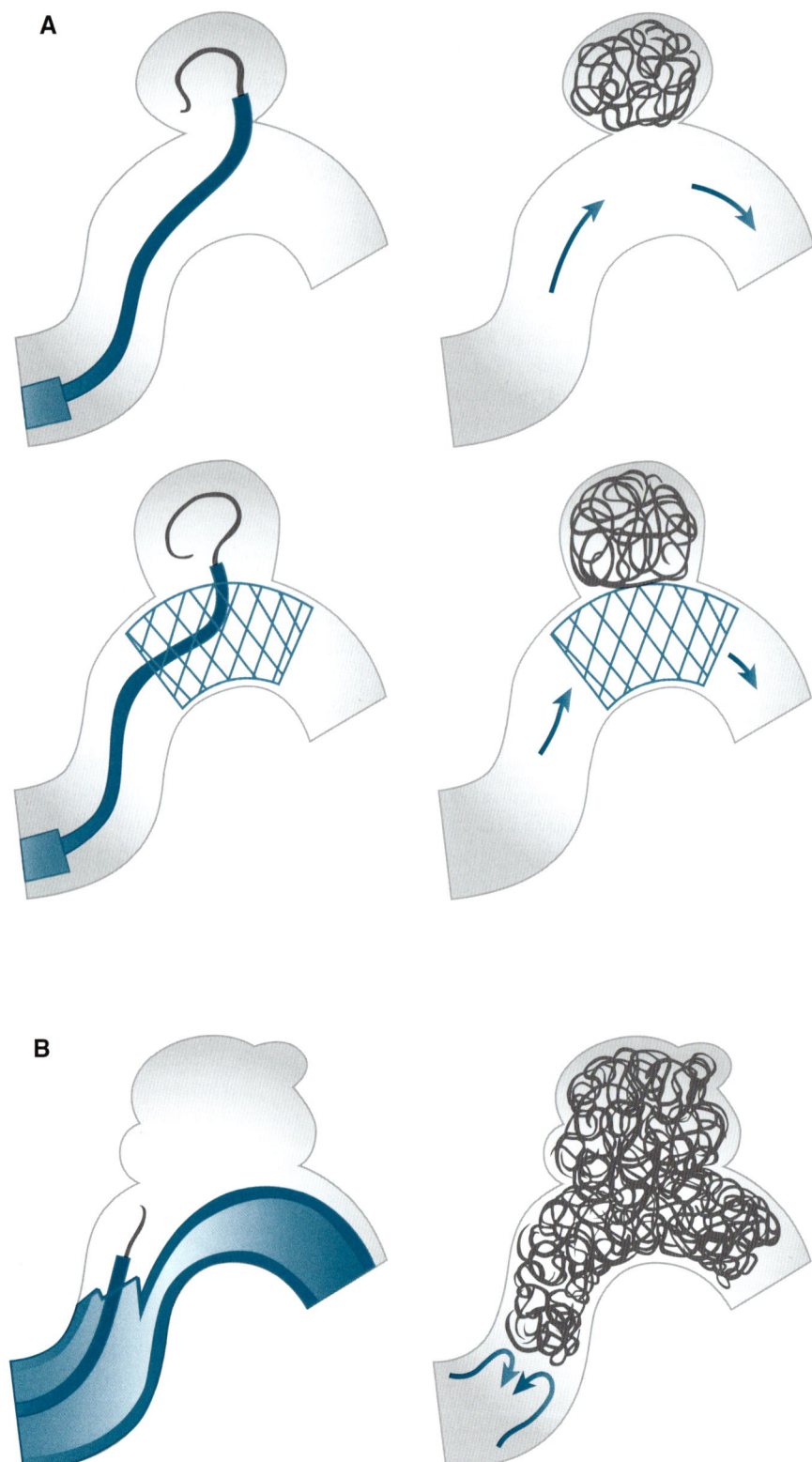

Fig. 34-3. Tratamiento reconstructivo y deconstructivo. **A.** Tratamiento reconstructivo de aneurisma con buen cuello solo con *coils* (arriba) o reconstrucción con *stent* y coils en aneurisma con mal cuello (abajo). **B.** Tratamiento deconstructivo en aneurisma disecante. Se observa lesión de endotelio que genera una falsa luz con aneurisma. El microcatéter ingresa en la falsa luz y se ocluyen con coils el aneurisma y el vaso portador, con lo cual queda ocluida la circulación en ese segmento.

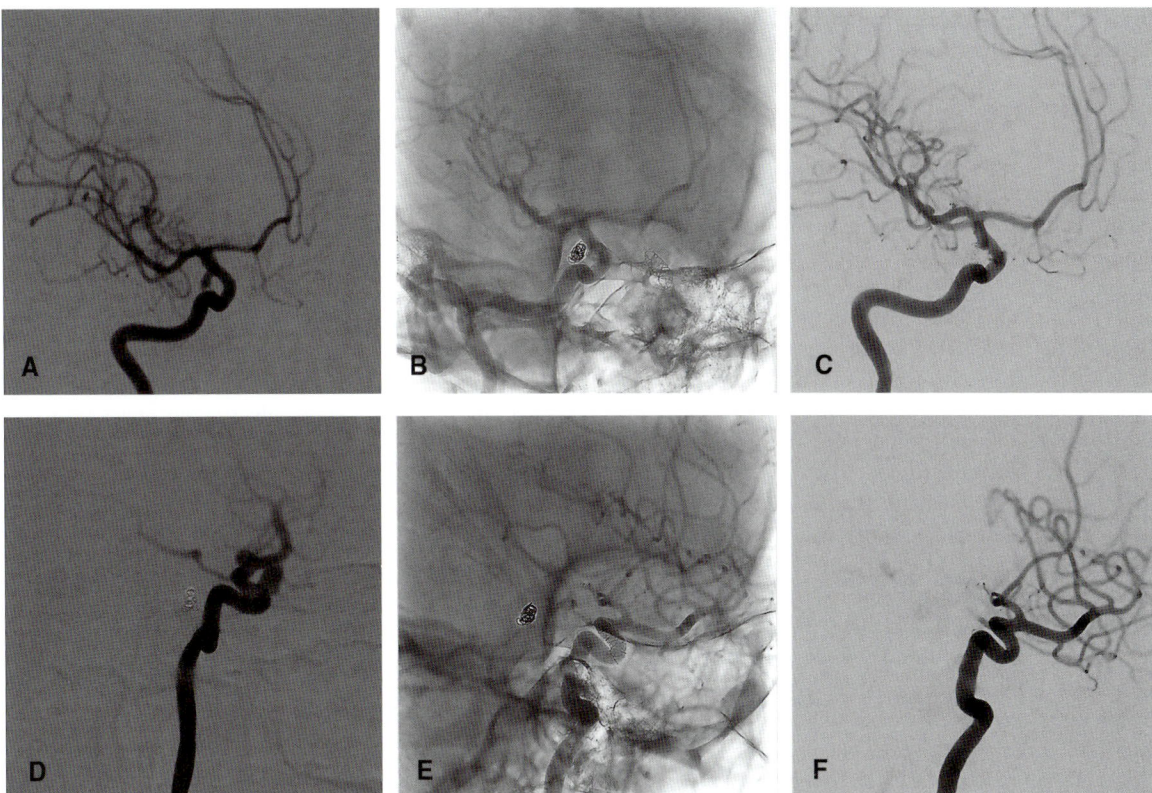

Fig. 34-4. Embolización de aneurismas. **A.** Angiografía en incidencia oblicua anterior derecha preembolización de aneurisma del segmento comunicante posterior de la carótida derecha. **B.** Angiografía no digitalizada en la misma incidencia después de la embolización con *coils*, que muestra el *"cast"* de *coils* dentro del aneurisma. **C.** Control a 3 meses del tratamiento con angiografía digital que evidencia la ausencia de llenado del aneurisma tras la administración de contraste. **D.** Angiografía en incidencia oblicua anterior derecha preembolización de aneurisma del segmento oftálmico de la carótida izquierda. **E.** Angiografía no digitalizada en la misma incidencia después de la embolización con diversor de flujo, que evidencia el correcto posicionamiento del dispositivo en las paredes de la arteria y oclusión del cuello del aneurisma. **F.** Control a 6 meses del tratamiento con angiografía digital, que evidencia la ausencia de llenado del aneurisma tras la administración de contraste.

veces será necesario realizar un tratamiento deconstructivo, ocluyendo el aneurisma y el vaso portador, sobre todo frente a aneurismas ya rotos (**fig. 34-3B**). Es conveniente realizar una prueba de oclusión para evaluar la circulación colateral antes de la realización de un tratamiento deconstructivo.

VASOESPASMO

Se define como el estrechamiento de arterias secundario a la HSA. Es la causa más importante de muerte o secuelas por esta patología después del resangrado. La fisiopatología se asocia con la contracción sostenida de células de músculo liso de la pared de la arteria, como respuesta a fenómenos inflamatorios y procesos de proliferación asociados a exposición a metabolitos de la oxihemoglobina. Se observa hasta en un 70% de angiografías realizadas durante la segunda semana de HSA, aunque el vasoespasmo sintomático ocurre en el 20-25% de los pacientes y requiere una disminución de más del 50% de

la luz del vaso. Raramente ocurre antes del día 3 de la hemorragia, es máximo al día 7 y desaparece habitualmente después de la segunda semana. Los factores de riesgo asociados al desarrollo de vasoespasmo son: cantidad de sangre en la tomografía computarizada (TC) de ingreso medido por Escala de Fisher, edad menor de 50 años, hiperglucemia, hipertensión arterial (HTA), aneurismas grandes y consumo de cocaína. No se observó relación entre la gravedad del vasoespasmo y el tipo de tratamiento del aneurisma efectuado.

El diagnóstico clínico de vasoespasmo se realiza ante la reagudización de la cefalea, la aparición de deterioro del sensorio o de un nuevo déficit neurológico asociados a trastornos en la autorregulación cerebral y descartando otras causas. El estudio de rutina que se utiliza para diagnóstico y seguimiento del vasoespasmo es el Doppler transcraneal. La TC puede evidenciar isquemia o edema secundarios a vasoespasmo, en un territorio que se corresponde con el déficit neurológico. La angiografía da el diagnóstico de certeza, pero pocas veces es necesaria.

Otros estudios que pueden realizarse son la angio-TC y la TC con perfusión.

TRATAMIENTO

En general, se indica inicialmente la terapia hiperdinámica y, ante la falta de respuesta, se recurre al tratamiento endovascular de angioplastia con balón del vaso comprometido. A diferencia del tratamiento del ataque cerebrovascular (ACV) agudo, la evidencia de isquemia en la TC no contraindica el tratamiento, ya que existen informes de angioplastia sobre territorios ya infartados sin aparición de hemorragia secundaria ni empeoramiento de síntomas posprocedimiento, e incluso con evidencia de mejoría clínica y tomográfica en la mayoría de los pacientes. El tratamiento endovascular del vasoespasmo puede ser químico, mediante la infusión de vasodilatadores bloqueantes de calcio, o mecánico, utilizando la angioplastia con balón. El tratamiento con balón se puede realizar cuando el vasoespasmo compromete arterias de más de 1,5 mm de diámetro (**fig. 34-5**). El tratamiento con fármacos no tiene limitación en el diámetro interno de las arterias para tratar, y puede ser de elección en arterias de difícil acceso con balón como el segmento A1, o en el vasoespasmo distal.

Para el tratamiento con balón se sugiere la anticoagulación del paciente, lo que no es necesario en el tratamiento del vasoespasmo mientras dura en procedimiento con instilación de fármacos. En pacientes con antecedente de craneotomía reciente, la anticoagulación se asocia con un riesgo de hemorragias del 1,8%.

Es posible realizar un tratamiento combinado, por ejemplo mediante la colocación de balón en la arteria cerebral media y la instilación de vasodilatador a nivel proximal de esta, logrando mejor distribución del fármaco en la arteria cerebral anterior.

Los balones son los mismos que se emplean para el tratamiento asistido del aneurisma. Los fármacos utilizados son nicardipina, que se diluye en solución fisiológica en una concentración de 0,1 mg/mL inyectando hasta 5 mg por vaso para tratar, o bien verapamilo, que se diluye en solución fisiológica en una concentración de 1 mg/mL y se pueden inyectar 10-20 mg por territorio para tratar.

COMPLICACIONES

A pesar de ser un tratamiento mínimamente invasivo, pueden ocurrir eventos adversos no prevenibles con diverso grado de morbilidad o mortalidad. Las complicaciones más frecuentes son eventos tromboembólicos y hemorrágicos.

Complicaciones tromboembólicas

Las complicaciones tromboembólicas generalmente ocurren durante el procedimiento o poco después de este, y son originadas por los materiales extraños, fenómenos de estasis o lesión endotelial.

Una evaluación prospectiva de 700 procedimientos de embolización con *coils* en aneurismas no rotos (estudio ATENA) mostró una incidencia de complicaciones tromboembólicas de 7,1%, con una mortalidad del 0,3% y una incidencia de déficit neurológico permanente del 1,7%. La incidencia de complicaciones tromboembólicas informada en embolización de aneurismas rotos es de 12,5%, de las cuales un 3,8% se asociaron a mortalidad o déficit permanente. Algunos estudios revelaron una mayor incidencia de complicaciones tromboembólicas

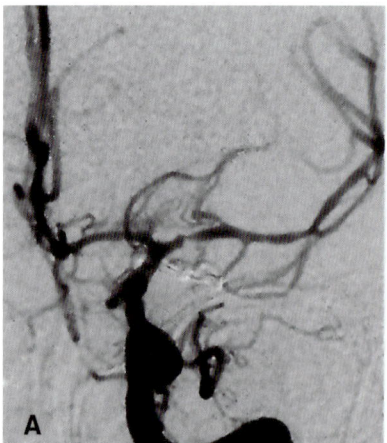 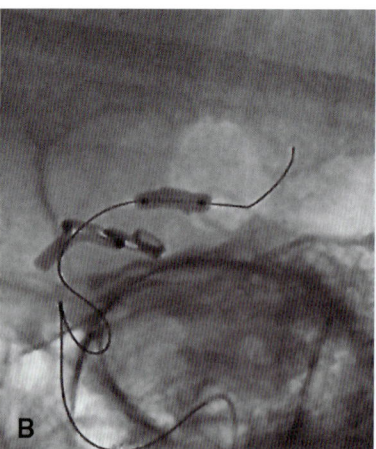 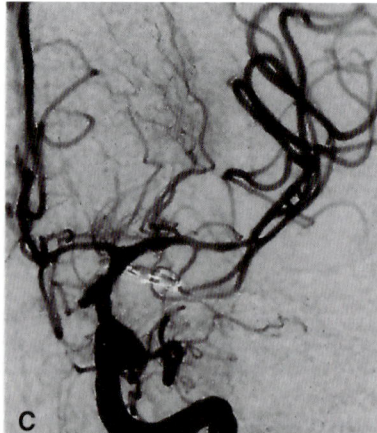

Fig. 34-5. Angioplastia con balón para vasoespasmo. **A.** Angiografía de arteria carótida interna izquierda en incidencia frente posclipado de aneurisma comunicante posterior, que evidencia estenosis segmentaria grave en porción M1 de la arteria cerebral media con imágenes de vasoespasmo distal y de retardo en el llenado de la arteria cerebral media con respecto a la arteria cerebral anterior. **B.** Adquisición radioscópica que muestra el momento del inflado de balón en el sitio de la estenosis. **C.** Angiografía posangioplastia en la misma incidencia, que evidencia aumento del diámetro del segmento previamente estenótico y llenado simétrico de las arterias cerebral anterior y media.

en los procedimientos de embolización asistida con balón, en aneurismas mayores de 10 mm, aneurismas con cuello mayor de 4 mm o asociado a tabaquismo. El uso de endoprótesis vasculares se asocia a una incidencia de trombosis entre el 0,7% y 20% en agudo y hasta 4,6% en forma tardía.

Para el manejo de estas complicaciones en vasos pequeños se puede utilizar antiagregación intravenosa, aunque hay poca evidencia que respalde esta indicación actualmente. En el caso de pacientes ya antiagregados por vía oral, se puede rotar a otro fármaco antiagregante ante la posibilidad de resistencia a la medicación. Frente a la oclusión de grandes arterias, puede requerir la realización de trombectomía mecánica.

Complicaciones hemorrágicas

La incidencia de hemorragia durante la embolización de aneurismas es del 2 al 8,8%, con una alta tasa de morbilidad y mortalidad. Por otro lado, existe mayor riesgo de rotura intraprocedimiento de aneurismas rotos (4,1%) que incidentales (0,7%), y el riesgo es mayor en aneurismas menores de 3 mm. Otros factores que se asocian a mayor riesgo de complicaciones hemorrágicas son la enfermedad pulmonar obstructiva crónica y el tabaquismo. El tratamiento de esta complicación consiste en revertir la anticoagulación y terminar de ocluir el aneurisma con *coils*, en caso de que la hemorragia se observe durante el procedimiento. Puede ser necesaria la evacuación quirúrgica del hematoma o una craniectomía descompresiva.

Complicaciones del tratamiento del vasoespasmo

La incidencia de complicaciones asociadas al tratamiento del vasoespasmo es del 5% e incluyen tromboembolismo, disección arterial, hemorragia por reperfusión, oclusión de ramo distal, rotura de aneurisma no tratado, hematoma en el sitio de punción y rotura vascular. Esta última puede ocurrir hasta en el 1,1% de los casos.

★ CONCLUSIONES

El tratamiento endovascular de los aneurismas cerebrales es altamente eficaz y con baja morbimortalidad. Constituye el tratamiento de primera elección para aneurismas en agudo pasibles de cirugía o embolización. El gran desarrollo de dispositivos endovasculares ha facilitado el tratamiento de la mayoría de los casos y ha cambiado la evolución de la hemorragia subaracnoidea.

Este tratamiento presenta una baja incidencia de complicaciones, que pueden ser de tipo hemorrágico o tromboembólico.

El tratamiento endovascular del vasoespasmo es una técnica de segunda opción frente a la falta de respuesta del vasoespasmo al tratamiento clásico.

BIBLIOGRAFÍA

Connolly E, Rabinstein A, Carhuapoma J, Derdeyn C, Dion J, Higashida R, et al. Guidelines for the Management of Aneurysmal Subarachnoid Hemorrhage. Stroke 2012;43:1711-37.

Meyers P, Schumacher H, Higashida R, Barnwell S, Creager M, Gupta R, et al. Indications for the Performance of Intracranial Endovascular Neurointerventional Procedures. Circulation 2009;119:2235-49.

Molineux A, Kerr R, Yu L, Clarke M, Sneade M, Yarnold J, Sandercock P; International subarachnoid aneurysm trial (ISAT) of neurosurgical clipping versus endovascular coiling in 2143 patients with ruptured intracranial aneurysms: a randomized comparison of effects of survival, dependency, seizures, rebleeding, subgroups and aneurysm occlusion. Lancet 2005;366 (9488):809-17.

Orrù E, Roccatagliata L, Cester G, Causin F, Castellan L. Complications of endovascular treatment of cerebral aneurysms. Eur J Radiol 2013;82:1653-8.

Pierot L, Spelle L, Vitry F. Inmediate clinical outcome of patients harbouring unrupted intacranial aneurysms treated by endovascular approach: results of ATENA study. Stroke 2008;39(9):2497-504.

Thompson B, Brown R, Hanjani S, Broderick J, Cockroft K, Connolly E, et al. Guidelines for the Management of Patients with Unruptured Intracranial Aneurysms Stroke 2015;46:000-000. DOI: 10.1161/STR.0000000000000070.

Véanse **Preguntas de autoevaluación**. **?**

Ataque cerebrovascular isquémico

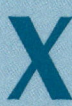

Aspectos generales del ataque cerebrovascular isquémico. Epidemiología, clasificación y subtipos lesionales

35

Matías J. Alet, Santiago Claverie y Raúl C. Rey

INTRODUCCIÓN

El ataque cerebrovascular (ACV) puede presentarse de dos maneras bien diferenciadas: como isquemia o hemorragia; el ataque cerebrovascular isquémico (ACVi) es la forma de presentación más frecuente. En países desarrollados, constituye una de las principales causas de muerte, y la principal causa de discapacidad permanente de origen neurológico, lo que produce un importante impacto económico tanto para los pacientes como para la salud pública.

El ACV tiene diferentes formas de presentación y mecanismos de producción, que es importante conocer para orientar la prevención de nuevos episodios. Con el mismo objetivo, el control de los factores de riesgo es de vital importancia. La recurrencia es variable; un factor predisponente es el antecedente de un evento previo. Debemos resaltar que el ACVi no es (en la mayor parte de las veces) un hecho casual o fortuito, sino parte de un proceso de años de evolución, en los que la enfermedad cerebrovascular se desarrolla.

En la actualidad se dispone de numerosas pruebas diagnósticas para comprender mejor qué es lo que le está sucediendo al paciente que se presenta con este cuadro clínico y poder orientar las conductas para seguir. A su vez se han desarrollado, y lo siguen haciendo, diversas terapias eficaces para cambiar el pronóstico de los pacientes que se presentan en las primeras horas.

DEFINICIÓN

Ataque isquémico transitorio

Definimos el ataque isquémico transitorio (AIT) como un trastorno episódico y focal del sistema nervioso central de etiología vascular isquémica, de comienzo generalmente brusco, que determina la aparición de alteraciones neurológicas subjetivas (síntomas) u objetivas (signos) de breve duración, con recuperación completa y sin evidencias de infarto cerebral según los métodos complementarios (en la actualidad resonancia magnética con técnica de difusión sin restricción).

Este enfoque ha dejado de lado la definición que utilizaba un corte arbitrario de tiempo (menos de 24 horas o menos de una hora de duración), para utilizar el criterio de ausencia de daño tisular. De esta manera se lo diferencia claramente del infarto cerebral.

La etiología y mecanismo de producción de los AIT son similares a los del infarto cerebral consolidado. Lo habitual es que los AIT sean de corta duración (el 70% dura entre 2 y 15 minutos). El paciente, en general, consulta una vez que ha desaparecido la signosintomatología.

Mientras se realizan los estudios por imágenes para definirlo adecuadamente, el cuadro recibe el nombre de evento neurovascular agudo (ENVA). Hasta un tercio de los casos cuyos síntomas revierten en menos de una hora se trata en realidad *de infartos con síntomas transitorios* (en la actualidad no considerados AIT). Este porcentaje se incrementa si la duración es mayor.

El AIT implica un riesgo incrementado de un infarto cerebral consolidado. Pueden ser únicos o repetirse varias veces; hasta el 50% de los ACVi son precedidos por AIT. Por otra parte, entre el 20 y el 50% de los pacientes que han sufrido un AIT y no reciben tratamiento padecerán un ACV en los próximos 5 años. Un grupo de mayor riesgo son aquellos pacientes que presentan AIT recurrentes en pocas horas (AIT *in crescendo*), o que en realidad se trata de un *infarto con síntomas transitorio* en lugar de un AIT.

No deben ser considerados síntomas de AIT a los siguientes cuadros:

- Pérdida de visión asociada con alteración de la conciencia.
- Pérdida de conciencia sin otros síntomas de déficit circulatorio posterior.
- Actividad tónica o clónica.
- Escotoma centelleante.
- Síntomas focales asociados con migraña.
- Incontinencia vesical o rectal.

Tampoco ninguno de los siguientes síntomas, cuando ocurren en forma aislada, sin relación espacial o temporal entre ellos: vértigo, mareo, disfagia, disartria, diplopía, amnesia o ataques de caída (*drop-attacks*).

Una vez establecido el diagnóstico de AIT, es fundamental el estudio rápido y adecuado de la etiología. Al mismo tiempo, estratificar el riesgo de recurrencia, para lo cual existen diferentes herramientas; la más utilizada es la Escala Clínica ABCD2. Los valores más elevados se relacionan con mayor probabilidad de ataques cerebrales recurrentes (**cuadros 35-1** y **35-2**). También existe evidencia de la relación entre esta escala y la gravedad de la recurrencia.

Varios estudios recientes han demostrado que el riesgo para ACVi a los 90 días de ocurrido un AIT puede disminuirse del 12 al 2%, si los pacientes son evaluados correctamente y se inicia un tratamiento de prevención secundaria en las primeras 24 horas. Este hecho demuestra que los pacientes deben ser abordados como una verdadera emergencia médica.

Ataque cerebrovascular isquémico consolidado (infarto cerebral)

El infarto cerebral se produce cuando la caída de flujo sanguíneo focal es lo suficientemente prolongada en el tiempo como para producir un área de necrosis tisular. El diagnóstico temprano y el manejo terapéutico en las primeras horas deciden su pronóstico, y el enfoque del paciente durante la etapa aguda debe ir destinado a evaluar si existen áreas de tejido cerebral potencialmente salvables u otras en riesgo para mayor daño. La región del cerebro que rodea al área infartada, que tiene una función alterada por la disminución del flujo pero que aún presenta cambios reversibles, se denomina "área de penumbra". Este sector permanece viable no más de algunas horas, lo que se conoce como la "ventana terapéutica", cuya duración varía según el enfoque terapéutico utilizado. En la recuperación de la penumbra isquémica participan distintos factores, como la terapéutica instaurada, el grado de flujo residual, la irrigación por colaterales, el estado metabólico, la edad del paciente o la localización de la lesión.

Desde la perspectiva del tratamiento y ventanas de tiempo, lamentablemente no existen marcadores clínicos o tomográficos validados de la extensión o duración de la "zona de penumbra", por lo que en la mayoría de los casos aplicamos criterios cronológicos para la "ventana terapéutica" (4,5 horas para el uso de trombolíticos intravenosos, 24 horas para terapia en-

Cuadro 35-1. Escala Clínica ABCD2

A	Edad (*age*)	> 60 años	1
B	Presión arterial (*blood pressure*)	Sistólica > 140 mm Hg	1
		Diastólica > 90 mm Hg	
C	Presentación **c**línica	Debilidad unilateral	2
		Dificultad en el habla, sin debilidad	1
D	**D**uración	> 60 minutos	2
		10 a 59 minutos	1
		< 10 minutos	0
D	**D**iabetes		1

dovascular). Lo fundamental durante la fase aguda es realizar el tratamiento con la mayor celeridad posible. Uno de los principales factores pronósticos de respuesta es el tiempo de tratamiento.

Subtipos etiológicos de ataque cerebrovascular isquémico

Las clasificaciones son útiles para poder intercambiar información y comparar datos entre diferentes centros. Deben elegirse aquellas reconocidas, aceptadas y difundidas internacionalmente. De todas maneras, no existe una clasificación de subtipos etiológicos que sea aceptada universalmente. Desde el punto de vista asistencial es preferible presentar una conducta descriptiva de la situación más que encasillar a un paciente en un subtipo etiológico y fisiopatológico determinado.

En general, se aceptan los siguientes cinco grupos:

• Arterioesclerosis de grandes arterias.
• Cardioembolismo.
• Infartos lacunares.
• Grupo de otras causas menos frecuentes.
• Grupo que no puede ser asignado a ninguna de estas categorías y se clasifica como infarto de origen indeterminado.

Arterioesclerosis de grandes arterias

La arterioesclerosis de grandes arterias intracraneales o extracraneales es una de las causas más frecuentes de ACVi (15 al 40% de los casos, según distintas series). Las placas ateromatosas crecen preferentemente en las

Cuadro 35-2. Escala ABCD2 y riesgo de ACV

Puntuación	Riesgo		
	A 2 días	A 7 días	A 90 días
0-3 (Riesgo bajo)	1,0%	1,2%	3,1%
4-5 (Riesgo moderado)	4,2%	5,9%	9,8%
6-7 (Riesgo alto)	8,1%	11,7%	17,8%

zonas de bifurcación arterial y producen infartos de topografía cortical o subcortical, de tamaño medio o grande, en pacientes con factores de riesgo vascular. Los mecanismos fisiopatológicos pueden ser varios y habitualmente se superponen entre sí:

- En una estenosis crítica, la placa puede aumentar de tamaño hasta comprometer la luz del vaso sanguíneo con trombosis local, pudiendo propagarse distalmente afectando el origen de vasos distales a la estenosis inicial.
- Embolismo del trombo superpuesto o de fragmentos de la propia placa (émbolo arteria-arteria).
- Una estenosis crítica puede asociarse a un mecanismo hemodinámico, con hipoperfusión distal, produciendo lesiones en territorios vasculares limítrofes o de "última pradera".
- Combinación de distintos mecanismos de isquemia: por ejemplo, la carótida puede ocluirse, y, al mismo tiempo, desprenderse una porción de material ateroesclerótico que emboliza hacia un vaso distal, o bien embolizar y luego ocluirse.

La clínica será de síntomas o signos de compromiso cortical, de tronco, cerebelo o *amaurosis fugax*. Sin embargo, la oclusión carotídea no siempre produce lesiones cerebrales; muchas veces es asintomática y constituye un hallazgo ecográfico o angiográfico. La historia de AIT en el mismo territorio, soplo carotídeo o evidencia de patología arterial en otras localizaciones (p. ej., coronariopatía o enfermedad vascular periférica) aumenta la posibilidad del diagnóstico de este subtipo. Este subtipo de ACVi es la manifestación neurológica de una enfermedad sistémica: "ateromatosis"; por este motivo, debe evaluarse siempre compromiso coronario concomitante.

Cardioembolismo

Los émbolos de origen cardíaco producen alrededor del 15 al 30% de los infartos cerebrales; es mayor la proporción en pacientes jóvenes, por menor prevalencia de factores de riesgo clásicos, y en ancianos, a causa de la mayor frecuencia de fibrilación auricular. El tamaño del émbolo es variable y se detiene cuando el diámetro de la arteria es pequeño para permitir su paso; los puntos más frecuentes son las bifurcaciones o los focos de ateromas en el trayecto de una arteria. Habitualmente, el resultado de una oclusión embólica persistente es un infarto de tamaño medio o grande, con topografía cortical o subcortical. Si establecido el infarto el émbolo se disipa o migra hacia vasos distales más pequeños, se produce la reperfusión del tejido isquémico y el desarrollo de transformación hemorrágica del infarto, que se evidencia hasta en un tercio de los casos. Para el diagnóstico, es imprescindible la demostración de una cardiopatía embolígena.

Las cardiopatías más frecuentes que embolizan son:

- Fibrilación auricular no valvular (causa más frecuente).
- Infarto de miocardio reciente.
- Miocardiopatía dilatada.
- Válvulas protésicas.
- Enfermedad valvular mitral o aórtica.
- Trombo o tumor cardíaco.
- Endocarditis.
- Patología del tabique interauricular (foramen oval permeable, aneurisma).

Las cardiopatías se pueden clasificar en de alto o bajo riesgo para embolización. En portadores de cardiopatías de alto riesgo, la presencia de esta y su relación con el ACVi es más frecuentemente causal que incidental y presenta alta tasa de primer evento (más de 5% por año) y de recurrencia. La causa más frecuente de cardioembolismo es la fibrilación auricular no valvular (alrededor de la mitad de los casos), ya sea persistente o paroxística; esta última constituye un desafío diagnóstico, pues puede no estar presente en al momento de evaluar al paciente. En pacientes con ACV y cardiopatía de bajo riesgo, a menudo la cardiopatía es incidental.

La **embolia paradójica** se produce cuando la fuente embólica es una trombosis venosa profunda que, a través de un cortocircuito (*shunt*) derecha-izquierda, accede a la circulación cerebral. Para su diagnóstico se deben cumplir todos los siguientes criterios:

- Embolia cerebral en ausencia de fuente cardíaca del lado izquierdo.
- Presencia de trombosis venosa o embolismo pulmonar.
- Documentación de *shunt* cardíaco de derecha a izquierda.
- Presencia de elevación de la presión cardíaca derecha constante (hipertensión pulmonar) o transitoria durante el evento (Valsalva o tos).

Infartos lacunares

El infarto lacunar es aquel de pequeño tamaño (menos de 1,5 cm de diámetro), localizado en el territorio de distribución de las arteriolas perforantes. Este subtipo representa alrededor del 15 al 40% del total de los infartos cerebrales, y es más frecuente en población hispana. Se asocia estrechamente a la presencia de hipertensión arterial (HTA), diabetes u otros factores de riesgo cerebrovascular. Las principales causas están representadas por la arterioloesclerosis con microateromas, o la lipohialinosis del vaso penetrante, o el ateroma de boca de salida, si bien existen otras menos frecuentes como cardioembolias, embolias arterio-arteriales, estados protrombóticos o angitis.

Dada la ubicación y el tamaño del infarto lacunar, no produce síntomas corticales y su instalación no provoca cefalea. Clínicamente se manifiesta por un síndrome lacunar; los clásicos son: síndrome motor puro, sensitivo puro, sensitivo motor, hemiparesia-ataxia, o disartria-mano torpe. Existen otros menos frecuentes. El mismo cuadro clínico puede resultar de lagunas con diferente ubicación.

En las neuroimágenes se observa una lesión menor de 1,5 cm de diámetro subcortical o de tronco; la RM (en la secuencia de difusión pueden medir hasta 20 mm) tiene mejor poder de definición.

Otras causas menos frecuentes de ACV isquémico

Este subgrupo incluye una larga lista de enfermedades que producen ACVi, y que son distintas de los tres grupos anteriores.

Si bien en el global de los ACV presenta una frecuencia que varía entre el 5 y el 20%, en el grupo etario de menores de 45 años puede alcanzar el 40% de las causas debido a la menor frecuencia de ateroesclerosis y enfermedad de pequeños vasos en pacientes jóvenes. Estas se enumeran en el **cuadro 35-3**.

De todas estas causas podríamos resaltar por importancia y frecuencia las disecciones arteriales. Ocasionan el 1-2% de todos los ACVi, aunque en menores de 45 años pueden explicar del 10 al 25%. La arteria afectada puede ser carótida o vertebral, intracraneal o extracraneal. Pueden existir o no antecedentes de traumatismos cervicales, y en un 20% de los casos se asocia a fibrodisplasia muscular. Su cuadro clínico depende de la arteria comprometida y no es específico. El comienzo abrupto de dolor en cuello que irradia a cara y cráneo, acompañado de síntomas cerebrales, debe hacer sospechar esta entidad.

Cuadro 35-3. Causas menos frecuentes de ACV isquémico
Displasia fibromuscular
Arteritis
Angiopatía amiloide
Estados protrombóticos
Trombosis venosa cerebral
Uso de drogas ilícitas
Disección arterial
Moyamoya
Complicaciones cerebrovasculares de las hemopatías
Infarto de origen migrañoso
Enfermedades sistémicas (colagenopatías)
CADASIL y otras enfermedades genéticas

ACV isquémico de origen indeterminado

Según las distintas series, la frecuencia se encuentra entre el 20-30% de los casos. Se incluyen dentro de esta categoría tres tipos de pacientes:

- El primero es aquel paciente que, tras un correcto estudio diagnóstico, no cumple criterios para pertenecer a ninguno de los cuatro grupos anteriores. Es un diagnóstico de exclusión (verdadero infarto de origen indeterminado).
- El segundo es aquel que, por diversos motivos, estado general o pronóstico, no completó las exploraciones complementarias en forma oportuna.
- El tercero es el paciente que presenta más de una posible etiología (p. ej., asociación de estenosis carotídea y fibrilación auricular).

Recientemente se ha desarrollado el concepto de "infarto cerebral embólico de origen desconocido" (ESUS), que infiere que la mayoría de los ACV indeterminados son de origen embólico (cardioembólicos o ateroembólicos). Este concepto va de la mano con el desarrollo de nuevos estudios orientados a la búsqueda de arritmias paroxísticas que aumentan la sensibilidad respecto de los registros electrocardiográficos convencionales.

EPIDEMIOLOGÍA

En las últimas décadas se ha observado un descenso marcado en la incidencia de ACV, lo cual es evidenciable, además de en las estadísticas de los diferentes países y regiones, sobre todo en los grupos control de los grandes ensayos clínicos. Una de las explicaciones más importantes para que esto ocurra es el control de los factores de riesgo y el incremento en el uso de medicación para su tratamiento como los antitrombóticos, las estatinas y los antihipertensivos.

La prevalencia del ACV se incrementa con la edad. Y si bien es más frecuente en los hombres, la frecuencia en las mujeres aumenta luego de la menopausia, con un pronóstico funcional de los eventos algo peor para el sexo femenino.

En los países occidentales, el ACV es la cuarta causa de mortalidad (detrás de la enfermedad coronaria, las neoplasias y la neumonía), y este orden no es diferente en las estadísticas de la Argentina. Existen pocos estudios epidemiológicos en nuestro medio, pero recientemente se ha calculado la incidencia sobre la base de un estudio en la ciudad de Tandil (PREVISTA), como del 76,5 cada 100 000 habitantes al año. La mortalidad a 30 días calculada en el mismo estudio fue del 14,7%. Por otro lado, la prevalencia en nuestro país se aproximaría a 850 cada 100 000 habitantes.

★ CONCLUSIONES

El ataque cerebrovascular isquémico (ACVi) es la forma de presentación más frecuente de la enfermedad cerebrovascular. Tiene un alto impacto en la morbimortalidad, a nivel económico y en la salud pública. Es una de las principales causas de mortalidad global y la principal causa de discapacidad de origen neurológico.

Los eventos neurovasculares pueden ser permanentes o transitorios. El ataque isquémico transitorio (AIT) es un trastorno episódico y focal, de comienzo brusco y de breve duración, con recuperación completa y sin evidencia de infarto cerebral según los métodos complementarios, mientras que el ACVi presenta compromiso tisular en las neuroimágenes, con síntomas transitorios o ACV consolidado. El diagnóstico y tratamiento es similar en ambos casos.

Según la etiología del ACVi se reconocen cinco subtipos:

- Arterioesclerosis de grandes arterias intracraneales o extracraneales: debido a la presencia de placas ateromatosas en la luz del vaso. La lesión se produce por estenosis crítica de la placa con trombosis local, embolismo del trombo superpuesto o de fragmentos de la propia placa (émbolo arteria-arteria), o combinación con mecanismo hemodinámico (infartos limítrofes).
- Cardioembolismo: producen del 15 al 30% de los infartos cerebrales; es mayor la proporción en pacientes jóvenes y ancianos a causa de la fibrilación auricular, por obstrucción de la luz arterial secundaria a un émbolo impactado.
- Infartos lacunares: de pequeño tamaño (menos de 1,5 cm), localizado en el territorio de distribución de las arteriolas perforantes. Representa del 15 al 40% del total de los infartos. Se asocia a HTA, diabetes u otros factores de riesgo cerebrovascular.
- Otras causas menos frecuentes: este subgrupo incluye una larga lista de enfermedades, entre ellas la disección arterial, vasculitis, consumo de fármacos vasoactivos, trombosis venosa cerebral o estados protrombóticos, entre otras. Cobran relevancia ante pacientes jóvenes sin factores de riesgo clásicos.
- ACV isquémico de origen indeterminado: es aquel en el cual no se ha podido arribar al diagnóstico etiológico del evento, bien porque todos los estudios han sido negativos, no se han podido completar en tiempo oportuno o el paciente presenta dos o más causas que explican el evento. Su frecuencia se encuentra entre el 20 y 30% de los casos.

BIBLIOGRAFÍA

Adams H, Bendixen B, Kappelle J, Biller J, Lovess Gordon D, Marsh R. TOAST investigator. Classification,of,subtypes,of acute ischemia stroke. Stroke 1993;24:35.

Bahit M, Coppola M, Riccio P, Cipriano L, Roth G, Lopes R, et al. First-Ever Stroke and Transient Ischemic Attack Incidence and 30-Day Case-Fatality Rates in a Population-Based Study in Argentina. Stroke 2016;47(6):1640-2.

Easton J, Saver J, Albers G, Alberts M, Chaturvedi S, Feldmann E, et al. Definition and Evaluation,of Transient Ischemic Attack. A Scientific Statement for Healthcare Professionals from the American Heart Association/American Stroke Association Stroke Council; Council on Cardiovascular Surgery and Anesthesia; Council on Cardiovascular Radiology and Intervention; Council on Cardiovascular Nursing; and the Interdisciplinary Council on Peripheral Vascular Disease. Stroke 2009;40:2276-93.

Feigin V, Lawes C, Bennett D, Anderson C. Stroke epidemiology: a review of population-based studies of incidence, prevalence, and case-fatality in the late 20th century. Lancet Neurology 2003;2:43-53.

Jauch E, Saver J, Adams H Jr, Bruno A, Connors J, et al. Guidelines for the Early Management of Patients With Acute Ischemic Stroke. A Guideline for Healthcare Professionals From the American Heart Association/American Stroke Association. Stroke 2013;44:870-947.

Marnane M, Duggan C, Sheehan O, Merwick A, Hannon N, Curtin D, et al. Stroke Subtype Classification to Mechanism-Specific and Undetermined Categories by TOAST, A-S-C-O, and Causative Classification System. Stroke 2010;41:1579-86.

Saposnik G, González L, Lepera S, et al. Southern Buenos Aires Stroke project. Acta Neurol Scand 2001;104:130-5.

Sposato L, Esnaola M, Zamora R, Zurrú M, Fustinoni O, Saposnik G. Quality of Ischemic Stroke Care in Emerging Countries. The Argentinian National Stroke Registry (ReNACer). Stroke 2008;39:3036-41.

Véanse **Preguntas de autoevaluación.** ?

Tratamiento médico general del ataque cerebrovascular isquémico y guías clínicas

36

Matías J. Alet

INTRODUCCIÓN

El ataque cerebrovascular (ACV) es la principal causa de discapacidad y la cuarta causa de muerte en la Argentina. La optimización del tratamiento agudo, sumada a las terapias de reperfusión, ha demostrado ser eficaz en la reducción de morbimortalidad en los últimos años.

El objetivo de este capítulo es actualizar las medidas de tratamiento médico general ante un ACV isquémico (ACVi), que han demostrado ser eficaces para el cuidado de los pacientes, utilizando como base las guías publicadas en los últimos años, tanto en el ámbito local como internacional.

UNIDAD DE ATAQUE CEREBROVASCULAR

La unidad de ataque cerebrovascular (UCV) se define como una modalidad de atención especializada e integral en patología cerebrovascular. Esta unidad debe contar con un equipo multidisciplinario, organizado y protocolizado para la rápida evaluación y tratamiento del paciente con sospecha de ACV agudo. Idealmente, el grupo de profesionales debe contar con un área delimitada dentro del hospital, e incluye personal médico, enfermería, radiología, kinesiólogos, fonoaudiólogos, técnicos de laboratorio y nutricionistas, entre otros.

Esta modalidad tiende a fortalecer el trabajo coordinado en equipo ante la situación de urgencia, así como optimizar el tratamiento del paciente durante la internación y planificación del alta. La conformación de una UCV cuenta con fuerte recomendación de las principales sociedades científicas. Desde su implementación se ha demostrado que el beneficio de tratar al paciente en una UCV es comparable con el tratamiento de reperfusión con activador tisular del plasminógeno recombinante (rTPA), que es perdurable y costo-eficaz.

Los pacientes internados en centros que poseen este tipo de atención especializada han obtenido mayor probabilidad de sobrevivir al evento y menor discapacidad (alrededor del 40%), mayor tasa de utilización de rtPA, disminución del tiempo de estadía hospitalaria, aumento de egreso al hogar, mayor recuperación de independencia funcional, movilización más temprana, menor tasa de complicaciones y menor riesgo de caídas.

MANEJO PREHOSPITALARIO

Normas generales

El manejo prehospitalario es el conjunto de acciones realizadas desde que se genera el pedido de auxilio hasta el arribo hacia el efector de salud con la capacidad y complejidad para la atención inicial del ACV agudo. Esta etapa es fundamental y tiene un impacto directo sobre las posibilidades de recuperación a largo plazo. Múltiples guías de manejo han establecido una serie de recomendaciones generales para ser llevadas a cabo en la etapa prehospitalaria, que se resumen en el **cuadro 36-1**.

Derivación del paciente con ACV isquémico agudo

El centro al que se derivará un paciente con un ACV isquémico agudo debe tener la complejidad necesaria para la atención urgente de este tipo de problemas.

Recomendaciones

Es fundamental aplicar un protocolo preestablecido para estabilizar al paciente y definir en forma temprana la necesidad de un traslado rápido y seguro al centro correspondiente. Dentro de estos programas, se debe tener en cuenta el tiempo (aplicando límites y ventanas de tratamiento) al momento de tomar decisiones (véase **cap. 40, Ataque cerebrovascular isquémico: tratamiento agudo, trombólisis y trombectomía**).

Un eslabón necesario es la prenotificación hacia el centro hospitalario receptor del paciente, para concretar la organización de recursos apropiados del tratamiento inicial. Idealmente, el sistema prehospitalario debe conocer los centros regionales que tienen la capacidad de atención necesaria.

Cuadro 36-1. Consideraciones sobre el manejo prehospitalario del paciente con ACV isquémico

Recomendado	No recomendado
- Evaluación y manejo del ABC - Valoración cardiológica inicial - Administrar oxígeno con el fin de mantener una SatO$_2$ superior al 94% - Colocar dos vías venosas periféricas - Determinar la glucemia (tira reactiva) - Determinar el horario de comienzo de los síntomas o el último momento en que el paciente se encontraba normal - Obtener contacto de familiares o allegados - Trasportar al paciente al centro apropiado para tratamiento - Realizar la prenotificación antes del arribo al centro	- Administrar líquidos intravenosos en forma excesiva - Descender bruscamente la tensión arterial - Administrar soluciones dextrosadas en pacientes no hipoglucémicos - Medicar con fármacos vía oral - Demorar el traslado para la realización de intervenciones innecesarias y que pueden ser efectuadas con mayor seguridad durante el traslado o en el centro indicado para el tratamiento

TRATAMIENTO INICIAL EN EL SERVICIO DE EMERGENCIAS

El tratamiento del ACV en la emergencia está dirigido fundamentalmente a salvaguarda la penumbra isquémica. Este tejido cerebral no funcionante es potencialmente salvable en caso de poder restablecer el flujo sanguíneo dentro de cierto lapso de tiempo. La penumbra se reduce minuto a minuto; por ende, todas las medidas tendientes a estabilizar al paciente y mejorar su perfusión cerebral hasta el momento de la revascularización repercutirán de forma positiva en el pronóstico a largo plazo.

Para la evaluación y estabilización inmediata del paciente se sugiere seguir los lineamientos del ATLS (ABCD).

Vía aérea permeable y mantenimiento de la ventilación y respiración

El daño isquémico produce déficit en la oxigenación y llegada de energía a nivel celular. Por ende, la hipoxia e hipotensión deben ser evitadas y corregidas en caso de presentarse.

La hipoxia puede aparecer principalmente en pacientes con antecedente de patologías cardíacas o respiratorias. Entre las causas se pueden mencionar obstrucción parcial de la vía aérea, hipoventilación, aspiración, atelectasias y neumonía.

Se recomienda llevar una monitorización continua de la frecuencia respiratoria y de la saturación arterial de oxígeno (SaO$_2$). No todos los pacientes tendrán necesidad de oxígeno suplementario. Se encuentra recomendando si presentan SaO$_2$ < 94%. Se recomienda utilizar el método de ventilación lo menos invasivo posible hasta alcanzar la saturación normal. El requerimiento de intubación se decidirá según la puntuación (score) de la Escala de Coma de Glasgow (GCS) < 8 puntos.

Circulación

Se recomienda mantener un control estricto de la frecuencia cardíaca y de la tensión arterial (TA límite

185/110 mm Hg en los pacientes que van a ser sometidos a trombólisis o trombectomía mecánica). En caso de que el paciente no sea candidato a recibir dicho tratamiento, son aceptables límites de TA mayores (220/110), excepto que requieran manejo de la hipertensión arterial (HTA) por complicaciones asociadas (emergencia hipertensiva, infarto agudo de miocardio [IAM], disección aórtica, etc.). Esto se analizará con más detalle en el apartado de tratamiento de la tensión arterial.

Líquidos intravenosos

La hipovolemia puede predisponer a la hipoperfusión y exacerbar el daño isquémico cerebral, causar daño renal agudo u otras complicaciones. Por otro lado, la hipervolemia excesiva puede aumentar el edema cerebral o producir sobrecarga cardíaca. Esto remarca la importancia de mantener al paciente con normovolemia durante toda la atención.

Es recomendable que los pacientes, durante la etapa aguda, cuenten con dos accesos venosos periféricos, de preferencia en región anterocubital en el brazo no parético. Se sugiere comenzar hidratación con soluciones osmóticas al 0,9% manteniendo la euvolemia del paciente. Se debe evitar la administración de soluciones glucosadas en pacientes no hipoglucémicos, ya que las soluciones hipotónicas se distribuyen dentro del espacio intracelular y pueden aumentar el edema asociado a la isquemia cerebral. Tampoco está recomendado el uso de altas dosis de albúmina.

Control neurológico y examen clínico general

Todo paciente debe contar con una evaluación neurológica completa, de preferencia utilizando la escala NIHSS (*National Institute of Health Stroke Scale*). Esta se encuentra validada internacionalmente y es fácilmente reproducible entre distintos observadores.

En el caso de presentar convulsiones de nueva aparición en el momento del ACV, que en general ocurren dentro de las 24 horas del inicio del ACV, se prefiere el tratamiento con anticonvulsivos. Deben ser anticonvulsivos de vida media corta (p. ej., lorazepam intravenoso), siempre que el episodio cumpla con los criterios de estado convulsivo. No se recomienda el uso sistematizado de esta profilaxis.

Examen clínico general: debe estar orientado a la detección temprana de posibles contraindicaciones absolutas o relativas para el empleo de trombolíticos. Por ejemplo:

- Hematomas, petequias o gingivorragia que sugieran coagulopatía o empleo de anticoagulantes.
- Asimetría en pulsos braquiales, voz bitonal y/o signo de Horner que sugieran disección aórtica.
- Ruidos cardíacos hipofonéticos o inaudibles, que pueden orientar a taponamiento cardíaco y potencial hemopericardio.
- Cefalohematomas, otorraquia, rinorraquia o signo de ojos de mapache, como evidencia de traumatismo craneoencefálico reciente y grave.

Durante el interrogatorio y el examen podrán surgir signos o síntomas compatibles con "cuadros simuladores" de ACV, como por ejemplo hipoglucemia grave, parálisis prolongada posterior a convulsiones, migraña o cuadros conversivos.

Temperatura

Hipertermia

Aproximadamente uno de cada tres pacientes con ACV isquémico agudo tendrán hipertermia (T > 38° C) dentro de las horas posteriores al evento. Se relaciona a un pobre pronóstico neurológico, secundario al aumento de la demandaba metabólica, la liberación de neurotransmisores y el aumento en la producción de radicales libres.

Se deberá determinar la causa de la hipertermia, como por ejemplo complicaciones infecciosas (neumonía, infección del tracto urinario, endocarditis, etc.). Se debe descender rápidamente la temperatura a valores normales, tanto de forma farmacológica como con medidas físicas.

Hipotermia

Si bien algunos estudios experimentales hallaron que la hipotermia inducida podría proteger el cerebro ante la presencia de hipoxia o isquemia, la utilidad real de este tratamiento en pacientes con ACV isquémico agudo aún no ha sido demostrada y no se lo utiliza en la práctica diaria. La hipotermia inducida se asocia a mayor riesgo de infecciones, particularmente neumonía.

Glucemia

Hipoglucemia

La hipoglucemia durante la etapa aguda del ACV es infrecuente y está relacionada principalmente con medicación para la diabetes. Si es intensa y mantenida, puede manifestarse como disautonomía (sudoración, temblor, ansiedad), disfunción cognitiva (desorientación, mareos, trastornos del lenguaje) o crisis comiciales. Se recomienda monitorización permanente de la glucemia y, con valores por debajo de los 60 mg/dL, realizar una corrección urgente con dextrosa al 50% intravenosa (IV).

Hiperglucemia

La hiperglucemia es común entre los pacientes con ACV isquémico agudo. Varios estudios muestran que más del 40% de ellos tiene registros elevados de glucemia durante la internación, predominantemente aquellos con antecedente de diabetes. Puede asociarse a peores resultados neurológicos durante la internación. En los pacientes tratados con rtPA, la hiperglucemia se asocia a transformación hemorrágica sintomática y peores resultados clínicos.

No existe clara evidencia de que un objetivo específico en los valores de glucemia sea particularmente beneficioso durante el manejo del ACV. Por lo tanto, se recomienda el control constante de la glucemia durante la internación y las correcciones con insulina subcutánea según los protocolos preestablecidos en cada centro. Se recomienda mantener un rango de glucemia entre 140 y 180 mg/dL.

Otras recomendaciones

- Se recomienda la posición semisentada o cabecera a 30° en pacientes con riesgo de broncoaspiración. El beneficio de mantener al paciente con la cabecera a 0° no ha sido demostrado, aunque algunos estudios pequeños muestran que dicha postura podría mejorar la perfusión cerebral en las primeras 24 horas después de un ACV isquémico en contexto de oclusión de gran vaso.
- Se recomienda no suministrar alimentación al menos las primeras 24 horas o hasta contar con la evaluación de la deglución por técnica validada.
- Debe evitarse el uso de catéteres uretrales permanentes, debido al riesgo de infecciones del tracto urinario.

MANEJO DE LA TENSIÓN ARTERIAL

La hipertensión arterial (HTA) constituye un hallazgo frecuente en la presentación del paciente con ACV. Un estudio observacional demostró que la presión arterial superó los 140 mm Hg en más del 75% de los casos asistidos en el servicio de urgencias. Estas cifras son más altas en personas con historia previa de HTA. El aumento de la TA es atribuible a la isquemia cerebral y a una respuesta ante la hipertensión intracraneal para mejorar la perfusión del tejido isquémico, aunque esto también aumenta el riesgo de edema tisular y de trasformación hemorrágica. Habitualmente, la TA presenta un descenso espontáneo dentro de los 90 minutos del inicio de los síntomas.

El nivel ideal de TA en el período agudo es desconocido. Se deben tomar los recaudos necesarios en evitar la hipotensión arterial resultante de un manejo enérgico en la emergencia. El *International Stroke Trial* demostró que la disminución de la TA por debajo de 140 mm Hg se asoció a peor pronóstico, siendo mayor por cada descenso de 10 mm Hg.

Criterios para tratar la hipertensión arterial

En los pacientes que son candidatos a terapia fibrinolítica resulta recomendable no superar los valores de TAS de 185 mm Hg o TAD de 105 mm Hg, tanto durante la hora de administración de la medicación como en las primeras 24 horas posteriores. Al disminuir la TA, los valores de corte son más bajos en comparación con aquellos que no recibirán el tratamiento de reperfusión. Si bien se desconoce la TA exacta a la que aumenta el riesgo de hemorragia después del rtPA IV, es razonable mantener como objetivo los valores utilizados en los estudios aleatorizados.

Con respecto a los pacientes que no son candidatos a terapia fibrinolítica, no se recomienda una disminución rutinaria de la HTA, a menos que los valores alcanzados sean muy elevados, con cifras que superen los 220 mm Hg de TAS o 120 mm Hg de TAD. Otro criterio para considerar es la presencia de una condición médica simultánea que amerite su inmediato descenso, como el infarto agudo de miocardio, la disección aórtica o la insuficiencia cardíaca. En el caso que fuera necesario el tratamiento farmacológico en estos pacientes, resulta razonable un descenso del 15% en relación con los valores previos a la terapia, durante las primeras 24 horas.

La utilidad de los fármacos hipertensores no está bien establecida en pacientes con ACV isquémico agudo, y debe evaluarse su uso según cada caso particular.

Tratamiento farmacológico

La forma de administración recomendada para el tratamiento farmacológico de la HTA es la vía intravenosa, con descensos progresivos y escalonados las primeras 24 horas.

En el caso del paciente candidato a recibir terapia de reperfusión, se debe realizar la medición en dos oportunidades (entre 5 y 10 minutos). Se recomienda la administración de 10 a 20 mg de labetalol, en bolo intravenoso, durante 1 a 2 minutos. De no obtener los valores deseados se puede administrar una segunda dosis de labetalol. Se puede contemplar la utilización de nicardipina; dicha medicación es recomendada por la *American Heart Association* (AHA) de los Estados Unidos, si bien debe tenerse en cuenta que este fármaco no se encuentra ampliamente disponible en la Argentina. Pueden considerarse otros agentes farmacológicos, si no presentan contraindicaciones.

En aquellos pacientes que fueron medicados con fibrinolíticos se recomiendo la monitorización de la TA cada 15 minutos durante la infusión y hasta las 2 horas desde el inicio del rtPA, luego cada 30 minutos durante las siguientes 6 horas y, a partir de ese momento, en forma horaria hasta cumplir las 24 horas. Si la elevación de TA se produce durante la infusión de la medicación trombolítica, es posible repetir la administración de labetalol 10 a 20 mg en dosis intravenosa. También puede utilizarse mediante goteo en infusión continua (se recomienda una dosis entre 2 y 8 mg/min). Una alternativa farmacológica consiste en el nitroprusiato de sodio en dosis de 0,25 a 10 µg/kg/min. En caso de que no mejore la cifra de TA, se desaconseja el inicio de la terapia trombolítica.

En el caso de pacientes tratados con fármacos antihipertensivos previamente al ACVi, el reinicio de esta medicación después de trascurridas las primeras 48 a 72 horas del evento resulta seguro, teniendo en cuenta la estabilidad neurológica del paciente. Esta medida no ha demostrado un impacto positivo en la morbimortalidad durante la internación.

Hipotensión arterial

Alrededor del 2% de los pacientes con ACV presentan cifras de hipotensión arterial. Cuando esto ocurre, obliga a descartar rápidamente algunas causas como fallo cardíaco, disección aórtica o shock. Los efectos de la hipotensión grave son perjudiciales, debido a la reducida perfusión de múltiples órganos: empeoran la lesión isquémica aguda y conllevan un peor pronóstico. El abordaje clínico en la hipotensión arterial en el manejo del ACV requiere actuar sin demoras. La administración de solución fisiológica intravenosa es una medida inicial razonable, junto a la corrección de la causa desencadenante. En algunos casos puede evaluarse la utilización de un fármaco vasoconstrictor; los más utilizados son los simpaticomiméticos intravenosos.

ESTUDIOS COMPLEMENTARIOS EN EL MANEJO INICIAL

En el **cuadro 36-2** se resumen los estudios complementarios recomendados en pacientes con diagnóstico posible de ACV isquémico agudo.

Cuadro 36-2. Estudios complementarios según su recomendación en pacientes con diagnóstico posible de ACV isquémico

Recomendación	Descripción
Conjunto de estudios generales recomendados en todos los pacientes con ACV isquémico.	Glucemia Hemograma y recuento plaquetario Coagulograma Ionograma Urea/creatinina Dosaje de troponina
Conjunto de estudios recomendados para situaciones especiales o específicas	Hepatograma Dosaje de subunidad beta Dosaje de tóxicos en orina. Alcoholemia Gasometría arterial Tasa de filtración glomerular
Estudios complementarios recomendados en todos los pacientes	ECG Estudios de neuroimágenes
Estudios complementarios recomendados en pacientes seleccionados	Radiografía de tórax EEG Punción lumbar

MANEJO GENERAL PARA LA PREVENCIÓN DE COMPLICACIONES

Las complicaciones médicas que puede padecer un paciente internado por ACV constituyen un fuerte predictor de sobrevida, tanto en lo que respecta a riesgo de muerte como dependencia futura. Prevenir estas circunstancias debe ser prioritario. El manejo del paciente en una UCV puede repercutir de manera positiva en esta instancia. La gravedad del ACV se asocia a un riesgo aumentado de complicaciones y aparece con mayor frecuencia dentro de los primeros 4 días del evento.

Prevención del tromboembolismo venoso

Los pacientes presentan movilidad reducida y por ende un riesgo elevado de tromoembolismo venoso (TEV), tanto trombosis venosa profunda (TVP) como tromboembolismo pulmonar. Este riesgo es máximo los primeros 3 meses.

Los métodos disponibles y con evidencia para profilaxis son: la heparina no fraccionada (HNF), la heparina de bajo peso molecular (HBPM) y los dispositivos de compresión mecánica intermitente (CMI).

Heparinas: un metanálisis reciente demostró que, si bien ambos tratamientos reducen la incidencia de TEV, lo hacen a expensas de aumentar el riesgo de sangrado (tanto intracraneal como extracraneal). Por ende, el beneficio de su uso en pacientes con ACV isquémico no está bien establecido y la relación riesgo/beneficio es menos clara que en pacientes hospitalizados por otros motivos. La dosis profiláctica en HNF es de 10 000 a 15 000 UI subcutánea (SC)/día dividida en 2 o 3 dosis. La dosis de HBPM es de 3000 a

6000 UI/día. Es última se administra una vez por día, lo que resulta más confortable para el paciente.

El comienzo de la profilaxis con heparina debe diferirse 24 horas cuando el paciente recibió trombolíticos. Respecto de su duración, puede mantenerse hasta el alta o bien hasta la recuperación de movilidad.

CMI: es eficaz para prevenir TVP en pacientes inmovilizados con ACV y presenta pocos efectos adversos. Se debe comenzar dentro de los 3 días del evento. Son contraindicaciones para su uso: úlceras, dermatitis, enfermedad venosa periférica grave, isquemia de miembros inferiores e insuficiencia cardíaca. Es útil en pacientes con alto riesgo de sangrado pero presenta como desventaja la difícil adherencia para su uso.

Evaluación de la disfagia

La alteración de la deglución se observa en un 30 a 50% de los casos de ACV y se asocia con alto riesgo de neumonía, deshidratación y desnutrición. La presencia de deterioro del sensorio, pérdida del reflejo deglutorio, ausencia de reflejo tusígeno, disfonía, compromiso de los pares craneales o alto NIHSS son signos de alerta y requieren una adecuada evaluación. Debe realizarse la búsqueda de rutina de disfagia en todos los pacientes ingresados por ACV como parte de la evaluación inicial dentro de las primeras horas de internados, antes del inicio de la alimentación, hidratación vía oral o administración de medicaciones por vía oral.

Están validados distintos protocolos como *Toronto Bedside Swallowing Sreening Test, Water-Swallow-Test* y *Multiple-Consistenz-Test* (previamente llamado GUSS), aunque se recomienda utilizar la técnica con la que se tenga mayor experiencia.

También es recomendable y se considera de buena práctica la implementación de protocolos de higiene oral para reducir el riesgo de neumonía pos-ACV.

Hidratación y nutrición

La mayoría de los pacientes deben recibir hidratación IV inicialmente. Luego de descartada la disfagia, se deben utilizar la alimentación e hidratación por boca en forma temprana. Cuando la ingesta de alimentos no es posible, se debe iniciar alimentación enteral de forma temprana, usualmente dentro de las 72 horas (con un máximo de tolerancia de 7 días). La vía de elección es nasogástrica, a través de una sonda de pequeño calibre. La SNG no interfiere en el tratamiento de la disfagia y se puede utilizar en forma paralela a la alimentación vía oral. Si la alimentación enteral se prolonga por más de 2 a 3 semanas en pacientes clínicamente estables, es razonable la colocación de una gastrostomía percutánea endoscópica.

Prevención de infecciones

Una de las complicaciones infecciosas más frecuentemente asociadas al ACV es la neumonía. Esta ocurre en pacientes con mayor inmovilidad y pérdida de la tos. Puede prevenirse con movilización temprana, detección de disfagia y protocolos de higiene oral.

La infección del tracto urinario se presenta en 15 al 60% de los pacientes con ACV y debe ser sospechada en pacientes con fiebre o deterioro neurológico de causa no explicada. Se recomienda evitar la colocación de sonda vesical y promover la movilización temprana.

Prevención de la aparición de úlceras por presión

La inmovilidad del paciente que cursa un ACV predispone a la aparición de úlceras por presión (UPP), especialmente en zonas con prominencias óseas. La edad avanzada, desnutrición, edemas, deterioro cognitivo e incontinencia urinaria o fecal predisponen a mayor riesgo. Se debe evaluar regularmente la integridad de la piel en las zonas de presión, coloración, cambios de temperatura, así como también la presencia de dolor o malestar del paciente.

★ **CONCLUSIONES**

El ataque cerebrovascular (ACV) es la principal causa de discapacidad y la tercera causa de muerte en la Argentina. La optimización del tratamiento agudo, sumada a las terapias de reperfusión, ha demostrado ser eficaz en la reducción de morbimortalidad. De ser posible, el manejo de estos pacientes en unidades especializadas (unidad cerebrovascular) ha demostrado que, coordinando en equipo, se optimiza el manejo del paciente durante la urgencia, la internación y la planificación del alta.

El manejo prehospitalario es una etapa crítica durante el ACV isquémico y tiene un impacto directo sobre las posibilidades de recuperación a largo plazo. Se debe realizar un rápido triaje y manejo en escena, para una posterior derivación al centro mejor capacitado para el tratamiento agudo. Todas las acciones realizadas en la urgencia están dirigidas fundamentalmente a salvaguarda la penumbra isquémica. Entre las medidas prioritarias se debe mantener una vía aérea permeable y una correcta ventilación, ya que la isquemia induce daño focal por la falta de oxigenación. También es prioritario que el paciente mantenga una circulación adecuada, con control estricto de la frecuencia cardíaca y de la tensión arterial, junto con la administración de líquidos. Particularmente, el correcto manejo de la hipertensión arterial, un hallazgo frecuente en pacientes que cursan un ACV agudo, previene la progresión del daño en el área afectada. Otras acciones que impactan en forma positiva en el pronóstico del paciente son la normotermia y la normoglucemia. Para finalizar, no se deben olvidar las diferentes complicaciones médicas que puede padecer un paciente internado por ACV, ya que su manejo a tiempo y por un equipo entrenado son un fuerte predictor de su sobrevida. Se destacan como medidas la prevención del tromboembolismo venoso, la prevención de infecciones, la evaluación de la disfagia y la correcta hidratación y nutrición durante toda la internación.

BIBLIOGRAFÍA

Baijens L, Clavé P. European Society for Swallowing Disorders – European Union Geriatric Medicine Society white paper: oropharyngeal dysphagia as a geriatric syndrome. Clin Interv Aging 2016;11:1403-28.

Casaubon LK, Boulanger JM, Glasser E, et al. Canadian Stroke Best Practice Recommendations: Acute Inpatient Stroke Care Guidelines, Update 2015. Int J Stroke 2016;11(2):239-52.

Cumbler E, Wald H, Bhatt DL, et al. Quality of care and outcomes for in-hospital ischemic stroke: findings from the National Get With The Guidelines-Stroke. Stroke 2014;45(1):231-8.

European Stroke Organization (ESO) Executive Committee, ESO Writing Committee. Guidelines for management of ischaemic stroke and transient ischaemic attack 2008. Cerebrovasc Dis 2008;25:457-507.

Martins SC, Freitas GR, Pontes-Neto OM, et al. Executive Committee from the Brazilian Stroke Society and the Scientific Department in Cerebrovascular Diseases of the Brazilian Academy of Neurology. Guidelines for acute ischemic stroke treatment: part II: stroke treatment. Arq Neuropsiquiatr 2012;70(11):885-93.

Ministerio de Salud. República Argentina. Protocolo de manejo inicial del ataque cerebro-vascular isquémico agudo. Año 2015. Enlace: https://bancos.salud.gob.ar/sites/default/files/2020-01/protocolo-manejo-inicial-ataque-cerebro-cardiovascular.pdf.

Pigretti SG, Alet MJ, Mamani CE, et al. Consenso sobre accidente cerebrovascular isquémico agudo. Medicina (B Aires) 2019;79(Suppl 2):1-46.

Powers WJ, Rabinstein AA, Ackerson T, et al. Guidelines for the Early Management of Patients with Acute Ischemic Stroke: 2019 Update to the 2018 Guidelines for the Early Management of Acute Ischemic Stroke: A Guideline for Healthcare Professionals From the American Heart Association/American Stroke Association. Stroke 2019;50(12):e344-e418.

Stroke Unit Trialists' Collaboration. Organised inpatient (stroke unit) care for stroke. Cochrane Database Syst Rev 2013; 11: CD000197.

Véanse **Preguntas de autoevaluación.** ?

Paciente con ataque cerebrovascular isquémico o hemorrágico que ingresa en tratamiento anticoagulante en la UCI

37

Carlos Fondevila

INTRODUCCIÓN

Los anticoagulantes orales están entre los fármacos más empleados en el mundo. Millones de pacientes se benefician de la reducción primaria o secundaria de eventos tromboembólicos, que se alcanza con el uso de antiagregantes plaquetarios, dicumarínicos y anticoagulantes orales directos (AOD). La protección que brindan no es absoluta y un porcentaje de usuarios sufrirá eventos intratratamiento. En el caso de los ataques cerebrovasculares, la coagulación alterada favorece que un porcentaje de los infartos inicialmente isquémicos sufran transformación hemorrágica (TH), lo cual ensombrece el pronóstico. Evitar la TH, implica (en un paciente con riesgo trombótico) considerar la suspensión y aun la reversión de la anticoagulación.

Los anticoagulantes tienen un índice terapéutico estrecho que hace difícil obtener beneficios sin riesgos: los anticoagulados tienen un riesgo relativo de sangrado × 7-10, más evidente en ancianos. Con dicumarínicos, la incidencia de hemorragia mayor oscila entre 0,5 y 3% por año; un 10-50% de los episodios será fatal. La hemorragia en el sistema nervioso central (HSNC) tiene una incidencia de 0,2-0,5% por año; se trata del sangrado más grave. El cerebro es el principal sitio de sangrado grave con los AOD, si bien 50% menos que con warfarina; algunas publicaciones mostraron que los hematomas son más pequeños y las secuelas funcionales menores. Los antiagregantes plaquetarios también aumentan el sangrado cerebral: en el caso de la aspirina se estima en 12 casos por cada 100 000 tratados, por lo que su uso solo se justifica en población de riesgo y en prevención secundaria.

HEMORRAGIA CEREBRAL EN EL PACIENTE BAJO ANTITROMBÓTICOS

Generalidades de las distintas formas de HSNC

Hemorragia intracerebral o intraparenquimatosa (HIP): representa el 10% de los ataques cerebrovasculares. La prevalencia oscila entre 7 y 17 × 100 000. La hipertensión arterial (HTA), la angiopatía amiloide y la anticoagulación crónica aparecen como las causas prevalentes de la HIP. La hemorragia lobar (2 de cada 3 HIP) se produce en la unión córtico-subcortical, se relaciona con angiopatía amiloide y edad avanzada y tiene un riesgo de recurrencia de 15 a 22%. En el tercio restante, el sangrado es profundo, compromete los pequeños vasos perforantes del tálamo y los ganglios de la base, se relaciona con HTA y la recurrencia es baja (4%). Hasta un 40% de las HIP sufren expansión, en especial dentro de las primeras 4 horas y hasta las 24-36 horas. La mortalidad es de 30% a 30 días y 60% a los 6 meses y se duplica si hay uso de anticoagulantes. El volumen del sangrado correlaciona con mortalidad. Sangrados < 10 cm^3 son de buen pronóstico; se considera grande un volumen > 45 cm^3. Los sangrados > 60 cm^3 se acompañan de coma y tienen 90% de mortalidad. La hemorragia lobar se considera de mejor pronóstico, con una mortalidad de 11-37%, comparada con sangrado putaminal (42%) o de fosa posterior (43%). El volumen del hematoma y el estado de conciencia son los predictores más importantes de sobrevida. En sangrado supratentorial, el tamaño del coágulo parece ser lo más importante; en sangrado infratentorial, lo parece el estado de conciencia. En sangrado lobar, un volumen > 60 cm^3, la desviación de línea media, el borramiento de la cisterna *ambiens* o la dilatación del cuerno temporal contralaterales se acompañan de peoría neurológica. En ocasiones, en especial cuando ocurre después de 12 horas, el deterioro neurológico no se debe a expansión del sangrado sino a la instalación de edema perilesional. La extensión intraventricular del sangrado representa un factor adicional de mal pronóstico. Finalmente, hasta un 20% de los sangrados lobares presentan un hematoma subdural (HSD) concomitante que ensombrece el pronóstico.

Los infartos hemorrágicos representan una situación particular en la cual el sangrado asienta en un infarto isquémico (frecuentemente embólico). En el infarto hemorrágico, la hemorragia permanece como un área de hiperdensidad circunscrita dentro de la zona de baja atenuación isquémica. En ocasiones, la hemorragia se extiende por afuera, conformando un verdadero hematoma intraparenquimatoso.

Hematoma subdural: generalmente traumático. Un tercio se asocia con alcoholismo crónico. Sintomáticos o no dependientes del volumen de sangre y de la rapidez con que se acumule. Riesgo de crecimiento y de efecto de masa con compresión y desviación de línea media. En ocasiones, y luego de un período de estabilidad, pueden crecer rápidamente y hacerse sintomáticos. El riesgo de recurrencia es elevado: llegan al 12%

Hemorragia subaracnoidea (HSA) no traumática: el 85% es de causa aneurismática. Un pequeño porcentaje representa casos de malformación arteriovenosa (MAV) o de volcado a partir de un sangrado intraparenquimatoso. Se presenta a edad más joven (alrededor de 55 años). Mortalidad: 50%. Factores predisponentes: familiar de primer grado con aneurismas cerebrales, HTA y cigarrillo. El uso de anticoagulantes orales duplica el riesgo de HSA. La asociación con antiagregantes plaquetarios es modesta. La hemorragia intraventricular surge a partir de una malformación vascular o del volcado de un hematoma intraparenquimatoso y, en todos los casos, ensombrece el pronóstico.

HSNC en el paciente que recibe anticoagulantes orales o antiagregantes plaquetarios

Los anticoagulantes son responsables del 12-20% de los casos de sangrado intracraneal.

Entre 30 y 60% de los sangrados en anticoagulados será HIP. La intensidad de la anticoagulación es el principal factor de riesgo: el riesgo aumenta significativamente con RIN (o INR, razón internacional normalizada) > 3 y especialmente > 4,5. Otros factores de riesgo son: edad > 65 (riesgo × 2) y, especialmente, > 85 años (riesgo × 4), presencia de HTA o de enfermedad renal o hepática, diabetes, uso concomitante de antiplaquetarios, angiopatía amiloide o presencia de leucoaraiosis o de microsangrados en estudios de imágenes. Los anticoagulados por isquemia cerebral tienen un riesgo de sangrado × 10 respecto de anticoagulados por fibrilación auricular (FA). El riesgo de una HIP depende de su volumen inicial y de la posibilidad de crecimiento. Los dicumarínicos contribuyen a la aparición del sangrado y favorecen la expansión: hasta 50% de los anticoagulados (vs. 10% de los no anticoagulados) muestran expansión del hematoma durante las primeras 24 horas. Esto justifica el mayor volumen del hematoma (60-65 vs. 20 cm³ en no dicumarinizados) y explica la mortalidad cercana a dos tercios de los pacientes. Una RIN elevada, un gran volumen del sangrado y la presencia de hemorragia ventricular se asocian con mayor mortalidad. De aquí la necesidad de revertir de inmediato el efecto anticoagulante, lo cual coloca al paciente en riesgo de (re)trombosis, tanto mayor cuanto más trombogénica sea la situación de base (**cuadro 37-1**).

Los HSD representan el 30% de las HSNC en anticoagulados y la mitad de los sangrados cerebrales en anticoagulados por válvulas protésicas. La prevalencia es 0,2% por año. El 50% tiene el antecedente de traumatismo craneoencefálico, a veces trivial, en especial cuando se trata de un anciano, en quien la atrofia cortical implica un mayor riesgo de presentar HSD. En HSD espontáneo, 3 de cada 4 casos se relacionan con el uso de antitrombóticos. Más del 75% de los pacientes no presentan una RIN excesiva. Generalmente se trata de ancianos. De lo anterior se desprende lo difícil que es prevenir esta complicación, que presenta una mortalidad de hasta el 20%. Los HSD evolucionan de manera aguda, subaguda o crónica, esta última la forma más habitual en anticoagulados.

La HSA representa menos del 10% de los sangrados cerebrales en anticoagulados. Difícil de anticipar: casi siempre se relaciona con una malformación subyacente y no conocida. Es siempre un evento grave que amerita la reversión inmediata de la anticoagulación hasta la resolución mediante clipado o *coil*.

Hasta un tercio de los pacientes que sufren una HSNC estarán bajo antiplaquetarios (en su mayoría,

---

Cuadro 37-1. Riesgo trombogénico de la patología de base

Riesgo trombogénico alto	Riesgo trombogénico estándar
Prótesis valvulares mecánicas antiguas	Prótesis valvulares aórticas de doble hoja
Prótesis mecánica mitral	FA con CHADS2 ≤ 1 o CHA2DS2-VASc ≤ 2
Doble reemplazo mecánico	ETEV alejada
FA con embolismo reciente	Aneurisma crónico (±trombo) en el VI
FA con CHADS2 o CHA2DS2-VASc elevado	
FA con valvulopatía mitral	
FA con trombo cavitario o en orejuela	
IAM con trombo protruyente o móvil	
Trombo móvil en arco aórtico	
ETEV < 90 días y, en especial, < 30 días	

ETEV: enfermedad tromboembólica venosa; FA: fibrilación auricular; IAM: infarto agudo del miocardio.

aspirina). La aspirina y clopidogrel aumentan ligeramente la incidencia de HIP espontánea o traumática (más evidente para clopidogrel). La aspirina no aumenta significativamente el riesgo de expansión del hematoma. Prasugrel y ticagrelor mostraron más sangrado mayor que clopidogrel, incluyendo el intracraneal. En cuanto a la combinación de aspirina con clopidogrel o dipiridamol, en algunos estudios de prevención secundaria de la isquemia cerebral se vio más sangrado (estudio MATCH), mientras que, en otros, el sangrado fue similar a aspirina sola (estudios CAPRIE y ESPRIT).

Tratamiento del anticoagulado que presenta una hemorragia intracerebral

a. Obtener coagulograma de ingreso. Permite inferir el grado de organicidad y riesgo de recurrencia futura. En el caso de los dicumarínicos, no es lo mismo haber sangrado con una RIN 2-4 que con una RIN > 5. Una RIN de < 1,4 correlaciona con un nivel de factores K-dependientes > 30% y puede considerarse suficientemente hemostática. En el caso de los anticoagulantes orales directos (AOD), la prolongación de las pruebas de coagulación es evidencia de fármaco circulando y pico del efecto biológico: tiempo de tromboplastina parcial activada (TTPA) y tiempo de trombina (TT) para el dabigatrán, tiempo de protrombina (TP) para el rivaroxabán. Los resultados son dependientes del reactivo. La situación opuesta, con pruebas de coagulación normales, no garantiza que el fármaco haya desaparecido por completo. Las pruebas específicas y sensibles para detectar efectos del fármaco circulante, como el tiempo de trombina diluida (dTT) y el tiempo de coagulación con ecarina (ECT) para el dabigatrán y el dosaje de factor X activado para los fármacos antifactor X (anti-FXa o xabanes) son poco prácticas para el tratamiento en la urgencia.

b. En pacientes anticoagulados con dicumarínicos, la conducta es la reversión lo más rápida posible. El mayor crecimiento del hematoma se da en las primeras 4 horas. Plasma fresco congelado (PFC) o concentrado de complejo protrombina (CCP). La eficacia del PFC se ve limitada por el volumen de infusión (impracticable dar más de 15-20 mL/kg), por un contenido de factores poco predecible y por una respuesta más lenta: hasta 17% de los pacientes no alcanza RIN < 1,4 a las 24 horas. El CCP ofrece una reversión más rápida, más profunda y "más predecible". La dosis usual de CCP dependerá de la RIN inicial (**cuadro 37-2**). El estudio INCH demostró la superioridad de CCP 30 UI/kg sobre PFC 20 mL/kg: se logró una RIN ≤ 1,2 en 67 versus 9%, se observaron 0 vs. 5 expansiones del hematoma y no hubo diferencias en tromboembolismo o efectos adversos serios.

Al finalizar la infusión, solicitar TP/RIN a fin de repetir la corrección con más PFC o CCP. El objetivo es una RIN < 1,4 (para otros < 1,3 o < 1,5). El efecto del

Cuadro 37-2. Dosis sugeridas de CCP en caso de sangrado cerebral	
RIN < 2	20 UI/kg
RIN < 4	30 UI/kg
RIN < 6	40 UI/kg
RIN > 6	50 UI/kg

RIN (o INR): razón internacional normalizada.

PFC o CCP comienza a extinguirse en horas, cuando se consumen los factores de vida media más corta. En todos los casos, y dependiendo de la RIN, administrar 1 a 10 mg de vitamina K parenteral para favorecer la neosíntesis de factores. En el caso del acenocumarol, por su corta vida media y en especial si la RIN no está excesivamente prolongada, la administración de vitamina K podría ser innecesaria.

El factor VIII activado recombinante (rFVIIa) en dosis de 20-40 µg/kg (o una dosis única de 2 mg) logra normalizar rápidamente la RIN. No corrige el defecto de base, ya que no repone los factores faltantes y tiene un efecto de corta duración. Además se han informado complicaciones trombóticas en añosos, con patología arterial o con dispositivos endovasculares.

c. En el caso de los AOD no hay estudios acerca de la necesidad de reversión ni que comparen diferentes estrategias. Carecemos de antídotos fácilmente disponibles. En relación con el riesgo de expansión del hematoma, la información es escasa y contradictoria. Una ventaja de estos agentes es su corta vida media. Una desventaja es la falta de pruebas de laboratorio estandarizadas que evidencien su actividad biológica. En todos los casos, y dentro de las 2 horas de la ingesta del AOD, podrá intentarse rescatar una parte de lo ingerido con carbón activado. Por analogía, se aplica el mismo concepto que para dicumarínicos: neutralización inmediata del anticoagulante remanente. Para dabigatrán, disponemos del idarucizumab (2 bolos de 2,5 g con no más de 15 minutos de diferencia). Si no está disponible, la diálisis o la hemofiltración son una opción, mientras que CCP, CCP activado (FEIBA) y rFVIIa mostraron resultados disímiles. La reversión de los xabanes es inespecífica ya que, al presente, no disponemos de un reversor específico autorizado. Puede intentarse con CCP, CCPa y rFVIIa. En el caso del rivaroxabán, CCP en dosis de 50 UI/kg normalizó el laboratorio pero no eliminó por completo el sangrado clínico. El rFVIIa presenta el inconveniente de su corta vida media.

d. Los antiagregantes plaquetarios podrían aumentar el tamaño del sangrado inicial y la mortalidad. En especial, el clopidogrel parece favorecer la progresión del sangrado y aumentar la mortalidad y las secuelas funcionales. En todos los casos, la conducta es suspender el antiplaquetario. No parece necesaria la reversión.

Algunas situaciones de muy alto riesgo (p. ej., presencia de una endoprótesis vascular [*stent*] con fármacos reciente) ameritan evaluar el riesgo/beneficio de continuar con alguno o ambos antiplaquetarios. Las guías actuales no hacen recomendaciones respecto de cómo, cuándo y en quién normalizar la hemostasia en una HSNC bajo antiplaquetarios. Algunas guías recomiendan la transfusión de plaquetas. En clopidogrel y similares, la respuesta de la vía del difosfato de adenosina (ADP) a la transfusión de plaquetas es menor que la observada para aspirina: se requieren 10, 15 o más unidades de plaquetas y que no haya fármaco activo circulando. En el estudio aleatorizado PATCH, la transfusión de 5 o 10 unidades de plaquetas, en pacientes bajo aspirina o inhibidores P2Y12, respectivamente, dentro de las 6 horas de un sangrado supratentorial no mostró beneficios y se acompañó de más mortalidad y dependencia.

e. Considerar cirugía de manera individualizada. Ya sea el drenaje o la evacuación del hematoma o la reparación de malformaciones. En cuanto a cirugía, suele haber resangrado (lo que implica volver de la operación con un hematoma más chico). En sangrado supratentorial, el estudio STICH no mostró diferencias entre cirugía temprana y tratamiento conservador. La cirugía podría tener un lugar en hematoma lobar > 30 mL ubicado a < 1 cm de la superficie, así como en sangrado intraventricular con hidrocefalia aguda. La hemorragia cerebelosa con signos de deterioro neurológico y/o compresión de tronco debe ser rápidamente evacuada.

f. Iniciar profilaxis del tromboembolismo venoso. Los pacientes con ACV isquémico o hemorrágico e inmovilidad tienen un riesgo aumentado de tromboembolismo venoso y en todos los casos deben recibir profilaxis desde el ingreso hospitalario. En hemorragia cerebral, la profilaxis debe ser inicialmente mecánica: la compresión neumática intermitente es preferible a las medias de compresión graduada. Documentado el cese del sangrado, podría sumarse profilaxis farmacológica con heparina corriente o enoxaparina, no antes de 2 a 4 días del comienzo del episodio.

g. Reinicio de la anticoagulación. Deberá evaluarse individualmente el costo/beneficio (**cuadro 37-3**). Luego de una HSNC queda un riesgo permanente de repetir el sangrado: la mortalidad del resangrado llega al 50-70%. La puntuación (*score*) HASBLED ≥ 3 ha sido tomada como indicador de riesgo, a pesar de que en su construcción no se considera el sangrado intracraneal previo. Otros factores que se asociaron a resangrado son la edad avanzada, la enfermedad de pequeños vasos avanzada, la localización lobar y la presencia del alelo ε2 o ε4 de la apolipoproteína E. La identificación de microsangrados múltiples sugiere microangiopatía o angiopatía amiloide y también correlaciona con la aparición de nuevo sangrado cerebral.

Los **dicumarínicos** duplican el riesgo de sangrado y decuplican el de resangrado. El riesgo de resangrado por reanticoagulación temprana parece mayor que el de embolismo por permanecer algunas semanas sin ella. Por otra parte, la aparición de resangrado obliga

Cuadro 37-3. Criterios para definir costo/eficacia de la reanticoagulación y ejemplos

REINICIAR ANTICOAGUACIÓN	NO REINICIAR ANTICOAGULACIÓN
Causa corregible Factor de riesgo transitorio Riesgo de resangrado bajo Riesgo tromboembólico elevado	Causas/factores de riesgo no tratables Alto/muy alto riesgo de resangrado Riesgo de retrombosis bajo o incierto
HTA controlada Malformación vascular reparada Sangrado asociado a traumatismo Sangrado asociado a sobredosis accidental, triple terapia, RIN > 4,5 Sangrado asociado a TVC Hemorragia profunda FA con CHADS$_2$ ≥ 2 o CHA$_2$DS$_2$-VASc ≥ 3 TVP o TEP reciente (< 3 meses) Trombo cavitario, móvil o en arco aórtico Trombofilia de alto riesgo	HTA incontrolable Alcoholismo Baja adherencia Necesidad ineludible de doble antiagregación Sangrado en RIN terapéutico Sangrado "espontáneo" Hemorragia lobar Inundación ventricular Tumores con alto riesgo de sangrado (glioblastoma, metástasis de melanoma, riñón o corioncarcinoma) Sospecha de angiopatía amiloide (anciano con sangrado lobar, historia familiar de demencia temprana o de HIP en < 60 años, enfermedad de pequeños vasos) Presencia de microsangrados múltiples en estudios de imagen TEV alejado FA con CHADS$_2$ o CHA$_2$DS$_2$-VASc bajos

HTA: hipertensión arterial; RIN: razón internacional normalizada; TVC: trombosis venosa cerebral; TEV: tromboembolismo venoso; TEP: tromboembolismo pulmonar; FA: fibrilación auricular.

a posponer por más tiempo el reinicio de la anticoagulación.

En relación con el uso de **AOD** luego de un sangrado cerebral, la información es escasa. Por analogía con los dicumarínicos, la sugerencia es esperar al menos 2-3 semanas y hasta 4-8 semanas. Se ha sugerido que los AOD se podrían iniciar en el momento en que se hubiera considerado seguro iniciar dosis anticoagulantes de heparina. A diferencia de los dicumarínicos, el inicio del efecto anticoagulante es inmediato. En aquellos AOD con estudios que lo avalen, podría optarse por utilizar la menor dosis que demostró eficacia.

En cuanto a los **antiagregantes plaquetarios**, en las primeras horas del sangrado favorecen la expansión del hematoma. Diferentes estudios no mostraron mayor recurrencia del sangrado cerebral, aunque un estudio de aspirina encontró más resangrado en hemorragia lobar. Los pacientes de alto riesgo con fibrilación auricular, enfermedad vascular coronaria, estenosis de grandes vasos extracraneales o intracraneales o endoprótesis coronarias recientes deben recibir antiagregación a largo plazo, aun después de un sangrado cerebral. El estudio RESTART (*REstartor Stop Antithrombotics Randomized Trial*) está evaluando el beneficio de los antiagregantes plaquetarios en sobrevivientes de un sangrado cerebral bajo antitrombóticos.

No hay una recomendación uniforme en relación con **cuándo reiniciar la anticoagulación** después de una HSNC. La guía ESO '2014, debido a la muy baja calidad de la evidencia, no hace recomendación alguna en relación con si/cuándo deben reiniciarse los antitrombóticos. La guía europea EUSI '2006 sugiere esperar 10 a 14 días. La guía AHA/ASA '2015 considera que se puede reiniciar la anticoagulación solo si el sangrado fue profundo y después de al menos 4 semanas en pacientes sin reemplazo valvular. Algunas condiciones que se deberían cumplir: sangrado estabilizado, sin riesgo de expansión, sin edema ni efecto de masa, hematoma en reabsorción, condición de base con riesgo de embolismo suficientemente elevado. En la práctica, esto dejará una ventana sin anticoagulantes que va desde < 1 a 4-8 y hasta 10-30 semanas.

Un esquema simple podría ser el siguiente:

• Alto riesgo embólico y bajo riesgo de resangrado: esperar 1 semana a 10 días.
• Bajo riesgo embólico y alto riesgo de resangrado: esperar 2 a 4 semanas. Considerar no reiniciar anticoagulantes y dar aspirina como opción.
• Alto riesgo embólico y alto riesgo de resangrado: individualizar. Considerar opciones (antiagregantes plaquetarios, cierre de orejuela, filtro).

En FA y prótesis valvulares, la suspensión de la anticoagulación por un período menor de 2 semanas se acompañó de 2-4,5% de embolismo dentro de los 30 días. Si bien esta cifra puede resultar costo/efectiva en casos de riesgo de expansión del hematoma y/o de resangrado, en otros casos de presunto alto riesgo embólico, una vez estabilizado el sangrado, podría considerarse iniciar algún esquema antitrombótico (p. ej., antiplaquetarios o heparina/heparinas de bajo peso molecular [HBPM] en dosis submáximas. La heparina corriente en dosis de profilaxis resultó segura luego de HSNC. Sin embargo, en dosis de 12 500 UI dos veces/d aumentó significativamente el sangrado cerebral en ACV isquémico (estudio IST). Cuando el contexto clínico hace irresistible la indicación de reanticoagulación, la heparina corriente intravenosa es la opción más segura, ajustando el APTT a × 1,5 o 2. En válvulas protésicas se ha utilizado la combinación de aspirina y 300 mg/d de dipiridamol asociados o no a heparina subcutánea.

h. Qué anticoagulante utilizar luego de un sangrado cerebral. El uso de dicumarínicos o AOD luego de sangrado cerebral es una indicación *off label*. La guía AHA/ASA 2010 limita la reanticoagulación a casos con sangrado profundo o no lobar. En FA, los AOD mostraron una reducción del sangrado cerebral cercana al 50% en relación con warfarina: sin embargo, los estudios excluyeron a pacientes con ACV reciente o historia de sangrado cerebral. Por lo tanto, es aventurado concluir que es más seguro reanticoagular con AOD. El estudio APACHE-AF está investigando la reanticoagulación con apixabán vs. antiplaquetarios vs. nada, después de una HSNC bajo anticoagulación. La aspirina parece segura "en cualquier forma de sangrado intracraneal, desde unos días después" (guía AHA/ASA 2010). Sin embargo, la aspirina y clopidogrel mostraron ser una alternativa menos eficaz que warfarina y apixabán (en FA) y que rivaroxabán (en TEV), aun en pacientes de bajo riesgo. La combinación aspirina/clopidogrel sangró igual que warfarina.

i. Alternativas a la anticoagulación oral. Incluyen, según el caso, el cierre de la orejuela, la inserción de un filtro, recurrir a otro antitrombótico, o no tratamiento. Subrayando la complejidad de la decisión y la necesidad de contar con estudios aleatorizados, un metanálisis reciente mostró que el grupo que no reinició anticoagulación tuvo el triple de embolismo con similar recurrencia de sangrado cerebral.

Tratamiento del anticoagulado que presenta un hematoma subdural

A diferencia de lo mencionado para la HIP, la correlación entre el grado de hipocoagulabilidad (RIN elevada) y el volumen (inicial y/o el crecimiento ulterior) del HSD no está tan clara. La conducta luego de un HSD espontáneo, depende de la presentación clínica y de la velocidad de instalación. La reversión de la anticoagulación está siempre indicada, en especial en hematomas grandes y sintomáticos, con efecto de masa o desplazamiento de línea media, que pueden requerir evacuación quirúrgica de urgencia. Cuando son pequeños y asintomáticos, la reversión espontánea y el control clínico podrían ser suficientes. Si el evento coincidió con una RIN elevada (> 3), se considera que la reanticoagulación es segura: esperar ±4 semanas y controlar con tomografías computarizadas la reabsorción. En caso de cirugía, aguardar al menos 2 semanas. Si el evento ocurrió con valores de RIN en rango terapéutico o en un sujeto no anticoagulado, la (re) anticoagulación está contraindicada.

Los hematomas epidurales/extradurales son usualmente secundarios a traumatismo (fractura cráneo). Como en todo sangrado cerebral, deberá revertirse la anticoagulación. Se considera seguro reiniciar a las 4 semanas.

ACV ISQUÉMICO EN EL PACIENTE ANTICOAGULADO

Esta situación responde a diferentes causas: desde anticoagulación subóptima (controles inadecuados, baja adherencia, interferencias dietarias o medicamentosas) hasta verdadero fallo terapéutico, cuando la recurrencia coincide con una RIN adecuada. En cambio, la recurrencia bajo AOD por mala adherencia es más difícil de diagnosticar, en ausencia de pruebas de laboratorio reproducibles. Debe investigarse el olvido de alguna de las 2 tomas/d (dabigatrán, apixabán), el salteo de dosis por epigastralgia intolerable (dabigatrán) o por el costo elevado de los AOD. Un estudio en pacientes con fallo de rivaroxabán encontró una menor concentración plasmática del fármaco, que se corrigió después de insistir a los pacientes que tomaran el medicamento

junto con alimentos. La presencia de FA es un marcador de riesgo vascular y hasta 25% de los eventos cerebrales en fibrilados no serán embólicos: mientras las lesiones isquémicas grandes suelen deberse a embolismo o a enfermedad de grandes vasos, como estenosis carotídea o patología del arco aórtico, las lesiones pequeñas pueden corresponder a ACV lacunar. El principal problema que se presenta cuando se produce una isquemia cerebral en un paciente anticoagulado es la transformación hemorrágica (TH). Dependiendo de las características de la lesión, el riesgo de TH varía desde 0 hasta 25%. El riesgo es mayor entre las 48 y 72 horas y se reduce luego de la primera semana. La anticoagulación es el principal factor asociado con una TH, además de favorecer la TH sintomática. Otros factores de riesgo son: HTA, hipodensidad > 3 cm, área isquémica > 1/3 territorio arteria cerebral media (ACM), déficit grave (como subrogante de ACV masivo) y presencia de microsangrados en RM con eco de gradiente.

Cuando se trata de un ataque isquémico transitorio (AIT), cuando la TC es normal o en un infarto pequeño, es poco probable la TH temprana y la anticoagulación podrá mantenerse o reiniciarse tempranamente. En otros casos, la decisión de discontinuar el anticoagulante y de cuándo recomenzarlo dependerá de las características de la lesión, del tamaño del infarto y de la gravedad del ACV (**cuadros 37-4** y **37-5**).

En el caso de que las imágenes muestren TH, las características de la clínica y de las imágenes, así como el curso y la historia natural del infarto hemorrágico son diferentes de la hemorragia intraparenquimatosa primaria. La mayoría de las TH serán asintomáticas y su evolución benigna. La necesidad de la reversión

Cuadro 37-4. Cuándo reiniciar la anticoagulación según el tamaño del infarto	
AIT Ausencia de lesión visible en TC obtenida > 6 horas después del episodio	No suspender o reiniciar en día 1
Pequeño Lesión ≤ 1,5 cm en la circulación anterior o posterior	Suspender si el riesgo de TE es bajo Reiniciar en día 3 si en TC2 no hay TH
Medio Lesión que compromete 1 rama cortical o la rama profunda de la ACM o 1 rama cortical de la ACP o ACA Lesión que no cumple criterios peq/grande	Suspender Reiniciar en día 7 si en TC2 no hay TH
Grande Lesión > 1/3 del territorio de ACM, ACA o ACP o hemisferio cerebeloso Lesión que compromete todo el teritorio de la ACM, ACP o ACA Lesión que compromete 2 ramas corticales o 1 rama cortical y la rama profunda de la ACM Lesión que compromete más de un territorio arterial Lesión ≥ 1,5 cm en tronco o cerebelo	Suspender Reiniciar después del día 10 (y hasta 2-3 semanas) en ausencia de TH

TE: tromboembolismo; ACM: arteria cerebral media; ACP: arteria cerebral posterior; ACA: arteria cerebral anterior; TH: transformación hemorrágica; TC2: segunda tomografía computarizada.

Cuadro 37-5. Cuándo reiniciar la anticoagulación luego de un evento cerebral isquémico

AIT	Luego de 1 día
NIHSS < 8	Luego de 3 días y de excluir TH
NIHSS 8-16	Luego de 6-7 días y de excluir TH
NIHSS >16	Luego de 12-14 días y de excluir TH

AIT: ataque isquémico transitorio; NIHSS: puntuación en la *National Institutes of Healt Stroke Scale*; TH: transformación hemorrágica.

inmediata del efecto anticoagulante no está tan claramente definida como en ACV hemorrágico. Varios trabajos han mostrado que pacientes con un infarto hemorrágico, no obstante continuar la anticoagulación, evolucionaron con síntomas neurológicos estables o en retroceso y mejoría progresiva de la TC. La guía AHA/ASA 2014 considera razonable continuar la anticoagulación dependiendo del escenario clínico y de la enfermedad de base. Así, en el caso de una hemorragia asintomática en un paciente de muy alto riesgo trombótico, la anticoagulación podría continuarse. Sin embargo, el temor de que el infarto hemorrágico progrese a un hematoma intraparenquimatoso explica que, en muchos casos, la anticoagulación se suspenda hasta que las imágenes muestren aclaramiento del sangrado. En el caso de los dicumarínicos, y sobre todo cuando la RIN de ingreso está excedida y el área de la isquemia es grande, es razonable revertir el efecto hasta alcanzar una RIN < 1,4 dentro de las 24 horas. En el caso de los AOD y debido a su corta vida media tal vez sería suficiente con la suspensión, aunque en pacientes añosos o con fallo renal el efecto puede prolongarse y, si el infarto es grande, precipitar la TH. En todos los casos, antes de reiniciar la anticoagulación deberá solicitarse una nueva TC que descarte TH. En caso de TH, la reanticoagulación deberá posponerse al menos 2 semanas. En algunos casos, el infarto hemorrágico crece, confluye, con efecto ocupante de espacio y se convierte en una verdadera HIP, la que usualmente se acompaña de deterioro sintomático y obliga a permanecer sin anticoagulación por un tiempo más prolongado.

En aquellos casos con fuerte sospecha de fallo terapéutico, al reanudar la anticoagulación se deberá modificar el tratamiento. Empíricamente se podría aumentar el valor objetivo (*target*) de RIN que se debe alcanzar o sumar un antiplaquetario (si bien ambas opciones favorecen más sangrado). Se ha demostrado que el dabigatrán 150 mg cada 12 horas tiene más eficacia que la warfarina en la reducción del ACV isquémico. En el caso de los xabanes, el beneficio frente a warfarina se obtuvo mayormente a expensas de menos sangrado con tasas de ACV isquémico similares. En pacientes con ACV previo, dabigatrán es preferible a otros AOD

como sustitución de los dicumarínicos. En los casos en que el fallo terapéutico se produjo bajo AOD, se deberá investigar adherencia y posibles fallos en la forma de tomar el fármaco y, de corresponder, aumentar la dosis a la máxima recomendada. En el largo plazo, algunos de estos pacientes, sobre todo luego de fallos reiterados, podrían beneficiarse de procedimientos de cierre de la orejuela.

Uso de trombólisis en ACV agudo para pacientes ingresados en ventana

Algunas guías contraindican la trombólisis en pacientes bajo dicumarínicos mientras que otras la autorizan en tanto RIN ≤ 1,7. En el caso de los AOD, los datos son muy limitados. Se presume un mayor riesgo de transformación hemorrágica y, en principio, el uso de AOD debe considerarse una contraindicación. Se han publicado casos con dabigatrán y rivaroxabán sin aumento del sangrado, en especial cuando el tiempo desde la última toma fue mayor de 12-24 horas. Se considera seguro un intervalo de 3 vidas medias desde la última dosis, en tanto la función renal sea normal. También, un APTT o un anti-FXa normales indican una baja actividad biológica y que la trombólisis es factible. Se ha utilizado idarucizumab como antídoto de dabigatrán y *a posteriori* se realizó la trombólisis. En casos que no cumplan los requisitos para una trombólisis segura, la trombectomía podría ser una alternativa en oclusiones distales de carótida interna o proximales de cerebral media.

El paciente que sufre un primer episodio de isquemia cerebral

Este es el caso de un ACV agudo en sujetos que presentan una fuente cardioembólica; la más frecuente es la FA no valvular. El riesgo de recurrencia en las siguientes dos semanas se ha estimado entre 0,1 y 1,3% por día, lo que sugiere la necesidad de una anticoagulación temprana. Este beneficio potencial de la anticoagulación debe balancearse contra el riesgo de favorecer la transformación hemorrágica del área isquémica. La anticoagulación con heparina o HBPM en las primeras 48 horas no mostró diferencias con aspirina o placebo, ni en recurrencia ni en funcionalidad, aunque sí aumentó el sangrado cerebral sintomático. Los dicumarínicos mostraron gran eficacia en la prevención secundaria, disminuyendo 66% las recurrencias. Más recientemente, los AOD mostraron resultados similares o levemente mejores que los dicumarínicos.

La aspirina o la combinación de aspirina y clopidogrel no tienen lugar en prevención secundaria. La aspirina se ha utilizado como una solución transitoria durante los días en que se considere no seguro administrar dicumarínicos o AOD.

El momento óptimo para iniciar la anticoagulación oral es motivo de controversia. En isquemias de causa embólica hay mayor riesgo de TH espontánea, el cual se incrementa si hay HTA no controlada, si el área isquémica es grande o en presencia de anticoagulantes. El tamaño de la lesión parece ser el factor más importante que condiciona la TH. En la mayoría de los pacientes con AIT o ACV es razonable comenzar la anticoagulación dentro de los 14 días de los síntomas (guía ACCP 2012; guía AHA/ASA 2014). Empíricamente, en HTA no controlada, cuando el infarto es grande o cuando hay transformación hemorrágica en la imagen inicial, se sugiere posponer el inicio de la anticoagulación por 2-3 semanas. El estudio RAF en pacientes con FA y ACV, identificó 4 variables asociadas a recurrencia temprana tanto del embolismo como del sangrado cerebral: CHA2DS2-VASc ≥ 4, NIHSS al ingreso > 7, infarto grande y anticoagulación con HBPM. El menor riesgo de eventos totales correspondió a los pacientes que comenzaron anticoagulación con dicumarínicos entre D4 y D14.

En relación con los AOD, tenemos poca información acerca del tratamiento agudo. En los estudios de FA de rivaroxabán y apixabán, los pacientes eran ingresables 7-14 días después de un ACV. Para dabigatrán, la espera era de 6 meses. Debe recordarse que su comienzo de acción es inmediato y, por lo tanto, no requieren ninguna forma de transición (*bridging*). Para dabigatrán se ha sugerido esperar 3-5 días si el ACV es leve, 5-7 días si es moderado y > 14 días si es grave. En 41 pacientes con FA se administró dabigatrán o rivaroxabán 1 a 6 (cada 12 h) días después de un ACV o AIT: se documentó TH en el 31%, en especial en pacientes con HTA y NIHSS elevado. Un estudio reciente, en 147 pacientes con FA y embolismo (NIHSS media = 6; 48% lesiones grandes) recibieron AOD entre 3 y 8 días pos-ACV sin casos de sangrado intracraneal. El estudio SAMURAI de más de 400 pacientes, inició los AOD a una media de 3, 4 o 6 días según si el infarto era pequeño, mediano o grande o si el score NIHSS era ≤ 4, 5-14 o ≥ 15, respectivamente. En AIT presuntamente cardioembólico, el AOD podría iniciarse de inmediato o dentro de los 2 días.

★ **CONCLUSIONES**

La anticoagulación es un factor de riesgo para el desarrollo de una HSNC. El mayor riesgo de HIP es la anticoagulación de intensidad elevada.

En el caso de una HIP en pacientes que están tomando fármacos dicumarínicos, la indicación es la reversión de la anticoagulación con concentrado de complejo protrombina, que se prefiere a la administración de plasma fresco congelado.

En el caso de una HIP en un paciente que está tomando dabigatrán, se deberá administrar idarucizumab.

Para decidir el reinicio de la anticoagulación después de una HSNC, se deberá evaluar en cada paciente particular tanto el riesgo de resangrado como el riesgo de embolia.

BIBLIOGRAFÍA

Badjatia N, Rosand J. Intracerebral hemorrhage. The Neurologist 2005;11:311-24.

Consenso para la prevención y manejo del sangrado en enfermedades cardiovasculares. Consenso de la Sociedad Argentina de Cardiología. Rev Argentina de Cardiología 2017;85(Supl 1):33-7.

Goodnough LT, Shander A. How I treat warfarin-associated coagulopathy in patients with intracerebral hemorrhage. Blood 2011;117:6091-9.

Heidbuchel H, Verhamme P, Alings M, et al. Updated European Heart Rhythm Association Practical Guide on the use of non-vitamin K antagonist anticoagulants in patients with non-valvular atrial fibrillation. Europace 2015;17:1467-507.

Hemphill JC, Greenberg SM, Anderson CA, et al. Guidelines for the management of spontaneous intracerebral hemorrhage. A Guideline for Healthcare Professionals from the American Heart Association/American Stroke Association. Stroke 2015;46:2032-60.

Kernan WN, Ovbiagele B, Black HR, et al. Guidelines for the prevention of stroke in patients with stroke and transient ischemic attack: a guideline for healthcare professionals from the American Heart Association/American Stroke Association. Stroke 2014;45:2160-2236.

Morgenstern LB, Hemphill JC, Anderson C, et al. Guidelines for the management of spontaneous intracerebral hemorrhage. A guideline from the American Heart Association/American Stroke Association. Stroke 2010;41:2108-29.

Murthy SB, Gupta A, Merkler A, et al. Restarting anticoagulant therapy after intracranial hemorrhage. A systematic review and meta-analysis. Stroke 2017;48:1594-600.

Paciaroni M, Agnelli G, Falocci N, et al. Early recurrence and cerebral bleeding in patients with acute ischemic stroke and atrial fibrillation. Effect of anticoagulation and its timing: the RAF study. Stroke 2015;46:2175-82.

Shibazaki K, Kimura K, Aoki J, et al. Early initiation of new oral anticoagulants in acute stroke and TIA patients with nonvalvular atrial fibrillation. J Neurol Sci 2013;331:90-3.

Steiner T, Al-Shahi Salman R, Beer R, et al. European Stroke Organisation (ESO) guidelines for the management of spontaneous intracerebral hemorrhage. Int J Stroke 2014;9:840-55.

Steiner T, Kaste M, Forsting M, et al. Recommendation for the management of intracranial haemorrhage - part I: spontaneous intracerebral haemorrhage. The European Stroke Initiative Writing Committee and the Writing Committee for the EUSI Executive Committee. Cerebrovasc Dis 2006;22:294-316.

Toyoda K, Arihiro S, Todo K, et al. Trends in oral anticoagulant choice for acute stroke patients with nonvalvular atrial fibrillation in Japan: The SAMURAI-NVAF Study. Int J Stroke 2015;10:836-42.

Yasaka M. New insights in nonvitamin K antagonist oral anticoagulants' reversal of intracerebral hemorrhage. Front Neurol Neurosci 2016;37:93-106.

Véanse **Preguntas de autoevaluación.** ?

Craniectomía descompresiva en el ataque cerebrovascular isquémico hemisférico

38

Fernando Goldenberg, Nicolás Ciarrochi y Victoria Marquevich

INTRODUCCIÓN

El ataque cerebrovascular isquémico (ACVi) extenso también llamado infarto hemisférico (IH) extenso, o infarto de la arteria cerebral media (ACM) maligno en asociación o no a otro territorio vascular, constituye entre el 1 y el 10% de los infartos supratentoriales (Moulin, 1985). La incidencia anual es de 10 a 20 cada 100 000 personas. Se define como el ACVi que afecta la totalidad o subtotalidad del territorio de la ACM, que involucra el territorio de los ganglios basales al menos de forma parcial con o sin involucramiento de los territorios cerebrales adyacentes, como el de la arteria cerebral anterior (ACA) o posterior (ACP).

DEFINICIÓN DE EDEMA CEREBRAL MALIGNO

El IH extenso es una enfermedad devastadora asociada a elevada morbimortalidad. Se encuentra asociado, en pacientes no tratados, con una mortalidad del 50% que alcanzando hasta el 80% de mortalidad en la primera semana, debido a edema cerebral progresivo –también llamado edema cerebral maligno–, el cual genera efecto de masa, aumento de la presión intracraneal (PIC), la subsiguiente desviación de la línea media y herniación cerebral. La principal causa de muerte es el edema cerebral focal y posterior herniación, que ocurre habitualmente entre el segundo y quinto día desde la última vez visto en condiciones normales.

El cráneo de un adulto, al ser una estructura rígida, no tiene la capacidad de adaptación; esto varía en pacientes mayores en quienes, al haber atrofia, puede haber mayor tolerancia al edema, mientras que los pacientes jóvenes presentan menor tolerancia y pueden perder la distensibilidad rápidamente.

Entre los hallazgos clínicos de estos pacientes se incluyen la hemiplejía, la desviación de la mirada y de la cabeza y el deterioro progresivo del estado de conciencia. Los signos clínicos preceden a la elevación de la presión intracraneal. Ropper y Shafran sugieren que la somnolencia es el mayor síntoma clínico que desarrollan los pacientes con edema cerebral.

Los criterios imagenológicos más comúnmente usados para definir el infarto maligno de ACM son los siguientes: el infarto de más del 50% del territorio de la ACM definido por tomografía computarizada (TC) y/o por resonancia magnética (RM), imagen en RM con difusión (DWI) positiva de > 145 cm^3, o aquel infarto con evidencia neurorradiológica de edema cerebral con desviación de la línea media de 5 mm o, más indicativo, edema con efecto de masa ocupante de espacio.

Hemicraniectomía descompresiva o craniectomía descompresiva en edema cerebral maligno

La intención de la hemicraniectomía descompresiva (CD) y duroplastia para IH extenso de la ACM es la prevención de la espiral de la muerte normalizando la PIC, restaurando el compromiso al flujo sanguíneo cerebral en el área de penumbra y en territorios adyacentes y corrigiendo la desviación de la línea media, así como mejorar el flujo sanguíneo cerebral para mejorar la perfusión cerebral y la oxigenación cerebral del tejido cerebral sano reduciendo el daño secundario.

Descripción de la literatura

En numerosos estudios, tanto observacionales, revisiones sistemáticas o estudios controlados, se ha demostrado la disminución de la mortalidad en los pacientes tratados con craniectomía descompresiva. El *Hemicraniectomy And Durotomy Upon Deterioration From Infarction-Related Swelling Trial* (HeADDFIRST) fue un estudio de fase 2 donde se demostró la reducción de la mortalidad no significativa del 46 al 27% en pacientes bajo tratamiento médico y quirúrgico, respectivamente, pero no informó la evolución funcional de los pacientes. Posteriormente se realizaron tres estudios europeos aleatorizados controlados: el francés *Decompressive Craniectomy in Malignant Middle Cerebral Artery Infarct* (DECIMAL), el alemán *Decompressive Surgery for the Treatment of Malignant Infarction of the Middle Cerebral Artery trial* (DESTINY) y el holandés *Hemicraniectomy after Middle Cerebral Artery Infarction with Life-threatening Edema trial* (HAMLET), además de un estudio global posterior de los tres ensayos que demostraron el beneficio de la craniectomía descompresiva en infartos extensos. El número necesario de pacientes para tratar a fin de disminuir la mortalidad fue 2. Sin embargo, no se hallaron diferencias significativas en la evolución funcional cuando se realizaba la dicotomización en la Escala de Rankin modificada (*modified Rankin Score*, mRS) (**cuadro 38-1**) entre niveles de 0-3 versus 4-6 y 0-4 versus 5-6.

El DESTINY II fue un estudio aleatorizado controlado, realizado en pacientes mayores de 61 años, en el cual también se demostró disminución de la mortalidad marcada (del 70 al 30%) pero a expensas de una marcada discapacidad, con un nivel de mRS de 3 solo en el 7 % de los pacientes.

Descripción detallada de los principales estudios

El estudio francés DECIMAL fue un estudio abierto, controlado, prospectivo, multicéntrico, aleatorizado, en el que los pacientes fueron asignados a tratamiento quirúrgico temprano asociado al tratamiento conservador o a tratamiento conservador solo (con un tiempo máximo desde el inicio de los síntomas hasta el tratamiento que fue de 30 horas). El objetivo primario de este ensayo fue evaluar la evolución funcional posterior a 6-12 meses basado en la Escala de Rankin modificada (mRS). Se incluyeron pacientes entre 18 y 55 años que presentaron infarto maligno en territorio de la ACM definido por la asociación de tres criterios: puntuación ≥ 16 en la escala NIHSS (*National Institutes of Health Stroke Scale*) incluyendo una puntuación ≥ 1 para el ítem 1a (nivel de conciencia); signos de isquemia que involucren ≥ 50% del territorio de la ACM en la tomografía computarizada, y una imagen en RM con difusión positiva de > 145 cm³. El estudio fue suspendido debido a reclutamiento lento y con una diferencia de mortalidad significativa entre ambos grupos. Se incluyeron en total 38 pacientes. Dieciocho fueron asignados a recibir tratamiento médico estándar y solo 20 fueron asignados a la realización de la craniectomía descompresiva además del tratamiento médico estándar.

En el análisis se encontró una diferencia significativa en la sobrevida: 5 de 20 pacientes que recibieron hemicraniectomía fallecieron en comparación con 14 de 18 pacientes tratados en forma conservadora (*p* < 0,01), con una disminución del riesgo absoluto del 52%. La evolución funcional no presentó diferencias significativas a los 6 meses (mRS ≤ 3) ni a los 12 meses.

Los pacientes jóvenes (≤ 55 años) que presentaban infarto maligno de la ACM basándose en el volumen constatado en RM en la secuencia difusión > 145 cm³ eran beneficiados con la craniectomía descompresiva temprana, y tuvieron mayor sobrevida, y en segunda instancia esto se asoció a una mejor evolución funcional, de acuerdo con la puntuación de Rankin modificado a los 6 y 12 meses de seguimiento. Más aún, ninguno de los pacientes en el grupo quirúrgico quedó postrado o con discapacidad grave. Los pacientes jóvenes presentaron mejor evolución, pero ninguno de ellos una recuperación completa con mRS ≤ 1, por lo que se debe hablar con los familiares antes de la intervención quirúrgica, para que comprendan los riesgos quirúrgicos, y en la evolución del paciente.

Llama la atención en este estudio que solo el 61%, y no el 100% de los pacientes en el grupo no quirúrgico, requirieron asistencia ventilatoria mecánica considerando la gravedad del cuadro clínico y la probable hipertensión intracraneal secundaria al efecto de masa secundario al infarto.

Cuadro 38-1. Escala de Rankin modificada (mRS)

Nivel DE LA mRS		Grado de incapacidad
0	Asintomático	
1	Muy Leve	Pueden realizar tareas y actividades habituales sin limitaciones
2	Leve	Incapacidad para realizar algunas actividades previas, pero pueden valerse por sí mismos sin necesidad de ayuda
3	Moderada	Requieren ayuda, pero pueden caminar por sí solos
4	Moderadamente grave	Dependientes para las actividades básicas de la vida diaria, pero sin necesidad de supervisión continuada (necesidades personales sin ayuda)
5	Grave	Totalmente dependiente
6	Muerte	

El estudio alemán DESTINY fue un estudio controlado, prospectivo, multicéntrico aleatorizado. Los pacientes menores de 60 años fueron aleatorizados a recibir el tratamiento quirúrgico temprano asociado al tratamiento conservador solo (el tiempo máximo desde el inicio de los síntomas fue 36 horas). Se incluyeron pacientes con signos clínicos de infarto en territorio de ACM con NIHSS > 18 para lesiones del hemisferio no dominante y > 20 para lesiones del hemisferio dominante, individuos con deterioro en el estado de conciencia y puntuación igual a 1 en el ítem 1a del NIHSS o mayor, pacientes en quienes la tomografía computarizada mostraba un infarto de al menos 2/3 del territorio de la ACM, con compromiso de al menos parte de los ganglios de la base con o sin infarto homolateral afectado de territorios de la arteria cerebral anterior o posterior. El estudio tuvo un diseño secuencial. Como objetivo primario se consideró la mortalidad a 30 días y luego se objetivó de forma dicotómica la evolución funcional considerando mRS de 0 a 3 versus mRS de 4-6.

En el análisis, el grupo al cual se le realizó la hemicraniectomía presentó una reducción estadísticamente significativa de la mortalidad. El 88% de los pacientes (15 de 17) aleatorizados a la hemicraniectomía versus el 47% (7 de 15) de los pacientes aleatorizados al tratamiento conservador sobrevivieron a los 30 días ($p < 0,02$). El análisis de la distribución del mRS informó resultados positivos a favor de la cirugía, aunque con diferencias estadísticamente no significativas. Después de 6 a 12 meses, el 47% de los pacientes tratados con cirugía versus 27% de los pacientes con tratamiento conservador presentaron una puntuación de Rankin modificado de 0 a 3 ($p0, 23$).

El estudio holandés HAMLET incluyó a pacientes menores de 60 años diagnosticados con infarto maligno de ACM en las 96 horas posteriores al inicio de los síntomas. El objetivo principal fue evaluar la evolución funcional a los 12 meses, dicotomizado de acuerdo con la puntuación de Rankin modificado (0-3 versus 4-6). Tras el seguimiento a 1 año de 50 pacientes, se discontinuó el estudio porque parecía poco probable que se observara una diferencia significativa para el objetivo primario del estudio. No se encontraron diferencias estadísticamente significativas para la evolución funcional. Sin embargo, la descompresión quirúrgica fue asociada con una disminución en la mortalidad (7 versus 19, $p < 0,002$) con una reducción del riesgo absoluto del 38%.

Se realizó un análisis global que fue publicado en febrero de 2007, en donde se analizaron 93 pacientes entre 18 y 60 años con infarto de ACM ocupante de espacio con menos de 48 horas de evolución incluidos en los tres estudios europeos citados anteriormente. El objetivo primario era medir al año, por medio de la escala de Rankin modificada, la evolución favorable (mRS 0-4) o no favorable (mRS 5 o muerte). De los 93 pacientes incluidos, a 51 se les realizó la hemicraniectomía y 42 recibieron tratamiento conservador. Hubo una diferencia significativamente menor en la frecuencia de casos fatales en el grupo quirúrgico en comparación con el grupo con tratamiento conservador (29 versus 78%, $p < 0,01$, con una disminución del riesgo absoluto del 51%).

El número necesario de pacientes (NNT) para tratar fue de 2, sin tener en cuenta la evolución funcional, de 4 para un mRS de 4 o menor, y de 2 para un mRS menor de 4. Sin embargo, no hubo diferencias significativas en el análisis de los subgrupos predefinidos, como edad mayor de 50 años, presencia de afasia y el tiempo a la aleatorización (entre las 24 horas o posteriores).

Se resumen los criterios de inclusión y la medición en la evolución en el **cuadro 38-2**.

Desafío-objetivo

A pesar de que, de acuerdo con lo anteriormente mencionado, existe consenso definido respecto del pa-

Cuadro 38-2. Estudios aleatorizados sobre craniectomía descompresiva. Criterios de inclusión y evaluación de resultados

Nombre del estudio	Criterios de inclusión	Medición de evolución
DECIMAL	18-55 años dentro de las 24 h del inicio de los síntomas	mRS < 4 a 6 meses
DESTINY	18-60 años 12-36 h desde el inicio de los síntomas	mRS < 4 a 6 meses
HAMLET	18 a 60 años dentro de las primeras 96 h desde el inicio de los síntomas	mRS < 4 a 12 meses
HeADDFIRST	Deterioro clínico y radiológico dentro de las 96 h desde el inicio de los síntomas	Muerte, evolución funcional, calidad de vida, percepción del paciente. Uso de cuidado de la salud posterior a los 21, 90 y 180 días
HeMMI	Deterioro clínico dentro de las 72 h desde el inicio de los síntomas	mRS e Índice de Barthel al alta. Dos (2) semanas 1, 2 y 6 meses

pel crucial que desempeña la hemicraniectomía como una estrategia que salva la vida del paciente en contexto de edema cerebral no controlado, el beneficio de esta técnica quirúrgica en términos de discapacidad ha sido cuestionado, y los criterios de selección del paciente, así como el tiempo quirúrgico se han convertido en el foco de un intenso debate.

Se ha establecido la disminución en la mortalidad, pero la mejoría en la evolución funcional en pacientes con hemicraniectomía descompresiva aún no ha sido fuertemente demostrada como para ser implementada de forma rutinaria en la práctica clínica. En particular existe la preocupación de que este procedimiento quirúrgico puede salvar vidas, pero a expensas de un aumento en el número de sobrevivientes con discapacidad grave. En vista de esta controversia, algunos autores han optado por el tratamiento conservador teniendo a la hemicraniectomía como tratamiento de rescate en pacientes que ya presenten signos de herniación cerebral.

A la vez que el potencial maligno de una lesión isquémica ha sido reconocido, un paso posterior y probablemente más crucial es determinar la probabilidad de que la implementación de un tratamiento quirúrgico vaya a tener mayor beneficio en la recuperación funcional, y no simplemente el aumento en la probabilidad de sobrevida con el riesgo asociado de discapacidad mayor. Los pacientes y la familia muchas veces se encuentran más preocupados por la evolución cognitiva, motora o verbal que por la muerte en sí misma.

El desafío es la identificación temprana de los pacientes que se pueden beneficiar con la craniectomía descompresiva, la cual debe ser abordada sobre la base de un asesoramiento de variables específicas previas al tratamiento, que han sido exploradas en lo que respecta a la evolución funcional de los pacientes.

Al respecto, en esta revisión de la literatura, teniendo en cuenta análisis prospectivos y retrospectivos, así como los ensayos multicéntricos citados, se encuentran ciertas variables como la edad, el territorio afectado, la puntuación de ingreso, el tiempo transcurrido desde el comienzo de los síntomas y la presencia o no de signos de herniación que pueden orientarnos hacia una decisión temprana y adecuada en la selección de pacientes para la realización de la hemicraniectomía descompresiva.

Lo que concierne a la cirugía temprana es que no todos los pacientes con infarto extenso de arteria cerebral media desarrollaran edema maligno y signos de herniación; de hecho –como se ha mencionado anteriormente– solo un 10% de los infartos en territorio de la arteria cerebral media producen edema grave con herniación de estructuras cerebrales y alcanzan la mortalidad del 80%.

Por otro lado, algunos pacientes con presión intracraneal elevada secundaria al edema cerebral relacionado con el infarto mejorarán solo con tratamiento mé-dico, aunque esto no ha sido demostrado. Por lo tanto, algunos pacientes son sometidos a una hemicraniectomía temprana innecesariamente. Por el contrario, esperar la aparición de signos de herniación, como la dilatación pupilar, puede causar un retraso innecesario en el tratamiento.

Teniendo en consideración tanto el curso clínico como los datos aportados por neuroimágenes, la selección temprana de pacientes ha llevado a una reducción en la mortalidad hasta tan solo el 16%.

Los factores de riesgo identificados como predictores de mortalidad y mala evolución son: pacientes jóvenes, puntuación al ingreso en la Escala de Coma de Glasgow (GCS) y en la del NIHSS, territorio afectado, síndrome hemisférico completo, con hemiparesia grave, disminución de las modalidades sensoriales, hemianopsia homónima, desviación conjugada de la mirada y a veces de la cabeza hacia al lado del ACVi, así como los signos de compromiso cortical como la afasia en caso de compromiso de hemisferio dominante y hemineglilgencia o inatención en caso de hemisferio no dominante.

En caso de pacientes con ACVi del hemisferio no dominante con compromiso del lóbulo parietal, pueden presentar apraxia para abrir los ojos aun encontrándose despiertos y conscientes.

Signos de desplazamiento cerebral progresivo

Puede haber desplazamiento encefálico en sentido horizontal y sentido vertical. En general, el desplazamiento horizontal es el más importante. Los pacientes con desplazamiento a nivel de la glándula pineal de 4-6 mm se encuentran somnolientos, cuando es de 6 a 9 mm se encuentran estuporosos y en estado de coma, cuando se sobrepasan los 9 milímetros. En lesiones supratentoriales unilaterales esta correlación entre la magnitud del desplazamiento horizontal y el nivel de conciencia es bastante precisa. El deterioro del nivel de conciencia es secundario a la distorsión y curvatura del tronco encefálico con la consiguiente compresión y distorsión de porciones del sistema activador reticular ascendente (SARA) localizado en la parte media y superior de la protuberancia y en el mesencéfalo. Se ha demostrado que, al menos inicialmente, el deterioro en el estado de conciencia en estos pacientes se debe al compromiso funcional del SARA y no a los incrementos de la PIC, ya que el deterioro precede al aumento de la PIC. El hecho de reconocer que la PIC es inicialmente normal, cuando el nivel de conciencia se deteriora es importante considerar este signo clínico, ya que maniobras médicas tendientes a disminuir la PIC como la hiperventilación y las soluciones hipersosmolares podrían potencialmente exacerbar el desplazamiento horizontal al actuar preponderantemente sobre el tejido sano, disminuyendo su volumen y empeorando aún más la situación clínica.

A medida que el desplazamiento horizontal progresa, puede ocurrir la herniación del uncus del lóbulo temporal homolateral. En estos pacientes se agregan a la hemiparesia inicial los trastornos de la motilidad pupilar homolateral al infarto. Inicialmente puede presentarse como una pupila homolateral del mismo tamaño, pero con constricción al estímulo lumínico muy lenta o no reactiva y luego la pupila se dilatará igual a 6 mm o mayor y se constituirá el típico síndrome de herniación temporal por compresión del III par craneal homolateral.

Tratamiento médico

El tratamiento médico o tratamiento conservador como la osmoterapia con manitol o sodio hipertónico, hiperventilación, diuréticos, terapia con corticosteroides no ha demostrado ser eficaz en los ensayos clínicos; sin embargo, en la mayoría de los estudios se nombran y se realizan como tratamiento transitorio hasta que una terapéutica definitiva haya sido instaurada; de hecho varias terapéuticas han sido controvertidas. Los pacientes con infarto extenso en territorio de la ACM deben internarse en una unidad de cuidados intensivos (UCI) y ser tratados por un neurointensivista o neurólogo vascular en conjunto con el servicio de neurocirugía, por lo que se debe considerar el traslado a un centro con expertos en neurocirugía.

El manejo de la vía aérea es prioritario. En pacientes con infarto hemisférico extenso, las causas que los pueden llevar al fallo ventilatorio son la depresión en el estado de conciencia (GCS < 10), la pérdida de reflejos del tronco, el desarrollo de disfagia, y pueden evolucionar hacia la insuficiencia respiratoria en caso de depresión en el centro respiratorio. Se debe considerar la eventual intubación orotraqueal en pacientes que también presenten signos de hipertensión intracraneal (HTIC), infartos extensos con compromiso de > 2/3 del territorio de la ACM , o desviación de línea media así como también la coexistencia de edema pulmonar, neumonía o procedimiento quirúrgico inminente. La traqueostomía se debe considerar, cuando la desvinculación de la asistencia ventilatoria mecánica no fue exitosa entre los días 7 y 14.

Es de fundamental importancia la formación del servicio de enfermería para el tratamiento de estos pacientes en la monitorización estricta de la temperatura previniendo y tratando la hipertermia (recomendación III C), la corrección de la hipovolemia con soluciones isotónicas (IV) evitar la ingesta oral de líquidos y comida, elevar la cabecera a 30 grados y tratar la hipoglucemia y la hiperglucemia (IV). Si el paciente es candidato a una craniectomía descompresiva, no se deben administrar antiplaquetarios. En caso de que la intervención sea descartada, se deben administrar 100 a 300 mg de aspirina o, en el caso de resistencia o si tomaba aspirina previamente, entonces se puede administrar clopidogrel en dosis de 75 mg diarios.

Se recomienda la movilización temprana para prevenir la trombosis venosa profunda (TVP) en caso de ausencia de hipertensión intracraneal. Se recomienda la profilaxis para TVP en todos los pacientes al ingreso con botas de compresión neumática intermitente y el uso de heparinas de bajo peso molecular. Por el contrario, no se recomienda el uso de medias de compresión.

El control de la presión arterial debe ser riguroso. En todo momento se debe evitar la hipotensión arterial o una disminución de la presión de perfusión cerebral (PPC) < 60 mm Hg. En pacientes trombolizados, los límites son de tensión arterial sistólica (TAS) 185 mm Hg y de tensión arterial diastólica (TAD) 110 mm Hg; en pacientes que no fueron tratados con trombolíticos, los límites son: TAS de 220 mm Hg y TAD de 120 mm Hg.

La hiperventilación ha sido desvalorizada en los últimos tiempos debido a la reducción del cerebro a la tolerancia a la isquemia, que es más perjudicial que beneficiosa por inducir a la vasoconstricción cerebral porque puede reducir el flujo sanguíneo cerebral (Muizelaar, 1991).

Deben administrarse líquidos IV para mantener la euvolemia.

En caso de signos compatibles con hipertensión intracraneal puede realizarse tratamiento con soluciones hiperosmolares como el manitol al 20% (0,5-1 g/kg) infundido en 15 minutos, o el sodio hipertónico (al 3 o 7,5%), aunque hay que recordar siempre que muchos datos han demostrado un agravamiento en la desviación de la línea media con el uso de la terapia osmótica.

En las últimas revisiones sobre este aspecto que comparan la evolución en pacientes bajo tratamiento médico, no se encontró evidencia de estudios aleatorizados controlados que avalen el uso de tratamiento médico como único procedimiento, aunque en la mayoría de las revisiones se considera como tratamiento transitorio o "puente" hasta la resolución quirúrgica definitiva.

Los barbitúricos deben ser reservados únicamente como terapia puente hacia el tratamiento definitivo, ya que no se ha demostrado su eficacia. Requieren monitorización electroencefalográfica continua y generalmente se usan durante dos a tres días con reducción aproximada del 50% de la dosis por día.

La anemia ha sido asociada a peor evolución tanto en fases agudas como subagudas. Al momento no hay evidencia que sustente un valor de hemoglobina umbral, pero se considera razonable la transfusión con eritrocitos en caso de niveles de hemoglobina menores de 7 g/dL.

En cuanto a la hipotermia terapéutica como estrategia neuroprotectora, se puede iniciar con el objetivo de mejorar la relación entre la demanda metabólica y el aporte de sustrato y reducir los mecanismos de lesión cerebral secundaria. También se pueden utilizar medidas de enfriamiento internas y externas para prevenir la hipertermia.

No está recomendado el uso de corticosteroides (Recomendación de Clase III, Nivel de evidencia C) ni la administración de líquidos hipotónicos, así como tampoco la administración de sedantes, excepto las benzodiazepinas en caso de abstinencia del alcohol.

Monitorización

La monitorización de la presión intracraneal (PIC) mediante un catéter intraparenquimatoso o intraventricular ha sido motivo de controversia. Algunos autores postulan que no es necesaria la medición de la presión debido a que los cambios clínicos pueden anteceder a los cambios en la presión por lo cual sería innecesaria la invasión. Otros indican la colocación de un catéter intraparenquimatoso si en el intraquirúrgico se objetiva una PIC > 30 o si la presión de perfusión tisular no fue estabilizada a más de 65 mm Hg.

Schwab comparó los hallazgos de la tomografía con las mediciones de la presión intracraneal. Los gradientes de presión y la evidencia indirecta del aumento de la presión intracraneal, como la desviación de la línea media y la compresión de las cisternas perimesencefálicas observadas en la TC. Sin embargo, aun con desviación importante de la línea media observada en la TC, no necesariamente se reflejaba en los valores actuales de presión intracraneal. La extensión de la desviación de la línea media medida a nivel del *septum pellucidum* y simultáneamente medir los valores de presión intracraneal no demostraron relación cercana.

Los valores iniciales de PIC no eran útiles para proveer información temprana o predecir la evolución clínica posterior.

En general, algunos signos clínicos como mareos seguidos de anisocoria preceden al aumento en la presión intracraneal, por lo que –por el momento– en el ataque cerebrovascular isquémico agudo no se puede encontrar una influencia positiva en la evolución midiendo la PIC. Este es el motivo por el cual no se indica como intervención estándar.

En el contexto del posoperatorio, algunos autores postulan la utilidad de la medición con el beneficio potencial de realizar terapias dirigidas a disminuir los errores iatrogénicos, como por ejemplo la administración excesiva de líquidos, la predeterminación de parámetros inadecuados de asistencia ventilatoria mecánica y reducir los procedimientos al lado de la cama del paciente, como la colocación de accesos venoso centrales, las aspiraciones frecuentes o la asistencia kinesiorrespiratoria sin considerar que estas intervenciones conllevan un aumento en la presión intracraneal.

La monitorización a través de las imágenes como la TC de cerebro es fundamental. Habitualmente y durante los primeros 3 a 5 días se sugiere realizar diariamente una TC a estos pacientes, lo cual permite observar y cuantificar la progresión del efecto de masa y definir el momento de la cirugía en los candidatos a ella.

En algunas ocasiones se requiere más de una tomografía diaria. La TC sin contraste permite la monitorización del efecto de masa medido como compresión del ventrículo lateral homolateral, la pérdida de los surcos de la convexidad, la asimetría de las cisternas basales, el desplazamiento de la línea media a nivel de la porción anterior del tabique interventricular (*septum pellucidum*) o a nivel de la calcificación de la glándula pineal, la presencia de hidrocefalia obstructiva contralateral (dilatación del ventrículo lateral contralateral debido a la compresión extrínseca del foramen de Monro (que, de estar presente, aumentará la PIC), la presencia de herniaciones y las transformaciones hemorrágicas, así como el compromiso isquémico de otros territorios arteriales debido a herniaciones.

Tratamiento quirúrgico

Tiempo a la craniectomía descompresiva en ACVi extenso

La craniectomía descompresiva temprana, con un promedio de 21 horas, en pacientes sin signos de herniación, mejoró su evolución con un índice de Barthel superior a 60 en su seguimiento.

El edema cerebral ocurre generalmente entre el primero y el quinto día de ocurrido el ataque cerebrovascular isquémico.

Se constató que –si hay signos de herniación previos a la realización de la hemicraniectomía– no hay evidencias de beneficio con la cirugía temprana. La decisión de realizar una hemicraniectomía debe adoptarse antes de ocurrido el deterioro clínico. Se llama hemicraniectomía temprana a la realizada con un tiempo promedio de 21 horas de iniciados los síntomas.

La decisión de realizar un tratamiento quirúrgico debe ser adoptada antes de que se presente el deterioro clínico.

Selección temprana de pacientes para la craniectomía descompresiva: los criterios "STATE"

Con el fin de la pronta identificación de los pacientes y la esquematización para la evaluación en el servicio de emergencias y de terapia intensiva se proponen los criterios de inclusión conocidos como "STATE" (**cuadro 38-3**), los cuales pueden considerarse para identificar –mediante factores clínicos y radiológicos– a aquellos pacientes con alto riesgo de desarrollar edema fatal al ingreso. Para la evaluación de estos criterios se contó con la orientación y el asesoramiento de neurointensivistas del *Massachussets General Hospital* de los Estados Unidos (Lee Schwamm, Jonathan Rosand, Casey Olm Shipman y Aneesh Singhal, entre otros). Se decidió, por medio de la revisión bibliográfica anteriormente citada, incluir aquellos criterios en los que la mayoría de los artículos hacen referencia al momento de incluir

Cuadro 38-3. Criterios STATE para la selección de pacientes para la craniectomía descompresiva	
Factores	**Criterios de Inclusión**
Score (puntuación)	NIHSS > 15 no dominante o NIHSS > 20 dominante
	NIHSS ítem 1a puntuación ≥ 1 o GCS ≤ 8
Tiempo	≤ 48 h desde la última vez visto sin déficit neurológico
Age (edad)	≤ 80 años
Territorio	TC o RM > 50% del territorio de la ACM o > 150 cm³ (usar ABC/2 para estimar el volumen de la lesión)
Expectativa de sobrevida	De acuerdo con el criterio del médico tratante de según la presencia o ausencia de enfermedad crónica con expectativa de sobrevida de más de 5 años

pacientes con diagnóstico de infarto maligno de ACM para la realización de una hemicraniectomía descompresiva.

Ha habido interés en identificar cuáles pacientes desarrollarán edema cerebral maligno posterior a infarto cerebral masivo. La identificación de pacientes con alto riesgo de edema maligno podría permitir, en casos selectos, la intervención quirúrgica temprana y potencialmente más eficaz.

Se conoce que los pacientes entre 18 y 60 años, con infartos que exceden los 145 cm³, un NIHSS inicial > 15 y llevados a cirugía dentro de las 48 horas del inicio de los síntomas, se benefician con la craniectomía descompresiva.

Con el fin de ayudar en la toma de decisiones a nivel institucional y médico y, para mayor beneficio para el paciente, los criterios propuestos se detallan en el **cuadro 38-3**.

Fueron descritos otros criterios, como la presencia de comorbilidades como la hipertensión, la insuficiencia cardíaca congestiva, el recuento de leucocitos mayor de 10 000, el compromiso de otros territorios además del territorio de la arteria cerebral media como el territorio en arteria cerebral anterior, arteria cerebral posterior, la presencia de náuseas y vómitos al ingreso. Se decidió seleccionar los criterios más reiterados en las distintas revisiones y estudios analizados.

Si el paciente reúne los criterios citados se recomienda la craniectomía descompresiva dentro de las 48 horas de iniciados los síntomas

Se detallará a continuación cada uno de los factores de acuerdo con lo escrito y analizado en la literatura.

Escalas y puntuación (score)

Se tiene en cuenta la puntuación que el paciente presenta al ingreso. Si la puntuación NIHSS es igual a 15 o mayor en el hemisferio no dominante o mayor de 20 en el hemisferio dominante, o bien si el ítem 1a con respecto al deterioro en el estado de conciencia es igual a 1 o mayor, o, si la puntuación en la GCS al ingreso es igual a 8 o menor, se interpreta que el primer criterio está presente, es decir que es positivo.

En pacientes bajo sedoanalgesia, intubados en asistencia ventilatoria mecánica, se considera que se cumple este criterio.

Algunos autores consideran que el deterioro en el estado de conciencia puede ocurrir relativamente tarde después de sufrir un infarto maligno, por lo que puede no ser un predictor útil en la evaluación del pronóstico.

Distintos estudios hacen referencia a la escala NIHSS para caracterizar a estos pacientes al ingreso. El deterioro en el estado de conciencia, tanto con puntuación igual a 1 o mayor en el ítem 1a del NIHSS, como con una puntuación de la GCS igual a 8 o menor, también pueden ser criterios adecuados para el diagnóstico de infarto maligno, cuando la imagen no es clara y la puntuación de NIHSS es mayor de 20.

Por otro lado, se observó que esta escala puede subestimar la gravedad de los infartos del hemisferio no dominante, por lo que se le otorga un punto de corte menor al otorgado para hemisferio dominante.

¿Hemisferio dominante o no dominante?

En 1990, Delashaw afirmó que la presencia de afasia grave constatada en ataques cerebrovasculares en hemisferio dominante tenía un impacto inaceptable en la calidad de vida de los pacientes, por lo cual argumentaba en contra de la realización de hemicraniectomía en este tipo de pacientes. Pero después de ese estudio se observó que el infarto maligno en hemisferio no dominante también puede llevar a afasia, reducción en la habilidad cognitiva y trastornos emocionales que también pueden interferir de forma significativa en la rehabilitación de dichos pacientes.

En los tres estudios europeos citados anteriormente no se detectaron diferencias significativas en la escala de Rankin modificada en los sobrevivientes con afasia o sin ella, refiriéndose a la afección del hemisferio dominante o no dominante, respectivamente.

Tanto la mortalidad, como la evolución funcional y la calidad de vida parecerían no depender del compromiso del hemisferio dominante o no dominante.

Tiempo

Schwab, en 1998, informó que la descompresión quirúrgica realizada en menos de 24 horas desde iniciados los síntomas llegó a reducir la mortalidad hasta 16% y disminuyó el tiempo de estadía en la unidad de cuidados intensivos, y, si bien hubo una tendencia a una mejoría en la evolución funcional, la diferencia no fue estadísticamente significativa

Ninguno de los tres estudios europeos abordó este dilema satisfactoriamente. En el estudio DECIMAL, el tiempo promedio a la descompresión quirúrgica fue de 30 horas, en el DESTINY de 36 horas y en el HAMLET de 96 horas, pero no solo fueron pocos los pacientes craniectomizados después de las 48 horas (25 pacientes), sino además un análisis secundario de este último demostró que el tiempo inferior a 48 horas disminuía la probabilidad de una evolución desfavorable con una escala de Rankin modificada igual a 5 o mayor.

Son dos las aproximaciones contrarias a este asunto: una sería intervenir quirúrgicamente tan pronto como sea posible, una vez realizado el diagnóstico de infarto maligno de ACM, y otra sería esperar hasta el desarrollo de deterioro clínico, desviación de la línea media evidenciado en imágenes, elevación de la presión intracraneal o aun signos de herniación.

Cho y cols. compararon la mortalidad en 52 pacientes tratados: dividieron a los pacientes en 3 grupos, aquellos tratados en menos de 6 horas, después de las 6 horas y aquellos sin tratamiento quirúrgico. Constataron que la hemicraniectomía ultratemprana, realizada en menos de 6 horas, presentaba una menor mortalidad, con mejoría en la evolución funcional y resultados estadísticamente significativos.

Si bien la evolución funcional no fue favorable, Mori concluyó que la craniectomía descompresiva temprana llevaba a una reducción de la mortalidad: del 67% para el grupo tratado de forma conservadora versus 16% en el grupo tratado con craniectomía descompresiva.

En un metanálisis publicado en 2014 donde se evaluaron 747 pacientes, se demostró que la craniectomía descompresiva temprana, realizada dentro de las 48 horas de comenzados los síntomas, disminuye la mortalidad (OR 50,14, IC 95%: 50,08- 0,25; p ,0,0001) y el número de pacientes con pobre evolución funcional (mRS 3) (OR 50,38; IC 95: 50,20- 0,73; p 0,004) en el seguimiento a 12 meses.

Aun así, se describe que –si bien el 68% de los pacientes presentan deterioro neurológico y edema maligno a las 48 horas– un tercio de los pacientes lo presentan después de las 48 horas. En estos casos, los médicos se encuentran con el dilema de realizar una craniectomía descompresiva antes de que se presenten los signos de deterioro neurológico, aunque registren un NIHSS elevado y un área extensa de compromiso isquémico. Este es uno de los motivos por los cuales se deben cumplir todos los criterios para ser sometido a la craniectomía descompresiva.

En un análisis nacional realizado en Estados Unidos en 2017 se observó que la cirugía tardía fue asociada con mayores probabilidades de alta a un centro de rehabilitación y a una peor evolución neurológica, por lo que se recomienda realizar la craniectomía descompresiva antes de presentados los signos de herniación, especialmente en pacientes que no deterioraron su estado neurológico dentro de las 48 horas.

Desde el punto de vista fisiopatológico, la descompresión temprana prevendría el daño del parénquima cerebral evitando o reduciendo la exposición del cerebro a elevada presión intracraneal en el curso del desarrollo del edema cerebral isquémico. Por otro lado, el edema posterior al ataque cerebrovascular puede presentar un pico en las 48 horas posteriores al comienzo de los síntomas. Por este motivo podría existir una ventana mayor de tiempo para la realización de la craniectomía descompresiva. No se ha evaluado adecuadamente este hecho en los estudios analizados. En el análisis global realizado en 2007 no se fue posible demostrar diferencias en la evolución funcional comparando pacientes tratados tempranamente versus el tratamiento posterior a 24 horas del comienzo de los síntomas, aunque todos fueron tratados dentro de las 48 horas.

Considerando la escasa cantidad de pacientes tratados después de las 48 horas, no se puede obtener una conclusión final. En ausencia de datos conclusos, y a partir de los análisis realizados en ensayos aleatorizados controlados, se propone considerar las primeras 48 horas para la realización de una craniectomía descompresiva temprana.

Edad

La mayoría de los estudios multicéntricos aleatorizados indican inequívocamente que la edad es el predictor más fuerte de discapacidad en pacientes con infarto maligno de ACM.

En el análisis global realizado de los tres estudios europeos se incluyeron pacientes de 18 a 60 años. Ninguno de estos estudios aleatorizados controlados incluyó a pacientes mayores de 60 años, motivo por el cual se considera esta edad como punto de corte.

La edad mayor podría tener una repercusión en la capacidad del cerebro para compensar después de haber sufrido un ataque cerebrovascular. Además, los pacientes mayores tienden a tener más condiciones comórbidas con mayor riesgo de presentar una evolución desfavorable y mortalidad. Por otro lado, los pacientes menores, presentan mayor expectativa en desarrollar una mejor evolución, aunque la falta de atrofia podría no permitirles tolerar el edema maligno como lo hacen los pacientes mayores.

En un análisis de 15 estudios, Gupta y cols. seleccionaron 138 pacientes que reunían los criterios de inclusión para evaluarlos en el seguimiento. Se evidenció que el 7% de los pacientes resultaron independientes para las actividades básicas de la vida diaria, el 35% quedaron con discapacidad de leve a moderada y el 58% fallecieron o presentaron discapacidad grave. De los 75 pacientes que eran mayores de 50 años, el 80% falleció comparado con el 32% de los pacientes con menos de 50 años con diferencia estadísticamente significativa. Concluye que la edad puede ser un determinante crucial en los pacientes con infarto masivo de ACM.

Algunos estudios incluyeron a pacientes entre 45 y 80 años sin encontrar diferencias significativas en la evolución, mientras que otros demostraron que, en pacientes mayores de 55 años, la craniectomía descompresiva mejora la tasa de sobrevida comparada con tratamiento médico solo; sin embargo, no han encontrado diferencias en la evolución funcional y el nivel de independencia fue pobre, por lo que no se recomienda en pacientes mayores.

El estudio DECIMAL incluyó pacientes menores de 55 y el DESTINY menores de 60. El estudio DESTINY II incluyó pacientes mayores de 60 años y demostró un aumento significativo en la probabilidad de sobrevida en aquellos con infarto de la ACM, pero la mayoría de los sobrevivientes quedaron con discapacidad sustancial, por lo que aún se necesitan más estudios para evaluar la indicación en pacientes mayores.

Se elige en estos criterios la edad de 80 años o menor, dado que es poco probable la buena evolución entre los 60 y 75 años y probablemente mala la evolución en mayores de 75 años.

Territorio

En este ítem se postulan dos preguntas. Por un lado, cuál es la imagen de elección para realizar a fin de documentar el infarto cerebral masivo y qué territorio debe ser afectado para cumplir con los criterios de infarto maligno de ACM.

Especificar las diferencias y los beneficios entre los distintos métodos de imágenes como la tomografía computarizada y la resonancia magnética escapa a lo postulado en este capítulo, aunque creemos necesario referirnos a los distintos métodos diagnósticos utilizados en los distintos estudios revisados.

Los estudios han considerado tanto la tomografía como la resonancia, o ambas, como métodos diagnósticos adecuados. Entre los estudios europeos, en

el DECIMAL se realizaron resonancia magnética y tomografía computarizada, en el DESTINY y en el HAMLET se realizaron tomografías computarizadas.

Se ha postulado que la predicción de infartos con TC de cerebro es generalmente menos sensible y más exacta dentro de las 12 horas posteriores al ataque cerebrovascular, mientras que la RM con difusión ofrece una mayor sensibilidad y especificidad para el diagnóstico temprano. La precisión de la TC es del 33%, mientras que la imagen por difusión es del 100%. Otros autores postulan que entre el 30 y el 60% de las lesiones isquémicas son visibles en la tomografía computarizada.

La disponibilidad de la RM en el período agudo permite el análisis volumétrico más preciso del infarto. Una imagen en difusión de más de 82 cm³ realizada en menos de 6 horas tiene una especificidad del 98% con una sensibilidad del 52%. Una imagen con difusión en RM con más de 145 cm³ de volumen obtenida dentro de las primeras 14 horas desde el inicio de los síntomas fue asociada con un 100% de especificidad y 94% de sensibilidad en una cohorte pequeña de pacientes. La diferencia en la sensibilidad se debe en la mayoría de los casos debido al tiempo de la obtención de la RM.

Medición del volumen del infarto

El volumen del infarto significativamente predice la evolución. La medición por medio de la RM es más sensible que la tomografía en pacientes con ataque cerebrovascular agudo dentro de las primeras 24 horas del inicio de los síntomas.

Se utilizan el T2, la imagen en difusión, y se puede utilizar el programa informático ANALIZE® para la medición del volumen.

Se ha estudiado la medición por medio del modelo ABC/2 utilizado en hematoma cerebral para la medición del volumen del infarto en RM con buena fiabilidad, aunque no ha sido estudiado en infartos agudos dentro de las 9 horas en tomografía computarizada. El ABC/2 requiere menos de un minuto para ser realizado y tiene una buena fiabilidad entre observadores. La aplicación del ABC/2 permite la estimación del volumen del infarto en la unidad de cuidados críticos para la discusión sobre el pronóstico y el planeamiento de intervenciones.

Territorio comprometido

Algunos autores agregan, como definición de infarto maligno de ACM, el compromiso de otros territorios vasculares, así como el de la arteria cerebral posterior (ACP), arteria cerebral anterior (ACA) o arteria coroidea. Gupta en su análisis previamente citado comparó el infarto maligno con compromiso único de la arteria cerebral media con el compromiso adicional de otros territorios vasculares y no encontró diferencias estadísticamente significativas.

Otros autores consideran que cuanto más grande es el área de infarto, mayor es el riesgo de desarrollar edema maligno. Mori reveló, en su análisis discriminativo, que un infarto con volumen de más de 240 cm³ fue predictivo de infarto maligno con 76,4% de exactitud.

Von Kummer observó que el compromiso del 50% o más del territorio de la arteria cerebral media predijo una evolución fatal en el 85% de los casos (11 de 13 pacientes), y encontró una especificidad del 94% y una sensibilidad del 61%.

El diagnóstico por medio de la TC fue preciso en solo el 33% de los pacientes, mientras que la precisión para la detección de infarto maligno de ACM fue del 100% dentro de las 6 horas de comenzados los síntomas.

Expectativa de sobrevida

Los pacientes con antecedentes de neoplasia activa o enfermedades crónicas avanzadas con expectativa de sobrevida menor de 5 años no serían candidatos para el tratamiento quirúrgico, debido a que podría hasta empeorar la calidad de vida en lugar de aportar mejor pronóstico.

Criterios de exclusión de pacientes

- Mayores de 80 años.
- Anticoagulación previa o RIN > 1,7 al ingreso.
- Infarto agudo de miocardio (IAM) previo en tratamiento con ácido acetilsalicílico (AAS) o clopidogrel.
- Enfermedad neurológica previa.
- Enfermedad oncológica en estadio avanzado sin posibilidad de tratamiento curativo.

Hemicraniectomía de emergencia

Se indica la hemicraniectomía de emergencia, si se presentan signos tempranos de herniación, como la asimetría en el tamaño pupilar, o la desviación > 10 mm de la línea media a nivel del *septum pellucidum* o mayor de 5 mm a nivel de la glándula pineal.

El propósito de esta exposición es insistir en que la hemicraniectomía debe realizarse en forma temprana, es decir antes de que se presenten los signos de herniación, porque se ha demostrado que hacerlo así se asocia con una mejoría en el pronóstico.

Situaciones especiales

En aquellos pacientes que han sido tratados con rTPA intravenoso o intraarterial, no se descarta la necesidad de hemicraniectomía posterior a él. En distintos estudios no se ha excluido este subgrupo de pacientes, pero se necesitarían más ensayos que lo incluyan. El beneficio de la hemicraniectomía en los pacientes sin mejoría en las 24 horas posteriores a la administración de trombolíticos intravenosos o intraarteriales, o en aquellos que desarrollan complicaciones agudas como hemorragia cerebral posisquémica no está definido. Lo que se sugiere, es considerar la hemicraniectomía si los criterios STATE se reúnen a las 24 horas después de la trombólisis. Asimismo, considerar hemicraniectomía en pacientes que desarrollen hemorragia cerebral o edema cerebral maligno posterior a la administración de trombolíticos. Dadas las diferencias de deterioro clínico y del tamaño de la hemorragia posisquemia, la decisión debería ser tomada de acuerdo con cada caso particular, en consenso con los servicios de neurología y neurocirugía. La hemicraniectomía descompresiva solo debe ser realizada después de la normalización en los parámetros de coagulación, como por ejemplo la normalización en los valores de fibrinógeno administrando en su necesidad crioprecipitados.

Técnica quirúrgica

La técnica quirúrgica en la hemicraniectomía descompresiva ha sido también tema de debate.

Ha existido controversia en cuanto a la extensión de la descompresión quirúrgica y la necesidad de remoción del tejido isquémico.

La descompresión quirúrgica basada en la craniectomía fronto-parieto-témporo-occipital con duroplastia se ha informado como una terapia eficaz para el edema cerebral fatal.

El tamaño de la craniectomía descompresiva es un tema ampliamente revisado, ya que las craniectomías subóptimas pueden requerir una reintervención aumentando los riesgos. La craniectomía debe tener entre 12-13 cm por 8-9 cm; para lograr adecuada descompresión de las cisternas basales se recomienda alcanzar la fosa temporal.

La duroplastia es imprescindible para lograr una adecuada expansión del cerebro edematizado. Habitualmente se describe como duroplastia con incisión de la duramadre de forma estrellada y posterior cierre con fascia temporal homóloga. La duramadre se fija a los márgenes de la craniectomía para evitar el sangrado epidural.

Algunos autores describen la descompresión interna o la lobectomía temporal anterior con resección del uncus con exéresis de tejido avascular necrótico o sin ella. En algunos casos estudiados, si la presión intracraneal excedía 30 mm Hg, se realizaba lobectomía temporal anterior. Pero esto no se realiza de forma rutinaria.

Robertson, en 2004, sugirió que los pacientes que se encuentran con mayor riesgo de desarrollar edema cerebral maligno deberían ser sometidos a hemicraniectomía temprana con duroplastia, mientras que aquellos con signos de herniación también deberían ser sometidos a una lobectomía temporal anterior y resección de tejido no viable.

Complicaciones

Entre las complicaciones se encuentran los riesgos propios de una neurocirugía, como los riesgos anestésicos y los riesgos quirúrgicos, como el dolor, el sangrado, la infección por ejemplo la meningitis posquirúrgica, la formación de abscesos cerebrales, hematomas, fístulas de líquido cefalorraquídeo (LCR) y las colecciones extraaxiales como los higromas.

Los higromas pueden aparecer entre el segundo día de la cirugía y la cuarta semana. La incidencia varía del 18 al 30%. Habitualmente son homolaterales a la descompresión y, menos frecuentemente, contralaterales, con un volumen variable de 10 a 120 mL.

Después de realizada la craniectomía hay mayor riesgo de hidrocefalia, debido a inadecuado alojamiento del LCR y a circulación y alteración en las granulaciones aracnoideas con inadecuada reabsorción del LCR. Se ha informado una incidencia en el 20% hasta el 47,8% de los pacientes.

Hay evidencia de que la hidrocefalia posterior a la CD puede tener un impacto negativo en la evaluación neurológica.

En algunos casos, los pacientes requieren la colocación de una válvula de derivación ventrículo-peritoneal permanente por disfunción permanente de las granulaciones aracnoideas y de la consiguiente circulación de líquido cefalorraquídeo.

En un estudio realizado en 2017 se demostró que aquellos pacientes en quienes se realizó la craniectomía dentro de los primeros 100 días posteriores a la descompresión desarrollaron hidrocefalia 4,2 veces más que los operados más tardíamente. Se observó que otros factores como el tamaño de la craniectomía, la edad o el número de complicaciones no influenció el desarrollo de hidrocefalia.

Debido a que se intenta que la resección ósea alcance la fosa temporal, pueden presentarse complicaciones como la lesión de la arteria temporal superficial, lo cual puede dañar la perfusión del colgajo e impactar negativamente en la cicatrización.

En cuando a la duroplastia, no se recomienda colocar material sintético con un sustituto dural, el cual se asocia con aumento en el riesgo de infección.

También se ha descrito entre las complicaciones el síndrome del colgajo de piel hundido (*syndrome of the sinking scalp flap*) o síndrome del trefinado, que consta de cefaleas, convulsiones, empeoramiento del déficit neurológico, así como irritabilidad, alteraciones en la concentración y cambios de humor. Puede aparecer semanas a meses de la descompresión. Ocurre como consecuencia de hipotensión del LCR y –si bien ha sido descrita una incidencia del 26%– solo presentaron síntomas clínicos relevantes el 11% en un estudio prospectivo pequeño. Los pacientes son más propensos a este cuadro, si son sometidos a drenaje del LCR través de ventriculostomías externas, sistemas de derivación ventrículo-peritoneal o posterior a punciones lumbares.

La reposición del colgajo de hueso con restablecimiento de la dinámica de la circulación del LCR puede disminuir la incidencia de hidrocefalia permanente.

Puede haber mayor riesgo de sangrados e infección, aunque la tasa de infección referida en la literatura no debería superar el 3 al 7%.

Otra complicación que ocurre con relativa frecuencia dentro de los 7 días de la cirugía es la herniación cerebral externa definida como la presencia de tejido cerebral > 1,5 cm por encima del plano en el que se encontraría normalmente la tabla externa del cráneo, medida en el centro del defecto. La importancia de la herniación externa radica en el riesgo de lesión a la corteza cerebral herniada, ya que la compresión de las venas corticales y la laceración de la corteza en los bordes del defecto pueden llevar a isquemia y necrosis.

Debido a que los pacientes que requieren una craniectomía descompresiva por lo general presentan distintas comorbilidades, los costos de la craniectomía descompresiva, el riesgo de hospitalización prolongada, la eventual dependencia funcional y el riesgo de vida deben ser expresados y comprendidos por el paciente (si se pudiera) y por la familia.

Monitorización posoperatoria

Consiste en seguir recomendaciones generales, como implementar conjuntos o "paquetes de medidas" (*bundles*) para sepsis, ventilación de protección pulmonar, control de las glucemias, tratamiento de la hipertermia y alimentación enteral temprana.

La monitorización de la PIC no se realiza de forma rutinaria.

Respecto de la profilaxis anticonvulsiva, de acuerdo con las guías 2013, el uso de anticonvulsivos no está recomendado (Recomendación de Clase III, Nivel de evidencia A). Sin embargo, en el paciente sometido a una CD, podría considerarse su uso durante 7 días como profilaxis posoperatoria.

Se debe realizar una tomografía cerebral a las 24 horas o más tempranamente, si hay signos de hipertensión endocraneal previos a intentar el despertar del paciente.

Se debe intentar despertar a los pacientes de la sedación lo antes posible, tan pronto no haya signos de hipertensión endocraneal ni complicaciones posoperatorias.

La profilaxis antitrombótica con heparina de bajo peso molecular debe ser iniciada a las 48 horas del posoperatorio con TC sin evidencia de sangrado.

La movilización temprana ha sido demostrada como estrategia exitosa en la rehabilitación del paciente en la unidad de cuidados intensivos. Especial control se debe tener al movilizar al paciente considerando el sitio de la craniectomía e indicando el uso de casco al iniciar la movilización.

Craneoplastia

Algunos autores describen la realización de un bolsillo (*pouch*) subcutáneo abdominal para preservación del hueso removido, o bien el hueso artificial, y se realiza la craneoplastia a las 6 a 12 semanas como tiempo promedio, aunque el tiempo más adecuado no ha sido estudiado.

Hay distinta evidencia con respecto al tiempo más conveniente para realizar la craneoplastia. En algunos casos se recomiendan 3 meses para reponer el colgajo óseo, habiendo observado mayor incidencia de infecciones en menores tiempos, mientras que otros demostraron que la utilización del colgajo óseo autólogo presenta riesgo disminuido de infección comparado con varios materiales de sustitución. A su vez, la criopreservación extracorpórea del colgajo, mediante períodos de tiempo prolongados, parecería aumentar el riesgo de infección.

De todas formas, la craneoplastia realizada después de los 3 meses es contraproducente, ya que aumentan las complicaciones globales.

No se han encontrado diferencias significativas en la tasa de infección al comparar la preservación extracorpórea del colgajo óseo versus la utilización de bolsillo subcutáneo abdominal.

Un modo de conservación ósea es con gas óxido de etileno, el cual evitaría la realización de un bolsillo subcutáneo y su cicatriz, sin aumentar el riesgo de infecciones, pero aún falta evidencia para su uso sistemático.

La tasa de infección al momento de la hemicraniectomía descompresiva o al momento de la craneoplastia esta descrita como del 5 al 10%.

Una complicación cuya incidencia varía entre el 2 y 21% es la resorción ósea y alcanza un 50% en la población pediátrica. Entre los factores de riesgo se encuentran la fragmentación del hueso, el tiempo hasta la craneoplastia y la edad joven, entre otros.

Consideraciones éticas

No quedarían dudas, a la luz de la evidencia actual, de que la craniectomía descompresiva disminuye la mortalidad de los pacientes, aunque esta reducción de la mortalidad puede asociarse a un aumento en la discapacidad, dependencia, dolor y desolación. La decisión de realizar una craniectomía descompresiva debe adoptarse de acuerdo con la voluntad, valores y deseos expresados previamente por el paciente a una sobrevida con algún grado de discapacidad en caso de haber sido expresado. La mayoría de los estudios consideran el nivel de mRS para describir la discapacidad.

Cuando en los estudios se expresa que, en menores de 60 años, la CD no se acompaña de una discapacidad grave, se refiere a un nivel de mRS de 5, pero la proporción de pacientes con mRS 2 o 3 aumenta del 21 al 43%.

Reintegración a la vida habitual e índices de depresión

No hay acuerdo en el grado de dependencia que se considera aceptable o inaceptable en lo que refiere a la evolución y en quién decide esta conducta considerando que los pacientes no se encuentran en condiciones de lucidez para decidir por sí mismos si no expresaron su voluntad antes del evento.

La mayoría de los estudios se concentran primariamente en definir la discapacidad física, mientras que la calidad de vida se mantiene poco estudiada. En el estudio HAMLET, la calidad de vida medida por el índice SF-36 y una escala visual analógica fue abordada como objetivo secundario y no encontró diferencias significativas entre la rama de tratamiento médico y la de tratamiento quirúrgico.

En el estudio DECIMAL tampoco se observaron diferencias significativas en la calidad de vida, aunque todos los sobrevivientes refirieron que su vida "valía la pena ser vivida". En una revisión sistemática realizada en 2012 se observó que –a pesar de registrarse una proporción significativa de pacientes con discapacidad moderada a grave (46,8%) o grave (10,8%) y una alta incidencia de depresión (56,1%)– la mayoría expresaba satisfacción con su vida y no se arrepentía de haber sido sometido a la CD (76,6%). La incidencia de depresión en otro estudio ha sido del 33%.

El índice RNL (*Reintegration to normal life*) y el índice de Zung indicaron déficits neuropsicosociales graves en pacientes jóvenes y adultos que sobrevivieron a una hemicraniectomía. La depresión grave no siempre está correlacionada con la discapacidad física. También han sido informados déficits atencionales posteriores a la CD Asimismo se ha evaluado el déficit neuropsicosocial a través del índice de Barthel y se ha observado que, particularmente en los pacientes jóvenes, la reintegración a una calidad de vida normal puede alcanzarse.

Lo cierto es que aún no se ha evaluado la calidad de vida de forma adecuada después de una craniectomía descompresiva y que debemos ser conscientes, humanos y flexibles a la hora de tomar la decisión teniendo en cuenta los aspectos positivos, los negativos, la voluntad del paciente y la voluntad de los familiares.

★ **CONCLUSIONES**

En los últimos años hemos evolucionado desde una práctica antes considerada de emergencia o de rescate hasta un procedimiento de urgencia o semiemergencia, el cual es planificado al momento del ingreso del paciente en el hospital o en las primeras 24 horas del ingreso, después de la segunda TC de control. Todos los pacientes con infarto extenso de la arteria cerebral media deben ser evaluados por el servicio de neurocirugía y seguidos en conjunto con la familia, de acuerdo con la voluntad del paciente en caso de haber sido expresada, para evaluar la necesidad de hemicraniectomía descompresiva.

Parece estar claro, según la bibliografía evaluada, que un procedimiento de emergencia una vez objetivados los signos de herniación no mejora la calidad de vida de los pacientes, por lo que se intenta realizarla lo antes posible en caso de reunir los criterios de preselección.

Ningún paciente debería estar excluido de la posibilidad o consulta, ya sea por su dominancia, lenguaje o comorbilidades.

A pesar de que varios estudios aleatorizados controlados aún no han sido completados ni publicados, la hemicraniectomía descompresiva en infarto maligno de arteria cerebral media es un procedimiento que aumenta la sobrevida en aquellos pacientes seleccionados.

Se propone la utilización de los criterios STATE presentados para la inclusión de pacientes quienes se beneficiarían con la craniectomía descompresiva temprana, dentro de las 48 horas del ingreso antes de que se presenten los signos de herniación para alcanzar de este modo el aumento en la sobrevida acompañado de una evolución funcional favorable.

BIBLIOGRAFÍA

Cho DY, Chen TC, Lee HC. Ultra-early decompressive craniectomy for malignant middle cerebral artery infarction. Surg Neurol 2003;60(3):227-32; discussion 232-3.

Delashaw JB, Broddaus WC, Kassell NF et al. Treatment of right hemisferic cerebral infartion by hemicraniectomy. Stroke 1990;874-81.

Frank JI. Large hemispheric infarction, deterioration, and intracranial pressure. Neurology 1995;45(7):1286-90.

Gupta R, Sander Connolly E, Mayer S and Elkind M. Hemicraniectomy for Massive Middle Cerebral Artery Territory Infarction. A Systematic Review. Stroke 2004;35:539-43.

Hacke W. "Malignant" Middle Cerebral Artery Territory Infarction. Arch Neurol American Medical Association 1996;53(4):309-15.

Jüttler E, Bösel J, Amiri H, Schiller P, Limprecht R, Hacke W, et al. DESTINY II: DEcompressive Surgery for the Treatment of malignant INfarction of the middle cerebral arterY II. Int J Stroke 2011;6(1):79-86.

Jüttler E, Schwab S, Schmiedek P, Unterberg A, Hennerici M, Woitzik J, Witte S, Jenetzky E, Hacke W; DESTINY Study Group. Decompressive Surgery for the Treatment of Malignant Infarction of the Middle Cerebral Artery (DESTINY): a randomized, controlled trial. Stroke 2007;38(9):2518-25.

Kasner SE, Demchuk AM, Berrouschot J. Predictors of fatal brain edema in massive hemispheric ischemic stroke. Stroke. American Heart Association, Inc 2001;32(9):2117-23.

Margules A, Jallo J. Complications of decompressive craniectomy. JHN Journal 2010;5(1).

Merenda A, DeGeorgia M. Craniectomy for acute ischemic stroke: how to apply the data to the bedside. Curr Opin Neurol 2010;23(1):53-8.

Mori, K., Aoki, A., Yamamoto, T. et al. Aggressive Decompressive Surgery in Patients with Massive Hemispheric Embolic Cerebral Infarction Associated with Severe Brain Swelling. Acta Neurochir (Wien) 2001;143:483-92.

Moulin DE, Lo R, Chiang J, Barnett HJM. Prognosis in middle cerebral artery occlusion. Stroke 1985;16(2):282-4.

Qureshi AI, Suárez JI, Yahia AM, Mohammad Y, Uzun G, Suri MFK, et al. Timing of neurologic deterioration in massive middle cerebral artery infarction: A multicenter review. Crit Care Med 2003;31(1):272.

Robertson SC, Lennarson P, Hasan DM, Traynelis VC. Clinical course and surgical management of massive cerebral infarction. Neurosurgery 2004;55:55-61.

Ropper AH, Shafran B. Brain edema after stroke. Clinical syndrome and intracranial pressure. Arch Neurol 1984;41(1):26-9.

Muizelaar JP, Marmarou A, Ward JD, Kontos HA, Choi SC, Becker DP, Gruemer H, Young HF. Adverse effects of prolonged hyperventilation in patients with severe head injury: a randomized clinical trial. J Neurosurg 1991;75(5):731-9.

Schwab S, Aschoff A, Spranger M, Albert F, Hacke W. The value of intracranial pressure monitoring in acute hemispheric stroke. Neurology 1996;47(2):393-8.

Torbey MT, Bösel J, Rhoney DH, Rincon F, Staykov D, Amar AP, et al. Evidence Based Guidelines for the Management of Large Hemispheric Infarction. Neurocrit Care 2015;22(1):146-64.

Vahedi K, Hofmeijer J, Juettler E, Vicaut E, George B, Algra A, et al. Early decompressive surgery in malignant infarction of the middle cerebral artery: a pooled analysis of three randomised controlled trials. Lancet Neurol 2007;6(3):215-22.

von Kummer R, Meyding-Lamadé U, Forsting M, Rosin L, Rieke K, Hacke W, Sartor K. Sensitivity and prognostic value of early CT in occlusion of the middle cerebral artery trunk. AJNR Am J Neuroradiol 1994;15(1):9-15; discussion 16-8.

Ataque cerebrovascular embólico de origen indeterminado (ESUS)

39

Federico Rodríguez Lucci y Sebastián Ameriso

INTRODUCCIÓN

La enfermedad cerebrovascular es una de las principales causas de muerte en el mundo y representa la causa más frecuente de discapacidad permanente en adultos. El ataque cerebrovascular (ACV) es una entidad heterogénea tanto en sus formas de presentación como en su etiopatogenia. Su pronóstico a corto y largo plazo varía según el subtipo de ACV. Los ACV isquémicos predominan sobre los ACV hemorrágicos; se clasifican –según los criterios TOAST– en ACV de grandes vasos, de pequeños vasos o lacunares, cardioembólicos, criptogénicos o indeterminados, y de otras causas o inusuales (**fig. 39-1**).

El cardioembolismo causa aproximadamente el 20% de los ACV isquémicos; la fibrilación auricular (FA) es la condición más frecuente. Sin embargo, en numerosos pacientes, el origen del embolismo es incierto. Existen diversas entidades potencialmente embolígenas de diferente riesgo relativo, tales como la disfunción ventricular izquierda, la calcificación del anillo mitral, el foramen oval permeable, las placas ateromatosas carotídeas y la ateromatosis en cayado aórtico.

El ataque cerebrovascular isquémico criptogénico o indeterminado constituye alrededor del 25% del total de los ACV en diversas series.

La mayoría de los ACV isquémicos no lacunares y no asociados a enfermedad ateromatosa obstructiva son embólicos. El émbolo que se dirige hacia el cerebro puede originarse en las válvulas mitral o aórtica, en las cámaras cardíacas (embolismo cardíaco), en el arco aórtico, en arterias cervicales (embolismo arterial) y en las venas (embolia paradójica).

Si bien los émbolos pueden contener una composición variada, como células tumorales, fragmentos de calcio, material séptico, etc., la mayoría poseen un elevado componente de plaquetas y/o trombina. Esta es la base fisiopatológica del término ACV tromboembólico y su interés terapéutico radica en actuar sobre la fuente trombótica.

A pesar de la elevada frecuencia del ACV criptogénico, no es clara la mejor estrategia de prevención secundaria de esta entidad. Si tales eventos fueran embólicos, los anticoagulantes podrían tener una eficacia mayor que los antiagregantes en la recurrencia de la isquemia cerebral.

El término ESUS (*embolic stroke of unknown source*), define los ACV isquémicos embólicos (no lacunares) sin una causa cardioembólica de alto riesgo identificada y sin una obstrucción ateromatosa significativa de las arterias del territorio infartado. Las causas de ESUS son variadas y se describen en el **cuadro 39-1**.

Los exámenes requeridos para este diagnóstico están dirigidos a confirmar un infarto cerebral con características compatibles con embolia (no lacunar), por medio de una tomografía computarizada (TC) o resonancia magnética (RM) cerebral. Por otro lado, se deben descartar causas de cardioembolia, principalmente fibrilación auricular y trombo intraventricular (mediante electrocardiograma, Holter y Doppler cardíaco) y obstrucción ateromatosa significativa de las arterias del territorio infartado (**cuadro 39-2**).

La frecuencia de este subtipo de ACV parece variar en el mundo, probablemente por características de la población y de la extensión de los protocolos diagnósticos de cada centro.

DIAGNÓSTICO DE ESUS

Para establecer el diagnóstico de ESUS debe descartarse el origen cardioembólico de alto riesgo (p. ej., fibrilación auricular), estenosis ateromatosas de los vasos de cuello o intracerebrales del territorio infartado y los ACV lacunares.

El abordaje gradual para el diagnóstico de ESUS consiste en (**cuadros 39-2 y 39-3**):

- Evidencia de infarto cerebral en la neuroimagen que confirma el diagnóstico de ACV isquémico y

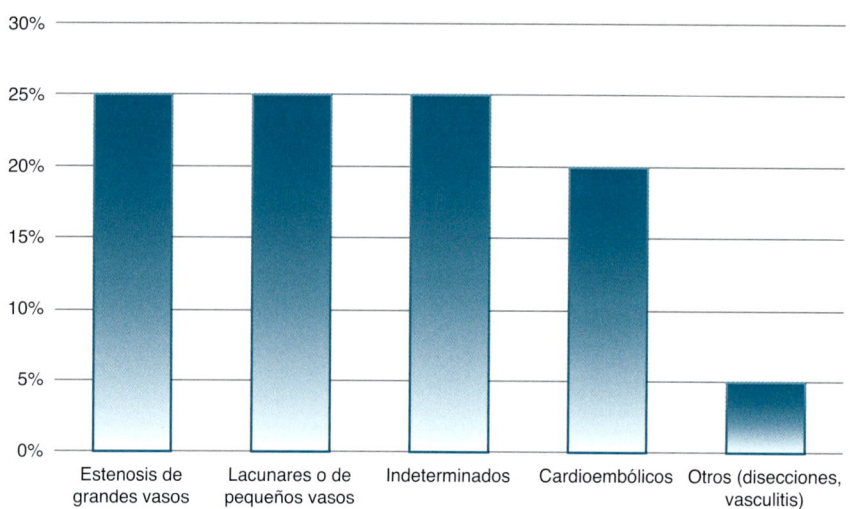

Fig. 39-1. Distribución de los subtipos de ataque cerebrovascular isquémico según la clasificación TOAST.

excluir el ACV lacunar basándose en la topografía del infarto.
- Excluir el origen cardioembólico de alto riesgo con electrocardiograma (ECG) y monitorización Holter, para detectar fibrilación auricular, y con ecocardiografía, para descartar trombo intraventricular o valvulopatía.
- A través de una imagen vascular (angiotomografía, angiorresonancia o estudios con ultrasonido) se debería excluir la ateromatosis obstructiva de vasos cervicales o intracerebrales del territorio infartado.

- Excluir otras causas poco frecuentes de ACV isquémico como las arteritis, la disección arterial y el síndrome de vasoconstricción cerebral.

La fibrilación auricular paroxística oculta puede ser detectada en un 10-20% de los pacientes con ACV isquémico, pero muchos de estos episodios duran segundos o pocos minutos. Existe poca evidencia que ayude a definir qué duración se requiere para incrementar el riesgo de ACV isquémico y, por lo tanto, necesitar anticoagulación. No hay un consenso global sobre la duración de la monitorización electrocardiográfica después del ACV isquémico para excluir la fibrilación auricular. Las recomendaciones por guías han sido escasas sobre el tema. Estas recomiendan la monitorización por Holter cardíaco durante al menos 24 horas luego del ACV isquémico.

Cuadro 39-1. Potenciales causas de ataque cerebrovascular embólico

Válvulas cardíacas anómalas
Valvulopatía mixomatosa con prolapso mitral
Calcificación del anillo mitral
Estenosis valvular aórtica
Calcificación del anillo valvular aórtico
Arritmias supraventriculares
Episodios de taquicardia auricular
Estasis sanguínea con reducción del flujo o ecodensidades espontáneas dentro de la orejuela auricular
Anormalidades en la estructura auricular
Aneurisma del tabique interauricular
Red de Chiari
Fibrilación auricular paroxística oculta
Cáncer
Endocarditis trombótica no bacteriana oculta
Émbolo tumoral asociado a cáncer oculto
Embolia aterotrombótica
Placas en cayado aórtico
Placas ulceradas no estenosantes en vasos cervicales
Embolia paradójica
Foramen oval permeable
Anomalías del tabique interauricular
Fístula arteriovenosa pulmonar

Cuadro 39-2. Criterios diagnósticos para ACV embólico de origen indeterminado (ESUS)

ACV isquémico (no lacunar^) en tomografía o resonancia cerebral

Ausencia de estenosis arterial mayor del 50% de vasos cervicales o intracraneales

Ausencia de origen cardioembólico de alto riesgo*

Ausencia de otra causa específica de ACV (arteritis, disección, migraña/vasoespasmo)

^ ACV lacunar: se define como infarto subcortical o de arterias perforantes menor de 1,5 cm en estudios de neuroimágenes.
* Fibrilación auricular, trombo intracardíaco, válvula protésica, mixoma auricular, estenosis mitral grave, disfunción ventricular grave (FEy < 30%), endocarditis infecciosa.

Cuadro 39-3. Métodos diagnósticos para detección de ESUS*

Tomografía computarizada o resonancia magnética encefálica

Electrocardiograma de 12 derivaciones

Telemetría cardíaca con detección automática de ritmo cardíaco por 24 horas

Imagen vascular de la arteria involucrada en el territorio del ACV isquémico (ultrasonografía, angiorresonancia, angiotomografía o angiografía digital)

Ecocardiograma transtorácico y/o transesofágico

* No es necesaria la evaluación del cayado aórtico. Los estudios de trombofilias solo serán necesarios si existe una historia familiar o si la clínica actual lo amerita.

ASPECTOS CLÍNICOS DE LOS PACIENTES CON ESUS

Los datos aportados por el *ESUS Global Registry* indican que los pacientes con ESUS eran en su mayoría jóvenes con ataques cerebrovasculares leves. La terapia antiplaquetaria fue la terapia antitrombótica estándar para la prevención secundaria del ACV en todas las regiones.

El riesgo de ataque cerebrovascular isquémico recurrente/TIA y muerte en ESUS puede estratificarse por las puntuaciones CHADS2 y CHA2DS2-VASc. En comparación con el grupo de bajo riesgo, los pacientes en el grupo de alto riesgo CHA2DS2-VASc tienen un riesgo mayor de recidiva de ACV/TIA y muerte de 3 a 13 veces.

Las recurrencias isquémicas de ACV/TIA y las muertes por cada 100 pacientes-año son 2,5 y 1 en los pacientes < 60 años, 5,8 y 5,2 en los pacientes de 60 a 80 años, 7,9 y 11,6 en los > 80 años, 3,53 y 3,48 en las mujeres y 4,5 y 4 en los hombres, respectivamente. El sexo femenino no se asoció con un mayor riesgo de ataque cerebrovascular isquémico recurrente/TIA (HR 1,15, IC 95%: 0,84-1,58) o muerte (HR 1,35, IC 95%: 0,97-1,86). La distribución por edades en los ensayos en curso de ESUS influiría potencialmente en su poder para detectar una asociación significativa de tratamiento.

TERAPÉUTICA ANTITROMBÓTICA EN PACIENTES CON ESUS

El Estudio WARSS (*Warfarin-Aspirin Recurrent Stroke Study*) incluyó pacientes con ACV isquémico reciente y aleatorizó la estrategia antitrombótica en aspirina 325 mg vs. warfarina en dosis bajas (media de RIN 1,9). Para el subgrupo de pacientes con ACV criptogénico (576 pacientes, 26%), el objetivo primario, que consistía en ACV isquémico recurrente o muerte, ocurrió en un 15% del grupo warfarina vs. 16,5% del grupo aspirina durante 2 años de seguimiento (HR 0-92, IC 95%: 0,6-1,4). De los 388 pacientes con diagnóstico de ACV criptogénico en donde la tomografía computarizada mostraba topografía embólica (no lacunar, cortical o cerebelosa, o infartos en diferentes territorios vasculares), el ACV isquémico recurrente o muerte en 2 años de seguimiento fue de 12% con warfarina vs. 18% con aspirina (HR 0-66, IC 95%: 0,4-1,2). Los datos aportados por este subgrupo del WARSS apoyaban la idea de que la anticoagulación podría ser más eficaz que la aspirina en pacientes con ACV isquémico criptogénico no lacunar.

Para los pacientes con riesgo cardioembólico elevado, los estudios aleatorizados demuestran que la anticoagulación reduce el riesgo embólico comparada con antiagregantes. La FA es la causa más frecuente de ACV isquémico de origen cardioembólico, debido a su elevada prevalencia en la población general. El riesgo anual de ACV en pacientes con FA es de un 3-8% al año, con una media de 5%. CHADS2 y CHA2DS2-VASc son los puntajes (*scores*) de riesgo más utilizados y recomendados; son útiles para cuantificar el riesgo de ACV en pacientes con FA y riesgo de embolia y sobre esa base seleccionar la terapéutica antitrombótica. Esta escala parece ser útil también en pacientes con ESUS.

La anticoagulación con warfarina reduce la frecuencia de ACV isquémico en pacientes con disfunción ventricular izquierda sin fibrilación auricular. Los anticoagulantes orales directos (AOD, apixabán, rivaroxabán, dabigatrán y edoxabán) son tanto o más eficaces que la warfarina para prevenir el riesgo de ACV isquémicos en pacientes con fibrilación auricular con un riesgo sustancialmente menor de sangrado cerebral.

En vista del mecanismo común de tromboembolismo, es razonable la hipótesis de que la anticoagulación (AODo antagonistas de vitamina K) podría reducir el riesgo de recurrencia de ACV isquémico más eficazmente que la antiagregación en pacientes con ESUS. Para confirmar la hipótesis fueron necesarios estudios multicéntricos, prospectivos, aleatorizados y doble ciego. El primero de ellos fue NAVIGATE-ESUS, que evaluó la prevención antitrombótica secundaria en pacientes con ESUS con rivaroxabán vs. aspirina y el segundo ensayo fue RE-SPECT ESUS que comparó dabigatrán vs. aspirina. El resultado de ambos ensayos clínicos fue categórico: tanto rivaroxabán como dabigatrán no fueron superiores a la aspirina con respecto a la prevención del ataque cerebrovascular recurrente después de un ESUS y se asoció con un mayor riesgo de sangrado. Se encuentra en proceso de inclusión de pacientes con ESUS un tercer ensayo que evalúa apixabán vs. aspirina (ATTICUS-ESUS). Por lo tanto, la evidencia actual no permite elegir la anticoagulación por sobre la antiagregación en prevención antitrombótica secundaria en pacientes con ESUS.

★ **CONCLUSIONES**

A pesar de los avances en la comprensión del ACV isquémico, los ACV criptogénicos siguen siendo un desafío diagnóstico y terapéutico.

El subtipo de ACV denominado ESUS constituye una construcción clínica definida como ACV isquémicos embólicos (no lacunares) sin una causa cardioembólica identificada y sin una obstrucción ateromatosa sustancial de las arterias del territorio infartado. El ESUS está asociado con un elevado riesgo de ACV recurrentes (mayor que en los ACV no cardioembólicos) y con lesiones isquémicas cerebrales clínicamente silenciosas.

Los estudios diagnósticos muestran la variedad de orígenes potencialmente embolígenos que podrían causar ESUS. En el paciente individual, la asociación causal con el ACV puede ser difícil de probar ya que, en ocasiones, más de una etiología está presente en el mismo individuo.

El mecanismo subyacente dominante del ESUS es la embolia de origen no establecido. No debemos considerar el ESUS como un diagnóstico de exclusión, sino un diagnóstico basado en el hallazgo imagenológico de un infarto no lacunar en ausencia de aterosclerosis oclusiva proximal o elevado riesgo de origen cardioembólico, como la fibrilación auricular o el trombo intraventricular.

Será interesante analizar los subgrupos de pacientes con aumento de tamaño auricular, con presencia de foramen oval permeable y/o con carga ateromatosa elevada en grandes vasos, de los ensayos NAVIGATE-ESUS como también de RE-SPECT ESUS, para obtener más conclusiones sobre la prevención antitrombótica en pacientes con ESUS.

El tratamiento estándar actual en estos pacientes es el ácido acetilsalicílico, a pesar de la alta prevalencia de fibrilación auricular paroxística aún no detectada y otras potenciales etiologías embólicas. El riesgo de mortalidad a largo plazo en el ESUS es menor en comparación con los ACV cardioembólicos, aunque ambos tienen tasas similares de recurrencia.

BIBLIOGRAFÍA

Cantu-Brito C, Sampaio Silva G, Ameriso SF. Embolic Stroke of Undetermined Source in Latin America A Review. Neurologist 2017; 22(5):171-81.

Connolly SJ, Ezekowitz MD, Yusuf S, Eikelboom J, Oldgren J, Parekh A, et al. Dabigatran versus warfarin in patients with atrial fibrillation. N Engl J Med 2009;361:1139-51.

Diener HC, Sacco RL, Easton JD, Granger CB, Cronin L, Grauer C, et al. RE-SPECT ESUS: Dabigatran versus acetylsalicyclic acid for stroke prevention in patients with embolic stroke of undetermined source. N Engl J Med 2019;380:1906-17.

Granger CB, Alexander JH, McMurray JJ, Lopes RD, Hylek EM, Hanna M, et al. Apixaban versus warfarin in patients with atrial fibrillation. N Engl J Med 2011;365:981-92.

Hart RG, Diener HC, Coutts SB, Easton JD, Granger CB, O'Donnell MJ, et al. Embolic strokes of undetermined source: the case for a new clinical construct. Lancet Neurol2014;13(4):429-38.

Hart RG, Sharma M, Mundl H, Kasner SE, Bangdiwala SI, Berkowitz SD, et al. Rivaroxaban for Stroke Prevention after Embolic Stroke of Undetermined Source. N Engl J Med 2018;378:2191-201.

Hawkes MA, Farez MF, Pertierra L, Gomez-Schneider MM, Pastor-Rueda JM, Ameriso SF. Differential characteristics, stroke recurrence, and predictors of covert atrial fibrillation of embolic strokes of undetermined source. Int J Stroke 2018;13(2):190-4.

Ntaios G, Lip GYH, Vemmos K, Koroboki E, Manios E, Vemmou A, et al. Age- and sex-specific analysis of patients with embolic stroke of undetermined source. Neurology 2017;89(6):532-9.

Ntaios G, Vemmos K, Lip GY, Koroboki E, Manios E, Vemmou A, et al. Risk Stratification for Recurrence and Mortality in Embolic Stroke of Undetermined Source. Stroke 2016;47:2278-85.

Perera KS, Vanassche T, Bosch J, Giruparajah M, Swaminathan B, Mattina KR, et al. Embolic strokes of undetermined source: Prevalence and patient features in the ESUS Global Registry. Int J Stroke 2016;11:526-33.

Perera KS, Vanassche T, Bosch J, Swaminathan B, Mundl H, Giruparajah M, et al. Global Survey of the Frequency of Atrial Fibrillation-Associated Stroke: Embolic Stroke of Undetermined Source Global Registry. Stroke 2016;47:2197-202.

Rodríguez Lucci F, Pujol Lereis V, Ameriso S, Povedano G, Díaz MF, Hlavnicka A, et al. In-hospital mortality due to stroke. Medicina (B Aires) 2013;73(4):331-4.

Sacco RL, Ellenberg JH, Mohr JP, Tatemichi TK, Hier DB, Price TR, et al. Infarcts of undetermined cause: the NINCDS Stroke Data Bank. Ann Neurol 1989;25:382-90.

Seet RC, Friedman PA, Rabinstein AA. Prolonged rhythm monitoring for the detection of occult paroxysmal atrial fibrillation in ischemic stroke of unknown cause. Circulation 2011;124:477-86.

Singer DE, Albers GW, Dalen JE. Evidence-Based Clinical Practice Guidelines: American College of Chest Physicians Antithrombotic Therapy in Atrial Fibrillation Manning (8th Edition) Chest 2008; 133:546S-92S.

Ataque cerebrovascular isquémico: tratamiento agudo, trombólisis y trombectomía

40

María Cristina Zurrú y Bernardo S. Dorfman

EPIDEMIOLOGÍA

El ataque cerebrovascular isquémico (ACVi) representa en Estados Unidos, Europa y Canadá, el 85 al 88% de los eventos vasculares. En América Latina, el porcentaje es menor: representa el 70 al 80%. Los ACVi aumentan su prevalencia e incidencia con la edad. El estudio de prevalencia de Melcon y cols. en la ciudad de Junín informa una prevalencia global de 473 casos por cada 100 000 habitantes/año ajustándolo por el censo poblacional. En Tandil, un estudio de incidencia realizado por Bahit y cols. informa una tasa de incidencia ajustada a la población mundial de 76,5/100 000 habitantes para un primer ACV y de 25,1/100 000 habitantes para un primer ataque isquémico transitorio; esto es menor de lo informado en otros países de América Latina.

En los 2 registros de ACV realizados en la Argentina, el ARENAS en el año 2003 y el RENACER en el año 2008, solamente el 1 a 2% de los pacientes accedían a la posibilidad de un tratamiento trombolítico o internación en una unidad de ACV o unidad de cuidados intensivos. La Argentina, al igual que otros países de América Latina, está presentando una transición epidemiológica, con disminución de las enfermedades comunicables y un aumento de las enfermedades cró-

nicas no transmisibles como la hipertensión arterial, la diabetes, trastornos de los lípidos y obesidad o sobrepeso. Esto se asocia a un aumento de los hábitos de vida no saludables en la población como una dieta rica en sodio, hidratos de carbono y grasas, el tabaquismo, sedentarismo, alcoholismo y la drogadicción. Estos condicionantes, sumados a un aumento de la expectativa de vida poblacional, generarán en los próximos años una epidemia de enfermedad vascular en la región. Como consecuencia aumentarán los costos de rehabilitación y el cuidado crónico de pacientes con secuela de ACV.

Los factores de riesgo vascular asociados a un ACV se pueden clasificar en no modificables, modificables y suprimibles, como se muestra en el **cuadro 40-1**.

CLASIFICACIÓN DEL ATAQUE CEREBROVASCULAR ISQUÉMICO

Existen dos tipos de clasificaciones para el ACVi: algunas se basan en la topografía y extensión del infarto, como la propuesta por el Oxfordshire, y otras se centran más en la fisiopatología del ACVi. Estas últimas son de mayor utilidad clínica, ya que permiten establecer los distintos tratamientos de prevención secundaria del ACVi. La primera clasificación de este tipo es la

Cuadro 40-1. Factores de riesgo vascular		
No modificables	**Modificables**	**Erradicables**
Edad	Hipertensión arterial	Tabaquismo
Sexo	Dislipidemia	Obesidad
Etnia	Diabetes	Drogas
Antecedentes familiares de	Fibrilación auricular	Alcoholismo
enfermedad vascular	Síndrome metabólico	
Genéticos	Estados protrombóticos	
Metabólicos	Síndrome de apnea obstructiva del sueño	
	Ateromatosis carotídea	
	Insuficiencia cardíaca	

empleada en el estudio TOAST (*Trial of Org. 10172 in Acute Stroke Treatment*) (**cuadro 40-2**). El 30% de los pacientes que inicialmente eran clasificados como criptogénicos, luego de una monitorización cardíaca prolongada presentaban fibrilación auricular. El término ESUS (*Embolic Stroke Undetermined Source*) definió a estos pacientes con un infarto no lacunar, con ausencia de patología aterotrombótica a nivel intracerebral o de vasos del cuello y a los cuales no se les detecta una fuente embólica a nivel cardíaco.

El ataque isquémico transitorio (AIT) actualmente se define como síntomas neurológicos hemisféricos o retinianos que revierten completamente en menos de una hora, con ausencia de lesiones isquémicas agudas en la resonancia de cerebro. La escala del ABCD2 intenta determinar qué pacientes tienen mayor riesgo de desarrollar un infarto cerebral luego de un AIT (**cuadro 40-3**).

FISIOPATOLOGÍA DE LA ISQUEMIA CEREBRAL

La isquemia cerebral es el resultado de la disminución, por debajo de un nivel crítico, del flujo sanguíneo cerebral (FSC) en forma global o regional; la consecuencia primaria es la falta de oxígeno y glucosa necesarios para el metabolismo cerebral. La interrupción del FSC en un territorio vascular determinado genera un área central de infarto (*core*) circundada por otra zona, llamada "área de penumbra isquémica", que permanece viable merced a la eficacia de la circulación colateral. Sin embargo, el flujo residual es inferior al flujo normal e insuficiente para el mantenimiento de la función celular. La viabilidad celular en el área de penumbra está en relación inversa con la gravedad y duración de la isquemia. Se han podido determinar los "umbrales de flujo" a partir de los cuales se van perdiendo diversas propiedades celulares. El flujo normal en un adulto joven es de 60 mL/min/100 g de tejido. Por debajo de 20-25 mL/min/100 g, el electroencefalograma se lentifica gradualmente. Entre 18-20 mL/min/100 g, las descargas espontáneas neuronales desaparecen. Entre 16-18 mL/min/100 g, las respuestas eléctricas evocadas celulares desaparecen (umbral de fallo eléctrico). Por debajo de 8-6 mL/min/100 g se produce una alteración de la homeostasis iónica, el fallo del potencial de membrana y una masiva liberación de potasio, momento en el que la viabilidad neuronal desaparece

Cuadro 40-2. Clasificación TOAST

Subtipo	Ateromatosis de grandes arterias	Cardioembolia	Enfermedad de pequeña arteria	Otras causas	Criptogénico
Manifestaciones clínicas	Corticales y subcorticales	Corticales y subcorticales	Subcorticales	Corticales y subcorticales	Corticales y subcorticales
Imágenes RM	> 20 mm	> 20 mm	< 20 mm subcortical	Variable	> 20 mm
Cardioembolia por: ecocardiograma transtorácico / transesofágico o monitorización electrocardiográfica	Negativo	Positivo	Negativo	Negativo	Negativo
Patología de granarteria por Doppler Angio-TC o angio-RM	Positivo	Negativo	Negativo	Negativo/ Positivo	Negativo
Estados: Protrombóticos Vasculitis Alteraciones genéticas Metabólicas Enfermedad oncológica	Negativo	Negativo	Negativo	Positivo	Negativo
Tratamiento	Aspirina o clopidogrel Control de factores de riesgo vascular Estatinas en dosis altas	Anticoagulación	Aspirina o clopidogrel Control de factores de riesgo vascular	Depende del origen Disección Vasculitis Estados protrombóticos	Aspirina o clopidogrel Control de factores de riesgo vascular

TOAST: *Trial of Org. 10172 in Acute Stroke Treatment.*

Cuadro 40-3. Escala ABCD2

	Factor de riesgo	Categoría	Puntos	Puntuación total y riesgo de ACV después de un AIT
A	Edad (age)	Edad > 60 años	1	
B	Presión arterial (blood presure)	TAS > 140 o TAD > 90	1	0-3 => Riesgo bajo
C	Características clínicas	Hemiparesia Trastorno del lenguaje	1 1	4 o 5 => Riesgo moderado
D2	Duración Diabetes	> 60 minutos > 60 minutos	2 1	> 6 => Riesgo alto
		Total	7	

TAS: tensión arterial sistólica; TAD: tensión arterial diastólica; ACV: ataque cerebrovascular; AIT: ataque isquémico transitorio.

(umbral de fallo de membrana). El término "penumbra isquémica" establece que, entre los dos umbrales de isquemia, existe un tejido metabólicamente comprometido, pero potencialmente recuperable. Para ello se deberá restablecer el flujo en la zona isquémica. El tiempo es crucial a la hora de salvar el tejido en penumbra isquémica. Todos estos factores conducen al concepto de "ventana terapéutica", un período de tiempo que hoy sabemos puede extenderse hasta 24 horas en algunos casos seleccionados. La conformación anatómica del polígono de Willis determinará el grado de circulación colateral que se pueda establecer hacia el área de penumbra isquémica en los primeros minutos luego de iniciado un ACVi; este aporte de colaterales es determinante para poder prolongar la ventana terapéutica en algunos pacientes.

La normalización del FSC promueve una recuperación completa solo cuando tiene lugar muy tempranamente, pero puede contribuir a evitar la extensión del infarto en las primeras horas, "ventana para la reperfusión".

El término "autorregulación" se refiere a los diversos mecanismos miógenos, neurógenos y metabólicos de que dispone la circulación cerebral, para mantener constante el FSC a pesar de las variaciones de la presión arterial sistémica. Dichos mecanismos actúan en un rango de presión arterial media entre 60 y 160 mm Hg. En caso de daño cerebral, como sucede en el ACVi, se activan reflejos centrales, produciéndose una elevación de la presión arterial que mejorará en lo posible la perfusión de la zona lesionada. En este estado, el descenso de la presión arterial a niveles de normotensión, principalmente en pacientes previamente hipertensos, tiene el riesgo de aumentar el área de infarto.

Entre la aparición de la isquemia y la muerte neuronal se desarrolla una cascada de reacciones químicas en las células nerviosas que parecen ser las responsables de la muerte neuronal. El fallo en la producción energética, la acidosis láctica, el aumento del calcio

citosólico, el exceso de radicales libres y el acúmulo extracelular de neurotransmisores, con la consecuente activación de receptores y estimulación neuronal, en circunstancias de fallo de aporte de oxígeno y glucosa, parecen ser pasos importantes en los procesos que conducen a la muerte neuronal. Estos mecanismos conducirían a un daño secundario de la microcirculación cerebral, por edema y lesión endotelial. Los escasos depósitos de oxígeno y glucosa de las neuronas son consumidos rápidamente durante la isquemia. El ácido láctico aumenta y llega a un nivel máximo aproximadamente en tres minutos desde el inicio de la isquemia. La cantidad de ácido láctico producida desde el metabolismo anaerobio de la glucosa es mayor en sujetos hiperglucémicos. El aumento de ácido láctico y CO_2 causa acidosis, que desnaturaliza las proteínas y altera las funciones de las enzimas cuyas actividades dependen del pH, la recaptación de neurotransmisores, y promueve la formación de radicales libres. La acidosis agravaría la lesión isquémica por diversas vías: aumentando el edema intracelular, inhibiendo la fosforilación oxidativa, dañando la célula endotelial con la consecuente alteración de la microcirculación y de los mecanismos de regulación, así como mediante desplazamiento del calcio de su unión a proteínas. La falta de ATP perturba el funcionamiento de la bomba Na-K-ATPasa, incrementándose de forma progresiva la conductancia del potasio. Como consecuencia, el calcio libre intracelular provoca una cascada metabólica que activa enzimas proteolíticas y lipolíticas que pueden llevar a abolir de forma irreversible la regulación del metabolismo neuronal. La activación de la fosfolipasa A2 produce ácido araquidónico que origina tromboxano A2 y leucotrienos, con acción vasoconstrictora y promotora de agregación plaquetaria, por lo tanto, copartícipes del fenómeno de "no flujo". La activación enzimática induce degradación proteica, despolimerización de microtúbulos, liberación de calcio de los depósitos intracelulares, liberación de neurotransmisores y, en definitiva, daño de membrana y de los propios canales de calcio, cerrando un círculo que amplificaría el daño celular. Los radicales libres provocan roturas de DNA, desnaturalización de proteínas, edema, lesión del endotelio, aumento de la permeabilidad vascular, peroxidación de los lípidos de membrana y alteraciones de la función mitocondrial. La reperfusión ulterior a la isquemia favorece la formación de radicales libres. Por lo tanto, los radicales libres tendrían un importante papel en el daño por reperfusión y neuronal tardío.

El incremento del calcio intracelular da lugar a un incremento de la liberación de neurotransmisores y neuromoduladores que activan diferentes receptores, provocando una sobrecarga de estímulos en las neuronas que aumentan la entrada de calcio, la activación de proteasas y la destrucción celular. La concentración creciente de aminoácidos excitatorios en los espacios sinápticos causa una acción excitotóxica en las neuronas postsinápticas vulnerables. La hiperactivación de receptores ionotrópicos de aminoácidos excitatorios (NMDA, AMPA, kainato) en la membrana postsináptica, deriva en un flujo mantenido de sodio y calcio a través de dichos canales modulados por ligando. El calcio neuronal alcanza altas concentraciones y activa sistemas dependientes del calcio, como los mediados por calmodulina, proteína cinasa C, fosfolipasa A2 y calpaína.

Las lesiones histopatológicas siguen a las alteraciones neuroquímicas y algunos de los cambios histológicos solo pueden observarse después de la aparición de alteraciones neuronales irreversibles. Las neuronas piramidales de las áreas CA1, CA3 y CA4 del hipocampo, las pequeñas y medianas neuronas del estriado, las células de Purkinje del cerebelo y las neuronas de la capa 3, 5 y 6 de la corteza son las que presentan una mayor vulnerabilidad a la isquemia.

EVALUACIÓN DEL ATAQUE CEREBROVASCULAR

La evaluación de un paciente con un ACV comprende 3 etapas: la primera a nivel prehospitalario y las otras 2 a nivel hospitalario, con una fase inicial (hiperaguda) y otra tardía (subaguda y crónica). El personal médico, de enfermería y administrativo entrenado en el manejo de esta patología permite optimizar los tiempos y reducir las complicaciones.

Esta "cadena de supervivencia" destinada a disminuir la morbilidad y mortalidad de los pacientes con ACV entre la fase prehospitalaria y hospitalaria inicial se resume con la regla de las 8 D.

Cuadro 40-4. Escala de Cincinnati		
Facial	Asimetría	Sonrisa y mostrar los dientes
Motor	Déficit	Elevar los brazos con palmas hacia arriba
Lenguaje	Habla	Pida que repita palabras

- **Detección:** de pacientes con un posible ACV en la central de llamados de emergencia.
- **Despacho:** de un móvil de emergencia al lugar en el menor tiempo posible.
- **Domicilio:** consignar el inicio de los síntomas, constantes vitales y evaluación con escalas de uso prehospitalario, como la Escala de Cincinnati y *Los Angeles Prehospital Stroke Screen* (**cuadros 40-4** y **40-5**). En esta etapa es importante la estabilización inicial del paciente para el traslado, sin que esto retrase la derivación. Existe varias escalas orientadas a detectar pacientes con obstrucción de vasos proximales del polígono de Willis, tomando en cuenta la gravedad del déficit; sin embargo, los datos disponibles no permiten recomendar alguna en especial.
- **Derivación** a un centro especializado para el manejo de pacientes con ACV en forma inmediata. Es aconsejable avisar al centro la derivación del paciente para disminuir los tiempos hospitalarios.
- **Dentro del hospital:** iniciar el examen del paciente, lo cual incluye evaluar la protección de la vía aérea, una saturación por oximetría de pulso ≥ 95% y mantener una presión arterial adecuada. La hipoxemia y la hipotensión arterial son 2 situaciones que aumentan la zona de lesión isquémica. En caso de hipotensión se aconseja el uso de solución salina normal como expansión inicial. En los pacientes estuporosos o en coma o que no mantienen una oxigenación adecuada con aporte de oxígeno por máscara, debe evaluarse la intubación orotraqueal. Considerar criterios de inclusión y exclusión para trombólisis y/o trombectomía y cuantificar el déficit neurológico utilizando la escala NIHSS (*National Institutes of Health Stroke Scale*) (**cuadro 40-6**).
- **Diagnóstico:** esto incluye la realización de un laboratorio e imagen de cerebro, la cual puede ser una tomografía computarizada (TC) o resonancia magnética

Cuadro 40-5. Escala *Los Angeles Prehospital Stroke Screen (LAPSS)*			
Criterio	SÍ	No	No sabe
Edad > 45 años			
Ausencia de historia de convulsiones o epilepsia			
Duración de los síntomas < 24 horas			
Paciente en silla o postrado			
Glucemia menor de 50 o > 400 mg/dL			
Asimetrías - Facial - Prensión - Brazos			

Cuadro 40-6. Escala NIHSS (*National Institutes of Health Stroke Scale*)

Variable	Definición	Puntos	Variable	Definición	Puntos
1A. Nivel de conciencia	0 = alerta 1 = somnolencia 2 = estupor 3 = coma		7. Motor MI derecho	0 = normal 1 = desviación del miembro 2 = algún esfuerzo vs. gravedad 3 = sin esfuerzo vs. gravedad 4 = sin movimiento	
1B. Nivel de conciencia (preguntas)	0 = ambas correctas 1 = una correcta 2 = ambas incorrectas (se pregunta el mes actual y la edad del paciente)		8. Motor MI izquierdo	Igual al anterior (prueba con pierna extendida a 30° durante 5 segundos)	
1C. Nivel de conciencia (órdenes)	0 = responde ambas 1 = responde una 2 = no responde (órdenes: abrir y cerrar los ojos y empuñar la mano no parética)		9. Ataxia	0 = ausente 1 = presente en una extremidad 2 = presente en dos o más extremidades	
2. Mirada conjugada	0 = normal 1 = parálisis facial 2 = desviación forzada		10. Sensibilidad	0 = normal 1 = pérdida parcial, leve 2 = pérdida densa	
3. Campos visuales	0 = normal 1 = hemianopsia parcial 2 = hemianopsia completa 3 = hemianopsia bilateral		11. Lenguaje	0 = normal 1 = afasia leve a moderada 2 = afasia grave 3 = mutismo	
4. Paresia facial	0 = normal 1 = asimetría menor 2 = asimetría parcial (central) 3 = paresia total		12. Disartria	0 = articulación normal 1 = disartria leve a moderada 2 = ininteligible	
5. Motor MS-der	0 = normal 1 = desviación del miembro 2 = algún esfuerzo vs. gravedad 3 = sin esfuerzo vs. gravedad 4 = sin movimiento		13. Extinción (inatención) Negligencia	0 = ausente 1 = parcial 2 = completa	
6. Motor MS-izq.	Igual a anterior (prueba con brazos extendidos a 90° durante 10 segundos)		Puntuación total		

(RM) siempre que esta no retrase la implementación del tratamiento. En caso de ser posible, es de utilidad la realización de estudios de angio-TC o angio-RM para evaluar la presencia de obstrucciones carotídeas o proximales en el polígono de Willis. En esta etapa es importante excluir diagnósticos diferenciales del ACVi.

- **Fármaco:** una vez completado el diagnóstico inicial y tomada la decisión del tratamiento trombolítico, se debe administrar el rt-PA en dosis de 0,9 mg/kg con un máximo de 90 mg. El tenecteplasa (TNK) no mostró inferioridad o superioridad en comparación con el rt-PA (activador recombinante del plasminógeneo tisular) con igual perfil de seguridad y se puede utilizar como alternativa en paciente con ACV leve en dosis de 0,4 mg /kg en una única infusión en bolo. En pacientes con oclusión proximal, el estudio EXTEND-IA TNK mostró superioridad del TNK sobre el rt-PA en dosis de 0,25 mg/kg en términos de mayor recanalización y mejor evolución clínica.
- **Desobstrucción del vaso:** en el caso de los pacientes con obstrucción proximal del polígono de Willis, de la carótida interna o de la arteria basilar puede indicarse el tratamiento endovascular, si cumple los criterios.

FASE HOSPITALARIA INICIAL

En la fase hospitalaria inicial, los pacientes con ACV deben ser evaluados al ingreso, asignando prioridades de atención mediante códigos especiales para quienes se encuentren en ventana para tratamientos de recanalización, con un deterioro neurológico grave o compromiso de signos vitales. Este triaje inicial es esencial para poder establecer las prioridades necesarias en la atención. Determinar el tiempo en que se inicia la sintomatología o la última vez en que el paciente fue visto asintomático permitirá establecer si está en tiempo de recanalización por vía sistémica, mecánica o la combinación de ambas.

Es importante descartar aquellos cuadros que pueden ser simuladores del ACVi. El interrogatorio sobre antecedentes de convulsiones focales, puede orientar a pensar que el déficit motor sea una parálisis de Todd o una afasia aislada, un evento convulsivo y no un evento vascular. La historia de migraña con auras deficitarias: visuales, motoras o del lenguaje también debe hacer pensar en un posible simulador. Los trastornos metabólicos de la glucosa, el sodio y el calcio pueden generar cuadros de déficit focal. La presencia de signos no sistematizados en el examen físico puede orientarnos a un cuadro psiquiátrico. En las imágenes también se pueden ver cuadros que imitan un ACVi; en la TC es importante considerar esta posibilidad ante áreas hipodensas que no respetan un territorio vascular definido. En RM hay múltiples lesiones hiperintensas en la secuencia de difusión y que restringen en el mapa de ADC que no serían una isquemia; las más frecuentes son los hematomas en fase aguda, los abscesos, las placas demielinizantes y algunos tumores. En estos casos, los pacientes pueden tener un déficit focal y es importante observar que estas lesiones no respetan la distribución de un territorio arterial definido y/o la presencia de edema es desproporcionada en relación con el tiempo de evolución.

En el hospital, los pacientes candidatos a terapias de recanalización deben seguir un algoritmo diagnóstico. En él se evalúan los siguientes parámetros: déficit neurológico mediante la utilización de la escala NIHSS, los resultados de laboratorio y las neuroimágenes (**fig. 40-1**). El paciente debe permanecer en un lugar de cuidados intensivos con monitorización no invasiva de: presión arterial, frecuencia cardíaca, oximetría de pulso y control neurológico. Se deben colocar dos accesos venosos periféricos de alto flujo y mantener la hidratación con solución salina normal, tendiente a un balance neutro. En algunos casos, los pacientes pueden requerir la colocación de sondas nasogástrica o vesical; esto debe implementarse antes de iniciar la terapia trombolítica para evitar sangrados durante la colocación. El laboratorio debe incluir: glucemia, ionograma, función renal, recuento de plaquetas y coagulación basal (tiempo de protrombina [TP], tiempo de tromboplastina parcial [KPTT] y razón internacional normalizada [RIN]). En casos especiales puede requerirse la determinación de enzimas cardíacas cuando se observan cambios en el electrocardiograma o el paciente refiere ángor, prueba de embarazo en mujeres en edad reproductiva o determinación de drogas, carboxihemoglobina o alcohol ante la sospecha de una intoxicación aguda como origen de los síntomas neurológicos. El electrocardiograma debe realizarse al inicio solo ante la sospecha de cardiopatía isquémica. La radiografía de tórax puede realizarse en un segundo tiempo. Es importante que estos 2 estudios no retrasen los tiempos de tratamiento trombolítico y/o trombectomía. La imagen del cerebro puede ser una TC o RM. En la RM es necesario tener las secuencias de difusión ADC map, FLAIR y eco de gradiente (GRE). Esto permite evaluar la correlación de cambios de hiperintensidad de la difusión con la presencia de restricción en el ADC map, dado que hay patologías que por un efecto T2 pueden dar hiperintensidad en la difusión. Las secuencias GRE y de susceptibilidad magnética son sensibles para detectar la presencia de sangrados, pero debe correlacionarse con el FLAIR y el T1 para ver si es agudo o crónico. Las lesiones isquémicas agudas que aparecen hiperintensas en FLAIR generalmente tienen más de 6 horas de evolución. Los cambios isquémicos tempranos en la TC de cerebro pueden ser evaluados utilizando la escala ASPECTS para sistematizar la lectura (**fig. 40-2**). En los pacientes en los cuales se observa más de un 33% de cambios isquémicos en el

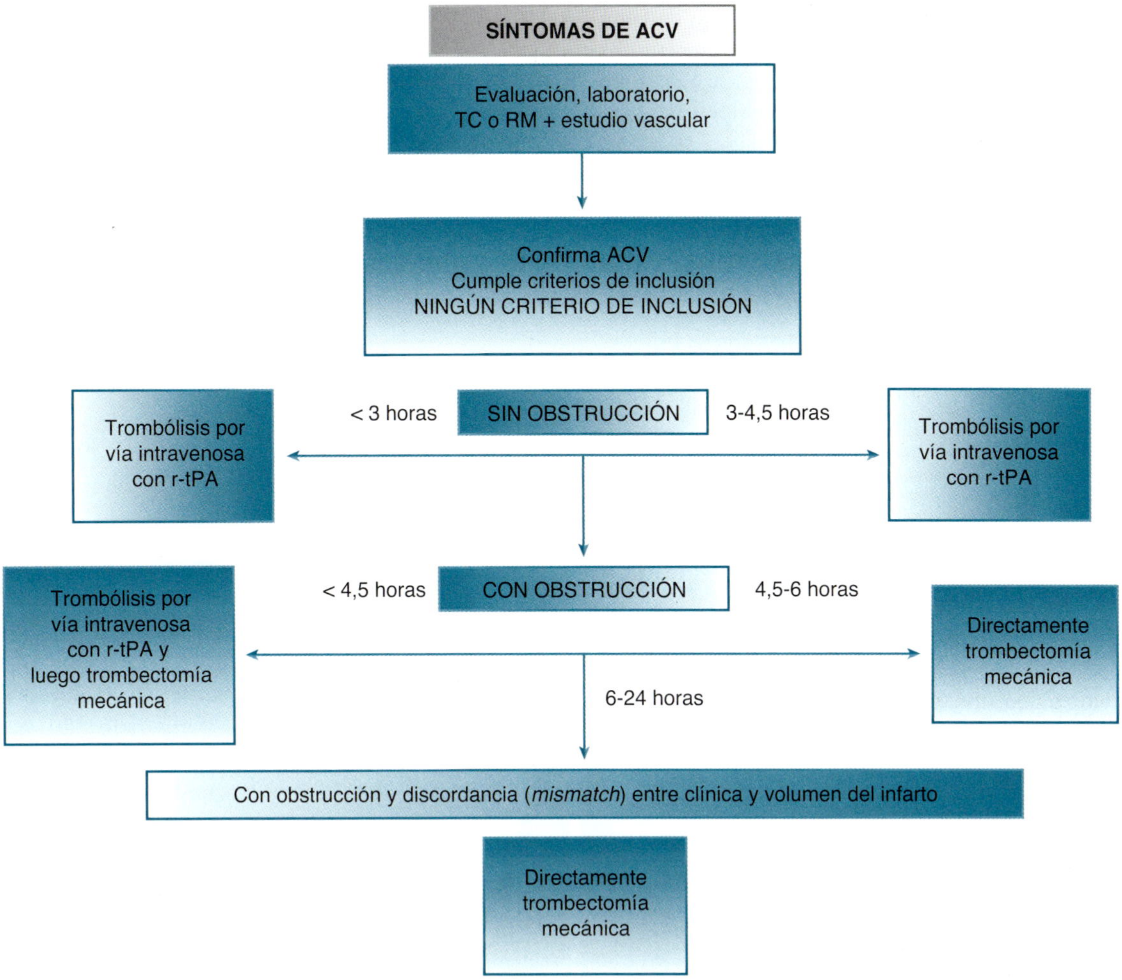

SÍNTOMAS DE ACV
Evaluación, laboratorio, TC o RM + estudio vascular
Confirma ACV
Cumple criterios de inclusión
NINGÚN CRITERIO DE INCLUSIÓN
< 3 horas
SIN OBSTRUCCIÓN
3-4,5 horas
Trombólisis por vía intravenosa con r-tPA
Trombólisis por vía intravenosa con r-tPA
< 4,5 horas
CON OBSTRUCCIÓN
4,5-6 horas
Trombólisis por vía intravenosa con r-tPA y luego trombectomía mecánica
Directamente trombectomía mecánica
6-24 horas
Con obstrucción y discordancia (mismatch) entre clínica y volumen del infarto
Directamente trombectomía mecánica

Fig. 40-1. Algoritmo de diagnóstico y tratamiento en el ataque cerebrovascular isquémico.

NIVEL GANGLIONAR
M1
C
L
I
CI
M2
M3
NIVEL SUPRAGANGLIONAR
M4
M5
M6

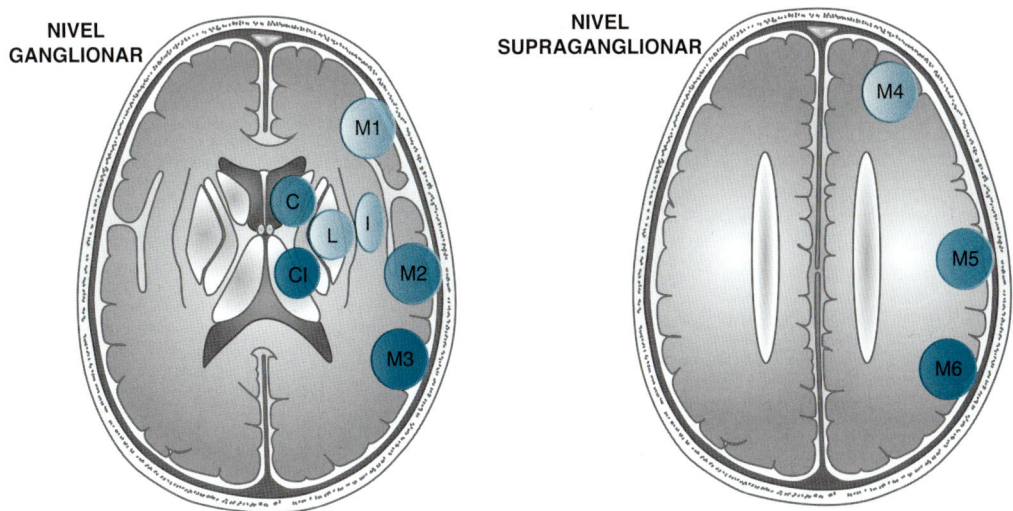

Fig. 40-2. Escala ASPECTS (*Alberta Stroke Program Early CT Score*). Cada área hipodensa resta un punto a la escala de 10 (TC normal). **Plano ganglionar.** C: caudado; L: núcleo lenticular; CI: cápsula interna; M1: territorio anterior de la arteria cerebral media (ACM); M2: territorio lateral de la ACM; M3: territorio posterior de la ACM. **Plano supraganglionar.** M4: territorio anterior de la ACM; M5: territorio lateral de la ACM; M6: territorio posterior de la ACM.

territorio de la arteria cerebral media, el uso de trombolíticos o la recanalización mecánica se asocia a mayor riesgo de transformación hemorrágica. Los signos tempranos en la TC de cerebro son la hiperintensidad de la arteria cerebral media (signo de la cuerda), el cual puede estar indicando un trombo local, la asimetría de surcos corticales, la hipodensidad del núcleo lenticular o el borrado del ribete insular (**fig. 40- 3**).

No hay estudios que demuestren que el uso de técnicas para determinar la penumbra isquémica, ya sea por TC o RM en la selección de los pacientes, se correlacione con una mejor evolución clínica posterior, razón por lo cual no están recomendadas de rutina y, por otro lado, pueden retrasar los tiempos de tratamiento.

En aquellos centros en los cuales se puede efectuar tratamiento endovascular es importante la realización de angio-TC o angio-RM para descartar obstrucciones proximales en el polígono de Willis. En la angio-TC se puede evaluar circulación colateral al territorio afectado. En la **figura 40-4** se observan distintos patrones de

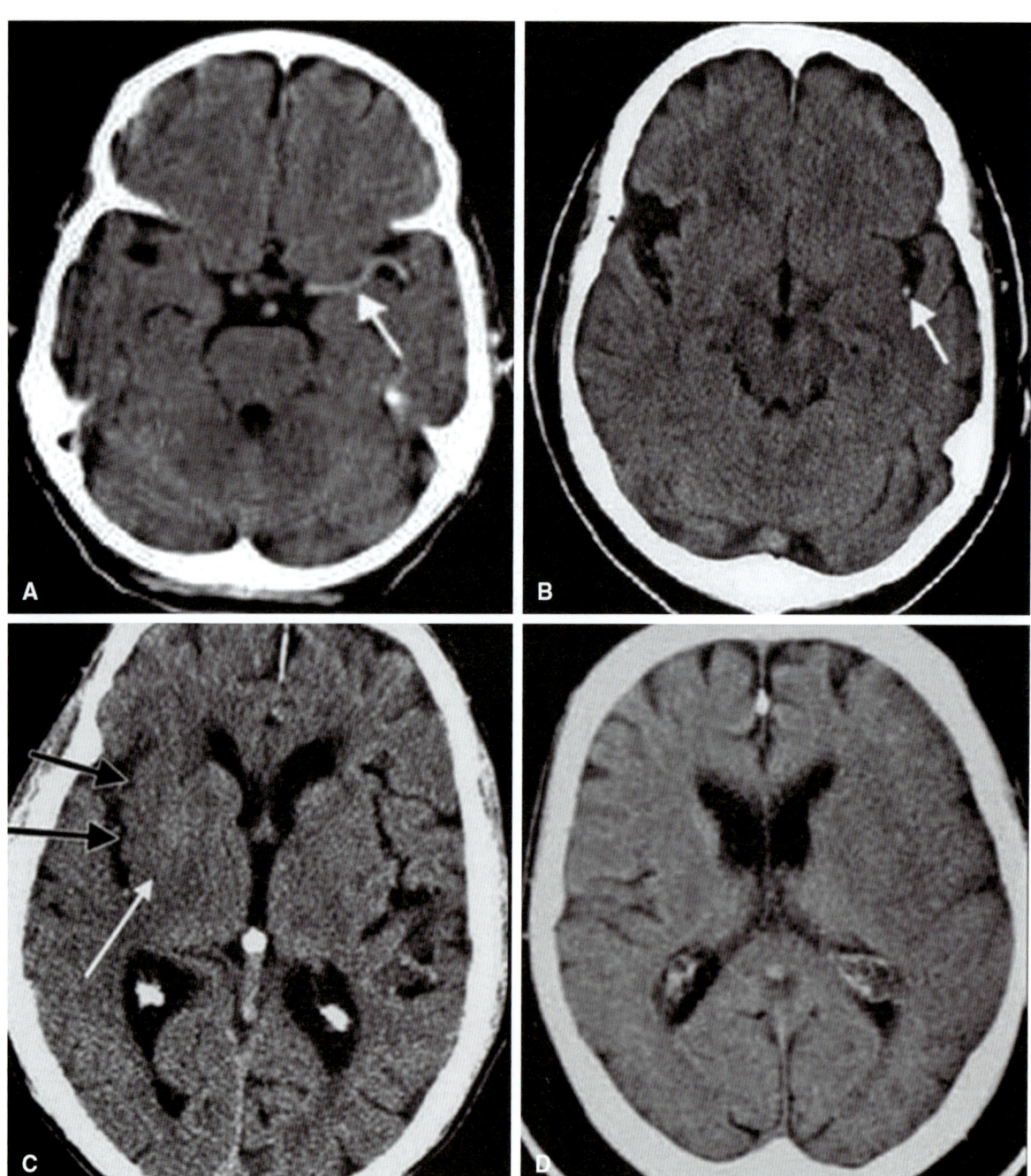

Fig. 40-3. Signos tempranos en el ataque cerebrovascular isquémico. **A.** Signo de la cuerda. **B.** Signo del punto. **C.** Borrado del ribete insular. **D.** Hipodensidad del territorio silviano izquierdo.

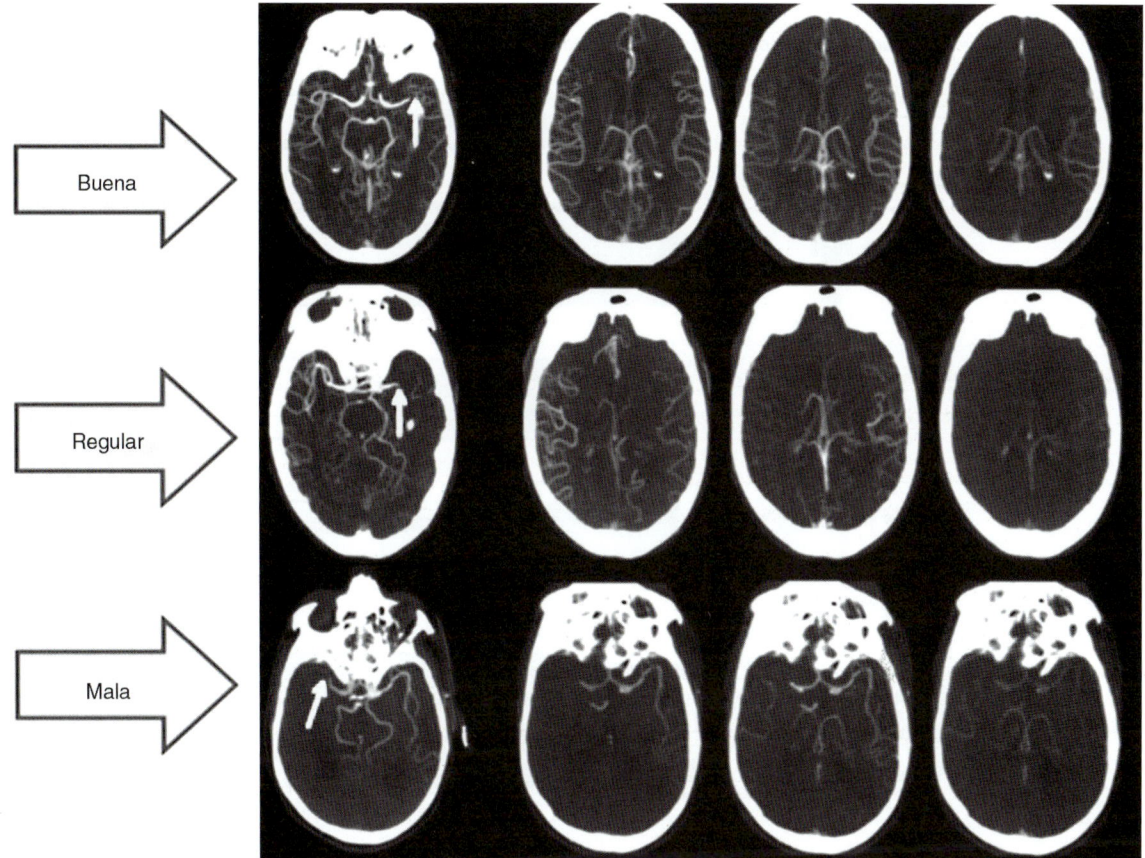

Fig. 40-4. Patrones de circulación colateral.

circulación colateral. La trombólisis por vía sistémica es más eficaz en las obstrucciones distales y menos eficaz en las trombosis de la carótida interna, la arteria basilar o el primer segmento de los vasos que componen el polígono de Willis.

Esta evaluación debe realizarse en menos de 60 minutos desde el ingreso en el hospital, para lo cual se han establecido tiempos orientativos para la realización de los estudios y la decisión terapéutica durante la llamada "hora de oro" del ACVi (**fig. 40-5**).

TRATAMIENTO DEL ACVI

Medidas generales

Presión arterial

En pacientes candidatos a fibrinolíticos deben evitarse variaciones bruscas de la presión arterial tratando de llevar gradualmente la presión arterial sistólica a < 185 mm Hg y la diastólica a < 110 mm Hg. De administrarse trombolíticos debe mantenerse la presión arterial < 185/110 mm Hg durante las primeras 24 horas para reducir el riesgo de sangrado intracerebral.

En estos casos se requiere monitorización de la presión arterial cada 15 minutos en forma no invasiva. En aquellos en quienes no se realizará tratamiento fibrinolítico, el beneficio del tratamiento antihipertensivo en las primeras 24 horas no está claro. En la mayoría de los casos se recomienda reiniciar el tratamiento antihipertensivo previo, luego de las primeras 24 horas, si la condición es estable. Los valores extremos de la presión arterial (presión arterial sistólica > 220 mm Hg o diastólica > 120 mm Hg) pueden ser tratados, pero no se debe disminuir la presión arterial en más del 15%, del basal en las primeras 24 horas (**cuadro 40-7**). Se recomienda tratamiento antihipertensivo más estricto en presencia de emergencias hipertensivas, edema agudo de pulmón, síndrome coronario agudo, disección aórtica, insuficiencia renal rápidamente progresiva, preeclampsia o eclampsia.

Manejo de la glucemia

La hiperglucemia es común en los pacientes con ACVi y diabetes mellitus. La hipoglucemia se debe corregir inmediatamente (sintomática o asintomática). Debe evitarse la hiperglucemia manteniendo valores entre 140 y 180 mg/dL. Esto puede lograrse con un esquema de correcciones con insulina corriente o un goteo de insulina.

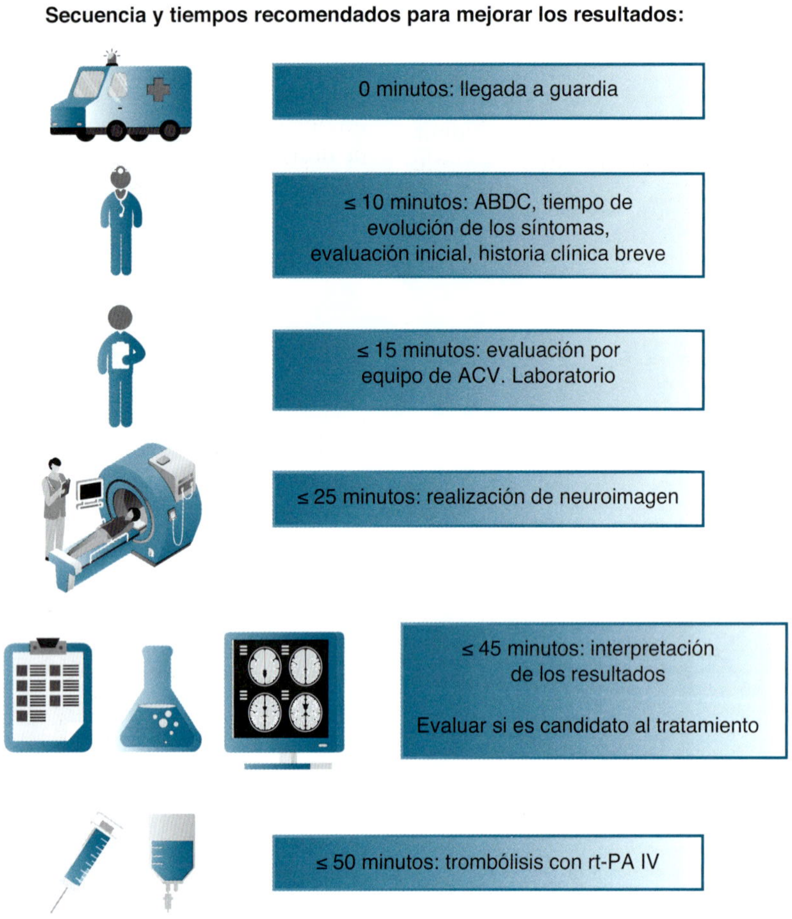

Secuencia y tiempos recomendados para mejorar los resultados:

0 minutos: llegada a guardia

≤ 10 minutos: ABDC, tiempo de evolución de los síntomas, evaluación inicial, historia clínica breve

≤ 15 minutos: evaluación por equipo de ACV. Laboratorio

≤ 25 minutos: realización de neuroimagen

≤ 45 minutos: interpretación de los resultados

Evaluar si es candidato al tratamiento

≤ 50 minutos: trombólisis con rt-PA IV

Fig. 40-5. Esquema de tiempos en la "hora de oro".

Manejo de la temperatura corporal

Debe mantenerse la temperatura axilar < 37,5° C. En casos de elevación mayor de 38° se recomienda tratar con antipiréticos. Se pueden utilizar fármacos antipiréticos tales como paracetamol o dipirona. En caso de hipertermia, descartar focos infecciosos o signos de endocarditis bacteriana.

Oxigenoterapia

Se recomienda la utilización de oxigenoterapia con

Cuadro 40-7. Tratamiento de la presión arterial en el ataque cerebrovascular isquémico	
Pacientes para recanalización	Primeras 6 h control no invasivo cada 15 minutos De 6 a 24 h cada 20 minutos Si TA > 185 /110 mm Hg, iniciar labetalol Primero, 10 mg y, si no responde, a los 10 minutos 20 mg Si no disminuye la TA, iniciar goteo de labetalol de 2 a 5 mg/ minuto Si no puede recibir labetalol, iniciar goteo titulable de nitroprusitato de Na
Paciente sin recanalización	Iniciar tratamiento solo en caso de más de 2 Mediciones separadas por 15 minutos de más de 220/120 mm Hg Iniciar, de ser posible, labetalol en bolos de 10 a 20 mg y luego goteo continuo Nitroprusiato de Na (solo en caso de no poder usar labetalol) No descender más de un 15% los valores de TA

máscara o bigotera ante una saturación de oxígeno a aire ambiente < 94%.

Hidratación

En caso de hipovolemia se recomienda la hidratación con un plan de hidratación parenteral con solución salina isotónica (0,9%), colocando la vía en el miembro superior no parético, evitando sobrecarga de líquido. En caso de euvolemia, aportar 30 mL diarios por kg de peso.

Profilaxis anticonvulsiva

En el ACVi no se encuentra indicada la profilaxis de convulsiones con fármacos antiepilépticos. En caso de que el paciente presente convulsiones se puede indicar tratamiento con difenilhidantoína en dosis de carga de 15 a 20 mg por kg de peso en forma intravenosa lenta y posterior mantenimiento con dosis de 300 mg día. Realizar determinación plasmática del fármaco entre las 24 y 48 horas de la carga. El levetiracetam también es una opción de tratamiento con una dosis de carga de 3000 mg que puede realizarse por vía oral o intravenosa y posterior mantenimiento con 1500 a 2000 mg/día. Los pacientes con insuficiencia renal crónica requieren un ajuste de dosis.

Terapia antitrombótica

Los pacientes sometidos a terapia con rt-PA no deben recibir aspirina o heparina durante las primeras 24 horas posteriores al tratamiento y sí tener una imagen de cerebro de control que descarte el sangrado antes del inicio de la terapia antitrombótica. Si no se realizó tratamiento trombolítico, los pacientes pueden recibir terapia antigregante con aspirina en dosis de 100 a 300 mg/día o clopidogrel en caso de contraindicación para el uso de aspirina. En todos los casos, los pacientes postrados posteriormente al ACVi o con grave limitación motora que impide la marcha o la bipedestación deben recibir tratamiento con heparina para profilaxis de trombosis venosa profunda. Este puede realizarse con heparina de bajo peso molecular en dosis de 0,5 mg por kg de peso, una vez al día, por vía subcutánea, o heparina cálcica 5000 UI cada 12 horas por vía subcutánea. La doble terapia antigregante-plaquetaria con aspirina 100 mg y clopidogrel, dosis de carga de 300 mg y luego 75 mg por día, podría ser de utilidad en pacientes con mecanismo aterotrombótico, con un NIH < 4 o AIT de alto riesgo, con un índice ABCD2 ≥ 4, durante 3 semanas y luego continuar solo con clopidogrel. No está indicada la anticoagulación en la fase aguda del ACVi, excepto que la causa sea una trombosis de los senos venosos cerebrales.

Hipolipemiantes

La terapia con estatinas puede iniciarse en las primeras 24 horas posteriores a un ACVi. En el caso de pacientes con mecanismo aterotrombótico de vasos intracraneales o extracraneales se recomienda el uso de dosis altas de atorvastatina (80 mg) o rosuvastatina (40 mg) durante los tres primeros meses posteriores al ACVi.

Tratamiento fibrinolítico sistémico

En el año 1995 se publicó el primer estudio que evidenció un beneficio del uso del rt-PA por vía sistémica en pacientes con ACVi, en términos de menor discapacidad y mayor funcionalidad medida a los 90 días posteriores al evento. A pesar de haber pasado más de 25 años, la implementación de esta terapia sigue siendo dificultosa en países de América Latina. En el año 2008, el ECASS III (*European Cooperative Acute Stroke Study*) evaluó en Europa el tratamiento entre las 3 y 4,5 horas desde el comienzo de síntomas mostrando también beneficio clínico. El análisis de los datos de los estudios realizados con rt-PA sistémico demostró que el beneficio es dependiente del tiempo: en el caso de los pacientes tratados dentro de los 90 minutos, el número necesario para tratar (NNT) es de 4-5 (OR 2,55); hasta los 180 minutos, NNT: 9 (OR 1,64) y hasta los 270 minutos NNT: 14 (OR 1,34).

En el el **cuadro 40-8** se resumen los criterios para fibrinólisis sistémica en ventana de 3 y 4,5 horas; algunos de los criterios de exclusión fueron revisados por un Comité de Expertos en el año 2015, estableciéndose como relativos. El rt-PA debe infundirse en una dosis de 0,9 mg por kg de peso hasta un máximo de 90 mg. El 10% se pasa en bolo y lo restante por bomba de infusión durante una hora. En todos los casos se debe hacer una TC de cerebro de control a las 24 horas para descartar sangrado. La terapia por vía sistémica demostró ser más eficaz con estenosis distales al polígono de Willis, logrando una tasa de recanalización cercana al 60%. Esto motivó el desarrollo de procedimientos mecánicos para la extracción de coágulos localizados a nivel de la carótida interna intracraneal, los primeros segmentos de las arterias cerebrales media, anterior, posterior o la basilar en todo su trayecto. Los estudios que intentaron seleccionar a los pacientes en función del área de penumbra isquémica medida por técnicas de difusión-perfusión en RM o perfusión con TC, no mostraron beneficio clínico. Esto se debe a lo impreciso de la medición de la penumbra por estos métodos.

Entre las complicaciones asociadas al uso del rt-PA se describen el riesgo de transformación hemorrágica del infarto o el sangrado intracerebral fuera del área de isquemia, sangrados sistémicos y el shock anafiláctico. El sangrado intracerebral sintomático no debe ser mayor del 6,4% descrito en el estudio NINDS. En el

Cuadro 40-8. Criterios de fibrinólisis en ventana de 3 horas y 4,5 horas

Inclusión

- Edad > 18 años

- Diagnóstico clínico de ACV isquémico con existencia de un déficit neurológico objetivo entre 4 y 25 de NIHSS

- Inicio del episodio en los 180 minutos anteriores a la administración del fármaco (rt-PA) en ventana temprana o 270 minutos en ventana extendida

Exclusión

Ventana extendida

Pacientes de más de 80 años

Uso de anticoagulantes

NIHSS > 25

Historia de diabetes y ACV previo

Contraindicaciones y advertencias (ambas ventanas)

Existencia de hemorragia intracraneal en la TC previa a la administración del fármaco

Presentación clínica sugestiva de hemorragia subaracnoidea, incluso con TC normal

Existencia de un sangrado activo

Existencia de diátesis hemorrágica, por ejemplo: trombocitopenia menor de 100 000 plaquetas por mm³, tratamiento previo con heparina y tiempo de cefalina alargado, tratamiento previo con anticoagulantes orales y tiempo de protrombina alargado (RIN > 1,7)

ACV reciente o isquemia que compromete más de 1/3 del territorio de cerebral media

Realización de cirugía mayor o existencia de un traumatismo importante (no craneal) en los 14 días previos

Realización de cirugía intracraneal o existencia de un traumatismo craneoencefálico en los 3 meses previos

Antecedentes de hemorragia gastrointestinal o del tracto urinario en los 21 días previos

Punción arterial reciente en una localización que no permita compresión externa

Punción lumbar reciente (menos de 7 días)

Existencia de presión arterial sistólica mayor de 185 mm Hg o presión arterial diastólica mayor de 110 mm Hg, antes de la administración del tratamiento con rt-PA

Antecedentes de hemorragia cerebral de cualquier tipo

Hiperglucemia mayor de 400 mg/dL o hipoglucemia menor de 50 mg/dL

Pericarditis como complicación de infarto de miocardio

caso de sospecha de una complicación hemorrágica intracraneal, ya sea por deterioro del sensorio o empeoramiento brusco de más de 4 puntos en la escala NIHSS, se debe suspender la infusión si todavía está recibiendo la medicación y realizar una TC de cerebro de urgencia. En caso de confirmarse el sangrado cerebral o sistémico debe solicitarse un estudio completo de coagulación, con fibrinógeno y plaquetas. La administración de crioprecipitados y ácido tranexámico está recomendada.

Diversos estudios evaluaron el riesgo de sangrado posterior a la trombólisis en pacientes con historia de microsangrados crónicos. En un metanálisis se observó mayor riesgo en los pacientes con más de 10 microsangrados.

Durante la administración del bolo de rt-PA o la infusión de la dosis total puede presentarse una reacción de anafilaxia en hasta el 1% de los casos. Es importante estar alerta sobre la aparición de edema de lengua, o dificultad respiratoria; en estos casos es necesario proteger la vía aérea, administrar adrenalina subcutánea e hidrocortisona y suspender la infusión del fármaco.

Un problema para la decisión de administrar fibrinolíticos eran los pacientes que se despertaban con síntomas de ACV o eran encontrados con el déficit y un comienzo de tiempo incierto. Para intentar resolver este problema se desarrolló un estudio que aleatorizó a los pacientes que habían sido vistos en su estado basal > 4,5 horas antes, pero en quienes el tiempo del comienzo del ACV era incierto (ACV del despertar). Se les realizaba una resonancia magnética y se los incluía si tenían restricción en la difusión, pero no había una hiperintensidad en FLAIR en la misma región. Los pacientes que en la angiorresonancia tenían oclusión de la arteria carótida interna o de la arteria cerebral media, o de ambas, fueron excluidos. Estos pacientes, así como los que tienen oclusión de la arteria basilar, deben ser evaluados para tratamiento endovascular y no hay que administrarles fibrinolíticos con un tiempo de comienzo incierto.

Se incluyeron pacientes entre los 18 y los 80 años y se respetaron los criterios de exclusión de la trombólisis, agregando a estos criterios que el volumen de la difusión patológica sea > 1/3 del territorio de la arteria cerebral media, o > del 50% del territorio de la cerebral anterior o de la cerebral posterior o > 100 mL. El estudio mostró más pacientes con un Rankin modificado 0 o 1 (pueden retomar las tareas que realizaban antes del ACV) en forma significativa, en el grupo que recibió rt-PA.

Tratamiento endovascular (trombectomía y tromboaspiración)

La trombólisis sistémica en el ACVi mostró un menor beneficio cuando se realizaba en pacientes con obstrucción proximal del polígono de Willis o trombosis de la carótida interna intracraneal (trombo en T). Esto motivó el desarrollo de dispositivos mecánicos para la extracción del trombo. En algunos trabajos, la trombectomía mecánica se utilizó en forma directa; en otros después de un bolo de rt-PA (terapias puente) y, finalmente, después de la trombólisis sistémica en dosis plena hasta una ventana de 6 horas. Desde el año 2017, el resultado de 2 estudios realizados con una ventana de más de 6 horas demostraron que algunos pacientes con *core* de infarto pequeño y grave déficit clínico podrían beneficiarse con una ventana de hasta 24 horas.

Dispositivos mecánicos de primera generación: el "Merci" o "Multimerci" para una extracción mecánica del trombo y el "Sistema de Penumbra", disrupción del coágulo y aspiración fueron los primeros dispositivos en utilizarse. Entre 2005 y 2009 se realizaron estudios multicéntricos no aleatorizados, controlados, en los cuales –si bien los índices de recanalización fueron adecuados– la evolución funcional (mRS 0-2) no fue estadísticamente significativa. En 2013, tres estudios aleatorizados (**IMS III, MR RESCUE, SYNTHESIS**) no demostraron beneficio para el tratamiento endovascular. Los estudios tuvieron como limitante un bajo grado de recanalización en la mayoría de los pacientes. Quienes presentaron una recanalización buena (TICI 2 B o 3) desarrollaron una mejor evolución clínica. En el **cuadro 40-9** se muestra la escala TICI para evaluar el grado de recanalización. Los criterios de inclusión por imágenes de estos estudios solo requerían la exclusión de un área de infarto grande en el **SYNTHESIS** y en el **IMS III**, y la confirmación de la obstrucción vascular fue tardía en ambos. Se utilizaron dispositivos de primera generación para la trombectomía, lo cual podría haber explicado la baja tasa de recanalización completa. El estudio **SWIFT** comparó un dispositivo mecánico de primera generación (Merci) con un recuperador endovascular de trombos (*stent retriever* Solitaire®) y fue suspendido tempranamente porque la recanalización, sin evidencia de hemorragia, fue mayor en el grupo del recuperador endovascular de trombos (61 vs. 24%), constatándose además una mejor evolución funcional en el grupo del recuperador endovascular de trombos

(58 vs. 33%). El estudio TREVO 2 mostró resultados similares con una mayor recanalización en el grupo del recuperador endovascular de trombos (86 vs. 60%) y mejor evolución funcional (40 vs. 20%). En ambos estudios no se evidenciaron eventos adversos serios.

Dispositivos de segunda generación: después de los resultados negativos que comparaban el tratamiento estándar con los dispositivos de primera generación se publicaron cinco estudios aleatorizados controlados que fueron positivos a favor de los recuperadores endovasculares de trombos en pacientes con obstrucciones proximales del polígono de Willis. Los estudios fueron **MR CLEAN, ESCAPE, EXTEND IA, SWIFT PRIME y REVASCAT**. Estos utilizaron distintas modalidades de imágenes y combinaciones de abordajes terapéuticos incluyendo el uso obligatorio de la trombólisis intravenosa, previo al inicio de la terapia endovascular, en la mayoría de los casos. Dichos estudios comparten ciertas características: incluyeron pacientes con puntuación elevada en la escala NIHSS, un ASPECTS entre 7 y 10 puntos, se requería –antes de la aleatorización– documentar la oclusión vascular, y en su mayoría utilizaron recuperadores de endoprótesis. En todos se objetivó un alto nivel de recanalización (TICI 2 B y 3), menor incidencia de sangrado y menor tiempo entre los síntomas y la recanalización.

La actual recomendación con nivel de evidencia clase 1 A de la *American Stroke Association* establece los siguientes criterios para la trombectomía mecánica con ventana de 6 horas:

- Escala modificada de Rankin previa al ACV 0 a 1.
- ACV isquémico agudo recibiendo TPA IV dentro de las 4,5 horas del comienzo de los síntomas.
- Oclusión proximal de la carótida interna o de la arterial cerebral media como causa del ACV.
- Edad ≥ 18 años.
- Puntuación (*score*) NIHSS ≥ 6.
- ASPECTS ≥ 6 (puntuación de tomografía computarizada de ACV).
- El tratamiento debe ser iniciado dentro de las 6 horas de comenzados los síntomas.

Cuadro 40-9. Puntuación (*Score*) de TICI para evaluación de perfusión postrombectomía

TICI *Score*	Descripción
0	Sin perfusión
1	Perfusión que atraviesa la obstrucción inicial, pero con limitación en el llenado de ramas distales con escasa o lenta perfusión
2a	Perfusión de menos de la mitad de la distribución vascular de la arteria ocluida
2b	Perfusión de la mitad o más de la distribución vascular de la arteria ocluida
3	Perfusión completa con llenado de ramas distales

A pesar de las campañas educativas sobre el ACVi y de optimizar las medidas para una detección temprana, un importante número de pacientes llegan al hospital después de esa ventana o presentan el ACVi al despertar o mientras están solos.

En mayo del año 2017 se difundieron los resultados del estudio DAWN (*DWI or CTP Assessment with Clinical Mismatch in the Triage of Wake-Up and Late Presenting Strokes Undergoing Neurointervention with Trevo*), que evaluó la eficacia y la seguridad de la trombectomía mecánica realizada entre las 6 y 24 horas después de iniciado el ataque cerebrovascular. Este estudio se detuvo tempranamente sobre la base de los resultados de un análisis interino que demostró un beneficio claro de la intervención. El DAWN incluyó pacientes con obstrucción proximal a nivel de la arteria cerebral media y la carótida interna intracraneal. El 60% de los pacientes incluidos presentaron los síntomas del ACV al despertar, por lo cual el tiempo exacto de inicio de los síntomas resultó desconocido. En el estudio DAWN, los pacientes fueron seleccionados porque tenían una discordancia entre la gravedad clínica y el área infartada, introduciendo el concepto de "tejido en riesgo". Los pacientes incluidos tenían una puntuación en la escala NIHSS mayor de 10 puntos y los pacientes mayores de 80 años fueron incluidos con un volumen del infarto menor de 21 mL. Los pacientes menores de 80 años con NIH de 10 a 20 puntos fueron incluidos con un volumen de infarto menor de 31 mL y los pacientes menores de 80 años con una puntuación NIHSS mayor de 20 puntos con un volumen de infarto menor de 51 mL. El estudio de imágenes se realizó con un protocolo RAPID para resonancia o tomografía. Utilizando el mismo concepto del DAWN y agregando la evaluación de la penumbra isquémica, el DEFUSE 3 (terapia endovascular después de la evaluación por imágenes para *Ischemic Stroke* 3), investigó el uso de la trombectomía mecánica entre las 6 y 16 horas y finalizó tempranamente por presentar resultados positivos de la intervención. Los pacientes seleccionados tenían un volumen de infarto < 70 mL y una relación *core*-penumbra > 1,8 o una penumbra > 15 mL. En relación con estos hallazgos se establecen 2 nuevas ventanas: una de 16 horas (Clase 1 nivel de evidencia A) y otra de 16 a 24 horas (Clase 1 nivel de evidencia B).

Recientemente se han publicado 3 estudios multicéntricos, prospectivos, aleatorizados y controlados, y una revisión sistemática con un metanálisis, que demuestran en pacientes con oclusión de la arteria carótida interna y/o la porción proximal de la arteria cerebral media (M1), la realización de un tratamiento endovascular, con una ventana de hasta 24 horas; en pacientes con infartos grandes (ASPECTS 3-5),se demostró a los 90 días una menor incapacidad y mayor porcentaje de pacientes independientes en las tareas diarias (Rankin mod. 02), en forma estadísticamente significativa, con respecto al grupo de tratamiento médico, pese a un aumento de la incidencia de hemorragias intracerebrales con deterioro neurológico y complicaciones del procedimiento en el grupo de tratamiento endovascular. En 2 de los estudios se puso un límite de edad máxima para incluirlos (80-85 años) y se los excluía si se veía una hemorragia intracerebral en la TC, un infarto con efecto de masa y desviación de la línea media, múltiples territorios involucrados, disección de aorta, presunción de vasculitis o endocarditis infecciosa, anticoagulados con RIN > 3 y otras causas que no fueran ACV del deterioro del sensorio o los signos de foco deficitarios, embarazo, amamantamiento, historia de reacciones graves a los medios de contraste o incapacidad previa al ACV.

Con respecto a la obstrucción de la arteria basilar, recientemente se han publicado 2 estudios multicéntricos, aleatorizados y controlados, realizados en China, que demostraron que, cuando se cumplían los criterios de inclusión de los estudios y ninguno de los de exclusión, la trombectomía era superior al mejor tratamiento médico, en cuanto a la incapacidad a los 90 días.

Resumiendo ambos estudios, se incluyeron pacientes entre los 18 y 80 años, con una puntuación NIHSS ≥ 10, con una ventana de hasta 24 horas desde el comienzo de los síntomas o el último momento en que se vio al paciente en su estado habitual, sin incapacidad previa (Rankin mod. < 2 previo al ACV), con una tensión arterial (TA) controlada. Se excluyeron, además, mujeres embarazadas o amamantando, casos de sospecha de vasculitis cerebral, glucemia < 50 o > 400 mg/dL, historia de reacciones graves al medio de contraste y sin graves alteraciones de la coagulación. No tenía que haber hemorragias en la TC, el PC- ASPECTS (ASPECTS para la circulación posterior) entre 6 y 10, no tenía que haber infartos cerebelosos completos con compresión del cuarto ventrículo, ni infartos talámicos completos, unilaterales o bilaterales, ni tumores en la TC de encéfalo (excepto pequeños meningiomas).

FASE HOSPITALARIA TARDÍA

Esta etapa se inicia luego de las primeras 24 horas del ACVi. El objetivo es poder determinar el mecanismo fisiopatológico del evento cerebrovascular con el objetivo de establecer una adecuada prevención secundaria. En el **cuadro 40-2** se describen los estudios necesarios para determinar los distintos subtipos de la clasificación TOAST y el esquema de tratamiento farmacológico indicado en cada uno. En esta etapa es importante cumplimentar la evaluación de la deglución a fin de determinar la seguridad de la vía oral y como consecuencia prevenir la neumonía por aspiración. La disfagia es un trastorno frecuente en los pacientes con ACVi que suele mejorar en los primeros días; esta evaluación se puede hacer utilizando cuestionarios, pruebas deglutorias simples como la de volumen-viscosidad o exámenes instrumentales como la evaluación endoscópica de la deglución o la videodeglución.

La evaluación nutricional es esencial, dado que hasta un 40% de los pacientes pueden tener deficiencias nutricionales al momento de presentar el ACVi. Esto se debe a enfermedades crónicas como la demencia, enfermedad de Parkinson, enfermedad pulmonar obstructiva crónica e insuficiencia cardíaca congestiva prevalentes en el grupo etario que con mayor frecuencia desarrolla un ACVi o trastornos alimentarios propios de la ancianidad secundarios a problemas dentarios. En caso de detectarse deficiencias nutricionales se debe realizar una evaluación por nutrición para determinar el grado de soporte y alimentación que el paciente requiere. En esta etapa se debe comenzar la rehabilitación del déficit motor; esto incluye la movilización temprana con fisioterapia motora, la asistencia fonoaudiológica de la deglución y la rehabilitación del lenguaje, según corresponda. Es importante la planificación del alta desde el primer día de la internación, dado que estos pacientes pueden quedar con déficits neurológicos que limiten su autocuidado en forma significativa, lo cual requiere adaptaciones en el hogar, la asistencia de cuidadores o la derivación a centros de tercer nivel para su rehabilitación.

★ **CONCLUSIONES**

El ACVi en la fase aguda es una verdadera emergencia médica y la demora en brindarle el tratamiento adecuado al paciente puede generarle mayor incapacidad a largo plazo.

Se debe actuar con celeridad, con control de la vía aérea y signos vitales, interrogando adecuadamente al paciente o a los familiares, o a ambos, acerca de los antecedentes, las características de los síntomas y el horario de comienzo de estos o, en su defecto, del último momento en que el paciente fue visto en su estado habitual.

Hoy disponemos de importantes armas de tratamiento como los fibrinolíticos y el tratamiento endovascular; es muy importante su adecuada implementación, en forma y tiempo, para obtener los mejores resultados.

BIBLIOGRAFÍA

Albers GW, Marks MP, Kemp S, et al. DEFUSE 3 Investigators. Thrombectomy for Stroke at 6 to 16 Hourswith Selection by Perfusion Imaging. N Engl J Med 2018;378:708-18.

Atchley TJ, Estévez-Ordóñez D, Laskay NMB, et al. Endovascular thrombectomy for the treatment of large ischemic stroke: a systematic review and meta-analysis of randomized control trials. medRxiv. 2023 Mar 1.

Badhiwala JH, Nassiri F, Alhazzani W, et al. Endovascular Thrombectomy for Acute Ischemic Stroke: A Meta-analysis. JAMA 2015;314(17):1832-43.

Bahit MC, Coppola ML, Riccio PM, et al. First-Ever Stroke and Transient Ischemic Attack Incidence and 30-Day Case-Fatality Rates in a Population-Based Study in Argentina. Stroke 2016;47(6):1640-2.

Grotta JC, Hacke W. Stroke Neurologist's Perspective on the New Endovascular Trials. Stroke. 2015;46(6):1447-52.

Huo X, Ma G, Tong X, Zhang X, et al, for the ANGEL-ASPECT Investigators. Trial of Endovascular Therapy for Acute Ischemic Stroke with Large Infarct. N Engl J Med 2023;388(14):1272-83.

Jovin TG, Li C, Wu L, et al, for the BAOCHE Investigators. Trial of Thrombectomy 6 to 24 Hours after Stroke Due to Basilar-Artery Occlusion. N Engl J Med 2022;387:1373-84.

Krause M, Harrington TJ, Faulder KC, et al. EXTEND-IA Investigators. Endovascular therapy for ischemic stroke with perfusion-imaging selection. N Engl J Med 2015;372(11):1009-18.

Melcon MO, Vergara RH, Mucci A. Perfil de Mortalidad en Junín (B): Enfermedad Cerebrovascular (sept/1991 - enero/1993). Rev Neurol Argent 1995;20(2):42-8.

Nogueira RG, Jadhav AP, Haussen DC, et al. DAWN Trial Investigators. Thrombectomy 6 to 24 Hours after Stroke with a Mismatch between Deficit and Infarct. N Engl J Med 2018;378(1):11-21.

Powers WJ, Rabinstein AA, Ackerson T, et al. Guidelines for the Early Management of Patients with Acute Ischemic Stroke: 2019 Update to the 2018 Guidelines for the Early Management of Acute Ischemic Stroke. A Guideline for Healthcare Professionals from the American Heart Association/American Stroke Association. Stroke 2019;50:e344-e418.

Sarraj A, Hassan AE, Abraham MG, et al, for the SELECT2 Investigators. Trial of Endovascular Thrombectomy for Large Ischemic Strokes. N Engl J Med 2023;388(14):1259-71.

Tao C, Nogueira RG, Zhu Y, et al, for the ATTENTION Investigators. Trial of Endovascular Treatment of Acute Basilar-Artery Occlusion. N Engl J Med 2022;387:1361-72.

Thomalla G, Simonsen CZ, Boutitie F, et al, for the WAKE-UP Investigators. MRI-Guided Thrombolysis for Stroke with Unknown Time of Onset. N Engl J Med 2018;379:611-22.

Yoshimura S, Sakai N, Yamagami H, et al. Endovascular Therapy for Acute Stroke with a Large Ischemic Region. N Engl J Med 2022;386:1303-13.

Véanse **Preguntas de autoevaluación**. ?

¿Cuándo tratar la carótida en el ataque cerebrovascular isquémico?

41

Osvaldo Fustinoni y Carlos E. Gadda

INTRODUCCIÓN

El ataque cerebral o cerebrovascular (ACV) isquémico es el déficit neurológico de presentación brusca y características focales propio de lesión cerebral por interrupción localizada de su flujo sanguíneo. Sus causas más frecuentes son la trombosis de pequeños vasos, asociada a hipertensión arterial y diabetes, la embolia cerebral de origen cardíaco y la estenosis carotídea. La estenosis carotídea es causa de aproximadamente el 25% de los ACV isquémicos.

ESTENOSIS CAROTÍDEA

Definición y manifestaciones clínicas

La estenosis carotídea es la estrechez de la arteria carótida. Su causa más frecuente es la ateromatosis de la bifurcación, origen y segmento proximal de la arteria carótida interna, que crece estrechando la luz y a veces se ulcera, pudiendo causar ACV isquémicos por ateroembolia o trombosis in situ.

Se denomina sintomática una estenosis carotídea que ha causado un ACV, ya sea un ataque isquémico transitorio (AIT), con déficit hemisférico (hemiparesia) u oftálmico (ceguera monocular transitoria-amaurosis fugaz), o bien un ACV constituido, invalidante o no, en los seis meses previos. Los AIT oftálmicos tienen menor riesgo de recidiva que los hemisféricos. Mareos-vértigos, síncope o inestabilidad en la marcha no constituyen síntomas carotídeos.

El riesgo de ACV en la estenosis carotídea sintomática es elevado: 12 a 13% anual.

Conducta terapéutica en la estenosis carotídea sintomática

Algunas estenosis carotídeas sintomáticas se benefician de tratamiento invasivo; otras, de tratamiento médico. El primero consiste en endarterectomía carótidea o en angioplastia carotídea con implante de endoprótesis vascular (*stent*) y protección cerebral. El segundo incluye fármacos antitrombóticos, antilipídicos, antihipertensivos y tratamiento de los factores de riesgo vascular.

Endarterectomía carotídea

La endarterectomía carotídea (EAC) reduce el riesgo de ACV isquémico y supera al tratamiento médico en pacientes con estenosis carotídea sintomática homolateral > 70%, en quienes está indicada. La estenosis debe diagnosticarse por estudio de imágenes, preferentemente angiografía digital (**fig. 41-1A**) y medirse mediante la siguiente fórmula: diámetro de la estenosis/diámetro normal de la carótida interna distal × 100 (método NASCET). Si no se utiliza angiografía digital, debe estimarse con al menos dos estudios no invasivos validados y concordantes: ecografía Doppler y angiorresonancia magnética (angio-RM), ecografía Doppler y angiotomografía computarizada (angio-TC), angio-RM y angio-TC. Los pacientes deben tener una expectativa de vida > 5 años, placa carotídea quirúrgicamente accesible, ausencia de enfermedad cardiopulmonar o clínicamente significativa, ausencia de EAC homolateral previa y morbimortalidad quirúrgica (ACV o muerte perioperatorios) < 6%. Si la morbimortalidad es mayor, se elimina el beneficio obtenido por la EAC. En ausencia de cifras auditadas de morbimortalidad, esta debe documentarse en la forma más fehaciente posible.

El beneficio de la EAC parece ser mayor en hombres que en mujeres.

Los pacientes con estenosis carotídea sintomática > 70% adecuadamente mensurada, que no cumplan con algunas de las restantes condiciones, pueden ser candidatos para angioplastia carotídea con implante de *stent* (ACSt).

Los pacientes que no se benefician y se excluyen de EAC son aquellos con graves comorbilidades, ACV homolateral con déficit neurológico invalidante, u oclusión total de la arteria carótida interna homolateral.

Oportunidad y tiempo de la cirugía

Después de un AIT o ACV menor: la EAC dentro de las dos semanas de un AIT o un ACV no invalidante mejora significativamente los resultados al alta, y no se asocia a aumento de morbimortalidad. El beneficio de la EAC en mujeres se limita a la que se efectúa dentro de las dos semanas del último evento, independientemente del grado de estenosis.

Después de un ACV invalidante: no hay ensayos clínicos para estos pacientes, pero siempre se ha considerado que, en estos casos, la EAC temprana es de alto riesgo.

EAC de emergencia

La EAC para un ACV progresivo, fluctuante o un AIT "in crescendo", aquel cuyo déficit neurológico se va acentuando con la reiteración de los AIT en un lapso de horas, no ha sido evaluada en estudios aleatorizados, y puede tener un riesgo quirúrgico alto. Sin embargo, es reconocido que los AIT "in crescendo" se asocian con frecuencia a estenosis carotídeas de alto porcentaje o suboclusivas, y la EAC temprana ha evitado la evolución hacia un ACV invalidante y resultado claramente salvadora en casos individuales documentados.

Estenosis significativa u oclusión carotídea contralateral

Son poco frecuentes los pacientes que, junto a una estenosis carotídea sintomática homolateral, tengan una estenosis significativa y aun oclusión total contralateral. La EAC podría ser beneficiosa en ellos, pero con riesgo perioperatorio mayor, ya que ACV y muerte son más frecuentes en aquellos con oclusión total o estenosis significativa contralateral, comparada con aquellos sin enfermedad contralateral. Pero a dos años, en análisis secundarios, los pacientes con oclusión contralateral tratados médicamente parecen tener el doble de probabilidades de tener un ACV homolateral en comparación con aquellos que tienen lesiones leves a moderadas en la carótida contralateral. Pese a ese mayor riesgo inicial, entonces, la EAC parece tener todavía una evolución alejada mejor que la correspondiente a los tratados médicamente.

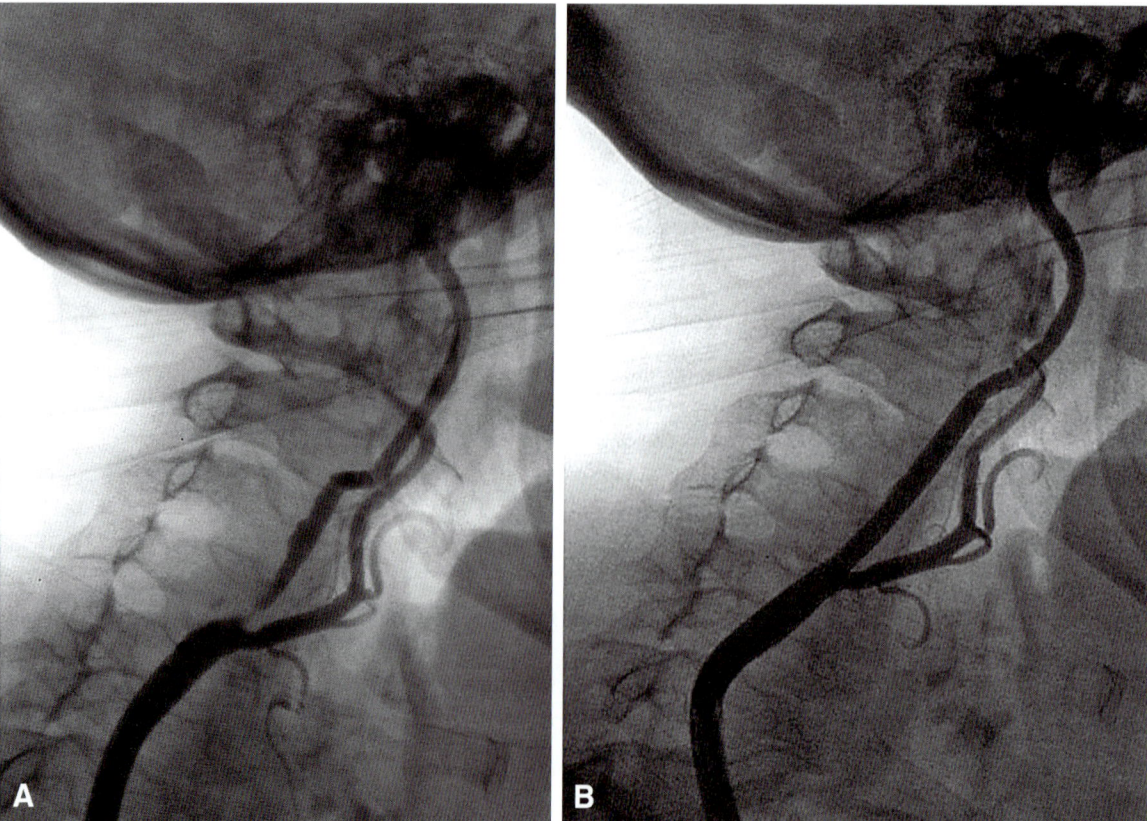

Fig. 41-1. A. Estenosis grave sintomática. Angiografía basal. **B.** Angioplastia con *stent* autoexpandible. Resultado final.

Angioplastia carotídea con implante de stent y protección cerebral

La ACSt es el procedimiento endovascular carotídeo estándar. Comparada con la angioplastia carotídea con balón solo (balón-angioplastia), la ACSt reduce el riesgo de embolización, trombosis, retracción elástica y reestenosis alejada.

La EAC y la ACSt muestran resultados alejados similares en la estenosis carotídea sintomática. Ambos procedimientos muestran beneficio, eficacia y seguridad igual en hombres y mujeres. La incidencia de ACV homolateral a cuatro años es similar para la ACSt y la EAC.

Pero, a treinta días del procedimiento, la incidencia de ACV menor es mayor para la ACSt, mientras que la de infarto agudo de miocardio (IAM) es mayor para la EAC. Al año, además, la calidad de vida es menor en los pacientes que sufrieron un ACV, comparados con los que sufrieron un IAM. Sin embargo, estos tuvieron casi 4 veces más mortalidad a 4 años, comparados con los que hicieron un ACV. El ACV periprocedimiento no se asocia a un incremento en la mortalidad. En pacientes > 70 años, el incremento de eventos adversos es mayor para la ACSt. La ACSt muestra, así, mayor beneficio en jóvenes y la EAC en mayores.

La EAC es, por ende, el tratamiento preferencial para la mayoría de los pacientes con estenosis carotídea sintomática.

No obstante, la ACSt es atractiva por ser el procedimiento menos invasivo y ofrecería resultados alejados quizá mejores con el avance de los elementos técnicos, sobre todo en el subgrupo de pacientes con riesgo aumentado o pobres resultados alejados con la EAC (**fig. 41-1B**).

En pacientes con bifurcaciones carotídeas altas u oclusión total de la carótida contralateral, la ACSt parece ser beneficiosa con aceptable seguridad, según los datos obtenidos de registros. Pero se necesita más evidencia de ensayos clínicos, antes de generar conclusiones firmes de eficacia y seguridad de la ACSt en estos subgrupos.

Se puede entonces razonablemente preferir la ACSt en pacientes con estenosis carotídea sintomática significativa, indicación de intervención y algunas de las condiciones llamadas "NASCET no elegibles", que excluirían a pacientes de la EAC: estenosis carotídea sin adecuado acceso quirúrgico, inducida por radiación, cuello hostil (traqueotomía, secuelas de cirugía cervical), reestenosis pos-EAC o comorbilidades que aumenten el riesgo quirúrgico o anestésico.

Estas recomendaciones son aplicables, siempre que el operador ACSt tenga una morbimortalidad periprocedimiento < 6%. De lo contrario, el tratamiento de elección es la EAC.

Tratamiento médico de la estenosis carotídea sintomática

La mayoría de los estudios referenciales de EAC en estenosis sintomática se hicieron hace más de veinte años, cuando el mejor tratamiento médico preventivo era solo la aspirina. Hoy en día contamos con las estatinas, que pueden retardar la progresión o inducir la regresión de la aterosclerosis tanto en las arterias coronarias nativas, como en los *bypass* coronarios y en las arterias carótidas. Se suman, además, los nuevos antiplaquetarios, antihipertensivos y antidiabéticos orales.

Reestenosis carotídea pos-EAC

El tratamiento es controvertido y hay muy pocos datos. Además, la reestenosis debida a la hiperplasia intimal es habitualmente benigna. Las guías multiespecialidad, con respecto a pacientes con síntomas de isquemia cerebral atribuibles a reestenosis pos-EAC (ya sea hiperplásica o aterosclerótica), consideran razonable tanto repetir la EAC como efectuar ACSt, siguiendo los mismos criterios que para la revascularización inicial (**figs. 41-2A** y **B**).

Conducta terapéutica en la estenosis carotídea asintomática

Es aquella estenosis carotídea que no ha causado síntomas cerebrales y que resulta de un hallazgo en los estudios de las arterias extracraneales (ecografía Doppler, angio-RM o angio-TC de los vasos de cuello).

Riesgo de ACV carotídeo no anunciado

Los estudios de historia natural muestran que la mayoría de los ACV causados por estenosis carotídea son precedidos por AIT, y que la incidencia de ACV no anunciado, no precedido por AIT, es baja. En el estudio NASCET, el 70% de los pacientes candidatos para inclusión habían tenido un AIT previo. El ACV isquémico debido a estenosis carotídea es precedido por AIT en el 50-75% de los casos, lo que apoya una conducta conservadora en pacientes asintomáticos. Además, la tasa de ACV en la estenosis asintomática ha caído significativamente desde la realización de los grandes estudios controlados hasta hoy. En un estudio poblacional reciente, la tasa de cualquier ACV homolateral no anunciado, en pacientes con estenosis asintomática > 50% bajo "tratamiento médico intensivo contemporáneo", fue solo 0,34%.

Debe señalarse además que el hallazgo en imágenes (TC o RM) de infartos cerebrales homolaterales (infartos "silentes") en una estenosis carotídea asintomática no convierte al paciente en sintomático.

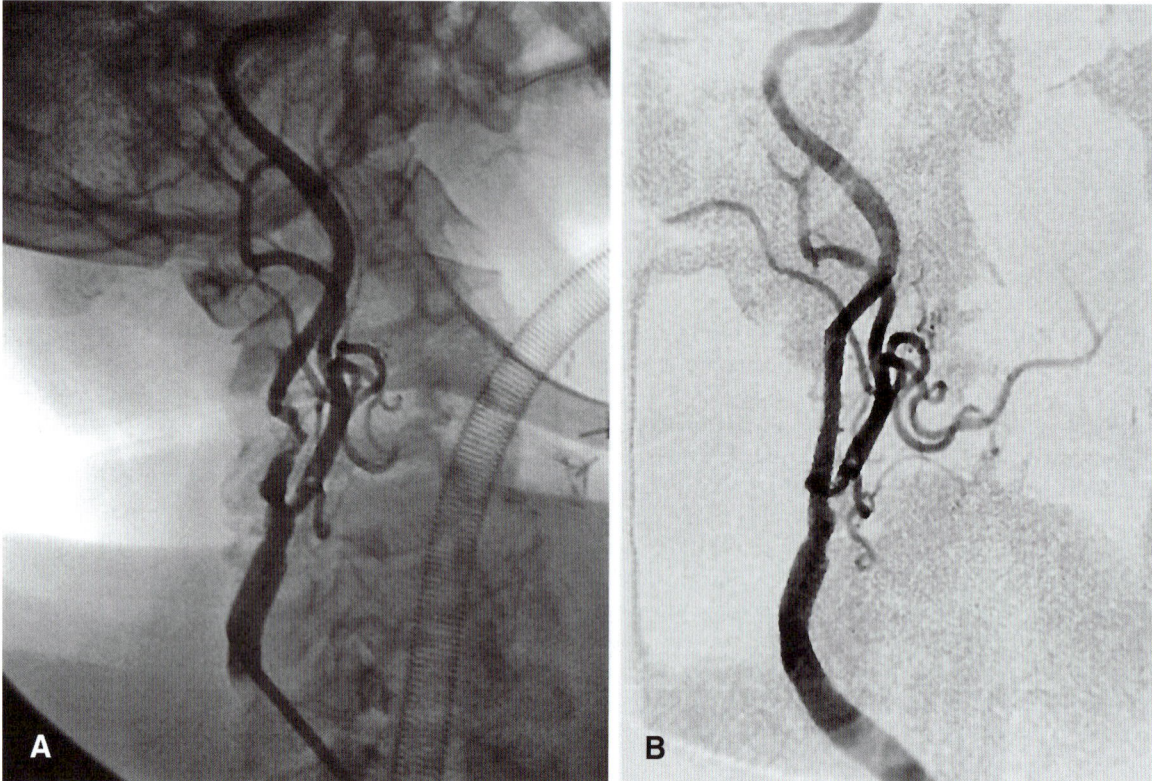

Fig. 41-2. A. Reestenosis grave pos-EAC. Angiografía basal. **B.** Angioplastia con *stent* autoexpandible. Resultado final.

Tratamiento invasivo de la estenosis carotídea asintomática

Sobre la base de grandes ensayos clínicos, la EAC es beneficiosa en pacientes con estenosis asintomática > 60%, pero este beneficio es sustancialmente menor que el de la EAC en la estenosis sintomática, mucho más significativo en hombres que en mujeres y significativo solo a largo plazo (> 3 años).

Por lo tanto, la selección de pacientes debe ser particularmente escrupulosa y guiada por factores individuales. En líneas generales, la EAC se sugiere en pacientes hombres médicamente estables, con estenosis asintomática > 60%, con expectativa de vida de al menos 5 años, y solo en condiciones de morbimortalidad quirúrgica < 3%, porque –si es mayor– el paciente tendrá mayor riesgo de ACV si se opera que si se somete a tratamiento médico. Este grupo constituye solo < 5% de pacientes con estenosis carotídea asintomática.

La evidencia hasta el momento muestra que tanto la ACSt como la EAC proporcionan similares seguimientos alejados para pacientes con estenosis carotídea tanto sintomática como asintomática. Sin embargo, la morbimortalidad periprocedimiento puede ser mayor con la ACSt. Es preferible no tratar la estenosis asintomática con ACSt, en particular en pacientes > 70 años,

salvo que se efectúe en centros con una morbimortalidad demostrada de < 3%.

La EAC en pacientes asintomáticos debería considerarse como una inversión a largo plazo, dado que el beneficio de la EAC en su caso se alcanza solo al cabo de varios años.

Hoy por hoy, solo un AIT que convierta a un paciente con una estenosis de porcentaje significativo de asintomático en sintomático constituye una indicación clara de EAC para prevenir un ACV invalidante.

Tratamiento médico de la estenosis carotídea asintomática

Actualmente, el tratamiento médico, que incluye el uso riguroso de estatinas y agentes antiplaquetarios, junto al tratamiento de la hipertensión, tabaquismo y diabetes, ha reducido la brecha terapéutica entre el tratamiento médico y el quirúrgico en relación con el riesgo de ACV en la estenosis carotídea asintomática. El tratamiento médico resulta además 3 a 8 veces más costo-efectivo. Con este criterio, se evita asimismo la morbimortalidad quirúrgica en aquellos pacientes cuya mayor probabilidad es permanecer asintomáticos. El tratamiento médico resulta, entonces, la alternativa claramente preferible en pacientes con estenosis carotídea asintomática.

★ CONCLUSIONES

La estenosis carotídea es causa del 30% de los ataques cerebrales (ACV) isquémicos.

Puede causar ataques isquémicos transitorios (AIT) con déficit hemisférico o amaurosis fugaz, o ACV isquémicos constituidos. Mareos o vértigo, síncope o inestabilidad en la marcha no constituyen síntomas carotídeos. El riesgo de ACV de una estenosis carotídea sintomática reciente (< 6 meses) es 12 a 13% anual.

La endarterectomía carotídea (EAC) es el tratamiento de elección para pacientes con estenosis carotídea sintomática > 70%, homolateral, correctamente mensurada, expectativa de vida > 5 años, placa quirúrgicamente accesible, sin enfermedad clínicamente significativa, sin EAC homolateral previa, y morbimortalidad quirúrgica < 6%, preferiblemente dentro de las dos semanas del AIT o ACV no invalidante. No deben intervenirse pacientes con grave comorbilidad, ACV homolateral invalidante u oclusión total carotídea homolateral.

Los pacientes que no cumplan con algunas condiciones para EAC pueden someterse a angioplastia carotídea con implante de *stent* (ACSt) y protección cerebral, solo en condiciones de morbimortalidad periprocedimiento < 6%. La EAC y la ACSt brindan resultados alejados similares, pero la ACSt tiene más morbimortalidad cerebral y la EAC cardíaca. La ACSt muestra mayor beneficio en jóvenes y la EAC en mayores, en los que la EAC es preferible.

El riesgo de ACV en la estenosis carotídea asintomática es < 1% anual. Solo menos del 5% de los pacientes con estenosis asintomática tienen indicación de tratamiento invasivo y únicamente en condiciones de morbimortalidad quirúrgica < 3%. El tratamiento médico resulta la alternativa más razonable.

BIBLIOGRAFÍA

Brott TG, Hobson RW 2.nd, Howard G, et al. Stenting versus endarterectomy for treatment of carotid-artery stenosis. N Engl J Med 2010; 363:11-23.

Blackshear JL, Cutlip DE, Roubin GS, et al. Myocardial infarction after carotid stenting and endarterectomy: results from the carotid revascularization endarterectomy versus stenting trial CREST. Circulation 2011;123:2571-8.

Chambers BR, Donnan GA. Carotid endarterectomy for asymptomatic carotid stenosis. Cochrane Database Syst Rev 2005; CD001923.

Ederle J, Featherstone RL, Brown MM. Randomized Controlled Trials Comparing Endarterectomy and Endovascular Treatment for Carotid Stenosis. A Cochrane Systematic Review. Stroke 2009;40:1373-80.

North American Symptomatic Carotid Endarterectomy Trial (NASCET) Collaborators. Beneficial effect of carotid endarterectomy in symptomatic patients with high-grade carotid stenosis. N Engl J Med 1991;325:445-53.

Ricotta JJ, Aburahma A, Ascher E, et al. Updated Society for Vascular Surgery guidelines for management of extracranial carotid disease: executive summary. J Vasc Surg 2011; 54:832-6.

Rothwell PM, Eliasziw M, Gutnikov SA, Fox AJ, Taylor DW, Mayberg MR, Warlow CP, Barnett HJ; Carotid Endarterectomy Trialists' Collaboration. Analysis of pooled data from the randomised controlled trials of endarterectomy for symptomatic carotid stenosis. Lancet 2003;361:107-16.

Sociedad Argentina de Cardiología, Sociedad Neurológica Argentina. Consenso de estenosis carotídea. Rev Argent Cardiol 2006;74:160-74.

Writing Committee Members, Brott TG, Halperin JL, Bacharach JM, Barr JD, et al. ASA/ACCF/AHA/AANN/AANS/ACR/ASNR/CNS/SAIP/SCAI/SIR/SNIS/SVM/SVS Guideline on the management of patients with extracranial carotid and vertebral artery disease. Stroke 2011;42:e464-e540.

Véanse **Preguntas de autoevaluación**. ?

Hemorragia intracerebral

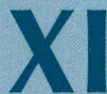

XI

Ataque cerebrovascular hemorrágico: generalidades, epidemiología, clasificación y subtipos

42

Gustavo G. Domeniconi

INTRODUCCIÓN

La hemorragia intracerebral (HIC) es una entidad caracterizada por la presencia de sangre en el parénquima cerebral, en distintas localizaciones y con distinta presentación clínica.

Se puede definir como un sangrado focal parenquimatoso causado por la rotura de vasos sanguíneos y que deriva en la compresión del tejido cerebral. Puede diseminarse a otros compartimentos tales como ventrículos y cisternas y, menos frecuentemente, al espacio subdural o subaracnoideo. Se puede decir ya en este punto que –si bien el evento común es el sangrado– las distintas áreas anatómicas afectadas, el volumen del hematoma que provocará distintos grados de hipertensión intracraneal y, en este contexto, el compromiso de estructuras complejas definirá síntomas y signos, la evolución y el pronóstico (**fig. 42-1**).

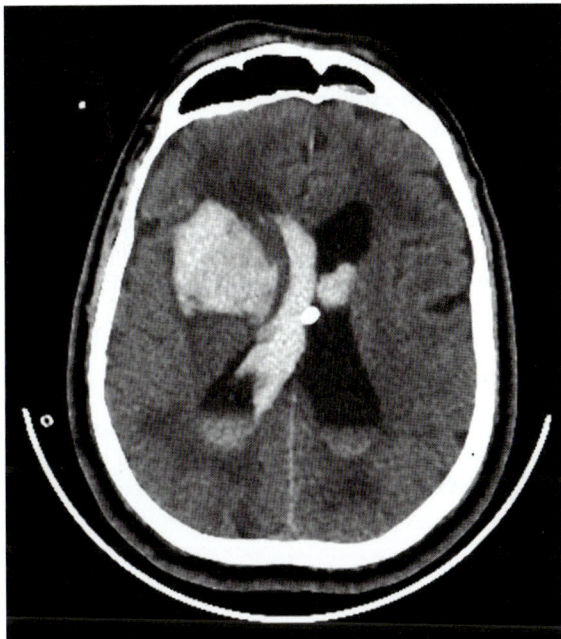

Fig. 42-1. Hemorragia intracerebral con volcado ventricular.

Se analiza un evento fisiopatológico común pero con muy diferentes implicaciones teniendo en cuenta factores que más adelante se detallarán.

Conviene señalar que se trata de un grupo particular de sangrado que se denomina **primario** y que erróneamente puede considerarse en la literatura como **espontáneo**. En principio debe aclararse que se deja para otros capítulos el sangrado relacionado con lesiones vasculares –ya sean venosas o arteriales– entre las cuales se destacan la hemorragia subaracnoidea aneurismática y las malformaciones arteriovenosas.

En definitiva, una hemorragia intracerebral es una hemorragia intracraneal pero intraaxial, es decir, producida en el **parénquima encefálico**. Las hemorragias llamadas extraaxiales se producen por fuera del tejido encefálico, por ejemplo el hematoma epidural, el subdural o la hemorragia subaracnoidea.

Los ataques cerebrovasculares (ACV) hemorrágicos constituyen solo un 20% de los ACV, ya que la mayoría son isquémicos. Sin embargo, en ese porcentaje se agrupa todo tipo de sangrado.

EPIDEMIOLOGÍA

El impacto global de la HIC se ha incrementado entre 1990 y 2010 en un 47%, en términos del número absoluto de personas afectadas por la enfermedad. Esto se debe principalmente al incremento en países de bajos y medianos ingresos (+22 %; IC 95%: 5-30%). En tanto en países con altos ingresos, la incidencia ha disminuido (–19 %; IC 95 %: 1-15%).

En los Estados Unidos ocurren hemorragias intracerebrales (HIC) en alrededor de 60 000 personas, con una mortalidad que ronda el 40% al mes y 54% al año.

Según las series, la HIC representa del 10 al 15% de todos los ACV, con una incidencia de 24,6 casos por cada 100 000 personas por año. Según Ariesen (2003), el riesgo relativo se incrementa 1,97 por cada década.

La población africana y la asiática tienen una alta incidencia (RR 1,98 para afroamericanos), según el trabajo de Sturgeon de 2007. Se propone que los responsables serían la mayor incidencia de hipertensión arterial (HTA) y anormalidades cerebrovasculares en relación con la etnia.

El género masculino tiene más incidencia de hemorragias profundas, mientras que el femenino es el de mayor incidencia de lobares.

La angiopatía amiloidea triplica la chance de recurrencia de un nuevo evento.

En 2005 se publicó un estudio que intentó describir las causas de la hemorragia intracerebral. El *Hemorrhagic Stroke Project* (HSP) fue un estudio colaborativo realizado en 43 centros de ACV (de Connecticut, Massachusetts, Ohio, Kentucky, Rhode Island, Texas) que analizó la asociación de factores de riesgo en población de 18 a 49 años.

Se encontraron como factores de riesgo independientes: hipertensión arterial (*odds ratio* [OR], 5,71; IC 95%: 3,61 a 9,05), diabetes (OR, 2,40; IC 95%: 1,15 a 5,01), menopausia (OR, 2,50; IC 95%: 1,06 a 5,88), tabaquismo (OR, 1,58; IC 95%: 1,02 a 2,44), consumo de más de dos vasos de alcohol diarios (OR, 2,23; IC 95%: 1,16 a 4,32) y cafeína (OR, 3,55; IC 95%: 1,24 a 10,20).

Entre las conclusiones sugieren que estos factores de riesgo son prevenibles y que la HIC puede ser evitable al menos en esta población.

CLASIFICACIÓN

Etiológica

Hipertensión arterial

Es una de las causas más comunes de HIC primaria (véase **fig. 42-1**). Se calcula que hasta el 70% de los pacientes padecen esta condición (RR 3,6). La fase crónica de la HTA y en especial el control inadecuado provocan un fenómeno llamado lipohialinosis. Se trata de un proceso que incluye proliferación de fibroblastos, depósito de macrófagos y el reemplazo de células de músculo liso por colágeno en la pared de las arteriolas de pequeño calibre. Este proceso reduce la elasticidad e incrementa el riesgo de rotura.

Por muchos años existió una controversia en cuanto a la existencia de los llamados aneurismas de Charcot-Bouchard y su relación directa con el sangrado encefálico. Challa, en 1992, comparó 35 pacientes hipertensos con 20 pacientes normotensos utilizando microrradiografía de alta resolución. Como resultado no encontró tal anomalía. Este grupo propone que la perspectiva tridimensional, una mayor habilidad para marcar los vasos, ayudaron a determinar curvas que simulaban dichos aneurismas. Propone, además, la presencia de artefactos de inyección con las antiguas técnicas.

Según las series, las HIC relacionadas con hipertensión se localizan en distintas áreas del encéfalo. El putamen se compromete del 46 al 50%, el tálamo de un 18 a un 20%, el núcleo caudado hasta el 5%, la protuberancia hasta un 10% y el cerebelo de un 4 a un 7%.

Angiopatía amiloide cerebral

Es el segundo factor de riesgo de una HIC primaria. El proceso incluye el depósito del péptido betaamiloide en la pared de las arteriolas. Esto lleva a la aparición de hematomas lobares y, en general, corticales. Suman hasta el 10% del total de hemorragias cerebrales. Es frecuente su hallazgo en los lóbulos parietales, temporales y occipitales. Aparece en especial en la población de más de 70 años.

La leucoaraiosis y los microinfartos corticales están asociados con la angiopatía amiloidea y causados probablemente por hipoperfusión crónica de las arterias afectadas.

Trastornos de la coagulación

Los trastornos relacionados con la alteración de los parámetros del sistema de coagulación, también llamados coagulopatías, son un importante factor de riesgo. Este proceso se relaciona con la persistencia del sangrado una vez ocurrido y la incapacidad de formar un trombo protector para evitar mayor daño.

Tanto es así que en los últimos años la investigación clínica desarrolló mucha evidencia en torno a su tratamiento al momento del sangrado.

En 2013, un estudio mostró que un 6,6% de los pacientes con HIC utilizaban warfarina. Además, la incidencia en el uso de los llamados nuevos anticoagulantes orales presenta una nueva perspectiva. Ya están publicados los estudios que muestran que, si bien su riesgo de sangrado es menor, la imposibilidad de revertir su efecto los hace parte del problema. De este grupo, el apixabán sería el de menor riesgo.

Anatómica

Las hemorragias cerebrales ocurren frecuentemente en los lóbulos del encéfalo, en los ganglios de la base, en el tronco cerebral (protuberancia) y en el cerebelo. Por

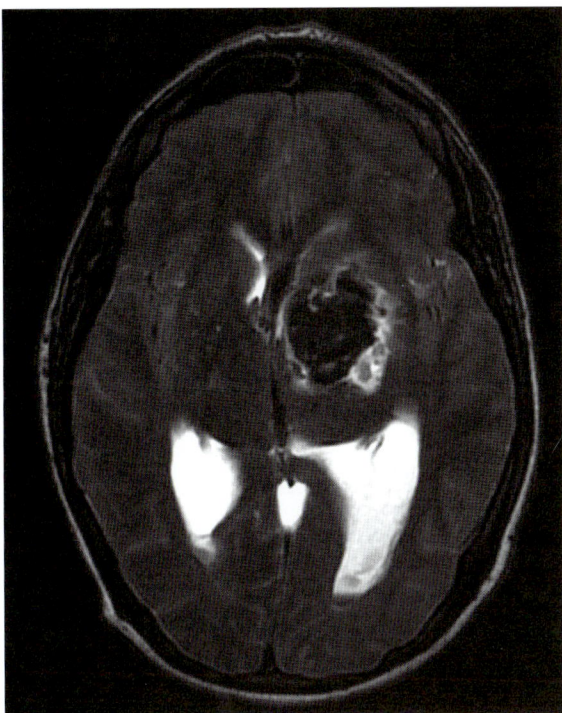

Fig. 42-2. Hemorragia intracerebral en contexto de leucoestasis.

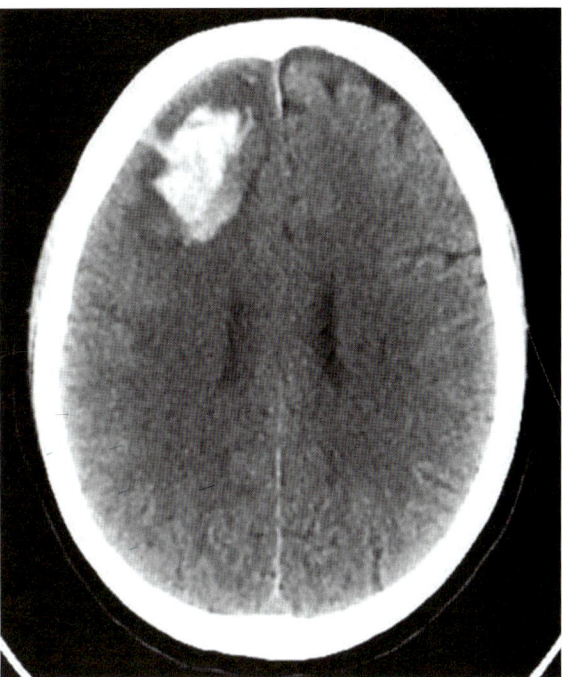

Fig. 42-3. Hemorragia intracerebral lobar.

lo tanto, se pueden agrupar en tres localizaciones: 1) lobar, 2) profunda, 3) infratentorial.

La localización profunda abarca del 45 al 50% de los casos (**figs. 42-1** y **42-2**). Entre un 30 y un 40% serán lobares (**fig. 42-3**). Un 10% serán cerebelosas y un 5% se ubican en la protuberancia. Sin embargo estas cifras tendrán estricta relación con la población estudiada y los factores de riesgo que la producen.

En el trabajo de Poon de 2014 se observan tasas de sobrevida del 45,4-59,1% para las lobares contra 45,4-59,4% para las profundas tomadas un año después del evento.

Fisiopatológica

Hemorragia cerebral primaria (HCP)

En este punto se debe destacar que, dentro del capítulo, se deben agrupar a aquellos hematomas provocados en el contexto de hipertensión arterial y angiopatía amiloidea casi con exclusividad. Ya se trataron sus características en otro apartado.

Hemorragia cerebral secundaria (HCS)

Por otro lado se incluyen aquí aquellos sangrados relacionados con causas anatómicas y funcionales bien determinadas, que tendrán otra evolución característica y una terapéutica también específica.

Malformaciones vasculares: se incluyen malformaciones arteriovenosas (MAV), fístulas durales, aneurismas, cavernomas, angiomas venosos y telangiectasias.

Coagulopatías: hematomas en contexto de leucostasis (véase **fig. 42-2**), deficiencias en la coagulación por enfermedades hematopoyéticas

Tumores cerebrales: melanomas, tumores renales, tumores pulmonares, carcinoma testicular, coriocarcinomas.

Enfermedades infecciosas o inflamatorias: arteritis micótica, encefalitis hemorrágica, vasculitis, angitis primaria (véase **fig. 42-3**).

En la población anciana es frecuente encontrar la HTA, la angiopatía amiloide, el uso de anticoagulantes y el cáncer como causas.

En la población más joven se destacan las malformaciones vasculares, las coagulopatías y el uso de aminas simpaticomiméticos a modo de drogas de abuso.

★ **CONCLUSIONES**

La hemorragia intracerebral (HIC) es una entidad caracterizada por la presencia de sangre en el parénquima cerebral, en distintas localizaciones y con distinta presentación clínica.

Se puede definir como un sangrado focal parenquimatoso causado por la rotura de vasos sanguíneos y que deriva en la compresión del tejido cerebral. Puede diseminarse a otros compartimentos tales como ventrículos y cisternas y, menos frecuentemente, al espacio subdural o subaracnoideo. Conviene señalar que se trata de un grupo particular de sangrado que se denomina primario y que erróneamente puede considerarse en la literatura como espontáneo.

El impacto global de la HIC se ha incrementado entre 1990 y 2010 en un 47%, en términos del número absoluto de personas afectadas por la enfermedad. Esto se debe principalmente al incremento en países de bajos y medianos ingresos.

Hemorragia cerebral primaria (HCP): es el sangrado provocado en contexto de hipertensión arterial y angiopatía amiloidea casi con exclusividad.

Hemorragia cerebral secundaria (HCS): sangrados relacionados con causas anatómicas y funcionales bien determinadas como malformaciones vasculares, coagulopatías, tumores cerebrales y enfermedades infecciosas o inflamatorias.

BIBLIOGRAFÍA

Amarenco P, Bogousslavsky J, Callahan 3rd A, et al. High-dose atorvastatin after stroke or transient ischemic attack. N Engl J Med 2006;355:549-59.

Ariesen MJ, Claus SP, Rinkel GJ, et al. Risk factors for intracerebral hemorrhage in the general population: a systematic review. Stroke 2003;34:2060-5.

Challa VR, Moody DM, Bell MA. The Charcot-Bouchard aneurysm controversy: impact of a new histologic technique J Neuropathol Exp Neurol 1992; 51(3):264-71.

González-Pérez A, Gaist D, Wallander MA, et al. Mortality after hemorrhagic stroke: data from general practice (The Health Improvement Network). Neurology 2013;81:559-65.

Greenberg SM, Vonsattel JP. Diagnosis of cerebral amyloid angiopathy. Sensitivity and specificity of cortical biopsy. Stroke 1997;28:1418-22.

Krishnamurthi RV, Feigin VL, Forouzanfar MH, Mensah GA, Connor M, Bennett DA, et al., Global Burden of Diseases, Injuries, and Risk Factors Study (GBD 2010) and the GBD Stroke Experts Group (2013). Global and regional burden of first-ever ischaemic and hemorrhagic stroke during 1990–2010: findings from the Global Burden of Disease Study 2010. Lancet Glob Health 2013; 1(5):e259-e281.

Labovitz DL, Halim A, Boden-Albala B, et al. The incidence of deep and lobar intracerebral hemorrhage in whites, blacks, and Hispanics. Neurology 2005;65: 518-22.

Liotta EM, Prabhakaran S. Warfarin-associated intracerebral hemorrhage is increasing in prevalence in the United States. J Stroke Cerebrovasc Dis 2013;22:1151-5.

Martini SR, Flaherty ML, Brown DWM, Haverbusch M, Comeau ME, Sauerbeck LR, ,et al. Risk factors for intracerebral hemorrhage differ according to hemorrhage location. Neurology 2012;79:2275-82.

Poon MTC, Fonville AF, Al-Shahi Salman R. Long-term prognosis after intracerebral hemorrhage: systematic review and meta-analysis. J Neurol Neurosurg Psychiatry 2014;85:660-7.

Qureshi AI, Tuhrim S, Broderick JP, et al. Spontaneous intracerebral hemorrhage. N Engl J Med 2001;344:1450-60.

Sturgeon JD, Folsom AR, Longstreth Jr WT, et al. Risk factors for intracerebral hemorrhage in a pooled prospective study. Stroke 2007;38:2718-25.

Van Asch CJ, Luitse MJ, Rinkel GJ, et al. Incidence, case fatality, and functional outcome of intracerebral haemorrhageover time, according to age, sex, and ethnic origin: a systematic review and meta-analysis. Lancet Neurol 2010;9:167-76.

Véanse **Preguntas de autoevaluación**. ?

Tratamiento médico de la hemorragia intracerebral

43

Daniel A. Godoy y Maximiliano Rovegno Echavarría

INTRODUCCIÓN AL PROBLEMA

La hemorragia intracerebral espontánea (HICE) es una de las formas más letales del ataque cerebrovascular (ACV). Asociada a elevadas tasas de secuelas invalidantes y mortalidad, aún carece de terapia específica y eficaz. Lejos de descender, la prevalencia tiende a incrementarse de manera logarítmica, sobre todo aquellas formas clínicas asociadas con la utilización de anticoagulantes orales. Las últimas décadas estuvieron marcadas por la mejor comprensión de los fenómenos fisiopatológicos que se desarrollan durante el transcurso de esta entidad, sentando las bases para encarar el tratamiento racionalmente. La HICE es una emergencia neurológica/neuroquirúrgica donde cobra gran validez el axioma clásico de que "tiempo es cerebro", por lo cual resulta indispensable accionar con prontitud y en forma certera. El tratamiento médico, en general, en nada difiere de aquel de las lesiones cerebrales agudas de otro origen, pero se centra principalmente en evitar y corregir daños secundarios mediante la implementación de medidas de homeostasis clínica que permitan la mejor recuperación posible de las estructuras afectadas por el sangrado inicial (**cuadro 43-1**). En particular, la terapia no quirúrgica debe dirigirse a los distintos eventos que siguen a la lesión primaria. La falsa controversia de manejo médico versus quirúrgico debe desterrarse del inconsciente colectivo.

Hemorragia intracerebral espontánea: ¿de qué hablamos?

La HICE o primaria es aquella caracterizada por la acumulación no traumática de sangre en el parénquima encefálico, que en ocasiones puede extenderse a los ventrículos y/o al espacio subaracnoideo. Clásicamente, las HICE tienen localizaciones típicas (**fig. 43-1A**), y sus factores de riesgo más relevantes son la hipertensión arterial, la angiopatía amiloidea y el empleo de anticoagulantes/antitrombóticos.

Solo desde un punto de vista didáctico y a los fines de comprender mejor la situación distinguimos dos situaciones que, en la práctica, pueden reconocerse y diferenciarse bastante bien: hematoma y hemorragia intracerebral.

Denominamos hematoma a una colección de sangre bastante bien definida, sin invasión de tejidos vecinos, generalmente superficiales en relación con la corteza cerebral o cerebelosa (lobares, cerebelosos), por ende, muy factibles de ser evacuados quirúrgicamente (**fig. 43-1B**).

Las hemorragias son colecciones generalmente profundas, que invaden estructuras vecinas en todos los planos, mal definidas y, por ende, más difíciles de ser evacuadas (talámicos, putaminales, protuberanciales) (**fig. 43-1C**).

A la hemorragia intraventricular (HIV) que sobreviene como consecuencia de la expansión del sangrado parenquimatoso espontáneo la denominamos HIV secundaria (véase **fig. 43-1B** y **C**). Su pronóstico es más sombrío. Ocurre con frecuencia en aproximadamente

Cuadro 43-1. Daños secundarios	
Sistémicos	**Intracraneales**
Hipotensión arterial	Hipertensión endocraneal
Hipoxemia	Hematomas cerebrales tardíos
Hipercapnia	Edema cerebral
Hipocapnia grave	Hiperemia cerebral
Fiebre	Vasoespasmo
Hiponatremia	Convulsiones
Hipoglucemia	
Hiperglucemia	
Anemia grave	
Acidosis	
Coagulación intravascular	
SRIS	

SRIS: síndrome de respuesta inflamatoria sistémica.

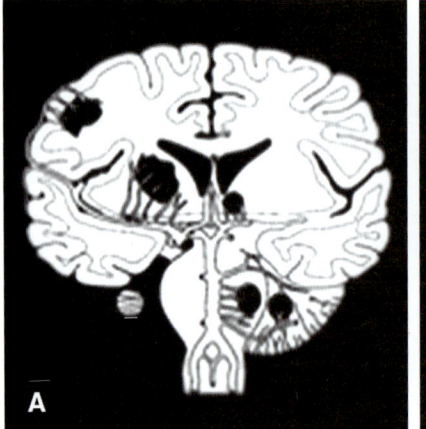 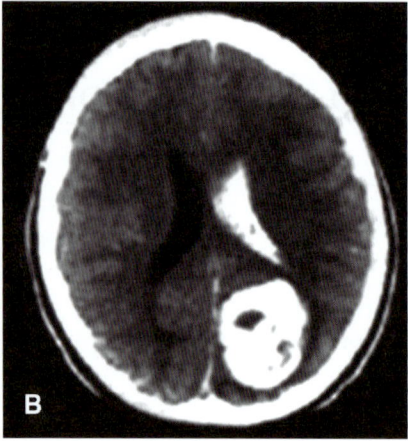 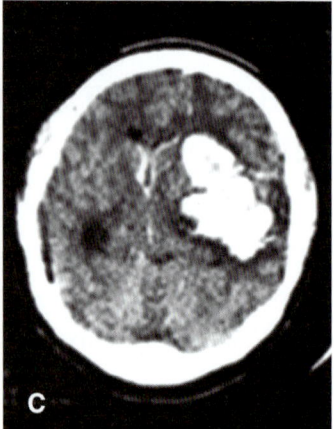

Fig. 43-1. A. Localizaciones típicas del sangrado intracerebral espontáneo. **B.** Hematoma. **C.** Hemorragia. **B** y **C.** Extensión del sangrado al sistema ventricular (véase texto para más detalle).

el 40% de los casos y contribuye a empeorar los resultados finales; su principal determinante es el volumen del sangrado.

Principios que sustentan el tratamiento moderno de la HICE

A los fines de abordar la terapéutica es, a nuestro entender, clave adoptar ciertos principios:

- Abandonar la postura de creer que no hay nada por hacer (nihilismo).
- Conocer en profundidad la fisiopatología y la historia natural de la HICE.
- Evaluar, categorizar y establecer el pronóstico.
- Adoptar y mantener normales variables fisiológicas básicas: "neuroprotección fisiológica".
- Reconocer situaciones que requieran intervenciones específicas.
- Si bien fuera del objetivo de este capítulo, determinar multidisciplinariamente cuándo, cómo y a quiénes indicar la cirugía.

Eliminar la incredulidad

El nihilismo (del latín *nihil*, "nada") es un principio filosófico sustentado en la negación de los significados de la vida. Nietzsche sostiene que la negación aparece como resultado de la duda. La HICE ha permanecido y aún permanece envuelta en una nube de nihilismo, quizá debido a su elevada morbimortalidad o a la carencia de terapias específicas. Es bien reconocido que uno de los determinantes más importantes del resultado final de la HICE es el nivel de soporte brindado; por ende, si este se limita o se suspende basándose solo en creencias de mal pronóstico, puede desencadenar profecías que terminarán cumpliéndose. Se ha afirmado que las profecías autocumplidas se basan en una falsa concepción o

creencia que desencadenará una conducta falsa que, con el tiempo, se transformará en realidad.

Tanto la limitación del esfuerzo terapéutico como las órdenes de no reanimación (DNR) o la retirada del soporte vital, sustentadas en las profecías autoautocumplidas o el nihilismo, tienen clara influencia negativa sobre la mortalidad.

Estos principios filosóficos aplicados y extrapolados al manejo de la HICE tienen evidencia científica que los respalda.

Varios estudios han destacado el impacto del tratamiento de esta población de pacientes en unidades especializadas y multidisciplinarias: aumenta la probabilidad de supervivencia y de buenos resultados funcionales, quizá debido a la ausencia de nihilismo del equipo tratante, a la disminución de la estadía en unidades de cuidados intensivos (UCI), a la menor incidencia de complicaciones y/o el traslado temprano a unidades de rehabilitación.

FISIOPATOLOGÍA E HISTORIA NATURAL DE LA HICE

¿Qué ocurre cuando la sangre irrumpe de manera súbita en el parénquima encefálico?

El sangrado intracerebral dispara complejos mecanismos de daño de manera dinámica, secuencial y concatenada (**fig. 43-2**). En primera instancia ocurre la **rotura vascular**, fenómeno desencadenado como consecuencia de los cambios generados en la pared vascular por el estrés constante a que es sometida por hipertensión arterial, sobre todo en las arteriolas de 60-100 micras de diámetro, perforantes en zonas de bifurcación.

En no hipertensos, generalmente ancianos, la deposición de material amiloideo en la túnica media y

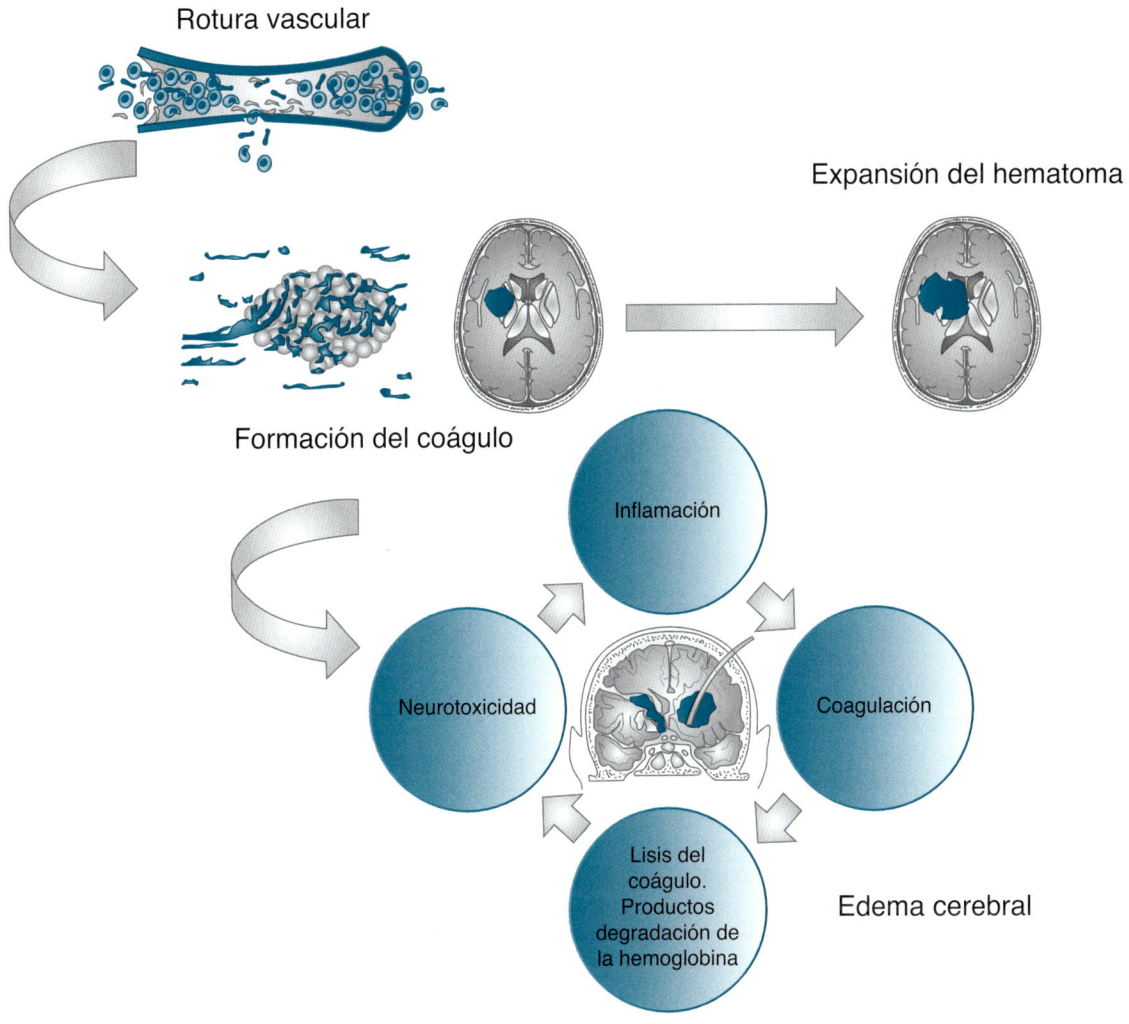

Fig. 43-2. Fisiopatología del sangrado intracerebral espontáneo.

adventicia de los capilares, arteriolas, arterias corticales y leptomeníngeas, incrementa la fragilidad de la pared volviéndola más propensa a la rotura, caracterizándose por originar un sangrado multifocal, lobar y recurrente.

Durante la primera hora que sigue al sangrado, se **forma el hematoma**. La acumulación de sangre repentina ocasiona destrucción mecánica, efecto de masa, aumento de la presión intracraneal, generando gradientes de presión, desplazamientos, distorsiones y herniaciones cerebrales.

Consecuentemente con ello se desencadenan tres eventos fisiopatológicos importantes:

- Muerte celular inducida por necrosis y la apoptosis
- Inflamación
- Edema cerebral

Una proporción considerable de pacientes incrementan el tamaño inicial del hematoma. Esta etapa de **expansión** se asocia a deterioro neurológico y mala evolución.

El crecimiento del hematoma ocurre en el 38% de los casos durante las primeras tres horas, y, en dos tercios de esta población, la expansión es evidente ya durante los 60 minutos iniciales.

Varios factores de riesgo han sido implicados: entre ellos coagulopatías e hipertensión arterial; sin embargo, el más consistente es el tiempo transcurrido entre el inicio de los síntomas y la realización de la tomografía computarizada.

Más tiempo pasa, menos probabilidad de detectar este fenómeno.

Luego de las primeras 24 horas, se inicia la fase de formación de **edema**. Edema cerebral es el aumento de volumen del parénquima a expensas del incremento en su contenido de agua. En el caso particular de la HICE, se reconocen en fase aguda dos entidades bien diferenciadas: el edema alrededor de la hemorragia (perihematoma-PH) y el que se desarrolla en el interior de este (intrahematoma-IH). El edema tiene un perfil evolutivo bastante característico: se inicia en las primeras 24 horas para alcanzar su pico alrededor del tercero o cuarto día, y entra en una fase de meseta hasta el final de la segunda semana para luego disminuir. La forma más grave de edema es el PH, que se localiza principalmente en la sustancia blanca, es de tipo vasogénico, multifactorial, provocado por la retracción del coágulo y extravasación intersticial de proteínas, glucosa y electrolitos conjuntamente con el disparo de distintas cascadas inflamatorias y neurotóxicas. La hemorragia activa astrocitos y la microglia, que a su vez estimulan la liberación de mediadores proinflamatorios, como citocinas (interleucinas 1-6, factor de necrosis tumoral α, moléculas de adhesión intercelular y matriz metaloproteinasas (MMP3-9).

La neurotoxicidad se produce a través de diversos mecanismos. La activación de la cascada de coagulación local estimula la liberación de proteinasas, entre ellas trombina, fibrinógeno y activador tisular del plasminógeno. Ello, conjuntamente con la lisis de los eritrocitos, libera potentes sustancias neurotóxicas, tales como hierro, bilirrubina, hemina, los que contribuyen a cerrar el ciclo vicioso de daño de la barrera hematoencefálica y desarrollo de edema vasogénico. Además, en una etapa más tardía, el estrés oxidativo generado por los fenómenos descritos provoca la liberación de aminoácidos excitatorios como el glutamato generando las condiciones para alterar el normal funcionamiento de las bombas sodio-potasio de membrana, y creando las condiciones necesarias para el desarrollo de edema de tipo citotóxico predominantemente intracelular.

Las implicaciones del edema cerebral son incremento de la presión intracraneal (PIC), descenso de la presión de perfusión cerebral (PPC), efecto de masa, desplazamientos de línea media y progresión de la hemorragia.

En lo que respecta al comportamiento hemodinámico cerebral durante la HICE, existen cambios difíciles de evaluar con certeza. La controversia continúa con relación a si existe o no compromiso del fenómeno autorregulatorio de la vasculatura cerebral, la cual incide claramente en las medidas terapéuticas para adoptar.

La mayoría de los estudios clínico-experimentales coinciden en afirmar que la autorregulación no se ve comprometida en la fase inicial, sobre todo su componente lento o estático en el hemisferio correspondiente a la localización del hematoma y en la zona que lo rodea.

Otros estudios han determinado que lo que sí se compromete es la parte rápida inicial de la respuesta, denominada autorregulación dinámica.

En lo que respecta al flujo sanguíneo cerebral (FSC), este se modifica de manera acoplada y fisiológica siguiendo el comportamiento metabólico. En una primera fase (primeras 48 horas), descienden tanto el FSC como la tasa metabólica para el oxígeno (CMRO2), período llamado de "hibernación".

Entre los días 2 a 14 se desarrolla el período de reperfusión. Durante su transcurso, tanto el FSC como la CMRO2 varían, alternando áreas de hipoperfusión con regiones de elevada perfusión y zonas con FSC normales. En la fase tardía, luego de la segunda semana del sangrado inicial, tanto el FSC como el metabolismo se normalizan, excepto en el sitio hemorrágico (**fig. 43-3**).

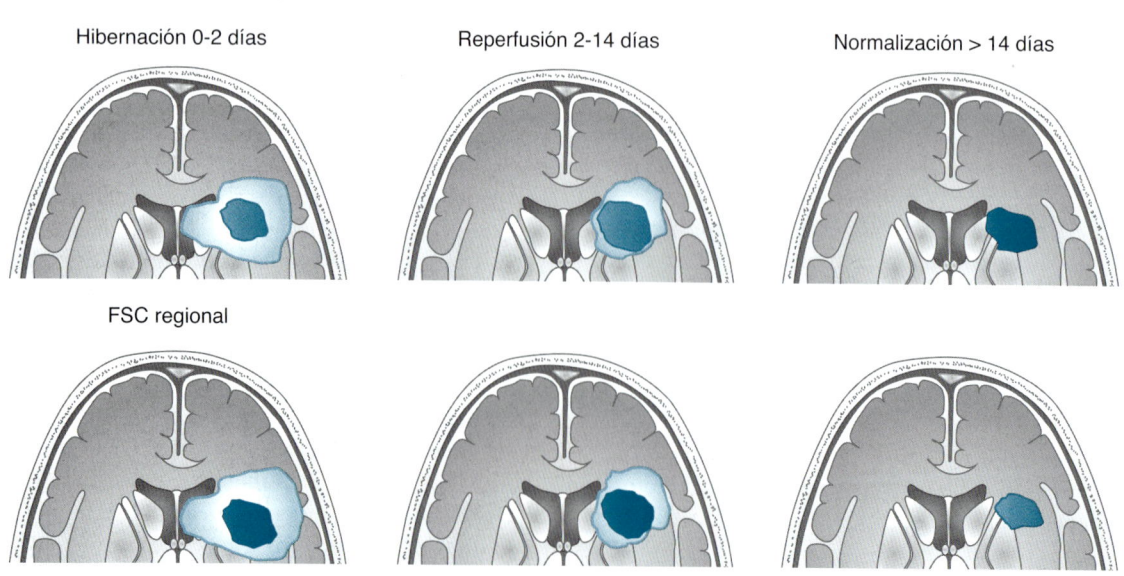

Fig. 43-3. Flujo sanguíneo cerebral (FSC) y metabolismo durante la fase aguda de la HICE.

Recientes estudios del metabolismo en la zona perihematoma han puesto de manifiesto alteraciones caracterizadas por aumento franco en la captación y utilización de la glucosa (hiperglucólisis), sobre todo en los primeros 4 días después de la hemorragia, pero puede persistir hasta por una semana. Nunca, utilizando diferentes técnicas y metodologías, se ha detectado isquemia en la zona perihematoma.

¿Qué sucede cuando la sangre irrumpe en el sistema ventricular?

La extensión del sangrado al espacio ventricular ocurre en el 40% de los casos. Es un factor independiente de malos resultados, sobre todo dependiendo de su volumen. La sangre intraventricular y el coágulo formado permanecen inalterados durante 48 horas aproximadamente, luego comienzan a desaparecer gradualmente en un término de 2 a 3 semanas; sin embargo, algunos hallazgos de autopsias permiten afirmar que la sangre permanece durante meses.

Fisiopatológicamente, la sangre intraventricular ocasiona los siguientes trastornos:

- Hidrocefalia aguda. La sangre coagulada aumenta la resistencia a la circulación normal del líquido cefalorraquídeo (LCR).
- Efecto de masa. El sangrado acumulado en las cavidades ventriculares ejerce efecto de masa con compresión y desplazamientos de las estructuras adyacentes disminuyendo el flujo sanguíneo local y a distancia. Varios estudios mediante tomografía computarizada por emisión simple de fotones (SPECT) han evidenciado descenso marcado del metabolismo y del flujo sanguíneo cortical en sangrados predominantes de los ventrículos laterales, así como también disminución del flujo del tronco encefálico en sangrados ubicados en el tercero y el cuarto ventrículos. Los mecanismos antedichos contribuyen a elevar la PIC.
- Neurotoxicidad. La degradación de la hemoglobina y sus productos generan inflamación, lesionan el epéndimo y provocan edema, vasoespasmo, proliferación glial, necrosis, apoptosis y fibrosis.
- Hidrocefalia comunicante: a largo plazo, el sangrado ventricular altera la dinámica del LCR, principalmente su reabsorción.

Al analizar la historia natural de la enfermedad, es importante entender, conocer y responder el siguiente interrogante:

¿Cuáles son las razones por las cuales un individuo con HICE fallece?

La HICE es la forma más letal del ataque cerebrovascular, con una tasa de mortalidad del 35% a la semana del ictus, que se incrementa al 60% al año de este. La mitad de las muertes ocurren en las primeras 48 horas del sangrado inicial y obedecen a causas neurológicas.

El 16% de los pacientes fallecen a consecuencia de la lesión primaria y no llegan a ser atendidos en el hospital como consecuencia de sangrados masivos o en localizaciones específicas (troncoencéfalo). El resto lo hace como consecuencia de resangrado, progresión de la lesión inicial, hipertensión intracraneal, muerte encefálica, limitación del esfuerzo terapéutico, órdenes de no reanimación o retiro del soporte vital.

Luego de este período y sobre todo dentro de las primeras dos semanas, la muerte obedece a causas no neurológicas entre las que se destacan sepsis (neumonías, infecciones por catéteres, ventriculitis) y complicaciones cardiovasculares (arritmias, cardiopatía isquémica, enfermedad tromboembólica) (**fig. 43-4**).

EVALUACIÓN Y CATEGORIZACIÓN INICIAL

Este es un paso crucial en el tratamiento de los pacientes con HICE (**fig. 43-5**). Si bien escapa al objetivo principal del capítulo, resulta indispensable establecer el pronóstico después de lograr la estabilización cardiorrespiratoria y neurológica mediante el clásico ABC de la reanimación. Alcanzada la meta, y siempre que se descarte inestabilidad, se procederá al traslado del individuo a neuroimagen. El cuadro clínico y los hallazgos de la tomografía computarizada (TC), habitualmente son suficientes. Los predictores independientes de mal resultado más consistentes son el puntaje en la Escala de Coma de Glasgow (GCS) y el volumen del hematoma. Se han desarrollado, tanto para la HICE como para la HIV, escalas pronósticas, las cuales tienen sus imperfecciones, están sujetas a críticas, pero han sido validadas en diferentes cohortes a lo largo del mundo y en la práctica resultan muy útiles.

Con el análisis multidisciplinario de las variables mencionadas se procederá a determinar la reversibilidad o no del cuadro. Ante situaciones irreversibles con daño primario de gran magnitud y mal pronóstico, claramente establecido sobre la base de la evaluación clínico-imagenológica, pueden adoptarse variados caminos, para lo cual recomendamos la estrategia de comunicación clara con la familia, haciéndola partícipe de la decisión. Con ello puede establecerse limitar el esfuerzo terapéutico junto con la orden de no reanimación o el ingreso en un protocolo institucional-nacional de potencial donante de órganos. En aquellos casos considerados reversibles, con buena perspectiva funcional, la cirugía es una posibilidad para considerar. El ingreso en una UCI, de preferencia especializada en pacientes neurocríticos, es altamente recomendable por las razones esgrimidas con anterioridad.

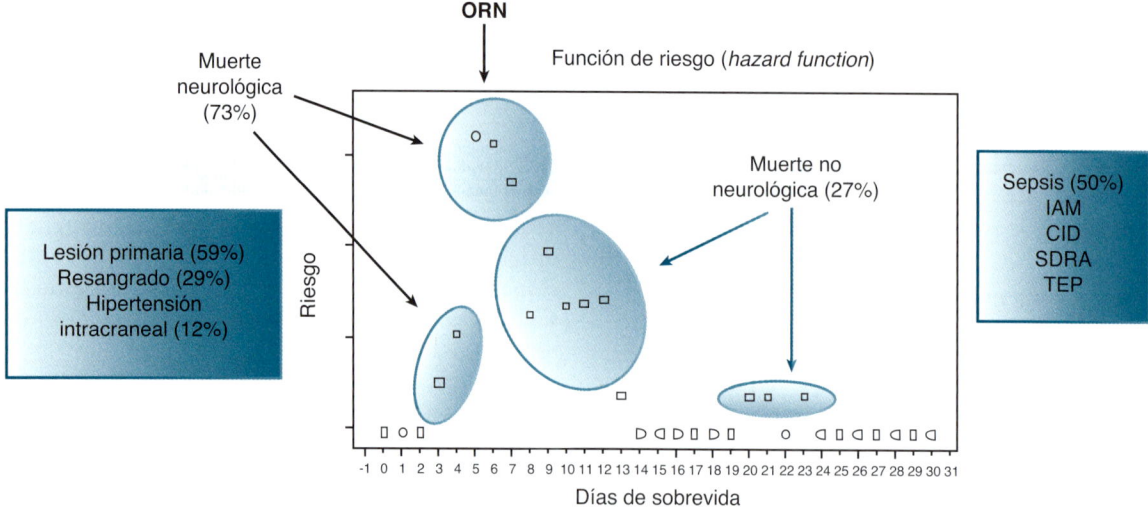

Fig. 43-4. Causas de muerte en una población de individuos con HICE. ORN: orden de no reanimar; IAM: infarto agudo del miocardio; CID: coagulación intravascular diseminada; SDRA: síndrome de dificultar respiratoria aguda; TEP: tromboembolismo de pulmón (Godoy DA, datos no publicados aún).

MEDIDAS DE CUIDADOS GENERALES Y NEUROPROTECCIÓN FISIOLÓGICA

Las medidas generales implican una serie de acciones comunes e inespecíficas dirigidas al cuidado habitual del individuo portador de HICE, destinadas a evitar lesiones secundarias y terciarias, con el objeto de mejorar las probabilidades de una mejor evolución.

Se define como neuroprotección a la adopción de medidas terapéuticas destinadas a proteger al cerebro de cualquier daño (isquémico, hemorrágico, metabólico, traumático), con la finalidad de incrementar la tolerancia a la lesión y las posibilidades de supervivencia. No obstante, se debe tener presente que neuroprotección no solo consiste en hacer, sino también en evitar daño. Estos conceptos constituyen los aspectos más destacados de este apartado.

Denominamos daños secundarios a distintos eventos de origen cerebral o sistémico capaces de agravar o perpetuar el daño primario o de generar por sí mismo mayor lesión. Su presencia tiene un impacto fuertemente negativo sobre el resultado final, pero se caracterizan porque pueden evitarse y son de naturaleza reversible, en contraposición al daño primario.

Uno de los pilares en los que se asienta la terapia del cerebro agudamente lesionado es la prevención, el pronto reconocimiento y la inmediata corrección de los daños secundarios que puedan aparecer durante el curso evolutivo de la enfermedad. De ahí que "neuroprotección fisiológica" se refiere al logro y mantenimiento de la homeostasis de parámetros fisiológicos básicos, con la finalidad de crear un microambiente óptimo para la recuperación del parénquima cerebral no dañado de manera primaria. Con la finalidad de lograr esta meta, recurrimos de manera práctica a utilizar una nemotecnia fácil de recordar, a la que le dimos el nombre de regla de las 6 N (**fig. 43-6**).

El logro de las metas planteadas se logra con medidas básicas inherentes al cuidado de todo paciente crítico manteniendo solo algunas premisas:

- **Normovolemia:** emplear líquidos isotónicos o ligeramente hipertónicos. Evitar soluciones hipotónicas (dextrosa al 5%, Ringer lactato). No emplear estrategia de restricción de líquidos.
- **Normonatremia:** aportar el sodio necesario diario. Regular con balance adecuado de agua. Pesquisar causas más comunes de hiponatremia: síndrome de derrame cerebral de sal, síndrome de secreción inapropiada de hormona antidiurética.
- **Normoglucemia:** mantener niveles de glucemia entre 110 y 150 mg/dL. Por debajo de 110 comienza a desarrollarse un apremio metabólico celular no vinculado a isquemia. Por encima de 150 se inician las cascadas neurotóxicas, inflamatorias, inmunosupresoras y protrombóticas vinculadas a hiperglucemia.
- **Normotermia:** evitar la fiebre cueste lo que cueste. No hay un fármaco superior a otro. Medios físicos. Pesquisar infecciones asociadas. De emplear equipos de hipotermia no enfriar, sino utilizare la técnica de normotermia controlada.
- **Normoxemia-normocapnia:** oxigenoterapia de menos a más, aunque mantenga bajo umbral de intubación orotraqueal sobre todo en individuos con deterioro del estado de conciencia e incapacidad para

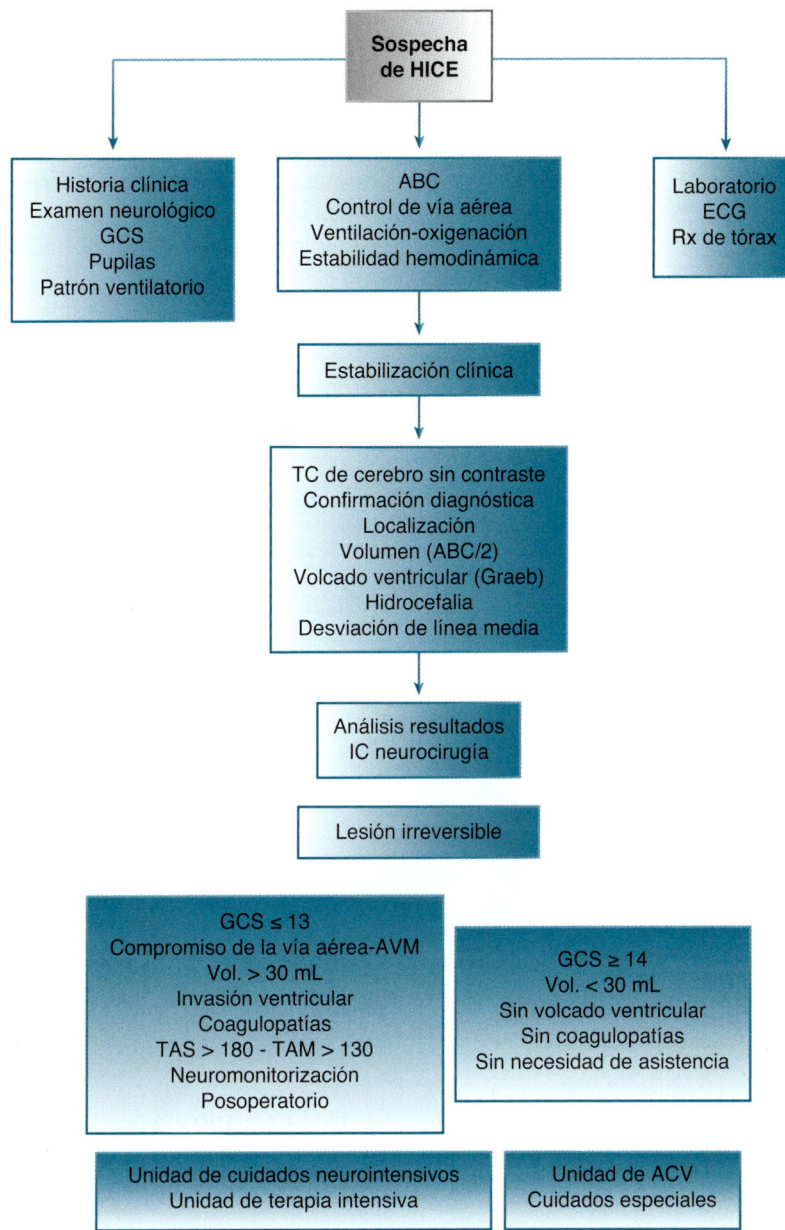

Fig. 43-5. Algoritmo para la evaluación y categorización inicial de la HICE. GCS: Escala de Coma de Glasgow; IC: interconsulta; TAS: tensión arterial sistólica; TAM: tensión arterial media; ECG: electrocardiograma; Rx: radiografía; TC: tomografía computarizada.

mantener expeditas las vías aéreas superiores. Humidificar, nebulizar, realizar fisioterapia y movilización temprana. Investigar la posibilidad de disfagia. Emplear ventilación no invasiva, presión positiva continua en la vía aérea (CPAP). Evitar hiperventilación.

En cuanto a las medidas generales de cuidado, recordamos:

- Colocar la cabecera a 30 grados de la horizontal en posición neutra.

- Mantener niveles de hemoglobina > 7 g/dL.
- Evitar agitación, excitación psicomotriz.
- Higiene bucal frecuente.
- Evaluación y control del funcionamiento del tubo digestivo: deglución, vaciamiento gástrico, motilidad intestinal, ritmo evacuatorio.
- Profilaxis del sangrado digestivo.
- Profilaxis de la enfermedad tromboembólica.
- Alimentación enteral temprana.
- Inicio temprano de rehabilitación neurológica.
- Fisioterapia respiratoria.

- Cuidados de la piel.
- Protección ocular.

Lesión terciaria es la que ocurre como consecuencia del tratamiento adoptado, sea este farmacológico (depresión respiratoria por sedantes, lesión renal aguda secundaria a la utilización de agentes osmóticos, depresión miocárdica por empleo de barbitúricos, etc.) o no farmacológico (neumonía o lesión pulmonar asociada a ventilación mecánica, sepsis por catéter, etc.). Como hemos dilucidado con anterioridad, claramente contribuye a incrementar la mortalidad, sobre todo en una etapa más tardía.

Para evitar la lesión terciaria resulta necesario, además de medidas de cuidados generales y neuroprotección fisiológica:

- Evitar ventilación mecánica de ser posible.
- Ventilación protectiva.
- Evitar hiperoxia.

- Vacaciones de sedación.
- Cuidados estrictos de la vía aérea.
- Técnica adecuada de aspiración de secreciones, evitándolas si no son estrictamente necesarias.
- Emplear estrategia de cuidados de accesos venosos, sondas, tubuladuras del ventilador mecánico y sistemas de monitorización.
- Implementación de un protocolo estricto de control de infecciones.
- Farmacovigilancia.
- Movilización temprana.

Situaciones que requieren intervención específica

Convulsiones

Las convulsiones constituyen lesión secundaria de origen cerebral; por ende, deben ser tratados con celeridad ya que incrementan la PIC y el metabolismo

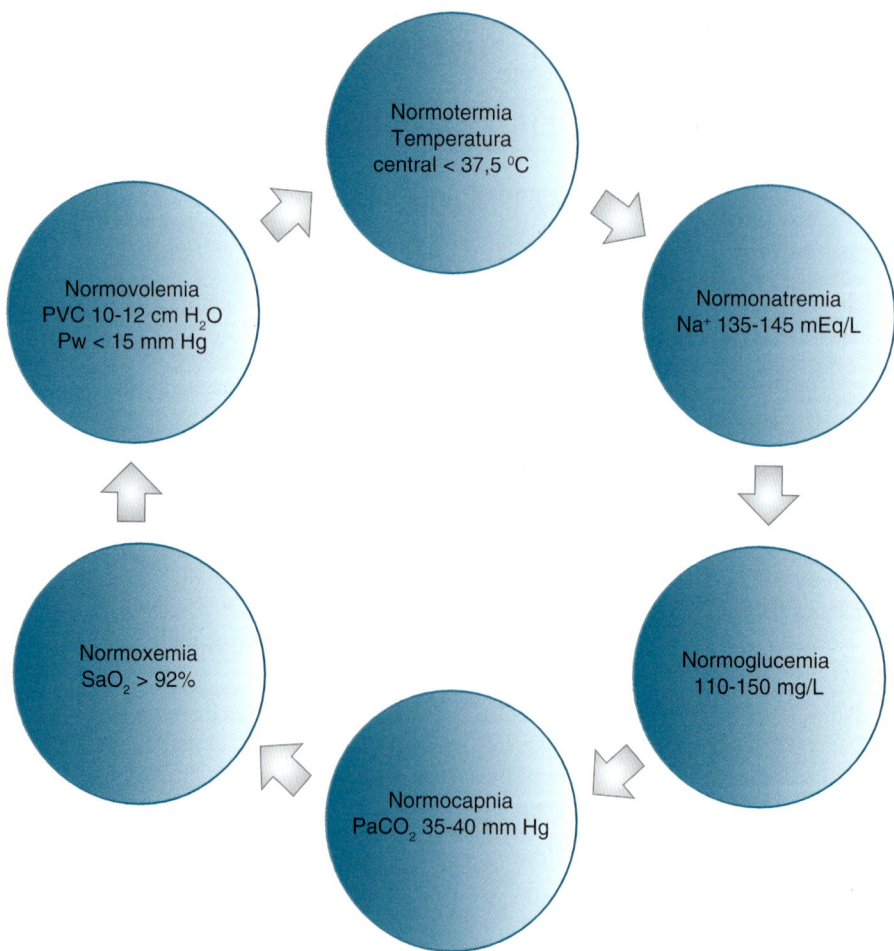

Fig. 43-6. Neuroprotección fisiológica, regla de las 6 N. PVC: presión venosa central; Pw: presión de enclavamiento arterial pulmonar.

pudiendo tener consecuencias sobre la oxigenación cerebral y el resto de la economía. Al mismo tiempo, su presencia ha sido asociada a expansión del hematoma y aumento del área de edema con mayor desviación de línea media. La incidencia de convulsiones asociadas a HICE oscila entre el 8 y 10%, mientras que estado de mal epiléptico convulsivo afecta al 1-2% de los casos. La incidencia informada de estado de mal epiléptico no convulsivo va del 25 al 33%.

Los distintos tipos de convulsiones aparecen en más de la mitad de los casos en las primeras 48 horas. Los factores de riesgo de mayor peso para el desarrollo de convulsiones son la edad (jóvenes), cirugía, ventriculostomía, localización cortical del sangrado, grandes hematomas y hematomas que se expanden. Se recomienda monitorización electroencefalográfica (EEG) continua a aquellos pacientes en estado de mal epiléptico o a aquellos que presentan depresión del estado de conciencia que no guarda relación o cuando es desproporcionado con respecto a la lesión primaria. No se recomienda la profilaxis anticonvulsiva. Tratar solo a los pacientes con antecedentes de convulsiones que se encuentren bajo tratamiento, aquellos con convulsiones clínicas o estado de mal epiléptico no convulsivo. De preferencia, evitar fenitoína por sus reacciones adversas en piel, hígado y cardíacas, y por estar asociada a trastornos cognitivos y peores resultados funcionales. Las guías actuales recomiendan mantener el tratamiento no más de un mes desde el sangrado inicial.

Hipertensión intracraneal

El control de la hipertensión intracraneal en nada difiere de otras situaciones de lesión cerebral aguda. Sea cual fuere la estrategia para emplear, es importante el orden, la protocolización y el trabajo en conjunto. Somos partidarios de un esquema de tratamiento de tipo secuencial, escalonado, paso a paso de lo más a lo menos agresivo, tomándose el tiempo necesario para valorar la respuesta de la opción empleada, usualmente 1 a 2 horas. Siempre considerar el contexto, recordando que hay causas o razones no neurológicas de hipertensión intracraneal que deberán valorarse todo el tiempo, por ejemplo: niveles inadecuados de sedoanalgesia, asincronía con la ventilación mecánica, hipertensión intraabdominal o intratorácica. Considerar siempre la posibilidad de repetir TC a los fines de descartar lesión ocupante de espacio (expansión del hematoma, sangrado ventricular) o complicaciones asociadas (hidrocefalia). En la **figura 43-7**, delineamos nuestro algoritmo.

¿Cómo se deben mantener los niveles de tensión arterial?

Evitar la hipotensión arterial es un axioma clave; no obstante, esta situación es poco frecuente. La hipertensión arterial (HTA), sobre todo en fase aguda, es la regla. Más del 85% de los individuos la presentan: en dos tercios es moderada, oscilando entre 160-180 y 100-110 para cifras sistólicas y diastólicas, respectivamente. Tradicionalmente, los lineamientos tanto norteamericanos como europeos consideraban que la HTA debía tratarse vigorosamente, si la HICE estaba acompañada de edema agudo de pulmón, disección de aorta, infarto agudo de miocardio o nefropatía aguda maligna. Si dichas condiciones no están dadas, surge la controversia acerca de si debemos tratar o no cifras tensionales elevadas. La evidencia actual recomienda el descenso de las cifras tensionales a niveles de 140/90 mm Hg sustentado en las siguientes razones:

- Es dudosa la pérdida de autorregulación cerebral.
- Si estuviera alterada o ausente el mecanismo autorregulatorio, descender las cifras tensionales descendería el FSC, ya que este se vuelve dependiente de la tensión arterial, pudiéndose desencadenar "isquemia", la cual nunca fue demostrada en el área perihematoma.
- La HTA se asocia a malos resultados finales.
- La HTA es un factor de riesgo conocido para expansión del hematoma.
- La HTA perpetúa o desencadena el edema cerebral.

Con respecto a los fármacos para emplear, no existe una recomendación formal, ya que no hay estudios que demuestren que un agente es superior a otro. Sugerimos tener en cuenta las siguientes premisas:

- Identificar causas modificables de hipertensión arterial (dolor, globo vesical, excitación psicomotriz).
- No descender bruscamente cifras tensionales.
- No utilizar nifedipina sublingual en ningún escenario.
- Evitar vasodilatadores con influencia clara sobre la vasculatura cerebral, ya que incrementan la PIC, entre ellos el nitroprusiato de sodio o la nitroglicerina.
- De preferencia emplear labetalol o nicardipina en infusión continua.
- Titular dosis de acuerdo con los niveles de tensión arterial o PPC (si hay monitorización de PIC) deseados.
- Monitorizar continuamente niveles tensionales.
- Objetivo: 140/90 mm Hg.
- Inicio inmediato de la terapia antihipertensiva oral.

Coagulación e HICE

El uso de agentes antitrombóticos (antiagregantes plaquetarios-anticoagulantes) se ha incrementado en las últimas décadas, paralelo al envejecimiento de la población y a la prevalencia de fibrilación auricular. Cuando estos pacientes se complican con una HICE,

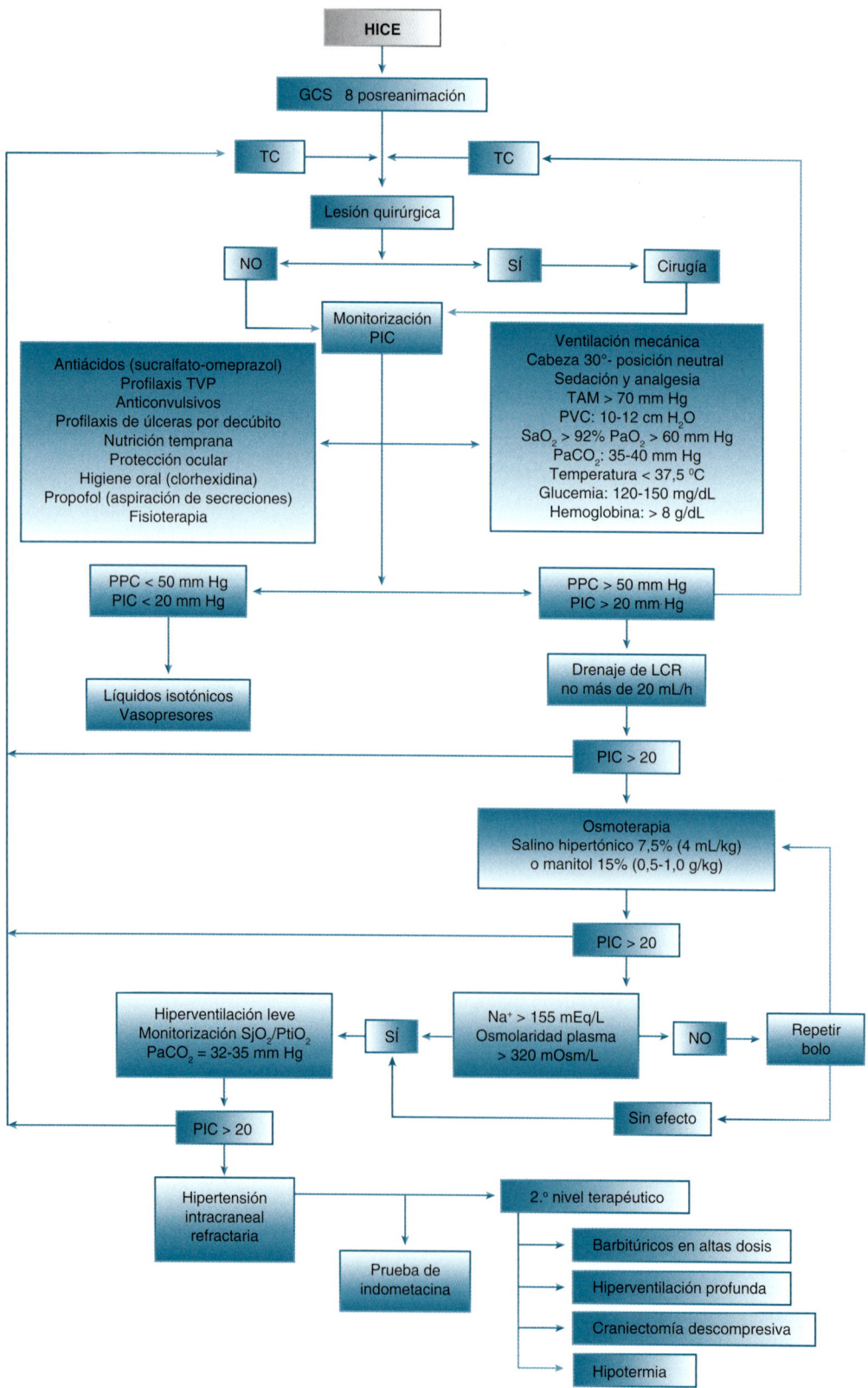

Fig. 43-7. Algoritmo de tratamiento escalonado y secuencial de hipertensión intracraneal. HICE: hemorragia intracerebral espontánea; TC: tomografía computarizada; GCS: Escala de Coma de Glasgow; PIC: presión intracraneal; TAM: tensión arterial media; PVC: presión venosa central; TVP: trombosis venosa profunda; PPC: presión de perfusión cerebral; LCR: liquido cefalorraquídeo; Na^+: natremia; SjO_2: saturación yugular de oxígeno; $PtiO_2$: presión tisular de oxígeno.

presentan un mayor riesgo de mala evolución (muerte o discapacidad), comparados con pacientes en quienes no se emplean esos fármacos. Sin embargo, no solo la prevalencia de estos pacientes se ha incrementado, también lo ha hecho su complejidad, al existir varias nuevas opciones de antiagregantes y anticoagulantes orales. Por otra parte, la expansión inicial del hematoma es un factor con enorme importancia en el desenlace. Este hecho ocurre hasta en un 40% de los pacientes. Por cada 10% de incremento hay un 5% de aumento en la probabilidad de fallecer y hasta un 16% de empeorar el resultado neurológico. De esta forma, evaluar y corregir enérgicamente cualquier coagulopatía es crucial en el tratamiento inicial de los pacientes con HICE (**cuadro 43-2**). Basados en estos datos, recomendamos evaluar la coagulación al ingreso de todo paciente con sospecha de HICE. Esto incluye solicitar recuento de plaquetas, INR, TTPK y, en aquellos centros en que esté disponible, tromboelastografía (TEG® o ROTEM®). Este último examen evalúa el fenotipo de la coagulación, al registrar los cambios cinéticos de una muestra de sangre durante la formación del coágulo y su posterior lisis. De esta forma, brinda información de factores e inhibidores de la coagulación, fibrinógeno, plaquetas y del sistema fibrinolítico.

Antiagregantes plaquetarios

Cerca de un 25% de los pacientes con HICE están siendo tratados con aspirina. En ellos el riesgo de muerte es un 27% mayor que en aquellos que no la reciben. El tratamiento de estos pacientes no es del todo claro, pues la transfusión de plaquetas puede ser perjudicial. El estudio PATCH fue un trabajo aleatorizado y controlado que evaluó el efecto de la transfusión de plaquetas en pacientes que tomaron antiagregantes, en los 7 días previos al debut de la HICE. Comparado con el tratamiento estándar, los pacientes a quienes se transfundieron plaquetas tuvieron más riesgo de morir o quedar dependientes (OR 2,05; IC 95%: 1,18-3,56; *p*=0,0114). Las causas no están del todo claras, pero las transfusiones de plaquetas tienen un efecto inflamatorio y protrombótico, en parte motivado por su almacenamiento y por provenir de múltiples donantes. De hecho, en el grupo tratado con plaquetas hubo más desarrollo de edema cerebral, herniaciones, extensión intraventricular de la hemorragia y tromboembolismos. Las recomendaciones de la *Neurocritical Care Society* (NCS) para los pacientes con HICE y uso de antiagregantes son transfundir plaquetas únicamente cuando se van a realizar procedimientos neuroquirúrgicos.

La desmopresina (DDAVP) es un análogo sintético de la vasopresina, con poca actividad vascular, que incrementa la liberación del factor VIII endotelial (Von Willebrand) y la expresión de glucoproteínas en la superficie de las plaquetas, promoviendo su adhesión al endotelio. La DDAVP reduce el tiempo de sangrado y mejora la función plaquetaria. Un estudio prospectivo evaluó, en 18 pacientes con HICE y uso previo de aspirina, la administración de DDAVP 0,4 µg/kg en infusión intravenosa (IV) durante 30 minutos. Se observó una reducción significativa en el tiempo de cierre colágeno-epinefrina, como medida de la función plaquetaria. Además, solo 2 pacientes experimentaron un escaso crecimiento del hematoma en la TC de control.

Antagonistas de la vitamina K

La warfarina y el acenocumarol son los anticoagulantes de uso más común. De hecho, hasta un 20% de los pacientes con HICE se asocian al uso de alguno de ellos. La edad y prevalencia de la fibrilación auricular aumentan su uso. El riesgo de HICE aumenta en los pacientes con razón internacional normalizada (RIN) elevada, pero puede ocurrir con RIN dentro del rango terapéutico. Aquí, la rápida normalización de RIN es crítica en limitar el crecimiento del hematoma y mejorar los resultados. Esto puede ser realizado con plasma fresco congelado (PFC) y vitamina K (IV). Sin embargo, el volumen de PFC y la velocidad de corrección han obligado a buscar alternativas. Entre ellas se destaca el uso de concentrados del complejo protrombínico (CCP) y CCP activado.

Los CCP son complejos concentrados de factores de la coagulación, dependientes de la vitamina K, biológicamente inactivos y liofilizados, preparados a partir del PFC. El CCP de 4 factores contiene los factores II, VII, IX, X, junto con las proteínas C y S (Kcentra®, Octaplex®, Cofact®, etc.). En cambio, el CCP de 3 factores se diferencia en contener una escasa cantidad de factor VII (Bebulin®, Proplex-T®, Profilnine SD®, etc.). Un estudio aleatorizado comparó el rendimiento de 4 CCP (*n*=98) versus PFC (*n*=104), en pacientes no quirúrgicos con hemorragia mayor y uso de antagonistas de la vitamina K (RIN basal 3,9 y 3,6, respectivamente). Un 62,2% de los pacientes tratados con 4 CCP lograron una RIN < 1,3 en 30 minutos, comparado con el 9,6% de los tratados con PFC (*p* < 0,0001). No existen estudios aleatorizados que comparen el rendimiento de 4 CCP versus 3 CCP, o versus CCP activado. El factor VII recombinante también logra corregir la RIN más rápidamente que el PFC. Sin embargo, dos estudios aleatorizados demostraron que en HICE limita la expansión del hematoma, pero sin mejoría funcional y con aumento en el riesgo de eventos trombóticos.

Nuevos anticoagulantes

Existen dos líneas de desarrollo, los inhibidores directos de la trombina y los inhibidores del factor Xa; ambos son usados como prevención primaria o secundaria de tromboembolismo. Ambas líneas han experimentado un gran desarrollo debido a sus ven-

Cuadro 43-2. Antídotos recomendados para revertir la anticoagulación y la antiagregación

Agente	Acción	T ½ (h) y vía de eliminación	Monitorización	Antídotos
Aspirina	Inhibidor irreversible COX 1 y 2	0,25 renal 35%	Tiempo de agregación plaquetaria	Transfusión de plaquetas, solo en procedimientos neuroquirúrgicos DDAVP 0,4 mg/kg IV Hemodiálisis
Clopidogrel	Inhibidor irreversible receptor P2Y12	8 renal 50%	Tiempo de agregación plaquetaria	Transfusión de plaquetas, solo en procedimientos neuroquirúrgicos DDAVP 0,4 mg/kg IV No dializable
Heparina	Activa antitrombina	1,5 principalmente renal	TTP	Sulfato de protamina, 1 mg IV por cada 100 u administradas en las 3 h previas. Si TTP persiste elevado, repetir 50% de la dosis. Dosis máxima por vez: 50 mg. No dializable
Dalteparina	Activa antitrombina	2,5 principalmente renal	Antifactor Xa	Sulfato de protamina antagoniza 60% de efecto. Dar 1 mg IV cada 100 UI de dalteparina. No dializable
Enoxaparina	Activa antitrombina	4,5 40% renal	Antifactor Xa	Sulfato de protamina antagoniza 60% de efecto. Dar 1 mg IV cada 1 mg de enoxaparina. No dializable
Acenocumarol	Disminuye producción de factores II, VII, IX, X y las proteínas C y S	8-11 0,12% renal	INR	Vitamina K 10 mg + 4 CCP 30 m/kg IV Máximo 3000 u. Meta INR < 1,4. Si persiste elevado, PFC 10-15 mL/kg IV No dializable
Warfarina	Disminuye producción de factores II, VII, IX, X y las proteínas C y S	20-60 92% renal	INR	Vitamina K 10 mg + 4 CCP 30 m/kg IV Máximo 3000 u. Meta INR < 1,4. Si persiste elevado, PFC 10-15 mL/kg IV No dializable
Dabitragán	Inhibidor reversible de la trombina (IIa)	12-17 > 80% renal	Tiempo de trombina, tiempo de coagulación ecarina	Idarucizumab 5 g IV, dividido en dos dosis. En su ausencia, CCP activado o 4 CCP 50 mg/kg IV Hemodiálisis
Rivaroxabán	Inhibidor factor Xa	7-11 66% renal	Antifactor Xa	4 CCP 50 µ/kg IV 50 g de carbón activado VO, si ingestión < 2 h. No dializable
Apixabán	Inhibidor factor Xa	8-14 27% renal	Antifactor Xa	4 CCP 50 µ/kg IV 50 g de carbón activado VO, si ingestión < 2 h Hemodiálisis

COX: ciclooxigenasa; DDAVP: acetato de desmopresina; INR (RIN): razón internacional normalizada; IV: intravenoso; VO: vía oral; CCP: concentrado de complejo protrombínico; TTP: tiempo de tromboplastina parcial; PFC: plasma fresco congelado.

tajas comparadas con los antagonistas de la vitamina K: vida media más corta, pocas interacciones con alimentos y otros fármacos, dosis de administración fija y escasa necesidad de monitorización. Además, son más seguros. Un metanálisis que reunió 72 961 pacientes demostró que su uso se asocia a una reducción del 47% (OR 0,53; IC 95%: 0,42-0,68) en el riesgo de sangrado fatal, comparado con el uso de antagonistas de la vitamina K. Dabigatrán es un inhibidor directo de la trombina de uso oral, disponible en nuestro medio. La administración de 5 g IV de idarucizumab, un anticuerpo monoclonal humanizado, demostró en un 88-98% de los pacientes normalizar en minutos la anticoagulación lograda con dabigatrán. En su ausencia se ha propuesto el uso de CCP activado, como medida de salvataje frente a hemorragias. En el caso de los inhibidores del factor Xa, como rivaroxabán o apixabán, existe la posibilidad de usar 4 CCP, con buenos resultados. También se podrá contar, en el futuro, con adexanet alfa, un factor Xa recombinante que se une al factor Xa endógeno. Esta molécula demostró que después de su administración IV en bolo, seguido por una infusión de mantenimiento de 2 horas, es capaz de revertir la anticoagulación ejercida por rivaroxabán o apixabán. Luego de 12 horas de la infusión se mantenía la normalización de la coagulación en el 79% de los pacientes.

Hemorragia con compromiso ventricular

La hemorragia intraventricular (HIV) corresponde a irrupción de sangre dentro del sistema ventricular. Como mencionamos, en el caso de la expansión de una HICE, se trata de una HIV **secundaria,** distinta de la HIV **primaria**, que ocurre como consecuencia de sangrados periventriculares o intraventriculares sin compromiso del parénquima. La HIV secundaria se origina en un 40% por hemorragias subaracnoideas (Fischer IV), 25% HICE y 23,5% idiopáticas. La HIV ocurre como complicación de una HICE, hasta en un 45% de los casos; varios estudios han demostrado que es un fuerte predictor de mortalidad o de mal resultado neurológico y puede hasta triplicar el riesgo de muerte inicial. Hablamos entonces de una complicación seria con una mortalidad de 50-75%. ¿Qué factores explican este mal pronóstico?:

- Desarrollo de una hidrocefalia obstructiva, incremento de la presión intracraneal y disminución de la presión de perfusión cerebral.
- Compresión del parénquima subyacente; esto se asocia a una disminución del flujo sanguíneo cerebral regional y se vuelve un factor crítico, cuando la sangre se aloja en el tercero y cuarto ventrículo, por su relación con el tronco encefálico.
- Activación del sistema simpático, que deriva en hiperadrenergia contribuyendo a la lesión cerebral secundaria.
- A largo plazo, la degradación de la hemoglobina asociada al desarrollo de inflamación contribuye al desarrollo de fibrosis ependimal, subependimal, subaracnoidea y de las granulaciones de Pachionni, produciendo hidrocefalia comunicante en un 20% de los sobrevivientes.

Clasificación

Existen varias escalas basadas en el grado de hidrocefalia y la cantidad de sangre ventricular. Estas permiten estimar la gravedad y establecer un pronóstico. La más utilizada es la escala de Graeb (**cuadro 43-3**), que consiste en un máximo de 12 puntos, donde cada ventrículo lateral puede aportar hasta 4, mientras que

el tercero y cuarto 2 cada uno. Un volumen de sangre > 60 cm³ y un puntaje de Graeb ≥ 6 se asocian al desarrollo de hidrocefalia aguda, mientras que un puntaje ≤ 5 se asocia a un puntaje en la escala de Glasgow > 12 al ingreso.

Tratamiento

El tratamiento de la HIV es muy similar a lo descrito para la HICE, pero contiene dos decisiones particulares: 1) instalación de un drenaje ventricular externo (DVE), 2) fibrinólisis intraventricular (**fig. 43-8**).

Drenaje ventricular externo

El DVE permite la evacuación de LCR y sangre cuando se ha desarrollado una hidrocefalia obstructiva. Es un procedimiento que salva vidas al aliviar la hidrocefalia y evitar la herniación subsecuente. Las guías clínicas de la American Heart Association (AHA) recomiendan su uso en pacientes con hidrocefalia y disminución del sensorio. Además, recomiendan monitorizar la PIC en aquellos con un puntaje de Glasgow < 8, con signos de herniación transtentorial, o con HIV e hidrocefalia. El DVE puede ser instalado en la misma cama del enfermo; de hecho, las guías de la NCS, recomiendan esta práctica en situaciones de urgencia. Una vez instalado, debe ser conectado a un sistema de recolección cerrado, cuya entrada se debe nivelar con el agujero de Monro, para establecer la presión a la cual el sistema drena LCR. Por convención se utiliza el conducto auditivo externo como el nivel del agujero de Monro. La escala puede estar en mm Hg o cm H_2O; lo importante es lograr un drenaje de LCR que permita mantener PIC < 20 mm Hg y PPC > 60 mm Hg. Para asegurar una correcta monitorización se debe chequear

Cuadro 43-3. Escala de Graeb

Ventrículo	Cantidad de sangre	Puntaje
Laterales	Sin sangre	0
	Trazas o sangramiento leve	1
	< ½ del ventrículo	2
	> ½ del ventrículo	3
	Lleno y expandido	4
Tercero o cuarto	Sin sangre	0
	Con sangre y no expandido	1
	Con sangre y expandido	2

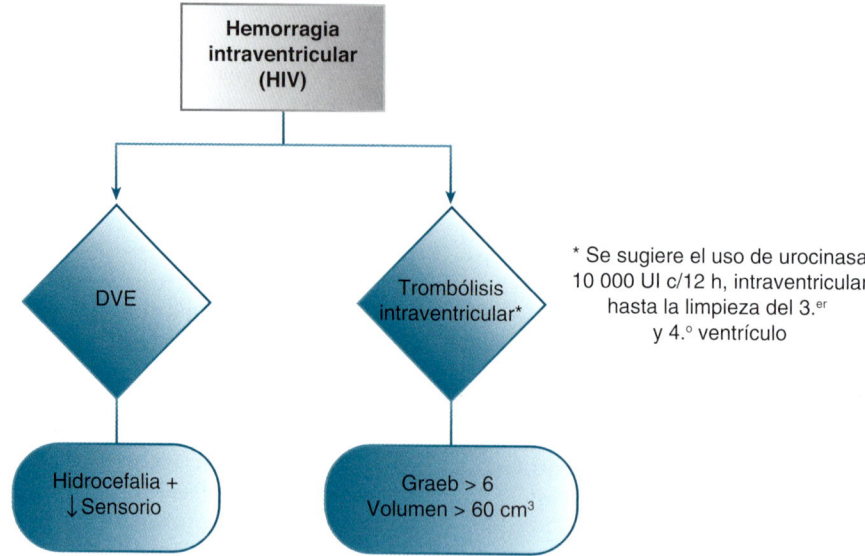

Fig. 43-8. Algoritmo de tratamiento de la hemorragia intraventricular. DVE: derivación ventricular externa.

que el sistema esté permeable, y cerrado por al menos 3 minutos para permitir que la medición de la presión intraventricular represente fielmente la PIC. La altura de la columna se ajusta, entonces, dependiendo de las PIC registradas y la talla ventricular en la tomografía computarizada. Se debe evitar subdrenar o sobredrenar los ventrículos, pues ambas situaciones tienen riesgo de herniaciones. La producción diaria de LCR en un adulto es de 0,35 mL/min, 350-500 mL/día; si esto es similar a lo drenado, podemos asumir que persiste la hidrocefalia. Pese a los beneficios descritos, el DVE presenta complicaciones. La más común es el mal funcionamiento, producido por una instalación inadecuada (acodamiento, desplazamiento, mala posición inicial) o que el drenaje se obstruya con sangre y coágulos. La vigilancia activa de la permeabilidad del drenaje y la manipulación con suero fisiológico, por parte del neurocirujano, muchas veces permite permeabilizar el drenaje. La otra gran complicación es la infección, lo que se traduce en una ventriculitis. El riesgo aumenta en el tiempo, por lo que es necesario el retiro oportuno del DVE. El cumplimiento de las técnicas de asepsia y antisepsia, el lavado de manos antes de manipular el drenaje y el sistema de recolección, la vigilancia del sitio de inserción y el uso de catéteres con antibióticos impregnados son elementos que han demostrado disminuir las ventriculitis asociadas al DVE, y son recomendados por la NCS.

El uso del DVE en la HIV consistentemente disminuye la probabilidad de muerte. Sin embargo, algunos estudios incluido un metanálisis han fallado en demostrar una mejoría en el resultado funcional. Esto puede explicarse en parte por la persistencia de la HIV que, pese al DVE, perpetúa la inflamación, la activación adrenérgica y el efecto de masa local.

Fibrinólisis intraventricular

El mal funcionamiento del DVE por obstrucción, así como la falta de mejoría en los resultados funcionales, han llevado a buscar tratamientos complementarios. En el LCR no es normal la presencia de componentes del sistema fibrinolítico (plasminógeno, inhibidor del activador del plasminógeno de tipo 1 [PAI-1] y activador tisular del plasminógeno [tPA]). En la HIV se han encontrado grandes concentraciones del sistema fibrinolítico en el LCR. Sin embargo, el sistema se satura en las primeras 48 horas, disminuyendo su acción. Estos elementos hacen razonable aumentar la eficacia del sistema fibrinolítico, a través de la administración externa de activadores del plasminógeno. La evidencia disponible muestra que es un procedimiento seguro, que no aumenta el sangrado o las ventriculitis. Sin embargo, su eficacia es materia de debate. Khan y cols. publicaron un metanálisis que reunió 24 estudios, en el que concluyen que la fibrinólisis en la HIV reduce la mortalidad e incrementa la probabilidad de buen resultado neurológico (RR 0,55; IC 95%: 0,42-0,71 y RR 1,66; IC 95%: 1,27-2,19, respectivamente). Esto no fue replicado en el estudio CLEAR III, el último ensayo clínico aleatorizado y controlado disponible, donde se comparó en 500 pacientes 1 mg alteplasa c/8 horas intraventricular versus placebo (suero fisiológico), hasta la disminución de un 80% del coágulo intraventricular o la 12.ª dosis. Se obtuvo a 180 días una disminución de la mortalidad (18 vs. 29%, $p = 0,006$), pero con aumento de los casos con Rankin modificado de 5 (discapacidad grave, 17 vs. 21%, $p = 0,007$). Solo el 30% de los pacientes logró reducir en un 80% el tamaño de coágulo. Existen algunas consideraciones sobre el uso de alteplasa (rtPA), dado que en teoría podría aumentar la neurotoxicidad del glutamato. De hecho, en un metanálisis publicado en el año 2011 por Gaberel y cols., se compararon los estudios en que se usó urocinasa versus alteplasa, demostrando un efecto positivo en la sobrevida a favor del uso de urocinasa. A la luz de estos datos, solo podemos recomendar el uso de fibrinólisis para la HIV, en el contexto de un protocolo clínico bien monitorizado y con el objetivo de acelerar la resolución del coágulo intraventricular.

★ CONCLUSIONES

La HICE constituye una forma grave de ACV con elevada mortalidad y morbilidad. Los factores que con más frecuencia se asocian a ella son la hipertensión arterial, la angiopatía amiloidea y el uso cada vez mayor de anticoagulantes y antitrombóticos. El edema cerebral y la HIV son dos complicaciones frecuentes.

Aunque no se dispone de una terapia específica y eficaz para la HICE, son clave las medidas de cuidados generales y mantener normales los parámetros de volemia, natremia, glucemia, temperatura, oxigenación y ventilación adecuadas. En conjunto, estos cuidados reducen los riesgos de complicaciones, lesiones secundarias y terciarias y mala evolución.

En algunos casos, además de las medidas generales se requiere el DVE y la fibrinólisis intraventricular.

BIBLIOGRAFÍA

Baharoglu C. Cordonnier RA, Salman S, de Gans K, Koopman MM, Brand A, et al Platelet transfusion versus standard care after acute stroke due to spontaneous cerebral haemorrhage associated with antiplatelet therapy (PATCH): a randomised, open-label, phase 3 trial. Lancet 2016;387:2605-13. doi:10.1016/S0140-6736(16)30392-0.

Balami JS, Buchan AM. Complications of intracerebral haemorrhage. Lancet Neurol 2012;11:101-18.

Caldeira D, Rodrigues FB, Barra M, Santos AT, De Abreu D, Gonçalves N, et al. Non-Vitamin K antagonist oral anticoagulants and major bleeding-related fatality in patients with atrial fibrillation and venous thromboembolism: A systematic review and meta-analysis. Heart 2015;101:1204-11. doi:10.1136/heartjnl-2015-307489.

Davis SM, Broderick J, Hennerici M, Brun NC, Diringer MN, Mayer SA, et al. Hematoma growth is a determinant of mortality and poor outcome after intracerebral hemorrhage. Neurology 2006;66:1175-81. doi:10.1212/01.wnl.0000208408.98482.99.

de Oliveira Manoel AL, Goffi A, Zampieri FG, Turkel-Parrella D, Duggal A, Marotta TR, et al. The critical care management of spontaneous intracranial hemorrhage: a contemporary review. Crit Care 2016;20: 272. doi: 10.1186/s13054-016-1432-0.

Fried HI, Nathan BR, Rowe AS, Zabramski JM, Andaluz N, Bhimraj A, et al. The Insertion and Management of External Ventricular Drains: An Evidence-Based Consensus Statement: A Statement for Healthcare Professionals from the Neurocritical Care Society. Neurocrit. Care 2016;24:61-81. doi:10.1007/s12028-015-0224-8.

Frontera JA, Lewin JJ 3rd, Rabinstein AA, Aisiku IP, Alexandrov AW, Cook AM, et al. Guideline for Reversal of Antithrombotics in Intracranial Hemorrhage: A Statement for Healthcare Professionals from the Neurocritical Care Society and Society of Critical Care Medicine. Neurocrit Care 2016;24:6-46.

Gaberel T, Magheru C, Parienti JJ, Huttner HB, Vivien D, Emery E. Intraventricular fibrinolysis versus external ventricular drainage alone in intraventricular hemorrhage: a meta-analysis. Stroke 2011; 42: 2776-81. doi:10.1161/STROKEAHA.111.615724.

Godoy DA, Paranhos JL, Manzi R, Álvarez E, Amigot A. Hemorragia Intraventricular. En: El libro de los interrogantes acerca del ACV. Bogotá, Colombia: Editorial Distribuna; 2015. Cap. 38, pp. 435-50.

Godoy DA, Piñero GR, Koller P, Masotti L, Di Napoli M. Steps to consider in the approach and management of critically ill patient with spontaneous intracerebral hemorrhage. World J Crit Care Med 2015; 4(3):213-29.

Godoy DA, Paranhos J. Cuidados críticos del paciente con hemorragia cerebral. En: Manual de Cuidados Intensivos. Bogotá, Colombia: Editorial Distribuna; 2014. Cap. 6, pp. 1-13.

Hanley DF, Lane K, McBee N, Ziai W, Tuhrim S, Lees KR, Dawson J, et al, Thrombolytic removal of intraventricular haemorrhage in treatment of severe stroke: results of the randomised, multicentre, multiregion, placebo-controlled CLEAR III trial. Lancet 2017;389:603-11. doi:10.1016/S0140-6736(16)32410-2.

Hemphill JC 3rd, Greenberg SM, Anderson CS, Becker K, Bendok BR, Cushman M, et al.; American Heart Association Stroke Council; Council on Cardiovascular and Stroke Nursing; Council on Clinical Cardiology. Guidelines for the Management of Spontaneous Intracerebral Hemorrhage: A Guideline for Healthcare Professionals From the American Heart Association/American Stroke Association. Stroke 2015;46:2032-60.

Keep RF, Hua Y, Xi G. Intracerebral haemorrhage: mechanisms of injury and therapeutic targets. Lancet Neurol 2012;11:720-31.

Khan NR, Tsivgoulis G, Lee SL, Jones GM, Green CS, Katsanos AH, et al. Fibrinolysis for intraventricular hemorrhage: an updated meta-analysis and systematic review of the literature. Stroke 2014;45: 2662-9. doi:10.1161/STROKEAHA.114.005990.

Küppers-Tiedt L, Steiner T. Evidence-Based Critical Care of Intracerebral Hemorrhage: An Overview. Front Neurol Neurosci 2015;37: 27-34.

Masotti L, Godoy DA, Di Napoli M, et al. The practical management of intracerebral hemorrhage associated with oral anticoagulants. Int J Stroke 2011;6:228-40.

Naff NJ, Williams MA, Rigamonti D, Keyl PM, Hanley DF. Blood clot resolution in human cerebrospinal fluid: evidence of first-order kinetics. Neurosurgery 2001;49(614):9-21.

Naidech AM, Maas MB, Levasseur-Franklin KE, Liotta EM, Guth JC, Berman M, et al. Desmopressin improves platelet activity in acute intracerebral hemorrhage., Stroke 2014;45:2451-3.doi:10.1161/STROKEAHA.114.006061.

Nieuwkamp DJ, de Gans K, Rinkel GJ, Algra A. Treatment and outcome of severe intraventricular extension in patients with subarachnoid or intracerebral hemorrhage: a systematic review of the literature. J Neurol 2000;247:117-21.

Nishikawa T, Ueba T, Kajiwara M, Miyamatsu N, Yamashita K. A priority treatment of the intraventricular hemorrhage (IVH) should be performed in the patients suffering intracerebral hemorrhage with large IVH. Clin Neurol Neurosurg 2009;111:450-3. doi:10.1016/j.clineuro.2009.01.005

Pollack CV, Reilly PA, van Ryn J, Eikelboom JW, Glund S, Bernstein RA, et al. Idarucizumab for Dabigatran Reversal — Full Cohort Analysis. N Engl J Med 2017;377(5):431-41. NEJMoa1707278. doi:10.1056/NEJMoa1707278.

Rincón F, Mayer SA. Novel therapies for intracerebral hemorrhage. Curr Opin Crit Care 2004;10:94-100.

Rodríguez-Yánez M, Castellanos M, Freijo MM, López Fernández JC, Martí-Fàbregas J, Nombela F, et al., representing the ad hoc committee of the SEN Study Group for Cerebrovascular Diseases. Clinical practice guidelines in intracerebral haemorrhage. Neurología 2013; 28:236-49.

Sarode R, Milling TJ, Refaai MA, Mangione A, Schneider A, Durn BL, Goldstein JN. Efficacy and safety of a 4-factor prothrombin complex concentrate in patients on vitamin K antagonists presenting with major bleeding: A randomized, plasma-controlled, phase IIIb study. Circulation 2013;128:1234-43. doi:10.1161/CIRCULATIONAHA. 113.002283.

Steiner T, Al-Shahi Salman R, Beer R, Christensen H, Cordonnier C, Csiba L, et al. European Stroke Organisation (ESO) guidelines for the management of spontaneous intracerebral hemorrhage. Int J Stroke 2014;9:840-55.

Thabet AM, Kottapally M, Hemphill JC 3rd. Management of intracerebral hemorrhage. Handb Clin Neurol 2017;140:177-94.

Zheng H, Chen C, Zhang J, Hu Z. Mechanism and Therapy of Brain Edema after Intracerebral Hemorrhage. Cerebrovasc Dis 2016;42: 155-69.

Tratamiento quirúrgico del hematoma intraparenquimatoso

44

Jorge Máximo Salvat y Rubén Mormandi

INTRODUCCIÓN

La hemorragia intracraneal refiere a cualquier sangrado dentro del cerebro y los espacios durales circundantes; a su vez puede ser de origen traumático o espontáneo. En nuestro caso nos enfocaremos en el hematoma intraparenquimatoso (HIP) espontáneo.

El ataque cerebrovascular (ACV) hemorrágico comprende solo el 15 al 17% de los ACV; dentro del ACV hemorrágico, el HIP es dos veces más frecuente que la hemorragia subaracnoidea y mucho más frecuente que esta en causar muerte o secuelas graves. La incidencia global de HIP es de casi 25 cada 100 000 habitantes por año, la tasa de mortalidad a los 30 días es de 35 a 52% y solo el 20% de los pacientes tendrán una recuperación completa a los 6 meses. El HIP es una colección de sangre dentro del parénquima cerebral producida por la rotura espontánea de un vaso sanguíneo; dicha colección puede quedar contenida dentro del parénquima cerebral o abrirse a los ventrículos o al espacio subaracnoideo. La hemorragia puede ser primaria (85%), debido a la degeneración intrínseca de las arterias y arteriolas en la hipertensión arterial o angiopatía amiloide, y secundaria (15%) debido a: malformaciones vasculares (aneurismas, malformaciones arteriovenosas y cavernomas entre otras), neoplasias cerebrales primarias o secundarias, coagulopatías, abuso de alcohol y drogas, y otras menos frecuentes como moya- moya, vasculitis, trombosis de seno venoso, disección arterial, transformación hemorrágica del infarto cerebral, etc. Los factores de riesgo globales para el HIP incluyen edad avanzada, sexo masculino, alta ingesta de alcohol, antiagregantes/anticoagulantes, algunas etnias (son más frecuentes en asiáticos, afroamericanos e hispanos) y colesterol bajo, pero los factores más importantes son la hipertensión arterial que está presente en el 50 al 80% de los casos de HIP y la angiopatía amiloide.

MANEJO INICIAL Y DIAGNÓSTICO

La valoración inicial incluye el interrogatorio al paciente o familiar, el examen físico-neurológico más la tomografía computarizada (TC) cerebral. El manejo médico inicial comprende la siguiente secuencia:

- A (*Airway*, vía aérea), con Glasgow menor de 8 se aconseja la intubación.
- B (*Blood pressure control*, control de la presión arterial).
- C (CPP, *cerebral perfusion pressure*, presión de perfusión cerebral), cabecera a 30 º y eventual monitorización de presión intracraneal (PIC)/ventriculostomía.
- D (DVT, *deep vein thrombosis*, trombosis venosa profunda).
- E (*Early mobilization*, movilización temprana).
- F (Fiebre).
- G (Glucemia), en caso de hiperglucemia usar insulina (evitar hipoglucemia).

Otras consideraciones incluyen estudio de coagulación y terapia hemostática para la corrección de coagulopatías, corrección de la anemia y anticomiciales según el tipo de HIP. Aparte del examen neurológico habitual, se utiliza la Escala de Coma de Glasgow y la escala NIHSS (*National Institute of Health Stroke Scale*). La TC cerebral es de fundamental importancia porque hace el primer triaje y permite secuenciar el tratamiento y la terapéutica posterior. Es frecuente el deterioro neurológico posterior al ingreso y puede deberse a la expansión del hematoma o rehemorragia que ocurre en el primer día en un 38% de los casos. Según la localización, los HIP pueden ser: lobares (25%) por rotura de las perforantes de las 3 arterias cerebrales con baja frecuencia de coma, baja mortalidad y buen pronóstico; ganglios de la base (35 a 40%) por rotura de las lenticuloestriadas con espectro variado de gravedad neurológica (el volcado ventricular empeora el pronóstico); tálamo (10 a 15%) por rotura de las tálamo-geniculadas frecuentemente asociados a gravedad neurológica, volcado ventricular e hidrocefalia; protuberancia (5%) por rotura de las paramedianas de la arteria basilar con diferentes grados de coma, descerebración y oftalmoplejía; por último cerebelo (5 a 10%) por rotura de las arteriolas penetrantes de las 3 cerebelosas asociados a cuadros de cefalea, nistagmo, ataxia, oftalmoparesia y rápida evolución al coma. La angiotomografía computarizada (angio-TC) cerebral va ganando mayor aceptación en la urgencia y puede hacer diagnóstico de patología vascular subyacente en más de un 15% de los casos, también es útil para predecir los casos de expansión del hematoma con el "signo del *spot*" (extravasado de contraste yodado hacia el hematoma). La resonancia magnética (RM) cerebral en la secuencia GRE (eco de gradiente), RM con contraste y la angiorresonancia (angio-RM) son un buen complemento de la TC cerebral y pueden ser útiles para diagnosticar tumores o malformaciones vasculares que originen el HIC o también en casos de nefropatías para evitar el uso de contraste yodado. La angiografía digital cerebral se reserva para casos de hemorragias atípicas o de localización atípica, hemorragia subaracnoidea o sospecha de malformación arteriovenosa.

El HIP es una enfermedad devastadora y el pronóstico está supeditado a múltiples factores. En el **cuadro 44-1** se presentan la escala FUNC (*FUNCtional outcome risk stratification*) y la puntuación ICH (*in-tracerebral hemorrhage*) que comparten algunas variables; el FUNC *Score* predice independencia funcional a 90 días, a mayor numeración mayor recuperación funcional; el ICH *Score* predice mortalidad a 30 días, a mayor numeración mayor tasa de mortalidad y va del 0 a 6 puntos (un valor de 0 punto corresponde a 0% de mortalidad, 1 a 13%, 2 a 26%, 3 a 72%, 4 a 97%, 5 y 6 puntos corresponden a 100% de mortalidad). Existen otras escalas de valoración pronóstica como GOS (*Glasgow Outcome Scale,* Escala de Resultados de Glasgow), Escala modificada de Rankin y QOL (*Quality of Life*).

CONDUCTAS QUIRÚRGICAS ESPECÍFICAS

En 2010 se establecieron las recomendaciones absolutas de cirugía y, en general, se la aconseja antes de las 8 horas del ACV. Las patologías son: hematoma de cerebelo de 3 cm de diámetro o mayor y el hematoma supratentorial en paciente con Glasgow ≤ 8 con signos de hernia transtentorial, hemorragia intraventricular significativa y/o hidrocefalia. Las consideraciones para la hemorragia intraparenquimatosa son:

- Las causales de hipertensión intracraneal son el hematoma más el edema perilesional y la presencia de hidrocefalia. Los HIP menores de 30 mL rara vez necesitan medición de PIC y las indicaciones son un Glasgow menor de 8 con signos de herniación transtentorial. En caso de hemorragia ventricular significativa e hidrocefalia es mejor la ventriculostomía con medición de PIC.
- La craniectomía de fosa posterior más la evacuación de un hematoma de cerebelo de 3 cm de diámetro o mayor con deterioro neurológico, compromiso de tronco y/o hidrocefalia están fuertemente indicados (Recomendación de Clase I, Nivel de evidencia B). La ventriculostomía sola como única operación no está recomendada.
- El objetivo de la evacuación de un hematoma es reducir el efecto de masa y minimizar la lesión secundaria. La indicación quirúrgica en cerebelo es más clara pero no lo es tanto en los hematomas supratentoriales. El ensayo STICH (*Surgical Trial in Intracerebral Haemorrhage*) demostró que no había diferencias entre la evacuación quirúrgica y el tratamiento conservador en relación con el *outcome* pero el ensayo siguiente, el STICH 2, demostró que un subgrupo de hematomas que se encontraban a menos de 1 cm de la corteza cerebral se benefician más con la evacuación quirúrgica que con el tratamiento conservador.
- Las hemorragias intraventriculares (HIV) ocurren en un 45% de los HIP y son secundarias a hemorragias putaminales o del tálamo; su presencia aumenta la morbimortalidad global. En el ensayo (finalizado) CLEAR III-IVH (*Clot Lysis: Evalua-*

Cuadro 44-1. Pronóstico funcional (*FUNC Score*) y mortalidad (*ICH Score*)

Variable	FUNC *Score*	ICH *Score*
Volumen del hematoma:		
< 30 mL	4	0
30 a 60 mL	2	1
> 60 mL	0	1
Edad en años:		
< 70	2	0
70 a 79	1	0
> 80	0	1
Escala de Coma de Glasgow:		
3-4	0	2
5-8	0	1
9-12	2	1
13-15	2	0
Localización del hematoma:	+	
Lobar	2	0
Profundo	1	0
Infratentorial	0	1
Hemorragia intraventricular	No valorada	1
Estado cognitivo previo	Normal es 1 punto	No valorada

La escala FUNC *Score* va de 0 (peor) a 11 (mejor pronóstico). La ICH *Score* va de 0 (mejor) a 6 (peor posible en mortalidad).

ting Accelerated Resolution of IVH) se evaluaron 500 pacientes con HIV en los que se inyectó, a través de la ventriculostomía, el activador del plasminógeno tisular recombinante (rtPA) o alteplasa versus solución salina. No hubo una mejoría significativa en los buenos resultados funcionales, pero se logró reducir en 10% la mortalidad y fue franca la reducción del coágulo. Falta más casuística y experiencia para recomendar esta u otra terapéutica.

• Actualmente está en curso (fase III) el ensayo MISTIE III en el que se están evaluando 500 pacientes con hematomas profundos a los que les inyectan rtPA bajo condiciones estereotáxicas. Según la guía para el manejo de los hematomas intracerebrales espontáneos de la AHA/ASA (*American Heart As-sociation/American Stroke Association*) del año 2015 expresa, la eficacia de la trombólisis intraventricular como la cirugía mínimamente invasiva (punción, aspiración bajo condiciones estereotáxicas, uso de rtPA y la endoscopia) aún es incierta.

• En la guía para el tratamiento de los hematomas intracerebrales espontáneos de la AHA/ASA de 2015 se expresa –en una nueva recomendación– que la craniectomía descompresiva con evacuación del hematoma o sin ella puede reducir la mortalidad en pacientes con grandes hematomas supratentoriales con desplazamiento de línea media, que estén en coma o tengan hipertensión intracraneal refractaria (Recomendación de Clase IIb, Nivel de evidencia C).

★ **CONCLUSIONES**

El HIP es una patología de urgencia médica y quirúrgica que tiene una alta tasa de morbimortalidad. Los continuos avances médicos en diagnóstico, y tratamiento en la unidad de cuidados intensivos y el tratamiento quirúrgico han logrado mejorar la sobrevida, pero aún queda el gran desafío de reducir los daños y mejorar la recuperación funcional.

BIBLIOGRAFÍA

Hemphill JC 3rd, Greenberg SM, Anderson CS, Becker K, Bendok BR, Cushman M, et al. Guidelines for the Management of Spontaneous Intracerebral Hemorrhage: a guideline for healthcare professionals from the American Heart Association/American Stroke Association. Stroke 2015;46(7):2032-60.

Hemphill JC 3rd, Bonovich DC, Besmertis L, Manley GT, Johnston SC. The ICH score: a simple, reliable grading scale for intracerebral hemorrhage. Stroke 2001;32(4):891-7.

Mendelow AD, Gregson BA, Rowan EN, Murray GD, Gholkar A, Mitchell PM; STICH II Investigators. Early surgery versus initial conservative treatment in patients with spontaneous supratentorial lobar intracerebral haematomas (STICH II): a randomised trial. Lancet 2013;382(9890):396.

Mendelow AD, Gregson BA, Fernandes HM, Murray GD, Teasdale GM, Hope DT, et al.; STICH investigators. Early surgery versus initial conservative treatment in patients with spontaneous supratentorial intracerebral haematomas in the International Surgical Trial in Intracerebral Haemorrhage (STICH): a randomised trial. Lancet 2005;365(9457):387-97.

Morgenstern LB, Hemphill JC 3rd, Anderson C, Becker K, Broderick JP, Connolly ES Jr, et al. Guidelines for the management of spontaneous intracerebral hemorrhage: a guideline for healthcare professionals from the American Heart Association/American Stroke Association. Stroke 2010;41(9):2108-29.

Qureshi AI, Tuhrim S, Broderick JP, Batjer HH, Hondo H, Hanley DF. Spontaneous intracerebral hemorrhage. N Engl J Med 2001;344(19):1450-60.

Rost NS, Smith EE, Chang Y, Snider RW, Chanderraj R, Schwab K, et al. Prediction of functional outcome in patients with primary intracerebral hemorrhage: the FUNC score. Stroke 2008;39(8):2304-9.

Steiner T, Al-Shahi Salman R, Beer R, Christensen H, Cordonnier C, Csiba L, et al. European Stroke Organisation (ESO) guidelines for the management of spontaneous intracerebral hemorrhage. Int J Stroke 2014;9(7):840-55.

Malformaciones vasculares

XII

Malformaciones arteriovenosas. Consideraciones anatómicas, fisiopatología y diagnóstico

45

Rubén Mormandi

INTRODUCCIÓN

Las malformaciones arteriovenosas (MAV) son anomalías congénitas del desarrollo de los vasos del sistema nervioso central (SNC) y se producen al persistir las comunicaciones entre los canales arteriales y venosos sin existir una red capilar interpuesta. El llamado nido es un entramado de vasos anormales que reemplaza al lecho vascular normal constituido por arteriolas y capilares. Así, el nido permite un alto flujo a través de los aportes arteriales de la MAV y canaliza un elevado volumen de sangre, a presiones relativamente altas, hacia el sistema venoso cerebral con el consiguiente riesgo de rotura vascular y hemorragia.

La tasa de incidencia de las MAV es de 1,3 cada 100 000 habitantes por año, la prevalencia es de 15 a 18 cada 100 000 habitantes y usualmente se las diagnostica entre los 20 y 40 años de edad (75% de las hemorragias ocurren antes de los 50 años). El riesgo anual de sangrado de las MAV no rotas es de 1,3 a 2,2% (aumenta a 7% cuando tiene aneurismas asociados) y, en las MAV previamente rotas, llega a casi el 5%, el riesgo anual de convulsiones "de novo" es del 1%. La presentación clínica más frecuente de las MAV es la hemorragia (40 a 50%), la epilepsia (20 a 25%), el déficit neurológico (15%), la cefalea (5%) e incidentales (10%). La morbilidad inicial de la hemorragia es del 30 al 85% con un 30% de morbilidad permanente, y la mortalidad varía entre 10 y 30%. En general, las MAV son lesiones congénitas y esporádicas, la incidencia familiar es infrecuente, aunque se asocia a enfermedades genéticas como la enfermedad de Weber-Osler-Rendu, el síndrome de Sturge-Weber, el síndrome de Wyburn-Mason y la enfermedad de Von Hippel-Lindau.

ANATOMÍA Y ANGIOARQUITECTURA

Las MAV intracraneales tienden a localizarse en las zonas de circulación limítrofe con aferencias provenientes de ramas distales de las arterias cerebrales o cerebelosas. De acuerdo con la localización, el 90% son supratentoriales (15% son profundas: ganglios basales, tálamo, cápsula interna y cuerpo calloso) y el 10%, infratentoriales; según el tamaño, el 50% mide menos de 3 cm, 40% están entre 3 y 6 cm, y por último el 10% mide más de 6 cm. Basado en la resonancia magnética (RM), Valavanis en 1996 clasificó las MAV en forma topográfica: corticales (78%), subcorticales (1%) y profundas (27%).

La angioarquitectura es de fundamental importancia para determinar los factores de riesgo de hemorragia y definir el tipo de tratamiento. En el **cuadro 45-1** se describen los tipos de aferencias arteriales, la conformación del nido y los tipos de drenaje venoso. Las arterias aferentes pueden ser de 3 tipos: rama terminal (es la rama principal o sus colaterales que terminan directamente en el nido), rama puente (rodea al nido y suministra pequeñas arteriolas en forma de peine) y rama en pasaje (rodea al nido y no suministra ningún ramo nutricio). El nido es compacto o glomerular cuando

Cuadro 45-1. Clasificación de las MAV según su angioarquitectura	
Según el origen de las arterias aferentes	A. Piales B. Durales C. Mixtas D. Perforantes E. Coroideas
Según la morfología del nido	A. Monocompartimental B. Multicompartimental C. Difuso vs. compacto
Según el drenaje venoso	A. Superficial: el drenaje venoso desagua en los senos durales B. Profundo: el drenaje venoso desagua en las venas basales de Rosenthal, venas cerebrales internas o vena de Galeno

El concepto de compartimento proviene de la hemodinamia de las MAV aplicado al nido. Un nido es monocompartimental cuando tiene un aferente y un eferente. En cambio, es multicompartimental cuando existen compartimentos dentro del nido con aferentes y eferentes no compartidos entre sí.

es una masa vascular sin tejido neural interpuesto; en cambio, el nido difuso o proliferativo posee tejido neural interpuesto; asimismo los nidos pueden ser de tipo plexiforme y/o fistuloso. El drenaje venoso puede ser superficial y/o profundo, pero es importante determinar el número de venas eferentes, la presencia de ectasias y estenosis venosas. Otro elemento importante de la angioarquitectura son los aneurismas asociados (20%), que pueden ser prenidales (50%), intranidales (25%) y posnidales (25%).

FISIOPATOLOGÍA Y RIESGO DE HEMORRAGIA

Las MAV son clásicamente consideradas lesiones congénitas y hoy se sabe que no son lesiones estáticas, ya que existe una formación y crecimiento desde la época intrauterina o posterior al nacimiento. En la patogénesis de la MAV participaría algún tipo de lesión o ausencia de desarrollo capilar durante el desarrollo intrauterino o posterior, que induce un crecimiento vascular y cortocircuitos arteriovenosos. En el proceso de formación se han observado mecanismos de angiogénesis y reparación vascular; también se vieron casos excepcionales de desaparición espontánea de una MAV, o la aparición de una MAV "de novo" y MAV que recurrieron luego de una cirugía resectiva total confirmada con angiografía posoperatoria normal en contraposición a la teoría del origen congénito de las MAV.

Los factores de riesgo de hemorragia son: hemorragia previa, localización profunda de la MAV, drenaje venoso profundo, aneurisma asociado y embarazo (este factor es controvertido). Por otro lado, la edad, sexo y tamaño pequeño de la MAV no están asociados a mayor riesgo de hemorragia.

DIAGNÓSTICO Y TRATAMIENTO

Los estudios utilizados para el diagnóstico de las MAV son: tomografía computarizada (TC) y angio-TC, RM y angio-RM, y angiografía digital cerebral (ADC). En la urgencia y con sospecha de hemorragia cerebral, la TC seguida de angio-TC son muy útiles, hacen diagnóstico y pueden determinar el origen del sangrado, por ejemplo: aneurisma o MAV. La RM y angio-RM son los estudios más utilizados para tamizaje (*screening*) y seguimiento en consultorio o también para planificar un abordaje quirúrgico. La RM funcional es fundamental para el estudio de MAV en áreas elocuentes. El estudio de referencia para el diagnóstico de las MAV es la ADC, pues brinda información estática y dinámica de la anatomía vascular cerebral, la angioarquitectura y la hemodinamia.

Sobre la base de análisis estadísticos de historia natural de las MAV rotas y no rotas, el riesgo de rotura-hemorragia y los riesgos de los tratamientos, se han elaborado numerosas clasificaciones, gradaciones y

tablas de riesgo a fin de establecer algoritmos de tratamiento. Las escalas más importantes para la valoración de las MAV y siguiendo un orden cronológico son:

- Escala de Spetzler-Martin de 1986.
- Escala de Evandro de Oliveira de 1998.
- Análisis de riesgo de las MAV grado 3 de Lawton de 2003.
- Escala de la Universidad de Toronto de 2006.
- Escala Suplementaria y Suplementada de Lawton-Young de 2010.
- Escala de Spetzler-Ponce de 2011.

La escala de Spetzler-Martin (SM) aún está vigente, es fácil y fiable pero incompleta, porque no valora la presencia de hemorragia, edad y tipo de nido. Los extremos son claros (grados 1, 2, 4 y 5), pero las MAV grado 3 son variadas como para hacer un pronóstico global. Evandro de Oliveira las subdividió en 3A (grandes en áreas no elocuentes, pasibles de ser operadas) y 3B (chicas, profundas y en áreas elocuentes, pasibles para radiocirugía). En 2003, Lawton subdividió las MAV grado 3 en 4 subtipos de acuerdo con los riesgos de morbilidad operatoria; así tenemos las MAV S1V1E1 (S: tamaño, V: drenaje venoso y E: elocuencia) con riesgo similar a las SM 1 y 2 (morbimortalidad de 2,9%), S2V1E0 con riesgo similar a las MAV SM 3 (morbimortalidad de 7,1%), S2V0E1 con riesgo similar a las MAV SM 4 y 5 (morbimortalidad de 14,8%); finalmente las S3V0E0 son infrecuentes y con riesgo no establecido. La escala de Toronto, según opinión de varios autores, es la más predictiva en cuanto a riesgos de morbilidad temprana y nuevos déficits posoperatorios: otorga 4 puntos para las MAV en áreas elocuentes, 3 puntos para las MAV con nido difuso y 2 puntos si tiene drenaje venoso profundo; así, en las MAV con una puntuación de 0-2, el riesgo es bajo, de 3-5 el riesgo es moderado, de 6 y 7 el riesgo es alto, y mayor de 7 el riesgo es muy alto. En el **cuadro 45-2** se encuentra representada, a la izquierda, la escala de SM y, a la derecha, la escala suplementaria de Lawton-Young; según estos últimos autores su escala es más predictiva que la de SM en cuanto a morbilidad posoperatoria incluso para las MAV de cerebelo. Por último y dándoles una vuelta de tuerca más, han fusionado las 2 escalas con valores predictivos superiores de morbilidad, a la que denominan "Escala Suplementada". Así, la tasa de malos resultados en la Escala Suplementada para 2-3 puntos es de 0%, para 4 puntos es de 9%, para 5 puntos es de 21%, para 6 puntos es de 29% y para 7-10 puntos oscila entre 40 y 64%. Ellos indican que, con valores de 2 a 6 puntos, el riesgo de malos resultados posoperatorios es aceptable; en cambio, con un valor de 7 a 10 aconsejan la observación. Finalmente la escala de Spetzler-Ponce basada en la escala de SM fusiona los grados 1 y 2 (por tener similar morbimortalidad

Cuadro 45-2. Comparación entre la Escala de Spetzler-Martin y la de Lawton-Young o Suplementaria.
Las dos escalas fusionadas conforman la "Escala Suplementada" con un total de 10 puntos

ESCALA DE SPETZLER- MARTIN	PUNTOS	ESCALA DE LAWTON- YOUNG O SUPLEMENTARIA
Tamaño en centímetros		Edad en años
< 3	1	< 20
3-6	2	20-40
> 6	3	> 40
Drenaje venoso		Presencia de sangrado
Superficial	0	Sí
Profundo	1	No
Área elocuente		Nido compacto
No	0	Sí
Sí	1	No

posoperatoria) que pasan a llamarse Clase A y tienen indicación de microcirugía, las MAV grado 3 pasan a llamarse Clase B y tienen indicación de tratamiento multimodal (una combinación de microcirugía, radiocirugía o embolización); por último, las MAV grados 4 y 5 se fusionan (por tener similar morbimortalidad posoperatoria) y pasan a llamarse Clase C con indicación de tratamiento conservador en las MAV no rotas y embolización paliativa en las MAV rotas. El tratamiento quirúrgico es de primera línea para las MAV rotas y no rotas de bajo grado (SM 1 y 2 o Spetzler-Ponce A) debido a la alta tasa de curación, baja tasa de complicaciones e inmediatez del resultado. En el caso de MAV profundas, áreas poco accesibles, áreas elocuentes o con nido difuso se puede plantear el tratamiento conservador o la radiocirugía con embolización previa o sin ella. Existe suficiente evidencia clínica en cuanto a que la microcirugía en MAV de bajo grado es superior al tratamiento conservador, embolización o radiocirugía, en contraposición a los numerosos trabajos desde el ensayo ARUBA y posteriores.

★ **CONCLUSIONES**

Es importante tener pleno conocimiento de todos los aspectos de las MAV y poder informar correctamente al paciente y la familia de los riesgos de tener una hemorragia con la morbimortalidad concomitante, sin olvidar la posibilidad de tener convulsiones y estar medicado en forma prolongada con anticomiciales, más la carga psicológica de una patología crónica sin tratar con posibilidad de daño.

BIBLIOGRAFÍA

Achrol AS, Guzmán R, Varga M, Adler JR, Steinberg GK, Chang SD. Pathogenesis and radiobiology of brain arteriovenous malformations: implications for risk stratification in natural history and posttreatment course. Neurosurg Focus 2009;26(5):E9.

Can A, Gross BA, Du R. The natural history of cerebral arteriovenous malformations. Handb Clin Neurol 2017;143:15-24.

Cockroft KM. Unruptured brain arteriovenous malformations should be treated conservatively: no. Stroke 2007;38(12):3310-1.

Crimmins M, Gobin YP, Patsalides A, Knopman J. Therapeutic management of cerebral arteriovenous malformations: a review. Expert Rev Neurother 2015;15(12):1433-44.

Gross BA, Du R. Natural history of cerebral arteriovenous malformations: a meta-analysis. J Neurosurg 2013;118:437-43.

Kim H, Al-Shahi Salman R, McCulloch CE, Stapf C, Young WL, MARS Coinvestigators. Untreated brain arteriovenous malformation: patient-level meta-analysis of hemorrhage predictors. Neurology 2014;83:590-7.

Lawton MT, Project UBAMS (2003). Spetzler-Martin grade III arteriovenous malformations: surgical results and a modification of the grading scale. Neurosurgery 52:740-8; discussion 748-9.

Lawton MT. The role of AVM microsurgery in the aftermaths of a randomized trial of unruptured brain arteriovenous malformations. AJNR 2015;36:613-22.

Rutledge WC, Abla AA, Nelson J, Halbach VV, Kim H, Lawton MT. Treatment and outcomes of ARUBA-eligible patients with unruptured brain arteriovenous malformations at a single institution. Neurosurg Focus 2014;37(3):E8.

Spears J, Terbrugge KG, Moosavian M, et al. A discriminative prediction model of neurological outcome for patients undergoing surgery of brain arteriovenous malformations. Stroke; a journal of cerebral circulation 2006;37(6):145764.

Spetzler RF. Excision of cerebral arteriovenous malformations. En: Wilson Ch B. Neurosurgical procedures. Maryland: Williams & Wilkins; 1992. pp 119-36.

Valavanis A. The role of angiography in the evaluation of cerebral vascular malformations. Neuroimag Clin N Am 1996;3:679-704.

Véanse **Preguntas de autoevaluación.** ?

Malformaciones arteriovenosas cerebrales. Tratamiento médico, quirúrgico, endovascular y radiante

46

Luis A. Lemme Plaghos

INTRODUCCIÓN

La clasificación de uso habitual de los angiomas cerebrales está basada en criterios morfológicos distinguiendo como anomalías las malformaciones y fístulas arteriovenosas (MAV y FAV), telangiectasias, angiomas cavernosos (cavernomas) y angiomas venosos (anomalías de desarrollo venoso), pero existen también las denominadas formas transicionales. De todas ellas, las únicas que presentan baja resistencia a la circulación sanguínea son las MAV y las FAV, situación que genera alto flujo a través de ellas que provoca dilatación progresiva de arterias aferentes y formación de aneurismas proximales, desarrollo de aneurismas intranidales y dilatación en drenajes venosos con dilataciones ectásicas. La estructura de las MAV consiste en ovillos de vasos embrionarios persistentes de diferentes diámetros y espesor de pared, con baja o nula resistencia al flujo sanguíneo (**fig. 46-1A** y **B**), sea tanto la localización cortical (vasos leptomeníngeos o piales) como profunda (vasos perforantes). Las FAV, en cambio, son comunicaciones directas de arterias a venas piales sin interposición de lecho capilar alguno por persistencia de estructuras embrionarias que pueden ser únicas o múltiples localizadas en superficie cerebral o profundas en pliegues de cisuras y surcos.

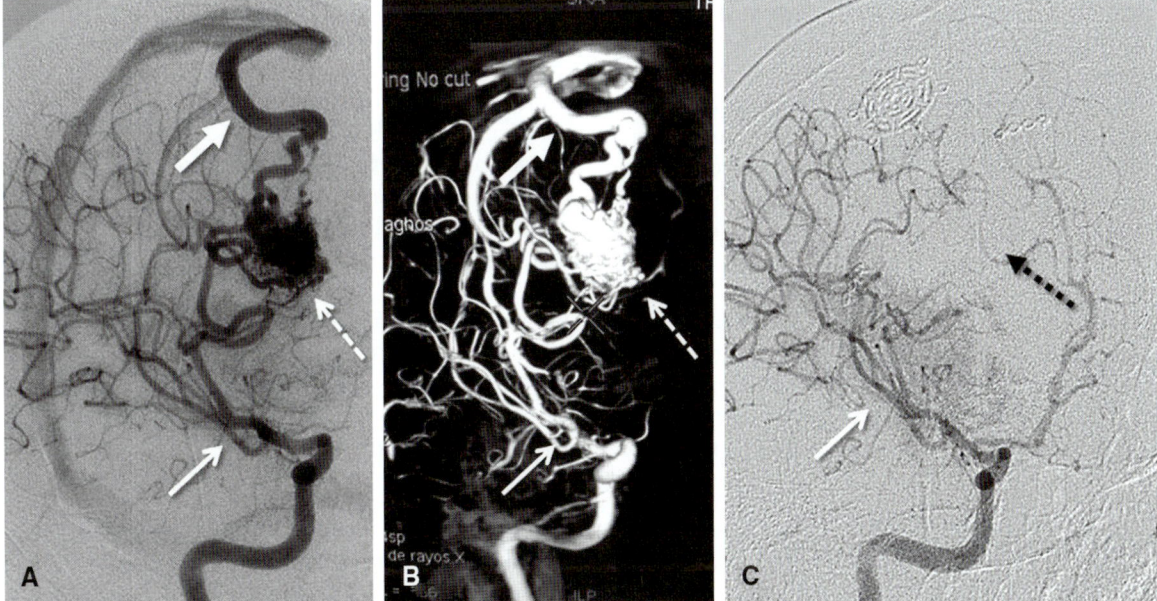

Fig. 46-1. Estudio angiográfico de malformación arteriovenosa cortical frontal derecha. **A.** Angiografía por sustracción digital en incidencia oblicua anterior derecha. Se identifican ramas silvianas aferentes dilatadas (flecha inferior) que se dirigen al nido plexiforme en forma de glomérulo (flecha punteada), el cual drena por venas de llenado temprano hacia una vena colectora dilatada (flecha superior), la cual a su vez desagota en el seno longitudinal superior. **B.** La misma malformación visualizada en una angiografía con reconstrucción tridimensional en la cual se han indicado con flechas los mismos elementos mencionados. **C.** Control angiográfico posoperatorio en el cual se identifica normalización del calibre de las arterias aferentes (flecha inferior) y desaparición del nido angiomatoso y vena de drenaje temprano (flecha punteada).

Si bien las MAV y FAV cerebrales son infrecuentes, son causa importante de trastornos neurológicos graves y muerte. Se han realizado notables avances en la comprensión de las causas, prevalencia, incidencia e historia natural, así como del efecto de su tratamiento. Se estima que su detección anual es de 1,11 por 100 000 personas/año, por lo cual la tasa de prevalencia estará limitada por el tamaño poblacional.

MANIFESTACIONES CLÍNICAS E HISTORIA NATURAL

Aproximadamente la mitad de los casos (0,55 cada 100 000 pacientes/año) se presentan con hemorragia. Sus características anatómicas y hemodinámicas hacen que las manifestaciones clásicas sean, en la mitad de los casos, las hemorragias de diferente magnitud y localización, por rotura de segmentos debilitados de las paredes vasculares anómalas; en segundo lugar, los episodios comiciales (25%) por "robo" hemodinámico con isquemia crónica y transformación gliótica del parénquima adyacente o bien las microhemorragias repetidas, y en tercer lugar cefaleas refractarias al tratamiento (15%) por dilatación de estructuras vasculares durales también. Asimismo, el "robo" también produce déficit neurológico progresivo y las dilataciones de los drenajes venosos profundos pueden generar hidrocefalia por bloqueo de circulación normal de líquido cefalorraquídeo (LCR).

Se estima que la incidencia anual de hemorragia intracraneal es 2% no acumulativos y de nuevo sangramiento 32,9% el primer año y 11,3% después; que cada hemorragia produce 10 a 15% de mortalidad y la mortalidad relacionada con la existencia de una MAV es del 1% anual. Ante un caso determinado, además del riesgo anual de sangrado, se debe considerar el riesgo de sangramiento por vida restante sobre la base del siguiente cálculo: riesgo durante la vida (%) = 105 menos edad del paciente. La incidencia de déficit neurológico permanente sería 1 a 3% anual o sea el 10 al 30% de cada episodio de hemorragia.

Estos datos estadísticos plantean una relativa benignidad de las MAV cuando no han presentado hemorragia, lo que obligó en los últimos años a un detenido análisis previo a cualquier indicación de tratamiento activo, ya que los riesgos de este pueden ser superiores a los de la historia natural.

INDICACIONES PARA EL TRATAMIENTO

Para la toma de la decisión terapéutica se deben analizar una serie de factores basados en la historia natural según edad y sexo, modo de debut y tiempo transcurrido desde el inicio, si es un hallazgo incidental, así como también características de la MAV misma: localización, tamaño, elocuencia del cerebro adyacente, y análisis detenido del estudio angiográfico para determinar su hemodinamia y angioarquitectura.

No existe evidencia de que el tamaño de la malformación tenga relación directa con la posibilidad de sangrado, pero sí la tiene la presencia de aneurismas en arterias aferentes o microaneurismas (aneurismas intranidales) en proximidad o en el nido mismo. Similar riesgo de sangrado y/o resangrado lo genera la existencia de drenaje venoso lento, profundo o único.

ALTERNATIVAS DE TRATAMIENTO

Ante un caso de MAV o FAV se puede adoptar una conducta expectante en casos de diagnóstico incidental; medicación anticomicial cuando ocurre epilepsia sin hemorragia, o bien su abordaje quirúrgico directo, embolización transarterial (fuera prequirúrgica, prerradioquirúrgica o paliativa), y la radiocirugía estereotáxica (RE). Lamentablemente no existen aún criterios definitivos con respecto a las indicaciones formales de unos y otros, ya que el estudio prospectivo reciente denominado ARUBA debió suspender la inclusión de pacientes, vistos los malos resultados iniciales en una de sus ramas. De manera que, hasta el momento, la indicación primera para el tratamiento y curación de las MAV y FAV es su **exéresis quirúrgica**, y su morbilidad puede disminuir mediante **embolización preoperatoria** en casos seleccionados.

Tratamiento médico

Los estudios de imágenes no invasivos (tomografía computarizada y resonancia magnética) han generado aumento del diagnóstico incidental de MAV y FAV cerebrales. En los casos con episodios comiciales como única manifestación sin evidencia de hemorragia concomitante, se deberá realizar indefectiblemente una angiografía para estudio de las características anatómicas de la malformación y un electroencefalograma para una eventual medicación anticomicial, si no se considerase tratamiento activo alguno. En aquellos casos en que se detectasen elementos angioarquitectónicos de riesgo como los ya explicados, a la indicación de tratamiento médico acompaña el tratamiento quirúrgico o sus alternativas.

Tratamiento quirúrgico

El objetivo es la exéresis completa de la MAV o FAV, ya que la persistencia, aunque mínima de un componente representa riesgo latente de hemorragia. Para el análisis previo se deben estudiar la localización topográfica y el tamaño de la MAV a fin de determinar los riesgos de secuelas del procedimiento empleándose diferentes clasificaciones para calcular la morbilidad. En la actualidad se utiliza mayormente la escala de Spetzler-Martin que estadifica la malformación asignando puntajes según tamaño, elocuencia del área, el riesgo de la exéresis quirúrgica y tipo de drenaje venoso. La exéresis de una MAV de tamaño pequeño, drenaje superficial y localizada en un área no elocuente, por ejemplo, tendrá menor morbilidad que la de grandes malformaciones lobares de drenaje profundo. La técnica quirúrgica se basa fundamentalmente en que, una vez expuesta la malformación, se realice una prolija disección y resección bajo microcirugía (**fig. 46-2**), respetando las estructuras cerebrales próximas al igual que la vasculatura arterial y venosa normal (véase **fig.46-1 C**). Una vez realizada la exéresis y cierre por planos, el paciente cursa su posoperatorio en la unidad de cuidados intensivos durante las primeras 24 o 48 horas, tiempo durante el cual se lo mantiene con cifras tensionales arteriales bajas a fin de evitar hemorragias o edema asociado a fenómenos de hiperperfusión sobre el lecho vascular cerebral normal, que habitualmente presenta trastornos de autorregulación por la alteración de "robo" hemodinámico que generaba la MAV o la FAV.

Tratamiento endovascular para embolización selectiva

Estos procedimientos son realizados en salas apropiadas de hemodinamia con angiografía digital y equipamiento de soporte para anestesias generales con monitorizaciones cardiológicas, tensiométricas y oxicapnográficas para anestesias generales.

En la actualidad, mediante microcatéteres de gran flexibilidad, se logra el cateterismo súper selectivo de arterias y venas cerebrales distales utilizando abordajes vasculares por acceso femoral, según la técnica de Seldinger. La cateterización controlada de cada una de las arterias aferentes a una MAV de manera lo más próxima posible al nido angiomatoso o fistuloso permite primero un estudio angiográfico muy selectivo de los diferentes compartimentos constituyentes. Este estudio detallado permite obtener información dinámica y anatómica de cada aferente a los compartimentos que conforman el nido de la MAV o a la FAV, datos que no se pueden visualizar mediante angiografía digital de rutina.

Una vez completado el estudio selectivo de la MAV o FAV se procede a la inyección del agente de embolización a fin de obtener la oclusión del nido angiomatoso de ese compartimento. En la práctica actual se inyectan agentes líquidos no reabsorbibles como el n-butil-ciano-acrilato (Hystoacryl®) diluido con aceites yodados para su opacificación, y el polímero EVOh de mayor densidad y tensión superficial (Onyx®) emulsionado

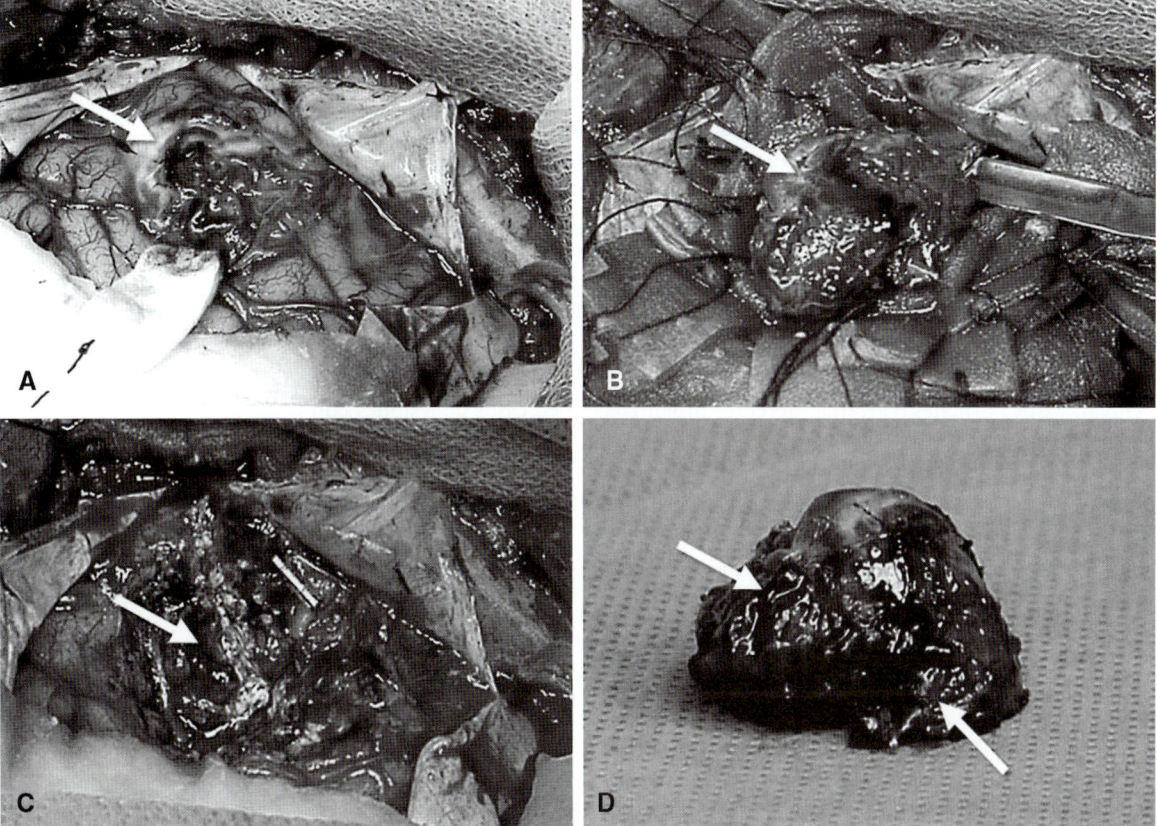

Fig. 46-2. Exéresis quirúrgica de malformación arteriovenosa cortical parietal derecha. **A.** Exposición de la cara superficial de la malformación (flecha) una vez abierta la duramadre. **B.** Disección del nido de la malformación del tejido cerebral circundante (flecha). **C.** Lecho de implantación una vez efectuada la resección de la malformación (flecha). **D.** Pieza de la malformación arteriovenosa en cuya superficie se observan arterias y venas dilatadas (flechas).

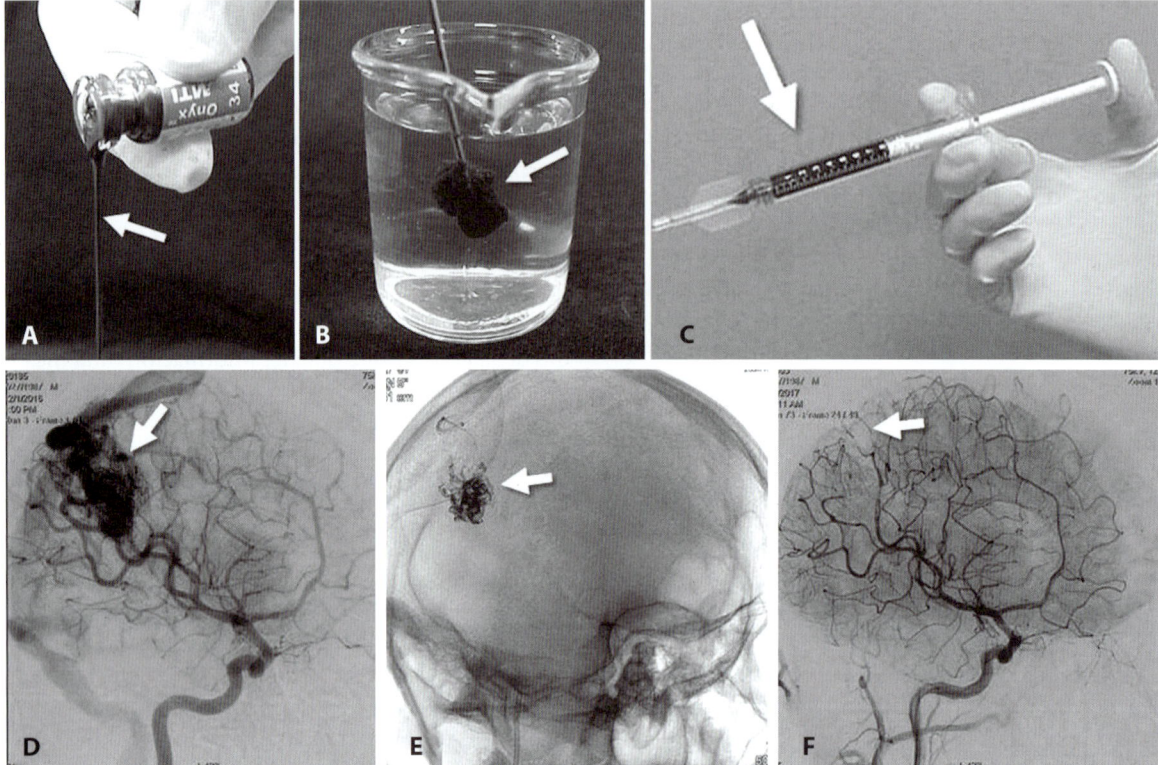

Fig. 46-3. Embolización superselectiva de malformación arteriovenosa córtico-subcortical parietal derecha. **A.** Polímero de alta densidad (Evoh) opacificado con tantalio: nótese alta viscosidad y tensión superficial al ser vertido (flecha). **B.** Comportamiento de fraguado al entrar en contacto con medio líquido (flecha). **C.** Jeringa calibrada para regular inyección lenta del polímero (flecha). **D.** Angiografía por sustracción digital en incidencia oblicua anterior derecha, donde se identifica nido angiomatoso cortical (flecha) con ramas arteriales aferentes dilatadas. **E.** Molde de polímero opacificado, una vez inyectado en el nido de la malformación (flecha). **F.** Angiografía de control final posembolización con oclusión completa del nido de la malformación (flecha) y normalización del calibre de las arterias aferentes.

con polvo de tantalio. Ambos son inyectados en forma líquida bajo visualización por intensificador de imágenes y fraguan en el interior del nido angiomatoso o fistuloso propiamente dicho, controlando que no se ocluyan vasos normales o arterias aferentes proximales a la malformación (**fig. 46-3**).

Las complicaciones de la embolización preoperatoria de una MAV o FAV alcanzan el 2 a 3% e incluyen: a) la hemorragia intracraneal debido a rotura de una arteria aferente, el nido o el drenaje venoso, b) la isquemia o infarto cerebral debido a la embolización accidental de una arteria normal y c) la adherencia no buscada del microcatéter a la arteria aferente. Estas complicaciones técnicas pueden producir un déficit neurológico grave temporario o permanente e incluso la muerte, por lo que deben ser prevenidas y tratadas convenientemente. La rotura arterial o del nido puede ser sellada con acrilatos, espirales de platino o balones, mientras que los hematomas intraparenquimatosos grandes deben ser evacuados quirúrgicamente. La oclusión tromboembólica accidental de arterias se previene mediante heparinización adecuada pero, una vez ocurrida, debe

ser solucionada mediante la administración selectiva de agentes trombolíticos o bien la trombectomía mecánica.

La oclusión completa de la MAV se puede lograr en casos de lesiones con pocas arterias aferentes (véase **fig. 46-3**); en los restantes casos se obtienen oclusiones parciales que beneficiarán a la exéresis quirúrgica ya que el volumen de la MAV quedará reducido, y las venas de drenaje se colapsarán parcialmente evitando hemorragias profusas tanto durante el abordaje como en la resección de la malformación misma.

Las arterias aferentes a las MAV más difíciles para controlar durante el acto quirúrgico habitualmente se originan de las ramas profundas, o sea de las arterias lenticuloestriadas, las arterias coroideas anterior y posterior y las arterias cerebrales posteriores. La embolización preoperatoria de estas aferencias profundas junto con aquella parte correspondiente del nido de la MAV ha demostrado que reduce el tiempo quirúrgico, la pérdida de sangre y, por ende, la morbilidad y mortalidad, particularmente cuando se trata de malformaciones grandes o gigantes.

La embolización parcial aislada sin oclusión suficiente del nido del angioma no seguida de exéresis quirúrgica o irradiación posterior puede determinar una revascularización de la MAV por vasos colaterales leptomeníngeos, transmedulares y transdurales. En estos casos, las anastomosis por colaterales pueden terminar generando una difícil determinación del plano de clivaje entre el nido angiomatoso y el parénquima cerebral normal, lo que puede dar como resultado una hemorragia mayor que la prevista en el acto quirúrgico.

En aquellos casos de MAV corticales excesivamente grandes con déficit neurológico progresivo que exceden las posibilidades de la resección quirúrgica, la embolización parcial puede detener la progresión clínica y en algunos casos incluso puede mejorar el cuadro neurológico del paciente. Pero más allá de este beneficio, no se ha demostrado hasta el momento que una MAV que haya hecho su debut con una hemorragia intracraneal y fuera embolizada parcialmente altere su historia natural y no vuelva a sangrar.

También se plantean casos en los cuales el nido residual posembolización de la MAV no puede ser removido quirúrgicamente sin riesgos por encontrarse en áreas elocuentes (p. ej., área del lenguaje) o bien profundas (p. ej., ganglios de la base), ante lo cual se puede tratar el remanente mediante radiocirugía estereotáxica.

Radiocirugía estereotáxica

La radiocirugía estereotáxica (RE) es la aplicación –en una sola sesión– de radiación concentrada en un blanco cerebral predeterminado por estudios de imágenes, que en el caso de la MAV es la angiografía cerebral. El efecto de esa irradiación es la obliteración lenta y progresiva por proliferación celular endotelial del nido de la MAV, cuyo resultado final se observa entre los 12 y los 36 meses posteriores al tratamiento. La principal limitación de la RE radica en que la dosis administrada en el margen de la lesión no debe superar determinados valores, ya que excedidos estos se producen efectos indeseados en el parénquima cerebral circundante, lo que limita el tamaño de las lesiones que pueden ser tratadas con esta técnica, habiéndose desarrollado tablas para el cálculo de su eficacia. Otra desventaja de la RE es el tiempo de latencia entre el tratamiento y la obtención de la oclusión definitiva de la malformación, durante el cual aún se pueden producir hemorragias. A pesar de estas limitaciones, la RE es ideal para el tratamiento de MAV en localizaciones profundas y áreas corticales críticas cuando estas presentan riesgo aumentado para su embolización y/o exéresis quirúrgica.

Se ha propuesto su indicación previamente efectuadas resecciones parciales por cirugía u oclusiones parciales por embolización, con la hipótesis de que la reducción del volumen de las MAV de gran tamaño permite un tratamiento más seguro, rápido y eficiente, dado que la irradiación de lesiones mayores de 10 a 12 cm^3 de volumen se asocia a mayor incidencia de efectos indeseados en el cerebro adyacente.

★ **CONCLUSIONES**

A pesar de los avances en su tratamiento, las MAV y FAV aún representan entidades de elevado riesgo y complejo tratamiento. La heterogeneidad observada entre distintas formas de presentación, diferentes tipos, tamaños y localizaciones hace que sea imposible resolver todas las situaciones exclusivamente mediante una sola técnica, por lo cual es necesaria la concurrencia de los diferentes especialistas para la toma de decisiones y consensuar la estrategia del tratamiento para seguir.

Queda aún por definir con datos basados en la evidencia cuál es la ventaja de indicar los tratamientos explicados previamente versus la historia natural de las malformaciones arteriovenosas y fístulas arteriovenosas para aquellos casos de estas que son de diagnóstico incidental.

BIBLIOGRAFÍA

Brown R, Flemming K, Meyer F, et al. Natural History, Evaluation and management of Intracranial Vascular Malformations. Mayo Clin Proc 2005; 80(2):269-81.

Kader A, Young W, Pile Spellman J, et al. The influence of hemodynamic and anatomic factors on hemorrhage from cerebral arteriovenous malformations. Neurosurg 1994; 34:801-7.

Meyers P, Schumacher Ch, Higashida R, et al. Indications for the Performance of Intracranial Endovascular Neurointerventional Proceedures. Circulation 2009;119:2235-49.

Mohr J, Pandes M, Stapf Ch, et al:. Medical management with or without interventional therapy for unruptured brain arteriovenous malformations (ARUBA): a multicenter, nonblinded, randomised trial. The Lancet 2014; 383, 9917:614-21.

Spetzler R, Martin N, Carter L, et al. Surgical management of large AVMs by staged embolization and operative escision. J Neurosurg 1987; 67:17-28.

Stieg P, Batjer, H, Samson D. Intracranial Arteriovenous Malformations. 2007, Informa Healthcare, New York – London.

Véanse **Preguntas de autoevaluación.** ?

Tratamiento perioperatorio y periendovascular del paciente con malformaciones arteriovenosas cerebrales

47

Claudio A. Nosti, Francisco Villazante y Alejandro Ceciliano

INTRODUCCIÓN

El tratamiento del paciente portador de una malformación arteriovenosa (MAV) requiere una adecuada comprensión de sus mecanismos fisiopatológicos por parte de neurocirujanos, intervencionistas, anestesistas y neurointensivistas, así como una estrecha comunicación entre ellos.

Esto radica en los cambios en el flujo sanguíneo cerebral ocasionados por sus aferencias y eferencias, dentro de la MAV y del tejido cerebral que la rodea, caracterizados por zonas de isquemia e hiperemia. Deben destacarse las características del nido en cuanto a sus presiones y la presencia de microaneurismas en él.

Es el área de cuidados intensivos el lugar donde se plantea una estrategia de tratamiento radicalmente opuesta a otras patologías neurológicas y esto lleva al intensivista a un desafío al tener que abandonar posturas utilizadas de manera rutinaria con otros pacientes neurocríticos.

DINÁMICA DEL FLUJO SANGUÍNEO CEREBRAL EN LAS MALFORMACIONES ATERIOVENOSAS

El conocimiento de la fisiopatología del flujo sanguíneo cerebral dentro de la malformación arteriovenosa y en el tejido cerebral circundante nos permitirá comprender cuáles son las variables con las que debemos enfrentarnos, como también qué complicaciones podemos esperar, a lo largo del tratamiento.

En condiciones normales, el flujo a través de un vaso se rige por la Ley de Poiseuille; esta se expresa en que es directamente proporcional a la diferencia de presiones entre el extremo proximal y distal del vaso, multiplicado por el radio de este a la cuarta potencia e inversamente proporcional a la viscosidad (**fig. 47-1**).

En el caso de la MAV, la resistencia es muy baja debido a la ausencia de una red capilar; por ende, el flujo de sangre a través de ella es alto y depende fundamentalmente de la presión. La presión de las arterias aferentes será transmitida de esta manera en forma directa a las venas, produciendo cambios morfológicos caracteriza-

dos por la arterialización y la dilatación de estas (**fig. 47-2**).

La disminución de la perfusión en el tejido cerebral subyacente a la MAV fue descrito por Cushing y Bayley, quienes notaron la presencia de sangre oxigenada en las venas de drenaje de los angiomas. A través de estudios angiográficos se identificaron las venas de drenaje en la fase temprana de la angiografía, mientras que en el tejido cerebral circundante se objetivaba una pobre visualización de la vasculatura.

En el año 1954 fue descrito el término "robo vascular". Fue utilizado por Murphy para describir el fenómeno por el cual el flujo sanguíneo cerebral del territorio que rodea a la MAV se desvía al cortocircuito fistuloso de la MAV provocando hipoperfusión e isquemia.

Otros autores describen que la presión arterial en las arterias aferentes de la MAV es sensiblemente menor que la sistémica, y que este gradiente es mayor en relación con la distancia entre la MAV, el polígono de Willis y la longitud del vaso que nutre a la MAV. La perfusión capilar depende de la diferencia de presión entre los extremos arteriales y venosos. Por lo tanto, a mayor longitud de la arteria aferente y velocidad de flujo, mayores serán las caídas de presión y flujo en la MAV, y menor la presión en las arterias aferentes del parénquima circundante. La baja presión de las arterias nutricias y la alta presión venosa llevan una disminución en el grado de perfusión del parénquima cerebral que rodea a la MAV.

La respuesta ante la caída de perfusión es la vasodilatación arteriolar, lo que conduce a un aumento en el flujo. Al caer la presión en las arterias aferentes a valores de 50-60 mm Hg, la dilatación arteriolar resulta máxima. Las caídas por debajo de ese límite producen alteración en la autorregulación llevando a que el flujo sanguíneo cerebral del parénquima dependa en forma directa de la presión de perfusión cerebral.

$$FSC = 8 \times \Delta P \times r^4 \times \pi/\mu \times 1$$

Fig. 47-1. Ley del Flujo de Poiseuille. FSC: flujo sanguíneo cerebral; ΔP: diferencia de presiones; r: radio; μ: viscosidad; l: longitud.

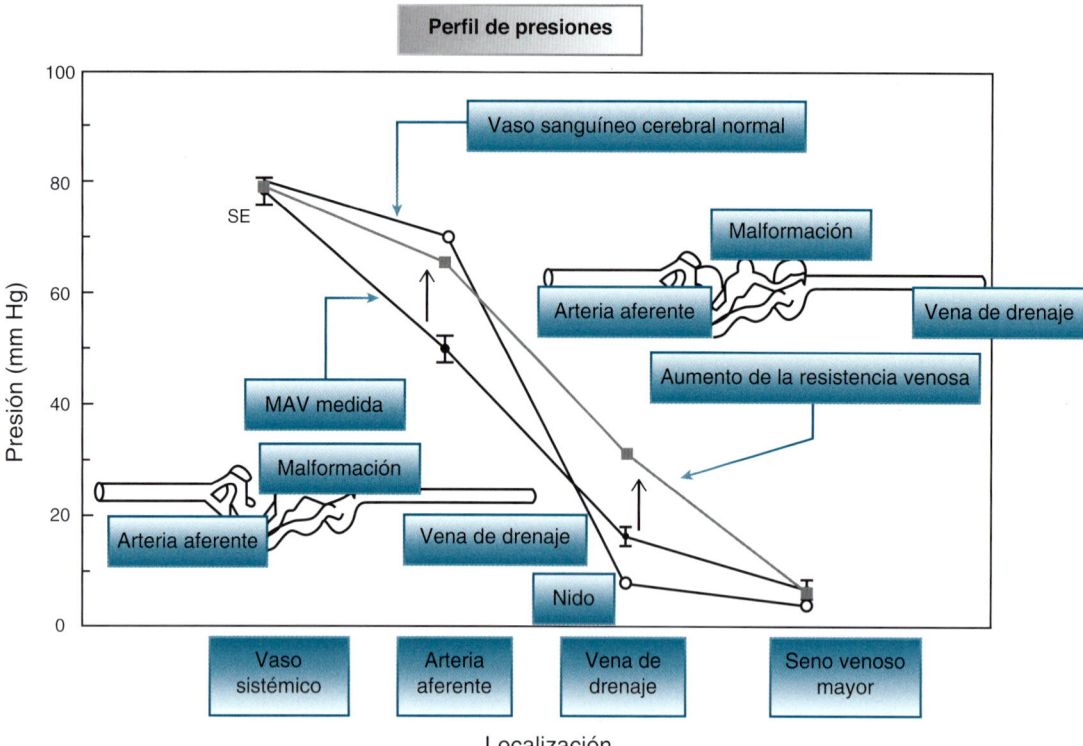

Fig. 47-2. Relación de presiones vasculares en una malformación arteriovenosa.

Muchos de los pacientes no presentan este fenómeno porque no alcanzan la presión crítica en las arteriolas aferentes, conservando en mayor o menor medida la autorregulación en el tejido cerebral subyacente.

METODOLOGÍA DEL PROCEDIMIENTO ENDOVASCULAR

Debido a la complejidad de este tipo de lesiones, el paso más crítico en el manejo de cualquier paciente que padece una malformación arteriovenosa cerebral es la relación riesgo/beneficio.

La filosofía general del tratamiento debe ser la oclusión completa del nido malformativo. A pesar de los avances en métodos no invasivos, todavía el estudio de referencia para el diagnóstico es la angiografía digital cerebral (DSA) con reconstrucción tridimensional, así como también para su seguimiento, la cual nos permite no solo visualizar de manera fiel la angioarquitectura malformativa y sus característica hemodinámicas, sino además aporta información valiosa en el plano estratégico terapéutico (compartimentos de la MAV, vasos aferentes primarios y secundarios o reclutados, patrones de drenaje venoso).

El tratamiento endovascular, generalmente, se utiliza de forma prequirúrgica o prerradiocirugía, a fin de reducir el flujo a la malformación o bien eliminar los componentes que generan la sintomatología o incrementan el riesgo de sangrado: aneurismas arteriales intranidales, fístulas directas, estenosis venosa, ectasia o aneurisma venoso, vena de drenaje única, drenaje profundo sobre todo si es único, localización ventricular o paraventricular. Una embolización curativa es posible en malformaciones pequeñas o medianas con pocas aferencias (grados I-II de la clasificación de Spetzler-Martin, véase **cap. 45**). Las embolizaciones prerradiocirugía suelen ser malformaciones entre los grados II y V; la estrategia es reducir el volumen del nido malformativo a fin de que sea posible la radioterapia.

Una consideración para tener en cuenta en la fase aguda de la hemorragia es el hematoma que comprime el nido malformativo, por lo que la angiografía digital cerebral temprana puede no mostrar las características completas de la malformación o incluso esta puede estar angiográficamente oculta. Por lo tanto, se deberá realizar una nueva angiografía digital cerebral una vez reabsorbido el hematoma a fin de evaluar su verdadero tamaño y características.

Se hará una breve referencia a las vías de acceso vascular, las técnicas y materiales utilizados para el abordaje súper selectivo de los componentes de la malformación, así como también de la anticoagulación que requiere el paciente durante el procedimiento endovascular.

La vía de acceso más frecuente es la punción de la arteria femoral por técnica de Seldinger (punción de la pared anterior arterial), con la colocación de un introductor de 6 French montado sobre un dilatador. En pacientes añosos con vasos tortuosos se debe considerar la punción de la arteria radial, sobre todo cuando tratamos malformaciones de la fosa posterior. El acceso combinado, arterial (arteria femoral) y venoso (vena femoral), es exclusivo de aquellas malformaciones donde solo se puede acceder por la vía retrógrada venosa. Seguidamente se administra heparina sódica por vía intravenosa a fin de inducir la anticoagulación sistémica, con una dosis inicial de 100 UI/kg, seguidas de la administración de 1000 UI/ hora durante el procedimiento; esto se debe al riesgo de formación de émbolos por los catéteres y microcatéteres.

Una vez realizados el abordaje femoral y la anticoagulación, se procede a colocar de manera selectiva un catéter guía según corresponda al territorio donde se efectuará el tratamiento endovascular (carótida interna o arteria vertebral) y, en forma coaxial, se ascienden los microcatéteres hasta los pedículos para tratar de la malformación. Estos pueden ser guiados por flujo (microcatéter 1,2 F Magic®) o bien por una microguía (microcatéter Marathon®, Headway); en la actualidad existen microcatéteres de punta desprendible como los Sonic® y Apollo®, los cuales presentan la ventaja de poder realizar inyecciones de material embolizante prolongadas con reflujo sobre el segmento desprendible del microcatéter y, en caso de quedar atrapado por el material embolizante, este segmento distal se desprende. Todos estos sistemas de catéteres y microcatéteres se hallan perfundidos con un sistema presurizado con solución salina al 0,9% y heparina en dosis de 500 UI cada 500 mL de solución salina al 0,9%.

Posicionado el microcatéter en el vaso nutricio de la malformación, se procede a realizar la inyección del material embolizante. Es muy importante reconocer las aferencias primarias y secundarias a la MAV y las características angioarquitectónicas del nido malformativo. Existen nidos de tipo plexiforme, fistulosos, en *passage* y mixtos. Sobre la base de estas características angioarquitectónicas se hará la elección del material embolizante. Los materiales más usados habitualmente son N-butil-2-cianoacrilato NBCA (Histoacryl®), N-butil-2-cianoacrilato-metacrilosisolfolano (Glubran 2®) y copolímero de etileno y vinil alcohol (EVOh®) disuelto en dimetilsulfóxido (DMSO) (Onyx®). El objetivo de la embolización es la obliteración del nido malformativo evitando el reflujo sobre la circulación normal. Se debe iniciar el tratamiento de los pedículos fistulosos de alto flujo o de aquellos con aneurisma intranidal. Una embolización ineficaz favorece la apertura de la circulación colateral y la consiguiente angiogénesis. En la actualidad se intenta realizar pocas sesiones endovasculares; algunos autores sugieren realizar la cirugía entre los 7 y 10 días posembolización.

Esta simple descripción de la metodología utilizada para el tratamiento de los pacientes con MAV nos será de gran ayuda a la hora de describir las complicaciones intraoperatorias y posoperatorias.

Cuidados anestésicos

Antes del año1993 se sometía al paciente a neuroleptoanalgesia, basándose en un concepto funcional del paciente durante el tratamiento endovascular de las MAV. Actualmente, se prefiere tener un control total de la hemodinamia cerebral y sistémica del paciente, basándose en un concepto anatómico, teniendo al paciente bajo sedación y relajación, con intubación orotraqueal, dejando la neuroleptoanalgesia para la angiografía diagnóstica. Se utilizan de preferencia agentes anestésicos inhalatorios y opioides de vida media corta e hipnóticos intravenosos, evitando agentes que provoquen vasodilatación cerebral, manteniendo la euvolemia, la isotonicidad plasmática, niveles de dióxido de carbono entre 38 y 40, glucemia entre 80 y 120 y la normotermia.

Debe mantenerse al paciente normotenso; para ello recurriremos a fármacos fácilmente titulables como el labetalol, o el nitroprusiato de sodio, descartándose la utilización de nitroglicerina debido a que produce vasodilatación venosa. Este valor de tensión arterial media está basado en la fisiopatología de la malformación, según opiniones de expertos.

El riesgo de rotura de la MAV durante la inducción anestésica es bajo; sin embargo, un adecuado manejo de la presión arterial durante esta fase del procedimiento debe realizarse en forma exhaustiva, sobre todo en los pacientes que tienen aneurismas intranidales. La maniobra de intubación debe realizarse con el paciente bajo relajación y de preferencia bajo un agente hipnótico que provoque vasoconstricción cerebral.

La profunda hipocapnia no está recomendada para el control de los pacientes durante la anestesia, ya que tienen alteraciones importantes en el fenómeno de autorregulación cerebral. Con respecto a la hipotermia algunos estudios recientes no han demostrado su eficacia durante el procedimiento endovascular o quirúrgico.

Se suele inducir hipotensión arterial, durante la inyección del material utilizado para embolizar el nido de MAV gigantes.

La hipotensión arterial baja el flujo a través de las fístulas y provee un mayor control al depositar el material embólico. La disminución de la presión arterial puede llevarse a cabo mediante fármacos intravenosos o agentes anestésicos.

Complicaciones relacionadas con el procedimiento endovascular

El rango de mortalidad y morbilidad relacionado con el tratamiento endovascular de las malformaciones arteriovenosas varía según la serie que se analice, esto debido a la variación en los materiales utilizados para la embolización, las técnicas empleadas, como también a la curva de aprendizaje de los equipos tratantes.

Los informes más recientes indican una mortalidad que oscila entre 1,1 y 3,7%, con una morbilidad 3,8 a 14% (**cuadro 47-1**).

Las complicaciones pueden ser neurológicas o extraneurológicas (**cuadro 47-2**) y presentarse durante el procedimiento o posteriores a él.

Complicaciones extraneurológicas

Hematoma retroperitoneal

Se trata de una complicación que puede generar consecuencias dramáticas para el paciente, si hay demora en su diagnóstico; su origen está dado por la punción accidental en dos planos de la arteria femoral (recordemos que durante el procedimiento el paciente se halla anticoagulado). Debe sospecharse siempre ante una caída del hematocrito en el posoperatorio y cuando la punción arterial ha sido dificultosa. Su diagnóstico se establece por la realización de una tomografía abdominopelviana con contraste oral que no requiere contraste intravenoso si esta se realiza próxima a la embolización debido a la presencia del contraste ya utilizado durante el procedimiento endovascular.

En la mayoría de los casos es necesario revertir rápidamente la anticoagulación para el control de la hemorragia, pero son escasas las situaciones en las que se requiere resolución quirúrgica.

Seudoaneurisma femoral

Se asocia con una mala técnica de compresión después de retirar los introductores a través de los cuales se realizó el procedimiento endovascular; su incidencia aumenta en relación con el diámetro de los introductores utilizados.

Se debe considerar su presencia cuando estamos frente a un paciente que manifiesta dolor en el sitio de punción, asociado a frémito, soplo o un hematoma importante en la región.

La complicación mayor de este es su rotura; el diagnóstico se establece por Doppler; el tratamiento puede ser la compresión de este en forma manual o con el transductor del Doppler, puede recurrirse a la administración de trombina a través de la pared del seudoaneurisma, o en raras ocasiones se requiere la intervención de los cirujanos vasculares.

Disección de la arteria femoral

Se asocia en forma directa a la punción arterial, puede ocurrir asociada a embolia de placas de ateromas presentes en la íntima, cuya complicación es la oclusión arterial, que debe ser resuelta por cirugía vascular.

Embolia gaseosa

Aunque su manifestación es neurológica, su origen es extraneurológico: se trata de una complicación cuya aparición es fatal en la mayoría de los casos.

La presencia de aire en forma de burbujas o microburbujas originadas en la rotura de una válvula, llave de tres vías o simplemente en la solución salina de los lavadores presurizados conduce a una embolia con la trombosis secundaria. Su magnitud regirá la evolución dependiendo también del o de los territorios vasculares cerebrales comprometidos. Hay autores que recomiendan la utilización de cámara hiperbárica para su tratamiento, debiendo tomarse esta recomendación como de expertos.

Complicaciones neurológicas

Disección arterial a nivel de los vasos del cuello

Las complicaciones neurológicas abarcan la disección arterial a nivel de la arteria carótida interna o vertebral, las cuales serán resueltas por el neurocirujano endovascular requiriendo la eventual colocación de una endoprótesis vascular (*stent*) o la suspensión del procedimiento endovascular dependiendo de su magnitud.

Cuadro 47-1. Mortalidad y morbilidad del procedimiento endovascular

Autores y año	N.º de pacientes	Mortalidad (%)	Morbilidad (%)
Valavanis Yasargil, 1998	387	1,3	5,1
Hartmann, et al., 2002	233	1,0	14,0
Meisel, et al., 2002	450	1,1	3,8
Taylor, et al., 2004	201	2,0	9,0

Cuadro 47-2. Complicaciones del tratamiento endovascular

Neurológicas	Extraneurológicas
Hemorrágicas	Hematoma retroperitoneal
Hidrocefalia	Pseudoaneurisma femoral
Isquémicas	Disección femoral
Disección de vasos de cuello	Embolia gaseosa

Hemorragia intracraneal

Debemos recordar que, al momento de realizar el procedimiento, el paciente se halla bajo anticoagulación sistémica.

Hay factores que estarían asociados a un aumento en el riesgo de complicaciones después del tratamiento de las MAV, como por ejemplo: la localización del nido en un área elocuente, la presencia de un componente fistuloso dentro del nido.

La inyección de un volumen de material para embolizar superior a 1 mL, la embolización venosa y la evidencia de flujo enlentecido venoso dentro del o en el tejido circundante al nido al finalizar el procedimiento aumentarían el riesgo de sangrado posembolización.

La hemorragia puede ser consecuencia de la perforación accidental con el microcatéter o con su guía de uno de los vasos de la malformación; esta siempre debe ser sospechada al constatarse la extravasación del material de contraste en el control angiográfico.

Otra causa de sangrado intracraneal es el pasaje del material utilizado en la embolización del nido al drenaje venoso, causando cambios hemodinámicos que llevarán, por oclusión del sistema venoso de la MAV, a un aumento de presión intranidal, con la consiguiente hemorragia. Durante el procedimiento endovascular, un ascenso de la tensión arterial media debe hacer sospechar una hemorragia intracraneal con la respectiva revisión de las imágenes angiográficas a fin de identificar las posibles complicaciones.

En el caso de diagnosticarse una complicación y su consiguiente hemorragia debe revertirse totalmente la anticoagulación con protamina a fin revertir la acción de la heparina circulante; la dosis utilizada es de 1 mL cada 1000 UI de heparina sódica. Es recomendable la utilización de tiopental en dosis de 3-5 mg en bolo seguido de dosis de mantenimiento a fin de favorecer, por medio de la vasoconstricción química, la autorregulación cerebral. En todos los casos deberá realizarse una tomografía computarizada.

En el caso de presentar hemorragia ventricular se podrá recurrir a la colocación de una ventriculostomía y posterior monitorización de la presión intracraneal.

Con respecto a los hematomas intracraneales, de un volumen importante con deterioro del estado de conciencia, se deberá evaluar su evacuación, considerando la monitorización de la presión intracraneal en el posoperatorio. En referencia a la cirugía temprana, Iwama, después de analizar 605 pacientes, de los cuales 24 presentaron hematomas intracraneales secundarios a una complicación del tratamiento endovascular, observó que, de estos, 14 evolucionaron con deterioro del estado de conciencia. En ellos se constataron hematomas masivos intraparenquimatosos y en 12 se realizó craneotomía evacuadora dentro de los 170 minutos de constatada la complicación. De los 12 pacientes, 9 tuvieron una buena recuperación.

De presentarse la hemorragia se recomienda mantener al paciente intubado, en asistencia ventilatoria mecánica (AVM) y con infusión de tiopental.

Complicaciones isquémicas

Se considera una complicación mayor del tratamiento endovascular: puede ser arterial o venosa.

Los mecanismos de isquemia arterial son por oclusión anterógrada y retrógrada.

La oclusión anterógrada sucede por la obstrucción de una arteria de la vasculatura normal distal al nido o de una rama proximal al nido de la malformación, pero distal al microcatéter.

La oclusión retrógrada estaría ocasionada por el reflujo del material utilizado en la embolización, por lo cual este quedaría proximal a la punta del microcatéter ocluyendo una arteria normal. Otra forma de que se genere la obstrucción de una arteria normal es por el desprendimiento del material utilizado en el procedimiento de embolización al retirar el microcatéter.

Con respecto a la isquemia venosa, Duckwiler informa cuatro casos de isquemia con deterioro neurológico una semana después de realizado el tratamiento endovascular; no se observó en las imágenes angiográficas el pasaje de material al componente venoso. Los autores argumentan, a modo de hipótesis, que la embolización produjo trombosis venosa por caída del flujo a nivel del drenaje venoso de la malformación.

TRATAMIENTO DEL PACIENTE EN LA UNIDAD DE CUIDADOS INTENSIVOS (UCI) DESPUÉS DEL TRATAMIENTO ENDOVASCULAR

El tratamiento del paciente en el posoperatorio en UCI incluye la monitorización electrocardiográfica, de la saturación de oxígeno, la tensión arterial media, y del dióxido de carbono al final de la espiración a volumen corriente (*end-tidal* CO_2), si el paciente está en ventilación mecánica.

Con respecto a la monitorización neurológica, cabe destacar dos situaciones: el paciente bajo efectos de sedoanalgesia y asistencia respiratoria mecánica, y el paciente sin fármacos que alteren el estado de conciencia.

La evaluación clínica del estado neurológico desempeña un papel primordial en el control de las MAV obliteradas.

Al ingreso en la unidad, deberá constatarse la permeabilidad de la vía aérea, la adecuada ventilación y se pondrá énfasis en mantener al paciente normotenso, en ausencia de lesión ocupante de espacio e hidrocefalia. En caso de hipertensión arterial, se recurrirá a fármacos antihipertensivos intravenosos, siendo de preferencia el labetalol, y, si la tensión arterial sistólica es mayor de 220 mm Hg, el nitroprusiato de sodio.

Con referencia al paciente que ingresa en terapia intensiva con hidrocefalia, esta deberá ser tratada mediante la colocación de catéter ventricular externo, posibilitando también la monitorización de la presión intracraneal.

La medición de la presión intracraneal no suele utilizarse de forma rutinaria en los pacientes con MAV, salvo que presenten hematomas como forma de complicación durante el procedimiento, cuyo volumen genere importante desplazamiento de la línea media, o en los pacientes con hidrocefalia mencionados anteriormente.

En cuanto a la hidratación del paciente, se deberán utilizar soluciones isotónicas al 0,9%, evitándose tanto la administración de agua libre (Dx5%) como de su contraparte, las soluciones hipertónicas. El uso del manitol debe ser evitado, salvo como recurso de extrema urgencia ante el paciente con deterioro del sensorio y lesión ocupante de espacio próximo al tratamiento quirúrgico. Esto será analizado en forma más detallada al hablar de desbordamiento con presión de perfusión normal o *breakthrough* (NPPB).

En el caso de requerir AVM, mantener la normocapnia a fin de evitar la isquemia en el área de tejido circundante a la MAV, así como disminuir la incidencia del fenómeno de robo.

Debe realizarse profilaxis de convulsiones, realizando carga y mantenimiento con difenilhidantoína, con control sérico posterior.

Es importante mantener también la normotermia debido a que, en presencia de hipertermia, el flujo sanguíneo cerebral (FSC) aumenta entre un 86-91%, mientras que el consumo de oxígeno ($CMRO_2$) aumenta un 50% promedio, desencadenando un desacople en la relación $CMRO_2$/FSC llevando al estado de hiperemia, con el consiguiente edema y aumento de la presión intracraneal.

Se recomienda utilizar heparina de bajo peso molecular en dosis antiagregante y dextrán en dosis de 15 mL/kg para modificar las condiciones reológicas, a fin de disminuir la posibilidad de trombosis venosa secundaria a caída del flujo a partir de la embolización del nido.

DESBORDAMIENTO CON PRESIÓN DE PERFUSIÓN NORMAL O *BREAKTHROUGH*

Se proponen distintas hipótesis para justificar la causa de edema cerebral y sangrado durante la cirugía y después de ella.

Una de las teorías sugiere que la hemorragia y el edema posoperatorio serían causados por un fallo en la autorregulación en el tejido cerebral isquémico circundante a la MAV. Hay factores que contribuyen a la presentación de NPPB como la baja reactividad al dióxido de carbono.

La hipoperfusión crónica en el tejido subyacente a la MAV podría causar vasodilatación máxima crónica, lo que llevaría a una imposibilidad de estos vasos de contraerse en respuesta a una adecuada presión de perfusión cerebral luego de haber resecado la MAV.

Otros como Yasargil consideran que –pese a que esta complicación tiene una base fisiopatológica correcta– su presentación en la práctica es infrecuente y la atribuyen a que el paciente no se ha operado adecuadamente, persistiendo resto de la malformación, o a la migración del material de embolización durante el tratamiento endovascular desde el nido hacia el drenaje venoso.

Esta complicación puede ser limitada a través de un estricto control de la presión arterial.

Debe evitarse la utilización de la hiperventilación, dado que esta favorece la aparición de isquemia en el tejido cerebral cercano a la malformación arteriovenosa.

Se podrá recurrir a la infusión de tiopental a fin de favorecer la vasoconstricción química posibilitando de esta forma la autorregulación cerebral.

No se ha demostrado que el uso rutinario de la monitorización de la presión intracraneal sea de utilidad.

Se recomienda el uso de la monitorización electroencefalográfica a fin de titular la dosis de tiopental y descartar la presencia de episodios comiciales asociados.

CONSIDERACIONES ACERCA DE LOS PACIENTES QUE HAN SIDO SOMETIDOS A TRATAMIENTO QUIRÚRGICO

Como se ha hecho referencia en el capítulo anterior, en el tratamiento de las MAV –salvo en aquellas de pequeño tamaño (grado I Spetzler-Martin) en las que la cirugía directa es de elección– rige el tratamiento combinado embolización-tratamiento quirúrgico o embolización-radiocirugía.

De especial importancia es el correcto control de la coagulación: debemos recordar que –durante la cirugía de las malformaciones cerebrales– el paciente a menudo recibe varias unidades de eritrocitos y hemoderivados.

En el posoperatorio inmediato se deberá considerar, en un paciente que presenta deterioro del estado de la conciencia, un foco motor agregado o trastornos del lenguaje no evidenciados en el preoperatorio que estamos ante la presencia de un sangrado a nivel del área quirúrgica, debiéndose realizar una tomografía computarizada a fin de alcanzar el diagnóstico; queda a consideración del equipo neuroquirúrgico realizar su evacuación.

En ausencia de sangrado en la tomografía, se deberá evaluar que el cuadro clínico esté relacionado con isquemia, que podrá ser secundaria a la coagulación de ramas de arterias aferentes o del sistema venoso de drenaje.

También debemos destacar que, al igual que los pacientes sometidos a terapéutica endovascular, estos presentan también como complicación el desbordamiento con presión de perfusión normal o *breakthrough*, siendo la fisiopatología y el tratamiento similares.

★ **CONCLUSIONES**

En las MAV la resistencia es muy baja por falta de red capilar, el flujo a través de ellas es muy alto y la presión de las arterias aferentes será transmitida en forma directa a las venas, con arterialización y dilatación venosa. Estas alteraciones repercuten en la circulación del tejido circundante y explican diversos trastornos asociados a las MAV.

Dada la complejidad de estas lesiones, el paso clave en el manejo es evaluar la relación riesgo/beneficio de los procedimientos terapéuticos, que a menudo se realizan en forma combinada. El tratamiento endovascular, generalmente, se utiliza de forma prequirúrgica o prerradiocirugía. En todos los casos son de especial importancia los cuidados periprocedimientos, el control de la coagulación y la detección y tratamiento de las complicaciones.

BIBLIOGRAFÍA

Arteriovenous Malformation Study Group Mohr JP. Arteriovenous malformation of the brain in adults. The New England Journal of Medicine 1999; 340:1812-8.

Bajter HH, et al. Cerebrovascular hemodynamics in arteriovenous malformation complicated by Normal Perfusion Pressure Breakthrough. Neurosurgery 1988; 22(3):503-9.

Barnett GH, Little JR, Ebrahim ZY, et al. Cerebral circulation during arteriovenous malformation operation. Neurosurgery 1987;20(6):836-42.

Baskaya MK, Heros RC. Indications for and complications of embolization of cerebral arteriovenous malformations. Journal of Neurosurgery 2006;104:183-7.

Berenstein A, Lasjaunias P, ter Brugge KG. Surgical Neuroangiography. Vol.2: Clinical and Endovascular Treatment Aspects in Adults. Berlin: Springer; 2004.

Byrne JV. Tutorials in Endovascular Neurosurgery and Interventional Neuroradiology. Berlin: Springer; 2012.

Choi JH, Mohr JP. Brain arteriovenous malformations in adults. Review. Lancet Neurology 2005;4(5)299-308.

Haw CS, ter brugge Brugge K, MD, FRCP (C), Willinsky R, , Tomlinson G. Complications of embolization of arteriovenous malformations of the brain. Journal Neurosurgery 2006;226-32.

Iwama T, Yoshimura K, Keller E, et al. Emergency craniotomy for intraparenchymal massive hematoma after embolization of supratentorial arteriovenous malformations. Neurosurgery 2003;53 (6):1251-60.

Ledezma CJ, Hoh BL, Carter BS, et al. Complications of cerebral arteriovenous malformation embolization: Multivariate analysis of predictive factors. Neurosurgery 2006;58 (4):602-11.

Mullan S, Brown F, Patronas N. Hyperemic and ischemic problems of surgical treatment of arteriovenous malformations. Journal of neurosurgery 1979;51:757-64.

Ogilvy CS, Stieg PE, Awad I, et al.; Stroke Council, American Stroke Association. Recommendations for the management of intracranial arteriovenous malformations: a statement for healthcare professionals from a special writing group of the Stroke Council, American Stroke Association. Circulation 2001;103(21):2644-57.

Qureshi. AI, Georgiadis AL. Textbook of Interventional Neurology. Cambridge University Press; 2011.

Spetzler R, Martin N. Surgical management of large arteriovenous malformations by staged embolization and operative excision. Journal of Neurosurgery 1987;67:17-28.

Véanse **Preguntas de autoevaluación.** **?**

Manejo perioperatorio

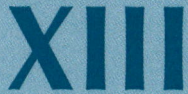

Perioperatorio en los tumores y metástasis cerebrales

48

Ana María Atallah

INTRODUCCIÓN

El primer tratado sobre tumores encefálicos fue publicado por Antonie Louis en el año 1774 en Francia, titulado *Los tumores fungosos de la duramadre*. Esta denominación ha sufrido cambios a través de los años; fue Harvey Cushing quien los denominó psanomas y meningiomas. Estos nombres persisten hasta la actualidad.

Paul Broca en 1860 pudo distinguir por semiología la ubicación en el cerebro y fue el pionero en admitir que se podía realizar la extirpación quirúrgica.

William McEwen en 1879 y A. H. Bennett y R. J. Goodlee en 1884 extirparon tumores encefálicos pero sin éxito debido a las complicaciones infecciosas en el postoperatorio. Dos años más tarde Sir Victor Horley (1886) fue quien realizó con éxito la primera cirugía de un glioma maligno; el paciente sobrevivió sin discapacidad.

Harvey Cushing desde 1901 hasta 1912 intervino tumores con una mortalidad inicial del 30,9% en tumores gliales, que logró reducir al 11%. Cushing quizá sea quien tenga la mayor estadística en tumores operados de un total de 2023 casos. En 1903 propuso la monitorización de la presión arterial intraoperatoria como un estándar para la cirugía, pero dicha sugerencia fue repudiada por el comité formado por la *Harvard Medical School*; sin embargo, pasaron 83 años hasta que la *House of Delegates of the American Society of Anesthesiologists* adoptó estándares básicos para la monitorización intraoperatoria.

Más de doscientos años han transcurrido desde la primera descripción de los tumores del sistema nervioso central (SNC). La introducción en 1960 de los corticosteroides y un mejor tratamiento perioperatorio provocaron un cambio en la evolución. En 1973, el advenimiento de la tomografía computarizada (TC), en la década de los 80 la resonancia magnética (RM) y, desde entonces hasta la actualidad, la continua investigación, los avances en genética, las técnicas anatomopatológicas y quirúrgicas así como los tratamientos adyuvantes han dado una nueva perspectiva al diagnóstico, evolución, pronóstico y tratamiento de esta patología disminuyendo la morbimortalidad que por sí misma representa.

En este capítulo se describirán algunos aspectos de los tumores y metástasis que con mayor frecuencia afectan al SNC, con el fin de poder comprender la ubicación, etiología, manifestaciones clínicas, tratamiento perioperatorio y sus complicaciones.

NOCIONES ANATÓMICAS

Para la mejor comprensión de la ubicación de los tumores del SNC se hará una breve descripción anatómica. El cráneo es la caja ósea que contiene al encéfalo recubierto por las meninges (duramadre, aracnoides y piamadre). De la superficie interna de la primera nacen prolongaciones o tabiques (tienda del cerebelo, hoz del cerebro, hoz del cerebelo, tienda de la hipófisis) que mantienen en su lugar y aíslan las diferentes estructuras de la masa encefálica, lo que permite dividir el contenido de la cavidad craneal en tres compartimentos, uno superior, uno medial y uno inferior.

I. Compartimento superior o supratentorial: allí se aloja el cerebro dividido por la hoz en dos hemisferios.

II. Compartimento medial o hipofisiario: es un divertículo incluido en la silla turca. La tienda de la hipófisis, provista de un orificio por donde pasa el tallo pituitario, lo separa de la región supratentorial que contiene al cerebro y sus estructuras. La hipófisis, cuerpo pituitario o glándula pituitaria, es la glándula endocrina más importante por el papel que desempeña desde la fisiopatología; su alteración puede provocar trastornos del crecimiento, disfunción sexual, enfermedades metabólicas (que se desarrollarán con "tumores de la región selar").

III. Compartimento inferior o infratentorial: también se denomina fosa posterior y tiene como límite superior la tienda del cerebelo. Contiene al cerebelo e istmo del encéfalo (este último comprende los pedúnculos cerebelosos, pedúnculos cerebrales, tubérculos cuadrigéminos, protuberancia, bulbo raquídeo y IV

463

ventrículo). Esta es una cavidad situada entre el cerebelo, el bulbo y la protuberancia, que se continúa por abajo con el conducto del epéndimo y por arriba con el acueducto de Silvio. En su pared anterior o piso se distinguen el surco medio o cálamo, las alas blanca y gris surcadas por tractos blanquecinos o barbas del cálamo, así como la eminencia Teres. La pared posterior, techo o bóveda está formada por los pedúnculos cerebelosos superiores (esta descripción detallada está referida por el asiento y la diferencia de los tumores del techo y del piso del IV ventrículo).

Esta división del encéfalo será útil para la ubicación de los tumores en dos compartimentos: supratentorial e infratentorial, por su ubicación anatómica y frecuencia, así como también del tejido del que derivan. Esto no significa que un tumor que se encuentra en la región supratentorial sea exclusivo de esta y no pueda también hallarse en la región infratentorial. Esta división tiene fines prácticos, ya que la estrategia de tratamiento médico, quirúrgico y las complicaciones merecen ser tratadas como entidades diferentes (**figs. 48-1** y **48-2**).

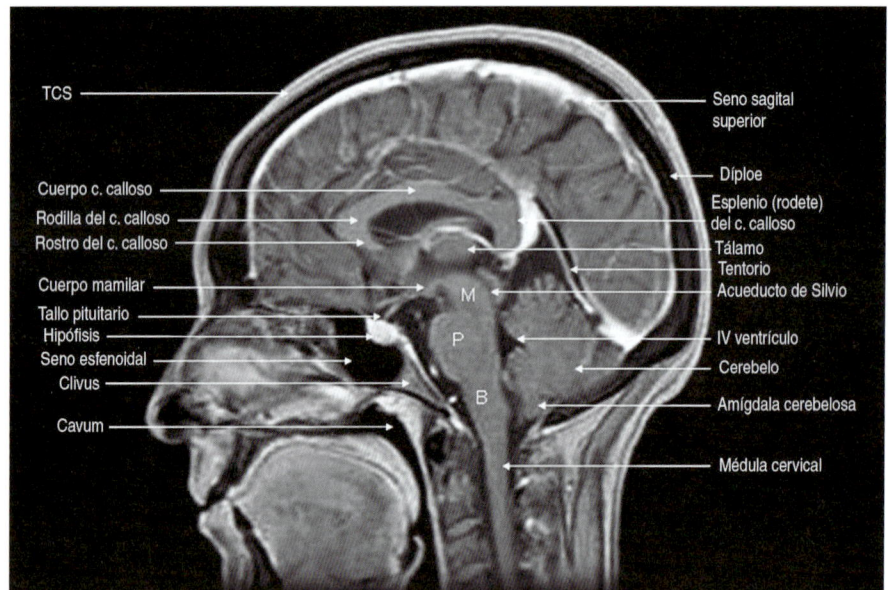

Fig. 48-1. Anatomía normal del encéfalo. Corte sagital de RM con gadolinio en secuencia T1. TCS: tejido celular subcutáneo. M: mesencéfalo; P; protuberancia; B; bulbo. Cortesía de la Cátedra de Radiología, Universidad Nacional de La Plata.

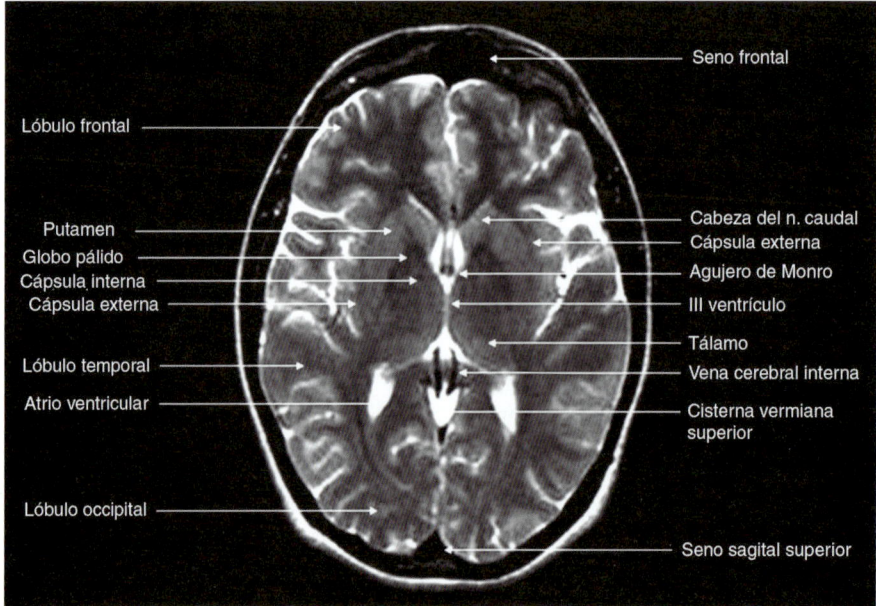

Fig. 48-2. Anatomía normal del encéfalo. Corte axial de RM en secuencia T2. Cortesía de la Cátedra de Radiología, Universidad Nacional de La Plata.

TUMORES DEL SISTEMA NERVIOSO CENTRAL

Generalidades

Prevalencia: 6,3/100 000 habitantes, el 2% aproximadamente se hallan en resultados de autopsias y representan el 1% de la admisión en los hospitales generales.

Clasificación

Debido a su extensión, solo se menciona la división general.

Esta división tuvo fines prácticos, ya que las nuevas clasificaciones 2007 y 2016 (OMS) hacen referencia a clasificar de acuerdo con la biología molecular para su correcta identificación.

Tipos histológicos de tumores del SNC (OMS 1993)

- Tumores del tejido neuroepitelial.
- Tumores de nervios craneales y espinales.
- Tumores de las meninges.
- Linfomas y neoplasias hemopoyéticas.
- Tumores germinales.
- Quistes y lesiones que se asemejan a tumores.
- Tumores de la región selar.
- Extensiones locales de tumores regionales.
- Tumores metastásicos.
- Tumores inclasificables.

Fisiopatología

Para poder comprender las manifestaciones clínicas es de vital importancia conocer la teoría de Monro-Kellie, que considera al cerebro contenido en una caja rígida inextensible (cráneo) que contiene tres elementos: tejido cerebral, sangre y líquido cefalorraquídeo (LCR). Según esta, cualquier aumento del volumen de uno de sus componentes será acompañado por un cambio de igual magnitud, pero de sentido inverso, en el volumen de los demás, inicialmente sin aumentar la presión intracraneal (PIC), fase de compensación (por distensibilidad o *compliance*) para, después de superada, producir un aumento progresivo de la PIC, fase de descompensación (elastancia).

Manifestaciones clínicas

Las manifestaciones están vinculadas con relación directa a la topografía anatomofuncional del tumor; otras son comunes a los tumores que son independientes de su localización, por aumento de la PIC o por obstrucción de la circulación del LCR dentro del sistema ventricular o por edema.

Signos y síntomas de acuerdo con ubicación anatómica y frecuencia

Por ubicación anatómica

Los tumores supratentoriales pueden manifestarse por los siguientes signos y síntomas: hipertensión intracraneal, cefalea, convulsiones, déficit focal, depresión, letargo, apatía, confusión, y por simular ataque cerebral e hidrocefalia.

Aquellos infratentoriales: hidrocefalia, hipertensión intracraneal, papiledema, vértigo, vómitos, ataxia, nistagmo, afectación de pares craneales y cefalea.

Síntomas frecuentes de presentación

La cefalea, frontal o frontoorbitaria matutina, cede en pocos minutos o puede durar varias horas, puede ser occipital en los tumores de la fosa posterior y se debe a la vasodilatación cerebral por leve aumento de la concentración de anhídrido carbónico (CO_2) que se produce durante el sueño.

Las convulsiones se han descrito en casos de tumores de todo tipo y localización; infrecuentemente en tumores de la fosa posterior.

Como regla, una convulsión en un paciente de más de 40 años debe ser considerada como sospechosa de un tumor cerebral.

Otro síntoma que un paciente puede presentar es un déficit focal por invasión y destrucción del parénquima cerebral por el tumor, por la compresión ejercida por la masa tumoral, por edema peritumoral o por compresión de los pares craneales.

Los cuadros en que se sospecha ataque cerebrovascular isquémico o ataque isquémico transitorio (AIT) ocurren por la invasión de células tumorales dentro de los vasos sanguíneos cerebrales; también pueden remedar una hemorragia intracerebral por sangrado tumoral. De inicio, el diagnóstico diferencial puede ser difícil en ocasiones. La sospecha clínica más el aporte de las imágenes acercan al diagnóstico. Puede presentarse también en tumores de la fosa posterior, aunque menos frecuentemente.

La hidrocefalia es un fenómeno infrecuente en la región supratentorial y suele presentarse en tumores que crecen dentro de los ventrículos (III y laterales). Frecuente en los tumores de la fosa posterior, por obstrucción al drenaje de líquido cefalorraquídeo o por compresión del IV ventrículo.

El edema de papila ocurre por compresión de la circulación venosa del nervio óptico; es un síntoma claro de aumento de la PIC.

Las náuseas y vómitos ocurren por aumento de la PIC, por hidrocefalia o por compresión del núcleo del vago (X par craneal).

También puede presentarse ataxia: por afectación del hemisferio cerebeloso, con dismetría y temblor.

Ante nistagmo vertical o rotatorio debe sospecharse lesión del tronco cerebral, asimismo cuando aparecen síntomas de pares craneales bajos.

Métodos complementarios de diagnóstico

La TC de cerebro con contraste puede ser un método que ayuda al diagnóstico; sin embargo, desde el advenimiento de la RM con contraste (gadolinio), la precisión que ofrece la imagen supera la de la TC y especialmente en la evaluación de la fosa posterior. Se debe tener en cuenta que, en algunos tumores, ambos estudios se complementan porque la RM no es un buen método para evaluar el compromiso óseo. En algunos tumores endocrinos se suele complementar con TC con cortes de la región selar para evaluar específicamente la silla turca. La RM tiene un valor agregado en el posoperatorio inmediato, ya que –si se realiza antes de las 72 horas– puede dar una exacta correlación con la extirpación del tumor. Si la resección fue total o parcial, es una herramienta fundamental para evaluar en el caso de un tumor maligno el tratamiento oncológico de radioterapia, quimioterapia o ambos. Cuanto mayor sea la resección tumoral, mejor el pronóstico oncológico; pasadas las 72 horas pierde valor para medir el grado de resección.

La RM con espectroscopia permite la evaluación de metabolitos como colina, lactato, lípidos, N-acetilaspartato, creatina y fosfato de creatina. En los tumores cerebrales es frecuente el incremento de colina, que se debe a la aceleración de la síntesis de membranas celulares, con disminución de N-acetilaspartato y creatina. Esta última se debe a que el metabolismo tumoral es un gran consumidor de energía.

La RM funcional es útil cuando el tumor está invade áreas funcionalmente delicadas (áreas "elocuentes") o está próximo a ellas.

La tractografía con RM evidencia compromiso de tractos de la sustancia blanca y su relación con el tumor.

La tomografía por emisión de positrones (PET) mide la actividad metabólica utilizando partículas radiactivas cargadas positivamente, cuantifica el metabolismo de la glucosa de la lesión tumoral, que estará aumentado en los tumores pobremente diferenciados (hipermetabolismo) y disminuido en los tumores de baja malignidad o necrosis posradiación (hipocaptante o hipometabólico), y tiene alta sensibilidad y especificidad.

La PET funcional utiliza 2-deoxy-2 F-fluoro-D-glucosa, 18 F-FDG-PET/TC, un método sensible y específico para la detección de tumores de bajo grado y recidivas.

La angiografía digital es útil para evaluar la vascularización del tumor, como por ejemplo en el caso de los meningiomas, que pueden ser muy vascularizados, y en ocasiones es muy útil la embolización selectiva de arterias afluentes al tumor con preservación de la vascularización normal. Esta se hace generalmente desde la arteria carótida externa. Se recomienda realizar la cirugía dentro de las 48 horas posembolización, ya que se puede desarrollar circulación colateral. Esta técnica se utiliza para evitar complicaciones como el sangrado intraoperatorio que suele entorpecer la cirugía y, en ningún caso, reemplaza el tratamiento quirúrgico.

TUMORES SUPRATENTORIALES

Suelen ubicarse en sus dos terceras partes en hemisferios cerebrales. Un tercio en el lóbulo frontal, otro tercio en el lóbulo temporal, y poco frecuentemente en el lóbulo occipital. En un 20% pueden comprometer estructuras profundas como tálamo y ganglios basales.

En su etiología suelen derivar de las células gliales. El sexo masculino es predominante.

Gliomas

De los tumores primarios intraaxiales son los más frecuentes y, según la Organización Mundial de la Salud (OMS), se clasifican en (**cuadro 48-1**).

Gliomas de bajo grado

Epidemiología: niños y adultos jóvenes.

Manifestaciones clínicas: convulsiones, cefalea por aumento de la PIC, cambios de carácter, alteración de la conciencia; el déficit neurológico focal es infrecuente.

Perioperatorio: cuando los tumores de bajo grado (tienen características macroscópicas similares a las del tejido cerebral normal), están alojados en un área elocuente, se sugiere realizar la resección quirúrgica por craneotomía vigil con monitorización de las áreas elocuentes y motoras o neuronavegación o guiada por estereotaxia, por la dificultad que ofrece la distinción del tumor del parénquima cerebral normal.

El estudio histológico confirma el diagnóstico y el seguimiento se hace con RM a los 3-6 meses de inicio, luego se realiza anualmente. Como son de crecimiento lento rara vez requieren tratamiento coadyuvante.

Gliomas de alto grado

Son tumores heterogéneos que nacen de la sustancia blanca, la recidiva es frecuente y la multicentricidad es menor del 10%.

Cuadro 48-1. Clasificación de la OMS de los tumores encefálicos primarios		
Grado I	Bajo grado	Astrocitoma pilocítico
Grado II	Bajo grado	Astrocitoma
Grado III	Alto grado	Astrocitoma anaplásico
Grado IV	Alto grado	Glioblastoma multiforme

Ubicación: lóbulo frontal, próximo al cuerpo calloso; cuando lo infiltra y pasa al lóbulo contralateral se lo llama "en alas de mariposa". Son frecuentes en los pedúnculos cerebrales, centro oval y cápsula interna.

Epidemiología: adultos, 4.ª y 5.ª década.

Manifestaciones clínicas: cefalea presente en el 35 al 40% en el glioma multiforme. Las alteraciones cognitivas y depresión del nivel de conciencia están presentes en un 40%, mareos o letargo y papiledema se presentan en el 50% de los casos. Asimismo aparecen apatía, pérdida de memoria. Las alteraciones de la personalidad son más frecuentes en tumores frontotemporales.

Hemiparesia y pérdida de memoria en la ubicación frontoparietal. Las convulsiones son más frecuentes en el lóbulo temporal, cerca de la corteza motora.

Meningiomas

Son tumores extraaxiales de crecimiento lento, representan el 20% de los tumores del SNC, son benignos y múltiples en el 8% de los casos.

Ubicación: hoz del cerebro, generalmente de la convexidad; el hueso puede afectarse y causar hiperostosis.

Etiología: derivan de células de la aracnoides, pueden involucrar al hueso y la duramadre.

Epidemiología: 1,5% en niños y adolescentes entre 10 y 20 años. El pico mayor de incidencia ocurre aproximadamente a los 45 años.

Sexo: femenino 1,8:1.

Manifestaciones clínicas: pueden presentarse con cefalea y alteraciones de conducta, son frecuentemente epileptógenos, aproximadamente en el 80% de los casos.

Los meningiomas son de celularidad benigna, causan compresión de estructuras vecinas con importante edema tanto preoperatorio como posoperatorio. Por ende, en etapa aguda, el uso de corticosteroides está indicado.

Pronóstico: la exéresis total del tumor es el procedimiento de referencia y tiene la menor probabilidad de recidiva. En aquellos casos en que, por la ubicación anatómica del tumor, la resección deba ser parcial por la morbilidad, la radioterapia o la radiocirugía, puede ser un tratamiento adyuvante para considerar.

Recidiva: 5 a 9% pueden recidivar en 5 años si la cirugía fue parcial y, en este caso, la resección quirúrgica es de elección, pero infrecuente si la extirpación fue total.

Posoperatorio: una de las complicaciones puede ser el edema cerebral, que requeriría diferentes medidas terapéuticas dependiendo de su intensidad y el estado clínico del paciente.

Neurinoma del acústico

Se describe con los tumores infratentoriales.

Meningioma maligno o hemangiopericitoma (meningioma angioblástico)

La resección debe ser completa seguida de radioterapia; otra variante es el meningioma con aumento del número de mitosis. No tiene mal pronóstico, pero se lo denomina maligno por su carácter invasor; si la resección no fue completa, se debe considerar la radioterapia (**fig. 48-3**).

Tumores de la región pineal

El pineocitoma y el pineoblastoma representan el 15 a 20%, de los tumores de la región pineal y el 1% de los tumores del SNC. El pineocitoma puede ser benigno o maligno.

El pineoblastoma, tumor primitivo embrionario neuroectodérmico (PNT), con alto grado de malignidad y gran masa hetereogénea, puede contener cal-

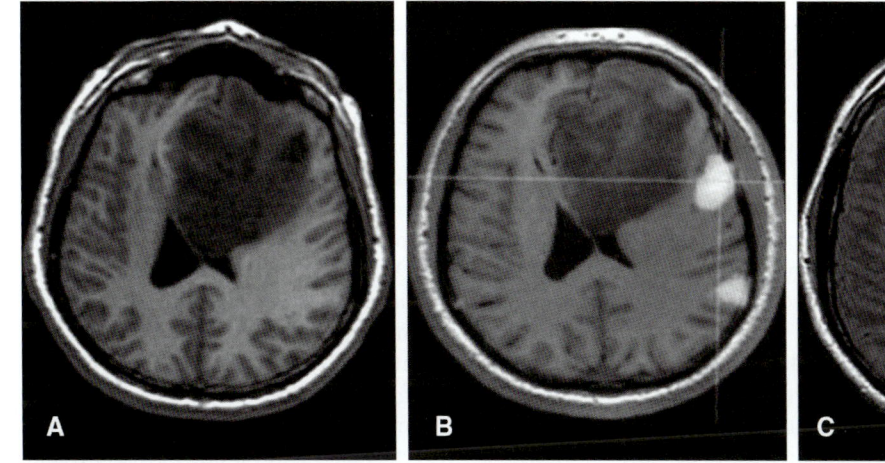
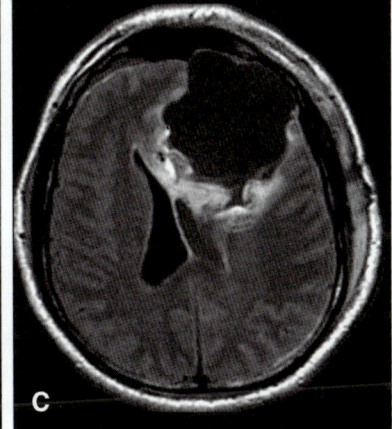

Fig. 48-3. Astrocitoma grado II. **A.** RM preoperatoria. **B.** RM funcional peroperatoria. **C.** RM posoperatoria. Véase también esta figura en **Láminas en color.**

cio periférico; su tamaño puede ser de 3 cm o mayor; puede invadir el cuerpo calloso, tálamo, meséncefalo y vermis cerebeloso. El 15% puede dar metástasis en médula espinal vía LCR.

Epidemiología: puede afectar a cualquier edad.

Sexo: masculino 2:1

Manifestaciones clínicas: hidrocefalia en el 100% de los casos, hipertensión intracraneal, cefalea, vómitos, letargo, papiledema y parálisis del VI par craneal.

Diagnóstico diferencial: astrocitoma pilocítico (grado I de la clasificación de la OMS), astrocitoma (grado II).

Perioperatorio

Se puede considerar el perioperatorio como el lapso de tiempo comprendido entre el diagnóstico, la preparación para la intervención quirúrgica y el postperatorio, hasta el alta del paciente. La situación ideal del tratamiento del neurointensivista debería ser el conocimiento del paciente desde el diagnóstico para poder realizar la estrategia de tratamiento con el equipo quirúrgico. Esto no siempre se cumple, porque en la situación real y cotidiana el paciente se conoce en el ingreso a la unidad de cuidados intensivos (UCI).

Preoperatorio

La cirugía de un tumor encefálico debe asumirse como una cirugía programada de cualquier otro órgano de la economía, con diferencias que desarrollaremos a lo largo de este capítulo. Como en otras cirugías también caben las emergencias y urgencias.

Es importante conocer los antecedentes del paciente, las comorbilidades como hipertensión arterial, diabetes, enfermedad pulmonar obstructiva crónica (EPOC), enfermedad coronaria, y de otras patologías así como también la medicación que utilizaba. El uso de corticosteroides es frecuente ya que muchos pacientes son derivados con el diagnóstico de tumor cerebral y tratamiento con esteroides (esto tiene importancia cuando se hace la conversión al tratamiento por vía intravenosa). Los antecedentes del paciente y la medicación que recibe se tomarán como base importante para el intraoperatorio y posoperatorio.

Los estudios de evaluación prequirúrgicos comprenden:

Laboratorio: en el que se incluye hemograma, hemostasia (cualquier alteración demandará un estudio complejo debido a su importancia en la resultante de un complicado intraoperatorio y posoperatorio), glucemia, urea, creatinina, ionograma.

Evaluación cardiológica: electrocardiograma, ecocardiograma (este será considerado por el especialista de acuerdo con la patología del paciente).

Examen funcional respiratorio: si bien no es de rutina, deberá hacerse en pacientes con EPOC, asma, cáncer de pulmón, metástasis (MTS) pulmonares, enfermedad coronaria, enfermedad de Cushing, miastenia u otras miopatías, porque modifican la estrategia tanto en el intraoperatorio como en el posoperatorio en especial en el adecuado manejo anestésico, fármacos y en la asistencia ventilatoria mecánica (AVM).

Cirugía programada

Si el estado clínico del paciente lo permite, consideramos la internación en el día quirúrgico como situación ideal; esto no suele ser posible en todos los casos ya que algunos pacientes requieren internación previa. Como en toda cirugía se planea una estrategia para optimizar el intraoperatorio y asegurar un posoperatorio no complicado; sin embargo, esta situación no siempre se cumple a pesar del meticuloso plan y se convierte en un intraoperatorio y posoperatorio complicado.

En el caso de que el paciente recibiera esteroides, es conveniente convertir la dosis, por ejemplo de prednisona a dexametasona, teniendo en cuenta que 5 mg. de prednisona equivalen a 0,75 mg de dexametasona; ocurre que en algunos casos utilizamos dosis máxima de dexametasona de 32 mg/día (8 mg/dosis a intervalos de 6 horas) durante el posoperatorio inmediato, según el tiempo de uso de esteroides de cada caso en particular; la supresión se hará de acuerdo con el tiempo de uso de estos. Tendremos en cuenta que, en la mayoría de los casos, los pacientes serán controlados por el endocrinólogo u oncólogo, determinará la continuidad o no de los medicamentos, dependiendo de si el tratamiento es supletorio y de la estirpe tumoral.

La profilaxis de la trombosis venosa profunda (TVP) se puede realizar con botas de compresión neumática, heparina en bajas dosis, heparinas debajo peso molecular, y se pueden utilizar los nuevos anticoagulantes orales. Tener presente, en los pacientes que se operan en posición sentada, que esta produce estasis venosa a nivel de los miembros inferiores y se debe evitar riesgo de TVP y tromboembolismo pulmonar (TEP). Se evaluará la mejor opción de acuerdo con el riesgo.

Convulsiones: el paciente deberá continuar con su tratamiento y no interrumpirlo; en algunos casos se instaura en el preoperatorio de tumores que presentan alta incidencia de convulsiones. En los tumores de la región supratentorial, el 26% de los pacientes presentaron una convulsión como primer síntoma de enfermedad. De realizar tratamiento (si bien es un punto discutible), el fármaco de elección es la fenitoína o difenilhdantoína (DFH) 15 a 18 mg/kg/dosis de carga y comenzar con mantenimiento de 5 mg/kg/día a intervalos de 6 a 8 horas a las 24 horas.

El levetiracetam (LEV) se puede utilizarse en dosis de 500 a 3000 mg/día. Es similar en eficacia a la DFH. Tiene metabolismo renal.

Existe controversia en cuanto a qué paciente tratar. Está claro y no ofrece discusión, que los tumores de fosa posterior no deben tratarse con fármacos anticonvulsivantes por la baja probabilidad de descargas en esta región anatómica, así como también aquellos tumores que comprometen los ventrículos o ganglios de la base.

Si se instaura tratamiento profiláctico anticomicial para la craneotomía, se debe retirar a los 7 días. Será criterio del grupo quirúrgico usar o no profilaxis.

En la actualidad (dado que los efectos adversos de los fármacos superan los beneficios), no se recomienda el tratamiento en aquellos pacientes que no presentaron convulsiones.

Intraoperatorio

Este es el tiempo más importante, ya que las complicaciones del acto quirúrgico nos pueden ayudar a comprender la fisiopatología y manifestaciones clínicas que pueden desarrollarse en el posoperatorio.

La craneotomía vigil requiere un equipo multidisciplinario de neuropsicólogos y neurofisiólogos, dado que es el procedimiento de referencia para tumores de áreas elocuentes. El objetivo es la mayor resección tumoral con el menor daño funcional. La utilización del mapeo intraoperatorio brinda información sobre la función neurocognitiva del tejido subyacente explorado; por este método en la cirugía neurooncológica en los gliomas el mapeo despierto ha demostrado incrementar las indicaciones quirúrgicas en áreas críticas con menor morbilidad posoperatoria y maximiza la extensión de la resección. El mapeo despierto puede evaluar las funciones sensitivas, motoras, espacial, el lenguaje y las funciones ejecutivas, entre otras.

En el paciente bajo inducción anestésica se utilizan potenciales evocados.

En la cirugía programada del SNC se sugiere que toda instrumentación al paciente (vías periférica o central, línea arterial, sonda vesical, nasogástrica, y las maniobras más cruentas) se realice inmediatamente antes o durante la inducción anestésica.

En la actualidad el rasurado total no se recomienda; las nuevas técnicas sugieren un corte del cabello del paciente a 1 cm a cada lado de la incisión quirúrgica, y que se realice en quirófano.

Posición de la cabeza: esta debe estar por encima del nivel del corazón y se debe evitar la compresión de la vena yugular en el cuello; con la inducción anestésica indicamos la profilaxis antibiótica (ATB). Están indicadas las cefalosporinas de primera generación cubriendo gérmenes de piel (cirugía limpia), de preferencia cefalomicina debido a su vida media más prolongada (40 minutos) que la cefalotina, en las cirugías programadas, y se utilizará en cambio un esquema ATB adecuado a la flora hospitalaria de cada institución cuando las cirugías correspondan a pacientes institucionalizados. No está indicado continuar con profilaxis ATB, aun cuando el paciente tenga colocado drenajes o derivación ventricular externa (DVE).

Actualmente se trata de no hiperventilar al paciente, utilizando niveles de CO_2 en rango de 35-40 mm Hg. Mantener la presión arterial en los niveles basales del paciente, sea con vasoconstrictores o líquidos. Ha de tenerse en cuenta que suele producirse hipotensión en el momento de la inducción anestésica. Se trata de realizar un balance neutro con soluciones isotónicas. Asegurar la hemostasia en los distintos planos en la cirugía, evitar el sangrado. Una vez realizado el despegamiento del cuero cabelludo y del hueso antes de la apertura de la duramadre, esta no debe ser abierta hasta que la hemostasia no esté controlada (técnica quirúrgica). Durante el cierre, es decir, cuando el cirujano considera que la extirpación tumoral ha sido satisfactoria, debería controlarse nuevamente que la hemostasia haya sido satisfactoria localmente.

Como en cualquier otra cirugía, en cada tiempo operatorio puede haber una complicación que convierta un intraoperatorio no complicado en un posoperatorio complicado, con una emergencia que requiera la reintervención por un hematoma, que representa el 0,8% de las complicaciones posoperatorias tanto en lecho quirúrgico (*lodge*), subdural o extradural.

Los drenajes son un tema muy importante para el intensivista, pues debe conocer el tipo de drenaje que se utilizó. La función de estos es simplemente evacuar colecciones o evitar su acumulación, suelen retirarse entre las 24 y 36 horas del posoperatorio. Es frecuente la colocación de drenajes subgaleales (debajo del *scalp* del cuero cabelludo), extradurales (entre la duramadre y la plaqueta ósea). Todos ellos no ofrecen ningún tipo de problema, simplemente la observación del débito y su cuantificación; la posición de estos no requiere una posición especial. El drenaje de derivación externa se describirá con el posoperatorio complicado.

Intraoperatorio no complicado

Se define cuando la resección se realizó en forma sistemática de acuerdo con el plan preoperatorio, no se prolongó el tiempo de cirugía, no hubo complicaciones de la hemostasia ni signos de hipertensión intracraneal.

Intraoperatorio complicado

Se mencionan las complicaciones.

Aumento de la PIC

Esta puede hallarse aumentada antes de la cirugía; entonces se tratará de reducirla antes de la premedicación anestésica o la inducción, ya que estas pueden incrementar la PIC. Si, en cambio, la PIC aumenta en el intraoperatorio, se deberán tomar medidas para bajarla, como asegurar una buena presión de perfusión cerebral (PPC) a expensas de aumentar la presión arterial.

En estos casos, el cirujano detendrá la intervención hasta el control de la PPC, se utilizará manitol 0,50 a 1,5 g/kg/dosis o clorurado hipertónico. Se debe tener en cuenta que dos tercios de las muertes posoperatorias son causadas por edema por excesiva retracción del parénquima cerebral, interferencia en el drenaje venoso y consecuente infarto cerebral.

La colocación incorrecta del tubo endotraqueal, poco usual, puede aumentar la PIC, y el incremento de la presión respiratoria requerida para mantener una adecuada oxigenación arterial dentro de un rango aceptable más el aumento de CO_2 hará evaluar al anestesiólogo que no se trata de una obstrucción del pasaje de fármacos anestésicos u oxígeno a ambos pulmones.

La hemorragia es una de las complicaciones más temidas y que el cirujano debe estar preparado debido a que hay tumores muy vascularizados.

Coagulopatía

Cuando, por una intercurrencia intraoperatoria, la reposición de grandes volúmenes de sangre se realiza con sangre de banco, esta puede causar trombocitopenia dilucional y alteración de los factores V y VIII; el efecto dilucional no solo puede causar disminución del número de plaquetas, sino también alteración en la función de estas. Otras situaciones pueden alterar la coagulación, algunas discutidas como la disminución de la temperatura corporal; la coagulación se afecta por alteración de los niveles de calcio cuando la temperatura corporal central cae aproximadamente a nivel de 34º C. Estas situaciones son posibles cuando se transfunde sangre fría en infusión rápida o cristaloides y alteran la cascada de la coagulación, ya que el calcio es un ión necesario para esta, o cuando la sangre que se transfunde contiene citratos. Otro problema puede ser la incompatibilidad (causa infrecuente).

Acidosis metabólica

Esta situación puede provocar aumento de la PIC, es necesario entonces realizar en el intraoperatorio controles de gases en sangre para corregirla; suele ser frecuente la acidosis hiperclorémica generalmente benigna y se produce por el aporte de grandes volúmenes de soluciones isotónicas o hipertónicas, muy utilizadas en este tipo de cirugía.

Embolia aérea

Cuando la presión negativa no permite el colapso en el sistema venoso, puede causar paro cardíaco, y, debido al fallo cardíaco, la embolia aérea puede ser causa de grave daño cerebral. El aire dentro de la cavidad cardíaca puede ser detectado cuando se realiza monitorización con Doppler cardíaco o ecocardiograma transesofágico; se puede detectar del 16 al 86% de los casos, pero esta situación puede detenerse cuando se cambia la posición de la cabeza. Es frecuente que ocurra en determinadas posiciones utilizadas para la cirugía de algunos tumores que requieren la posición del paciente sentada, semisentada y otras.

Hipertermia maligna

Es una complicación infrecuente. Se desarrolla con la inducción anestésica y se sospecha por fiebre, taquicardia, hipertensión arterial, rigidez muscular (esta de difícil evaluación en el paciente neurológico), arritmias que pueden llevar a un aumento de la PIC. Dantroleno es el fármaco de elección para disminuir la actividad muscular y el hipermetabolismo; el aumento de la PIC altera la PPC con aumento de la PCO_2.

Neumoéncefalo hipertensivo

El cierre hermético de la duramadre como su relleno con solución fisiológica después del cierre es parte de la técnica para evitar un neumoéncefalo hipertensivo (emergencia neuroquirúrgica) ya que –de presentarse de acuerdo con su volumen– se comporta como una lesión ocupante de espacio (LOE) actuando por efecto de masa con deterioro del nivel de conciencia, déficit neurológico que requiere de TC para descartar hematoma, edema, y se debe realizar la descompresión. Son frecuentes, después de una intervención neuroquirúrgica, los pequeños restos o burbujas de aire que no ocasionan ningún riesgo para el paciente y que se observan en los estudios de control. Sin embargo si el paciente refiere cefalea, náuseas, deterioro leve del sensorio posoperatorio inmediato, debe sospecharse su presencia. La TC mostrará aire en la región del lecho quirúrgico. Si el volumen aéreo es pequeño, no requiere cirugía y se podrá seguir la evolución con radiografía de cráneo en decúbito dorsal ya que el aire se depositará en la región supratentorial. El tratamiento es sintomático, el paciente deberá quedar con la posición de la cabeza a 0º. El aporte de oxígeno suplementario para su resolución no tiene una base científica sólida, aunque se suele utilizar frecuentemente.

Posoperatorio

Medidas generales: se deberá instaurar el tratamiento previo como se mencionó en el preoperatorio. En cuanto al plan de hidratación se sugieren 30 a 40 mL/kg/día de soluciones isotónicas.

Analgesia: en el caso de posoperatorio no complicado se sugieren opiáceos o antiinflamatorios no esteroides (AINE), en infusión continua durante 24 a 36 horas. Se debe tener en cuenta que, generalmente, el dolor del paciente se debe a contractura por las posiciones que se adoptan según el tipo de cirugía; puede molestar el drenaje, pero recordar que el tejido cerebral no posee terminales nerviosas, por lo tanto, no duele. Profilaxis para hemorragia digestiva: ranitidina u omeprazol en los casos en que hubiera una indicación precisa.

La nutrición se instaura rápidamente entre 8 y 12 horas después de la cirugía, siempre y cuando la condición clínica lo permita, sea por vía oral o enteral.

La monitorización de la PIC es infrecuente en una cirugía programada de un tumor cerebral, pero es de rigor en un intraoperatorio complicado, ya que es la única posibilidad de control. Cuando la PIC aumenta, se deberá evaluar al paciente desde la clínica: evaluar una anisocoria no presente previamente requiere con urgencia una TC. Además, es importante –ante aumentos de la PIC– el control de gases en sangre, evaluar la mala adaptación del paciente a la AVM si estuviese ventilado, el aumento de la presión respiratoria por secreciones, tratar la fiebre si se produjese. Se deben corregir las medidas básicas generales: si la PIC no desciende, se debe instaurar tratamiento médico con soluciones hiperosmolares, como el manitol, o hipertónicas con dosis altas de ellas y realizar rápidamente una TC para descartar patología que se comporte como una LOE que deba ser evacuada.

En el posoperatorio complicado se sugieren opioides como analgésicos, ya que con ellos se reduce la administración de sedantes para adaptar al paciente a AVM. Las maniobras de destete deben realizarse una vez que la monitorización de la PIC se encuentre dentro de parámetros normales (< 20 mm Hg para cirugía supratentorial con reposición de plaqueta, en el caso de cirugía de fosa posterior, la PIC deberá ser menor de 15 mm Hg. Se adopta la misma medida si se realizó craniectomía de la región supratentorial.

TUMORES INFRATENTORIALES

Por su conformación anatómica, la fosa posterior es pequeña y, por ende, tiene poca distensibilidad (*compliance*). Esta configuración hace que los tumores de rápido crecimiento den síntomas y signos en forma temprana; sin embargo, hay tumores de crecimiento lento y las manifestaciones clínicas solo se hacen presentes por compresión de estructuras como núcleos de pares craneales, o hidrocefalia por compresión del IV ventrículo y consiguiente aumento del líquido cefalorraquídeo (LCR) por obstrucción al drenaje de este.

Representan 1/3 de los tumores del SNC; el 50% se localizan en el tronco cerebral: meduloblastoma, astrocitoma y ependimomas son los tumores más frecuentes de la fosa posterior; los gliomas de bajo grado y glioblastomas multiformes pueden hallarse en esta ubicación.

Muchas veces la sospecha clínica de un tumor de fosa posterior es tardía; los signos y/o síntomas clínicos pueden ser trastornos visuales. Cuando la presión intracraneal aumenta, se pueden agregar al cuadro vómitos que no siempre son interpretados con los otros síntomas (pueden aparecer de 6 a 12 meses antes del diagnóstico).

En casos en que el paciente se presente con signos de hipertensión intracraneal, en ocasiones se coloca una derivación ventrículo-peritoneal antes la cirugía. Esto puede tener el riesgo de desconocer la estirpe tumoral. De ser, por ejemplo, un meduloblastoma se estará sembrando el peritoneo con células neoplásicas. Otro riesgo es la infección de la derivación, que puede entonces posponer la cirugía. Otras escuelas colocan DVE y se programa la cirugía dentro de las 24 horas siguientes.

Estos tumores en orden de frecuencia son:

Benignos

Astrocitomas de bajo grado y crecimiento lento. Seudotumor vermiano (limitado al vermis, no comprime ni las cisternas ni al IV ventrículo).

Astrocitoma cerebeloso. Tumor primario de la fosa posterior.

Origen: hemisferios cerebelosos, pueden originarse también en el de vermis.

Se ubican en cerebelo, vermis, pedúnculos cerebelosos, IV ventrículo y tronco cerebral. Por efecto de masa pueden ser desplazados, causa común de hidrocefalia.

Epidemiología: niños entre 2 y 12 años.

Malignos

Astrocitoma de alto grado: puede ser mixto quítico y sólido, por su crecimiento comprometer al IV ventrículo y desplazar el tronco cerebral.

Meduloblastoma (PNET-MB): tumor invasivo de células embrionarias.

Se ubican en el techo del IV ventrículo (evaluar médula espinal).

Epidemiología: representan el 15 al 20% de los tumores pediátricos, 30 a 40% de los tumores de fosa posterior en niños, 75% en menores de 10 años, raro en adultos. Preponderancia del sexo masculino-femenino 2-4: 1.

Sobrevida de 5 años en el 20%.

Tratamiento: quirúrgico, quimioterapia, radioterapia cráneo-espinal (esta última se debe considerar en los menores de 3 años, por las complicaciones endocrinas y alteraciones en el crecimiento, leucoencefalitis, hipoacusia y microangiopatía mineralizante).

En la interpretación de la imagen se debe tener en cuenta el tumor rabdoteratoide atípico en menores de 3 años, indistinguible por la imagen. Se diferencia del ependimoma por su ubicación anatómica, en el piso del IV ventrículo. El origen en el hemisferio cerebeloso es más frecuente en niños y adultos; mide entre 1 y 3 cm.

Glioblastoma multiforme: su tratamiento es la irradiación. Sobrevida poscirugía o radiación: 6 meses a 2 años.

Neurinoma del acústico. El neurinoma del VIII par craneal representa el 8% de los tumores intracraneales y el 90% de los tumores del ángulo pontocerebeloso. Su origen es de la división vestibular superior del VIII par. El pronóstico depende fundamentalmente del tamaño.

Se categorizan según la clasificación de Koss en:

- Tipo 1: intracanalicular, menor de 1 cm
- Tipo 2: 1 a 2 cm
- Tipo 3: 2 a 3 cm
- Tipo 4: más de 3 cm

Manifestaciones clínicas: hipoacusia lenta y progresiva que lleva a la sordera motivo de consulta, vértigos, acúfenos, ataxia. Por efecto de masa puede causar compresión del V, VII, IX, X, XI par craneal, puede también afectar al VI par.

Síntomas cerebelosos y por hipertensión intracraneal se observan cuando el tumor alcanza gran volumen.

Diagnóstico diferencial: meningiomas, colesteatomas, metástasis (MTS), gliomas, cordomas.

Complicaciones

La cirugía de los tumores de la fosa posterior tiene complicaciones diferentes de aquellas del compartimento supratentorial, quizá las más desafiantes para el tratamiento neurointensivo, debido a las complicaciones que en general suelen ser una emergencia, y se debe pensar en ellas siempre como una posibilidad latente. Se enumerarán las más frecuentes de acuerdo con el período de desarrollo.

Perioperatorio

Cuando se planea la estrategia de la cirugía de fosa posterior, son muy importantes el tipo de abordaje a cargo del neurocirujano y la posición del paciente. Se recomienda en el preoperatorio inmediato –de ser posible en quirófano– la colocación de una vía central para tener una óptima presión venosa central (PVC) entre 10 y 12 cm H_2O para evitar la embolia aérea. En caso de utilizarse monitorización con Doppler se podrán observar burbujas de aire que pueden ser causa de embolia y de muerte del paciente.

Posoperatorio

Hidrocefalia

Uno de los mecanismos más frecuentes es el edema posoperatorio que comprime el IV ventrículo y requiere la colocación de DVE. Es una emergencia neuroquirúrgica y, de no actuar, con rapidez el paciente puede fallecer debido a una herniación ascendente.

Afectación de pares craneales bajos

Se produce durante el acto quirúrgico (en el caso de que el paciente no lo hubiese presentado antes de la ci-

rugía). Esta situación requerirá traqueostomía temprana (y muchas veces de urgencia), ya que en el momento de la extubación por parálisis o paresia de las cuerdas vocales el paro respiratorio puede ser inminente. Se debe tener en cuenta que esta situación puede aparecer 24 a 48 horas después de la extubación. La recuperación es lenta, se logra con rehabilitación (foniatría y deglución) y generalmente tiene buen pronóstico. Se produce por edema a nivel de la protuberancia.

Hemorragia de la lodge quirúrgica

Es una complicación grave que requiere reintervención de urgencia, ya que un hematoma de aproximadamente 3 cm en la fosa posterior, como ya se expresó anteriormente, es sinónimo de hipertensión intracraneal; esta complicación se produce por una no adecuada hemostasia. Los hematomas subdural y extradural pueden ser otra de las complicaciones por rotura del seno transverso o longitudinal inferior.

Parálisis del VII par

Esta complicación es frecuente (se aconseja operar con monitorización del nervio facial); sin embargo, puede existir a pesar de la monitorización. Se produce por edema y suele revertir en aproximadamente 6 meses con rehabilitación.

Fístulas de LCR

Más frecuentes que en la cirugía supratentorial.
Infecciosas
Meningitis, ventriculitis (**fig. 48-4**).

TUMORES DE LA REGIÓN SELAR O COMPARTIMENTO HIPOFISARIO

En esta región se aloja la glándula hipófisis; esta consta de dos lóbulos, uno anterior o adenohipófisis, donde se secretan en forma fisiológica hormonas que son vitales para el desarrollo normal del individuo.

La adenohipófisis secreta:

- Hormona de crecimiento (somatotropina) GH.
- Corticotropina (ACTH).
- Tirotropina (TSH).
- Hormona foliculoestimulante (FSH).
- Hormona luteinizante (LH).
- Hormona prolactina (PRL).
- Hormona estimulante de los melanocitos (MSH).
- Hormona estimulante de células intersticiales (ICSH).

Los tumores de esta región son primariamente de la adenohipófisis, raramente de la neurohipófisis o porción posterior. Los adenomas de hipófisis son generalmente benignos y se originan dentro de la cápsula de la glándula con capacidad de secretar hormonas.

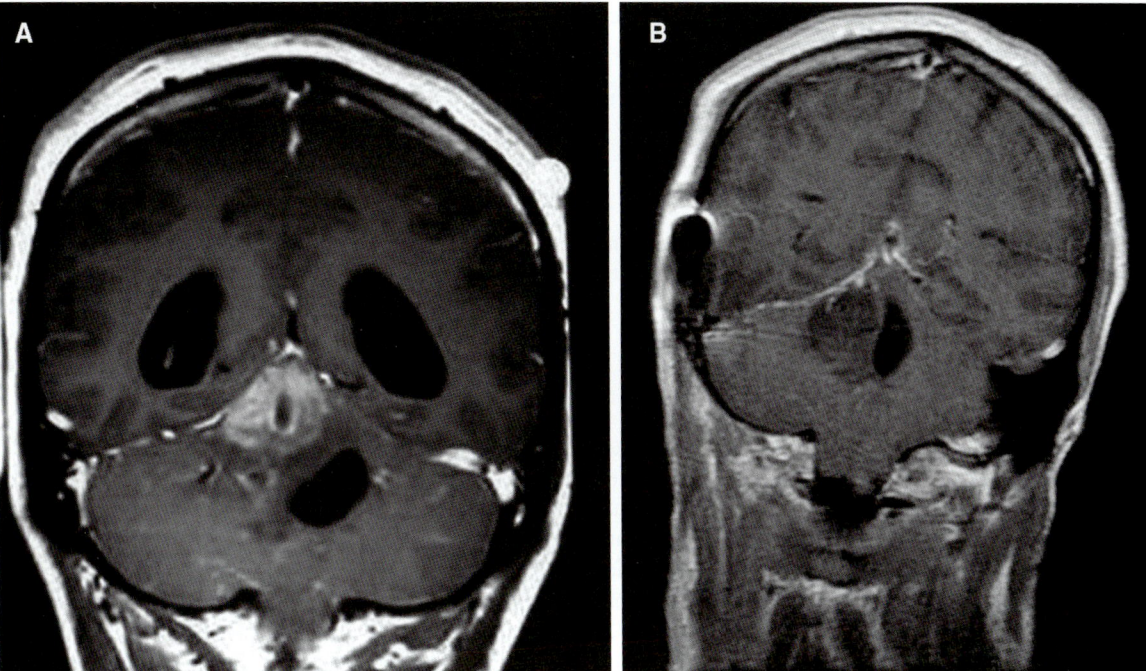

Fig. 48-4. Meduloblastoma. **A.** RM preoperatoria con gadolinio en secuencia T1. **B.** RM posoperatoria con gadolinio en secuencia T1.

Representan aproximadamente el 10% de los tumores cerebrales; su incidencia es mayor en autopsias y en la adenomatosis endocrina múltiple (MEN-I).

Ambos sexos son afectados por igual. Predominan entre la 3.ª y 4.ª década de la vida.

Por su tamaño se clasifican en: microadenomas menores (de 1 cm de diámetro) o mayores, macroadenomas. De acuerdo con la secreción de hormonas, en secretantes o no secretantes.

Las manifestaciones clínicas más frecuentes se producen por trastornos endocrinológicos, oftalmológicos y neurológicos. Raramente se presenta rinorrea con fístula de LCR.

Los adenomas que afectan a la glándula pituitaria con mayor frecuencia y requieren resolución quirúrgica se presentan de tres diferentes formas:

- Por efecto de masa: son tumores benignos de crecimiento lento que agrandan la silla turca, se extienden al compartimento intracraneal produciendo en el 70% de los casos compresión del quiasma óptico y pueden provocar disminución de la agudeza visual (la hemianopsia bitemporal es un hallazgo frecuente y el paciente puede llegar a la consulta tardíamente porque a veces suele pasar inadvertida). La masa del tumor, al comprimir la glándula, puede llevar a un lento y progresivo hipopituitarismo. La cefalea es un síntoma presente en la mayoría de los casos.
- Por producción de altos niveles de hormonas normales de la glándula. Se mencionarán en orden de frecuencia y síntomas que lo acompañan:

– Prolactina: galactorrea, amenorrea. Impotencia en hombres, puede ser causa de esterilidad para ambos sexos.
– Hormona de crecimiento: 10 a 15% acromegalia en adultos y gigantismo en niños prepúberes (raro); en la adolescencia puede presentarse como gigantoacromegalia.
– Adenocorticotrofina: adenomas menores de 5 mm que pueden producir enfermedad de Cushing. En estos es infrecuente el agrandamiento de la silla turca cuando se manifiestan clínicamente; por lo tanto, los síntomas por efecto de masa como compresión del nervio óptico son raros. El síndrome de Nelson puede aparecer en 10 a 20% de los pacientes a quienes se les practicó adrenalectomía bilateral, consiste en hiperpigmentación por estimulación de la hormona (MSH).
– Tirotropina: activa producción de esta con el consecuente hipertiroidismo.
- Incidentales: son descubiertos por la sistemática de estudios de otros síntomas como por ejemplo: cefalea, sinusitis o problemas de los senos nasales, alteraciones metabólicas como hiponatremia (SIHA) o manifestaciones clínicas de hipopituitarismo.

Estudios perioperatorios

Es muy importante realizar fondo de ojo, campo visual y agudeza visual.

El dosaje hormonal es de rutina.

El examen odontológico debe practicarse de rutina

y tratarse antes de la cirugía si se planea la vía transesfenoidal (TE).

Tratamiento de los adenomas pituitarios

Tratamiento médico

Los prolactinomas actualmente se tratan con fármacos, con gran éxito tanto en la reducción de la producción de la hormona como en el tamaño tumoral.

Radiocirugía

Se realiza con marcación estereotáxica. Se trata de la liberación de alta taza de radiación en una sección en un objetivo determinado, sin daño del tejido circundante. Debe ser considerada cuando se trata de macroadenomas que invaden el seno cavernoso o tienen un crecimiento supraselar. La *Gamma Knife* (GK) puede cumplir dos objetivos: 1) reducir el crecimiento del tumor que puede alterar la vía óptica y estructuras neurovasculares; 2) revertir la producción de hormonas sin comprometer otros componentes de la función de la glándula. Otra modalidad puede ser utilizando acelerador lineal.

Las indicaciones de estas dos últimas modalidades son: papel principal para cirugía parcial o tumores que se extienden al seno cavernoso, o no accesibles para la cirugía. Al ser las estructuras normales que corren por el seno cavernosos no radiosensibles, una dosis más alta puede ser administrada. La GK terapia se considera en los 2 casos citados, o cuando hay negación a la intervención quirúrgica o el paciente se considera de alto riesgo para ella.

Radioterapia

La respuesta de los tumores pituitarios es generalmente lenta o incompleta y puede aumentar el riesgo de hipopitituarismo.

Tratamiento quirúrgico

Pueden considerarse tanto la vía transesfenoidal (TE) como la transcraneal. El cirujano dispondrá el abordaje más conveniente.

Microadenomas < 1 cm que pueden causar enfermedad de Cushing o acromegalia: se tratan habitualmente con cirugía (**fig. 48-5**).

Complicaciones posoperatorias inmediatas

Hipotensión: es frecuente en el posoperatorio sin complicaciones, se suele observar en los pacientes intervenidos en posición sentada por estasis venosa a nivel de los miembros inferiores. La profilaxis de TVP es de rutina como en cualquier otra cirugía.

Diabetes insípida: se puede deber a edema o alteración de la perfusión de la neurohipófisis por manipulación durante la cirugía. Suele presentarse en ambos abordajes por igual.

Complicaciones mediatas

Rinorrea: frecuente en el paciente luego de la cirugía por vía TE por irritación de la mucosa; la prueba diagnóstica para diferenciar esta de una fístula de LCR es evaluar la presencia de glucosa en la secreción.

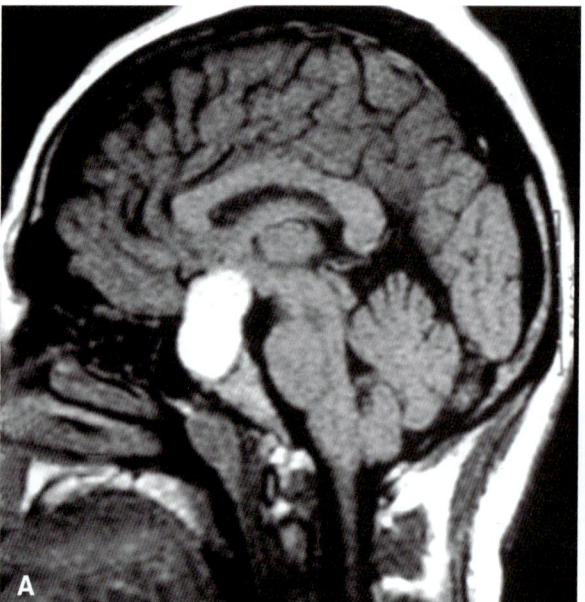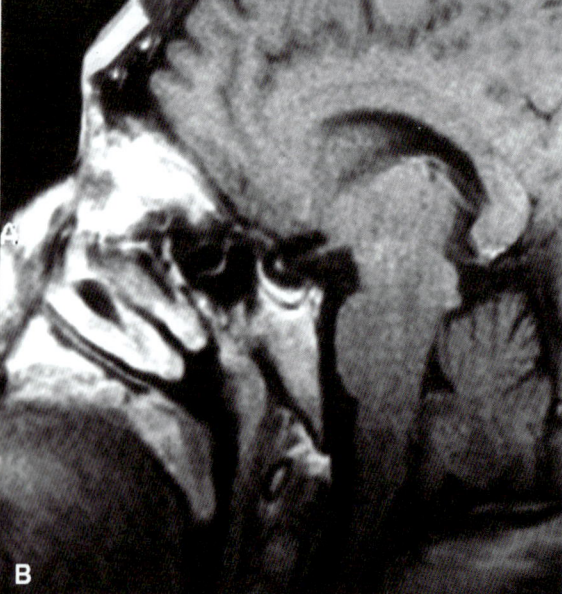

Fig. 48-5. Macroadenoma de hipófisis. **A.** Corte sagital de RM preoperatoria con gadolinio en secuencia T1. **B.** Corte sagital de RM posoperatoria con gadolinio en secuencia T1.

Diabetes insípida: puede aparecer luego de la tercera semana.

Déficit de cortisol: es importante dosar cortisol en los pacientes con Cushing, dado que aquellos con panhipopitituarismo tienen aumento de la morbimortalidad. Actualmente se puede realizar dosaje de cortisol antes de instaurar terapia de reemplazo con esteroides y manejar esta de acuerdo con el dosaje.

Disfunción tiroidea: una de las complicaciones frecuentes en el posoperatorio de la cirugía hipofisiaria es el hipotiroidismo por deficiencia de tirotrofina. En los pacientes eutiroideos, antes de la cirugía, esto no constituye un problema inmediato ya que, durante aproximadamente 7 días, los niveles plasmáticos de tiroxina permanecen elevados; sin embargo, en aquellos pacientes que estaban tratados crónicamente, la deficiencia hormonal puede agravar el cuadro previo. Si bien no es inmediato, se sugiere el dosaje de hormona tiroidea al reemplazo previo con cortisol ya que este puede aumentar el metabolismo.

Sinusitis: 1,4% con buena respuesta al tratamiento con ATB.

Fístula de LCR: con una incidencia de 0,7 a 3,5%, no debe tratarse con antibióticos en forma profiláctica. Puede cerrar espontáneamente o requerir reparación quirúrgica.

Tratamiento quirúrgico de urgencia

Aploplejía pituitaria

Infrecuente, se manifiesta con cefalea súbita, oftalmoplejía unilateral o bilateral y deterioro del estado de conciencia. Se debe a hemorragia o necrosis intratumoral. Su diagnóstico se realiza por RM o TC. Se observa hemorragia en la región selar o supraselar, suele presentar deformación del tercer ventrículo. El objetivo de la cirugía es descomprimir para preservar la visión.

Es importante, al alta del paciente, informar sobre los riesgos de estrés, fiebre e infecciones; cualquier tipo de intervención, aunque sea menor, podría precipitar insuficiencia hipofisiaria. Estos pacientes deben tener seguimiento permanente con el endocrinólogo.

METÁSTASIS CEREBRALES

Incidencia: no bien conocida, está estimada entre 98 000 a 170 000 nuevos casos por año en los Estados Unidos. Las diferencias que existen obedecen a cómo se toman los distintos registros; algunos autores refieren que aproximadamente el 24% de los tumores metastatizan en el SNC, otros describen cifras mayores del 45%.

El compartimento intracraneal es el sitio más común de ubicación de las metástasis (MTS).

Representan el 50% de los tumores cerebrales; el hallazgo en autopsias es del 25% en los pacientes con cáncer; en un 9%, la presentación cerebral antecede al diagnóstico del cáncer primitivo.

Son más frecuentes en mayores de 55-60 años, aunque esto depende fundamentalmente del tumor primario y con leve predominio del sexo masculino.

Ubicación: hemisféricas 80%; cerebelosas 15%; ganglios de la base 3%.

Por el sitio de origen pueden encontrarse en hueso, duramadre, leptomeninges o parénquima cerebral.

- Hueso y duramadre: cuando las MTS tienen esta localización es poco frecuente la extensión al parénquima cerebral debido a la barrera que estas estructuras imponen; los tumores primitivos que allí asientan son: próstata, linfoma, mama, melanoma, neuroblastoma y sarcoma osteogénico.
- La ubicación en vértex y porción baja del hueso occipital puede producir disfunción neurológica por compresión de senos laterales o sagitales o compresión de pares craneales en base de cráneo.
- Leptomeninges: afectadas por neoplasias malignas como leucemia, linfoma no Hodgkin, carcinoma de mama y melanoma; las MTS pueden extenderse por vía cerebroespinal con diversidad de síntomas y signos neurológicos por invasión del cerebro, pares craneales, médula espinal, pueden producir obliteración del espacio subaracnoideo y provocar hidrocefalia.
- Pituitaria: no es infrecuente el hallazgo en autopsias de pacientes con cáncer de mama.
- Parénquima: usualmente suelen ser MTS solitarias, dado que las MTS se originan por embolia (generalmente alojadas en el sitio de estrechamiento arterial cerca de la superficie), crecen en una matriz de fácil deslizamiento. Dichos tumores tienden a estar ubicados en la periferia y su distribución en las diferentes regiones del SNC es de 80% en cerebro, 16% cerebelo y 3% tronco cerebral.

Las MTS solitarias son frecuentes en los tumores de células renales, pero otras –incluyendo MTS del pulmón– también pueden ocurrir. El intervalo de tiempo entre el diagnóstico del tumor primitivo y el diagnóstico de MTS cerebral varía según el tipo de tumor. En el caso del cáncer de pulmón el intervalo de tiempo es corto, en el cáncer de mama es más prolongado (pueden aparecer simultáneamente con el tumor primitivo o más de una década después).

Siempre se debe confirmar el diagnóstico etiológico para distinguir MTS de un nuevo tumor primario, ya que el 15% de los pacientes con cáncer pueden tener múltiples tumores primitivos.

Las MTS de pulmón, mama, colon, riñón y melanoma son de especial interés.

El carcinoma de pulmón es responsable del 40% de todas las MTS intracraneales y del 60% de las MTS del cerebro; el tumor de células escamosas metastatiza menos que el adenocarcinoma o carcinoma indiferenciado. El *Oat cell* tiene alta capacidad de dar MTS en un 70% y solo este tipo da MTS a leptomeninges.

El cáncer de mama es el segundo en importancia, también puede presentar múltiples MTS simultáneamente en varios compartimentos y son radiosensibles.

Los tumores de colon y riñón tienen marcada predilección por el cerebro comparados con otros tumores, generalmente son simples y radiorresistentes.

El melanoma tiene alto índice de dar MTS cerebrales así como mayor tendencia a sangrar espontáneamente y puede presentar lesiones múltiples y numerosas.

El meningioma puede ser asiento de, o coincidir con, MTS de cáncer de mama debido al alto flujo sanguíneo de estos tumores.

Manifestaciones clínicas

La cefalea está presente en el 50 a 60% de los casos, alteraciones de la funciones cognitivas y papiledema en 10%, ataxia en un 20%, convulsiones focales 15 a 20% en MTS múltiples; náuseas y vómitos son poco frecuentes. El 60% de las MTS cursan con déficit focal.

Diagnóstico diferencial

Ataque cerebrovascular (*stroke*) hemorrágico, abscesos, tumores primarios, glioma maligno, *stroke* tromboembólico, enfermedades dismielinizantes.

Tratamiento médico

Está indicado el uso de corticosteroides: dexametasona y prednisona son de elección.

Tratamiento quirúrgico

Siempre es de elección y dependerá del estado clínico del paciente, tamaño y ubicación de metástasis y estirpe tumoral.

Radioterapia y quimioterapia

Son tratamientos adyuvantes que pueden ser concomitantes o no y son evaluados por el oncólogo de acuerdo con la estirpe tumoral. Están indicadas como tratamiento adyuvante de la cirugía, pueden o no acompañar al tratamiento con quimioterapia. Respecto de la radioterapia: puede ser holocraneal en el caso de múltiples MTS. La evolución puede ser favorable sobre todo aquellas de tumores sensibles como lo es el cáncer de pulmón.

Radiocirugía

También puede ser considerada de acuerdo con el tumor. Se puede realizar con *Gamma Knife* o acelerador lineal.

Perioperatorio

Actualmente la indicación quirúrgica depende del tamaño, la ubicación y no del número de MTS. Se debe considerar, a pesar de una ubicación accesible y tamaño pequeño, como una cirugía que puede tener la misma complejidad y complicaciones de un gran tumor. En algunos casos se debe plantear la biopsia por estereotaxia, cuando se presenta en ubicaciones profundas, por ejemplo los ganglios de la base. Si la ubicación es cortical y de fácil acceso, se decide la extirpación para el estudio anatomopatológico.

Posoperatorio

Por lo general es un POP no complicado; sin embargo, el edema tumoral puede dar signos de hipertensión intracraneal (no es lo habitual). El tratamiento de acuerdo con el estado general del paciente será corticosteroides en dosis máximas durante 48 horas por vía intravenosa (IV). Se evaluará individualmente la monitorización de PIC (infrecuente). De no haber habido complicaciones en el intraoperatorio, se sugiere control en unidad de cuidados críticos durante 24 a 36 horas.

La externación del paciente de no haber complicaciones debe ser rápida para continuar con el tratamiento.

★ **CONCLUSIONES**

Según su origen, los tumores encefálicos pueden ser primitivos o metastásicos. Según su localización, pueden ser supratentoriales (compartimiento superior), hipofisarios (compartimiento medial) o infratentoriales o de la fosa posterior (compartimiento inferior).

Las manifestaciones de los tumores encefálicos pueden ser muy diversas: desde casos asintomáticos (en especial en aquellos tumores de crecimiento muy lento) hasta cefaleas, convulsiones, déficits focales, letargo, confusión, apatía, ataxia, etcétera. Pueden ocurrir signos y síntomas vinculados a la hipertensión intracraneal, como cefalea, vómitos y náuseas.

Aunque es común que se detecten primero en una TC, el estudio de elección ante su sospecha es la RM con gadolinio.

El tratamiento por lo general es quirúrgico, con terapéuticas adyuvantes (quimioterapia o radioterapia), según cada caso y etiología. Son claves los cuidados perioperatorios y las medidas para reducir la hipertensión intracraneal.

BIBLIOGRAFÍA

Alavi A, et al. PET: a revolution in medical imaging. Radiol Clin N Am 2004;42:983-1001.

Albert F, Forsting M, Sartor K, Adams H, et al. Early postoperative magnetic resonance imaging after resection of malignant glioma; objective evaluation of residual tumor and its influence on regrowth and prognosis. Neurosurgery 1994;34:45-60.

Brem S, et al. An Era of rapid Advancement: Diagnosis and Treatment of Metastatic Brain Cancer. Neurosurgery 2005;57(5):S4-5-S4-9.

Clasificación de tumores primarios del sistema nervioso central de la Organización Mundial de la Salud (OMS) 2016.

De Benedictis A, Moritz-Gasser S, Duffau H. Awake Mapping Optimizes the Extent of Resection for Low-Grade Gliomas in Eloquent Areas. Neurosurgery 2010;66:1074-84.

Duffau H, Capelle L, Denvil D, Sichez N, Gatignol P, Taillandier L, et al. Usefulness of intraoperative electrical subcortical mapping during surgery for low-grade gliomas located within eloquent brain regions: functional results in a consecutive series of 103 patients. J Neurosurg 2003;98:764-88.

Glantz MJ, Cole BF, Forsyth PA, Rech LD, When PY, Chamberlain MC, et al. Practice parameter. An inconvulsant prophylaxis in patients whith newly diagnosed brain tumors-Report of the Quality Standards Subcommitee of the American Academy of Neurology. Neurology 2000;54:1886-93.

Jackson IM, Norén G. Role of Gamma Knife Therapy in the management of Pituitary Tumors Endocrinology and metabolim. Clinics of North America 1999;28:133-42.

July J, Manninen P, Lai J, Yao Z, Bernstein M. The history of awake craniotomy for brain tumor and its spread into Asia. Surg Neurol 2009;71:621-4.

Laws ER, Jr, Thapar K. Pituitary Surgery, Endrocrinology and metabolim. Clinics of North America 1999;28:119-30.

Osborn AG, et al. Diagnostic Imaging Brain, Part I Section 6-I61.I741, AMIRSYS- Denver, USA, 2004.

Sills AK, Current Treatment Approaches to Surgery for Brain Metastases. Neurosurgery 2005;57(5):S4-24-S4-32.

Wilkins RH, Rengachary SS. Neurosurgery. Volume 1. Part VI Neuro-oncology Section A-O. pp.505-1159, New York: McGraw-Hill; 1998. pp. 505-1159.

Véanse **Preguntas de autoevaluación**. **?**

Cuidados críticos de las intervenciones carotídeas

49

Cayetano G. Galletti

INTRODUCCIÓN

La eficacia de la endarterectomía carotídea (EC) para pacientes seleccionados con alto grado de estenosis de las arterias carótidas extracraneales ha sido bien establecida a través de una serie de estudios controlados y aleatorizados.

La reducción en el riesgo de ataque cerebrovascular (ACV) por este método, que es el objetivo fundamental de la EC, depende en gran medida de las complicaciones perioperatorias. Si la tasa combinada de muertes y ACV excede el 3% para estenosis asintomáticas o el 6% para estenosis sintomáticas, el potencial beneficio del procedimiento en la prevención del ACV se anula.

Ha sido profusamente estudiado y definido que el mayor condicionante del riesgo está determinado por la habilidad del equipo quirúrgico, al punto de haberse especificado estándares en este sentido.

No obstante, es imprescindible conocer las complicaciones posoperatorias, algunas de ellas de tratamiento médico no quirúrgico, para prevenirlas o tratarlas, y así mantener bajos sus índices o limitadas sus consecuencias, facilitando el mejor resultado global.

En muchos centros se realiza en casos seleccionados la angioplastia carotídea con colocación de *stent* (ACS) Este procedimiento, promovido inicialmente para pacientes con alto riesgo quirúrgico, se ha expandido a la luz de los buenos resultados. Aún persisten, no obstante, controversias en relación con la indicación de EC o ACS. En nuestro centro, la ACS se realiza con mayor frecuencia en los últimos años.

Una revisión retrospectiva de los datos de Medicare evaluó los resultados de 454 717 EC y 27 943 pacientes con ACS antes y después de la determinación nacional de cobertura en 2005 en los Estados Unidos, para reembolsar valores de ACS. Las tasas globales de revascularización carotídea (EC y ACS) disminuyeron en el período 2005-2008 de 17,2 a 14,5 por 10 000 beneficiarios de Medicare, con ACS aumentando de 1,5 por 10 000 beneficiarios, alcanzando un máximo de 2,6 en 2006 y disminuyendo a 1,8 en 2008. De manera similar, en un estudio canadiense, mientras que la tasa general de revascularización carotídea disminuyó en un 29 % desde 2002 hasta 2014 (de 6,0 a 4,3 procedimientos por 100 000 individuos ≥ 40 años), durante ese período la tasa de endarterectomía disminuyó en un 36 % y la tasa de colocación de endoprótesis vascular (*stent*) en la arteria carótida aumentó en un 72 %.

Una revisión extensa de las indicaciones y contraindicaciones de la EC, ACS o del no resuelto debate riesgos y beneficios EC vs. ACS excede los márgenes del presente capítulo. Nos limitaremos a referirnos exclusivamente a aquellos datos necesarios para una mejor comprensión y manejo racional de los cuidados perioperatorios.

Algunos aspectos relacionados con complicaciones son comunes; no obstante, se desarrollará el tema sobre la base de la EC, haciendo referencias aclaratorias en el caso de la angioplastia.

TRATAMIENTO POSOPERATORIO. CUIDADOS CRÍTICOS

Valoración neurológica preoperatoria y posoperatoria

Un examen neurológico completo dentro de las 24 horas antes de la intervención y al ingreso del enfermo en Terapia Intensiva es imprescindible. Esta valoración permitirá reconocer y ponderar tempranamente cualquier complicación neurológica perioperatoria o tardía.

Hipotensión arterial

Se relata con una ocurrencia de un 5 hasta un 50% de los pacientes operados con anestesia general. Se debe a disfunción del seno carotídeo. Este es el mayor barorreceptor del organismo. Los barorreceptores son mecanorreceptores sensibles al estiramiento, que responden a las alteraciones de la presión arterial. Los barorreceptores del seno carotídeo se encuentran dentro de la adventicia del origen de la arteria carótida interna y están inervados por el nervio sinusal de Hering, rama del glosofaríngeo. En respuesta a la presión arterial baja, las fibras nerviosas disminuyen sus tasas de activación, estimulan el sistema nervioso simpático e inhiben el sistema nervioso parasimpático a través de un mecanismo de acción central.

La reactividad del seno carotídeo puede verse afectada en pacientes con arterioesclerosis carotídea. En condiciones normales, una elevación de la presión de perfusión periférica determina su excitación y el envío a través del nervio de Hering, que se incorpora al glosofaríngeo, de estímulos al fascículo solitario del bulbo, lo que activa según el caso, el sistema simpático produciendo vasoconstricción, o el parasimpático produciendo vasodilatación y descenso de la frecuencia cardíaca. No infrecuentemente los pacientes con arterioesclerosis tienen hipoactivo el seno o cuerpo carotídeo.

Después de una EC, el bulbo puede quedar sobredistendido con una activación del seno produciendo hipotensión posoperatoria. Durante la colocación de endoprótesis carotídea, el inflado del balón para expandir el *stent* carotídeo puede conducir a una estimulación excesiva del barorreceptor que da como resultado la inestabilidad hemodinámica perioperatoria. Esto mismo lo hemos observado con la distensión provocada luego de la ACS, con el uso de *stent* autoexpandible grande en relación con el diámetro de la arteria.

La hipotensión arterial, definida como sistólica menor de 120 mm Hg, puede provocar isquemia cerebral. Debe pues ser inmediatamente corregida colocando al paciente, si no hay contraindicaciones, en posición de Trendelenburg, expandiendo con volumen y, en ausencia de respuesta en minutos, con la infusión de vasopresores. La dopamina es una opción adecuada, en presencia de bradicardia, personalizando la dosis para obtener los valores mencionados. Una alternativa más usada, en ausencia de bradicardia, es la infusión de noradrenalina (o eventualmente adrenalina) si no existen contraindicaciones, en particular cardiológicas.

Usualmente se resuelve en 24 a 48 horas. En todo paciente con hipotensión arterial debe realizarse electrocardiograma y realizar determinaciones de troponina ultrasensible para descartar isquemia miocárdica.

La corrección de la hipotensión arterial es particularmente relevante después de la ACS pues es una causa importante de trombosis del *stent*.

Hipertensión arterial

Es uno de los más importantes factores de riesgos después de la EC, dado que aumenta el riesgo de complicaciones posoperatorias, incluidos hematomas del cuello y síndrome de hiperperfusión. En presencia de una súbita restauración del flujo, particularmente si se ha removido una estenosis crítica, más aún ante efecto heparínico y de aspirina, puede producirse una hemorragia intracerebral. La hipertensión puede ser causada por lesión quirúrgica del seno carotídeo.

El determinante aislado más importante de la hipertensión pos-EC es la hipertensión arterial previa al procedimiento: esta se encuentra casi en un 80% de quienes hacen hipertensión posoperatoria, comparada con un 57% de quienes no la tuvieron previamente; además un 21% de los pacientes normotensos puede tener hipertensión después de la EC. La incidencia global de hipertensión arterial posoperatoria ha sido documentada en un 19% de los pacientes y de estos un 10% hacen lesiones neurológicas fijas.

El riesgo mayor se encuentra dentro de las primeras 48 horas. Ha sido descrito un "síndrome de fallo de barorreflejos" en el cual la hipertensión arterial persistente y de difícil tratamiento se mantiene durante más de 12 semanas. Es más frecuente en hipertensos con grave lesión arterioesclerótica bilateral, después de una EC unilateral.

No hay consenso pleno, pero deberían evitarse los valores superiores a 150 mm Hg de tensión arterial sistólica. Los fármacos que se van a utilizar deben ser fácilmente testeados para cada paciente y de corta acción; se aconseja labetalol o nitroprusiato de sodio con una monitorización muy estrecha con el fin de evitar variaciones ostensibles y tensión arterial sistólica menor de 120 mm Hg.

La hipertensión arterial no es una complicación frecuente de la ACS.

Síndrome de hiperperfusión (lesión por reperfusión)

En 1981, Sundt y cols. utilizaron la denominación "síndrome de hiperperfusión cerebral" (SHC) para describir una complicación de la EC consistente en la tríada de migraña atípica, convulsión focal transitoria y hemorragia intracerebral. Se atribuye a una alteración en la autorregulación vascular en un hemisferio cerebral crónicamente hipoperfundido. Clásicamente se define como un aumento de flujo sanguíneo cerebral (FSC) mayor del 100% comparado con valores preoperatorios. Sin embargo, en diversos estudios con xenón, se han observado casos de apenas modestos aumentos del FSC en orden del 20 a 40%.

La incidencia del síndrome pos-EC es de 0,3 a 1% y, aunque la incidencia de hemorragia cerebral es más baja (0,4 a 1,8%), el pronóstico de los pacientes en estas condiciones empeora.

Los factores de riesgo asociados al síndrome son hipertensión arterial previa, alto grado de estenosis, pobre circulación colateral y obstrucción de la carótida contralateral.

Una rápida restauración del FSC por la EC puede derivar en hiperperfusión, al menos relativa, en regiones del cerebro con mala capacidad autorregulatoria secundaria a isquemia crónica. En las condiciones preoperatorias, con hipoperfusión crónica distal a la obstrucción, las arterias pequeñas se encuentran máximamente dilatadas en un intento de mantener el flujo. Esta vasodilatación persistente determina una pérdida de la capacidad autorregulatoria. Después de la corrección de una obstrucción de alto grado se restaura el flujo, con una presión de perfusión normal o elevada en un hemisferio previamente hipoperfundido. Debido a la alteración en la autorregulación, no existe suficiente vasoconstricción que proteja el lecho capilar; esta "transmisión directa" de la presión de perfusión determina edema cerebral vasogénico, como se demuestra en las imágenes de difusión en resonancia magnética (RM), y, eventualmente, hemorragia intracerebral. Los capilares mecánicamente debilitados se vuelven más vulnerables a las fuerzas de distensión que ocurren durante la reperfusión, aun en ausencia de una verdadera hiperperfusión. Es por este motivo que hay autores que proponen la denominación de lesión por reperfusión en lugar de síndrome de hiperperfusión. Este último definiría entonces el cuadro de cefalea, convulsiones, en ocasiones déficit visual y alta presión arterial; esto se debe a edema vasogénico demostrable por RM, como se expresa más adelante, y es similar a la leucoencefalopatía posterior debida a la encefalopatía hipertensiva y como tal reversible. La reperfusión, por otra parte, describe el cuadro de cefalea, convulsiones y daño neurológico focal por hemorragia y puede no precederse de hipertensión arterial.

El Doppler transcraneal (DTC) puede mostrar elevación de la velocidad media de la arteria cerebral media, pero su ausencia no descarta el síndrome de hiperperfusión. El DTC es la técnica más común y ampliamente disponible para la evaluación y predicción del riesgo de SHC en preoperatorio, perioperatorio y fases posoperatorias. Su principal ventaja es que no es invasivo y proporciona información en tiempo real. Se pueden observar hipoperfusión cerebral preoperatoria e hiperperfusión cerebral posoperatoria. También puede detectar señales embólicas cerebrales que determinarían isquemia. El DTC mide la velocidad del flujo sanguíneo cerebral (FSC) en la arteria cerebral media (ACM) y puede ser de valor para predecir una diferencia en el FSC en pacientes con SHC. La autorregulación no tiene efecto sobre el diámetro de la ACM; por lo tanto, los cambios en la velocidad de flujo se correlacionan muy bien con los cambios en la perfusión. Una reducción significativa en la velocidad del FSC de los vasos sanguíneos intracraneales en el preoperatorio, en comparación con los valores de referencia, se asociará más probablemente, con hiperperfusión posoperatoria. Por otra parte, un aumento posoperatorio de 1,5 veces la velocidad media de la ACM, en comparación con los niveles preoperatorios, puede predecir la ocurrencia de SHC.

Este cuadro ha sido también observado con iguales características luego de ACS aunque, por causas que no están bien determinadas, el síndrome de hiperperfusión se presenta más tempranamente (primeras 24-48 h) que en la EC.

El síndrome usualmente se presenta en la primera semana del procedimiento, a menudo anunciado por cefalea frontal homolateral. La cefalea puede deberse también a oclusión carotídea. Si el dolor mejora en posición sentada, es más probablemente hiperperfusión, mientras que –si empeora– es sugestivo de oclusión. La cefalea puede seguirse de convulsiones inicialmente focales, de difícil control, que pueden generalizarse. La parálisis posconvulsiva de Todd agrega una manifiesta dificultad diagnóstica ya que debe, necesariamente, descartarse obstrucción y ataque cerebrovascular (ACV) pos-EC por trombosis intracarotídea. Puede ser necesaria una tomografía computarizada (TC) o una RM con angiografía por estos métodos. La RM con difusión (DWI) puede diferenciar además el edema citotóxico de la isquemia del vasogénico de la hiperperfusión. El primero se caracteriza por hiperintensidad en DWI y declinación en el coeficiente de difusión aparente (ADC); el segundo, por un relativo aumento en la difusión en las moléculas de agua y discretos cambios en la intensidad de la señal en DWI.

Las convulsiones son tratadas con lorazepam y fenitoína (difenilhidantoína, DFH). Si existe hipertensión arterial, esta debe ser enérgicamente controlada y se evitarán anticoagulantes y aspirina; incluso pueden ser necesarias transfusiones de plaquetas para reducir su efecto. La complicación más dramática es la hemorragia intracerebral.

Hemorragia intracerebral

La complicación más devastadora que puede ocurrir secundaria a hiperperfusión es la hemorragia intracerebral. En la experiencia de la Clínica Mayo, en 2362 endarterectomías consecutivas, la hemorragia ocurrió en 0,6% de los pacientes dentro de las dos semanas después de la cirugía, fueron fatales en el 60% de los casos o asociadas a pobre pronóstico en un 25%. Los factores de riesgo asociados fueron edad avanzada, hipertensión arterial perioperatoria, alto grado de estenosis, pobre flujo colateral, y bajo flujo en la arteria cerebral media en la angiografía. También se ha descrito esta complicación en la ACS.

Un estricto control de la presión arterial en paciente con riesgo de hiperperfusión puede prevenir o limitar la gravedad del síndrome de hiperperfusión y la hemorragia intracerebral.

Convulsiones

Son infrecuentes en el posoperatorio de la EC. Ocurren en aproximadamente un 3% de los casos, por lo general asociadas a un alto grado de estrechez carotídea homolateral, 5 a 7 días después del procedimiento.

Cuando ocurren en ausencia de infarto o hemorragia cerebral se atribuyen a síndrome de hiperperfusión o a encefalopatía hipertensiva incipiente. Controlar la causa si la hay, medidas de cuidados generales y tratamiento específico usual (DFH, lorazepam, midazolam) constituyen el tratamiento terapéutico.

Ataque cerebrovascular y déficit neurológico

El déficit neurológico que acontece en las primeras 12 horas está generalmente relacionado con fenómenos tromboembólicos originados en el sitio de la endarterectomía. Puede estar indicada una inmediata exploración, aun sin angiografía o método sustituto no invasivo, aunque estos son siempre aconsejables. Más allá de las 12 a 24 horas, además de a la causa anterior, puede deberse a síndrome de hiperperfusión o hemorragia intracerebral. Es necesario realizar un estudio de imágenes (TC-RM-angiografía) según el caso.

En presencia de un déficit neurológico mayor y angiografía invasiva o por TC o RM que revelan un colgajo intimal o un trombo mural en el sitio de la endarterectomía, la reoperación puede estar indicada, lo mismo que si hay obstrucción total. Si se asume un émbolo en la carótida intracraneal distal o en la arteria cerebral media, debe mantenerse una tensión arterial elevada y se puede considerar, con riesgo, la trombectomía por cateterismo o el uso de trombolíticos por infusión selectiva intraarterial. Todas estas instancias son complejas y desafortunadas para el paciente y el grupo tratante y deben discutirse ampliamente, aun bajo la perentoria estrechez del tiempo, para seleccionar la mejor respuesta posible.

También puede ocurrir daño neurológico isquémico como complicación de una ACS. Son cada vez menos frecuentes con el perfeccionamiento de la técnica, como la utilización actual de filtros distales a la obstrucción o sistemas de oclusión proximal, antes de realizar la angioplastia con balón.

Sobre un total de 5129 arterias tratadas en 4757 pacientes hubo 2,82% de ataques isquémicos transitorios (AIT), 2,82% de ACV menores y 1,49% de ACV mayores. La combinación de ACV menores y mayores y muertes relacionadas con el procedimiento fue de 5,07%.

En la ACS, la isquemia cerebral se debe, en la gran mayoría de los casos, a embolización del material desprendido de la placa en tratamiento (fragmentos de material ateroesclerótico o trombos). En el 60% de los casos, el ataque isquémico se produce durante el procedimiento o es advertido al ingreso del paciente en la unidad de cuidados intensivos (UCI). En estos casos, la embolización puede ocurrir por desprendimiento del material al cruzar la obstrucción con los dispositivos de angioplastia, por rotura de la placa al expandir el balón o por cizallamiento de la lesión durante la expansión del *stent*. En el 40% restante, el fenómeno embólico es tardío y estaría relacionado con la "expresión" del material ateroesclerótico por el *stent* autoexpandible o con la formación de trombos sobre el metal del *stent*.

La experiencia de nuestro grupo en angioplastia carotídea se inició en 1995. Desde entonces hasta abril de 2015 habíamos tratado 479 arterias (104 sin protección cerebral al iniciar la experiencia y 375 con algún tipo de protección, balón de oclusión distal y seis diferentes modelos de filtros). Es interesante comparar la incidencia de eventos hospitalarios en la fase inicial y en los últimos 5 años. En el período 1995/2010, la incidencia de cualquier tipo de ataque cerebrovascular o muerte fue del 5,0 vs. 2,7% en los últimos 5 años (la incidencia de AIT fue 1,9 vs. 0,9%, de *stroke* menor 2,5 vs. 0,9%, de *stroke* mayor 1,2 vs. 1,8% y la mortalidad 1,1 vs. 0%). Indudablemente estos resultados están relacionados con la experiencia acumulada y el desarrollo de dispositivos dedicados para angioplastia. Estos resultados son comparables con los de la experiencia internacional y permiten proponer a la angioplastia carotídea con implante de *stent* y protección cerebral como una alternativa a la endarterectomía carotídea.

Hematoma de la herida

La mayoría de los pacientes en quienes se realizará una EC se encuentran tratados con aspirina y manejados en el intraoperatorio con heparina. En el estudio NACET hubo un 5,5% de pacientes con hematoma de la herida. La mayoría de ellos son pequeños y no causan mayores problemas médicos ni molestias significativas al paciente. Los hematomas mayores y de rápida expansión requieren pronta respuesta. Si no hay compromiso de la vía aérea puede evacuarse el hematoma en la sala de cirugía, mientras que, si esto ocurre, debe realizarse a la cabecera de la cama del paciente. Un signo de alarma sugestivo es la dificultad para tragar: esta debe hacer sospechar siempre un hematoma importante o en expansión.

Puede ser necesaria la evacuación antes de la intubación orotraqueal ya que la tráquea puede estar extremadamente desplazada. Si se ha colocado el tubo, es conveniente dejarlo por 48 a 72 horas para asegurar vía aérea permeable al retirarlo.

Otras complicaciones

La infección de la herida es rara. Su tratamiento requiere la administración de los antibióticos apropiados, empíricos primero, luego guiados por cultivos, y el adecuado tratamiento de la herida que incluye apertura y drenaje.

Las lesiones neurológicas periféricas son infrecuentes. Las ramas sensitivas del plexo cervical, cervical transverso y auricular mayor se lesionan con mayor frecuencia en el curso de una EC. Esto determina adormecimiento homolateral de la parte superior del cuello e inferior de la cara y oreja. Si bien puede ser de alguna molestia, es bien tolerado en general. A veces se producen hiperestesias.

La complicación más seria en este campo es la lesión de nervios craneales, ya que puede producir un deterioro neurológico funcional serio. La frecuencia de deterioro clínicamente significativo se estima en 6% del nervio recurrente laríngeo, 5% del hipogloso, 2% del mandibular marginal y 2% del laríngeo superior.

Afortunadamente, además de infrecuentes, estas complicaciones son por lo común reversibles en semanas o meses y no requieren medidas específicas.

También puede ocurrir daño de la cadena simpática cervical con un síndrome de Horner completo o incompleto.

La parálisis de los pares craneales y la infección del sitio de la arteriotomía son complicaciones propias de la EC y no ocurren (a excepción de una posible infección del sitio de punción que es extremadamente infrecuente) en la ACS. Sin embargo, las intervenciones percutáneas tienen como propias otras complicaciones locales del sitio de punción (hematoma, seudoaneurisma, fístula arteriovenosa y trombosis arterial o venosa). Estas son poco frecuentes (incidencia menor del 4%) y están relacionadas con la técnica y el cuidado posintervención.

Terapia antiplaquetaria

Aun cuando se ha demostrado que la terapéutica antiplaquetaria reduce el riesgo de ACV y otros eventos vasculares en pacientes de alto riesgo y que la dosis recomendada consensuada (como en las Guías para el Manejo del Ataque Isquémico Transitorio) es de 325 mg, el papel perioperatorio de los agentes antiplaquetarios en el contexto de la EC no ha sido profundamente estudiado. De todas formas, parece aconsejable el uso de aspirina comenzando antes de la cirugía a menos que haya contraindicaciones; esto se considera una recomendación de clase B. La dosis óptima es incierta, pero parece lógica la de 325 mg día.

En cuanto a la ACS, las propuestas han sido diversas según las distintas experiencias. Un esquema usual, el que se utiliza en nuestro servicio, consiste en la administración inmediatamente antes del procedimiento de 100 mg de aspirina (AAS) que se reitera diariamente y una dosis de carga de 300 mg de clopidrogrel, seguidos de 75 mg diarios durante 30 días. Pasado este término se continúa solo con AAS 100 mg/día. En caso de radioterapia de cuello puede extenderse más tiempo o indefinidamente.

★ **CONCLUSIONES**

Existen varios estudios que intentan definir la necesidad de cuidados críticos y el tiempo de estos. Aun cuando esto no parece estar claramente definido, creemos que una monitorización neurológica clínica y de variables vitales debe ser realizada por no menos de 24 horas y en pacientes de alto riesgo no inestables no menos de 48 horas y hasta que su situación clínica se estabiliza.

Se consideran pacientes de riesgo aquellos con hipertensión arterial preoperatoria, y con otros factores de riesgo médico como edad avanzada, infarto de miocardio previo, evidencias angiográficas de riesgo, como alto grado de estrechez homolateral, con obstrucción contralateral o sin ella, pobre circulación colateral y bajo flujo en territorio de la arteria cerebral media.

Algunos recursos técnicos sencillos como el DTC pueden ayudar a identificar pacientes con riesgo de hiperperfusión. Pero esto no ha sido ampliamente estudiado y, por otra parte, los patrones normales no necesariamente descartan el riesgo. Sin embargo, una angiografía de urgencia puede ser de mayor rentabilidad ante la aparición de cuadros neurológicos focales, habiendo descartado hemorragia cerebral, ya que será útil en al menos tres circunstancias: descartar complicaciones locales, trombosis o colgajo (flap) en el sitio de la EC u oclusión del stent en la ACS, embolias distales, que pueden ser removidas por aspiración o eventualmente tratarse con fibrinólisis, y finalmente evaluar la circulación colateral; si esta es buena, puede no hacer falta ninguna otra intervención.

Es necesario un estricto control de la tensión arterial. Deben evitarse tanto la hipotensión como la hipertensión arterial.

La enfermedad cerebrovascular es la tercera causa de muerte. Aproximadamente 20 a 35% de los ACV son atribuibles a enfermedad oclusiva de la carótida extracraneal. Consecuentemente es necesario su mejor abordaje clínico para la prevención del ACV. Esto incluye la adecuada selección del paciente, de la técnica (EC o ACS) y, desde luego, un correcto tratamiento perioperatorio para prevenir o limitar las complicaciones eventuales.

BIBLIOGRAFÍA

Biller J, Feinberg WM, Castaldo JE, Whittemore AD, Harbaugh RE, Dempsey RJ, et al. Guidelines for Carotid Endarterectomy. A Statement for Healthcare Professionals From a Special Writing Groupof the Stroke Council, American Heart Association. Stroke1998;29:554-62.

Bove EL, Fry WJ, Gross WS, Stanley JC. Hypotension and hypertension as consequences of baroreceptor dysfunction following carotid endarterectomy. Surgery 1979;85:633-7.

CAVATAS investigators. Endovascular versus surgical treatment in patients with carotid stenosis in the Carotid and Vertebral Artery Transluminal Angioplasty Study (CAVATAS): a randomised trial. The Lancet 2001; 357(9270):1729-37.

Clagett GP, Robertson JT. Postoperative Management. En: Barnett HJM (ed). Stroke pathophysiology, diagnosis, and management Philadelphia: Churchill Livingstone; 1998. pp.1216-23.

European Carotid Surgery Trialists' Collaborative Group. MRC European carotid surgery trial: interim results for symptomatic patients with severe (70-99%) or with mild (0-29%) carotid stenosis. Lancet 1991;337:1235-43.

Farooq MU, Goshgarian C, Jiangyong Min, Gorelic PB. Pathophysiology and management of reperfusion injury and hyperperfusio syndrome after carotid endarterectomy and carotid artery stenting. Exp & Trans Stroke Med 2016;8:7.

Goldstein LB, Hasselblad V, Matchar DB, McCrory DC. Comparison and meta-analysis of randomized trials of endarterectomy for symptomatic carotid artery stenosis. Neurology 1995;45:1965-70.

Gurm HS, Yadav JS, Fayad P, et al. Long-term results of carotid stenting versus endarterectomy in high-risk patients. N Engl J Med 2008; 358:1572.

Hussain MA, Mamdani M, Tu JV, Saposnik G, Khoushhal Z, Aljabri B, et al. Impact of Clinical Trial Results on the Temporal Trends of Carotid Endarterectomy and Stenting from 2002 to 2014. Stroke 2016;47(12):2923.

Imparato AM, Jacobowitz GR, Lamparello PJ, Giangola G, Adelman MA, Landis R. The cause of perioperative stroke after carotid endarterectomy. J Vasc Surg 1994;19:206-16.

Karapanayiotides T, Meuli R, Devuyst G, Piechowski-Jozwiak D, Dewarrat BA, Ruchat P, et al. 05;36;21-26; originally published online Dec 2, 2004; http://stroke.ahajournals.org/cgi/content/full/36/1/21. Consultado en junio de 2007.

Komoribayashi N, Kuniaki Ogasawara K, Masakazu Kobayashi M, Hideo Saitoh, Kazunori Terasaki, Takashi Inoue and Akira Ogawa. Cerebral hyperperfusion after carotid endarterectomy is associated with preoperative hemodynamic impairment and intraoperative cerebral ischemia. J Cerebr Blood F Met 2006; 26:878-84. www.jcbfm.com.

Londero HF, Vozzi C, Gadda C, Mendiz O. Carotid Interventions in Argentina Our Results and Perspectives. J Invasive Cardiol 1998;10(5):304-10.

Mudra H, Staubach S, Hein-Rothweiler R, Segerer M, Strohm H, Weber H, Ledwoch J. Long-Term Outcomes of Carotid Artery Stenting in Clinical Practice. Circ Cardiovasc Interv 2016;9.

North American Symptomatic Carotid Endarterectomy Trial Collaborators. Beneficial effect of carotid endarterectomy in symptomatic patients with high-grade carotid stenosis. N Engl J Med 1991;325:445-53.

Rothwell PM, Slattery J, Warlow CP. Systematic review of the risks of stroke and death due to endarterectomy for symptomatic carotid stenosis. Stroke 1996;27:260-5.

Rothwell PM, Slattery J, Warlow CP. Clinical and angiographic predictors of stroke and death from carotid endarterectomy: systematic review. BMJ. 1997;315(7122):1571-7.

Scheinert D, Reimers B, Cremonesi A, et al. Independent Modular Filter for Embolic Protection in Carotid Stenting. Circ Cardiovasc Interv 2017;10.

SPACE Collaborative Group, Ringleb PA, Allenberg J, Brückmann H, Eckstein HH, Fraedrich G, Hartmann M, Hennerici M, et al. 30 day results from the SPACE trial of stent-protected angioplasty versus carotid endarterectomy in symptomatic patients: a randomised non-inferiority trial. Lancet 2006;368(9543):1239.

Sundt TM, Jr, Sharbrough FW, Piepgras DG, Kearns TP, Messick JM, Jr, O'Fallon WM. Correlation of cerebral blood flow and electroencephalographic changes during carotid endarterectomy: with results of surgery and hemodynamics of cerebral ischemia. Mayo Clin Proc 1981;56:533-43.

Towne JB, Bernhard VM. The relationship of postoperative hypertension to complications following carotid endarterectomy. Surgery 1980;88:575-80.

Yadav JS, Wholey M H, Kuntz R E,Fayad, et al. Protected Carotid-Artery Stenting versus Endarterectomy in High-Risk Patients. New Engl J Med 2004;351(15):1493-501.

Analgesia, sedación y relajación en el paciente neurocrítico 50

Christian A. Casabella García y Carla D. Garay

ESTADO ACTUAL DE LA SEDACIÓN Y LA ANALGESIA EN CUIDADOS INTENSIVOS

La sedación y la analgesia (SA) se utilizan en los pacientes en ventilación mecánica (VM) para el tratamiento de síntomas frecuentes como el dolor y la ansiedad, para facilitar la tolerancia al entorno y la adaptación a la ventilación mecánica. Su uso inadecuado y liberal deriva frecuentemente en una entidad llamada sobresedación. En los últimos 20 años, numerosos estudios clínicos aleatorizados demostraron los efectos iatrogénicos de este enfoque.

La sedación profunda se asocia a mayor duración de la ventilación mecánica, de la estadía en cuidados intensivos y en el hospital y mayor desarrollo de complicaciones infecciosas y no infecciosas asociadas a la VM. Así, el estudio ABC ha demostrado que un enfoque protocolizado, con suspensión diaria de sedantes asociado a prueba de ventilación espontánea disminuye un 32% el riesgo relativo de muerte a un año. Consecuentemente, los objetivos terapéuticos han cambiado de sedación profunda a sedación superficial o ausencia de sedación en la mayoría de los pacientes. Por otro lado, menos sedación facilita la implementación de estrategias de movilización temprana, lo cual redunda en mayor independencia funcional al alta, menos *delirium*, mejor calidad de vida y menor costo.

Ciertas características de estos trabajos clínicos, sin embargo, deben tenerse en cuenta al analizar los resultados. La mayoría de los estudios, por una cuestión de diseño y necesidad de obtener consentimiento, incluyeron pacientes con más de 24-48 horas de VM. Esto hace que la intervención (p. ej., interrupción de la sedación, uso de fármacos específicos o ausencia de sedación) comience entre las 72 y 96 horas de VM. Se crea así una ventana temporal en la que no hay control estricto sobre los fármacos, dosis y objetivos terapéuticos que reciben los pacientes. La sedación inicial en la mayoría de los enfermos era profunda y probablemente no estrictamente protocolizada. En este contexto, Shehabi y cols. demostraron que la sedación profunda inicial es un predictor independiente de mortalidad y retraso de la extubación, con lo cual es factible que los efectos beneficiosos de las estrategias de minimización de sedantes se vean diluidos por el uso indiscriminado de fármacos y niveles profundos de sedación prealeatorización.

Por otro lado, los pacientes con lesión neurológica aguda grave (LNAG) fueron generalmente excluidos de estos estudios o representan un porcentaje muy pequeño del total de pacientes, lo cual hace aún muy difícil la extrapolación de los resultados. Al contrario de lo que ocurre en la población general de pacientes de cuidados intensivos, no existe un soporte bibliográfico fuerte en el cual basar las recomendaciones para el uso de SA en pacientes con LNAG.

Tradicionalmente, estos pacientes reciben de inicio, y durante un período de 24-48 horas, sedación profunda. Muchas veces, esto es una adecuada estrategia terapéutica en sí misma, con un objetivo neuroespecífico. Sin embargo, esto no quiere decir que todos los pacientes con LNAG deban recibir inicialmente sedación profunda.

El desafío consiste en identificar adecuadamente qué pacientes cumplen con criterios neuroespecíficos de sedación y cómo balancear los efectos beneficiosos de minimizar la SA (menor tiempo de VM, mejor examen neurológico, menos *delirium*, menor mortalidad) y el riesgo potencial de daño por aumento de la presión intracraneal y/o caída de la presión tisular de oxígeno.

En ausencia de trabajos aleatorizados con evidencia de calidad, se sugiere que la utilización de SA en los pacientes con LNAG se base en un protocolo institucional con especial énfasis en:

- Identificar indicaciones neuroespecíficas de sedación profunda.
- Seleccionar adecuadamente los fármacos.
- Identificar estrategias de titulación de SA.
- Identificar pacientes candidatos a interrupción de sedantes o uso de sedación mínima.
- Utilización de herramientas validadas de medición (escalas RASS, CPOT, BPS, EEG).

En algunas situaciones, la SA no está dirigida al control de la ansiedad, el dolor y la tolerancia al entorno, sino a cumplir un objetivo terapéutico específico. Algunos autores han llamado a estas situaciones "indicaciones neuroespecíficas de sedación".

INDICACIONES NEUROESPECÍFICAS DE SEDACIÓN Y ANALGESIA

Hipertensión intracraneal (HTIC)

En este contexto, la SA busca minimizar la tasa de consumo de oxígeno (CMRO2) y, a través de la disminución del volumen sanguíneo cerebral, controlar la hipertensión intracraneal, mantener una adecuada oxigenación tisular y evitar el daño isquémico. La SA forma parte de la primera línea de tratamiento de la HTIC junto con las medidas generales, como la elevación de la cabecera de la cama. Muchas veces, la HTIC se sostiene a lo largo de varios días haciendo necesaria la sedación profunda sostenida. En estos casos, las dosis y la profundidad de la sedación deben ajustarse a los parámetros derivados de la monitorización multimodal.

Tratamiento controlado de la temperatura (TTM)

El tratamiento controlado de la temperatura no puede lograrse sin suprimir la respuesta termogénica a través del uso de sedantes y eventualmente bloqueantes neuromusculares. Uno de los objetivos específicos de la SA en TTM es controlar los escalofríos. Durante el enfriamiento externo en pacientes neurológicos con fiebre se observó que el desarrollo de escalofríos se asocia a una disminución de la presión tisular de oxígeno cerebral ($PbtO_2$). Por lo tanto, todos los pacientes sometidos a TTM deberían ser rutinariamente sedados. Los bloqueantes neuromusculares (BNM) deberían ser utilizados cuando la SA no logra controlar la respuesta termogénica y evitar los escalofríos. Es fundamental tener en cuenta que la hipotermia disminuye el metabolismo de los sedantes y analgésicos y puede prolongar los tiempos de recuperación, alterando la precisión del examen neurológico para predecir el pronóstico en pacientes después del paro cardíaco. En esta situación, la implementación de protocolos específicos con monitorización sistematizada y limitación de las dosis de sedantes puede limitar la sobresedación.

Estado de mal epiléptico

Esta condición requiere generalmente sedación profunda, muchas veces sostenida. Las formas refractarias requieren el uso de fármacos anestésicos (propofol, midazolam, barbitúricos). La suspensión o disminución de los fármacos debe seguir un protocolo estricto bajo control con electroencefalograma (EEG), evitando la suspensión súbita de estos. Se trata por lo tanto de tratamiento de la actividad comicial más que de sedación en sí misma y el uso de sedantes debe guiarse por monitorización neurofisiológica.

Es importante comprender que la sedación profunda debería ser cuantificada para evitar la sobresedación y el desarrollo de supresión periódica de ondas. Esta última ha sido asociada a coma, *delirium* y mortalidad. En estas situaciones, al igual que con el uso de bloqueantes neuromusculares, las escalas clínicas de sedación carecen de utilidad, ya que una vez que el paciente no tiene respuesta a estímulos es imposible cuantificar la profundidad de la sedación. Ha sido demostrado que un valor de RASS -5 puede corresponder a diferentes valores BIS, desde un adecuado plano anestésico hasta un EEG prácticamente isoeléctrico. Por lo tanto, la monitorización con EEG o EEG procesado (BIS) podría aportar información adicional que ayude a titular las dosis de sedantes y analgésicos, evitando su uso excesivo.

En todas las otras situaciones no englobadas bajo el título de indicaciones neuroespecíficas de sedación, la SA debe manejarse de la misma manera que en la población de pacientes sin LNAG, a través de un protocolo de sedación y analgesia específico favoreciendo el uso de sedación superficial o no sedación.

Prueba de suspensión de sedantes en pacientes con LNAG

Algunos centros utilizan las pruebas neurológicas de despertar (NWT), que consisten en la suspensión de los sedantes y posterior evaluación clínica con el objetivo de obtener información que no está disponible por otros medios. Esto podría presentar utilidad en situaciones en las que la puntuación GCS inicial puede sobreestimar la magnitud de la lesión (uso concomitante de alcohol o drogas, convulsiones, shock, etc.) o incluso posterior al tratamiento definitivo de la lesión (clipado, evacuación de lesiones ocupantes de espacio). Como se expresó previamente, la interrupción diaria de los sedantes y la utilización de sedación superficial se ha asociado a mejores resultados a largo plazo. Sin embargo, los riesgos asociados con el NWT podrían ser elevados y algunos autores han sugerido evitarlos. El riesgo potencial más evidente sería el aumento de la presión intracraneal (PIC) con caída de la presión de perfusión cerebral (PPC), asociada a un desafío metabólico energético para el cerebro lesionado.

Existen estudios fisiológicos que demuestran que existe una respuesta de estrés asociada al NWT (aumento de los niveles de catecolaminas y cortisol) y que –si bien hay aumentos de la PIC y de la PPC– estos cambios son generalmente discretos y transitorios. Más allá de esto, es lícito especular que los pacientes podrían desarrollar alteraciones tanto a nivel regional como global en la oxigenación y metabolismo cerebral. Para evaluar esto se observó el comportamiento de la saturación mixta de oxígeno en el bulbo de la yugular ($SvJO_2$), la $PbtO_2$ y la microdiálisis (MD) durante el NWT. No se pudieron objetivar cambios significativos en los parámetros de MD (glucosa, glutamato, glicerol, lactato, piruvato, cociente lactato/piruvato) independientemente del flujo de MD estudiado (0,3 y 1 mμL/min), tampoco en la PtO_2 y, en ningún caso, se observaron valores de la presión tisular de oxígeno (PtO_2) menores de 10 mm Hg. Los parámetros de monitorización global de la oxigenación no presentaron cambios tampoco ($SvJO_2$, diferencia arterio arteriorioyugular de oxígeno, lactato y glucosa).

Algunas características de los estudios deben tenerse en cuenta a la hora de interpretar estos hallazgos. La medición de MD y PtO_2 reflejan fenómenos muy focales y sus resultados no representan necesariamente lo que puede estar ocurriendo en otras áreas del cerebro (zona de penumbra); aunque no fueron detectadas alteraciones globales ($SvJO_2$ y sus derivados). Por otro lado, la población estudiada es heterogénea (lesiones focales y lesiones difusas que pueden tener un comportamiento diferente). Por último, deberíamos destacar que se excluyeron del estudio aquellos pacientes que clínicamente se caracterizaban por tener una respuesta muy marcada de elevación de la PIC o caída de la PPC, es decir, si los pacientes se encontraban muy inestables no eran incluidos en el estudio. Por lo tanto, estos resultados deberían interpretarse en ese contexto.

El uso de NWT no se asoció a efectos deletéreos sobre el metabolismo energético cerebral en un grupo de pacientes heterogéneos, muchos de los cuales tenían lesiones focales y sus niveles de PIC y PPC se encontraban relativamente estabilizados.

Esto no significa que el NWT sea lícito en todos los pacientes con lesión neurológica aguda grave. Pero sí demuestra que en pacientes seleccionados (PIC estable, ausencia de deterioro reciente, sin desplazamiento de la línea media en la TC, sin anomalías pupilares recientes), el NWT podría ser seguro, brindar información adicional a la monitorización multimodal y contribuir a la minimización del uso de SA.

Selección de fármacos para sedación profunda

La evidencia que compara diferentes esquemas de SA en pacientes con LNAG es escasa y de limitada calidad. Por otro lado, las unidades de cuidados neurocríticos parecen utilizar tanto benzodiazepinas como propofol, como fármacos de primera línea.

Las benzodiazepinas han sido durante muchos años consideradas los fármacos de primera elección para la SA de los pacientes críticos. Sin embargo, no están libres de efectos adversos y han sido asociadas a *delirium*, acumulación y sobresedación, prolongando la duración de la ventilación mecánica y la internación en cuidados intensivos. El tiempo al despertar se prolonga, limitando la utilidad del examen clínico, llevando a mayor uso de estudios complementarios como tomografía, resonancia y electroencefalograma. Por otro lado, en pacientes con LNAG el desarrollo de taquifilaxia lleva habitualmente al uso progresivo de mayores dosis y a dificultades en el control de la HTIC. Esto ha llevado progresivamente a que las benzodiazepinas sean abandonadas como primera elección.

En este contexto, el propofol se afianza como el fármaco de primera línea en los pacientes con indicaciones neuroespecíficas de sedación. Su vida media más corta y su escasa acumulación en relación con el midazolam lo transforman en una medicación con un mejor perfil, que permitiría minimizar los tiempos al despertar una vez suspendida la infusión, facilitando el desarrollo del examen físico. Al menos un metanálisis ha encontrado que es tan efectivo como el midazolam para controlar la PIC y optimizar la PPC. Sus efectos hemodinámicos deben tenerse en cuenta, especialmente en pacientes hipovolémicos o dependientes de la precarga. El síndrome de propofol –si bien poco frecuente– debe considerarse como una potencial complicación. Los niveles de triglicéridos deben monitorizarse frecuentemente, y debe definirse un punto de corte a partir del cual suspender la infusión (habitualmente 500-600 mg/dL).

La ketamina no se recomendaba habitualmente como sedante en pacientes con LNAG por preocupaciones con respecto a sus efectos sobre la PIC. Sin embargo, varios estudios posteriores demostraron que disminuye la PIC optimizando la PPC, sobre todo si se mantiene la normocapnia. Por otro lado, la investigación básica evidencia efectos beneficiosos sobre la excitotoxicidad, la apoptosis neuronal y la neuroinflamación. En un estudio clínico reciente se demostró que la ketamina es el único sedante que se asocia a una disminución de las despolarizaciones diseminadas en pacientes con LNAG. Siguiendo esta hipótesis, un estudio retrospectivo en pacientes con hemorragia subaracnoidea demostró que los pacientes sedados con ketamina desarrollaban menos déficits isquémicos tardíos que aquellos que recibían midazolam. Si bien se necesitan estudios prospectivos para certificar estos hallazgos, la ketamina podría en el futuro tener un papel más definido en la sedación de pacientes con LNAG.

★ **CONCLUSIONES**

En los últimos años se ha observado un cambio de paradigma hacia sedación superficial o no sedación en los pacientes generales de cuidados intensivos. Sin embargo, la evidencia para trasladar dicha práctica a los pacientes de cuidados neurocríticos es escasa. Lo que hace diferente a este grupo de pacientes es la presencia de indicaciones neuroespecíficas de sedación, situaciones en las que la sedación tiene un objetivo específico además de suprimir el dolor, la ansiedad y optimizar la interacción con el ventilador. El desafío reside en balancear los efectos beneficiosos de minimizar la SA (menor tiempo de VM, mejor examen neurológico, menos *delirium*, menor mortalidad) y el riesgo potencial de daño por aumento de la presión intracraneal y/o caída de la presión tisular de oxígeno.

EL NWT podría ser utilizado con cuidado en una población seleccionada de pacientes neurológicos críticos (PIC estable, ausencia de deterioro reciente, sin desplazamiento de la línea media en la TC, sin anomalías pupilares recientes).

Si bien las benzodiazepinas han sido consideradas por mucho tiempo de primera elección, su asociación a mayor duración de la ventilación mecánica y a *delirium* las desplaza actualmente a fármacos de segunda línea (salvo indicaciones específicas como estado de mal epiléptico o abstinencia).

BIBLIOGRAFÍA

Barr J, Fraser GL, Puntillo K, Ely EW, Gelinas C, Dasta JF, et al. Clinical practice guidelines for the management of pain, agitation, and delirium in adult patients in the intensive care unit. Crit Care Med 2013;41:263-306.

Hertle DN, Dreier JP, Woitzik J, Hartings JA, Bullock R, et al. Effect of analgesics and sedatives on the occurrence of spreading depolarizations accompanying acute brain injury. Brain 2012;135:2390-8.

May TL, Seder DB, Fraser GL, Stone P, McCrum B, Riker RR. Moderate-dose sedation and analgesia during targeted temperature management after cardiac arrest. Neurocrit Care 2015;22:105-11.

Samaniego EA, Mlynash M, Caulfield AF, Eyngorn I, Wijman CA. Sedation confounds outcome prediction in cardiac arrest survivors treated with hypothermia. Neurocrit Care 2011;15:113-9.

Shehabi Y, Chan L, Kadiman S, Alias A, Ismail WN, Tan MA, et al. Sedation Practice in Intensive Care Evaluation (SPICE) Study Group investigators. Sedation depth and long-term mortality in mechanically ventilated critically ill adults: a prospective longitudinal multicentre cohort study. Intensive Care Med 2013;39(5):910-8.

Skoglund K. The Neurological Wake Up Test in Neurocritical Care. Acta Universitatis Upsaliensis. Digital comprehensive summaries of Upssala disertations from the faculty of medicine 777. Upsala; 2012. pp. 70.

Véanse **Preguntas de autoevaluación**. **?**

Anestesia en el paciente neurocrítico

51

Adriana Pérez

INTRODUCCIÓN

El objetivo de este capítulo es proporcionar una orientación acerca del tratamiento perioperatorio del paciente neurocrítico, teniendo en cuenta las características particulares de cada individuo y de cada patología, las cuales pueden requerir un tratamiento anestésico y de monitorización específica.

Es fundamental destacar la importancia de una comunicación dinámica entre los integrantes del equipo tratante para optimizar la preparación del paciente antes del procedimiento, durante la intervención y los cuidados posoperatorios.

OBJETIVOS

Además de los objetivos que deben cumplirse en cualquier procedimiento anestésico (hipnosis y amnesia, analgesia, relajación neuromuscular y supresión de respuestas neurovegetativas), en los pacientes neurocríticos lo primordial es disminuir al mínimo el daño secundario, para lo cual se requiere:

- Relajación cerebral adecuada.
- Disminución del metabolismo cerebral.
- Utilización de fármacos que permitan un rápido despertar para lograr una evaluación neurológica inmediata.
- Mantenimiento de la perfusión y oxigenación cerebral.

VALORACIÓN PREOPERATORIA

Su propósito es identificar factores de riesgo modificables, optimizar las condiciones preoperatorias, explicar los riesgos y formular el mejor plan anestésico para cada paciente en particular.

La clasificación de la Sociedad Americana de Anestesiólogos (ASA, *American Society of Anesthesiologists*) está universalmente aceptada para la estratificación de las enfermedades preexistentes de los pacientes. Aunque no tiene en cuenta el riesgo quirúrgico ni la edad, establece una buena correlación con la morbimortalidad perioperatoria. Una puntuación entre 3 y 5 en esta escala es un factor predictivo independiente de complicaciones cardiovasculares en pacientes neuroquirúrgicos y, además, es un factor de mayor incidencia de mortalidad.

Historia clínica

Se deben tener en cuenta enfermedad primaria, historia clínica general, antecedentes quirúrgicos (dificultades con el tratamiento de la vía aérea, requerimientos de internaciones en terapia intensiva, presencia de náuseas y vómitos en el posoperatorio), hábitos tóxicos, alergias, antecedentes familiares y la medicación habitual. Esto último de fundamental importancia porque pueden interferir con fármacos anestésicos como la fenitoína y la carbamazepina, que aumentan el metabolismo de los relajantes esteroides, el ácido valproico, que provoca disfunción plaquetaria, y los inhibidores de la enzima convertidora de angiotensina (IECA), que pueden provocar inestabilidad hemodinámica intraquirúrgica, y asimismo numerosos fármacos proclives a alterar la coagulación.

Con respecto a la medicación se recomienda antes de la intervención:

- Mantener: betabloqueantes y agonistas alfa 2, antagonistas cálcicos, estatinas, antiparkinsonianos, anticonvulsivos, antitiroideos, tiroxina, broncodilatadores, antiarrítmicos, diuréticos.
- Retirar: IECA, anticoagulantes orales, antiplaquetarios, antidiabéticos orales (metformina: suspender 24 a 48 h antes de la cirugía; el resto no dar solo el día previo).
- Evaluar riesgo/beneficio: aspirina, otros antiinflamatorios no esteroides (AINE).

Antecedentes por sistema

Sistema nervioso

Se debe evaluar y documentar el estado neurológico basal de los pacientes para planificar la estrategia anestésica más adecuada y evitar posibles complicaciones posoperatorias. Hay que tener presente que los pacientes con distintos grados de deterioro del sensorio pueden requerir menores dosis de agentes anestésicos, pueden tener retraso en el despertar y precisar ventilación mecánica posquirúrgica. Las lesiones del tronco encefálico aumentan el riesgo de broncoaspiración en estos pacientes. Indagar sobre la presencia de signos y síntomas de lesión de pares craneales bajos.

Aparato cardiovascular

La hipertensión arterial (HTA) es una enfermedad preexistente muy frecuente; los pacientes hipertensos tienen habitualmente un volumen plasmático reducido, lo que provoca mayor susceptibilidad a la vasodilatación sistémica de los anestésicos, causando mayor inestabilidad hemodinámica en el intraoperatorio.

La presencia de factores de riesgo como angina inestable, arritmias significativas, insuficiencia cardíaca descompensada o valvulopatías graves requieren evaluación por un cardiólogo, razón por la cual debería posponerse el procedimiento quirúrgico siempre que sea posible.

Aparato respiratorio

El riesgo de complicaciones respiratorias posoperatorias se encuentra aumentado en pacientes con enfermedad pulmonar previa; es importante optimizarlos al máximo antes del procedimiento. Los pacientes con patologías pulmonares tienen riesgo aumentado de presentar broncoespasmo, de toser o sufrir laringoespasmo durante la extubación.

Sistema endocrino

El control glucémico es esencial, ya que la hipoglucemia pone en riesgo el aporte energético cerebral y puede provocar convulsiones, y la hiperglucemia se asocia a edema cerebral, infecciones, mala cicatrización de la herida y mal pronóstico neurológico.

El síndrome de Cushing presenta sobrecarga de volumen, hipopotasemia y alcalosis metabólica que deben ser corregidas previamente. Se debe suplementar la dosis de corticosteroides en pacientes que los reciben en forma crónica para evitar la insuficiencia suprarrenal aguda.

Los pacientes con acromegalia suelen presentar dificultad para la ventilación e intubación debido a distorsión craneofacial y a la macroglosia.

En pacientes con diabetes insípida deben vigilarse estrechamente el estado de hidratación y los electrolitos.

Aparato gastrointestinal

Se deben identificar factores que puedan predisponer a la broncoaspiración, como estómago ocupado, retardo en el vaciamiento gástrico, disfunción de pares bajos, deterioro del nivel de conciencia. En estos pacientes es imprescindible realizar inducción en secuencia rápida.

Función renal

La insuficiencia renal crónica habitualmente es secundaria a otras patologías como la HTA o la diabetes. En estados avanzados puede presentar neuropatía autonómica, encefalopatía, retención hídrica, HTA, trastorno del medio interno, alteración plaquetaria y anemia.

En estos pacientes, el uso de sustancia de contraste para estudios radiológicos, diuréticos de asa u osmóticos y los AINE son factores de riesgo para empeoramiento de la función renal y deberían evitarse.

Condiciones hematológicas

Evaluar la presencia de trastornos de la coagulación o medicación antiplaquetaria o anticoagulante, ya que las hemorragias en pacientes neuroquirúrgicos son especialmente graves.

Estudios complementarios

Todos los pacientes neuroquirúrgicos deben contar con un laboratorio básico y coagulograma. La solicitud de otras determinaciones dependerá de cada paciente en particular (por ejemplo dosajes hormonales o de anticonvulsivos).

El electrocardiograma (ECG) está indicado en pacientes mayores de 50 años o menores con antecedentes o patologías asociadas. El ecocardiograma se solicita en enfermedades valvulares, función cardiológica alterada o aquellos pacientes que van a requerir posición sedente. La placa de tórax, en caso de enfermedades cardiovasculares o pulmonares, alteraciones anatómicas de la vía aérea, fumadores o riesgo de lesiones metastásicas, y la espirometría en pacientes con sospecha de enfermedad pulmonar obstructiva crónica (EPOC) o síntomas respiratorios.

Evaluación de vía aérea

El riesgo de vía aérea (VA) dificultosa en pacientes neurocríticos puede superar el de la población general por ciertos contextos clínicos tales como politraumatismo (traumatismo craneal, facial o cervical), tumores de hipófisis o de fosa posterior y afección de pares bajos. Asimismo, el riesgo de complicaciones asociadas a hipoxia (pacientes con alteración del sensorio) se encuentra elevado, por lo que una correcta valoración previa de la VA e instrumentación adecuada de esta es imperativa.

En los pacientes con afectación de pares bajos es aconsejable realizar traqueostomía días antes del acto quirúrgico, cuando se espera la intubación prolongada.

En la existencia de lesiones cervicales se debe realizar la semiología del paciente despierto evaluando con los movimientos cervicales la presencia de dolor, foco motor o sensitivo y planificar la maniobra de intubación orotraqueal (IOT) con cabeza neutra o con fibrobroncoscopia, monitorizando los potenciales evocados.

Ayuno preoperatorio

Las normativas existentes para el ayuno preoperatorio están formuladas específicamente para los procedimientos electivos, quedando excluidas otras situaciones que se evalúan en cada caso en particular.

Cirugías programadas

Sólidos: hasta 8 horas previas.

Líquidos claros (se excluyen gaseosas, leche y jugos con pulpa): hasta 2 horas previas.

Alimentación enteral: en pacientes sin IOT o con intubación sin balón hasta 8 horas, y en pacientes con IOT o cánula de traqueostomía con balón (VA protegida) no es necesario cumplir ayuno (excepto si se requiere recambio de dispositivo traqueal).

Contraste oral: hasta 3 horas previas.

Estómago ocupado

En aquellos individuos con estómago ocupado está indicada la intubación con el paciente despierto, conservando los reflejos de vía aérea para evitar la aspiración del contenido gástrico. Es de utilidad preoxigenar si hay ventilación espontánea y evitar ventilar al paciente con presión positiva con máscara facial.

En patologías que cursan con hipertensión intracraneal, donde la intubación vigil puede empeorar el cuadro, está indicado el procedimiento con el paciente dormido utilizando relajantes musculares de acción rápida y maniobra de Sellick.

TRATAMIENTO ANESTÉSICO

Monitorización básica

Los distintos parámetros para evaluar son pulsioximetría, capnografía, ECG continuo, presión arterial no invasiva y temperatura, que deben ser monitorizados en forma sistemática durante todo el acto anestésico. También se deberá tener en cuenta, dependiendo del tipo de cirugía y los antecedentes del paciente, la evaluación de la glucemia y el medio interno.

Monitorización avanzada

La tensión arterial invasiva está indicada en la mayoría de los procedimientos neuroquirúrgicos de acuerdo con su nivel de complejidad. Por medio de la línea arterial se podrán medir, además, variables dinámicas tales como variación de la presión de pulso, variación de la presión sistólica, variación del volumen sistólico, gasto cardíaco e índice cardíaco, los cuales pueden ser medidos por medio de sistemas no invasivos.

La colocación de una vía venosa central (VVC) es necesaria en pacientes con alto riesgo de embolia aérea y en aquellos en los que se sospecha gran pérdida de volumen, como los que presentan tumores altamente vascularizados o que comprometen estructuras vasculares como senos venosos y/o arterias y en patología vascular. No es necesario recurrir a una VVC para la administración de vasopresores: pueden utilizarse catéteres venosos periféricos mayores de 18 G que no se encuentren en articulaciones, controlados por ecografía antes de usarse y verificando el retorno venoso en forma sistemática; de esta forma se evita el uso de VVC disminuyendo la comorbilidad y el costo.

Para la monitorización de la profundidad anestésica se utiliza el índice biespectral (BIS); el intervalo aconsejado durante el acto quirúrgico oscila entre 40 y 60.

El NIRS (oxigenación cerebral no invasiva) se utiliza para monitorizar cambios en el metabolismo cerebral de oxígeno en las arterias cerebral media y anterior. Su indicación vale para aquellas situaciones en las que exista un riesgo potencial de alteración de la oxigenación cerebral. Es un método sencillo para identificar el límite inferior de la autorregulación, el punto por debajo del cual el flujo sanguíneo cerebral (FSC) y la oxigenación tisular se hacen dependientes de la presión.

La ecografía transesofágica (ETE) se utiliza como monitorización de elección en la cirugía de pacientes en posición sedente.

Inducción a la anestesia

Fármacos de elección

Hipnóticos intravenosos

El propofol produce vasoconstricción cerebral reduciendo el metabolismo y el FSC. Disminuye la presión intracraneal (PIC) conservando la autorregulación cerebral y la reactividad al dióxido de carbono (CO_2), incluso en dosis altas. Desciende la presión arterial media (PAM), por lo que hay que vigilar en forma cuidadosa la presión de perfusión cerebral (PPC). Posee efecto antiemético con disminución de la incidencia de náuseas y vómitos en el posoperatorio.

El tiopental, al igual que el propofol, conserva la autorregulación cerebral y la respuesta al CO_2. Disminuye el consumo metabólico cerebral (CMC) y la PIC. Produce caída de la PAM por vasodilatación periférica y aumento de la frecuencia cardíaca (FC) por efecto vagolítico central.

Las benzodiazepinas producen disminución del FSC y el CMC, sin alterar la autorregulación ni la respuesta al CO_2. Tienen además efectos anticonvulsivos. Cuando se utilizan como único fármaco para la inducción anestésica, el inicio de su acción hipnótica es un poco más lento que el del resto de los inductores. Dan una gran estabilidad hemodinámica, aunque la recuperación posanestésica es lenta por los hipnóticos utilizados para manteniendo de la PPC. Adicionalmente reducen el CMC, el FSC y la PIC. Producen menos alteración de los potenciales evocados somatosensoriales y motores que el tiopental y el propofol. Pueden ocasionar movimientos mioclónicos, a veces erróneamente interpretados como convulsiones, y su uso prolongado puede causar supresión de la respuesta adrenocortical al estrés.

La ketamina es el único de los agentes inductores que posee importante efecto analgésico. Aumenta el FSC con ligero incremento en el CMC. No se usa como agente inductor en pacientes neuroquirúrgicos por su efecto proepiléptico y el aumento de la PIC.

Opioides

En dosis bajas tienen poco efecto sobre el FSC y el CMC. En pacientes con distensibilidad (*compliance*) cerebral reducida, la hipotensión arterial sistémica puede producir un aumento secundario de la PIC por vasodilatación compensatoria. No existe evidencia de vasodilatación cerebral directa. No alteran la autorregulación cerebral ni la respuesta al CO_2.

El fentanilo en altas dosis puede disminuir el CMC y el FSC pero también la PAM.

El remifentanilo produce buena analgesia y rápido despertar con una vida media sensible al contexto de 3 a 5 minutos, por lo que tiene una rápida eliminación, independientemente de la duración de la infusión que permite una temprana evaluación neurológica.

La morfina se usa frecuentemente para analgesia posoperatoria, posee escasos efectos hemodinámicos a nivel cerebral; sin embargo, puede producir hipoventilación en dosis inadecuadas.

Agentes inhalatorios

Todos los anestésicos volátiles suprimen el metabolismo cerebral en forma dependiente de la dosis. En dosis de 0,5 concentración alveolar mínima (CAM) predomina la disminución del FSC; con CAM por encima de 1 sucede lo contrario: predomina la actividad vasodilatadora con aumento significativo del FSC a pesar de una reducción sustancial del metabolismo cerebral. Con la excepción del sevoflurano, que parece preservar la autorregulación cerebral incluso en dosis clínicas más relevantes, el resto de los agentes inhalatorios empeoran la autorregulación de manera dependiente de la dosis. La respuesta al CO_2 está bien mantenida durante la anestesia con todos los anestésicos volátiles. El sevoflurano y el desflurano permiten rápida recuperación posanestésica.

Relajantes musculares

No atraviesan la barrera hematoencefálica (BHE); su efecto en el cerebro es secundario a la liberación de histamina, que puede disminuir la PPC. Habitualmente en neuroanestesia se utilizan solo para la intubación orotraqueal, ya que en varios procedimientos se realiza monitorización de potenciales motores y el uso de relajantes altera su respuesta.

El pancuronio administrado en bolo puede producir un aumento brusco de la tensión arterial (TA), que podría aumentar la PIC en pacientes con distensibilidad y autorregulación alteradas. El atracurio produce en dosis altas liberación de histamina, y su metabolito es proconvulsivo. El rocuronio no altera la PIC y mantiene la estabilidad hemodinámica, además posee la ventaja de tener un rápido inicio de acción que permite la IOT en secuencia rápida.

La succinilcolina puede producir aumentos de la PIC que son transitorios y pueden ser minimizados en pacientes en buen plano anestésico. No debe considerarse como contraindicada en pacientes neurocríticos en circunstancias en las que su uso sea apropiado para conseguir parálisis neuromuscular rápida; encon estos casos, evaluar riesgo/beneficio.

Posiciones quirúrgicas

Las posiciones más utilizadas en neuroanestesia son los decúbitos dorsal, prono y lateral, banco de plaza, concorde y sedestación, todas ellas con elevación de la cabeza entre 20 y 30 grados evaluando, en forma cuidadosa, la flexión cervical y la rotación de la cabeza, para evitar interferir con el retorno venoso y linfático. Es fundamental la protección ocular para evitar lesiones corneales o ceguera por compresión directa del globo ocular, y evitar las neuropatías periféricas por compresión o estiramiento de los nervios.

Mantenimiento de la anestesia

Técnicas anestésicas

Durante el período intraoperatorio, la intensidad de los estímulos dolorosos es muy variable: es máxima durante la colocación del cabezal neuroquirúrgico y el abordaje, hasta casi nula durante el tiempo intradural en patología supratentorial; es por esto que los requerimientos anestésicos también son variables. No sucede lo mismo en aquellas cirugías infratentoriales donde la tracción de los pares craneales puede generar estímulos dolorosos.

La anestesia intravenosa total (TIVA) con propofol asociado a opioides o la anestesia balanceada (halogenados más opioides) no han demostrado diferencias en el tratamiento de estos pacientes; por lo tanto, es conveniente individualizar cada caso. Se prefiere TIVA en pacientes con hipertensión intracraneal en dosis neuroprotectoras de propofol o en aquellos que requieran monitorización intraoperatoria de potenciales evocados somatosensoriales, ya que algunos agentes inhalatorios pueden interferir con ellos.

Ventilación mecánica

Se recomienda mantener normocapnia o ligera hipocapnia durante todo el procedimiento ($PaCO_2$ alrededor de 35 mm Hg), utilizando la hiperventilación únicamente si aparece edema cerebral intraoperatorio no controlable con otros medios.

La aplicación de presión positiva al final de la espiración (PEEP) solo repercutirá en la PIC, cuando la elevación de la presión intratorácica causada por aquella sea superior al nivel de PIC basal. Si la cabeza se encuentra por encima del nivel del tórax, el aumento de la presión intratorácica se transmitirá en menor medida a los senos venosos y la PEEP producirá menos efectos sobre la PIC.

En el intraoperatorio de los pacientes con traumatismo craneoencefálico (TCE) se debe optimizar la PPC y la oxigenación a fin de evitar la lesión secundaria y proporcionar condiciones adecuadas para la intervención. Los pacientes con contusiones pulmonares asociadas pueden requerir PEEP para mejorar la oxigenación, pero esta no puede elevarse de forma indiscriminada, ya que un excesivo aumento de la presión intratorácica puede comprometer el retorno venoso cerebral.

En un estudio realizado en pacientes neuroquirúrgicos se compararon maniobras de reclutamiento con PEEP escalonada hasta 15 y maniobras de presión positiva continua en las vías respiratorias (CPAP) a 40 cm H_2O en 40 segundos. Los pacientes del grupo PEEP no presentaron deterioro hemodinámico y consiguieron mejorar la oxigenación sin afectar la PIC y la PPC, mientras que el grupo CPAP presentó aumento de la PIC y disminución de la PPC sin generar aumento significativo de la oxigenación. Se recomienda tener monitorización de tensión arterial invasiva para evaluar la maniobra de reclutamiento y los posibles cambios hemodinámicos.

Fármacos no anestésicos utilizados en el intraoperatorio

Los anticonvulsivos están indicados solo en situaciones específicas, en pacientes con tratamiento anticonvulsivo previo, en tumores con gran expresión cortical, hemorragia subaracnoidea (HSA), TCE, y en aquellos casos que requieran estimulación de la corteza motora intraquirúrgica.

Los corticosteroides disminuyen y limitan la formación de edema. Su uso no está indicado en pacientes con TCE grave ya que no se han podido demostrar beneficios y sí efectos indeseados. Los corticosteroides más utilizados son la dexametasona por su efecto en la reducción del edema peritumoral, la hidrocortisona como prevención de la insuficiencia suprarrenal aguda en los pacientes con tumores de hipófisis y la metilprednisolona en pacientes con lesiones medulares agudas por traumatismo o tumores, aunque su uso sigue siendo controvertido.

La etiología de las náuseas y vómitos en el posoperatorio s multifactorial, pues influyen tanto el paciente, como el tipo de anestesia y la cirugía. Es muy importante su prevención ya que pueden generar aumentos bruscos de la PIC en pacientes neurocríticos. La estrategia aceptada es identificar el riesgo basal y aplicar la profilaxis antiemética más adecuada. La combinación de fármacos siempre es preferible, ya que los efectos sobre diferentes receptores son aditivos. El fármaco más utilizado es el ondansetrón en combinación con dexametasona.

Los AINE se deben considerar ya que poseen un efecto sinérgico con los opioides; su administración está recomendada al finalizar la cirugía por su acción sobre la antiagregación plaquetaria.

Tratamiento con líquidos

El líquido de elección en el mantenimiento es, sin duda, la solución fisiológica (SF) al 0,9%. Se reserva el uso de la solución de Ringer en casos de acidosis hiperclorémica, por su condición hipoosmótica con respecto al plasma. En cuanto a los coloides se sabe que son un grupo heterogéneo y hay que guiarse por las especificaciones de cada uno en particular, sobre todo con respecto a su osmolaridad. Todos los estudios disponibles en la actualidad de cristaloides vs. coloides tienen limitaciones, por lo que la recomendación actual sería que la SF al 0,9% se prefiere como líquido de mantenimiento en la mayoría de las situaciones neuroquirúrgicas; la albúmina (coloide de referencia) puede usarse como coadyuvante cuando se considere apropiado, excepto en pacientes con TCE en los cuales podría aumentar la mortalidad.

Los coloides no ofrecen ventajas significativas sobre los cristaloides con respecto a los efectos hemodinámicos. No existe evidencia para recomendar el uso del resto de los coloides sintéticos.

La selección de líquidos debe basarse en sus indicaciones, contraindicaciones y potenciales efectos tóxicos para optimizar su eficacia y disminuir su toxicidad. No existe en la actualidad un líquido ideal. La terapia guiada por metas mejora los resultados y ayuda a mantener la perfusión cerebral. El objetivo final es mantener la normovolemia con líquidos que mantengan la osmolaridad sérica normal o ligeramente aumentada, monitorizándola repetidamente.

Emergencia de la anestesia

Decisión de despertar al paciente

Después de una neurocirugía lo deseable es despertar al paciente en forma inmediata para lograr una evaluación neurológica temprana. Hay ciertas situaciones en las cuales se opta por un despertar diferido, tales como alteraciones previas del estado de conciencia, importante edema o PIC aumentada, sangrado masivo, inestabilidad hemodinámica y lesiones de pares craneales bajos o tronco encefálico.

Causas de retardo en el despertar

Algunas de las posibles causas en neurocirugía son efectos residuales de los anestésicos, o causas metabólicas, sangrados, edema, isquemia, convulsiones, estado de mal epiléptico no convulsivo, hipotensión de líquido cefalorraquídeo (LCR) y neumoencéfalo. En esta situación es imprescindible realizar una neuroimagen para lograr el diagnóstico e instaurar tratamiento de forma urgente.

Reversores

Hay determinados fármacos utilizados en neuroanestesia que poseen reversores específicos. Es importante aclarar que su uso no es rutinario, sino se reserva para situaciones específicas, como sospecha de retardo en el despertar de causa farmacológica.

El flumazenil no tiene efecto sobre el CMC y el FSC, en pacientes con TCE puede aumentar la PIC y puede antagonizar el efecto antiepiléptico de las benzodiazepinas.

La naloxona no se recomienda en neuroanestesia por la intensa respuesta simpática que genera pudiendo ocasionar HTA con hemorragia intracerebral secundaria.

Con respecto a los reversores de los relajantes neuromusculares contamos con la neostigmina, que no atraviesa la BHE, y el sugammadex, que es un quelante con mayor especificidad para el rocuronio.

COMPLICACIONES INTRAOPERATORIAS

Edema cerebral

Además de las medidas generales y farmacológicas como el propofol y los barbitúricos en infusión continua, para su tratamiento contamos con las soluciones hiperosmolares y diuréticos cuyas indicaciones son precisas como por ejemplo TCE grave o edema cerebral maligno. Una vez que tomamos la decisión de utilizarlas en el intraoperatorio es necesario saber que, durante la fase hipervolémica, las condiciones del cerebro empeoran notablemente, motivo por el cual el cirujano debe esperar el inicio de la fase diurética para continuar con la

cirugía. Estas soluciones generan un gradiente entre el plasma y el cerebro que depende no solo de la osmolaridad sino también de la integridad de la BHE.

El manitol es un diurético osmótico que establece un gradiente entre el plasma y el cerebro con descenso de la PIC. Presenta como efectos adicionales mejoría de la función cardiovascular, viscosidad sanguínea y reología del glóbulo rojo mejorando el flujo sanguíneo y la entrega de O_2, además disminuye la tasa de producción de LCR. Produce diuresis osmótica pudiendo ocasionar hipotensión en pacientes hipovolémicos, hiponatremia y edema agudo de pulmón en pacientes con disfunción preexistente. Hay que monitorizar la osmolaridad plasmática en forma regular por el riesgo de fallo renal (sobre todo con osmolaridades plasmáticas mayores de 320 mOsm/L).

La furosemida potencia el efecto del manitol con mayor disminución del contenido cerebral de agua. Además disminuye la producción de LCR, lo que explicaría el sinergismo. Está indicada en la preinducción anestésica en lesiones supratentoriales para mejorar la condición cerebral.

La solución salina hipertónica (SSHT) al 3% produce menor efecto rebote que el manitol por su mayor coeficiente de refracción. Además genera una mayor expansión de volumen, con mejoría del gasto cardíaco y el flujo sanguíneo regional, beneficia la inmunomodulación y mejora la viscosidad sanguínea y la reología del eritrocito. Como efectos adversos puede observarse fallo renal, coagulopatía, edema agudo de pulmón, flebitis y necrosis por extravasación y mielinólisis; el problema más frecuente es la acidosis hiperclorémica, que generalmente no requiere tratamiento. Se administra en bolos de 250 a 500 mL en 20 minutos; si hay riesgo de herniación, pueden administrarse 30 a 60 mL de SSHT al 20%. A pesar de la falta de evidencia actual en procedimientos neuroquirúrgicos, la SSHT parece ser más segura y eficaz que el manitol para el descenso de la PIC.

Embolia aérea

La embolia aérea (EA) puede presentarse en cualquier posición cuando la cabeza se encuentra elevada con respecto al nivel del corazón (situación más frecuente en pacientes en posición sedente), lo que provoca una presión venosa subatmosférica. Su incidencia varía desde 25-75% dependiendo de la sensibilidad del método de monitorización utilizado.

La sintomatología es muy variable, desde asintomáticos hasta colapso cardiovascular, y depende tanto del volumen como de la velocidad con la que el aire entra; el momento de mayor riesgo es la realización de la craniectomía, aunque puede producirse en cualquier momento de la cirugía.

Para poder realizar un tratamiento eficaz es fundamental el diagnóstico temprano. Existen distintos tipos de estudios de control: la ETE es el más sensible de los métodos invasivos y el Doppler precordial, el de los no invasivos (ambos positivos en ausencia de síntomas clínicos).

El CO_2 espirado ($ETCO_2$) es un método de monitorización básico útil aunque algo tardío para su diagnóstico, en el que se observa una caída del $ETCO_2$ secundaria al aumento del espacio muerto respiratorio producido por la EA.

El riesgo de EA puede disminuir con la hidratación del paciente, la elevación de miembros inferiores (para disminuir el gradiente entre el campo quirúrgico y el corazón derecho) y el uso de medias de compresión. Ante la sospecha de EA hay que irrigar el campo quirúrgico con solución salina de forma inmediata y descender la cabecera del paciente por debajo del nivel del corazón. La compresión yugular puede disminuir el riesgo de entrada de aire (precaución por aumento de la PIC y caída del FSC por compresión carotídea conjunta). Una vez diagnosticada la EA, el tratamiento se enfoca específicamente en el soporte hemodinámico, aspiración del aire a través de una VVC, reposicionamiento del paciente al Trendelenburg o lateralización hacia la izquierda (para que el aire se dirija al ventrículo derecho y pueda ser aspirado). En la EA masiva con paro cardiorrespiratorio, la compresión torácica favorece la rotura de grandes burbujas de aire que obstruyan la salida del ventrículo derecho.

CRANEOTOMÍA EN EL PACIENTE DESPIERTO

Esta cirugía se realiza para pacientes con patología tumoral cuya resección implica potencialmente un deterioro funcional; por lo tanto, el objetivo es poder resecar lo más posible sin provocar daños estructurales que invaliden la función.

Es necesario trabajar con el paciente despierto cuando el área a resecar y, por lo tanto, a mapear es él área del lenguaje, sea de Brocca o de Wernicke. Además también se localizan área motora, premotora y motora suplementaria.

Lo exclusivamente motor puede hacerse bajo anestesia general en condiciones especiales sin relajación neuromuscular y utilizando fármacos que no interfieran en su monitorización.

El cirujano determina que paciente es candidato por área para resecar y nos lo envía para hacer una entrevista donde se le explica todo el procedimiento haciendo hincapié en las distintas sensaciones no confortables a las cuales va a tener que someterse, tales como movimientos involuntarios o la incapacidad de hablar durante la estimulación. En nuestra institución, la entrevista incluye una visita al centro quirúrgico llevada a cabo por el anestesiólogo que va a estar presente durante la intervención, y quien realizará el interrogatorio durante la estimulación del lenguaje, permaneciendo en contacto visual y físico con el paciente, quien debe confiar en él como su interlocutor.

El paciente se duerme para colocar sonda vesical, línea arterial y cabezal de 3 puntos de Mayfield-Kees para neuronavegación que se realiza con anestésico local en cada punto.

En nuestra experiencia posicionamos a los pacientes de acuerdo con el área cortical motivo de exploración, banco de plaza (Wernicke) o decúbito dorsal con Fowler a 20 grados y rotación lateral a derecha (Brocca).

Se coloca cánula nasal con oxígeno y se monitoriza la frecuencia respiratoria por capnografía.

Se procede al despertar del paciente después de la apertura de la duramadre y se inicia la estimulación del área cortical y subcortical, mientras el paciente es evaluado mediante diversos tests específicos (*Addenbroke's Cognitive Examination*, *Western Aphasia Battery*) y preguntas dirigidas por el interlocutor.

Sobre la base de los resultados de la estimulación se procede a la resección tumoral y posterior hemostasia, siempre evaluando el lenguaje y la función motora.

La extensión de la resección es definida por la evaluación funcional, variando en la corteza hasta el límite donde la estimulación provocó alguna alteración y respetando un centímetro de seguridad en el área subcortical.

Hay que tener en cuenta que estos pacientes pueden tener convulsiones por la estimulación eléctrica directa de la corteza, las que se abortan inmediatamente con un bolo de propofol y la siguiente carga con el anticonvulsivo que se ha elegido según el paciente.

Finalizada la hemostasia volvemos a dormir a nuestro paciente hasta el fin del procedimiento. Al despertar realizaremos una evaluación inmediata.

★ **CONCLUSIONES**

Es frecuente que el paciente neurocrítico precise un tratamiento neuroquirúrgico, por el cual sea necesaria la participación del anestesiólogo. En estos casos, la comunicación dinámica entre todos los integrantes del equipo tratante es clave, tanto antes del procedimiento, durante la intervención y en el posoperatorio.

La valoración preoperatoria mediante la clasificación de la ASA, la anamnesis adecuada del paciente o a través de sus familiares, la identificación de patologías preexistentes, la realización de estudios complementarios básicos, la valoración de la vía aérea y las condiciones usuales de ayuno son algunas de los aspectos por considerar. Se implementará el tratamiento anestésico más adecuado conforme al estado del paciente, con monitorización intraoperatoria. Es esencial tener presente el aporte de líquidos parenterales durante el procedimiento y el enfoque preventivo activo de las complicaciones operatorias.

BIBLIOGRAFÍA

Badenes R, García Pérez L, Bilotta F. Intraoperative monitoring of cerebral oxymetry and depth anesthesia during neuroanesthesia procedures. Wolters Kluwer 2016;29(5).

Borsellino B, Schultz M, Gamma de Abreu M, Bilotta F. Mechanical ventilation in neurocritical care.San Diego (California): Taylor & Francis; 2016.

Escolar Albadejo G, García J, López Fernández M, Roldán V. Sociedad Española de Hematología y Hemoterapia/Sociedad Española de Trombosis y Hemostasia. Guía sobre los nuevos anticoagulantes orales, 2015.

Krowdi H, Jagannathan S. Anaestheshic considerations for posterior fossa surgery. Brit J Anesth 2014;14(5).

Marcucci C. Perioperative hemostasis, coagulation for anesthesiologists. London: Springer; 2015.

Matta B, Menon D, Smith M. Core Topics in Neuroanesthesia and Neurointensive Care. 2.nd ed. London: University College London Hospitals; 2011.

Pasternak J, Lanier W. Neuroanesthesiology Update. Nerosurg Anesthesiol. Wolters Kluwer Health 2015;27.

Enfermedades neuromusculares, inflamatorias e infecciosas del sistema nervioso central

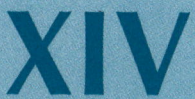

XIV

Síndrome de Guillain-Barré

52

Maximiliano A. Hawkes y Alejandro A. Rabinstein

INTRODUCCIÓN

El síndrome de Guillain-Barré (SGB) incluye un grupo de polirradiculoneuropatías autoinmunes, de comienzo agudo, curso monofásico y distintos niveles de gravedad. En este capítulo describiremos las formas clínicas más graves, comúnmente ligadas a insuficiencia ventilatoria, sus complicaciones sistémicas y el tratamiento en la unidad de cuidados intensivos (UCI).

EPIDEMIOLOGÍA

El SGB es la causa más frecuente de parálisis flácida aguda. Su incidencia varía entre 0,40 y 3,25 casos cada 100 000 habitantes por año, con incrementos esporádicos relacionados con brotes infecciosos. A principios de 1990 se describió el SGB axonal, relacionado con las infecciones por *C. jejuni* y bajos niveles de saneamiento, con máxima incidencia en China y Bangladesh (67-75%) y mínima en Europa y América del Norte (3-8%). Recientemente, se ha propuesto que la edad podría ser el nexo entre *C. jejuni* y las variantes axonales, ya que las infecciones por este organismo afectan predominantemente a poblaciones pediátricas.

FISIOPATOLOGÍA

Dos tercios de los pacientes tienen un antecedente infeccioso durante las semanas previas al inicio de los síntomas; otros factores desencadenantes como cirugías y vacunas son menos frecuentes, y hasta en un tercio de los casos no puede identificarse un factor precedente asociado (**cuadro 52-1**). Estos estímulos activan componentes de la inmunidad celular y humoral que reaccionan contra antígenos presentes en el nervio mediante la activación del complemento. La variante desmielinizante, conocida como polineuropatía inflamatoria desmielinizante aguda, es la más frecuente. En ella, los antígenos diana (aún no identificados) se encuentran en la cubierta de mielina del nervio. En los casos más graves, el axón puede sufrir daño secundario por un mecanismo de "espectador inocente". La variante axonal comprende, a su vez, dos formas, una motora pura (AMAN) y otra sensitiva y motora (AMSAN). En ambos casos, las infecciones gastrointestinales por *C. jejuni* inducen la producción de anticuerpos que reaccionan contra los gangliósidos GM1 y GD1a presentes en los nodos de Ranvier.

PRESENTACIÓN CLÍNICA

Los trastornos sensitivos (disestesias o parestesias), distales, simétricos y ascendentes en los miembros inferiores son la manifestación inicial más frecuente. La sensibilidad táctil es normal o relativamente preservada. Algunos pacientes refieren dolor en línea media lumbar o acral distal. Los síntomas motores suelen suceder a los sensitivos en uno o dos días. Los músculos proximales de los miembros inferiores se afectan más temprana y frecuentemente que los miembros superiores dificultando actividades como subir escaleras o levantarse de una silla, lo que explica la descripción de "parálisis ascendente". Los reflejos osteotendinosos

Cuadro 52-1. Desencadenantes más frecuentes del síndrome de Guillain-Barré	
Infecciosos	**No infecciosos**
Virales	Cirugías
- Influenza A	Cáncer (especialmente linfomas)
- Epstein-Barr	Vacunas
- Citomegalovirus	- Antigripal (1:1 000 000 personas)
- Hepatitis (A, B,C)	- Antirrábica (1:1000 personas)
- Zika	
Bacterianos	
- *Campilobacter jejuni*	
- *Haemophilus influenzae*	
- *Micoplasma pneumoniae*	

se pierden tempranamente; sin embargo, pueden estar conservados o aun exacerbados hasta en un 10% de los pacientes con variantes axonales. Este hallazgo no descarta el diagnóstico de SGB, pero debe alertar sobre la posibilidad de patología medular.

Los nervios craneales se afectan en el 50% de los casos, menos frecuentemente en las variantes axonales, produciendo predominantemente paresia bifacial seguida de debilidad orofaríngea y oftalmoparesia. El compromiso orofaríngeo suele manifestarse con disartria y disfagia después que la debilidad ha progresado a los miembros superiores. La parálisis de cuerdas vocales ocurre en casos graves.

Hasta el 25 % de los pacientes experimenta debilidad de los músculos respiratorios. El riesgo de presentar insuficiencia respiratoria puede calcularse con la puntuación EGRIS (**cuadro 52-2**). Los pacientes presentan respiración rápida y superficial, y los músculos accesorios de la respiración se activan para compensar la debilidad diafragmática (en condiciones normales, el diafragma es responsable de 2/3 del esfuerzo inspiratorio). El aumento del esfuerzo ventilatorio produce transpiración profusa y taquicardia. La cantidad de números que el paciente puede contar tras inspirar profundamente (menos de 20), la debilidad de los músculos flexores de cuello y la ausencia de reflejo deglutorio son signos tempranos de compromiso respiratorio. Los

pacientes se encuentran más confortables sentados, ya que la gravedad desplaza el contenido abdominal hacia abajo, restando trabajo al diafragma. La disminución de la capacidad vital en cada respiración produce hablar entrecortado (discurso en *staccato*) y tos débil. El movimiento de la pared abdominal hacia adentro durante la inspiración o "respiración paradojal" indica debilidad diafragmática grave. El discurso en *staccato* (entrecortado y corto) así como la transpiración profusa, la taquicardia y la respiración paradójica son signos de fallo respiratorio inminente.

La disautonomía se manifiesta en grados variables, con hipertensión arterial y taquicardia.

El diagnóstico puede permanecer elusivo inicialmente en una minoría de casos con presentaciones atípicas como el síndrome de Miller-Fisher (oftalmoparesia, ataxia y arreflexia), parestesias puras, parálisis facial bilateral, debilidad faringo-cérvico-braquial y dolor intenso de la línea media dorsal.

El nadir clínico se alcanza en las primeras 4 semanas, típicamente en las primeras dos, y la rapidez en la progresión de la debilidad se relaciona con la gravedad de la enfermedad.

ESTUDIOS COMPLEMENTARIOS

El diagnóstico del SGB es eminentemente clínico. Los exámenes complementarios permiten su confirmación, brindan información pronóstica y ayudan a descartar diagnósticos alternativos.

Estudios electrofisiológicos

La polineuropatía inflamatoria desmielinizante aguda se caracteriza por la disminución en las velocidades de conducción, prolongación de las latencias distales y aumento de la dispersión temporal (con bloqueos de conducción en casos graves). El nervio sural se encuentra característicamente respetado. Los estudios seriales son útiles para el diagnóstico del daño axonal secundario. Las variantes axonales se caracterizan por la disminución temprana de la amplitud de los potenciales de acción musculares compuestos, y, en casos más importantes, por la inexcitabilidad muscular. Los nervios sensitivos están comprometidos en la variante sensitivo-motora (AMSAN). En estadios tempranos, la sensibilidad de las velocidades de conducción aumenta con el análisis de las ondas F y reflejo H, ya que ambos evalúan las porciones proximales de las raíces nerviosas. El electromiograma revela disminución del reclutamiento de unidades motoras. Los potenciales de fibrilación son hallazgos tardíos en casos graves e indican denervación muscular.

Análisis de líquido cefalorraquídeo

Su utilidad principal es excluir diagnósticos alternativos. El hallazgo de más de 10 leucocitos por mm^3

Cuadro 52-2. Predictores de insuficiencia respiratoria: puntuación EGRIS

Variable	Categoría	Puntuación (0-7)
Tiempo desde el comienzo de la debilidad hasta el ingreso hospitalario	> 7 días	0
	4-7 días	1
	< 4 días	2
Debilidad de los músculos faciales o bulbares al ingreso hospitalario	Debilidad ausente	0
	Debilidad presente	1
Puntuación MRC al ingreso hospitalario	60-51	0
	50-41	1
	40-31	2
	30-31	3
	< 20	4

Estratificación de riesgo	Puntuación	Insuficiencia respiratoria
Bajo	0-2	4%
Moderado	3-4	24%
Alto	5-7	65%

MRC: Medical Research Council. IR: insuficiencia respiratoria. Modificado de Walgaard C, Lingsma HF, Ruts L, et al. Prediction of respiratory insufficiency in Guillain-Barré syndrome. Ann Neurol 2010; 67:781.

debe alertar sobre la posibilidad de enfermedades tales como sida, enfermedad de Lyme y sarcoidosis. La típica disociación albúmino-citológica, hiperproteinorraquia con celularidad normal, puede no estar presente durante la primera semana tras el comienzo de los síntomas.

TRATAMIENTO EN LA UNIDAD DE CUIDADOS INTENSIVOS

En la **fig. 52-1** se muestra el triaje de los pacientes con SGB a la UCI para monitorización preventiva y tratamiento temprano del fallo respiratorio, la disfunción autonómica y las complicaciones sistémicas.

Insuficiencia respiratoria

La monitorización clínica y espirométrica serial permite detectar signos tempranos de fallo respiratorio. El análisis de gases en sangre arterial y la radiografía de tórax deben completar la evaluación.

La espirometría evalúa la capacidad vital forzada (CVF), la presión inspiratoria máxima (PIM) y la presión espiratoria máxima (PEM). Los resultados dependen de la presencia de enfermedades pulmonares prexistentes, técnica y colaboración del paciente, presencia de debilidad facial y secreciones salivales. Los pacientes deben ser guiados por personal entrenado. La debilidad facial marcada dificulta el cierre bucal alrededor del espirómetro ocasionando escape de aire. El uso de una máscara hermética conectada al extremo distal de espirómetro es útil para minimizar este inconveniente. El exceso de secreciones salivales debe tratarse mediante aspiración frecuente y uso de anticolinérgicos tópicos. CVF < 20 mL/kg, PIM < –30 cm H_2O, PEM < +40 cm H_2O; la reducción del 30% en cualquiera de estos valores en estudios seriales y la disminución del 20% al adoptar el decúbito dorsal predicen la necesidad de ventilación mecánica.

Inicialmente, el análisis de los gases en sangre arterial revela hipocapnia y alcalosis respiratoria leve, secundarias a hiperventilación compensatoria. Una minoría de los pacientes puede tener hipoxemia inicial leve sin trascendencia clínica, causada por microatelectasias en áreas pulmonares declive. Una PCO_2 normal en pacientes taquipneicos indica el fallo de los mecanismos compensatorios. La ventilación alveolar se mantiene

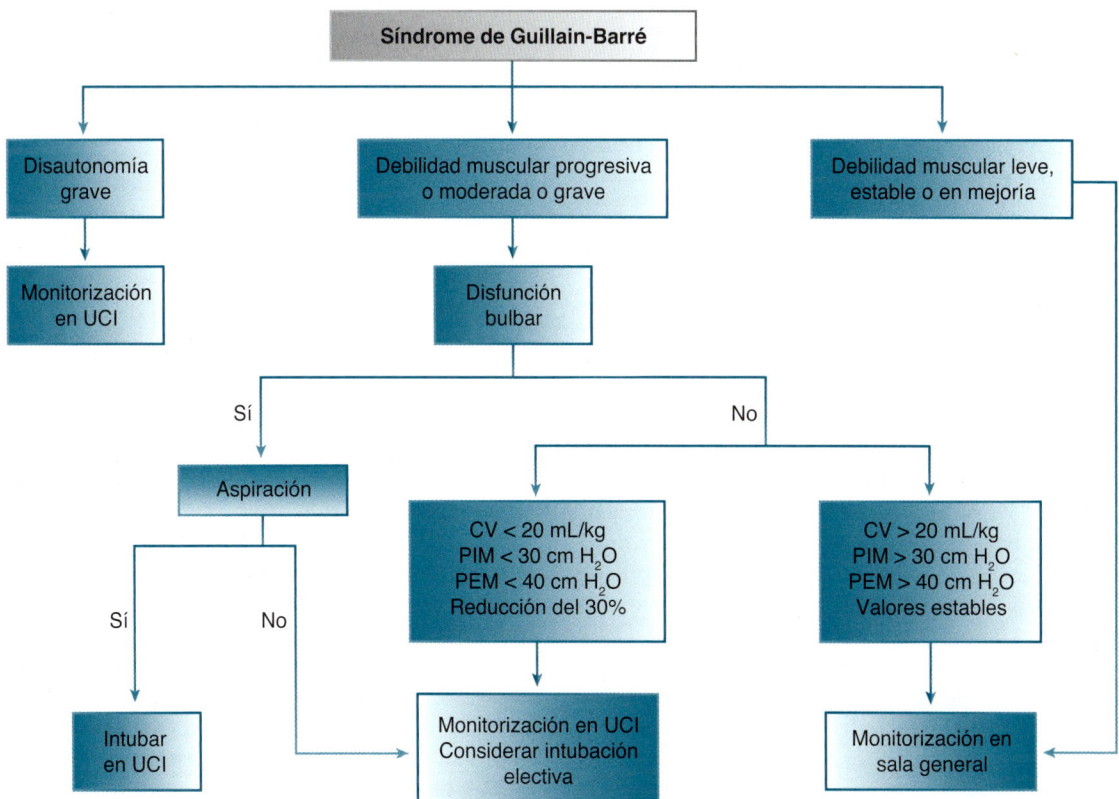

Fig. 52-1. Algoritmo para el tratamiento de pacientes con SGB basado en parámetros clínicos y ventilatorios. UCI: unidad de cuidados intensivos; CV: capacidad vital; PIM: presión inspiratoria máxima; PEM: presión espiratoria máxima. Modificada de Rabinstein AA, Acute Neuromuscular Respiratory Failure. CONTINUUM: Lifelong Learning in Neurology 21(5, Neurocritical Care):1324-45, October 2015. doi: 10.1212/CON.0000000000000218.

hasta estadios tardíos en los que los pacientes se encuentran hemodinámicamente inestables; por ende, no debe esperarse hasta el desarrollo de hipoxemia o hipercapnia significativas para decidir el inicio de la ventilación mecánica.

La radiografía de tórax puede mostrar atelectasias, neumonía, signos de aspiración y anomalías cardiopulmonares previas. Estos pacientes pueden tener una menor reserva cardiopulmonar y, por ende, mayores complicaciones durante la intubación de urgencia, pudiendo beneficiarse con el inicio electivo y temprano de la ventilación mecánica.

La ventilación no invasiva debe evitarse en pacientes con SGB, ya que una vez alcanzados los niveles de debilidad críticos, la fuerza diafragmática tardará días o semanas en mejorar, o por el contrario seguirá empeorando. Además, la inestabilidad autonómica puede complicar la intubación de emergencia. Los bloqueantes musculares despolarizantes deben evitarse durante la intubación debido al riesgo de hiperpotasemia grave.

El modo de ventilación depende del momento de la evolución de la enfermedad, su gravedad y la tolerancia del paciente. El soporte ventilatorio debe ser máximo las primeras 24-48 horas. Luego, la ventilación mandatoria intermitente sincronizada (SIMV) puede ser más confortable. La combinación de bajo volumen corriente (4-8 mL/kg) y una adecuada presión positiva al final de la espiración (PEEP) permite proteger los pulmones del traumatismo por excesiva distensión y prevenir atelectasias. Esta estrategia se conoce como ventilación protectora pulmonar y ha demostrado ser beneficiosa en diferentes escenarios clínicos. La obtención diaria de valores espirométricos permite monitorizar la evolución de la enfermedad y el reacondicionamiento respiratorio. La estrategia de reacondicionamiento para el destete del ventilador debe ajustarse a cada paciente, pero por lo general la reducción de la frecuencia respiratoria debe preceder a la disminución de la presión de soporte. El uso de nuevos modos que brindan soporte ventilatorio de acuerdo con el esfuerzo del paciente y la mecánica pulmonar, como por ejemplo la ventilación adaptativa de soporte (ASV), pueden ser útiles. La ansiedad dificultaría el proceso de destete. Estos pacientes pueden beneficiarse con soporte emocional y dosis bajas de benzodiazepinas de acción corta. La prueba con tubo en T se desaconseja en pacientes con disautonomía o comorbilidades cardiorrespiratorias. Debe considerarse en casos muy seleccionados por un corto período de tiempo. Para compensar el menor calibre de las tubuladuras y mantener una ventilación por minuto adecuada, los pacientes deben realizar un trabajo respiratorio sustancialmente mayor, con el riesgo de atelectasias y fallo del intento de extubación.

La traqueostomía temprana permite evitar las complicaciones de la intubación prolongada, mejorar la higiene pulmonar y facilitar la movilización temprana. Está indicada en los pacientes que no alcanzan un reacondicionamiento respiratorio adecuado o fallan en el intento de extubación en las primeras dos semanas luego del inicio de la ventilación invasiva. Edad avanzada, enfermedades cardiopulmonares previas, debilidad marcada y degeneración axonal en la primera semana predicen la necesidad de traqueostomía.

Prevención y tratamiento de las complicaciones médicas

La evolución clínica de los pacientes con SGB sigue un patrón característico ayudando a anticipar la mayoría de las complicaciones médicas, permitiendo su diagnóstico y tratamiento temprano.

Neumonía y atelectasias

El reposo prolongado y la debilidad de los músculos espiratorios con la consecuente inhabilidad para expulsar secreciones están asociados con el desarrollo de atelectasias. La colonización por gérmenes intrahospitalarios aumenta el riesgo de infecciones respiratorias, especialmente en pacientes intubados. Ante el aumento de la cantidad y purulencia de las secreciones respiratorias o el incremento de los requerimientos de oxígeno es apropiado realizar cultivos de secreciones respiratorias y comenzar tratamiento antibiótico de amplio espectro. La monitorización radiográfica diaria no ha mostrado beneficio; sin embargo, el umbral para su realización debe ser bajo. La broncoscopia es útil para la toma de muestras de secreciones, tratamiento de las atelectasias e higiene broncopulmonar. El correcto posicionamiento de las sondas de nutrición enteral en estómago (o en duodeno en aquellos pacientes con bajos volúmenes o alteración del vaciamiento gástrico), el mantenimiento de la cabecera de la cama a 30 grados, la descontaminación oral periódica con clorhexidina y la higiene pulmonar frecuente con técnica aséptica son medidas importantes para minimizar el riesgo de neumonía.

Disautonomía

El compromiso de los nervios del sistema nervioso autónomo, principalmente parasimpático, produce múltiples complicaciones, en ocasiones fatales. Estos pacientes deben permanecer bajo monitorización cardíaca permanente.

La taquicardia y la hipertensión arterial persistente son los signos más frecuentes. La aspiración de secreciones, la manipulación vesical o el reposicionamiento del paciente pueden desencadenar episodios de bradicardia e hipotensión arterial. La desregulación de los lechos capilares produce redistribución de líquidos al espacio extravascular y, consecuentemente, hipovolemia; el daño de los aferentes del arco reflejo cardíaco explica las fluctuaciones de la tensión arterial. El tratamiento de la hipotensión arterial consiste en posición de Trendelenburg y bolos con líquidos intravenosos. Una minoría de los pacientes con hipotensión refractaria necesitará tratamiento con fármacos vasoactivos. Estos y aquellos comúnmente utilizados para combatir los síntomas de disautonomía (atropina, glicopirrolato, neostigmina y bloqueantes betaadrenérgicos) pueden producir respuestas exageradas e impredecibles debido a la denervación autonómica y deben ser titulados con cautela. La combinación de taquicardia e hipertensión arterial persistente puede producir isquemia miocárdica e insuficiencia cardíaca congestiva en pacientes añosos o con antecedentes coronarios. La hidralazina, los bloqueantes de los canales de calcio y los inhibidores de la enzima convertidora de angiotensina son los fármacos preferidos para tratar la hipertensión arterial de estos pacientes. De ser necesario deben utilizarse bloqueantes betaadrenérgicos con vida media más corta y titularlos lentamente. La hipertensión arterial sostenida y la ausencia de variación respiratoria del intervalo electrocardiográfico RR son comunes en pacientes con arritmias cardíacas. Aunque la mayoría de las arritmias en esta población son secundarias a disautonomía, la isquemia miocárdica, el embolismo pulmonar e hipoxia deben figurar en el algoritmo diagnóstico y descartarse apropiadamente. Estas incluyen taquiarritmias supraventriculares y ventriculares o bradicardia grave y asistolia debido al aumento del tono vagal. El desarrollo de bradicardia sintomática condiciona un riesgo elevado de sufrir sucesivos episodios. En estos casos debe considerarse la colocación electiva de un marcapasos. El tratamiento farmacológico de las arritmias cardíacas es el mismo que en otras circunstancias clínicas, siempre recordando la necesidad de titular dosis para evitar efectos indeseables.

Gastroparesia e íleo pueden dificultar la absorción de medicamentos y aumentar el riesgo de reflujo gástrico. Los pacientes con gastroparesia y residuo gástrico aumentado se benefician con la aspiración de secreciones gástricas, continua o intermitente. La peristalsis gástrica puede mejorar con metoclopramida; sin embargo, debe utilizarse con extrema cautela debido al riesgo de asistolia en esta población. Hasta un 15% de los pacientes con SGB desarrollan íleo adinámico que se manifiesta con distensión abdominal, constipación y menos frecuentemente diarrea. El uso indiscriminado de opioides aumenta su frecuencia y gravedad. La distensión abdominal es particularmente prejudicial durante la etapa de reacondicionamiento respiratorio, ya que puede comprometer la motilidad diafragmática. La colocación de una sonda rectal, el uso reglado de laxantes y evitar el exceso de opioides son elementos indispensables para la prevención y tratamiento de esta complicación. La neostigmina intravenosa puede usarse en casos graves; sin embargo, el riesgo de bradicardia importante y asistolia la hacen poco atractiva en estos pacientes. Los casos de íleo refractario con riesgo de perforación intestinal pueden requerir descompresión endoscópica y nutrición parenteral. El tratamiento sintomático de la diarrea, una vez descartada la etiología infecciosa, debe ser balanceado con el riesgo de inducir íleo.

La sudoración profusa, además de ser un signo clínico de disautonomía, debe tenerse en cuenta para el cálculo de pérdidas insensibles de agua de manera de evitar hipovolemia. En casos de disfunción, el cateterismo intermitente reduce el riesgo de infecciones urinarias comparado con la colocación de una sonda vesical permanente.

Dolor neuropático

El dolor es frecuente e incapacitante. Suele ser opresivo con exacerbaciones eléctricas o sin ellas, afecta la zona lumbar y distal de miembros inferiores y puede acompañarse de parestesias y disestesias. Algunas medidas no farmacológicas tales como el reposicionamiento y la terapia física deben instituirse tempranamente para disminuir la polifarmacia y sus efectos secundarios. El paracetamol y los antiinflamatorios no esteroides reglados son la intervención farmacológica de primera línea. De no ser suficiente, puede complementarse con tramadol, reservando opioides más potentes (morfina y fentanilo) para casos refractarios. La evidencia sobre el tratamiento farmacológico del dolor neuropático se limita a demostrar una disminución en la intensidad del dolor con gabapentina y carbamazepina. Los antidepresivos tricíclicos, pregabalina y duloxetina son opciones adicionales. Los antidepresivos tricíclicos deben considerarse en pacientes con dolor neuropático y signos clínicos de depresión. Sin embargo, sus efectos anticolinérgicos pueden empeorar la hipotensión ortostática, la retención urinaria y aumentar el riesgo de *delirium* en pacientes añosos.

Complicaciones por inmovilización prolongada

El elevado riesgo de padecer complicaciones tromboembólicas requiere la institución temprana de medidas preventivas. La combinación de heparina subcutánea con botas de compresión neumática intermitente es el tratamiento de elección. La heparina no fraccionada en dosis de 5000 cada 12 horas tiene una eficacia comparable a la administración cada 8 horas con menor tasa de complicaciones hemorrágicas; sin embargo, la heparina de bajo peso molecular puede ser más eficaz. Los pacientes que desarrollan disnea súbita, taquicardia o hipoxemia deben ser rápidamente estudiados y recibir tratamiento para embolismo pulmonar, aun cuando hayan recibido profilaxis adecuada desde el primer momento.

La movilización y el reposicionamiento frecuentes permiten evitar úlceras y parálisis de nervios periféricos por compresión. Los nervios cubital y peroneo son particularmente propensos a afectarse por su localización superficial y su proximidad con estructuras óseas.

El uso de almohadillas en la parte lateral de la rodilla y cara medial del codo son las medidas preventivas más eficaces. Terapia física diaria, ejercicios de estiramiento y la colocación preventiva de férulas permiten evitar contracturas y posiciones viciosas, con un gran impacto posterior en la fase de recuperación.

Úlceras por estrés

La institución temprana de nutrición enteral protege la integridad de la mucosa gástrica. Los pacientes con ventilación mecánica o coagulopatía, o aquellos con la combinación de dos factores tales como shock, sepsis, tratamiento de esteroides e insuficiencia renal, se benefician con el uso profiláctico de bloqueantes histaminérgicos H2 o inhibidores de la bomba de protones. En los pacientes sin los nombrados factores de riesgo, la prevención farmacológica de sangrados digestivos se encuentra contrabalanceada por un riesgo aumentado en el riesgo de padecer neumonía aspirativa.

Nutrición

Además de prevenir úlceras por estrés, la nutrición enteral es esencial para la recuperación de estos pacientes, quienes tienen una demanda metabólica elevada. La evaluación formal de la deglución es necesaria, debido a que la debilidad de la musculatura bulbar aumenta el riesgo de aspiración. La alimentación enteral debe comenzarse con bajos ritmos de infusión y aumentarse según la tolerancia hasta alcanzar la demanda calórica diaria apropiada. El control regular de la natremia es necesario, ya que estos pacientes pueden desarrollar el síndrome de secreción inadecuada de hormona antidiurética, en cuyo caso debe restringirse la ingesta de agua libre. La nutrición parenteral se reserva para casos de íleo grave y refractario.

Delirium

La estancia prolongada en la UCI, la edad avanzada, el deterioro cognitivo previo y la polifarmacia son factores de riesgo para el desarrollo de *delirium*. Ciertas medidas de reorientación, el respeto del sueño nocturno y el tratamiento farmacológico criterioso son importantes para su prevención. El tratamiento farmacológico se basa en antipsicóticos. La dexmetomidina ha mostrado resultados prometedores para el tratamiento del *delirium* en cuidados intensivos, y resulta atractivo en pacientes con SGB, ya que no deprime el centro respiratorio; no obstante, su uso debe ser cauteloso ya que puede producir bradicardia.

TRATAMIENTO

Inmunoterapia: plasmaféresis e inmunoglobulina

Seis ensayos clínicos mostraron que la plasmaféresis es superior al tratamiento con placebo; el beneficio es mayor mientras más temprano se comience el tratamiento. Tres estudios mostraron el beneficio de inmunoglobulina comparada con tratamiento de soporte en

Cuadro 52-3. Inmunoterapia: plasmaféresis e inmunoglobulina		
	Plasmaféresis	**Inmunoglobulina**
Mecanismo	Filtración de anticuerpos	Bloqueo de receptores Fc (de inmunoglobulinas) Provisión de anticuerpos anti-idiopáticos Interferencia con la activación del complemento Regulación de células T
Dosis y duración	Filtración de 250 mL/kg/sesión en días continuos o alternos*	Inmunoglobulina intravenosa, 0,4 g/kg/día durante 5 días**
Beneficio	Comparado con placebo Mejora la debilidad muscular, tiempo hasta la recuperación de la marcha sin asistencia, requerimiento de ventilación mecánica al mes (27 a 14%), duración de ventilación mecánica y recuperación completa de la fuerza muscular al año (55 al 65%)***	Comparado con plasmaféresis Equivalente a plasmaféresis en mejora de la debilidad muscular al mes Duración de ventilación mecánica Recuperación de ambulación independiente Proporción de individuos discapacitados o muertos al año
Efectos adversos	Complicaciones relacionadas con el sitio de acceso venoso, infecciones y arritmias cardíacas. Sepsis, neumonía, coagulopatía e hipocalcemia son infrecuentes	Cefalea, vómitos, meningitis aséptica, insuficiencia renal, infarto de miocardio y eritema en el sitio de infusión

*El tratamiento en días sucesivos es bien tolerado, pero en ocasiones debe alternarse debido a inestabilidad hemodinámica en pacientes con depleción del volumen intravascular y disautonomía grave.
**Dentro de las primeras dos semanas del inicio de los síntomas en pacientes con capacidad ambulatoria y en las primeras cuatro en pacientes no ambulatorios.
***Un segundo curso de tratamiento podría ser eficaz en pacientes que no responden al tratamiento inicial. Esto se sustenta con el hallazgo de un incremento proporcionalmente menor en los niveles de inmunoglobulina G en aquellos pacientes con menor respuesta terapéutica a las 2 semanas de instaurado el tratamiento.

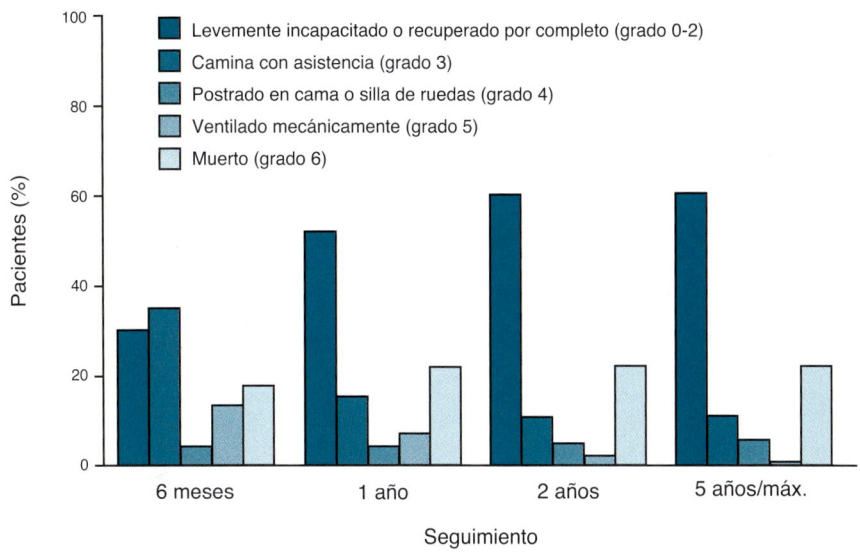

Fig. 52-2. Pronóstico a largo plazo en pacientes con síndrome de Guillain-Barré. De Fletcher DD, et al. Long-term outcome in patients with Guillain-Barré syndrome requiring mechanical ventilation. Neurology 2000;54(12):2311-5.

población pediátrica, mientras que siete ensayos clínicos en adultos demostraron la similar eficacia de inmunoglobulina comparada con plasmaféresis (**cuadro 52-3**). No existe evidencia de que la administración de inmunoglobulina después de la plasmaféresis sea superior a uno u otro tratamiento individualmente, mientras que la combinación se asocia con una mayor tasa de complicaciones. Además, la realización de plasmaféresis después del tratamiento con inmunoglobulina podría eliminar la inmunoglobulina previamente administrada.

Corticosteroides y otros tratamientos

Los corticosteroides no han demostrado beneficio en el SGB. El subanálisis de un estudio que comparó inmunoglobulina más metilprednisolona 500 mg durante 5 días e inmunoglobulina sola mostró una recuperación más rápida en el grupo que recibió tratamiento combinado, pero su utilidad clínica es incierta. La inmunoabsorción y filtración de líquido cefalorraquídeo, el interferón beta-1a y factor neurotrófico cerebral no han demostrado ser beneficiosos. Recientemente, eculizumab, un inhibidor de la vía final del complemento, ha comenzado a evaluarse en estudios de fase 2.

PRONÓSTICO

En Europa y América del Norte, la mortalidad del SGB varía entre 3 y 7%, pero es mayor en aquellos pacientes que requieren ventilación mecánica. La mayoría de los sobrevivientes, especialmente sujetos jóvenes, recuperan funcionalidad, y hasta un 20% presenta secuelas a largo plazo (**fig. 52-2**). Edad avanzada, gastroenteritis prodrómica, compromiso axonal, tiempo

prolongado hasta alcanzar el nadir clínico y duración prolongada de la etapa aguda afectan negativamente las chances de recuperación. La puntuación EGOS a las 2 semanas puede permitir predecir la capacidad ambulatoria a 6 meses (**cuadro 52-4**). Aproximadamente la

Cuadro 52-4. Predicción de discapacidad para deambular a 6 meses: puntuación EGOS

Variable	Categoría	Puntuación (1-7)
Edad	> 60 años	1
	41-60 años	0,5
	< 40 años	0
Diarrea dentro de las 4 semanas del inicio	Ausente	0
	Presente	1
Puntuación de discapacidad GBS a las 2 semanas de internación	0-1	1
	2	2
	3	3
	4	4
	5	5
Estratificación de riesgo	**Puntuación**	**Discapacidad ambulatoria**
Muy bajo	1-3	0,5%
Bajo	3,5-5	7%
Moderado	5	27%
Alto	5,5-7	52%

La puntuación EGOS modificada evalúa fuerza muscular en lugar de discapacidad, y puede realizarse a la semana del inicio de los síntomas.
Modificado de van Koningsveld R, Steyerberg EW, Hughes RAC, Swan AV, van Doorn VA, Jacobs BC. A clinical prognostic scoring system for Guillain-Barré síndrome. Lancet Neurol 2007;6:589–94.

mitad de los sobrevivientes padecerá una neuropatía leve que, si bien no invalidante, puede comprometer la calidad de vida de los pacientes. Hasta a un tercio de los pacientes los aqueja fatiga, al punto tal de interferir con las actividades habituales. Finalmente, la disfunción autonómica, incluidas impotencia sexual, hipotensión ortostática y disfunción vesical, puede afectar a los pacientes más añosos. Si bien el tiempo de recuperación de los pacientes con degeneración axonal es sustancialmente más prolongado, un subgrupo con variantes axonales puede recuperarse en días debido a la resolución del bloqueo axonal.

★ **CONCLUSIONES**

El SGB abarca un espectro de neuropatías autoinmunes; las formas axonales, AMAN y AMSAN, son las más graves y de peor pronóstico. Su diagnóstico es clínico, y los estudios complementarios permiten descartar diagnósticos alternativos. La debilidad de la musculatura tanto orofaríngea como respiratoria y la disautonomía son complicaciones potencialmente graves y pueden requerir internación en UCI. El fallo respiratorio es secundario a insuficiencia ventilatoria; por lo tanto, su diagnóstico es clínico-espirométrico y las anomalías en gases arteriales son hallazgos tardíos. Debido a la evolución temporal predecible del SGB y la labilidad autonómica de los pacientes se aconseja planificar el inicio electivo de la ventilación mecánica. La ventilación no invasiva es desaconsejable y puede ser peligrosa. Atelectasias e infecciones respiratorias son las complicaciones más frecuentes. Plasmaféresis e inmunoglobulina han demostrado ser igualmente eficaces para el tratamiento del SGB y su elección se basa en su disponibilidad y perfil de efectos adversos.

BIBLIOGRAFÍA

Ali MI, Fernández-Pérez ER, Pendem S, Brown DR, Wijdicks EF, Gajic O. Mechanical ventilation in patients with Guillain-Barré syndrome. Respir Care 2006;51(12):1403-7.

Chevret S, Hughes RA, Annane D.Plasma exchange for Guillain-Barré syndrome. Cochrane Database Syst Rev 2017;2:CD001798.

Fletcher DD, Lawn ND, Wolter TD, Wijdicks EF. Long-term outcome in patients with Guillain-Barré syndrome requiring mechanical ventilation. Neurology 2000;54(12):2311-5.

Gordon PH, Wilbourn AJ. Early electrodiagnostic findings in Guillain-Barré syndrome. Arch Neurol 2001;58(6):913-7.

Hughes RA, Brassington R, Gunn AA, van Doorn PA. Corticosteroids for Guillain-Barré syndrome. Cochrane Database Syst Rev. 2016;10:CD001446.

Liu J, Wang LN, McNicol ED. Pharmacological treatment for pain in Guillain-Barré syndrome. Cochrane Database Syst Rev. 2015; 4:CD009950.

Pritchard J, Hughes RA, Hadden RD, Brassington R. Pharmacological treatment other than corticosteroids, intravenous immunoglobulin and plasma exchange for Guillain-Barré syndrome. Cochrane Database Syst Rev. 2016;11:CD008630.

Ropper AH, Wijdicks EF. Blood pressure fluctuations in the dysautonomia of Guillain-Barré syndrome. Arch Neurol 1990;47(6):706-8.

Walgaard C, Lingsma HF, van Doorn PA, van der Jagt M, Steyerberg EW, Jacobs BC. Tracheostomy or not: prediction of prolonged mechanical ventilation in Guillain-Barré syndrome. Neurocrit Care 2017;26(1):6-13.

Véanse **Preguntas de autoevaluación.** **?**

Miastenia grave

53

Dora Lombardi, Juan Schottlender y Guillermo Menga

INTRODUCCIÓN

La miastenia grave (MG) es una enfermedad autoinmune que afecta la placa neuromuscular. Se manifiesta por debilidad muscular fluctuante que empeora con la actividad y mejora con el reposo. Puede afectar grupos musculares localizados o ser generalizada.

Su prevalencia es de 150 a 250 casos por millón y afecta a hombres y mujeres de todas las edades, sin predominio en ninguna raza ni localización geográfica.

GENERALIDADES

Las enfermedades de transmisión neuromuscular pueden tener un origen autoinmunitario, tóxico o genético. La MG es la más frecuente de las enfermedades autoinmunes que producen un defecto postsináptico en la transmisión neuromuscular.

Puede presentarse a cualquier edad: la forma neonatal (por transferencia de anticuerpos maternos), la de inicio juvenil (hasta los 15 años, más frecuente en asiáticos) y, en adultos, una distribución bimodal con un cuadro de comienzo temprano (< 50 años) con predominio femenino, y que se asocia con mayor frecuencia a otras enfermedades inmunológicas e hiperplasia tímica, y un cuadro de comienzo tardío, con predominio masculino.

Se ha relacionado la MG con patología tímica. En la mayoría de los pacientes se puede observar hiperplasia tímica, pero en un 10 a 20% de los casos está asociada a la existencia de timoma. Estos pacientes, que en general son adultos jóvenes, pueden tener un curso más grave de la enfermedad.

La MG es una enfermedad mediada por anticuerpos. Entre el 80 y 90% de los casos se hallan anticuerpos específicos contra el receptor nicotínico de la acetilcolina (ACRA). En el 40% de los pacientes con ACRA negativo y que tienen enfermedad generalizada, se puede detectar un anticuerpo anti-tirosina cinasa específica del músculo (anti-MuSK). El grupo restante donde no se obtienen resultados positivos se describe como MG seronegativa, pero se asume que probablemente esto se deba a una imposibilidad actual de evidenciar los anticuerpos. Últimamente se han descrito otros anticuerpos que se pueden hallar en estos pacientes, como el anticuerpo para el receptor de lipoproteína de baja densidad relacionado con proteína 4 (LRP4).

En la miastenia mediada por ACRA, los anticuerpos actúan bloqueando los receptores postsinápticos de la placa neuromuscular, además de mediar la destrucción de los receptores a través de un mecanismo mediado por complemento y por endocitosis y degradación. La consecuencia es que en la placa neuromuscular se bloquean los receptores y disminuye su número, por lo que se altera la transmisión del estímulo y se afecta la contracción muscular. Además, la estimulación repetitiva sobre los pocos receptores que están funcionantes causa la fatigabilidad muscular característica de la enfermedad.

CUADRO CLÍNICO

La MG es una enfermedad de evolución crónica que se caracteriza por debilidad y fatigabilidad de los músculos voluntarios. La debilidad es fluctuante: empeorando con el ejercicio y el uso repetitivo de los músculos (fatiga) y mejora con el reposo, por lo que los síntomas son más leves por la mañana. El compromiso puede ser variable entre los pacientes. Según los grupos musculares que afecta, se puede presentar como una forma ocular localizada (20% de los casos) y una forma generalizada. La evolución a las formas generalizadas se observa dentro de los primeros años de inicio de los síntomas.

Casi todos los pacientes presentan compromiso ocular, que se manifiesta como diplopía y ptosis palpebral asimétrica. La debilidad de los miembros es más pronunciada a nivel proximal y puede observarse alteración del sostén cefálico. Pero los cuadros más graves son los que presentan compromiso a nivel bulbar (disartria, disfagia, disfonía, voz nasal) y de los músculos respiratorios (disnea, tos inefectiva, taquipnea).

El diagnóstico se basa en el cuadro clínico y la detección de anticuerpos. Como métodos complementarios, especialmente en los pacientes seronegativos, se puede utilizar la electromiografía (estimulación repetitiva con reducción gradual de la amplitud del componente muscular del potencial de acción, o fibra única con incremento del *jitter* [variabilidad de las latencias entre dos fibras musculares de una misma unidad motora] y distintos grados de bloqueo). También son útiles algunas pruebas diagnósticas rápidas como:

- La prueba del hielo: colocar un paquete de hielo sobre el párpado que presenta ptosis por dos minutos y revaluar: es positiva si hay una elevación del párpado mayor de 2 mm.
- Administración intravenosa de cloruro de edrofonio: anticolinesterásico de acción corta. Se evalúan los grupos musculares afectados antes y después de la administración y se observa si hay mejoría.

Es necesario evaluar el mediastino con tomografía computarizada para descartar patología del timo.

Los pacientes con anti-MuSK son generalmente mujeres de edad media, que presentan compromiso predominante orofaríngeo, de los músculos faciales, del cuello y respiratorios. Se puede observar atrofia facial o de lengua, tienen mayor riesgo de crisis miasténica y menor posibilidad de adquirir remisión estable.

Los pacientes con MG pueden presentar comorbilidades que deben ser estudiadas, ya que complicarían la evolución. En un 15% se puede asociar con otras enfermedades autoinmunes. La más frecuente es la tiroiditis, pero también se puede observar artritis reumatoide, lupus eritematoso sistémico, neuromielitis óptica (en mujeres jóvenes con MG de aparición temprana), anemia hemolítica autoinmune, esclerosis lateral amiotrófica. Se ha relacionado con baja incidencia con enfermedades inflamatorias musculares (miocarditis y miositis). También pueden presentar apneas del sueño y dolor por malas posturas secundarias a debilidad muscular.

Es importante tener presente que hay otras patologías que pueden presentarse con un cuadro clínico similar. Algunos diagnósticos diferenciales para tener en cuenta son:

- Otras enfermedades que afectan la placa neuromuscular:
  - Síndrome de Lambert-Eaton: por compromiso presináptico. Se relaciona con carcinoma de pequeñas células. Raramente afecta los músculos respiratorios. La estimulación repetida mejora la actividad motora.
  - Enfermedad autoinmune por D-penicilamina: desaparece al suspender el fármaco.
  - Tóxicas: botulismo, envenenamiento por organofosforados, venenos de algunas serpientes, garrapatas, sobredosis de anticolinesterásicos.

- Enfermedades musculares: miopatía hipotiroidea, miositis, rabdomiólisis, distrofia muscular.
- Enfermedad de los nervios periféricos: síndrome de Guillain-Barré, porfiria.
- Neuropatías motoras.
- Enfermedades del sistema nervioso central (ataque cerebrovascular [ACV], lesión cordal, infección, tétanos, rabia, sobredosis de drogas ilícitas).

Los pacientes con MG se benefician con un tratamiento sintomático con inhibidores de la acetilcolinesterasa (piridostigmina, neostigmina). Los fármacos que aumentan la liberación de acetilcolina a nivel presináptico (efedrina, 3-4 diaminopiridina) no suelen tener efecto significativo. En aquellos que no tienen buena evolución con el tratamiento sintomático se debe considerar la utilización de inmunosupresores. Los fármacos de primera línea son la meprednisona y la azatioprina. En casos específicos, el micofenolato, la ciclofosfamida en pulsos, el tacrolimus y el rituximab, también han demostrado buenos resultados.

La timectomía se debe realizar en todos los pacientes en quienes se sospeche timoma y en aquellos con miastenia de comienzo temprano, durante los primeros años de la enfermedad. En los últimos casos se ha observado que esta terapéutica se asocia a reducción de los síntomas, menores requerimientos de fármacos inmunosupresores y menos exacerbaciones.

CRISIS MIASTÉNICA (CM)

Es la exacerbación de MG con riesgo de vida debido a compromiso de músculos respiratorios y alteración en la deglución que requiere manejo con apoyo ventilatorio. Afecta a entre el 15 y 30% de pacientes con MG y requiere diagnóstico y tratamiento rápido. En el Hospital María Ferrer (Ciudad Autónoma de Buenos Aires) de 300 internaciones por miastenia grave en un período de 7 años, el 23% requirió apoyo ventilatorio.

Se puede presentar en cualquier momento durante la enfermedad, pero en general ocurre durante los primeros años de evolución (en el grupo evaluado en el Hospital María Ferrer, el 90% de los pacientes que presentaron CM habían comenzado con la enfermedad en un período menor de 3 años). También se ha descrito como forma de presentación de MG. La mortalidad ha ido en descenso como consecuencia del uso de fármacos más eficaces para el tratamiento y adelantos en las técnicas y equipamiento de la terapia intensiva, desde el 42% en los años 60 hasta < 4% en la actualidad.

Tiene múltiples desencadenantes, de los cuales el más frecuente es la infección (> 30%), especialmente la respiratoria (neumonía bacteriana o viral). También se han descrito neumonitis aspirativa, gastroenteritis, embarazo, hipertiroidismo, cirugía, hipertemia, falta o exceso de anticolinesterásicos, inicio de tratamiento con dosis elevadas de esteroides, disminución de medicación inmunomoduladora y estrés emocional. Hay un gran número de fármacos que pueden afectar la transmisión neuromuscular y desencadenar la crisis miasténica o perpetuarla, como algunos antimicrobianos (aminoglucósidos, fluoroquinolonas, macrólidos, colistina, cloroquina, quinina), β-bloqueantes, anticonvulsivos (fenitoína, carbamazepina), bloqueantes de los canales de calcio (verapamilo, nifedipina), benzodiazepinas, curarizantes y agentes de contraste yodados.

Los pacientes que ingresan por CM deben ser cuidadosamente evaluados para descartar diagnósticos diferenciales y evaluar la causa desencadenante.

En caso de sobredosis de inhibidores de la acetilcolinesterasa se ha descrito un cuadro de crisis colinérgica. Los pacientes se presentan con lagrimeo, salivación, incremento de secreciones respiratorias, sudoración, náuseas, vómitos, diarrea, bradicardia y fasciculaciones.

En los pacientes con CM, el examen físico nos permite evaluar el compromiso de los músculos de la vía aérea superior y los respiratorios.

Los pacientes pueden presentar disfonía, palabra entrecortada, debilidad orofaríngea con alteración en la masticación y deglución, voz nasal y regurgitación nasal por debilidad del velo del paladar.

Los músculos que intervienen en la inspiración son primariamente el diafragma y los intercostales externos. El esternocleidomastoideo y el escaleno también pueden actuar durante esta fase de la respiración. La espiración es pasiva, pero asisten los músculos abdominales e intercostales internos. La alteración de estos grupos musculares se evidencia a través del uso de músculos accesorios, respiración paradojal, taquipnea, tos inefectiva, y disminución de la entrada de aire a nivel de las bases pulmonares.

También se pueden utilizar métodos de diagnóstico complementarios. La evaluación de los músculos inspiratorios puede ser realizada a través de la medición de la capacidad vital (CV) y presión inspiratoria negativa (Pimáx). Una CV menor de 20-25 mL/kg y una Pimáx inferior a –40 cm H_2O pueden indicar compromiso muscular. Una CV menor de 10-20 mL/kg y Pimáx inferior a –20-30 cm H_2O sugieren la necesidad de soporte ventilatorio. Se debe tener en cuenta que estas mediciones pueden estar alteradas si el paciente presenta compromiso de los músculos faciales. Otra prueba que puede ser de utilidad es solicitarle al paciente que realice una inspiración y luego comience a contar en voz alta. Si no supera los 15 o 20 números, la debilidad es significativa.

Si bien los pacientes en esta situación desarrollan insuficiencia respiratoria con hipoxemia e hipercapnia, el hallazgo de estos parámetros en los gases en sangre es tardío y habla de una debilidad importante. Se recomienda no utilizar estos valores como parámetro para inicio sino como guía para el apoyo ventilatorio.

La radiografía de tórax es útil para diagnosticar causas de descompensación (neumonía, atelectasia) y evidenciar alteración mediastinal.

En el examen de laboratorio es importante evaluar la concentración de electrolitos (hipopotasemia e hipomagnesemia que pueden incrementar la debilidad muscular), hematocrito (si es menor de 30% puede empeorar la debilidad por disminución del transporte de O_2), evaluación de función tiroidea, creatina fosfocinasa (CPK, para descartar otras miopatías). En mujeres jóvenes se podría solicitar gonadotrofina coriónica, ya que el embarazo puede ser desencadenante de CM.

La ventilación no invasiva (VNI) con métodos de presión positiva durante ambas fases de la respiración (BiPAP) aumenta el flujo aéreo, reduce el trabajo respiratorio, previene el colapso de la vía aérea y la producción de atelectasias. Puede usarse como alternativa para evitar la intubación (en más del 60% de los casos en estudios retrospectivos), especialmente en aquellos pacientes sin compromiso grave de la deglución y de la conciencia. Se han descrito como factores de riesgo para el fracaso de VNI la presencia de hipercapnia y el trastorno deglutorio al momento de iniciarla. En un grupo de 32 pacientes que fueron tratados inicialmente con VNI en el Hospital María Ferrer el factor de riesgo para fracaso con requerimiento de intubación orotraqueal fue la presencia de alteración de la deglución al momento del inicio del tratamiento.

Los pacientes que no mejoren con VNI o que ingresen con cuadros más graves requerirán intubación y ventilación mecánica. Tener en cuenta que, al momento de la intubación, se utilizarán sedantes (propofol) y analgésicos (fentanilo, ramifentanilo). Se deberá evitar el uso de curarizantes. De ser estrictamente necesario se recomienda el uso de agentes no despolarizantes (vecuronio.

Utilizar modos asistidos/controlados con volumen corriente de 8 mL/kg (peso ideal) con presión positiva espiratoria de 5 a 15 cm H_2O para prevenir atelectasias y minimizar el trabajo respiratorio, con una FiO_2 necesaria para mantener la $SatO_2$ en valores > 90%.

Los pacientes deben recibir asistencia kinésica respiratoria y se deben tomar las precauciones necesarias para evitar trombosis venosa y úlcera gástrica. Colocar sonda nasogástrica y comenzar con alimentación enteral temprana para evitar el balance energético negativo que empeora la fuerza muscular.

En general, los tiempos de ventilación son cortos (entre 6 y 14 días), por lo que los pacientes no requieren la realización de traqueostomía.

El destete del ventilador (*weaning*) se iniciará cuando el paciente presente mejoría clínica con una CV mayor de 15 mL/kg y la Pimáx mayor de –20 cm H_2O. Se recomienda pasar a modos de ventilación espontánea (presión de soporte) con reducción gradual de las presiones. La VNI posextubación puede ser de ayuda en los pacientes que la requieran.

La mortalidad en la actualidad es menor del 4% y se relaciona con cuadros sépticos.

Tratamiento específico

Los inhibidores de la acetilcolinesterasa se suspenden inicialmente en los pacientes que ingresan por CM y requieren ventilación mecánica. Se reiniciarán cuando hayan superado el período crítico y se inicie el proceso de *weaning*. Comenzar con dosis más bajas que las que recibían previamente y titular progresivamente la más adecuada. El fármaco más utilizado es la piridostigmina por vía oral o sonda nasogástrica (SNG) en dosis de 15 a 180 mg cada 4 horas.

El tratamiento con inmunoglobulina o plasmaféresis permite obtener una respuesta entre los 2 y los 5 días. Ambos tratamientos son eficaces y en general se indican según la experiencia y la disponibilidad de los centros tratantes.

Inmunoglobulina humana: la dosis recomendada es de 400 mg/kg por día durante 5 días, por vía intravenosa. Se recomienda evaluar la deficiencia de IgA, ya que en estos casos se puede presentar anafilaxia. Los efectos adversos más frecuentes son cefalea, fiebre, náuseas, erupción (*rash*) cutánea, hipotensión o hipertensión.

Plasmaféresis: se recomiendan 5 recambios de 3-4 L/día. Se deben reemplazar los líquidos con solución salina normal y albúmina. Como efectos indeseados se pueden observar fiebre, síntomas de hipocalcemia, hipotensión y taquicardia. Menos frecuentemente, arritmias cardíacas y hemólisis.

El efecto beneficioso de la plasmaféresis o la inmunoglobulina es de corta duración, por lo que conjuntamente se debe iniciar el tratamiento con corticosteroides. La dosis recomendada de prednisona es de 40 a 100 mg/día. Se debe tener en cuenta que, si se inicia con la dosis total, se puede producir un empeoramiento de la fuerza muscular en los días subsiguientes.

Evaluar el inicio de otros medicamentos para inmunosupresión (azatioprina, ciclofosfamida en pulsos, etc.).

★ **CONCLUSIONES**

La MG es una enfermedad autoinmune que afecta la placa neuromuscular. Se manifiesta por debilidad y fatigabilidad muscular, que puede ser localizada o generalizada. El diagnóstico se basa en el cuadro clínico y en el hallazgo de anticuerpos específicos. La crisis miasténica se caracteriza por compromiso grave de músculos bulbares y respiratorios y requiere apoyo ventilatorio para preservar la vida. En esta situación es necesario el tratamiento en la unidad de cuidados intensivos (UCI) y la implementación de VNI o intubación orotraqueal con ventilación mecánica. El tratamiento de la CM recomendado se realiza con inmunoglobulina o plasmaféresis más inmunosupresores y se debe evitar el uso de fármacos que afecten la transmisión neuromuscular. Es fundamental el trabajo multidisciplinario para asegurar la buena evolución de los pacientes.

BIBLIOGRAFÍA

De Feo L, Schottlender J, Martelli N, Molfino N. Use of intravenous pulsed cyclophosphamide in severe, generalized myasthenia gravis. Muscle Nerve 2002;26(1):31-6.

Gilhus N. Myasthenia Gravis. N Engl J Med 2016;375:2570-81.

Meriggioni M, Sanders D. Autoimmune myasthenia gravis: emerging clinical and biological heterogeneity. Lancet Neurol 2009;8(5):475.

Pereyra González O, Ferrero G, Lamoglie R. Ventilación Mecánica no Invasiva en crisis miasténica. Análisis de resultados de implementación en una Unidad de Cuidados Intensivos Respiratorios. Revista Iberoamericana de Ventilación Mecánica no Invasiva 2006;7:12.

Roper J, Fleming E, Long B, Koyfman A. Myasthenia gravis and crisis: evaluation and management in the Emergency Department. J Emerg Med 2017;53(6): 843-53.

Sieb J. Myasthenia gravis: an update for the clinician. Clinical and Experimental Immunology 2013;175:408-18.

Statland J, Ciafaloni E. Myasthenia gravis: five new things. Neurol Clin Pract 2013;3(2):126.

Wendell L, Levine J. Myasthenic Crisis. Neurohospitalist 2011;1(1):16-22.

Wolfe G, Kaminski H, Aban I, Minisman G, Kuo H, Marx A, et al. Randomized trial of thymectomy in myasthenia gravis. N Engl J Med 2016 11;375(6):511-22.

Véanse **Preguntas de autoevaluación**. **?**

Enfermedades neuromusculares del paciente crítico

54

Ana María Pardal, Luciana León Cejas, Cintia L. Marchesoni y Ricardo C. Reisin

INTRODUCCIÓN

La debilidad muscular generalizada que se desarrolla en un paciente sin antecedentes de enfermedad neuromuscular durante la estadía en la unidad de cuidados intensivos (UCI) y que no tiene otra causa identificada se denomina debilidad aguda asociada a cuidados intensivos o del paciente crítico. Esta condición se relaciona con la gravedad de la enfermedad, la presencia de sepsis y el requerimiento de asistencia ventilatoria mecánica (AVM) y representa un proceso fisiopatológico que no estaba presente al momento de la admisión en UCI, ni tampoco es explicado exclusivamente por la inmovilización. La incidencia estimada es de 26-56% en pacientes que han estado en AVM durante 7 días; sin embargo, los pacientes que experimentan un síndrome de dificultad (distrés) respiratoria del adulto (SDRA) tendrán una incidencia aún mayor del 70% aproximadamente.

Este cuadro implica un aumento en la morbilidad a largo plazo como lo es el síndrome de disfunción mental, física y cognitiva pos-UCI, deterioro de la calidad de vida y también aumento considerable en la mortalidad.

En los siguientes párrafos describimos las formas de presentación de esta condición: miopatía, neuropatía y neuromiopatía del paciente crítico cuando coexisten ambas condiciones.

FACTORES DE RIESGO

Los factores más importantes son sepsis, fallo orgánico múltiple y síndrome de dificultad respiratoria del adulto. Los corticosteroides y el uso de bloqueantes neuromusculares estarían principalmente involucrados en el desarrollo de miopatía.

La inmovilización y la ventilación mecánica contribuyen también a la debilidad; sin embargo, la primera no la explica completamente.

Asimismo, ciertos factores metabólicos como la hiperglucemia se han identificado como factores deletéreos en estudios retrospectivos y prospectivos, y se ha comprobado que aumentan la generación de estrés oxidativo. Es probable que la edad avanzada y la desnutrición también contribuyan como predictores independientes.

FISIOPATOGENIA

Los mecanismos subyacentes son complejos e involucran cambios estructurales y funcionales. El hallazgo histopatológico típico en biopsias ha sido principalmente el de degeneración axonal para nervios y pérdida de miofilamentos en el músculo.

Estos cambios estarían explicados por trastornos en la microvasculatura endoneural y en los pequeños capilares que irrigan el músculo, desencadenados por sepsis, hiperglucemia e hipoalbuminemia, las cuales promueven aumento de la permeabilidad y penetración de factores tóxicos sobre todo en las terminales nerviosas. Estos mecanismos generan edema endoneural y miofibrilar, alteran el equilibrio energético induciendo disfunción mitocondrial, reducción de la síntesis de trifosfato de adenosina (ATP) e hipoxia citopática. Asimismo, la infiltración de leucocitos activados en el nervio y músculo liberarían citocinas proinflamatorias y antiinflamatorias (TNF-α, IL-1, IL-6, E-selectina) en el endotelio microvascular. Recientemente identificado, el factor de crecimiento 15 (GDF-15) sería un contribuyente a la atrofia muscular.

En modelos animales se identificó que otro mecanismo probable de daño es la inactivación de los canales del sodio regulados por voltaje (Nav), que provocan una rápida y reversible hipoexcitabilidad o inexcitabilidad neural e importante pérdida de miosina. La disfunción de los Nav ya se observa en etapas tempranas de la enfermedad y predice el desarrollo de la debilidad. Las anormalidades en la función de otros canales como K, Ca tipo L y de rianodina también afectan la excitabilidad de la membrana muscular. Es posible que, en algunos pacientes, la neuropatía se deba solo a una anormalidad en la excitabilidad del nervio sin llegar a la degeneración axonal, con lo cual estos pacientes tendrían mejor pronóstico (**fig. 54-1**).

Se ha sugerido también que la distribución atípica de síntomas neuropáticos en algunos pacientes y la disfunción autonómica se deberían a compromiso de neuronas sensitivas alojadas en el ganglio de la raíz dorsal rodeadas de capilares fenestrados, y de axones que inervan a las glándulas sudoríparas que serían alcanzados por endotoxinas presentes en la sepsis o disfunción multiorgánica.

POLINEUROPATÍA DEL PACIENTE CRÍTICO

Manifestaciones clínicas

La forma típica es la de una polineuropatía simétrica sensitivo-motora distal (degeneración retrógrada), que afecta miembros inferiores predominantemente y músculos respiratorios. Las manifestaciones neuropáticas son habitualmente precedidas de un cuadro de encefalopatía, que en la mayoría de los casos enmascara el cuadro de debilidad; no obstante, si el paciente está sedado, la debilidad debería ser sospechada cuando al examen solo expresa gesto de dolor con reducidos o nulos movimientos de extremidades. Los reflejos pueden estar atenuados o abolidos. El fracaso en el destete también debería ser un indicador de debilidad del paciente crítico. Si está consciente, lo útil sería aplicar escalas como la *Medical Research Council* (**cuadro 54-1**) para evaluar fuerza muscular explorando bilateralmente 3 músculos tanto en miembros superiores como inferiores (**cuadro 54-2**). Una puntuación (*score*) total de 60 puntos refleja fuerza normal; no obstante, un *score* < 48 puntos (*MRC sum score*) sin otra causa que lo justifique habla a favor de debilidad adquirida en UCI y es un predictor de destete prolongado, aumento de la estadía en UCI y hospitalaria, y aumento de la mortalidad a los 180 días.

El examen sensitivo –de ser posible– identifica déficit termoalgésico, táctil y propioceptivo. No obstante, el desarrollo de síntomas como frío doloroso, adormecimiento, sensación de agujas y alfileres, quemazón y dolor sugiere compromiso de fibras finas que, en algunos casos, tiene un patrón de distribución no clásico (degeneración no retrógrada). Esta última entidad puede coexistir con disfunción autonómica de difícil interpretación en UCI dadas las fluctuaciones de presión arterial y de la frecuencia cardíaca, la dismotilidad intestinal, etcétera. Se cree que la pérdida de variabilidad R-R podría ser sensible, aunque no específica.

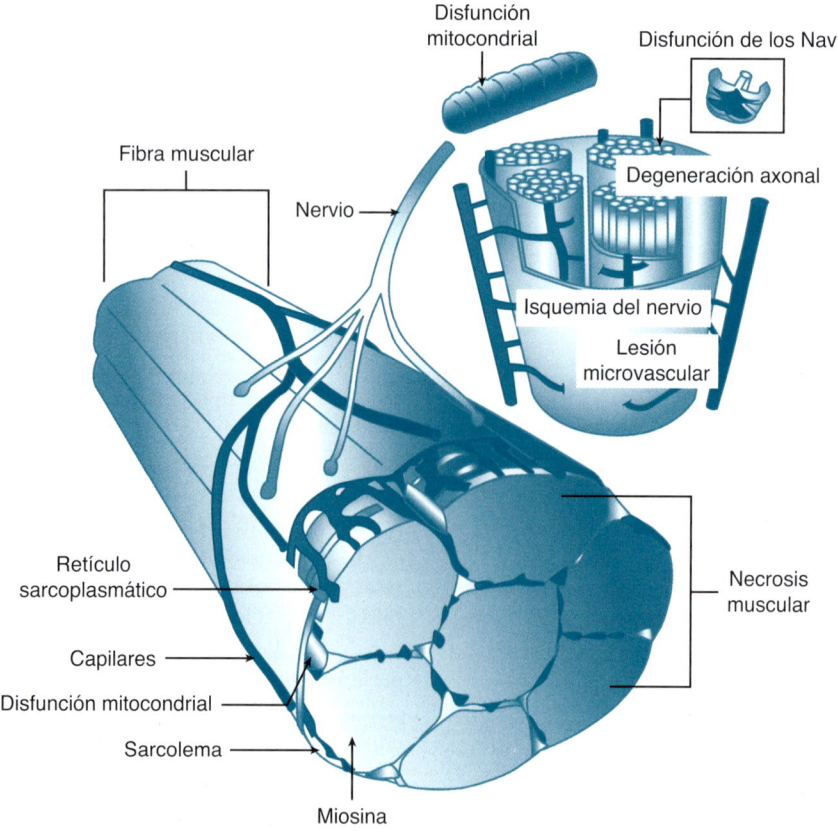

Fig. 54-1. Fisiopatología en el desarrollo de neuro/miopatía del paciente crítico (modificada de Kress y Hall). Nav: canales del sodio regulados por voltaje.

Cuadro 54-1. *Score Medical Research Council (MRC)*

0. No contracción

1. Contracción visible o palpable, pero sin movimiento

2. Movimiento del miembro, pero sin vencer la gravedad

3. Movimiento contra la gravedad

4. Movimiento contra la gravedad y contra resistencia moderada

5. Movimiento normal

Cuadro 54-2. *Medical Research Council Sum Score*

Músculos evaluados bilateralmente	
Miembro superior	**Miembro inferior**
Deltoides	Iliopsoas
Bíceps braquial	Cuádriceps
Extensores del carpo	Tibial anterior

El compromiso de fibras finas puede interferir en la calidad de vida del paciente, incluso en la etapa de rehabilitación. Esta entidad aún no ha sido incorporada dentro de los criterios diagnósticos de polineuropatía del paciente crítico, pero es posible que en el futuro sea considerada (**cuadro 54-3**).

Métodos diagnósticos

Los estudios neurofisiológicos muestran reducción de amplitudes motoras y sensitivas en los nervios examinados sin evidencia de reducción de las velocidades de conducción ni prolongación de latencias distales (patrón axonal) (véase **cuadro 54-3**). El estudio electromiográfico puede ser de difícil realización si el paciente no colabora, y en etapas iniciales los hallazgos de desnervación no diferencian neuropatía de miopatía. En la etapa tardía, los potenciales de unidad motora de amplitud incrementada son característicos de daño axonal con reinervación. En las neuropatías hay pérdida de unidades funcionantes, mientras que en las miopatías no hay pérdida de los potenciales de unidad motora que, además, presentan una interferencia abundante y temprana y amplitud reducida.

Los estudios histopatológicos muestran degeneración axonal motora o sensitiva confirmando lo revelado por los estudios neurofisiológicos. Tal vez, en el futuro las biopsias de piel tengan una utilidad creciente para confirmar la pérdida de axones intraepidérmicos en pacientes críticos (**fig. 54-2A** y **B**) y en glándulas sudoríparas como señal de compromiso temprano de fibras finas y autonómicas.

MIOPATÍA DEL PACIENTE CRÍTICO

La debilidad muscular se presenta en forma aguda, y es rápidamente progresiva, generalizada, simétrica y flácida. Los músculos faciales por lo general están respetados, aunque ocasionalmente puede observarse oftalmoparesia u oftalmoplejía, y ptosis palpebral. Los reflejos osteotendinosos están disminuidos o ausentes y el examen sensitivo es normal, salvo que exista neuropatía concomitante.

El problema principal es la dificultad en el destete del ventilador, causado por la debilidad de los músculos intercostales y diafragmáticos.

La miopatía del paciente crítico incluye varias entidades anatomopatológicas diferentes:

- Miopatía por pérdida de miofilamentos: en un principio se reconoció casi exclusivamente en pacientes con asma, tratados con corticosteroides y bloqueantes neuromusculares. En la actualidad se han identificado casos similares en pacientes expuestos a los fármacos mencionados por diversos motivos, entre ellos los pacientes trasplantados.
- Los niveles séricos de creatina fosfocinasa (CPK) suelen estar levemente elevados y la biopsia de músculo muestra destrucción de filamentos de miosina.
- Con respecto al pronóstico, por lo general es bueno e instaura rehabilitación temprana.
- Miopatía necrosante: puede ser localizada o difusa, suele acompañarse de mioglobinuria habitualmente en los días iniciales de la enfermedad e insuficiencia renal aguda. Desde el punto de vista clínico y electromiográfico no es posible diferenciarla de la anterior. La biopsia muscular muestra necrosis y focos inflamatorios de las fibras musculares muy probablemente asociados a la sepsis. El pronóstico es menos favorable.
- Miopatía caquéctica o por desuso: algunos pacientes pueden desarrollar una miopatía subaguda debido al catabolismo proteico y el desuso.
- Miopatía por rabdomiólisis: es un raro evento que produce rápida destrucción de la célula muscular. Algunos pacientes en estado crítico desarrollan rabdomiólisis debido a las medicaciones, como en el síndrome neuroléptico maligno, el síndrome serotoninérgico y uso de vecuronio debido a la inmovilidad prolongada. Otros fármacos desencadenantes incluyen: ciclosporina, estatinas, agonistas β_2, teofilina y daptomicina. El uso del propofol en la sedación

Cuadro 54-3. Criterios diagnósticos de la polineuropatía del paciente crítico

1. Paciente críticamente enfermo (disfunción multiorgánica)

2. Debilidad de extremidades o destete dificultoso después que la causa no neuromuscular, como el fallo cardíaco o respiratorio, ha sido excluido

3. Evidencia electrofisiológica de polineuropatía axonal sensitivo-motora

4. Ausencia de respuesta decremental en estudios de estimulación repetitiva

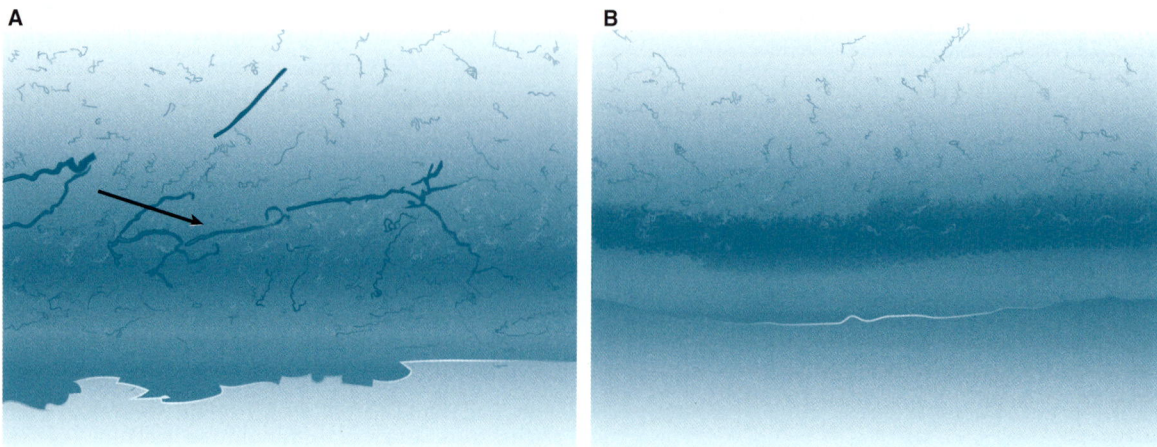

Fig. 54-2. A. Esquema de una biopsia de piel de la región distal de la pierna que muestra los axones intraepidérmicos normales que cruzan la membrana basal (flecha). **B.** Esquema de una biopsia de piel desnervada (sin axones) compatible con neuropatía de fibras finas (basado en Skorna et al.).

prolongada podría también causarla. La CPK suele estar muy elevada.

Métodos diagnósticos en miopatía

El enfoque diagnóstico en un paciente con los antecedentes mencionados incluye el dosaje seriado de CPK, donde puede observarse elevación de la enzima muscular. La electromiografía (EMG) muestra velocidades de conducción sensitivas normales, amplitudes motoras disminuidas y patrón miopático. Los estudios con estimulación repetitiva descartan un trastorno en la unión neuromuscular (**cuadro 54-4**).

La técnica de estimulación eléctrica directa del músculo sirve para discriminar entre compromiso muscular o neural en pacientes que no colaboran, demostrando una reducción de la excitabilidad de la membrana muscular; pero el diagnóstico de certeza es anatomo-patológico (véase **cuadro 54-4**). La biopsia de músculo sigue considerándose como el procedimiento diagnóstico de referencia y permite clasificar la miopatía del paciente en los subtipos mencionados.

Recientemente ha sido publicado el uso de la ecografía en el músculo recto femoral para evaluar el grado de atrofia muscular.

En el **cuadro 54-5** pueden observarse diagnósticos diferenciales de otras causas de debilidad en la UCI.

NEUROPATÍA Y MIOPATÍA DEL PACIENTE CRÍTICO PEDIÁTRICO

Las publicaciones acerca de los trastornos neuromusculares en pacientes críticos pediátricos están limitadas a series de pequeños grupos, quizá debido a la dificultad de la exploración neurológica en los niños y a la falta de su pesquisa y reconocimiento.

Las entidades reconocidas son: polineuropatía del paciente crítico, neuropatía focal, bloqueo neuromuscular prolongado, miopatía por pérdida de miofilamentos, miopatía necrosante –esta última rara en pediatría y frecuente a partir de la cuarta década de la vida– y el síndrome de Hopkins, casi exclusivo de los niños.

Los hallazgos clínicos, neurofisiológicos y las biopsias de músculo y de nervio son idénticos a los obtenidos en adultos. El pronóstico es variable.

Síndrome de Hopkins

Raro síndrome de alteración de la neurona motora del asta anterior descrito en 1974 en un paciente pediátrico, probablemente de origen infeccioso, que ocurre predominantemente en niños. Clínicamente remeda una poliomielitis con parálisis permanente de

---

Cuadro 54-4. Criterios diagnósticos de miopatía del paciente crítico

1. Amplitudes sensitivas > 80% del límite inferior normal en estudios de velocidades de conducción

2. Amplitudes motoras < 80% del límite inferior normal en estudios de velocidades de conducción

3. Ausencia de respuesta decremental en estudios de estimulación repetitiva

4. EMG que muestre potenciales de unidad motora de duración y amplitud reducida con reclutamiento normal o temprano, con potenciales de fibrilación o sin ellos

5. Demostración de inexcitabilidad del músculo en estudios de estimulación directa

6. Hallazgos histopatológicos de miopatía con pérdida de miosina

7. Elevación de CPK en suero

Cuadro 54-5. Diagnósticos diferenciales de otras causas de debilidad en la UCI	
Condición (patogénesis)	**Clínica**
Síndrome de Guillain-Barré (autoinmune, típicamente desmielinizante)	Debilidad ascendente, disautonomía, fracaso ventilatorio
Miastenia grave (autoinmune, defecto postsináptico)	Debilidad fluctuante bulbar y en extremidades
Porfiria (desencadenada por acumulación de porfirinas, axonal)	Debilidad, inestabilidad autonómica, dolor abdominal, manifestaciones psiquiátricas
Síndrome de Lambert-Eaton (autoinmune, defecto presináptico)	Debilidad proximal, fluctuaciones autonómicas
Vasculitis del sistema nervioso periférico (autoinmune, oclusión de *vasa nervorum*)	Dolor, parestesias, debilidad predominantemente distal
Botulismo (toxina de *Clostridium*, defecto presináptico)	Debilidad descendente, oftalmoparesia, fracaso bulbar, disfunción intestinal y/o vesical, disautonomía

uno o más miembros, que se instala días o semanas después del tratamiento de una exacerbación asmática. Se desarrolla una parálisis flácida rápidamente progresiva, arrefléxica, que usualmente afecta un brazo o una pierna, pero también han sido informadas paraparesia, diparesia braquial o debilidad multifocal El examen sensitivo y la función de los pares craneales están conservados.

El estudio del líquido cefalorraquídeo (LCR) muestra pleocitosis linfocitaria pero no han sido aislados organismos infecciosos. Los estudios de conducción nerviosa son normales, y la electromiografía muestra signos de desnervación y reinervación

INTERVENCIONES E IMPLICACIONES CLÍNICAS

Las estrategias eficaces para prevenir y/o evitar la debilidad adquirida en UCI son aún escasas y están dirigidas sobre todo a evitar los factores de riesgo antes mencionados.

El tratamiento enérgico de la sepsis probablemente sea el pilar más importante. Asimismo, el control estricto de la hiperglucemia ha sido evaluado en estudios clínicos, y el uso de terapia insulínica en casos indicados evitaría la aparición de complicaciones neuromusculares.

Otra estrategia sería la temprana movilización (dentro de las 72 horas de ingreso en UCI) de los pacientes críticos reduciendo niveles de sedación, acortando los días de ventilación mecánica, proporcionando kinesioterapia a través de maniobras pasivas sobre extremidades y, en algunos casos, estimulación muscular eléctrica.

La nutrición es un punto de gran interés entre las intervenciones en UCI. Debido a la disfunción gastrointestinal, muchos pacientes no podrán recibir alimentación enteral los primeros días; no obstante, los estudios sobre la utilidad de la nutrición parenteral temprana (< 2 días) tampoco han mostrado ventaja sobre la alimentación parenteral tardía (> 7 días). Tampoco mostraron beneficios los tratamientos con hormonas o los complejos vitamínicos. Todo esto ha sido explicado debido a que la fase temprana de catabolismo no puede ser evitada por nutrición artificial.

PRONÓSTICO

La recuperación de la debilidad adquirida en UCI puede ocurrir en semanas o meses, pero en los casos más graves puede dejar secuelas irreversibles (28% pacientes). Algunas series con un número pequeño de pacientes han mostrado mejor recuperación para los cuadros de miopatía comparada con neuropatía, esta última generalmente incompleta. El impacto sobre la función física y calidad de vida en sobrevivientes a un cuadro de SDRA puede extenderse más allá de los 5 años de su egreso hospitalario. Debilidad y fatiga habitualmente son las quejas más frecuentes de estos pacientes; no obstante aquellos con las mayores puntuaciones de debilidad al egreso de UCI tienen un riesgo aumentado de muerte dentro del primer año.

★ **CONCLUSIONES**

La debilidad aguda del paciente crítico muchas veces se debe a la degeneración axonal de los nervios y a la pérdida de miofilamentos en los músculos esqueléticos. Ambos cuadros se asocian a problemas graves frecuentes en la UCI, que incluyen sepsis, fallo multiorgánico, insuficiencia respiratoria y uso de AVM. La base fisiopatológica de esta debilidad es multicausal, e incluye afectación microvascular, alteraciones de la permeabilidad de membranas, disfunción mitocondrial, liberación de mediadores inflamatorios y alteración de los canales del sodio regulados por voltaje, entre otros mecanismos.

Continúa

★ **CONCLUSIONES** *(CONT.)*

Las formas de presentación incluyen la miopatía, la neuropatía y la neuromiopatía. La forma típica de neuropatía es la polineuropatía simétrica sensitivo-motora distal, con compromiso predominante de los miembros inferiores y los músculos respiratorios, en casos graves. La miopatía se asocia con intensa debilidad muscular generalizada, que en general respeta los músculos faciales.

Los métodos diagnósticos incluyen: atenta sospecha en los pacientes en riesgo, estudios neurofisiológicos y biopsia histopatológica, en las neuropatías; medición seriada de CPK, electromiograma y biopsia muscular, en la miopatía.

La recuperación puede demorar semanas o meses, pero los casos más graves pueden tener secuelas irreversibles.

BIBLIOGRAFÍA

Bolton C. Neuromuscular manifestations of critical illness. Muscle Nerve 2005;32:140-63.

Chunkui Z, Limin W, Fengming N, Wei J, Jiang W, Hongliang Z. Critical illness polyneuropathy and myopathy: a systematic review. Neural Regen Res 2014;9 (1):101-10.

Crone C. Tetraparetic critically ill patients show electrophysiological signs of myopathy. Muscle Nerve 2017;12:120-5.

Friedrich O, Reid M, Van den Berghe G, Vanhorebeek I, Hermans G, Rich M, Larsson L. The sick and weak: Neuropathies/Myopathies in the critically ill. Physiol Rev 2015;19:1025-1109.

Hermans G, Derese I, Güiza F, Hedström Y, Wouters P, Bruyninckx F, et al. Muscle atrophy and preferencial loss of myosin in prolonged critically ill patients. Crit Care Med 2012;40:2-7.

Hermans G, Van den Berghe G. Clinical review: intensive care unit adquired weakness. Crit Care 2015;19:274.

Hohenegger M. Drug induced rhabdomyolysis. Curr Opin Pharmacol 2012,12:335-9.

Jane B, Sunita M, Hans DK. Mechanism of ICU-acquired weakness: muscle contractility in critical illness. Intens Care Med 2017; 43(4):584-6.

Kress J, Hall J. ICU-Adquired weakness and recovery in critically ill patients. NEJM 2014;370: 1626-35.

Latronico N, Bolton C. Critical illness polyneuropathy and myopathy: a major cause of muscle weakness and paralysis. Lancet Neurol 2011;10:931-41.

Latronico N, Filosto M, Fagoni N, Gheza L, Guarneri B, Todeschini A, et al. Small nerve fiberpathology in critical illness. Plos One 2013:10:1371.

Ridley A, Dharmar M, Steinhorn D, Mc Donald C, Marcin J. Intensive Care Unit Adquired weakness is associated with differences in clinical outcomes in critically ill children. Pediatric Critic Care Med 2016;17:53-7.

Skorna M, Kopacik R, Vlckva E, Adamova B, Kostalova M, Bednarik J. Small-nerve-fiberpathology in critical illness documented by serial skin biopsies. Muscle Nerve 2015;52:28-33.

Véanse **Preguntas de autoevaluación**. **?**

Infecciones del sistema nervioso central: meningitis bacteriana y viral, abscesos, ventriculitis, infecciones por derivaciones (*shunts*)

55

Lilian Laura Aguilar

MENINGITIS BACTERIANA

La meningitis bacteriana es un proceso inflamatorio infeccioso que afecta aracnoides, piamadre y líquido cefalorraquídeo (LCR). Puede ser adquirida en la comunidad o puede vincularse a procedimientos neuroquirúrgicos o a traumatismo craneoencefálico (TCE). En todos los casos debe considerarse una emergencia infectológica.

Meningitis de la comunidad

La epidemiología de la meningitis de la comunidad ha cambiado en las últimas décadas por la vacunación contra *Haemophilus influenzae*, *Streptococcus pneumoniae* y *Neisseria meningitidis*. Debido a esto se redujo la incidencia de meningitis en niños y la mayoría de los pacientes con esta patología son adultos. Según la edad y factores predisponentes, los agentes etiológicos más frecuentes de meningitis son los siguientes:

- Meningitis neonatal: *Streptococcus agalactiae* y *Escherichia coli* causan dos tercios de los casos y *Listeria monocytogenes* es el agente etiológico en un porcentaje bajo.
- Meningitis en niños: *H. influenzae* tipo B, *N. meningitidis* y *S. pneumoniae*.
- Meningitis en adultos: *S. pneumoniae* (el más frecuente), *N. meningitidis* y *Listeria monocytogenes* se asocian a edad avanzada e inmunosupresión.
  En 1 a 2% el agente etiológico es *H. influenzae* (asociada a otitis y sinusitis) y *Staphylococcus aureus* en pacientes con endocarditis.
- Meningitis en inmunosuprimidos: son factores predisponentes de meningitis por *S. pneumoniae* la esplenectomía o el hipoesplenismo, la insuficiencia renal crónica (IRC), la infección por el virus de la inmunodeficiencia humana (HIV), el alcoholismo, la hipogammaglobulinemia, la diabetes y el tratamien-

to con fármacos inmunosupresores. En pacientes con deficiencias del sistema del complemento hay riesgo aumentado de meningitis meningocócica.

Presentan riesgo de meningitis por *H. influenzae* los diabéticos, los alcohólicos, los esplenectomizados o con hipoesplenismo, mieloma e hipogammaglobulinemia.

La meningitis por *Listeria monocytogenes* se presenta en mayores de 50 años, diabéticos, pacientes que presentan cáncer o reciben medicación inmunosupresora y en alcohólicos.

En pacientes HIV positivos y con otras alteraciones de la inmunidad celular (neoplasias, lupus eritematoso sistémico, trasplantes de órgano sólido o médula ósea, tratamiento con corticosteroides u otra medicación inmunosupresora, diabetes, sarcoidosis, etc.) debe investigarse meningitis por *Cryptococcus neoformans*, por lo que deberá solicitarse tinta china y cultivo micológico del LCR. En pacientes con sida es la micosis sistémica más frecuente. El 80-90% de los casos de criptococosis están descritos en este grupo.

En adultos, la tríada fiebre, rigidez de nuca y deterioro de la conciencia se ve en el 41 al 51%. Las petequias se asocian a meningitis meningocócica en el 90% de los casos.

En el LCR, la elevación de las proteínas, el descenso de la glucorraquia y la pleocitosis están presentes en el 90% de las meningitis bacterianas de adultos y niños. La concentración de lactato superior a 4 mmol/L es un hallazgo a favor de la etiología bacteriana de la meningitis.

La positividad de la tinción de Gram cuando el paciente no ha recibido antibióticos es 25 a 35% para *L. monocytogenes*, 50% para *H. influenzae*, 70 a 90% en meningitis meningocócica y 90% en meningitis neumocócica. La positividad del cultivo de LCR es del 96% en la meningitis por *H. influenzae*, 87% en la neumocócica y 82% en la meningocócica.

517

Los hemocultivos son positivos en el 75% de las meningitis neumocócicas, 50 a 90% de las causadas por *H. influenzae* y en 40 a 60% de las meningitis meningocócicas.

Las indicaciones de efectuar tomografía de cerebro antes de la punción lumbar (PL) son:

- Déficit neurológico focal, excepto parálisis de los nervios craneales.
- Convulsiones de reciente comienzo (dentro de la semana de la presentación).
- Puntuación (*score*) de Glasgow menor de 10.
- Inmunosupresión grave (p. ej., HIV positivos, pacientes que reciben tratamiento inmunosupresor y receptores de trasplante de órgano sólido o de células hematopoyéticas).
- Papiledema.

Otras contraindicaciones para la punción lumbar son las coagulopatías, las infecciones cutáneas en el sitio de punción y la inestabilidad hemodinámica.

El tratamiento antibiótico debe iniciarse antes de una hora a partir del ingreso del paciente.

Si la punción lumbar se ha diferido por tener indicación de hacer tomografía de cerebro, el inicio de antibióticos jamás debe ser demorado. Se comenzará inmediatamente tomando antes hemocultivos para aumentar la posibilidad de identificar el agente etiológico.

El esquema empírico inicial será el siguiente, según edad:

- Hasta los 23 meses inclusive: ampicilina + cefotaxima.
- De 2 a 50 años: ceftriaxona.
- Mayores de 50 años, diabéticos, alcohólicos y embarazadas: ampicilina + ceftriaxona. En caso de tratamiento previo con betalactámicos o internación reciente, comorbilidad grave o inmunodeficiencia, agregar vancomicina.

La duración del tratamiento para la meningitis por neumococo es de 10 a 14 días. Se agregan vancomicina y rifampicina a la ceftriaxona en caso de sensibilidad disminuida.

Las meningitis meningocócicas se tratan durante 7 días y las debidas a *Listeria*, 21 días.

Para los estafilococos resistentes a meticilina se usa vancomicina. En caso de resistencia a vancomicina (CIM > 2 µg/mL) se usa linezolid. La duración del tratamiento es de 14 días. En las meningitis estafilocócicas deben investigarse endocarditis y absceso epidural, que requerirían otra duración de tratamiento y cirugía.

El agregado de corticosteroides en el tratamiento de las meningitis disminuye la pérdida de la audición y las secuelas neurológicas, pero no la mortalidad. Se indica

dexametasona 0,15 mg/kg cada 6 horas durante cuatro días. La primera dosis debe darse antes del inicio de los antibióticos para prevenir la respuesta inflamatoria asociada a la bacteriólisis provocada por los antimicrobianos. El corticosteroide podrá ser suspendido en caso de constatarse que la meningitis no es bacteriana o que el agente etiológico no es *H. influenzae* ni *S. pneumoniae*. En pacientes con alergia grave a betalactámicos, el esquema empírico incluye vancomicina 15 a 20 mg/kg cada 12 horas, aztreonam 2 g cada 6 horas intravenoso (IV) y, si se requiere cubrir *Listeria*, trimetoprima-sulfametoxazol (TMS) 5 mg/25 mg/kg IV cada 8 horas.

La mitad de los adultos que presentan meningitis bacteriana presentan déficit neurológico focal durante la evolución y un tercio se complica con deterioro hemodinámico o insuficiencia respiratoria. En esos casos se pedirá tomografía computarizada (TC) o resonancia magnética (RM), electroencefalograma (EEG) y se efectuará nueva PL si no hay contraindicación. Si se constata hidrocefalia obstructiva, absceso cerebral o empiema subdural, se efectuará la neurocirugía correspondiente.

La repetición rutinaria de la punción lumbar no se aconseja.

Las complicaciones cerebrovasculares de la meningitis incluyen infarto cerebral, hemorragia subaracnoidea, hemorragia intracerebral y trombosis de los senos venosos.

Las secuelas más frecuentes en niños son: pérdida de la audición (34%), convulsiones (13%), déficit motor (12%), deterioro cognitivo (9%), hidrocefalia (7%) y pérdida de visión (6%). La mortalidad de la meningitis de la comunidad es del 15%.

Meningitis asociada al cuidado de la salud

Meningitis posneurocirugía y pos-TCE

Los pacientes con meningitis asociada al cuidado de la salud pueden manifestar signos y síntomas durante la internación o con posterioridad al alta.

En pacientes con drenaje ventricular externo, la incidencia de ventriculitis es de 0 a 22% o de 11,4 por 1000 días de catéter. El esquema empírico inicial incluye vancomicina, meropenem y colistina y debe ajustarse según los hallazgos bacteriológicos.

Se recomienda realizar PL de control: a) cuando no hay evidencia de mejoría a las 48-72 horas de iniciado el tratamiento y b) dos o tres días después de iniciado el tratamiento antibiótico con rescate de gérmenes multirresistentes.

El tratamiento intraventricular o intratecal es necesario para abordar las meningitis por infecciones en las que fracasa el tratamiento sistémico, en caso de meningitis por germen multirresistente o solo sensibles a fármacos cuya penetración en el LCR es pobre, o cuando existe dificultad o imposibilidad de retirar material extraño del sistema nervioso central (abscesos, válvulas, catéteres). Se debe realizar por un término de 21 días por vía intraventricular.

Se recomienda en general tratamiento antibiótico durante no menos de 3 semanas, a excepción de *Staphylococcus* coagulasa negativo con escasa reacción inflamatoria, o en aquellos casos que evolucionan bien tras el retiro de drenajes ventriculares o derivaciones, en los cuales se indica tratamiento antibiótico por un lapso de 10-14 días por vía intravenosa o intraventricular.

Las dosis diarias recomendadas para tratamiento intratecal son las siguientes: colistina 10 mg, vancomicina 10-20 mg, amikacina 30 mg y gentamicina 4-8 mg.

Debe indicarse profilaxis antibiótica a pacientes sometidos a procedimientos neuroquirúrgicos. No se recomienda administrar antibióticos profilácticos a pacientes con fractura de base de cráneo y fístula de LCR. Si persiste la fístula durante más de una semana, se recomienda efectuar una cirugía de reparación de esta y administrar vacuna antineumocócica.

El seguimiento del tratamiento se basará en los siguientes parámetros:

- Evolución clínica.
- Si se dejó drenaje ventricular externo, se tomarán cultivos del LCR para verificar la negativización bacteriológica.
- En pacientes sin mejoría clínica evidente se enviarán análisis citoquímico y bacteriológico del LCR para verificar la mejoría de los parámetros de laboratorio y negativización del cultivo.
- Cuando el drenaje ventricular externo no está siendo usado para administrar antibióticos, no se recomienda el envío diario de LCR para examen citoquímico y bacteriológico.
- No se recomienda administrar antibióticos en forma preventiva durante los días de permanencia de un drenaje ventricular externo y tampoco se recomienda el recambio de los drenajes ventriculares externos en plazos de tiempo fijos.

Infección de derivaciones de LCR

Hay cuatro mecanismos de infección de derivaciones (*shunts*) de LCR:

- El más frecuente es la colonización de la derivación en el momento de la cirugía. El 62% se manifiesta en el primer mes posoperatorio y el 72% se adquiere en el acto quirúrgico.
- Infección retrógrada desde el extremo distal de la derivación; por ejemplo, una perforación intestinal pude causar contaminación distal del catéter en pacientes con derivación ventrículo-peritoneal. En pacientes con mielomeningocele se realizan múltiples procedimientos intraabdominales relacionados con la continencia intestinal o vesical y pueden aumentar el riesgo de infección por esta vía.
- A través de la piel, por ejemplo luego de la inserción de una aguja en el reservorio o la derivación para cultivar LCR o evaluar la permeabilidad, después de la inyección de fármacos en el reservorio ventricular o por erosión del catéter a través de la piel.
- Por siembra hematógena: los pacientes con derivación ventrículo-atrial tienen un dispositivo a nivel endovascular y tienen riesgo de infección con bacteriemia.

La incidencia de infecciones de derivaciones de LCR es del 4 al 17%. Los signos y síntomas son variables y dependen de la patogénesis de la infección, de la virulencia de los microorganismos y del tipo de dispositivo. Los más frecuentes son cefalea, náuseas, letargo y deterioro del sensorio (visto en el 65% de los casos) y se deben al mal funcionamiento de la derivación causado por la infección.

El tratamiento antibiótico intraventricular debe hacerse en pacientes que padecen meningitis y ventriculitis asociadas al cuidado de la salud, cuando muestran escasa respuesta al tratamiento antimicrobiano sistémico.

Si son administrados a través de un catéter ventricular, ese drenaje debe estar pinzado durante 15 a 60 minutos para permitir que los niveles del antibiótico se equilibren en todo el LCR. Las dosis e intervalos de la terapia antimicrobiana intraventricular se ajustarán según la concentración del antibiótico para alcanzar niveles 10 a 20 veces la concentración inhibitoria mínima (CIM) contra la bacteria.

Los esquemas de antibióticos recomendados son los siguientes:

- Para infección por *S. aureus* y *Staphylococcus* coagulasa negativo resistentes a meticilina, la vancomicina es el tratamiento de elección, debiendo considerarse un esquema alternativo en caso de que la CIM sea mayor de 1 µg/mL.
- En caso de que la cepa de *Staphylococcus* sea sensible a rifampicina, puede considerarse el agregado de este antimicrobiano en combinación con la vancomicina si el paciente tiene colocados dispositivos como derivaciones de LCR o drenajes ventriculares.
- Cuando exista contraindicación para el uso de vancomicina, deberá seleccionarse un esquema alternativo: trimetoprima-sulfametoxazol, daptomicina o linezolid, basándose en los estudios de sensibilidad del germen.
- Para infecciones por *Propionibacterium acnes*, el tratamiento de elección es la penicilina G sódica.

- Para tratar infecciones del sistema nervioso central (SNC) por bacilos gramnegativos se tendrá en cuenta la sensibilidad del germen y la capacidad de penetración del antimicrobiano en el SNC.
- El tratamiento de las infecciones por *Pseudomonas* se efectuará con cefepima, ceftazidima o meropenem en el caso de comprobarse sensibilidad a estos antimicrobianos.
- Para bacilos gramnegativos productores de beta-lactamasas de espectro extendido debe indicarse meropenem, si se confirmó susceptibilidad a dicho antimicrobiano.
- Para el tratamiento de las infecciones del SNC por *Acinetobacter* se usará meropenem, si la bacteria es sensible. En caso contrario se indicará colistina por vía intravenosa y por vía intratecal o intraventricular.
- El meropenem se usará en dosis máxima en infusión prolongada (3 horas) para el tratamiento de bacilos gramnegativos resistentes.
- En meningitis y ventriculitis por especies de *Candida* se iniciará tratamiento con anfotericina liposomal. Luego, si se constata susceptibilidad a fluconazol, se efectuará el cambio correspondiente.

Para la duración del tratamiento antibiótico se tendrán en cuenta los siguientes criterios:

- En las infecciones por *Staphylococcus* coagulasa negativo y *P. acnes* con aumento mínimo o nulo de la celularidad del LCR, glucorraquia normal y poca sintomatología se indicarán diez días de tratamiento.
- En las infecciones por *Staphylococcus* coagulasa negativo y *P. acnes* con aumento significativo de la celularidad del LCR, hipoglucorraquia y signo-sintomatología clínica se indicarán 10 a 14 días de tratamiento.
- Para las infecciones causadas por *S. aureus* o bacilos gramnegativos con aumento significativo de la celularidad del LCR o sin él, hipoglucorraquia y signosintomatología clínica se indicarán 10 a 14 días de tratamiento para *Staphylococcus* y 21 días para bacilos gramnegativos.
- En pacientes con cultivos reiteradamente positivos intratratamiento antimicrobiano debe continuarse hasta pasar 10 a 14 días después de lograr su negativización.

En pacientes con infección de la derivación de LCR se efectuará la completa remoción del sistema, dejando un drenaje ventricular externo y completando el tiempo indicado de tratamiento antibiótico intravenoso.

El seguimiento del tratamiento se basará en los siguientes parámetros:

- Evolución clínica.
- Si se dejó drenaje ventricular externo, se tomarán cultivos del LCR para verificar la negativización bacteriológica.
- En pacientes sin mejoría clínica evidente se enviarán análisis citoquímico y bacteriológico del LCR para verificar la mejoría de los parámetros de laboratorio y negativización del cultivo.

Las medidas de prevención para disminuir el riesgo de infección de derivaciones de LCR son:

- La administración de antibióticos profilácticos antes de la colocación de la derivación o de la inserción del drenaje ventricular.
- El uso de protocolos estandarizados de inserción de las derivaciones de LCR y derivaciones ventriculares externas.

Los criterios para el reimplante del dispositivo son los siguientes:

- Si el agente etiológico es un *Staphylococcus* coagulasa negativo o *Propionibacterium acnes* sin anormalidades en el LCR y con cultivos negativos durante 48 horas después de externalizar el sistema, la nueva derivación puede colocarse el tercer día después de retirada.
- Si el agente etiológico es un *Staphylococcus* coagulasa negativo o *Propionibacterium acnes* y hay anormalidades en el LCR y cultivos repetidamente negativos por 48 horas después de externalizar el sistema, la nueva derivación puede colocarse a los 7 días del tratamiento antibiótico.
- Si el agente etiológico es un *Staphylococcus* coagulasa negativo o *Propionibacterium acnes* y hay anormalidades en el LCR y cultivos repetidamente positivos, la nueva derivación puede colocarse cuando los cultivos sean negativos durante los 7 a 10 días consecutivos previos.
- Cuando la infección de la derivación se debe a *S. aureus* o a bacilos gramnegativos, el reimplante se puede hacer 10 días después de obtener cultivos negativos.
- No está recomendado hacer un período libre de antibióticos para verificar la negativización del LCR antes de reimplantar la derivación.

Para el tratamiento de *Acinetobacter* multirresistente y extensamente resistente se usa colistina por vía intratecal o intraventricular. La penetración de colistina en LCR es de aproximadamente 5% de los niveles plasmáticos; solo alcanza 25% ante grados de inflamación muy intensa.

La dosis intratecal o intraventricular recomendada es de 10 mg administrados durante 21 días hasta la obtención de tres cultivos de LCR negativos extraídos en días separados. Se preparan los 10 mg en solución fisiológica al 0,9% con volumen final de 2 mL. Previo a esto se extraen 5 mL de LCR y luego se administran 2 mL de solución salina al 0,9% para evitar que el fármaco quede dentro del catéter. Luego de la administración, el sistema debe permanecer cerrado durante una a tres horas según la tolerancia asociada al nivel de presión intracraneal (PIC).

El efecto colateral más frecuente de esta terapéutica son la meningitis y la ventriculitis química.

ABSCESO CEREBRAL

Esta infección del SNC se asocia a enfermedades con inmunocompromiso, como la inmunodeficiencia adquirida, a medicación inmunosupresora, a traumatismo, neurocirugía, mastoiditis, sinusitis, infección dental o por siembra hematógena a distancia como puede ocurrir en pacientes con endocarditis.

En estos últimos, los agentes etiológicos más frecuentes son *Staphylococcus* y *Streptococcus*. Los hongos son agente etiológico del 90% de los abscesos cerebrales en receptores de trasplante de órgano sólido. En estos pacientes también puede haber abscesos por *Nocardia*.

En pacientes con infección por HIV puede tratarse de toxoplasmosis cerebral, tuberculoma, chagoma o infecciones micóticas como los criptococomas. En estos pacientes debe hacerse diagnóstico diferencial con el linfoma primario del SNC.

En los abscesos pos-TCE o posneurocirugía, los agentes etiológicos son *Staphylococcus aureus*, *Staphylococcus epidermidis* y bacilos gramnegativos.

Cuando se originan en focos paramenínegos de otitis media, mastoiditis y sinusitis, predominan *Streptococcus*, aunque también pueden estar involucrados *Staphylococcus* anaerobios y bacilos gramnegativos.

El primer estadio del absceso cerebral es la cerebritis, que produce respuesta inflamatoria perivascular alrededor de un centro necrótico con aumento de edema en la sustancia blanca que lo rodea. Luego se forma una cápsula con acumulación de fibroblastos y neovascularización. El edema se extiende más allá de la cápsula.

La manifestación clínica más frecuente es la cefalea. Los signos neurológicos están relacionados con la localización y el tamaño.

En los frontales y del lóbulo temporal derecho hay cambios de conducta; los del tronco encefálico y cerebelo causan trastornos en la marcha, parálisis de pares craneales y deterioro del sensorio vinculado a hidrocefalia. Hasta el 25% pueden tener convulsiones.

Los hemocultivos identifican el agente causal en el 25% de los casos.

Los cultivos de material del absceso son polimicrobianos en el 27% de los casos.

Usando estereotaxia, los abscesos cerebrales que miden 1 cm o más de diámetro pueden ser aspirados independientemente de su localización. Las imágenes de

TC y RM con reconstrucción tridimensional se usan para planificar el punto de ingreso y trayectoria evitando áreas relacionadas con el habla, movimiento, sensación y visión.

La aspiración se usa para diagnóstico bacteriológico y descompresión, a menos que exista alguna contraindicación.

Si un absceso es superficial, la resección puede considerarse especialmente si hay sospecha de tuberculosis, infección micótica o por *Actinomyces* o *Nocardia*.

En pacientes con desviación de línea media con riesgo de herniación cerebral debe efectuarse neurocirugía independientemente del tamaño del absceso.

El esquema de tratamiento antimicrobiano se elige según el mecanismo de la infección, los factores predisponentes del huésped y la capacidad de penetración en el absceso de los antimicrobianos.

En pacientes con trasplante de órganos, el tratamiento empírico incluye ceftriaxona, metronidazol, TMS, voriconazol.

En pacientes HIV positivos se indica pirimetamina y sulfadiazina en los que tienen serología IgG de toxoplasmosis positiva.

En pacientes posneurocirugía o TCE con fractura de cráneo se indica vancomicina, cefepima y metronidazol o vancomicina y meropenem.

Para los abscesos originados en focos paramenínegos sin antecedentes de neurocirugía reciente se indican ceftriaxona y metronidazol.

En casos originados en diseminación hematógena se indican cefalosporinas de tercera generación y metronidazol, agregando vancomicina en caso de sospecha de infección estafilocócica.

La duración del tratamiento del absceso cerebral bacteriano es de 6 a 8 semanas. Después de dos semanas con evolución favorable se considera la posibilidad del pasaje a vía oral.

El control por imágenes de los abscesos cerebrales se hace en cualquier momento ante un deterioro neurológico, después de dos semanas sin respuesta al tratamiento y aproximadamente cada dos semanas hasta lograr la recuperación. El aumento del tamaño del absceso a pesar de tratamiento adecuado es indicación de cirugía.

MENINGITIS VIRAL

Es una enfermedad más común en niños. El 90% se deben a enterovirus. Los más frecuentes son Coxsackie y echovirus. Los síntomas aparecen 3 a 6 días después de la exposición. Generalmente es de curso benigno y autolimitado, dado que la mayoría de las personas que contraen una meningitis viral, se recuperan completamente en 7 a 10 días.

El examen citoquímico de LCR muestra pleocitosis con predominio mononuclear, glucorraquia normal y proteína levemente elevada.

El alta puede ser dada rápidamente en una meningitis por enterovirus de curso habitual, especialmente si hay confirmación diagnóstica mediante reacción en cadena de la polimerasa (PCR), siempre y cuando el paciente se encuentre en buenas condiciones generales, con cefalea y vómitos controlados y alimentándose por boca.

ENCEFALITIS VIRAL

Deben diferenciarse: 1) las encefalitis infecciosas, 2) las encefalopatías y 3) las encefalopatías posinfecciosas mediadas por procesos inmunológicos como por ejemplo la encefalomielitis aguda diseminada (ADEM), que es una enfermedad desmielinizante posinfección o vacunación luego de un lapso de una a cuatro semanas.

Las encefalopatías no infecciosas presentan disfunción cerebral difusa sin inflamación y se deben a exposición a alcohol, drogas, hipoxia, hipoglucemia o hiperglucemia, insuficiencia renal, insuficiencia hepática y a trastornos electrolíticos.

Las encefalitis autoinmunes incluyen encefalopatías posinfecciosas y síndromes causados por anticuerpos antiantígenos neurales.

Cuando se sospecha encefalitis, el estudio de imágenes de elección es la RM. Las anormalidades en el lóbulo temporal y límbico se constatan en encefalitis por herpes simple; el refuerzo subependimario se ve en la ventriculitis por citomegalovirus (CMV). En las encefalitis por virus varicela zóster se constatan infartos hemorrágicos multifocales y lesiones desmielinizantes.

Se efectuará punción lumbar para examen físico-químico y citológico de LCR y PCR para herpes simple, varicela zóster, enterovirus y otros, según antecedentes. El LCR se caracteriza por pleocitosis linfocitaria, glucorraquia normal y proteinorraquia normal o elevada.

La anormalidad más frecuente en el EEG es la aparición de ondas lentas difusas. Las anormalidades focales están más frecuentemente localizadas en lóbulo temporal y se ven en 75 a 80% de los pacientes con encefalitis herpética.

Los pacientes pueden presentar hemiparesia, afasia, ataxia, convulsiones y también disfunción autonómica, diabetes insípida o secreción inadecuada de hormona antidiurética (SIHAD) debidos a disfunción hipotalámica.

La parálisis de pares craneales es infrecuente en la encefalitis viral, a menos que exista afectación del tronco encefálico. La parálisis de pares craneales se constata frecuentemente en infecciones no virales que pueden simular encefalitis viral, por ejemplo sífilis, tuberculosis, infecciones micóticas y enfermedad de Lyme.

Los pacientes con encefalitis herpética requieren internación en cuidados intensivos en el 32% de los casos. Ante la sospecha de esta patología debe iniciarse tempranamente tratamiento empírico con aciclovir intravenoso 10 mg/kg cada 8 horas.

★ CONCLUSIONES

La meningitis bacteriana de la comunidad y la asociada al cuidado de la salud deben considerarse urgencias infectológicas, por lo cual el tratamiento antimicrobiano debe iniciarse dentro de la hora del ingreso del paciente.

Aun si la punción lumbar se ha diferido por tener indicación de hacer tomografía de cerebro, el inicio de antibióticos no será demorado. Se comenzará de inmediato tomando previamente hemocultivos para aumentar la posibilidad de identificar el agente etiológico.

La repetición rutinaria de la punción lumbar no se aconseja.

Hay cuatro mecanismos de infección de derivaciones de LCR: 1) colonización de la derivación en el momento de la cirugía, 2) infección retrógrada desde el extremo distal de la derivación, 3) a través de la piel. 4) por siembra hematógena.

El esquema de tratamiento antimicrobiano de los abscesos cerebrales se elige según el mecanismo de la infección, los factores predisponentes del huésped y la capacidad de penetración en el absceso de los antimicrobianos.

Ante un diagnóstico presunto de encefalitis deben diferenciarse las de origen infeccioso, las encefalopatías no infecciosas y las encefalitis de origen autoinmune posinfección o vacunación. Ante la sospecha de encefalitis infecciosa se inicia tempranamente el tratamiento empírico con aciclovir.

BIBLIOGRAFÍA

Brouwer MC, Tunkel AR, Mc Khann II GM, van de Beek D. Brain Abscess. N Engl J Med 2014;371:447-56.

Gilbert B, Morrison C. Evaluation of intraventricular colistin utilization: A case series. J Crit Care 2017;40:161-3.

Jouan Y, Grammatico-Guillon L, Espitalier F, Cazals X, François P, Guillon A. Long-term outcome of severe herpes simplex encephalitis: a population-based observational study. Crit Care 2015;19:345.

Karaiskos I, Lambrini G, Fotini B, Giamarellou H. Intraventricular and intrathecal colistin as the last therapeutic resort for the treatment of multidrug-resistant and extensively drug-resistant Acinetobacter baumanii ventriculitis and meningitis: a literature review. Int J Antimicrob Ag 2013;41:499-508.

Tunkel AR, Glaser CA, Bloch KC, Sejvar JJ, Marra CM, Roos KL et al. The Management of Encephalitis: Clinical Practice Guidelines by the Infectious Diseases Society of America". Clin Infect Dis 2008;47:303-2.

Tunkel AR, Hasbun R, Bhimraj A, Byers K, Kaplan SL, Scheld WM, et al. 2017 Infectious Diseases society of America's Clinical Practice Guidelines for Healthcare –Associated Ventriculitis and Meningitis. Clin Infect Dis 2017; 64 (6):e34-e65

Van de Beek D, Cabellos C, Dzupova O, Esposito S, Klein M, Kloek AT, et al., for the ESCMID Study Group for Infections of the Brain (ESGIB). ESCMID guideline: diagnosis and treatment of acute bacterial meningitis. Clin Microbiol Infect 2016;22: S37-S62.

Véanse **Preguntas de autoevaluación.** ?

Encefalitis autoinmunes

56

Ángel N. Cammarota y Francisco J. Varela

INTRODUCCIÓN

Las encefalitis mediadas por anticuerpos del sistema nervioso central (SNC) son un grupo heterogéneo de enfermedades desencadenadas por una respuesta inmunitaria celular o humoral contra antígenos presentes en la superficie celular, la sinapsis o en el espacio intracelular. Las manifestaciones clínicas son muy variadas y dependen del epítopo afectado por el autoanticuerpo. Esto trae como consecuencia la existencia de varios fenotipos clínicos característicos. Si bien esta clase de trastornos ya ha sido informada varias décadas atrás, en los últimos años se han descrito numerosos síndromes clínicos y anticuerpos relacionados que han cambiado completamente su perspectiva diagnóstica.

ENFOQUE DIAGNÓSTICO INICIAL

El diagnóstico genérico de encefalitis es clásicamente el resultado de la combinación de hallazgos clínicos, imagenológicos, electroencefalográficos y de laboratorio.

Sin embargo, gran parte de estos pueden estar presentes tanto en encefalitis de causa infecciosa como de etiología inmunomediada. En 2016, Graus y cols. propusieron una serie de criterios diagnósticos para incluir pacientes con una posible encefalitis autoinmune. A continuación, se enumeran esos criterios:

- Inicio subagudo (progresión menor de 3 meses) de trastornos mnésicos, deterioro del estado de conciencia o síntomas psiquiátricos.
- Al menos uno de los siguientes:
  - Nuevo déficit neurológico focal del sistema nervioso central.
  - Convulsiones de reciente inicio.
  - Líquido cefalorraquídeo (LCR) con pleocitosis (> 5 células/μL).
- Resonancia magnética (RM) sugestiva de encefalitis.
- Exclusión de otras causas que puedan explicar el cuadro.

SÍNDROMES RECONOCIDOS

Encefalitis por anticuerpos contra el receptor NMDA

Considerada la causa más frecuente de encefalitis inmunomediada. El receptor del N-metil-D-aspartato (rNMDA) es un receptor inotrópico de glutamato presente en la sinapsis neuronal y participa en la regulación del potencial excitatorio postsináptico. Los anticuerpos se dirigen contra la subunidad GluN1 del receptor. Por lo tanto, muchos de los síntomas pueden asemejarse a los observados por la administración de antagonistas no competitivos del rNMDA, como la ketamina y la fenilciclidina. Su presentación es más frecuente en adultos jóvenes con predominio en mujeres (4:1). Los pacientes suelen presentar una encefalopatía progresiva, habitualmente en menos de 3 meses, cuyos síntomas incluyen alteraciones cognitivas y conductuales ("psicosis"), trastornos mnésicos, convulsiones, alteración del estado de conciencia, catatonía, movimientos anormales (corea, distonía, discinesias orofaciales), disautonomía e hipoventilación central. La resonancia magnética es con mayor frecuencia normal, si bien puede presentar lesiones hiperintensas en FLAIR y DWI en múltiples regiones (hipocampo, corteza cerebral o cerebelosa, tronco encefálico, medula espinal). El electroencefalograma puede mostrar una variedad de hallazgos que van desde actividad desorganizada, crisis electroencefalográficas, actividad en rango theta-delta, hasta quizás el hallazgo más específico de esta entidad, denominado *extreme delta brush* (actividad delta a 1-3 Hz, con actividad sobrepuesta a 20-30 Hz). El análisis de LCR suele ser patológico hasta en un 80% de los pacientes y los hallazgos incluyen incremento moderado de linfocitos y proteínas, y hasta un 60% de los pacientes pueden presentar bandas oligoclonales positivas (tipo II). Por otra parte, cerca del 60% de las mujeres presentan teratoma ovárico, al contrario de los varones en quienes la asociación con tumores es poco frecuente. Por otra parte, la encefalitis por virus del herpes simple puede desencadenar una respuesta inmunitaria tardía contra rNMDA (**fig. 56-1**).

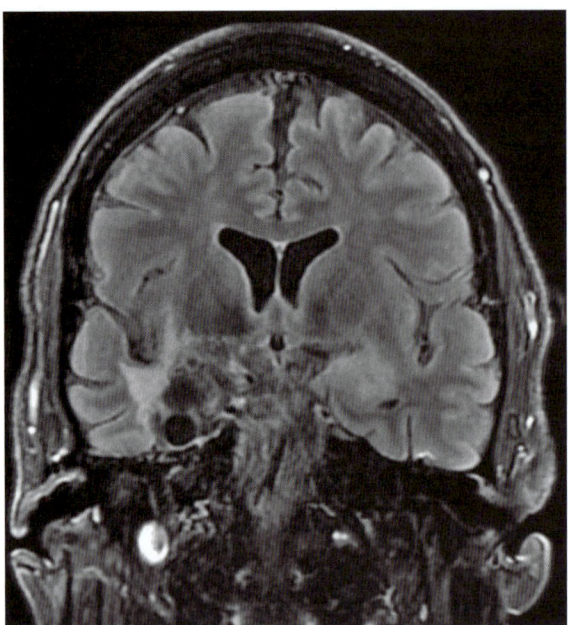

Fig. 56-1. Paciente con antecedentes de encefalitis por el virus del herpes simple tipo I, que desarrolló un cuadro caracterizado por trastornos de la memoria anterógrada y convulsiones. Se detectaron anticuerpos anti-rNMDA en el LCR. En la RM de cerebro (secuencia FLAIR) puede observarse una lesión multiquística con gliosis periférica en el lóbulo temporal derecho, que corresponde a la secuela de la encefalitis mencionada, y áreas hiperintensas a nivel de la amígdala y la formación del hipocampo ventral izquierdo, relacionadas con el proceso autoinmunitario actual.

La confirmación del diagnóstico se establece a través de la detección de inmunoglobulina (IgG) contra la subunidad GluN1 del rNMDA, preferentemente en LCR.

La mayoría de las opciones terapéuticas están basadas en estudios retrospectivos e incluyen esteroides intravenosos, inmunoglogulina, plasmaféresis y, para casos refractarios, ciclofosfamida, rituximab y bortezomib. Debe contemplarse también la extirpación en la etapa aguda de la enfermedad del teratoma ovárico en aquellas pacientes en las cuales es detectado y no se ha obtenido mejoría clínica satisfactoria con los tratamientos anteriores.

Encefalitis límbica

La encefalitis límbica (EL) fue descrita hace aproximadamente 50 años por Corsellis y cols. Este cuadro clínico se caracteriza por la presentación aguda o subaguda de alteración de la memoria anterógrada, trastornos psiquiátricos, desorientación, alucinaciones y convulsiones. Tales manifestaciones clínicas se acompañan de alteraciones en la RM (T2 - FLAIR) restringidas a la porción medial de los lóbulos temporales. Puede ser desencadenada por una diversidad de anticuerpos contra diferentes antígenos, tanto de la superficie neuronal como intracelulares (nucleares o citoplasmáticos) (**cuadro 56-1**).

La encefalitis por anticuerpos anti-LGI-1 es una de las causas más frecuentes y mejor descritas dentro

Cuadro 56-1. Encefalitis límbica

Anticuerpo	Localización del antígeno	Cáncer asociado	Manifestaciones clínicas asociadas
Anti-LGI-1	Extracelular	Timoma	EL
Antirreceptor de GABA tipo B (GABARB1/B2)	Extracelular	CPCP	EL, ataxia y síndrome de opsoclono-mioclono-ataxia. Puede coexistir con otros anticuerpos como anfifisina, GAD, SOX1, Ri, NMDA, TPO)
Anti-AMPA 1/2	Extracelular	Cáncer de mama, timoma, carcinoma tímico, cáncer de pulmón	EL
Anti-CASPR2	Extracelular	Timoma	EL, síndrome de Morvan, síndrome de Isaac, ataxia
Anti-mGluR5	Extracelular	Linfoma de Hodgkin	EL, síndrome de Ofelia (trastornos mnésicos y psicosis)
Anti-Ma/Ma-2	Intracelular	Cáncer testicular (de las células germinales), pulmón, pleura	EL, diencefálica y de tronco
Anti-Hu (ANNA-1)	Intracelular	CPCP, neuroblastoma	EL, romboencefalitis, DCP, neuronopatía sensitiva, disfunción autonómica
Anti-GAD65	Intracelular	Rara vez asociado con CPCP o timoma	EL, síndrome de persona rígida, ataxia, epilepsia

CPCP: carcinoma de pulmón de células pequeñas; EL: encefalitis límbica; DCP: degeneración cerebelosa paraneoplásica.

de este grupo. LGI-1 es una proteína segregada por las neuronas, asociada al canal de potasio. Dicha proteína presenta mayor concentración en el hipocampo, y la pérdida de la interacción de LGI-1 con la proteína ADAM22 reduce la expresión sináptica de receptores del ácido α-amino-3-hidroxi-5-metilo-4-isoxazolpropiónico (rAMPA). Además de los síntomas característicos de la EL, el cuadro clínico puede mostrar las llamadas crisis distónicas faciobraquiales, e hiponatremia y bradicardia, como síntomas prodrómicos. Si bien no se encuentra habitualmente relacionada con una enfermedad oncológica subyacente, se ha vinculado en algunos casos a ciertos tumores, fundamentalmente a timomas. El diagnóstico se realiza mediante la detección de los anticuerpos en el LCR y/o en el plasma; el tratamiento, al igual que en el cuadro descrito anteriormente, consiste en la inmunoterapia (corticosteroides intravenosos, inmunoglobulinas, plasmaféresis o una combinación de ellos).

Otras encefalitis mediadas por anticuerpos

DPPX (proteína 6 de tipo dipeptidil peptidasa)

Esta proteína se encuentra vinculada con los canales del potasio regulados por voltaje. El cuadro clínico expresa un síndrome de hiperexcitabilidad del sistema nervioso central con hiperecplexia (sobresaltos exagerados ante estímulos externos), temblor, mioclonías y convulsiones. El cuadro característicamente suele estar precedido por un pródromo de diarrea. La asociación con cáncer aún es incierta, pero podría vincularse con linfomas tipo B.

GABA-A

La disfunción del receptor para el ligando inhibitorio más importante del SNC (GABA) trae como consecuencia epilepsia refractaria y estado de mal epiléptico, en la mayoría de los casos refractario o súper refractario. Usualmente no tiene correlación con procesos neoplásicos subyacentes, pero sí una fuerte asociación con otros anticuerpos. La resonancia magnética de cerebro usualmente muestra lesiones extensas corticosubcorticales, multifocales e hiperintensas, en T2 y FLAIR.

Neurexin-3a

Esta molécula cumple un papel importante en la función y regulación sináptica. Su cuadro clínico pude constar de alteración del estado de conciencia, convulsiones, hipoventilación central y discinesias orofaciales, remedando la encefalitis anti-rNMDA.

TRATAMIENTO

La mayoría de los tratamientos están basados en estudios retrospectivos o en opiniones de expertos. Asimismo, gran parte de la experiencia proviene de pacientes con encefalitis por anticuerpos anti-rNMDA. Se recomienda una terapia inicial con metilprednisolona intravenosa (IV), (1 g durante 3 a 5 días) combinada con inmunoglogulina (0,4 g/kg/día durante 5 días) y/o plasmaféresis. En los casos refractarios, podrían utilizarse ciclofosfamida o rituximab. De detectarse una neoplasia subyacente, su resección y/o el tratamiento quimioterápico pertinente son esenciales para la mejoría del cuadro.

★ **CONCLUSIONES**

Las encefalitis autoinmunes constituyen un grupo heterogéneo de enfermedades desencadenadas por una respuesta inmunitaria celular o humoral contra antígenos presentes en la superficie celular, en las sinapsis o en el espacio intracelular. Son necesarios el reconocimiento del cuadro y la diferenciación de las encefalitis infecciosas, porque el tratamiento es radicalmente diferente en ambos casos.

Las situaciones que deben alertar al profesional sobre la posibilidad de encefalitis autoinmune son:
- Deterioro neurológico rápidamente progresivo (tres meses).
- Convulsiones de inicio reciente.
- Pleocitosis en el LCR.
- Nuevo déficit focal.

Se requiere un diagnóstico correcto y buscar patologías neoplásicas ocultas asociadas.

En la mayoría de los casos, el tratamiento consiste en corticoterapia, inmunoterapia, plasmaféresis, o sus combinaciones. En los casos refractarios a estos tratamientos se indica inmunosupresión con ciclofosfamida o rituximab.

BIBLIOGRAFÍA

Corsellis JA, Goldberg GJ, Norton AR. 'Limbic encephalitis' and its association with carcinoma. Brain 1968; 91:481-96.

Dalmau J, Gleichman AJ, Hughes EG, Rossi JE, Peng X, Lai M, Dessain SK, Rosenfeld MR, Balice-Gordon R, Lynch DR. Anti-NMDA-receptor encephalitis: case series and analysis of the effects of antibodies. Lancet Neurol 2008;7(12):1091-8.

Dalmau J, Gleichman AJ, Hughes EG, et al. Anti-NMDA-receptor encephalitis: case series and analysis of the effects of antibodies. Lancet Neurol 2008;7:1091-98.

Graus F, Titulaer MJ, Balu R, Benseler S, Bien CG, Cellucci T, et al. A clinical approach to diagnosis of autoimmune encephalitis. Lancet Neurol 2016;15(4):391-404.

Hara M, Ariño H, Petit-Pedrol M, Sabater L, Titulaer MJ, Martínez-Hernández E, et al. DPPX antibody-associated encephalitis: Main syndrome and antibody effects. Neurology 2017; 88(14):1340-8.

Höftberger R, van Sonderen A, Leypoldt F, Houghton D, Geschwind M, Gelfand J, et al. Encephalitis and AMPA receptor antibodies: Novel findings in a case series of 22 patients. Neurology 2015;84(24):2403-12.

Krystal JH, Karper LP, Seibyl JP, Freeman GK, Delaney R, Bremner JD, et al. Subanesthetic effects of the noncompetitive NMDA antagonist, ketamine, in humans. Psychotomimetic, perceptual, cognitive, and neuroendocrine responses. Arch Gen Psychiatry 1994;51(3):199-214.

Petit-Pedrol M, Armangue T, Peng X, Bataller L, Cellucci T, Davis R, et al. Encephalitis with refractory seizures, status epilepticus, and antibodies to the GABAA receptor: a case series, characterisation of the antigen, and analysis of the effects of antibodies. Lancet Neurol 2014;13(3):276-86.

Schmitt SE, Pargeon K, Frechette ES, Hirsch LJ, Dalmau J, Friedman D. Extreme delta brush: a unique EEG pattern in adults with anti-NMDA receptor encephalitis. Neurology 2012;79:1094-100.

Titulaer MJ, McCracken L, Gabilondo I, Armangué T, Glaser C, Iizuka T, et al. Treatment and prognostic factors for long-term outcome in patients with anti-NMDA receptor encephalitis: an observational cohort study. Lancet Neurol 2013;12(2):157-65.

Titulaer MJ, McCracken L, Gabilondo I, et al. Treatment and prognostic factors for long-term outcome in patients with anti-NMDA receptor encephalitis: an observational cohort study. Lancet Neurol 2013;12:157-65.

Van Sonderen A, Thijs RD, Coenders EC, Jiskoot LC, Sánchez E, de Bruijn MA, et al. Anti-LGI1 encephalitis: Clinical syndrome and long-term follow-up. Neurology 2016 4;87(14):1449.

Enfoque preventivo de las infecciones asociadas con procedimientos invasivos del sistema nervioso central

57

Marcelo Del Castillo y Andrea Mora

INTRODUCCIÓN

Las infecciones del sistema nervioso central (SNC) tienen una prevalencia mucho menor respecto del resto de las infecciones hospitalarias estimándose en 8,4/10 000 egresos, lo cual corresponde a un 0,3% del total de infecciones hospitalarias. La distribución de estas infecciones es mayor en neonatología (15/10 000 egresos) y, en orden decreciente, cirugía (14/10 000 egresos), pediatría (10,3/10 000) y clínica (3,9/10 000).

Como contraste, si bien el número de infecciones es menor, tienen gran repercusión su gravedad, así como las secuelas de diferente magnitud que se producen.

El espectro clínico es muy variado, ya que abarca tanto las infecciones de distintos dispositivos utilizados con fines diagnósticos o terapéuticos (derivaciones de líquido cefalorraquídeo [LCR], catéteres para monitorización de la presión intracraneal [PIC], ventriculostomías o drenajes ventriculares externos, reservorios, electrodos implantables), como las complicaciones del sitio quirúrgico en neurocirugía.

INFECCIÓN DEL SITIO QUIRÚRGICO

Se agrupan bajo esta denominación los procedimientos quirúrgicos propiamente dichos: craneotomías, cirugía de columna (laminectomías, artrodesis), derivaciones (*shunts*) en todas sus formas. Están incluidos en el NHSN (*National Healthcare Safety Network*) CDC, Centros de Prevención y Control de Enfermedades, de los Estados Unidos.

Al igual que en otras cirugías, las infecciones se clasifican en incisionales superficiales, incisionales profundas y de órgano-espacio; estas últimas incluyen meningitis, abscesos, empiemas, abscesos cerebrales, epidurales, discitis, colecciones subgálicas y osteomielitis craneal o vertebral.

Una de las principales dificultades del diagnóstico de casos de infección nosocomial del SNC radica en la disparidad de criterios empleados para las distintas situaciones clínicas; esto dificulta la comparación de resultados en los trabajos publicados.

Por extensión del criterio aplicado a las infecciones relacionadas con prótesis vasculares o articulares, se considera un período de un año a partir de la cirugía para rotular el episodio como nosocomial. No obstante, en el caso de derivaciones, algunos consideran un período de 60 días después de la cirugía, ya que en este plazo se observa la mayor parte de las infecciones.

Las infecciones incisionales superficiales son los cuadros más frecuentes; la incidencia oscila entre el 60 y el 85%. Esto es común a prácticamente todas las categorías quirúrgicas. Las infecciones incisionales profundas (por debajo de la fascia) son el 10% aproximadamente, y las de órgano-espacio (por debajo de la duramadre) el 5%.

Factores de riesgo

Gran parte de los factores de riesgo observados en este tipo de cirugías son similares a los vinculados con otros procedimientos quirúrgicos: rasurado previo, estado de gravedad de los pacientes (puntuación [*score*] ASA > 2), cirugía de urgencia, índice de riesgo mayor de 2, reoperación posterior, falta de profilaxis antibiótica, cirugías previas, duración de la cirugía superior a 4 horas, antibioticoterapia previa, drenajes. También observamos factores propios de la neurocirugía: Escala de Coma de Glasgow (*Glasgow Coma Scale* [GCS]) < 10, fístula de LCR o ventriculostomías.

El análisis multivariado de factores de riesgo mostró relación con cirugía de urgencia, la clasificación de la cirugía (si fue limpia-contaminada o sucia), la duración de la cirugía mayor de 4 horas y una neurocirugía previa reciente. Otros autores en este tipo de análisis solo encontraron la reoperación como factor de riesgo asociado.

El índice de riesgo quirúrgico (IRIQ) del sistema *National Nosocomial Infection Surveillance* NNIS (CDC) indica que a mayor índice mayor chance de infección, y fue validado también en diferentes trabajos.

La tasa de infección global de craneotomía muestra un rango amplio (1-8%); en general, las tasas informadas en la Argentina se encuentran por encima de lo comunicado por el NNIS para riesgo 0 (2,9%), riesgo 1 (2,22%) y riesgo 3 (8%).

Microbiología

Los microorganismos causales de este tipo de infección son similares a lo informado en otro tipo de cirugías. *Staphylococcus aureus* (*S. aureus*) es el más frecuentemente aislado en las infecciones incisionales superficiales y profundas. Los bacilos gramnegativos tienen menor incidencia, aunque esta puede ser un poco mayor en las infecciones de órgano-espacio (meningitis, abscesos, empiemas, discitis). No obstante, la incidencia puede variar en las distintas instituciones, esto relacionado con la prevalencia de bacterias causales de infección nosocomial en cada hospital.

La infección de las derivaciones es causada por estafilococos coagulasa negativos o positivos (*S. epidermidis*, *S. aureus*) en el 80% de los casos, con claro predominio de *S. epidermidis*. Esto se explica por los mecanismos patogénicos de dichas bacterias, los cuales facilitan la adherencia a esos dispositivos.

Clínica

Las características clínicas de las infecciones superficiales no difieren de lo observado en otro tipo de cirugías, como los signos de flogosis, supuración, dehiscencia de la sutura. El paciente puede o no tener fiebre y, si el cuadro progresa, presentar signos de sepsis-sepsis grave.

Las infecciones profundas pueden ser más difíciles de evaluar. En el caso de la meningitis posquirúrgica, como los pacientes pueden estar bajo sedación en terapia intensiva con asistencia ventilatoria mecánica, el examen semiológico resulta complicado. Adquiere relevancia la fiebre, ya que habitualmente no falta; desde luego se deben descartar otras causas que la produzcan. La utilidad de los parámetros fisicoquímicos es escasa ya que el proceso inflamatorio secundario a la cirugía propiamente dicho puede dar aumento de células con predominio de neutrófilos, aumento de proteínas, y la glucosa puede tener variaciones significativas. Se plantea como una alternativa la detección de ácido láctico en el LCR, ya que una concentración elevada, con un punto de corte mayor de 4 nanomoles tendría un valor predictivo positivo y negativo mayor del 90%; no obstante, esto debe ser confirmado por estudios multicéntricos prospectivos. Otro método diagnóstico que puede ser útil es el dosaje de procalcitonina, donde valores por encima de 1 ng/mL sugieren fuertemente infección, más aún si se puede emplear con el dosaje conjunto de láctico en el LCR.

Si la sospecha son colecciones, los métodos de imágenes (resonancia magnética, tomografía computarizada) son imprescindibles.

Tratamiento

El tratamiento cumple las premisas comunes a todo tipo de infección de sitio quirúrgico, como el drenaje de colecciones si las hubiera y tratamiento antibiótico, el cual debe ser por vía intravenosa durante todo el período en las infecciones críticas de órgano-espacio (meningitis, absceso intracraneal). Las incisionales superficiales (herida quirúrgica) o las profundas de inicio deben ser tratadas de forma oral o eventualmente intravenosa cuando son de gran magnitud o hay compromiso sistémico.

Se deben utilizar antibióticos que atraviesen adecuadamente la barrera hematoencefálica, en particular en las meningitis (**cuadro 57-1**) y supuraciones intracraneales o espinales.

Prevención

Las medidas de prevención para este tipo de procedimientos comprenden medidas generales y la profilaxis antibiótica en cirugía.

Las medidas generales son comunes a cirugías de otras especialidades, se pueden englobar en el concepto de quirófano seguro: condiciones físicas de la planta quirúrgica, limpieza del ambiente, aire seguro, técnica aséptica, lavado de manos quirúrgico, preparación adecuada de los campos, técnica quirúrgica (vestimenta, duración de la cirugía, hemostasia, disciplina del equipo quirúrgico).

La profilaxis antibiótica es útil, ya que permite la reducción de la tasa de infección en tres o cuatro veces respecto de los que no la reciben. Sin duda, la dosis útil es la que se administra en la inducción anestésica; el tiempo de administración posterior a la cirugía no debe ser mayor de 24 horas, el antibiótico habitualmente empleado es la cefazolina, para cubrir *S. aureus*; tiene además la ventaja de una vida media prolongada, lo cual permite –si la cirugía se prolonga, hecho común en este tipo de procedimientos– administrar los refuerzos intraoperatorios cada 4 horas. No es infrecuente que el olvido de estos sea uno de los errores más comúnmente observados.

Al igual que en las craneotomías es similar la conducta para la cirugía de columna, en especial para las artrodesis con elementos de fijación.

El uso de vancomicina para la profilaxis no se debe aconsejar en forma general; por el contrario, se debe emplear solo en contadas ocasiones, o en hospitales en situación de alta endemia de *S. aureus* resistente a oxacilina y con esta bacteria como causa frecuente de infección del sitio quirúrgico nosocomial.

Cuadro 57-1. Tratamiento antibiótico recomendado en infecciones del sitio quirúrgico, según el aislamiento bacteriológico

Microorganismo	Tratamiento sugerido	Comentarios	Duración
Staphylococcus epidermidis sensible a la oxacilina	Ceftriaxona 2 g c/12 h IV, o cefepima 2 g c/8 h IV		7-10 días
Staphylococcus epidermidis resistente a la oxacilina	Vancomicina 1 g c/12 h IV, o cotrimoxazol (en dosis de 15-20 mg de trimetoprima)*	Puede asociarse rifampicina 600 mg/día VO	7-10 días
Staphylococcus aureus sensible a la oxacilina	Ceftriaxona 2 g c/12 h IV, o cefepima 2 g c/8 h IV		14 días
Staphylococcus aureus resistente a la oxacilina	Vancomicina 1 g c/12 h IV, o cotrimoxazol (en dosis de 15-20 mg de trimetoprima)*	Puede asociarse rifampicina 600 mg día VO	14 días
Bacilos gram (-)	Ceftriaxona 2 g c/12 h IV, o ceftazidima 2 g c/8 h, o cefepima 2 g c/ 8 h IV, o meropenem 2 g c/8 h	Puede asociarse aminoglucósido sistémico y/o intratecal	14-21 días
Especies de *Enterococcus*	Ampicilina 3 g c/6 h IV, o vancomicina 1 g c/12 h IV*		14 días

* Se podría evaluar el uso de linezolid para casos especiales, aunque la experiencia aún es escasa.

INFECCIONES DE LAS DERIVACIONES (*SHUNTS*)

La colocación de distintos tipos de dispositivos en el sistema nervioso central es cada vez más frecuente e incluye diferentes clases de derivaciones (ventrículo-peritoneal, ventrículo-atrial, ventrículo-pleural, lumbo-peritoneal); de todos los nombrados, el primero comprende más del 85%.

Las complicaciones infecciosas son responsables del 25% del total de los eventos adversos observados.

La tasa de infección es del 5-10% y se ha mantenido estable en la última década próxima al 5%, luego de observarse un descenso sostenido en los últimos 40 años.

La infección es mayor en los recién nacidos de una semana de vida (48%) y en los pacientes añosos (16,7%).

No hay una correlación definida entre el tipo de derivación y la infección. Lo que puede ser diferente es el tipo de manifestaciones clínicas ya que, en los ventrículo-atriales, el cuadro se asemeja a una infección endovascular o endocarditis, con alta frecuencia de bacteriemia asociada, manifestaciones sistémicas, fiebre, además de los signos y síntomas neurológicos, en especial cambios en el nivel de conciencia. En los casos de infecciones de derivaciones ventrículo-peritoneales se pueden presentar signos de irritación peritoneal que llegan a simular un abdomen agudo o una apendicitis aguda, esto asociado a los cambios neurológicos o a las modificaciones en las imágenes, como el aumento de la hidrocefalia.

Etiopatogenia

Como ya fue mencionado, los estafilococos son responsables de más del 65% de las infecciones asociadas a derivaciones. *S. epidermidis* causan aproximadamente el 50% de las infecciones, tanto en adultos como en niños. *S. aureus se* aíslan en el 15-20%, otros cocos grampositivos en el 5-10% y los bacilos gramnegativos en igual número.

En un estudio retrospectivo efectuado en el Hospital de Clínicas José de San Martín (Buenos Aires), los estafilococos fueron responsables del 70% de los casos.

Otros microorganismos menos frecuentes son *Corynebacterium* y *Propionobacterium*. Cuando las infecciones de las derivaciones ventrículo-peritoneales son secundarias a un proceso infeccioso intraabdominal, las bacterias de la flora intestinal aerobia o anaerobia pueden ser los agentes causales.

El aumento de la frecuencia de los bacilos gramnegativos habitualmente se relaciona con un incremento de las infecciones de sitio quirúrgico de los diferentes tipos de cirugía, como consecuencia del brote de una endemia particular de un determinado hospital.

La mayor incidencia de infecciones por bacterias que forman parte de la flora de la piel se explica por la adquisición durante la colocación derivaciones y por la capacidad que tienen para adherirse a dispositivos plásticos, tal como ocurre con los accesos endovasculares.

Estas bacterias tienen la capacidad de producir polisacáridos extracapsulares, los cuales conforman una estructura amorfa –*slime* o biopelícula– que facilita la adherencia de las bacterias a los dispositivos, así como también interfiere con la concentración de los antibióticos en ese lugar y con diversos mecanismos de defensa (opsonización, anticuerpos, sistemas de lisis bacteriana, fagocitosis).

La producción de biopelícula no es exclusiva de los estafilococos: también pueden generarla algunos gramnegativos como *Pseudomonas* o *Klebsiella*. Las variantes pequeñas de *S. aureus* son productoras de biopelículas y tiene gran capacidad de adherencia.

Clínica

Las manifestaciones clínicas de este tipo de infecciones son variadas y habitualmente no se presentan los signos clásicos del síndrome meníngeo (20%). Es común que los pacientes tengan compromiso del nivel de conciencia, fiebre que puede ser de poca magnitud, o signos de hipertensión intracraneal (PIC). El cuadro clínico puede tener varias semanas de evolución.

La mayor parte de las infecciones ocurren en los dos primeros meses de la colocación (80%). Si el agente causal es *S. epidermidis* u otra bacteria de la flora de la piel como *Propionibacterium acnes*, las manifestaciones son leves; por el contrario, cuando se aíslan *S. aureus* o bacilos gramnegativos, la signosintomatología es más florida.

En ocasiones se puede observar compromiso inflamatorio en la piel que cubre el trayecto del catéter.

Las derivaciones ventrículo-peritoneales pueden tener signos abdominales que confundan con una peritonitis o apendicitis. En el extremo distal se puede formar un seudoquiste, con LCR detectable por ecografía (4%).

Los pacientes con derivaciones ventrículo-atriales por lo común tienen fiebre alta, escalofríos y eventualmente compromiso de mucosas y piel al igual que en la endocarditis; la bacteriemia asociada es alta (60-80%). El ecocardiograma bidimensional y en especial el transesofágico pueden mostrar vegetaciones adyacentes al extremo auricular del catéter o adheridos a él.

Una característica propia de este tipo de derivación es la aparición de un cuadro de nefritis por *shunt*, el cual es causado por una glomerulonefritis focal que presenta las manifestaciones propias de esta patología, pero además el paciente puede tener fiebre y hepatoesplenomegalia. Se ha observado en infecciones ocasionadas por especies de *Corynebacterium*.

Las características del LCR son diferentes de lo observado en las meningitis bacterianas de la comunidad o en las meningitis posquirúrgicas; la celularidad es baja y puede tener predominio linfocitario. Las proteínas están discretamente aumentadas y la glucorraquia tiene un descenso moderado o es normal.

Tratamiento

Ante la sospecha de infección de la derivación es fundamental tomar una muestra de LCR la cual, si el sistema tiene reservorio, debe ser obtenida a través de este; de no contar con él se hace una punción lumbar. La presencia de eosinofilia (> 8%) en el líquido puede predecir la existencia de infección.

Existen tres tácticas principales para encarar el tratamiento: 1) la extracción completa del sistema y colocación de una derivación externa o punciones evacuadoras reiteradas, para aliviar la presión y, eventualmente, dar antibióticos (ATB) intratecales, además de la administración de ATB parenterales (**cuadro 57-2**); 2) retirar la derivación y colocar uno nuevo en el mismo momento con la administración de ATB parenterales y a través del sistema; 3) conservar la derivación y administrar ATB por las dos vías.

La primera es la más conveniente, ya que tiene una tasa de curación superior al 90%. La conservación del sistema prácticamente se abandonó pues la tasa de curación es menor del 50%.

La segunda alternativa solo queda reservada para casos muy particulares en los que la colocación de un drenaje externo pueda verse dificultada.

La última opción, conservar la derivación, queda descartada por la alta tasa de fracasos (50-60%).

La mayor parte de las infecciones de derivaciones por *Staphylococcus epidermidis* son resistentes a la oxacilina, por lo que los antibióticos que pueden ser utilizados son la vancomicina, el cotrimoxazol y la rifampicina. En caso de aislarse *Staphylococcus aureus* resistente a la meticilina se puede indicar vancomicina asociada a rifampicina, esta última en especial por su adecuado pasaje de la barrera hematoencefálica. Los nuevos antibióticos como el linezolid se han utilizado, pero la experiencia aún es escasa.

Para los bacilos negativos se emplean las cefalosporinas de 3.ª, 4.ª generación y los carbapenémicos.

La administración intratecal puede ser utilizada en casos particulares, ante bacterias multirresistentes cuando no es suficiente la concentración alcanzada en el LCR por los antibióticos empleados por vía intravenosa. Los antibióticos más empleados por esta vía son gentamicina, amikacina, vancomicina y colistina. Lo usual es una dosis diaria. La concentración alcanzada en cada caso muestra gran variabilidad. Las dosis recomendadas difieren de acuerdo con los diferentes autores. Las dosis diarias son: vancomicina 5-20 mg, gentamicina 4-8 mg, amikacina 5-50 mg y colistina (colistemetato) 10 mg.

Después de dos o tres días de tratamiento se logra esterilizar el LCR, en particular con los estafilococos coagulasa negativos. Su duración es de 7-10 días para *S. epidermidis*; 10-14 días para *S. aureus*; 14-21 días para los bacilos negativos. Para la recolocación de la derivación se debe contar con cultivos negativos tras la suspensión de los antibióticos.

Prevención

En este tipo de cirugía, la técnica aséptica extremadamente cuidadosa es el elemento principal para

Cuadro 57-2. Tratamiento antibiótico recomendado en infecciones de derivaciones (shunts), según el aislamiento bacteriológico

Microorganismo	Tratamiento sugerido	Comentarios	Duración
Staphylococcus epidermidis sensible a la oxacilina	Ceftriaxona 2 g c/12 h IV, o cefepima 2 g c/8 h IV		7-10 días
Staphylococcus epidermidis resistente a la oxacilina	Vancomicina 1 g c/12 h IV, o cotrimoxazol (en dosis de 15-20 mg de trimetoprima)*	Puede asociarse rifampicina 600 mg/día VO	7-10 días
Staphylococcus aureus sensible a la oxacilina	Ceftriaxona 2 g c/12 h IV, o cefepima 2 g c/8 h IV		14 días
Staphylococcus aureus resistente a la oxacilina	Vancomicina 1 g c/12 h IV, o cotrimoxazol (en dosis de 15-20 mg de trimetoprima)*	Puede asociarse: 1) rifampicina 600 mg/día VO; 2) vancomicina intratecal 5-20 mg/día	14 días
Bacilos gram (-)	Ceftriaxona 2 g c/12 h IV, o ceftazidima 2 g c/8 h, o cefepima 2 g c/8 h IV, o meropenem 2 g c/8 h	Puede asociarse: 1) amikacina sistémica; 2) amikacina intratecal 5-50 mg/día; 3) colistina intratecal: 10 mg/día	14-21 días
Especies de *Enterococcus*	Ampicilina 3 g c/6 h IV, o vancomicina 1g c/12 h IV*	Puede asociarse: 1) gentamina sistémica; 2) gentamicina intratecal: 4-8 mg/día	14 días

* Se podría evaluar el uso de linezolid para casos especiales, aunque la experiencia aún es escasa.

la prevención de la infección. El cuidado de la piel, la preparación del campo operatorio, la habilidad y la experiencia del equipo quirúrgico desempeñan un papel relevante. Algunos centros, para disminuir el riesgo de infección, cuentan con un equipo quirúrgico dedicado exclusivamente a este fin e incluso con un quirófano reservado para este tipo de cirugía.

El criterio es generalmente el uso de antibióticos en la inducción anestésica y durante un breve período en el posoperatorio (una o dos dosis). Dos metanálisis demostraron la disminución de la incidencia de infección con el uso de antibióticos como profilaxis, en particular cuando la tasa de infección era alta. En esos estudios se emplearon diferentes esquemas (cefalosporinas de primera generación, cotrimoxazol).

Las normas de profilaxis antibiótica en cirugía propuesta por la Sociedad Argentina de Infectología recomiendan, para este tipo de procedimiento, el uso de cotrimoxazol y como alternativas (cefuroxima o vancomicina) durante 24 horas. También habría que tener presente los nuevos sistemas de derivación impregnados con ATB, ya que disminuyen la incidencia de infecciones tempranas asociadas a dichos dispositivos causadas por estafilococos.

INFECCIONES ASOCIADAS A CATÉTERES DE MONITORIZACIÓN DE LA PRESIÓN INTRACRANEAL

En la actualidad, es casi imprescindible el uso de catéteres de PIC para la monitorización y el tratamiento adecuado de los pacientes con hipertensión intracraneal. Desde su introducción en la década del 80, su empleo se generalizó.

Existen diferentes tipos de sistemas de medición, desde los más elementales a través de un drenaje ventricular conectado a un sistema de medición, hasta los catéteres de fibra óptica (p. ej. Camino®). Pueden ser intraventriculares, subdurales o intraparenquimatosos. Según la preferencia de los cirujanos, se opta por la ubicación intraventricular o intraparenquimatosa; esta última es cada vez más empleada, tiene además la ventaja de poder colocarse cuando hay colapso ventricular, mientras que los intraventriculares presentan la ventaja de ser terapéuticos además de diagnósticos.

Las complicaciones derivadas del empleo de estos catéteres son diversas: rotura, obstrucción, hemorragia, variabilidad en la medición e infección.

La tasa de infección es baja pero la tasa de colonización es mayor (0,5-2% y 0,5-2%, respectivamente). No hay diferencias significativas en las tasas de infección según el el tipo de catéter y el lugar de colocación.

Los microorganismos más frecuentemente aislados son los estafilococos coagulasa negativos, al igual que en el caso de las derivaciones. En orden decreciente, *S. aureus* y bacilos gramnegativos. Esto no obstante puede tener variaciones en los diferentes hospitales relacionado con la flora prevalente en cada lugar responsable de infección hospitalaria, en particular de infección del sito quirúrgico.

Para evitar el sobrediagnóstico de infección asociada a PIC es importante ser lo más estricto posible en la definición del caso. Se considera confirmado cuando –además del aislamiento de la bacteria en el catéter y en el LCR– hay signos clínicos y modificaciones del LCR compatibles con infección. Se considera caso posible el aislamiento solo en el catéter con signos clínicos y cambios del LCR concomitante. Si la bacteria es un posible contaminante de la piel (estafilococos coagulasa negativo, especies de *Micrococcus*, especies de *Propionibacterium*, etc.), se requieren dos aislamientos sucesivos. Otra variante de caso posible es cuando el cultivo es negativo y hay signos clínicos y alteraciones del LCR compatibles con infección con mejoría del cuadro después del retiro del catéter y el tratamiento antibiótico.

Factores de riesgo

En forma coincidente con lo informado para las derivaciones, los factores de riesgo encontrados fueron: monitorización mayor de 5 días, presencia de una ventriculostomía, fístula de líquido cefalorraquídeo, infección en forma simultánea, colocación sucesiva de catéteres de PIC.

Tratamiento y prevención

El tratamiento no difiere en líneas generales de lo considerado para derivaciones: retiro o cambio del sistema y ATB por vía intravenosa de acuerdo con el patógeno aislado. Puede ser necesario para bacterias multirresistentes el uso de antibióticos intratecales.

No hay diferencia en la infección de los catéteres de PIC según en qué ambiente son colocados (cuidados intensivos, cirugía). En todos los casos, la técnica debe ser estrictamente aséptica: es necesario emplear campos grandes que cubran en forma total al paciente, al igual que la mesa auxiliar. El cirujano se debe vestir con equipo completo.

Las maniobras vinculadas con la manipulación del catéter (cambio de guías, toma de muestras, etc.) deben ser hechas con técnica aséptica (guantes, barbijo, campos fenestrados).

No está demostrada la utilidad del cambio del catéter a intervalos fijos de tiempo.

El catéter debe ser removido de inmediato cuando ya no tiene indicación.

No está demostrada la utilidad de la profilaxis antibiótica previa a la colocación del catéter ni durante la duración de la monitorización.

INFECCIÓN ASOCIADA A CATÉTERES DE DRENAJE VENTRICULAR (VENTRICULOSTOMÍAS)

Este tipo de catéteres son una herramienta fundamental para la atención de pacientes que tienen hipertensión intracraneal con hidrocefalia aguda secundaria a traumatismo, hemorragia intracerebral o intraventricular y neoplasias.

Uno de los riesgos principales es la infección; las tasas varían entre el 1 y el 20%, pero una tasa habitualmente observada es de aproximadamente el 10%. La tendencia muestra una declinación en las tasas de infección entre los primeros informes del 70 y los publicados recientemente.

Es bastante común observar resultados contrapuestos sin que se pueda arribar a conclusiones definitivas, respecto de los diferentes factores de riesgo estudiados. Otra característica es la disparidad en los diferentes trabajos de investigación de los aspectos metodológicos: definiciones, criterios de inclusión, diseño retrospectivo, análisis estadístico, duración de la monitorización, profilaxis antibiótica, cuidados del catéter, recambio programado o no, método empleado para la toma de muestra.

De todo lo mencionado uno de los problemas importantes para resolver es la definición de infección. Como síntesis de los diferentes criterios se pueden proponer las definiciones establecidas por Lozier:

- Contaminación: aislamiento único, o directo positivo en el LCR con fisicoquímica y celularidad normales.
- Colonización: examen directo o cultivos positivos en dos o más muestras de LCR con pruebas fisicoquímicas y celularidad normales, sin la presencia de signos clínicos de infección más allá de la presencia de fiebre.
- Sospecha de infección de la ventriculostomía: cultivos negativos, aumento progresivo de la celularidad y de las proteínas con descenso sostenido de la glucosa.
- Infección relacionada con la ventriculostomía: examen directo y cultivo positivo del LCR más aumento progresivo de las proteínas y de las células, y descenso sostenido de la glucorraquia asociado a signos y síntomas de poca magnitud distintos de la fiebre.
- Ventriculitis: fiebre más hipoglucorraquia, hipercelularidad, hiperpoteinorraquia, asociada a signos de meningitis (rigidez de nuca, fotofobia), disminución del nivel de conciencia y convulsiones.

Etiopatogenia

Del mismo modo que con los otros dispositivos, la flora prevalente responsable es la grampositiva (*S. epidermidis*, estafilococos coagulasa negativos); no obstante –si bien la incidencia de infecciones disminuyó en los últimos años– paralelamente se observó un crecimiento de la incidencia de bacilos gramnegativos y de hongos. Esto en parte puede explicarse por el uso de antibióticos.

De acuerdo con los diferentes informes, se establecieron factores de riesgo, pero la fuerza de asociación estadística es variable, en relación con la muestra y la metodología empleada.

Los factores habitualmente relacionados son hemorragia intraventricular o subaracnoidea, fracturas de base de cráneo con fístula de LCR, neurocirugía, manipulación del catéter, instilación ventricular, infección sistémica, tiempo de permanencia de la ventriculostomía. Respecto de esta última, la tasa de infección se mantiene baja hasta el 3.er día y luego aumenta hacia el 5.º día; a partir de entonces el riesgo se mantiene estable (décimo día) y no se observa un riesgo creciente continuo de infección.

El riesgo inicial se vincula con la maniobra de colocación del catéter, de allí la importancia de las medidas de máxima seguridad en cuanto a la asepsia y la técnica quirúrgica.

No han mostrado relación con infección: el uso de múltiples catéteres, la monitorización sucesiva de PIC, el traumatismo cerrado, las neoplasias del SNC y la hemorragia intracerebral.

El uso de drenajes lumbares puede ser una alternativa, pero los factores de riesgo son similares. En particular, el bloqueo y la hemorragia pueden ser factores de riesgo independientes.

Respecto del uso de antibióticos, se considera que el eventual efecto protector es sobrepasado por la posible emergencia de bacterias multirresistentes. Solo está justificado su uso como profilaxis en la colocación.

Del mismo modo, el recambio programado a intervalos fijos del catéter, cuando se requiere su uso en forma prolongada, no disminuye el riesgo de infección. Por el contrario, hay una relación lineal con la violación de las medidas de cuidado durante la manipulación, además de la colocación.

Clínica

Las manifestaciones clínicas de las ventriculitis relacionadas con catéteres de ventriculostomías son similares a lo descrito para los otros procedimientos invasivos del SNC. Cuando las bacterias son bacilos gramnegativos, el cuadro suele ser mucho más florido. En estos casos, la determinación de lactato en el LCR muestra valores muy aumentados.

Tratamiento

El tratamiento de este tipo de infecciones supone el retiro del catéter. En ocasiones de acuerdo con la bacteria aislada puede ser necesario el uso de antibióticos intraventriculares, además de los sistémicos, en particular cuando se aíslan bacilos negativos multirresistentes.

★ **CONCLUSIONES**

Las infecciones asociadas con procedimientos invasivos del sistema nervioso central tienen gran importancia por su gravedad e implicancias en el pronóstico del paciente.

Establecer el tiempo de la infección asociada a los dispositivos ayuda a definir su categorización. En el caso de las prótesis vasculares o articulares, se considera un período de un año a partir de la cirugía para que un cuadro se considere nosocomial. Para las derivaciones de LCR (*shunts*), se considera un período de 60 días después de la cirugía.

Es importante distinguir en la prevención de todas la infecciones descritas en este capítulo los factores de riesgo asociados tanto intrínsecos del pacientes (estado clínico, antibioticoterapia previa, presencia de drenajes, resistencia antimicrobiana, etc.) o extrínsecos (adherencia al lavado de manos, condiciones físicas de la planta quirúrgica, limpieza del ambiente, aire seguro, técnica aséptica, cirugía de urgencia, cirugía mayor a 4 h, etc.), para actuar en consecuencia según sea el medio donde trabajamos.

El diagnóstico temprano y el tratamiento correcto son los pilares pronósticos fundamentales en estas enfermedades, por lo cual se recomienda agudizar la sospecha ante mínimos cambios clínicos, fiebre o alteraciones del laboratorio, y actuar en consecuencia para establecer la patología e identificar el germen causal.

En el capítulo se describen las recomendaciones específicas para cada tipo de infección.

BIBLIOGRAFÍA

Baldwin KL, Zunt JR. Iatrogenic Infections of the Central Nervous System. En: Scheld WM, Whitley RJ, Marra CM (eds). Infections of the Central Nervous System. 4th ed. Philadelphia: Wolters Kluwer Health; 2014. pp. 608-20.

Barrer FG. Efficacy of prophylactic antibiotics for craniotomy: a meta-analysis. Neurosurgery 1994;35:484-92.

Beaty HN. The central nervous system: meningitis. En: Bennett JV, Brachman PS (eds). Hospital Infections. Boston: Little Brown, and Co; 1979. pp. 409-18.

Fried HI, Nathan BR, Rowe AS, et al. The Insertion and Management of External Ventricular Drains: An Evidence-Based consensus Statement. Neurocritic Care 2016;24:61-81.

Gantz NM. Nosocomial Central Nervous System Infections. En: Mayhall CG,(ed). Hospital Epidemiolgy and Infection Control. 4th ed. Philadelphia: Lippincott Williams and Wilkins, 2011. pp. 415-39.

Haines SJ. Antibiotic prophylaxis for cerebrospinal fluid shunts: a metanalysis. Neurosurgery 1996;34:87-92.

HoranT, Gaynes R, Martone W, et al. CDC definitions of nosocomial surgical site infections. Am J Infect Control 1992;20:271-4.

IRIQ: Proyecto para validar la construcción de un índice de riesgo quirúrgico que permita ajustar la tasa de infecciones de sitio quirúrgico en la Argentina. Beca Ramón Carrillo, Ministerio de Salud, Buenos Aires, 2003.

Korinek AM, Reina M, Boch AL, Rivera AO, De Bels D, Puybasset L. Prevention of external ventricular drain-related ventriculitis. Actha Neurochir (Wien) 2005;147:39-46.

Langley JM, LeBlanc JC, Drake J. Efficacy of antimicrobial prophylaxis in placement of cerebrospinal fluid shunts: meta-analysis. Clin Infect Dis 1993;17:98-103.

Lozier AP, Sciacca RR, Romagnoli M, Sander Connolly Jr E. Ventriculostomy-related Infections: A Critical Review of the Literature. Neurosurgery 2002;51:170-81.

Lyke KE, Obasanjo OO, Williams MA, O'Brien M, Chotani R, Perl TM. Ventriculitis complicating use of intraventricular catheters in adult neurosurgical patients. Clin Infect Dis 2001;33:2028-33.

Maskin LP, Capparelli F, Mora A, et al. Cerebrospinal fluid lactate in post-neurosurgical bacterial meningitis diagnosis. Clin Neurol Neurosurg 2013;115:1820-5.

Omar AS, El Shawarby A, Singh R. Early monitoring of ventriculostomy-related infections with procalcitonin in patients with ventricular drains. J Clin Monit Comput 2015;29:759-65.

Pelegrin I, Lora-Tamato L, Gómez-Junyent J, et al. Management of Ventriculoperitoneal Shunt Infections in adults: anlysis of risk Factors Associated with treatment Failure. Clin I Dis 2017;64(8):989-97.

Reichert MF, Medeiros ES, Ferraz FP. Hospital-acquired meningitis in patients undergoing craniotomy: incidente, evolution, and risk factors. Am J Infect Control 2002;30:158-64.

Schoenbaum SC, Gardner P, Shillito J. Infections of cerebrospinal fluid shunts: epidemiology, clinical manifestations, and therapy. J Infect Dis 1975;131:543-52.

Yogev R, Bisno AL. Infections of the Central Nervous System Shunts. En: Waldwogel FA, Bisno AL (eds). Infections Associated with Indwelling Devices. Washington DC: ASM Press; 2000. pp. 231-46.

Schade RP, Schinkel J, Visser LG, Van Djjk JMC, Voormolen JHC, Kuijper EJ. Bacterial meningitis caused by the use of ventricular or lumbar cerebrospinal fluif catheters. J Neurosurg 2005;102:229-34.

Tunkel AL, Hasbun R, Bhimraj A, et al. 2017 Infectious Disease Society of Americas Clinical Practice Guidelines for Healthcare-Associated Ventriculitis and Meningitis. Clin Infect Dis 2017;64:34-65.

Alteraciones del sensorio y coma

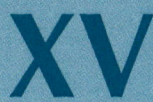

Alteraciones del sensorio: estado mental mínimo, estado vegetativo y síndrome de enclaustramiento. Coma

58

Ignacio Previgliano y Damián Lerman

INTRODUCCIÓN

El coma y otros estados de deterioro de la conciencia representan un grave trastorno en la función cerebral, el cual puede ser estructural o no estructural (tóxico-metabólico, farmacológico, convulsiones, etc.). Muchos de los procesos subyacentes que llevan al coma pueden poner en riesgo la vida, pero también pueden ser potencialmente reversibles con el inicio oportuno de la terapéutica médica o quirúrgica. Los médicos de emergencias y terapia intensiva tienen un papel central en el diagnóstico y tratamiento de estos pacientes.

Comenzaremos definiendo la conciencia, para poder después entender sus trastornos.

Conciencia

Es el pleno conocimiento que tiene el individuo de sí mismo y del medio que lo rodea. Desde una perspectiva clínica, la conciencia puede ser esquematizada como el producto de dos funciones cerebrales estrechamente relacionadas: despertar o **reactividad** (p. ej., despierto, vigil, alerta) y conocimiento o **perceptividad** habitualmente referido como "contenido" de la conciencia. Este contenido se asocia con muchas otras funciones cerebrales superiores, como atención, sensación, percepción, memoria, funciones ejecutivas y motivación. La relación entre reactividad y perceptividad es jerárquica: la perceptividad no puede ocurrir en ausencia de reactividad, pero la reactividad puede ser observada en ausencia de perceptividad (p. ej., estado vegetativo [EV]).

En cuanto a los sustratos neuroanatómicos, la reactividad está asociada al sistema activador reticular ascendente (SARA), una red neuronal originada en el tegmento de la protuberancia y mesencéfalo y proyectada hacia el diencéfalo y estructuras corticales. El análisis bioquímico del SARA revela vías colinérgicas y glutamatérgicas (origen ponto-mesencefálico), adrenérgicas (*locus coeruleus*), serotoninérgicas y dopaminérgicas (tronco del encéfalo) e histaminérgicas (hipotálamo). Muchas de estas neuronas convergen en el tálamo, el que envía proyecciones hacia la corteza cerebral. La perceptividad, en cambio, depende de la integridad de la corteza cerebral y sus conexiones subcorticales.

Alteraciones de la conciencia

Los pacientes con estados mentales alterados se presentan en varias formas. Las definiciones específicas de los diversos niveles de conciencia son de ayuda para establecer el estado inicial y describir los cambios en la condición del paciente. El sueño, un estado normal de disminución del estado de conciencia en el cual el paciente puede ser fácilmente despertado, es un hallazgo frecuente en los servicios de urgencias; su característica esencial es la facilidad para retornar a un estado de alerta, que lo diferencia de condiciones patológicas.

Los cambios patológicos en la conciencia (**cuadro 58-1**) implican una alteración significativa en la perceptividad, con grados variables de despertar. Se evitan los términos descriptivos como somnolencia, estupor, obnubilación y letargia, utilizados para denotar diferentes niveles de despertar y considerados trastornos parciales de la conciencia, dada la falta de uniformidad en las definiciones de dichos estados en la literatura, y a la disponibilidad de mediciones objetivas como la Escala de Coma de Glasgow (*Glasgow Coma Scale*, GCS), en la cual se considera coma cuando es ≤ 8 (**cuadro 58-2**).

Muerte cerebral

Es la pérdida irreversible de todas las funciones cerebrales y del tronco del encéfalo, clínicamente diagnosticada por la ausencia de conciencia, falta de respuesta motora al estímulo nociceptivo y la desaparición de los reflejos del tronco encefálico y la respiración. Aunque el desarrollo de este tema no es objeto de este capítulo, es preciso tenerlo presente y hacer un diagnóstico correcto y temprano, porque detectar eventuales donantes de órganos para trasplante es uno de los desenlaces posibles en los pacientes comatosos.

Cuadro 58-1. Trastornos globales de la conciencia

	Despertar	Perceptividad	Sueño / vigilia	Función motora	Función respiratoria	Actividad EEG	Metabolismo cerebral (%)
Muerte cerebral	Ausente	Ausente	Ausente	Ausente	Ausente	Plano	0
Coma	Ausente	Ausente	Ausente	Sin propósito	Variable Patrones anormales	Polimorfa delta o theta	< 50
Estado vegetativo	Presente	Ausente	Presente	Sin propósito	Presente	Polimorfa delta/theta, a veces alfa lenta	40-60
Estado de conciencia mínima	Presente	Parcial	Presente	Propósito intermitente	Presente	Mixta theta/alfa	50-60
Mutismo acinético	Presente	Parcial	Presente	Pasividad de movimiento	Presente	Lenta difusa no específica	40-80
Delirium	Presente	Parcial	Presente	Normal	Presente	Lenta difusa no específica	70-100
Síndrome de enclaustramiento	Presente	Presente	Presente	Cuadriplejía Anartria Movimiento ocular	Presente	Normal	90-100

Coma

Se caracteriza por la ausencia total de despertar y conocimiento. De manera opuesta a los estados de inconciencia transitorios como el síncope, el coma debe durar más de una hora. Los pacientes comatosos **no** tienen apertura ocular, ni habla, ni movimientos espontáneos, ni obedecen órdenes. Tampoco poseen ritmo de sueño/vigilia. El coma es un estado transicional, que evoluciona hacia la recuperación de la conciencia, el estado vegetativo, el estado de mínima conciencia o la muerte encefálica. Se asocia con lesión o disrupción funcional bilateral de estructuras corticales o del SARA. Las lesiones que involucran la porción troncal del SARA frecuentemente coexisten con trastornos oculomotores y patrones patológicos de respiración.

Estado vegetativo

El EV se caracteriza por mecanismos de despertar preservados asociados con una completa falta de conocimiento. Los pacientes abren sus ojos espontáneamente; sin embargo, no hay evidencia de persecución o fijación visual sostenida. No siguen comandos y no se movilizan con propósito. Evolucionan a través de ciclos temporales de incremento y disminución del despertar relacionado con un patrón de sueño/vigilia. La regulación cardiovascular, patrón respiratorio y nervios craneales están habitualmente indemnes. El EV es causado por daño generalizado a ambos hemisferios cerebrales. El traumatismo y la encefalopatía hipóxico-isquémica son las causas más comunes.

Aunque algunos pacientes en estado vegetativo recuperan total o parcialmente la conciencia, otros perma-

Cuadro 58-2. Escala de Coma de Glasgow (GCS)

Apertura ocular (O)		Respuesta verbal (V)		Respuesta motora (M)	
Espontánea	4	Orientada	5	Obedece órdenes	6
A la orden	3	Confusa	4	Localiza el dolor	5
Al dolor	2	Palabras inapropiadas	3	Retira al dolor (flexión normal)	4
Ninguna	1	Sonidos incomprensibles	2	Flexión anormal	3
No valorable	NV	Ninguna	1	Extensión	2
		No valorable	NV	Ninguna	1
				No valorable	NV

necen por extensos períodos sin cambios significativos en su estado neurológico, lo que se conoce como "estado vegetativo persistente" (EVP). Un grupo de consenso interdisciplinario, el Multi-Society Task Force, definió el EVP como el EV presente un mes después de la lesión traumática o no traumática, y permanente luego de 3 meses de lesión no traumática, y 12 meses de lesión traumática.

Estado de mínima conciencia

Describe a un grupo de pacientes que no cumplen los criterios de coma ni de estado vegetativo. Tienen una grave alteración de la conciencia, pero demuestran despertar, ciclo sueño/vigilia, e, intermitentemente, conocimiento de sí mismo o del entorno, así como seguimiento de comandos, habilidad para responder sí/no, lenguaje comprensible o comportamiento con propósito. La salida del estado de mínima conciencia (EMC) a estados superiores de conciencia está marcada por la capacidad de comunicación fidedigna y el uso de objetos de manera funcional. Aunque los datos son limitados, se cree que el EMC representa una mejor probabilidad de recuperación que el EV. Así como en el EV, las lesiones o disfunciones asociadas con EMC involucran los hemisferios cerebrales, respetando las fibras conectivas córtico-corticales y córtico-talámicas. Se distinguen el EMC *minus* en el cual el paciente tiene patrones de conducta no reflejos, como fijación visual y movimientos oculares de seguimiento, y el EMC *plus* en el que hay una respuesta a comandos verbales, sea esta estereotipada o no.

Mutismo acinético

Es un estado de despertar con limitada evidencia objetiva de perceptividad. Los pacientes con esta condición, generalmente, parecen incapaces de moverse o hablar y tienen períodos cíclicos de despertar indicados por la apertura ocular. Algunos autores describen elementos de persecución visual y un intento de fijar la mirada, que sugieren una "promesa de habla" no satisfecha. De manera contraria al EMC, no hay respuesta motora al estímulo verbal, táctil o nociceptivo. Una característica distintiva del EV es que los pacientes con mutismo acinético (MA) no tienen espasticidad o reflejos anormales, lo que sugiere que los tractos corticoespinales están relativamente respetados. El MA ha sido asociado con lesión o disfunción bilateral de los lóbulos frontales mediales (p. ej., giro cingulado), lo que lleva a una profunda deficiencia en la motivación y una incapacidad para planear e iniciar la actividad (disfunción ejecutiva).

Delirium

El *delirium* es sinónimo de estado confusional agudo o de encefalopatía aguda. Se caracteriza por el desarrollo agudo de un déficit de atención asociado con cambios en el nivel de conciencia, pensamiento desorganizado y con un curso fluctuante. Las características adicionales incluyen disturbios perceptuales, alteración del ciclo sueño/vigilia, incremento o disminución de la actividad psicomotora y trastornos de la memoria. El *delirium* es extremadamente común en pacientes hospitalizados, particularmente en aquellos en la unidad de cuidados intensivos (UCI). Puede preceder a otros trastornos de la conciencia (como el coma) o puede evolucionar de ellos. Puede verse frecuentemente en trastornos agudos tóxicos, metabólicos o endocrinos, pero ser también resultado de una lesión focal en los lóbulos frontal o parietal derechos. No es el propósito de este capítulo ahondar en el diagnóstico y tratamiento de esta entidad, que posee criterios específicos según el DSM-IV y el DSM-5®.

Síndrome de enclaustramiento

El síndrome de enclaustramiento (SE) consiste en un cuadro de cuadriplejía y anartria en el contexto de despertar y perceptividad preservados. No es un trastorno de la conciencia *per se*, pero puede ser clínicamente confundido con uno, dada la capacidad limitada de expresión en estos pacientes. Se asocia con lesiones agudas de la protuberancia ventral, justo por debajo del núcleo del III par, por lo que generalmente respeta el movimiento ocular vertical y parpadeo, sin interferencia con el SARA, que es de localización dorsal. Las etiologías más comunes son el infarto o la hemorragia pontina, y el traumatismo.

Un estado análogo de vigilia con desaferentación puede ocurrir en pacientes con síndrome de Guillain-Barré grave, botulismo, polineuropatía del paciente crítico y aquellos que reciben bloqueantes neuromusculares sin adecuada sedación.

Otros estados de alteración de la conciencia

Hipersomnia

Es un incremento del tiempo de sueño, con ciclos preservados de sueño/vigilia, frecuentemente visto en caso de privación de sueño, trastornos respiratorios asociados al sueño, narcolepsia, toxicidad por fármacos o drogas, encefalopatía metabólica o daño del SARA. Cuando están despiertos, los pacientes tienen un examen neurológico normal.

Catatonía

Es una complicación de enfermedades psiquiátricas, como depresión grave, trastorno bipolar o esquizofrenia. Los pacientes tienen los ojos abiertos, pero no hablan, no se mueven espontáneamente y no siguen comandos.

Anestesia general y coma barbitúrico

Son estados de disminución del despertar y perceptividad inducidos farmacológicamente, asociados con respuestas mínimas o ausentes a estímulos nocivos, y disfunción del tronco con depresión respiratoria.

Otros

Las convulsiones generalizadas, convulsiones parciales complejas y el estado posictal pueden llevar también a alteración de la conciencia.

ETIOLOGÍA Y PATOGENIA

Las causas más comunes de coma son el traumatismo craneoencefálico (TCE), la encefalopatía hipóxico-isquémica (EHI), la sobredosis de drogas, el ataque cerebrovascular (ACV) isquémico y hemorrágico, las infecciones del sistema nervioso central (SNC) y los tumores cerebrales (**cuadro 58-3**). Desde el punto de vista fisiopatológico, el coma debe ser visto como la expresión de:

- Lesiones primarias de la corteza cerebral, estructuras diencefálicas, mesencéfalo o protuberancia rostral, las cuales representan el 15% de los casos.
- Manifestaciones cerebrales secundarias a trastornos tóxicos, metabólicos o endocrinos sistémicos, las más frecuentes con una incidencia del 85%.

Cuadro 58-3. Etiología del coma

Trastornos cerebrales primarios

Hemisférico bilateral o difuso
TCE, isquemia, hemorragia, encefalopatía hipóxico-isquémica, trombosis venosa cerebral, meningitis, encefalitis, convulsiones, estado de mal epiléptico, encefalopatía hipertensiva, síndrome de encefalopatía posterior reversible, encefalomielitis diseminada aguda, hidrocefalia

Hemisférico unilateral
TEC, infarto hemisférico, hemorragia, absceso, tumor cerebral

Tronco del encéfalo
Hemorragia, infarto, tumor, traumatismo, mielinólisis pontina central, compresión por trastornos cerebelosos (infarto, hematoma, absceso, tumor)

Trastornos sistémicos

Tóxico
Sobredosis, efectos adversos, abuso de drogas, exposición (CO, metales pesados)

Metabólico
SIRS/sepsis, hipoxia, hipercapnia, hipotermia, hipoglucemia/hiperglucemia, hiponatremia/hipernatremia, hipercalcemia, fallo hepático, fallo renal, encefalopatía de Wernicke

Endocrino
Panhipopituitarismo, insuficiencia suprarrenal, hipotiroidismo/hipertiroidismo

TCE: traumatismo craneoencefálico; SIRS: síndrome de respuesta inflamatoria sistémica; CO: monóxido de carbono.

Para afectar la conciencia, las lesiones de la corteza cerebral deben involucrar a ambos hemisferios, o deben ser unilaterales, de tamaño tal como para que causen desplazamiento de las estructuras de la línea media. Las lesiones diencefálicas o del tronco que producen coma pueden ser comparativamente más pequeñas; sin embargo, también deben ser bilaterales. El desplazamiento de suficiente magnitud interrumpe la integridad o función de las fibras retículo-talámicas o tálamo-corticales, alterando el SARA y sus proyecciones. El desplazamiento también puede ocasionar herniación con compresión del mesencéfalo, comprometiendo elementos más proximales del SARA.

La fisiopatología del coma tóxico y metabólico es específica de la causa subyacente y, en muchas instancias, incompletamente entendida. De modo simplificado, estas condiciones han sido asociadas con una interrupción en la disponibilidad o consumo de oxígeno o sustrato (hipoxia, isquemia, hipoglucemia, monóxido de carbono), alteraciones en la excitabilidad y transmisión neuronal (convulsiones, acidosis, toxicidad por fármacos o drogas), o cambios en el volumen cerebral (hipernatremia, hiponatremia). El grado de alteración neurológica se relaciona con el curso de tiempo de la patología cerebral subyacente. Por lo tanto, una hemorragia aguda hemisférica o troncal con efecto de masa se asociará con depresión de la conciencia, mientras que el desarrollo lento de un tumor cerebral de idéntica localización y volumen podría ser asintomático. Una observación similar puede ser hecha para los cambios metabólicos, tal como en la hiponatremia aguda versus progresiva.

EVALUACIÓN Y TRATAMIENTO INICIAL DEL PACIENTE COMATOSO

La evaluación inicial se debe orientar hacia la identificación y el tratamiento de las causas reversibles y potencialmente fatales. La secuencia básica de pasos incluye la estabilización de las funciones fisiológicas vitales, estudios diagnósticos dirigidos y, cuando estén disponibles, medidas terapéuticas específicas (**fig. 58-1**).

Estabilización inicial

Como en toda emergencia médica, el primer paso está dirigido a asegurar una adecuada vía aérea, ventilación y función circulatoria. En pacientes con TCE o con sospecha de él, la columna cervical debe ser inmovilizada hasta que pueda evaluarse de manera correcta. Deben realizarse los esfuerzos para identificar y tratar rápidamente trastornos sistémicos como hipertensión, hipotensión, hipoxemia, anemia, acidosis, hipotermia/hipertermia e hipoglucemia/hiperglucemia.

En el tratamiento inicial de emergencia se describía clásicamente como el "Cóctel Coma", el cual se inicia en la fase prehospitalaria para ser continuado al ingresar al

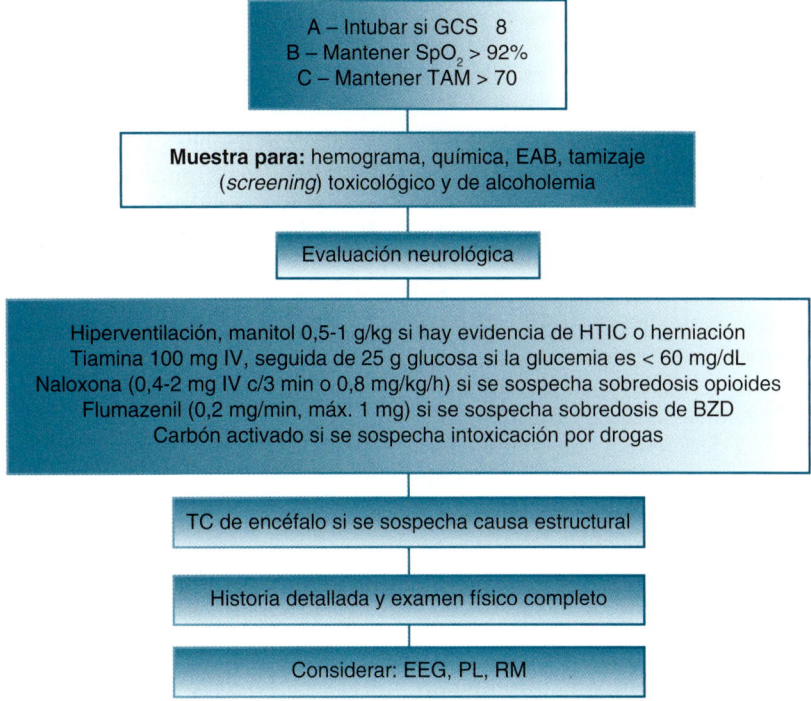

Fig. 58-1. Evaluación del paciente comatoso. GCS: Escala de Coma de Glasgow; SpO_2: saturación de oxígeno; TAM: tensión arterial media; EAB: estado ácido-base; HTIC: hipertensión intracraneal; BZD: benzodiazepinas; EEG: electroencefalograma; PL: punción lumbar; RM: resonancia magnética.

hospital. Se trata de una serie de medidas encaminadas a controlar causas potencialmente fatales. De todas maneras, son medidas en algún aspecto discutibles, por lo que no se deben aplicar todas rutinariamente.

1) Administración temprana de dextrosa al 25 o al 50%, en dosis de 0,5-1,0 g/kg, orientada a prevenir las secuelas de neuroglucopenia. La rápida recuperación del estado de conciencia confirmaría la hipoglucemia y puede obviar la necesidad de tratamiento de la vía aérea y prolongar la evaluación diagnóstica. Esta medida podría ser dañina en pacientes que presentan isquemia cerebral como causa de coma. Por otro lado, la rápida disponibilidad de una prueba de glucemia por tira reactiva hace que no deba ser una terapéutica empírica.

2) En teoría, se debe administrar previamente tiamina 100 mg intravenosa (IV), ya que es necesaria para el metabolismo de la glucosa. Sin embargo, la inducción del síndrome de Wernicke-Korsakoff (debido al déficit de vitamina B_1 en pacientes alcohólicos o desnutridos) nunca ha sido confirmada ni validada plenamente; por lo tanto, la administración de dextrosa no debe ser retrasada, aun si no se ha administrado tiamina.

3) El uso rápido de antagonistas de opiáceos como naloxona, en dosis de 0,4 mg IV, puede obviar la necesidad de intubación endotraqueal y reducir el riesgo de reacciones por retiro de opiáceos, así como de una respuesta violenta, lo cual justifica el uso de esta medida.

4) El uso de antagonistas de benzodiazepinas (BZD) como el flumazenil en dosis de 0,5 mg IV no se recomienda como medida rutinaria, particularmente en pacientes con ingesta previa de antidepresivos tricíclicos o con lesión estructural, quienes están en mayor riesgo de sufrir convulsiones. Si se está plenamente seguro de la ausencia de algún factor de riesgo y durante la evaluación inicial se sospecha sobredosis con benzodiazepinas, se puede usar flumazenil.

Alteraciones sistémicas

La relación entre trastornos neurológicos agudos y alteraciones en las funciones circulatoria y respiratoria es compleja, y frecuentemente no es posible al principio determinar si las alteraciones sistémicas ocurren secundariamente al coma, son causa del coma, o son independientes de él.

- Hipertensión: en el paciente comatoso sugiere elevación de la presión intracraneal (PIC), sobredosis de drogas (cocaína, anfetaminas) o encefalopatía hipertensiva, pero más frecuentemente es una respuesta hiperadrenérgica inespecífica a un proceso agudo intracraneal o sistémico.
- Hipotensión y shock: usualmente refleja un mecanismo no neurogénico, aunque puede ser también consecuencia de un importante daño cerebral ("aturdimiento miocárdico").

- Insuficiencia respiratoria aguda: puede ser secundaria a una obstrucción de la vía aérea, broncoaspiración, lesión pulmonar aguda, o lesiones que afectan a los centros respiratorios pontino o bulbar. Las lesiones agudas del SNC se han asociado a "edema pulmonar neurogénico", caracterizado por hipoxemia grave y exudado difuso alveolar rico en proteínas. El coma puede también representar la consecuencia de una insuficiencia respiratoria hipoxémica o hipercápnica, lo que sugiere un círculo vicioso que refuerza mutuamente las disfunciones cerebral y respiratoria.

La importancia de tratar las alteraciones sistémicas se ha visto en estudios que demuestran que los resultados neurológicos son sustancialmente peores en pacientes con TCE que desarrollan hipotensión y/o hipoxia. Se han realizado observaciones similares en pacientes con ACV isquémico.

Consideraciones en la etapa prehospitalaria

Si el coma se identifica en el escenario prehospitalario, la evaluación inicial y el tratamiento protocolizado deben implementarse tan pronto como sea posible para maximizar las chances de recuperación neurológica. Se deben chequear Escala de Coma de Glasgow (GCS), pupilas y signos vitales, colocar acceso intravenoso, establecer vía aérea, así como chequear y corregir hipoglucemia. A su vez, el personal prehospitalario debe recolectar información significativa de testigos y del ambiente. Dichos testigos deberían proveer información acerca del tiempo de evolución del deterioro neurológico y síntomas prodrómicos. La familia y amigos pueden informar sobre la historia clínica, uso de medicamentos, drogas de abuso o alcohol, etc. Una rápida mirada al sitio donde el paciente fue encontrado puede aportar datos que incluyen signos de traumatismo o exposición ambiental, estuches o blísteres vacíos de medicamentos prescritos, drogas de abuso o alcohol que podrían sugerir sobredosis o intoxicación.

EVALUACIÓN NEUROLÓGICA

El objetivo del examen neurológico es reconocer el tipo de trastorno de la conciencia, y hacer inferencias acerca de la etiología. La información acerca de la localización neuroanatómica puede realizarse a través de una inspección rápida que debe incluir: nivel de conciencia (despertar), pares craneales, actividad motora y patrón respiratorio.

Pueden buscarse datos adicionales examinando cabeza y cuello (p. ej., meningismo), fondo de ojo (p. ej., hemorragia subhialoidea en la hemorragia subaracnoidea [HSA]), y piel (p. ej., lesiones purpúricas en meningococemia).

Un paso importante es diferenciar pacientes con causa estructural de coma de aquellos con causa metabólica. Las causas estructurales están indicadas por la presencia de déficit motor lateral y una progresión rostro-caudal de disfunción troncal. La presencia de movimientos involuntarios (convulsiones, mioclonías, asterixis), especialmente si son generalizadas, sugieren una etiología metabólica.

Nivel de conciencia

Se debe inspeccionar: posición corporal espontánea, actividad motora, apertura ocular y verbalización. Los movimientos con propósito y las posturas de confort son signos de integración cortical. Se debe observar la respuesta a estímulos de intensidad graduada, comenzando con comandos verbales, progresando a estímulos táctiles, y finalmente provocación nociceptiva. El estímulo nocivo debe realizarse sin inducir traumatismo tisular, considerando la posibilidad de percepción dolorosa consciente. Los sitios preferibles son la base de la uña y el punto del nervio supraorbitario.

La Escala de Coma de Glasgow (GCS) fue ideada inicialmente para pacientes con TCE, pero ha ganado aceptación generalizada para la evaluación del nivel de conciencia en todos los pacientes agudamente enfermos. En el año 2014, cuarenta años después de la descripción original, la posición de la escala fue revisada en *The Lancet Neurology*, mostrando la utilización de la escala en más de 80 países del mundo y remarcando el crecimiento continuo de su uso en estudios de investigación. Se hace hincapié en 4 premisas al momento de la evaluación:

- Comprobación: de factores que interfieran en la comunicación, capacidad de respuesta y otras lesiones.
- Observación: de la apertura de los ojos, el contenido del discurso y los movimientos del lado derecho e izquierdo.
- Estimulación: verbal, diciendo o gritando una orden, y física, por presión en el lecho ungueal, el trapecio o el arco supraorbitario.
- Valoración: se asigna una puntuación según la mejor respuesta observada.

La GCS tiene buena correlación interobservador y es un predictor fuerte de sobrevida y resultados neurológicos después de TCE, ACV isquémico, HSA, HIC y meningitis. Es también un predictor independiente de sobrevida en todos los enfermos críticos y se ha incorporado a puntuaciones pronósticas en UCI. No obstante, tiene varias limitaciones importantes. Puede no detectar alteraciones sutiles en el despertar y hallazgos troncales. No se puede obtener una GCS completa en pacientes con intubación endotraqueal (un tubo endotraqueal o una traqueostomía invalidan el componente verbal), sedados, con traumatismo facial o en pacientes con lesiones hemisféricas dominantes y afasia. Las puntuaciones medias (6-12) pueden resultar de diferentes combinaciones de los tres componentes de la escala, y tener el mismo puntaje que no refleja el mismo grado de inconciencia. Finalmente, las altas puntuaciones (13-15) correlacionan pobremente con los resultados y hallazgos en neuroimágenes.

En abril del año 2018, Paul Brennan, Gordon Murray y Graham Teasdale describieron la puntuación GCS-P (*Glasgow Coma Scale Pupil score*), como una estrategia para combinar los dos indicadores clave de la gravedad de la lesión cerebral traumática en un mismo índice. El valor se calcula restándole al valor de la GCS el valor de la puntuación PRS (*Pupil Reactivity Score*), de reactividad pupilar. Con el valor obtenido se puede predecir la probabilidad de muerte o mal desenlace a los 6 meses (**cuadros 58-4** y **58-5**).

Hace pocos años se publicó la escala FOUR (*Full Outline of UnResponsiveness* [descripción completa de la falta de respuesta]), la cual incorpora información más detallada de la respuesta del tronco encefálico y ha sido validada en varios escenarios clínicos (**cuadro 58-6**). La puntuación total puede tomar valores entre 16 (consciente) y 0 puntos (coma arreactivo sin reflejos de tronco encefálico). La escala FOUR ha sido validada por sus autores, con una buena concordancia entre observadores y una relación lineal con la mortalidad, permitiendo además distinguir distintos grados de afectación entre los pacientes con puntuaciones bajas en la escala de Glasgow. Entre las ventajas teóricas de la escala FOUR se encuentran su capacidad para detectar el "síndrome de enclaustramiento", así como distintos estadios de la herniación cerebral. Si bien esta escala proporciona más información que la GCS, dicha información no disminuye la concordancia entre observadores. Resulta arriesgado proponer una nueva escala para el coma, dada la amplia difusión de la GCS mientras no se demuestre la superioridad de una escala alternativa en términos de predicción pronóstica.

Examen pupilar

El tamaño y reactividad de las pupilas aportan una información invalorable acerca del nivel de daño en el tronco que llevó al coma, dada la proximidad de los centros que gobiernan los movimientos oculares, la función pupilar y elementos del SARA. La detección de daño troncal ayuda a definir el pronóstico (**fig. 58-2**).

Cuadro 58-4. Puntuación de Reactividad Pupilar (*Pupil Reactivity Score*, PRS)

Pupilas arreactivas a la luz	PRS
Ambas pupilas	2
Una pupila	1
Ninguna pupila	0

Cuadro 58-5. Pronóstico según la Escala de Coma de Glasgow con valoración Pupilar (GCS-P)

GCS-P	% Muerte	% Resultado desfavorable
1	74,45	89,59
2	64,62	85,22
3	40,92	65,53
4	39,47	68,90
5	32,57	57,75
6	24,97	46,26
7	19,17	37,20
8	20,04	33,55
9	18,75	30,32
10	17,35	28,88
11	11,60	21,81
12	9,43	19,92
13	7,07	15,85
14	5,64	14,39
15	2,54	11,75

- Función pupilar y movimientos oculares completamente normales sugieren que la lesión es rostral al mesencéfalo.
- La dilatación pupilar unilateral (anisocoria) es evidencia de compresión del nervio oculomotor (III

Cuadro 58-6. Escala *Full Outline of UnResponsiveness* (FOUR)

Respuesta ocular	
Ojos abiertos, sigue la luz, obedece órdenes	4
Ojos abiertos, no sigue la luz	3
Ojos cerrados, los abre al llamado	2
Ojos cerrados, los abre al dolor	1
Ojos cerrados sin respuesta al dolor	0
Respuesta motora	
Obedece órdenes	4
Localiza el dolor	3
Respuesta flexora al dolor	2
Postura extensora	1
Sin respuesta al dolor o estado de mal epiléptico mioclónico generalizado	0
Reflejos de tronco	
Reflejo pupilar y corneano presente	4
Una pupila dilatada y fija	3
Reflejo pupilar o corneano ausente	2
Reflejos pupilar y corneano ausentes	1
Reflejos pupilar, corneano y tusígeno ausentes	0
Respiración	
No intubado, patrón respiratorio regular	4
No intubado, respiración de Cheyne–Stokes	3
No intubado, patrón respiratorio irregular	2
Ventila por encima de la frecuencia del ventilador	1
Ventila a la frecuencia del ventilador o apnea	0

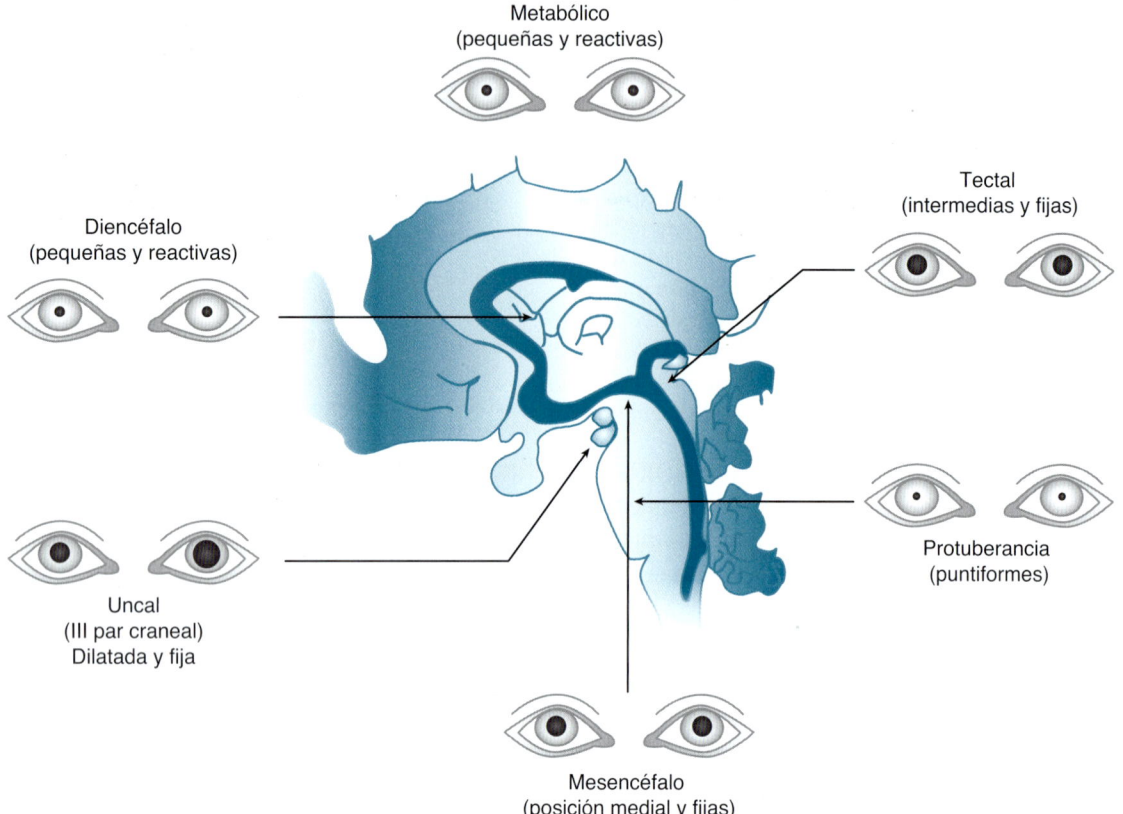

Fig. 58-2. Alteraciones pupilares.

par) por herniación unilateral del uncus hasta que se demuestre lo contrario. Esta presentación también puede ocurrir en pacientes con rotura de aneurismas de la arteria comunicante posterior.

- La midriasis bilateral arreactiva es un signo de lesión extensa mesencefálica, herniación central, intoxicación (antidepresivos tricíclicos, anticolinérgicos, anfetaminas, carbamazepina), o muerte cerebral.
- Las pupilas mióticas bilaterales aparecen en lesiones del tegmento pontino, sobredosis de opioides y toxicidad colinérgica (organofosforados).

Examen de movimientos oculares

Las anormalidades en la posición y en los movimientos oculares pueden ser informativas. La desviación conjugada lateral de la mirada es un signo tanto de lesión hemisférica homolateral, como de convulsiones focales del hemisferio contralateral, o daño que involucre el centro pontino de fijación de la mirada (formación reticular). La parálisis en la mirada lateral puede representar herniación central con compresión bilateral del VI par. La desviación tónica hacia abajo es sugestiva de lesión o compresión que involucre el tálamo o mesencéfalo dorsal, así como ocurre en la hidrocefalia aguda obstructiva o hemorragia talámica. La

mirada fija hacia arriba se asocia con daño hemisférico bilateral. El *bobbing* ocular (sacudidas rápidas hacia abajo, con retorno lento a la posición central) es indicativo de lesión pontina. Los movimientos rápidos intermitentes horizontales sugieren actividad convulsiva.

La integridad del tronco del encéfalo puede ser evaluada luego por reflejos específicos. El reflejo óculo-cefálico (ROC) y el reflejo óculo-vestibular (ROV) son equivalentes. Se realiza el ROV cuando no se obtiene respuesta con el ROC y cuando está contraindicada la movilización cervical (**fig. 58-3**).

- El ROC se explora mediante la maniobra de ojos de muñeca, que consiste en una rotación lateral brusca de la cabeza y la flexoextensión del cuello, buscando una desviación conjugada de la mirada en sentido contrario a la movilización. Debe valorarse la respuesta individual y conjugada tanto en el sentido vertical como horizontal. La normalidad de la exploración indica un tronco cerebral intacto, mientras que en lesiones bajas de este se halla ausente.
- El ROV se valora al irrigar un conducto auditivo, o ambos, con agua fría, estando el paciente semisentado (30º), asegurándose previamente de la integridad de la membrana timpánica. Una respuesta

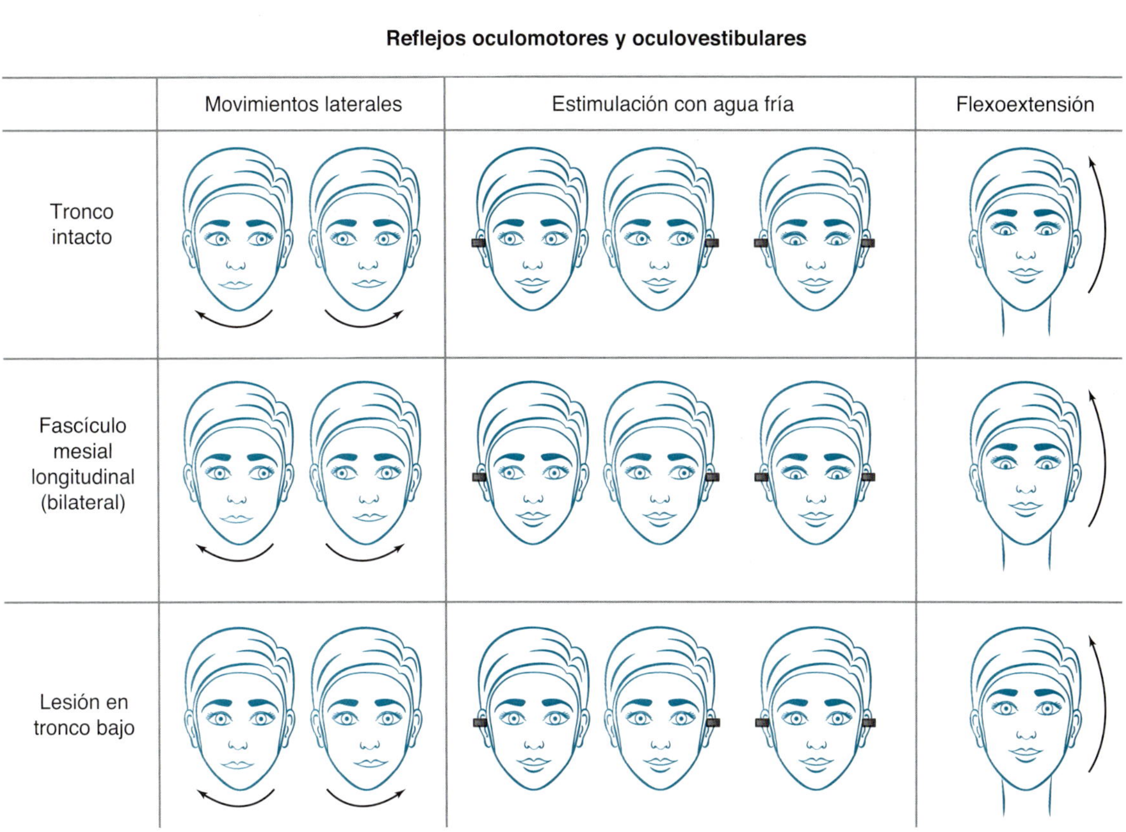

Reflejos oculomotores y oculovestibulares

Fig. 58-3. Reflejos oculomotores y oculovestibulares.

normal se traduce en desviación de los ojos hacia el oído irrigado, con nistagmo compensador, indicando un tronco indemne.

- El reflejo corneano valora los pares III (mesencéfalo) y VII (protuberancia), resultado útil para la valoración del tronco indemne.
- En lesiones medulares altas y bulbares, el reflejo cilioespinal (pinzamiento de la parte lateral del cuello y aparición de midriasis homolateral, a través del simpático cervical) queda abolido.

Evaluación motora

Los movimientos pueden ser clasificados como involuntarios, reflejos o con propósito. Los movimientos involuntarios incluyen convulsiones, mioclonías y temblor (p. ej., en encefalopatía tóxico-metabólica). Los reflejos son respuestas estereotipadas de las extremidades evocadas en pacientes con pérdida de la modulación hemisférica descendente de la función motora. Los movimientos con propósito (p. ej., localizar) implican un proceso cortical de las variables del entorno.

La postura extensora ("descerebración") se caracteriza por la aducción, extensión y pronación de las extremidades superiores, con extensión de las inferiores, y es indicativa de lesión del diencéfalo caudal, mesencéfalo o protuberancia. La postura flexora ("decorticación") involucra flexión y aducción de los miembros superiores, con extensión de los inferiores, y sugiere daño hemisférico o talámico, respetando las estructuras por debajo del diencéfalo.

Patrón respiratorio

El coma se asocia con disturbios en los patrones de ventilación, reflejando lesión de los centros respiratorios troncales o interferencia con la regulación suprabulbar de estos. El fallo circulatorio o respiratorio, los trastornos tóxico-metabólicos, la sedoanalgesia y la ventilación mecánica contribuyen a la ventilación anormal, limitando el valor inferencial de los patrones específicos. Los últimos dos factores, sedación y asistencia ventilatoria mecánica (AVM), hacen que sean poco detectados estos patrones en los pacientes en UCI (**fig. 58-4**).

- **Respiración de Cheyne-Stokes:** denota un patrón cíclico que alterna hiperpnea con apnea. Se da en lesiones hemisféricas bilaterales o diencefálicas, aunque también puede verse en insuficiencia cardíaca congestiva (ICC), enfermedad pulmonar obstructiva crónica (EPOC) y apnea del sueño.
- **Hiperventilación:** se ha asociado con lesión pontina o del tegmento mesencefálico, aunque también

Ritmos respiratorios anómalos   **Localización**

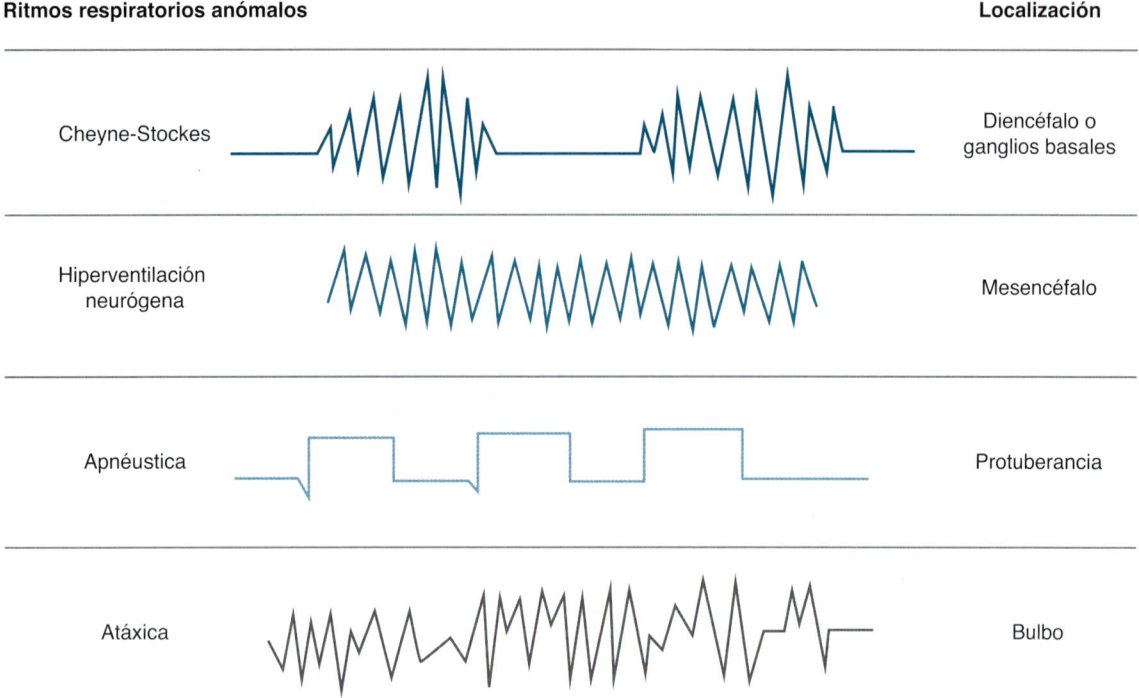

Fig. 58-4. Patrones respiratorios.

puede resultar de fallo respiratorio, shock, fiebre, sepsis, desarreglo metabólico y enfermedad psiquiátrica.

- **Respiración apneústica:** se caracteriza por una pausa prolongada al final de la inspiración. Indica lesiones de las porciones medial y caudal de la protuberancia.
- **Respiración atáxica:** es irregular tanto en frecuencia como en volumen, y sugiere daño bulbar.

ESTUDIOS DIAGNÓSTICOS

Los pacientes en coma deben ser colocados en monitorización de la saturación de oxígeno (SpO_2), tensión arterial (TA), electrocardiográfica (ECG), y se debe enviar inmediatamente una muestra de sangre para hemograma, glucemia, ionograma, estado ácido-base, función renal, hepatograma y, eventualmente, para evaluación de función tiroidea y suprarrenal. También debe obtenerse un tamizaje (*screening*) toxicológico urinario y alcoholemia.

Tomografía computarizada

Debe realizarse a todo paciente con inicio agudo de un coma inexplicado. Puede identificar hemorragias intracraneales, hidrocefalia, edema y desplazamiento de la línea media, y también puede sugerir ACV isquémico, absceso o tumor. Es poco reveladora en la encefalopatía hipóxico-isquémica y en el coma tóxico-metabólico. Además, es poco clara la utilidad en pacientes que se tornan comatosos durante el curso de una enfermedad crítica.

Resonancia magnética

Debe realizarse a los pacientes con coma inexplicado y tomografía computarizada (TC) normal o con hallazgos equívocos. La resonancia magnética (RM) tiene alta sensibilidad para ACV isquémico, hemorragia intracerebral, trombosis de senos venosos cerebrales, edema cerebral, tumores de cerebro, procesos inflamatorios y abscesos cerebrales. Es más sensible que la TC para detectar lesión axonal difusa en el TCE.

Punción lumbar

El análisis del líquido cefalorraquídeo (LCR) debe considerarse en pacientes comatosos con sospecha de infección o proceso inflamatorio del SNC. Sin embargo, en pacientes críticos inmunológicamente competentes estudiados por fiebre y encefalopatía que no tuvieron una neurocirugía reciente, el rendimiento diagnóstico de este estudio es bajo. Los pacientes con alteraciones de la conciencia deberían tener una TC de cerebro antes de la punción lumbar (PL) para identificar anormalidades intracraneales ocultas que podrían causar herniación luego de la remoción de LCR.

Eletroencefalografía

Es frecuentemente indicada en pacientes con coma inexplicado, ya que puede identificar actividad epiléptica no convulsiva, la cual está presente en 8 al 19% de los pacientes a los que se les realizó electroencefalograma (EEG) debido a disminución inexplicada del nivel de conciencia. La especificidad para el diagnóstico etiológico es baja; sin embargo, han sido descritas ciertas anormalidades características. En los pacientes con coma de origen metabólico se describe un patrón de disminución difusa de la frecuencia con incremento de la amplitud, a veces asociado a "ondas trifásicas". Algunos pacientes poseen un patrón similar al alfa de vigilia; este "coma alfa" es más comúnmente visto en daño o disfunción extensa del tronco o de la corteza cerebral, y generalmente implica un peor pronóstico. Finalmente, la encefalitis herpética ha sido asociada con ondas agudas periódicas o descargas epileptiformes. Aunque las capacidades diagnósticas del EEG son decepcionantes, ha emergido como una herramienta valuable para definir pronóstico.

Ecografía de la vaina del nervio óptico (EVNO)

La ecografía de la vaina del nervio óptico (EVNO) es un procedimiento sencillo de realizar junto a la cama del paciente, tanto en la sala de urgencias como en la UCI. Los valores superiores a 5,6 mm, en diámetro longitudinal y transversal, se relacionan con presiones intracraneales superiores a 20 mm Hg.

Utilización de "drogas despertadoras"

Existe una publicación acerca de la utilidad del zolpidem para el diagnóstico diferencial del estado vegetativo persistente (recuperación de la conciencia después de su administración), que ha sido ampliamente citada y que, incluso, ha tenido implicaciones médico-legales. Sin embargo, fuera del trabajo original, no se ha logrado repetir la experiencia. Se han postulado otros fármacos (bromoergocriptina, modafinilo, antidepresivos tricíclicos, L-dopa) o combinaciones de estos que logran mejorar la reactividad de la conciencia sin modificar el contenido.

PRONÓSTICO

Los resultados después del coma incluyen la muerte, el estado vegetativo, diversos grados de alteraciones funcionales y recuperación neurológica completa. Dichas categorías han sido formalizadas en la Escala de Resultados (de Recuperación) de Glasgow (*Glasgow Outcome Scale*, GOS) (**cuadro 58-7**).

Hay otras salidas del coma que incluyen trastornos no vegetativos (p. ej., EMC, MA) y grados de disfunción cognitiva no capturados por sistemas como el GOS. De todos modos, la GOS es ampliamente utilizada por los investigadores tanto en el coma traumático como no traumático. Actualmente está ganando popularidad la Escala de Glasgow de Recuperación

Cuadro 58-7. Escala de Resultados de Glasgow (GOS)		
1	**Muerte**	Encefálica o por PCR
2	**Estado vegetativo**	Sin función cortical
3	**Discapacidad grave**	Depende de terceros para la vida diaria por discapacidad mental y/o física. Incluye el EV
4	**Discapacidad moderada**	Paciente independiente. Disfasia, hemiparesia, ataxia, déficit de memoria o intelectual, cambios de personalidad
5	**Buena recuperación**	Reasume actividad normal, aunque puede haber déficits menores neurológicos o psicológicos

PCR: paro cardiorrespiratorio; EV: estado vegetativo.

Extendida, que lleva la puntuación a 8 puntos, dividiendo las discapacidades y recuperación en menores o mayores.

La predicción de los resultados neurológicos es una preocupación central en el manejo de los pacientes en coma. Algunas encuestas indican que muchos individuos preferirían la muerte a vivir en estado vegetativo o estados de gran dependencia. La información pronóstica, cuando está disponible, provee una base racional para la toma de decisiones acerca de la intensidad terapéutica, retiro de soporte vital y rehabilitación. El pronóstico del paciente comatoso se basa en la consideración de la etiología, signos clínicos, electrofisiológicos, neuroimágenes, Doppler transcraneal y datos bioquímicos.

- **Etiología.** Determina en gran parte el pronóstico. Se cree que el coma tóxico-metabólico tiene un mejor pronóstico que el coma estructural; sin embargo, la evidencia es limitada. Por otro lado, el mejor pronóstico del coma traumático versus la anoxia es avalado por varios estudios y dos revisiones sistemáticas. En adultos con EVP secundario a TCE que fueron revaluados al año, la proporción de buena recuperación fue 7%, discapacidad moderada 17%, discapacidad grave 28%, EVP 15% y muerte 33%. En pacientes con EVP no traumático fueron significativamente peores (1, 3, 11, 32 y 53%, respectivamente). La menor edad y mejor estado de salud de los pacientes con TCE puede ser responsable en parte de esta diferencia.
- **Signos clínicos.** Los que correlacionan con peor pronóstico después del coma incluyen: el componente motor de la GCS, el tiempo de coma y los signos de daño de tronco. En dos revisiones de coma posanóxico, la ausencia de respuestas motoras en el día tres fue

altamente predictiva de mala evolución. La ausencia de respuesta corneana en el día uno también se correlacionó con mala evolución. La persistencia de un puntaje en la GCS por debajo de 7 durante más de 48 horas se asocia con un 86% de mortalidad en el caso de patología estructural, independientemente de la etiología. Los signos clínicos son menos predictivos en el coma estructural por traumatismo de cráneo.

- **Exámenes electrofisiológicos.** Los exámenes electrofisiológicos que se han utilizado para predecir la evolución del coma incluyen el EEG, los potenciales evocados somatosensitivos y los potenciales evocados auditivos o de tronco. En pacientes con coma posanóxico, un metanálisis reveló que el EEG con una línea isoeléctrica o una patente de supresión de descarga se asocia con mal pronóstico. Los datos de los potenciales evocados son altamente predictivos de la evolución. En pacientes comatosos con potenciales evocados somatosensitivos ausentes bilaterales, la incidencia de muerte o estado vegetativo es del 100% después del coma hipóxico-isquémico, del 99% después de la hemorragia intracraneal, y del 95% después del traumatismo craneoencefálico. En cuanto a los potenciales evocados auditivos, el aumento del tiempo de latencia se asocia con coma prolongado, así como la prolongación del potencial lento de vértex. La desaparición de ondas indica daño estructural y sugiere evolución al estado vegetativo persistente.

- **Neuroimágenes.** En pacientes con coma traumático, las patentes que se han asociado con mal pronóstico incluyen lesiones en el tronco encefálico, desaparición de las cisternas basales y lesión axonal difusa. También se ha encontrado una relación entre las anormalidades en la RM y la evolución en pacientes comatosos luego de un ACV isquémico o una lesión hipóxico-isquémica.

- **Doppler transcraneal.** La disminución de las velocidades en la arteria cerebral media en la fase inicial del TCE ha demostrado tener valor de predicción negativo en niños y adolescentes. La disminución de las velocidades en la circulación anterior sostenida en el tiempo es indicador de evolución hacia el EV, mientras que la disminución de las de circulación posterior se asocia con evolución hacia el SE. La recuperación de la velocidad de flujo se asocia con la mejoría clínica en la EHI.

- **Marcadores bioquímicos.** La presencia de moléculas cerebrales específicas en la sangre o en el LCR se ha relacionado con la gravedad del daño cerebral. Las moléculas más estudiadas incluyen la enolasa neurona específica, la S100 beta, la proteína acídica glial fibrilar y la isoforma BB de la creatina fosfocinasa (CPK). Aunque sensibles a la lesión cerebral, la especificad y el valor predictivo de estos exámenes es insuficiente cuando se comparan con variables clínicas y estudios neurofisiológicos.

★ **CONCLUSIONES**

El primer paso en el control de paciente comatoso es establecer la etiología estructural o metabólica. Para ello es necesario realizar previamente la sistemática ABCD, evaluar adecuadamente el puntaje en la GCS, tomar conductas activas en la sala de emergencias e indicar los estudios precisos.

Los indicadores pronósticos ayudarán a tomar decisiones relacionadas para implementar o no una terapéutica en situaciones específicas, recordando que es relativo su valor para el paciente individual.

Debe tenerse en cuenta que todo paciente con una GCS menor de 7 con patología estructural es un donante potencial de órganos, por lo que deben extremarse los cuidados generales.

El tratamiento basado en guías de práctica clínica específicos para cada etiología ha demostrado lograr una disminución significativa de la mortalidad.

BIBLIOGRAFÍA

Bateman DE. Neurological Assessment of Coma. J Neurol Neurosurg Psychiatry 2001;71;13-17.

Bledsoe BE. No more coma cocktails. Using science to dispel myths and improve patient care. Journal of Emergency Medical Services 2002;27 (11):54-60.

Brennan P, Murray G, Teasdale G. Simplifying the use of prognostic information in traumatic brain injury. Part 1: The GCS-Pupils score: an extended index of clinical severity. J Neurosurg 2018;128:1612-20.

Cadena RS, Sarwal A. Emergency Neurological Life Support: Approach to the Patient with Coma. Neurocrit Care 2017;27(Suppl 1):74-81.

Chiappa KH, Hill RA. Evaluation and prognostication in coma. Electroencephalogr Clin Neurophysiol 1998;8:149-55.

Doyon S, Roberts JR. Reappraisal of the "coma cocktail". Dextrose, flumazenil, naloxone, and thiamine. Emerg Med Clin North Am 1994;12(2):301-16.

García S, Sauri Suárez S, Meza Dávalos E. Estado de coma y trastornos de la conciencia: una revisión analítica desde un enfoque neurofuncional. Rev Esp Méd Quir 2013;18:56-68.

Huff JS, Stevens RD, Weingart SD. Emergency Neurological Life Support: Approach to the Patient with Coma. Neurocrit Care 2012. DOI 10.1007/s12028-012-9755-4.

Laureys S, Owen AM, Schiff N. Brain function in coma, vegetative state, and related disorders. Lancet Neurol 2004;3: 537-46.

Liao YJ, So YT. An approach to critically ill patients in coma. West J Med 2002;176:184-7.

Previgliano I, Bustos JL. Coma basado en la evidencia. En: Previgliano I (editor). Neurointensivismo Basado en la Evidencia. Rosario: Edit. Corpus; 2005. pp. 491-501.

Previgliano I, Lerman D. Coma. En: SATI Editor. Neurointensivismo: enfoque clínico, diagnóstico y terapéutica. Buenos Aires: Editorial Médica Panamericana; 2010. pp. 597-608.

Stevens RD, Bhardwaj A. Approach to the comatose patient. Crit Care Med 2006; 34:31-41.

Stevens RD, Nyquist PA. Coma, Delirium, and Cognitive Dysfunction in Critical Illness. Crit Care Clin 2007; 22: 787-804.

Teasdale G, Maas A, Lecky F, Manley G, Stocchetti N, Murray G. The Glasgow Coma Scale at 40 years: standing the test of time. Lancet Neuroly 2014; 13:844–54.

The Multi-Society Task Force on PVS. Medical Aspects of the Persistent Vegetative State. N Engl J Med 1994; 330:1499-508 y 1572-9.

Wijdicks EF, Rabinstein AA, Bamlet WR, Mandrekar JN. FOUR score and Glasgow Coma Scale in predicting outcome of comatose patients: a pooled analysis. Neurology 2011;77:84-5.

Véanse **Preguntas de autoevaluación.** ?

Delirium y síndrome confusional en la unidad de cuidados intensivos

59

Ralph Pikielny[†] y Salvador Guinjoan

INTRODUCCIÓN

Se denomina *delirium* o estado confusional a una perturbación aguda del funcionamiento mental caracterizada por **inatención**, **pensamiento desorganizado** y **fluctuación** en la intensidad de estas manifestaciones. El término debe reservarse a los estados confusionales y es totalmente diferente del "delirio". Este último término se refiere a un contenido del pensamiento caracterizado por ideas delirantes, que la mayoría de las veces no ocurren en el contexto de un episodio confusional, y que son una de las definiciones de la psicosis.

Por definición, el *delirium* aparece en el contexto de un problema médico, neurológico o tóxico subyacente, y la corrección del cuadro depende, en última instancia, de la remoción de las causas que lo produjeron. En otras palabras, nunca es el *delirium* un cuadro psiquiátrico primario sino la expresión conductual de la presencia de un problema médico que termina impactando en el funcionamiento cerebral y se manifiesta conductualmente con inatención, desorientación y fluctuaciones en el estado mental. La prevalencia de *delirium* en las unidades de cuidados intensivos (UCI) oscila entre 16 y 80% según las series (que varían de acuerdo con la población considerada y las herramientas diagnósticas utilizadas), pero el problema es particularmente frecuente en el contexto del neurointensivismo, que siempre tiene al cerebro como órgano blanco primario de la patología de base.

EPIDEMIOLOGÍA E IMPORTANCIA

Como queda dicho, la prevalencia de *delirium* en la UCI es de hasta un 80%. Como la causa subyacente siempre es médica, interpretar cuánto contribuye el *delirium* a un pronóstico adverso es difícil de discriminar del fenómeno médico que llevó inicialmente al paciente a la internación: los pacientes más graves se hallan tanto más predispuestos al *delirium* como a un resultado desfavorable. Hecha esta salvedad, los estudios disponibles indican que el *delirium* es un predictor independiente de mortalidad, de duración de apoyo ventilatorio y de duración de la estadía en la UCI (Ouimet y cols., 2007; Lin y cols., 2008; Lat y cols., 2009; Pisani y cols., 2009; Spronk y cols., 2009).

PRESENTACIÓN CLÍNICA

Arbitrariamente, podemos clasificar el *delirium* en dos subtipos básicos: hipoactivo e hiperactivo. Sin embargo, la gran mayoría de los pacientes se presentan en una forma clínica mixta, relacionada con una de las características cardinales del cuadro: la fluctuación del estado mental, el nivel de conciencia y los síntomas conductuales (Levkoff y cols., 1992). Más importante aún, es clave reconocer que, como en otras áreas de la medicina, en este caso también "antes de llover, garúa" y está en la experiencia clínica del especialista el detectar e intentar prevenir la progresión de formas subsindrómicas del cuadro, llamadas *delirium* subsindrómico (DS). Los pacientes con DS tienen una a tres de las manifestaciones siguientes: disminución del alerta o de la concentración; pensamiento desorganizado (que se detecta como distintos grados de incoherencia en el lenguaje); ansiedad; inquietud motriz; letargia; irritabilidad; o pesadillas y terrores nocturnos (Ouimet y cols., 2007). Como se ve, este cuadro se ubica entre el estado mental normal y el *delirium* franco. Los pacientes con este grado leve de compromiso agudo en la función cognitiva tienen mayores requerimientos de asistencia en el hogar y de cuidados de largo plazo que aquellos que no desarrollan ningún compromiso cognitivo (Ouimet y cols., 2007).

El ***delirium*** **hiperactivo** se caracteriza, más allá de las manifestaciones que definen el cuadro, por agitación psicomotriz, inquietud, combatividad, oposición al personal, y frecuentemente también alucinaciones (especialmente pero no únicamente visuales) e ideas delirantes poco estructuradas o definidas.

El *delirium* hiperactivo tiende a ser más frecuente en pacientes jóvenes y, paradójicamente a su presentación conductualmente más problemática, tal vez se asocia a un pronóstico menos ominoso, aun cuando motiva más pedidos de interconsulta a psiquiatría para manejo conductual del paciente (véase más adelante), lo que deriva en tironeo de sondas, catéteres o tubo endotraqueal, y franca oposición al tratamiento.

En el ***delirium*** hipoactivo son especialmente prominentes una expresión afectiva achatada o indiferente, apatía conductual, nivel de conciencia claramente disminuido –que llega a la obnubilación y la letargia–, menor capacidad de respuesta a los estímulos y torpeza motriz. En estos pacientes, la presentación es menos espectacular y llama con menos frecuencia a la interconsulta con psiquiatría; no obstante, necesita reconocimiento claro de parte del neurointensivista porque su pronóstico es peor en términos de mortalidad y recuperación completa del estado basal cognitivo (Kalabalik y cols., 2014).

FACTORES DE RIESGO Y PREVENCIÓN

El *delirium* es el resultado final común sobre la actividad cerebral de una serie de factores que, habitualmente, concurren para producir el cuadro. Dichos factores suelen ser medicamentosos, patologías crónicas y ambientales, sobre los cuales actúa necesariamente, como factor precipitante, una intercurrencia médica aguda que, por definición, suele ser prominente en el campo del neurointensivismo.

El punto importante es que algunos factores no son modificables (p. ej., la edad o un trastorno neurodegenerativo de base), pero otros sí. Entre estos últimos se pueden incluir como ejemplos la inmovilización prolongada, la luz continua o la restricción importante de visitas. Estos factores permiten a su vez una acción preventiva. La **figura 59-1** resume una serie de factores bien caracterizados que concurren en la producción de *delirium*.

Entre todos los factores potencialmente modificables, en particular el uso de benzodiazepinas para obtener sedación en la UCI es uno de los más importantes y, a la vez, tradicionalmente empleados. Un elemento esencial que sostiene el uso de benzodiazepinas es que, en más de 90 ensayos clínicos comparando distintos regímenes de sedación, no se halló un fármaco claramente superior a otro en cuanto a eficacia sedativa (no así en cuanto a resultado final; véase más adelante) (Roberts y cols., 2012). Esto, sumado a su costo relativamente bajo y la amplísima base de experiencia clínica a lo largo de décadas, hace que estos agentes continúen siendo usados con mucha frecuencia. Las comparaciones generalmente involucran a las benzodiazepinas midazolam y lorazepam, al agonista α_2-adrenérgico dexmetomidina y al anestésico fijo de vida media corta propofol que, al igual que las benzodiazepinas modifica la función del receptor inhibitorio $GABA_A$. Los objetivos de este capítulo se encontrarían vastamente excedidos por un análisis detallado del régimen más adecuado de sedación en la UCI, pero sí debe señalarse el impacto de las benzodiazepinas, especialmente en comparación con dexmetomidina en la aparición de *delirium*. A su vez, comparado con las benzodiazepinas, el propofol permite una titulación de la sedación que acorte la duración y la profundidad de esta, y –aunque no disminuye en forma demostrable la mortalidad en la UCI– el propofol sí reduce la duración de la estadía en UCI (Ho y Ng, 2008). Por su parte, comparada con las benzodiazepinas, la dexmetomidina da lugar a una menor incidencia de *delirium* y menor duración de la respiración asistida (aunque no a menor duración de la hospitalización, Pandharipande y cols. 2007; Riker y cols. 2009; Jakob y cols. 2012). Parte de las ventajas de la dexmetomidina podrían basarse en su perfil agonista α_2-adrenérgico, más que de depresor directo del sistema nervioso central. Además de sedación proporciona analgesia (el dolor es frecuente en la UCI y es un contribuyente significativo a la producción de *delirium*, véase **fig. 59-1**), minimiza la depresión respiratoria y provee un tipo de sedación distinto del de las benzodiazepinas, de modo que los pacientes se mantienen más interactivos y capaces de comunicarse (Pandharipande y cols., 2007). En resumen, sobre la base de la literatura disponible, el uso de benzodiazepinas para sedación parece ser un claro factor predisponente para el desarrollo de *delirium* en la UCI, tal como lo mencionan las guías actuales de tratamiento (Barr y cols., 2013).

Otros factores de riesgo, cuyo conocimiento es de cuestionable utilidad clínica, incluyen ser portador de al menos un alelo ApoE4 (del mismo modo que para enfermedad de Alzheimer de comienzo tardío, Ely y cols., 2007), y padecer hipercolesterolemia (Sanders y Maze, 2011). Es difícil saber si estos factores predisponentes lo son *per se*, o si ejercen su efecto a través de la asociación con la neurodegeneración (ApoE4) o con el compromiso vascular cerebral (hipercolesterolemia).

DIAGNÓSTICO

El diagnóstico de *delirium* es eminentemente clínico y no existen estudios complementarios que lo identifiquen con precisión. Se han desarrollado diversas escalas clínicas que pueden ayudar sobre todo a la detección temprana e identificación del cuadro, especialmente la CAM-ICU y la ICDSC, cuyo empleo es recomendado por guías actuales de manejo del *delirium* (Barr y cols., 2013), pero que no reemplazan al conocimiento y búsqueda médica del cuadro en los pacientes predispuestos.

El electroencefalograma (EEG) tiene en la práctica un valor predictivo negativo; no es frecuente un paciente que tenga un trazado de EEG normal, y un EEG con ondas lentas de hipervoltaje sugiere la presencia de *delirium*. Finalmente, el EEG puede ayudar en el diagnóstico diferencial con un cuadro de estado de mal epiléptico no convulsivo, cuyo tratamiento requiere su detección específica.

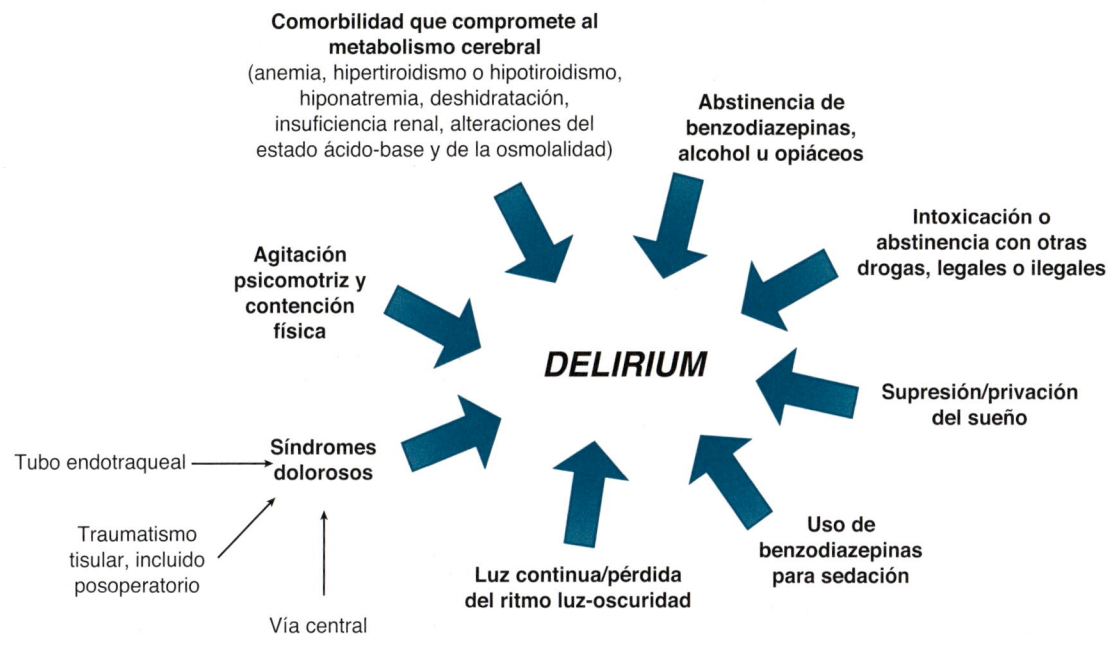

Fig. 59-1. Factores que concurren en la producción de *delirium*.

TRATAMIENTO

Surge de las consideraciones sobre diagnóstico clínico y factores precipitantes que las medidas de tratamiento del paciente con *delirium* han de ser tanto no farmacológicas como farmacológicas.

Las **medidas no farmacológicas** tienen una eficacia demostrada en la reducción de la duración del *delirium* y en el incremento de los días de internación sin necesidad de respiración asistida. La interrupción diaria de la sedación y la movilización temprana son los principales factores no farmacológicos que favorecen la reducción de la duración del *delirium*. En particular, el segundo factor es parte de las recomendaciones actuales de las guías clínicas de UCI (Barr y cols., 2013). Junto con ellas, se pueden recomendar las siguientes medidas (Inouye y cols., 1999; Young y cols., 2010):

- Mantener un ciclo de luz-oscuridad lo más apropiado posible.
- Colocar relojes en la pared para orientar a los pacientes.
- Reducir el ruido ambiente en horas de la noche.
- Factores médicos como corregir hipoxia, proveer adecuada nutrición e hidratación, tratar enérgicamente infecciones subyacentes.
- Identificar, evaluar y tratar convenientemente el dolor.
- Mejorar anomalías sensoriales de ser posible (visión y audición).

Entre todas estas intervenciones, sin embargo, la movilización temprana ocupa un lugar preponderante en la mayoría de los ensayos no farmacológicos para prevenir y tratar el *delirium* (Inouye y cols., 1999; Vasilevskis y cols., 2010; Morandi y cols., 2011).

En lo que se refiere a las **intervenciones farmacológicas**, debe mencionarse en primer lugar que no existen tratamientos aprobados para el manejo del *delirium* en la UCI. El haloperidol era, hasta hace poco, el agente más usado, aunque los neurolépticos atípicos han ganado terreno en la última década (Devlin y cols., 2011), y según la experiencia de los autores son los más utilizados en estos momentos.

Antipsicóticos

Los antipsicóticos son ampliamente usados en el tratamiento del *delirium* en la UCI, y –si bien las guías más antiguas ubicaban al haloperidol como el agente de 1.ª elección– la evidencia disponible no sugiere que deba ser preferido a los neurolépticos atípicos. Puede usarse por administración oral, intramuscular o intravenosa, sin que exista un protocolo más allá del uso empírico que tenga una eficacia mayor en el paciente crítico con *delirium*. Puede usarse en forma intravenosa lenta, ya sea continua o en 2 o 3 bolos lentos diarios, en un total inicial diario de 5 a 10 mg. Pero el haloperidol administrado en estos niveles puede asociarse a diversos problemas, incluyendo prolongación del QTc, cambios autonómicos cardiovasculares (hipotensión, hipertensión, taquicardia) y una variedad amplia de síndromes extrapiramidales (distonía aguda, parkinsonismo y acatisia –la cual puede incrementar la inquietud del paciente desde un punto de vista motor–). El problema potencialmente más grave es, sin embargo, la producción de síndrome neuroléptico maligno. Entonces, la presencia de anomalías hidroelectrolíticas, del estado ácido-base, la enfermedad cardíaca basal, deshidratación, uso de otros agentes potencialmente arritmogénicos y, muy en particular un QTc > 450 ms, hacen desaconsejable el uso de este agente. Como se ve, desafortunadamente muchos pacientes en cuidados neurointensivos reúnen una o varias de esas características que agregan riesgo al uso de haloperidol. Finalmente, el uso de haloperidol en adultos mayores con deterioro cognitivo y psicosis está consistentemente asociado a una mayor mortalidad, aunque esto no se ha testeado específicamente, según nuestro conocimiento, en personas internadas en la UCI (Wang y cols., 2005; Rochon y cols, 2008).

Estas características preocupantes asociadas al haloperidol han llevado comprensiblemente a investigar la utilidad de otros fármacos antipsicóticos noveles en pacientes con *delirium* en la UCI. Sin embargo, en todos los casos la presencia de un QTc prolongado debería ser un disuasor para emplear cualquiera de estos agentes (Barr y cols., 2013).

Existe ya evidencia de que los antipsicóticos atípicos pueden reducir la duración del *delirium* en la UCI (Barr y cols., 2013).

La quetiapina es un agente neuroléptico de 2.ª generación que tiene una eficacia demostrada frente a placebo tanto en la disminución de la duración del cuadro de *delirium*, como del tiempo transcurrido hasta la primera resolución de este (Devlin y cols, 2010). En este estudio se empleó un protocolo de 50 mg de quetiapina dos veces al día (oral, por sonda nasogástrica, o enteral), incrementándose la dosis cada 24 horas según la respuesta observada y la necesidad de refuerzos de haloperidol parenteral debido al pobre control de los síntomas. Este esquema refleja, de hecho, el uso empírico habitual de la quetiapina. De hecho, este agente atípico es de primera elección en el equipo de interconsulta de los autores, cuando hace falta emplear un antipsicótico atípico por vía oral o entérica.

La risperidona es un antipsicótico atípico usado frecuentemente para el control de la agitación y los síntomas sensoperceptivos en pacientes con *delirium*. Incluso parece ser eficaz en dosis única perioperatoria para prevenir el estado confusional, pero la evidencia es extremadamente limitada (Prakanrattana y cols., 2007).

Se ha comparado también olanzapina (2,5 a 5 mg cada 8 h) o ziprasidona (40 mg cada 6 h) con haloperidol; en ambos casos, los resultados del tratamiento fueron similarmente eficaces (Skrobik, 2004; Girard, 2010).

Dexmetomidina y otros agentes

Ya hemos mencionado que las benzodiazepinas son un factor de riesgo bien establecido para el *delirium* en pacientes críticos (Pandharipande y cols., 2006), por lo cual su evitación es un factor preventivo (excepto, claro está, en pacientes con abstinencia de alcohol u otros depresores del sistema nervioso central, incluyendo las propias benzodiazepinas). Sin embargo, las guías recientes de tratamiento en UCI (Barr y cols., 2013) también sugieren la conveniencia de usar infusión continua de dexmetomidina para sedación en el paciente con *delirium*, especialmente en comparación con lorazepam (Pandharipande y cols., 2007) o midazolam (Riker y cols., 2009). La dexmetomidina también se compara favorablemente con el haloperidol en pacientes intubados, incapaces de abandonar el ventilador debido a *delirium* hiperactivo. El tratamiento con dexmetomidina parece acortar el tiempo para la extubación y la duración total de la internación en la UCI en esta comparación (Reade y cols., 2009). Otros estudios han comparado favorablemente a dexmetomidina con propofol (Maldonado y cols., 2009; Jakob y cols., 2012) y morfina (Shehabi y cols., 2009).

Reservamos un comentario final a los inhibidores de la colinesterasa, actualmente usados en el tratamiento de diversos síntomas de la enfermedad de Alzheimer. El sistema colinérgico cerebral cumple un papel importante en la cognición, incluida la capacidad atencional (que está críticamente afectada en el *delirium*). No es sorprendente, por lo tanto, que se haya hipotetizado que podrían tener un papel favorable en la prevención o tratamiento del *delirium* en pacientes críticos, aun en aquellos sin una enfermedad neurodegenerativa demostrable de base. Contrariamente a lo esperado, los inhibidores de la colinesterasa estudiados tienen un efecto de neutro a desfavorable en este cuadro (Liptzin y cols., 2005; Overshott y cols., 2008). Esto es especialmente cierto para donepecilo (Liptzin y cols., 2005; Sampson y cols., 2007; Marcantonio y cols., 2011) y rivastigmina (Frolich y Forstl, 2011). Por lo tanto, los inhibidores de la colinesterasa en pacientes críticos con *delirium* (o en riesgo de padecerlo) son fuertemente desaconsejables.

★ **CONCLUSIONES**

Se debe distinguir el estado confusional del *delirium*. El primero se define como una perturbación aguda del funcionamiento mental caracterizada por inatención, pensamiento desorganizado y fluctuación en la intensidad de estas manifestaciones. En cambio, el *delirium* se refiere a un contenido del pensamiento caracterizado por ideas delirantes, que la mayoría de las veces no ocurren en el contexto de un episodio confusional, sino que aparecen en el contexto de un problema médico, neurológico o tóxico subyacente.

La prevalencia del *delirium* en la UCI es alta y puede alcanzar el 80% de los internados. Por eso, su reconocimiento es de vital importancia, ya que es un predictor independiente de mortalidad.

Es indispensable anticiparse a la posibilidad de que los pacientes desarrollen *delirium* en la UCI para implementar medidas simples que eviten la desorientación.

Por su utilidad terapéutica, se destaca la necesidad de reconocer de manera temprana las formas de presentación del *delirium*: hipoactivo, hiperactivo o mixto.

Por último, se hace mucho hincapié en las medidas no farmacológicas de tratamiento además de las farmacológicas. También se recuerda que la utilización con precaución de las benzodiazepinas y el conocimiento farmacológico adecuado son eslabones inseparables de una correcta terapéutica.

BIBLIOGRAFÍA

Barr J, Fraser GL, Puntillo K, et al. Clinical practice guidelines for the management of pain, agitation, and delirium in adult patients in the intensive care unit. Crit Care Med 2013;41(1):263-306

Devlin JW, Bhat S, Roberts RJ, et al. Current perceptions and practices surrounding the recognition and treatment of delirium in the intensive care unit: a survey of 250 critical care pharmacists from eighstates. Ann Pharmacother 2011;45(10):1217-29.

Ely EW, Girard TD, Shintani AK, et al. Apolipoprotein E4 polymorphism as a genetic predisposition to delirium in critically ill patients. Crit Care Med 2007;35(1):112-7.

Frölich L, Förstl H. Cholinesterase inhibitor treatment in patients with delirium. Lancet 011;377(9769):899 author reply 901.

Girard TD, Pandharipande PP, Carson SS, y cols. (2010): Feasibility, efficacy and safety of antipsychotics for intensive care unit delirium: the MIND randomized, placebo-controlled trial. Crit Care Med 2010; 38(2):428-37.

Ho KM, Ng JY. The use of propofol for medium and long-term sedation in critically ill adult patients: a meta-analysis. Intensive Care Med 2008;34(11):1969-79

Inouye SK, Bogardus ST Jr, Charpentier PA, et al. A multicomponent intervention to prevent delirium in hospitalized older patients. N Engl J Med 1999;340(9):669-76.

Jakob SM, Ruokonen E, Grounds RM, et al; Dexmedetomidine for Long-Term Sedation Investigators. Dexmedetomidine vs midazolam or propofol for sedation during prolonged mechanical ventilation: two randomized controlled trials. JAMA 2012;307(11):1151-60.

Kalabalik J, Brunetti L, El-Srougy R. Intensive care unit delirium: a review of the literature. Journal of Pharmacy Practice 2014;27(2):195-207.

Lat I, McMillian W, Taylor S, et al. The impact of delirium on clinical outcomes in mechanically ventilated surgical and trauma patients. Crit Care Med 2009;37(6):1898-905

Levkoff SE, Evans DA, Liptzin B, et al. Delirium. The occurrence and persistence of symptoms among elderly hospitalized patients. Arch Intern Med 1992;152(2):334-40.

Lin SM, Huang CD, Liu CY, et al. Risk factors for the development of early-onset delirium and the subsequent clinical outcome in mechanically ventilated patients. J Crit Care 2008;23(3):372-9.

Liptzin B, Laki A, Garb JL, et al. Donepezil in the prevention and treatment of post-surgical delirium. Am J Geriatr Psychiatry 2005;13(12):1100-6.

Maldonado JR, Wysong A, van der Starre PJ, et al. Dexmedetomidine and the reduction of postoperative delirium after cardiac surgery. Psychosomatics 2009;50(3):206-17.

Marcantonio ER, Palihnich K, Appleton P, Davis RB. Pilot randomized trial of donepezil hydrochloride for delirium after hip fracture. J Am Geriatr Soc 2011;59 Suppl 2(Suppl 2):S282-8.

Morandi A, Brummel NE, Ely EW. Sedation, delirium and mechanical ventilation: the 'ABCDE' approach. Curr Opin Crit Care 2011;17(1):43-9.

Ouimet S, Riker R, Bergeron N, et al. Subsyndromal delirium in the ICU: evidence for a disease spectrum. Intensive Care Med 2007; 33(6):1007-13.

Overshott R, Karim S, Burns A. Cholinesterase inhibitors for delirium. Cochrane Database Syst Rev 2008;2008(1):CD005317. doi: 10.1002/14651858.CD005317.pub2.

Pandharipande P, Cotton BA, Shintani A, et al. Motoric subtypes of delirium in mechanically ventilated surgical and trauma intensive care unit patients. Intensive Care Med 2007;33(10):1726-31.

Pandharipande P, Shintani A, Peterson J, et al. Lorazepam is an independent risk factor for transitioning to delirium in intensive care unit patients. Anesthesiology 2006;104(1):21-6.

Pandharipande PP, Pun BT, Herr DL, et al. Effect of sedation with dexmedetomidine vs lorazepam on acute brain dysfunction in mechanically ventilated patients: the MENDS randomized controlled trial. JAMA 2007;298(22):2644-53.

Pisani MA, Kong SY, et al. Days of delirium are associated with 1-year mortality in an older intensive care unit population. Am J Respir Crit Care Med 2009;180(11):1092-7.

Prakanrattana U, Prapaitrakool S. Efficacy of risperidone for prevention of postoperative delirium in cardiac surgery. Anaesth Intensive Care 2007;35(5):714-9.

Reade MC, Finfer S (2014): Sedation and delirium in the intensive care unit. N Eng J Med 2014;370(5):444-54.

Riker RR, Fraser GL. Altering intensive care sedation paradigms to improve patient outcomes. Crit Care Clin 2009;25(3):527-38, viii-ix.

Riker RR, Shehabi Y, Bokesch PM, et al; SEDCOM (Safety and Efficacy of Dexmedetomidine Compared With Midazolam) Study Group. Dexmedetomidine vs midazolam for sedation of critically ill patients: a randomized trial. JAMA 2009;301(5):489-99.

Roberts DJ, Haroon B, Hall RI. Sedation for critically ill or injured adults in the intensive care unit: a shifting paradigm. Drugs 2012;72(14):1881-916.

Rochon PA, Normand SL, Gomes T, et al. Antipsychotic therapy and short-term serious events in older adults with dementia. Arch Intern Med 2008;168(10):1090-6.

Sampson EL, Raven PR, Ndhlovu PN, et al. A randomized, double-blind, placebo-controlled trial of donepezil hydrochloride (Aricept) for reducing the incidence of postoperative delirium after elective total hip replacement. Int J Geriatr Psychiatry 2007;22(4):343-9.

Sanders RD, Maze M. Contribution of sedative-hypnotic agents to delirium via modulation of the sleep pathway. Can J Anaesth 2011;58(2):149-56.

Shehabi Y, Grant P, Wolfenden H, et al. Prevalence of delirium with dexmedetomidine compared with morphine based therapy after cardiac surgery: a randomized controlled trial (DEXmedetomidine COmpared to Morphine-DEXCOM Study). Anesthesiology 2009;111(5):1075-84.

Skrobik YK, Bergeron N, Dumont M, Gottfried SB. Olanzapine vs haloperidol: treating delirium in a critical care setting. Intensive Care Med 2004;30(3):444-9.

Spronk PE, Riekerk B, Hofhuis J, et al. Occurrence of delirium is severely underestimated in the ICU during daily care. Intensive Care Med 2009;35(7):1276-80.

Vasilevskis EE, Ely EW, Speroff T, Pun BT, Boehm L, Dittus RS. Reducing iatrogenic risks: ICU-acquired delirium and weakness-crossing the quality chasm. Chest 2010;138(5):1224-33.

Wang PS, Schneeweiss S, Avorn J, et al. Risk of death in elderly users of conventional vs. atypical antipsychotic medications. N Engl J Med 2005;353(22):2335-41.

Young J, Murthy L, Westby M, et al. Diagnosis, prevention, and management of delirium: summary of NICE guidance. BMJ 2010;:c3704.

Encefalopatía hipóxico-anóxica

60

Matías Casanova y Damián Lerman

INTRODUCCIÓN

El paro cardiorrespiratorio es un importante problema de salud. En Estados Unidos, de los 350 000 paros cardíacos (PCR) extrahospitalarios y 750 000 intrahospitalarios anuales, 5-9% y 20%, respectivamente, consiguen la recuperación de la circulación espontánea (RCE) adecuadamente. Dos tercios (2/3) de estos sobrevivientes iniciales mueren en las siguientes 24-72 horas debido a una combinación de: 1) daño neurológico, 2) disfunción miocárdica, 3) respuesta inflamatoria sistémica masiva.

Sin embargo, durante la última década, una serie de factores ha contribuido a un aumento global en la supervivencia, así como al número de pacientes que sobreviven con una buena recuperación neurológica y con aceptable calidad de vida. Estos factores incluyen:

- Progreso en soporte vital avanzado.
- Acceso a la angiografía coronaria en la emergencia.
- Aplicación del tratamiento dirigido al control de la temperatura (empleado en el estudio *Targeted Temperature Management*, TTM): inducción de hipotermia o estricta normotermia (32 a 36 °C durante las inmediatas 24 horas posteriores al paro).
- Soporte óptimo de la perfusión cerebral y extracerebral de los distintos órganos.
- Prevención de lesiones sistémicas extracerebrales (p. ej., hiperglucemia e infecciones).

En línea con estas mejoras, el paro cardíaco se ha convertido en la principal causa de coma dentro de la encefalopatía posanóxica y una causa frecuente de ingreso en la unidad de cuidados intensivos (UCI). Las secuelas neurológicas que origina no son menores y varían desde un sutil deterioro cognitivo a estado vegetativo persistente o muerte cerebral. Por ende, los costos para la sociedad en estos últimos casos son importantes y es por estos motivos que genera un desafío en la práctica clínica.

EPIDEMIOLOGÍA

Si bien en la Argentina no existen datos estadísticos al respecto, la tendencia es al incremento de la supervivencia de pacientes con paro cardiorrespiratorio. Aun en las mejores condiciones, la mortalidad hospitalaria de los pacientes con paro cardiorrespiratorio es, incluso, de un 50%. Si las maniobras de reanimación se inician antes de los primeros cuatro minutos, la probabilidad de supervivencia (si esta se toma como alta hospitalaria) se duplica, con mayores posibilidades de éxito cuando el inicio del paro cardiorrespiratorio es observado por un testigo, originado por fibrilación ventricular y se logra corregir el fenómeno que desencadenó esta última (trastorno de electrolitos, hipoxia, ácido-base, etc.).

FISIOPATOLOGÍA

El encéfalo constituye aproximadamente el 2% del peso corporal total; sin embargo, consume el 20% del gasto cardíaco, 60% de la glucosa y 20% del oxígeno. Asimismo, las células de la corteza cerebral (que representan 20% de la masa encefálica) consumen el 75% de los requerimientos metabólicos encefálicos. Luego de un paro cardíaco, se inicia un proceso de anoxia isquémica, siendo el flujo sanguíneo cerebral insuficiente para las demandas tisulares cerebrales. Las alteraciones metabólicas en la producción de energía derivan en incremento de la producción de radicales libres y cambios del pH. La despolarización de la membrana celular libera neurotransmisores (catecolaminas, 5HT, glutamato, GABA y opioides endógenos), que en altas concentraciones también son citotóxicos y abren más canales de calcio. El daño cerebral es causado por disturbios bioquímicos inespecíficos debidos a isquemia-reperfusión.

DIAGNÓSTICO

La mayoría de los pacientes que sufrieron un paro cardiorrespiratorio padecen una enfermedad subyacente, por lo que hay que considerar los antecedentes y la causa de este. En la evaluación inicial es importante determinar las características y la calidad de la reanimación, los medicamentos administrados en ella y sus características, en especial si se utilizaron fármacos sedantes o relajantes musculares. En estos pacientes es indispensable realizar un examen físico-neurológico minucioso, porque ciertos signos orientarán acerca del padecimiento y el pronóstico. Se prestará atención a los siguientes componentes:

- Nivel de conciencia: debe hacerse una adecuada descripción evitando términos ambiguos o confusos, basándose en escalas diseñadas para tal fin, como la Escala de Coma de Glasgow.
- Reflejos del tronco encefálico: deben examinarse los reflejos corneal, óculo-cefálicos, óculo-vestibulares y fotomotor. El reflejo fotomotor inmediatamente después de la recuperación de un paro cardiorrespiratorio es un dato de buen pronóstico; sin embargo, su ausencia no necesariamente es dato patológico (posparo inmediato).
- Respuesta motora: deben describirse y diferenciarse las distintas respuestas motoras, así como la ausencia de respuesta.
- Movimientos involuntarios: debe buscarse activamente la existencia de parpadeo, deglución, tos, etc. Las mioclonías y el nistagmo sugieren un estado epiléptico no convulsivo.

ESTRATEGIAS TERAPÉUTICAS

La mortalidad de estos pacientes se asocia, en gran medida, con daño cerebral. Por ende, es vital reconocer que la reanimación cardiopulmonar (RCP) no debe finalizar con la RCE, sino con el retorno de la función cerebral normal y la estabilización total del paciente.

El síndrome posparo cardíaco (SPP), descrito en la década de 1970 por Negovsky, es un proceso fisiopatológico único, que genera disfunción multiorgánica como consecuencia de la isquemia global prolongada y que se asocia con un daño adicional que ocurre durante y después de la reperfusión. La intensidad y la gravedad de las manifestaciones clínicas de este síndrome guardan proporción directa con la duración del intervalo entre el paro cardíaco súbito (PCS) y la RCE y con el tiempo sin recibir RCP después de un PCS. Si la RCE se consigue rápidamente tras el comienzo de la PCS, el SPP podría no ocurrir.

Los cuatro componentes más importantes del SPP son:

- Daño cerebral posparo cardíaco (véase más adelante "Control de temperatura").
- Disfunción miocárdica posparo cardíaco: se detecta a los pocos minutos luego de la RCE mediante ecocardiografía. Se observa disfunción miocárdica,

con disfunción sistólica y diastólica. Esta disfunción global en general es transitoria y puede evolucionar con recuperación total a las 48-72 horas en pacientes sin antecedentes de disfunción ventricular.
- Síndrome isquemia/reperfusión sistémica: el paro cardíaco representa el estado de shock más grave, en donde el aporte de oxígeno (O_2) es abruptamente interrumpido y los metabolitos no pueden ser eliminados. La reanimación cardiopulmonar (RCP) solo puede revertir este proceso parcialmente, mejorando el volumen minuto y la disponibilidad de O_2, aunque sin lograr los parámetros normales.
- Persistencia de la patología precipitante: debe ser resuelta con la mayor celeridad posible, ya que puede perpetuar la PCS y empeorar el SPP.

A continuación, se describen brevemente los objetivos terapéuticos.

Oxigenación y ventilación

Se deben garantizar en estos pacientes (con RCE y que permanecen en coma) la intubación orotraqueal y el control de la ventilación.

Las guías del ILCOR (2021) recomiendan mantener la $PaCO_2$ en 35-45 mm Hg para evitar efectos deletéreos de la hipocapnia/hipercapnia sobre el flujo sanguíneo cerebral (FSC), realizar monitorización continua del dióxido de oxíteno al final de la espiración a volumen corriente (*end-tidal* CO_2 o $EtCO_2$) y con muestras seriadas de gases arteriales. Recordar que la hipotermia disminuye el metabolismo aumentando el riesgo de hipocapnia durante las intervenciones del control de temperatura. La hipoxemia también contribuye a la lesión secundaria cerebral. Existe evidencia, en estudios animales, que las altas concentraciones de O_2 luego de la RCE aumentan el estrés oxidativo con lesión de las neuronas posisquémicas. Un reciente estudio aleatorizado no ciego (Schmidt, 2022), que enroló 789 pacientes a una estrategia restrictiva (PaO_2 68-75 mm Hg) vs. liberal (98-105 mm Hg) de oxigenación durante las primeras 48 horas pos-PCR derivó en similar incidencia de mortalidad y secuelas discapacitantes a 90 días con similar incidencia de eventos adversos en ambos grupos.

Teniendo en cuenta esta evidencia, las guías del ILCOR 2021 recomiendan monitorización de la PaO_2 y de la SaO_2 utilizando la menor FiO_2, a fin de obtener una SaO_2 entre 94-98% y evitar la hipoxemia.

Monitorización hemodinámica

La disfunción miocárdica pos-PCS genera inestabilidad hemodinámica que se manifiesta como:

- Hipotensión
- Bajo gasto cardíaco
- Arritmias

Se debe realizar un ecocardiograma a todos los pacientes pos-PCR para cuantificar el grado de disfunción miocárdica.

La monitorización del gasto cardíaco con un catéter en la arteria pulmonar es una opción, quizás, en los pacientes con gran inestabilidad hemodinámica y fallo renal, aunque no existe evidencia de que su utilización mejore el pronóstico de estos pacientes. Aún no está claro cuál es la tensión arterial media (TAM) objetivo que podría mejorar el pronóstico neurológico. Un estudio reciente aleatorizado doble ciego (Kjaergaard, 2022), que incluyó 789 pacientes comparó dos estrategias (TAM 63 mm Hg vs. TAM 77 mm Hg) durante las primeras 48 horas pos-PCR pero no derivaron en diferencias significativas en cuanto a mortalidad o secuelas discapacitantes.

Claramente, se debe evitar la hipotensión arterial (TAM < 65 mm Hg) y, en caso de ser necesario, utilizar cristaloides para corregir la hipovolemia.

Sedación y analgesia

Los pacientes que permanecen en coma pos-RCP deben recibir sedoanalgesia y eventualmente relajantes musculares de forma adecuada durante el período de control de temperatura.

Durante ese período, una sedación óptima reduce o previene los temblores y por ende el consumo de oxígeno. Se sugiere utilizar fármacos de vida media corta (propofol, remifentanilo), siempre que no existan contraindicaciones, ya que permitirán una evaluación neurológica más fiable en menor tiempo. Es de gran ayuda el uso de alguna escala de sedación (p. ej., RASS) para monitorizar el nivel de sedación óptimo. Se debería evitar el uso rutinario de bloqueantes neuromusculares durante TTM, aunque podrían ser considerados en casos de escalofríos intensos.

Control de glucemia

Existe evidencia de una fuerte asociación entre niveles elevados de glucosa plasmática y mal resultado neurológico en los pacientes, después de la reanimación pos-PCS. La hipoglucemia grave se asocia con incremento de la mortalidad en los pacientes críticos. En función de la evidencia disponible, la guías ERC-ESICM 2021 recomiendan, después de la RCE, mantener la glucemia plasmática entre 140-180 mg/dL y evitar la hipoglucemia.

Control de convulsiones

La presencia de convulsiones es frecuente y ocurre en aproximadamente un tercio de los pacientes en coma luego de la RCE. Las mioclonías son las más frecuentes: se observan en el 18 al 25% de los pacientes, y el resto suele tener convulsiones motoras focales, tónico-clónicas generalizadas o una combinación de todas. Debe considerarse el uso de electroencefalograma (EEG) para diagnóstico de estado epiléptico no convulsivo y monitorización del tratamiento. Las mioclonías son particularmente dedifíciles de tratar y la fenitoína no suele ser eficaz. Clobazam, ácido valproico y levetiracetam son fármacos antimioclónicos que tal vez sean eficaces. No se recomienda el uso rutinario de anticomiciales debido a la presencia de efectos adversos y la mala respuesta que tienen las convulsiones posencefalopatía anóxica al tratamiento.

TRATAMIENTO DIRIGIDO DE LA TEMPERATURA LUEGO DEL PARO CARDÍACO

Se trata de un control estricto de temperatura corporal luego del paro cardíaco. Antiguamente se utilizaba el término "hipotermia terapéutica", el cual fue reemplazado por el TTM debido a que la hipotermia no es necesariamente un componente de la terapia. La evidencia actual sugiere que mejora los resultados neurológicos, por un mecanismo incierto.

Mecanismos de protección neurológica del control de temperatura

Tradicionalmente se asumía que los efectos protectores de la hipotermia se debían a la disminución del metabolismo cerebral. En efecto, el metabolismo cerebral se reduce entre 5 y 7% por cada grado de reducción de la temperatura corporal durante la inducción de hipotermia. Si bien esta reducción del metabolismo tiene un papel en la protección neurológica, existen otros mecanismos que tal vez sean más importantes.

Las neuronas expuestas a la isquemia pueden evolucionar hacia la necrosis (con recuperación total o parcial) o activar las vías del mecanismo de muerte programada (apoptosis). La apoptosis implica el desarrollo de varios procesos que incluyen la disfunción mitocondrial con alteración del metabolismo energético y liberación de caspasas. Varios estudios demostraron que la hipotermia puede prevenir la lesión celular por apoptosis probablemente en la etapa inicial mediante la inhibición de la liberación de caspasas y la prevención de la disfunción mitocondrial. Este proceso tiene lugar durante las primeras 48 horas.

Mediante la reducción del aporte del O_2, los niveles de ATP disminuyen en segundos, con posterior activación de la glucólisis anaeróbica incrementando los niveles de lactato y H^+ y generando acidosis intracelular y extracelular. La homeostasis celular se altera más aún con el fallo de las bombas de Na^+/K^+ (dependientes de ATP) y los canales de K^+, Na^+ y Ca^{2+} con la pérdida de los gradientes de Na^+ y la entrada de Ca^{2+} en las células. El exceso de Ca^{2+} favorece la lesión mitocondrial y genera activación e inducción de enzimas intracelulares (cinasas y proteasas). Otra consecuencia importante de este proceso es la despolarización de la membrana neuronal con la liberación de grandes cantidades de aminoácidos excitatorios (glutamato) al espacio extracelular. También se ve afectada la reabsorción del exceso de glutamato por las terminales presinápticas y las células de la glía (proceso dependiente de energía). Todo esto conduce a la activación prolongada de los receptores de glutamato de la membrana que estimulan la activación de los canales de Ca^{2+} con mayor ingreso de Ca^{2+} en las neuronas y favoreciendo un círculo vicioso. Esta "cascada excitatoria" mantiene a las neuronas en permanente estado de hiperexcitabilidad que contribuye a la lesión y muerte celular. La hipotermia limita varias etapas de la cascada, especialmente la entrada de Ca^{2+} en las neuronas.

La hipotermia reduce la respuesta inflamatoria generada por isquemia-reperfusión limitando la liberación de citocinas proinflamatorias (TNF-α, IL1, etc.) que desencadenan otro mecanismo que favorece la lesión neuronal.

Los radicales libres son importantes mediadores en la transición lesión-muerte celular. La excesiva producción de radicales libres genera peroxidación de lípidos, proteínas y ácidos nucleicos. Existen mecanismos celulares enzimáticos que frenan este tipo de daño, pero la producción de radicales libres durante el proceso de isquemia-reperfusión es tan grande que los mecanismos antioxidantes no logran controlarlo. La inducción de hipotermia frena este proceso destructivo reduciendo la cantidad de radicales libres producidos y facilitando el funcionamiento de los mecanismos endógenos.

El mecanismo isquemia-reperfusión genera un daño directo de las membranas neuronales. Este proceso de desintegración puede ser modificado o revertido por la hipotermia.

Durante el período de isquemia hay también lesión de la barrera hematoencefálica (BHE), lo que facilita el desarrollo de edema vasogénico. La hipotermia podría limitar el daño de la BHE.

Por último, la hipotermia podría ser utilizada para prevenir o reducir las áreas de "cerebral thermopooling". Se refiere a la presencia de áreas donde se registran temperaturas significativamente altas (> 2-3 °C) en comparación con las registradas a nivel central. Existe amplia evidencia de que la hipertermia genera daño secundario, pero estas zonas del cerebro aisladas tendrían más lesión que las zonas con menor temperatura.

Fases de la hipotermia

El período de TTM puede dividirse en 3 fases: inducción, mantenimiento y recalentamiento (**fig. 60-1**).

Fase de inducción

Es la etapa donde se realiza el descenso de la temperatura central para lograr el objetivo deseado lo antes posible, idealmente dentro de las primeras 6 horas. El enfriamiento rápido puede alcanzarse mediante la combinación de diferentes métodos, como por ejemplo 2 litros de solución fisiológica a 4 °C más algún método de superficie. En esta fase es donde se requieren ajustes del set del ventilador, de la sedación, analgesia y relajación (para prevenir temblores). Se deben detectar y tratar los temblores y la hipovolemia, así como también los requerimientos de insulina, vasopresores y reposición de líquidos y electrolitos.

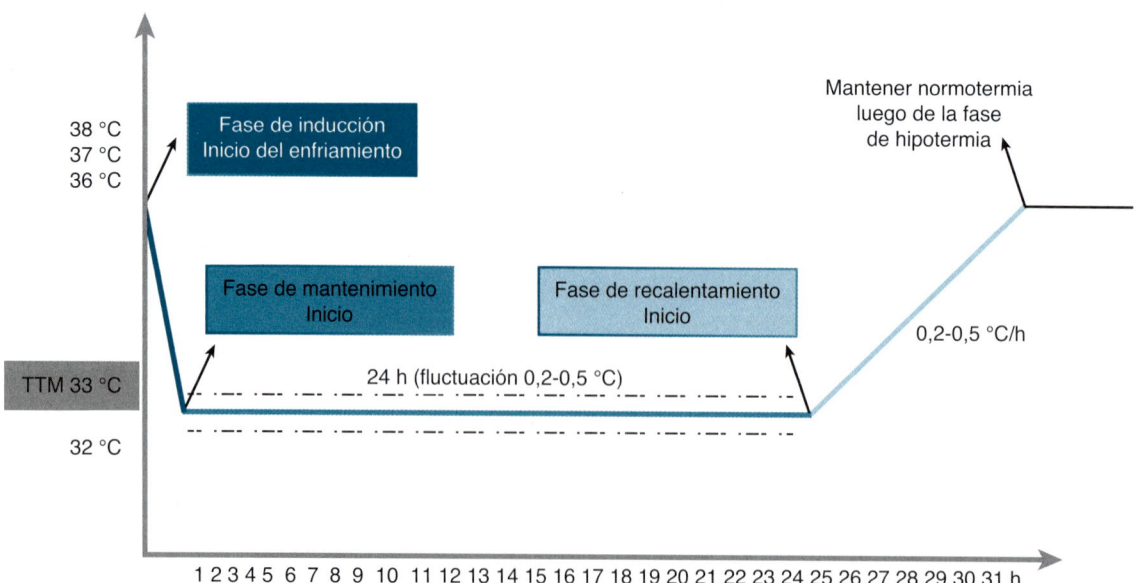

Fig. 60-1. Fases de la hipotermia: inducción, mantenimiento y recalentamiento. Se destaca la duración del mantenimiento de 24 horas con la mínima fluctuación de la temperatura (0,2-0,5 °C) así como también el recalentamiento lento (0,2-0,5 °C/h).

Cuadro 60-1. Métodos para la inducción de hipotermia	
Métodos de superficie	**Métodos de enfriamiento central**
Mantas con circulación de aire Mantas con circulación de agua Almohadillas de hidrogel Inmersión Cascos de enfriamiento Hielo	Catéteres intravasculares Soluciones a 4 °C Circulación extracorpórea

Fase de mantenimiento

En esta etapa el objetivo es controlar estrechamente la temperatura objetivo lograda para mantenerla constante (máximo 0,2-0,5 °C) durante el tiempo establecido, el cual suele ser de 24 horas.

Fase de recalentamiento

En esta etapa es cuando en forma lenta y controlada se intenta lograr normotermia. Para los pacientes pos-PCS se recomienda un aumento de 0,2 a 0,5 °C/h en la temperatura. Se debe evitar el **recalentamiento rápido** por varias razones. En primer lugar, porque el recalentamiento produce trastornos electrolíticos (hiperpotasemia) por la translocación de K^+ desde el espacio intracelular al extracelular. En segundo lugar, la sensibilidad a la insulina aumenta durante el recalentamiento, por lo cual, al hacerlo lentamente, se reduce el riesgo de hipoglucemia. Debe evitarse la hipertermia, y la tasa de recalentamiento puede ajustarse si es necesario por inestabilidad hemodinámica.

Luego de la fase de recalentamiento es muy importante mantener estricta normotermia. La fiebre se asocia independientemente con resultados adversos en todo tipo de lesión neurológica, incluida la encefalopatía posanóxica.

Métodos para hipotermia

Existen diferentes métodos para inducir hipotermia (**cuadro 60-1**). La utilización de cada uno de ellos depende del recurso dentro de cada centro de internación y de la experiencia del equipo tratante. En el **cuadro 60-2** se exponen las ventajas y desventajas de los métodos más utilizados.

Efectos adversos de la hipotermia

Los efectos adversos son frecuentes y deben ser identificados y rápidamente controlados. Durante la fase de inducción y recalentamiento, donde se producen las transiciones de temperatura y aparecen los temblores (*shivering*), en un intento del hipotálamo de mantener el control de la termorregulación, generando un gran incremento de la demanda metabólica; de ahí la importancia de controlarlos. Con tal fin pueden utilizarse benzodiazepinas, opioides y relajantes musculares, para proteger al cerebro y facilitar la transición de temperatura.

La hipotermia leve puede producir hiperglucemia (con incremento de la resistencia a la insulina) y po-

Cuadro 60-2. Ventajas y desventajas de diferentes métodos de enfriamiento					
	INTERNO		**EXTERNO**		
	Endovascular	**Infusión de cristaloides**	**Almohadillas de hidrogel**	**Mantas con circulación de agua**	**Hielo**
Tasa de enfriamiento °C/h	2-4	2,5-3,5	1,5-2	1-1,5	1
Costo	Extremadamente alto	Despreciable	Muy alto	Algo alto	Despreciable
Ventajas	- Enfriamiento muy rápido	- Enfriamiento rápido - Accesible - Trabaja con otros métodos	- Muy fácil de usar - Rápido enfriamiento y recalentamiento	- Es posible enfriar solo la cabeza - Más barato que otros métodos	- Muy barato
Desventajas	- Requiere vía central - Alto riesgo de sangrado e infección - Riesgo de trombosis	- Recalentamiento incontrolado - No puede mantener temperatura	- Posibilidad de lesiones cutáneas	- Trabajo intensivo - Requiere múltiples mantas	- Posibilidad de lesiones cutáneas - Mantenimiento y recalentamiento poco fiable - Inicio lento

liuria. Se asocia también a coagulopatía por disfunción y disminución del recuento plaquetario. Las temperaturas más bajas generan alteración en la cascada de coagulación. Se puede observar hipopotasemia, por translocación intracelular de K^+ o hipomagnesemia, por alteración de la reabsorción renal, con la posibilidad de desencadenar arritmias cardíacas.

En cuanto a los efectos cardiovasculares se pueden observar bradicardia e hipotensión arterial, así como caída del gasto cardíaco (que suele estar acoplado a la reducción de la demanda metabólica). Además de las arritmias mencionadas, pueden aparecer cambios electrocardiográficos, como prolongación del PR, QRS y QT, así como también las características ondas J de Osborne. Durante la fase de recalentamiento disminuye la vasoconstricción generada por la hipotermia y se puede observar hipovolemia asociada a hipotensión arterial.

El control de temperatura predispone a infecciones por inhibición de la migración leucocitaria y de la fagocitosis. Debido a que no se va a objetivar fiebre, se debe estar atento a la posibilidad de infección, e incluso realizar cultivos de vigilancia.

No debemos dejar de mencionar que la hipotermia puede modificar la farmacocinética de los fármacos, principalmente el metabolismo, el cual está generalmente enlentecido, lo que incrementa la vida media y favorece la acumulación de los fármacos que se utilicen en el paciente.

Evidencia

El TTM es una terapia económica y no invasiva que ofrece una esperanza de beneficio para una condición con potenciales consecuencias devastadoras. Durante más de una década, la inducción de hipotermia moderada (32- 34 °C) ha sido un estándar de tratamiento en los pacientes con RCE después de la reanimación de un paro cardíaco con ritmo inicial FV/TV. Este enfoque está basado en los resultados de dos estudios multicéntricos, aleatorizados y controlados publicados en el año 2002: un estudio europeo a cargo del grupo HACA (*Hypothermia After Cardiac Arrest*) y el otro, australiano, de Bernard y cols. Ambos incluyen pacientes con paro cardíaco extrahospitalario, con ritmo inicial FV/TV y que permanecen en coma (GCS ≤ 8) luego de la reanimación. Los objetivos de ambos estudios fueron evaluar resultados funcionales y muerte.

El estudio del grupo HACA incluyó un total de 275 pacientes aleatorizados en dos grupos: hipotermia terapéutica (*n* = 137) o normotermia (*n* = 138). Se utilizaron mantas térmicas y, como complemento, se realizó enfriamiento de la superficie corporal con hielo hasta lograr la temperatura central objetivo (32-34 °C). La hipotermia se mantuvo por 24 horas tras lo cual se inició el recalentamiento pasivo durante 8 horas. Los resultados neurológicos a los 6 meses fueron mejores para el grupo tratado con hipotermia terapéutica (HT) (55% vs. 39%, *p* = 0,0009). En cuanto a la mortalidad a los 6 meses, la diferencia entre ambos grupos también fue estadísticamente significativa (41% hipotermia vs. 55% normotermia, *p* = 0,02), aunque la magnitud de este beneficio fue menor.

El estudio australiano (Bernard y cols.) incluyó 77 pacientes. Fueron aleatorizados en dos grupos según el día de la semana: hipotermia (*n* = 43, solo 38 recibieron tratamiento) o normotermia (*n* = 34). Se realizó enfriamiento de la superficie corporal con hielo hasta lograr la temperatura central objetivo (33 °C), la cual se mantuvo durante 12 horas. Después de esto se iniciaba el recalentamiento activo con mantas durante 6 horas. Los buenos resultados neurológicos (alta hospitalaria o la derivación a un centro de rehabilitación) fueron más frecuentes en el grupo hipotermia (49 vs. 26%), lo que da una reducción de riesgo absoluto de 23%, con un número necesario para tratar (NNT) de 4,5. La mortalidad hospitalaria fue similar en ambos grupos (22% grupo hipotermia vs. 23% grupo normotermia).

Lo que no quedaba claro en estos estudios (y es parte de las críticas) es si el estricto tratamiento de la fiebre y el mantenimiento de la temperatura corporal cerca de lo normal son suficientes por sí mismos para mejorar el resultado, ya que la media de temperatura de los controles en estos estudios superaba los valores normales.

En el año 2009 se publicó una Revisión sistemática de Cochrane, en la cual fueron incluidos los estudios citados. Estuvo basada en un nivel de evidencia moderado, y sugiere que –para un hospital que utiliza métodos de enfriamiento convencionales, con una tasa de eventos basales del 20%– el NNT para un buen resultado neurológico es cercano a 10.

Para dar respuesta a estos interrogantes, en 2013 se publica el estudio TTM (*Targeted Temperature Management*) del grupo de Nielsen, metodológicamente riguroso, aleatorizado, que incluyó 950 pacientes pos-PCS que logran RCE y que permanecen en coma después de la reanimación, independientemente del ritmo inicial. El objetivo primario fue evaluar mortalidad al final del estudio. Los objetivos secundarios eran determinar pobres resultados funcionales y muerte (CPC 3-5, puntuación en la escala de Rankin 4-6) a los 180 días, para lo cual se utilizó la escala CPC (*Cerebral Performance Category*) y la escala de Rankin modificada. Los pacientes fueron aleatorizados en dos grupos: 33 o 36 °C. Para el control de temperatura se utilizó solución fisiológica a 4 °C, enfriamiento de la superficie corporal con hielo, dispositivos intravasculares o de superficie. El período de intervención fue de 36 horas y comenzaba con la aleatorización. A las 28 horas se iniciaba el recalentamiento y a las 36 horas se suspendía la sedación. Después del período de intervención y durante las primeras 72 horas pos-PCS se mantenía la temperatura central por debajo de 37,5 °C. En cuanto a los resultados ambos grupos no mostraron diferencias significativas cuando se comparó mortalidad y resultados funcionales. En el **cuadro 60-3** se muestran los resultados.

En cuanto a otros datos del estudio, se observó menor duración de ventilación mecánica (VM) en el grupo 36: mediana de días recibiendo VM 0,83 0,76 (p = 0,006). Efectos adversos graves fueron comunes y marginalmente mayores en 33 (93%) comparado con 36 (90%) (RR 1,03; IC 95%: 1,00-1,08; p = 0,09). Mayor tasa de hipopotasemia en 33 (19%) versus 36 (13%) (p = 0,02). Sin diferencia en escalofríos. Durante los primeros 7 días, se retiraron las medidas de soporte vital en 247 pacientes (132 en 33 y 115 en 36).

Como comentarios positivos, es un estudio metodológicamente muy bueno, y con dos grandes diferencias respecto de los trabajos del año 2002: no solo incluyó fibrilación ventricular y taquicardia ventricular extrahospitalarias (pero 80% fueron FV/TV), y el grupo control era activo. Como críticas, menos del 50% del grupo 33 alcanzó el objetivo a las 6 horas, y todos los pacientes tuvieron muy corto tiempo hasta RCP (1 minuto), por lo que algunos expertos sugieren que el objetivo 33 °C podría ser beneficioso en pacientes con mayor lesión anóxica. La sedación no fue protocolizada, y, en ese contexto, el propofol fue utilizado frecuentemente, lo que puede haber atenuado un potencial beneficio de la hipotermia.

Casi al mismo tiempo (noviembre de 2013) y con la ambición de ampliar las recomendaciones, se publicó uno de los estudios más grandes sobre el uso de hipotermia post pos-PCS del grupo de Kim y cols. Incluyó 1364 pacientes post pos-PCS que permanecían en coma luego de la reanimación inicial, y pacientes con FV/TV y asistolia. Fueron asignados en 2 grupos: hipotermia con enfriamiento prehospitalario o sin él utilizando 2 litros de solución fisiológica a 4 °C. El objetivo principal era determinar si el enfriamiento prehospitalario mejoraba los resultados luego de la reanimación de pacientes pos-PCS independientemente del ritmo inicial (FV/TV o asistolia). Utilizaron métodos de superficie y dispositivos intravasculares para realizar hipotermia en el hospital a fin de lograr un objetivo de 34 °C o menos durante 24 horas. El estudio concluye que la intervención fue eficaz para reducir la temperatura central, pero la inducción prehospitalaria de la hipotermia no mejoró la supervivencia ni los resultados

funcionales en los pacientes reanimados pos-PCS con FV/TV o asistolia. Es más, en el grupo intervención (inducción prehospitalaria) se observó mayor incidencia de nuevo paro cardíaco antes de llegar al hospital (26 vs. 21%), edema agudo de pulmón y uso de diuréticos en las primeras 12 horas. Además, no siempre se dispone de los métodos de enfriamiento óptimo, lo cual podría ser una de las explicaciones de los resultados. El poco beneficio del enfriamiento prehospitalario ya había sido informado previamente en dos estudios de los investigadores RICH (*Rapid Infusion of Cold Hartmanns*) para ritmo inicial FV/TV y asistolia (por separado).

En el año 2016 se publicaron 2 revisiones Cochrane: una incluyó 5 estudios aleatorizados y controlados que evaluaron la eficacia de la HT en pacientes adultos pos-PCS. Tres de los estudios se comentaron previamente (Grupo HACA y Bernard y cols., 2002 y Nielsen y cols., 2013) y el resto son pequeños estudios que utilizaron métodos no convencionales de enfriamiento. Esta revisión concluyó que la hipotermia leve pos-PCS mejora los resultados neurológicos. La evidencia es insuficiente para demostrar los efectos de la HT en pacientes con PCS intrahospitalaria o con registro inicial no desfibrilable (asistolia). La otra revisión comparó el inicio del enfriamiento prehospitalario vs. hospitalario: incluyó 7 estudios, 3 de los cuales ya fueron comentados (Kim y cols. y RICH). Esta revisión concluyó que la calidad de la evidencia disponible es pobre para determinar el beneficio de los efectos de la inducción de la hipotermia prehospitalaria.

En julio de 2017 se publicó el trabajo de Kirkegaard y cols., donde se comparó en pacientes con PCS extrahospitalario si la temperatura de 33 °C durante 24 horas versus 48 horas mejoraba el resultado neurológico a los 6 meses, debido a que la duración de 24 horas había sido establecida por el protocolo del TTM, pero sin evidencia cierta de que esa fuera la mejor duración. Se trata de un ensayo clínico multicéntrico, aleatorizado y controlado, metodológicamente pragmático. En él, 176 y 179 pacientes fueron aleatorizados a 48 horas vs. 24 horas, respectivamente. Se utilizaron tanto métodos de superficie como invasivos para lograr la temperatura objetivo de 33 °C, y la tasa de recalentamiento fue de 0,5 °C/hora. Como resultado primario se evaluó la recuperación neurológica favorable a los

Cuadro 60-3. Resultados del estudio TTM

Resultados	Grupo 33 °C	Grupo 36 °C	RR (IC 95%)	P
Objetivo primario: mortalidad	235/473 (50%)	225/466 (48%)	1,06 (0,89-1,28)	0,51
Objetivos secundarios				
CPC 3-5	251/469 (54%)	242/464 (52%)	1,02 (0,88-1,16)	0,78
Rankin mod. 4-6	245/468 (52%)	239/464 (52%)	1,01 (0,89-0,14)	0,87
Mortalidad 180 días	226/473 (48%)	220/466 (47%)	1,01 (0,87-1,15)	0,92

CPC: puntuación en la escala CPC (*Cerebral Performance Category* o Categoría de funcionamiento cerebral); RR: riesgo relativo; *P*: probabilidad.

6 meses utilizando la escala CPC, sin diferencias entre ambos grupos (69 vs. 64%, reducción del riesgo absoluto [RRA] 4,9, IC 95%: –5– 14,8, p = 0,33). Tampoco se hallaron diferencias en mortalidad (27 vs. 34%, RRA –6,5%, IC 95%: –16,1-3,1, p = 0,19). Los efectos adversos fueron significativamente mayores en el grupo intervención (97 vs. 91%, p = 0,03), así como el tiempo de ventilación mecánica (120 horas vs. 87 horas, diferencia 26%, IC 95%: 16-36%, p = < 0,001). Como crítica, el protocolo fue escrito antes de la publicación del *TTM 1 Trial*, y tal vez hubiera sido útil incluir un tercer grupo de 36 °C durante 48 horas. Y una vez más, en ambos grupos casi el 50% de los pacientes tuvo temperaturas > 37 °C, por lo que este estudio no puede decirnos si las diferencias surgen por prolongar la hipotermia o por evitar la hipertermia. Y, si consideramos los resultados adversos y las implicaciones de la distribución de recursos, se podría decir que hay una desventaja en prolongar la hipotermia más allá de las 24 horas.

En el año 2019 se publicó el estudio francés Hyperion (*Therapeutic Hypothermia after Cardiac Arrest in Nonshockable Rhythm*), un ensayo abierto que incluyó a 584 pacientes aleatorizados a una estrategia de hipotermia a 33°C comparada con normotermia controlada (37°C) en pacientes recuperados de una PCS con un ritmo no desfibrilable. De los pacientes finalmente incluidos, aproximadamente dos tercios presentaron una causa no cardíaca, y un cuarto tuvo lugar en el medio hospitalario.

A los 90 días de seguimiento se apreció un mejor pronóstico neurológico en el grupo de hipotermia (CPC 1-2 10,2% frente al 5,7%; p = 0,04), mientras que no existieron diferencias en mortalidad ni en los eventos adversos. Una de las fortalezas fue su diseño pragmático, ciego para el analizador de resultados, con las mismas pautas para la limitación del soporte vital en ambas ramas, que incluyó incluso a los pacientes con un perfil menos favorable (tiempos de PCR más prolongados, dosis altas de adrenalina, shock cardiocirculatorio). Entre las limitaciones del estudio cabe destacar (además de la heterogeneidad de los casos incluidos), en primer lugar, que el seguimiento se hizo de manera telefónica a los 90 días; en segundo lugar, que muchos pacientes presentaron fiebre después de la fase de control de la temperatura y, por último, diferencias en ambos grupos: mayor duración del control de temperatura en la hipotermia de 56 a 64 horas vs. normotermia 48 horas (los autores lo justifican para evitar la hipertermia de rebote y hacer un recalentamiento adecuado).

Para finalizar la evidencia, en el año 2021 se publicó el estudio TTM2 (Dankiewicz, 2021), en el cual se aleatorizaron 1900 pacientes en coma tras haber presentado un paro cardiaco extrahospitalario de cualquier ritmo (80% ritmos desfibrilables), de probable etiología cardíaca o desconocida a hipotermia a 33 °C,

seguida de recalentamiento controlado o a normotermia con tratamiento temprano de la fiebre, si la temperatura era superior a 37,7 °C con diferentes métodos de enfriamiento durante 24 horas y evitando en ambos grupos durante 48 horas extras el desarrollo de fiebre (temperatura < 37,8 °C) . El objetivo primario del estudio era la mortalidad por cualquier causa a 6 meses y el objetivo secundario, el estado funcional a los 6 meses, evaluado mediante la escala de Rankin modificada, los cuales fueron realizados por investigadores ciegos. Se definieron previamente subgrupos en función del sexo, la edad, el ritmo cardíaco inicial, el tiempo hasta la recuperación de la circulación espontánea y la presencia o ausencia de shock al ingreso.

Se incluyó un total de 1850 pacientes en el análisis del objetivo primario. A los 6 meses, el 50% de los pacientes (465 de los 925) del grupo de hipotermia había fallecido, comparado con el 48% (446 de los 925) en el grupo de normotermia (RR con hipotermia de 1,04; IC 95%: 0,94-1,14; p = 0,37). De los 1747 pacientes en los que se valoró el estado funcional, el 55% de los pacientes tanto en el grupo de hipotermia como en el de normotermia tenía discapacidad moderada o grave o grave (escala de Rankin modificada ≥ 4) (RR con hipotermia 1, IC 95%: 0,92-1,09) y los resultados fueron consistentes en todos los subgrupos.

En cuanto a los efectos adversos, no hubo diferencias significativas en ninguno de ellos (neumonía, sepsis, sangrado), excepto en las arritmias, que fueron más frecuentes en el grupo de hipotermia (24% frente al 17%; p < 0,001). Los autores del estudio concluyen que, en los pacientes en coma tras un PCR, la hipotermia no disminuyó la mortalidad a los 6 meses comparada con la normotermia.

Como comentarios positivos, es un estudio metodológicamente muy riguroso, que incluyó el mayor número de pacientes PCS hasta la fecha aleatorizados a dos niveles de temperatura, con algoritmo de pronóstico neurológico a las 96 horas, similar al estudio TTM1. Es de destacar que el 46% de los pacientes en el grupo de normotermia recibió un dispositivo de enfriamiento para evitar que tuviesen fiebre; fue, por lo tanto, un grupo que requirió un tratamiento activo para el control de la temperatura. Como limitantes, los pacientes presentaron un perfil de riesgo bastante inferior a los que observamos de forma habitual en nuestro medio, con un pH de 7,20 y un ácido láctico de 5,8 mmol/L a su llegada al hospital. Ambos parámetros reflejan una buena calidad en la reanimación cardiopulmonar, que se realizó por un testigo en el 80% de los casos, la cual refleja una excelente calidad en educación en RCP en la comunidad, una cifra muy alejada de nuestra realidad en la Argentina. Asimismo, la aleatorización fue a los 136 minutos de media, la hipotermia se inició de forma tardía y la temperatura de 33 °C se alcanzó con unas 7 horas de retraso desde el retorno a la circulación espontánea. En general, la eficacia de un tratamiento es superior si se inicia de forma temprana y más en lo que se refiere a la protección cerebral.

Indicaciones y contraindicaciones

Hubo muchos cambios luego de los estudios TTM1 y 2. Pero sigue habiendo algunos puntos de controversia o incertidumbre, como por ejemplo:

- Selección de los pacientes.
- *Target* óptimo de temperatura.
- Tiempo al inicio del enfriamiento.
- Duración de la terapia.
- Tasa de recalentamiento.
- Impacto de la fiebre en el grupo control.
- Paro cardíaco intrahospitalario versus extrahospitalario.
- FV/TV versus ritmos no desfibrilables.

De ahí que los criterios de inclusión y exclusión pueden variar en las diferentes instituciones.

Los siguientes son criterios de inclusión basados en el objetivo 33 °C:

- Pos-PCS de cualquier causa.
- RCE < 30 minutos.
- Tiempo < 6 horas desde la RCE.
- Paciente comatoso.
- TAM ≥ 65 mm Hg.

Los criterios de exclusión son:

- Asistolia no presenciada como ritmo inicial.
- RCE > 60 minutos.
- Directivas anticipadas de no reanimar (DNR).
- Paro cardíaco traumático.
- Sangrado activo (incluso intracraneal), coagulopatía.
- Shock cardiogénico persistente.
- Embarazo.
- Cirugía mayor reciente.
- Sepsis grave.

Por último, exponemos las recomendaciones de las Guías 2021 ESICM (European Society of Intensive Care Medicine) - ERC (European Resuscitation Council):

- Mantener la temperatura constante entre 32 y 36 °C en aquellos pacientes en los que se utiliza el control de temperatura o TTM (ERC: recomendación fuerte, moderada calidad de evidencia).
- Aún no se conoce qué subpoblación de pacientes se beneficia con un control de 32-34 °C o mayor (36 °C); se necesitan más estudios para despejar este interrogante.

- TTM: se recomienda en pacientes adultos pos-PCS extrahospitalaria, que permanecen en coma luego de la RCE con ritmo inicial desfibrilable –FV/TV– (recomendación fuerte, baja calidad de evidencia).
- TTM: se sugiere en pacientes adultos pos-PCS extrahospitalaria, que permanecen en coma luego de la RCE con ritmo inicial no desfibrilable –asistolia– (recomendación débil, muy baja calidad de evidencia/AHA: Clase I LOE C-EO).
- TTM: se sugiere en pacientes adultos pos-PCS intrahospitalaria, que permanecen en coma luego de la RCE independientemente del ritmo inicial (recomendación débil, muy baja calidad de evidencia).
- Si se realiza TTM, la duración debe ser de al menos 24 horas (recomendación débil, muy baja calidad de evidencia).
- La inducción de la hipotermia prehospitalaria con soluciones frías intravenosas no se recomienda (recomendación fuerte, moderada calidad de evidencia).
- Evitar la fiebre en los pacientes en coma luego de realizar TTM (recomendación débil, muy baja calidad de evidencia).
- No se recomienda como hecho de buena práctica realizar recalentamiento activo para lograr normotermia a los pacientes con hipotermia leve PCS.

Como conclusión, la fiebre debe ser evitada en todo paciente con cualquier tipo de lesión neurológica aguda para evitar el daño secundario. También creemos que la evidencia a favor de los múltiples efectos neuroprotectores de la hipotermia es robusta, y muchos de los médicos que nos dedicamos al neurointensivismo lo hemos podido comprobar en nuestras experiencias personales. Sin embargo, luego de realizar una revisión crítica de la literatura, muchas cuestiones sobre el control de la temperatura después de la PCS siguen sin respuesta, aunque el concepto para transmitir es que, independientemente de la temperatura objetivo que se elija, se necesita disponer de un protocolo estricto para su control continuo, evitando fluctuaciones y el desarrollo de fiebre durante las primeras 72 horas pos-PCR. En este aspecto, de acuerdo con la mejor evidencia científica hasta el momento, mantener la normotermia parecería ser lo más adecuado.

PRONÓSTICO NEUROLÓGICO

La disfunción neurológica después de un paro cardiorrespiratorio, predominantemente resultado de isquemia difusa por daño isquemia-reperfusión, es la principal determinante del pronóstico de esta patología. Asimismo, estos pacientes suelen presentar en algunos casos una recuperación tardía de la conciencia, dejando a sus familiares con un inaceptable período de incertidumbre en muchas ocasiones.

En este escenario, a pesar de que el examen físico neurológico es el primero y más importante paso en la evaluación de los pacientes, un creciente cuerpo de evidencia clínica muestra que la integración de métodos adicionales (monitorización multimodal), consistentes en estudios electrofisiológicos, biomarcadores sanguíneos de la lesión cerebral y estudios de diagnóstico por imágenes del cerebro, mejoran la precisión del pronóstico temprano (24-72 horas) del coma.

La consulta neurológica y la evaluación pronóstica multimodal se han convertido, hoy en día, en una parte integral del tratamiento de estos pacientes.

Reconocemos la escasa evidencia que apoya el uso de cada factor pronóstico y la limitación inevitable impuesta por la posibilidad de sesgo de confirmación, o la llamada "profecía autocumplida" (es decir, si una variable es, *a priori*, indicativa de mal pronóstico y conduce a la suspensión del tratamiento de soporte vital, resultará, en última instancia, determinante del resultado).

El momento más temprano para el pronóstico mediante el examen clínico en pacientes tratados con TTM, donde la sedación o parálisis podrían ser un factor de confusión, es 72 horas después del retorno a la normotermia (recomendación clase IIb). Operativamente, el tiempo para el pronóstico es típicamente 4,5 a 5 días después del paro para los pacientes tratados con TTM. Este enfoque minimiza la posibilidad de obtener resultados falsos positivos debido a la depresión neurológica inducida por fármacos.

Evaluación clínica

La exploración neurológica es un componente esencial del pronóstico. La evaluación de los reflejos del tronco cerebral, la respuesta motora al dolor y las mioclonías durante las primeras 72 horas después de la detención circulatoria han representado la prueba estándar antes de la advenimiento de TTM, y conservan su valor pronóstico en los pacientes que recibieron TTM. Sin embargo, estas características pueden alterarse por el uso de TTM y la sedación residual; por lo tanto, las evaluaciones repetidas son a menudo necesarias.

Reflejos fotomotor y corneano

La ausencia bilateral de reflejos pupilares a la luz a las 72 horas después de un paro cardíaco es un sólido indicador de mal pronóstico, si el paciente recibió o no tratamiento con TTM (prevención de fiebre [FP] 0,5%) [IC 95%: 0-2] frente a 0,5% [0-8]). Si bien la ausencia de reflejos pupilares durante las primeras 24 horas después de la detención circulatoria no es incompatible con una buena recuperación, en particular en pacientes hipotérmicos (8% [1-25]), la presencia de reflejos pupilares a 72 horas no es un fuerte indicador de buen pronóstico (valor predictivo positivo 61% [IC 95%: 50-71]). La ausencia de reflejos corneanos a las 72 horas se correlaciona con mal pronóstico (FP 5% [0-25]), aunque con certeza inferior a los reflejos pupilares, especialmente en pacientes que han recibido sedantes o bloqueo neuromuscular. Similar a los reflejos pupilares, la presencia de reflejos corneanos no es un predictor fiable de buen pronóstico (valor predictivo positivo 62% [IC 95%: 51-72]).

Respuesta motora

La ausencia de respuesta motora al dolor después de 72 horas de detención cardíaca se consideró un indicador fiable de un resultado desfavorable, ya desde antes del amplio uso de TTM. Sin embargo, esta respuesta es el signo físico más afectado por sedantes y bloqueo neuromuscular; en consecuencia, las respuestas motoras son menos fiables en pacientes sometidos a TTM (FP hasta 24% [IC 95%: 6-48]) que en los que no recibieron TTM.

Las mioclonías durante mucho tiempo se han asociado con malos resultados tras un paro cardíaco, pero no ha habido informes de pacientes que se hayan recuperado bien a pesar de tener mioclonías posanóxicas tempranas y esta evidencia ha planteado dudas sobre su exactitud pronóstica. De hecho, hasta el 9% de los pacientes con mioclonías posanóxicas han logrado sobrevivir. La definición precisa de lo que son las mioclonías posanóxicas es crucial, ya que no todas las llamadas mioclonías posanóxicas tienen la misma implicación pronóstica; su utilidad en predecir el pronóstico depende sobre todo de la semiología, la duración y la asociación con los hallazgos del electroencefalograma (EEG). El estado mioclónico generalizado (contracciones espontáneas multifocales que duran más de 30 minutos, que se producen incluso bajo TTM y sedación) suele ir acompañado de patrones malignos y no reactivos en el EEG, y está consistentemente asociado con un mal resultado (FP 0% [IC 95%: 0-3]). Por el contrario, en su mayoría, las breves sacudidas mioclónicas restringidas a la cara o el tronco, controlables con sedantes y acompañadas con patrones más benignos en el EEG (es decir, continuos y reactivos), no sugieren invariablemente malos resultados (hasta un 11% buenos resultados [3-26]).

Electroencefalograma

El uso del EEG se realiza para detectar convulsiones posanóxicas y estado epiléptico, que ocurren en un 10 a un 40% de los pacientes y están asociados con un peor resultado, en particular si se detecta temprano durante el TTM.

Asimismo, se ha desarrollado una definición dicotómica de patrones de EEG: maligno o benigno. Se considera que existe un patrón maligno si hay estado epiléptico posanóxico, coma alfa, supresión periódica, o supresión generalizada. Otros patrones de EEG, incluidas una actividad de disminución generalizada, las frecuencias alfa-theta generalizadas o la presencia de descargas epileptiformes, se consideran benignos o de significado incierto. Estos datos sugieren que un patrón maligno podría ser utilizado para predecir extensa lesión cerebral después de un paro cardíaco, independientemente del uso de TTM; sin embargo, los hallazgos benignos o hallazgos de significado incierto no son predictivos de buena recuperación neurológica, necesariamente.

Usando la respuesta dinámica de fondo del EEG a los estímulos nociceptivos o auditivos, es posible analizar cambios en la amplitud y la frecuencia del EEG de fondo y para distinguir entre dos patrones principales, a saber:

- Reactivo: es decir, la aceleración o desaceleración de la grabación EEG en una estimulación nociceptiva o auditiva.
- No reactivo: ningún cambio de la grabación EEG ante un estímulo nociceptivo o auditivo.

Es importante destacar que el EEG tiene varias limitaciones.

- La ausencia de una clasificación universalmente aceptada para diferentes patrones de EEG puede dar lugar a diferencias en las definiciones.
- El diagnóstico de la reactividad ausente o presente en el EEG se basa sobre la experiencia y los conocimientos del neurólogo que interpreta el EEG.
- El estímulo exacto necesario para reproducir cambios en la reactividad del EEG no ha sido claramente estandarizado.
- La sedación durante TTM puede interferir en la interpretación del EEG (especialmente la actividad de fondo y de reactividad), dependiendo de los fármacos y las dosis utilizados.

Con respecto a su modalidad, no existen claras evidencias a favor del uso del EEG continuo por sobre el convencional.

Resumiendo, podemos decir que el uso de predictores basados en el EEG, tales como ausencia de reactividad a estímulos externos, presencia de supresión eléctrica o estado epiléptico luego 72 horas pos-RCP, sirven para predecir un peor pronóstico en sobrevivientes comatosos de un paro cardíaco.

En pacientes en coma que han sido tratados con TTM, es razonable considerar la ausencia persistente de reactividad a los estímulos externos a las 72 horas en el EEG y la supresión periódica de ondas luego del recalentamiento, como elementos para predecir malos resultados neurológicos (FP 0%; recomendación clase IIB).

Asimismo, un estado epiléptico intratable y persistente (más de 72 h), en ausencia de reactividad a los estímulos externos en el EEG, es tal vez razonable para predecir un mal pronóstico neurológico (recomendación clase IIb).

Potenciales evocados somatosensitivos

Se encuentran entre los más utilizados y robustos predictores en estados de coma posanóxicos y son un valioso complemento del EEG, pero menos difundidos y que requieren habilidad y experiencia de quien interpreta sus resultados.

Los potenciales evocados somatosensitivos (PESS) de latencia temprana son el resultado del promedio de las respuestas electroencefalográficas corticales generadas después de estimulaciones eléctricas repetitivas del nervio mediano, transmitidas a la circunvolución poscentral contralateral. Están representados por una deflexión negativa en la grabación, unos 20 milisegundos después de la estimulación (por lo tanto, llamada N20) (**fig. 60-2**). La ausencia bilateral de la respuesta N20 se correlaciona fuertemente con un mal resultado, tanto durante (FP 0% [IC 95%: 0-2]) como después (FP 0,5% [0-2]) del TTM ya a las 24 horas de un paro cardíaco. Sin embargo, su exactitud en la predicción de un resultado favorable es decepcionante; los informes de los valores predictivos positivos con presencia bilateral de ondas N20 varía de 40 a 58%, sustancialmente más baja que la de un EEG reactivo continuo (aproximadamente, 80%).

La sensibilidad de los PESS es de alrededor del 50% cuando se registran después del recalentamiento, pero es solo del 25% durante la hipotermia terapéutica, en parte porque, en algunos pacientes con un mal resultado final, las ondas N20 pueden estar presentes durante la hipotermia terapéutica y desaparecer después del recalentamiento. A diferencia de la exploración clínica y el EEG, los PESS se ven menos afectados por los fármacos sedantes o la hipotermia.

Neuroimágenes

Tomografía computarizada de cerebro

Proporciona información valiosa, si la causa del paro cardíaco es incierta y una hemorragia intracerebral debe ser descartada. Sin embargo, las causas intracerebrales de paro cardíaco son muy poco frecuentes (en especial después de fibrilación ventricular) y el beneficio de una tomografía computarizada (TC) cerebral de rutina al ingreso debe ser equilibrado con el posible retraso en el inicio del TTM y los cuidados posreanimación. Una relación entre la sustancia gris y la sustancia blanca a nivel de los ganglios basales en TC de cerebro medido en unidades Hounsfield predice un desenlace malo, con FP que van desde 0 hasta 8%.

Resonancia magnética de cerebro

Pueden ayudar a revelar alteraciones estructurales y cuantificar la magnitud del daño posanóxico. Se ha

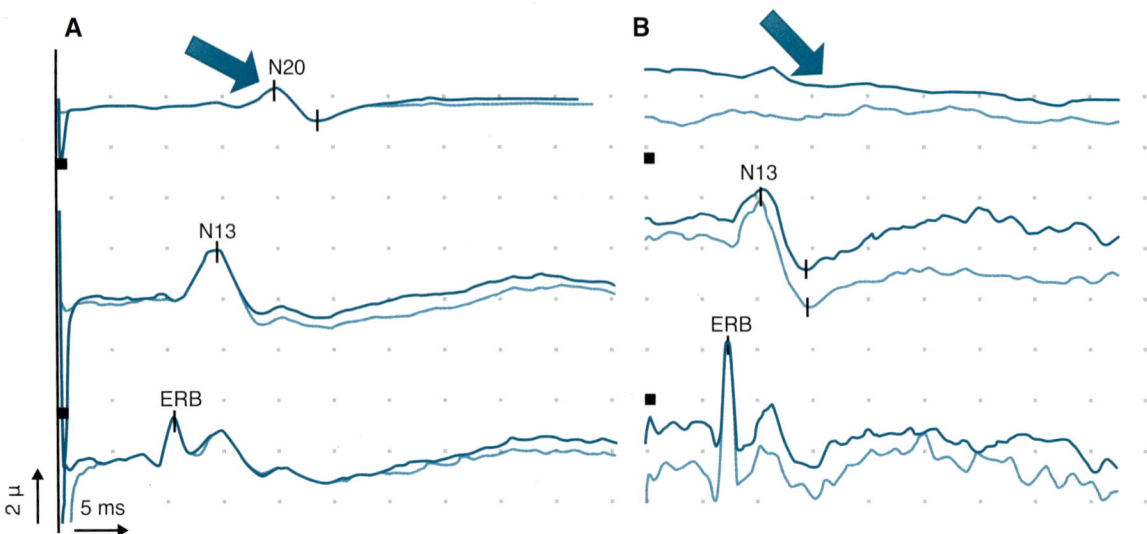

Fig. 60-2. Potenciales evocados somatosensitivos de latencia temprana (miembros superiores). **A.** Ejemplo de una muestra de grabación normal, de abajo hacia arriba, de un plexo (punto ERB), de respuestas cervical (N13) y cortical (N20, flecha) en respuesta a un hombre de 37 años, en estado de coma, que más tarde se despertó. **B.** Ejemplo de ausencia de la onda N20 (flecha) a pesar de la presencia de respuesta de plexo y cervical en una niña de 14 años de edad, en estado de coma, que no sobrevivió.

observado una buena correlación entre las extensas lesiones corticales vistas con la resonancia magnética (RM) y los desenlaces adversos. Su interpretación es más compleja y menos estandarizada que la de otros índices pronósticos y pueden verse afectados por una significativa variabilidad interobservador.

Las técnicas de difusión aparente pueden revelar detalles de la lesión cerebral hipóxico-isquémica y proporcionar información adicional útil para predecir resultados en pacientes pospaqro cardíaco. El momento óptimo para realizar la RM sería a partir del quinto al séptimo día después de un paro cardíaco, habiendo realizado otros estudios pronósticos no concluyentes hasta ese momento.

Los limitantes de los estudios por imágenes para esta población de pacientes son retrospectivos, pequeños, incluyen poblaciones heterogéneas y sufren de variabilidad interobservador.

En vista del bajo nivel de evidencia, cualquier signo de lesión difusa estructural posanóxica observada con TC o RM es un predictor menos robusto que los reflejos de tronco y los hallazgos electrofisiológicos.

Biomarcadores

La justificación de la medición de biomarcadores de lesión neuronal es que a mayores niveles habría mayor grado de daño cerebral y, por lo tanto, menores posibilidades de recuperación. Los más utilizados son la enolasa neuronal específica (NSE) y la proteína S-100, que se originan de las neuronas y de la astroglía, respectivamente. Tienen importantes ventajas teóricas,

tales como la facilidad de toma de muestras y la no interferencia de los efectos de los fármacos sedantes. Sin embargo, sus umbrales para la predicción de mal pronóstico varían ampliamente. Las razones de tal variabilidad son la presencia de fuentes extracerebrales de estos biomarcadores (eritrocitos, tumores neuroendocrinos y carcinoma de pulmón de células pequeñas para NSE, músculo y tejido adiposo para S-100B) y el uso heterogéneo de técnicas de medición de enzimoinmunoensayo. Varias consideraciones deben tomarse en cuenta. Idealmente, cada laboratorio clínico debe validar sus propios umbrales de biomarcadores para predicción de un mal resultado después de un paro cardíaco. La realización de muestreo múltiple de biomarcadores durante las primeras 72 horas tras un paro cardíaco y la combinación de biomarcadores con otros índices aparecen en la actualidad como la estrategia más prudente para su uso. Una limitación es que estiman la lesión celular, independientemente de la función celular. El pronóstico está vinculado con la función; por lo tanto, una futura dirección debe ser el desarrollo de biomarcadores que proporcionen no solo la estimación fiable de la lesión celular, sino también la información de los tipos de función de las células del cerebro, que será más relevante para el pronóstico.

Pupilometría automática

Es una herramienta de reciente aplicación. Provee una medida cuantitativa de la reactividad pupilar expresada como porcentaje de respuesta pupilar a un estímulo lumínico calibrado, evitando así errores subjetivos en la valoración clínica.

Tiene una excelente precisión para predecir malos resultados, superior al resto de la evaluación clínica estándar, siendo una herramienta pronóstica promisoria en la fase temprana en la UCI.

En un estudio prospectivo publicado recientemente se evaluaron 103 pacientes en coma a las 48 horas pos-PCR midiendo la reactividad pupilar por medio de un dispositivo automático. Todos los sobrevivientes (50 pacientes) tuvieron más alta reactividad pupilar cuantificada y velocidad de constricción pupilar que los pacientes fallecidos. Los valores < 13% de reactividad tuvieron 100% sensibilidad y 100% valor predictivo positivo para pronosticar malos resultados neurológicos.

Pronóstico en la práctica diaria

El examen clínico es obligatorio en todos los pacientes y se recomienda fuertemente la electrofisiología. Aun si los reflejos pupilares a la luz están ausentes a las 72 horas, ya sea el EEG o los PESS son necesarios para corroborar el pronóstico de mala recuperación.

El EEG permite un pronóstico más preciso de buena recuperación y una mayor precisión en relación con mal pronóstico que los PESS, y es capaz de identificar actividad convulsiva asociada. Si bien el EEG realizado 12-24 horas después de un paro cardíaco puede ser informativo, una evaluación multimodal, incluyendo examen físico y estudios electrofisiológicos (EEG, potenciales evocados o ambos), debe llevarse a cabo después de volver a la normotermia y un tiempo suficiente después de la interrupción de la sedación.

El momento más temprano para orientar el pronóstico es a las 72-96 horas después de un paro cardíaco; estas primeras pruebas orientan el pronóstico en la mayoría de los pacientes; los que ya están empezando a despertar o, por el contrario, los que tienen signos de una lesión cerebral irreversible (reflejos pupilares y corneanos ausentes, EEG con supresión eléctrica o supresión periódica de ondas y sin reactividad, y los potenciales evocados somatosensoriales ausentes) no necesitan pruebas adicionales.

La evaluación multimodal es avalada por una creciente evidencia, cada vez mayor, y está fuertemente recomendada siempre que persistan dudas debido a que cada método, cuando se utiliza solo, conlleva riesgos de falsas predicciones.

Resumiendo, y de acuerdo con las guías ESICM-ERC del 2021, en un paciente con Glasgow motor < 3 con más de 72 horas desde la RCE en ausencia de factores confundidores, un mal resultado neurológico es altamente probable si se cumplen 2 de los siguientes 3 elementos:

- Ausencia de ondas N20 en PESS > 24 horas.
- Patrón maligno en EEG (supresión isoeléctrica o ritmo base con supresión) > 24 horas.
- Enolasa neuroespecífica > 60 µg/L a las 48-72 horas.
- Estado de mal mioclónico < 72 horas.
- Lesión anóxica difusa y extensa en TC o RM.

Se propone un enfoque escalonado, que se resume en la **figura 60-3**.

Si tras las investigaciones antes mencionadas, el paciente sigue en estado de coma a pesar de la ausencia de predictores de malos resultados, los cuidados intensivos deben continuarse, mientras que los dos métodos de pronóstico principales (examen físico y EEG) se revisan periódicamente durante los días subsiguientes. En estos casos, la RM de cerebro puede resultar útil, ya que revelaría alteraciones sugestivas de daño cerebral, cuyo significado debe ser interpretado dentro del contexto clínico. En particular, la presencia repetida de EEG reactivos apoya la continuación de los cuidados intensivos. A los fines de reducir al mínimo los riesgos de "profecía autocumplida", la interrupción de las medidas de soporte vital debe ser considerada solo cuando un mal resultado neurológico es predicho por al menos dos métodos con muy bajas chances de falsos positivos para un mal resultado (es decir, examen clínico más electrofisiología), sin ninguna información discordante entre las pruebas.

Tomar una decisión con respecto al retiro de las medidas es una parte esencial y un desafío en la atención de estos pacientes. Tal decisión debería tomarse idealmente por consenso interdisciplinario, incluyendo un intensivista y un neurólogo o neurofisiólogo, y con una estrecha participación de cada familia, teniendo en cuenta las directivas conocidas, ya sea por escrito o no, y los antecedentes biológicos y psicosociales de los pacientes.

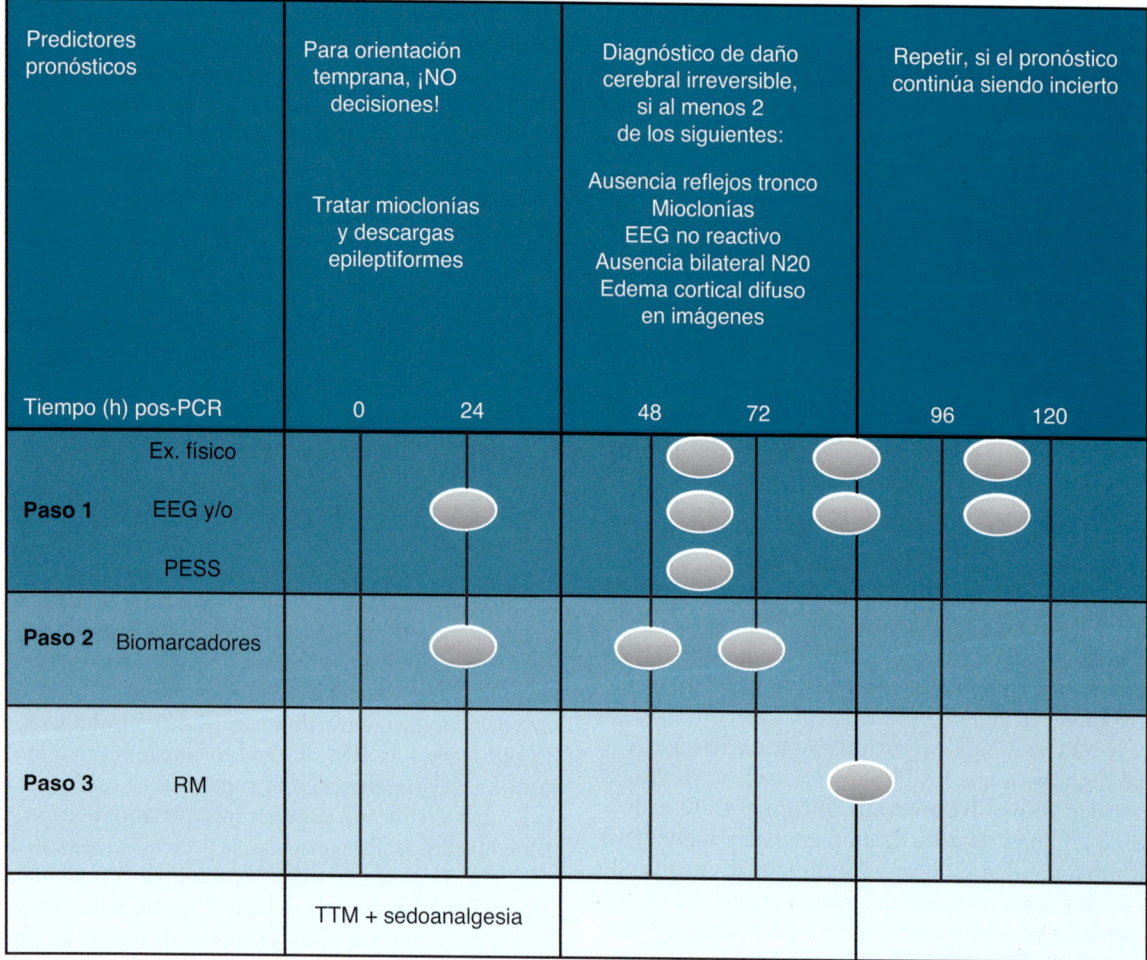

Fig. 60-3. Algoritmo multimodal paso a paso para el pronóstico de resultado o desenlace (*outcome*) neurológico en adultos en coma pos-PCR. Paso 1: incluye investigaciones obligatorias, mientras que los pasos 2 y 3 incluyen pruebas confirmatorias opcionales. EEG: electroencefalograma; PESS: potenciales evocados somatosensitivos. Para más detalles, véase el texto.

★ **CONCLUSIONES**

Además de la implementación adecuada de RCP de calidad, los pacientes que salieron del paro requieren cuidados pos-PCR bien definidos: manejo de la temperatura, corrección de las alteraciones hemodinámicas y metabólicas y rápido tratamiento de la causa que llevó al PCR. Estas medidas permiten aumentar el número de pacientes que, a pesar de haber estado en coma, tengan una evolución neurológica buena o presenten mínimas secuelas.

En la fase aguda, uno de los desafíos más importantes es determinar el pronóstico neurológico mediante una estrategia multimodal, que incluya examen físico neurológico seriado y que se complemente con estudios neurofisiológicos y/o de neuroimágenes.

Se requieren períodos prolongados de observación, especialmente en pacientes que han recibido hipotermia terapéutica, sedación por períodos prolongados y disfunción multiorgánica. Es importante la repetida revaloración neurológica de los pacientes con resultados de estudios complementarios indeterminados. Esto permite evitar el retiro inadecuado del soporte terapéutico y la generación de profecías autocumplidas" con resultados adversos graves en pacientes con posibilidades de recuperación neurológica.

BIBLIOGRAFÍA

Arrich J, Holzer M, Havel C, Müller M, Herkner H. Hypothermia for neuroprotection in adults after cardiopulmonary resuscitation. Cochrane Database Syst Rev 2016;2.

Arrich J, Holzer M, Havel C, Warenits AM, Herkner H. Pre-hospitalversus in –hospital initiation of cooling for survival and neuroprotection after out-of-hospital cardiac arrest. Cochrane Database Syst Rev 2016.

Ben-Hamouda N, Taccone FS, Rossetti AO, Oddo M. Contemporary approach to neurologic prognostication of coma after cardiac arrest. Chest 2014;146:1375-86.

Bernard S, Gray T, Biust M, Jones B, Silvester W, Gutteridge G. Treatment of comatose survivors of out-of-hospital cardiac arrest with induced hypothermia. N Engl J Med 2002;346(8):557-63.

Bernard S, Smith K, Cameron P, Masci K, Taylor D, Cooper J, RICH Investigators. Induction of prehospital therapeutic hypothermia after resuscitation from nonventricular fibrillation cardiac arrest. Crit Care Med 2012;40:747-53.

Bernard S, Smith K, Cameron P, Masci K, Taylor D, Cooper J, RICH Investigators. Introductions of therapeutic hypothermia by paramedics after resuscitation from out-of hospital ventricular fibrillation cardiac arrest. Circulation 2010;122:737-42.

Callaway CW, Donnino MW, Fink EL, Geocadin RG, Golan E, Kern KB, et al. Part 8: post-cardiac arrest care: 2015 American Heart Association Guidelines Update for Cardiopulmonary Resuscitation and Emergency Cardiovascular Care. Circulation 2015;132(suppl 2):S465-S482.

Dankiewicz J, Cronberg T, Lilja G, et al. Hypothermia versus normothermia after out-of-hospital cardiac arrest. N Engl J Med 2021;384:2283-94.

Holzer M. Targeted temperature management for comatose survivors of cardiac arrest. N Engl J Med 2010;363(13):1256-64.

Horn J, Cronberg T, Taccone FS. Prognostication after cardiac arrest. Current Opinion in Critical Care 2014;20:280-6.

Kim F, Nichol G, Maynard C, Hallstrom A, Kudenchuk P, Rea T. Effect of prehospital induction of mild hypothermia on survival and neurological status among adults with cardiac arrest. JAMA 2014;311:45-52.

Kirkegaard H, et al. Targeted Temperature Management for 48 vs 24 Hours and Neurologic Outcome After Out-of-Hospital Cardiac Arrest: A Randomized Clinical Trial. JAMA 2017;318(4):341-50.

Kjaergaard J, Møller JE, Schmidt H, et al. Blood- Pressure Targets in Comatose Survivors of Cardiac Arrest. N Engl J Med 2022;387:1456-66.

Lascarrou JB, Merdji H, Le Gouge A, et al. Targeted Temperature Management for Cardiac Arrest with Nonshockable Rhythm. N Engl J Med 2019;381(24):2327-37.

Martín-Hernández H, López-Messa JB, Pérez-Vela JL, Molina-Latorre R, Cárdenas-Cruz A, Lesmes-Serrano A, Álvarez-Fernández JA, et al. Manejo del síndrome posparada cardíaca. Med Intensiva 2010;34(2):107-26.

Monsieurs K, Nolan JP, Bosaert L, Greif R, Maconochie I, Nikolaou N, et al. European Resuscitation Council Guidelines for Resuscitation 2015. Resuscitation 2015;95:1-80.

Neumar R. Molecular mechanisms of ischemic neuronal injury. Ann Emerg Med 2000;36:483-506.

Neumar RW, Nolan JP, Adrie C, et al. ILCOR Consensus Statement: Post-Cardiac Arrest Syndrome: Epidemiology, Pathophysiology, Treatment, and Prognostication A Consensus Statement From the International Liaison Committee on Resuscitation (American Heart Association, Australian and New Zealand Council on Resuscitation, European Resuscitation Council, Heart and Stroke Foundation of Canada, InterAmerican Heart Foundation, Resuscitation Council of Asia, and the Resuscitation Council of Southern Africa); the American Heart Association Emergency Cardiovascular Care Committee; the Council on Cardiovascular Surgery and Anesthesia; the Council on Cardiopulmonary, Perioperative, and Critical Care; the Council on Clinical Cardiology; and the Stroke Council. Circulation 2008;118:2452-83.

Nielsen N, Wetterslev J, Cronberg T, Erlinge D, Gasche Y, Hassager C. Targeted temperature management at 33 °C versus 36 °C after cardiac arrest. N Engl J Med 2013; 369:2197-206.

Nolan JP, Soar J, Cariou A, Cronberg T, Moularet V, Deakin Ch, et al. European Resuscitation Council and European Society of Intensive Care Medicine (ESICM) Guidelines for Postresuscitation Care 2015 Section 5 of the European Council Guidelines for Resuscitation 2015. Resuscitation 2015;95:202-22.

Nolan J, Sandroni C, Bottiger B, et al. European Resuscitation Council and European Society of Intensive Care Medicine (ESICM) guidelines 2021: post-resuscitation care. Intensive Care Med (2021); 47:369-421.

Oddo M, Friberg H. Neuroprognostication after cardiac arrest in the light of targeted temperatura management. Curr Opin Crit Care 2017;23(3): 244-50.

Polderman K. Mechanism of action, physiological effects and complications of hypothermia. Crit Care Med 2009;37(Suppl):S186-S202.

Rossetti AO, Rabinstein AA, Oddo M. Neurological prognostication of outcome in patients in coma after cardiac arrest. Lancet Neurol 2016;15(6):597-609.

Sandroni C, Cariou A, Cavallaro F, et al. Prognostication in comatose survivors of cardiac arrest: an advisory statement from the European Resuscitation Council and the European Society of Intensive Care Medicine. Intensive Care Med. 2014;40:1816-31.

Sandroni C, Geocadin RG. Neurological prognostication after cardiac arrest. Curr Opin Crit Care 2015;21:209-14.

Sandroni C, Soar J, Friberg H. Does this comatose survivor of cardiac arrest have a poor prognosis? Intensive Care Med. 2016;42:104-6.

Schmidt H, Kjaergaard J, Hssager C et al. Oxygen Targets in Comatose Survivors of Cardiac Arrest. N Engl J Med 2022;387(16):1467-76.

Solari D, Rossetti AO, Carteron L, Miroz JP, Novy J, Eckert P, Oddo M. Early prediction of coma recovery after cardiac arrest with blinded pupillometry. Ann Neurol 2017;81(6):804-810.

Taccone FS, Cronberg T, Friberg H, et al. How to assess prognosis after cardiac arrest and therapeutic hypothermia. Crit Care 2014;18:202-14.

The Hypothermia Cardiac Arrest Study Group. Mild Therapeutic Hypothermia to improve the neurologic outcome after cardiac arrest. N Engl J Med 2002;346(8):549-56.

Estado de mal epiléptico

61

Nelson José Maldonado y Panayiotis N. Varelas

INTRODUCCIÓN

El estado de mal epiléptico (EME) es un trastorno relativamente frecuente, responsable del 3-5% de las evaluaciones por trastornos convulsivos en el departamento de urgencias y que afecta al 2-16% de los pacientes con epilepsia. Continúa siendo una urgencia neurológica importante que, si no es tratada de manera correcta y oportuna, provoca la muerte o lesión neurológica permanente. Como la mayoría de los pacientes con EME convulsivo ingresan en el hospital a través del departamento de urgencias y, después, son trasladados a la unidad de cuidados intensivos (UCI), esta revisión se centrará en esta última.

Si bien solo se han comunicado unos pocos estudios prospectivos aleatorizados, distintos tipos de EME conllevan diferente mortalidad, cuyo rango es bastante amplio: desde mortalidad cero en caso de EME de ausencia o parcial complejo en pacientes ambulatorios hasta mortalidad a 30 días del 19-27% en EME tónico-clónico generalizado y del 64,7% en EME sutil. Las variables que desempeñan un papel importante en la evolución son la causa de base (considerada por la mayoría de los especialistas como la más importante), la duración del EME (mortalidad del 32% si persiste por > 1 hora frente a 2,7% si dura < 1 hora), el tipo de EME, el tratamiento administrado y la edad del paciente (los niños evolucionan mejor que los adultos).

Se han publicado normas sobre EME en Europa y los Estados Unidos. En este artículo, repasamos la definición en desarrollo y los tipos de EME, su incidencia, etiología y fisiopatología, sus algoritmos de diagnóstico y tratamiento, y su pronóstico. Nuestro objetivo fue aportar al lector una revisión concisa pero completa de esta urgencia neurológica aún letal.

DEFINICIONES

Previamente, la Clasificación Internacional de Convulsiones Epilépticas había definido el EME como cualquier convulsión de más de 30 minutos de duración o convulsiones intermitentes >30 minutos de duración sin recuperación de la conciencia entre las crisis.

En forma más reciente, la duración de 5 o más minutos de a) convulsiones continuas o b) dos o más convulsiones separadas con recuperación incompleta de la conciencia entre ellas, propuesta por Lowenstein, ofrece la ventaja de incorporar nuevos conocimientos. El acortamiento del período convulsivo se basó en que la mayoría de las convulsiones tónico-clónicas duran solo 1-2 minutos, que aquellas que duran > 5 minutos no ceden de manera espontánea, que la lesión neuronal permanente sobreviene antes de los 30 minutos y que la resistencia al tratamiento aumenta con la duración más prolongada de las convulsiones.

El EME resistente al tratamiento (EMER) se ha definido como EME no controlado después de dosis adecuadas de una benzodiazepina inicial seguida de un segundo fármaco antiepiléptico (FAE) aceptable o EME no controlado después de tratamiento parenteral inicial con un número mínimo de FAE "de primera línea" (ya sea dos o tres), o EME con una duración mínima de convulsiones que persisten pese al tratamiento (p. ej., por lo menos de 2 horas).

El EME superresistente (EMESR) se define como EME que persiste o reaparece 24 horas o más después del comienzo de tratamiento anestésico o que reaparece al reducir o suspender la anestesia.

El EME no convulsivo (EMENC) se define como la presencia de alteración de la conciencia o el comportamiento durante por lo menos 30 minutos, ausencia de signos clínicos francos de actividad convulsiva durante este período y confirmación electroencefalográfica (EEG) de convulsiones o actividad que responden al tratamiento junto con mejoría de la conciencia. Se pueden hallar dos tipos principales de EMENC (véase más adelante), uno en pacientes con encefalopatía/coma epiléptico y uno en pacientes con convulsiones de ausencia o parciales complejas, que en general no ingresan en la UCI y son funcionales, aunque muestran deterioro. Dada la confusión entre estos dos extremos del espectro del EMENC, se han propuestos criterios operativos para la estandarización de los informes que utilizan la frecuencia de las descargas electroencefalográficas epileptiformes o de ondas delta/theta. Asimismo, se ha publicado un compendio reciente de

123 casos de EMENC con descripciones clínicas y patrones EEG después de un enfoque de clasificación sindrómica.

TIPOS DE ESTADO EPILÉPTICO

Se han descrito tres categorías principales: EME convulsivo generalizado (EMECG), EME focal motor (EMEFM o epilepsia parcial continua [EPC]) de Kojewnikov y EMENC. El EMECG y el EMEFM son fáciles de reconocer debido a las convulsiones francas. En cambio, el EMENC tiene un fenotipo más confuso y puede subdividirse en un espectro que abarca EME de ausencia típico y EME parcial complejo; EME de ausencia atípico y EME tónico (por lo general, en niños con trastornos de aprendizaje); alteración conductual y psicosis epilépticas, incluido síndrome de tipo Balint; estados confusionales o *delirium* con descargas epileptiformes; y EME en coma (después de lesiones encefálicas considerables, como hipoxia-isquemia, hallado la mayoría de las veces en UCI). Los dos extremos de este espectro de EMENC tienen pronósticos totalmente diferentes: el más benigno es el del EME de ausencia y el peor es el del EME en coma.

Por último, el EME se presenta de manera espontánea o puede ser "semi-intencional" iatrogénico, observado ya sea en la Neuro-UCI o en la unidad de monitorización de epilepsia, cuando se suspenden los FAE bajo registro EEG continuo para que aparezcan convulsiones y puedan registrarse con electrodos de superficie o intracraneales.

INCIDENCIA

En un estudio poblacional prospectivo se estimó que la incidencia de EME era de 41-61/100 000 pacientes/año. En Estados Unidos, esto se traduce a 125 000-195 000 episodios por año.

La incidencia más alta de EME se observa durante el primer año de vida y durante las décadas posteriores a los 60 años, y también depende del subtipo de EME. El EME parcial representa el 25% de los casos, y el EMENC es responsable de otro 4-26%, pero se considera que se subestima la incidencia de este último debido a la necesidad de monitorización EEG continua (que no es ampliamente asequible). Por ejemplo, no se detectó EMENC en ningún paciente con ataque cerebrovascular agudo, pero sí en el 8% de los pacientes comatosos en UCI, el 7% de los pacientes con hemorragia cerebral, el 3-8% de los pacientes con hemorragia subaracnoidea, el 6% de los pacientes con cáncer metastásico y el 6% de los pacientes con traumatismo craneoencefálico.

Asimismo, se desconoce la incidencia de EMER y EMESR. En un estudio retrospectivo reciente de una unidad de cuidados neurointensivos de un hospital de China occidental, el porcentaje de EME no resistente, EMER y EMESR fue de 67,3%, 20,4% y 12,2%, respectivamente. Otros estudios retrospectivos han mostrado que el 12-43% de los casos de EME se tornan resistentes, y que alrededor del 10-15% de los casos de EME hospitalizados se volverán superresistentes en algún momento, pero no se ha publicado ningún estudio prospectivo.

Los factores de riesgo de EMER identificados son encefalitis como causa, alteración grave de la conciencia, episodios *de novo* de EME, demora en la iniciación del tratamiento, EMENC y convulsiones focales motoras al comienzo. En un estudio más reciente de pacientes de UCI en Suiza y los Estados Unidos, la etiología del EME agudo (lesión encefálica traumática; ataques cerebrovasculares; meningoencefalitis; tumores cerebrales; lesiones encefálicas quirúrgicas; exposición a drogas recreativas, fármacos de prescripción, alcohol o abstinencia de estos; alteraciones metabólicas y fiebre), coma/estupor y albúmina sérica < 35 g/L al inicio del EME fueron factores predictivos independientes de EMER.

ETIOLOGÍA

Las 3 etiologías más frecuentes de EME son bajas concentraciones de fármacos antiepilépticos (FAE) en el 34% de los casos (en general, por incumplimiento), etiologías sintomáticas alejadas (antecedentes de lesión neurológica alejada del primer episodio de EME no provocado (24%) y ataques cerebrovasculares: isquémicos y hemorrágicos (22%). Estas son seguidas de hipoxia (13%) y alteraciones metabólicas (15%). Como el 82% de los pacientes del grupo alejado tienen antecedentes de enfermedad cerebrovascular, casi el 50% presenta enfermedad cerebrovascular aguda o alejada como etiología del EME.

Las etiologías del EME pueden subdividirse en aquellas con patología neurológica estructural o metabólica evidente y aquellas asociadas con trastornos sistémicos (en general, debido a drogas, fármacos o encefalopatías toxometabólicas). El **cuadro 61-1** presenta un resumen de las etiologías frecuentes del EME. La última puede hallarse en pacientes hospitalizados o en estado crítico y la primera a menudo se observa en pacientes ambulatorios o del departamento de urgencias.

En las UCI generales, las alteraciones metabólicas pueden explicar el 33% de las convulsiones; la abstinencia de fármacos/drogas, el 33%; la toxicidad de fármacos/drogas, el 14,5%; y el ataque cerebrovascular, el 9-39%. En las UCI, la sepsis continúa siendo una etiología frecuente de convulsiones electrográficas o descargas periódicas epileptiformes. Se ha comunicado que las drogas ilícitas y diversos fármacos, como ciprofloxacina, levofloxacina, piperacilina/tazobactam, cefepima y carbapenémicos, litio o teofilina (intoxicación), vigabatrina, tiagabina o *crack*/cocaína o metaldehído causan convulsiones o EME (en especial,

Cuadro 61-1. Etiologías frecuentes del EME o convulsiones en el departamento de urgencias o la unidad de cuidados intensivos

Neurológica primaria	Patología
	Neurovascular - Ataque cerebrovascular isquémico - Malformaciones arteriovenosas - Hemorragia - Trombosis de senos cerebrales
	Tumor cerebral - Primario - Metastásico
	Infección del sistema nervioso central - Absceso - Meningitis - Encefalitis
	Encefalitis (no infecciosa) - Límbica paraneoplásica - Anticuerpos antirreceptor NMDA y otros - Límbica autoinmunitaria - Anticuerpos contra canales de K⁺ regulados por voltaje (VGKC/LGII) y otros
	Enfermedad inflamatoria - Vasculitis - Encefalomielitis diseminada aguda
	Lesión encefálica traumática - Contusión - Hemorragia
	Alteración de la barrera hematoencefálica y la autorregulación - Encefalopatía posterior reversible - Encefalopatía hipertensiva
	Lesión quirúrgica (craneotomía)
	Epilepsia primaria
	Trastorno metabólico primario del SNC (hereditario)
Complicaciones de enfermedad crítica	Hipoxia/isquemia después de paro cardiorrespiratorio
	Toxicidad de fármacos/sustancias - Antibióticos - Antidepresivos - Antipsicóticos - Broncodilatadores - Anestésicos locales - Inmunosupresores - Cocaína - Anfetaminas - Fenciclidina
	Abstinencia de fármacos/sustancias - Barbitúricos - Benzodiazepinas - Opioides - Alcohol - Inmunosupresores - Cocaína - Anfetaminas - Fenciclidina
	Infección-fiebre-sepsis
	Alteraciones metabólicas - Hipofosfatemia - Hiponatremia - Hipoglucemia - Disfunción renal/hepática

SNC: sistema nervioso central; IV: intravenoso; EF: equivalentes de fenitoína.
Adaptado de Varelas, 2001; Varelas, 2013.

cuando se modifica su metabolismo debido a interacciones con otros fármacos/drogas o disminuye su excreción debido a insuficiencia hepática o renal).

Más allá de estas causas frecuentes de EME, se debe considerar un plan de estudios para investigar etiologías raras. En una revisión sistémica de 513 artículos sobre EME, se identificaron 181 causas infrecuentes de EME, que se subdividieron en trastornos de mecanismo inmunológico, enfermedades mitocondriales, trastornos infecciosos raros, trastornos genéticos y fármacos o tóxicos.

En esta categoría, el conocimiento más reciente es la contribución de trastornos paraneoplásicos o autoinmunitarios a un gran porcentaje de convulsiones farmacorresistentes antes criptogenéticas o de EME superresistente, la mayoría en el contexto de encefalitis límbica. Muchos de estos pacientes nunca han presentado convulsiones ni EME con anterioridad, y se ha creado una nueva denominación y acrónimo para ellos: estado de mal epiléptico resistente de inicio reciente (NORSE, *new-onset refractory status epilepticus*); es decir, un estado de convulsiones persistentes sin etiología identificable en pacientes sin epilepsia preexistente, que dura más de 24 horas pese a tratamiento óptimo. Se ha descrito una serie cada vez mayor de autoanticuerpos contra dianas neuronales intracelulares y de superficie o sinápticas además de la literatura previa de encefalitis de Rassmussen y encefalopatía de Hashimoto. Los autoanticuerpos más frecuentes asociados con convulsiones y EME son anti-Hu, anti-Ma2, anti-CV2/CRMP5, anti-Ri, ANNA3, anti-amfifisina, antirreceptor NMDA, anti-LGI1 y CASPR2, anti-GABA-beta, anti-GluR3, anti-mGluR5 y receptor de acetilcolina ganglionar alfa 3. Con frecuencia, el diagnóstico continúa siendo esquivo, debido a la falta de conocimiento o la ausencia de disponibilidad generalizada de pruebas serológicas (cuyos resultados demoran, en ocasiones, semanas), pero la respuesta al tratamiento con resección del tumor, plasmaféresis o inmunomodulación e inmunosupresión a menudo es sustancial. La angitis primaria del sistema nervioso central (SNC) también se ha comunicado como causa de NORSE.

FISIOPATOLOGÍA

La mayoría de las convulsiones son fenómenos autolimitados que duran desde algunos segundos hasta algunos minutos. Sin embargo, una de las características distintivas de las convulsiones que evolucionan a EME es el cambio a una situación autosostenida, que depende del tiempo. Las convulsiones que duran más de 30 minutos rara vez se detienen en forma espontánea, en comparación con el 47% de las que duran de 10 a 29 minutos, que se resuelven por sí solas. Además, en un estudio, ninguna convulsión autolimitada duró más de 11 minutos.

El carácter autolimitado de las convulsiones se debe a los circuitos inhibidores que suprimen su duración y propagación cerebral. Sin embargo, en circunstancias específicas, los mecanismos inhibidores fracasan, y las convulsiones progresan a EME, que provoca crisis metabólica con daño tisular, mayor daño y convulsiones adicionales. Durante el EME, la lesión neuronal es el resultado del aumento de excitotoxicidad, pero también deriva de alteraciones sistémicas como hipoxia, acidosis, hipotensión o disfunción multiorgánica. Los estudios seminales en animales de Meldrum han arrojado luz sobre los efectos sistémicos: después de EME convulsivo prolongado inducido por bicuculina en mandriles, hubo daño neuronal y pérdida de células evidentes en la neocorteza, el cerebelo y el hipocampo. Cuando los factores sistémicos se mantuvieron dentro de límites fisiológicos normales (animales paralizados y ventilados artificialmente con concentraciones séricas de glucosa adecuadas), se observó disminución, pero aun así presencia, del daño de células neocorticales y del hipocampo, pero ausencia de lesión de células cerebelosas. Estos experimentos mostraron hace más de 40 años que la actividad convulsiva *per se* es responsable del daño neuronal y que las alteraciones sistémicas desempeñan un papel adicional.

Durante las últimas décadas también se han dilucidado en un nivel molecular la lesión neuronal directa como consecuencia de las convulsiones persistentes, la perpetuación de las convulsiones en EME, la resistencia al tratamiento y la refractariedad que sobreviene. Inicialmente, puede haber deficiencia de los circuitos inhibidores de ácido γ-aminobutírico (GABA) (por ejemplo, este es el mecanismo principal de las convulsiones inducidas por fármacos, es decir por antagonismo competitivo de GABA en la subunidad del receptor GABAA). Asimismo, se considera que esta es la razón por la que las benzodiazepinas o los barbitúricos, que actúan por agonismo con receptores GABAérgicos, son muy eficaces durante la fase temprana después del inicio del EME. Sin embargo, a medida que transcurre el tiempo y las convulsiones se vuelven más prolongadas, esta clase de FAE pueden tornarse cada vez más ineficaz, dado que los receptores de GABA presentan un cambio considerable en su capacidad de responder a benzodiazepinas. Esto se ha explicado por la menor expresión de membrana o el mayor tráfico de receptores GABAA, además de la menor liberación de GABA. Esto se debe a cambios de la presencia de receptores en la sinapsis inhibidora, un fenómeno denominado "tráfico de receptores" por Arancibia y Kittler en 2009. Existen diferencias en el tipo de receptores GABAA hallados sináptica y extrasinápticamente. Los receptores GABAA, que contienen la subunidad γ, se localizan en la sinapsis y median la inhibición fásica. Por el contrario, la localización de los receptores GABAA que contienen la subunidad δ es exclusivamente extrasináptica y median la inhibición tónica. Smith y Kittler describieron el estado muy dinámico de la presencia de receptores en la superficie de los axones y explicaron de qué manera se mueven los receptores en dirección lateral desde sitios extrasinápticos a la sinapsis y, luego, fuera de esta para ser internalizados y reciclados a la superficie o degradados. Este "tráfico de receptores" se intensifica durante el EME, y el efecto global consiste en una reducción del número de receptores GABAA funcionales en las sinapsis. Como el GABA es el principal transmisor inhibidor, esta reducción de la actividad GABAérgica puede ser una razón importante de la persistencia de las convulsiones.

Sin embargo, esto no es todo. Otros mecanismos que inducen refractariedad son: a) neurotransmisión excesiva del receptor de glutamato tipo N-metil-D-aspartato (NMDA), que causa excitotoxicidad por glutamato, despolarización prolongada de la membrana neuronal y más NMDA y apertura de los canales regulados por voltaje. Esto progresa aún más a un efecto de tipo encendido, donde las "convulsiones engendran convulsiones" y hay entrada significativa de calcio en las células, lo que provoca muerte neuronal aguda o apoptosis; b) mayor expresión encefálica de transportadores de salida de fármacos, como glucoproteína P en la barrera hematoencefálica, que podría reducir las concentraciones de FAE en sus dianas encefálicas. Nuevamente, esto implica resistencia al tratamiento en caso de EME prolongado (> 48 horas); c) regulación positiva y negativa de canales iónicos específicos regulados por trifosfato de adenosina (ATP, receptores P2X) que inducen alteración de la respuesta a la liberación de ATP; d) cambio del medio iónico extracelular. Por ejemplo, las corrientes normalmente inhibidoras mediadas por receptores GABAA pueden volverse excitadoras en caso de modificaciones de las concentraciones extracelulares de cloruro; e) fallo mitocondrial, que induciría necrosis y apoptosis celular; f) procesos inflamatorios con apertura de la barrera hematoencefálica (BHE), que contribuye a perpetuar las convulsiones. El mecanismo de base es una respuesta inadaptada de los astrocitos al daño de la BHE, lo que causa activación del sistema inmunitario innato y alteración de la homeostasis del potasio y el glutamato extracelular; g) grandes cambios a escala de la expresión génica dentro de las regiones encefálicas afectadas; estos son regulados por micro-RNA, que influyen en las concentraciones de proteínas que intervienen en la excitabilidad, la muerte neuronal y la neuroinflamación. Los tratamientos emergentes pueden dirigirse en forma individual o en paralelo a todos estos mecanismos fisiopatológicos.

Si bien no existe duda sobre la lesión directa e indirecta del EME convulsivo continuo, la significación del EMENC o el continuo ictal-interictal para provocar lesión adicional ha sido más controvertida. Sin embargo, algunos datos recientes no respaldan un proceso benigno en estas situaciones. Últimamente, se ha mos-

trado que las crisis no convulsivas inducen cambios fisiológicos encefálicos, que comprenden aumento de la presión intracraneal, cambios del metabolismo encefálico y retraso del aumento del flujo sanguíneo cerebral. Además, se ha mostrado mediante microdiálisis elevación del cociente lactato/piruvato, lo que indica crisis metabólica, durante períodos de crisis no convulsivas o descargas periódicas. De modo similar, las descargas periódicas de alta frecuencia inducen aumento inadecuado del flujo sanguíneo cerebral e hipoxia tisular, y las descargas periódicas lateralizadas, la actividad delta rítmica generalizada y las descargas periódicas generalizadas se asocian con convulsiones.

Además de la lesión neuronal directa, puede sobrevenir daño indirecto del sistema nervioso central durante el EME convulsivo generalizado por trastornos sistémicos que se producen en paralelo con la actividad epiléptica del cerebro. Los estudios seminales en animales de Meldrum hacen pensar que, si bien la actividad convulsiva *per se* es responsable del daño neuronal, los trastornos sistémicos desempeñan un papel aditivo adicional. Se han descrito dos fases de este proceso. Durante el período inicial (fase 1, dentro de los primeros 30 minutos), hay mayor flujo sanguíneo cerebral y aumento masivo de catecolaminas periféricas, con la consiguiente elevación de la presión arterial, la frecuencia cardíaca, la sudoración y la temperatura corporal. Son frecuentes las arritmias cardíacas. En general, la acidosis metabólica y respiratoria por aumento de producción de lactato sérico y retención de CO_2 son graves, pero la hipoxia suele ser modesta. Después de 30 minutos, comienza la fase 2. La hipotensión, la insuficiencia cardíaca, las arritmias cardíacas potencialmente mortales, el edema pulmonar neurogénico, la pérdida de autorregulación cerebral (que junto con la hipotensión agrava la hipoperfusión cerebral), la insuficiencia renal secundaria a rabdomiólisis o necrosis tubular aguda, la insuficiencia hepática y la hipoglucemia, las alteraciones electrolíticas graves (hiperpotasemia de valores peligrosos para la vida), la coagulopatía diseminada y la hipertermia (hasta 107°F [41°C]) son seguidos de disociación electromecánica. En esta última fase tardía, a menudo pueden disminuir las convulsiones y evolucionar a sacudidas menores o pueden cesar por completo, pese a la actividad cerebral eléctrica continuada.

DIAGNÓSTICO

El diagnóstico de EME es principalmente clínico y abarca fenómenos motores y alteración del nivel de conciencia. Las convulsiones de inicio focal pueden continuar siendo focales, seguir una marcha jacksoniana o generalizarse de inmediato para afectar todo el cuerpo con pérdida de la conciencia. La mayoría de las veces, esta generalización secundaria solo puede apreciarse durante el registro EEG. Además, la presencia o ausencia de alteración de la conciencia permite diferenciar el EME parcial simple (ningún cambio del nivel de conciencia) del EME parcial complejo o el EMENC (alteración del sensorio) y del EMECG (pérdida completa de la conciencia).

La presencia o ausencia de fenómenos motores y pérdida de la conciencia no se correlaciona necesariamente con la actividad EEG durante el EME o después de este. Por ejemplo, el 48% de los pacientes, que fueron evaluados mediante monitorización EEG continua (cEEG) durante un mínimo de 24 horas después del control clínico del EME convulsivo, demostraron convulsiones electrográficas persistentes, y más del 14% de ellos manifestaron EMENC, predominantemente del tipo convulsión parcial compleja. Por otra parte, la alteración del estado mental también es un deficiente diferenciador clínico, porque el 67% de los pacientes tratados de manera exitosa por EME convulsivo y el 100% de los tratados por EMENC permanecían en coma 12 horas después de la iniciación del tratamiento. Además, en la UCI, se probó en un estudio retrospectivo que solo el 27% de los fenómenos motores similares a convulsiones eran convulsiones. Los ataques epilépticos psicógenos, que aparecen en el 3,8-9,5% de los pacientes de UCI, es otra situación que puede causar confusión, intubación inapropiada e ingreso en UCI. Se han descrito fenómenos extraños, como convulsiones faciobraquiales (gesticulación facial breve y postura del brazo homolateral), que muchas veces preceden el inicio de amnesia, confusión o convulsiones del lóbulo temporal, en pacientes que presentan encefalitis límbica no paraneoplásica asociada con anticuerpos contra el canal de potasio regulado por voltaje (VGKC), en especial contra la proteína 1 inactivada del glioma rica en leucina (LGI1). De no mediar un video-EEG continuo, estos fenómenos pueden no ser capturados ni reconocidos. Además, si estos fenómenos son de naturaleza epiléptica, existe casi el doble de probabilidad de capturar episodios clínicos o convulsiones electrográficas en un cEEG que en uno de rutina. Se han publicado criterios de utilización del cEEG (Herman, 2015). La duración del cEEG también es discutible, pero si no se detectan descargas epileptiformes en el término de las 2 horas de monitorización, el riesgo de convulsiones dentro de las 72 horas es < 5%, mientras que se requieren 16 horas si hay descargas epileptiformes para el mismo riesgo de convulsiones < 5%. De la misma manera, se han desarrollado puntuaciones predictivas basadas en el EEG para la aparición de convulsiones en pacientes en estado crítico, como la 2HELPS2B, que pueden ayudar a la utilización adecuada de recursos. Más allá de emplear la herramienta apropiada, corresponde recordar que se han delineado con claridad los criterios EEG para el EME convulsivo, pero que para el EMENC debe cumplirse una combinación de criterios clínicos y EEG (véase más adelante).

Además de la observación clínica y el EEG, últimamente ha habido interés en la monitorización multimodalidad de pacientes con lesión encefálica aguda para evaluar convulsiones o EME mediante electrocorticografía o colocación de minielectrodos de profundidad, tensión parcial de oxígeno en tejido encefálico, flujo sanguíneo cerebral y microdiálisis además del EEG de cuero cabelludo. Este enfoque, aunque preliminar y limitado a unos pocos centros académicos, ha generado resultados interesantes. Por ejemplo, en un estudio de la Columbia University de Nueva York, el 38% de 48 pacientes con hemorragia subaracnoidea y monitorización multimodalidad presentaron convulsiones intracorticales, mientras que solo el 8% de ellos tuvieron convulsiones superficiales, todo no concluyente. En otro estudio, el 68% de las convulsiones y el 23% de las descargas periódicas solo se capturaron con electrodos de profundidad y pasaron inadvertidas con los de superficie. Por consiguiente, la detección de EME puede cambiar en el futuro con la utilización de técnicas más sensibles que el EEG de cuero cabelludo.

En el plan de estudios del EME, es más generalizada la realización de punción lumbar en caso de sospecha de infección del SNC, para descartar meningitis carcinomatosa o para evaluar la presencia de anticuerpos patológicos en líquido cefalorraquídeo (LCR). En un análisis reciente de LCR de pacientes con EME fue infrecuente hallar pleocitosis (6%), mientras que se detectó elevación del contenido de proteínas en el 44% y elevación del contenido de lactato en el 23%. Se observó disminución de la glucorraquia en el 9%, pero el hallazgo patológico más frecuente (55%) fue un aumento del cociente de albúmina en LCR/suero, que indica disfunción de la barrera hematoencefálica y se asoció con una evolución menos favorable.

Los criterios de EME convulsivo son los siguientes: una actividad en espigas incesante o, con mayor frecuencia, un patrón *crescendo-decrescendo* de períodos ictales motores mayores, intercalados con actividad paroxística de voltaje más bajo. No debe observarse ninguna terminación brusca ni "depresión posictal" (a diferencia del patrón que sigue a las convulsiones simples).

En cambio, para el EMENC, se deben cumplir una combinación de criterios clínicos y EEG:

- alteración de la conciencia o el comportamiento y
- descargas epileptiformes generalizadas o focales repetitivas (espigas, ondas agudas, espiga y onda o complejos agudos y lentos) o actividad rítmica de onda lenta (θ o δ) a > 2 Hz o
- patrones similares a 2), pero a < 1 Hz, más mejoría significativa o resolución del estado clínico o el EEG tras la administración de FAE de acción corta (como benzodiazepinas) y
- evolución del voltaje, la localización o la frecuencia de la actividad epileptiforme o rítmica lenta, si > 1 Hz.

La presencia de ondas de tipo trifásico, observadas por lo general en encefalopatías metabólicas, es más controvertida. De modo similar, en el EMENC, estas ondas trifásicas pueden resolverse después de la administración de benzodiazepinas, pero sin el criterio definitorio (para el EMENC) de mejoría del nivel de conciencia. Muchos especialistas también consideran las descargas periódicas epileptiformes (DEP, en inglés PED, *periodic epileptiform discharges*) como patrones interictales, en general después de convulsiones, pero otros consideran que representan actividad ictal, porque pueden correlacionarse con alteración del nivel de conciencia y fenómenos motores sutiles (contracciones faciales, sacudidas de miembros), sobre todo en el contexto de EME. En el pasado, se han descrito diversos tipos de DEP, y más recientemente, las descargas rítmicas ictales o periódicas inducidas por estímulo (SIRPID, *stimulus-induced rhythmic periodic or ictal discharges*). Estos patrones suelen observarse en lesiones encefálicas graves de diversas etiologías, pero la necesidad urgente de suprimirlas farmacológicamente es tema de discusión.

TRATAMIENTO

Existen considerables variaciones de práctica en el tratamiento del EME, incluso entre centros académicos de los Estados Unidos. Los objetivos del tratamiento son: 1) tratamiento médico de urgencia, 2) terminación de las convulsiones, 3) prevención de la recurrencia de las convulsiones y 4) prevención o tratamiento de las complicaciones.

Los Servicios Médicos de Urgencia deben iniciar el tratamiento del EME en contexto prehospitalario. Esto aumenta la probabilidad de tratamiento temprano y terminación eficaz del EME. Varios estudios han intentado evaluar la posibilidad de abortar el EME aun antes de llegar al hospital, debido a que cuanto más se prolonga el EME más difícil resulta detener las convulsiones. En un estudio aleatorizado, doble ciego, el lorazepam fue 4,8 y el diazepam 2,3 veces más eficaz que el placebo para terminar el EME al llegar al departamento de urgencias cuando fueron aplicados por vía intravenosa (IV) por paramédicos. Sin embargo, debido a la logística, el mantenimiento del lorazepam en la ambulancia y la dificultad de administrar medicaciones por vía intravenosa a un paciente con convulsiones, se ha evaluado otra benzodiazepina, el midazolam por vía intramuscular (IM). El estudio RAMPART fue un estudio aleatorizado, doble ciego, de no inferioridad que comparó la eficacia de midazolan IM (10 mg seguidos de placebo IV) con la de placebo IM seguido de lorazepam intravenoso (4 mg) en niños y adultos en EME tratados por paramédicos. En el momento de la llegada al departamento de urgencias (DU), las convulsiones habían cesado sin terapia de rescate en el 73,4 y 63,4%, respectivamente, en favor del midazolam.

El **cuadro 61-2** muestra el algoritmo propuesto para el tratamiento del EME en el hospital. Hay cuatro etapas en el tratamiento del EME: etapa inicial de urgencia, etapa de control urgente, etapa resistente y etapa superresistente.

Durante la fase inicial, los objetivos son la protección de la vía aérea, la oxigenación, el mantenimiento de la presión arterial, el tratamiento y la exclusión de otras causas de fácil tratamiento (como hipoglucemia e hiponatremia) y cesación rápida de las convulsiones mediante la administración de FAE de primera línea. Sobre la base de estudios prospectivos, aleatorizados, de gran magnitud, se considera que el lorazepam IV, el midazolam IM u oral y el diazepam rectal son los agentes más eficaces. Sin embargo, la utilización de FAE más modernos puede surgir como un tratamiento alternativo en esta etapa. En un estudio aleatorizado, abierto, de 79 pacientes con EMEC o EMEC sutil que comparó levetiracetam en dosis de 20 mg/kg IV en 15 minutos con lorazepam 0,1 mg/kg en 2-4 minutos, el EME se controló con levetiracetam en el 76,3% de los pacientes y con lorazepam en el 75,6%. En los pacientes resistentes a los regímenes anteriores, el lorazepan ofreció mejor control que el levetiracetam (88,9 frente a 70%), pero también llevó más a menudo a ventilación artificial e hipotensión. Sin embargo, la intubación endotraqueal puede no deberse a la administración de benzodiazepinas, sino puede ser una consecuencia de la menor protección de la vía aérea por las convulsiones continuas. En el estudio RAMPART, la probabilidad de intubación de los pacientes que presentaban convulsiones activas al llegar al DU fue del doble que la de aquellos con cesación de las convulsiones, y las razones primarias más frecuentes informadas para la intubación fueron depresión respiratoria (39%), depresión del nivel de conciencia con convulsiones persistentes o sin ellas (36%) y convulsiones recurrentes después de la terminación inicial (16%).

Si persisten las convulsiones, se deben utilizar medicaciones de la etapa 2. No existe ninguna diferencia significativa entre fenitoína y valproato en el EME resistente a benzodiazepinas. Existen algunos datos que indican la tasa de respuesta al valproato después de la falta de control de las convulsiones con fenitoína es mejor que la de respuesta a la fenitoína después del fracaso del valproato. Si se dispone de fosfenitoína IV, esta es preferible a la fenitoína IV debido al riesgo potencialmente más bajo de efectos colaterales. El levetiracetam y el fenobarbital IV también son opciones aceptables. El levetiracetam puede ser administrado como una dosis de carga (fuera de las indicaciones autorizadas) de 20-60 mg/kg IV (aunque el fabricante inicial no respaldó una dosis "de carga"); las últimas *American Epilepsy Society Guidelines* han avalado dosis de hasta 60 mg/kg IV, hasta un máximo de 4500 mg. Este FAE, en una dosis inicial de 2-3 g/día, alcanza una tasa de éxito estimada de alrededor del 70%. En una

Cuadro 61-2. Algoritmo de tratamiento intrahospitalario del estado de mal epiléptico convulsivo y no convulsivo

Etapa 1: Medidas de urgencia iniciales	Preserve la vía aérea y la oxigenación mediante máscara de oxígeno o intubación según sea necesario
	Establezca acceso IV. Si no es factible, establezca acceso intraóseo
	Mida la glucemia por punción digital. Administre 1 ampolla de Dx5% (dextrosa en agua) al 50% por vía IV si el valor es < 60 mg/100 dL y 100 mg de tiamina por vía IV
	Solicite disponer de video-EEG continuo durante el tratamiento
	Envíe al laboratorio muestras para concentraciones sanguíneas de fármacos antiepilépticos, electrolitos, hemograma completo, pruebas funcionales hepáticas, gases en sangre arterial, pruebas toxicológicas (orina y sangre)
	Simultáneamente con lo anterior: benzodiazepinas inmediatas: lorazepam 0,07-0,1 mg/kg IV o diazepam 0,15-0,25 mg/kg IV. Si no hay acceso IV, diazepam en dosis de 20 mg por vía rectal o midazolam en dosis de 10 mg por vía IM, oral o intranasal
Etapa 2: Control urgente	Dosis de carga de fenitoína de 20 mg/kg IV a razón de 50 mg/min o fosfenitoína 20 mg/kg de EF IV a razón de 150 mg/min
	Si hay alergia a la fenitoína, valproato en dosis de carga de 25-40 mg/kg IV a razón de 3-6 mg/kg/mín o levetiracetam 20-60 mg/kg IV (100-500 mg/mín; máx 4500 mg) o fenobarbital 20 mg/kg IV (velocidad 50-75 mg/mín)
	Video-EEG continuo
	Controle para detectar hipotensión y arritmias. Mantenga la presión arterial media (PAM) > 65 mm Hg
Etapa 3: EME resistente al tratamiento	Intubación y ventilación mecánica (si aún no se realizó). Evite la hiperventilación
	Propofol 2 mg/kg en bolo IV e infusión de 150 µg/kg/min a 200 µg/kg/min o midazolam 0,2 mg/kg en bolo IV, que puede repetirse cada 5 minutos hasta un total de 2 mg/kg, seguido de infusión de 0,1-0,2 mg/kg/hora
	Soporte hemodinámico mediante vasopresores e inotrópicos y bolos de líquido IV. Objetivo: PAM > 65 mm Hg
	Continúe las infusiones durante 24 horas si el paciente no está convulsivando activamente en el cEEG y, luego, suspéndalas y revalúe
Etapa 4: EME superresistente (EMESR)	
Etapa 4.1 Si las medidas de la etapa 3 no controlan las convulsiones ni el estado	Pentobarbital 10 mg/kg de carga IV hasta 50 mg/min; se puede repetir varias veces hasta alcanzar el objetivo de un patrón de supresión de descargas EEG con supresión de 20-30 s. Inicie al mismo tiempo una infusión continua de 1 mg/kg/hora y ajuste hasta 10 mg/kg/hora para lograr el mismo objetivo o Tiopental 2-3 mg/kg en bolo IV e infusión de 0,3 mg/kg/min a 0,4 mg/kg/min o Ketamina 0,5-4,5 mg/kg en bolo IV e infusión de 0,9-5 mg/kg/hora Isoflurano o desflurano o gabapentina o levetiracetam o pregabalina en la porfiria intermitente aguda
Etapa 4.2 Tratamientos alternativos para el EMESR (en orden del primero al último recurso) Si las convulsiones persisten o recurren después de la salida de los tratamientos de la etapa 4.1	Topiramato 2-25 mg/kg/día (niños) o hasta 300-1600 mg/día (adultos) por sonda oro/nasogástrica
	Dieta cetogénica enteral 4:1 hasta por 2 semanas
	Resección neuroquirúrgica del foco epiléptico si se ha identificado alguno
	Esteroides: metilprednisolona 1 g/día IV durante 3 días, seguida de prednisona 1 mg/kg/día durante 1 semana o IVIG 0,4 g/kg/día IV durante 5 días o Plasmaféresis
	Infusión de magnesio 4 g en bolo IV, infusión de 2-6 g/hora
	Piridoxina 180-600 mg/día IV o por sonda oro/nasogástrica durante 3 días
	Estimulación del nervio vago o cerebral profunda, estimulación del nervio trigémino (ENT) o estimulación magnética transcraneal
	Hipotermia de 32-34°C durante 24 horas, especialmente en pacientes ≤ 65 años
	Terapia electroconvulsiva
Etapa 4.3	Tras el fracaso de varios intentos de retirar el tratamiento en un período de semanas o meses, considere analizar el final de la vida con el encargado sustituto de tomar decisiones sobre la suspensión del soporte vital

Modificado de Brophy, 2012; Shorvon, 2012; Trinka, 2016; Varelas, 2009; Yasiry, 2014; Varelas, 2013.

revisión sistemática de 27 estudios (798 casos de EME convulsivos) que comparó 5 FAE en el tratamiento de EME convulsivo resistente a benzodiazepinas, el fenobarbital y el valproato mostraron la máxima eficacia (73,6% y 75,7%, respectivamente), seguidos de levetiracetam (68,5%) y fenitoína (50,2%). Se excluyeron del metanálisis los estudios de lacosamida debido a datos insuficientes, pero se ha comunicado su eficacia en pacientes con EME convulsivo y EMENC. En un estudio aleatorizado más reciente de 66 pacientes con EME resistente al lorazepam, la lacosamida intravenosa en dosis de 400 mg a razón de 60 mg/kg/min frente a valproato 30 mg/kg a razón de 100 mg/min no mostraron diferencias significativas en la remisión de convulsiones a 1 hora ni en la ausencia de convulsiones en 24 horas. En un metanálisis de 522 episodios de EME tratados con lacosamida IV (incluidos 36 niños), su eficacia fue comparable en el EMENC y el EME convulsivo generalizado (57 frente a 61%), con mejor tasa de éxito en el EME focal motor (92%). De todos modos, al utilizar FAE más modernos, se debe tener en cuenta que su prescripción ha aumentado en la última década (de 0,38 por episodio de EME en 2007 a 1,24 por episodio de EME en 2016, con una disminución concomitante de los FAE más antiguos, principalmente fenitoína), pero también puede asociarse de manera independiente con una probabilidad más baja de recuperación del estado basal en el momento del alta y una tasa más alta de refractariedad del EME en comparación con los más antiguos.

Asimismo, nos agrada usar clorhidrato de piridoxina en forma IV o enteral en una dosis de 100-300 mg/día, porque es un cofactor en la síntesis del neurotransmisor inhibidor GABA, que puede desempeñar un papel en la fase inicial controlando el EME, aunque no existen datos firmes respecto de su eficacia. Rara vez, también se puede indicar verapamilo para controlar la presión arterial elevada o la taquicardia supraventricular (dosis IV inicial de 0,075-0,15 mg/kg en 2-3 minutos, seguido de infusión de 0,125 mg/min o 120-240 mg/día por vía enteral). Este fármaco puede tener propiedades anticonvulsivas directas o actuar por inhibición de la glucoproteína P en el endotelio del foco epiléptico (esta proteína puede inhibir la penetración de fármacos anticonvulsivos en el sitio de las convulsiones).

Cuando persisten las convulsiones pese a la administración de benzodiazepinas y FAE de la segunda etapa, el EME se vuelve resistente (etapa 3). El tratamiento de estos casos resistentes suele iniciarse en el departamento de urgencias y proseguir en una UCI. Un estudio retrospectivo comunicó que los resultados no fueron significativamente mejores en pacientes que ingresaron y recibieron tratamiento en una neuro-UCI que en los tratados en una UCI médica general, pero los números fueron pequeños (solo 27% de los EME ingresaron en la primera) y esto puede cambiar en el futuro. La intubación y la ventilación mecánica es el primer paso, si ya no se ha realizado (solo el 21% de los pacientes del estudio RAMPART fueron sometidos a intubación endotraqueal: 6,4% en contexto prehospitalario y 93,6% después del ingreso). Puede ser necesario el soporte hemodinámico con vasopresores o inotrópicos, dado que la mayoría de los agentes anestésicos pueden reducir la presión arterial. Dada la urgencia de controlar las convulsiones durante el EME, el posible riesgo de aspiración y la absorción enteral cuestionable, la administración por vía oral de otros FAE es problemática y deben utilizarse presentaciones IV.

En la actualidad, en los Estados Unidos, existen presentaciones IV de fenitoína, ácido valproico, fenobarbital, levetiracetam, lacosamida, diazepam y lorazepam. En febrero de 2016, la *Food and Drug Administration* (FDA) también aprobó el brivaracetam (que también se comercializa en una presentación IV) y, en octubre del mismo año, la carbamazepina IV. Ninguno de estos FAE tiene una indicación de la FDA para EME, aunque son ampliamente utilizados. La lacosamida parenteral tiene una tasa de éxito del 33-67,7% (la dosis en bolo más frecuente fue 200-400 mg en 3-5 min), lo que depende de su utilización como segundo o tercer FAE. En pacientes con EMER en la monitorización con cEEG que no han recibido antes lacosamida, la tasa de éxito para la cesación del EME fue de 15,7; 25,5; 58,8; y 82,4 % a las 4, 12, 24 y 48 horas, respectivamente. En forma alternativa, se puede considerar el topiramato en dosis de 300-1600 mg/día por sonda oro/nasogástrica. En un estudio de 35 pacientes con EMER tratados con topiramato como FAE complementario, la tasa de respuesta fue del 86% (como tercer FAE) y permaneció estable en 67% después de la administración como cuarto a séptimo FAE. Globalmente, el EMER cedió en el 71% de los pacientes dentro de las 72 horas después de la primera administración de topiramato. Sin embargo, otros estudios, con ajuste por covariables, no probaron que el topiramato sea eficaz en el EMER. El clobazam, una 1,5-benzodiazepina oral única con excelente absorción, también se ha empleado en el tratamiento del EMER. Diecisiete pacientes con EMER (11 con epilepsia previa) fueron tratados de manera exitosa con clobazam, que se introdujo tras una mediana de 4 días y una mediana de 3 días de 3 FAE que fracasaron. Se observó terminación del EMER en el término de 24 horas de la administración, sin adición ni modificación de FAE concurrentes y con retiro exitoso de las infusiones anestésicas, en 13 pacientes, mientras que otros tres mostraron una respuesta indeterminada. Se estimó que el clobazam fue ineficaz en un paciente. En otra comunicación reciente de 70 episodios de EMER se utilizó clobazam en 24 (34,3%) de ellos. Si el clobazan era el último FAE añadido al tratamiento antes de la terminación del EMER, el éxito se atribuía a este fármaco. Sobre la base de esta definición, el clobazam indujo resolución exitosa del EMER en 6 episodios (25%).

Si la presunta causa del EME es un tumor encefálico primario o metastásico, una combinación de fenitoína IV, levetiracetam IV (dosis mediana de 3 g/día) y pregabalina administrada por vía enteral (dosis mediana 375 mg/día) permitió el control del 70% del EME en 24 horas, en promedio, tras la adición del tercer FAE. Sin embargo, las principales opciones terapéuticas, que no deben demorarse en el EMER que no responde, son infusiones de propofol o midazolam a velocidades altas y bajo monitorización con cEEG. Estas infusiones deben continuar durante no menos de 24 horas y, después, suspenderlas para revaluar la situación. En ese momento, ya deben haberse corregido los trastornos metabólicos concurrentes y las bajas concentraciones de FAE por incumplimiento. Se debe evitar la administración prolongada y en alta dosis de propofol, debido al riesgo de síndrome por infusión de propofol, en especial si se infunden de manera concomitante vasopresores/inotrópicos.

Estos anestésicos generales posibilitan inducir un coma con supresión de descargas (en especial, con propofol) durante varias horas. Asimismo, permiten que el intensivista evalúe si un período breve de supresión EEG incluso es suficiente para terminar el EME aun después de suspender el fármaco.

En caso de que las convulsiones persistan o reaparezcan, se consideran opciones de la etapa 4 para el EMESR. Se prefiere el pentobarbital, con semivida más corta, al fenobarbital. Las principales desventajas de los barbitúricos son el compromiso del examen neurológico (que debe ser evaluado con frecuencia), la depresión cardiovascular y la hipotensión, la depresión respiratoria con necesidad de soporte ventilatorio completo, la supresión de la tos con mayor riesgo de atelectasia y neumonía, la inmunosupresión que aumenta el riesgo de infección o sepsis, la inmovilidad que aumenta el riesgo de tromboembolia y el íleo que impone nutrición parenteral. Todas estas complicaciones en la UCI representan desafíos para los intensivistas. Se desconoce la profundidad y la duración de la supresión EEG que debe alcanzarse con barbitúricos. Algunos especialistas recomiendan, en lugar del patrón de supresión de descargas, supresión completa o "registro plano", debido al mejor control de las convulsiones y la menor frecuencia de recurrencias. Además, la probabilidad de recurrencia es menor en los pacientes con tratamiento barbitúrico más prolongado (> 96 horas) y los que reciben fenobarbital en el momento de la disminución gradual del pentobarbital. Las normas europeas recomiendan ajustar el propofol y el barbitúrico para la supresión de las descargas EEG, y el midazolan para la supresión de las convulsiones, durante por lo menos 24 horas. En revisiones recientes, se observó que los barbitúricos controlan el EME resistente y superresistente en el 64% de los pacientes y que son ineficaces solo en el 5%.

Si el EME persiste o reaparece después de la salida del coma barbitúrico, la ketamina puede ser una opción. La ketamina ofrece la ventaja del antagonismo del receptor NMDA, que puede ser importante en la fase tardía del EME, y carece de propiedades cardiodepresoras o hipotensivas, aunque se han informado arritmias e, incluso, paro cardíaco. En pequeñas series de casos se ha comunicado administración temprana o tardía de ketamina con diversa tasa de éxito. En un estudio retrospectivo multicéntrico reciente de América del Norte y Europa, que evaluó a 58 pacientes con 60 EMER, la ketamina fue probablemente responsable del control de las convulsiones en el 12% y posiblemente responsable en otro 20%. No se observó respuesta cuando la tasa de infusión fue menor de 0,9 mg/kg/h o cuando se introdujo la ketamina después de 8 o más días del inicio del EME o después del fracaso de siete o más fármacos. Rotar de ketamina IV a un preparado enteral de 4 mg/cm^3 en una dosis de 50 mg dos veces por día, que se aumentó de manera gradual a 250 mg dos veces por día, pudo controlar el EMENC resistente durante 6 meses.

Si todas estas medidas han fracasado, existen opciones de la etapa 4.2 de tratamiento (véase **cuadro 61-2**), pero estas se basan, en su mayor parte, en pequeñas series de casos y opiniones de expertos (excepto el reciente estudio de hipotermia). Se puede utilizar clorhidrato de piridoxina en forma IV o enteral en dosis de 100-300 mg/día durante algunos días en la etapa 4 o previas (Schulze-Bonhage, 2004). No hay datos sólidos sobre su eficacia, pero se puede indicar como una alternativa económica y segura. El magnesio ha sido exitoso en dos niñas con síndrome de Alpers juvenil y es el tratamiento de elección en las convulsiones por eclampsia. La dieta cetogénica también sería una opción en estos pacientes. La resección del foco epiléptico después del mapeo con electrodos EEG intracraneales puede ser altamente eficaz, pero no puede practicarse en muchos pacientes debido a la ausencia de foco epiléptico o localización en áreas elocuentes. Se puede intentar utilizar esteroides, plasmaféresis o inmunoglobulina intravenosa (IVIG), seguidos de inmunosupresión, pero se deben equilibrar riesgos y beneficios. Estos tratamientos inmunosupresores o inmunomoduladores deben considerarse especialmente en pacientes con NORSE o presuntas encefalitis autoinmunitarias o paraneoplásicas, en las que, en general, los FAE no tienen efecto. Sin embargo, estos a menudo preceden al diagnóstico, porque demanda tiempo que lleguen los resultados del panel de autoanticuerpos, y el médico tratante debe tomar la decisión de iniciar tratamiento a ciegas por EMESR.

La aplicación de hipotermia se investigó en el estudio HYBERNATUS, llevado a cabo en Francia. En él, 270 pacientes con EME convulsivo fueron aleatorizados a hipotermia (32 a 34 °C durante 24 horas) además del tratamiento convencional o a tratamiento convencional solo. Hubo una puntuación de la Escala de Resultados de

Glasgow (*Glasgow Outcome Scale*, GOS) de 5 (criterio de valoración primario) en el 49% de los pacientes en el grupo hipotermia y en el 43% en el grupo control (una diferencia no estadística). Los eventos adversos fueron más frecuentes en el grupo hipotermia que en el grupo control. Sin embargo, este estudio excluyó a pacientes con EME posanóxico. En un análisis del estudio TTM (*Targeted Temperature Management*, Nielsen, 2014), que aleatorizó a 473 pacientes con paro cardíaco extrahospitalario a 33 °C y a 476 a 36 °C durante 24 horas, 268 pacientes (29%) presentaron convulsiones (las convulsiones mioclónicas fueron más frecuentes [240 pacientes, 26%] que las convulsiones tónico-clónicas [8%]). Sobrevino estado mioclónico en el 8% de los pacientes. No se observó ninguna diferencia en la evolución neurológica a 180 días ni en las curvas de supervivencia entre los dos grupos de intervención con temperatura, independientemente del subtipo de convulsión.

En el **cuadro 61-2** se presentan otros tratamientos anecdóticos, pero su seguridad y eficacia son cuestionables sobre la base de las pequeñas series de casos.

En el futuro, este enfoque terapéutico por etapas puede cambiar a un tratamiento más fisiológico y racional con politerapia basada en el tráfico de receptores sinápticos durante el EME. Por ejemplo, en un modelo animal de EME grave, las combinaciones de una benzodiazepina con ketamina y valproato, o con ketamina y brivaracetam (BRV), fueron más eficaces y menos tóxicas que la monoterapia con benzodiazepinas (Wasterlain, 2011). Un esteroide neuroactivo, alopregnalonona, es un potente modulador alostérico positivo de los receptores GABAA sinápticos y extrasinápticos con actividad antiepiléptica. En un estudio abierto fase 1/2 de pacientes con EMESR, su formulación acuosa, brexanolona, mostró buena tolerabilidad y 73% de retiro exitoso de anestésicos de tercera línea dentro de los 5 días, pero esta eficacia no se probó en un estudio aleatorizado y controlado ulterior (datos no publicados presentados en la 15th *Neurocritical Care Society Meeting* en Hawái, 2017). En una pequeña serie de casos de 11 pacientes con EMER y EMESR, también se utilizó uno de los FAE más nuevos, el brivaracetam. La mediana de duración del EME antes de la iniciación de BRV era de 5 días y la mediana de anticonvulsivos previos usados era de 4. Las dosis iniciales de BRV variaron de 50 a 400 mg (mediana 100 mg), y se lo ajustó hasta una dosis de 100 a 400 mg (mediana 200 mg) por día. El BRV resultó eficaz para detener el EME en el 27% de los pacientes durante las primeras 24 horas posteriores a la administración.

EVOLUCIÓN

El EME todavía conlleva una morbimortalidad y un costo considerables. Distintas variantes de EME se asocian con diferente mortalidad, y el rango es bastante amplio: desde mortalidad de cero para el EME de ausencia o parcial complejo en pacientes ambulatorios hasta mortalidad a 30 días de 19-27% para el EME tónico-clónico generalizado y de 64,7% para EME sutil. En un metanálisis reciente que incluyó 43 estudios durante 16 años, la tasa de letalidad combinada y la tasa de mortalidad anual cruda combinada del EME fueron de 14,9% (IC 95%: 11,7-118,7) y 0,98/100,000 (IC 95%: 0,74-1,22), respectivamente. En los pacientes ancianos con EME fueron más altas la tasa de letalidad (28,4%, 17,7-42,3) y la tasa de incidencia anual cruda (27,1%, 15,8-38,2) (Lv, 2017). Las variables que desempeñan un papel importante en la evolución son la causa de base (considerada la variable más importante por la mayoría de los especialistas), la duración del EME (mortalidad del 32% si persiste > 1 hora frente a 2,7% si la duración es < 1 hora), el tipo de EME, el tratamiento administrado y la edad del paciente (los niños evolucionan mejor que los adultos). La etiología del EME aún continúa siendo el factor pronóstico más importante, y los mejores resultados se observan en casos de abstinencia de alcohol o suspensión/incumplimiento de FAE; el peor pronóstico corresponde a lesiones estructurales encefálicas, como anoxia-isquemia, lesiones vasculares o tumores encefálicos. Sin embargo, los nuevos enfoques terapéuticos pueden incidir en la evolución aun en las peores situaciones. Por ejemplo, la aplicación de hipotermia puede modificar el desenlace fatal del EME posanóxico.

Los casos más resistentes plantean problemas significativos respecto de cuánto debe durar el tratamiento, en especial el coma barbitúrico, y cuál sería la posibilidad de un pronóstico aceptable o de la necesidad de retirar el soporte vital. Globalmente, la mortalidad es más baja en el EME no resistente que en el resistente: por ejemplo, en una base de datos prospectiva grande de 804 episodios de EME, la mortalidad antes del alta fue de 9,8% en EME no resistente, bastante similar a la mortalidad hallada en un análisis de una base de datos alemana (9,6%). Para el EMER, la mortalidad hospitalaria es de 15-31,7%, y el 76,2% de los pacientes presentan un resultado funcional deficiente. La evolución a largo plazo también es desalentadora: al año del alta, el 74% ha muerto o se encuentra en un estado de vigilia no reactiva, el 16% presenta discapacidad grave, y solo el 10% no tiene discapacidad o esta es mínima. Sin embargo, en un estudio poblacional finlandés de 75 pacientes con EMER, los resultados fueron mejores: para EMER, la mortalidad en UCI fue de 0%, la mortalidad hospitalaria fue de 7% y la mortalidad a un año fue del 23%. Se observó recuperación del estado basal en el 48% de los pacientes, mientras que el 29% mostró déficit neurológico a 1 año. La duración del coma inducido por fármacos, las arritmias que requieren intervención y la neumonía se asocian con mal resultado funcional, mientras que la ventilación mecánica prolongada se asocia con mortalidad, y el control de las convulsiones sin supresión de descargas o EMEG isoeléctrico se asocian con buen resultado funcional. Para el EMESR, la mortalidad hospitalaria puede alcanzar el 37,5-39,9% en el momento del alta, aunque también se han comunicado mejores resultados: en el estudio finlandés ya mencionado, la mortalidad hospitalaria del EMESR fue del 6% y la mortalidad a 1 año fue del 19%. La mortalidad del EMESR se asocia con la edad y un peor estado funcional premórbido, mientras que el resultado funcional de los sobrevivientes se asocia independientemente con EMESR de menor duración. Hasta donde sabemos, el período más prolongado informado ha sido de más de 6 meses (pero aun así este paciente tuvo una evolución muy mala).

Asimismo, es discutible si el tratamiento con barbitúricos puede contribuir a estos resultados, aunque resulta muy difícil probar la causalidad en un ambiente de UCI tan complejo y prolongado. Algunos datos han arrojado luz en esa dirección: en un estudio retrospectivo reciente se detectó un riesgo más alto de infecciones y un riesgo relativo de muerte de 2,9 veces, después del ajuste por factores de confusión, en el grupo tratado con anestésicos IV en comparación con el grupo que no recibió estos agentes. También se ha comunicado mayor mortalidad y mala evolución con el uso de FAE de tercera línea (aunque 9/10 muertes se debieron al retiro del soporte vital). También hay datos que muestran mayor duración de la hospitalización (Álvarez, 2016) y discapacidad funcional de los pacientes tratados, pero no mortalidad. Sin embargo, en otros estudios, ni la mortalidad de pacientes con NORSE o EMENC ni los resultados funcionales se asociaron con uso de anestésicos.

La puntuación de gravedad del EME (STESS [SE *Severity Score*], rango 0-6) es una puntuación pronóstica de supervivencia y puede utilizarse como base para las conversaciones con familiares y como herramienta de ajuste por covariables en la investigación. Esta puntuación se basa en la evaluación de la edad (0 puntos para < 65 o 2 puntos para > 65 años), antecedentes de convulsiones (0 para sí, 1 punto si son negativos o desconocidos), tipo de convulsión (0 puntos para parcial simple, parcial compleja, ausencia o mioclónica, 1 para tónico-clónicas generalizadas o 2 para EMENC en coma) y grado de alteración de la conciencia (0 para alerta o somnoliento/confuso, 1 punto en caso de estupor o coma). Una puntuación favorable de 0-2 tiene un valor predictivo negativo (VPN) de 0,97 para supervivencia y probabilidad de recuperación del estado clínico basal en los sobrevivientes, aunque una puntuación desfavorable (3-6) tuvo un valor predictivo positivo (VPP) para muerte de solo 0,39 (Rossetti, 2008). En 2015, se introdujo la puntuación Mortalidad del estado epiléptico basada en la epidemiología (EMSE, *Epidemiology based Mortality score in Status Epilepticus*), que utiliza cuatro parámetros: etiología, edad, comorbilidad (basada en el Índice de comorbilidad de Charlson) y patrón EEG (descargas periódicas lateralizadas, descargas periódicas generalizadas, descargas ictales después de estado epiléptico y supresión espontánea de descargas). Utilizando un límite de 64, la EMSE tuvo VPN del 100%, VPP de 68,8% y clasificó correctamente el 89,1% de las muertes hospitalarias. La EMSE puede ser superior a la STESS para predecir morbimortalidad a 30 días. Si bien la STESS predice la muerte de pacientes hospitalarios y extrahospitalarios con EME, el Índice de comorbilidad de Charlson (que forma parte la EMSE) y el EME resistente al tratamiento se asocian con muerte solo en pacientes con EME intrahospitalario. En cambio, la puntuación Evaluación de la fisiología aguda y la salud crónica (APACHE II, *Acute Physiology and Chronic Health Evaluation*) fue un deficiente factor predictivo de mortalidad en pacientes que ingresaron en UCI con EME.

En un estudio poblacional de Minnesota se ha estimado que el riesgo de recurrencia de EME afebril es del 31,7% en un período de seguimiento de 10 años. El riesgo de recurrencia fue de alrededor del 25%, independientemente de la etiología de base, excepto en los pacientes que presentaban EME en el contexto de un trastorno cerebral progresivo (cuyo riesgo era del 100%). El sexo femenino, el EME generalizado (frente a parcial) y la falta de respuesta al primer FAE después del episodio inicial de EME fueron factores independientes de recurrencia.

El costo de tratar el EME también es considerable. Usando una base de datos alemana de seguros de salud obligatorios que cubría admisiones de 2008 a 2013, la mediana de costo por admisión fue significativamente más alta en caso de EMER y EMESR: €4063 para EME no resistente, €4581 para EMER y €32 706 para EMESR. La mediana de hospitalización varió de manera significativa entre los 3 tipos de EME: 8 días en el EME no resistente, 14 días en el EMER y hasta 37 días en el EMESR (Strzelczyk, 2017 #664).

Por último, puede haber consecuencias a largo plazo después del EMESR. Se ha comunicado atrofia encefálica utilizando el cociente entre ventrículos y encéfalo (VBR, *ventricular brain ratio*) en resonancias magnéticas (RM) seriadas en 19 pacientes que permanecieron 13 días en promedio (IQR 5-37) bajo anestésicos por EMESR. Se observó una correlación entre la duración del anestésico y el cambio del VBR. En cambio, en otro estudio longitudinal con controles comparables, se compararon pacientes con EME no resistente, EMER y EMESR respecto de pacientes con epilepsia resistente a fármacos y pacientes con convulsiones en remisión. El EME se asoció con alteraciones sustanciales de su calidad de vida y actividades de la vida diaria en el momento del alta respecto de las evaluaciones previas al ingreso. Sin embargo, en el largo plazo (por lo menos 3 meses más adelante), los pacientes con EMER y EMESR tuvieron una evolución relativamente favorable, que fue comparable con la de los pacientes con EME no resistente.

> ★ **CONCLUSIONES**
>
> El EME continúa siendo un diagnóstico de ingreso frecuente y, pese al uso de mejores herramientas diagnósticas (video-cEEG), el avance de la tecnología de las UCI y la existencia de nuevos FAE, todavía conlleva morbimortalidad significativa, que depende principalmente de la edad y la etiología. El tratamiento actual aún se realiza por etapas, y al inicio, las medidas de sostén y la administración de benzodiazepinas son el pilar del tratamiento. Estas son seguidas de FAE de generación más antigua y más moderna, y por anestésicos en los casos resistentes. Gracias al avance del esclarecimiento de los mecanismos fisiopatológicos en el nivel molecular/receptor, las combinaciones de FAE pueden convertirse en la base del futuro control del EME.

BIBLIOGRAFÍA

Álvarez V, Lee JW, Westover MB, et al. Therapeutic coma for status epilepticus: Differing practices in a prospective multicenter study. Neurology 2016;87(16):1650-9.

Bauer S, Willems LM, Paule E, Petschow C, Zöllner JP, Rosenow F, Strzelczyk A. The efficacy of lacosamide as monotherapy and adjunctive therapy in focal epilepsy and its use in status epilepticus: clinical trial evidence and experience. Ther Adv Neurol Disord 2017;10(2):103-26. doi: 10.1177/1756285616675777. Epub 2016 Nov 29. PMID: 28382109; PMCID: PMC5367645.

Bleck TP. Refractory status epilepticus. Curr Opin Crit Care. 2005;11(2):117-20. doi: 10.1097/01.ccx.0000157079.72999.87. PMID: 15758590.

Brophy GM, Bell R, Claassen J, et al; Neurocritical Care Society Status Epilepticus Guideline Writing Committee. Guidelines for the evaluation and management of status epilepticus. Neurocrit Care 2012;17(1):3-23.

Chang AK, Shinnar S. Nonconvulsive status epilepticus. Emerg Med Clin North Am 2011;29(1):65-72. doi: 10.1016/j.emc.2010.08.006. PMID: 21109103.

Cuero MR, Varelas PN. Super-Refractory Status Epilepticus. Curr Neurol Neurosci Rep 2015;15(11):74. doi: 10.1007/s11910-015-0594-5. PMID: 26404727.

Gaspard N, Foreman BP, Álvarez V, Cabrera Kang C, Probasco JC, Jongeling AC, et al.; Critical Care EEG Monitoring Research Consortium (CCEMRC). New-onset refractory status epilepticus: Etiology, clinical features, and outcome. Neurology 2015 3;85(18):1604-13. doi: 10.1212/WNL.0000000000001940. Epub 2015 Aug 21. PMID: 26296517; PMCID: PMC4642147.

Helbok R, Claassen J. Multimodal invasive monitoring in status epilepticus: what is the evidence it has a place? Epilepsia 2013;54(Suppl 6):57-60. doi: 10.1111/epi.12279. PMID: 24001075.

Herman ST, Abend NS, Bleck TP, et al; Critical Care Continuous EEG Task Force of the American Clinical Neurophysiology Society. Consensus statement on continuous EEG in critically ill adults and children, part I: indications. J Clin Neurophysiol 2015;32(2):87-95.

Herman ST, Abend NS, Bleck TP, et al; Critical Care Continuous EEG Task Force of the American Clinical Neurophysiology Society. Consensus statement on continuous EEG in critically ill adults and children, part II: personnel, technical specifications, and clinical practice. J Clin Neurophysiol 2015;32(2):96-108.

Hocker S, Tatum WO, LaRoche S, Freeman WD. Refractory and super-refractory status epilepticus--an update. Curr Neurol Neurosci Rep 2014;14(6):452.

Hocker S, Wijdicks EF, Rabinstein AA. Refractory status epilepticus: new insights in presentation, treatment, and outcome. Neurol Res 2013;35(2):163-8. doi: 10.1179/1743132812Y.0000000128. Epub 2012 Dec 13. PMID: 23336320.

Kaplan PW. The clinical features, diagnosis, and prognosis of nonconvulsive status epilepticus. Neurologist 2005;11(6):348-61. doi: 10.1097/01.nrl.0000162954.76053.d2. PMID: 16286878.

Lowenstein DH, Alldredge BK. Status epilepticus. N Engl J Med 1998 2;338(14):970-6. doi: 10.1056/NEJM199804023381407. PMID: 9521986.

Lv RJ, Wang Q, Cui T, et al. Status epilepticus-related etiology, incidence and mortality: A meta-analysis. Epilepsy Res 2017;136:12-7.

Nielsen N, Wetterslev J, Friberg H; TTM Trial Steering Group. Targeted temperature management after cardiac arrest. N Engl J Med 2014;370(14):1360.

Pugin D, Vulliemoz S, Bijlenga P, Gasche Y. Intérêt du monitoring EEG continu dans la prise en charge de l'hémorragie sous-arachnoidienne [Continuous EEG monitoring for aneurysmal subarachnoid hemorrhage]. Rev Med Suisse 2014;10(454):2356, 2358-61. French. PMID: 25632630.

Rossetti AO, Logroscino G, Milligan TA, Michaelides C, Ruffieux C, Bromfield EB. Status Epilepticus Severity Score (STESS): a tool to orient early treatment strategy. J Neurol 2008;255(10):1561-6.

Schulze-Bonhage A, Kurthen M, Walger P, Elger CE. Pharmacorefractory status epilepticus due to low vitamin B6 levels during pregnancy. Epilepsia 2004;45(1):81-4.

Shorvon S. Guidelines for status epilepticus: are we there yet? Neurocrit Care 2012;17(1):1-2.

Strzelczyk A, Zöllner JP, Willems LM, Jost J, Paule E, Schubert-Bast S, et al. Lacosamide in status epilepticus: Systematic review of current evidence. Epilepsia 2017;58(2):933-50. doi: 10.1111/epi.13716. Epub 2017 Mar 11. PMID: 28295226.

Trinka E, Höfler J, Leitinger M, et al. Pharmacologic treatment of status epilepticus, Expert Opinion on Pharmacotherapy 2016;17(4):513-34.

Varelas PN, Mirski MA. Seizures in the adult intensive care unit. J Neurosurg Anesthesiol 2001;13(2):163-75. doi: 10.1097/00008506-200104000-00016. PMID: 11294460.

Varelas PN, Spanaki M. Management of seizures in the critically ill. Neurologist 2006;12(3):127-39. doi: 10.1097/01.nrl.0000195827.34370.63. PMID: 16688014.

Varelas PN, Spanaki MV, Hacein-Bey L, Hether T, Terranova B. Emergent EEG: indications and diagnostic yield. Neurology 2003;61(5):702-4. doi: 10.1212/01.wnl.0000078812.36581.97. PMID: 12963769.

Varelas PN, Spanaki MV, Mirski MA. Status epilepticus: an update. Curr Neurol Neurosci Rep 2013;13(7):357. doi: 10.1007/s11910-013-0357-0. PMID: 23681553.

Varelas PN, Mirski MA. Status epilepticus. Curr Neurol Neurosci Rep 2009;9(6):469-76. doi: 10.1007/s11910-009-0069-7. PMID: 19818234.

Wasterlain CG, Baldwin R, Naylor DE, et al. Rational polytherapy in the treatment of acute seizures and status epilepticus. Epilepsia 2011;52 Suppl 8(0 8):70-1.

Yasiry Z, Shorvon SD. The relative effectiveness of five antiepileptic drugs in treatment of benzodiazepine-resistant convulsive status epilepticus: a meta-analysis of published studies. Seizure 2014;23(3):167-74. doi: 10.1016/j.seizure.2013.12.007. Epub 2013 Dec 25. PMID: 24433665.

Situaciones especiales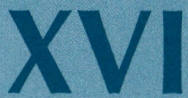

Bioética en cuidados intensivos neurológicos

62

José María Domínguez Roldán y Claudio García Alfaro

LA IMPORTANCIA DE LA ÉTICA MÉDICA EN LAS UNIDADES DE CUIDADOS INTENSIVOS NEUROLÓGICOS DEL SIGLO XXI

"No todo lo que en medicina se puede hacer se debe hacer". Este aserto puede resumir de algún modo la necesidad del desarrollo de la ética médica moderna. Las unidades de cuidados intensivos neurológicos son actualmente una de las áreas hospitalarias donde mayores avances diagnósticos y terapéuticos se han realizado en los últimos años. El desarrollo tecnológico ha cambiado radicalmente las probabilidades de supervivencia y recuperación del enfermo neurológico crítico. Ciertos procesos como el traumatismo craneoencefálico grave, la hemorragia subaracnoidea de mal grado y otros procesos de extremada gravedad y mal pronóstico vital hasta no hace demasiado tiempo han visto modificarse su pronóstico gracias al desarrollo tecnológico y del conocimiento en las áreas de neurocríticos.

ÉTICA MÉDICA. PROFESIÓN MÉDICA. DEONTOLOGÍA MÉDICA

Si bien existen múltiples definiciones de ética, a efectos de este texto, definiremos ética como el común denominador de los valores de una sociedad, es decir aquellos valores validados por la mayor parte de los individuos de una colectividad. La ética médica puede, por lo tanto, considerarse como aquella disciplina en la que se analizan e integran valores relativos a los problemas éticos relacionados con la atención del cuerpo humano, su salud, y la vida del ser humano. La ética médica no puede, pues, ser independiente de los valores de la sociedad en la que la actividad médica se desarrolla, y tampoco lo deben ser los valores intrínsecos asociados a la profesión médica.

Debemos tener en consideración el hecho de que, aunque existen unos principios éticos generales que pudieran ser considerados universales, los valores de las distintas sociedades, grupos sociales o países varían significativamente. Por ello no podemos hablar de una ética universal, sino debemos considerar adaptaciones locales de principios éticos expresados en forma de valores.

La ética médica se integra como un elemento esencial en la labor profesional del médico. No podemos olvidar que la profesión médica es un conjunto de actitudes, habilidades, y principalmente valores, enfocados al mejor cuidado del enfermo y al cuidado en general de la salud de la persona sana. La existencia de una gran capacitación científico-técnica no se muestra como suficiente para definir a un buen profesional de la medicina. No es lo mismo ser un buen clínico que ser un buen médico. Para esto último es necesaria no solamente una amplia competencia en el campo científico, sino también el desarrollo y formación en el área del humanismo médico.

Actualmente, estamos en una sociedad plural, que respeta al individuo y que, por lo tanto, debe tener en consideración los valores propios del paciente. El desarrollo de la autonomía de la persona como valor ha modificado en las últimas décadas el quehacer de los profesionales de la medicina transformando el "paternalismo hipocrático" en un modelo de respeto al paciente, de información adecuada a él y de un proceso deliberativo que enmarca la mayor parte de las decisiones sustanciales en la clínica.

Estamos en una fase de implementación de ética de códigos múltiples, en la que se deben de incardinar diversos marcos referenciales para el correcto desarrollo de la práctica médica. En el pasado, la ética de códigos únicos servía para dar solución a los dilemas éticos de la práctica asistencial. Opciones como "haré lo que diga la ley", o "haré lo que diga el código de deontología médica", o "haré lo que diga mi religión" han dado paso a una combinación de los distintos códigos éticos, en la que se incluyan en una proporción adecuada distintas aproximaciones de principios y valores.

DEFINICIONES Y TÉRMINOS

La ética médica, como disciplina derivada de la filosofía, se sustenta en la existencia de conceptos, principios y valores que posteriormente deben ser plasmados en definiciones. En la literatura médica no existe homogeneidad en las definiciones de actuaciones ético-clínicas. Sin embargo, en este texto, tendremos en consideración las siguientes:

- Adecuación o limitación del esfuerzo terapéutico: suspensión, retiro o no instauración de una medida de soporte vital o de cualquier otra intervención que, dado el mal pronóstico de la persona, constituye, a juicio de los profesionales sanitarios implicados, algo fútil, que solo contribuye a prolongar en el tiempo una situación clínica carente de expectativas razonables de mejoría.
- Delimitación del marco diagnóstico-terapéutico: establecimiento de límites en las intervenciones clínicas (diagnósticas y terapéuticas) de un paciente en dos posibles circunstancias:
  - El mal pronóstico en términos de calidad de vida futura.
  - Escasas posibilidades de supervivencia de la persona.
- Eutanasia: actuaciones realizadas por profesionales sanitarios que causan de forma directa e intencionada la muerte de un paciente mediante una relación causa-efecto única e inmediata, que se llevan a cabo a petición expresa, reiterada en el tiempo e informada de los pacientes en situación de capacidad, y en un contexto de sufrimiento debido a una enfermedad incurable.
- Rechazo a la intervención médico-sanitaria. Se denomina rechazo a una intervención sanitaria a aquellas actuaciones, basadas en el derecho y libertad de la persona, en las que el paciente o sus representantes se oponen a una intervención sanitaria propuesta por los profesionales sanitarios, tras un proceso de información completo, a pesar de que dicho rechazo puede poner en peligro la vida del paciente.
- Futilidad. La palabra fútil deriva del latín *futilis* que significa 'agujereado'. En la mitología griega, las hijas de Dánao fueron condenadas en el Hades a verter agua en cedazos agujereados. Obviamente era inútil su misión. El Diccionario de la Lengua Española, de la Real Academia Española, define futilidad como:
  - Poca o ninguna importancia de algo.
  - Cosa inútil o de poca importancia. Desde el punto de vista médico, la futilidad puede definirse como: "la cualidad de aquel acto médico cuya aplicación está desaconsejada en un caso concreto porque no es clínicamente eficaz, no mejora el pronóstico, síntomas o enfermedades intercurrentes, o porque produciría previsiblemente efectos perjudiciales razonablemente desproporcionados al beneficio esperado".

Al realizar una actividad clínica (diagnóstica o terapéutica), los médicos debemos diferenciar entre un efecto que se limita a una parte del cuerpo y aquel que beneficia al paciente en forma global. El elemento diagnóstico o terapéutico que no logra el beneficio global del paciente, aun cuando cumpla el primer efecto, es fútil para el paciente.

De acuerdo con Youngner, el término futilidad no es un término unívoco, ya que puede estar refiriéndose a distintas situaciones:

- En términos puramente fisiológicos, situaciones en las que la terapéutica no va a ser útil puesto que no ha sido diseñada para tratar la situación fisiológica específica en la que se encuentra el paciente
- En términos probabilísticos (existe una escasa posibilidad de éxito de la terapéutica) o
- En términos cualitativos (el tratamiento puede ser útil para tratar una determinada situación fisiológica, pero por el contrario no conseguiría en el paciente una adecuada calidad de vida). Algunos autores consideran que la futilidad "fisiológica" y "probabilística" no son más que una extensión del mismo concepto. Podríamos definir los dos principales tipos de futilidad como:
  - Futilidad probabilística: cuando las intervenciones realizadas para proporcionar un beneficio al enfermo tienen una alta probabilidad de fracaso de acuerdo con los datos empíricos procedentes de ensayos y estudios clínicos conocidos y fiables.
  - Futilidad cualitativa: cuando los profesionales estiman, a la luz de la propia experiencia y de estudios previos, que la intervención por realizar tiene escasas probabilidades de alcanzar una recuperación funcional y calidad de vida que puedan ser percibidas como beneficio por el paciente, aunque este sobreviva.

Cuando se atiende a un paciente en la unidad de cuidados intensivos son posibles diversas terapéuticas y, en todos los casos, debe ser descartada la futilidad de estas. En el caso de pacientes en los que se realice una limitación/adecuación del esfuerzo terapéutico, debemos analizar a qué tipo de futilidad nos estamos refiriendo y dejar constancia en la historia clínica de las razones (probabilísticas o cualitativas) que explican la futilidad de la terapéutica.

TOMA DE DECISIONES ÉTICO-CLÍNICAS EN EL PACIENTE NEUROLÓGICO CRÍTICO. EL PACIENTE EN LA TOMA DE DECISIONES

La buena práctica asistencial debe conllevar una sintonía entre la actividad científico-técnica y la práctica ético-asistencial. El acto médico (asociando componente clínico y componente ético) (**fig. 62-1**) presenta una serie de fases ordenadas:

- El acto clínico debe iniciarse con un primer paso en el que el equipo médico de la unidad debe tomar

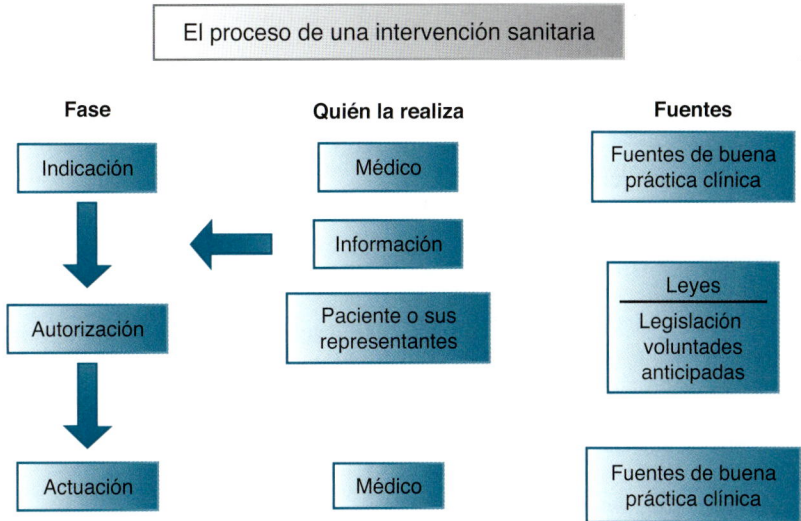

Fig. 62-1. Componentes del proceso escalonado de intervención sanitaria secuencial: 1) indicación; 2) autorización previa información; 3) actuación.

decisiones sobre la mejor pauta diagnóstica y terapéutica para proponer al paciente. En esta primera parte del proceso, las propuestas deben sustentarse exclusivamente en datos extraídos de bases científicas (artículos, publicaciones, libros, etc.), unidas a la experiencia clínica del equipo. En esta fase, la toma de decisiones no debe estar influenciada por aspectos éticos (valores o principios del paciente o del médico). En ella, las propuestas deben ser regidas por el "mejor interés clínico del paciente" sustentadas en el método científico.

- La decisión clínica adoptada (diagnóstica o terapéutica) debe ser presentada al paciente (o sus representantes) mediante un adecuado proceso informativo. Este debe ser completo, informando de los riesgos y beneficios probables, así como de las alternativas a la/s técnica/s propuesta/s.
- La tercera fase es la aceptación o rechazo, total o parcial, por parte del paciente o sus representantes de la propuesta del equipo médico. Esta toma de decisión por parte del paciente o sus representantes incluye no solamente la valoración de los aspectos técnicos, científicos y pronósticos, sino también la consideración por parte del enfermo de si la propuesta realizada es acorde con sus valores personales. El principio de autonomía rige en este estadio de la práctica clínica.
- La implementación de la propuesta diagnóstico-terapéutica (si esta ha sido aceptada), o su derogación (si fue rechazada) constituye el cuarto y último paso del proceso asistencial.

La toma de decisiones ético-asistenciales en el paciente neurológico crítico debe, por lo tanto, sustentarse secuencialmente en los elementos anteriormente mencionados, los cuales integran elementos como:

- El establecimiento, por parte del equipo médico, del pronóstico del proceso clínico en términos de "supervivencia", a fin de evitar intervenciones sanitarias fútiles desde el punto de vista probabilístico. El procedimiento diagnóstico o terapéutico propuesto por el equipo médico debe tener en consideración cuánto y cómo se modificaría el pronóstico vital del paciente si se realizase la intervención clínica. Por ello, en las unidades de cuidados intensivos (UCI) neurológicos debemos conocer las tasas de supervivencia de determinadas patologías (por ejemplo, mortalidad en nuestro centro de los pacientes con un GCS [puntuación de la Escala de Coma de Glasgow] de referencia menor de 9, mortalidad en nuestro centro de los pacientes con hemorragias subaracnoideas de mal grado, etc.).
- Definir el pronóstico que tiene el proceso clínico en términos de "calidad de vida" futura. El médico deberá considerar el potencial efecto positivo que sobre la calidad de vida del paciente (no solo sobre la supervivencia) tendría la actuación clínica. Los resultados en el enfermo neurocrítico grave se miden no solamente en términos de supervivencia, sino también de resultados funcionales, calidad de vida y reintegración social del paciente. Es por ello que, para el análisis de la "calidad de vida", es importante el uso en nuestras unidades de cuidados intensivos de escalas de resultados funcionales (*Glasgow Outcome Scale, Disability Rating Scale*, Rancho de los Amigos, etc.). Las actuaciones que no influirían positivamente en la calidad de vida se consideran fútiles desde la perspectiva cualitativa.
- Conocer los valores personales del paciente, expresados bien directamente por el paciente e integrados en la historia clínica, bien a través de un documento

de voluntades anticipadas, o bien conocidos a través de los representantes de aquel.

Además de lo anteriormente mencionado, en las UCI neurológicas se debe conocer y analizar el consumo de recursos que conlleva el proceso y las posibilidades que tiene el sistema sanitario para satisfacer el coste de la actividad asistencial.

Determinar el pronóstico en el paciente con enfermedad aguda grave del sistema nervioso central (SNC) no es fácil. El paciente neurocrítico es probablemente el paradigma del paciente de terapia intensiva en el que las decisiones ético-clínicas son más difíciles de implementar.

En el paciente con afectación cerebral grave existe una especial dificultad para establecer no solo el pronóstico vital, sino también el funcional, dada la importancia que la función cerebral tiene sobre la percepción de calidad de la propia vida. Las escalas pronósticas en pacientes neurocríticos (como en la mayor parte de los pacientes graves) son útiles para la comparación de resultados entre grandes series de paciente con gravedad homogénea; sin embargo, su potencia, cuando se emplean para conocer el pronóstico individual, es cuestionable. Igualmente, la predicción de resultados en términos de recuperación de funciones cognitivas y de calidad de vida es extraordinariamente compleja y frecuentemente imprecisa en el paciente neurológico grave.

Además de la dificultad pronóstica, la toma de decisiones éticas en pacientes ingresados en unidades de cuidados intensivos neurológicos tiene problemas añadidos derivados de la dificultad de conocer la opinión del paciente con respecto a su enfermedad, dado que su capacidad para recibir y analizar las propuestas diagnóstico-terapéuticas, o de conocer sus valores personales, está mermada por el propio proceso neurológico. El paciente neurológico crítico tiene, frecuentemente, una grave alteración del nivel de conciencia, y en algunos casos, aunque consciente, no tiene la competencia suficiente ni para recibir adecuadamente información sobre su proceso clínico, ni para decidir libre y competentemente sobre la pertinencia de las intervenciones sanitarias que se le puedan proponer.

Por otra parte, a diferencia de los pacientes con procesos neurológicos crónicos en los que estos han podido realizar una "planificación anticipada de las decisiones" y, en ocasiones, elaborar un testamento vital, basado en un proceso de conocimiento de su enfermedad, pronóstico y alternativas terapéuticas, el paciente con un proceso neurológico crítico suele pasar por un proceso agudo, súbitamente sobrevenido, y sobre el que frecuentemente no ha podido expresar con anticipación sus deseos y voluntades.

En los casos en que no sea posible conocer directamente (ni a través de testamento vital) los valores del paciente, el médico debe indagar estos a través de sus representantes y allegados. Si no es posible llegar a conocer la opinión del paciente a través de los medios antes mencionados, el médico debe utilizar el concepto de "el mejor interés del paciente" y actuar consecuentemente a ese interés.

DELIMITACIÓN DEL MARCO DIAGNÓSTICO-TERAPÉUTICO EN PACIENTES NEUROCRÍTICOS

Limitación de la terapia de soporte vital y adecuación del tratamiento. Terminología e implementación

No existe unanimidad sobre cómo denominar la adaptación de la actividad sanitaria cuando se aborda el tratamiento de un paciente con restricción asistencial debido a su pronóstico limitado. Limitación de terapias de soporte vital, adecuación de tratamientos, adecuación terapéutica, limitación del esfuerzo terapéutico, omisión o retiro de tratamientos de soporte vital y otras denominaciones similares se utilizan para definir las actuaciones médicas en dicha situación. Limitación del esfuerzo terapéutico, adecuación del tratamiento y limitación de terapias de soporte vital son las más empleadas en la literatura médica en castellano. Sin embargo, probablemente ninguno de estos términos sea suficiente para describir los procedimientos que se siguen en pacientes en los que el equipo médico considera que la ausencia razonable de esperanza justifica no continuar o no instaurar algunos procedimientos diagnósticos o terapéuticos. En estos pacientes no siempre se limitan las terapias de soporte vital, sino también otro tipo de terapias; además de ello, frecuentemente también se definen límites para determinados procedimientos diagnósticos (no realizar la tomografía computarizada, no practicar arteriografía cerebral, etc.) o terapéuticos (no administración de aminas en dosis supraterapéuticas, no hemofiltración), que no necesariamente suponen "limitar el tratamiento de modo absoluto", ni tampoco la muerte del paciente. Igualmente, el empleo de los términos "adecuación terapéutica" tampoco se muestra como una terminología idónea, dado que el tratamiento debe ser adecuado en cualquier fase del proceso cínico.

Es por ello que la terminología que preferimos emplear es "delimitación del marco diagnóstico-terapéutico (DMDT)", ya que define más ampliamente las acciones que el médico implementará tras la existencia de un pronóstico limitado en cuanto a supervivencia o calidad de vida futuras.

La DMDT se aplica tanto a la suspensión o retiro como a la "no instauración" de medidas. Esto quiere decir que, desde el punto de vista ético, no deben existir diferencias entre ellas. La legitimidad de la DMDT se deriva del juicio sobre la futilidad (probabilística o cualitativa) de una acción diagnóstica o terapéutica, y se aplica no solo a las "medidas de soporte vital", sino también a cualquier tipo de intervención sanitaria que pueda ser etiquetada como "fútil". Con , las decisiones de DMDT tienen como consecuencia una muerte previsible y próxima de la persona, aunque no siempre es así.

La DMDT se establece cuando los médicos consideran que no existe una indicación adecuada para instaurar una intervención clínica nueva o para mantener una que ya fue instaurada previamente, porque los factores que en su momento justificaron dicha indicación se han modificado. La ausencia de indicación clínica suficiente es lo que se denomina habitualmente "futilidad médica". La DMDT es establecida por el equipo médico y debe ser informada a los pacientes o sus familiares de modo comprensible, explicando de modo apropiado que está justificada por el mejor interés del paciente, dado que determinadas acciones clínicas son fútiles.

La DMDT debe ser diferenciada del "rechazo al tratamiento" que se produce cuando, a pesar de que los profesionales estiman que una determinada intervención está clínicamente indicada y es beneficiosa para la persona enferma, esta o sus representantes no lo consideran así en función de sus propios valores y, por lo tanto, no dan su autorización para que sea instaurada o, tras haber dado inicialmente su consentimiento, lo revocan.

Tipos de delimitación del marco diagnóstico-terapéutico

En este concepto podemos incluir tres situaciones en las que el médico intensivista plantea la DMDT sobre un paciente con mal pronóstico: 1) Suspensión o no instauración de medidas diagnósticas y terapéuticas en pacientes ingresados en UCI, 2) No ingreso del paciente en la UCI por considerarlo fútil y 3) Alta del paciente desde la UCI hasta la planta de hospitalización sin reingreso en la unidad de cuidados intensivos.

Suspensión o no instauración de medidas diagnósticas o terapéuticas en pacientes ingresados en UCI

En el paciente ingresado en la unidad de cuidados intensivos es posible establecer un pronóstico y objetivo terapéutico que aconsejen delimitar las actuaciones diagnósticas y terapéuticas para realizar. Una vez determinado el pronóstico del paciente, el equipo médico establece (por consenso, aunque no necesariamente por unanimidad) cuáles son las actuaciones diagnósticas o terapéuticas consideradas fútiles. En nuestra experiencia, se trata de establecer un nivel máximo de intensidad terapéutica, que no deberá ser sobrepasado al considerarlo inútil para la mejora del pronóstico del paciente. En el **cuadro 62-1** se presentan los distintos niveles de restricción terapéutica utilizados en la Unidad de Cuidados Intensivos del Hospital Universitario Virgen del Rocío de Sevilla (España). La decisión sobre el nivel terapéutico y diagnóstico debe ser consensuada y debe realizarse diariamente, pero puede ser modificada de acuerdo con la evolución clínica del paciente.

Tras la toma de decisiones de iniciación de un proceso de DMDT es muy importante realizar una completa y detallada información al equipo de profesionales (médicos, enfermeros, personal no sanitario) de la decisión de DMDT y que, en consecuencia, las acciones dirigidas al tratamiento no deben incluir aquellas que

Cuadro 62-1. Clasificación de la restricción terapéutica		
Tipo	**Terapias permitidas**	**Terapias restringidas**
Tipo 0	Todas	Ninguna
Tipo I	Ventilación, hidratación, nutrición, analgesia, aminas, antibióticos, otras Terapias de reemplazo/reposición: renal, hepático, ECMO, etc.	Reanimación cardiopulmonar
Tipo II	Ventilación, hidratación, nutrición, analgesia, aminas, antibióticos, otros	Terapias de reemplazo/reposición: renal, hepático, ECMO, etc.
Tipo III	Ventilación, hidratación, nutrición, analgesia, aminas, antibióticos, otros	Cirugías Dosis supraterapéuticas de aminas
Tipo IV	Ventilación (parámetros básicos), hidratación, nutrición, analgesia, sedación	Transfusión, antibióticos, Terapias invasivas, drenajes
Tipo V	Hidratación, nutrición, analgesia, sedación, terapias de confort	Todas las terapias (incluida ventilación artificial), excepto las permitidas
Tipo VI	Analgesia, sedación, terapias de confort	Todas las terapias (incluida ventilación artificial), excepto la analgesia y sedación
Tipo VII	Dirigidas a la donación de órganos	Dirigidas al tratamiento del paciente

ECMO: oxigenación con membrana extracorpórea.

ya, por consenso, han sido excluidas. Igualmente, en caso de una DMDT de grado avanzado también es importante informar al equipo asistencial de que las actuaciones diagnósticas y terapéuticas tiene como objetivo principal el alivio de los síntomas del paciente y su confort.

No ingreso en UCI por mal pronóstico del paciente

En ocasiones, el médico intensivista es consultado para el ingreso –desde el área de hospitalización o el servicio de urgencias– de un paciente en la UCI con fines terapéuticos. En determinados casos, tras la evaluación inicial por el médico intensivista, se considera bien que su ingreso no incrementa de modo significativo las posibilidades de supervivencia, bien que esta supervivencia puede aumentar, pero que desde el punto de vista "cualitativo" (mejorar la calidad de vida futura) el ingreso en terapia puede considerarse fútil. Un ejemplo este último caso es la solicitud de ingreso en áreas de cuidados críticos de pacientes con grave afectación neurológica, como los estados de mínima conciencia o síndromes de vigilia sin respuesta. En estos casos, el ingreso en la unidad de cuidados intensivos podría considerarse un ejemplo de futilidad cualitativa.

El no ingreso en UCI de pacientes críticos debe ser considerado una decisión de DMDT, en la cual se restringen todas las terapias que se derivarían del ingreso del paciente en UCI.

Alta del paciente sin reingreso en la unidad de cuidados intensivos

La delimitación del marco diagnóstico-terapéutico no solamente se refiere a las actuaciones realizadas dentro de la unidad de cuidados intensivos, sino también se puede referir a aquellas actuaciones clínicas referidas al período posterior al alta de UCI. Existen pacientes en los que es difícil establecer el pronóstico funcional o vital a su ingreso en la unidad de cuidados intensivos, por lo que durante su estancia en ella se implementan inicialmente todas las opciones diagnósticas y terapéuticas. No obstante, en algunos de estos pacientes, a lo largo del período de estancia en cuidados intensivos es posible establecer un pronóstico de malos resultados funcionales o vitales en el posterior estadio de la enfermedad. Cuando estos pacientes son dados de alta a la planta de hospitalización, es preciso consensuar un pronóstico, e igualmente definir cuáles serían las actuaciones clínicas que los beneficiarían. Uno de estos límites puede ser no ingresar en la unidad de cuidados intensivos. Tras la toma de dicha decisión y la posterior información a la familia, debe consensuarse con los médicos responsables del paciente en la planta de hospitalización cuáles son las medidas diagnósticas o terapéuticas de las que se beneficia el paciente y cuáles

no. La información a la familia y el consenso con el equipo médico de la planta de hospitalización es fundamental para evitar distorsiones ético-asistenciales.

En la actualidad, el tipo de DMDT más frecuente es no iniciar determinados tratamientos del paciente ingresado en UCI; la restricción terapéutica más habitual es no realizar reanimación cardiopulmonar, seguida de no implementar tratamientos invasivos (técnicas de depuración extrarrenal, técnicas de oxigenación extracorpórea, etc.). La suspensión de terapias de soporte vital (retiro de ventilación mecánica, extubación terminal, etc.) es menos frecuente que las anteriores. En un estudio realizado en Francia, la suspensión de terapias de soporte vital estuvo asociada a un alto índice de mortalidad: 96-99%, no iniciar medidas a un 81% y no aumentar medidas a un 44% de mortalidad. El estudio EPIPUSE, en España, mostró una incidencia de DMDT del 35% en pacientes graves de larga estancia en UCI. La mortalidad en UCI fue del 21,6% en los casos en los que no se planteó DMDT y del 82,7% en los que se planteó este curso de acción. La una mortalidad hospitalaria asociada a pacientes con DMDT fue del 93%.

Dificultad de establecer el pronóstico en el paciente neurológico en fase subaguda y crónica. Estado vegetativo y estado de mínima conciencia

Así como el estado de coma puede seguirse de una recuperación completa del nivel de conciencia, en algunos pacientes esta no se recupera, o se recupera de modo inconsistente y con escaso rescate de funciones cognitivas. Tal situación pone de nuevo de manifiesto la dificultad que tiene la comunicación el paciente neurológico a fin de conocer cuáles son sus expectativas vitales, sus valores y el pleno desarrollo de su autonomía. Además de ello, en el paciente con daño cerebral grave es frecuente la extraordinaria dificultad que el médico tiene para establecer un pronóstico vital, y sobre todo funcional, fiable. Existen dos situaciones en las que es especialmente compleja la toma de decisiones éticas: el estado vegetativo permanente y el estado de mínima conciencia.

El estado vegetativo o síndrome de vigilia sin respuesta, como actualmente se denomina, incluye a pacientes que –tras una grave lesión cerebral– retornan a la vigilia acompañada de una falta total de funciones cognitivas. Estos pacientes abren los ojos como respuesta a estímulos sonoros, mantienen respiración y actividad cardiocirculatoria normales, así como funciones autónomas y vegetativas preservadas. La mayor parte de estos pacientes presentan actividad normal del tronco del encéfalo (respuesta pupilar, reflejos oculocefálicos, deglución, respiración, control de la circulación, etcétera), y los estudios electroencefalográficos muestran patrones diversos. La recuperación de la conciencia de un estado de vigilia sin respuesta postraumático es poco probable después de 12 meses, y la recuperación de un estado de vigilia sin respuesta de causa no traumática después de 3 meses es excepcional. Generalmente, los pacientes con síndrome de vigilia sin respuesta que permanecen en ese estado más de un año sobreviven muchos años en la misma situación.

El estado de mínima conciencia describe a un subgrupo de pacientes con alteración grave de la conciencia que no cumplen los criterios de diagnóstico de síndrome de vigilia sin respuesta. La característica principal es que, de forma inconsistente, es decir no de modo permanente, muestran evidencia discernible de conciencia. En este estado, los pacientes no pueden comunicarse verbalmente, pero pueden presentar seguimiento ocular, tener algunas respuestas motoras o controlar el parpadeo. Ocasionalmente, tienen la capacidad de responder sí/no, bien de modo explícito a través de un gesto significativo, o bien a través de gestos repetitivos deducidos. Asimismo, el paciente puede presentar episodios de respuesta emocional: verbalizaciones simples y algunos movimientos intencionales. El estado de mínima conciencia es, a menudo, transitorio, aunque también puede convertirse en permanente.

En estos síndromes, la DMDT debe sustentarse en un pronóstico de alta probabilidad. Ello es más fácil de establecer en estados vegetativos calificados como permanentes, mientras que el pronóstico es más incierto en los pacientes con estado de mínima conciencia.

En cualquier caso, para la toma de decisiones éticas, y una vez establecido el pronóstico, siempre deben tenerse en cuenta, además del pronóstico clínico, los valores del paciente expresados ya sea a través de voluntades anticipadas, o a través de sus representantes.

ATENCIÓN AL FINAL DE LA VIDA TRAS DMDT O RECHAZO AL TRATAMIENTO

Tal como proclama el *Hastings Center*, los fines de la medicina son:

- La prevención de las enfermedades y lesiones, la promoción y la conservación de la salud.
- El alivio del dolor y el sufrimiento.
- La atención y curación de los enfermos curables y el cuidado de los incurables.
- La evitación de la muerte prematura y la búsqueda de una muerte tranquila.

En consecuencia, es muy importante que la vinculación terapéutica permanezca una vez establecida una delimitación de los tratamientos. En los casos en los que se prevé la aparición de síntomas de incomodidad para el paciente, el médico debe continuar el tratamiento sintomático, o paliativo, a fin de aliviar el dolor, la ansiedad, el miedo y otros síntomas asociados al final de la vida. En la unidad de cuidados intensivos, el paciente al que se le ha realizado una DMDT puede recibir más fácilmente que en otras áreas médicas un tratamiento farmacológico de alivio; no obstante, también debe procurarse, sobre todo si se prevé un fallecimiento próximo del paciente, la implantación de medidas paliativas de perfil humano (acompañamiento familiar, etc.).

La toma de decisiones de realizar una DMDT no solo debe ser considerada una buena práctica clínica, sino también debe ser implementada como un deber médico que evite tanto la futilidad como el encarnizamiento terapéutico. En España, tanto la DMDT como el rechazo al tratamiento están contemplados en el Código de Deontología Médica de España, Guía de ética médica de la Organización Médica Colegial de España que, en su capítulo VII, artículo 36 propone:

- El médico debe intentar la curación, cuando no sea posible aplicar medidas de bienestar aun cuando estas acorten su vida. No comenzar o mantener acciones diagnósticas o terapéuticas sin esperanza de beneficio. El médico no provocará intencionadamente la muerte del enfermo.
- El enfermo tiene el derecho a rechazar el tratamiento para prolongar la vida. Cuando el estado del enfermo no le permita tomar decisiones, el facultativo consultará con el registro de voluntades anticipadas; en caso de no existir estas, aceptará la de las personas que legalmente están vinculadas y que son responsables del paciente, indicándoles el deber de respetar los principios y creencias que habrían sido del parecer del enfermo.
- El objetivo de la atención a las personas en situación de enfermedad terminal no es acortar ni alargar la vida, sino promover su máxima calidad posible.

Terapia de confort tras la DMDT

Como se comentó en párrafos precedentes, el proceso de la muerte se asocia a sufrimiento y dolor tanto en el ámbito emocional como físico. Por ello, los médicos en la unidad de cuidados intensivos deben estar alerta para establecer las medidas dirigidas a aliviar dichos síntomas. Por otra parte, el proceso de morir en las UCI tiene singularidades cuando se compara con el padecimiento en otros ámbitos asistenciales. En cuidados intensivos son frecuentes las dificultades para el acompañamiento permanente del paciente durante el período final de la vida, debido a las limitaciones estructurales y funcionales de la UCI; igualmente, el paciente crítico presenta, en muchas ocasiones, dificultad de comunicación, lo que incide en un incremento de su sufrimiento.

Blinderman y Billings, en un interesante artículo publicado en *New England Journal of Medicine*, abordaron múltiples aspectos de las terapias de confort en el paciente hospitalizado y que se encuentra en fase terminal de la vida. En dicho artículo, además de detallar las pautas de tratamiento de la sintomatología que suelen acompañar al final de la vida, se resumen los principales objetivos de la comunicación con estos pacientes, para intentar conocer sus valores, deseos, temores y preferencias que nos permitan elaborar un plan de cuidados adaptado a cada uno.

El acompañamiento en situaciones al final de la vida

La aceptación por parte de la familia del hecho de que el paciente se encuentra en una situación terminal tras una DMDT va a depender no solamente de una adecuada indicación clínica, sino también de una precisa, apropiada y ponderada información por parte del equipo médico, en la que la aproximación humanística sea su regla rectora. En ocasiones, los familiares del paciente no aceptan con facilidad la limitación del tratamiento y el paso a una atención de cuidados paliativos y de alivio. En esta situación es importante una comunicación empática, sensible y centrada en la dignidad del paciente. La aceptación de la restricción terapéutica puede en ocasiones requerir varios episodios informativos que faciliten la conformidad emocional de la situación clínica por parte de la familia.

La acción de acompañamiento en etapas finales de la vida debe incluir no solamente a los familiares, sino también al equipo asistencial (médicos y enfermeras) y espiritual, si el paciente o su familia lo requiere.

El acompañamiento del paciente en la unidad de cuidados intensivos debe estar contemplado en los nuevos diseños estructurarles y funcionales de estas. La compañía de familiares puede disminuir la necesidad de medicación y ejercer un beneficio patente en la tranquilidad no solo del paciente sino del núcleo familiar.

Las unidades de cuidados intensivos deben desarrollar protocolos dirigidos a la atención al final de la vida tras la implantación de DMDT, y en los que se deben incluir los siguientes aspectos:

- Se debe procurar que el estadio final de la vida no se asocie a dolor y sufrimiento. Para ello, los equipos médicos, enfermería y atención psicológica desarrollarán acciones específicas dirigidas a dicha atención clínica.
- En el caso que lo requieran el paciente o su familia, se ofrecerán servicios de atención social, voluntariado, o asistencia espiritual.
- Se evitarán todos aquellos procesos diagnóstico-terapéuticos que no vayan dirigidos al beneficio del paciente.
- Se evitará la monitorización cruenta, y aquellas alarmas sonoras de monitorización que no sean imprescindibles.
- Se mantendrán todos aquellos cuidados de la piel, cambios posturales, etc. que mejoren el confort del paciente.
- Se procurará una analgesia óptima antes de maniobras tales como cura de úlceras por presión, cura de heridas, etcétera.
- Se administrará alimentación oral solamente si esta tiene un efecto placentero sobre el paciente. Se informará a los pacientes y sus familias que la alimentación a través de sonda de alimentación no tiene ningún beneficio en términos de comodidad o supervivencia en la fase final de la enfermedad.
- Se informará al paciente y a los familiares sobre cualquier cambio de la estrategia médica o de enfermería que se vaya a realizar.
- En el caso de que sea posible, se trasladará al paciente desde la cama de cuidados intensivos a la planta de hospitalización, lo cual facilitará el desarrollo de una mayor intimidad y privacidad para el paciente.
- En el caso de que sea posible, y esto no merme la atención médica final de la vida, se procurará el traslado del paciente a su domicilio, siempre que se puedan seguir prestando los cuidados adecuados.

ASPECTOS ÉTICOS DE LA MUERTE POR CRITERIOS NEUROLÓGICOS. MUERTE ENCEFÁLICA

El diagnóstico de muerte de la persona utilizando criterios neurológicos fue una importante revolución en el mundo de la medicina moderna. Fue en 1968 cuando se publicaron los primeros criterios de muerte basados en signos clínicos neurológicos. La publicación del Comité *ad hoc* de la Harvard Medical School supuso una revolución en el mundo de la medicina.

Si bien son cada vez menos las escuelas médicas y filosóficas que se oponen al empleo de criterios neurológicos para establecer el diagnóstico de muerte de la persona, en contraposición al diagnóstico basado en criterios cardiocirculatorios, algunos autores continúan argumentando que la persistencia de actividad en órganos, sistemas y células del organismo contradicen el hecho de considerar muerto a ese ser vivo.

Igualmente, los primeros razonamientos que consideraban al individuo en muerte encefálica un ente biológico carente de integración corporal han tornado, en años recientes, a la aceptación de que esa integración corporal existe, aunque carente de significado como vida humana. El principal argumento para sustentar que la muerte encefálica supone el fin de la vida de la persona es el hecho de que, aunque en la persona en muerte encefálica persisten funciones integradas tales como reactividad biológica, celular y tisular a agentes externos, la ausencia de función encefálica global supone la inexistencia de estructuras biológicas suficientes para dar apoyo y sustento biológico y orgánico a las bases esenciales de la persona dentro de esa corporalidad. La persistencia de un biotopo orgánico, con funciones biológicas en pacientes en muerte encefálica es simultánea a la ausencia, en ese biotopo orgánico, de sustrato biológico para el anclaje de la persona.

Actualmente coexisten tres principales conceptos de muerte encefálica, y en consecuencia tres diferentes criterios clínicos para establecer el diagnóstico de muerte basado en criterios neurológicos:

- El concepto de muerte encefálica global, que requiere la ausencia completa e irreversible de las funciones neurológicas del sistema nervioso central, excepto la médula espinal.
- El concepto de muerte del tronco del encéfalo, que se basa en la ausencia irreversible de actividad del tronco del encéfalo, con independencia de la existencia de actividad en los hemisferios cerebrales.
- El concepto de muerte neocortical, que se fundamenta en el hecho de la ausencia irreversible del contenido de la conciencia, no siendo relevante en este concepto la existencia de actividad en el tronco del encéfalo. Como consecuencia de estas discrepancias conceptuales, la implementación clínica para establecer el diagnóstico de muerte difiere entre las

diversas escuelas médicas. Dado que la mayor parte de los países desarrollados ha puesto en marcha legislaciones o normativas para el establecimiento de la muerte basadas en criterios neurológicos, es posible encontrar actualmente requerimientos clínicos y legales diferentes para establecer la muerte de la persona.

Como consecuencia de ello pudiera cuestionarse, desde el punto de vista ético, el hecho de si todos los ciudadanos tienen "los mismos derechos a considerarse vivos" cuando se está estableciendo el diagnóstico de muerte basado en criterios neurológicos de acuerdo con las normativas legales de los distintos países. Pudiera considerarse que la equidad en el diagnóstico de muerte no existe actualmente de modo universal, dado que en algunos países existen "requerimientos máximos" para establecer la muerte de la persona, mientras que en otro existen "requerimientos mínimos". Equidad y justicia en la consideración del diagnóstico de muerte son cuestiones que deben ser analizadas en una visión universal, y en el futuro deberá realizarse una convergencia para la unificación de criterios de muerte basada en criterios neurológicos.

⭐ **CONCLUSIONES**

La ética se puede definir como el común denominador de los valores de una sociedad, es decir, aquellos valores validados por la mayor parte de los individuos de una colectividad.

La adecuación o limitación del esfuerzo terapéutico incluye la suspensión o retiro, la no instauración de una medida de soporte vital o de cualquier otra intervención que, dado el mal pronóstico de la persona, constituye, a juicio de los profesionales sanitarios implicados, algo fútil.

Se debe tener presente que en el paciente con afectación cerebral grave hay una especial dificultad para establecer no solo el pronóstico vital, sino también el funcional.

La terminología recomendada en estas situaciones es de "delimitación del marco diagnóstico-terapéutico" (DMDT), que define de manera más amplia las acciones que el médico implementará ante un pronóstico desfavorable con respecto a supervivencia o calidad de vida futura.

BIBLIOGRAFÍA

A definition of irreversible coma. Report of the Ad Hoc Committee of the Harvard Medical School to Examine the Definition of Brain Death. JAMA 1968;205(6):337-40.

Blinderman CD, Billings JA. Comfort Care for Patients Dying in the Hospital. New Engl J Med 2015;373(26):2549-61.

Brierley JB, Graham DI, Adams JH, Simpsom JA. Neocortical death after cardiac arrest. A clinical, neurophysiological, and neuropathological report of two cases. Lancet 1971;2(7724):560-5.

Hastings Center. Los fines de la medicina. Barcelona: Fundació Víctor Grífols i Lucas; 2004.

Domínguez-Roldán JM, Barrera-Chacón JM, García Alfaro C. Muerte bajo criterios neurológicos. En: Revigliano IJ (editor). Neurointensivismo basado en la evidencia. Rosario (Argentina): Corpus; 2007. pp. 524-39.

Domínguez-Roldán JM, Barrera-Chacón JM, Martín-Bermúdez R, Santamaría-Milsut JL, Flores-Cordero JM, Jiménez González P. High-risk spontaneous cerebral hematomas leading to brain death: early detection of potential organ donors. Transplant P 1999;31(6):2595-6.

Domínguez-Roldán JM, García-Alfaro C, Díaz-Parejo P, Barrera-Chacón JM, Caldera-González A, Murillo-Cabezas F. Identification of subarachnoid hemorrhages with high risk of evolution to brain death. Transplant P 2002;34(1):9-10.

Egea-Guerrero JJ, Murillo-Cabezas F, Gordillo-Escobar E, Rodríguez-Rodríguez A, Enamorado-Enamorado J, Revuelto-Rey J, et al. S100B protein may detect brain death development after severe traumatic brain injury. J Neurotraum 2013;30(20):1762-9.

Espinoza-Suárez NR, Zapata del Mar MC, Mejía Pérez LA. Conspiración de silencio: una barrera en la comunicación médico, paciente y familia. Rev Neuropsiquiatr 2017;80(2).

Ferrand E, Robert R, Ingrand P, Lemaire F, French LG. Withholding and withdrawal of life support in intensive-care units in France: a prospective survey. French LATAREA Group. Lancet 2001;357(9249):9-14.

Hernandez-Tejedor A, Martín Delgado MC, Cabre Pericas L, Algora Weber A, Members of the study group E. Limitation of life-sustaining treatment in patients with prolonged admission to the ICU. Current situation in Spain as seen from the EPIPUSE Study. Medicina intensiva 2015;39(7):395-404.

Jennett B, Plum F. Persistent vegetative state after brain damage. A syndrome in search of a name. Lancet 1972;1(7753):734-7.

Laureys S, Celesia GG, Cohadon F, Lavrijsen J, León-Carrión J, Sannita WG, et al. Unresponsive wakefulness syndrome: a new name for the vegetative state or apallic syndrome. BMC Med 2010;8:68.

Ley 2/2010, de 8 de abril, de derechos y garantías de la dignidad de la persona en el proceso de la muerte. https://www.boe.es/buscar/pdf/2010/BOE-A-2010-8326-consolidado.pdf2010

Machado-Curbelo C. [A new formulation of death: definition, criteria and diagnostic tests]. Rev Neurologia 1998;26(154):1040-7.

Mark NM, Rayner SG, Lee NJ, Curtis JR. Global variability in withholding and withdrawal of life-sustaining treatment in the intensive care unit: a systematic review. Intens Care Med 2015;41(9):1572-85.

Organización Médica Colegial de España https://www.cgcom.es/sites/default/files/codigo_deontologia_medica.pdf2011

Pallis C. ABC of brain stem death. Prognostic significance of a dead brain stem. Br Med J (Clin Res Ed) 1983;286(6359):123-4.

Schneiderman LJ, Jecker NS, Jonsen AR. Medical futility: its meaning and ethical implications. Ann Intern Med 1990;112(12):949-54.

Youngner SJ. Who defines futility? JAMA 1988;260(14):2094-5.

Muerte encefálica y potencial donante

63

Adrián A. Tarditti, María Elisa Barone y Alejandro S. Yankowski

INTRODUCCIÓN

El importante avance tecnológico del siglo xx tuvo un impacto notable en la atención de la salud dando lugar a numerosos desarrollos que permitieron mejoras concretas para los pacientes. Entre ellos se destaca la generación de las unidades de cuidados intensivos (UCI) con la posibilidad de asistencia ventilatoria mecánica (AVM) y las técnicas de monitorización y soporte hemodinámico, que han brindado nuevas posibilidades terapéuticas para los pacientes neurocríticos. Esto permitió mejorar la expectativa de vida, pero también dio lugar a la aparición de nuevas situaciones y categorías clínicas en la evolución de pacientes con grave daño neurológico cerebral, en asistencia respiratoria mecánica y con soporte hemodinámico, permitiendo sostener la perfusión tisular hasta que, finalmente, el paciente evolucionaba al paro cardíaco en horas o días.

Esto sucede, precisamente, cuando el paciente neurocrítico evoluciona al cuadro clínico de deterioro rostrocaudal, enclavamiento, y conduce a la pérdida irreversible de funciones encefálicas, situación clínica que se ha conocido posteriormente como muerte encefálica o "muerte cerebral", cuando en realidad se trata de una forma diferente de certificar el evento de la muerte.

Otro hito de la medicina que despertó gran interés fue el impactante desarrollo de la cirugía trasplantológica, con la posibilidad de suplantar órganos, que en sus inicios se obtuvieron de donantes vivos. Pero el reconocimiento del síndrome de muerte encefálica hizo que se pusiese foco en la posibilidad de sostén artificial de la viabilidad de los órganos en estos pacientes, a fin de que pudieran ser implantados en otras personas, dando lugar a la posibilidad de trasplante con órganos cadavéricos.

Los numerosos desafíos éticos y legales implicados en estos avances médicos, en los cuales la muerte de unos genera posibilidad de vida en otros, contribuyeron al desarrollo de numerosos debates que atravesaron las fronteras y requirieron la construcción de consensos y marcos normativos específicos, quedando inscritos en los hitos del desarrollo del historial médico científico del siglo xx.

MUERTE ENCEFÁLICA: EVOLUCIÓN DEL CONCEPTO

Las primeras publicaciones con descripción de pacientes neurocríticos que evolucionaban a la pérdida irreversible de funciones encefálicas, tuvieron lugar en Francia por médicos de la escuela de Lyon (M. Jouvet y P. Wertheimer), quienes, en 1959, aludieron a estos casos con el nombre de "la muerte del sistema nervioso". Los neurólogos Mollaret y Goulon de París lo hicieron con el nombre de *coma dépassé*, para reafirmar que estos pacientes estaban en una situación más allá de los grados de coma descritos hasta ese momento.

Casi una década después, el tema fue retomado por un comité *ad-hoc* de la Escuela de Medicina de Harvard que, en 1968, publicó un consenso en el *Journal American Medical Association* (JAMA) conocido como los "Criterios de Harvard". En él se plantea como objetivo la necesidad de redefinir los criterios del coma irreversible que permitan desconectar al paciente del soporte vital, y también la certeza para proceder a la ablación de órganos para trasplante.

A lo largo de los años se fueron sucediendo las descripciones y consensos referidos a la muerte encefálica en distintos países, coincidiendo todos en la necesidad de identificar la lesión cerebral, establecer en el examen neurológico la pérdida de los reflejos troncoencefálicos y apnea, y un período de observación en el cual permanezcan los signos sin variaciones.

En el año 1971 Mohandas y Chou publican los Criterios de Minnesota, en los cuales incluyeron el requisito de identificar una lesión encefálica conocida y coincidieron en la necesidad de un período de observación, sin la exigencia de un estudio instrumental corroborativo.

En el año 1976, en Inglaterra, los Colegios Médicos Reales establecieron los Criterios Británicos, coincidiendo en el requerimiento de la demostración de daño estructural, excluyendo la presencia de fármacos depresores de sistema nervioso central y la realización de una prueba para demostrar el paro respiratorio irreversible, pero sin exigir un examen corroborativo. Esto se identifica con la denominación posterior de cese irreversible de las funciones del tronco encefálico (*brainstem death*).

En el año 1981, en Estados Unidos, se publicó el estatuto conocido como UDDA (Determinación Uniforme de los Actos de Muerte), elaborado por la Comisión Presidencial para el estudio de los Problemas Éticos en Medicina y en la Investigación Biomédica y del Comportamiento. En él se estableció que "un individuo que se encontraba tanto con: a) cese irreversible de las funciones cardiocirculatorias y respiratorias, como b) cese irreversible de todas las funciones del encéfalo completo, incluyendo las funciones del tronco cerebral, estaba muerto", siempre y cuando se cumplieran las condiciones de irreversibilidad y persistencia del cuadro, tanto en el criterio cardiocirculatorio como en el neurológico. En este último caso se exigía la realización de un estudio instrumental, ya sea electroencefalograma (EEG) o estudio que demostrara el paro circulatorio cerebral.

En consecuencia, a través de los años, lo que se ha modificado no es el evento de la muerte, sino se han incluido otros signos médico-legales para poder certificarla, especialmente cuando el paciente fallece a consecuencia de lesiones neurocríticas en la unidad de cuidados intensivos y conectado al soporte vital.

LEGISLACIÓN ARGENTINA EN DIAGNÓSTICO DE MUERTE

En nuestro país, en el Código Civil y Comercial de la Nación, vigente desde 2015, se hace referencia al fin de la existencia de las personas en su artículo N.º 93 en el que consigna que "la existencia de las personas termina con su muerte", a renglón seguido pasa a especificar en el siguiente artículo N.º 94 "que la determinación queda sujeta a los protocolos vigentes".

En el quehacer médico cotidiano, cuando un paciente fallece a consecuencia de enfermedades que producen el paro cardiocirculatorio, no hay un protocolo específico para esta determinación. En la práctica se realizan las maniobras de reanimación cardiopulmonar (RCP) y, si no revierte la situación, se consta el óbito mediante el cese irreversible del latido cardíaco, del pulso y de la respiración.

En cuanto a la certificación de muerte mediante el cese irreversible de las funciones encefálicas, la forma de certificación del óbito incluye signos neurológicos específicos, dado que el fallecimiento se produce en la UCI con el sostén artificial cardiocirculatorio y respiratorio. Por ello, la legislación incorporó explícitamente la forma de certificación, a fin de otorgarle valor médico-legal.

En el año 1977, la primera Ley de Trasplantes –Ley Nacional N.º 21541– en su Artículo 21 detallaba minuciosamente todos los signos clínicos y los requisitos técnicos de los estudios instrumentales auxiliares exigidos para esta corroboración de la muerte.

En el año 1993 se deroga esta legislación y se sanciona la Ley de Trasplantes N.º 24193, la que en su artículo 23 establecía solo cuatro requisitos, tres clínicos y uno instrumental, para certificar el fallecimiento de una persona. Estos requerimientos eran los siguientes:

a) ausencia irreversible de respuesta cerebral, b) ausencia de reflejos de tronco encefálico con pupilas fijas arreactivas, c) ausencia de respiración y d) inactividad encefálica demostrada por métodos técnicos o instrumentales adecuados a la situación clínica.

Incluía también la necesidad de un período de observación de al menos 6 horas y la necesidad de complementar la legislación con la reglamentación de un protocolo médico aprobado por el Ministerio de Salud de la Nación, lo que originó el primer protocolo nacional para el diagnóstico de muerte encefálica según criterios neurológicos, en el año 1998.

Actualmente, la legislación vigente a partir del 4 de julio de 2018, es la Ley Nacional de Trasplante de órganos, tejidos y células –Ley Nacional N.º 27447–, que ha incluido la certificación del fallecimiento mediante la demostración tanto del cese irreversible de las funciones circulatorias, como de las encefálicas, sin incluir en el cuerpo legislativo ningún signo clínico de forma explícita, y remitiéndolos a un protocolo médico.

El Artículo N.º 36 establece lo siguiente:

Art. 36.- Certificación del fallecimiento. El fallecimiento de una persona puede certificarse tras la confirmación del cese irreversible de las funciones circulatorias o encefálicas. Ambos se deben reconocer mediante un examen clínico adecuado tras un período apropiado de observación.

A su vez, se incluyen más especificaciones en el Artículo 37 que establece:

Art. 37.- Los criterios diagnósticos clínicos, los períodos de observación y las pruebas diagnósticas que se requiera de acuerdo a las circunstancias médicas, para la determinación del cese de las funciones encefálicas, se deben ajustar al protocolo establecido por el Ministerio de Salud de la Nación con el asesoramiento del INCUCAI.

En el supuesto del párrafo anterior la certificación del fallecimiento debe ser suscripta por dos (2) médicos, entre los que tiene que figurar por lo menos un (1) neurólogo o neurocirujano. Ninguno de ellos debe ser el médico o integrante del equipo que realice ablaciones o implantes de órganos del fallecido.

La hora del fallecimiento del paciente es aquella en que se completó el diagnóstico de muerte.

Es decir que, en el actual marco jurídico, se ratifica la necesidad de ajustar el diagnóstico de muerte a un protocolo médico que debe ser aprobado por el Ministerio de Salud de la Nación, lo cual adquiere valor médico legal para la certificación del fallecimiento.

PROTOCOLO NACIONAL PARA LA DETERMINACIÓN DEL CESE IRREVERSIBLE DE LAS FUNCIONES ENCEFÁLICAS

En 2018 se consideró apropiado revisar y actualizar el Protocolo Nacional de Diagnóstico de Muerte Encefálica, habida cuenta del tiempo transcurrido y de las publicaciones científicas con las nuevas recomendaciones internacionales sobre diagnóstico de muerte, ya que la última versión databa de 2010.

Para ello, se conformó en el Instituto Nacional Central Único Coordinador de Ablación e Implante (INCUCAI) un grupo de trabajo en el que participaron especialistas en terapia intensiva pediátrica y de adultos, neurólogos y neurocirujanos y representantes de sociedades científicas relacionadas con la temática: Sociedad Argentina de Terapia Intensiva (SATI), Sociedad Neurológica Argentina (SNA), Sociedad Argentina de Pediatría (SAP); además se convocó al Cuerpo Médico Forense de la Suprema Corte de Justicia de la Nación.

Este corpus profesional elaboró un Consenso para la actualización del Protocolo Nacional para la determinación del cese irreversible de las funciones encefálicas (muerte encefálica), que fue elevado a consideración del Directorio del INCUCAI, contando con el aval de áreas técnicas pertinentes del instituto; luego se elevó a la Secretaría de Gobierno de Salud del Ministerio de Salud y Desarrollo Social de la Nación, y concluyó con su aprobación final en esa instancia nacional, cumpliendo con todos los requisitos formales exigidos.

La aprobación del nuevo protocolo se concretó mediante la Resolución de la Secretaría de Gobierno del Ministerio de Salud y Desarrollo social de la Nación N.º 716/2019 del 25 de abril de 2019: es la Resol-2019-716-apn-sgs#msyds "Protocolo nacional para la determinación del cese irreversible de las funciones encefálicas (certificación del fallecimiento)", publicada en el Boletín Oficial N.º 34103 del 29 de abril de 2019, donde se establece un algoritmo de trabajo minucioso y uniforme que rige en todo el territorio nacional.

Esta norma, como es obvio, no modifica el diagnóstico de la muerte, sino afianza el diagnóstico clínico acorde con la lesión y la demostración del cese irreversible de todas las funciones encefálicas, jerarquizando la aplicación del juicio clínico, según las actualizaciones y conocimientos aportados por la ciencia médica. Se constituye así en el sustento jurídico que otorga seguridad y legalidad al procedimiento médico para certificar el fallecimiento en los términos previstos en los artículos 36 y 37 de la Ley N.º 27447.

EL PROTOCOLO DE DIAGNÓSTICO SEGÚN LEGISLACIÓN ARGENTINA

Este Protocolo detalla los pasos necesarios para seguir con el fin de alcanzar el diagnóstico de muerte bajo criterios neurológicos. Primero, las condiciones preevaluación imprescindibles para indicar su comienzo. Cumplidos estos requisitos generales y básicos, el diagnóstico deberá constar de dos instancias: la evaluación neurológica y la prueba de apnea. Y la confirmación del diagnóstico por una prueba instrumental.

Requisitos de inclusión

En esta sección se definen las condiciones que deben cumplimentarse para realizar los procedimientos y acciones tendientes a certificar el cese irreversible de las funciones encefálicas.

En todos los casos se podrá comenzar la evaluación una vez que el paciente se encuentre estable y se hayan completado las posibles medidas terapéuticas.

Generales

La lesión que produce el coma debe ser conocida y estar debidamente documentada, ya sea por evidencia clínica o por neuroimagen, y que a juicio médico tenga magnitud suficiente para producir el daño encefálico total e irreversible. En los casos en que la causa de muerte no quede clara o no esté debidamente documentada, se deberá proceder de acuerdo con lo establecido en "situaciones especiales".

Tiempo de observación

Se requiere un tiempo de evolución adecuado desde el inicio del coma apneico, que permita el cumplimiento de los requisitos indicados en los ítems siguientes, a fin de asegurar que los signos encontrados en la evaluación (coma, ausencia de reflejos de tronco encefálico y requerimiento de asistencia respiratoria mecánica) no sean mediados por causas reversibles.

En el caso de lesiones estructurales primarias, la duración del tiempo de espera mínimo no requiere ser especificado.

En caso de daño secundario encefálico difuso, se requieren los siguientes tiempos de espera antes de iniciar los procedimientos para el diagnóstico de muerte encefálica.

Esté será acorde con la edad:

- En neonatos desde las 37 (treinta y siete) semanas de gestación y hasta cumplir 2 (dos) meses, el período de observación deberá ser al menos de 24 (veinticuatro) horas.
- A partir de los 2 (dos) meses y hasta cumplir 2 (dos) años, el período de observación deberá ser al menos de 12 (doce) horas.
- Desde los 2 (dos) años y hasta cumplir 6 (seis) años, el período de observación deberá ser al menos de 6 (seis) horas.
- A partir de los 6 (seis) años, se requerirá un período de observación de al menos 1 (una) hora.

Efecto de fármacos depresores

Es imprescindible verificar la ausencia del efecto de fármacos bloqueantes neuromusculares y/o del efecto de fármacos depresores del sistema nervioso central (SNC) en niveles tóxicos. Esta es una de las situaciones especiales aludidas antes.

En estos casos sólo podrá diagnosticarse la muerte encefálica con la metodología habitual, luego de un tiempo de espera suficiente que asegure la metabolización del fármaco en cuestión. Se aconseja, como norma general, un tiempo equivalente al menos a 4 (cuatro) vidas medias de eliminación del fármaco. Resultan aquí de utilidad los dosajes séricos del nivel de los fármacos. Cuando estos estén disponibles para fármacos con efectos sedativos, se aconseja no iniciar los procedimientos diagnósticos de muerte encefálica con la metodología habitual (examen clínico y EEG) hasta que el nivel sérico se encuentre fuera del rango terapéutico.

Antes de transcurrido el tiempo de eliminación de los fármacos (o con dosajes en rango terapéutico), podrá diagnosticarse la muerte encefálica en pacientes adultos y en los niños a partir de los 2 (dos) años de edad, cuando exista una causa del coma conocida y documentada, si se demuestra el paro circulatorio cerebral por medio de alguno de los estudios del flujo sanguíneo encefálico que se especifican en el apartado correspondiente de este capítulo. En tal contexto cobra gran relevancia la realización previa de los estudios de potenciales evocados auditivos de tronco cerebral y somatosensitivos.

Temperatura corporal

Es necesaria para la evaluación, a partir de los 2 (dos) años de edad, una temperatura corporal central igual o superior a los 32 °C y en niños de hasta 24 (veinticuatro) meses, igual o superior a 35 °C. Sin embargo, con el fin de mantener la estabilidad clínica durante la exploración, se recomienda una temperatura corporal igual o superior a 35 °C en todos los casos.

Trastornos metabólicos

Debe descartarse, previamente a la evaluación, la presencia de graves alteraciones metabólicas o endocrinas. En el caso de que estos trastornos hubieren sido los causantes del coma, para certificar la muerte se procederá de acuerdo con el punto V.6 del protocolo.

Variables hemodinámicas

La tensión arterial sistólica deberá ser igual o superior a 90 (noventa) mm Hg, o una tensión arterial media igual o superior a 60 (sesenta) mm Hg en adultos, así como valores equivalentes, de acuerdo con los percentiles correspondientes en edad pediátrica.

Examen neurológico

En esta sección se describen los hallazgos que el examen clínico-neurológico debe mostrar para ser compatible con el diagnóstico de muerte. En primer lugar, el requisito del coma profundo con ausencia completa de respuesta cerebral; para esa comprobación neurológica se requiere la realización de diversos tipos de estímulos externos. A su vez, se detallan todos los reflejos neurológicos cuyo centro neurológico está localizado en el tronco del encéfalo y se menciona la prueba para demostrar el paro respiratorio.

- **Coma profundo con ausencia de toda respuesta de origen encefálico** ante cualquier tipo de estímulo. La presencia de reflejos de origen espinal no invalida el diagnóstico de muerte encefálica.
- **Abolición de los reflejos de tronco encefálico:**
  - Pupilas en posición intermedia o midriáticas ($\geq$ 4 mm), arreactivas a la luz.
  - Ausencia de sensibilidad y respuesta motora facial:
    - Reflejos corneano y mandibular abolidos. Ausencia de mueca de dolor ante estímulos nociceptivos.
  - **Ausencia de movimientos oculares espontáneos y reflejos:**
    - Reflejos oculocefálicos y oculovestibulares sin respuesta.
  - **Reflejos bulbares abolidos:**
    - Reflejos tusígeno nauseoso y deglutorio abolidos.
  - **Hipotonía flácida** con ausencia de movimientos espontáneos o inducidos de origen encefálico.
  - **En neonatos** constatar ausencia de reflejos de succión y búsqueda.
  - **Apnea definitiva:** ausencia de movimientos respiratorios durante la prueba de apnea (conforme a alguno de los procedimientos especificados más adelante). El objetivo de la prueba de apnea es demostrar la ausencia irreversible de respiración espontánea cuando la $PaCO_2$ ha alcanzado los 60 mm Hg.

Prueba de la oxigenación apneica

Esta prueba tiene como finalidad determinar la ausencia absoluta de función a nivel del centro respiratorio bulbar ante su estímulo natural (aumento de $PaCO_2$) a niveles máximos. El potencial donante debe cumplir los requisitos de inclusión expresados anteriormente, sin fármacos depresores del SNC, relajantes musculares ni tóxicos depresores del SNC. Deben seguirse los siguientes pasos:

- **Preoxigenación:** con O_2 al 100% durante 10 minutos. Se toma una muestra de gases en sangre: se debe comenzar con una PaO_2 de 100 mm Hg o mayor, y una $PaCO_2$ de al menos 40 mm Hg.

- **Desconexión:** el tiempo de desconexión será el necesario para alcanzar una $PaCO_2$ de por lo menos 60 mm Hg Debe colocarse una cánula en el tubo endotraqueal, por la que se administrará un flujo pasivo de O_2 al 100% a razón de 6 litros/minuto. De no contarse con gasometría, la desconexión debe ser de por lo menos 10 minutos con temperatura central igual a 35 °C o mayor.

La prueba es **positiva** cuando no aparecen movimientos respiratorios con una PaCO2 de 60 mm Hg, o un incremento de 20 mm Hg desde el valor basal cuando esta fuera superior a 40 mm Hg. Será considerada **negativa** si se produjeran movimientos respiratorios, e **indeterminada** cuando debe suspenderse por complicaciones hemodinámicas, paro cardiorrespiratorio o hipoxemia que obligue a la reconexión.

La existencia de un antecedente de enfermedad pulmonar obstructiva crónica (EPOC) entorpece la validez de esta prueba, dado que en estos pacientes, al presentar una hipercarbia crónica, su centro respiratorio presenta menor respuesta al aumento de la $PaCO_2$. Si bien, ante un aumento de 20 mm Hg en el valor de $PaCO_2$ desde el valor basal, puede considerarse una prueba positiva, la inestabilidad hemodinámica por acidosis metabólica puede exigir suspender la prueba en muchos casos. En esta situación, se pasará a los métodos instrumentales de confirmación, imprescindibles para todos los pacientes. En este punto recomendamos consultar el anexo de diagnóstico del Protocolo en el Boletín Oficial N.º 34103 del 29 de abril de 2019.

Métodos instrumentales

Una vez realizado el examen neurológico y la prueba de oxigenación apneica, es necesaria la confirmación del diagnóstico de muerte encefálica mediante, al menos, un método instrumental. La elección del método auxiliar deberá adecuarse a la situación clínica, no siendo necesaria su repetición al finalizar el período de observación. Se establecerá aquí cuáles son los hallazgos compatibles con la inactividad neurofisiológica cerebral o el paro circulatorio cerebral.

Métodos electrofisiológicos

Electroencefalograma

Este estudio solo será válido para certificar la muerte encefálica si es realizado cumpliendo los parámetros técnicos definidos en el Anexo del Protocolo. Su resultado debe mostrar la llamada **inactividad bioeléctrica cerebral**, que se define como: "Ausencia de actividad electroencefalográfica (no producto de artificios) ma-

yor a los 2 mV de amplitud, cuando es registrado por pares de electrodos en el cuero cabelludo con una distancia interelectrodo de 10 cm o más y una impedancia adecuada de los mismos".

Potenciales evocados

- Potenciales evocados somatosensitivos: este estudio debe mostrar, para ser compatible con el diagnóstico de muerte encefálica, la **ausencia de respuesta cortical** y de las respuestas de tronco encefálico en forma bilateral al estimular, por ejemplo, el nervio mediano en la muñeca, con preservación de las respuestas extracraneales (del plexo braquial y de la médula cervical).
- Potenciales evocados auditivos de tronco cerebral: este estudio debe mostrar, para ser compatible con el diagnóstico de muerte encefálica, la **ausencia de toda onda posterior a la onda II** bilateralmente. La presencia de onda III o cualquier otra posterior, unilateral o bilateralmente, indica la persistencia de actividad neural en el tronco encefálico, descartando el diagnóstico de muerte encefálica.

Métodos que estudian el flujo sanguíneo encefálico

Arteriografía de los cuatro vasos cerebrales

Este estudio, para ser compatible con el diagnóstico de muerte encefálica, debe mostrar la ausencia de circulación intraencefálica. El hallazgo habitual es la detención de la columna de contraste intraarterial a nivel de la base del cráneo en el sistema carotídeo y en el vertebral.

La arteria carótida externa se opacifica normalmente y el seno longitudinal superior puede visualizarse tardíamente. El relleno del sifón carotídeo se interpretará como extraencefálico.

Doppler transcraneal

Para utilizar este estudio a fin de verificar el paro circulatorio cerebral, se deberá realizar la insonación del árbol vascular intracerebral incluyendo los vasos tanto del territorio anterior en forma bilateral como los vasos del territorio posterior, de acuerdo con las especificaciones del Anexo del protocolo mencionado.

Este método no es apto para evaluar a menores de 2 (dos) años de edad.

Los patrones sonográficos aceptados para verificar el paro circulatorio cerebral, y por ende el flujo neto igual a cero, deberán ser certificados en todos los vasos insonados. Estos patrones son los siguientes:

- **Espiga sistólica temprana con flujo diastólico invertido (flujo oscilante).** Se caracteriza por la presencia de flujo anterógrado en sístole, acompañado de un flujo diastólico retrógrado o invertido, que debe ser de magnitud similar al anterógrado.

- **Espiga sistólica aislada en la sístole temprana sin flujo diastólico.** En este tipo de patrón se registran únicamente pequeñas ondas sistólicas anterógradas, cortas, puntiagudas, sin obtenerse flujo durante el resto de la sístole ni en la diástole. Las espigas sistólicas tienen menos de 200 (doscientos) ms de duración.
- Se pueden observar también patrones transitorios intermedios entre el "flujo oscilante" y las "espigas sistólicas".
- **La ausencia de señal Doppler.** Solo podrá ser utilizada para verificar el paro circulatorio cerebral con la siguiente condición: cuando exista un sonograma previo que muestre presencia de flujo, documentado en forma impresa o grabado y efectuado por el mismo operador que certifica el patrón de ausencia de señal Doppler. Sin estos requisitos, la ausencia de señal Doppler no puede ser interpretada como confirmatoria del diagnóstico de paro circulatorio cerebral. En estos casos de ausencia de señal Doppler puede arribarse al diagnóstico de paro circulatorio cerebral si se encuentran los patrones anteriormente especificados en ambas arterias carótidas extracraneales y ambas arterias vertebrales.
- **Requisitos y tiempo de insonación requerido para verificar el paro circulatorio cerebral.** La demostración de este requiere la insonación de cada arteria por al menos 30 (treinta) segundos y deberá demostrarse la persistencia del patrón compatible con el paro circulatorio cerebral repitiendo el procedimiento a la media hora de realizado el primer estudio. El tiempo se contará desde el inicio de cada estudio.

Angiografía cerebral radioisotópica

Este estudio, utilizado para el diagnóstico de muerte encefálica, debe ser realizado con radioisótopos difusibles (como el 99mTc-HM-PAO), que permiten detectar también el flujo en el territorio arterial posterior (vertebrobasilar).

El resultado compatible con el paro circulatorio cerebral es la ausencia completa de captación del trazador a nivel de los hemisferios cerebrales y de la fosa posterior (fenómeno del "cráneo vacío"), tanto en la fase inicial (angiogammagráfica), como en la fase de captación parenquimatosa.

Angiografía cerebral por angiotomografía multicorte y estudio de perfusión cerebral

Este estudio, para verificar el paro circulatorio cerebral, debe ser realizado con contraste no iónico. Se debe realizar una angiografía por tomografía compu-

tarizada (TC), tanto de los vasos del territorio arterial cerebral anterior como del territorio posterior, realizando reconstrucciones tridimensionales del árbol vascular intracerebral.

El resultado compatible con el paro circulatorio cerebral es la ausencia completa de circulación intracraneal.

Situaciones especiales

En este acápite se especifican los procedimientos para la certificación de la muerte en determinadas situaciones clínicas particulares. En cada uno de los casos detallados se procederá de acuerdo con lo que el protocolo indica: en algunos se requerirá la utilización de más de un método instrumental para demostrar la inactividad encefálica o un método instrumental específico, en tanto que en otros se precisarán tiempos de espera mayores.

Coma de causa no aclarada o inadecuadamente documentada

En estos casos, para poder comenzar a aplicarse el protocolo, deberá transcurrir un tiempo de al menos 24 (veinticuatro) horas desde el inicio del coma apneico, cumpliendo los requisitos de inclusión, antes descritos. En ese lapso deberán realizarse todos los esfuerzos posibles para aclarar la causa y documentarla. Si esto no se consiguiera, la muerte podrá ser declarada en pacientes adultos y en niños a partir de los 2 (dos) años de edad, con un período de observación durante el cual se mantengan los hallazgos clínicos compatibles con el diagnóstico de muerte encefálica (que será establecido a juicio médico en cada caso particular) y la demostración, por un estudio de flujo sanguíneo encefálico, del paro circulatorio cerebral. El estudio de flujo deberá ser realizado una vez transcurrido dicho período de observación.

Imposibilidad de realizar la prueba de apnea

La imposibilidad de verificar la ausencia completa de función del tronco cerebral en esta condición mediante la prueba de apnea obliga a realizar el diagnóstico de muerte con el resto del examen clínico-neurológico y la utilización de las siguientes posibilidades:

- Realizar EEG y potenciales evocados auditivos de tronco y somatosensitivos.
- Realizar un estudio del flujo sanguíneo encefálico de los descritos anteriormente.

Destrucción bilateral de estructuras oculares

En esta situación, para corroborar el diagnóstico de muerte, se utilizarán los puntos del examen clínico-neurológico que puedan realizarse y un método instrumental que certifique el paro circulatorio cerebral.

Hipoxia cerebral difusa

Cuando la causa del coma que conduce a la situación presuntiva de muerte encefálica sea una hipoxia o anoxia cerebral difusa de cualquier origen, la muerte no podrá ser declarada hasta tanto se hayan cumplido al menos 24 (veinticuatro) horas del inicio de la necesidad absoluta de asistencia respiratoria mecánica. Si por la edad del paciente correspondieran intervalos entre evaluaciones más prolongadas, según lo expresado anteriormente en el acápite tiempos de observación, estos serán respetados.

Pacientes con efecto de depresores del sistema nervioso central

En estas situaciones debe utilizarse, como método instrumental confirmatorio, un estudio de flujo sanguíneo cerebral.

Comas de origen metabólico o endocrino

En los pacientes, cuya causa de coma se debe a graves trastornos metabólicos o endocrinos, solo podrá diagnosticarse la muerte encefálica con la metodología habitual después de un tiempo de espera suficiente que asegure la compensación del cuadro metabólico.

En caso de que el trastorno metabólico que originó el coma no pudiese ser compensado, se podrá certificar la muerte por medio de alguno de los estudios de flujo sanguíneo cerebral que demuestren el paro circulatorio cerebral.

EL DIAGNÓSTICO DE MUERTE ENCEFÁLICA EN LA PRÁCTICA

La evolución de un paciente neurocrítico dependerá de muchos factores, pero el más importante está en relación con el tipo y extensión de la lesión cerebral, y con la pronta y eficiente atención que esta demande. En la Argentina, según datos del registro de pacientes neurocríticos con puntuación de Glasgow < 7, se determinó una mortalidad promedio de más del 60%.

El médico intensivista tiene la función fundamental del seguimiento estricto del paciente y ello le permitirá detectar la mala evolución y realizar un pronto y certero diagnóstico de muerte encefálica, recordando que este diagnóstico es eminentemente clínico y debe ser realizado con rigurosidad en todas las unidades de cuidados intensivos.

Nuestro país exige además la participación de dos médicos, uno de los cuales debe ser neurólogo o neurocirujano.

El protocolo de diagnóstico de muerte bajo criterios neurológicos es una herramienta indispensable, ya que desarrolla con una minuciosidad rigurosa un algoritmo médico que contempla las más diversas y cotidianas situaciones clínicas, debiendo cumplimentar el algoritmo establecido:

- Cumplir con los prerrequisitos de inclusión descritos.
- Realizar el examen neurológico especificado aquí y la constatación del paro respiratorio irreversible por la prueba de oxigenación apneica.
- Realizar solo un método instrumental de los detallados anteriormente, de acuerdo con la condición específica de cada potencial donante. A modo de ejemplo: si es una persona que ha recibido fármacos depresores del sistema nervioso central que aún podrían tener algo de efecto, es mejor un estudio que muestre el paro circulatorio encefálico. En cambio, si se trata de una lesión primaria de tronco, se elegirá un electroencefalograma. Es decir que solo se realiza un estudio complementario, que será aquel que corresponda según el caso clínico.
- Esperar el período de observación estipulado según el caso, de acuerdo con lo detallado antes en requisitos de inclusión.
- Finalizar la certificación realizando un nuevo examen neurológico una vez transcurrido el tiempo especificado en el período de observación, no requiriéndose repetir estudios instrumentales, a menos que la situación lo demande.

En la práctica clínica recordamos algunos consejos para tener en cuenta:

- La actividad motora de origen espinal espontánea o inducida no invalida el diagnóstico de muerte encefálica, ya que solo está indicando liberación medular con ausencia de control encefálico. Este tipo de movimientos descrito en la literatura es muy diverso y pude ir desde un simple signo de Babinski unilateral o bilateral, la persistencia de reflejos osteotendinosos, movimientos reflejos de los miembros como triple flexión, hasta movimientos más complejos como el reflejo tónico-cervical o el signo de Lazarus. Es importante conocerlos para su correcta interpretación en el contexto clínico.
- El caso de pacientes que recibieron fármacos depresores del sistema nervioso central va a ser una situación corriente en la práctica cotidiana, por ello, en estas situaciones, el profesional tiene dos opciones para certificar el diagnóstico, que están descritas en el apartado "Situaciones especiales". A modo de síntesis, o se espera la metabolización de los fármacos depresores o se utiliza indefectiblemente un estudio que demuestre el paro circulatorio cerebral.
- Doppler transcraneal en pediatría: se ha incluido como método para demostrar el paro circulatorio

cerebral a partir de los 2 años, con las especificaciones técnicas descritas en el Anexo.

FISIOPATOLOGÍA DE LA MUERTE ENCEFÁLICA Y MANTENIMIENTO DEL POTENCIAL DONANTE

Ante una lesión cerebral aguda, ya sea focal o difusa, puede producirse un aumento de la presión intracraneal, lo que causa una caída en la presión de perfusión cerebral (PPC).

Cuando los valores de presión intracraneal igualan o superan los de presión arterial media, la PPC será cero o negativa. En estas circunstancias, todas las estructuras que se encuentran dentro del cráneo, sufren isquemia y posterior necrosis, lo que se conoce como paro circulatorio cerebral, muerte encefálica o muerte bajo criterios neurológicos.

Debido a las repercusiones y diferentes respuestas derivadas de la necrosis del tejido encefálico, secundario al paro circulatorio cerebral, principalmente la respuesta inflamatoria, alteraciones hemodinámicas, endocrinas, metabólicas, etc., la situación de muerte encefálica debe considerarse una situación patológica, no solo para el cerebro en particular, sino también para todo el organismo en general, por lo que todos los órganos se ven afectados en ese estado, que se homologa a la muerte del individuo.

Como se mencionó previamente, todas las estructuras que se encuentran por encima del foramen magno o agujero occipital, tronco encefálico y ambos hemisferios cerebrales, comienzan un proceso que culminará con la necrosis de todas las estructuras que los conforman, produciéndose así las alteraciones específicas de cada función según corresponda. Si no actuamos y tomamos las medidas adecuadas, el paro cardíaco se producirá indefectiblemente.

Las principales alteraciones derivadas de la muerte encefálica son:

- Apnea.
- Inestabilidad cardiocirculatoria.
- Pérdida del control de la temperatura.
- Pérdida del control del balance hídrico y de electrolitos.
- Pérdida del eje hipotálamo hipofisario.

Apnea

La apnea se considera uno de los principales signos para la determinación de la muerte encefálica porque provee información esencial de la pérdida definitiva de la función del tronco encefálico, más exactamente del bulbo raquídeo. Como consecuencia de esto, la asistencia respiratoria mecánica es una constante en los pacientes con diagnóstico de muerte encefálica.

Las estrategias de ventilación mecánica en pacientes con muerte encefálica no son diferentes de aquellas que marca la buena práctica clínica. Una vez diagnosticada la muerte encefálica, el manejo ventilatorio se modificará, desde una estrategia "protectora cerebral" a una "protectora pulmonar", con bajos volúmenes corrientes, incluyendo maniobras de reclutamiento con altos valores de presión positiva al final de la espiración (PEEP) con el fin de evitar la despresurización de la vía aérea, el colapso alveolar y las atelectasias.

Se recomienda humidificar y calentar el aire inspirado; aspirar secreciones en forma periódica, con circuitos cerrados y las máximas condiciones de asepsia para evitar infecciones, como también los cambios de posiciones corporales y la elevación de la cabecera de la cama, en posición semiincorporada a 30° para evitar las microaspiraciones y neumonías asociadas a ventilación mecánica.

Objetivos de la ventilación mecánica en el potencial donante

$PaCO_2$ entre 35 y 40-45 mm Hg.
PaO_2 entre 80 y 100 mm Hg.
PEEP no menor de 5 cm H_2O.
Mantener un pH en valores normales: entre 7,35 y 7,45.
FiO_2: se recomienda mantener la mínima FiO_2 que garantice una saturación de oxígeno mayor de 94-95%, y una PaO_2 mayor de 100.

En el momento en que necesitemos realizar un control gasométrico, elevar la FiO_2 a 1 durante 20-30 minutos antes de la toma de la muestra y, una vez obtenida, volver a colocar la FiO_2 en los valores previos.

En cuanto a la prueba de apnea para certificar la muerte encefálica, se recomienda realizarla en modo presión positiva continua en las vías respiratorias (CPAP), con circuitos cerrados en vez de la desconexión apneica, con el fin de evitar la despresurización de la vía aérea, en especial en aquellos pacientes que requieren valores elevados de PEEP.

Realizar maniobras de reclutamiento una vez por hora y después de cada desconexión del ventilador.

Mantener una adecuada precarga: presión venosa central (PVC) igual a 8 mm Hg o menor, evitando la sobrehidratación pulmonar. En caso de que los pulmones hayan sido descartados en la selección de órganos para ablación, se podrán tolerar presiones de llenado más altas: hasta 12 mm Hg.

En caso de existir broncoespasmo se utilizarán broncodilatadores del tipo agonistas β_2.

Inestabilidad hemodinámica o inestabilidad cardiocirculatoria

La hipotensión arterial es una constante en los pacientes con muerte encefálica. El 80-90% evolucionan con hipotensión arterial.

En el tronco del encéfalo, más exactamente en el bulbo raquídeo, se encuentran las neuronas que forman los centros responsables de la regulación del diámetro de los vasos sanguíneos y la frecuencia cardíaca, para controlar la tensión arterial, denominados centro vasomotor y cardiorregulador. Como consecuencia del paro circulatorio cerebral y la necrosis de las mencionadas estructuras, dicha regulación queda ausente, alterándose los parámetros hemodinámicos.

Podemos identificar dos instancias diferentes con respecto a los cambios y respuestas hemodinámicas en la muerte encefálica.

En primer lugar, durante la herniación cerebral, y como consecuencia del aumento de la presión intracraneal, el tronco del encéfalo sufre un fenómeno de isquemia que provoca liberación masiva de catecolaminas al torrente sanguíneo que se denomina "tormenta simpática" o "crisis autonómica", lo que provoca un aumento de las resistencias vasculares sistémicas (RVS), vasoconstricción, con taquicardia, aumento de los valores de presión arterial, muchas veces comprometiendo el flujo sanguíneo de los diferentes órganos, incluso aquellos que se seleccionaron para ablación. Se produce además una redistribución de la volemia hacia los vasos de capacitancia y puede aparecer edema pulmonar, por lo que debemos ser muy cuidadosos en esta instancia.

El aumento de la presión arterial, en general, es transitoria y solo se debe tratar si se mantiene en el tiempo y con cifras de tensión arterial sistólica superior a 160 mm Hg o de tensión arterial media (TAM) superior a 90 mm Hg. Si se inicia tratamiento, se recomienda utilizar fármacos de vida media corta, ya que este período se caracteriza por ser de corta duración y habitualmente es seguido por un período de hipotensión arterial e inestabilidad hemodinámica.

La crisis autonómica se caracteriza por: hipertensión arterial, taquiarritmias, edema pulmonar, coagulación intravascular diseminada, daño capilar, disfunción miocárdica.

Los fármacos recomendados en esta etapa en caso de ser necesarios son:

Nitroprusiato de sodio: vasodilatador arterial y venoso. Su acción se ejerce directamente sobre las paredes de los vasos y es independiente de la inervación vegetativa. Dosis: 0,5 a 5 µg/kg/min.

Nitroglicerina: relaja el músculo liso arterial y venoso. Dosis: comenzar con 5-10 µg/min, e ir aumentando levemente la dosis hasta alcanzar la respuesta deseada.

Urapidilo: bloquea los receptores α_1 y α_2 postsinápticos periféricos.

Produce disminución de la presión arterial y aumenta el gasto cardíaco con muy poca o nula acción sobre la frecuencia cardíaca. Dosis: 25 a 50 mg en bolo intravenoso (IV) seguidos de 9 a 30 mg/h en infusión continua. En caso de ser necesario se puede repetir la dosis de carga a los 5 minutos de administrada.

Agentes betabloqueantes de acción muy corta como el esmolol: actúan bloqueando los receptores β_1 cardíacos en forma selectiva. Dosis: bolo IV inicial de 100 a 500 µg/kg, seguido de infusión de 100 a 300 µg/kg/minutos.

En una segunda etapa, y después de la crisis autonómica o tormenta simpática, la isquemia de las estructuras troncoencefálicas y la pérdida de la regulación central producen un corto período de normotensión que es seguida de hipotensión arterial e inestabilidad cardiocirculatoria que en la mayoría de los casos, si no se toman medidas activas para estabilizar al potencial donante, produciría indefectiblemente el paro cardíaco en un corto período de tiempo.

La hipotensión arterial responde a múltiples causas:
- Pérdida del control central, que produce vasodilatación
- Hipovolemia por distribución inadecuada del volumen, por diuresis osmótica, por diabetes insípida, etc.
- Disfunción del ventrículo izquierdo secundario a la hipotermia, a un miocardio aturdido por la tormenta adrenérgica, etc. Hay aumento del continente por vasodilatación, y disminución del contenido por hipovolemia y redistribución.

Lo más importante en esta instancia es actuar en tiempo y forma adecuados, ya que –si comenzamos el tratamiento después que la fase de inestabilidad con hipotensión arterial ha sido instaurada– esta se perpetuará y será más dificultoso estabilizar al donante con líquidos, requiriéndose dosis mayores de fármacos inotrópicos y vasoactivos, con las consecuencias deletéreas que provocan estos en los órganos, incluso en aquellos que han sido seleccionados para la ablación.

Conducta para seguir a fin de corregir la inestabilidad hemodinámica

- Corregir los factores que podrían estar desencadenando y perpetuando la hipotensión arterial.
- Suspender los fármacos vasodilatadores y/o betabloqueantes en caso de que se estén administrando.
- Medir la presión venosa central por medio de catéter venoso central, con el fin de estimar la precarga.
- Medir la presión arterial sistólica, diastólica y media, latido a latido, por medio de catéter arterial preferentemente colocado en una arteria del miembro superior (radial).
- Chequear cualquier factor que pueda estar perpetuando la inestabilidad: hipotermia, alteraciones electrolíticas, hipovolemia, acidosis, etcétera.

- Iniciar la reanimación y estabilización de la presión arterial con líquidos de acuerdo con los valores de PVC.
- Administrar cristaloides (solución salina 0,9%), coloides o solución de dextrosa al 5% hasta lograr PVC de 8 mm Hg si se van a procurar pulmones, o hasta 12 mm Hg si los pulmones fueron descartados en la selección. No se recomienda el uso de gelatinas ni hidroxietilalmidones ya que podrían provocar coagulopatía e insuficiencia renal aguda. Es posible que se necesiten grandes volúmenes de reposición de líquidos para estabilizar el sistema circulatorio. Chequear en forma horaria la diuresis y el ionograma sérico.

Si una vez alcanzados los valores deseados de repleción del espacio intravascular con la reposición hídrica, y el potencial donante continúa con hipotensión arterial, se comenzará tratamiento con fármacos vasoactivos. En nuestro medio, los más utilizados en la actualidad son la noradrenalina, la dopamina y la adrenalina.

La **noradrenalina** actúa estimulando los receptores α_1 y β_1. Utilizar la menor dosis posible, ya que en altas dosis produce intensa vasoconstricción, pudiendo comprometer el flujo sanguíneo en páncreas, hígado y riñón. Produce también elevación de los valores de glucemia.

Dosis: 0,25 a 0,5 µg/kg/min.

La **dopamina** actúa sobre receptores vasculares dopaminérgicos D1 y produce vasodilatación mesentérica, coronaria y renal. Actúa también sobre receptores $\beta 1$ adrenérgicos, lo que produce un efecto inotrópico sobre el corazón. En concentraciones más elevadas predomina el efecto vasoconstrictor por estimulación de receptores α_1. Se deben evitar dosis superiores a 10-12 µg/kg/min con el fin de evitar la disminución de la perfusión cardíaca y hepática, aunque no es una contraindicación para la selección de los mismos.

Si no se alcanza la respuesta adecuada con las dosis recomendadas de noradrenalina o dopamina, se podría agregar o cambiar por **adrenalina**, que actúa sobre receptores alfaadrenérgicos y betaadrenérgicos. Su acción inotrópica y cronotrópica positiva, a nivel vascular produce vasoconstricción, y a nivel ocular dilatación pupilar (midriasis). Al igual que la noradrenalina produce elevación de los valores de glucemia, por lo que en caso de ser necesario se deberá tratar con goteo continuo de insulina, realizando controles frecuentes.

La hipoperfusión tisular que producen los fármacos alfaestimulantes, en particular en altas dosis, obliga al intensivista a chequear en forma periódica la funcionalidad de los órganos, en especial de aquellos que fueron seleccionados para ofrecer a los pacientes en lista de espera.

La **dobutamina** está indicada en caso de disfunción miocárdica, por ejemplo por contusión miocárdica en pacientes con traumatismo torácico, insuficiencia cardíaca previa a la muerte encefálica, atontamiento cardíaco por la tormenta simpática, etcétera. Tiene efectos inotrópico y cronotrópico positivos y vasodilatación, por lo que podría empeorar la hipotensión arterial en caso de hipovolemia. Se recomienda asociarla a la noradrenalina.

Si a pesar de todo persiste la inestabilidad hemodinámica con una precarga adecuada y administración de vasopresores, o si se requieren niveles muy elevados de PEEP, se recomienda la monitorización hemodinámica invasiva.

Corticosteroides

Estarían indicados en donantes que continúan en inestabilidad hemodinámica, a pesar de haberse alcanzado los parámetros deseados de precarga, aunque algunos autores lo indican inmediatamente después de diagnosticar el síndrome clínico de muerte encefálica. El de elección es la metilprednisolona, en una dosis de 15 mg/kg en bolo intravenoso. Bloquea la respuesta inflamatoria mediada por citocinas mejorando la función pulmonar y permitiendo la reducción significativa de las dosis y de la duración de fármacos vasopresores e inotrópicos. En caso de no disponer de metilprednisolona se podrá usar otro corticosteroide sistémico como por ejemplo la hidrocortisona en dosis de 100 mg en bolo intravenoso, seguido de 200 mg en 24 horas, en infusión continua.

Arritmias cardíacas

En los pacientes que han evolucionado a la muerte bajo criterios neurológicos, se puede desarrollar cualquier tipo de arritmias, ya sean ventriculares como supraventriculares.

Estas son multicausales y, en su gran mayoría, son secundarias a las alteraciones provocadas por la misma muerte encefálica: hipotermia, acidosis, alteraciones electrolíticas, hipovolemia, catecolaminas circulantes, hipoxemia, alteraciones provocadas al realizar la prueba de apnea, etc. Debido a esto, siempre corregir los factores desencadenantes con el fin de prevenir la aparición de arritmias y, en caso de ser necesario, utilizar fármacos antiarrítmicos.

Recordar que los efectos del sistema parasimpático sobre el corazón están mediados por el nervio vago disminuyendo la frecuencia cardiaca y la fuerza de contracción del miocardio. En la muerte encefálica, el corazón queda desnervado y se pierde la regulación parasimpática o vagal. Como consecuencia, la atropina carece de efecto parasimpaticolítico en la muerte encefálica.

Taquiarritmias

Si luego de corregir los factores desencadenantes la arritmia continúa, indicar fármacos antiarrítmicos como digoxina, amiodarona, adenosina, lidocaína, etc., según corresponda al tipo de arritmia. La cardioversión eléctrica estaría indicada en caso de descompensación hemodinámica y riesgo de paro cardíaco.

Bradiarritmias

Indicar fármacos con acción cronotrópica positiva en el caso de bradicardia con repercusión hemodinámica, como isoproterenol, dopamina o adrenalina. Excepcionalmente, colocar marcapasos transitorio.

Paro cardíaco

Iniciar maniobras de reanimación avanzada con el fin de recuperar el latido cardíaco, y realizar la ablación lo antes posible.

Pérdida del control de la temperatura: hipotermia e hipertermia

Hipotermia

En el hipotálamo se encuentra el centro termorregulador: allí se regula la temperatura corporal, aumentando o disminuyendo la temperatura del interior de nuestro organismo, en relación con las condiciones ambientales. De esta forma, si existen variaciones de la temperatura ambiental, en condiciones normales, nuestro organismo, mantendrá temperaturas que oscilan entre los 36 y 37 °C aproximadamente.

En condiciones de muerte encefálica, al perderse las funciones del mencionado centro termorregulador, la temperatura corporal disminuye progresivamente, hasta incluso igualarse a la temperatura ambiente, si no se toman las medidas necesarias para que esto no ocurra.

La medición de la temperatura debe ser central: intraesofágica, intranasal o intrarrectal. No utilizar termómetros clínicos comunes, ya que no censan temperaturas por debajo de 35 ºC, frecuentes en esta situación.

Las temperaturas inferiores a 35 °C causan numerosas complicaciones durante el tratamiento del donante de órganos, como disminución de la contractilidad cardíaca, arritmias, desplazamiento hacia la izquierda de la curva de disociación de la oxihemoglobina, disminución del consumo de oxígeno, hipotensión arterial, disminución de la actividad enzimática con disminución de la respuesta a fármacos, desequilibrios electrolíticos, alteraciones electrocardiográficas con trazados característicos de la hipotermia como las ondas J de Osborn, incluso podrían provocar el paro cardíaco antes de la ablación.

Se recomienda, entonces, mantener la temperatura corporal de los donantes con muerte encefálica, en valores mayores a 35 °C.

Medidas de tratamiento de la hipotermia

Lo más importante es prevenir la instauración de la hipotermia con medidas activas antes de que comience el descenso de la temperatura. Una vez instaurada la hipotermia, revertirla es complicado, lento y trabajoso.

Cubrir al donante con mantas. En lo posible colocar una manta de aluminio que evite la pérdida de temperatura.

Calentar la temperatura ambiente con estufas.

Calentar el aire inspirado del ventilador.

Calentar los líquidos intravenosos.

Una vez instaurada la hipotermia: utilizar dispositivos del tipo "unidades de calentamiento de pacientes por aire forzado" con el fin de alcanzar una temperatura adecuada.

Hipertermia

Debido al fallo de la regulación de la temperatura central y el síndrome de respuesta inflamatoria sistémica (SRIS) con infección o sin ella, en algunos casos puede haber hipertermia, con temperaturas superiores a 38 °C. En caso de que exista infección, debe detectarse y tratarse adecuadamente el foco. En caso de que la hipertermia sea de origen central, la medida más adecuada es disminuir la temperatura con medios físicos y eventualmente antitérmicos intravenosos.

Pérdida del control del eje hipotálamo-hipofisiario. Alteraciones hormonales

Diabetes insípida

Esta alteración está presente entre el 70 y 90% de los donantes. Como consecuencia de la muerte encefálica, se produce necrosis de la hipófisis con disminución o anulación de la secreción de hormona antidiurética o vasopresina, cuya función básica es regular la reabsorción de agua, favoreciendo la retención de agua, por lo que ante la falta de esta, se producen **intensas poliurias** con pérdidas de electrolitos; esto produce hipovolemia y contribuye a la hipotensión arterial y alteraciones electrolíticas como hipernatremia, hipopotasemia, hipomagnesemia, hipofosfatemia e hipocalcemia, y aumento de la osmolaridad plasmática con osmolaridad urinaria baja.

Conducta terapéutica en el potencial donante

Reposición de volemia con líquidos hasta lograr una adecuada precarga y repleción del espacio intravascular mediante la reposición de agua libre (solución salina al 0,45% o dextrosa al 5%), con el objetivo de disminuir la natremia y, en consecuencia, la osmolaridad plasmática.

Administrar desmopresina, un análogo sintético de la vasopresina. Tiene 2000 veces más efecto antidiurético que esta, pero carece de efecto presor, por lo que no produce vasoconstricción. La dosis para administrar es de 2 a 6 microgramos IV. Valorar la respuesta observando la disminución del volumen horario urinario y el aumento de la osmolaridad urinaria.

El objetivo terapéutico es lograr un volumen urinario entre 1 y 1,5 mL/kg/h. Se podrá repetir la dosis pasada 1 hora, de acuerdo con la respuesta.

Si la poliuria persiste, controlar los niveles de glucemia y matenerlos en valores normales, ya que la poliuria podría ser secundaria a hiperglucemia con la consiguiente glucosuria y diuresis osmótica. Se debe estar atento en monitorizar en forma periódica los niveles de electrolitos y reponerlos en caso de ser necesario (K^+, Mg^+, Ca^{2+}, P^+).

Como alternativa a la desmopresina se puede administrar vasopresina, fármaco que posee efecto presor, pero el efecto antidiurético es mucho menor que el de la desmopresina. Su dosis es de 0,8 a 1 U/h. Si bien algunos autores recomiendan asociarlas, el tratamiento de elección de la diabetes insípida es la desmopresina.

Otros trastornos del eje hipotálamo-hipofisario

En la actualidad, las evidencias científicas con respecto al déficit de hormonas del eje hipotálamo-hipofisario, por ejemplo de las hormonas tiroideas, y su administración exógena son contradictorias. Este tratamiento será reservado para aquellos donantes en muerte encefálica que, habiendo alcanzado todos los objetivos del tratamiento, continúan con inestabilidad hemodinámica y/o requerimientos de altas dosis de fármacos inotrópicos y vasopresores.

La administración de metilprednisolona se recomienda inmediatamente luego de diagnosticada la muerte encefálica y, en especial, en donantes con inestabilidad hemodinámica. Tiene efecto sobre la hemodinamia y se ha propuesto un efecto de protección pulmonar. La dosis es de 15 mg/kg.

Alternativamente se puede administrar hidrocortisona 100 mg en bolo IV, seguido de 200 mg/día en administración continua.

Chequear los niveles de glucemia en forma horaria, manteniendo valores por debajo de 150 mg/dL. En caso de ser necesario, administrar insulina en bomba de infusión continua. Además de controlar los niveles de glucemia, la insulina también posee efecto antiinflamatorio y antiapoptótico.

Con respecto a las hormonas tiroideas, T3 (triyodotironina) y T4 (tiroxina), no se recomienda su administración de forma rutinaria, debido a las conclusiones contradictorias publicadas hasta la actualidad. Solo se recomienda, sin un claro grado de evidencia, en aquellos donantes que continúan inestables e hipotensos, a pesar de haber alcanzado los objetivos deseados de precarga, y se mantienen con dosis elevadas de fármacos vasopresores e inotrópicos. Las dosis son: T3

bolo IV inicial de 4 microgramos, seguido de 3 microgramos/hora en infusión continua; T4 bolo inicial de 20 microgramos seguido de 10 microgramos/hora en infusión continua.

Alteraciones en la coagulación

La necrosis de las estructuras cerebrales produce liberación de sustancias químicas tales como factor de necrosis tumoral, gangliósidos cerebrales, factor activador del plasminógeno, interleucinas y demás mediadores inflamatorios que producen alteraciones de la coagulación pudiendo llegar a la coagulación intravascular diseminada.

Realizar controles del coagulograma durante el tratamiento del donante y corregir en caso de alteraciones. Los objetivos son mantener una razón internacional normalizada (RIN) < 2,0 y un recuento de plaquetas > 80 000/mm³.

Conducta terapéutica

Para alcanzar el objetivo propuesto se utilizarán los hemoderivados necesarios.

Transfusión de plasma fresco congelado, controlando estrictamente la PVC, ya que un exceso en la expansión podría provocar edema pulmonar y deteriorar la función.

Transfusión de plaquetas.

Con respecto a los eritrocitos, se recomienda mantener un hematocrito en valores superiores al 25% y/o hemoglobina > 7 g con el fin de asegurar un buen transporte de oxígeno hacia los tejidos.

Antes de la expansión con líquidos o de administrar derivados sanguíneos, se debe extraer y guardar una muestra de sangre en un tubo seco, para asegurar la fiabilidad de las determinaciones serológicas que serán necesarias para el proceso de donación, ya que la hemodilución podría interferir en los resultados de estas pruebas.

CONSIDERACIONES FINALES SOBRE EL MANTENIMIENTO DEL POTENCIAL DONANTE

Durante todo el tiempo que dure el tratamiento del donante, mantener la cabecera elevada entre 30 y 45º y los párpados ocluidos a fin de proteger las córneas. Colocar sobre estos gasas estériles embebidas en solución fisiológica con el fin de preservar el tejido ocular en el caso de que se hayan seleccionado para la ablación.

Será uno de los pacientes más complejos y complejizados de la sala con el fin de poder realizar la prevención y el tratamiento de las complicaciones derivadas de la muerte encefálica, evitando el fallo de órganos y el paro cardíaco, así como también la conversión de donantes ideales en donantes con criterios expandidos o subóptimos. Un tratamiento óptimo del donante será fundamental para el posterior éxito del trasplante (**cuadros 63-1** y **63-2**).

CONSIDERACIONES CONCEPTUALES Y DECISIONES CLÍNICAS

La prontitud y certeza en el diagnóstico de muerte encefálica son elementos clave en la práctica clínica a fin de poder tomar decisiones, remarcando que el diagnóstico de muerte y la certificación del fallecimiento de una persona debe ser a todos los fines, independientemente de la posibilidad posterior de donación de órganos.

Los profesionales de las unidades de cuidados intensivos deben conocer cabalmente el concepto de muerte encefálica y ser capaces de realizar el diagnóstico clínico de manera certera, pronta y eficaz para poder adoptar posteriormente las conductas adecuadas.

Debe capacitarse en comunicación en situaciones críticas para poder comunicar el diagnóstico de forma asertiva, utilizando un lenguaje claro y comprensible para la familia, evitando términos técnicos y explicaciones engorrosas.

Una vez que el fallecimiento se ha certificado según los protocolos médicos y los criterios médicos y legales vigentes, el profesional tiene la obligación legal de iniciar el proceso de donación, tal lo establecido en la Ley N.º 27447, la que establece lo siguiente:

Art. 39.- Notificación. Todo médico que certifique el fallecimiento de una persona debe iniciar el proceso de donación, conforme las normas que a dichos fines dicte el INCUCAI.

Esto implica realizar todas las medidas tendientes a preservar la viabilidad de los órganos para trasplante e ir informando a la familia sobre el desarrollo del proceso de donación.

Es importante la comprensión del papel fundamental y específico que tienen los profesionales de las unidades de cuidados intensivos en dar respuesta a la demanda de órganos para trasplante para los pacientes en lista de espera; su función profesional no culmina con el tratamiento del paciente neurocrítico, sino, si este ha tenido una mala evolución y fallece, concluye recién cuando se posibilita la realización de un trasplante.

Esta afirmación se sustenta desde la perspectiva sanitaria: teniendo en cuenta que los órganos deben ser procurados en el propio sistema de salud, frente a cada fallecido, el equipo de salud tiene la obligación legal y moral de iniciar el proceso de donación. Si hay razones de índole médica por las cuales no es posible concluir con la ablación de órganos, se debe proceder

Cuadro 63-1. Objetivos del tratamiento del donante en muerte encefálica	
Tensión arterial media (TAM)	> 65- 70 mm Hg
Frecuencia cardíaca (FC)	80- 120 latidos x min
Presión venosa central (PVC)	Entre 8 y 12 mm Hg. Hasta 8 mm Hg si es donante de pulmón
Temperatura central	> 35 ºC y < 38 ºC
pH	7,35 a 7,45
$PaCO_2$	35 a 45 mm Hg
PaO_2	> 100 mm Hg
$SatO_2$	> 94-95%
Volumen urinario	0,5 a 1 mL/kg/hora
Hemoglobina (Hb)/ hematocrito	> 7-9 g/dL/> 25-30%
Plaquetas	> 80 000
FiO_2	0,4-0,45
Ionograma	Dentro de valores normales
Glucemia	80-150 mg/dL
Coagulograma	Rangos normales

Cuadro 63-2. Elementos indispensables para una correcta monitorización y tratamiento del donante
Monitorización ECG continua
Catéter venoso central
Catéter periférico
Catéter arterial preferentemente en miembro superior
Sonda nasogástrica
Sonda vesical
Sensor de temperatura central
Saturómetro de pulso permanente
Manta térmica y cubierta de aluminio
Circuito cerrado para aspiración traqueal

a desconectar el cuerpo de la persona fallecida del soporte artificial que fue utilizado para los tratamientos correspondientes.

Como se ha descrito precedentemente, las alteraciones que se producen secundarias a la pérdida de la regulación central, en la muerte encefálica, son numerosas y complejas, por lo que estos pacientes deben permanecer o ser ingresados en una unidad de cuidados intensivos, siempre con asistencia respiratoria mecánica y con la mayor complejidad posible.

★ **CONCLUSIONES**

En conclusión, las decisiones al final de la vida, la certificación de la muerte encefálica y la donación de órganos como corolario de esta última, no son solo cuestiones de orden práctico, sino tienen un fuerte sustento sanitario y ético-legal, pues requieren profesionales entrenados y con gran compromiso y responsabilidad en el ejercicio de su tarea cotidiana dentro de la terapia intensiva; de esta forma garantizaremos la oferta de la máxima cantidad y calidad de órganos y tejidos a la lista de espera.

BIBLIOGRAFÍA

Cittanova ML, Leblanc I, Legendre C, et al. Effect of hydroxyethylstarch in brain-dead kidney donors on renal function in kidney-transplant recipients. Lancet 1996;(348): 1620-2.

Consejo de Europa. Guide to the quality and safety of organs for transplantation European Committee on Organ Transplantation (CD-P-TO). EDQM 7.th Edition; 2018.

Conselo Federal de Medicina. Define os criterios do diagnóstico de morte encefálica. Resoluâo CFM nº 2.173/2017. Brasil.

Consensus Group on Transcranial Doppler in the Diagnosis of Brain Death. Latin American Consensus on the use of transcranial Doppler in the diagnosis of brain death. Rev Bras Ter Intensiva 2014;26(3):240-52.

de Freitas GR, André C. Sensitivity of transcranial Doppler for confirming brain death: a prospective study of 270 cases. Acta Neurol Scand 2006; 113 (6): 426- 32. DOI: 10.1111/j.1600-0404.2006.00645.x

DuBose J, Salim A. Aggressive organ donor manage¬ment protocol. J Intensive Care Med 2008;(23): 367-75.

Grissom T, Richards J, Herr D. Critical Care Management of the Potential Organ Donor. Int Anesthesiol Clin 2017; 55(2):18-41, DOI:10.1097/AIA.0000000000000137.

Ley Nacional N.º 27447, de Trasplante de Órganos Disponible en: https://www.argentina.gob.ar/sites/default/files/ley-27447.pdf http://servicios.infoleg.gob.ar/infolegInternet/anexos/310000-314999/312715/norma.htm.

Red/Consejo Iberoamericano de Donación y Trasplante. Recomenda-ción rec-rcidt-2009(12) sobre el mantenimiento del donante multiorgánico. Recomendaciones aprobadas por el Consejo Iberoamericano de Donación y Trasplante. Newsletter 2009; III(Nº 1): 21-34.

Resol-2019-716-APN-SGS#MSYDS "Protocolo nacional para la determinación del cese irreversible de las funciones encefálicas (Certificación del Fallecimiento)" Secretaría de Gobierno de Salud, Ministerio de Salud y Desarrollo Social. Argentina. Disponible en: https://www.argentina.gob.ar/normativa/nacional/resoluci%-C3%B3n-716-2019-322558/texto.

Riggs BJ, Cohen JS, Shivakumar B, Trimboli-Heidler C, Patregnani JT, Miller MM, Spaeder MC, Dean NP. Doppler Ultrasonography of the Central Retinal Vessels in Children With Brain Death. Neurocrit Care 2017; 18 (3). (Copyright © 2017 by the Society of Critical Care Medicine and the World Federation of Pediatric Intensive and Critical Care Societies DOI: 10.1097/PCC.0000000000001087).

Society of Critical Care Medicine/American College of Chest Physicians/Association of Organ. Management of the Potential Organ Donor in the ICU: Procurement Organizations Consensus Statement. Special article. Crit Care Med 2015; 43:1291-325).

Wood KE, Becker BN, McCartney JG, et al. Care of the potential donor. N Engl J Med 2004; (351):2730-9.

Wood KE, Layon AJ. Brain death and management of the potential organ donor. En: Layon AJ, et al. (eds.) Textbook of Neurointensive Care. London: Springer; 2013. pp. 895-917.

Véanse **Preguntas de autoevaluación**. ?

Rehabilitación

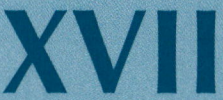

XVII

Estimulación sensorial y cognitiva en estados alterados de conciencia después de una lesión cerebral aguda

64

Raquel Balmaseda

INTRODUCCIÓN

Sobre la conciencia

Cuando Edelman y Tononi (2000) se refieren a la conciencia como "aquello que usted tiene cuando está despierto..." aluden, sin duda, a un nivel básico de conciencia como estado generalizado de estar alerta (*arousal*, en la descripción original), donde el sistema está receptivo a la información. En este sentido, la conciencia podía relacionarse con una atención tónica o de base. Se trata, pues, de una fuerza o energía que precisa el sistema para facilitar los procesos cognitivos, por lo que podemos afirmar que ese estar consciente es un estado que no contiene información.

Para Mesulam (2000), esta función de estado o matriz regula la capacidad global de procesamiento de información, nivel de vigilancia, y potencia la focalización o eficiencia en la detección de estímulos relevantes. Este aspecto de la atención está claramente relacionado con el concepto de atención tónica y se encuentra asociado con mecanismos neurales en el sistema reticular activador, tálamo, sistema límbico, ganglios basales y córtex prefrontal. Este sistema reticular activador resulta un sistema altamente heterogéneo que se encuentra localizado en las porciones superiores del tronco cerebral hasta el hipotálamo posterior, los núcleos talámicos intralaminares y reticulares y el cerebro basal anterior, y se proyecta de forma difusa en el tálamo y la corteza. Su función, pues, consistiría en proporcionar energía o "*drive*", en dotar de activación al sistema talamocortical y facilitar así las conexiones entre regiones corticales.

Cuando nos referimos a la experiencia consciente hemos de suponer que esta es una forma especial de proceso que surge de la estructura y funcionamiento dinámico del cerebro, por lo que puede caracterizarse por una serie de propiedades fundamentales existiendo ciertos aspectos fundamentales de la experiencia consciente que son comunes a todas sus manifestaciones fenomenológicas: es individualizada, se encuentra unificada, es coherente y puede ser diferenciada (Tirapu-Ustárroz y cols., 2003, Tirapu-Ustárroz, Goñi-Sáez, 2016).

Estos aspectos exigen la clarificación de dos conceptos fundamentales en la hipótesis de Edelman y Tononi (2000) como son: el de reentrada y el de complejidad de sistema. Este último hace referencia a la cantidad de estados diferentes que puede experimentar un agrupamiento funcional (es decir, un proceso neuronal unificado), para lo que debemos tener muchos elementos especializados y unas conexiones no azarosas entre elementos. La reentrada debe entenderse como el intercambio recursivo y continuo de señales paralelas entre áreas del cerebro con conexiones recíprocas. Así, una de las consecuencias más destacables es la sincronización general de la actividad de distintos grupos de neuronas distribuidas entre numerosas áreas funcionalmente especializadas del cerebro. El disparo sincronizado de neuronas dispersas que se encuentran conectadas por la reentrada es la base de la integración de los procesos perceptuales y motores. Por consiguiente, la experiencia consciente no se produce en un lugar particular del cerebro y es un proceso coherente, resultado de interacciones de grupos neuronales distribuidos por diferentes áreas. Además, la integración se produciría rápidamente (entre 100 y 250 ms) después de la presentación del estímulo.

ESTADOS ALTERADOS DE CONCIENCIA

Los estados alterados de conciencia conforman un continuo que va desde el **coma**, al **estado vegetativo** y al **estado de mínima conciencia**. Estos estados se deben a lesiones corticales difusas y bilaterales y/o a lesiones troncoencefálicas. Escapa al propósito de este capítulo realizar una conceptualización sobre estos estados; sin embargo, es necesario definir de forma muy breve algunos conceptos de cara a la comprensión del capítulo.

La conciencia tanto de sí mismo como del medio se compone de dos elementos clave*: el *arousal* (nivel de conciencia o "estar consciente") y el *awareness* (contenido de la conciencia o "ser consciente) (Plum y Posner, 1982). El *arousal* se refiere a la capacidad para estar despierto y mantener el ciclo sueño-vigilia, mientras que el *awareness* se refiere al darse cuenta de uno mismo y del mundo que nos rodea.

El **coma** se define como un estado de no respuesta a estímulos externos e internos, donde el paciente permanece con los ojos cerrados, sin conciencia sobre el mundo que lo rodea. En este estado existe afectación tanto del *arousal* como del *awareness*. La duración de este período se establece aproximadamente en 2-4 semanas (Plum y Posner, 1982).

El **estado vegetativo (EV)** se caracteriza por apertura ocular, *arousal* conservado con ciclo de sueño-vigilia, sin evidencia de funciones corticales (*awareness* afectado). Los pacientes son incapaces de interactuar con el medio, no muestran respuesta conductual sostenida ni reproducible ni voluntaria o propositiva a estímulos visuales, auditivos, táctiles o dolorosos, estando las funciones hipotalámicas y troncoencefálicas (reflejos de los nervios craneales y espinales) conservadas en diferente grado. El **estado vegetativo persistente** puede ser diagnosticado después de un mes, mientras que el **estado vegetativo permanente** puede ser diagnosticado 3 meses después, en daño no traumático y 1 año después en daño cerebral traumático (MSTF, 1994a; 1994b).

En el **estado de mínima conciencia (EMC)** tanto el *arousal* como el *awareness* están conservados, aunque este último puede ser oscilante. Existe evidencia de cierta conciencia de sí mismo y del medio (Giacino y cols., 2009). Las respuestas que emite el sujeto son sostenidas y reproducibles aunque inconsistentes (Giacino, Ashwal, Childs y cols., 2002). Entre estas respuestas se encuentran: fijación o seguimiento visual, o realización de órdenes. En la **figura 64-1** se pueden observar ambos componentes de la conciencia en los diferentes estados alterados de conciencia según Laureys y cols. (2004).

Los estados alterados de conciencia forman parte de un continuo donde los pacientes emergen de un estado más grave de alteración de conciencia a uno menos grave; de esta forma, el paciente emerge del coma hacia el estado vegetativo y, si la recuperación es favorable, emerge posteriormente al estado de mínima conciencia. Es por ello de suma importancia conocer los signos que informan de la emergencia de estos estados, el uso de diferentes instrumentos de valoración y técnicas que cuantifiquen esta progresión, así como las técnicas de intervención que pueden ayudar a la emergencia de ellos. Por lo tanto, este capítulo se articula en dos partes fundamentales, la evaluación de los estados alterados de conciencia y la rehabilitación de estos. Así el capítulo se centra en las contribuciones prácticas que la neuropsicología puede aportar en materia de evaluación, intervención y rehabilitación en pacientes neurocríticos agudos con alteración del nivel de conciencia.

EVALUACIÓN NEUROPSICOLÓGICA DE LOS ESTADOS ALTERADOS DE CONCIENCIA

Un diagnóstico preciso resulta fundamental para la elección del plan adecuado de intervención así como para establecer el pronóstico (Giacino y cols., 2014). Desafortunadamente son comunes los errores diagnósticos: por ejemplo, entre el 30-40% de los pacientes diagnosticados de estado vegetativo mantienen cierto nivel de conciencia (Schnakers y cols., 2009). La mayoría de las escalas utilizadas en las unidades de cuidados intensivos (UCI) son insuficientes para detectar los sutiles cambios que experimentan estos pacientes y solventar los problemas diagnósticos. En ausencia de una escala de conciencia precisa y completa, el diagnóstico se basa en las meras observaciones al pie de la cama. Otra complicación se deriva de las características de estos pacientes, ya que presentan importantes limitaciones motoras y sensoriales, fluctuaciones del nivel de conciencia, o requieren uso de sedación, lo que conlleva una imposibilidad o reducción del repertorio de respuesta del paciente.

En la literatura existen varias escalas bien conocidas propuestas para la valoración de los estados de coma. Sin embargo, resulta de particular interés el modelo denominado ***Coma Recovery Scale-Revised*** (CRS-R, Escala de Recuperación del Coma Revisada) (Giacino, Kalmar, Whyte, 2004). Se compone de 6 subescalas: función auditiva, función visual, función motora, función verbal, función comunicativa y *arousal*, y es la escala de elección de valoración en estos pacientes (Seel y cols., 2010; Giacino y cols., 2014). La puntuación se encuentra estandarizada y se basa en la respuesta presente (1 punto) o ausente (0 puntos). Las puntuaciones más bajas en cada subescala se corresponden con respuestas reflejas, mientras que las más altas implican actividad cortical. El tiempo aproximado de aplicación es de 30 minutos. Esta escala permite el diagnóstico preciso y es capaz de detectar cambios sutiles en el nivel de conciencia que indican evolución y emergencia de los diferentes estados alterados de conciencia (para más detalles de la escala véase Giacino, Kalmar, Whyte, 2004).

Los criterios de recuperación o salida del coma son la apertura ocular y la presencia de ciclo sueño-vigilia. Los criterios de salida del estado vegetativo a estado de mínima respuesta son la presencia de intencionalidad o conciencia parcial de uno mismo o del entorno (Owen y cols., 2009). Los criterios de salida del estado de mínima

---

* Nota: se presentan en el texto las denominaciones en inglés por sutiles inexactitudes de las traducciones de estos términos al español en la temática del capítulo.

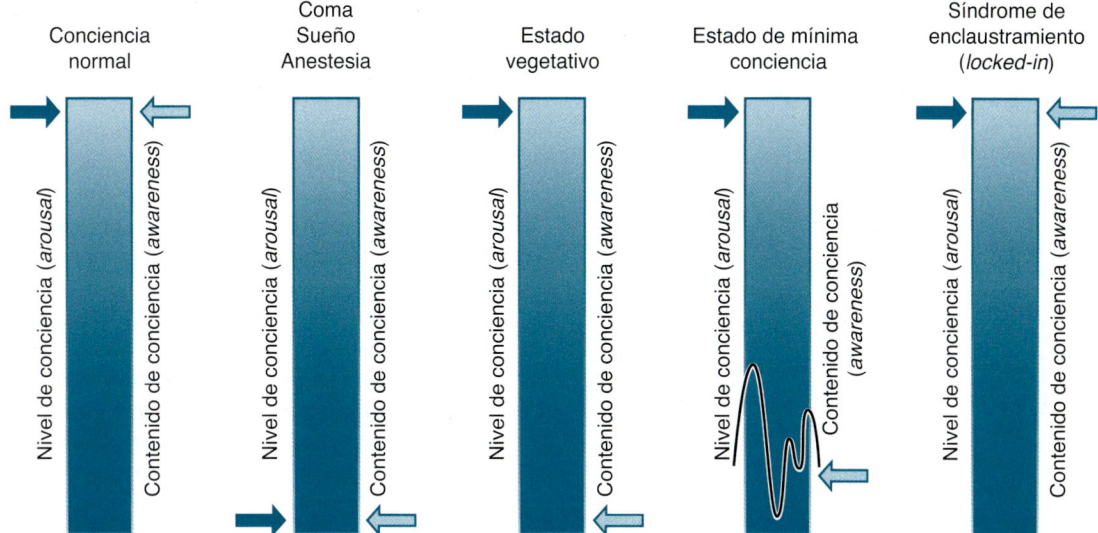

Fig. 64-1. Representación gráfica de los dos componentes de la conciencia (*arousal* y *awareness*) y sus alteraciones en los diferentes estados alterados de conciencia, según Laureys, Owen y Schiff, 2004. (Adaptado de "Coma Science Group").

conciencia a estado confusional agudo son la presencia de comunicación funcional interactiva verbal o no verbal o la capacidad del uso funcional de dos objetos diferentes (Giacino, Ashwal, Childs y cols., 2002).

MODELOS DE ESTIMULACIÓN EN LOS ESTADOS ALTERADOS DE CONCIENCIA

En los últimos años, la atención a los pacientes con estados alterados de conciencia ha experimentado un gran progreso. En la actualidad se dispone de un conocimiento más profundo, mayores recursos y hay un consenso más amplio sobre la importancia del abordaje temprano y multidisciplinario de estos pacientes.

El objetivo de la intervención neuropsicológica en los estados alterados de conciencia será establecer un diagnóstico correcto y conseguir el nivel máximo de recuperación, incluyendo la mejoría del nivel de conciencia y de la función. Para ello, el propósito es lograr la emergencia de un estado de nivel de conciencia inferior a uno superior. Las técnicas de intervención neuropsicológica en estos estados son principalmente la estimulación basal y la estimulación multisensorial, que se pueden utilizar de forma combinada (Balmaseda, 2011). Se asume que los sujetos tratados mediante un protocolo de estimulación intensa y repetida emergerían de los estados alterados de conciencia, lo harían de forma más rápida y conseguirían alcanzar su más alto nivel de funcionamiento.

Estimulación basal

La estimulación basal se desarrolló en Alemania y fue introducida en las unidades de cuidados inten-

sivos para la estimulación de pacientes con graves déficits y estados alterados de conciencia (Frohlich, 1980; Biestein, 1991; Nydahl y Bartoszek, 2005). Está indicada en personas gravemente afectadas y no requiere unos mínimos de respuesta o actividad. Consiste en la estimulación de tres áreas que se basan a su vez en las percepciones intrauterinas básicas: somática, vibratoria y vestibular. De estas tres áreas se deriva una serie de actividades que se utilizan para potenciar el desarrollo perceptivo y para proporcionar información al paciente sobre su propio "yo" corporal, sobre la persona con la que se está relacionando y sobre el entorno que lo envuelve (Llorens, 2011). Para la estimulación somática se estimula táctilmente todo el cuerpo, en especial la piel. La estimulación del sistema vibratorio posibilita la recepción de ondas sonoras que llegan en forma de vibración y favorecen la atención, la alerta y la capacidad auditiva. Puede realizarse por medio de aparatos electrónicos, con masajes o con estimulación oral. La estimulación vestibular, por ejemplo moviendo la cabeza del paciente hacia los lados, posibilita la orientación en el espacio, la percepción del movimiento y el sentido de la gravedad; favorece también la atención, la alerta, y activa el sistema visual, ya que se lleva a cabo mediante balanceo, rotaciones y cambios de la posición en el espacio.

Svenningsen (2008) realizó una revisión para determinar la eficacia de la estimulación basal y reveló que muy pocos estudios muestran evidencia del efecto de esta intervención, de los cuales existe además un número muy reducido.

Estimulación multisensorial

La estimulación sensorial consiste en la presentación de estímulos simples, de forma frecuente y repetida, administrados en diferentes canales sensoriales con una intensidad variable según los diferentes protocolos (Abbate y cols., 2014). Los programas de estimulación sensorial se basan en la idea de que un ambiente enriquecido beneficia a la plasticidad cerebral y promueve la recuperación. Proveer al paciente de estimulación sensorial puede de manera potencial estimular las redes neuronales afectadas, acelerar la plasticidad cerebral y evitar la supresión sensorial en la que se encontraría si no hubiera estimulación externa (Schnakers, Magee, Harris, 2016).

Los diferentes protocolos, a pesar de los variados procedimientos adoptados, en general estimulan las distintas vías sensoriales aferentes proporcionando información al sujeto mediante la estimulación de todos los sentidos (vista, oído, olfato, gusto y tacto) de forma gradual. Además de estimular los cinco sentidos, se trabaja el nivel de alerta, la función motora y la comunicación. Para ofrecer esta estimulación externa se usa material diverso desde estímulos simples hasta aquellos con contenido autobiográfico y emocional. Dichos protocolos difieren con respecto a quien realiza la estimulación: en algunos casos, la familia es entrenada para llevar a cabo las técnicas de estimulación (Gill-Thwaites y Munday, 1999). No existe un acuerdo sobre la duración y la repetición de la estimulación, pero la mayoría de los autores indican varios ciclos de estimulación diaria de 10-20 minutos, ya que no debe exponerse a estos pacientes a una estimulación continuada (Lombardi y cols., 2002). En cuanto a la duración de la estimulación, algunos autores como Oh y Seo (2003) sugieren que debe aplicarse durante al menos 2 semanas para conseguir resultados notables y al menos durante un mes para resultados permanentes.

Wood y cols. (1992) introducen una serie de consideraciones a la hora de llevar a cabo este tipo de intervención bajo su modelo de "regulación sensorial", donde ponen de manifiesto que la estimulación controlada resulta más adecuada que someter al paciente a un "bombardeo indiferenciado" de estimulación, debido al fenómeno de habituación y a la pérdida de la capacidad de estos pacientes para filtrar y procesar la información. Un ambiente sensorialmente regulado incluye, siguiendo a estos autores: ambiente poco ruidoso, períodos de descanso entre terapias sin ninguna clase de estimulación llevando al cerebro a un estado de descanso, uso de información sobre los procedimientos usando palabras clave o habla telemática, realizar mediciones de línea base y monitorizar los cambios en varios patrones de respuesta a lo largo del tiempo. Por lo tanto, este tipo de programas deben ser muy estructurados, además deben permitir las respuestas tardías, considerando que la respuesta del paciente no siempre es inmediata, y aplicados en los períodos de máxima conciencia o perceptividad, identificando ventanas de oportunidad y centrándose en las áreas que obtengan una mejor respuesta, verbalizar qué se está realizando en cada momento, simplificando la información y la velocidad a la que se dispensa, utilizar la aproximación del aprendizaje sin error, reforzar los logros, evitar el exceso de estimulación, modificar el ambiente para eliminar estímulos distractores y anotar los cambios (Balmaseda, 2011).

Según el estado del paciente, sobre todo ante buena evolución, se pueden modificar y complejizar las tareas, haciendo que estas sean variadas, pasando de una estimulación centrada en el *arousal* a una rehabilitación centrada en el *awareness* y en la potenciación de las funciones cognitivas de orden superior, conforme se va produciendo la emergencia ascendente de los diferentes estados alterados de conciencia.

Según Abbate y cols. (2014), estos programas aparecen a menudo bajo la denominación de estimulación multisensorial, cuando de hecho, en su forma estándar, se estimula cada canal sensorial alternativamente y no de manera simultánea, por lo que en realidad no se trata de una estimulación multisensorial sino unisensorial. De esta forma, los autores proponen la estimulación de varios canales sensoriales a la vez, así como la utilización de estímulos con contenido emocional y autobiográfico.

Por último, es importante tener en cuenta factores como el sueño, higiene, hidratación, postura y posicionamiento, colocación de ortesis, etc., ya que pueden interferir con las sesiones de estimulación.

Mientras se aplica el programa se registran pequeños cambios de respuesta con escalas sensibles a dichos cambios. Entre las más utilizadas se encuentran: *The Coma/Near Coma* (CNC) (Rappaport, 2000), *Coma Recovery Scale* (CRS-R) (Giacino y cols., 2004), *Sensory Stimulation Assessment Measure* (SSAM) (Reader y Ellis, 1994), *The Western Neuro Sensory stimulation profile* (WNSSP) (Ansell y Keenan, 1989) y *The Sensory Modality Assessment and Rehabilitation Technique* (SMART) (Gill-Thwaites y Munday, 1999). En este capítulo volvemos a proponer el uso de la *Coma Recovery Scale* (CRS-R) para monitorizar los cambios.

Son pocos los estudios que demuestren la eficacia de los programas de estimulación en pacientes con alteración de conciencia, ya que los diferentes trabajos no arrojan resultados concluyentes según la revisión realizada por Lombardi y cols. (2002); desde entonces, algunos estudios han arrojado algunos datos esperanzadores (Lancioni y cols., 2010; Lotze y cols., 2011; Pape y cols., 2015; Zienab y cols., 2016). A pesar de que se requieren estudios controlados sobre la eficacia de estos programas se admite que la supresión de estímulos, por el contrario, tiene un efecto perjudicial. Por último, a la hora de intervenir con estos pacientes, es importante tener en cuenta que estos programas no son invasivos ni peligrosos para ellos, son además de bajo costo y simples de aplicar desde el punto de vista metodológico (Abbate, Mazzucchi, 2011), por lo que su utilización es recomendable.

Otras técnicas de intervención

Según los estudios de Georgiopoulos, Katsakiori, Kefalopoulou, Ellul y Chroni (2010) y de Thibaut y Laureys (2015), en la actualidad algunas intervenciones ligadas al aumento del nivel de conciencia prometedoras son la estimulación cerebral profunda (Schiff y cols., 2007), la estimulación cortical extradural (Canavero y cols., 2009), la estimulación magnética transcraneal (Lapitskaya y cols., 2009), la estimulación de la médula espinal, la estimulación del nervio mediano (Cooper y cols., 2005; Meyer y cols., 2010) y el baclofeno intratecal (Sara y cols.,. 2009). En cuanto al tratamiento farmacológico para ayudar a la emergencia de los diferentes estados alterados de conciencia, este se basa en dos tipos de actuaciones: por una parte, la administración de agentes dopaminérgicos como la levodopa (Haig y Ruess, 1990; Haig y cols., 1999; Matsuda y cols., 1999; 2003; 2005), la amantadina (Horiguchi y cols., 1990; Schnakers y cols., 2008), o el psicoestimulante metilfenidato (Worzniak, 1997; Reynolds, 2013) y, por otra, el uso de zolpidem (Singh cols., 2008; Whyte, Myers, 2009).

Hasta la fecha, a excepción del tratamiento farmacológico con amantadina (Giacino y cols., 2012), ningún otro tratamiento ha constatado su eficacia de manera concluyente (Schnakers, Magee, Harris, 2016), por lo que se necesitan estudios basados en la evidencia que demuestren la eficacia de las intervenciones concretas en este tipo de pacientes.

LA INTERVENCIÓN DE LA FAMILIA

El daño cerebral no solo afecta a la persona que lo sufre, sino también a sus familiares. Por ello, con la familia se deben tener tres tipos de actuaciones: ofrecer información sobre el daño cerebral, evolución y pronóstico; dar pautas de manejo del paciente, y, en los casos de alteración del nivel de conciencia, entrenar a la familia en la estimulación del paciente. En relación con la información hemos de tener en cuenta que la familia no la posee si no la recibe de los profesionales que atienden al paciente. El paciente con daño cerebral comienza siendo un reto sanitario y termina siendo un reto social, por lo que además se debe informar a la familia, desde el inicio, de los recursos, ayudas económicas y sociales con que puede contar. En cuanto al manejo, toda orientación resulta de gran utilidad. Por ejemplo, el cuidado de la postura es muy importante para la respuesta cognitiva, ya que la sedestación y bipedestación influyen en el sistema reticular activador ascendente. En cuanto al entrenamiento en estimulación resulta fundamental que los familiares conozcan los protocolos de estimulación para que puedan llevarlos a cabo en la interacción con el paciente. Los familiares, por otra parte, constituyen una fuente de información muy valiosa a la hora de detectar los primeros signos de recuperación que indican emergencia de los estados alterados de conciencia.

En ocasiones la familia debe recibir apoyo, orientación o incluso tratamiento psicológico para poner en marcha mecanismos de afrontamiento.

Para concluir este capítulo y en relación con la intervención con la familia, recurrimos a la "Resolución ética de conflictos" de Malec (2001). Según este autor, no podemos olvidar la importancia de las relaciones humanas ni que estas son tan relevantes como la intervención, de hecho pueden ser un arma terapéutica. Así, es fundamental tener en cuenta las siguientes consideraciones: a) identificar relaciones (no olvidemos que somos personas que interactuamos con personas), b) que los objetivos sean consensuados entre los profesionales y los familiares, c) explicitar y respetar las diferencias, "pensar libremente", d) estimar los cambios no solo en función de las pruebas y la valoración profesional, sino también de la valoración de la familia, e) identificar los riesgos de los tratamientos, f) valorar las consecuencias de la falta de tratamiento, g) plantearse la ética de los métodos, h) valorar junto con la familia cuándo se interrumpe el tratamiento, i) compartir los métodos y escalas de evaluación y j) no olvidar que la relación puede ser un arma terapéutica en sí misma.

★ **CONCLUSIONES**

Cuando nos referimos a la experiencia consciente hablamos de un proceso complejo que surge de la estructura y funcionamiento dinámico del cerebro. Según los últimos modelos, la experiencia consciente es el resultado de la interacción de grupos neuronales concretos e integrados diseminados en diferentes áreas del cerebro. Los estados alterados de conciencia contemplan el coma, el estado vegetativo y el estado de mínima conciencia y forman parte de un continuo donde, ante evolución favorable, el paciente emerge de un estado inferior de conciencia a otro superior. El diagnóstico preciso resulta fundamental para la elección del plan adecuado de tratamiento. En este capítulo se recomienda el uso de la CRS-R ya que permite, además, detectar los signos que indican la emergencia de los diferentes estados alterados de conciencia. En cuanto a los modelos de estimulación, en este capítulo se explican la estimulación basal y la estimulación multisensorial como una forma de intervención no invasiva, inocua para el paciente, de bajo costo y fácil de aplicar a pesar de que son necesarios más estudios que muestren su eficacia. Se contemplan además otras intervenciones médico-quirúrgicas y farmacológicas que arrojan un futuro esperanzador para el abordaje de estos pacientes, destacando el tratamiento con amantadina. Por último, se hace hincapié en el trato con la familia y se dan pautas útiles en la relación necesaria que se establece entre los profesionales y esta, destacando que la correcta relación es en sí misma un arma terapéutica.

Agradecimientos: la autora agradece a Javier Tirapu Ustarroz y hace una mención especial de su ayuda en la revisión de este capítulo.

BIBLIOGRAFÍA

Abbate C, Mazzucchi A. La riabilitazione neuropsicologica dei disturbi globalli della coscienza. En: A. (Ed). La riabilitazione neuropsicologica. Milano: Masson Elsevier; 2011. pp 389-406.

Abbate C, Trimarchi PD, Basile I, Mazzucchi A, Devalle G. Sensory stimulation for patients with disorders of conciousness: from stimulation to rehabilitation. Front Hum Neurosci 2014;8:15.

Ansell BJ, Keenan JE. The Western Neuro Sensory Stimulation Profile: a tool for assessing slow recover head injured patients. Arch Phys Med Rehabil 1989;70:104-8.

Balmaseda R. Principios de intervención terapéutica. Síndrome de Vigilia sin Respuesta y daño cerebral adquirido. En: Federación Española de Daño Cerebral FEDACE (Eds.). Síndrome de Vigilia sin Respuesta y de Mínima Conciencia. Madrid: Cuadernos FEDACE sobre daño cerebral adquirido; 2011. pp: 70-5.

Bienstein C. Basale Stimulation in der Pflege pflegerische Möglichkeiten zur Förderung von wahrnehmungsbeeinträchtigten Menschen. Düsseldorf: Verl. Selbstbestimmtes Leben; 1991.

Canavero S, Massa-Micon B, Cauda F, Montanaro E. (2009). Bifocal extradural cortical stimulation- induced recovery of consciousness in the permanent post-traumatic vegetative state. J Neurol 2009;256:834-6.

Cooper EB, Scherder EJ, Cooper JB. Electrical treatment of reduced consciousness: experience with coma and Alzheimer´s disease. Neuropsychol Rehabil 2005;15:389-405.

Edelman GM, Tononi G A. Universe of consciousness: How matter becomes imagination. New York: Basic Books; 2000.

Frohlich A. Die Pflege schwerst Mehrfachbehinderter als integrativer Bestandteileiner ganzheitlichen Förderung aus pädagogischer Sicht. Deutsche Krankenpflegezeitschrift 1980;1:41-4.

Georgiopoulos M, Katsakiori P, Kefalopoulou Z, Ellul J, Chroni E, Constantoyannis C. Vegetative State and Minimally Conscious State: A review of the therapeutic interventions. Stereot Funct Neuros 2010;88:199-207.

Giacino JT, Ashwal S, Childs N, et al. The minimally conscious state: definition and diagnostic criteria. Neurology 2002;58:349-53.

Giacino JT, Kalmar K, Whyte J. The JFK Coma Recovery Scale-Revised: measuremet characteristics and diagnosis utility. Arch Phys Med Rehabil 2004;85(12):2020-9.

Giacino JT, Schnakers C, Rodríguez-Moreno D, Kalmar K, Schiff N, Hirsch J. Behavioral assessment in patients with disorders of conciousness: Gold standard or fool's gold? Progr Brain Res 2009;177:33-48.

Giacino JT, Whyte J, Bagiella E, Kalmar K, Childs N, Khademi A., et al. Placebo-Controlled Trial of Amantadine for Severe Traumatic Brain Injury. N Engl J Med 2012;366:819-82.

Giacino JT, Fins JJ, Laureys S, Schiff ND. Disorders of consciousness after adquired brain injury: the state of the science. Natural Reviews. Neurology 2014;10(2):99-114.

Gill-Thwaites H, Munday R. The Sensory Modality Assessment and Rehabilitation Technique (SMART): A comprehensive and integrated assessment and treatment Protocol for the Vegetative State and Minimally Responsive patient. Neuropsychological Rehabilitation 1999;9(3/4):305-20.

Haig AJ, Ruess JM. Recovery from vegetative state of six months' duration associated with Sinamet (levodopa/carbidopa). Arch Phys Med Rehabil 1990;71(3);1081-3.

Horiguchi J, Inami Y, Shoda T. Effects of long-term amantadine treatment on clinical symptoms and EEG of a patient in a vegetative state. Clin Neuropharmacol 1990;13:84-8.

Lancioni GE, Bosco A, Olivetti-Beladirnelli M, Singh NN, O'Really MF, Sigafoos J. An overview of interventios options for promoting adaptative behavior of person with adquired brain injury and minimally conscious state. Res DevDisability, 2010;31:1121-34.

Lapitskaya N, Gosseries O, Delvaux V, Overgaard M, Nielsen F, Maertens de Noordhout A, Moonen G, Laureys S. Transcranial magnetic stimulation in disorders of consciousness. Rev Neuroscience 2009;20:235-50.

Laureys S, Owen AM, Schiff ND. Brain function in coma, vegetative state and related disorders. Lancet Neurology 2004;3:537-46.

Llorens S. Estimulación basal. Síndrome de Vigilia sin Respuesta y daño cerebral adquirido. En: Federación Española de Daño Cerebral FEDACE (Eds.). Síndrome de Vigilia sin Respuesta y de Mínima Conciencia. Madrid: Cuadernos FEDACE sobre daño cerebral adquirido; 2011. pp. 119-24.

Lombardi F, Taricco M, De Danti A, Telaro E, Liberati A. Sensory stimulation of brain-injured individuals come or vegetative state: results of a Cochrane systematic review. Clin Rehabil 2002;16:464-72.

Lotze M, Schertel K, Birmaumer N, Kotchoubey B. A long-term intensive behavioral treatment study in patients with persistent vegetative state or minimally conscious state. J Rehabil Med 2011;43:230-6.

Malec JF. Impact of comprehensive day treatment on societal participation for persons with acquired brain injury. Arch Phys Med Rehabil 2001;82(7):885-95.

Matsuda W, Sugimoto K, Sato N. Watanabe T, Yanaka K, Matsumura A, Nose T. A case of primary brainstem injury recovered from persistent vegetative state after L-DOPA administration. No to Shinkei 1999;51:1071-4.

Matsuda W, Matsumura A, Komatsu H, Yanaka K, Nose, T. Awakenings from persistent vegetative state: report of the three cases with parkinsonnism and brain stem lessions on MRI. Journal of Neurosurg Psychiatry 2003;74:1571-3.

Matsuda W, Komatsu Y, Yanaka K, Matsumura A. Levodopa treatment for patients in persistent vegetative or minimally conscious states. Neuropsychol Rehabil2005;15:414-27.

Messulam MM. Attentional networks, confusional states and neglect symdromes. En: Messulam MM (Ed.). Principles of behavioral and cognitive neurology. New York: Oxford University Press; 2000. pp. 174-238.

Meyer MJ, Megyesi J, Meythaler J, Murie-Fernández M, Aubut J, Foley N., et al. Acute management of acquired brain injury Part III: An evidence-based review of interventions used to promote arousal from coma. Brain Injury 2010;24:722-9.

Multi-Society Task Force on PVS Medical aspects of the persistent vegetative state. N Engl J Med 1994a:330(21):1499-508.

Multi-Society Task Force on PVS. Medical aspects of the persistent vegetative state. N Engl J Med 1994b;330(22):1472-9.

Nydahl P, Bartoszek G. Basal Stimulation. K¢benhavn: Munksgaard; 2005.

Oh H, Seo W. Sensory stimulation programme to improve recovery in comatose patients. J Clin Nurs 2003;12(3):394-404.

Owen AM, Schiff ND, Laureys S. The assessment of conscious awareness in the vegetative state. En: Laureys S, Tononi G (Eds). The neurology of consciousness. New York: Academic Press; 2009.

Pape TL, Rosenow JM, Steiner M, Parrish T, Guernon A, Harton B, et al. Placebo-controlled trial for familiar auditory sensory training for acute severe traumatic brain injury: a preliminary report. Neurorehabil Neural Repair 2015;29:537-47.

Plum F, Posner J. The Diagnosis of Stupor and Coma. 3rd ed. Philadelphia: F. A. Davis; 1982.

Rappaport M. The coma/near coma scale. The center for outcome measurement in brain injury. 2000. Accessed from www.tbims.org/combi/cnc.

Reader MA, Ellis DW. The Sensory Stimulation Assessment Measure (SSAM): a tool for early evaluation of severely brain injured patients. Brain Injury 1994;8:309-21.

Reynolds JC, Rittenberger JC, Callaway CW. Methylphenidate and amantadine to stimulate reawakening in comatose patients resuscitated from cardiac arrest? Resuscitation 2013;84(6):818-24.

Sara M, Pistoia F, Mura,E, Onorati P, Govoni S. Intrathecal baclofen in patients with persistent vegetative state: 2 hypotheses. Arch Phys Med Rehabil 2009; 90:1245-9.

Schnakers C, Hustinx R, Vandewalle G, Majerus S, Moonen G, Boly M, et al. Measuring the effect of amantadine in chronic anoxic minimally conscious state. J Neurol Neurosurg Psychiatry 2008;79:225-7.

Schnakers C, et al. Diagnostic accuracy of the vegetative and minimally conscious state: clinical consensus versus standardized neurobehavioral assessment. BMC Neurol 2009;9:35.

Schnakers C, Magee WL, Harris B. Sensory stimulation and music therapy programs for treating disorders of consciousness. Front Psychol 2016;7:297-302.

Schiff ND, Giacino JT, Kalmar K, Victor JD, Baker K, Gerber M, et al. Behavioural improvements with thalamic stimulation after severe traumatic brain injury. Nature 2007;448:600-3.

Seel RT, et al. Assessment scales for disorders of consciousness: evidence-based recommendations for clinical practice and research. Arch Phys Med Rehabil 2010 91(12):1795-813.

Singh R, McDonald C, Dawson K, Lewis S, Pringle AM, Smith S, Pentland B. Zolpidem in a minimally conscious state. Brain Injury 2008;22:103-6.

Svenningsen H. Basal Stimulation® in Intensive Care– Hunch or Evidence? Qualification Year Paper. Aarhus University; 2008.

Thibaut A, Laureys S. Brain stimulation in patients with disorders of consciousness. Principles and Practice of Clinical Research 2015;1(3): 5-72.

Tirapu-Ustárroz, J., Muñoz-Céspedes JM, Pelegrín-Valero C. Hacia una taxonomía de la conciencia. Rev Neurología 2003;36(11):1083-93.

Tirapu-Ustárroz J, Goñi-Sáez F. El problema cerebro-mente (II): Sobre la conciencia. Rev Neurología 2016; 63(4):176-85.

Whyte J, Myers R. Incidence of clinically significant responses to zolpidem among patients with disorders of consciousness: a preliminary placebo controlled trial. Am J Phys Med Rehabil 2009;88:410-8.

Wood R, Winkowski TB, Miller JL, Tierney L, Goldman L. Evaluating sensory regulation as a method to improve awareness in patients with altered states of consciousness: a pilot study. Brain injury 1992;6:411-8.

Worzniak M, et al. Methylphenidate in the treatment of coma. J Fam Pract 1997;44(5): 495-8.

Zienab AA, Om Ebrahiem EE, Soheir MW, Hend ME, Safaa EA. Effect of sensory and motor stimulation program on clinical outcomes of patients with moderate head injury. Journal of Nursing and Health Science 2016;5(5):24-36.

Rehabilitación en el paciente neurocrítico

65

Lisandro Emilio Olmos

INTRODUCCIÓN

El propósito general de la rehabilitación es permitir que los pacientes logren el mayor grado de recuperación posible y que su potencial no se vea influenciado por complicaciones adquiridas en las unidades de cuidados intensivos (UCI).

La mejoría en la sobrevida de los pacientes neurocríticos ha generado mayores desafíos en las etapas posteriores de rehabilitación.

La rehabilitación del paciente constituye un eslabón imprescindible del sistema de salud para lograr que un paciente logre los mayores niveles de recuperación y el mayor grado de reinserción en la comunidad.

ABORDAJE EN LA UNIDAD DE CUIDADOS INTENSIVOS

El objetivo principal en las UCI es lograr la supervivencia del paciente y reducir la mortalidad. Los aspectos relacionados con la morbilidad tales como el cuidado de la piel, el manejo de la vejiga, el intestino, el estado nutricional, el dolor, las retracciones por espasticidad, limitaciones en los rangos de movilidad articular, etc. son en muchas ocasiones considerados secundarios y pasados por alto (**cuadro 65-1**). Sus consecuencias impactan en la morbilidad y calidad de vida de los pacientes por meses a años.

El objetivo primario de la rehabilitación en el paciente neurocrítico es limitar la morbilidad.

El manejo de la información y la relación interpersonal con los familiares respecto de las posibilidades futuras del paciente y su rehabilitación son de gran importancia y uno de los aspectos más valorados por los ellos.

El cuidado de la piel es crítico y debe realizarse mediante la rotación periódica como mínimo cada dos horas; de la posición de decúbito lateral derecho al decúbito dorsal y luego al decúbito lateral izquierdo. En ocasiones resulta dificultosa y poco realista esta práctica, dada la complejidad de los pacientes y la presencia de electrodos, monitores, tubos de drenaje, sitios quirúrgicos, catéteres y soporte respiratorio. El desarrollo de colchones antiescaras con sensores de presión y ajuste del grado de descarga de peso están colaborando en el mejor manejo de los cuidados de la piel.

Consideraciones farmacológicas

El tratamiento farmacológico puede dividirse en dos etapas bien diferenciadas: la del paciente en una condición crítica (cuyo objetivo primario es la sobrevida) y la etapa subaguda de transición hacia el centro de rehabilitación. Los objetivos de la primera etapa han sido descritos en otros capítulos de este libro. Respecto de la segunda etapa, los objetivos son los siguientes: la estabilidad médica, manejo del dolor, mejorar el grado de alerta, consolidar ciclos sueño-vigilia bien definidos, disminuir la labilidad emocional y evitar administrar medicamentos que perjudiquen los mecanismos de plasticidad del sistema nervioso central (SNC)(**cuadro 65-2**).

Se define la plasticidad neuronal como la capacidad del sistema nervioso de responder a estímulos intrínse-

Cuadro 65-1. Complicaciones médicas agudas que influyen en la recuperación	
Lesión cerebral anóxica	Hemorragia digestiva
Convulsiones/estado de mal epiléptico	Desnutrición
Estado hiperadrenérgico	Lesiones por decúbito
Complicaciones respiratorias	Espasticidad
Complicaciones cardiovasculares	Osificaciones heterotópicas
Trombosis venosa profunda/ tromboembolismo pulmonar	Miopatías-neuropatías

cos o extrínsecos, reorganizando su estructura, función y conexiones.

Estos cambios organizacionales tienen un papel adaptativo en los mecanismos de recuperación poslesión cerebral o maladaptativos, cuando contribuyen a trastornos como por ejemplo la epilepsia postraumática.

Los medicamentos pueden impactar en la recuperación, generar complicaciones y contribuir a estados confusionales.

El dolor es un importante distractor, que lleva a la sobreutilización de analgésicos opiáceos en lugar de fármacos con menores efectos adversos.

Se deben evitar los medicamentos que puedan generar efectos adversos extrapiramidales como antipsicóticos (tales como haloperidol o quetiapina), también medicamentos como metoclopramida y prometazina. Evitar el uso profiláctico de anticonvulsivos en el traumatismo de cráneo por fuera de las guías de recomendaciones existentes. Las investigaciones clínicas de trabajos prospectivos, controlados y aleatorizados no encontraron evidencia de eficacia para la profilaxis tardía pos-TCE de los siguientes fármacos: carbamazepina, fenitoína, fenobarbital o ácido valproico. Por el contrario, la profilaxis anticomicial reduce la incidencia de convulsiones tempranas posteriores al traumatismo craneoencefálico (TCE), pero sin evidencia clínica de la reducción de la ocurrencia de convulsiones tardías, o efectos sobre la mortalidad o discapacidad neurológica. No obstante, existen protocolos en curso de fármacos no estudiados en trabajos de investigación previos.

Algunos sedantes son muy utilizados para controlar agitación, convulsiones o inducir el sueño; sin embargo, debe tenerse en cuenta que pueden prolongar la confusión, afectar los mecanismos de plasticidad y/o las intervenciones de rehabilitación.

Es importante iniciar tempranamente el restablecimiento de los ciclos sueño-vigilia, ya que resulta clave para el comienzo inmediato del programa de rehabilitación. Las medicaciones utilizadas para inducir el sueño (luego de las etapas de sedación farmacológica o coma inducido) deben ser de vida media corta a fin de evitar el efecto residual diurno para favorecer los mecanismos de vigilia y atención. Los fármacos estimulantes diurnos también sirven a este propósito, siempre que no existan contraindicaciones para su uso. Incluyen la bromocriptina, amantadina, modafinilo, metilfenidato, análogos de las anfetaminas, entre los más estudiados en TCE, y la fluoxetina en ataques cerebrovasculares.

Espasticidad

La espasticidad es un trastorno motor caracterizado por el incremento del tono o aumento de la resistencia muscular al estiramiento o movilización pasiva dependiente de la velocidad. Es uno de los componentes de las enfermedades de neurona motora superior, y deriva en hiperreflexia, clonus, espasmos y limitaciones en la movilidad articular secundarios a la hipertonía. La falta de tratamiento de la espasticidad genera retracciones y acortamientos musculotendinosos, contracturas, mal posicionamiento del paciente, predisposición para el desarrollo de calcificaciones heterotópicas y escaras.

Los avances en el cuidado y sobrevida de los pacientes neurocríticos, sumados a los beneficios posteriores de la rehabilitación, han generado mejorías en la recuperación cognitiva e intelectual de muchos pacientes

Cuadro 65-2. Fármacos que afectan los mecanismos de recuperación después de una lesión cerebral	
Pueden acelerarla o influir positivamente	**Pueden interferir o influir negativamente**
Anfetaminas	Haloperidol
Norepinefrina	Fenotiazinas
Metilfenidato	Prazosina
Amantadina	Fenoxibenzamina
L-dopa	Agonistas GABA
Bromocriptina	Benzodiazepinas
Pergolida	Fenitoína
Cafeína	Fenobarbital, ácido valproico, carbamazepina y otros anticonvulsivos
Fisiostigmina	Antihistamínicos
CDP-colina	Idazoxán
Inhibidores acetilcolinesterasa	Anticolinérgicos

Modificado de Neurologic Rehabilitation: A Guide to Diagnosis, Prognosis, and Treatment Planning. Virginia M. Mills, John Cassidy, Douglas Katz. Blackwell Science; 1997.

que encuentran limitaciones posteriores en sus capacidades motoras (movilidad, bipedestación, marcha e independencia en las actividades básicas de la vida diaria), producto de la falta de cuidados en el tratamiento de la espasticidad durante las etapas agudas. Estas limitaciones conducen en muchos casos a la necesidad de correcciones quirúrgicas (evitables) por especialistas en neuroortopedia.

El tratamiento de la espasticidad se basa en los cuidados adecuados del paciente en la cama, evitando posiciones prolongadas en flexión articular mediante el uso de férulas, valvas de posicionamiento o yesos seriados, y en asegurar el rango de movilidad activo de los grupos articulares para evitar retracciones, y en el tratamiento farmacológico. Este último incluye el baclofeno por vía oral, tizanidina, benzodiazepinas, dantroleno por vía oral (no comercializado en la Argentina), la aplicación de toxina botulínica, neurólisis con fenol o alcohol y, en casos refractarios, la implantación de una bomba de baclofeno intratecal. Idealmente, deberá minimizarse el efecto adverso sobre el deterioro cognitivo que algunos de estos fármacos puede producir, utilizando siempre la menor dosis posible y acompañando su uso con las estrategias arriba enumeradas.

Osificaciones heterotópicas

Las osificaciones heterotópicas (OH) son la formación de hueso dentro de estructuras de partes blandas. Su incidencia luego de un traumatismo de cráneo es del 11 al 73% y es más frecuente en las mujeres que en los hombres luego de un TCE grave. Es clínicamente relevante en el 10-20% de los casos, asociados al coma prolongado, ventilación mecánica, tratamiento quirúrgico de fracturas óseas y disfunciones autonómicas.

Las OH frecuentemente afectan caderas, hombros, codos y rodillas.

La formación de hueso en músculos o miositis osificante (MO) ocurre en el 60-75% de los casos y es más frecuente en adultos jóvenes. Se ha sugerido como causa la liberación por el SNC pos-TCE de factores humorales de estimulación del crecimiento óseo . Entre los factores de riesgo se destacan la hipoxia tisular, cambios simpáticos, la inmovilización y la espasticidad.

La forma de presentación es la presencia de una masa palpable, eritematosa y/o contractura. La elevación de la velocidad de eritrosedimentación y los niveles de fosfatasa alcalina pueden ser utilizados como marcadores de OH.

Las complicaciones de las OH y la MO incluyen el atrapamiento vascular y de nervios periféricos, la anquilosis articular, distrofia simpática refleja, osteoporosis, infección, aumento de la espasticidad y úlceras por decúbito.

El centellograma óseo en tres fases, el ultrasonido y la tomografía por emisión de positrones (PET) pueden ser utilizados para la evaluación diagnóstica. Los hallazgos radiológicos y tomográficos pueden no visualizarse durante el primer mes, pero contribuyen a planificar la estrategia quirúrgica. La resonancia magnética (RM) es sensible para la detección temprana de las lesiones, pero tiene baja especificidad y alto costo.

El manejo de la OH incluye los cuidados posicionales de los cuatro miembros, la movilización de las articulaciones comprometidas asegurando su rango de movilidad articular, el tratamiento médico con AINE (la indometacina ha sido la más estudiada), el uso de bifosfonatos y la radioterapia (controvertida por informes de sarcomas tardíos). Los antiinflamatorios no esteroides (AINE) suprimen la proliferación celular mesenquimal, pero incrementan el riesgo de gastritis, sangrado y retrasan la consolidación de fracturas. Los bifosfonatos actúan como profilaxis si son iniciados tempranamente.

La cirugía se plantea cuando las lesiones limitan los rangos articulares, ocasionan atrapamiento vascular o de nervios periféricos y el hueso se encuentra con evidencia de maduración en el contexto de un paciente con buena recuperación neurológica. Existen posibilidades de recurrencia en pacientes seleccionados.

Otros objetivos de la rehabilitación

Existen otros objetivos adicionales que serán solo enumerados:

Tratamiento respiratorio. La traqueostomía protege la vía aérea, el riesgo de aspiraciones y facilita las estrategias de entrenamiento de los trastornos de la deglución y disfagia. Un error frecuente es la decanulación temprana sin haber sido evaluadas correctamente las capacidades de deglución y el riesgo de aspiración de los pacientes que se recuperan de las fases más críticas de su patología. Por consiguiente, es recomendable no apresurarse para hacerla hasta que el proceso deglutorio haya sido completamente evaluado y sea seguro realizarla.

Cardiovascular.

Tratamiento de disfunciones autonómicas.

Gastrointestinal. La realización de gastrostomías o yeyunostomías en etapas iniciales de la admisión en una UCI es de gran utilidad para el manejo de la alimentación posterior y evita, en muchas ocasiones, la derivación del paciente desde un centro de rehabilitación para efectuar este procedimiento.

Manejo del estreñimiento y la diarrea.

Genitourinario. Analizar la utilización de sonda vesical permanente versus cateterismos vesicales intermitentes (principalmente en lesionados medulares completos).

Síndrome de hombro doloroso. Ocurre como consecuencia de la inmovilización prolongada y la falta de cuidados posicionales.

PLANIFICACIÓN DEL EGRESO

Cuando la condición clínica del paciente lo permita, debe ser derivado a un centro de rehabilitación. Las etapas intermedias en la sala general de un hospital de agudos deben ser acotadas, a menos que el paciente presente aspectos clínicos pendientes de resolución.

El objetivo es iniciar el proceso de rehabilitación tan pronto como sea posible, indicar el equipamiento necesario para que el paciente comience a permanecer el mayor tiempo posible fuera de la cama, sentado en una silla de ruedas específica, realizando rehabilitación.

El abordaje deberá ser intensivo, comprehensivo e interdisciplinario. Todas las especialidades en las que el paciente presenta déficit deben ser incluidas en el programa e iniciarse de manera simultánea.

Por lo general, las especialidades involucradas en los programas de rehabilitación son las siguientes: medicina especializada en rehabilitación neurológica, de enfermería, kinesiología, terapia ocupacional, fonoaudiología especializada en patologías neurológicas, neurología cognitiva, nutrición, psicología y psiquiatría, entre otras.

Los programas deben ser diseñados a la medida de las necesidades de los pacientes y no estandarizados.

★ **CONCLUSIONES**

El inicio temprano de la rehabilitación en las UCI mejora las posibilidades futuras de recuperación de los pacientes. El uso criterioso de la medicación, la prevención de comorbilidades, la prescripción del equipamiento adecuado, entre otras, permiten continuar el proceso de recuperación iniciado en las etapas críticas.

Existen supuestos incorrectos con respecto a postergar la rehabilitación para etapas posteriores a las del paciente en la UCI. También existe la suposición de que las intervenciones posteriores a los 6 meses de ocurridos el evento primario son ineficaces. En definitiva, la consecuencia de estos supuestos es la falta de acceso de muchos pacientes a procesos de rehabilitación efectivos y eficientes.

BIBLIOGRAFÍA

Albensi B, Janigro D. Traumatic brain injury and its effects on synaptic plasticity. Brain Inj 2003;17:653-6.

Bernardo LS. Prevention of epilepsy after head trauma: do we need new drugs or a new approach? Epilepsia 2003;44(Suppl 10):27-33.

Brain Injury Special Interest Group of the American Academy of Physical Medicine and Rehabilitation. Practice parameter: antiepileptic drug treatment of post-traumatic seizures. Arch Phys Med Rehabil 1998;79:594-7.

Bullock R, Chesnut RM, Clifton GL, et al. Role of antiseizure prophylaxis following head injury. J Neurotrauma 2000;17:49-53.

Chang BS, Lowenstein DH; Quality Standards Subcommittee of the American Academy of Neurology. Practice Parameter: antiepileptic drug prophylaxis in severe traumatic brain injury. Neurology 2003;60:10-6.

Chollet F, Tardy J, Albucher JF, Thalamas C, Berard E, Lamy C, et al. Fluoxetine for motor recovery after acute ischaemic stroke (FLAME): a randomised placebo-controlled trial. Lancet Neurol 2011;10: 123-30.

Cramer SC, Sur M, Dobkin BH, O'Brien C, Sanger TD, Trojanowski JQ, Rumsey JM, et al. Harnessing neuroplasticity for clinical applications. Brain 2011;134(Pt 6):1591-609.

Elovic EP, Jasey NN, Eisemberg ME. The use of atypical antipsychotics after traumatic brain injury. J Head Trauma Rehabil 2008;23(2):132-5.

Glötzner FL, Haubitz I, Miltner F, Kapp G, Pflughaupt KW. Epilepsy prophylaxis with carbamazepine in severe brain injuries. Neurochirurgia 1983;26:66-79.

Hall JA, Dornan MC. Meta-analysis of satisfaction with medical care: description of research domain and analysis of overall satisfaction levels. Soc Sci Med 1988;27(6):637-44.

Iñón AE, Rocca Rivarola M, Hersovici C, Alessandria JC. Morbilidad de los accidentes en pacientes pediátricos y sus familias. Arch Argent Pediatr 1993;91(4):202-10.

Jastremski CA. Pressure relief bedding to prevent pressure ulcer development in critical care. J Crit Care 2002;17(2):122-5.

Neira J, Bosque L, Zengotita S. Informe estadístico sobre trauma. Buenos Aires: Gobierno de la Ciudad de Buenos Aires, Sociedad Argentina Medicina y Cirugía del Trauma; 2000.

Sankar R, Shin D, Liu H, Wasterlain C, Mazarati A. Epileptogenesis during development: injury, circuit recruitment, and plasticity. Epilepsia 2002;43(Suppl 5):47-53.

Scwartzkroin PA. Mechanisms of brain plasticity: from normal brain function to pathology. Int Rev Neurobiol 2001;45:1-15.

Temkin NR, Dikmen SS, Wilensky AJ, Heihm J, Chabal S, Winn HR. A randomized, double-blind study of phenytoin for the prevention of post-traumatic seizures. N Engl J Med 1990;323:497-502.

Temkin NR, Dikmen SS, Winn HR. Post-traumatic seizures. Neurosurg Clin. 1991;2:425-435

Temkin NR, Dikmen SS, Anderson GD, et al. Valproate therapy for prevention of post-traumatic seizures: a randomized trial. J Neurosurg 1999;91:593-600.

Turner-Stokes L. Paul S, Williams H. Efficiency of specialist rehabilitation in reducing dependency and costs of continuing care for adults with complex acquired brain injuries. J. Neurol Neurosurg Psychiatry 2006;77(5):634-9.

Vanden Bossche L, Vanderstraeten G. Heterotopic ossification: a review. J Rehabil Med 2005;37(3):129-36.

Young B, Rapp RP, Norton JA, Haack D, Tibbs PA, Bean JR. Failure of prophylactically administered phenytoin to prevent late post-traumatic seizures. J Neurosurg 1983;58:236-41.

Véanse **Preguntas de autoevaluación**. **?**

Neurointensivismo en pediatría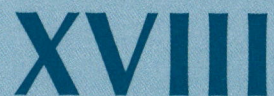

Evaluación del niño en coma

66

Mariana Benavente

INTRODUCCIÓN

El ingreso al servicio de emergencias de un niño con alteración del estado de la conciencia representa una emergencia y un desafío para el pediatra. Debido a que las alteraciones de la conciencia pueden tener riesgo de vida inminente, el objetivo principal es actuar en forma rápida y sistematizada para lograr el adecuado sostén de las funciones vitales. En forma concomitante, se iniciarán los estudios que permitan alcanzar el diagnóstico etiológico para indicar, eventualmente, el tratamiento específico.

DEFINICIONES

Las alteraciones del estado de conciencia comprenden distintos grados: el coma es el estadio más profundo, caracterizado por completa inconciencia e imposibilidad de despertar o reaccionar a estímulos externos. Existen estadios intermedios entre la vigilia y el coma, como la somnolencia y el estupor, aunque el límite de estas definiciones es impreciso y subjetivo. En este texto nos referiremos a coma como cualquier disminución aguda de la conciencia.

El coma debe considerarse como un síndrome que puede acompañar a diferentes enfermedades y no como una patología en sí mismo.

FISIOPATOGENIA

El mantenimiento del nivel de conciencia requiere la interacción funcional de los hemisferios cerebrales y el sistema activador reticular ascendente (SARA), que se ubica en el tronco cerebral y se proyecta a la corteza cerebral. El coma puede producirse por lesiones a nivel de cualquiera de estas estructuras. El nivel al que se produzca esta lesión definirá la expresión clínica del coma.

Las lesiones infratentoriales que afectan el SARA en forma directa (lesión de tronco) o indirecta (compresión) producen un estado comatoso en forma súbita.

Las estructuras supratentoriales (hemisféricas y/o diencefálicas) deben estar comprometidas en forma bilateral, difusa y extensa para generar el coma. Las lesiones unilaterales no suelen producir deterioro agudo del sensorio, excepto que distorsionen o desplacen las estructuras troncoencefálicas. Las lesiones hemisféricas presentan una progresión rostro-caudal, desde la corteza hasta el tronco. A medida que progresa la lesión se produce la herniación cerebral que genera el daño del tronco encefálico y de este modo del SARA, llevando finalmente al coma. Los estadios intermedios dependerán del nivel de progresión.

ETIOLOGÍA

Las causas del coma pueden clasificarse en estructurales (lesiones anatómicas del sistema nervioso central [SNC]) y no estructurales o metabólicas (trastorno en el funcionamiento). En los niños, las causas más frecuentes del coma son las infecciones de SNC, la sepsis, el traumatismo craneoencefálico (TCE), la hipoglucemia, las intoxicaciones, las convulsiones y los estados posictales.

Debe sospecharse coma de causa metabólica cuando ocurre en niños pequeños, en forma progresiva, con respuesta pupilar conservada, ausencia de asimetrías y presencia de movimientos anormales. En cambio, es sugestivo de causa estructural el coma que ocurre en niños mayores, de instauración súbita y con foco neurológico.

Estructural

- Traumatismo de cráneo: hematomas (extradural, subdural, intracerebral), daño axonal difuso, conmoción cerebral.
- Origen vascular: hemorragia, infarto cerebral.
- Tumores del SNC.
- Infecciones: abscesos, empiemas.
- Obstrucción en el sistema de drenaje de líquido cefalorraquídeo (LCR): hidrocefalia.

No estructural

- Comas metabólicos: hipoglucemia, cetoacidosis diabética, alteraciones hidroelectrolíticas, fallo renal, fallo hepático, errores innatos del metabolismo, hiperamoniemia, síndrome de Reye, déficits vitamínicos.

- Tóxicos: fármacos depresores o estimulantes del SNC, salicilatos, paracetamol, monóxido de carbono, organofosforados, alcoholes (etílico, metanol, etilenglicol), metales pesados.
- Infecciones: meningitis, encefalitis, encefalomielitis, sepsis.
- Encefalopatía hipóxico-isquémica: paro cardiorrespiratorio, asfixia perinatal, arritmias cardíacas, ahogamiento o casi ahogamiento.
- Convulsiones, estado posictal.
- Endocrinopatías: cetoacidosis diabética, coma hiperosmolar, secreción inadecuada de hormona antidiurética, tirotoxicosis, mixedema, enfermedad de Addison, enfermedad de Cushing, hipopituitarismo, feocromocitoma.
- Otros: síndrome urémico-hemolítico, golpe de calor, hipertermia maligna, encefalopatía del quemado, electrocución, púrpura trombótica trombocitopénica.

EVALUACIÓN DEL NIÑO EN COMA

El coma es una emergencia neurológica con potencial riesgo de muerte, por lo que la prioridad inicial serán las medidas de reanimación y soporte vital, seguidas de una rápida evaluación neurológica para la identificación y tratamiento de los signos neurológicos de alarma. Una vez que el paciente está estabilizado, la identificación de la etiología será fundamental para instaurar el tratamiento específico si fuera necesario.

Exploración física inicial

Se deben evaluar los signos vitales del paciente siguiendo las prioridades del ABC: vía aérea, respiración y circulación. Se deben valorar frecuencia cardíaca, frecuencia respiratoria, tensión arterial y pulsos, saturación, electrocardiograma (ECG) y temperatura corporal.

Si se sospecha coma de causa metabólica que pueda tratarse inmediatamente, como hipoglucemia o intoxicación medicamentosa, debe procederse al tratamiento específico en este momento.

También se evaluarán rápidamente signos sugestivos de algunas etiologías, tales como signos de infección, lesiones traumáticas, alteraciones cutáneas, coloración de la piel, etcétera.

Evaluación de signos de alarma neurológicos

Es importante realizar una valoración neurológica rápida inicial para poder determinar riesgo neurológico de herniación cerebral o presencia de signos de hipertensión intracraneal (HTIC) que requieran conductas

de urgencia. La herniación cerebral es la protrusión de un compartimento craneal a otro como consecuencia de una expansión rápida de la presión intracraneal (PIC). Es una consecuencia potencialmente fatal de la hipertensión intracraneal, por lo que su sospecha debe ser temprana y el tratamiento inmediato. Se debe sospechar herniación cerebral ante los siguientes signos: respuesta motora asimétrica; posturas anormales (descerebración o decorticación); pupilas fijas (unilaterales o bilaterales); tríada de Cushing (respiración irregular, hipertensión arterial y bradicardia).

Evaluación secundaria

Una vez finalizada la evaluación inicial del paciente, estabilizado y descartadas las lesiones que requieran tratamiento de urgencia y las causas no estructurales rápidamente reversibles, se procederá a realizar un interrogatorio detallado y una exploración general exhaustiva. El objetivo de esta evaluación secundaria será identificar la etiología e implementar el tratamiento definitivo.

Interrogatorio

Deberá ser detallado teniendo en cuenta varios puntos:

- Instauración del coma: forma de inicio de los síntomas (abrupto o progresivo), síntomas acompañantes (cefalea, fiebre, vómitos, alteraciones visuales, convulsiones, cambios de conducta, etc.), tiempo de evolución de los síntomas.
- Antecedentes: traumatismos, infecciones concurrentes, convulsiones, otras enfermedades neurológicas, enfermedades de base, tratamientos farmacológicos, consumo de fármacos, patología psiquiátrica, cirugías recientes, alergias, exposición a temperaturas extremas, posibilidad de intoxicación (medicamentosa o ambiental), ayuno, antecedentes familiares.

Exploración general

El examen físico detallado deberá incluir todos los aparatos y se realizará un nuevo examen neurológico completo.

- Se revalorarán los signos vitales: frecuencia cardíaca, frecuencia respiratoria, saturación de oxígeno, tensión arterial, temperatura corporal.
- Piel y mucosas: coloración (cianosis: insuficiencia respiratoria o cardíaca; palidez: anemia, shock, insuficiencia respiratoria o cardíaca; ictericia: fallo hepático; rubicundez: intoxicación por monóxido de carbono [CO]); presencia de exantemas (*rash*, petequias); lesiones traumáticas (hematomas, escoria-

ciones, otras heridas); presencia de acromías, nevos o angiomas (síndromes neurocutáneos); humedad de las mucosas (deshidratación).

- Cabeza y cuello: signos de traumatismos, evaluación de fontanela, suturas, perímetro cefálico, rigidez de nuca, presencia de dispositivos (válvulas de derivación ventricular). Evaluación por otorrinolaringología (ORL): otitis media aguda (OMA), otorrea, otorragia, hemotímpano, rinorrea.
- Fondo de ojo: edema de papila (sugiere HTIC); hemorragias retinianas (hemorragia subaracnoidea).
- Evaluación cardiovascular: soplos, signos de insuficiencia cardíaca, hipotensión o hipertensión arterial, cianosis.
- Evaluación respiratoria: signos de insuficiencia respiratoria, estertores, hipoxemia.
- Evaluación abdominal: hepatomegalia (insuficiencia hepática, insuficiencia cardíaca, enfermedades oncológicas, etc.), masas abdominales, signos de traumatismos.
- Osteoarticular: fracturas (embolias grasas).

Exploración neurológica

Se realizará un examen neurológico completo con el objetivo de establecer el grado de profundidad del coma, localizar el nivel de la lesión y sugerir la etiología.

- Nivel o grado de conciencia: Escala de Coma de Glasgow y Glasgow modificada.

- Exploración pupilar: tamaño, simetría, reactividad a la luz.
- Posición y movimientos oculares.
- Reflejos de tronco: corneal, oculovestibular y oculocefálico.
- Patrón respiratorio: bradipnea, hiperventilación, respiración apnéustica, atáxica de Biot, de Kussmaul o de Cheyne-Stokes.
- Respuestas motoras: espontánea y ante estímulos.

Nivel de conciencia

Se valora a través de la Escala de Coma de Glasgow. Para lactantes y niños pequeños (menores de 2 años) se utiliza la escala modificada. Su evaluación inicial permite valorar la profundidad del coma y su valoración periódica es útil en el seguimiento de la progresión de este. En dicha escala se evalúan tres aspectos: apertura ocular (O), respuesta motora (M) y respuesta verbal (V), siendo el componente motor el de mayor valor pronóstico. Se suman las puntuaciones de los tres aspectos teniendo como resultado una mínima puntuación de 3 y una máxima de 15. Si el paciente está intubado se dará en ese componente la mínima puntuación. Si existen asimetrías, se considera el lado de mejor respuesta. Un estado de conciencia normal corresponde a un puntaje de 15, entre 12-14 significa una leve disminución de la conciencia, 9-11 representa coma moderado y 8 o menos coma profundo (**cuadro 66-1**).

Cuadro 66-1. Escala de Coma de Glasgow (GCS) y de Glasgow modificada			
	GSC (≥ 2 años)	**Puntos**	**GSC modificada (< 2 años)**
Apertura ocular	Espontánea	4	Espontánea
	Al hablarle	3	Al hablarle
	Al dolor	2	Al dolor
	Ausente	1	Ausente
Respuesta verbal	Orientado, normal	5	Charla y/o balbucea
	Confuso	4	Llanto irritable
	Palabras inadecuadas	3	Llanto con el dolor
	Lenguaje incomprensible	2	Quejido con el dolor
	Ausente	1	Ausente
Respuesta motora	Obedece órdenes simples	6	Movimiento espontáneo
	Localiza el dolor	5	Retira al tacto
	Retira al dolor	4	Retira al dolor
	Flexión al dolor (decorticación)	3	Flexión al dolor (decorticación)
	Extensión al dolor (descerebración)	2	Extensión al dolor (descerebración)
	Ausente	1	Ausente

Exploración pupilar

Se evaluará la forma, simetría y reactividad a la luz (reflejos fotomotor y consensual). La respuesta pupilar podrá orientar la ubicación de la lesión. Una respuesta normal bilateral corresponderá a un tronco cerebral intacto; en cambio, la ausencia de reacción es muy sugestiva de lesión estructural.

Posición y movimientos oculares

Al igual que la respuesta pupilar, los movimientos oculares pueden orientar la ubicación y el tipo de lesión que producen el coma, ya que los nervios responsables de estos se encuentran en el tronco cerebral (III, IV y VI pares craneales). Su alteración también es sugestiva de lesión estructural. En las lesiones hemisféricas puede observarse desviación conjugada de la mirada hacia el lado de la lesión. En las lesiones de tronco, la mirada suele quedar fija.

Reflejos de tronco

Si no hay movimientos oculares espontáneos, se deberán evaluar los reflejos corneanos (RC), oculomotores (ROC) y oculovestibulares (ROV). La falta de alguno de ellos es sugestiva de lesión estructural de tronco.

Patrón respiratorio

La evaluación de los patrones de la respiración ayuda a la evaluación del nivel del coma y, en ocasiones, de las posibles etiologías. Estos no podrán ser evaluados en el paciente en asistencia ventilatoria mecánica. La respiración de Cheyne-Stokes es un patrón que alterna períodos de hiperpnea con períodos de apnea. Durante los períodos de hiperpnea tanto la frecuencia como la amplitud de los movimientos ventilatorios aumentan progresivamente y luego disminuyen también progresivamente. Su presencia se observa en las lesiones corticales, diencefálicas o de ganglios de la base con tronco intacto. La hiperventilación central, profunda y taquipneica, se produce en las lesiones mesencefálicas bajas o protuberanciales altas. La respiración de Kussmaul, profunda, taquipneica y laboriosa, se observa en comas de causas metabólicas, como en la cetoacidosis diabética, sepsis, insuficiencia renal o intoxicaciones (ácido acetilsalicílico). La respiración apnéustica se caracteriza por presentar frecuencia lenta con una pausa al final de la inspiración. Se observa en lesiones de la parte baja de la protuberancia. La respiración atáxica o de Biot es un patrón irregular y desorganizado que se presenta en las lesiones bulbares y precede al paro respiratorio. La bradipnea se puede observar en pacientes hipotiroideos y especialmente en intoxicaciones por benzodiazepinas u otros depresores del sistema nervioso central.

Respuesta motora

Se evaluarán los movimientos espontáneos, el tono muscular, la posición y la respuesta motora a los estímulos dolorosos. La respuesta motora normal incluye los movimientos espontáneos voluntarios o como la respuesta a órdenes. Las asimetrías, tanto en los movimientos como en la posición, reflejan lesiones focales. La postura de decorticación se caracteriza por hiperextensión de extremidades inferiores y flexión de las superiores. Se observa en lesiones diencefálicas. La postura de descerebración se caracteriza por hiperextensión de los cuatro miembros y aparece en las lesiones mesencefálicas. La flacidez o hipotonía generalizada se puede observar en alteraciones metabólicas o en casos de lesión bulbar (**cuadro 66-2**).

Exámenes complementarios

Los exámenes complementarios para realizar serán determinados según la clínica del paciente y la sospecha etiológica, y se llevarán a cabo una vez que se haya completado la estabilización inicial.

Cuadro 66-2. Exploración neurológica del niño en coma

Localización	Nivel de conciencia	Pupilas y RFM (reflejo fotomotor)	Patrón respiratorio	Motor	Reflejos oculomotores
Diencéfalo	Obnubilación, estupor, coma	Miosis moderada RFM (+)	Cheyne-Stokes	Decorticación	Presentes
Mesencéfalo	Coma	Intermedias fijas RFM (–)	Hiperventilación central	Descerebración	Disminuidos o ausentes
Protuberancia	Coma	Miosis intensa bilateral RFM (–)	Apnéustica	Descerebrado/ flácido	Ausentes
Bulbo	Coma	Midriasis fija RFM (–)	Atáxica	Flacidez	Ausentes

- Laboratorio
  - Glucemia: siempre se realizará durante la evaluación inicial para detectar y tratar tempranamente la hipoglucemia (causa frecuente y reversible del coma). La hiperglucemia también puede ser causa de coma metabólico (coma hiperosmolar, cetoacidosis diabética).
  - Gasometría: estado ácido-base (enfermedades metabólicas, intoxicaciones, shock, sepsis, etc.), carboxihemoglobina (intoxicación por monóxido de carbono), ácido láctico (shock), amonio.
  - Hemograma (anemia, infecciones, trombocitopenia).
  - Química: ionograma (alteraciones electrolíticas), función renal (insuficiencia renal, síndrome urémico-hemolítico, deshidratación), función hepática (encefalopatía hepática, síndrome de Reye).
  - Coagulograma (coagulopatía, coagulación intravascular diseminada [CID], sepsis).
- Tóxicos en sangre y orina: si se sospecha intoxicación o coma de origen desconocido. La administración empírica de naloxona o flumazenil, si se sospecha intoxicación por opiáceos o benzodiazepinas, respectivamente, puede ser útil para el diagnóstico.
- Tomografía computarizada (TC) de cerebro: nunca antes de estabilizar al paciente. Son sus indicaciones: antecedentes de traumatismo, focalidad neurológica, signos de hipertensión intracraneal, coma de causa indeterminada, y previamente a realizar una punción lumbar (PL).
- Punción lumbar: análisis citoquímico, cultivos, estudios virológicos o pesquisa metabólica según presunción diagnóstica. Indicaciones: sospecha de infección de SNC (fiebre, signos meníngeos, exantema petequial), coma de origen desconocido. Contraindicaciones: inestabilidad hemodinámica, signos de foco neurológico, hipertensión intracraneal, lesiones focales o edema en TC de cerebro, coagulopatía.
- Electroencefalograma. Indicaciones: convulsiones, encefalitis, coma de origen desconocido. Es fundamental para descartar estado de mal epiléptico no convulsivo.
- Otros: según la sospecha diagnóstica. Estudios neurometabólicos, resonancia magnética (RM) de cerebro (encefalitis, lesión axonal difusa, enfermedad desmielinizante, etc.), ecografía abdominal (invaginación, lesiones hepáticas, hepatoesplenomegalia).

TRATAMIENTO

El manejo del paciente en coma se basará en cuatro aspectos: estabilización inicial y monitorización, terapéutica inicial, tratamiento de la hipertensión intracraneal y finalmente eventuales tratamientos específicos.

Estabilización inicial

El principal objetivo del tratamiento del paciente en coma es la estabilización de los signos vitales a través de la regla del ABC. Se deberá realizar monitorización respiratoria (frecuencia respiratoria, saturación arterial de oxígeno); hemodinámica (frecuencia cardíaca, ECG, presión arterial, ritmo diurético); metabólica (controles seriados de glucemia, ionograma y osmolaridad plasmática y urinaria); neurológica (Escala de Coma de Glasgow, evaluación pupilar, electroencefalograma [EEG], presión intracraneal si se sospecha HTIC).

A) Vía aérea: mantener la vía aérea permeable e inmovilizar la columna cervical si se sospecha traumatismo.
B) Ventilación: administrar oxígeno al 100% a través de máscara con reservorio. Realizar intubación orotraqueal en casos de incapacidad de mantener una vía aérea permeable, apneas o bradipnea, patrón respiratorio irregular, saturación arterial de oxígeno menor de 92% con oxígeno a alto flujo; inestabilidad hemodinámica; Glasgow igual o inferior a 8; rápido deterioro neurológico o signos de herniación inminente.
C) Circulación: establecer accesos venosos periféricos. Si existe hipotensión arterial, realizar expansiones del volumen intravascular y administrar fármacos vasoactivos si fuera necesario.

Terapéutica inicial

Se deben sospechar y pesquisar causas de coma reversibles tratables de forma inmediata. Dentro de estas etiologías se debe realizar siempre evaluación de la glucemia, ya que la hipoglucemia es una causa frecuente y rápidamente reversible en el coma en niños. La hipoglucemia debe tratarse de forma temprana. Otra causa de coma reversible y frecuente en los niños es la intoxicación por fármacos, especialmente por opiáceos y benzodiazepinas, por lo que –si se sospechan– puede procederse en este momento al uso de sus antídotos (naloxona o flumazenil, respectivamente). En el caso de presentar convulsiones, se tratarán con anticonvulsivos.

Tratamiento de la hipertensión intracraneal

El tratamiento inicial de la HTIC comenzará en el servicio de urgencias. Los pacientes que no respondan a él, que no recuperen el estado de conciencia o registren causas desconocidas que pueden deteriorarse nuevamente o progresar, se internarán en unidades de cuidados intensivos (UCI) para continuar su tratamiento.

- Medidas generales: paciente semisentado con cabecera a 30°. Evitar estímulos intensos. Mantener normotermia. Control hidroelectrolítico y metabólico. Evaluar uso de sedoanalgesia.

- Evaluar la necesidad de tratamiento quirúrgico. Consulta al neurocirujano.
- Reducción del volumen intracraneal: en casos de hernia cerebral inminente. Manitol 20% intravenoso (IV) 0,5-1 g/kg en 10 minutos seguidos por 0,25-0,5 g/kg cada 4-6 horas. Como alternativa se puede utilizar solución de clorurado hipertónico al 3% en casos refractarios, en una dosis de 3-5 mL/kg de peso intravenoso a pasar en 20-30 minutos.
- Dexametasona: si existen lesiones focales con efecto de edema (tumores, abscesos). Dosis intravenosa 0,6-1 mg/kg/día.

- Tratamiento –según guías– de la hipertensión intracraneal.

Tratamientos específicos

Cuando exista o se sospechen etiologías específicas, se realizará el tratamiento dirigido a ellas. Se corregirán otros trastornos metabólicos (hiperglucemia, alteraciones hidroelectrolíticas, etc.); se administrarán antibióticos o antivirales en cuadros infecciosos según corresponda (sepsis, meningitis, encefalitis); se realizará tratamiento de la hipertensión arterial o de cualquier otra etiología que lo requiera.

★ **CONCLUSIONES**

La presencia de coma en los niños representa una situación de riesgo que pone en peligro la vida del paciente. Si bien puede deberse a múltiples etiologías, es nuestro desafío actuar rápida y sistemáticamente con el objetivo de sostener las funciones vitales al mismo tiempo que detectamos las situaciones de alarma neurológica. El manejo inicial del deterioro de conciencia en la sala de emergencias es fundamental para la evolución y el pronóstico de esta grave situación clínica.

BIBLIOGRAFÍA

Casado J, Serrano A. Coma en pediatría. Diagnóstico y tratamiento. Madrid: Ed. Díaz de Santos, SA; 1997.

Lopez Pisón J. Protocolos Diagnósticos Terapéuticos de la AEP: Neurología Pediátrica. Alteración de la conciencia: estupor o coma. Asociación Española de Pediatría; 2008; Capítulo 31. pp. 231-7.

Michelson D, Thompson L, Williams E. Evaluation of stupor and coma in children [Internet]. UpToDate 2018 (last update Jan 04, 2018). Disponible en: http://www.uptodate.com.

Nelson DS. Coma and altered level of consciousness. En: Fleisher GR, Ludwig S and associate editors. Textbook of Pediatric Emergency Medicine. 6th ed. Philadelphia: Wolters Kluwer Health. Lippincott Williams & Wilkins; 2010; Chapter 12. pp. 176-86.

Thompson L, Williams E. Treatment and prognosis of coma in children [Internet]. UpToDate 2018 (last update Jan 04, 2018). Disponible en: http://www.uptodate.com.

Véanse **Preguntas de autoevaluación**. **?**

Doppler transcraneal en pacientes pediátricos

67

Pablo Neira y Ezequiel Monteverde

INTRODUCCIÓN

La monitorización del sistema nervioso central (SNC) en el paciente neurocrítico debe considerar múltiples aspectos con la finalidad última de entender la fisiopatología del daño cerebral y posibilitar el tratamiento individualizado del paciente. Así, la monitorización conjunta de la presión intracraneal (PIC), de la presión de perfusión cerebral (PPC), de la saturación yugular de oxígeno (SyO_2), de la presión tisular de oxígeno ($PtiO_2$) y de la velocidad de flujo sanguíneo cerebral (FSC) mediante Doppler transcraneal (DTC) brindan una aproximación al estado de la hemodinamia cerebral y el aporte de oxígeno a las células nerviosas. En este contexto el DTC permite 1) estimar el FSC, evaluar la autorregulación cerebral y la reactividad vascular al dióxido de carbono (CO_2) y 2) conocer la repercusión de las medidas terapéuticas utilizadas en el tratamiento de la hipertensión intracraneal (HTIC).

PRINCIPIOS FÍSICOS

La generación de imágenes por ultrasonido se basa en la emisión de ondas con frecuencias en el rango de 2 a 10 MHz y la recepción del eco acústico producido por la reflexión y dispersión de dichas ondas en los tejidos: los ecos convertidos en señales eléctricas y de video son amplificadas, procesadas y presentadas en una pantalla.

En los instrumentos ultrasónicos Doppler, el ultrasonido puede ser transmitido en forma continua o intermitente (Doppler pulsado). En este último se utiliza un cristal piezoeléctrico que funciona alternativamente como transmisor y receptor del ultrasonido, con pulsos de milisegundos de duración.

Esta técnica permite registrar áreas definidas en profundidades determinadas (conocido como volumen de muestra) por lo que es posible examinar un vaso sanguíneo aislado a una profundidad precisa, evitando el problema de insonación simultánea de varios vasos superpuestos y permitiendo explorar la velocidad del flujo en el centro o en la periferia de un mismo vaso. La posibilidad de explorar vasos independientes, a profundidades específicas, lo convierten en una técnica indispensable para el estudio transcraneal de las arterias del polígono de Willis.

TÉCNICA

El acceso a las estructuras vasculares del polígono de Willis se realiza a través de las denominadas "ventanas sónicas", que son zonas del cráneo con características estructurales que permiten gran transparencia a los ultrasonidos. Las ventanas más empleadas son: temporal, oftálmica y foraminal.

La ventana temporal se localiza en el hueso temporal justamente encima del arco cigomático y se subdivide a su vez en tres regiones, anterior, media y posterior. Esta ventana permite la separación espacial de la circulación sanguínea cerebral anterior y posterior.

El análisis fundamental del monograma se refiere a la cuantificación del flujo sistólico, del flujo al final de la diástole y las velocidades medias.

El pico de velocidad sistólica corresponde a la máxima velocidad de flujo registrada en sístole durante la fase de contracción ventricular; el flujo diastólico corresponde a la velocidad sanguínea justamente antes del comienzo de la fase de aceleración sistólica, y la velocidad media es calculada a partir de las previas.

La pulsatilidad se describe como el grado de variabilidad de las velocidades a lo largo de todo el ciclo cardíaco. La diferencia relativa de velocidades dependerá fundamentalmente de la resistencia vascular periférica del cerebro. La pulsatilidad puede ser cuantificada usando diversos índices, aunque los más utilizados son el índice de pulsatilidad (IP) de Gosling y el índice de resistencia (IR) de Pourcelot.

La movilidad del equipo, la posibilidad de repetir el estudio al lado del paciente y el hecho de ser una técnica no invasiva convierten al DTC en un estudio atractivo para estimar el FSC.

Las técnicas de utilización del DTC usadas en adultos son adaptadas a las características especiales de los pacientes pediátricos, utilizando las mismas ventanas sonográficas. La permanencia de la fontanela anterior en los niños permite la identificación de la arteria cerebral anterior a través de ella, siendo aconsejable detectar la arteria cerebral media desde la escama temporal por el mejor ángulo de la incidencia que proporciona. Desde esta ventana foraminal, también se puede acceder a la porción intracraneal de la arteria vertebral y de la arteria basilar cuando se logra flexionar la cabeza sobre el esternón.

La profundidad de insonación depende de la edad (**cuadro 67-1**). Durante toda la niñez, pero especialmente en el primer año de vida, la edad tiene gran influencia en los parámetros del DTC. El FSC tiene un pico máximo alrededor del sexto año de vida, y las velocidades de flujo aumentan en forma lineal durante los 2 primeros meses de vida, cuadruplicando los valores del recién nacido alrededor de los 5 o 6 años. Estas velocidades medias también están estandarizadas para la edad (**cuadro 67-2**).

UTILIZACIÓN DEL DTC EN PACIENTES PEDIÁTRICOS EN SITUACIONES ESPECÍFICAS

Meningitis

La afección inflamatoria de los vasos cerebrales, el edema cerebral y la consecuente elevación de la PIC son factores que alteran la hemodinamia cerebral y contribuyen a la isquemia cerebral. El incremento de la PIC causado por el edema cerebral, el aumento de la producción de líquido cefalorraquídeo y las alteraciones vasculares como arteritis, tromboflebitis, infartos cerebrales o isquemia son hallazgos frecuentes tempranos en la meningitis bacteriana y están asociados con secuelas neurológicas graves.

El seguimiento con DTC de los niños con meningitis permite detectar de forma no invasiva y temprana estas alteraciones y optimizar el tratamiento. Los patrones observados en estas condiciones son dos: 1) incremento del IP y disminución de la velocidad diastólica, asociados a mejoría clínica cuando los parámetros se normalizan y 2) aumento del IP y de la velocidad sistólica relacionado con vasoespasmo, asociado a mala recuperación neurológica.

Okten y cols. (2002) observaron en 37 niños menores de 1 año con diagnóstico de meningitis bacteriana que los pacientes que tenían velocidades altas con IP normal en la etapa aguda no mostraban déficit neurológico a los tres meses de seguimiento, a diferencia de aquellos con IP elevado y velocidades normales o bajas.

Drepanocitosis

La drepanocitosis es una hemoglobinopatía hereditaria de alta frecuencia, con transmisión autosómica recesiva. Cada año nacen más de 330 000 niños con hemoglobinopatías, el 83% de los cuales presentan drepanocitosis, de los que 200 000 se encuentran en África. Alrededor de 10% de los pacientes con esta enfermedad tiene un ataque cerebrovascular (ACV) isquémico antes de los 20 años de edad, con una incidencia anual de 0,5 a 1%. El infarto cerebral como resultado de la oclusión de la arteria carótida interna y de la cerebral media proximal es la manifestación más común de ACV en estos pacientes, y puede ser detectado por DTC. La terapia transfusional está recomendada luego del primer ACV y reduce el riesgo de recurrencia de evento isquémico de 50 a 10%. Se estima que hasta un 20% de los niños con drepanocitosis tiene ACV asintomáticos.

En un ensayo clínico aleatorizado (*Stroke Prevention Trial in Sickle Cell Anemia*, STOP) se demostró que la utilización del DTC en la drepanocitosis es útil para valorar tempranamente la necesidad de transfusión de eritrocitos y prevenir el ACV. Los niños de 2 a 16 años con drepanocitosis que no tienen historia de ACV pueden ser seguidos con DTC mediante la evaluación de la velocidad media máxima promediada en el tiempo (*mean time-averaged maximum velocity*, TAMMX). En estos pacientes se consideró un umbral de 200 cm/s en la arteria carótida interna o en la cerebral anterior para la indicación de transfusión, ya que las velocidades superiores se asociaron a una probabilidad 10 a 20 veces superior de sufrir un ACV. En el estudio se demostró que el uso de transfusiones periódicas para mantener la hemoglobina S por debajo de 30% se asoció a mejores

Cuadro 67-1. Profundidad de insonación en mm, según la edad							
Edad	**ACM**	**ACI**	**Sifón carotídeo**	**ACA**	**ACP1**	**ACP2**	**AB**
0-3 meses	25	55-65	-	25-30	-	-	-
3-12 meses	30	60-70	-	30	-	-	-
1-3 años	35-45	40-50	50-60	55-65	55	50-55	50-60
3-6 años	40-45	45-55	55-60	60-65	55-60	50-60	55-70
6-10 años	45-50	50-55	55-60	60-70	60-70	55-65	55-75
10-18 años	45-50	55	60	65-70	60-70	60-65	60-80

ACM: arteria cerebral media; ACI: arteria carótida interna; ACA: arteria cerebral anterior; ACP: arteria cerebral posterior; AB: arteria basilar.

Cuadro 67-2. Valores de velocidad media en cm/s, según la edad

Edad	ACM	ACI	Sifón carotídeo	ACA	ACP1	ACP2	AB
0-10 días	24 (± 7)	25 (± 6)	-	19 (± 5)	-	-	-
11-90 días	42 (± 10)	43 (± 12)	-	33 (± 11)	-	-	-
3-11 meses	74 (± 14)	67 (± 10)	-	50 (± 11)	-	-	-
1-3 años	85 (± 10)	81 (± 8)	75 (± 10)	55 (± 13)	50 (± 17)	50 (± 12)	51 (± 6)
3-6 años	94 (± 10)	93 (± 9)	91 (± 11)	71 (± 15)	56 (± 13)	48 (± 11)	58 (± 6)
6-10 años	97 (± 9)	93 (± 9)	89 (± 11)	65 (± 13)	57 (± 9)	51 (± 9)	58 (± 9)
10-17 años	81 (± 11)	79 (± 12)	77 (± 14)	56 (± 14)	50 (± 10)	45 (± 9)	46 (± 8)

ACM: arteria cerebral media; ACI: arteria carótida interna; ACA: arteria cerebral anterior; ACP arteria cerebral posterior; AB: arteria basilar.

resultados que el soporte estándar, cuando los pacientes tenían la TAMMX elevada evaluada por DTC.

Existen recomendaciones de realizar DTC anualmente en niños de 2 a 16 años con drepanocitosis si los estudios previos son normales (TAMMX < 170 cm/s) y cada cuatro meses, si el valor se encuentra entre 170 y 199 cm/s. En aquellos con velocidades anormales (> 200 cm/s), el estudio se repite a las dos semanas y, en caso de continuar con esos valores, se realiza una transfusión.

En un estudio realizado en pacientes adultos con drepanocitosis se observó que el valor de TAMMX es más bajo que el indicado en pacientes pediátricos para recibir transfusiones profilácticas y que el DTC se debe combinar con técnicas de imágenes (resonancia magnética) para poder predecir el riesgo de ACV isquémico.

El DTC ha demostrado ser un método eficaz, económico y no invasivo para detectar un riego aumentado de ACV isquémico en niños con drepanocitosis.

Traumatismo craneoencefálico

El uso del DTC en el contexto de la lesión craneoencefálica aguda traumática (TCE) ha demostrado ser de gran utilidad en una variedad de escenarios clínicos (lesiones cerradas, abiertas, y hemorragia subaracnoidea traumática) y de distintos grados de intensidad (leve, moderado y grave) para la correcta identificación de diversos patrones hemodinámicos cerebrovasculares (oligoemia, hiperemia y vasoespasmo).

Su uso para identificación de estos patrones hemodinámicos no se limita al diagnóstico de las consecuencias de la lesión aguda, sino se extiende también al pronóstico a largo plazo.

Por otra parte, dada su naturaleza no invasiva, la posibilidad de repetirlo, la sencillez de su realización, la rapidez de la obtención de resultados y la facilidad de su interpretación, es que resulta de invalorable ayuda en la monitorización al lado del paciente de las intervenciones propias del tratamiento del TCE.

El uso de la técnica del DTC para estimación de la velocidad de flujo sanguíneo cerebral en las arterias intracerebrales mejoró el conocimiento de la fisiopatología y de los mecanismos hemodinámicos de las lesiones postraumáticas intracraneales.

Si bien la información de la que se dispone en pediatría es considerablemente menor que en pacientes adultos, algunos artículos muestran una utilidad similar en este grupo etario. Mandera y cols., en 27 niños de 3 a 16 años con TCE observó un incremento de las velocidades de flujo cerebral en las arterias cerebrales medias como manifestación de hiperemia, lo que se asoció significativamente con edema en la tomografía computarizada.

Meyer y cols., en 26 pacientes menores de 2 años con hematoma subdural agudo, realizaron la prueba de compliancia, observando que el 90% de los pacientes tiene la compliancia alterada, que luego del drenaje temprano se normaliza en el 50% de ellos y que el DTC preoperatorio objetiva este patrón hemodinámico con una disminución de la velocidad diastólica y aumento del IP.

Trabold y cols. (2004), en 36 pacientes pediátricos con TCE moderado y grave, mostraron que una velocidad diastólica menor de 25 cm/s y un IP mayor de 1,3 al ingreso en la guardia se asociaron con peor pronóstico.

En 2004, Bellner y cols. publicaron un estudio realizado en 80 pacientes adultos y niños con patología neuroquirúrgica (traumatismo, hemorragia subaracnoidea y otros), en el que investigaron la relación entre el IP y la PIC medida por catéter intraventricular, y encontraron una alta correlación entre ambas variables (R = 0,938) pudiendo estimarse la PIC a partir del IP como PIC = 10,93 * IP – 1,2 en el rango de 5 a 40 mm Hg con baja varianza (desvío estándar: 2,5). Los valores de IP mayores de 3 se asociaron con hipertensión intracraneal grave y, en los casos en que se demostró paro circulatorio cerebral por angiografía, el IP varió entre 6 y 8.

Parece haber una fuerte asociación entre gravedad al ingreso, pérdida de la capacidad de autorregulación cerebral y peores resultados.

Vavilala y cols. (2018) testearon en un estudio prospectivo la presencia o ausencia de autorregulación cerebral a través de DTC como predictor de morbilidad postraumática en 36 pacientes pediátricos con TCE leve, moderado y grave. Para su estimación utilizaron la fórmula previamente descrita por Strebel y cols. en 1997, con un punto de corte para el índice de autorregulación cerebral establecido en 0,4. La conclusión del estudio fue que la autorregulación se encuentra alterada en el TCE independientemente de su gravedad (aunque mayores desvíos se observaron en los grupos moderado y grave), y que esa alteración se asocia a hiperemia y a peores resultados.

Muerte encefálica

La muerte encefálica (ME) se define como el cese irreversible de todas las funciones encefálicas. El cese de la circulación intracraneal eficaz para la perfusión cerebral es un evento común a todos los pacientes en situación de ME. Los pacientes que evolucionan a ella como consecuencia de una lesión intracraneal de localización supratentorial muestran una secuencia común de hipertensión intracraneal grave con disminución de la PPC hasta valores cercanos a cero. Para realizar el diagnóstico, además de los criterios clínicos, se necesitan métodos complementarios que lo certifiquen.

En la población adulta, el DTC se sitúa hoy como un método indiscutido en el diagnóstico de ME (muerte bajo criterios neurológicos), aceptado como una de las formas de evaluación de cese del flujo sanguíneo cerebral e incluido en la Ley 24193 de trasplante de órganos de la República Argentina.

Debido a que el tratamiento con barbitúricos y la hipotermia inducida (dos situaciones comunes en pacientes en riesgo de ME) impiden el correcto diagnóstico por criterios clínicos o electrofisiológicos, debe recurrirse a métodos basados en la evaluación de la circulación cerebral, donde el DTC (el otro es la angiografía cerebral) se vuelve especialmente atractivo debido a su menor invasividad y probabilidad de complicaciones, con patrones hemodinámicos claramente identificables.

Los patrones de DTC en el paro circulatorio cerebral son:

- Reducción de la velocidad de flujo sanguíneo sistólico con flujo diastólico reverberante.
- Espigas sistólicas con muy baja velocidad de flujo y ausencia de flujo diastólico.
- Sin signos en el DTC (llamado silencio sonográfico).

Una publicación reciente evalúa el conjunto de la evidencia disponible sobre este tema y concluye, a partir de un metanálisis de 10 artículos originales, que este método tiene una sensibilidad del 89% y una especificidad del 99% (aún mayores si se excluyen los estudios de baja calidad) para la detección de ME.

En pediatría se dispone de menos información. En 1998, Qian y cols. publicaron un estudio en el que evaluaron 58 pacientes en coma, 17 de ellos con criterios clínicos y eléctricos compatibles con el diagnóstico de ME, y hallaron una asociación significativa con los patrones característicos de paro circulatorio cerebral en el DTC, sin falsos negativos ni falsos positivos, cuando se usó un criterio compuesto por persistencia de flujo diastólico retrógrado o espigas sistólicas y dirección del índice de flujo < 0,8 en la arteria cerebral media por más de dos horas.

★ **CONCLUSIONES**

El DTC es un método no invasivo, seguro y que no requiere movilizar al paciente para estimar las velocidades de flujo de las arterias intracraneales.

Para el aprendizaje de la técnica se requiere entrenamiento y el resultado es, por lo tanto, dependiente del operador. Hasta el momento existen pocas investigaciones en pediatría que hayan logrado recolectar una serie grande de pacientes para validar este método, por lo que muchas de sus utilidades no tienen el peso necesario para ser recomendadas en forma masiva. Son necesarios más estudios prospectivos y multicéntricos que evalúen el uso de esta herramienta en pacientes pediátricos.

BIBLIOGRAFÍA

Bellner J, Romner B, Reinstrup P, et al. Transcranial Doppler sonography pulsatility index (PI) reflects intracranial pressure (ICP). Surg Neurol 2004;62(1):45-51; discussion 51. doi: 10.1016/j.surneu.2003.12.007. PMID: 15226070.

Boletín de la Organización Mundial de la Salud. Epidemiología mundial de las hemoglobinopatías e indicadores de los servicios correspondientes. Disponible en: http://www.who.int/bulletin/volumes/86/6/06-036673-ab/es/.

Mandera M, Larysz D, Wojtacha M. Changes in cerebral hemodynamics assessed by transcranial Doppler ultrasonography in children after head injury. Child's Nerv Syst 2002;18:124-8.

Meyer PG, Ducrocq P, Rackelbom T, et al. Surgical evacuation of acute subdural hematoma improves cerebral hemodynamics in children: a transcranial Doppler evaluation. Child's Nerv Syst 2005;21:133-7.

Okten A, Ahmetoğlu A, Dilber E, et al. Cranial Doppler ultrasonography as a predictor of neurologic sequelae in infants with bacterial meningitis. Invest Radiol 2002;37(2):86-90. doi: 10.1097/00004424-200202000-00006. PMID: 11799332.

Qian SY, Fan XM, Yin HH. Transcranial Doppler assessment of brain death in children. Singapore Med J 1998;39(6):247-50. PMID: 9803811.

Strebel S, Lam AM, Matta BF, Newell DW. Impaired cerebral autoregulation after mild brain injury. Surg Neurol 1997;47(2):128-31. doi: 10.1016/s0090-3019(96)00459-4. PMID: 9040813.

Trabold F, Meyer PG, Blanot S, et al. The prognostic value of transcra-

nial Doppler studies in children with moderate and severe head injury. Intensive Care Med 2004;30(1):108-12. doi: 10.1007/s00134-003-2057-8. Epub 2003 Nov 5. PMID: 14600812.

Vavilala MS, Farr CK, Watanitanon A, et al. Early changes in cerebral autoregulation among youth hospitalized after sports-related traumatic brain injury. Brain Inj 2018;32(2):269-275. doi: 10.1080/02699052.2017.1408145. Epub 2017 Nov 28. PMID: 29182378; PMCID: PMC6178930.

Véanse **Preguntas de autoevaluación**. ?

Resonancia magnética en el paciente neurocrítico pediátrico

68

Manlio Rodríguez, Antonio Federico Puertas Crüse, Denise Eliana Pizarro y María Gabriela Sheehan

INTRODUCCIÓN

La disfunción neurológica es un motivo común de ingreso en la unidad de cuidados intensivos pediátricos. Se trata a menudo de pacientes ya intervenidos (intubación traqueal) o sometidos a tratamientos que dificultan o imposibilitan la semiología neurológica (sedación profunda, anticonvulsivos). La particular aptitud de la resonancia magnética (RM) para estudiar el sistema nervioso central (SNC) la vuelve el método de elección para la enfermedad neurológica no traumática. Pero tal elección resulta condicionada por algunos aspectos de la accesibilidad a un campo magnético: transporte, instrumentalización del paciente (intubación, monitores, bombas de infusión), requerimiento de sedoanalgesia, la baja temperatura de las salas donde opera el resonador, la duración del examen. La indicación debe ser entonces cuidadosamente consensuada por los distintos especialistas en términos de los riesgos y de los beneficios esperables para el diagnóstico, seguimiento o pronóstico de tales pacientes.

EL MÉTODO

La resonancia magnética por imágenes se fundamenta en el fenómeno de resonancia del núcleo de hidrógeno o protón (H^+), vastamente presente en los tejidos biológicos. Sometido al campo magnético de un equipo, el protón tisular que gira sobre un eje (*spin*) y alrededor de él, alcanza una frecuencia tal que admite la energía que le proveen los pulsos de radiofrecuencia provenientes de la bobina en donde está contenida la región para estudiar: el H^+ sale de su equilibrio y se magnetiza. Cuando cesan los pulsos, el H^+ se relaja, cede energía excedente y recupera su estado de equilibrio. Esa energía, recibida por la misma bobina, es la fuente de la señal que servirá para construir la imagen.

El modo de cesión de esa energía determina los tiempos de relajación T1 y T2, que resultan característicos de cada tejido.

La intensidad de la señal depende de la intensidad del campo magnético del equipo. El bajo campo (menor señal) es propio de equipos abiertos. El alto campo (mayor señal) es propio de los equipos cerrados. La alta señal aumenta notablemente los recursos diagnósticos del método permitiendo mejor calidad de imagen en tiempos menores y mayor número de técnicas.

Las pequeñas variaciones en la frecuencia de resonancia del protón en un campo magnético de intensidad dada (1,5 teslas, p. ej.) son condicionadas por otros ejes (*spines*) (H^+) pertenecientes a moléculas vecinas de metabolitos identificables. Por tal motivo es posible establecer presencia y cuantificación de tales metabolitos y caracterizar procesos patológicos (destrucción neuronal, actividad de membrana, necrosis, etc.) o enfermedades metabólicas. Este uso del método se conoce como espectroscopia por resonancia.

Las distintas secuencias. Reconocimiento de imágenes normales. Utilidad

La longitud del tiempo de relajación T1 (**fig. 68-1**) depende de la facilidad con que el H^+ magnetizado ceda su energía al medio. Los H^+ de la grasa hacen una cesión fácil y en un tiempo corto: la grasa será por lo tanto hiperintensa (blanca). Los H^+ del agua y de los líquidos acuosos hacen cesión en un tiempo largo y el agua será entonces hipointensa (negra) (**fig. 68-2**).

La longitud del tiempo de relajación T2 (**fig. 68-3**) depende de cuán sincrónica (coherente) sea la relajación de los H^+ magnetizados. Esa sincronía dependerá a su vez de cómo interaccione ese H^+ con los pequeños campos magnéticos de los protones (*spines*) de las moléculas vecinas. En el caso del **agua,** esa interacción es casi nula y la relajación es muy sincrónica o coherente: su T2 será largo y se verá como hiperintensa (blanca). En el caso de la sustancia blanca (o del músculo), la interacción es alta y la relajación asincrónica (incoherente): sus T2 serán cortos e hipointensos (negros) (**fig. 68-4**).

Cuando un material induce gran incoherencia en la relajación T2 (los pigmentos hemáticos, por ejemplo) se dice que tiene alta susceptibilidad y se muestra

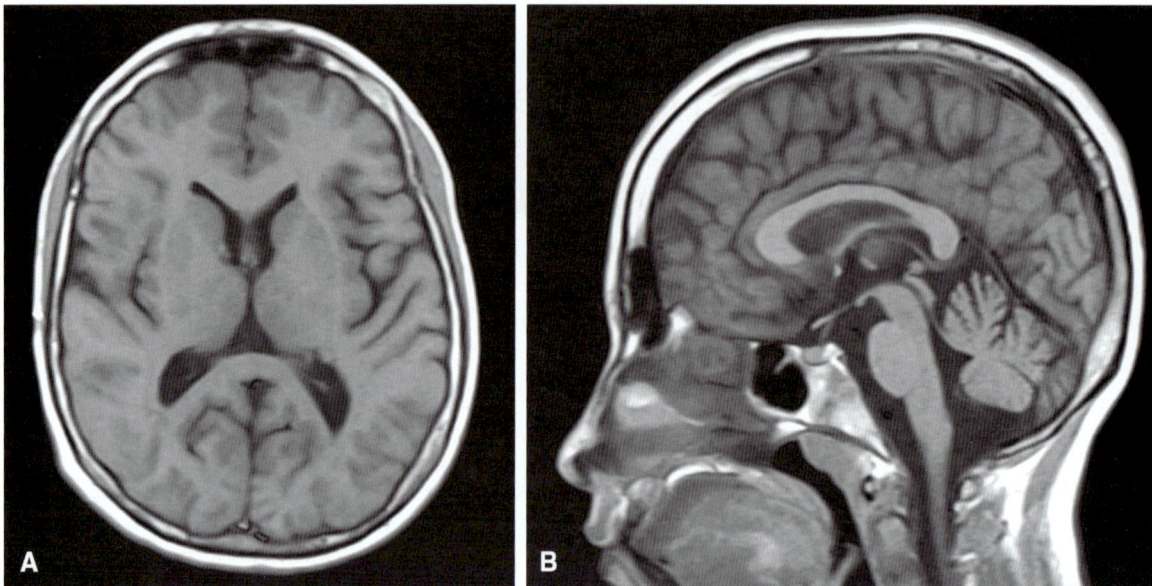

Fig. 68-1. Imágenes normales de RM en secuencias T1 axial (**A**) y coronal (**B**). El LCR ventricular y subaracnoideo es hipointenso. La grasa subcutánea y el reemplazo adiposo del díploe son hiperintensos. La SG cortical y central —tálamos, caudados, putámenes— es relativamente hipointensa (gris) y la SB, relativamente hiperintensa (blanca): cuerpo calloso, tronco encefálico. El aire (seno esfenoidal) es muy hipointenso en todas las secuencias.

como muy hipointenso. Existen técnicas de T2 en las que se acentúan las heterogeneidades del campo y en las que la susceptibilidad se hace particularmente manifiesta (T2 gradiente): en neuroimágenes se usan para detectar sangrados porque la sangre contiene material susceptible (hierro) (**fig. 68-5**).

Los H⁺ de la sangre circulante, tanto arterial como venosa, en las secuencias convencionales, no alcanzan a magnetizarse. Por lo tanto, no generan señal. Esta ausencia se conoce como "vacío de flujo", se muestra

como hipointensidad en T2 y se la encuentra tanto en vasos normales como en los patológicos con flujo (**figs. 68-3** y **68-6**).

Existen técnicas en las que es posible obtener magnetización de los H⁺ vasculares normales: angio-RM (**fig. 68-7**). Dado que este registro puede hacerse según la velocidad del flujo, es posible obtener fase arterial y fase venosa. Muestra señal de flujo hiperintensa, morfología y calibre de vasos de mediano y gran calibre. En la condición patológica se altera la señal normal de flujo poniendo en evidencia un cambio morfológico (aneurisma), del calibre (estenosis) o una disminución/ falta de flujo (obstáculo). En rigor, no es necesario el uso de contraste.

Tanto las técnicas de T1 como las de T2 admiten recursos que suprimen la señal T2 hiperintensa normal de la grasa en esas ponderaciones mejorando la visualización de las alteraciones de señal o los efectos del contraste en los otros tejidos. La secuencia STIR, por ejemplo, es una secuencia T2 en la que la médula ósea adiposa normal se muestra hipointensa, de modo que su hiperintensidad franca pertenecerá a la condición patológica: edema (**fig. 68-8**).

La secuencia FLAIR (*Fluid Attenuation Inversion Recovery*) (**fig. 68-9**) es una técnica de T2 en la que la señal de los líquidos circulantes, normalmente hiperintensa en esa ponderación, es atenuada mediante un recurso técnico (IR), hasta la hipointensidad. Este modo de visualización de los líquidos (en el que los artefactos dinámicos sobre el parénquima vecino resultan eliminados) mejora notablemente la señal del tejido encefálico que forma las interfases sólido/líquidas:

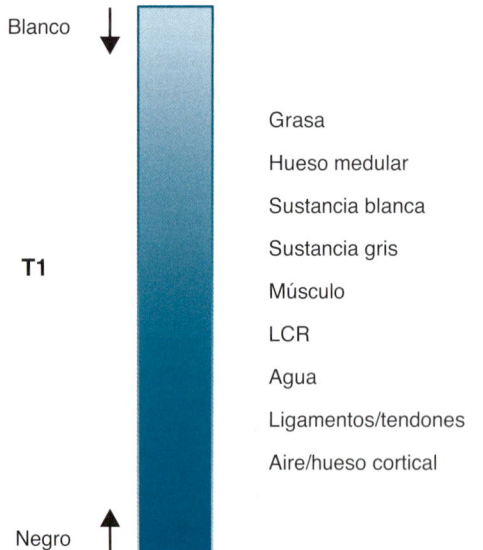

Blanco

Grasa
Hueso medular
Sustancia blanca
Sustancia gris

T1

Músculo
LCR
Agua
Ligamentos/tendones
Aire/hueso cortical

Negro

Fig. 68-2. El diagrama muestra la intensidad de señal normal de los distintos tejidos corporales en la secuencia T1.

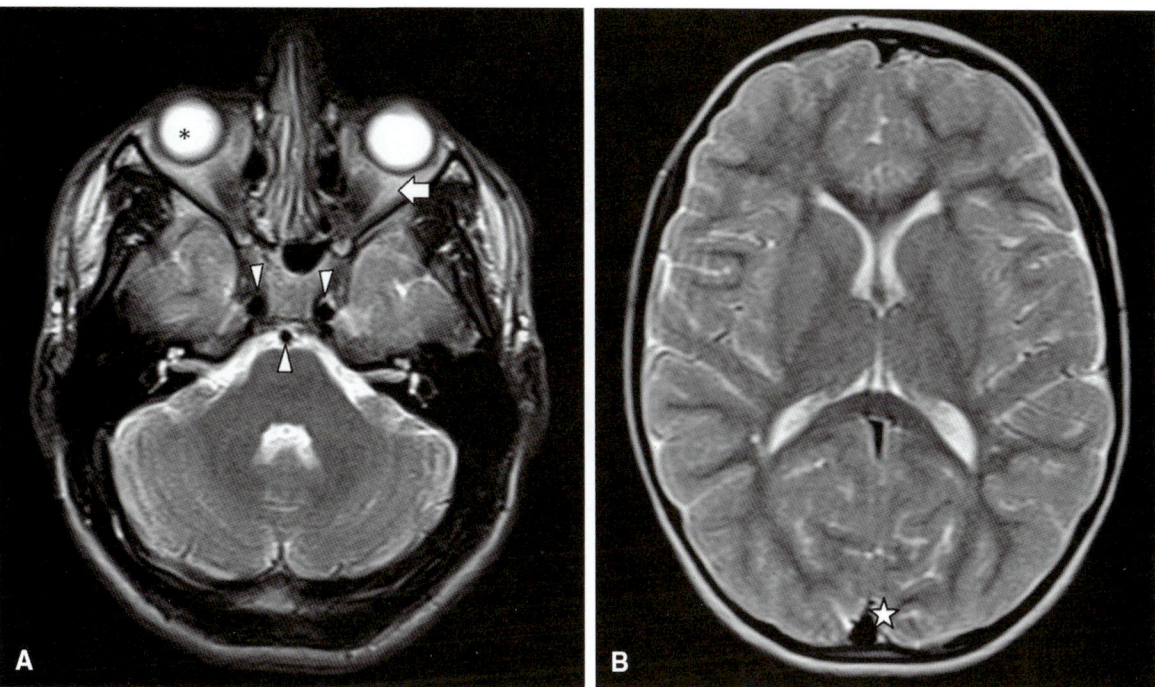

Fig. 68-3. Imágenes normales de RM en secuencias T2 donde se observan la fosa posterior (**A**) y el tercer ventrículo (**B**). El LCR es hiperintenso. Los globos oculares (humor vítreo, con alto contenido de agua) son hiperintensos (asterisco). La grasa orbitaria (flecha gruesa) es también hiperintensa, aunque menos que el LCR. La SB (esplenio, cápsulas internas, centros semiovales) es relativamente hipointensa. Las carótidas internas y el tronco basilar (puntas de flecha) y el seno longitudinal (estrella) son hipointensos por "vacío de flujo". El hueso cortical es hipointenso en todas las secuencias.

superficie de los hemisferios y sustancia blanca periventricular. El agua tisular estacionaria (edema) de los distintos procesos patológicos (isquemia, inflamación, desmielinización) preserva su hiperintensidad T2.

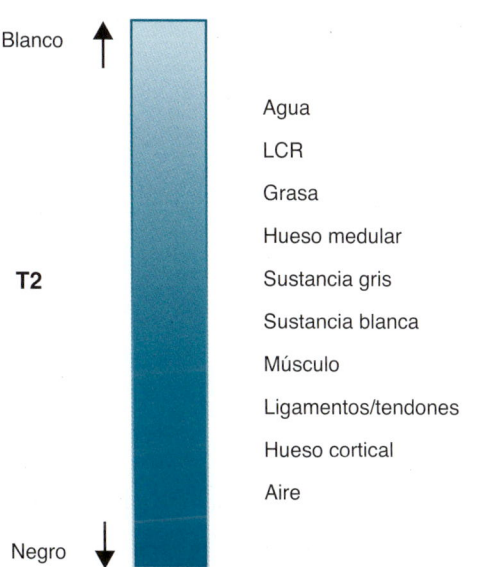

Blanco

Agua

LCR

Grasa

Hueso medular

T2   Sustancia gris

Sustancia blanca

Músculo

Ligamentos/tendones

Hueso cortical

Aire

Negro

Fig. 68-4. El diagrama muestra la intensidad de señal normal de los distintos tejidos corporales en T2.

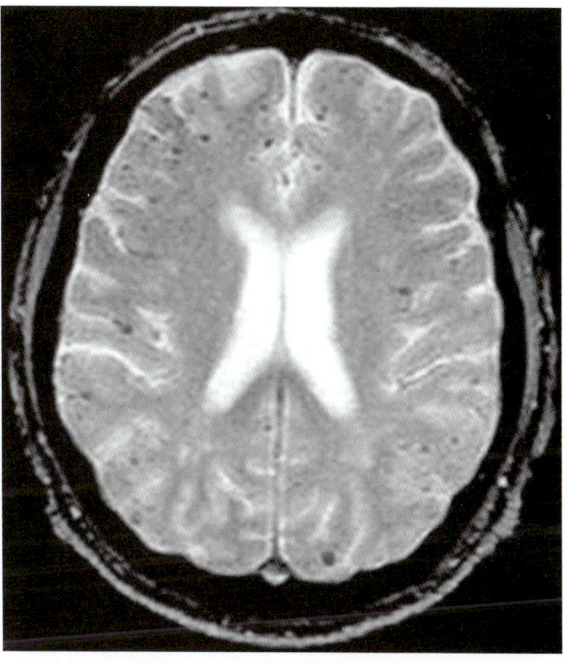

Fig. 68-5. RM en secuencia T2 de gradiente patológica. El LCR se ve hiperintenso y la SG y la SB se ven con intensidad de señal intermedia. Los puntos hipointensos corresponden a pequeños sangrados visibles por su susceptibilidad magnética.

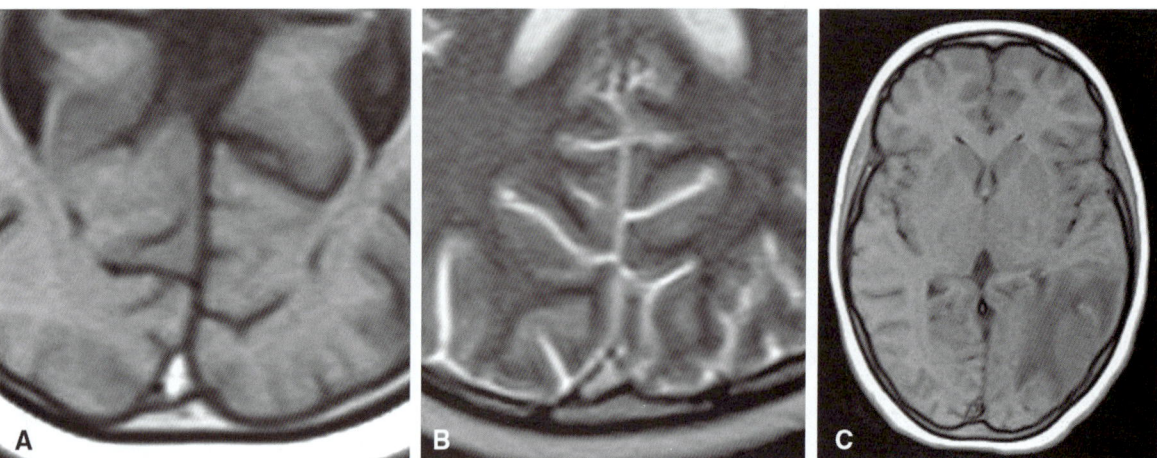

Fig. 68-6. Trombosis de seno e infarto venoso. **A.** Imagen de secuencia T1 donde se observa la hiperintensidad espontánea de la imagen triangular de sección del seno longitudinal. Este hallazgo solo será válido si se correlaciona con falta de vacío de flujo (hipointensidad) en T2 (**B**), tal como se muestra en esa ponderación: trombosis de seno. **C.** Secuencia T1: hipointensidad heterogénea corticosubcortical temporoparietal izquierda que incluye hiperintensidad focal tenue (sangrado) y un seudo nódulo.

La técnica de difusión (**figs. 68-10** y **68-11**) se fundamenta en el movimiento permanente de las moléculas de agua (movimiento browniano) en los tejidos normales. La imagen se procesa de forma tal que toda el agua normal aparezca como hipointensa. Así, la restricción al movimiento molecular del agua, propia de la condición patológica –isquemia, tumores hipercelulares–, se muestra como hiperintensidad. El mapa del coeficiente de difusión aparente resulta de un cálculo que cuantifica la restricción y muestra su mayor grado como hipointensidad franca. Debe correlacionarse con el hallazgo de la difusión para sortear eventuales hiperintensidades T2 no atribuibles a restricción verdadera.

La técnica de perfusión permite conocer el estado de la microcirculación cerebral mediante la cuantificación del flujo (TTM: tiempo de tránsito medio) y la medición del volumen sanguíneo (VSC: volumen sanguíneo cerebral). Requiere equipo de alto campo, inyec-

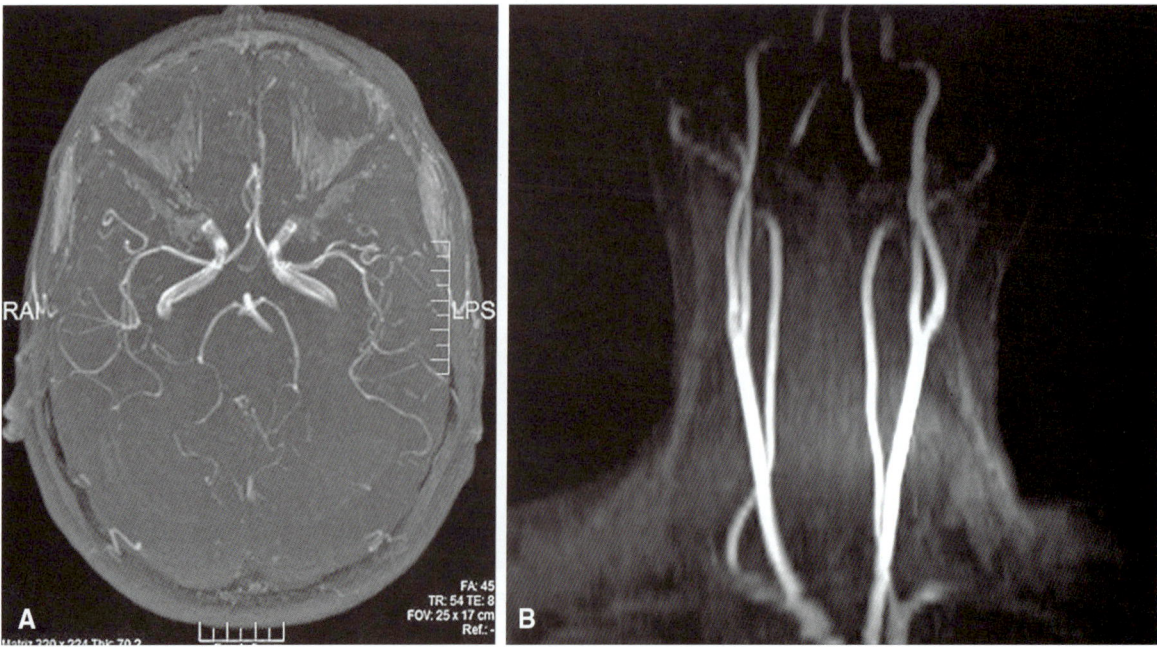

Fig. 68-7. Angio-RM de vasos intracerebrales (**A**) y extracerebrales (**B**) normales. La señal de flujo de los vasos de mediano y gran calibre fue obtenida sin contraste. Se demuestra permeabilidad sin defectos de señal de flujo y ausencia de cambios del calibre normal.

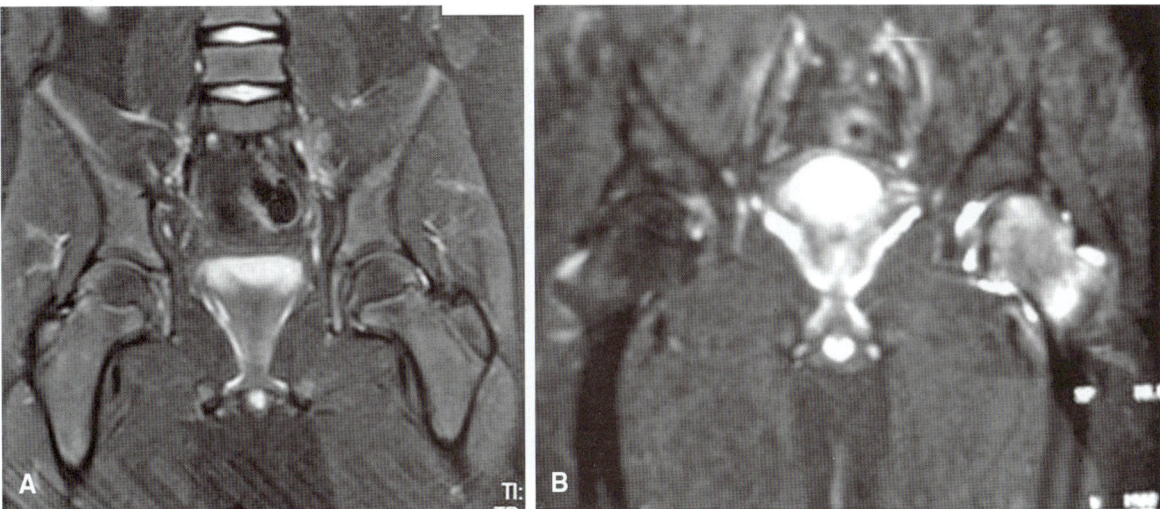

Fig. 68-8. RM en secuencia STIR normal (**A**) y patológica (**B**). Técnica de T2: músculos hipointensos. La señal relativamente hiperintensa de la médula ósea ha sido suprimida: los huesos son hipointensos. Donde se observa hiperintensidad marcada la señal es de agua: edema. Discos y vejiga contienen agua en condiciones normales.

ción de contraste e imágenes seriadas del mismo corte que permitan visualizar los cambios microcirculatorios en el tiempo. Los distintos grados de perfusión tisular, normal y patológica, se mapean en distintos colores. Se aplica en el estudio de tumores y en la detección de la extensión de los efectos tisulares de la isquemia ("penumbra" vs. "núcleo de infarto").

Por "isquemia" se entiende la disminución del flujo sanguíneo cerebral normal a valores de hipoperfusión

tales que afecten las funciones del parénquima. Por "penumbra" se entiende parénquima con isquemia, pero eventualmente "recuperable". "núcleo de infarto" designa el parénquima irrecuperable (necrosis). Las técnicas de difusión y perfusión por RM permiten establecer la extensión relativa (en porcentajes) de estos tipos de daño tisular y a partir de este dato establecer la factibilidad de tratamiento médico o endovascular. La "penumbra" sería el tejido hipoperfundido en

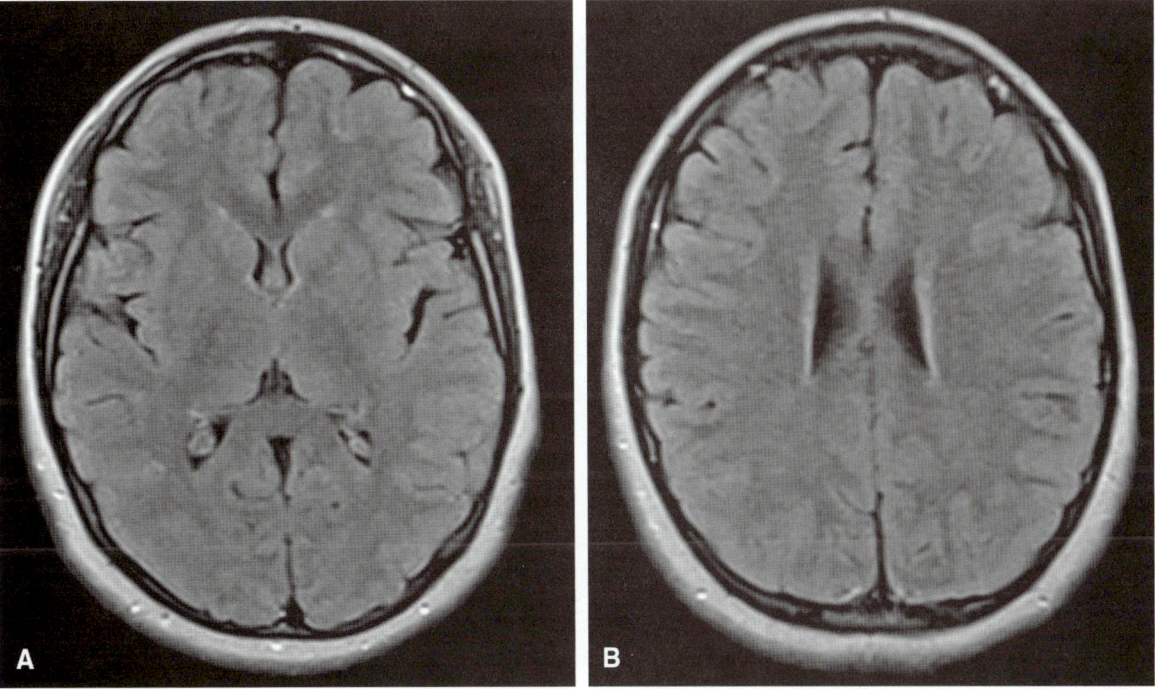

Fig. 68-9. A y **B.** Imágenes normales de RM en secuencia FLAIR. Los líquidos circulantes han sido atenuados hasta la hipointensidad (negros). Como es una técnica T2, la SB es hipointensa con respecto a la SG.

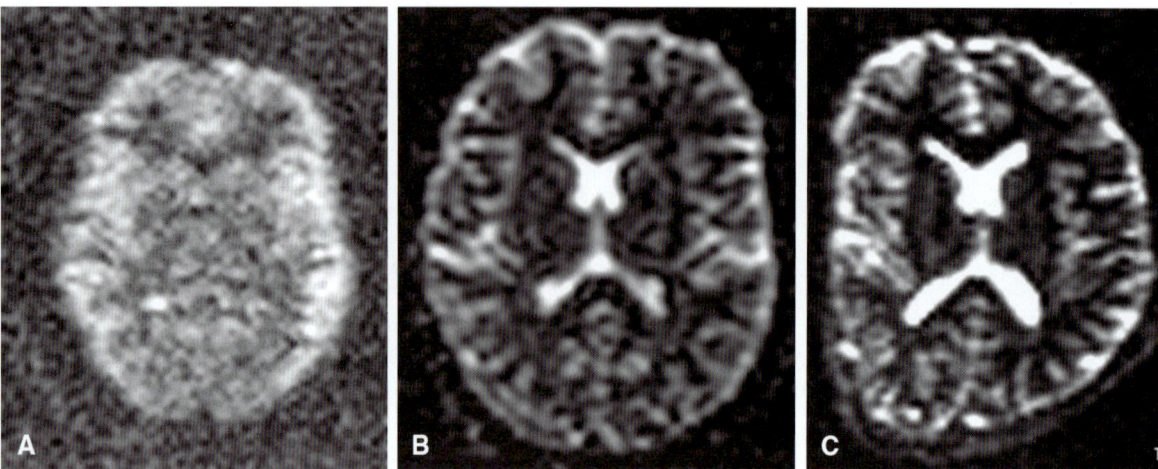

Fig. 68-10. Difusión normal: **A** y **B** son imágenes obtenidas en secuencia T2. Es posible por recurso técnico llevar SG, SB y LCR a hipointensidad (**A**) para resaltar eventuales áreas de restricción hiperintensas. En el mapa ADC (**C**), las SG y SB se observan hipointensas. Las áreas con restricción se mostrarán con hipointensidad aún mayor.

perfusión que no restringe en difusión. El "núcleo de infarto" sería el tejido severamente hipoperfundido en perfusión que restringe en difusión. Las técnicas descritas se aplican solo a isquemias extensas (en general, silvianas).

El gadolinio

El gadolinio (Gd) es un elemento paramagnético que induce la magnetización de los H⁺ de su alrededor. Acorta el T1 y determina hiperintensidad. Se lo inyecta por vía intravenosa (IV) y en la condición patológica ingresa en el compartimento extravascular: en el SNC dicho ingreso ocurre por rotura de la barrera hematoencefálica. Se elimina por el riñón y, con función renal normal, su vida media es de 1,3 horas. Puede producir fibrosis nefrógena sistémica, por lo que su uso requiere función renal normal. Se desaconseja en neonatos. Pasa a la leche materna. Se usa para caracterizar lesiones según distintos patrones de tinción: homogéneo/heterogéneo, puntiforme/nodular, anular completo/incompleto, vascular, cortical, paquimeníngeo/leptomeníngeo.

Resonancia magnética vs. tomografía computarizada

La tomografía computarizada (TC) registra densidades tisulares que, con la excepción de la grasa, no permiten caracterizar por sí solas a los tejidos blandos. En tal caracterización es aventajada por la resonancia magnética (RM). Por el contrario, la TC aventaja a la RM en el detalle óseo y en la visualización temprana de la sangre extravasada. Estas cualidades llevan a la TC a ser método de elección en el traumatismo agudo y en la detección de sangrados, especialmente frente a la sospecha de hemorragia subaracnoidea. La sola limita-

ción de la TC para la sangre extravasada es la extensión del sangrado. En este punto (microsangrado), la RM puede aventajarla como suele ocurrir en la lesión axonal difusa (abuso, en un bebé sacudido) (**fig. 68-12**) o en el microsangrado en fase crónica. La RM visualiza adecuadamente la médula espinal: la caracterización de una compresión medular es una indicación mayor y debe realizarse en la urgencia. La TC tiene mayor accesibilidad y tiempos de examen notoriamente cortos. En los estudios vasculares, donde los resultados imagenológicos son comparables, la TC requiere indefectiblemente contraste yodado, condición no obligada en RM. La angio-RM caracteriza mejor la pared arterial. La TC detecta el calcio.

Como concepto debe retenerse que la RM, por su base física, es más apta que la TC en la detección de las alteraciones en la distribución normal del agua tisular, tanto en hueso como en tejidos blandos: distintos tipos de edema. Este sustrato histopatológico, si se excluyen las patologías malformativas, es universal en las condiciones patológicas detectables por estos métodos.

ALGUNAS CONSIDERACIONES ÚTILES PARA LAS INDICACIONES Y PARA LA INTERPRETACIÓN DE IMÁGENES POR RM EN NEUROINTENSIVISMO

T1: sustancia gris (SG) y sustancia blanca (SB)

En la técnica de T1, en especial en la variante IR, la SG es gris (hipointensidad intermedia) y la SB es blanca (hiperintensa). El T1 IR acentúa este contraste y muestra neta la interfase normal. Esta propiedad es útil para valorar SG ectópica (heterotopias) y espesor cortical (displasias), para estudiar las formaciones del hipocampo (esclerosis mesial) (**fig. 68-13**) y para evaluar el estado del límite corteza-SB (polimicrogiria).

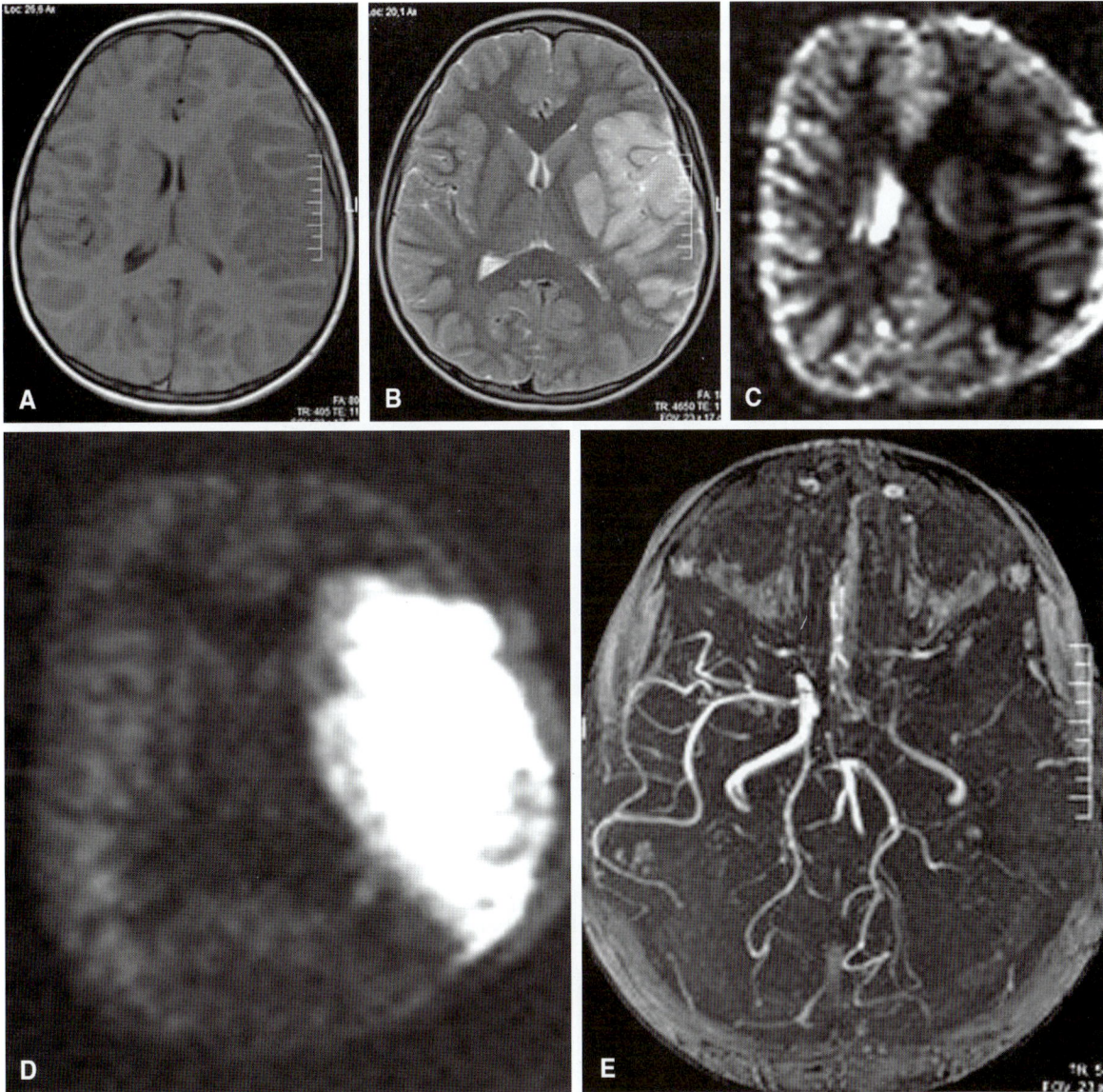

Fig. 68-11. Isquemia silviana subaguda. **A.** Secuencia T1 que muestra hipointensidad territorial con aumento de volumen tisular (ventrículo lateral colapsado). **B.** Secuencia T2 que muestra hiperintensidad territorial. **C.** Mapa ADC. **D.** Hipointensidad acentuada en el área de restricción visible en difusión como hiperintensidad. **E.** Angio-RM donde se observa un efecto de señal de flujo en arteria silviana izquierda (arteritis posvaricela).

Esta secuencia es entonces básicamente morfológica-anatómica. Su eventual correlato en señal debe ser buscado en FLAIR. Son secuencias útiles para estudiar a los pacientes que presentan convulsiones.

T2 y FLAIR: hiperintensidades

Las secuencias T2 y FLAIR son particularmente aptas para evidenciar las alteraciones de señal. En general, consisten en hiperintensidades que pueden afectar solo a la sustancia blanca, solo a la sustancia gris (cortical o profunda), o debe existir correlato hipointenso en T1. Representan, en general, un cambio patológico en la distribución del agua tisular: edema.

Edema: citotóxico, vasogénico, intersticial

Cuando las hiperintensidades T2/FLAIR –edema– son localizadas, poseen territorialidad arterial y aumentan el volumen tisular se atribuyen a isquemia subaguda. Se correlacionan con hipointensidad T1 y difusión positiva. Si se trata de causa obstructiva de una arteria mediana o grande, faltará el vacío de flujo en T2 (véase **fig. 68-11**). En el estadio inicial (primeras horas), la isquemia puede tener solo positiva la difusión e hipointenso el mapa del coeficiente de difusión aparente (ADC): este patrón interesa porque constituye la "ventana terapéutica" que posibilita los tratamientos de reperfusión. Recuérdese que, en las

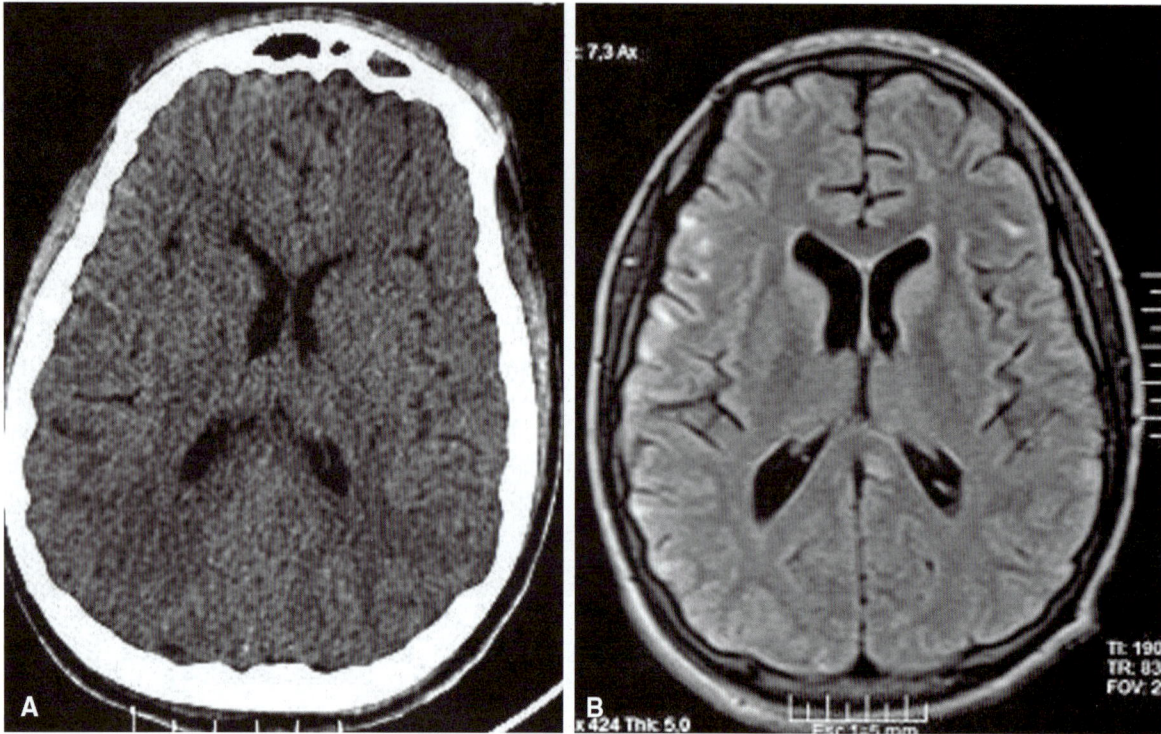

Fig. 68-12. Lesión axonal difusa. **A.** La TC no muestra hiperdensidades patológicas. **B.** La RM en secuencia FLAIR muestra focos de hiperintensidad en la corteza de ambos lados y en el esplenio del cuerpo calloso. Corresponden a sangrados originados en la interfase SG/SB.

lesiones isquémicas tempranas (1.° y 2.° día), predomina el edema citotóxico (territorial) que le es propio y que altera escasamente el volumen tisular. La variación significativa de volumen ocurre con la instalación del edema vasogénico máximo entre el 3.° y 5.° día. La rotura de la barrera hematoencefálica (BHE) justifica algún grado de tinción.

Muchas isquemias cerebrales de la infancia se atribu-

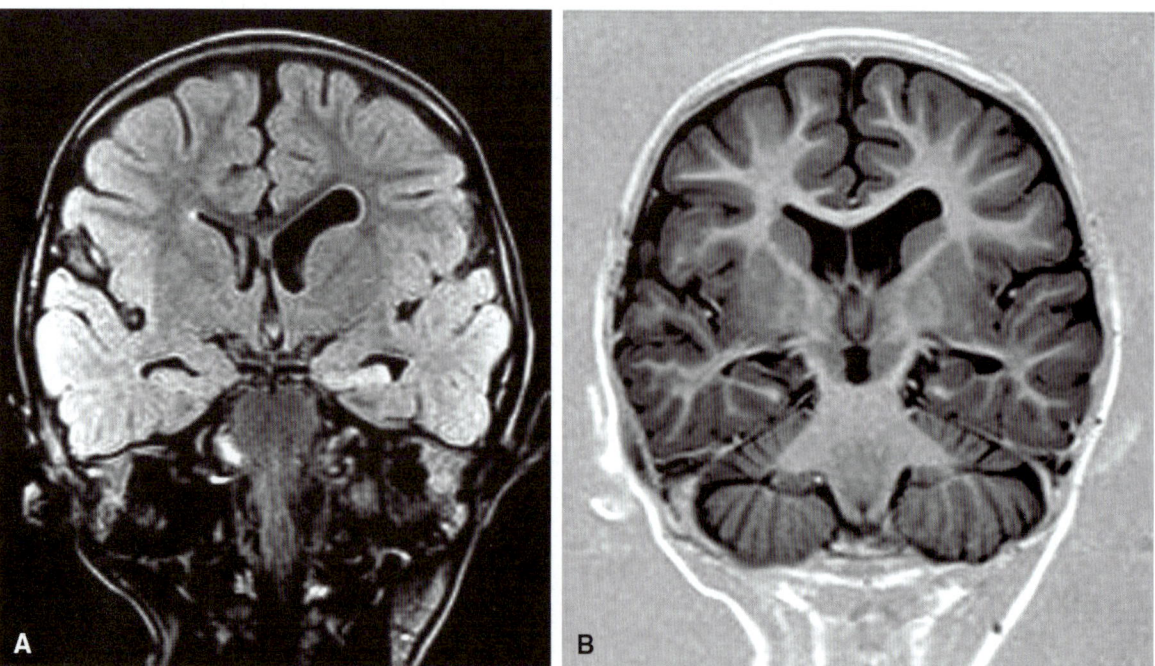

Fig. 68-13. Esclerosis mesial. **A.** En la secuencia FLAIR se demuestra hiperintensidad del hipocampo izquierdo. **B.** En la secuencia T1 IR, se ve su menor volumen.

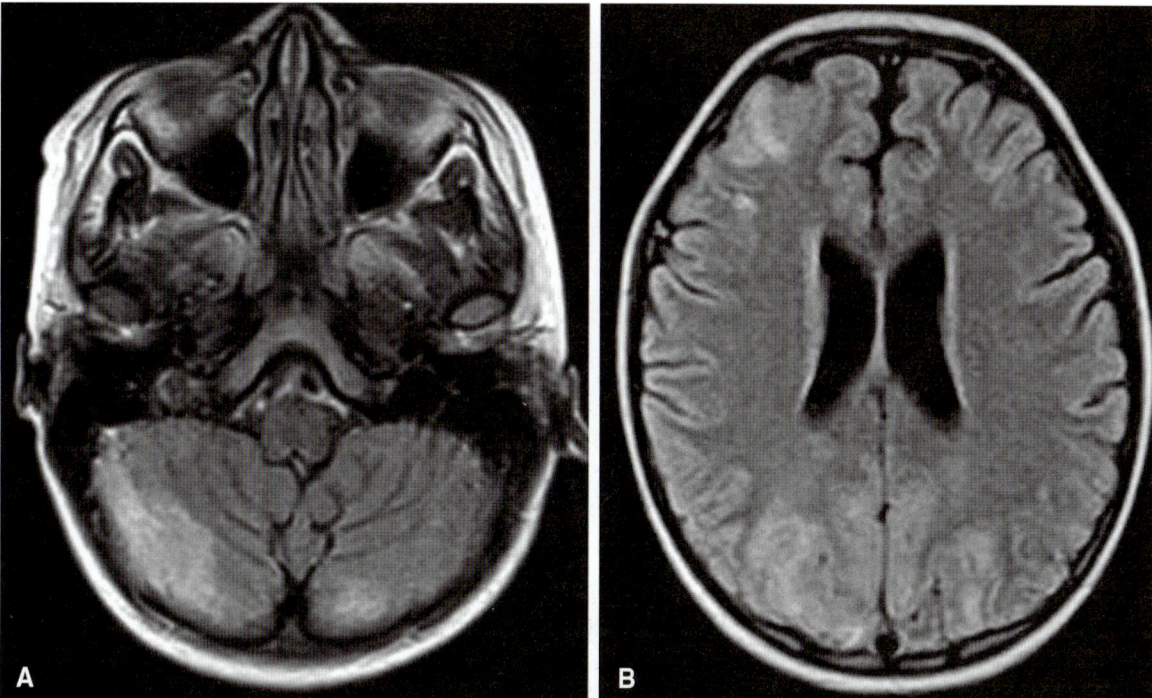

Fig. 68-14. Encefalopatía posterior reversible por neurotoxicidad por metotrexato. En la secuencia FLAIR se observan hiperintensidades corticosubcorticales cerebelosas (**A**) y cerebrales (**B**) atribuibles a edema vasogénico en región posterior de los hemisferios y en lóbulo frontal derecho.

yen a vasculitis: conviene tener presente que la primera causa de tal condición es la infección (tuberculosis [TBC], varicela) (véase **fig. 68-11**).

El edema vasogénico, originado en el aumento de la permeabilidad capilar, es común a varias patologías. Prefiere la SB ("dedo de guante") y puede ser puro o bien perilesional: tumor, absceso, inflamación difusa, desmielinización, neurotoxicidad.

En la encefalopatía posterior reversible por neurotoxicidad (**fig. 68-14**) o por hipertensión, el edema vasogénico –daño endotelial– afecta en forma relativamente simétrica la región posterior de los hemisferios cerebrales y en ocasiones la región anterior y el cerebelo. Es en general reversible y no suele reforzar con el contraste.

El edema intersticial de la sustancia blanca yuxtaventricular, atribuible a la reabsorción transependimaria de líquido cefalorraquídeo (LCR), es propio de la hidrocefalia obstructiva aguda. Puede persistir en RM luego del avenamiento sin indicar necesariamente disfunción.

Hipomielinización

La mielinización normal ocurre principalmente en los primeros 2 años de vida en un patrón predecible, con los consecuentes cambios de la intensidad de señal de la SB hasta alcanzar una relativa hiperintensidad en T1 e hipointensidad en T2 con respecto a la SG. Como pauta general es útil pensar en el orden de la mielinización "de caudal a craneal, de dorsal a ventral y de central a periférico". Además, hay un desfase entre la señal T1 y T2: la hiperintensidad T1 es más "rápida" en aparecer que la hipointensidad T2. La SB cerebelosa, la cápsula interna y la corona radiada son relativamente hiperintensas en T1 desde el nacimiento.

La señal anormalmente hipointensa en T1 e hiperintensa en T2 puede hablar tanto de retraso en la mielinización como de hipomielinización: por lo tanto, son necesarios exámenes con intervalos amplios para diferenciar entre ambas.

Refuerzos posteriores al gadolinio

Cuando el edema es perilesional, el patrón postinción ayuda a establecer la presencia de tumor (nódulo/masa intraxial o extraxial o ventricular), absceso (anular) (**fig. 68-15**). En ocasiones, un anillo incompleto sugiere lesión desmielinizante. El patrón de tinción tenue, reticular, en "hoja de hiedra" constata un cambio inflamatorio/infeccioso adyacente a proceso leptomeníngeo. También puede estar presente en el parénquima con isquemia aguda temprana.

La tinción leptomeníngea indica causa infecciosa/inflamatoria. Es característicamente basal en la TBC (**fig. 68-16**). En ocasiones puede corresponder a diseminación de enfermedad neoplásica.

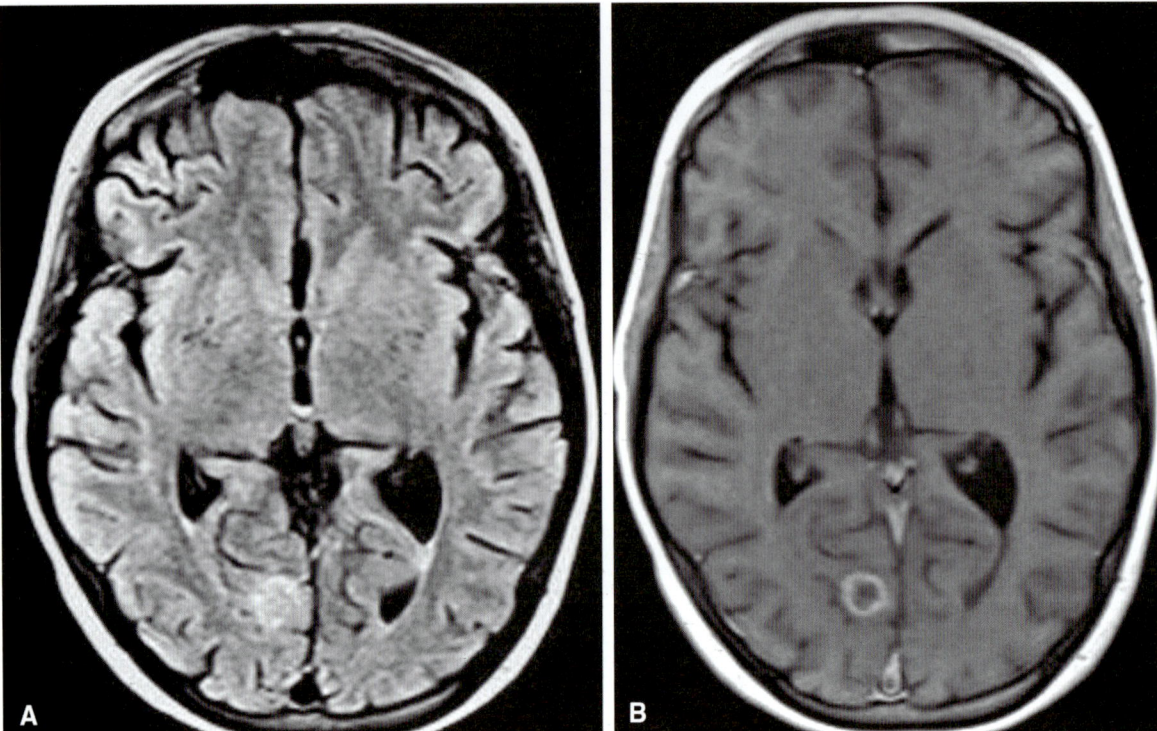

Fig. 68-15. Infección (absceso). **A.** Secuencia FLAIR donde se ve un pequeño foco de edema vasogénico en la región corticosubcortical occipital derecha. **B.** Secuencia T1 con gadolinio donde se ve un pequeño refuerzo anular en esa topografía. Corresponde a un absceso por aspergilosis.

La tinción paquimeníngea aumentada indica proceso inflamatorio/infeccioso –tanto agudo como crónico– o metastásico. También puede indicar hiperemia meníngea como ocurre en la hipotensión intracraneal (por pérdida de LCR).

Una tinción vascular cortical persistente indica perfusión aumentada de un tejido previamente lesionado. Su causa es un trastorno de vasorregulación (hiperemia). Se asocia a isquemias corticales, pero puede aparecer en otras patologías. Se resuelve espontáneamente (**fig. 68-17**).

La tinción del epéndimo indica ventriculitis o diseminación tumoral, y la tinción de las raíces medulares (*cauda equina*), radiculitis, como ocurre en el síndrome de Guillain-Barré.

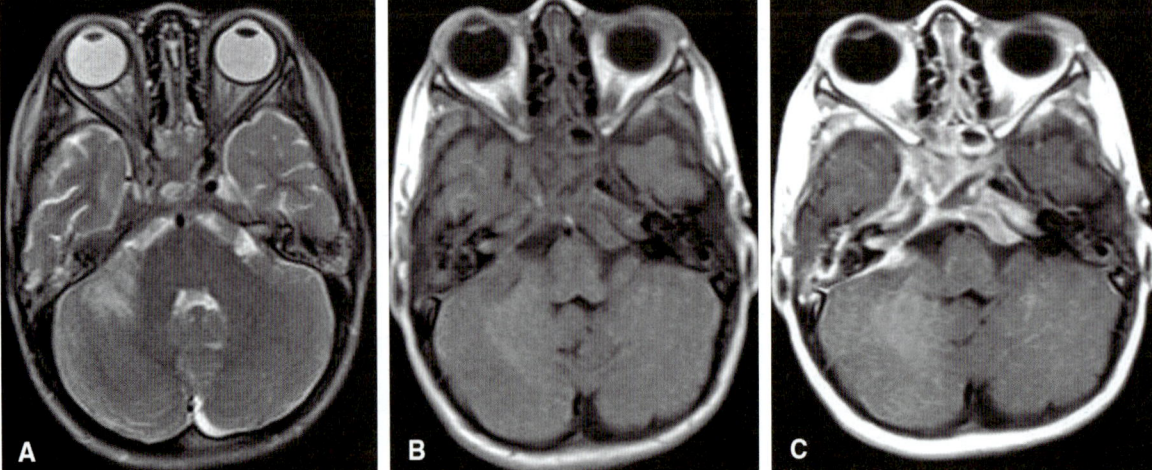

Fig. 68-16. Leptomeningitis basal. **A.** La secuencia T2 muestra hipointensidad en el margen anterior del hemisferio cerebeloso derecho y pérdida de la hiperintensidad de la cisterna pontocerebelosa. **B.** La secuencia T1 muestra hipointensidad en esas topografías. **C.** La secuencia T1 con administración de gadolinio evidencia un refuerzo del margen parenquimatoso, cisternal y del conducto auditivo (espacio subaracnoideo). Corresponde a diagnóstico de tuberculosis.

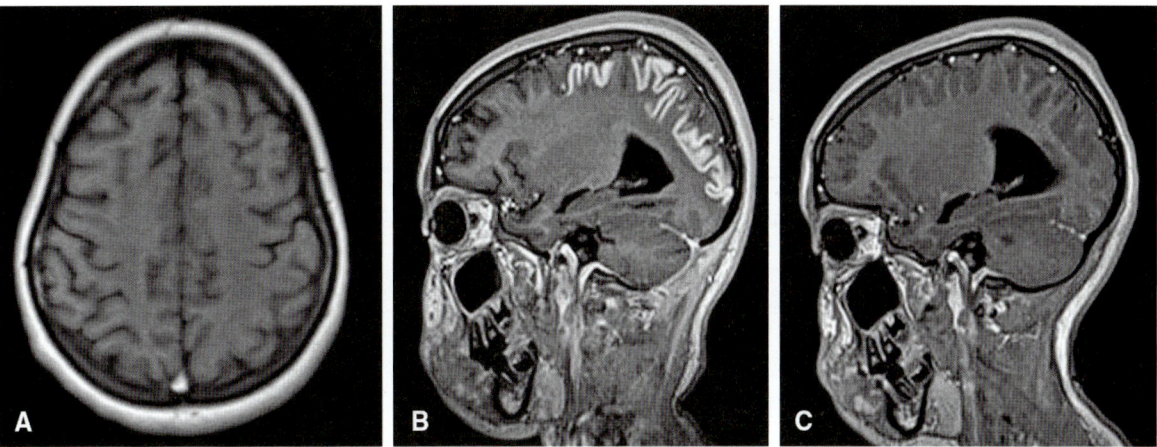

Fig. 68-17. Trastorno de la vasorregulación en un control posoperatorio de un tumor de la fosa posterior. **A.** La secuencia T1 sin contraste no muestra lesión cortical. **B.** La secuencia T1 con gadolinio muestra un refuerzo cortical por hiperemia (perfusión de lujo). **C.** En la secuencia T1 con gadolinio se observa la resolución en el examen ulterior.

Topografía lesional

La topografía lesional ayuda a caracterizar algunas enfermedades que afectan preferencialmente a la SB mostrando hiperintensidad T2/FLAIR y escasa o nula hipointensidad T1. La encefalitis herpética suele ser límbica y temporal. Otras encefalitis infecciosas prefieren la región profunda del cerebro y afectan la SG central (tálamos y ganglios basales). Las lesiones desmielinizantes de la esclerosis múltiple (EM) suelen ser yuxtaventriculares. Cuando son periféricas afectan las fibras en "U" ya que siguen el espacio perivascular. Esta característica ayuda a diferenciarlas de la isquemia subcortical que respeta esas fibras. En la médula espinal estas lesiones son parcheadas. Por el contrario, las mielitis transversas son segmentarias y las isquemias espinales prefieren la médula anterior.

Las lesiones bilaterales hiperintensas en T2 y FLAIR, relativamente simétricas, que afectan la región córtico-subcortical y la región profunda del cerebro –ganglios basales, tálamos, tronco cerebral, incluyendo el periacueducto– y médula espinal, pueden corresponder al síndrome de Leigh –trastorno mitocondrial– (**fig. 68-18**). Infartos extensos –difusión positiva– sin territorialidad arterial indican causa no vascular (respiración celular): MELAS –trastorno mitocondrial– (**fig. 68-19**). Una hiperintensidad T2/FLAIR en la región central de la protuberancia en contexto de trastorno electrolítico –natremia– sugiere mielinólisis pontina. Lesiones hiperintensas en FLAIR y T2, multifocales de SB que pueden incluir SG profunda, con eventual compromiso espinal y/o de fosa posterior en contexto posinfeccioso/posvaccinal sugieren encefalomielitis diseminada aguda (ADEM).

Sangrados: visualización y estadios

En general, los sangrados se presentan en RM como hiperintensidades T1 (metahemoglobina). Si esta hiperintensidad se asocia a franca hipointensidad T2, el sangrado es subagudo temprano (aproximadamente 1.ª semana): metahemoglobina intracelular. Si la hiperintensidad T1 se asocia a hiperintensidad T2, el sangrado es subagudo tardío (2.ª semana en adelante): metahemoglobina extracelular (**fig. 68-20**). Los sangrados crónicos son hipointensos en T2 (pigmentos). En el período perinatal interesa la topografía y la extensión de los sangrados para establecer pronóstico: ventricular, periventricular, compromiso de ganglio basales. También se suelen presentar como hiperintensidades T1 los sangrados tumorales, los posoperatorios del lecho quirúrgico, las transformaciones hemorrágicas de los infartos isquémicos y los vinculados a malformaciones vasculares. El sangrado subaracnoideo es hiperintenso en FLAIR: este dato sirve para la convexidad cerebral, poco clara en la TC (**cuadro 68-1**).

Alteraciones de la vasculatura en resonancia magnética

Estenosis y trombosis

La estenosis se expresa como zonas de disminución de la señal de flujo y de la luz arterial (angio-RM), con

Cuadro 68-1. Descripción de la apariencia de los pigmentos hemáticos en secuencias T1 y T2 de RM		
	T1	**T2**
Oxihemoglobina	Isointensa	Isointensa
Desoxihemoglobina	Isointensa	Hipointensa
Metahemoglobina intracelular	Hiperintensa	Hipointensa
Metahemoglobina extracelular	Hiperintensa	Hiperintensa
Hemosiderina	Hipointensa	Hipointensa

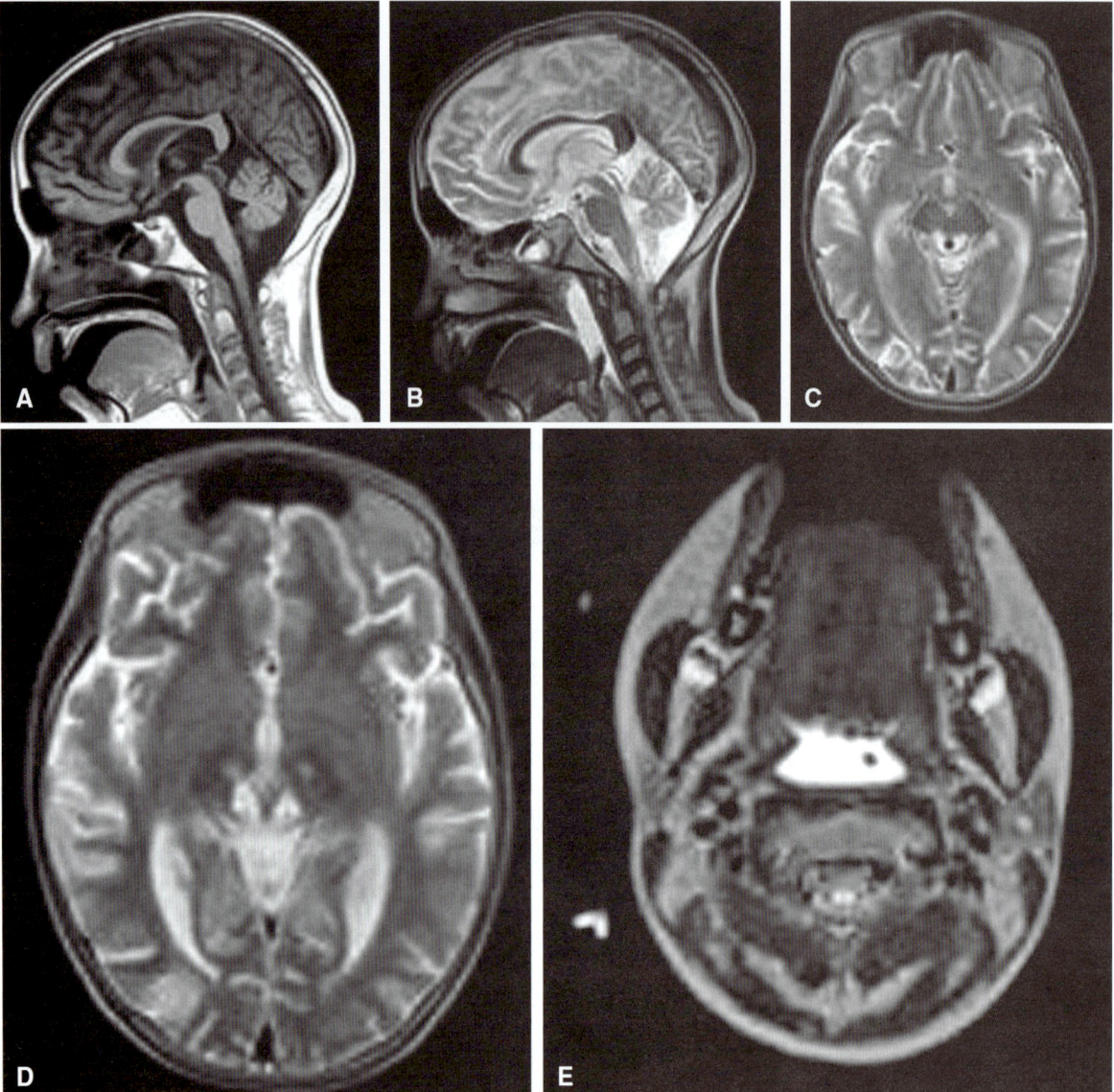

Fig. 68-18. Trastornos mitocondriales: síndrome de Leigh. **A.** La secuencia T1 muestra una marcada hipointensidad periacueductal. **B-E**. La secuencia T2 muestra hiperintensidad periacueductal, de los núcleos rojos, de la región corticosubcortical hemisférica posterior derecha y de la región central de la médula espinal. Las lesiones se atribuyen a un proceso complejo de desmielinización/neurodegeneración asociado al síndrome de Leigh.

correlato en las secuencias que evalúan la morfología del vaso en cuestión (vacío de flujo). En la población pediátrica generalmente ocurre en el contexto de procesos inflamatorios directos (vasculitis) o perivasculares (p. ej., TBC basal).

Los francos defectos de relleno poscontraste o de vacío de flujo corresponden mayormente a trombosis. La trombosis arterial se acompaña de isquemia territorial. Una hiperintensidad T1 espontánea en un seno venoso indicaría trombosis, si se correlaciona con defecto de señal de flujo en tiempo venoso de angio-RM y falta de vacío de flujo en T2. Puede o no asociarse a infarto. Recuérdese que el infarto venoso es no territorial, puede ser hemorrágico, seudotumoral y sin tinción poscontraste (véase **fig. 68-6**).

Malformaciones vasculares

El diagnóstico de las malformaciones vasculares reposa en la capacidad de la secuencia T2 para mostrar la morfología vascular anormal (aneurismas/vasos dilatados/fístulas auriculoventriculares [AV]) mediante el vacío de flujo (hipointensidad del trayecto del vaso alterado). La angio-RM confirma estos hallazgos mediante señal de flujo hiperintensa en vasos afectados de mediano y gran calibre (**fig. 68-21**). El pequeño vaso es, por el momento, resorte de la angiografía digital. Un defecto lineal intraluminal de señal de flujo en angio-RM corresponde a disección.

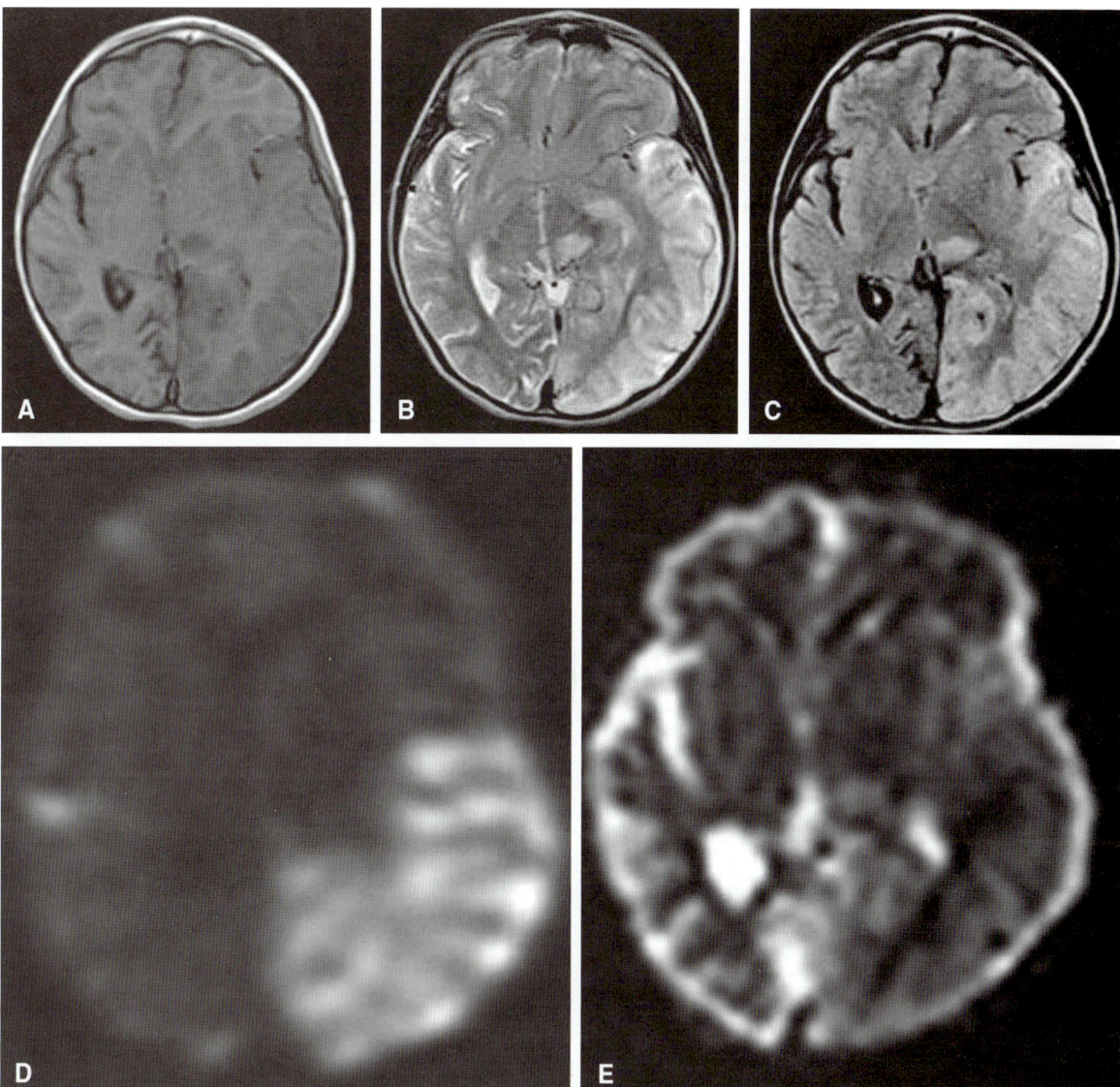

Fig. 68-19. Trastorno mitocondrial: MELAS (siglas en inglés de encefalomiopatía mitocondrial, acidosis láctica y episodios similares a ataques cerebrovasculares). Se observa hipointensidad en secuencia T1 (**A**) e hiperintensidad en T2 (**B**) y FLAIR (**C**). **D.** El volumen tisular está aumentado (por compresión de la cavidad ventricular) con difusión positiva en áreas extensas (sin territorialidad arterial) corticosubcorticales y de SG profunda (tálamo izquierdo). **E.** Hipointensidad en mapa ADC. Corresponde a un estadio subagudo de isquemias no territoriales.

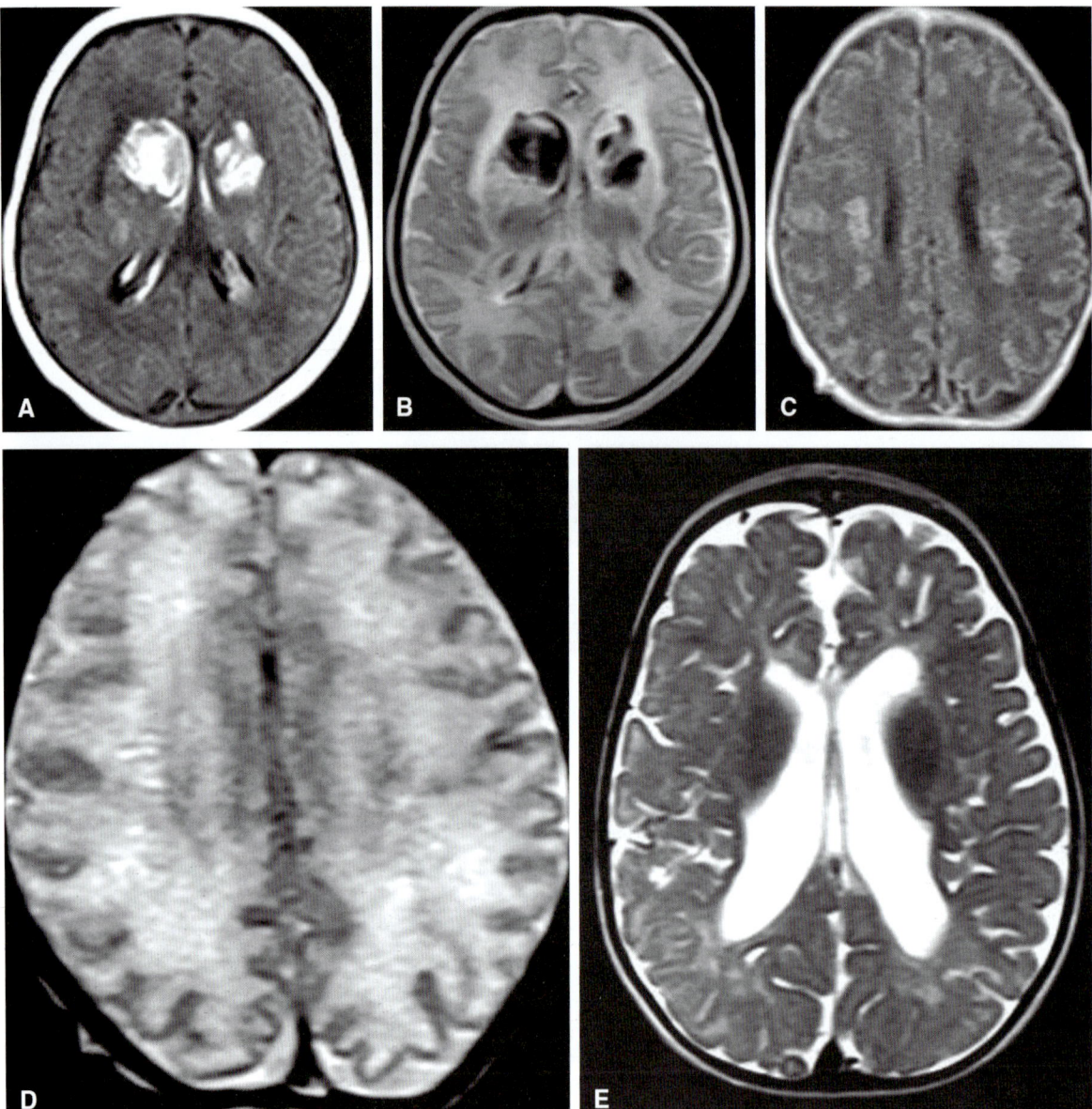

Fig. 68-20. Sangrados perinatales. Sangrado subagudo temprano en secuencias T1 (**A**) y T2 (**B**). En T1 hiperintensidades bilaterales en ganglios basales con volcado en ventrículos. Las áreas de hipointensidad franca en esas localizaciones en T2 corresponden a metahemoglobina intracelular. La localización en la SB y el volcado ventricular indican gravedad. Sangrado subagudo tardío en secuencias T1 (**C**) y T2 (**D**): corresponden a pequeñas hiperintensidades en SB alejadas de la pared ventricular: metahemoglobina extracelular propia del sangrado subagudo tardío. La topografía indicada (lesiones alejadas de la pared ventricular) y la escasa extensión de los sangrados indican moderación del daño tisular y de los efectos clínicos esperables. **E.** Leucomalacia periventricular por lesión hipóxico-isquémica crónica en T2: la pared lateral de los ventrículos es irregular (proceso cicatrizal) y la SB yuxtaventricular está adelgazada por pérdida.

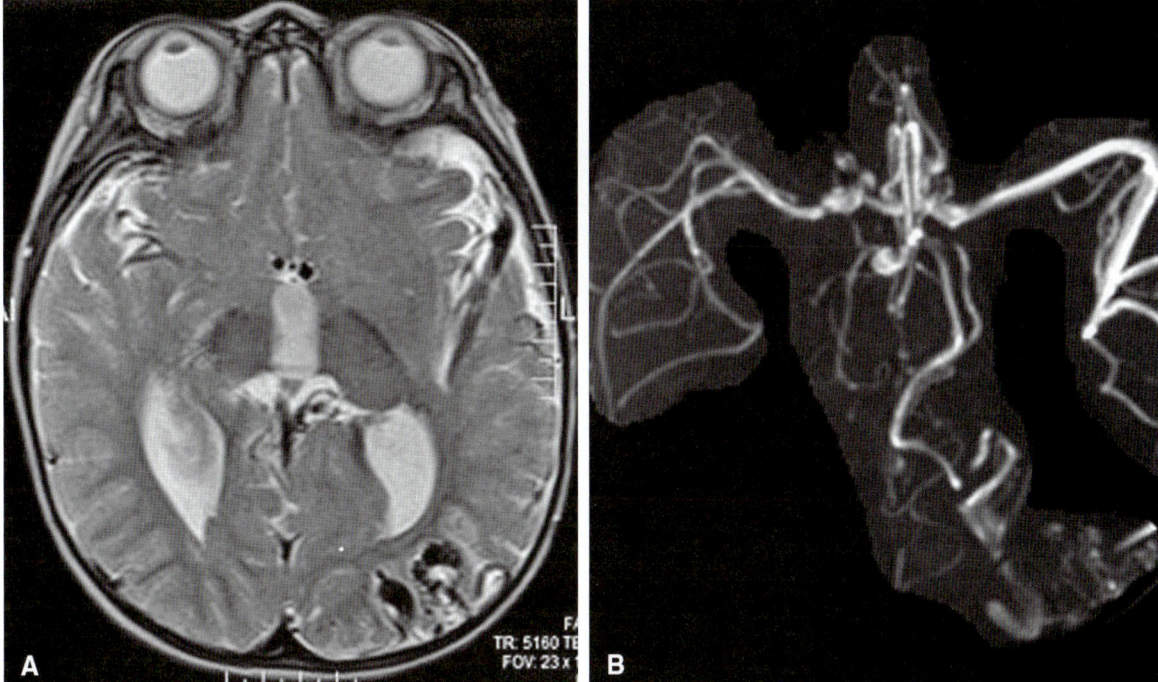

Fig. 68-21. Malformación vascular (pequeña fístula). A. **A.** de la región temporooccipital izquierda. Hay una mínima pérdida de volumen tisular por "robo", evidenciada por ampliación de los espacios subaracnoideos homolaterales. **B.** La angio-RM muestra una señal hiperintensa en la arteria silviana izquierda dilatada (aferencia) y la vena cerebral posterior dilatada (eferencia), además de la comunicación AV.

★ CONCLUSIONES

Como queda expresado, la alteración morfológica y/o de señal normal de las distintas estructuras y su eventual respuesta al contraste es la base del signo imagenológico. La interpretación del signo se rige por los antecedentes, el cuadro clínico y el laboratorio.

La indicación de RM en un paciente en unidad de cuidados intensivos debe ser especialmente cuidadosa, habida cuenta de que en general se trata de pacientes asistidos instrumentalmente. Esos instrumentos deben estar adaptados para funcionar dentro de un campo magnético. Cuentan también las necesidades de confort, especialmente la temperatura ambiental, en los recién nacidos. Asimismo, debe considerarse el uso de anestesia: recuérdese que los exámenes por RM son relativamente largos comparados con los de TC. La indicación debe ser concebida en la búsqueda de presunciones diagnósticas clínicamente sustentables, avaladas por los distintos especialistas, no obtenibles por otros métodos y para las cuales la RM sea particularmente apta.

BIBLIOGRAFÍA

Barkovich AJ, Raybaud C. Pediatric Neuroimaging. Philadelphia: Lippincott Williams & Wilkins; 2012.

Castillo M. Neurorradiología. Buenos Aires: Ediciones Journal; 2004.

Schild HH. IRM hecha fácil. Madrid: Schering; 1992.

Smirniotopoulos JG, Murphy FM, Rushing EJ, Rees JH, Schroeder JW. Patterns of Contrast Enhancement in the Brain and Meninges. Radiographics 2007;27(2):525-51.

Soares BP, Lequin MH, Huisman TAGM. Safety of Contrast Material Use in Children. Magn Reson Imaging Clin N Am 2017;25(4):779-85.

Vespa PM. Imaging and Decision-Making in Neurocritical Care. Neurol Clin 2014;32(1):211-24.

Véanse **Preguntas de autoevaluación**. **?**

Fisiopatología de la lesión neurológica traumática en la infancia

69

Gisela Rodríguez y Adriana Simons

INTRODUCCIÓN

El traumatismo craneoencefálico (TCE) es la principal causa de muerte y discapacidad en niños mayores de 1 año. Debido a ello, uno de los principales objetivos del tratamiento intensivo posterior a una lesión neurológica traumática es la protección del sistema nervioso central (SNC), la cual debe apuntar a minimizar los efectos de una lesión ya instalada o a evitar sus consecuencias; para ello se requiere conocer la fisiopatología de la lesión traumática en la edad pediátrica.

Las propiedades biomecánicas del cerebro y el cráneo, el tamaño y el patrón de actividades específicas según la edad y los mayores niveles de plasticidad cerebral, derivan en una distribución, grado y calidad de lesión única en comparación con los adultos.

FLUJO SANGUÍNEO CEREBRAL FISOLÓGICO Y PATOLÓGICO

El cerebro tiene un patrón de circulación sanguínea que está abastecido directamente por sangre de la aorta, formando un intrincado sistema de arterias (polígono de Willis) que perfunden todo el tejido cerebral, llevando cerca del 15% del total de la fracción de eyección cardíaca hacia el cerebro. El tejido cerebral consume cerca del 20% del oxígeno disponible en el cuerpo. La elevada demanda metabólica del cerebro en condiciones normales requiere un flujo de sangre de alrededor de 45-50 mL/100 g/min en un rango que va desde 20 mL/100 g/min en la sustancia blanca hasta 70 mL/100g/min en la sustancia gris.

El flujo sanguíneo cerebral (FSC) es heterogéneo y dinámico; muchos factores locales se encuentran involucrados en la regulación y autorregulación de este. La demanda de sustratos que requiere el cerebro, en especial el oxígeno y la glucosa, debe ser siempre abastecida, ya que el cerebro es virtualmente un tejido aerobio obligado. Esta dependencia hace que muchos factores coexistan para asegurar una adecuada oferta de nutrientes: principalmente son factores químicos (metabólicos), miogénicos y neurogénicos (**fig. 69-1**).

El FSC es controlado por la tasa metabólica de oxígeno cerebral, la autorregulación de la resistencia vascular cerebral y por la presión de perfusión cerebral (PPC). La PPC se define como la diferencia entre la presión arterial media (PAM) y la presión intracraneal (PIC). La PIC varía con la edad, la posición corporal y condición clínica. En los niños, la PIC normal oscila entre 3 y 7 mm Hg y en recién nacidos y lactantes entre 1,5 y 6 mm Hg. Se habla de hipertensión intracraneal (HTIC) cuando los valores normales de la PIC superan los valores normales para la edad.

La autorregulación cerebral es un proceso de alta reactividad vascular producido en el cerebro, el mismo que permite el abastecimiento sanguíneo a pesar de los distintos cambios en la presión de perfusión cerebral. La autorregulación cerebral es un mecanismo neuroprotector que ayuda a mantener el flujo de sangre del cerebro cuando existen cambios importantes en el tejido cerebral que requieran una compensación inmediata. A pesar de que se han descrito múltiples mecanismos miogénicos, neurogénicos y metabólicos, el mecanismo exacto para controlar la respuesta de la autorregulación cerebral no se ha descrito en su totalidad.

LESIÓN ENCEFÁLICA PRIMARIA Y SECUNDARIA

El daño que se produce en los TCE se divide clásicamente en lesión primaria y lesión secundaria. El TCE se origina de la energía mecánica ejercida sobre la cabeza, al rebasar su capacidad para resistirla. Los cambios iniciales causados por esta energía o fuerza se conocen como lesión primaria o mecánica, mientras que los eventos que le siguen y continúan causando más daño se conocen como lesión secundaria o no mecánica; ambas conducen al daño final.

Es importante entender que el cráneo pediátrico se diferencia del cráneo adulto en muchos aspectos (**cuadro 69-1**). Es único debido a una combinación de mayor plasticidad y deformidad; en consecuencia, las fuerzas se absorben de una manera muy diferente en comparación con los adultos.

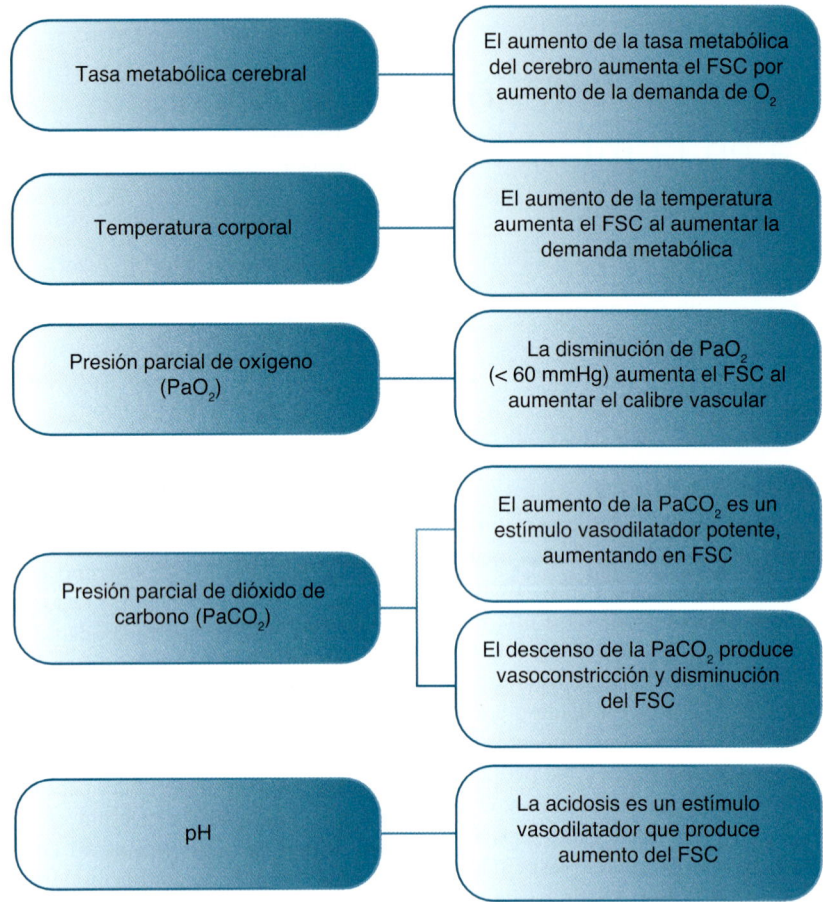

Fig. 69-1. Factores que afectan el flujo sanguíneo cerebral.

Lesiones primarias

Conmoción cerebral

La conmoción cerebral es una alteración en el estado mental inducida por un traumatismo que puede o no implicar la pérdida de la conciencia. La alteración de la conciencia es causada por una disfunción cerebral difusa que resulta de una aceleración o desaceleración rotacional o por una participación más específica del tronco cerebral. La conmoción cerebral es un proceso

Cuadro 69-1. Principales diferencias entre los pacientes pediátricos y los adultos	
Tamaño de la cabeza	En relación con su cuerpo, los niños tienen la cabeza más grande y más pesada, por lo que es más probable que esta se golpee durante un traumatismo
Contenido de agua cerebral y mielinización	El mayor contenido de agua y la menor mielinización de los pacientes pediátricos hacen que el cerebro sea más delicado y susceptible a las lesiones por mecanismos de aceleración y deceleración
Relación cara-cráneo y desarrollo facial	Desde el nacimiento hasta la edad adulta el tamaño del cráneo aumenta cuatro veces y la cara doce veces. Esto hace que sea más probable que, en niños pequeños, el cráneo se golpee mientras que, en niños mayores y adolescentes, la cara está expuesta con mayor frecuencia al trauma. Con el desarrollo progresivo de los senos paranasales, estos pueden absorber más energía, con menor transmisión de fuerzas directas al cráneo y al cerebro, lo que puede amortiguar el daño. Además, en comparación con los adultos, la frente prominente de los niños muy pequeños aumenta la probabilidad de que una fuerza impacte directamente en el cráneo frontal y el cerebro frontal subyacente
Musculatura del cuello y fracturas de la columna cervical	Los niños pequeños tienen músculos del cuello más débiles que los adultos y la estabilidad craneocervical depende más de los ligamentos que de los huesos

fisiopatológico que produce un deterioro transitorio autolimitado de la función neurológica con un conjunto asociado de síntomas clínicos que incluyen dolor de cabeza, mareo, confusión, náuseas, vómitos y letargo. Las teorías sobre la biomecánica de la conmoción cerebral son todavía una cuestión de debate.

La conmoción cerebral se considera una lesión menor, y las tasas informadas de intervención quirúrgica se acercan a cero en los niños con este tipo de lesión. El diagnóstico generalmente se establece sobre la base de los síntomas clínicos, porque los pacientes generalmente no tienen daño estructural en el cerebro. Las radiografías simples, la tomografía computarizada (TC) e incluso la resonancia magnética (RM) convencional no son útiles por definición.

Fracturas de cráneo

Las lesiones óseas son significativas no solo como un signo directo de traumatismo, sino porque también pueden actuar como una vía para la propagación de infecciones. Además, las fracturas de la base del cráneo pueden comprimir o lesionar los nervios que salen de la bóveda craneal.

La incidencia informada de fracturas de cráneo en la serie pediátrica de traumatismos craneales varía de 2,1% a 26,6%. Las fracturas de cráneo ocurren en el 75% de los traumatismos craneales graves, pero en menos del 10% de los traumatismos craneales menores. Los estudios de lesiones pediátricas en la cabeza han demostrado que casi la mitad de las lesiones intracraneales se producen sin una fractura de cráneo identificada en las radiografías convencionales.

El hueso parietal se fractura con mayor frecuencia (aproximadamente 60 a 70%), seguido de los huesos occipital, frontal y temporal. Las fracturas lineales son las más comunes y representan aproximadamente el 75% de todas las fracturas. En el 15-30% de los casos se asocian con lesión intracraneal. En las fracturas deprimidas, que ocurren en 7 a 10% de los niños con lesiones en la cabeza, el fragmento de hueso se deprime debajo de la tabla interna. Las fracturas de "ping-pong" son una variante especial de las fracturas de cráneo deprimidas, en las cuales la tabla interna y externa del cráneo se pueden abollar como una pelota de ping-pong. Se ven más comúnmente en el recién nacido cuando el cráneo está menos mineralizado y es más propenso a la distorsión. Las fracturas basilares o de la base del cráneo están presentes en 6 a 14% de los pacientes con traumatismo pediátrico. En hasta el 80% de los casos, pueden producirse complicaciones secundarias, como fuga de líquido cefalorraquídeo (LCR) aguda o tardía, con rinorrea (rinorraquia), otorrea de LCR (otorraquia), equimosis sobre el hueso mastoideo (signo de Battle), equimosis periorbitaria (ojos del mapache), hematotímpano o parálisis del séptimo nervio craneal debido a la compresión directa. La meningitis secundaria puede ocurrir como complicación de las fracturas basilares. Las fracturas basilares también pueden comprimir los nervios craneales que pasan a través de los orificios de la base del cráneo.

Las radiografías simples del cráneo no son fiables para predecir la presencia y el grado de lesión cerebral. La lesión cerebral puede estar presente en ausencia de una fractura de cráneo. En consecuencia, la TC es la imagen de elección para estudiar a los niños que sufrieron una lesión cerebral traumática, aunque la RM es más sensible y específica cuando se sospechan lesiones cerebrales parenquimatosas.

Traumatismo facial

Las lesiones maxilofaciales inducidas por traumatismo son menos comunes en niños que en adultos. Las fracturas faciales rara vez se producen en niños menores de 6 años.

El conocimiento del desarrollo y crecimiento facial normal es importante para comprender los patrones de traumatismo facial pediátrico y la razón detrás de su tratamiento. El crecimiento facial, el desarrollo del seno paranasal, la dentición y la estructura ósea afectan el patrón de fracturas faciales en los niños. En niños menores de siete años, en quienes el seno frontal todavía no está neumatizado, las fracturas frontales afectan casi exclusivamente al techo orbital. Las fracturas medio faciales o mandibulares conllevan un mayor riesgo de lesión intracraneal asociada, ya que estos patrones de fracturas implican mecanismos de alta energía. En los niños, la cara media está protegida de la fractura por varias razones: estructuras circundantes proporcionalmente más prominentes como la mandíbula y el cráneo, desarrollo del seno paranasal inmaduro, aumento de la maleabilidad ósea y grandes cantidades relativas de grasa subcutánea facial.

Hemorragia extraaxial

En la columna izquierda del **cuadro 69-2** se enumeran las lesiones extraaxiales vinculadas al traumatismo de cráneo.

Hematoma extradural

Los hematomas extradurales (HED) se desarrollan en el espacio virtual entre la tabla interna del cráneo y la duramadre. Son menos frecuentes en bebés y niños pequeños que en adultos, ya que la duramadre pediátrica se adhiere más firmemente a la tabla interna del cráneo. Los HED en niños son mayormente venosos (por desgarros de un seno dural o venas diploicas) que arteriales y, por lo tanto, tienen un mejor pronóstico que los HED en adultos.

El HED venoso puede crecer lentamente durante 24 horas o más y tiende a ocurrir en tres lugares comunes:

Cuadro 69-2. Lesiones extraaxiales e intraaxiales en el traumatismo de cráneo

Lesiones extraaxiales	Lesiones intraaxiales
Hematoma extradural	Contusión cortical
Hematoma subdural	Lesión axonal difusa
Hemorragia subaracnoidea	Hematoma intracerebral
Hemorragia intraventricular	Lesión vascular

fosa posterior (por rotura del seno transverso), fosa craneal media (por rotura del seno esfenoparietal) y a lo largo del vértex (por lesión del seno sagital superior). Los HED arteriales por lo general crecen rápidamente en las primeras 6-8 horas después del traumatismo. Las fracturas de cráneo que cruzan el trayecto de las ramas de la arteria meníngea son, con mayor frecuencia, la causa del HED. En los neonatos, el HED arterial es poco frecuente porque la arteria meníngea media aún no está encerrada en el hueso y no está unida a la duramadre

La ubicación del HED en pediatría también es diferente de la de los adultos. Se observan con mayor frecuencia en la fosa posterior o simultáneamente en la parte superior e inferior del tentorio. Las fracturas asociadas son algo menos frecuentes. En la bóveda craneal supratentorial, los HED se ubican más comúnmente en las regiones parietales y temporales.

En los niños, un impacto en la cabeza puede causar una deformidad del cráneo sin causar una fractura, pero puede ser suficiente para separar la duramadre de la tabla interna, con el consiguiente desgarro de los vasos pequeños. A medida que el niño crece, la etiología del HED supratentorial se asemeja a la de los adultos.

El HED requiere un impacto directo en la cabeza, principalmente debido a caídas en niños pequeños. Las radiografías simples no son fiables en la evaluación del HED, ya que pueden ocurrir sin fractura de cráneo, como se mencionó anteriormente. En la TC, una HED aguda aparece como una acumulación de líquido hiperdensa, de forma lentiforme (biconvexa) y que aplana y/o comprime los giros y surcos adyacentes. Se acepta ampliamente que los HED no cruzan las suturas craneales porque la capa perióstica de la duramadre está fuertemente adherida a las suturas. Sin embargo, en un estudio reciente realizado por Huisman y cols., los autores mostraron que el 11% de los HED se extendían a través de las suturas craneales. Por lo tanto, la extensión del hematoma a través de una sutura no siempre permite la diferenciación entre HED y hematoma subdural (HSD), especialmente en el vértex, donde el periostio no está estrechamente unido a la sutura sagital, el HED puede cruzar la línea media.

Hematoma subdural

Los HSD se encuentran en el espacio creado por la separación traumática de la aracnoidea de la duramadre. El HSD generalmente cruza las suturas craneales. A diferencia del HED, el HSD no siempre requiere una fuerza de impacto directo, sino también puede deberse a fuerzas de aceleración/desaceleración o de rotación solas. Por lo tanto, se asocian más frecuentemente con lesión cerebral difusa (axonal). Sin embargo, en la mayoría de las circunstancias, el HSD se produce cuando la cabeza se desacelera bruscamente al golpear un objeto o superficie.

Los HSD son más frecuentes en bebés y niños más pequeños que en adolescentes, y tienen una forma clásicamente creciente. La mayoría de los HSD son supratentoriales y se encuentran a lo largo de la convexidad, la hoz del cerebro o el tentorio. La plasticidad y deformidad del cráneo pediátrico, la suavidad del cerebro no mielinizado y los espacios extraaxiales más amplios en los niños dan como resultado un mayor grado de fuerza de tracción a las venas puente que facilitan el desarrollo de HSD. El HSD en niños se asocia más comúnmente con lesión parenquimatosa subyacente que con los HED. A diferencia de los adultos, los HSD en los niños pueden ser bilaterales en un amplio porcentaje de los casos.

Ocasionalmente, entre 1 semana y 3 semanas después del traumatismo, dependiendo del nivel de hematocrito del paciente, la capacidad de coagulación y la presencia o ausencia de nuevas hemorragias, el HSD puede ser isodenso con respecto a la sustancia gris en la TC, lo que limita la detección.

Hemorragia subaracnoidea

Las HSA relacionadas con un traumatismo pueden ser consecuencia de la rotura de los vasos subaracnoideos, piales, la circulación y/o redistribución de una hemorragia intraventricular o hemorragia intracerebral.

Los hallazgos de la imagen en la HSA en niños son idénticos a los homólogos en adultos. En la TC, la sangre aguda e hiperdensa que se extiende hacia los surcos del cerebro ayuda a confirmar el diagnóstico de HSA.

Hemorragia intraventricular

La hemorragia intraventricular (HIV) puede deberse a la disección de un hematoma intracerebral grande en el ventrículo adyacente, al desgarro de las venas subependimales o estructuras periventriculares como el trígono, el *septum pellucidum* y el cuerpo calloso, o puede ser el resultado de la extensión retrógrada de una HSA hacia el sistema ventricular.

La lesión axonal difusa a menudo se asocia con la HIV por fuerzas de cizallamiento y/o rotación, con el desgarro de las venas subependimales, generalmente a lo largo de la superficie ventral del cuerpo calloso.

La HIV puede complicarse por una hidrocefalia secundaria debido a las adherencias resultantes en el acueducto de Silvio o por la obliteración de las granulaciones aracnoideas. La TC es muy sensible para diagnosticar la HIV en el contexto agudo, ya que los productos sanguíneos generalmente generan un nivel de sedimentación en la sangre del LCR dentro de las partes dependientes de los ventrículos.

Lesiones Intraaxiales

En la columna derecha del **cuadro 69-2** se enumeran las lesiones intraaxiales producidas por traumatismos de cráneo.

Contusión cortical

Las contusiones corticales usualmente involucran la sustancia gris cortical superficial con indemnidad relativa de la sustancia blanca subcortical, a menos que la contusión sea grande. Las regiones frontal/frontobasal y temporal/temporobasal se ven afectadas principalmente por su proximidad al contorno interno irregular de la base del cráneo, es decir, la placa cribiforme y el hueso pétreo y la distribución biomecánica de las fuerzas dentro del cráneo. Las contusiones también pueden ocurrir a lo largo de los márgenes de las fracturas del cráneo deprimidas. Las contusiones corticales son menos comunes en niños que en adultos porque la tabla interna del cráneo es generalmente más suave.

Los golpes directos sobre el cráneo sin movimiento pueden producir contusiones (contusiones de golpe). En contraste, cuando la cabeza está en movimiento, las contusiones también pueden ocurrir en una ubicación remota en relación con el punto de contacto (contusiones de contragolpe); las contusiones de golpe y de contragolpe raramente ocurren en niños menores de 4 años. En la TC, la mayoría de las contusiones hemorrágicas agudas son hiperdensas. Sin embargo, puede ser particularmente difícil diagnosticar contusiones no hemorrágicas, a menos que haya un edema significativo. Otra limitación de la TC es la fosa posterior.

Lesión axonal difusa

El sello clínico de la lesión axonal difusa (LAD) grave es una pérdida inmediata de la conciencia, que puede estar asociada con la postura de descerebrado o decorticación. La LAD es de especial interés porque se considera responsable de la mayoría de los déficits neurocognitivos relacionados con los traumatismos craneoencefálicos. Se caracteriza histológicamente por un daño axonal generalizado en múltiples regiones del cerebro.

La LAD es el resultado de una lesión grave en la cabeza, en la cual se ejercen en el cerebro fuerzas de aceleración y desaceleración repentinas, posiblemente combinadas con fuerzas de rotación. Estas fuerzas dan como resultado un movimiento diferencial del tejido cerebral de diferentes densidades o neuroarquitecturas (sustancia gris vs. sustancia blanca). Se cree que estas fuerzas de cizallamiento estiran y rompen los vasos, así como los tractos de fibras axonales.

Las lesiones de cizallamiento hemorrágicas y no hemorrágicas asociadas con LAD ocurren en hasta el 40% de los niños con traumatismo de cráneo. En comparación con los niños mayores y los adultos, los bebés son más susceptibles de padecer esta lesión.

La detección precisa y completa de la extensión de la LAD suele ser difícil, especialmente porque menos del 40% de las lesiones son hemorrágicas. En la fase aguda, la tomografía computarizada puede ser completamente normal o revelar solo pequeñas hemorragias petequiales en la interfaz de la sustancia blanca y gris subcortical, puede mostrar una cantidad mínima de sangre intraventricular (como resultado de la cizalla de las venas subependimales), o se observa una hemorragia subaracnoidea (HSA) discreta en las cisternas perimesencefálicas. La TC a menudo subestima la gravedad de la LAD. Se debe considerar la RM cuando los hallazgos de la TC no explican los síntomas y déficits neurológicos o cuando el mecanismo de traumatismo sugiere LAD.

Hematoma intracerebral

El hematoma intracerebral relacionado con un traumatismo es una lesión debida a la rotura de pequeños vasos sanguíneos intraparenquimatosos y, en ocasiones, puede ser difícil de distinguir de las contusiones cerebrales. Se ve comúnmente en la sustancia blanca frontotemporal o en los ganglios basales. El hematoma intracerebral puede tener una presentación tardía en el contexto de un traumatismo craneal agudo, y es la causa más común de deterioro clínico en pacientes que han experimentado un intervalo lúcido después de la lesión inicial. Los hematomas intracerebrales a menudo derivan en lesiones secundarias debido al efecto de masa con la hernia cerebral resultante y a lesiones vasculares y/o complicaciones debido a la compresión.

En la TC y en el contexto agudo, el hematoma intracerebral parece una lesión de masa focal hiperdensa.

Lesión vascular

Las lesiones vasculares traumáticas en los niños pueden ser el resultado de fracturas de la base del cráneo o del cuerpo vertebral, de un golpe directo en el cuello o de aceleraciones/desaceleraciones repentinas y fuerzas de rotación que se ejercen en el cuello. Incluyen disección, laceración, oclusión arterial, fístulas cavernosas (arteriovenosas) carotídeas, seudoaneurisma arterial, hematoma de la vaina carotídea y oclusiones o roturas venosas.

Lesión secundaria

La lesión cerebral secundaria evoluciona durante un período de horas a días, incluso meses, después del ataque primario, y es el resultado de varios eventos complejos tanto bioquímicos como fisiológicos, como respuesta o complicación de la lesión primaria.

Se han demostrado varios trastornos bioquímicos responsables de la lesión secundaria, incluidos la perturbación de la homeostasis del calcio celular, hipotensión, aumento de la generación de radicales libres y la peroxidación lipídica, disfunción mitocondrial, inflamación, apoptosis y pérdida de autorregulación.

La homeostasis anormal del calcio es un componente crítico de la progresión de la lesión secundaria en la sustancia gris y blanca.

Los principales eventos fisiopatológicos resultantes son edema cerebral, aumento de la presión intracraneal, hiperemia e isquemia. La hernia cerebral (subfalcina, uncal o transtentorial) puede ocurrir debido a un efecto de masa, ya sea por la lesión primaria o por un edema cerebral secundario, y puede derivar en la compresión de los vasos y lesión isquémica posterior. La vía común final involucra un deterioro en el suministro de glucosa y oxígeno a las neuronas y, finalmente, la muerte de las células neuronales. Las células son más procibles a la muerte después de un segundo daño, perfusión cerebral prolongada marginal o falta de oxigenación.

Las lesiones secundarias agudas incluyen edema cerebral difuso, hernia cerebral, infarto o infección, y lesiones crónicas (hidrocefalia, encefalomalacia, fuga de LCR y quistes leptomeníngeos).

El objetivo de cada tratamiento de emergencia debe ser tratar las consecuencias de la lesión primaria y limitar o prevenir la aparición de una lesión secundaria.

Edema cerebral difuso

El edema cerebral difuso generalmente se manifiesta dentro de las 24 a 48 horas siguientes al traumatismo. Tanto la TC como la RM son sensibles en el diagnóstico de edema cerebral. Los hallazgos de imagen típicos son el borramiento de los surcos y cisternas cerebrales y la compresión de los ventrículos. Se cree que el edema citotóxico es el resultado de una aparición simultánea de hipoxia e hipoperfusión tisular que puede llevar a una pérdida de la diferenciación normal de la sustancia gris-blanca. Incluso cuando el edema citotóxico cerebral es difuso, el cerebelo y el tronco encefálico generalmente se salvan, lo que puede conducir al llamado "signo del cerebelo blanco" en la TC.

Hernia cerebral

Se puede producir una hernia cerebral ante un significativo efecto de masa, a partir de la lesión primaria, o secundaria al edema cerebral global (**fig. 69-2**).

La hernia subfalcial es la forma más común de hernia cerebral y provoca el desplazamiento del giro cingulado a través de la línea media, por debajo de la hoz del cerebro. Las consecuencias más importantes de la herniación subfalcina son la ampliación del ventrículo contralateral y la hidrocefalia, debido a la obstrucción del foramen contralateral de Monro y la compresión de las arterias cerebrales anteriores con la consiguiente isquemia.

La hernia uncal consiste en un desplazamiento del lóbulo temporal medio y el hipocampo sobre el margen libre del tentorio. El borrado de la cisterna *ambiens* y la compresión del mesencéfalo son características típicas de la imagen.

En la hernia transtentorial, el cerebro se puede herniar hacia arriba o hacia abajo de acuerdo con la ubicación primaria de la lesión (fosa posterior o bóveda craneal supratentorial). La hernia ascendente provoca el desplazamiento del cerebelo y el vermis a través de la incisura tentorial. La hernia hacia abajo puede llevar al desplazamiento del cerebro supratentorial a través de la incisura tentorial o al desplazamiento hacia abajo de las amígdalas cerebelosas a través del foramen magno. A menudo es una afección potencialmente mortal debido a la compresión y posterior disfunción de los núcleos respiratorios y circulatorios.

Isquemia cerebral

La isquemia cerebral puede deberse a edema/hipoxia cerebral global, a la compresión focal de estructuras

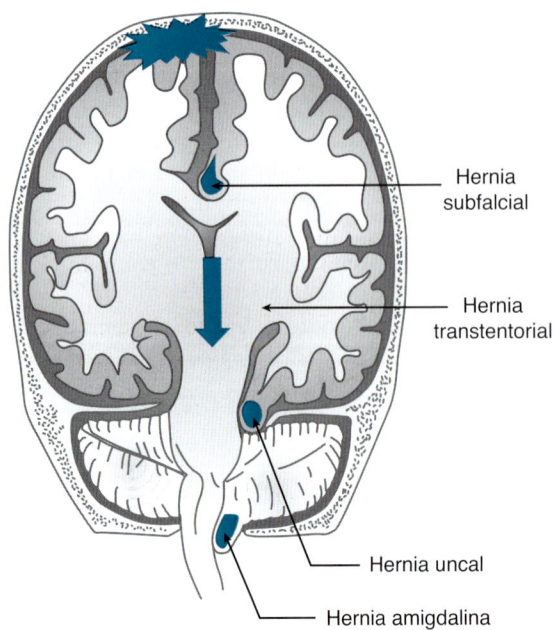

Fig. 69-2. Tipos de hernias cerebrales.

Hernia subfalcial

Hernia transtentorial

Hernia uncal

Hernia amigdalina

vasculares debido a una hernia o al efecto de masa de hematomas grandes, o a una lesión vascular primaria. La hernia subfalcina puede llevar a la compresión de las ramas de la arteria cerebral anterior, principalmente las arterias callosomarginal y perforante anterior. La hernia uncal puede comprimir el pedúnculo cerebral contra el tentorio (la muesca de Kernohan) y la compresión de la arteria cerebral posterior puede provocar una isquemia focal posterior. La herniación de la amígdala rara vez causa isquemia en el territorio de la arteria cerebelosa inferior posterior. La isquemia cerebral global secundaria puede involucrar a uno o ambos hemisferios.

Hidrocefalia

La hidrocefalia relacionada con el traumatismo se produce secundariamente al deterioro de la absorción del LCR a nivel de las granulaciones aracnoideas (hidrocefalia comunicante) o secundaria a la obstrucción del acueducto cerebral y al tracto de salida del cuarto ventrículo (hidrocefalia no comunicante). Se cree que los productos sanguíneos obstruyen las granulaciones aracnoideas así como el acueducto silviano. En el contexto agudo, la hidrocefalia también puede resultar de la compresión del foramen de Monro, Luschka o Magendie o de la obstrucción/compresión del acueducto relacionada con la hernia cerebral

Congestión vascular cerebral (swelling)

La congestión vascular y el edema cerebral parecen ser más frecuentes en pacientes en edad pediátrica; esto se debe a que los niños presentan diferencias anatómicas y fisiológicas con respecto a los adultos que los predispone a padecer lesiones variadas secundarias al TCE.

Según los datos recolectados por el NIH *Traumatic Coma Data Bank*, sobre 753 pacientes (111 en edad pediátrica) con lesión traumática grave, encuentra *swelling* (con hemorragia parenquimatosa o sin ella) en el 24% de los niños frente al 17% de los adultos, pero –si se toma el grupo sin hemorragia– la incidencia es de 17% en niños y del 9% en adultos. La mortalidad en niños con *swelling* (45%) fue el triple de la de aquellos que no lo tenían (16%). En adultos, la diferencia no fue tan significativa (46% vs. 39%).

Para dimensionar este fenómeno, podemos utilizar la denominada doctrina de Monro-Kellie sobre los compartimentos cerebrales, donde se manifiesta que la cavidad intracraneal es un continente rígido y hermético compuesto por tres contenidos principales:

- Parénquima intracraneal 80-85% del total del continente.
- Líquido cefalorraquídeo 7,5-10% del total del continente.

- Volumen sanguíneo 7,5-10% (70% venoso, 30% arterial) del total del continente.

En caso de haber un crecimiento a través de semanas o meses de uno de estos contenidos, los demás se amoldarían en tamaño proporcional hasta cierto límite. Esto no sucede en el traumatismo grave donde se tienen condiciones de aumento agudo de estos contenidos, por ejemplo, el parénquima intracraneal por edema cerebral, con un pico máximo a las 48-72 horas posteriores a la lesión, como resultado de varios factores:

- Edema vasogénico.
- Edema celular.
- Edema osmolar.

El edema vasogénico se origina en el espacio extracelular, acumulándose agua libre y proteínas a través de la pérdida de solución de continuidad de la barrera hematoencefálica (BHE). La rotura de los vasos y la progresión del daño tisular se relacionan con la liberación directa de mediadores neurotóxicos o indirectamente con la liberación de óxido nítrico y citocinas. La liberación adicional de vasoconstrictores (prostaglandinas y leucotrienos), la obliteración de la microvasculatura a través de la adhesión de leucocitos y plaquetas, la lesión de la BHE y la formación de edemas reducen aún más la perfusión tisular y, por consiguiente, agravan el daño cerebral secundario. El edema celular es provocado por la acidosis, la acumulación de potasio y el glutamato ácido araquidónico, que actúan especialmente en los astrocitos. El edema osmolar ocurre por la acumulación de macromoléculas osmóticamente activas sobre el área contusa, produciendo edema local por el desplazamiento de agua.

El edema cerebral también puede clasificarse en focal o difuso.

El edema focal genera un gradiente de presión adyacente a la región afectada que condiciona el desplazamiento del tejido circundante y herniación; en los tumores cerebrales, hematomas e infartos pueden encontrarse ejemplos de edema focal.

El edema difuso afecta todo el parénquima cerebral y, cuando es crítico, puede originar hipertensión intracraneal (HTIC) y daño de la perfusión cerebral que conduce a isquemia generalizada. Las causas son el paro cardiorrespiratorio, el traumatismo craneoencefálico grave y la insuficiencia hepática fulminante.

Una revisión publicada en junio de 2018 destaca que las neuroimágenes son determinantes en la detección temprana de lesiones cerebrales y prevención de complicaciones secundarias postraumáticas como el edema cerebral. En otro estudio, Bruce describió que 63 de 214 pacientes (29%) tenían swelling en la primera tomografía cerebral (TC) posterior al traumatismo. Este edema citotóxico se presenta en el 41% de los pacientes con Escala de Coma de Glasgow (GCS) menor de

8, y en el 15% de los pacientes con mayor valor de GCS, lo que sugiere que el edema cerebral, además de aumentar la mortalidad, es de mal pronóstico.

Presión intracraneal

Como habíamos mencionado previamente, los niños tienen mayor tendencia a desarrollar edema cerebral posterior a un TCE; esto se debe al daño o inmadurez del sistema de autorregulación de la presión de perfusión cerebral (PPC), a una respuesta inflamatoria exagerada y aumento de la permeabilidad de la BHE en desarrollo.

La PIC se define como la presión que existe dentro de la cavidad craneal, considerando valores adecuados entre 10 y 20 mm Hg. Es la consecuencia de la interacción de cerebro, líquido cefalorraquídeo (LCR) y volumen sanguíneo cerebral (VSC). Como hemos señalado anteriormente, el 80% del contenido intracraneal corresponde al parénquima cerebral, el cual está compuesto en un 75-80% por agua, entre el espacio intracelular (sustancia blanca y sustancia gris) y el extracelular (espacio intersticial). Por otra parte, el LCR corresponde aproximadamente al 10% del volumen intracerebral (VI). Es producido principalmente por los plexos coroideos a un ritmo de 0,3 a 0,35 mL/minuto y esta producción se ve alterada en diversas circunstancias, como la inflamación de las vellosidades aracnoideas o el propio incremento de la PIC (situaciones de edema cerebral difuso o presencia de masas intracraneales como hemorragias o tumores).

La sangre cerebral está compuesta por el VSC y por el flujo sanguíneo cerebral (FSC). El VSC es el volumen de sangre constante en el cerebro, aproximadamente a un 10% del VI. Este VSC contribuye en forma directa a la PIC, mientras que el FSC puede hacerlo indirectamente mediante la autorregulación cerebral.

La PIC varía con la posición (bipedestación frente a decúbito) y oscila con la presión arterial sistémica y con la respiración. Las maniobras que incrementan la presión intratorácica y/o de Valsalva, tales como la tos, el llanto o la defecación, incrementan la presión de las venas yugulares y/o del plexo venoso epidural. Dado que las venas cerebrales no tienen válvulas, este incremento de la presión venosa se transmite al espacio intracraneal y así aumenta la PIC. En los pacientes intubados también podemos encontrar causas extracraneales de aumento de la PIC: fiebre, compresión venosa (en la región yugular por la postura de la cabeza, en el tórax por presión positiva al final de la espiración [PEEP] elevadas o neumotórax, en el abdomen por un síndrome compartimental), retención de CO_2 y otras. Los diferentes mecanismos que controlan la PIC están en equilibrio en situaciones normales y su registro gráfico es regular y estable. En condiciones no patológicas, los factores que controlan la PIC son los siguientes:

- El volumen de producción de LCR.
- La resistencia del sistema a la reabsorción de LCR.
- La presión venosa del espacio intracraneal, representada por la presión en el seno longitudinal superior.

Según la doctrina de Monro-Kellie, los 3 componentes de la cavidad intracraneal son básicamente incompresibles y el VI total es constante. En situaciones patológicas, si se produce un aumento de uno de ellos o aparece un cuarto espacio (una lesión con efecto de masa, como una contusión, un hematoma o un tumor), para que no aumente la PIC, uno o más de los otros componentes tienen que disminuir.

Estudio de las ondas de presión intracraneal

Además del valor absoluto de la PIC, podemos observar su morfología y ver cómo los cambios en ella pueden alertarnos del fallo de la autorregulación. De esta manera, podemos planificar el tratamiento de la HTIC antes de la aparición de lesiones irreversibles.

En el registro de una onda aislada de la PIC10 pueden distinguirse varias improntas:

- Ondas cardíacas: originadas por la transmisión del latido de los vasos cerebrales con una morfología similar a la onda del pulso arterial y tres improntas: P1 (onda de percusión), P2 (onda de Tidal) y P3 (onda dícrota). Aunque el origen exacto de estas no está aclarado todavía, se presupone que P1 se debe al pulso arterial sobre los plexos coroideos y refleja el flujo cerebral, mientras que P2 y P3 se deben al latido venoso retrógrado de las venas yugulares sobre las venas corticales; entre ellas se sitúa la hendidura dícrota del pulso. El cambio en la morfología de la segunda onda (P2) puede predecir el fracaso de los sistemas de autorregulación cerebral y ser, por tanto, un indicador temprano de HTIC.
- Ondas respiratorias: confieren el modelo sinusoidal al registro.

Lundberg fue el primero en describir el cambio en la morfología del registro de PIC en su conjunto. Así, observó 3 patrones distintos:

- Ondas A o en *plateau*: elevaciones de PIC mantenidas en el tiempo (5-20 min) de gran amplitud (50-100 mm Hg). Aunque se pueden observar en niños sanos asintomáticos, su aparición en el registro de forma mantenida compromete la PPC y provoca isquemia generalizada hasta la muerte encefálica.
- Ondas B: de amplitud entre 20-50 mm Hg y 1-2 min de duración. Pueden progresar a ondas A y se relacionan con las variaciones del FSC fisiológico o patológico.
- Ondas C: no son ondas patológicas. Tienen una amplitud menor de 20 mm Hg y duración inferior

a 5 min. Son consecuencia de la transmisión de las ondas de la presión arterial.

Hipertensión intracraneal

En adultos, la HTIC se define como el aumento de la PIC mayor de 20 mm Hg. En los niños, el valor considerado dentro de parámetros normales depende de la edad. Mientras que hay un debate continuo sobre si basar las estrategias terapéuticas en valores de PIC según la edad, hay consenso en que –si el aumento de PIC es transitorio y vuelve a la normalidad en menos de 5 minutos– el evento es insignificante. En cambio, los aumentos sostenidos por encima de 20 mm Hg durante 5 minutos o más requieren intervención médica.

Los niños tienen una tensión arterial media (TAM) menor que los adultos y la PPC también varía con la edad: es de aproximadamente 25 en neonatos, 40 en lactantes y 70 en adolescentes; estos cambios se presentan en función de los diferentes patrones hemodinámicos de cada edad, lo cual significa que –si un paciente en edad pediátrica presenta HTIC– es más probable que tenga una caída crítica de la PPC y genere lesiones isquémicas secundarias.

Aún se sigue debatiendo entre la conveniencia de tratar lesiones cerebrales basándose en valores de PIC o de PPC. Algunos estudios proponen como límite inferior de PPC entre 40-45 mm Hg.

Además, la diferencia biomecánica más importante que caracteriza a los niños es la presencia de las fontanelas, las cuales permiten amortiguar el aumento de la PIC.

El objetivo del tratamiento del paciente pediátrico con HTIC y/o edema cerebral es asegurar una PIC inferior a 20 mm Hg y una PPC por encima del valor acorde con edad. Por debajo de estas cifras de PPC aumentan los fenómenos isquémicos y por encima se favorece el edema cerebral al incrementarse la presión hidrostática. Desde un punto de vista terapéutico, distinguimos medidas de primero y de segundo nivel que serán desarrolladas en el capítulo correspondiente.

★ **CONCLUSIONES**

La fisiopatología de la lesión traumática aguda se debe a una combinación entre el estrés mecánico del parénquima encefálico con un desequilibrio entre el FSC y los efectos del metabolismo, la presencia de neurotoxidad mediada por neurotransmisores excitatorios, el desarrollo de edema cerebral focal y difuso (vasogénico y citotóxico) y la presencia de procesos inflamatorios y apoptóticos.

La lesión traumática aguda se puede dividir en una lesión primaria o focal y otra secundaria o difusa. La primaria o focal se genera por el daño directo e inmediato por el impacto traumático. La secundaria o difusa, se produce a nivel de los tejidos neuronales que no sufrieron el impacto inicial, y que se relaciona con cambios en la microvasculatura, las alteraciones a nivel de la permeabilidad capilar, las alteraciones electrolíticas y la desconexión neuronal.

Es fundamental remarcar que la diferencia clave entre ambos tipos de lesiones, es que sobre las primarias el médico no tiene ningún tipo de control, y que las lesiones secundarias (congestión vascular cerebral o *swelling*, edema, lesiones isquémicas e infecciosas) son lesiones potencialmente evitables y, por lo tanto, deben ser tratadas en forma enérgica y temprana para mejorar los resultados en el TCE.

BIBLIOGRAFÍA

Bruce DA. Head injuries in the pediatric population. Curr Probl Pediatr 1990;20(2):61-107.

De la Torre-Gómez RE y cols. Revisión de trauma de cráneo severo en niños. Revista Médica MD, 2014;5(4).

Huisman TA, Tschirch FT. Epidural hematoma in children: do cranial sutures act as a barrier? J Neuroradiol 2009;36(2):93-7. doi: 10.1016/j.neurad.2008.06.003. Epub 2008 Aug 12. PMID: 18701165.

Lundberg N, Cronqvist S, Kjällquist A. Clinical investigations on interrelations between intracranial pressure and intracranial hemodynamics. Prog Brain Res 1968;30:69-75. doi: 10.1016/S0079-6123(08)61440-5. PMID: 5735485.

Ortiz-Prado E. Oxigenación y flujo sanguíneo cerebral. Revisión comprensiva de la literatura. Rev Ecuat Neurol 2018; 27(1).

Pinto PS, et al. The Unique Features of Traumatic Brain Injury in Children. Review of the Characteristics of the Pediatric Skull and Brain, Mechanisms of Trauma, Patterns of Injury, Complications and Their Imaging Findings. J Neuroimaging 2012;22(2).

Rodríguez-Boto G, et al. Conceptos básicos sobre la fisiopatología cerebral y la monitorización de la presión intracraneal. Neurología 2015;30(1):16-22.

Véanse **Preguntas de autoevaluación**. **?**

Atención prehospitalaria del niño con traumatismo craneoencefálico

70

Virginia Altuna

INTRODUCCIÓN

El traumatismo craneoencefálico (TCE) es frecuente en la edad pediátrica y la principal causa de muerte en pacientes traumatizados (alrededor del 50% del total de muertes). Suele ser secundario a colisiones automovilísticas, caídas, incidentes en bicicleta y lesiones deportivas, y su frecuencia varía según el rango etario, con dos picos de incidencia: en los menores de 4 años y en los adolescentes.

Conlleva una alta morbilidad, ya que puede dejar secuelas graves, fundamentalmente en el aspecto neuropsicológico, generadoras de un gran costo humano y económico.

Tiene una prevalencia de 2:1 de los varones sobre las mujeres. En los Estados Unidos, en el 10% de los pacientes que sufren un TCE, este es grave, y son asistidos en una unidad de cuidados intensivos pediátricos (UCIP). La mortalidad estimada es de 3000 a 4000 pacientes por año, con alta morbilidad.

El mejor modo de optimizar los resultados en el TCE es la prevención. El pronóstico de pacientes con lesiones traumáticas cerebrales graves depende en gran medida de la optimización de la atención prehospitalaria y la atención en la sala de emergencias.

ATENCIÓN PREHOSPITALARIA DEL NIÑO CON TCE

El TCE es un proceso dinámico, el daño es progresivo y la fisiopatología va cambiando. Se produce daño por lesión primaria inmediatamente tras el impacto debido a su efecto biomecánico; en relación con el mecanismo y la energía transferida, se produce lesión celular, desgarro y retracción axonal y alteraciones vasculares. Depende de la magnitud de las fuerzas generadas, su dirección y lugar de impacto. Hay lesiones focales como la contusión cerebral, en relación con fuerzas inerciales directamente dirigidas al cerebro, y lesiones difusas, como la lesión axonal difusa, en relación con fuerzas de estiramiento, cizallamiento y rotación.

La lesión cerebral secundaria se debe a una serie de procesos metabólicos, moleculares, inflamatorios e incluso vasculares, iniciados en el momento del traumatismo, que actúan sinérgicamente. Se activan cascadas fisiopatológicas, como el incremento de la liberación de aminoácidos excitotóxicos que, a través de la activación de receptores, alteran la permeabilidad de membrana aumentando el agua intracelular, liberando potasio al exterior y produciendo la entrada masiva de calcio en la célula. Este calcio intracelular estimula la producción de proteinasas, lipasas y endonucleasas, lo que desemboca en la muerte celular inmediata, por necrosis con respuesta inflamatoria, o diferida, sin inflamación, por apoptosis celular. Se producen activación del estrés oxidativo, aumento de radicales libres de oxígeno y nitrógeno, y además daño mitocondrial y del ADN. Estas lesiones secundarias son agravadas por daños secundarios, tanto intracraneales (lesión ocupante de espacio, hipertensión intracraneal, convulsiones, etc.) como extracraneales (hipoxia, hipotensión, hipoventilación, hipovolemia, coagulopatía, hipertermia, etc.).

Debe procurarse el inmediato control de factores que, en los primeros momentos de máxima vulnerabilidad cerebral, puedan contribuir al daño cerebral secundario. Es necesario disponer de sistemas de atención al traumatizado basados en protocolos prehospitalarios y hospitalarios integrados. Se procederá de acuerdo con los estándares establecidos del Soporte Vital Avanzado en Trauma (ATLS).

El objetivo principal en la etapa prehospitalaria es retirar al paciente traumatizado del medio ambiente o las zonas de peligro y trasladarlo a áreas donde se pueda iniciar el tratamiento adecuado. Por lo tanto, para evitar el aumento de lesiones o el empeoramiento de las condiciones iniciales, se deben realizar acciones de manera lógica y controlada. El paciente debe ser evaluado rápidamente, inmovilizado con un collar cervical y una tabla espinal, para ser transferido en forma adecuada a un centro de trauma definitivo.

El tratamiento prehospitalario debe realizarse por personal capacitado; esto es fundamental para obtener mejores resultados. El 50% de las muertes ocurren dentro de las primeras horas de lesión. Las maniobras básicas de soporte vital están dirigidas a establecer y mantener la vía aérea, lograr una adecuada ventilación y oxigenación, garantizando la circulación y estabilización de la columna cervical. Se debe evitar la lesión secundaria, la cual aumenta el riesgo de mortalidad.

La realización de procedimientos invasivos en el lugar del hecho o durante el transporte, especialmente la intubación endotraqueal, pueden agravar la evolución en algunos pacientes.

El tratamiento de estos pacientes debe iniciarse en el lugar de ocurrido el accidente, se debe mantener durante el traslado al centro hospitalario y continuarse en el servicio de emergencias y en la UCIP.

El tiempo trascurrido entre el incidente y el comienzo de la atención médica se denomina **hora de oro**; cuanto menor sea el lapso mayor serán las posibilidades del paciente de sobrevivir sin secuelas graves. Se estima que estos deben recibir la atención hospitalaria dentro de los primeros 60 minutos.

La hora de oro es una medida simbólica que representa la importancia de la atención temprana en la escena.

Se deben poner en práctica sistemas de atención prehospitalarios que giren en torno a la reducción del tiempo de asistencia al accidentado, proporcionándole el definitivo cuidado en el menor tiempo posible y de la manera más ventajosa. Estos sistemas, diseñados previamente, deben incluir cada una de las fases de la asistencia al politraumatizado y coordinar sus diversos componentes. La atención debe comenzar con la preparación del equipo y su disponibilidad, activación, ordenada por el centro de coordinación ante el conocimiento del hecho, aproximación al lugar del accidente, valoración primaria de los posibles afectados con reanimación inmediata, movilización a lugar seguro; valoración secundaria, con inicio de tratamiento de las lesiones, estabilización, antes del traslado, revaluación y mantenimiento de los cuidados durante el transporte al centro hospitalario adecuado y, por último, la transferencia al equipo receptor del hospital.

El TCE puede clasificarse, según la puntuación de la Escala de Coma de Glasgow (GCS) en leve (GCS 14-15), moderado (GCS 9-13) y grave (GCS 3-9) (**cuadro 70-1** y **fig. 70-1**).

MEDIDAS GENERALES

Las medidas generales deben comenzar evitando o corrigiendo la hipoxemia y la hipotensión arterial, dado que ambas van asociadas con un aumento en la mortalidad.

La lesión difusa y la axonal son las más frecuentes en la edad pediátrica, pues el cerebro en los niños tiene mayor cantidad de agua y mielinización incompleta. Las fuerzas de aceleración y desaceleración presentan mayor impacto que en los adultos por la mayor relación entre la cabeza y el tronco en los niños. Asimismo, son más

susceptibles de padecer hipoxemia e hipotensión arterial, con pérdida de la autorregulación cerebral.

En el tratamiento prehospitalario se deberá establecer una vía aérea segura, ventilación y oxigenación adecuadas y estabilidad hemodinámica. Todos los pacientes deben recibir oxígeno suplementario para lograr la mejor saturación de oxígeno posible.

La hipoxemia (saturación de O_2 < 90%), debe evitarse o, si se presenta, corregirla de forma inmediata.

Tratamiento de la vía aérea

En el paciente que respira espontáneamente, la vía aérea debe ser monitorizada mientras se mantiene la estabilización de la columna vertebral; el oxígeno suplementario se debe aportar por máscara. Si el paciente se encuentra inconsciente pero tiene respiración espontánea, se puede utilizar un dispositivo de protección (cánula de Mayo) que evite que la lengua obstruya la vía aérea. En el paciente que tiene indicación de intubación endotraqueal y si el personal está entrenado, se recomienda la secuencia de intubación rápida. En situaciones donde los tiempos de transporte son cortos, este procedimiento puede diferirse; si es necesaria la estabilización de la vía aérea, pueden utilizarse dispositivos supraglóticos, como la máscara laríngea.

La ventilación con presión positiva con bolsa debe ser adecuada a la edad del paciente. No está recomendada la hiperventilación en ausencia de signos de herniación cerebral; ante la presencia de signos clínicos de herniación, se la puede utilizar como una medida temporal.

Indicaciones de intubación orotraqueal:

- GCS < 9.
- Incapacidad de mantener una vía aérea permeable.
- Hipoxemia que no se corrige con O_2 suplementario.
- Shock.

Los niños con TCE grave tienen riesgo de tener lesión en la columna cervical, por lo cual las maniobras de apertura de la vía aérea deben realizarse con control cervical. Se debe mantener una posición neutra mediante la colocación de un collar cervical o con tracción cervical.

La apertura de la vía aérea se obtiene alineando los tres ejes: oral, faríngeo y traqueal. Si existe obstrucción parcial o completa de la vía aérea causada por el colapso de los tejidos blandos faríngeos o el desplazamiento posterior de la lengua, puede revertirse con la maniobra de tracción de la mandíbula, que consiste en posicionar los dedos en la región posterior del maxilar inferior y traccionar la mandíbula hacia arriba y adelante. Esta maniobra suele mejorar la oxigenación en el paciente con depresión de la conciencia, y puede ser

Cuadro 70-1. Escala de Coma de Glasgow adaptada para lactantes y niños			
Área evaluada	**Lactantes**	**Niños**	**Puntuación**
Apertura ocular	Abre espontáneamente	Abre espontáneamente	4
	Los abre en respuesta a estímulos verbales	Los abre en respuesta a estímulos verbales	3
	Los abre solo en respuesta a dolor	Los abre solo en respuesta a dolor	2
	Ausencia de respuesta	Ausencia de respuesta	1
	Abre espontáneamente	Abre espontáneamente	4
Respuesta verbal	Arrullos y balbuceos	Orientada y apropiada	5
	Llanto irritable	Confusa	4
	Llora en respuesta a dolor	Palabras inadecuadas	3
	Se queja en respuesta al dolor	Palabras incomprensibles o sonidos inespecíficos	2
	Ausencia de respuesta	Ausencia de respuesta	1
Respuesta motora	Se mueve espontáneamente e intencionalmente	Obedece las indicaciones	6
	Se retira al tocarlo	Localiza el estímulo doloroso	5
	Se retira en respuesta al dolor	Se retira en respuesta al dolor	4
	Responde al dolor con postura de decorticación (flexión anormal)	Responde al dolor con postura de decorticación (flexión anormal)	3
	Responde al dolor con una respuesta de descerebración (extensión anormal)	Responde al dolor con una respuesta de descerebración (extensión anormal)	2
	Ausencia de respuesta	Ausencia de respuesta	1

Se define como trauma de cráneo grave a un puntaje igual o menor a 8. En casos de que el paciente esté intubado, inconsciente o no hable, la parte más importante de la escala es la respuesta motora.
Adaptado de Davis RJ et al., 1987; James H et al., 1985; y Morray JP et al., 1985.

realizada de manera segura en el paciente con sospecha de traumatismo cervical.

En niños con depresión del sensorio pero que mantienen la ventilación espontánea se puede utilizar una cánula orofaríngea; esta consiste en una pieza generalmente plástica y curva que provee un conducto permeable para el flujo aéreo y la aspiración; debe extenderse desde la arcada dentaria hasta la base de la lengua para mantener la permeabilidad de la vía aérea. El tamaño apropiado se puede estimar colocando la cánula al lado de la cara con el reborde en la comisura labial, observando que el extremo llegue al ángulo de la mandíbula. Si es demasiado corta, puede empujar la lengua hacia la glotis y obstruir su luz, y, si es muy larga, puede estimular la emesis.

Si el paciente no presenta ventilación espontánea o esta es inadecuada, se debe realizar la ventilación con bolsa y máscara. Mantener la tracción de la mandíbula, posicionando los tres dedos de una mano en la parte ósea del maxilar inferior, facilita la ventilación. La posición de olfateo sin hiperextensión es apropiada para lactantes y niños. Si no se descartó la lesión cervical, la cabeza debe permanecer en posición neutra. La máscara facial debe cubrir la nariz y la boca sin comprimir los ojos, creando un sello hermético.

La técnica para ventilación con bolsa y máscara recibe el nombre de "técnica de sujeción EC". El tercero, cuarto y quinto dedo de una mano, que forman una E, se colocan a lo largo de la mandíbula para elevarla hacia adelante, mientras que el pulgar y el índice de la misma mano, que forman una C, sujetan una mascarilla sobre la cara del niño. Se debe evitar presionar la región submentoniana porque puede comprimir y obstruir la vía aérea. Una vez que la máscara es correctamente aplicada, se usa la otra mano para comprimir la bolsa hasta lograr la expansión torácica. Cuando hay dos personas, un reanimador emplea ambas manos para abrir la vía aérea y sellar la máscara, mientras otro comprime la bolsa. La presión sobre el cricoides en el paciente inconsciente puede reducir la distensión gástrica y disminuir el riesgo de aspiración.

La intubación orotraqueal es el método más común de intubación en situaciones de emergencia. Debe realizarse por personal entrenado.

La técnica consiste en posicionar al paciente, preoxigenar y administrar sedación, analgesia y relajantes musculares; se realiza la apertura bucal y se introduce el laringoscopio, avanzando hasta la base de la lengua;

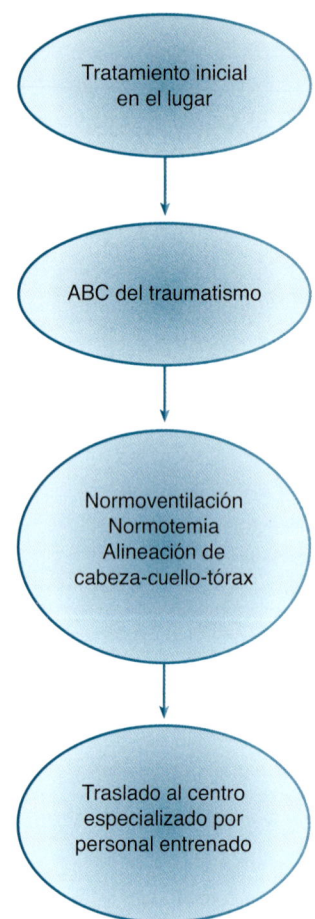

Fig. 70-1. Algoritmo del manejo prehospitalario del TCE.

esta se desplaza hacia la izquierda y se visualiza la laringe. Se realiza tracción a lo largo del eje del mango del laringoscopio, se levanta la lengua hacia arriba de la laringe para mostrar la epiglotis abierta, se deben visualizar las cuerdas vocales y la glotis. Se debe colocar el tubo endotraqueal (TET) entre las cuerdas vocales sosteniéndolo con la mano derecha, y se fija con cinta o sistemas de fijación.

Administración de líquidos intravenosos

La hipotensión arterial aumenta la morbilidad y duplica la mortalidad, con respecto a los pacientes que no la presentan.

La administración de líquidos debe ser temprana para evitar la hipotensión arterial o limitarla al menor tiempo posible; los más utilizados son los cristaloides isotónicos (solución fisiológica o Ringer lactato), en el volumen necesario para mantener una tensión arterial que permita obtener una presión de perfusión cerebral adecuada con el fin de evitar la lesión secundaria.

Se considera hipotensión a una tensión arterial sistólica (TAS) inferior al percentil 5 para la edad.

$$TAS = 70 + (\text{edad en años} \times 2)$$

La hipotensión debe tratarse con infusión rápida de líquidos isotónicos, 20 ml/kg de solución salina normal. Los líquidos hipotónicos deben evitarse dado que pueden exacerbar el edema cerebral.

Evaluación neurológica

Después de asegurada la vía aérea, con una ventilación y oxigenación adecuadas, y lograda la estabilidad hemodinámica se debe realizar la evaluación neurológica utilizando la GCS y se valorarán las pupilas.

La Escala de Coma de Glasgow es un buen indicador de gravedad, sobre todo cuando se realiza en forma frecuente y repetida y se observan variaciones en el tiempo. Un valor aislado no predice evolución, pero un descenso en la GCS puede indicar una lesión grave.

De los componentes de esta escala, el más significativo en la evolución es el motor: una baja puntuación se relaciona con mayor mortalidad y peor evolución.

En la valoración de las pupilas se deben observar su tamaño, la simetría y la reactividad a la luz. Se considera asimetría cuando existe una diferencia de ≥1 mm, y ausencia de respuesta cuando no hay modificación de su diámetro en ≥ 1 mm ante el estímulo lumínico. La luz produce la contracción de la pupila, teniendo una respuesta directa, y sobre la contralateral una respuesta consensual; para que esto suceda se necesitan las vías aferentes y eferentes indemnes, que llevan el estímulo de la retina al mesencéfalo y la respuesta a la pupila. Esta respuesta pupilar a la luz es una medida indirecta de herniación cerebral o lesión del tronco cerebral.

Una pupila fija y dilatada indica herniación; si son las dos, indica lesión de tronco.

En pacientes inconscientes es muy importante la valoración de la respuesta pupilar.

Tener en cuenta que las pupilas dilatadas y con reactividad anormal pueden presentarse en pacientes con hipoxemia, hipotensión, hipotermia y traumatismo orbitario y no ser un signo de herniación cerebral.

Ante la presencia de alteración pupilar, postura anormal y deterioro en el nivel de conciencia se debe hiperventilar, con revaloración frecuente; cuando desaparezcan los signos, se debe mantener una ventilación normal.

La estabilización espinal en línea debe mantenerse hasta que la columna vertebral esté libre de lesiones. Evaluar y revaluar GCS con frecuencia durante la reanimación.

Una vez realizadas las medidas de reanimación inicial, se procederá al traslado al centro de referencia.

Se debe fijar e inmovilizar al paciente en forma adecuada, asegurando la permeabilidad de la vía aérea y de los accesos venosos. La inmovilización adecuada se logra con el paciente en posición supina, sobre una tabla rígida (tabla espinal larga), manteniendo la alineación de la columna en toda su extensión. Se usa collar cervical, inmovilizadores cervicales y correas para sujeción, a fin de evitar el movimiento lateral o longitudinal del cuerpo durante el traslado.

El collar cervical es el elemento más importante; se coloca en primer lugar y debe cumplir ciertas características: ser rígido, tener apoyo mentoniano, apertura anterior para fácil acceso al cuello, de fácil almacenamiento y limpieza y económico. Viene en diferentes tamaños. El más utilizado es el de Philadelphia, que consigue mayor fijeza de la columna cervical, pero no llega al 100% de restricción del movimiento.

Técnica de colocación: en primer lugar, seleccionar el collar adecuado según el tamaño de cuello del paciente. Se coloca entre dos operadores, uno mantiene manualmente la inmovilización de la columna mientras el otro coloca, en primer lugar, la parte posterior del collar (la parte más larga del collar se coloca hacia abajo) luego se coloca la parte anterior; por último, se ajusta con el velcro. Debe quedar firme pero no ajustar excesivamente el cuello. Los inmovilizadores laterales evitan la flexión lateral de la cabeza.

★ **CONCLUSIONES**

La atención prehospitalaria tiene como objetivo retirar al paciente traumatizado del ambiente de peligro y trasladarlo hacia un destino donde se pueda realizar el tratamiento adecuado de la patología. El tratamiento prehospitalario debe estar sistematizado, y se deben brindar al paciente traumatizado las maniobras básicas de soporte vital para mantener la vía aérea, lograr una adecuada ventilación y oxigenación, garantizar la circulación y estabilizar la columna cervical con collar. La realización de procedimientos invasivos en el paciente no debe retrasar su traslado hacia el lugar de atención definitiva; en la edad pediátrica no se recomienda la intubación durante el prehospitalario porque no ha demostrado mejoría de la sobrevida y puede ocasionar complicaciones que lleven a peores resultados. Es fundamental remarcar la importancia de la reducción del tiempo de la atención prehospitalaria, para poder brindar al paciente traumatizado la atención definitiva en el menor tiempo posible. Cuanto menor sea el lapso entre el evento traumático y la atención hospitalaria definitiva, mejores serán los resultados, lo cual demuestra la importancia de una atención temprana y adecuada en la escena.

BIBLIOGRAFÍA

Chatterjee D, Agarwal R, Bajaj L, et al. Airway management in laryngotracheal injuries from blunt neck trauma in children. Paediatr Anaesth 2016;26(2):132-8.

Davis RJ et al. Head and spinal cord injury. En: Rogers MC. Textbook of Pediatric Intensive Care. Baltimore: Williams & Wilkins; 1987.

Jakob H, Lustenberger T, Schneidmüller D, et al. Pediatric Polytrauma Management. Eur J Trauma Emerg Surg 2010;36(4):325-38.

James H, Anas N, Perkin RM. Brain Insults in Infants and Children. New York: Grune & Stratton, 1985.

Kochanek PM, Tasker RC, Bell MJ, et al. Management of Pediatric Severe Traumatic Brain Injury: 2019 Consensus and Guidelines-Based Algorithm for First and Second Tier Therapies. Pediatr Crit Care Med 2019;20(3):269-79.

Lopez E, Bermejo Aznárez S. Actualizaciones en el manejo del traumatismo craneoencefálico grave. Med Intensiva 2009;33(1):16-30.

Management of Pediatric Trauma. Pediatrics 2016;138(2).

Mangat HS, Garvin R. Emergency Neurological Life Support: Severe Traumatic Brain Injury. Neurocrit Care 2017;27(Suppl 1):159-69.

Morray JP, Tyler DC, Jones TK, et al. Coma scale for use in brain-injured children. Critical Care Medicine 1984;12:1018-20. doi: 10.1097/00003246-198412000-00002.

Moscote-Salazar LR, Rubiano AM, Alvis-Miranda HR. Severe Cranioencephalic Trauma: Prehospital Care, Surgical Management and Multimodal Monitoring. Bull Emerg Trauma 2016;4(1):8-23.

Serrano A, Casado Flores J. Traumatismo craneoencefálico grave. Cap 16. En: El niño politraumatizado, evaluación y tratamiento. Madrid: Ergon; 2004.

Sokol KK, Black GE, Azarow KS, et al. Prehospital interventions in severely injured pediatric patients: Rethinking the ABCs. J Trauma Acute Care Surg 2015;79(6):983-9.

Véanse **Preguntas de autoevaluación.** **?**

Traumatismo craneoencefálico grave en el paciente pediátrico

71

Ernesto Moreno y Alejandro Hernán Gattari

INTRODUCCIÓN

El traumatismo craneoencefálico (TCE) se define como las lesiones del cuero cabelludo, cara, cráneo, duramadre y/o cerebro causadas por un cambio agudo de energía mecánica en la cabeza. Es la primera causa de muerte por traumatismo en la edad pediátrica y una causa de primer orden de retraso mental, epilepsia e incapacidad física. A diferencia del adulto, el pronóstico de los niños mejora a medida que aumenta la edad, con las frecuencias más bajas de morbimortalidad cerca de los quince años de edad.

EPIDEMIOLOGÍA

La mortalidad del TCE, aunque menor que en el adulto, es alta y difiere en cada grupo de edad al variar con la misma la vulnerabilidad del cerebro al traumatismo. Los menores de 1 año tienen una mortalidad doble en comparación con la de los pacientes de 1 a 6 años y triple con respecto a la de los pacientes de 6 a 12 años, posiblemente por el efecto protector de las suturas cerradas del cráneo. El 50% de las muertes por TCE ocurren durante las primeras 2 horas de ocurrido el traumatismo. Entre 2000 y 3000 pacientes por millón por año son internados por TCE. Se estima que por cada internado, hubo otros 3 a 4 que fueron asistidos en salas de guardia y dados de alta. De los internados, 5% presenta TCE grave (puntuación en la Escala de Coma de Glasgow [GCS] < 9), alrededor de 10% tiene TCE moderado (GCS 9 a 13) y la mayoría, 85-90%, presenta TCE leve (GCS 14-15). De estos últimos, un 10% sufre lesiones que incluyen fracturas conminutas o deprimidas, fracturas lineales de la calota, lesiones que atraviesan los senos venosos, que permiten el ingreso de aire, o lesiones penetrantes con riesgo de infección y de sangrado. Al ingreso de cualquier tipo de TCE siempre debe evaluarse la GCS y repetirse a las 6 horas de la reanimación inicial, en ausencia de hipoxia ni hipotensión.

El traumatismo por incidente de tránsito o peatonal representa en la adolescencia el 82% de los casos, mientras que en los lactantes alcanza un 23%. Las caídas, el incidente peatonal, las lesiones asociadas al uso de bicicletas, ciclomotores o patines, son frecuentes en la edad pediátrica. El maltrato físico constituye la principal causa de lesiones craneales graves en los lactantes (24% en menores de 2 años internados por TCE). Recordar que el 40-50% de los pacientes con TCE tiene lesiones asociadas y 15-20% de ellos tiene lesiones raquimedulares.

FISIOPATOLOGÍA

Desde el punto de vista biomecánico, una carga mecánica aplicada produce fuerzas de contacto y/o fuerzas de inercia (movimiento). La carga puede asumir tres formas: impulso, impacto o carga estática. Los movimientos de inercia y contacto son: deformación, traslación, rotación y acodamiento-estiramiento de la columna cervical.

La lesión cerebral puede ser primaria o secundaria; la primaria es aquella que se produce en el momento del impacto. Esta puede traducirse en lesiones focales causadas por el movimiento del cerebro dentro del cráneo que puede producir contusiones subfrontales y temporales o lesiones de tipo contusión-laceración debajo del sitio del impacto. Asimismo, la lesión primaria puede tener características de difusa, entre las cuales se encuentra la lesión axonal difusa, que consiste en la distorsión y división de los axones que desarrollan con el tiempo zonas de retracción de axoplasma, siendo centrípetas por la fuerza de la lesión. Su extensión al tronco cerebral indica gravedad y grado de las fuerzas de aceleración-desaceleración.

Se llama lesión secundaria a aquellos factores que se producen tras la lesión inicial y que pueden ser responsables de la progresión del daño inicial y ensombrecer el pronóstico si no son corregidos. Estos son sistémicos (hipoxia, hipotensión, anemia, hipertermia o hipotermia, hipercapnia o hipocapnia, hiperglucemia o hipoglucemia, síndrome de respuesta inflamatoria sistémica) o intracraneales (hipertensión intracraneal, herniación cerebral, edema, hidrocefalia, vasoespasmo, infección o convulsiones).

Flujo sanguíneo cerebral

El flujo sanguíneo cerebral (FSC) y el consumo de oxígeno en el niño duplican los del adulto. El FSC difiere con el desarrollo evolutivo del encéfalo. En estudios de corteza, cerebelo y tálamo con tomografía por emisión simple de fotones (SPECT) con ^{133}Xe en niños de 2 días a 19 años se observó que, en la corteza, el FSC del neonato es menor que el del adulto, a los 5-6 años es un 50 a 85% mayor que el del adulto y a los 15 años ambos son iguales. En cerebelo y tálamo es ligeramente superior al del adulto. Los valores medios del FSC observados en corteza son los siguientes:

- 6 meses de edad: 40 mL/100g/min
- 3-4 años de edad: 108 mL/100 g/min
- 9 años de edad: 71 mL/100 g/min

FSC posterior a lesión

Luego del traumatismo grave, al contrario de lo que se creía previamente, se comprobó que la hipoperfusión temprana es común, y la isquemia se asocia a mal pronóstico. Sin embargo, el aumento retardado del FSC no estuvo asociado a peor pronóstico. Se comprobó además que solo el 9% de las mediciones de FSC posteriores a la lesión grave estaban en valores altos, es decir que es más común la hipoperfusión que la hiperemia.

Diferencias de respuesta cerebral a la lesión

Respecto de la lesión secundaria, diversos investigadores han informado alta densidad de receptores de aminoácidos excitatorios en animales inmaduros, haciendo que las excitotoxinas puedan actuar más dentro del cerebro lesionado. Esto explicaría la paradoja de que los niños mayores de 5 años tienen mejor evolución que los adultos, no así los menores. También las lesiones mediadas por radicales libres varían con la edad, así como también hay diferente actividad de enzimas antioxidantes. Se puede inferir, entonces, que los cerebros adultos son más propensos a lesionarse que los cerebros en desarrollo.

La anatomía del cráneo y del encéfalo del niño es más elástica y moldeable por ausencia de soldadura de las suturas de los huesos craneales. Esto hace que la protección cerebral sea menor en los niños de menor edad, lo que posiblemente explica la mayor mortalidad en estos últimos.

La respuesta al traumatismo se presenta más frecuentemente como congestión cerebral difusa por hipere-

mia (*swelling*), luego de hipoperfusión en las primeras 12-24 horas posteriores a él. Son menos frecuentes los hematomas ocupantes de espacio.

ATENCIÓN PREHOSPITALARIA

En las lesiones cerebrales potencialmente salvables, generalmente la causa temprana de muerte es la obstrucción de la vía aérea o la broncoaspiración que llevan a la hipoxia. Lo esencial en estos y en todos los pacientes es la liberación de la vía aérea (manual y/o con cánula orofaríngea según presencia o no de reflejo nauseoso, o bolsa y máscara o intubación endotraqueal), apoyo ventilatorio con oxígeno 100%, tracción e inmovilización de la columna cervical y rápido traslado a un hospital de alta complejidad. No se debe intentar tratar la lesión neurológica en el lugar. Muchos autores desaconsejan comenzar en ese momento con la infusión de manitol para disminuir el edema cerebral, ya que puede agravar la hipovolemia previamente existente por su efecto diurético posterior.

Para cumplir con estos objetivos, la estabilización prehospitalaria del paciente con TCE incluye:

- Evaluación inicial: A-B-C-D (obtención de una vía aérea permeable con protección de columna cervical, ventilación y circulación con accesos venosos e infusión de solución salina, evaluación neurológica que comprende nivel de conciencia, apertura ocular, evaluación pupilar, foco motor, nivel sensitivo, tiempo de inconciencia, intervalo lúcido, incontinencia esfinteriana y convulsiones, puntuación de GCS posreanimación).
- Segunda evaluación.
  En cabeza:
  – cohibir las hemorragias del cuero cabelludo,
  – cohibir la epistaxis con taponaje externo,
  – exposición de masa encefálica: cubrir con apósito estéril e irrigar con solución salina fisiológica,
  – no pretender cohibir las fistulas de líquido cefalorraquídeo (LCR) o las otorragias con taponajes,
  – no retirar cuerpos extraños incrustados,
  – no colocar ungüentos, polvos ni cremas; no usar algodón.
- Transporte rápido seguro al centro más adecuado y cercano.

Por otra parte, las maniobras de reanimación iniciales deberían limitarse al control de las hemorragias y evitar la hipotensión.

PUNTUACIÓN EN LA ESCALA DE COMA DE GLASGOW (GCS)

Las escalas se han construido para mejorar la comunicación entre el personal de atención de la salud. La GCS (**cuadro 71-1**) intenta estandarizar el examen del paciente con lesión neurológica. Esta escala fue publicada en 1974 y es la más empleada a nivel mundial para la determinación de la gravedad del daño neurológico luego del TCE. Sin embargo, el tiempo transcurrido desde la lesión, los parámetros hemodinámicos y las sustancias intoxicantes a menudo distorsionan la puntuación de GCS y producen datos confusos.

La escala evalúa una serie de habilidades motoras y verbales que pueden resultar inadecuadas para los niños pequeños. Debido a esto, la aplicación de esta escala en neonatos, lactantes y niños de corta edad requiere algunas modificaciones, las cuales en patrones de comportamiento apropiados para estas edades.

Se define como TCE leve a aquel con una puntuación de GCS de 14 a 15, moderado a aquel con puntuación de 9 a 13 y grave ante una igual o menor de 8. Además, se incluye dentro de este último grupo a aquel que presenta una caída de más de 3 puntos en la evaluación o los que tienen una lesión ocupante de espacio drenada quirúrgicamente.

A pesar de que la GCS es la más ampliamente empleada, sigue presentando dificultades para su implementación. El personal capacitado tiende a aplicar mejor esta escala, pero existen estudios que mostraron dificultades en su aplicación por personal de enfermería poco entrenado.

ATENCIÓN INICIAL HOSPITALARIA

Un trastorno en el nivel de conciencia indica un TCE grave hasta que se demuestre lo contrario y su gravedad no puede ser correctamente evaluada en presencia de hipoxemia o hipotensión marcada. Nunca debe considerarse que una lesión cerebral es causa de hipotensión (el sangrado de una laceración de cuero cabelludo es posible, pero es de origen extracraneal).

Se puede categorizar la atención en las siguientes etapas, de acuerdo con las normas del *Advanced Trauma Life Support* (ATLS, Soporte Vital Avanzado del Trauma) del Comité de Trauma del Colegio Estadounidense de Cirujanos:

- **Primer examen:**
  A (*Airway*). Vía aérea permeable con protección de columna cervical.
  B (*Breathing*). Respiración (ventilación y oxigenación).
  C (*Control*). Reposición de volumen con control de hemorragias.
  D (*Disability*). Discapacidad (miniexamen neurológico).
- **Segundo examen** (de la cabeza a los pies, con evaluación cuidadosa de orificios, cavidades y dorso del paciente), incluido examen neurológico completo.

Tanto el primer examen como el miniexamen neurológico deben repetirse periódicamente.

El miniexamen neurológico comprende:

- Puntuación en la GCS (véase **cuadro 71-1**). Tener en cuenta la puntuación motora al ingreso, ya que tiene importancia pronóstica.
- Simetría y respuesta pupilar.
- Debilidad lateralizada de una extremidad, déficits motores o sensitivos.

Se recomienda utilizar manitol en bolo e hiperventilación solo ante la presencia de signos de deterioro neurológico o asimetrías en pupilas y en la respuesta motora.

Se define un paciente en coma como aquel que no tiene apertura palpebral, no obedece órdenes ni puede pronunciar palabras, es decir, con una GCS ≤ 8 (ocular: 1, verbal: 1-2, motora: 1-5).

Son signos y síntomas de lesión encefálica grave:

- Anisocoria.
- Déficit motor localizado.
- Disminución de 3 o más puntos en la GCS.
- Fractura deprimida de la bóveda craneal.
- Cefalea progresiva o muy intensa.

Las pupilas normales miden entre 2-4 mm. El paciente presenta anisocoria cuando la diferencia de tamaño de estas es > 1 mm. Debe recordarse que el paciente puede haber recibido medicación como opiáceos, atropina o adrenalina que dificultan la evaluación de las pupilas.

Cuadro 71-1. Escala de Coma de Glasgow (GCS) y su modificación para menores de 1 año	
En mayores de 1 año	**En menores de 1 año**
Apertura ocular	**Apertura ocular**
4. Espontánea	4. Espontánea
3. Al hablarle	3. Al hablarle
2. Con dolor	2. Con dolor
1. Ausencia	1. Ausencia
Respuesta verbal	**Respuesta verbal**
5. Orientado	5. Balbuceo
4. Confuso	4. Irritable
3. Palabras inadecuadas	3. Llanto con el dolor
2. Sonidos Inespecíficos	2. Quejido con el dolor
1. Ausencia	1. Ausencia
Respuesta motora	**Respuesta motora**
6. Obedece al dolor	6. Movimientos espontáneos
5. Localiza al dolor	5. Retirada al tocar
4. Retira al dolor	4. Retirada al dolor
3. Flexión anormal	3. Flexión anormal
2. Extensión anormal	2. Extensión anormal
1. Ausencia	1. Ausencia

En el examen de la cabeza de la segunda evaluación se debe realizar semiología completa del cráneo buscando hundimientos, hematomas, lesiones del cuero cabelludo, y pérdidas de sangre o líquido cefalorraquídeo por narinas o conducto auditivo externo. Son signos de fractura de base de cráneo la otorragia/otorraquia, hemotímpano (peñasco), rinorragia/rinorraquia (etmoides), signo de Battle (hematoma mastoideo), ojos de mapache (hematoma periorbitario), hemorragia subconjuntival y el neumoencéfalo (imagen aérea intracraneal).

Estudios complementarios

Radiografía simple de cráneo

La radiografía simple de cráneo no se considera parte de los estudios radiológicos iniciales y su empleo en el TCE queda relegado a algunas situaciones clínicas, por lo general en menores de 2 años. Su utilidad radica en que los pacientes con fractura de cráneo tienen riesgo aumentado de presentar lesión intracraneal, pero, como es sabido, puede haber una lesión intracraneal sin fractura de cráneo. Entre las indicaciones de radiografía de cráneo se incluyen la sospecha de lesión intencional o maltrato, la sospecha de fractura deprimida o herida penetrante, la portación de una válvula de derivación ventrículo-peritoneal (VDVP), y además en pacientes menores de dos años pueden incluirse el hematoma del cuero cabelludo, el mecanismo lesional de alta energía, la caída desde más de 50 cm de altura o sobre superficies duras, o en casos de traumatismo de cráneo no presenciado en los que no se pueda descartar un mecanismo de alta energía. La limitación de este estudio radica también en la restringida visualización de las fracturas de cráneo en los niños pequeños, por lo que debería ser evaluada por médicos radiólogos con experiencia en pacientes pediátricos. En menores de 3 meses es necesaria la realización de una tomografía computarizada (TC) de cráneo.

TC de cerebro en el TCE grave

En el TCE moderado y grave, la indicación de TC es ampliamente aceptada por la practicidad y rapidez para diagnosticar lesiones intraparenquimatosas y definir la necesidad de un tratamiento neuroquirúrgico de urgencia, ya que este estudio permite detectar en forma temprana las lesiones intraaxiales (hematomas extradurales o subdurales), cuya evacuación quirúrgica precoz mejora en forma significativa los resultados. También permite detectar lesiones extraaxiales (contusiones, hematomas cerebrales), determinar su localización y extensión, la presencia de edema cerebral y establecer su magnitud. Esto favorece la toma de decisiones médicas y neuroquirúgicas de manera temprana y adecuada: evacuación de hemorragias, necesidad de monitorización de la presión intracraneal (PIC), craniectomía descompresiva.

Las imágenes que más comúnmente se observan en la TC en los pacientes con TCE son hemorragias, fracturas, edema cerebral y lesiones isquémicas. Las últimas se pueden identificar recién a partir de las 6 horas del traumatismo. Para su valoración, se emplea la clasificación tomográfica del *Traumatic Coma Data Bank* (TCDB) (**cuadro 71-2**). Esta clasificación se correlaciona con la probabilidad de desarrollo de hipertensión intracraneal (HTIC), presencia de comprensión, ausencia de las cisternas perimesencefálicas (lesión difusa grado III o LED III), aparición de una lesión ocupante de espacio (LOE) evacuable, así como la existencia de desviación de la línea media mayor de 5 mm (LED IV) o de LOE no evacuable. Todos ellos se relacionan, en ese orden, con mayor riesgo de HTIC y peores resultados vitales y funcionales.

Existen controversias acerca de la necesidad de repetir este estudio de imágenes en los pacientes que no presentan cambios en la PIC o en el estado neurológico. Algunos autores sugieren realizar un control tomográfico rutinario entre 1 y 3 días después de la lesión, debido a que los hematomas extradurales o subdura-

Cuadro 71-2. Clasificación tomográfica de la *Traumatic Coma Data Bank* (TCDB)	
Lesión difusa grado I	Ausencia de lesiones visibles en la tomografía computarizada (TC)
Lesión difusa grado II	Cisternas perimensensefálicas evidentes y normales Desplazamiento de línea media menor de 5 mm Ausencia de lesiones hiperdensas o mixtas mayor de 25 mL Hemorragia subaracnoidea traumática como único hallazgo
Lesión difusa grado III	Cisternas perimensecefalicas comprimidas o ausentes Desplazamiento de la línea media menor de 5 mm Ausencia de lesiones hiperdensas o mixtas mayor de 25 mL
Lesión difusa grado IV	Desplazamiento de la línea media mayor a 5 mm Ausencia de lesiones hiperdensas o mixtas mayor de 25 mL
Lesión ocupante de espacio evacuada	Toda lesión evacuada quirúrgicamente
Lesión ocupante de espacio no evacuada	Toda lesión hiperdensa o mixta mayor de 25 mL no evacuada quirúrgicamente

les podrían requerir una intervención quirúrgica, aun cuando no sea evidente el deterioro clínico, debido a que un diagnóstico rápido llevará a una intervención temprana, con posibilidad de mejores resultados en el largo plazo. Por el contrario, otros autores sugieren repetir la TC solo si se producen cambios en el estado neurológico o cuando ocurren aumentos de la PIC. Al respecto, en un estudio realizado en el año 2005, que incluyó 40 pacientes pediátricos, en los cuales se realizaron 115 TC seriadas, 87 fueron indicadas de rutina, 24 por aumentos de la PIC, y 4 por cambios en el estado neurológico. Solo una craneotomía y una trepanación fueron realizadas después de la repetición de las TC, ambas indicadas por HTIC. La conclusión fue que solo las repeticiones de TC guiadas por cambios en la PIC o en el estado neurológico determinan conductas quirúrgicas, por lo que las repeticiones seriadas de rutina no están indicadas, ya que no implicarán cambios en las intervenciones.

Las guías de 2019 sobre TCE grave en pediatría sugieren que, después de la TC inicial, la repetición de este examen en pacientes pediátricos con TCE grave se debe considerar cuando: 1) no hay evidencia de mejoría del estado neurológico, 2) persistencia de HTIC o aumento de la PIC, o 3) imposibilidad de evaluar el estado neurológico del paciente (p. ej., por sedación o administración de agentes paralizantes musculares).

Indicaciones de tratamiento quirúrgico

- Fractura con depresión de los huesos del cráneo.
- Fractura ósea abierta.
- Hematoma epidural.
- Hematoma subdural.
- Inserción de monitor de PIC.
- Necesidad de drenajes ventriculares.
- Craniectomía descompresiva temprana.

TRATAMIENTO DEL TCE GRAVE Y LA HIPERTENSIÓN INTRACRANEAL

Indicaciones de monitorización de la presión intracraneal

La monitorización de la PIC no afecta directamente los resultados, sino que la información obtenida puede utilizarse para orientar las decisiones terapéuticas. Un tratamiento basado en los datos de la monitorización puede producir mejores resultados que un tratamiento basado únicamente en los datos de la evaluación clínica.

Tanto las guías de adultos y las pediátricas recomiendan medir la PIC en todos los pacientes con un TCE grave y una TC de cerebro anormal. Los principales beneficios de medir la PIC incluyen la detección temprana de lesión intracraneal severa, la orientación en la terapéutica y el drenaje de líquido cefalorraquídeo (LCR), cuando se utilizan catéteres intraventriculares.

La monitorización de la PIC se ha convertido en una práctica habitual en el manejo de pacientes con TEC grave en los centros de trauma; sin embargo, hay evidencias contradictorias acerca de sus beneficios, y por esta situación, su uso no se ha extendido a todas las instituciones. Hay estudios que demuestran que su empleo mejora los resultados, pero también otros no han logrado demostrar beneficios, tanto en niños como en adultos. A pesar de esto, la monitorización de la PIC continúa siendo un elemento principal para guiar el tratamiento de los pacientes con TCE grave.

Tratamiento médico

La terapéutica del TCE se basa principalmente en el manejo de la lesión secundaria. Para impedir su aparición se debe evitar la administración de soluciones dextrosadas durante las primeras 24-48 horas, mantener valores normales de glucemia, hidratación normal, y evitar especialmente la hipotensión arterial. Debe alcanzarse una saturación adecuada de oxígeno (mayor de 95%) y el paciente debe ser normoventilado. Para evitar las convulsiones pueden utilizarse anticonvulsivos (inicialmente se indica una carga de fenitoína [difenilhidantoína] o levetiracetam). Además, se debe mantener al paciente normotérmico y realizar un tratamiento enérgico de la hipertermia, en el caso de que ocurra.

Debe considerarse el tratamiento de la HTIC cuando la PIC supere los 20 mm Hg (evidencia grado III). Además, se debe mantener una presión de perfusión cerebral (PPC) mayor de 40 mm Hg en niños con TCE (esta puede alcanzar los 50 mm Hg en niños mayores o adolescentes) (evidencia grado III).

El tratamiento de la HTIC se basa en indicar medidas generales o de primera línea (sedación, analgesia, bloqueantes neuromuscusculares, drenaje de LCR) y, en el caso de que estas no resuelvan este aumento, se requiere implementar medidas de segunda línea (terapia hiperosmolar con solución salina hipertónica y manitol) y, en algunos casos, medidas de tercera línea (p. ej., barbitúricos) y en otros, craniectomía descompresiva.

El drenaje de LCR es una medida eficaz que suele conseguirse mediante la colocación de un drenaje ventricular externo a nivel de los ventrículos laterales del cerebro. En ocasiones, puede hacerse una punción lumbar, pero hay riesgo de herniación uncal por la generación de diferencias de presiones. Una de las ventajas asociadas al drenaje de LCR es que no produce cambios en la hemodinamia cerebral.

La fisiología de la disminución de la PIC se basa en la disminución del volumen intracraneal. Aunque generalmente efectiva, esta terapéutica puede no ser útil en pacientes con TC cerebral que muestre *swelling* o cuando los ventrículos cerebrales están colapsados.

Cuando ya se han implementado las medidas de primera línea (analgesia, sedación, aspiración de secreciones) y el paciente continúa con valores elevados de PIC, y no se dispone de un drenaje ventricular, se puede optar entre distintas alternativas terapéuticas.

La hiperventilación (en períodos cortos) solo se reserva para la HTIC con signos de herniación cerebral inminente (dilatación pupilar, hipertensión y bradicardia), y en forma conjunta con otras medidas terapéuticas. No se recomiendan los períodos de hiperventilación largos debido al riesgo significativo de hipoxia cerebral, aunque en algunos casos de HTIC refractaria pueden ser necesarios (siempre junto con la monitorización de la circulación cerebral mediante con Doppler transcraneal o la medición de la saturación en el golfo de la yugular interna).

Las soluciones hiperosmolares pueden ser un tratamiento eficaz. Suelen usarse soluciones hipertónicas de cloruro de sodio (se ha informado el uso de distintas concentraciones, pero la utilizada con mayor frecuencia es la solución de cloruro de sodio al 3%) o el manitol.

En el caso de manitol, este puede reducir la PIC por disminución de la viscosidad sanguínea. Esto lleva a vasoconstricción, que generará una disminución de la PIC, mientras que el flujo cerebral se mantendrá constante. Existe además un efecto osmótico más lento (que se genera después de 15 a 30 minutos de la administración) como resultado de un movimiento gradual de agua desde del parénquima cerebral hacia la circulación sistémica. Este mecanismo requiere de una barrera hematoencefálica intacta, ya que, en regiones cerebrales lesionadas, el manitol podría acumularse y generar un movimiento inverso de líquidos, con aumento consecuente de la PIC. Esta última complicación suele verse con la utilización de manitol durante períodos prolongados.

La dosis de manitol para el control del aumento de la PIC es de 0,25 a 1 g/kg de peso. Es importante recordar que, por el efecto osmótico el manitol, la diuresis puede incrementarse, por lo cual se deben tomar recaudos para evitar la hipotensión arterial.

Dentro de las medidas de tercera línea se encuentra el uso de barbitúricos u otros agentes inductores del coma. Estos fármacos disminuyen la actividad metabólica cerebral que lleva a disminución del flujo sanguíneo cerebral, con disminución de la PIC. Su empleo debe ser monitorizado mediante electroencefalograma y controles de la hemodinamia cerebral (Doppler transcraneal o medición de la saturación en el golfo de la yugular) para evitar la aparición de isquemia.

Craniectomía descompresiva

La craniectomía descompresiva (CD) es un procedimiento quirúrgico que implica la extracción de un colgajo óseo de la calota y la apertura de la duramadre subyacente. Desde el punto de vista fisiológico, la CD ayuda a superar la naturaleza rígida del cráneo y la duramadre, con reducción de la presión intracraneal.

El interés en este procedimiento se renovó en la década de 1970, a pesar de que este procedimiento era utilizado desde el inicio del siglo XX.

Según las guías pediátricas publicadas en 2019, la craniectomía descompresiva puede ser considerada en el TCE grave con signos de deterioro neurológico, herniación cerebral o desarrollo de HTIC refractaria, en forma temprana. La evidencia disponible para estas consideraciones es de nivel III, y principalmente surge de los estudios multicéntricos DECRA y RESCUEicp.

El estudio DECRA reclutó pacientes entre 2002 y 2010 de 15 hospitales de atención terciaria en Australia, Nueva Zelanda y Arabia Saudita. Los pacientes admitidos en el estudio tenían entre 15 y 59 años, habían ingresado a una unidad de cuidados intensivos (UCI) con TCE grave no penetrante (lesión cerebral difusa). Se definió como TCE grave ante una puntuación de 3 a 8 en la escala de Coma de Glasgow (GCS) o ante una categoría clase III en la clasificación tomográfica de Marshall.

Se definió como aumento de PIC refractario a un valor mayor de 20 mm Hg durante 15 minutos (de forma continua o intermitente) dentro de cualquier período de 1 hora, a pesar del tratamiento médico máximo, que incluyen la optimización de la sedación y analgesia, la normalización de la pCO_2, la terapia hiperosmolar, el empleo de bloqueantes neuromusculares y el drenaje de LCR (si fuera posible implementarlo).

Los pacientes fueron aleatorizados dentro de las 72 horas posteriores a la lesión para cirugía combinada con tratamiento médico estándar o solo tratamiento médico. La técnica utilizada fue una craniectomía bifronto-témporo-parietal más apertura dural amplia bilateral.

El objetivo primario del estudio fue evaluar el porcentaje de pacientes con evolución desfavorable (que incluyó muerte, estado vegetativo persistente o discapacidad grave, esta última definida por una puntuación de 1 a 4 en la Escala de Resultados de Glasgow Ampliada, GOS-E). Se evaluaron 3478 pacientes, de los cuales se aleatorizaron para el estudio 155, 73 en el grupo de CD y 82 en el grupo de tratamiento médico. Las conclusiones fueron que, en el contexto de una lesión cerebral difusa refractaria a la terapéutica médica, la hemicraniectomía descompresiva redujo la PIC, disminuyó el tiempo de estadía en la UCI y los días de asistencia ventilatoria mecánica (AVM), pero se asoció con un resultado significativamente peor a los 6 meses de seguimiento.

El ensayo RESCUEicp fue un estudio aleatorizado y controlado, multicéntrico, que se realizó entre 2004 y 2014, y en el cual participaron 73 centros asistenciales de 24 países. Incluyó 408 pacientes de entre 10 y 65 años que habían sufrido un TCE y que tenían una TC encefálica anormal, a quienes se les había implementado monitorización invasiva de la PIC. Se definió como PIC alta un valor de 25 mm Hg durante 1 a 12 horas, a pesar de las medidas médicas de primera y segunda línea. El objetivo primario del estudio fue la evaluación funcional de los pacientes en el largo plazo (mediante la GOS-E). De acuerdo con los resultados observados, la craniectomía descompresiva se asoció con un aumento en la supervivencia, sin embargo, la intervención quirúrgica resultó en un aumento en la proporción de sobrevivientes en estado vegetativo o con discapacidad grave.

La mayoría de las series pediátricas que evalúan el beneficio de la CD en niños con TEC, concuerdan en recomendar la realización de una intervención quirúrgica temprana (dentro de las 48 horas posteriores al traumatismo) para evitar los efectos adversos del aumento de la PIC.

★ CONCLUSIONES

El traumatismo craneoencefálico (TCE) es la principal causa de muerte en pacientes traumatizados pediátricos (alrededor del 50% del total de muertes).

El mejor modo de optimizar los resultados en el TCE es la prevención.

El TCE puede clasificarse, según la puntuación de la Escala de Coma de Glasgow (GCS) en leve (14-15), moderado (9-13) y grave (3-9).

En el manejo del TCE es fundamental minimizar y eliminar las noxas que generan lesión cerebral secundaria. Las principales noxas secundarias son la hipoxemia y la hipotensión arterial. La lesión primaria es el daño ocurrido en el momento del evento traumático. Esta lesión incluye hematomas (extradurales y subdurales), hemorragias (intraparenquimatosa y subaracnoidea), lesión de la sustancia blanca (lesion axonal difusa) u otro daño a nivel de estructuras óseas o vasos sanguíneos. No se dispone de un tratamiento específico para esta lesión primaria, excepto la eliminación de las colecciones extraaxiales que produzcan compresión del parénquima. Por lo tanto, el objetivo del tratamiento del TCE es prevenir la lesión secundaria (evitar la hipoxemia, hipotensión arterial, hiponatremia, hipercapnia, hipertermia, las convulsiones, la hipoglucemia o la hiperglucemia y el aumento de la presión intracraneal [PIC]). La monitorización de los pacientes con TCE grave es indispensable para guiar la terapéutica. Es necesaria para la detección temprana y el diagnóstico de las lesiones cerebrales secundarias, tanto sistémicas como intracraneales.

BIBLIOGRAFÍA

Brenner S, Eich C, Rellensmann G, et al. Recommendation on temperature management after cardiopulmonary arrest and severe brain injury in childhood beyond the neonatal period. Anaesthesist 2017;66(2):128-33.

Cooper DJ, Rosenfeld JV, Murray L, Arabi YM, Davies AR, D'Urso P, Kossmann T, Ponsford J, Seppelt I, Reilly P, Wolfe R; DECRA Trial Investigators; Australian and New Zealand Intensive Care Society Clinical Trials Group. Decompressive craniectomy in diffuse traumatic brain injury. N Engl J Med 2011 Apr 21;364(16):1493-502. doi: 10.1056/NEJMoa1102077. Epub 2011 Mar 25. Erratum in: N Engl J Med 2011;365(21):2040. PMID: 21434843.

Gattari A, Laporte MC. Utilización de estudios por imágenes en el pacientes politraumatizado pediátrico. En "TRAUMA PEDIÁTRICO". Editorial Corpus. Año 2022. ISBN 978-987-4860-77-7.

Gattari A, Simons A, Mayans MA, Siaba Serrate A, Iolster T. Neira P. Traumatismo encefalocraneo. En: Trauma Pediátrico. Editorial Corpus. Año 2022. ISBN 978-987-4860-77-7

Hutchinson PJ, Kolias AG, Timofeev IS, Corteen EA, Czosnyka M, Timothy J, Anderson I, Bulters DO, Belli A, Eynon CA, Wadley J, Mendelow AD, Mitchell PM, Wilson MH, Critchley G, Sahuquillo J, Unterberg A, Servadei F, Teasdale GM, Pickard JD, Menon DK, Murray GD, Kirkpatrick PJ; RESCUEicp Trial Collaborators. Trial of Decompressive Craniectomy for Traumatic Intracranial Hypertension. N Engl J Med 2016;375(12):1119-30. doi: 10.1056/NEJMoa1605215. Epub 2016 Sep 7. PMID: 27602507.

Kochanek PM, Carney N, Adelson PD, et al. Guidelines for the acute management of severe traumatic brain injury in infants, children, and adolescents - second edition. Pediatr Crit Care Med 2012;13 Suppl 1:S1-82.

Kochanek PM, Tasker RC, Carney N, Totten AM, Adelson PD, Selden NR, Davis-O'Reilly C, Hart EL, Bell MJ, Bratton SL, Grant GA, Kissoon N, Reuter-Rice KE, Vavilala MS, Wainwright MS. Guidelines for the Management of Pediatric Severe Traumatic Brain Injury, Third Edition: Update of the Brain Trauma Foundation Guidelines, Executive Summary. Neurosurgery 2019;84(6):1169-1178. doi: 10.1093/neuros/nyz051. PMID: 30822776.

Moreno E, Neira P. Capítulo "Traumatismo craneoencefálico grave" en Guías de Terapia Intensiva Pediátrica. Ed. Corpus, 2013.

Neira P, Gattari A. Manejo hospitalario del traumatismo. Programa de Actualización en Terapia Intensiva Pediátrica (PROTIPED). Primer Ciclo. Módulo 3. Año 2014. Editorial Médica Panamericana. ISSN 2362-3942.

Véanse **Preguntas de autoevaluación**. ?

Tratamiento quirúrgico del traumatismo craneoencefálico en pediatría

72

Adrián César Fernández y Lucas Oscar Zubillaga

INTRODUCCIÓN

Los traumatismos craneoencefálicos (TCE) en edad pediátrica constituyen una de las principales causas de morbimortalidad. Aproximadamente el 85% de estos se consideran TCE leves. En el caso de los traumatismos graves, la tasa de mortalidad supera el 30%. Esta distribución es desigual también en los diferentes grupos etarios: la incidencia es máxima en el grupo de 0 a 4 años y representa un segundo pico entre los 15 a 18 años.

Con respecto a la etiología, la distribución dependerá del grupo etario, pues las caídas constituyen el principal mecanismo en el rango 0 a 4 años. En este grupo siempre es importante considerar el traumatismo no accidental, el abuso infantil, causa frecuente y subvalorada en muchos escenarios.

En el grupo 4 a 14 años, los incidentes de tránsito y las caídas constituyen las causas más frecuentes. En el caso de 14 a 18 años los incidentes de tránsito son el principal mecanismo lesional.

La tomografía computarizada (TC) cerebral es la mejor opción para evaluar un traumatismo craneoencefálico, porque aporta datos de la estructura ósea, tanto craneal como del macizo facial, y también porque permite detectar rápidamente colecciones hemáticas intraaxiales o extraaxiales. Asimismo, sirve para evaluar la presencia de edema cerebral e isquemia cerebral. Es un estudio rápido y no invasivo. Es una herramienta insustituible en la valoración de cualquier traumatismo craneoencefálico moderado a grave. Hay una preocupación creciente por los efectos de la radiación en la población pediátrica y el riesgo de desarrollar neoplasias; por este motivo se emplean guías para seleccionar mejor el uso de la TC en traumatismos leves.

LESIONES SUPERFICIALES

Lesiones del cuero cabelludo

La afectación del cuero cabelludo constituye la lesión más superficial, cuando consideramos los traumatismos craneoencefálicos. Aunque en complejidad y riesgo es menor comparada con el compromiso intracraneal, se pueden presentar escenarios que requieran resolución quirúrgica.

Estas lesiones están definidas por la solución de continuidad de las capas que forman el cuero cabelludo, en inglés llamado "SCALP", término que obedece a sus capas, a saber:

- S: *Skin* (piel).
- C: *Connective tissue* (tejido conectivo).
- A: Aponeurosis epicraneal.
- L: *Loose areolar tissue* (tejido areolar laxo).
- P: Pericráneo.

Las lesiones en el trayecto de las ramas de la arteria temporal superficial conllevan un riesgo aumentado de sangrado masivo con potencial shock hipovolémico en aquellos casos que no reciban pronta atención (**fig. 72-1**).

Siempre se debe evaluar la posibilidad de que esta lesión esté asociada a una fractura ósea subyacente, ya que el tratamiento es radicalmente distinto. Por ende,

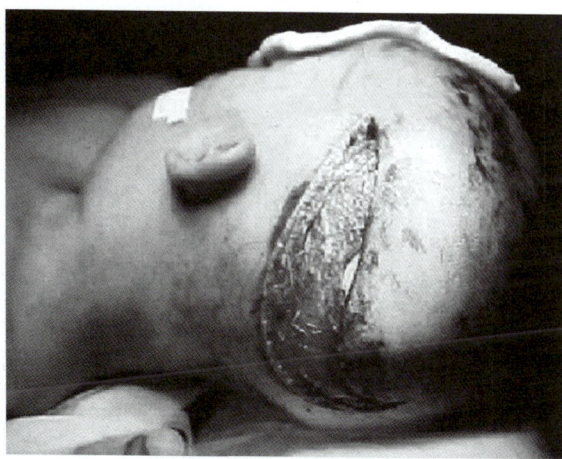

Fig. 72-1. Lesión de cuero cabelludo que comprometía una extensión importante del cráneo y que requirió tratamiento quirúrgico. Véase también esta figura en **Láminas en color.**

para descartar lesión ósea se solicitarán los estudios por imágenes pertinentes.

Su tratamiento se basa en la correcta aproximación de los bordes de la lesión y la administración de antibióticos profilácticos. También es oportuno valorar la cobertura de vacunación del paciente. En algunos casos de avulsión traumática de cuero cabelludo es necesario acudir a técnicas de reconstrucción complejas para poder cubrir el defecto.

LESIONES ÓSEAS

Fractura expuesta

Los traumatismos abiertos, es decir, la asociación de una lesión ósea y una lesión cutánea, llevan un riesgo aumentado de infección y complicaciones.

Es fundamental la evaluación a través de TC de cerebro con ventana ósea, haciendo hincapié en el daño de la duramadre.

El tratamiento en general implica una limpieza quirúrgica de la lesión, remoción de fragmentos óseos expuestos y cierre de la lesión cutánea. Se utilizarán antibióticos profilácticos empíricos de amplio espectro.

Se debe tener en cuenta que estos pacientes pueden presentar complicaciones infecciosas locales y sistémicas si no son detectados oportunamente.

Fractura con hundimiento de cráneo

En algunas ocasiones el traumatismo genera, además de la fractura del hueso, la introducción de parte del fragmento óseo hacia el contenido intracraneal (**fig. 72-2**). Esto conlleva un riesgo aumentado de convulsiones posteriores al episodio y de infección.

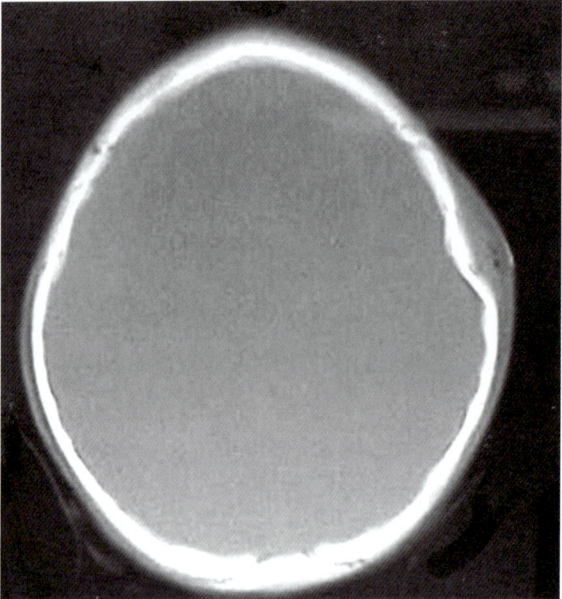

Fig. 72-2. TC de cerebro con ventana ósea que muestra una fractura con hundimiento de cráneo.

Las fracturas con hundimiento se clasifican según un criterio radiológico en tres grupos:

- Grupo 1: lesiones en las que parte del fragmento se encuentra unido al resto del cráneo
- Grupo 2: el fragmento se encuentra separado del resto del cráneo
- Grupo 3: hundimiento en pelota de "ping pong", que es el equivalente a una fractura en tallo verde en huesos largos. Se observa en neonatos y lactantes casi exclusivamente (**figs. 72-3** y **72-4**).

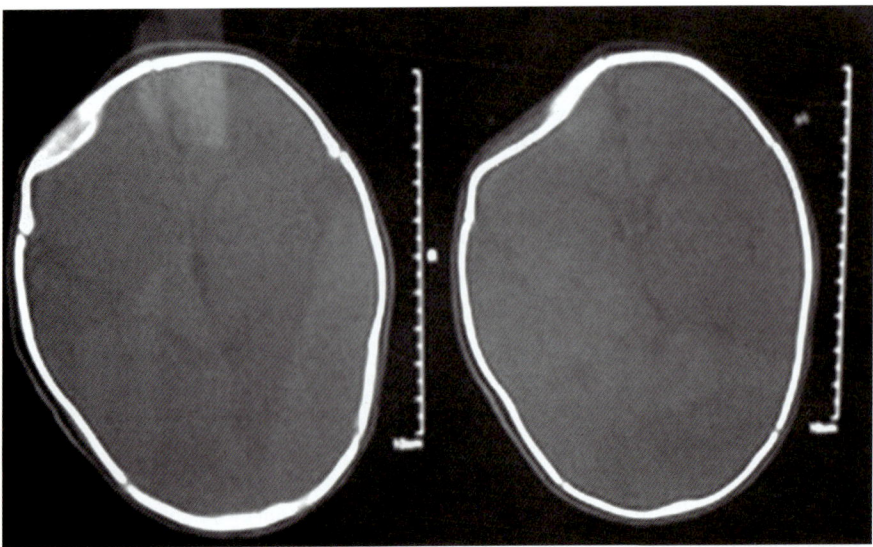

Fig. 72-3. TC de cerebro con ventana ósea donde se observa una fractura en "ping pong".

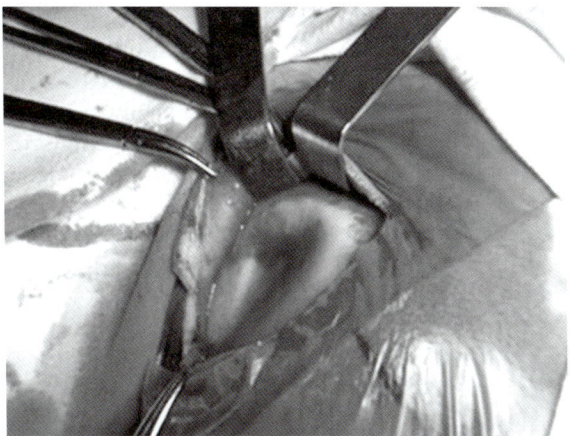

Fig. 72-4. Fotografía de un hundimiento en pelota de "ping pong" durante la cirugía. Véase también esta figura en **Láminas en color.**

Además de esta clasificación, es importante señalar que aquellas lesiones con múltiples fragmentos óseos son de peor pronóstico que una fractura simple. Se establece que hasta un 30% de las fracturas multifragmentarias tienen compromiso cerebral, mientras que es < 15% en el caso de las fracturas simples. La mortalidad por fracturas con múltiples fragmentos duplica a la de la fractura simple. Las fracturas del tipo "ping pong" son las de mejor pronóstico, con una recuperación del 100% de los casos.

En algunos pocos casos, con fracturas simples y hundimientos menores de 1 cm, algunos autores recomiendan un tratamiento conservador. En el resto de los casos, el tratamiento quirúrgico es la regla. La cirugía tiene como objetivo principal elevar el fragmento óseo comprometido y, por otro lado, restaurar la indemnidad del plano dural subyacente. Este paso fundamental de la cirugía es el que define el tamaño de la incisión y el diseño de la craneotomía que se va a realizar. Como último detalle, en el caso de heridas abiertas, la única opción es el tratamiento quirúrgico. Todas las opciones de tratamiento llevan asociado un tratamiento antibiótico empírico profiláctico.

Fractura expandida

Hay un grupo pequeño de pacientes, menores de 3 años, que se encuentran en riesgo de desarrollar lo que se conoce como fractura en crecimiento o fractura expandida. Esta complicación infrecuente, menos de 1% de las fracturas de cráneo, es una complicación tardía que puede llegar a ser detectada hasta 2 años después del episodio. Consiste en la pérdida de continuidad del plano dural, generando que parte del contenido intracraneal "escape" a través de ella por el defecto óseo causado por la fractura (**fig. 72-4**). Se asocia con un riesgo significativo de complicaciones neurológicas; el tratamiento es quirúrgico y requiere en la mayoría de los casos abordajes de gran tamaño y el uso de duroplastias amplias para corregir el defecto (**figs. 72-5**, **72-6** y **72-7**).

LESIONES QUE COMPROMETEN EL CONTENIDO INTRACRANEAL

Hematoma extradural

Se define el hematoma extradural o epidural (HED) como una colección hemática secundaria a un trau-

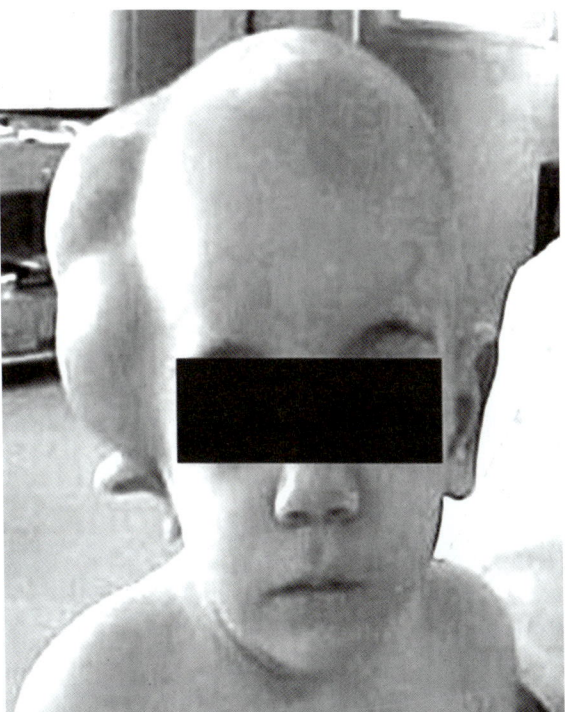

Fig. 72-5. Fotografía de un paciente con fractura expandida que provocaba el desplazamiento de un gran volumen de encéfalo a través de la ectomía.

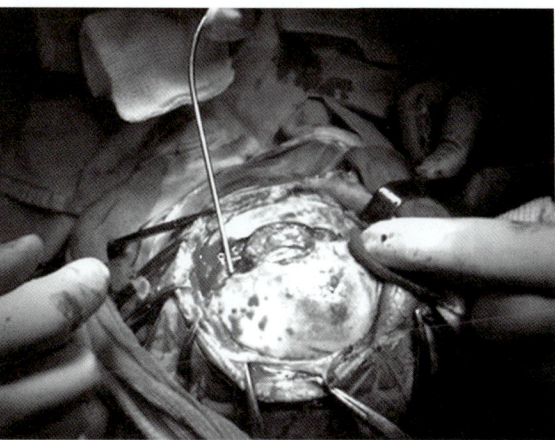

Fig. 72-6. Fotografía de una fractura expandida con solución de continuidad dural. Véase también esta figura en **Láminas en color.**

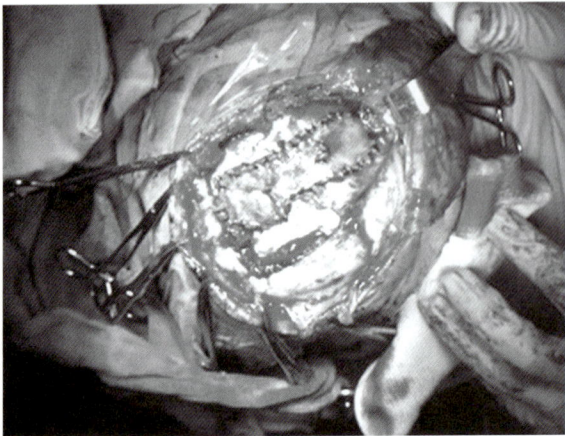

Fig. 72-7. Fotografía de una cirugía plástica dural amplia para reparar una fractura expandida. Véase también esta figura en **Láminas en color.**

matismo craneoencefálico, que se ubica entre el plano dural y el plano óseo. La lesión es diagnosticada en una tomografía cerebral como una colección de características hiperdensas biconvexa, usualmente por debajo de una fractura ósea, limitada por el plano dural (**fig. 72-8**). Son lesiones relativamente infrecuentes, con una incidencia menor del 1% de los pacientes hospitalizados por traumatismo de cráneo. La mortalidad alcanza el 5%, aunque algunos autores informan valores entre 1 y 16%.

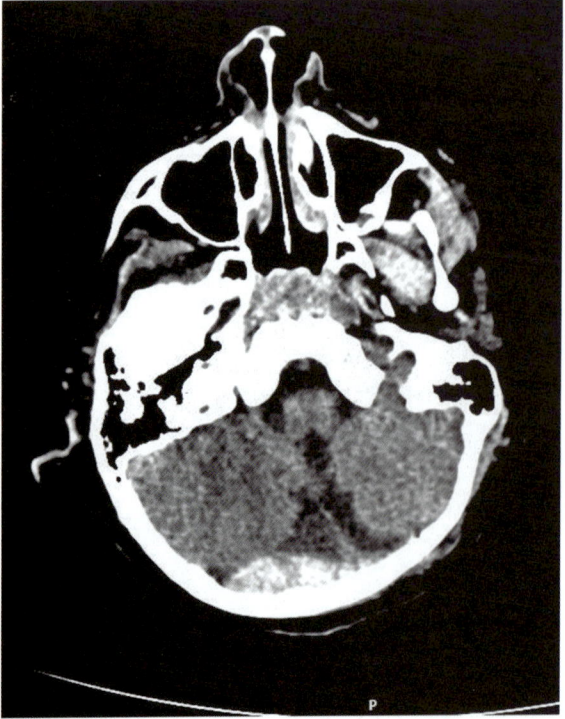

Fig. 72-8. TC de cerebro en la que se observa un hematoma extradural de la fosa posterior.

En su etiología se pueden citar a grandes rasgos tres fuentes: arterias meníngeas, senos venosos durales y la propia fractura ósea (**fig. 72-9**). Los hematomas epidurales provenientes de una fuente arterial tienen una rápida evolución y un riesgo mucho mayor de herniación cerebral. La fuente de sangrado en la mayoría de los casos es la propia fractura ósea.

Dependiendo del volumen y localización de la lesión podemos definir el tratamiento indicado.

El tratamiento conservador se utiliza solo en casos seleccionados, en donde un hematoma supratentorial tiene un grosor máximo < 10 mm y una longitud no > 3 cm, con un desvío de línea media < 5 mm y sin ningún tipo de signosintomatología. Cabe aclarar que el 25% de estos pacientes presentarán crecimiento del hematoma en menos de 24 horas, por lo que el tratamiento conservador requiere un control estricto y seriado para evitar complicaciones.

En el resto de los casos, ya sea por localización (infratentorial), tamaño o signosintomatología, la cirugía es el tratamiento de elección. La cirugía incluye una incisión amplia, rodeando la fractura, una craneotomía que incluye la lesión ósea y que debe considerar siempre la posibilidad de laceración de los senos venosos durales. En estos casos siempre es conveniente que el hueso sobre el seno venoso no sea removido, con el fin de evitar una lesión aún mayor y una hemorragia incontrolable. La cirugía progresa con la evacuación del hematoma y posteriormente se localizan el sitio y el origen del sangrado, que debe ser contenido y coagulado. Finalmente, se realiza el anclaje dural y recolocación del plano óseo. En muchos casos es conveniente la colocación de un drenaje epidural de corta permanencia para evitar la recidiva de la lesión.

El pronóstico de esta patología depende de una intervención quirúrgica a tiempo, es decir, cuando el hematoma no ha causado aún la herniación cerebral ni focos de isquemia cerebral. La demora en el tratamiento se asocia con altos índices de mortalidad y secuelas neurológicas.

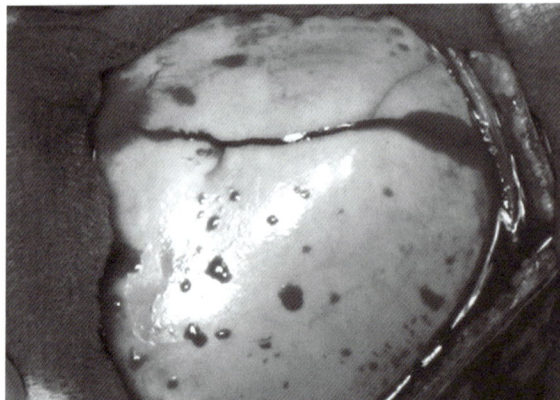

Fig. 72-9. Fotografía de una intervención quirúrgica que muestra un sangrado por una fractura con HED. Véase también esta figura en **Láminas en color.**

Hematoma subdural

El espacio subdural está comprendido entre la capa de duramadre por afuera y la membrana aracnoidea por adentro. En este espacio discurren venas corticales que conectan la superficie cortical y los senos venosos durales. En la situación de un traumatismo craneoencefálico, estas venas son sometidas a las fuerzas de cizallamiento secundarias a la inercia entre el movimiento del cerebro y la calota craneal. Este espacio configura una cavidad virtual en la mayoría de las personas. En los primeros dos años de vida, este espacio es de mayor tamaño, constituyendo una población con aumento de riesgo de sufrir un hematoma subdural agudo (HSD). Algunas condiciones neurológicas, que tienen como consecuencia la atrofia cerebral, también representan un factor de riesgo para desarrollarlo.

En la TC cerebral se observa una lesión cóncavo-convexa, por debajo del plano dural, con gran efecto de masa (**fig. 72-10**). Muchas veces es difícil distinguirla de un HED, pero el desvío de línea media con respecto al tamaño del hematoma es mucho mayor en el caso del HSD.

La indicación quirúrgica queda determinada por dos condiciones principalmente: el grado de deterioro del sensorio del paciente y los parámetros medibles en la TC.

Invariablemente, el hematoma subdural agudo es la consecuencia de un traumatismo craneoencefálico grave. Como tal, usualmente el paciente con un HSD agudo tiene un sensorio alterado. Los pacientes con una puntuación en la Escala de Coma de Glasgow (GCS) < 10 o que experimentan un descenso de 2 o más puntos en la escala desde el momento del traumatismo constituyen el grupo que debe recibir tratamiento quirúrgico independientemente de las características imagenológicas del hematoma. Los pacientes con hematomas cuyo grosor es > 10 mm o con un efecto de masa que desvía la línea media más de 5 mm deben recibir tratamiento quirúrgico independientemente de su valor en la GCS. Si el paciente presenta anisocoria, esto también constituye un indicador de tratamiento independientemente del resto de los factores.

No existe intervalo seguro entre el momento de diagnóstico de esta entidad y su tratamiento. En caso de tener indicación quirúrgica, el procedimiento debe ser llevado a cabo inmediatamente. En cuanto a la cirugía, ante todo debemos tener en cuenta que el HSD agudo se asocia más que cualquier otro tipo de lesión traumática con contusiones cerebrales. Entonces, el tratamiento de estos pacientes comprende el manejo no solo del hematoma sino también de la lesión parenquimatosa y el edema cerebral. Con este enfoque en mente, podemos resumir que la cirugía tiene dos objetivos: el primero la evacuación del hematoma, pero sin olvidar el segundo objetivo, que comprende la disminución de la presión intracraneal mediante una craniectomía descompresiva. En algunos casos seleccionados, con poco tiempo de evolución, se puede intentar la evacuación del hematoma solamente. En la mayoría de los casos la disminución de la presión intracraneal no es suficiente con la evacuación, ya sea por las lesiones asociadas como las contusiones, o por el edema cerebral secundario. En estos casos es conveniente realizar una durotomía y plástica dural amplia asociada a una craniectomía descompresiva de tamaño adecuado (**fig. 72-11**).

Como punto final vale la pena recordar que algunos hematomas subdurales agudos y subagudos pueden ser

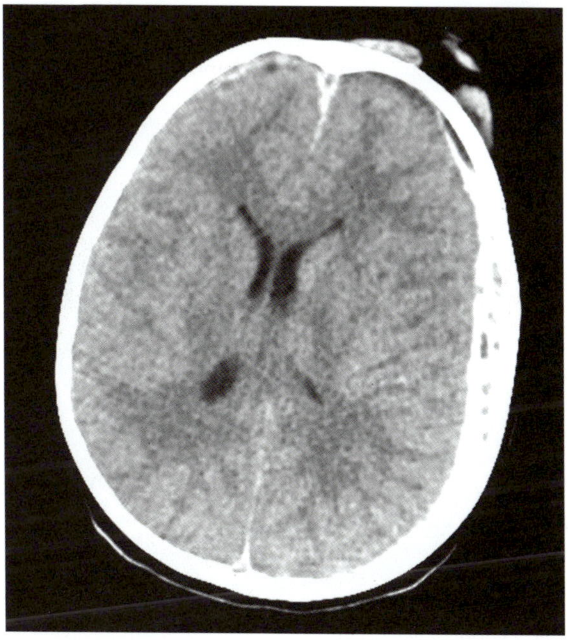

Fig. 72-10. TC de cerebro que muestra un HSD izquierdo con importante efecto de masa.

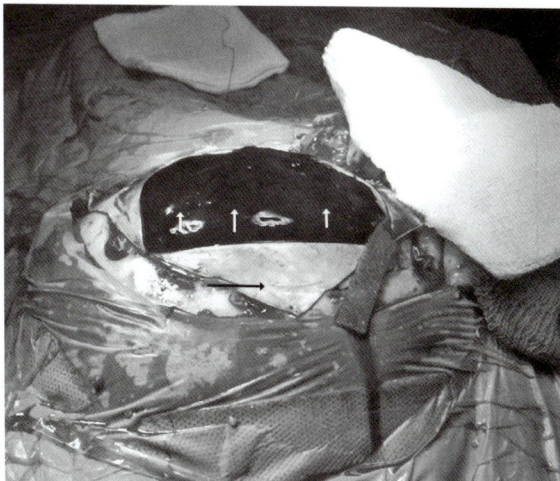

Fig. 72-11. Imagen quirúrgica de un HSD. Nótese la duramadre rebatida (flecha negra) y el hematoma por debajo de ella (flechas blancas). Véase también esta figura en **Láminas en color.**

resultado de un traumatismo craneoencefálico intencional. En algunas ocasiones, la imagen de un hematoma en diferentes estadios de resolución nos ofrece la sospecha de maltrato infantil. Por lo tanto, en estos pacientes es importante realizar la valoración por un posible maltrato.

Contusión cerebral

Podemos definir esta lesión como una disrupción en el parénquima cerebral producida por un traumatismo craneocencefálico que puede o no ser de tipo penetrante. En el caso del traumatismo no penetrante, la aceleración y desaceleración brusca hacen que ciertas regiones, particularmente los polos temporal y frontal, puedan sufrir contusiones. Si analizamos la lesión, podemos notar que se compone de parénquima cerebral necrótico y sangre, producto del daño de la microvasculatura. Secundariamente se agrega el edema cerebral con sus componentes vasogénico y citotóxico.

En la TC cerebral se distingue como una lesión de componente heterogéneo, con áreas hiperdensas producto del sangrado y otras hipodensas producto de la lesión isquémica y edema. Pueden localizarse en cualquier parte del encéfalo, aunque usualmente se ubican en la región frontal anterior y temporal anterior.

El tratamiento de estas lesiones dependerá de su tamaño y el estado neurológico del paciente. En primer lugar, vale la pena aclarar que no todas estas lesiones deben ser tratadas con cirugía. Aquellas lesiones pequeñas, con una GCS de 13 a 15 son pasibles de trata-

miento conservador y seguimiento clínico e imagenológico estricto. Si el paciente deteriora su estado, debe recibir cirugía.

Existe evidencia suficiente para elegir una cirugía temprana en aquellos pacientes con GCS de 12 a 9. En aquellos casos con GCS de 8 o menos, el beneficio de la cirugía parece diluirse.

En general, hay dos tipos de cirugía para realizar. Una primera opción consiste en craneotomía con evacuación del área contusa. Una segunda opción consiste en una craniectomía descompresiva, debido a que la lesión contusa usualmente produce un importante aumento de la presión intracraneal que no cede con la evacuación de esta (**figs. 72-12 y 72-13**).

Traumatismo penetrante

En algunas oportunidades, el traumatismo craneoencefálico puede ser producido por un objeto que penetra en la cavidad craneal. Entre los tipos de traumatismo penetrante se encuentran las heridas por armas de fuego, que constituyen la causa más frecuente, y por otro lado objetos de distinto material como metal, madera o vidrio que, ante un traumatismo de alta energía, pueden quedar alojados dentro del cráneo.

Si bien el diagnóstico surge de la anamnesis, la tomografía cerebral permite valorar la real extensión del daño, diagramar la trayectoria del proyectil o del objeto y decidir el mejor tratamiento disponible.

La lesión es el resultado de la combinación del tamaño y energía cinética del proyectil u objeto. A

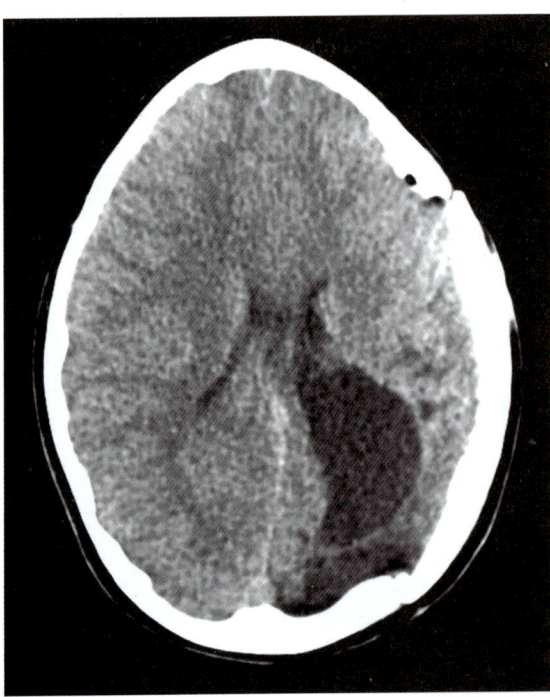

Fig. 72-12. TC de cerebro que muestra la secuela de una contusión cerebral.

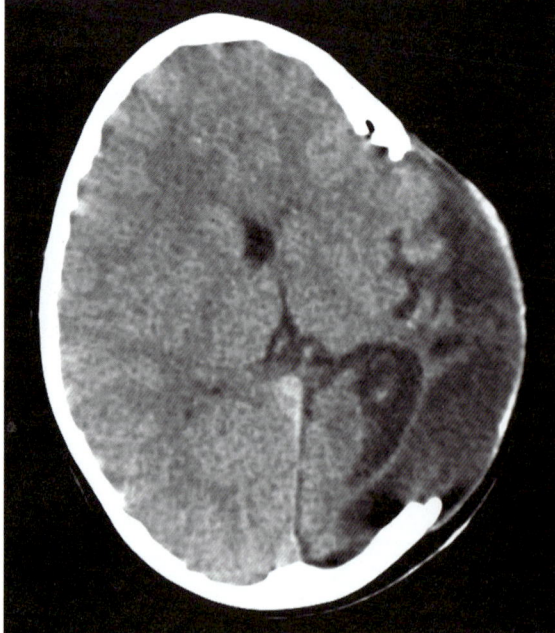

Fig. 72-13. TC de cerebro que muestra una complicación de la craniectomía descompresiva por una contusión. Se observa un área importante de isquemia parietoccipital izquierda.

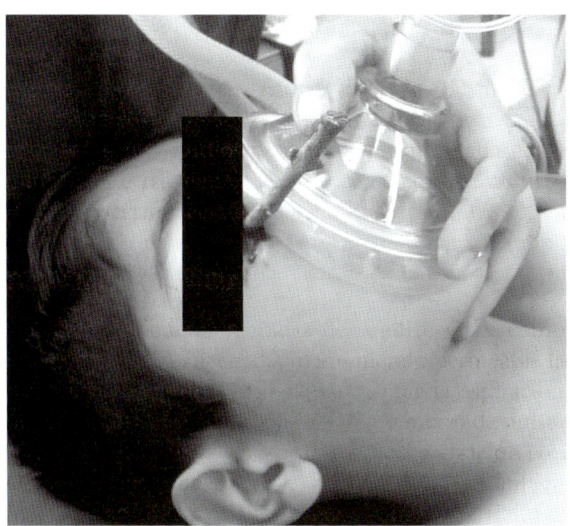

Fig. 72-14. Fotografía de una paciente con lesión de órbita por un objeto penetrante.

mayor energía cinética, mayor daño. Se genera un trayecto lesional del objeto por daño del parénquima cerebral y, en el caso de lesión vascular, se puede llegar a presentar cualquier combinación de las lesiones previamente citadas, como por ejemplo HED, HSD o contusiones.

En primera instancia, la terapéutica se orienta al manejo conservador de las lesiones. Si existieran colecciones con efecto de masa, como HSD o contusiones, se procederá a su tratamiento. Si la lesión solo tiene herida de entrada, con mínimo daño intracerebral, se puede realizar una limpieza y cierre primario de la herida. En aquellos casos que presentan fragmentos o material fácilmente accesible en área no elocuente se pueden retirar sin incurrir en más daño. Si el proyectil se ubica profundamente o en áreas elocuentes, lo mejor es no intentar removerlos, ya que esto se asocia a mayor riesgo de complicaciones. En todos los casos se utilizará también tratamiento antibiótico empírico profiláctico (**figs. 72-14**, **72-15** y **72-16**).

CRANIECTOMIA DESCOMPRESIVA

En algunas situaciones no existe una lesión focalizada para tratar quirúrgicamente. En cambio, existe una respuesta del parénquima cerebral al traumatismo craneoencefálico que se traduce en un aumento de la presión intracraneal. La presión intracraneal aumentada produce una disminución concomitante de la presión de perfusión cerebral, que se traduce en el corto plazo

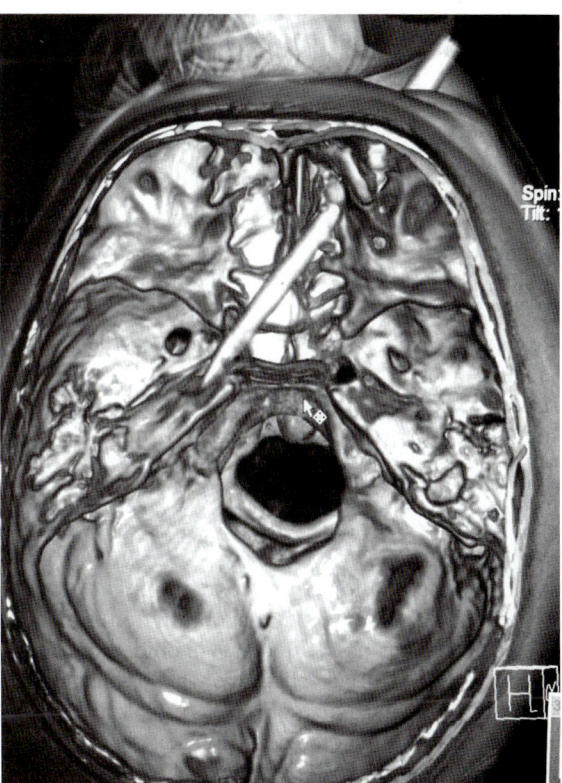

Fig. 72-15. Reconstrucción 3D de ventana parenquimatosa que muestra la localización intracraneal de la lesión y el compromiso de parte del lóbulo frontal. Véase también esta figura en **Láminas en color.**

Fig. 72-16. Reconstrucción 3D de ventana ósea donde se observa el objeto penetrante que ingresa por la fisura orbitaria y alcanza las adyacencias de la apófisis clinoides posterior. Véase también esta figura en **Láminas en color.**

en isquemia y más edema cerebral, un ciclo que termina con la muerte del paciente.

Existen numerosas controversias con respecto a la utilización de la craniectomía descompresiva como medida para disminuir la presión intracraneal. Varios artículos recientemente publicados encontraron evidencia suficiente para afirmar que la craniectomía descompresiva para el tratamiento del aumento de la presión intracraneal que no responde al tratamiento médico disminuye la mortalidad, pero aumenta el porcentaje de pacientes en estado vegetativo y con discapacidad grave. Por ende, aunque es una cirugía que puede salvar la vida del paciente, muchas veces no significa su recuperación funcional.

Con respecto al tipo de cirugía, existe evidencia suficiente para recomendar la craniectomía fronto-témporo-parietal unilateral por sobre la craniectomía bifrontal.

También existe controversia sobre la utilización de la craniectomía descompresiva primaria, es decir, previa al fallo del tratamiento médico comparado con el uso de craniectomía descompresiva secundaria.

En cualquiera de los escenarios planteados, es importante recordar que –una vez decidida la craniectomía descompresiva– esta incluye como objetivo fundamental la apertura dural y duroplastia amplia. La sola remoción ósea no es suficiente para disminuir la presión intracraneal. En la experiencia personal de los autores, el uso de la craniectomía descompresiva primaria, principalmente en pacientes con HSD agudos, obtiene mejores resultados que en aquellos pacientes con craniectomías descompresivas con lesiones difusas.

★ **CONCLUSIONES**

Los traumatismos craneoencefálicos constituyen una causa importante de morbimortalidad en la edad pediátrica. La mayoría de los casos constituyen traumatismos leves. La mortalidad en el caso de traumatismos graves supera el 30%. Las causas dependerán del grupo etario: lo más habitual son las caídas y los accidentes de tránsito.

La mayoría de los traumatismos craneoencefálicos no requerirán tratamiento quirúrgico. Las lesiones que no comprometen el componente intracraneal en general pueden ser tratadas de manera conservadora, a excepción de las fracturas expuestas o las lesiones extensas de cuero cabelludo.

Las fracturas con hundimiento constituyen un grupo heterogéneo de lesiones. En contadas excepciones pueden manejarse de forma conservadora. La mayoría requerirán cirugía para corregir el defecto, pero no constituyen una verdadera urgencia neuroquirúrgica.

Las fracturas expandidas son lesiones secuelares muy poco frecuentes pero que, por su complejo tratamiento, es meritorio nombrar. Su diagnóstico es evidente en la TC de cerebro. El tratamiento implica siempre la restitución del plano dural.

Cuando hablamos de hematomas extradurales y subdurales agudos, estas son las verdaderas urgencias neuroquirúrgicas. Requieren cirugía en el menor tiempo disponible y la demora en el tratamiento aumenta significativamente la mortalidad.

El aumento de la presión intracraneal es la vía final común de las distintas lesiones mencionadas. La craniectomía descompresiva forma parte de las medidas de salvataje para disminuir la presión intracraneal. Esta implica no solo la extracción de una plaqueta fronto-témporo-parietal de tamaño adecuado sino, también, la durotomía amplia con duroplastia.

BIBLIOGRAFÍA

Araki T, Yokota H, Morita A. Pediatric Traumatic Brain Injury: Characteristic Features, Diagnosis, and Management. Neurolog Med-Chir 2017;57(2):82-93. doi:10.2176/nmc.ra.2016-0191.

Bartels RH, Meijer FJ, van der Hoeven H, Edwards M, Prokop M. Midline shift in relation to thickness of traumatic acute subdural hematoma predicts mortality. BMC Neurology. 2015;15:220. doi:10.1186/s12883-015-0479-x.

Bullock MR, Chesnut R, Ghajar J, Gordon D, Hartl R, Newell DW, et al. Surgical management of acute subdural hematomas. Neurosurgery 2006;58(3 Suppl):S16–S24. discussion Si–iv.

Gerlach R, Dittrich S, Schneider W, Ackermann H, Seifert V, Kieslich M. Traumatic epidural hematomas in children and adolescents: outcome analysis in 39 consecutive unselected cases. Pediatr Emerg Care 200925(3):164-9.

Keenan H T, Bratton SL. Epidemiology and Outcomes of Pediatric Traumatic Brain Injury. Dev Neurosci 2006;28:256-63.

Kwon H, Choi K-S, Yi H-J, Chun H-J, Lee Y-J, Kim D. Risk Factors of Delayed Surgical Intervention after Conservatively Treated Acute Traumatic Subdural Hematoma. J Korean Neurosurg S 2017;60(6):723-9. doi:10.3340/jkns.2017.0506.011.

Liu XS, You C, Lu M, Liu JG. Growing skull fracture stages and treatment strategy. J Neurosurg Pediatr 2012;9:670-75.

Véanse **Preguntas de autoevaluación**. ?

Traumatismo raquimedular en pediatría

73

Aroldo Carlos Legarreta, Juan Martín Reviriego, María Nelly Escalada y Gabriel Esteban Rositto

INTRODUCCIÓN

Los traumatismos raquimedulares en los niños son poco frecuentes; en los principales centros se informan entre 1 y 2 casos por año. En la población pediátrica es importante tener el conocimiento de la anatomía espinal y sus diferencias con la del adulto y familiarizarse con el desarrollo anatómico y el patrón de lesión que pueden sufrir los niños. De esta forma se podrá establecer un diagnóstico preciso ya que, si no se las reconoce o si se las trata en forma inadecuada, sus consecuencias pueden acarrear graves secuelas para el enfermo.

INCIDENCIA

Se considera que esta patología puede estar presente en 1 al 10% de los niños en etapa de crecimiento y, de este porcentaje, el 0,6 al 13,2% puede cursar con lesión medular.

EPIDEMIOLOGÍA

Las lesiones de la columna cervical en los niños son relativamente raras. En un estudio de 1299 casos con traumatismo vertebral vistos en el Hospital Henry Ford, 631 fueron de columna cervical. Solo 12 de estos (1,9%) se vieron en individuos menores de 15 años. Fueron más frecuentes en niños que en niñas y la incidencia aumentó con la edad. Existen factores anatómicos que predisponen al niño a sufrir determinadas lesiones traumáticas y también difieren en su localización anatómica.

De 0 a 3 años de edad su perímetro cefálico es mayor que la longitud del tronco, el eje de su columna toracolumbar es alto y además tiene hipotonía abdominal. Las lesiones en este grupo etario son poco frecuentes y probablemente la mayor frecuencia está relacionada con partos distócicos, o alteraciones a nivel de las vértebras C1-C2.

En pacientes de 3 a 5 años, los mecanismos más frecuentes de producción de lesiones son las caídas de altura, incidentes automovilísticos y maltrato infantil. En general comprometen la columna cervical subaxial (de C3 a C7).

De 5 a 9 años, el paciente pediátrico tiene una pelvis pequeña y disminución de su lordosis, por lo que el sector habitualmente comprometido puede ser el torácico superior.

A partir de los 10 años, la columna vertebral del niño tiene las mismas características que la de un adulto; los incidentes automovilísticos y las lesiones deportivas son los mecanismos más frecuentes de lesión de la columna cervical, y el sector anatómico habitualmente comprometido suele ser la columna toracolumbar.

Hay factores individuales que hacen que el paciente pediátrico pueda tener menor incidencia de lesiones que el paciente adulto:

- La mayor laxitud ligamentaria lleva a una mayor capacidad de la columna de disipar la energía traumática. Esta elasticidad debe ser tenida en cuenta, también, al momento de analizar los estudios radiológicos.
- La orientación horizontal de las facetas articulares, el acuñamiento de los cuerpos vertebrales y el escaso desarrollo de los procesos unciformes y de la musculatura cervical contribuyen a lograr una mayor flexibilidad e hipermovilidad de la columna cervical alta, situación que plantea la mayor frecuencia de lesiones en la región subaxial en niños menores de 7 años.

En general, las lesiones ligamentarias y las fracturas en la población pediátrica se relacionan con traumatismos de alta energía cinética, cuyas causas más frecuentes son:

- Incidentes con vehículo automotor, con el paciente como un pasajero o peatón.
- Lesiones deportivas que aumentan en frecuencia con la edad. Las lesiones más comunes se relacionan con natación sin vigilancia, lesiones por zambullida, fútbol, la gimnasia en telas, lucha, equitación, rugby y la aparición de los llamados deportes extremos en los últimos años.

- La violencia familiar y el maltrato en los niños se ha incrementado en los últimos años.
- Las lesiones neonatales que se relacionan con partos con presentación podálica, habiendo sido documentadas lesiones espinales en hasta un 50% de las autopsias realizadas.

MANEJO Y EVALUACIÓN DE NIÑO TRAUMATIZADO

Cuando se sospecha lesión espinal, el paciente debe ser inmovilizado en forma inmediata y trasladado cuidadosamente para evitar la lesión neurológica, que inicialmente puede no estar presente. La desproporción entre el perímetro cefálico y la longitud del tronco se observa en hasta alrededor de los 8 años de edad, siendo este un elemento importante para tener en cuenta al momento del transporte y movilización. Debemos evitar los collares para adultos en la región cervical dado que llevan a la flexión. Lo mismo ocurre con el uso de tablas a lo largo de todo el cuerpo, pues con el apoyo de la cabeza en ellas se provoca la actitud de flexión. Para solucionar este problema es necesario utilizar los collares de tamaño apropiado a la edad del paciente, colocar un rollo o almohadilla debajo de los hombros o que la tabla de transporte posea una depresión en la que se aloje la prominencia occipital, de manera tal que el plano del occipucio quede en un nivel inferior al plano de apoyo del cuerpo. Otra alternativa para lograr una posición más anatómica de su columna cervical es colocar dos tablas, sin llegar la segunda a la altura cervical para lograr en esta zona una depresión del medio de inmovilización.

Ante un niño que no responde, presencia de clono sin hallazgos de rigidez de descerebración, abrasiones faciales, lesiones del cuero cabelludo (*scalp*), palpación de una hendidura entre las apófisis espinosas, ausencia de los movimientos voluntarios en las extremidades o déficit sensoriales, rigidez cervical, tortícolis, debería considerarse lesión medular hasta que se demuestre lo contrario. Al igual que en los adultos, la hipotensión con bradicardia sugiere lesión medular. Es importante ante traumatismos toracolumbares hacer una evaluación minuciosa del paciente, como ya se aclaró con antelación, tanto sensitiva como motora, asegurándose de que el movimiento es voluntario y no reflejo, sin obviar los reflejos cremastérico y el tono rectal. En este tipo de lesiones hay riesgo de retención urinaria e íleo, así como debe manejarse el dolor en forma eficiente y observar al paciente por el riesgo de déficit neurológico progresivo.

ESTRATEGIAS NEUROPROTECTORAS

La lesión primaria medular es seguida de un complejo proceso fisiopatológico que produce expansión secundaria de la zona de lesión. Para minimizar el daño secundario es que aparecen los agentes neuroprotectores, de los cuales la metilprednisolona ha sido ampliamente reconocida.

Metilprednisolona: en la actualidad existen pruebas limitadas de que el tratamiento con glucocorticoides mejore los resultados neurológicos en pacientes con lesión raquimedular aguda, y dicho tratamiento no está respaldado por las principales guías de la sociedad.

Debido a que los beneficios neurológicos son inciertos, se recomienda no utilizar el tratamiento con glucocorticoides en casos en los que existen riesgos claros asociados con dicho tratamiento, como lesiones penetrantes, traumatismos multisistémicos, lesiones cerebrales traumáticas moderadas a graves y otras afecciones comórbidas asociadas con el riesgo de complicaciones del tratamiento con glucocorticoides (Evidencia Grado 1B en la actualización 2018 de las guías de *Acute Traumatic Spinal Cord Injury*).

En otros pacientes que se presentan dentro de las ocho horas posteriores a una lesión raquimedular aguda aislada y no penetrante se podría considerar la administración de metilprednisolona intravenosa, con conocimiento de los riesgos potenciales y los beneficios inciertos. La dosis estándar en este ajuste es de 30 mg/kg de bolo intravenoso, seguido de una infusión de 5,4 mg/kg por hora durante 23 horas.

La cuestión de la administración de altas dosis de esteroides ha sido debatida por la Asociación Británica de Especialistas en Lesiones de la Médula Espinal (*British Association of Spinal Cord Injuries Specialists*), quienes concluyeron que su uso en el tratamiento de las lesiones agudas de la médula espinal adulta no está indicado. No ha habido ensayos clínicos en niños y no hay pruebas de que los esteroides en dosis altas tengan lugar en el tratamiento de los niños con lesiones traumáticas agudas de la columna vertebral.

Gangliósidos (GM1): este agente farmacológico ha sido sujeto a evaluación clínica en dos estudios aleatorizados. Desafortunadamente no ha demostrado beneficios sobre lesiones traumáticas medulares (Geisler y cols., 2001).

Minociclina: en estudios de laboratorio y algún ensayo clínico en fase II ha demostrado algún efecto beneficioso en algunos modelos de lesiones medulares (Stirling, 2004).

Eritropoyetina: alguna evidencia reciente sugiere un mecanismo celular, mediado por la eritrogénesis, por el cual conferiría algún grado de neuroprotección (Brines, 2004).

Desde hace varios años se están desarrollando avances en la regeneración neuronal mediante estrategias de trasplante celular (utilizando células olfatorias) y con moléculas inhibidoras de mediadores. En todos los casos, aún no contamos con evidencias de su utilidad.

EXAMEN CLÍNICO

Tomamos en consideración:

- Estado de conciencia.

Cuadro 73-1. Escala motora

Parálisis flácida (nervio)

Parálisis espástica (lesión central)

0.	Parálisis, no hay evidencia de contracción
1.	Fasciculaciones
2.	No vence la gravedad
3.	Vence la gravedad
4.	Grado de paresia contra resistencia
5.	Normal

Cuadro 73-2. Valoración sensitiva y reflejos osteotendinosos

Valoración sensitiva

1.	Hiperestesia
2.	Hipoestesia
3.	Disestesia
4.	Anestesia

Reflejos (comparativo)

+2 normal

+3 incrementado (lesión de motoneurona superior)

+1 disminuido (compresión sobre nervio periférico)

0 ausente (arco reflejo interrumpido)

- Dolor, características y localización.
- Movilidad vertebral y de miembros superiores e inferiores.
- Presencia de lesiones cutáneas o viscerales.
- Examen neurológico, sensitivo motor y esfinteriano.

Movilidad cervical

Los movimientos habituales se expresan en:

- Flexión (85 grados).
- Extensión (70 grados).
- Rotación (160 grados).

En los **cuadros 73-1**, **73-2** y **73-3** se muestra la correspondencia entre nivel motor cervical, músculos, reflejos y dermatomas.

IMÁGENES EN LESIONES CERVICALES

Radiología

En este tipo de patología son fundamentales los estudios por imágenes, por medio de las cuales no solo se puede realizar el diagnóstico de certeza sino también interpretar el mecanismo que produjo la lesión. En el estudio radiográfico se pueden interpretar las lesiones óseas, y además se puede cuantificar el grado de daño del conducto vertebral. En la actualidad, un paciente que ingresa en la urgencia debe ser evaluado en forma completa a través de un exhaustivo interrogatorio, si está vigil, y un completo examen clínico-radiológico.

Hay que considerar que existen variantes anatómicas normales de las vértebras cervicales en los niños. Swischuk y cols. analizaron 500 pacientes pediátricos asistidos en un Centro en Estados Unidos y que presentaron el antecedente de traumatismos cervicales, encontrando variaciones anatómicas normales de las vértebras cervicales. Alertaron sobre la necesidad de realizar otros estudios complementarios de imágenes para diagnosticar en forma efectiva fracturas verte-

Cuadro 73-3. Miotomas, reflejos y sensibilidad

Nivel motor	Músculos	Reflejos	Sensibilidad
C2 C3	—	—	Nervio occipital mayor/cabeza Cuello
C4	Diafragma, escapulares	—	Hombro
C5	Bíceps	Bicipital	Área lateral del brazo
C6	Extensores de la muñeca	Braquiorradial	Área radial del antebrazo/pulgar
C7	Tríceps, extensor común de los dedos, flexor de la muñeca	Tricipital	Dedo medio
C8	Flexores de los dedos	—	Área cubital de la mano
T1	Intrínsecos (separadores de los dedos)	—	Área cubital del antebrazo

brales.

En el examen radiológico simple solicitamos las incidencias de frente y perfil. Tener presente que muchas veces, en lesiones cervicales bajas (C6-C7), la superposición de imágenes con la articulación del hombro puede impedirnos tener una buena definición radiológica. En ese caso es conveniente repetir la incidencia de perfil traccionando suavemente de los miembros superiores y de esta manera lograr una adecuada imagen para confirmar o descartar una lesión.

En este estudio analizamos las líneas cervical anterior, cervical posterior y espinolaminar (**fig. 73-1**).

Otro de los elementos que tomamos en consideración es evaluar si existe algún grado de inestabilidad occipitocervical, especialmente en pacientes con antecedente de traumatismos de alta energía y con pérdida de conciencia. Para ello contamos con líneas de evaluación que analizan diferentes grados de inestabilidad:

- Criterios de inestabilidad axial según White y Panjabi.
  - Incremento superior a 1 mm entre el basion (clivus) y la apófisis odontoides en flexión-extensión (valor normal 4-5 mm).
- Criterios de inestabilidad subaxial (White y Panjabi).
  - Desplazamiento que supere los 35 mm en placas dinámicas en flexión-extensión.

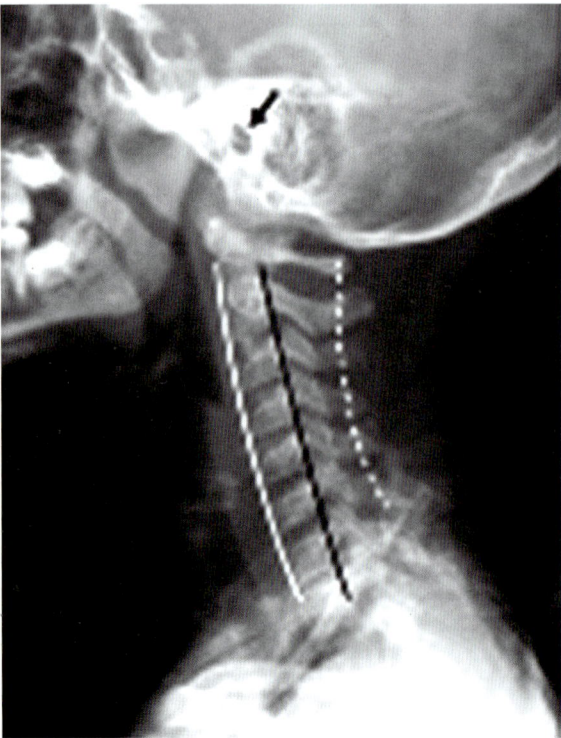

Fig. 73-1. Radiografía de la columna cervical normal. Se trazaron las líneas cervical anterior, cervical posterior y espinolaminar.

- Angulación que supere los 11 grados con la vértebra suprayacente acompañada de apertura del espacio interespinoso.

Tomografía computarizada

Estudio con alta sensibilidad para la evaluación de la anatomía ósea y las características de una posible fractura. Permite además analizar la congruencia interarticular y probables lesiones ligamentarias asociadas. Para definir la presencia de un cuadro de subluxación C1-C2 utilizamos la clasificación de Fielding (1977), que permite establecer grados de inestabilidad en la columna axial (**fig. 73-2**).

Resonancia magnética

En los últimos años tuvimos un importante avance con la resonancia magnética (RM), ya que de una manera no invasiva nos permite evaluar estructuras nerviosas, médula espinal y tejidos de vecindad de la columna vertebral. En este estudio podemos evaluar imágenes compatibles con edema, hemorragia o algún tipo de lesión medular, radicular o ligamentaria posterior. En caso de dudas, será conveniente, con presencia del médico, realizar estudios radiológicos dinámicos y se deberá tener presente, además, la posibilidad de que exista alguna otra lesión en otro sector de la columna vertebral (25% de posibilidades).

En los estadios agudos traumáticos hay tres tipos de patrones que se visualizan en la RM en secuencia T2.

- El patrón tipo I muestra una disminución de la intensidad en la señal que coincide con una hemorragia intraespinal aguda.
- El patrón tipo II muestra una señal brillosa, que significa edema medular.
- El patrón tipo III da una señal mixta con hipointensidad en el centro y luminosa en la periferia, que indicarían una contusión.
- Los pacientes con patrones del tipo I no muestran mejoría neurológica en la escala de Frankel, pero los que pertenecen al tipo II y III casi siempre mejoran por lo menos un nivel en esa escala.

LESIONES

Luxación occipitoatloidea

Son lesiones frecuentemente fatales, ocurridas luego de traumatismos de alta energía cinética (colisiones vehiculares). Si bien muchos de estos pacientes fallecen al momento del traumatismo, hemos observado en los últimos años un número creciente de enfermos que llegan a los centros asistenciales debido a exitosas maniobras de reanimación en el terreno. Según Bucholz y Burkhead, la prevalencia de esta lesión es de un 8% en

Fig. 73-2. Inestabilidad rotacional, según Fielding. ADI: intervalo atlas-odontoides.

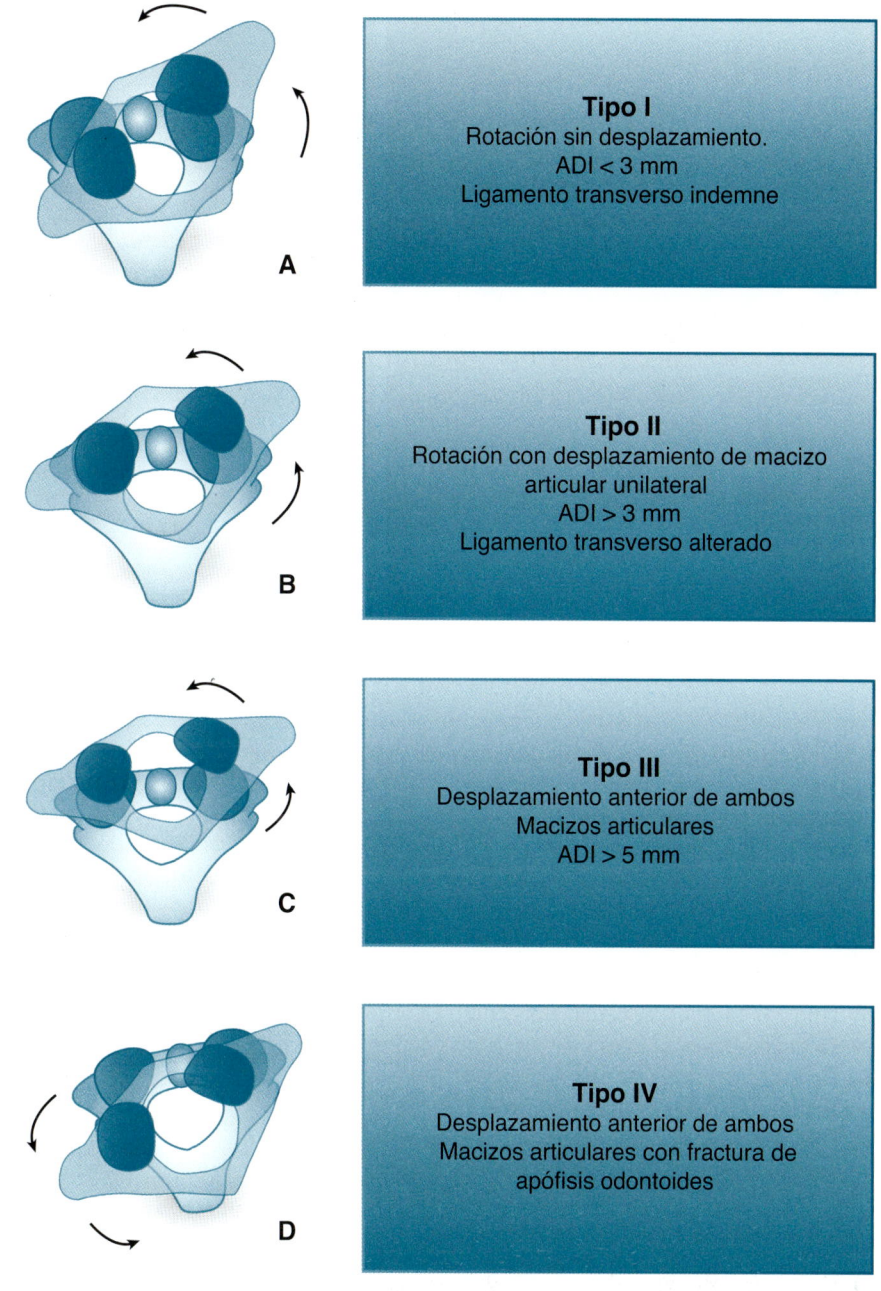

Tipo I
Rotación sin desplazamiento.
ADI < 3 mm
Ligamento transverso indemne

Tipo II
Rotación con desplazamiento de macizo
articular unilateral
ADI > 3 mm
Ligamento transverso alterado

Tipo III
Desplazamiento anterior de ambos
Macizos articulares
ADI > 5 mm

Tipo IV
Desplazamiento anterior de ambos
Macizos articulares con fractura de
apófisis odontoides

autopsias realizadas a víctimas fatales de traumatismos. En estos pacientes suele haber una rotura total de los ligamentos que vinculan el atlas con el occipital, con un grado de lesión neurológica variable, excepcionalmente con déficit mínimo (**fig. 73-3**). Przybylski realizó un trabajo sobre 79 pacientes quienes, habiendo sobrevivido, presentaron déficit aislado el 10% de ellos, 34% déficit en miembros inferiores, 38% cuadriplejía y 18% déficit mínimo.

El diagnóstico de la lesión se sustenta en estudios por imágenes. Wholey y cols. evaluaron la relación entre la base del cráneo y el extremo distal de la apófisis

odontoides en 600 radiografías laterales de la columna cervical. Destacaron que, entre la base del cráneo y la odontoides, la distancia no excede los 5 mm en adultos y es inferior a 10 mm en niños.

Powers y cols. han propuesto un método para diagnosticar esta luxación basándose en la medición de las distancias entre el agujero magno y el atlas. El llamado Índice de Powers consiste en el cociente entre la distancia medida entre el borde posterior del agujero magno y el arco posterior del atlas, sobre la distancia entre el borde anterior del agujero magno y el arco anterior del atlas. El valor normal de este índice es de 0,8 a 1. Un

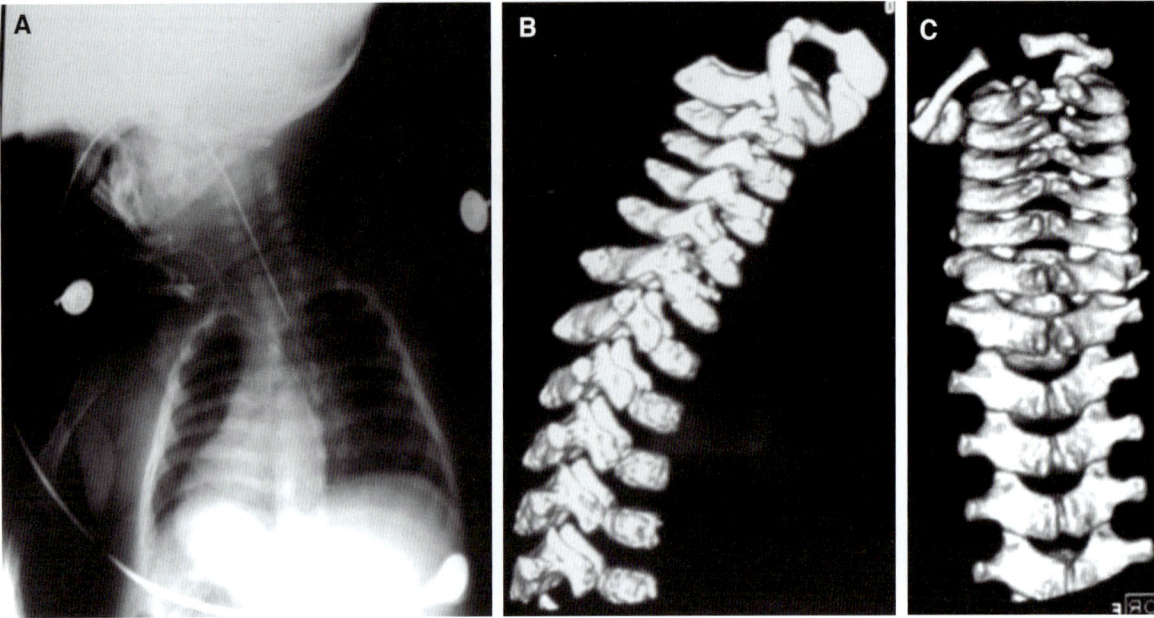

Fig. 73-3. Radiografía (**A**) y reconstrucciones de TC (**B** y **C**) en un recién nacido de un parto distócico con luxación iatrogénica de C1-C2. Presentó cuadriplejía y requirió traqueostomía.

valor superior a 1 indica desplazamiento del atlas con respecto a la base del cráneo.

En las radiografías dinámicas, la cara anterior del foramen no debe desplazarse más de 1 cm en relación con el proceso odontoideo (para adultos).

Traynelis y cols. han clasificado estas lesiones en 3 tipos:

- Tipo 1 o anterior: es el más frecuente, el occipital se traslada anterior al atlas.
- Tipo 2 o vertical: es una separación por tracción (distracción) longitudinal.
- Tipo 3 o posterior: existe un desplazamiento posterior del occipital, pero es muy poco frecuente.

En las fracturas tipo 2 no es necesario hacer reducción, que sí debe hacerse en los tipos 1 y 3. Luego se inmovilizará con halo-chaleco o yeso para mantener el eje de la columna durante 3 meses. Al retirarlo se deben hacer pruebas dinámicas para observar la estabilidad segmentaria. Si continúa inestable, se realiza artrodesis C0-C1 (**figs. 73-4** y **73-5**).

Fractura del atlas

La mayoría de las fracturas del atlas se produce por una compresión axial directa que se dirige desde los cóndilos occipitales e impactan sobre las masas laterales. En general, la fractura rompe los anillos anterior y posterior. El ligamento transverso se puede lesionar o sufrir avulsión en el punto de inserción. Es difícil evaluar la fractura en las radiografías simples, pero la

tomografía computarizada (TC) es un método excelente para demostrarla. La mayoría de estas fracturas consolidan con halo-chaleco, o minerva de yeso. Pueden ser necesarios más de 6 meses de inmovilización (**fig. 73-6**).

Fracturas de odontoides

La fractura de la apófisis odontoides es poco frecuente en la infancia (13% del total de las fracturas espinales).

La odontoides presenta en su base una sincondrosis, que la une al cuerpo vertebral del axis, que suele cerrarse entre los 4 y 6 años de edad, aunque radiográficamente se puede observar hasta 2 a 4 años después. Esto influye en la incidencia de las fracturas de odontoides en la infancia. Alrededor de un 80% de las fractura de C2 se producen en menores de 5 años, la mayoría de ellas a nivel de la sincondrosis. Después del cierre de la sincondrosis subdental, la incidencia de fracturas de odontoides disminuye en forma significativa.

El mecanismo de producción suele ser un traumatismo de alta energía como incidentes automovilísticos y caídas, teniendo en cuenta la relación mayor entre cabeza y cuerpo que presentan los niños en comparación con los adultos.

Clínicamente suelen aparecer dolor cervical y tortícolis, siendo frecuentes las lesiones neurológicas en relación indirecta con la edad.

Radiográficamente es difícil realizar el diagnóstico con frecuencia, no siendo visible la lesión en las radiografías de frente y de perfil ni transoral, por lo que es

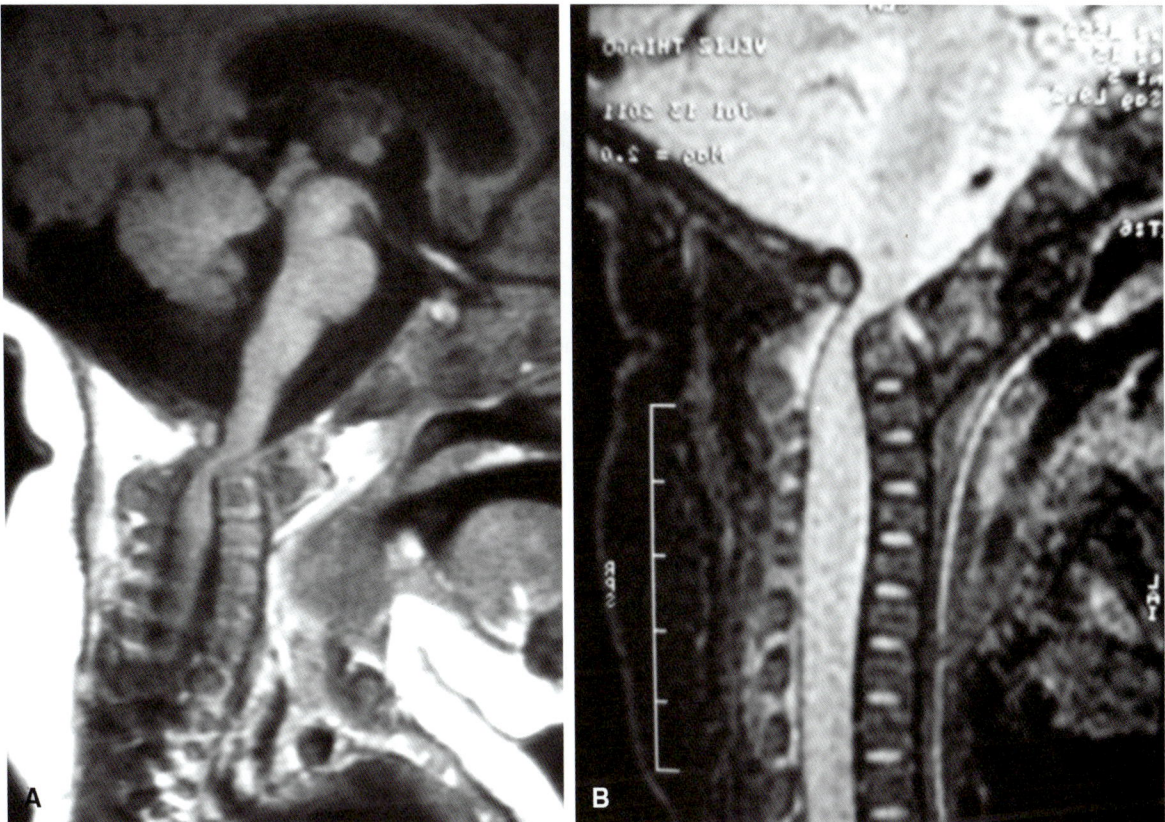

Fig. 73-4. A y **B.** TC de la columna cervical de un paciente con compresión medular en C1-C2.

aconsejable solicitar una TC con cortes de 2 mm y reconstrucción 2D/3D para su confirmación diagnóstica. Es conveniente además, en el protocolo de evaluación, realizar una RM para visualizar el estado medular y el aparato ligamentario. La odontoides presenta cuatro núcleos de osificación al nacimiento: uno para cada arco neural, uno para el cuerpo y un último para el proceso odontoideo. Debemos conocer las variantes

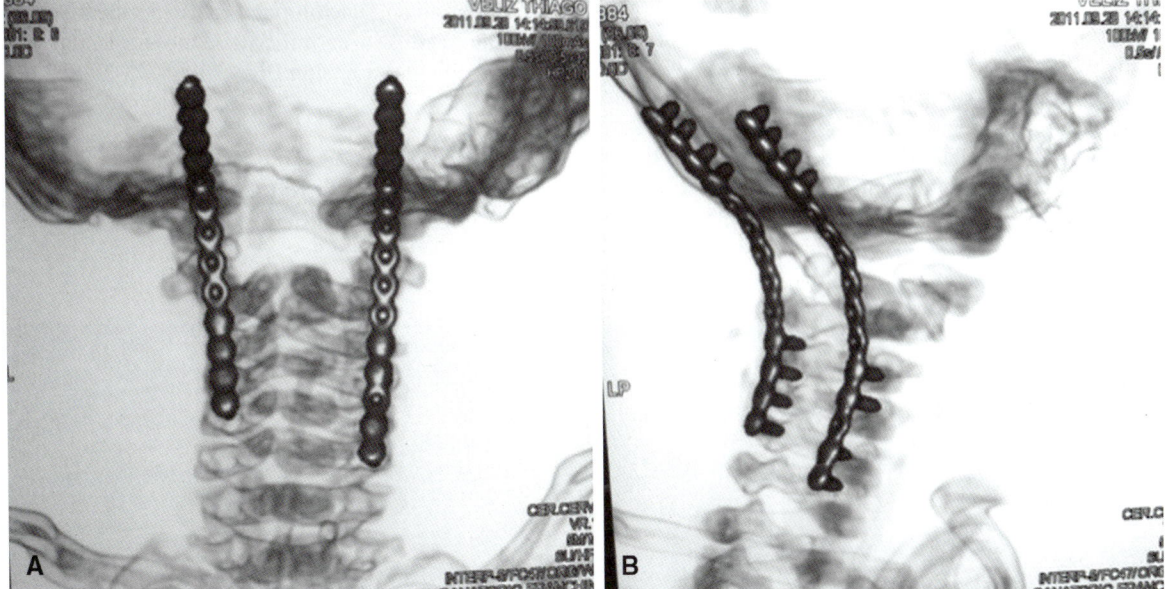

Fig. 73-5. A y **B.** Tratamiento quirúrgico (artrodesis). Ampliación del foramen magno. Fijación occipitocervical con osteosíntesis e injerto autólogo.

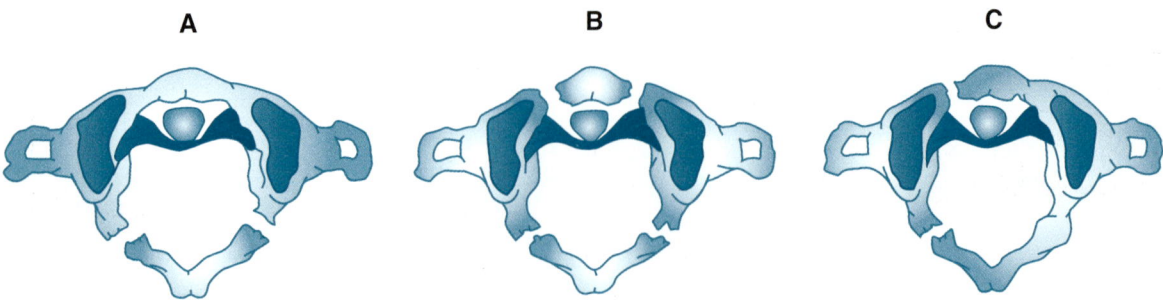

Fig. 73-6. Representación esquemática de distintos tipos de fracturas del atlas. **A.** Fractura arco posterior. **B.** Fractura tipo Burst. **C.** Fractura de masa lateral.

anatómicas y las anomalías de la odontoides, siendo las más frecuentes la odontoides hipoplásica, el oscículo terminal, el *os odontoideum* y la aplasia de odontoides.

Radiográficamente se clasifican estas fracturas, según Anderson y D'Alonso en 3 tipos:

- Tipo I: avulsión lateral de la punta de la odontoides por el ligamento alar durante el movimiento de rotación de la cabeza. Algunos autores dudan de la existencia de este tipo de fractura.
- Tipo II: fractura transversal de la base de la odontoides, que puede deberse a un mecanismo de cizallamiento de izquierda a derecha o a la inversa. Este tipo de lesión tiene un alto riesgo de desarrollar seudoartrosis, en especial cuando su desplazamiento es superior a los 2 mm. Es frecuente detectarlas en niños mayores de 7 años y en el 66 % de la población adulta.
- Tipo III: fractura que se extiende al cuerpo del axis por un mecanismo de cizallamiento; es más frecuente en niños de menos de 7 años y en el 31% de la población adulta.

En las fracturas de tipo I y III se realiza tratamiento incruento mediante inmovilización con ortesis durante 8 semanas, debido al bajo índice de seudoartrosis. En las fracturas tipo II, el tratamiento aconsejado es el quirúrgico, artrodesis *in situ* C1-C2 (**figs. 73-7** y **73-8**).

Fractura del axis

La fractura del anillo de C2 también se llama fractura del ahorcado. Sumchai y Sternbach describieron la fractura del ahorcado en un niño de 7 semanas de edad con avulsión bilateral de los pedículos de sus sincondrosis desde el cuerpo vertebral de C2. Este fue el caso del paciente más joven que hemos encontrado en la literatura con tal tipo de fractura. Luego, Parisi y cols. publicaron el caso en un niño de 3 meses. No debemos confundir la sincondrosis persistente de la segunda vértebra cervical, que suele cerrarse aproximadamente a los 6 años de edad. Muchas fracturas de C2 tienen un desplazamiento mínimo que consolidan con una inmovilización con un halo. El mecanismo de producción de la fractura del ahorcado (fractura de los pedículos de C2) es de extensión o distracción. Se asocia comúnmente con abrasiones faciales o fracturas. La mayoría presenta estado neurológico intacto, pero pueden aparecer signos de compromiso medular. Radiográficamente, las fracturas del pedículo y su desplazamiento o angulación pueden ser significativos. El tratamiento consiste en minerva o halo, traslación posterior y pequeña extensión (**figs. 73-9** y **73-10**).

SCIWORA

Este término fue introducido en la comunidad médica por Pang y Wilberger en el año 1982 (*Spi-*

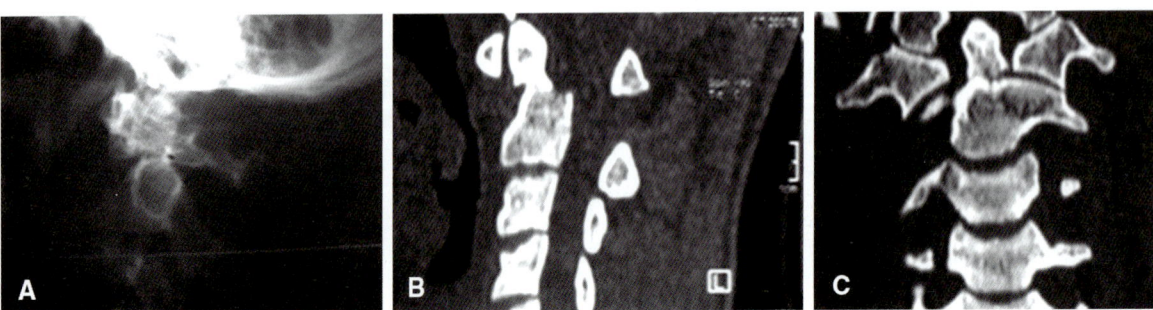

Fig. 73-7. A, **B** y **C.** Traumatismo en la vía pública. Fractura de odontoides con fractura de macizo articular del atlas.

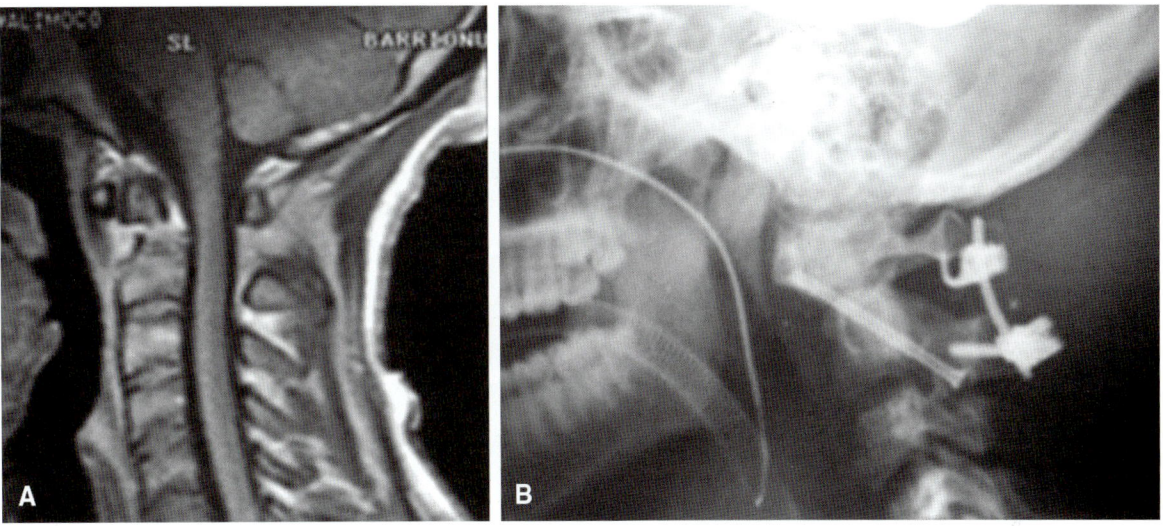

Fig. 73-8. A y **B.** Artrodesis vertebral posterior de C1-C2.

nal Cord Injury Without Radiographic Abnormality). Es una lesión que se produce con más frecuencia en niños con falta de maduración esquelética hasta alrededor de los 8 años. Es una luxación vertebral sin lesión ósea producida por traumatismos de alta energía. La identificación de este tipo de lesión se realiza por el examen clínico del paciente y por el estudio de RM (la radiografía y la TC suelen no diagnosticarlo).

Estos pacientes pueden cursar con un síndrome me-

dular incompleto o completo que se produce por un mecanismo de flexión o distracción grave especialmente a nivel del raquis cervical.

Se cree que el SCIWORA se produce porque el cuerpo vertebral y los discos intervertebrales en los niños tienen una capacidad de elongación mayor que la médula espinal, elongándose hasta 2 pulgadas sin disrupción, mientras que la médula espinal solo se elongaría sin disrupción un cuarto de pulgada.

La lesión medular se produce con más frecuencia en

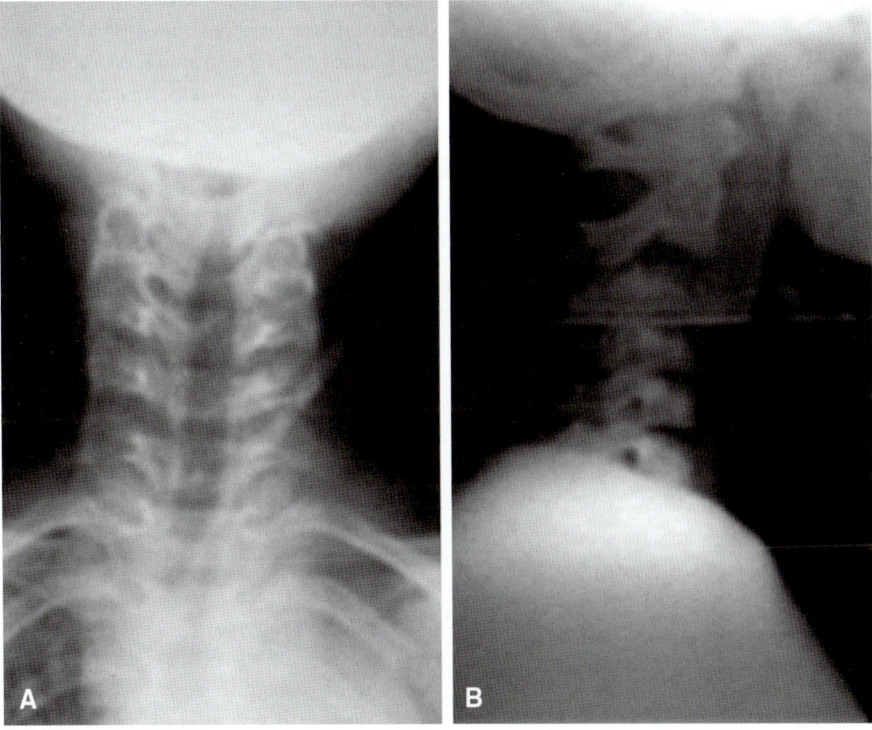

Fig. 73-9. A y **B.** Luxación C2-C3 por accidente automovilístico.

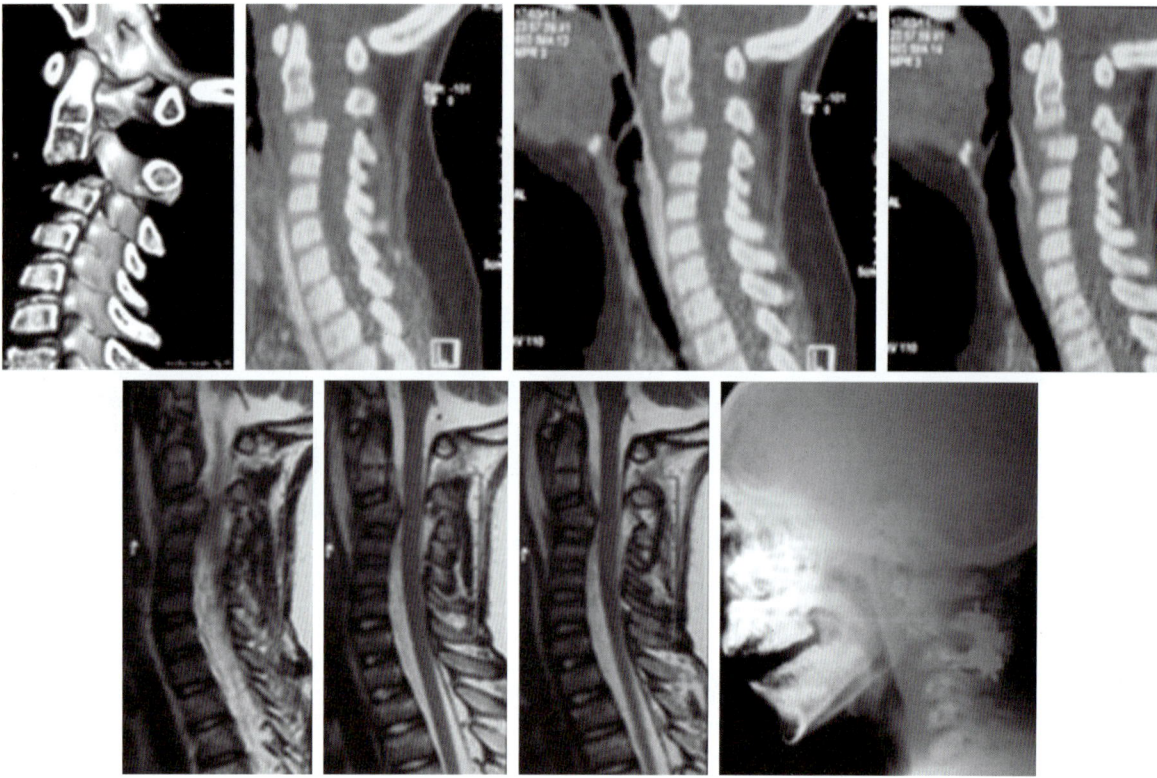

Fig. 73-10. Artrodesis vertebral posterior C2-C3 con osteosíntesis e injerto autólogo.

niños menores de 8 años. Los factores predisponentes son:

- Hipermovilidad de la columna cervical.
- Laxitud ligamentaria.
- Aporte vascular insuficiente de la médula espinal de los niños de corta edad.

Se han descrito casos de aparición tardía de síntomas neurológicos. En todos esos casos, la columna no había sido inmovilizada tras el traumatismo inicial, lo que subraya la importancia de la inmovilización cervical ante la sospecha de lesión medular en los pacientes pediátricos.

Existen en la bibliografía trabajos que informan hasta un 50% de los niños con síndrome medular completo. En los niños mayores suelen presentarse lesiones medulares incompletas.

Hasta un 10% de los niños con lesión medular presentaron estudios radiográficos normales; en estos casos, el estudio de RM es el que ha mostrado mayor sensibilidad para el diagnóstico tanto de lesiones agudas como sus secuelas (**figs. 73-11, 73-12** y **73-13**).

Fractura-luxación de C3-C7

Las fracturas-luxaciones de C3-C7 son lesiones poco frecuentes en la población pediátrica. Las fracturas por compresión simples son las lesiones más comunes. Evans y Bethem revisaron 24 casos consecutivos y observaron que la lesiones por flexión son los mecanismos más frecuentes de producción (42% de los pacientes), mientras que las luxaciones por hiperextensión tuvieron una incidencia muy baja: solo el 12%.

En los últimos años hemos visto una tendencia en crecimiento a resolver este tipo de lesiones de manera quirúrgica, en función de lograr una estabilidad inmediata y restituir rápidamente el paciente a una vida socialmente activa.

McGrory y Klanssen revieron las artrodesis de la columna cervical para las fracturas y luxaciones de niños y adolescentes, observando 42 pacientes en quienes el resultado fue excelente en el 76% de ellos, bueno en el 14% y regular en el 10%, no habiendo deterioro detectable de la función clínica ni tampoco cambios en la estabilidad de la columna vertebral.

Para clasificar las lesiones en esta región utilizamos la clasificación de Allen y Ferguson, que se basa en el mecanismo de lesión involucrado:

- Flexión-distracción.
- Flexión-compresión.
- Compresión-vertical.
- Extensión-compresión.
- Extensión-disrupción.
- Rotación.

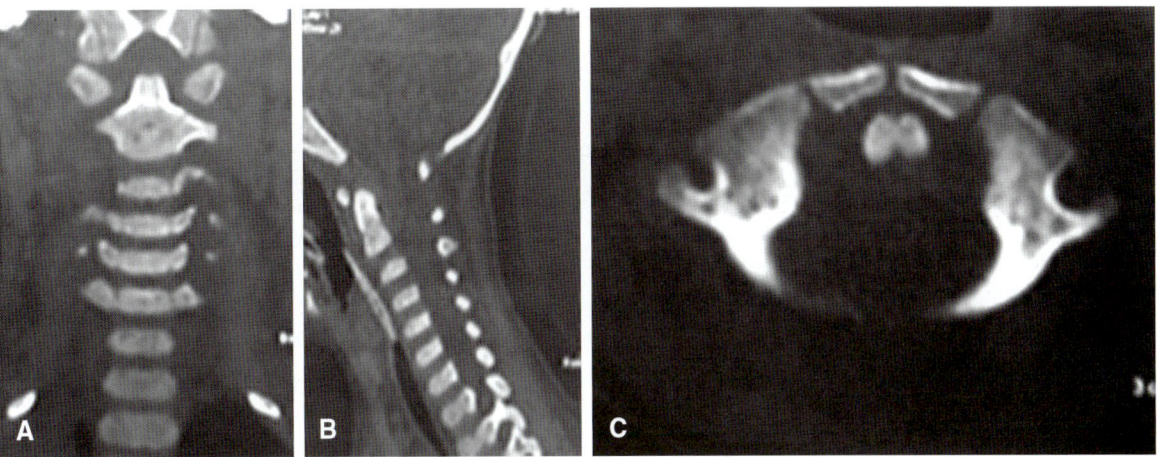

Fig. 73-11. Paciente de 2 años que sufrió una colisión vehicular, con cuadriplejía. Las radiografías (**A** y **B**) y la TC (**C**) fueron normales.

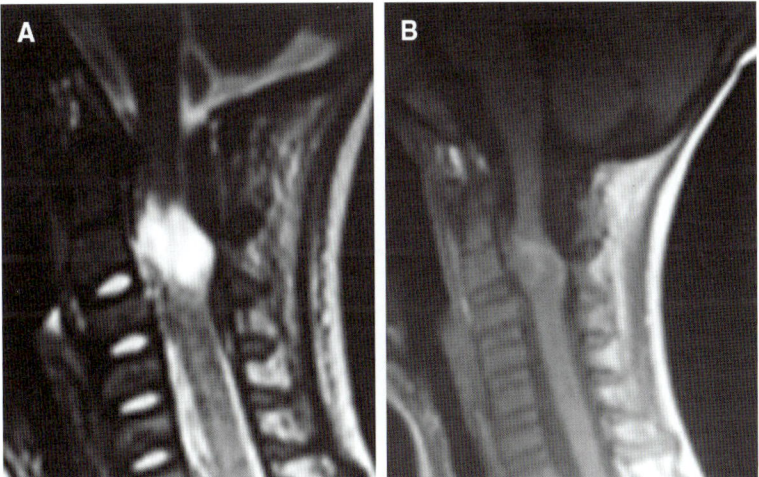

Fig. 73-12. A y **B.** Secuencias T1 y T2 de RM donde se observa una sección medular completa.

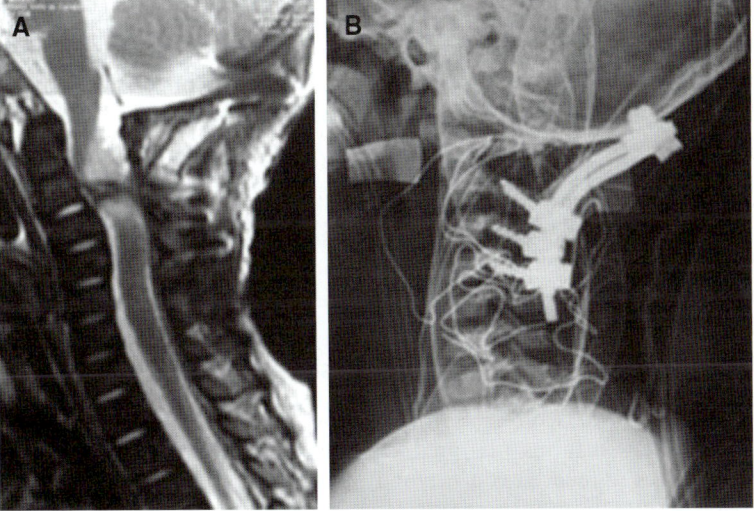

Fig. 73-13. A y **B.** Estabilización posterior occipitocervical con osteosíntesis e injerto autólogo.

A menudo, las lesiones son difíciles de clasificar, ya que obedecen a la combinación de más de un mecanismo lesional.

Lesiones por flexión-distracción

También corresponde a un espectro de lesiones que dependen, en parte, del grado de energía aplicado sobre la unidad funcional espinal, así como también de la presencia o no de rotación. Esto determina que las facetas puedan encontrarse subluxadas, encastradas o completamente luxadas. Si la lesión es simétrica, esto ocurre en forma bilateral, pero –si existe rotación– esto determina una hemiluxación. Finalmente, si la lesión se acompaña de un momento cizallante, esto puede determinar la fractura de una o ambas facetas articulares. Desde el punto de vista anatómico, las lesiones pueden corresponder solamente a esguince del ligamento suprainterespinoso o rotura completa de este. Ello depende de la magnitud de la traslación durante el traumatismo (es una lesión con el arco posterior intacto), de la presencia o ausencia de una hernia de núcleo pulposo traumática asociada y del tamaño del canal raquídeo. Las hemiluxaciones presentan en un 24% de los casos daño medular y, en un 68%, daño radicular.

Las luxaciones bilaterales presentan daño medular en un 41% y daño radicular en un 32%. Son varios los estudios que prueban que un 4% de este tipo de pacientes, presentan progresión del daño neurológico durante su tratamiento en centros de la especialidad. La mayoría de los casos muestran luxaciones unilaterales o bilaterales asociadas a extrusión de disco intervertebral. Por este motivo, es poco prudente reducir las facetas en un paciente anestesiado sin conocer la situación del disco intervertebral. De preferencia, se inicia la reducción cerrada con el paciente vigil mediante la tracción cervical y, de requerirse una reducción cruenta, el estudio previo con resonancia magnética es indispensable.

Las subluxaciones facetarias suelen ser lesiones estables y, en general, se tratan con ortesis cervical rígida por un período de 8 semanas, al final de las cuales se debe hacer un estudio dinámico. Si se demuestra inestabilidad en este estudio o si la inestabilidad se demuestra al ingreso, se realiza una artrodesis del segmento, ya sea por vía anterior o posterior. En estos casos, quizás esta última alternativa sea la mejor. En el caso de facetas encastradas o luxadas, ya sea unilateral o bilateralmente, el tratamiento se inicia con tracción cervical. La reducción cerrada se obtiene en un 40-80% de los casos, según diferentes series, y depende fundamentalmente de los siguientes factores: las lesiones más proximales se reducen en forma más predecible, las luxaciones bilaterales se reducen con mayor facilidad que las unilaterales (80 vs. 50%, respectivamente). Por lo general, las lesiones que tienen mayor daño capsuloligamentario tienen mayores posibilidades de reducción. Si la lesión se reduce, a través de tracción gradual, luego se decidirá si realizar una artrodesis anterior o posterior. Si la lesión no se reduce en forma cerrada, se debe estudiar la posible ocupación del canal raquídeo por fragmentos de disco intervertebral. Si esta situación se confirma, debe abordarse la columna vertebral por vía anterior, retirar el fragmento discal que puede generar una compresión medular aguda y luego proceder a la estabilización vertebral.

Lesiones por flexión-compresión

Al igual que en otros tipos de lesiones de la columna cervical subaxial, se observa un espectro de lesiones con inestabilidad y daño neurológico progresivo y que dependen del grado de energía aplicado a la unidad funcional espinal al momento del traumatismo. Al observar acuñamiento del cuerpo vertebral en la radiografía de ingreso es necesario evaluar la existencia de disrupción de los elementos posteriores, ya que esto puede caracterizar una lesión inestable. El extremo del espectro de estas lesiones es la denominada *tear-drop* o gota de lágrima, y se define como una fractura en flexión caracterizada por la compresión del cuerpo vertebral y desplazamiento de este desde su esquina anteroinferior. Se asocia a daño del disco intervertebral, cápsulas articulares y complejo ligamentario posterior, dividiendo completamente la columna cervical. El daño neurológico es muy frecuente y, por tratarse de una lesión de alta energía, generalmente produce daño medular completo. Esto se debe a la protrusión de fragmentos óseos hacia el canal raquídeo. En las lesiones sin daño neurológico primero se debe evaluar si la lesión cumple con criterios de inestabilidad. Si ello no se demuestra, se maneja con ortesis cervical rígida por 8-12 semanas. Al final de este período se deben evaluar radiografías dinámicas para corroborar la estabilidad.

Si al ingreso del paciente se comprueba una lesión inestable (con daño neurológico o sin él), se coloca al paciente en tracción cervical y se programa una cirugía de descompresión y estabilización en general por vía anterior (corpectomía vertebral descompresiva seguida de reconstrucción con injerto tricortical y placa). En la fractura tipo *tear-drop*, dado el alto grado de inestabilidad generado por el daño de la banda de tensión posterior, se puede discutir la necesidad de cirugía posterior complementaria. La experiencia clínica muestra que muchos de estos pacientes no la requieren.

Lesiones por compresión vertical

Se produce conminución del cuerpo vertebral con grados variables de retropulsión de fragmentos óseos hacia el canal raquídeo. El grado de invasión del canal raquídeo determina compromiso neurológico en el 73% de los casos, siendo la mayoría lesiones medulares. Esto se produce por compresión directa de la médula espinal, o por daño vascular (arteria espinal anterior).

Si el paciente presenta daño neurológico, se lo coloca en tracción cervical y se programa cirugía anterior descompresiva (corpectomía) y reconstrucción con injerto tricortical y placa autobloqueante. Si se demuestra daño de la banda de tensión posterior, se puede considerar, para un segundo tiempo, la artrodesis posterior. Si no hay daño neurológico, se debe valorar el grado de invasión del canal raquídeo. Si el espacio disponible para la médula es menor de 14 mm y si la invasión del canal supera los 3 mm, se debe iniciar tracción continua y luego se indica la cirugía anterior. Si no se demuestra compromiso significativo del canal raquídeo según los parámetros descritos, así como tampoco compromiso de la banda de tensión posterior, se puede manejar con inmovilización externa (collar cervical rígido) durante 8 a 12 semanas.

En las lesiones por estallido cervical con daño neurológico se discute el tiempo en el cual es recomendable operar. No existen datos categóricos que documenten la necesidad de la descompresión quirúrgica de urgencia, así como tampoco es categórico el hecho de que aumente la morbilidad de un procedimiento efectuado en las primeras 24-48 horas. Claramente, la cirugía temprana logra disminuir los días de hospitalización, reduce el número de eventos pulmonares secundarios y permite una rehabilitación anticipada.

Lesiones por extensión-compresión

La transmisión de fuerzas de carga axial a los elementos posteriores provoca fractura de apófisis espinosas, láminas, macizos articulares y/o pedículos. En particular, las siguientes condiciones pueden provocar inestabilidad:

- Si el momento de hiperextensión sobrepasa cierto límite y vulnera las estructuras discoligamentarias del pilar anterior de carga, se produce desplazamiento anterior del cuerpo vertebral superior e inestabilidad.
- Si a la hiperextensión se agrega rotación, se produce una fractura del pedículo y lámina homolateral, de-

rivando en una "fractura-separación del macizo articular". El macizo articular puede rotar en el plano sagital, provocando inestabilidad solamente inferior (75%) o superior e inferior (25%). La fractura del arco posterior puede tratarse con ortesis cervical durante 6-8 semanas, al final de las cuales se debe practicar estudio dinámico. Si existe desplazamiento inicial o si se demuestra un patrón de inestabilidad en las radiografías dinámicas, se indica la artrodesis anterior con injerto tricortical intersomático y estabilización con placa.

La artrodesis puede ser monosegmentaria o bisegmentaria. En el caso de la separación-fractura del macizo articular, las lesiones tipo I y II pueden tratarse con halo-chaleco ortopédico por 8 a 12 semanas, y posterior estudio dinámico. Por el otro lado, las lesiones tipo III y IV requieren siempre artrodesis mono o bisegmentarias.

Lesiones por extensión-distracción

El mecanismo de hiperextensión puede provocar daño neurológico transitorio o definitivo a través del pellizcamiento del cordón medular entre el margen posteroinferior y los elementos posteriores de la vértebra subyacente. Esto puede ocurrir en la columna pediátrica, dado el alto grado de elasticidad de las estructuras capsuloligamentarias, o en la columna degenerativa, al vulnerarse el ligamento común vertebral anterior y el o los discos intervertebrales provocando la subluxación posterior. El daño neurológico se produce, en especial, en canales previamente estenóticos. Ante un enfermo que se presenta sin daño neurológico, el estudio radiológico inicial puede mostrar edema prevertebral, aumento del espacio discal y/o una avulsión del vértice anterosuperior del cuerpo vertebral inferior (*tear-drop* o gota de lágrima). La subluxación posterior puede encontrarse perfectamente reducida al momento del estudio radiológico inicial. Ante la sospecha de este diagnóstico, se puede complementar el estudio con radiografías dinámicas y/o resonancia magnética. Si cumple con criterios radiológicos de inestabilidad, o bien, si la lesión se presenta con daño neurológico de ingreso, se indica la artrodesis por vía anterior.

★ **CONCLUSIONES**

A pesar de que las lesiones de la columna cervical en la edad pediátrica son relativamente raras, por las posibles consecuencias que pueden tener es fundamental sospecharlas en los pacientes traumatizados. Estas lesiones pueden ser diferentes, en relación con las características anatómicas particulares según la edad de los pacientes: en los niños menores de 3 años, lesiones a nivel de C1-C2; entre los 3 y 5 años, lesiones a nivel de la columna cervical subaxial (C3-C7); entre los 5 y 9 años, sector torácico superior, y en los niños mayores de 10 años, lesiones a nivel de la columna toracolumbar.

Ante la sospecha de lesión de la columna cervical es fundamental inmovilizarla para evitar el agravamiento de la lesión neurológica; después de realizada la inmovilización y estabilización primaria del paciente, debemos realizar estudios de imágenes para poder caracterizar el tipo de lesión presente en el paciente y poder definir el mejor tratamiento disponible, debido a la posibilidad de graves secuelas en caso de no diagnosticar las lesiones producidas en el tiempo adecuado. Iniciaremos con radiología convencional, radiografía de columna cervical de frente y perfil, y "en relación con los hallazgos clínicos, radiológicos y el mecanismo lesional" evaluaremos la necesidad de continuar con estudios de mayor complejidad, como la tomografía computarizada y la resonancia magnética.

BIBLIOGRAFÍA

Allen IF, Ferguson RL. Cervical spine trauma in children. En: Bradford DS, Hensinger RN (eds). The Pediatric Spine. New York: Thieme; 1985.

Anderson LD, D'Alonzo RT. Fractures of the odontoid process of the axis. J Bone Joint Surg Am 1974;56:1663-74.

Brines M, Grasso G, Fiordaliso F, et al. Erythropoietin mediates tissue protection through an erythropoietin and common beta-subunit heteroreceptor. Proc Natl Acad Sci USA 2004;101(41):14907-12. doi: 10.1073/pnas.0406491101.

Bucholz RW, Burkhead WZ. The pathological anatomy of fatal atlanto-occipital dislocations. J Bone Joint Surg Am 1979;61(2):248-50. PMID: 422609.

Burke SW, French HG, Roberts JM. Chronic Atlanto-axial Instability in Down Syndrome. J Bone Joint Surg (Am) 1985;67:1356-60.

Dickman CA, Zambranski JM, Hadley MN. Pediatric Spinal Cord Injury. Without Radiographic Abnormalities: Report of 26 Cases and Review of the Literature. J Spinal Disord 1991;4:296-305.

Doublin AB, Marks WM, Weinstock D. Traumatic Dislocation of the Atlanto Occipital Articulation (A.O.A.) with Short Term Survival. J Neurosurg 1980;52:541-6.

Evans DL, Bethem D. Cervical Spine Injuries in Children. Pediatric Orthop 1989;9:563- 8.

Fielding JW. Cervical Spine Injuries in Children. En: Shek HH, et al. The Cervical Spine. The Cervical Spine Reaserch Society Editorial Committee. Philadelphia, J. B. Lippincott; 1989.

Fielding JW, Hawkins RJ. Atlanto-axial rotatory fixation. (Fixed rotatory subluxation of the atlanto-axial joint). J Bone Joint Surg Am 1977;59(1):37-44. PMID: 833172.

Frankel H, Hancock D, Hyslop G, et al. The value of postural reduction in the initial management of closed injuries of the spine with paraplegia and tetraplegia. Spinal Cord 1969;(7):179-92. https://doi.org/10.1038/sc.1969.30.

Geisler FH, Coleman WP, Grieco G, Poonian D; Sygen Study Group. Recruitment and early treatment in a multicenter study of acute spinal cord injury. Spine (Phila Pa 1976) 2001;26(24 Suppl):S58-67. doi: 10.1097/00007632-200112151-00013. PMID: 11805612.

Hansebout R, Kachur E. Acute traumatic spinal cord injury. Literature review current through: Aug 2023. Last update: July 2018. UpToDate 2023. Disponible en: https://www.uptodate.com/contents/acute-traumatic-spinal-cord-injury.

Kaufman RM, Carrol CD, Buncher CR. Atlantoocipital Junction: Standards for Measurement in Normal Children. AJNR 1987;8:995-9.

Lee C, Woodring JH, Goldstein SJ. Evaluation of Traumatic Atlanto-occipital Dislocations. AJNR 1987;8:19-26.

Mc.Grory B, Klassen R, Chao E, Staeheli J, Weaver A: Acute fractures and dislocations of the cervical spine in children and adolescents. The Journal of Bone and Joint Surgery 1993;75-A(7):988-95.

Ogden JA. Skeletal Injuries in the Child. New York: Springer; 2000.

Pang D, Wilberger JE. Spinal Cord Injury Without Radiographic Abnormalities in Children. J Neurosurg 1982;39:394-7.

Parisi M, Lieberson R, Shatsky S. Hangman's fracture or primary spondylolysis: a patient and a brief review. Pediatr Radiol 1991;21(5):367-8. doi: 10.1007/BF02011491. PMID: 1891266.

Parke WW, Rothman RH, Brown MD. The pharyngovertebral veins: an anatomic rationale for Grisel's syndrome. J Bone Joint Surg Am 1984;66:568-74.

Powers B, Miller MD, Kramer RS. Traumatic Anterior Atlanto-occipital dislocation. Neurosurgery 1979;4:12-7.

Przybylski GJ, Harrop JS, Vaccaro AR. Closed management of displaced Type II odontoid fractures: more frequent respiratory compromise with posteriorly displaced fractures. Neurosurg Focus 2000;8(6):e5. PMID: 16859274.

Stirling DP, Koochesfahani KM, Steeves JD, Tetzlaff W. Minocycline as a Neuroprotective Agent. The Neuroscientist 2005;11(4):308-22. doi:10.1177/1073858405275175.

Sumchai AP, Sternbach GL. Hangman's fracture in a 7-week-old infant. Ann Emerg Med 1991;20(1):86-9. doi: 10.1016/s0196-0644(05)81128-x. PMID: 1984737.

Swischuk LE. Anterior displacement of C2 in children: physiologic or pathologic? Radiology 1977; 122:759-63.

Traynelis VC, Fontes RBV, Abode-Iyamah KO, et al. Posterior fusion for fragility type 2 odontoid fractures. J Neurosurg Spine 2021:1-7. doi: 10.3171/2021.2.SPINE201645.

White A, Panjabi M, Tech D: The role of stabilization in the treatment of cervical spine injuries. Spine 1984;9(5): 512-22.

Wholey MH, Bruwer AJ, Baker HL Jr. The lateral roentgenogram of the neck; with comments on the atlanto-odontoid-basion relationship. Radiology 1958;71(3):350-6. doi: 10.1148/71.3.350. PMID: 13579232.

Síndrome de maltrato infantil

74

María Inés Pereyra

INTRODUCCIÓN

La violencia hacia la infancia y adolescencia es una problemática mundial, no atribuible a la posmodernidad. El filicidio, el abandono, el castigo como método correctivo estuvieron presentes desde la Antigüedad.

Sin embargo, solo a mediados del siglo pasado se identificó el "maltrato infantil" como entidad nosológica, y en 1962 se acuñó el término "síndrome del niño apaleado".

A partir de entonces, la sociedad ha ido evolucionando en el sentido del respeto por los derechos humanos y esto ha permitido una mirada más amplia que incluye una serie de actos u omisiones, aislados o reiterados, que pueden presentarse en distintos escenarios. Así podemos encontrarnos con esta problemática desde el seno familiar hasta en la inseguridad urbana. Advertimos situaciones que se producen o perpetúan en ámbitos educativos, de esparcimiento, sanitarios, judiciales o de encierro. También pueden ser generadas por políticas públicas o reformas legislativas adversas.

Desde esta perspectiva se construye la definición actual.

DEFINICIÓN

La Organización Mundial de la Salud (OMS), en septiembre de 2016, define el maltrato infantil como *los abusos y desatención de que son objeto los menores de 18 años, e incluye todos los tipos de maltrato físico o psicológico, abuso sexual, desatención, negligencia y explotación comercial o de otro tipo que causen o puedan causar un daño a la salud, desarrollo o dignidad del niño, o poner en peligro su supervivencia, en el contexto de una relación de responsabilidad, confianza o poder. La exposición a la violencia de pareja también se incluye entre las formas de maltrato infantil'.* Como vemos, el término alude a todo tipo daño ejercido sobre la infancia, y podemos afirmar que, sea cual fuere la índole de este: **Todo maltrato infantil conlleva, inexorablemente, daño emocional**.

En concordancia con la conceptualización mundial, se utilizará en este capítulo el término "niño" para designar, indistintamente, a niñas, niños y adolescentes.

TIPOS DE MALTRATO

Maltrato físico

Se define como cualquier acción *intencional*, producida por el uso de la fuerza, que provoque daños físicos, enfermedad, o que coloque en grave riesgo de padecerlos.

Maltrato emocional o psicológico

Se considera así cualquier conducta verbal o no verbal que se produce de manera *reiterada,* provocando en el niño sentimientos de descalificación o humillación, causando deterioro en el desarrollo emocional, social y/o intelectual. Se consideran en esta categoría:

- los insultos, rechazos, amenazas, desprecios, burlas, críticas;
- el aislamiento del niño donde se lo prive de la necesidad de contacto humano estable y continuo;
- las agresiones verbales que le generen miedo, hostilidad y ansiedad;
- la exposición a situaciones que transmitan y/o refuercen conductas antisociales;
- las exigencias de desarrollo acelerado;
- las actitudes sobreprotectoras que dificultan o impiden que los niños sean adecuadamente estimulados.

Abuso sexual

Este término incluye todo tipo de práctica de índole sexual, como manoseo, exhibicionismo, voyeurismo, exposición a escenas eróticas vivenciales o grabadas, inducción a la manipulación de los genitales propios o del ofensor, sexo oral, penetración vaginal o anal, con cualquier parte del cuerpo o con un objeto usado por el agresor, inducción al niño al contacto sexual con animales, al ejercicio de la prostitución o a la participación en videos o fotografías pornográficas y *grooming* –acción deliberada de un adulto de acosar sexualmente a un niño mediante el uso de Internet–.

La víctima es inducida a realizar prácticas cuya comprensión o disfrute están fuera de su alcance madurativo, avasallándolo por medio de la manipulación, el engaño o cualquier tipo de forzamiento coercitivo, verbal o físico.

Negligencia

Ocurre cuando el cuidador, a pesar de ser capaz económicamente, no proporciona al niño la alimentación, abrigo, seguridad o cuidados médicos básicos, o permite que un niño viva en un ambiente de carencias que pueden causarle una alteración de la salud mental, emocional o física, o que lo exponga al riesgo de sufrir dicha alteración.

Abandono

Es la situación en la cual las necesidades básicas (alimentación, higiene, seguridad, atención médica, vestimenta, educación, esparcimiento, etcétera) no son atendidas adecuadamente por ningún cuidador conviviente por motivos diferentes de la pobreza. El abandono puede ser explícito, cuando los padres rechazan el cuidado de sus hijos y los abandonan. Otras veces puede ser implícito, cuando ceden la crianza a otras personas de manera gradual (familiares, vecinos) o cuando forzadamente los ingresan en instituciones.

Abandono emocional

Circunstancia en la que el niño que no recibe el afecto, la estimulación, el apoyo y la protección necesarios para cada estadio de su evolución, inhibiendo su desarrollo óptimo. Por ejemplo, cuando los cuidadores no dan respuesta a las expresiones emocionales (llanto, risa o enojo) o a sus intentos de interacción, o bien cuando –a pesar de los cuidados materiales satisfechos– delegan completamente en personas contratadas la crianza de sus hijos.

Maltrato prenatal

Son las acciones u omisiones **intencionales** llevadas a cabo por la mujer embarazada que causan o pueden causar daño en el feto, como el consumo de drogas o alcohol, la falta de controles médicos, exceso de trabajo corporal o déficit alimentario no provocados por la pobreza.

Explotación laboral/trabajo infantil

Se trata de cualquier forma de realización continua y obligatoria de trabajos que deberían ser realizados por adultos, con el fin de obtener un beneficio económico, y que interfieren en la escolarización y/o afectan al normal desarrollo y crecimiento. Algunas formas son la mendicidad (cuando el adulto los obliga a mendigar, aun cuando fuera por propia iniciativa del niño) y la venta ambulante con desatención del niño. Otras formas incluyen la exposición con fines económicos a jornadas extensas de entrenamiento deportivo, modelaje, trabajo publicitario o artístico, participación compulsiva en certámenes, etcétera, generando un detrimento de su descanso, acceso a la educación, oportunidades de socialización lúdica y deseos personales.

Maltrato institucional

Se refiere a cualquier legislación, programa, procedimiento, actuación u omisión procedente de los poderes públicos, o bien derivada de la actuación individual de un profesional o funcionario que comporte abuso o negligencia, en detrimento de la salud, la seguridad, el estado emocional, el bienestar físico y/o la correcta maduración o que vulnere sus derechos.

Inducción a la delincuencia o corrupción

Incitación o facilitación por parte de los cuidadores a desarrollar conductas antisociales o la utilización del niño en la comisión de acciones delictivas.

Trata de personas

Se entiende por el ofrecimiento, la captación, el transporte y/o traslado –dentro o fuera del país– y la acogida o la recepción de personas menores de 18 años de edad, con fines de explotación.

Sustitución de la identidad

Ocurre cuando se le niega al niño el derecho a conocer su filiación, la cual es suplantada por la que le asigna la familia que lo cría como hijo propio.

Trastorno facticio impuesto a otro

Anteriormente denominado síndrome de Münchausen por poderes. Intención de engaño incluso en ausencia de recompensa obvia que lleva la falsificación de signos o síntomas, físicos o psicológicos, o inducción de lesión o enfermedad en un otro (víctima) al que se presenta como enfermo (según el DSM-5®).

INDICADORES DE SÍNDROME DE MALTRATO INFANTIL

Son aquellos elementos que nos permiten sospechar y/o diagnosticar el síndrome. Se analizarán en relación con los diferentes subtipos:

Maltrato físico

- Lesiones cutáneo-mucosas: hematomas, equimosis, laceraciones, heridas; hematomas en menores de 9 meses, o en zonas no expuestas; o en distinta evolución.

- Quemaduras.
- Mordeduras humanas.
- Lesiones osteoarticulares: fracturas de cráneo, en extremidades en distintos estados evolutivos, en costillas, fracturas en menores de 2 años, luxación de hombro.
- Lesiones oculares: hemorragia o desprendimiento de retina, catarata traumática, hemorragias en llama.
- Lesiones del sistema nervioso central (SNC): alteración de la conciencia, hematoma subdural y epidural, síndrome del bebé sacudido.
- Lesiones abdominotorácicas: rotura de órganos abdominales, hemotórax o neumotórax, asfixia o ahogamiento.
- Intoxicación.

Negligencia

- Alimentación insuficiente o inadecuada; deshidratación.
- Vestuario inadecuado al tiempo atmosférico.
- Escasa higiene corporal.
- Ausencia o retraso en la atención médica.
- Malas condiciones de seguridad e higiene en el hogar.
- Inasistencia injustificada y repetida a la escuela.

Abuso sexual

- Comportamiento o discurso sexualizado, no acorde con la edad.
- Infecciones de transmisión sexual (ITS).
- Embarazo.
- Lesiones o dolores en zona genital o paragenital.

Maltrato emocional

- Retraso del crecimiento.
- Enfermedades psicosomáticas.
- Accidentes frecuentes.
- Trastornos conductuales: retraimiento, pasividad, impulsividad, autoagresión o heteroagresión.
- Trastornos emocionales o mentales: depresión, ansiedad, obsesión.
- Conductas sobreadaptadas o regresivas para la edad.
- Dificultad o retraso en el desarrollo: lenguaje, inteligencia, socialización, psicomotricidad.
- Trastornos del control de esfínteres: no adquisición, regresiones, pérdida de pautas madurativas previamente alcanzadas.
- Trastornos del sueño: insomnio, pesadillas, somnolencia en la escuela.
- Bajo rendimiento escolar.
- Aislamiento y dificultad en las relaciones interpersonales.
- Dificultad para expresar los sentimientos.

FACTORES DE RIESGO

Es necesario identificar aquellas características del niño, del cuidador y del entorno que facilitan y/o predisponen la instalación de cualquier variante de maltrato.

En el niño:

- Edad, inferior a cuatro años y la adolescencia.
- No ser deseado.
- Prematuridad, anomalías en el nacimiento.
- Necesidades especiales, enfermedades crónicas, mentales, discapacidad, demandantes, rasgos físicos anormales.

En el cuidador:

- Historia personal de maltrato infantil
- Enfermedad mental, física o discapacidad.
- Abuso de alcohol o drogas.
- La falta de conocimiento y de información.
- Adolescencia.
- Interacción pobre entre padres e hijos.
- Alto nivel de estrés.
- Expectativas no realistas sobre el desarrollo infantil.
- Participación en actividades delictivas.

En la familia y la comunidad:

- Familia monoparental.
- Violencia doméstica.
- Separación o divorcio parental con alta conflictividad.
- Gran número de niños en el hogar.
- Aislamiento social y falta de apoyos.
- Dificultades económicas, de vivienda, acceso a la salud y educación.
- Desarraigo o discriminación contra la familia.
- Desigualdades sociales y la pobreza en general.

ABORDAJE

Debemos considerar que estamos ante un padecimiento que tiene múltiples formas de presentación, que atraviesa todos los estratos sociales y que interpela al equipo de salud desde distintos escenarios. Convoca a su saber, pero también a su sensibilidad, compromiso, ideología, creencias y posición ética. Es por eso que proponemos un abordaje interdisciplinario, herramienta sin la cual, se hace difícil, si no imposible, generar estrategias que permitan crear las condiciones necesarias para superar el daño, o al menos, reducirlo. La intervención de las disciplinas de salud mental y el trabajo social junto con el pediatra clínico y/o especialista configuran un trípode de acción ineludible para afrontar esta problemática. Estos saberes son complementarios y sinérgicos, tanto para caracterizar el riesgo, que es el paso previo para la toma de decisiones, como en el trazado de las estrategias de protección, resguardo y tratamiento integral. **La premisa fundamental es alejar al niño del presunto agresor.**

Habiendo ponderado el riesgo (**cuadro 74-1**), podremos decidir qué conductas iniciales adoptaremos:

- **Riesgo bajo:** seguimiento ambulatorio, con citación a control más espaciada para verificar el cumplimiento de las estrategias propuestas.
- **Mediano riesgo:** seguimiento ambulatorio con citación próxima en 24-48 horas. Pautas claras y estrictas de protección. Se debe recabar la mayor cantidad de datos filiatorios y de contacto (familiares, vecinos, escuela). Si estas primeras medidas son eficaces en el corto plazo, se continúa en forma ambulatoria. Si fracasan, se convierte en alto riesgo, y se interna.
- **Riesgo alto:** internación.

Cuando es necesario internar a un niño, ya sea por las lesiones que presenta o para resguardo porque no puede garantizarse su seguridad si vuelve a su centro de vida, se debe comunicar al Organismo de Protección de Derechos la situación. Nótese que se emplea el término "comunicar" y no "denunciar", porque así lo marca la Ley 26061 de Protección Integral. La denuncia queda así restringida al ámbito penal, y es en relación con la posible comisión de un delito. Lo que comunicamos al organismo de protección es una vulneración de derechos de nuestro paciente, para buscar la restitución de estos.

Durante la internación se mantiene el abordaje interdisciplinario, tanto para el diagnóstico, tratamiento, estrategias para el alta e interrelación con otros estamentos del Estado. Debe documentarse todo lo actuado en la Historia clínica, y los informes que se envían a otros organismos tienen que ser claros, precisos, aludir a la situación de vulneración en forma fehaciente. Pueden realizarse por separado, de acuerdo con la disciplina, o en forma interdisciplinaria, especialmente al proponer las estrategias para el alta.

Cuando se trata de maltrato a un lactante, a un niño pequeño o a un discapacitado grave que en la internación estará acompañado por un adulto quien, por los antecedentes, no ha ofrecido protección efectiva y/o existan dudas de que pueda ser el propio agresor, **debe impedirse** que se quede a cargo del niño en la sala. Esto se logra mediatizando dicho cuidado con una tercera persona (familiar fiable o acompañante hospitalario), debiendo incluso, en caso de ser necesario, solicitar al Organismo de Protección de derechos el **impedimento de contacto** con ese individuo y la **permanencia legal** del paciente en la institución.

MARCO NORMATIVO EN LA REPÚBLICA ARGENTINA

Se trata de la Ley Nacional 26061 de Protección Integral de los Derechos de Niñas, Niños y Adolescentes (NNyA).

Promulgada en 2005, protege de manera integral los derechos de NNyA que se encuentren en el territorio de la Argentina para garantizar el ejercicio y disfrute pleno, efectivo y permanente de aquellos reconocidos en el ordenamiento jurídico nacional y en los tratados internacionales. Estos derechos están asegurados por su máxima exigibilidad y sustentados en el principio del *interés superior del niño*.

CAMBIO DE PARADIGMA

Implica un cambio conceptual, que pasó de un modelo que duró casi un siglo, la Ley de Patronato de Menores (1919), al actual, de hace apenas 12 años, de Protección de Derechos.

El Modelo Tutelar, o de la Situación Irregular, consideraba a los NNyA menores, objetos de tutela, sin

Cuadro 74-1. Valoración del riesgo ante un caso de maltrato infantil		
Alto	**Mediano**	**Bajo**
Daño físico evidente	Alta presunción de riesgo	Ausencia de daño físico evidente
Imposibilidad de alejar al niño del presunto agresor (en caso de maltrato o abuso)	Situación socioambiental compleja de difícil abordaje	Bajo índice de sospecha (presunción vaga, niños sin signos emocionales o conductuales sospechosos)
Dificultad para establecer estrategias de diagnóstico y tratamiento (negación del adulto acompañante, distancia al hospital, falta de sostén familiar)	Adultos responsables, pero con dificultades para la protección afectiva	Agresor ajeno al grupo familiar del daño con disposición a modificar la situación
Extremo riesgo psicosocial	Necesidad de establecer redes de seguimiento y cuidado	Reconocimiento familiar del daño con disposición a modificar la situación
Pedido explícito del niño o adolescente	Necesidad de intervención de los organismos del Estado	Buena respuesta a las primeras indicaciones

capacidad para ser escuchados, ni decidir sobre su vida. Era un enfoque paternalista, estigmatizante, basado en el control social, que aún está culturalmente arraigado en los distintos estamentos del Estado, a pesar de estar vigente una nueva Ley.

El nuevo paradigma de Protección Integral los ubica como sujetos de derecho, visualizándolos como seres humanos en una etapa de desarrollo distinta del adulto, pero no por ello incapaces de opinar, con autonomía creciente, sobre cuestiones que afectan su vida.

La Ley 26061 delinea un sistema de protección que implica a distintos actores. En sus artículos 4.º (Políticas Públicas), 5.º (Responsabilidad Gubernamental), 6.º (Participación comunitaria) y 7.º (Responsabilidad Familiar) despliega el concepto de corresponsabilidad. Es decir, la familia, el Estado y la comunidad son corresponsables en la protección de la infancia y adolescencia.

El equipo de Salud está interpelado por la Ley, en tanto Estado si trabaja en el sistema público, y como agente de salud cuando trabaja para la seguridad social o en el subsector privado.

El artículo 30 de esta Ley se refiere a la responsabilidad legal de los profesionales de la salud en el "deber de comunicar", "toda vez que se tenga conocimiento de la vulneración de derechos, ante la autoridad administrativa de protección de derechos, bajo apercibimiento de incurrir en responsabilidad por dicha omisión".

Se crearon Organismos Administrativos de Protección de Derechos en todo el territorio de la República Argentina. Tienen distintos nombres y dependencias según la localidad, pero es con ellos con quienes debemos articular las acciones de protección. Son equipos interdisciplinarios –abogado, trabajador social, psicólogo– con quienes los cuidadores firman un *acta compromiso*, en el hospital o en sede del organismo, donde quedan plasmados los términos y alcances del acuerdo y el compromiso familiar para sustentar dichas medidas. También deben monitorizar su seguimiento.

Asimismo, pueden tomar medidas excepcionales (también llamadas "de abrigo") que son limitadas en el tiempo y consisten en la separación transitoria del niño de su Centro de vida para su protección, cuidado y/o recuperación.

Otras dependencias con las que se articula la restitución de derechos son:

Asesoría General Tutelar. Ministerio Público Tutelar. Poder Judicial de la Ciudad Autónoma de Buenos Aires (CABA)

Es un organismo que monitoriza, controla y articula los procedimientos y las ejecuciones de las políticas públicas en torno a los derechos de la niñez y adolescencia, y exige su cumplimiento a otros organismos de CABA.

Dirección General de Niñez y Adolescencia. Ministerio de Desarrollo Humano y Hábitat

En CABA provee recursos acordes con su área, que incluyen: Programa de acompañantes hospitalarios y terapéuticos. Programa de fortalecimiento de vínculos. Hogares convivenciales, etcétera.

En la Provincia de Buenos Aires, con esos fines: Organismo Provincial de Niñez y Adolescencia

Juzgados Nacionales y Provinciales en lo Civil Familia

Realizan el control de legalidad de las medidas excepcionales adoptadas por los organismos de protección de derechos. Intervienen, también, en situaciones de emergencia con riesgo de vida, cuando no hay un adulto responsable acompañando al paciente o cuando se opone a una práctica médica imprescindible, a través del Defensor que actúa en dichos juzgados.

Fiscalías

La **denuncia penal** se reserva para aquellos casos en los que el derecho vulnerado implica un delito, debiendo realizarla el cuidador del niño o, en su defecto, el órgano de protección o el equipo de salud. Se procura que la familia se constituya en denunciante porque, de este modo, se incrementa la función protectora y el compromiso con el niño.

★ **CONCLUSIONES**

La violencia hacia un colectivo vulnerable como son la infancia y la adolescencia es un problema global, que no se visualiza en toda su magnitud debido al enorme subregistro y al enmascaramiento social. Sin embargo, en sintonía con el respeto a los derechos individuales, se ha incluido en la detección una amplia gama de agresiones que antes eran consideradas como parte de la crianza.

En tal sentido, en la Argentina, la promulgación de la Ley 26061 de Protección Integral de Derechos de NNyA inaugura un nuevo paradigma que se opone a casi un siglo de práctica tutelar. Así, los niños y adolescentes dejaron de ser "menores" objeto de **tutela**, para pasar a considerarlos individuos **sujetos de derecho**.

La ley nos interpela directamente como pediatras, por el principio de corresponsabilidad entre familia-Estado-comunidad, en el cuidado y restitución de derechos de la infancia y adolescencia.

La problemática del maltrato, en todas sus formas, exige al equipo de salud un trabajo interdisciplinario en la detección y tratamiento y en la articulación con otros organismos de protección.

Es un desafío que implica modificar pensamientos, usos, costumbres y procedimientos, es decir, deconstruir antiguas concepciones y reconstruir una nueva mirada en todos los ámbitos e instituciones, en concordancia con el espíritu de la ley.

BIBLIOGRAFÍA

Por qué, cuándo y cómo intervenir desde la escuela ante el maltrato a la infancia y la adolescencia. Guía conceptual. Maltrato Infantil. Fondo de las Naciones Unidas para la Infancia de UNICEF, 2011. Disponible en: www.unicef.org/argentina/spanish/Guia_conceptual_MI03_08.pdf.

Guía de Buenas Prácticas, para el abordaje de niños/as y adolescentes víctimas o testigos de abuso sexual y otros delitos. Protección de sus derechos, acceso a la justicia y obtención de pruebas válidas para el proceso. JUFEJUS, ADC, Unicef. 2013.

Ley 26061 –InfoLeg– Información Legislativa, 2005.

Ministerio de Salud de Chile. Guía clínica: *Detección y primera respuesta a niños, niñas y adolescentes víctimas de maltrato por parte de familiares y cuidadores*. Santiago de Chile; 2013.

Olivan Gonzalvo, G. Indicadores de Maltrato Infantil. Guías Clínicas. Departamento de Salud y Servicios Sociales. España. 2002.

Organización Mundial de la Salud (2016). Maltrato Infantil. Disponible en: www.who.int/mediacentre/factssheets/fs150/es/.

Programa Nacional por los Derechos de la Niñez y la Adolescencia del Ministerio de Educación de la Nación (2010). Maltrato infantil. Orientaciones para actuar desde la escuela. Disponible en: www.me.gov.ar/construccion/pdf_derechos/maltrato_infantil_orient.pdf.

Violencia Sexual contra Niñas, Niños y Adolescentes, Serie N.º 3. Un análisis de los datos del programa "Las Víctimas Contra Las Violencias". Programa Las víctimas contra las violencias, Ministerio de Justicia y Derechos Humanos de la Nación, Unicef. Mayo 2017.

Ataque cerebrovascular isquémico en pediatría 75

Carlos Magdalena y Matías De Iuliis

INTRODUCCIÓN

El ataque cerebrovascular (ACV) se define como un déficit neurológico que dura más de 24 horas como consecuencia de una alteración encefálica generada por el compromiso transitorio o permanente de uno o más vasos cerebrales. Cuando la duración es menor de 24 horas se denomina ataque isquémico transitorio (AIT).

Cuando se presenta con sangre en el parénquima, espacio subaracnoideo o sistema ventricular, se define como ACV hemorrágico. Este responde a una fisiopatogenia diferente y su abordaje requiere la urgente evaluación neuroquirúrgica. Se relaciona con malformaciones vasculares y alteraciones hematológicas, entre otras causas (neoplásicas, infecciosas, vasculitis). En orden de frecuencia, las malformaciones arteriovenosas (MAV), cavernomas y aneurismas son las alteraciones vasculares que se encuentran en el ACV hemorrágico pediátrico, tema que no trataremos en este capítulo.

El ACV fue considerado clásicamente como una entidad infrecuente en la edad pediátrica en comparación con la adultez. Pero los nuevos estudios clínicos y epidemiológicos llevaron a su mejor reconocimiento, identificándolo como una de las principales causas de morbimortalidad en esta franja etaria. Su incidencia es de 2-3 por 100 000. El ACV pediátrico tiene notables peculiaridades en su epidemiología y fisiopatogenia, con implicaciones diagnósticas y terapéuticas.

CLASIFICACIÓN

Aproximadamente la mitad de los ACV en pediatría son isquémicos. Se incluye en esta denominación el ACV isquémico arterial y la trombosis de los senos venosos.

El ACV isquémico se clasifica de acuerdo con su topografía anatómica. Se dividen entre arteriales y venosos, distinguiendo en el primer grupo aquellos que comprometen el territorio anterior del posterior. El territorio arterial anterior es el más afectado en pediatría. Involucra al sistema carotídeo, arterias cerebrales medias y anteriores. El territorio posterior es responsable del 10% de los ACV isquémicos arteriales. Correspon-

de al sistema vertebrobasilar y las arterias cerebrales posteriores.

La trombosis de los senos venosos cerebrales puede comprometer al longitudinal, laterales, sigmoideos y cavernosos.

El infarto de la médula espinal es muy poco frecuente en la edad pediátrica, pero genera cuadros agudos y graves, debiendo considerarse entre los diagnósticos diferenciales con otras mielopatías agudas no traumáticas.

ETIOLOGÍA

Aproximadamente en la mitad de los casos el ACV acontece en un niño sin causa predisponente conocida. No obstante, con el estudio minucioso posterior al infarto se puede identificar hasta en un 80% de los casos algún factor de riesgo. Los más comunes son las arteriopatías, cardiopatías y alteraciones hematológicas.

Es importante distinguir entre los ACV arteriales el trombótico del embólico. En el segundo caso, el émbolo que ocluye la luz migra desde un punto distante y su causa más común en pediatría son las cardiopatías congénitas o adquiridas.

Por sus características particulares se distingue el ACV perinatal isquémico cuya fisiopatogenia se relaciona con el estado protrombótico de la embarazada y alteraciones fetoplacentarias. En cuanto a las trombosis de los senos venosos suelen asociarse a infecciones tanto sistémicas como regionales, deshidratación y estados protrombóticos.

Estados protrombóticos

Se recomienda evaluar la hemostasia en niños con ACV. Sin embargo, los resultados contradictorios en la evidencia pediátrica y la variabilidad étnica que influye en la prevalencia de alteraciones congénitas, llevan a que en la práctica deben ajustarse las recomendaciones de acuerdo con la población en cuestión. Los estados protrombóticos se entienden como un desequilibrio hemostático en favor de la trombosis. Las anomalías protrombóticas congénitas más frecuentemente asociadas a ACV son los déficits de factores anticoagulantes (proteína C, proteína S y antitrombina) y de fibrinolíticos (plasminógeno), el aumento del FVIII, factor V de Leyden, la mutación del gen de la protrombina y trastornos de la MTFHR (metil tetrahidro folato reductasa). Entre las alteraciones protrombóticas adquiridas se describen los anticuerpos anticardiolipinas, anticoagulante lúpico, hiperhomocisteinemia y aumento de la lipoproteína a. Otras alteraciones hematológicas se asocian a ACV como la anemia de células falciformes prevalente en afrodescendientes con alto riesgo de oclusión arterial. La deshidratación, policitemia y trombocitosis son factores predisponentes. Los niños con leucemias y otras neoplasias hematológicas son población de riesgo para ACV.

Cardiopatías

En general referidas como cardioembólicas, porque la liberación de émbolos a la circulación cerebral es su principal mecanismo de infarto; pueden generarse en las cámaras cardíacas o provenir de la circulación general facilitados por un cortocircuito (*shunt*) de derecha a izquierda en las cardiopatías congénitas. En general, los émbolos impactan en el territorio de la arteria cerebral media. Otros mecanismos fisiopatogénicos son hipovolemia, arritmias, policitemia con hiperviscosidad y la hipoxemia crónica. En menores de 6 meses, las cardiopatías congénitas son la principal causa de ACV. Las malformaciones complejas y los procedimientos invasivos, como la circulación extracorpórea y la cirugía de Fontan, constituyen los mayores grupos de riesgo. Las anomalías congénitas que más se asocian a ACV son la transposición de los grandes vasos y la tetralogía de Fallot. Las cardiopatías adquiridas son menos frecuentes en pediatría, además de los procedimientos hemodinámicos y quirúrgicos; son factores de riesgo las válvulas protésicas, las endocarditis bacteriana y lúpica, las miocardiopatías dilatadas y los tumores cardíacos, entre otras causas.

Arteriopatías

Definidas por la alteración de la pared vascular arterial se clasifican en inflamatorias (vasculitis) y no inflamatorias (disección arterial y enfermedad de moyamoya). Las vasculitis se relacionan con aproximadamente la mitad de los ACV isquémicos arteriales en pediatría. Pueden ser primarias o secundarias a una enfermedad sistémica (vasculitis sistémicas, infecciosas, reumatológicas, neoplásicas y otras). Las vasculitis primarias son un grupo heterogéneo de entidades que comprometen en forma aislada al sistema nervioso central (SNC); las más frecuentes son la arteriopatía cerebral transitoria (infecciosa o posinfecciosa) y la arteriopatía posvaricela (con antecedente de infección por virus de la varicela zóster [VZV] en el último año). En general comprometen a la carótida interna, cerebral media y sus ramas, afectando más de un territorio vascular, en ocasiones en forma bilateral. El estudio angiográfico identifica las estenosis cuando se afectan vasos de calibre mediano y grande, con menor sensibilidad en pequeños vasos. La punción lumbar puede mostrar pleocitosis y/o hiperproteinorraquia.

La disección arterial se caracteriza por un defecto en la pared vascular con ingreso de sangre en su interior creando una falsa luz. Si ocurre entre el endotelio y la capa media puede ocluir la luz arterial en forma directa como consecuencia de la doble luz o por un hematoma intramural, así como también desprender émbolos que impactan en la circulación arterial distal. Si el desgarro acontece entre la capa media y adventicia, puede evolucionar al aneurisma y la rotura vascular. Clásicamente se asocia con traumatismos, principalmente cervicales; no obstante, en casi la mitad de los casos, es secundaria a traumatismos mínimos o su aparición es espontánea. Se clasifican en intracraneales y extracraneales, de la circulación anterior y posterior. En la edad pediátrica, las más frecuentes son del territorio anterior intracraneales, es decir, por encima del segmento petroso de la arteria carótida interna. No obstante, la menor frecuencia de las disecciones en el sistema arterial vertebrobasilar constituyen la principal causa identificable de ACV en el territorio posterior. Por estudio arteriográfico se describe la estenosis irregular arterial; con menos frecuencia se observan las dilataciones aneurismáticas y la doble luz.

El moyamoya es una arteriopatía no inflamatoria, primaria o secundaria a variadas condiciones (radioterapia, síndromes genéticos, enfermedades vasculares, autoinmunes, tuberculosis y otras), caracterizada por la oclusión arterial progresiva bilateral de las carótidas internas, sus ramas terminales y los vasos proximales del polígono de Willis, con el desarrollo de circulación colateral. A nivel intracraneal, la neovascularización da las imágenes angiográficas con aspecto de "nube de humo" característico de la enfermedad, con desarrollo de circulación colateral también extracraneal. Clínicamente se manifiesta por ACV isquémico en la edad pediátrica y hemorragia cerebral en la adultez. Lo más frecuente es la hemiparesia aguda, en ocasiones como AIT con déficit desencadenado por hiperventilación. Su diagnóstico es importante debido a la posibilidad de un tratamiento neuroquirúrgico específico, considerando las zonas de hipoperfusión crónica y las posibilidades de un cortocircuito (*bypass*) desde la circulación extracraneal (usualmente a partir de la arteria temporal superficial) de acuerdo con el desarrollo de la circulación colateral, analizando cada caso en particular.

Otras etiologías: aunque menos frecuentes, son causa de ACV isquémico los errores congénitos del metabolismo, como la enfermedad de Fabry, la homocistinuria y enfermedades mitocondriales (MELAS, acrónimo en inglés de miopatía mitocondrial, encefalopatía, acidosis láctica y episodios similares a un ACV). El consumo de cocaína y sus derivados es causa de ACV a través de la hipertensión arterial (HTA), arritmias y vasculitis secundaria. Es importante considerar el maltrato infantil como causa de ACV, en particular cuando se presenta asociado a hematoma subdural u otras lesiones características (cutáneas, fracturas, hemorragias retinianas). Cuando el mecanismo de lesión es la asfixia se observan lesiones multifocales bilaterales en áreas de circulación terminal por hipoperfusión cerebral, pero pueden presentarse como infartos hemisféricos y disección arterial traumática.

CLÍNICA

Las manifestaciones clínicas del ACV dependerán del territorio vascular y la edad del paciente. Cuando afecta la circulación anterior en niños pequeños y/o con infartos extensos, se presenta con trastorno del sensorio y convulsiones. Debe sospecharse en todo niño que consulta por déficit neurológico focal agudo, sea motor, del habla o sensorial. Si compromete los ganglios basales, puede manifestarse como corea o distonía aguda. En el territorio posterior, la cefalea intensa, con frecuencia occipital, y los signos cerebelosos son característicos, pudiendo presentarse también con hemiplejía. En niños mayores puede manifestarse con hemianopsia o cuadrantopsia, por el compromiso de la corteza visual primaria, territorio de la cerebral posterior. En pediatría, el coma por ACV isquémico es poco frecuente en comparación con el hemorrágico.

Por sus características particulares se distingue el ACV perinatal isquémico, principal causa de hemiparesia congénita, que suele diagnosticarse luego, durante los primeros meses de vida. En ocasiones puede presentarse con convulsiones neonatales y deterioro del sensorio durante este período.

Las trombosis de los senos venosos se asocian con signos difusos del SNC tales como convulsiones, hipertensión endocraneal o seudotumor cerebral. En el seno cavernoso pueden afectar a los III, IV y VI pares craneales.

El infarto de la médula espinal tiene sus propios territorios vasculares y niveles. El más frecuente en pediatría es el correspondiente a la arteria espinal anterior con la consiguiente parálisis por debajo del nivel, que suele ser simétrica y acompañada del compromiso esfinteriano y de la sensibilidad termoalgésica. En la mitad de los casos, el cuadro se inicia con dolor de espalda y en forma hiperaguda con el déficit motor. El diagnóstico diferencial con enfermedades desmielinizantes y otras mielopatías agudas suele ser dificultoso.

DIAGNÓSTICO POR IMÁGENES

Las neuroimágenes son, junto a la anamnesis y el examen físico, un pilar en el diagnóstico del ACV pediátrico. La selección de los estudios se debe hacer en función de la disponibilidad de la red de atención sanitaria sin comprometer un retraso en el diagnóstico.

Consideramos la tomografía computarizada (TC) de cerebro el estudio de primera elección en el niño presuntamente sano en quien en la admisión por Guardia se sospecha un ACV. Es un estudio disponible en la mayoría de los centros con atención de urgencias y puede realizarse sin anestesiar al paciente. La TC es de gran utilidad para descartar el ACV hemorrágico por su alta sensibilidad en la detección de sangre en SNC. Por ser una entidad grave con probable necesidad de abordaje neuroquirúrgico de urgencia, no se debe retrasar su diagnóstico.

La TC realizada con contraste yodado intravenoso tiene mejor rédito, también por mejorar la visualización de otras entidades que son diagnóstico diferencial del ACV, tales como tumores o abscesos. La angio-TC, que necesita del contraste, permite observar la vasculatura del cuello y SNC con muy buena definición. Como contrapartida, la TC temprana tiene menor sensibilidad en el ACV isquémico y puede ser normal en las primeras 24 horas.

La resonancia magnética (RM) es el estudio más sensible para identificar la lesión del ACV isquémico. Con las secuencias de T1 y T2 se detectan cambios en la señal a partir de las 8 horas. Las secuencias de difusión muestran los hallazgos más tempranos y en ocasiones permite observar zonas de lesión sin correlato en otras secuencias. La técnica de difusión se basa en el movimiento de las partículas de agua a nivel celular, el cual se altera con el edema y la citotoxicidad que ocurre en el área infartada. La secuencia de perfusión es de suma utilidad para detectar zonas hipoperfundidas de "penumbra isquémica" y prevenir recurrencias, por ejemplo en la enfermedad de moyamoya al reconocer las zonas de mayor riesgo para un próximo infarto y evaluar técnicas de reperfusión por *bypass*. La utilización de contraste intravenoso permite identificar refuerzo intravascular en menos de 2 horas, meníngeo en menos de 24 horas y parenquimatoso a partir de las 72 horas. La angio-RM que se reconstruye sin necesidad de contraste permite observar el árbol vascular tanto arterial como venoso.

La angiografía digital es un procedimiento invasivo que se reserva para una segunda instancia y casos especiales. Debe ser realizada en centros con experiencia y, en ocasiones, es también terapéutica. De utilidad para observar pequeños vasos que no se identifican con los estudios no invasivos. Se implementa, por ejemplo, en malformaciones arteriovenosas, aneurismas, disecciones arteriales y moyamoya.

El ecocardiograma y la ecografía Doppler de vasos del cuello son estudios complementarios valiosos para descartar cardiopatías y disección arterial, respectivamente. Son estudios que acompañan al ECG, el hemostático y otros análisis de laboratorio.

TRATAMIENTO

A la fecha no hay ensayos clínicos controlados que evalúen la eficacia del tratamiento agudo para ACV isquémico en niños, con excepción del relacionado con anemia de células falciformes. Las normas de tratamiento se basan en extrapolaciones de estudios en adultos y recomendaciones de expertos. Nos basamos en las guías CHEST y del Reino Unido.

Medidas de soporte general

La neuroprotección, entendida como el cuidado integral del paciente crítico, reduce la morbimortalidad del ACV en pediatría. Es una urgencia neurológica que requiere un manejo en la unidad de cuidados intensivos. No deben retrasarse las medidas generales mientras se realizan los protocolos de investigación etiológica y la identificación de la isquemia. Tienen por objetivo proteger la zona de penumbra isquémica y controlar la demanda metabólica del encéfalo dañado. Consisten en asegurar la estabilidad hemodinámica, ventilación y oxigenación. Mantener la hidratación, el control de la temperatura y glucemia, entre otras variables. Indicar el tratamiento enérgico de las convulsiones hasta detener las crisis.

Antiagregación

Se recomienda indicar aspirina ante la confirmación de ACV isquémico arterial, no así ante la trombosis de senos venosos. Está contraindicada ante la evidencia de hemorragia intracraneal o anemia de células falciformes. La dosis propuesta es 3-5 mg/kg/día. La evidencia para el clopidogrel es aún limitada en pediatría, aunque se considera seguro en dosis de 0,5-1 mg/kg/día.

Anticoagulación

La anticoagulación se indica en la trombosis de los senos venosos y en ocasiones en el ACV isquémico, principalmente ante estados protrombóticos y/o disección arterial extracraneal. Hay controversias en cuanto a la disección arterial intracraneal por el riesgo de hemorragia subaracnoidea. La decisión en casos de cardioembolismo es seleccionada de acuerdo con el tipo de cardiopatía, el riesgo de transformación hemorrágica del ACV, por un lado, y la prevención de un nuevo embolismo, por el otro. Se utilizan 20 UI/kg/hora de heparina estándar en niños y 28 UI/kg/día en menores de un año, hasta elevar el tiempo de tromboplastina parcial activada (TTPa [APTT]) a 1,5 veces el valor basal. La enoxaparina se utiliza en dosis de 1 mg/kg/día en niños y 1,5 mg/kg/día en menores de un año.

Fibrinolíticos

El retraso en el diagnóstico ACV pediátrico es el factor limitante principal para la utilización de fibrinolíticos en este grupo etario. Su indicación es aún controvertida y materia de estudio con agentes como el activador tisular de plasminógeno (Tpa).

Tratamiento quirúrgico

A diferencia del ACV hemorrágico, en general el ACV isquémico no requiere tratamiento quirúrgico en la urgencia. Solo en casos de infartos extensos que se acompañan de un deterioro del estado de conciencia o signos de hipertensión endocraneal se recurre de acuerdo con el criterio neuroquirúrgico a la craniectomía descompresiva y la monitorización de la presión intracraneal (PIC).

ASPECTOS DE LA EVOLUCIÓN CRÓNICA

Más de la mitad de los niños que sufrieron un ACV quedan con secuelas al alta, en muchas ocasiones asociadas a complicaciones relacionadas con la enfermedad de base o causa predisponente al ACV. La rehabilitación no debe retrasarse, y se considerará de acuerdo con cada caso el abordaje multidisciplinario para el cuidado, adaptación y recuperación motora, lingüística, sensorial y cognitiva, con kinesioterapia, terapia ocupacional, psicopedagogía, fonoaudiología, entre otras terapias posibles. La comorbilidad epiléptica deberá continuar su tratamiento farmacológico y estudio neurofisiológico por el especialista en neuropediatría.

Otro aspecto para considerar, de acuerdo con la etiología, es el riesgo de recurrencia del ACV. Se mencionó el alto riesgo en la enfermedad de moyamoya. Las tasas de recurrencia son mayores en las arteriopatías y estados protrombóticos, situaciones en las que se considera la profilaxis con ácido acetilsalicílico (AAS) 1-5 mg/kg/día. Las cardiopatías no reparadas o asociadas a estados protrombóticos pueden ser indicación de anticoagulación prolongada con heparina de bajo peso molecular o anticoagulantes orales (warfarina).

Las trombosis de los senos venosos tienen la indicación de profilaxis anticoagulante hasta recanalizar el seno trombosado. Se realizan controles por imágenes (angio-RM) a los 3 meses, y pueden reiterarse a los 6 meses.

★ CONCLUSIONES

El ACV isquémico es una entidad cuyo reconocimiento es de vital importancia en pediatría. Los estudios epidemiológicos alertan sobre su incidencia, que rivaliza en frecuencia con los tumores cerebrales. El diagnóstico suele ocurrir en forma más tardía comparado con la adultez, en parte por la dificultad en la identificación clínica del cuadro, pero también por el subdiagnóstico pediátrico. Su presentación clínica es variada, como hemiparesia aguda, cefalea, convulsiones, deterioro del sensorio y coma. La etiología es muy diversa y diferente de aquella de la adultez. Las neuroimágenes tienen un papel decisivo en el diagnóstico diferencial y etiológico. El estudio de vasos del cuello, cardiológicos, hematológicos, reumatológicos, entre otros, deben adecuarse a cada caso. La neuroprotección durante el período agudo mejora la morbimortalidad. El diagnóstico etiológico orienta el tratamiento y la prevención de las recurrencias. El abordaje del ACV isquémico debe ser interdisciplinario promoviendo equipos de trabajo conjunto.

BIBLIOGRAFÍA

Bhate S, Ganesan V, A practical approach to acute hemiparesis in children. Dev Med Child Neurol 2015;57(8):689-97.

Carey S, Wrogemann J, Booth FA, Rafay MF. Epidemiology, Clinical Presentation and Prognosis of Posterior Circulation Ischemic Stroke in Children. J Child Neurol 2017;32(3):301-7.

DeVeber G, Kirton A, Booth FA, et al. Epidemiology and Outcomes of Arterial Ischemic Stroke in Children: the Canadian Pediatric Ischemic Stroke Registry. Pediatr Neurol 2017; 69:58-70.

Fullerton HJ, Wintermark M, Hills NK, et al. Risk of Recurrent Arterial Ischemic Stroke in Childhood: A Prospective International Study. Stroke 2016;47:53-9.

González G, Arroyo HA. Accidente cerebrovascular en la infancia y adolescencia. Buenos Aires: Editorial Journal; 2011.

Khan NR, Fraser BD, Klimo P Jr, et al. Pediatric abusive head trauma and stroke. J Neurosurg Pediatr 2017;20(2):183-90.

Li C, Miao JK, Chen QC, et al. Prenatal, perinatal and neonatal risk factors for perinatal arterial ischaemic stroke: a systematic review and meta-analysis. Eur J Neurol 2017; 24(8):1006-15.

Mackay MT, Monagle P, Babl FE, Brain attacks and stroke in children. Journal of Paediatrics and Child Health 2016;52:158-63.

Mallick AA, Ganesan V, Kirkham FJ, et al. Outcome and recurrence one year after paediatric arterial ischaemic stroke in a population-based cohort. Ann Neurol 2016;79(5):784-93.

Rafay MF, Pontigon AM, Chiang J, et al. Delay to diagnosis in acute pediatric arterial ischemic stroke. Stroke 2009;40:58-64.

Véanse **Preguntas de autoevaluación**. **?**

Tumores encefálicos en pediatría

76

Edgardo L. Morsucci

El presente capítulo no tiene un enfoque estrictamente oncológico, ni tampoco es un tratado de técnica quirúrgica. Pretende abordar la patología neurotumoral prevalente en la edad pediátrica desde un aspecto general clínico-neuroquirúrgico, mostrando las formas típicas de presentación de acuerdo con las localizaciones más frecuentes, sus principales formas objetivas de abordaje terapéutico y algunas connotaciones posoperatorias.

Se describirán las características generales referidas a cada ubicación topográfica y se describirán puntualmente los tumores más representativos de cada área.

INTRODUCCIÓN

El cáncer es la principal causa de muerte por enfermedad en la segunda infancia. Los tumores del sistema nervioso central (SNC) son los segundos en frecuencia en niños, luego de las enfermedades hematológicas malignas, y los primeros, cuando hablamos de órganos sólidos específicamente.

Hay diferencias en cuanto a la prevalencia de tumores de SNC en adultos y en niños. En adultos, los más frecuentes son: astrocitoma anaplásico, glioblastoma multiforme, meningiomas, metástasis, tumores pituitarios y neurinomas del nervio acústico. En niños, los tumores astrocíticos tienden a ser histológica y biológicamente benignos, los meningiomas y tumores pituitarios son infrecuentes y las lesiones metastásicas son excepcionales. También hay tumores que existen en niños, pero son casi inexistentes en la población adulta, entre los cuales podemos citar el astrocitoma pilocítico (clásicamente localizado en el cerebelo, diencéfalo y nervios ópticos), gliomas del tallo cerebral, tumores neuroepiteliales embrionarios, tumores neuronales-gliales mixtos, tumores de plexos coroideos, craneofaringiomas, tumores de células germinales y tumor teratoide rabdoide atípico.

Las manifestaciones clínicas generales de los tumores encefálicos están dadas principalmente por signos de hipertensión intracraneal (ya sea por el efecto de masa tumoral propiamente dicho o por hidrocefalia secundaria) y por signos de focalización neurológica en relación con la ubicación topográfica de la lesión (déficit motor, sensitivo, convulsiones).

Hay que desterrar la idea de que los tumores encefálicos infantiles son raros.

EPIDEMIOLOGÍA

En la República Argentina durante el período 2000-2005 se registraron 7583 niños con patología oncológica, promedio anual 1264. Las leucemias representan el 36,7%, le siguen en orden de frecuencia los tumores de SNC con el 18,9%. Esta incidencia es relativamente uniforme en diferentes series. La distribución es similar para ambos sexos, aunque algunas series destacan un ligero predominio en varones.

Del total de tumores de SNC solo el 6% corresponde a tumores medulares. En los niños predominan los tumores infratentoriales (55%) sobre los supratentoriales (45%), excepto en la edad gestacional y durante el primer año de vida cuando predominan los supratentoriales. A partir de los 15 años, esta relación se invierte nuevamente, predominando las lesiones supratentoriales.

Existen diferencias raciales y geográficas en la distribución de neoplasias del SNC. En Europa y Norteamérica predominan el astrocitoma cerebeloso y el meduloblastoma. En África y Japón hay una mayor incidencia de craneofaringiomas y tumores de la región pineal. El meduloblastoma y el astrocitoma predominan en niños de raza blanca.

ETIOLOGÍA

Relacionados con anomalías en la formación del tubo neural

Tumores dermoides, epidermoides, quistes de la bolsa de Rathke, hamartomas.

- **Asociados a síndromes neurocutáneos:**
  - NF-1: gliomas del nervio óptico, diencefálico o de tronco.
  - NF-2: tumores del nervio acústico.

—Von Hippel-Lindau: hemangioblastomas.
—Esclerosis tuberosa: astrocitoma subependimario de células gigantes.

- **Asociados a factores cancerígenos:** hidrocarburos policíclicos, radiaciones ionizantes, virus, sales de plomo, otros.

CLASIFICACIÓN

Desglosar todos los tipos histológicos de la clasificación de tumores de la Organización Mundial de la Salud (OMS) no es el objetivo de este capítulo; no obstante, se mencionaran los principales grupos.

- Tumores oligodendrogliales y astrocíticos difusos
- Otros tumores astrocíticos
- Tumores ependimarios
- Otros gliomas
- Tumores de plexos coroideos
- Tumores neuronales y neurogliales mixtos
- Tumores de la región pineal
- Tumores embrionarios
- Tumores de los nervios craneales y paraespinales
- Meningiomas
- Tumores mesenquimáticos no meningoteliales
- Tumores melanocíticos
- Linfomas
- Tumores histiocíticos
- Tumores de células germinales
- Tumores de la región selar

FISIOPATOLOGÍA

Para poder comprender los mecanismos que determinan las manifestaciones clínicas es fundamental conocer la hipótesis de Monro-Kellie. Esta postula que el cráneo es un recipiente rígido inextensible que aloja en su interior tres compartimentos: parénquima cerebral, sangre y cefalorraquídeo (LCR). La suma de estos tres debe ser constante. Si aumenta uno de ellos o aparece un cuarto compartimento, como puede ser una lesión ocupante de espacio (LOE), que en este caso sería el tumor, el sistema debería compensarse con la disminución en otro compartimento. Cuando dichos mecanismos no alcanzan a compensar la presión intracraneal (PIC), se produce un aumento de esta. La presión se distribuye de manera homogénea por toda la cavidad (Ley de Pascal).

Cuando aparece una LOE, el primer compartimento en ser desalojado es el LCR, cuya traducción imagenológica consta de ventrículos colapsados y borramiento de espacios subaracnoideos y cisternas. En segundo lugar, el compartimento desalojado es el vascular, es decir la sangre, lo que conlleva sufrimiento isquémico. Y, como desenlace, el último compartimento en ser desalojado es el parenquimatoso, que da lugar a los síndromes de herniación. El aumento de la PIC puede generar gradientes de presión entre los distintos compartimentos del cráneo, dando lugar a desplazamientos de distintas porciones del encéfalo contra estructuras óseas o durales que pueden generar déficits neurológicos o la muerte. Las hernias más características son: uncal, subfalcial (por debajo de la hoz), transtentorial ascendente o descendente, transcalvaria (a través de la calota en caso de traumatismo grave) y cerebelo-amigdalar (a través del foramen magno).

Cabe aclarar que la teoría de Monro-Kellie no es del todo aplicable a los lactantes, ya que en estos no se cumple la premisa del cráneo rígido inextensible sino que, por el contrario, hay un continente distensible.

CLÍNICA

Llegar al diagnóstico de un tumor cerebral no suele ser fácil en la edad pediátrica. Los niños más pequeños son incapaces de referir sus síntomas. El curso puede ser insidioso y con manifestaciones poco específicas tales como: cambios de carácter, irritabilidad o vómitos. Tanto para los padres como para los pediatras, la clínica puede ser tan sutil que pase inadvertida. En los niños mayores y en los adolescentes, la colaboración en la historia clínica y el examen físico hace que el diagnóstico se establezca con mayor facilidad. Los síntomas y signos de los tumores intracraneales en el niño dependen de la edad, la localización del tumor y la presencia o ausencia de hipertensión intracraneal.

A modo de ejemplo, un tumor del lóbulo temporal probablemente debute con un cuadro convulsivo, un tumor frontal con un trastorno del comportamiento y un tumor cerebeloso con alteraciones del equilibrio, dismetría, nistagmo y signos de hidrocefalia por compresión del acueducto de Silvio o del IV ventrículo.

Hipertensión intracraneal

La **tríada clásica** que define el síndrome de hipertensión intracraneal consiste en cefalea, vómitos y edema de papila.

En niños mayores puede haber **cefalea** de cualquier localización, predominantemente holocraneal o frontal. Suele ser matutina o aparecer durante el sueño; en algunos casos despierta al paciente y puede haber asociación con vómitos y confusión.

Los **vómitos**, que clásicamente han sido descritos "en chorro", no siempre se manifiestan de este modo y pueden estar acompañados por náuseas o no.

El **edema de papila** suele estar presente en la mayoría de los niños con hipertensión intracraneal, aunque su ausencia no la excluye. Es menos frecuente encontrar este signo en lactantes menores, ya que –al presentar un cráneo con suturas complacientes– parte de la hipertensión intracraneal es "amortiguada" a expensas de un aumento del perímetro cefálico (continente). El papiledema suele dar disminución de la agudeza visual, lo cual, muchas veces, es el único síntoma referido y a partir del cual se inicia la cadena de estudios que lleva al diagnóstico final.

En el lactante, la hipertensión intracraneal puede manifestarse como irritabilidad, llanto inconsolable y rechazo al alimento. Puede haber aumento paulatino del perímetro cefálico por encima de 2 desvíos estándar, fontanela tensa, diastasis de suturas y ojos "en sol naciente".

Desde el punto de vista estructural, la hipertensión intracraneal se manifiesta, principalmente, por el efecto compresivo de tres componentes:

- Efecto de masa tumoral propiamente dicho.
- Edema peritumoral.
- Hidrocefalia secundaria, cuando está presente.

Efecto de masa tumoral

Varía de acuerdo con la topografía. Por ejemplo, no es lo mismo una masa de 3 cm de diámetro en fosa posterior, donde los volúmenes son muy reducidos, que a nivel supratentorial hemisférico donde el tejido encefálico presenta mayor complacencia. O un tumor pequeño de 1 cm de diámetro en el lóbulo parietal, que probablemente no dé signo-sintomatología relevante, comparado con el mismo tamaño (1 cm) en el foramen de Monro, donde originaría una hidrocefalia univentricular por obstrucción de este o, peor aún, alojado en el tronco encefálico, donde pasan todas las vías de comunicación neural y se encuentran los núcleos de los pares craneales.

Edema peritumoral

Es de tipo vasogénico, donde hay rotura de la barrera hematoencefálica y de las uniones endoteliales y, por ende, extravasación de proteínas al intersticio. Esto explica por qué, en esta entidad, los agentes osmóticos no están indicados pues, en vez de cumplir su función osmótica intravascular, se derramarían hacia el espacio intersticial. En cambio, sí tienen un efecto exitoso los corticoides. Es un edema de la sustancia blanca y es por eso que en las imágenes tiene el aspecto de edema "en dedos de guante".

Hidrocefalia

Es un trastorno de la hidrodinámica del LCR, que da por resultado un aumento de volumen de éste dentro del cráneo. Dado que muchos tumores se acompañan de hidrocefalia y el tratamiento de esta es de prioridad en muchos casos, nos tomaremos unos párrafos para repasar la fisiología del LCR.

El LCR se produce principalmente en los plexos coroideos de los ventrículos laterales, tercer y cuarto ventrículo. Circula haciendo un recorrido desde los ventrículos laterales, pasando por los forámenes de Monro hacia el tercer ventrículo. Desde ahí ingresa en el acueducto de Silvio, llega hasta el cuarto ventrículo y sale por los forámenes laterales (Luschka) y medial (Magendie) hacia las cisternas de la fosa posterior. Continúa hacia el canal medular y hacia las cisternas pretroncales e interpeduncular, para dirigirse luego hacia el espacio subaracnoideo de la convexidad cerebral y ser absorbido finalmente en las vellosidades aracnoideas, conocidas como corpúsculos de Pacchioni, y de este modo ingresar en el seno sagital superior y mezclarse con el torrente sanguíneo (**fig. 76-1**).

La hidrocefalia puede producirse por tres mecanismos:

Aumento de la producción de LCR: situación que puede observarse ante tumores de los plexos coroideos (papilomas o carcinomas) dando por resultado hidrocefalia comunicante (no obstructiva). En este caso, la hidrocefalia se resuelve con la remoción tumoral total.

Obstrucción en la circulación del LCR: la hidrocefalia obstructiva se produce cuando hay un obstáculo que bloquea la circulación del LCR entre el sistema ventricular y el espacio subaracnoideo. Por ejemplo, un tumor alojado en el cuarto ventrículo bloqueará el paso del LCR a ese nivel y generará una hidrocefalia triventricular (ventrículos laterales y tercer ventrículo dilatados). Otro ejemplo sería un tumor que ocupe el tercer ventrículo, como puede ser un craneofaringioma que, al obstruir los forámenes de Monro, da como resultado una hidrocefalia biventricular (dilatación de ambos ventrículos laterales).

Trastorno en la absorción del LCR: un trastorno en la absorción de LCR puede suceder en tumores que hayan sangrado y que generen hiperproteinorraquia o diseminación de células tumorales que produzcan un bloqueo a nivel de las vellosidades aracnoideas e impida la absorción del LCR. También un tumor que obstruya el seno sagital o sus efluentes generaría aumento de la presión venosa y, de este modo, la presión transmural a nivel de las vellosidades no alcanzaría para que el LCR pase al torrente sanguíneo.

Desarrollaremos cada caso y los posibles tratamientos de la hidrocefalia tumoral más adelante en este capítulo.

Síntomas focales

Los signos y síntomas de foco neurológico son más evidenciables en niños mayores. En un lactante, una pérdida de visión puede pasar inadvertida hasta que la lesión sea muy avanzada.

En los tumores supratentoriales, los signos de liberación piramidal pueden ser muy claros (hemiparesia, hiperreflexia, hipertonía). Mientras más avanzado en edad está el paciente pueden manifestarse con un poco más de precisión los síndromes lobares. Por ejemplo, un tumor frontal presentará alteraciones en el com-

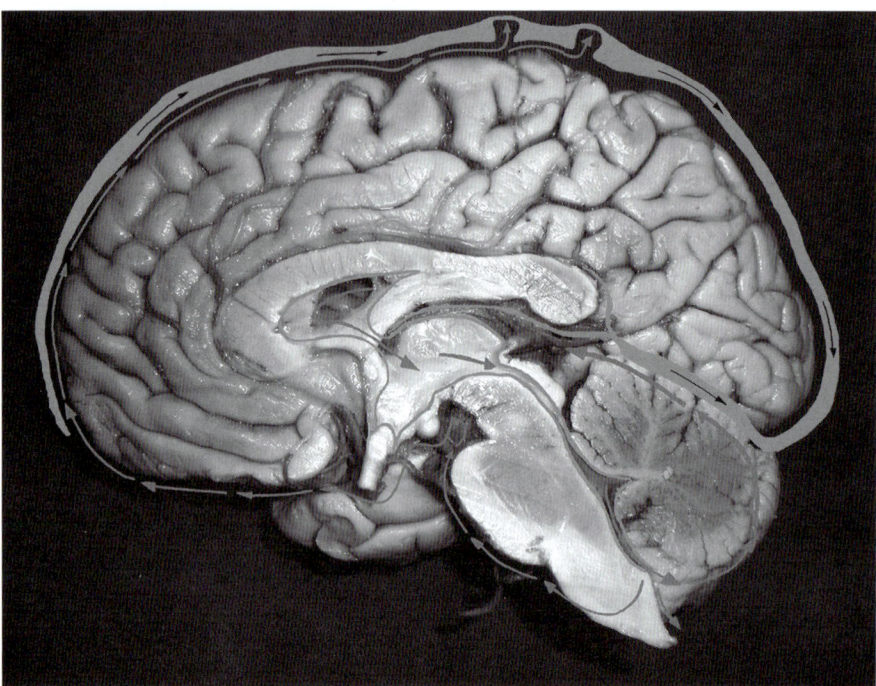

Fig. 76-1. Circulación del LCR. En azul: senos venosos. En naranja: sistema ventricular. En verde: circulación del LCR. Véase también esta figura en **Láminas en color.**

portamiento, apatía, trastornos de la personalidad, desinhibición, apraxia de la marcha, afasias, etcétera. Un tumor en lóbulo parietal podría generar trastornos sensitivos y/o apraxias ideatoria, constructiva y del vestido. Un tumor que asienta en el lóbulo temporal se manifestaría con epilepsia psicomotora, crisis vegetativas, alucinaciones auditivas, etcétera. Un tumor occipital podría presentarse con hemianopsia, cuadrantopsia, alucinaciones visuales y agnosia visual, entre otras manifestaciones.

En los tumores infratentoriales, los síntomas predominantes son ataxia, mareos, vómitos, nistagmo y dismetría. Algunos maestros de la neurocirugía observaron indicios de que −si el primer síntoma es el vómito− podría corresponder a un tumor que nace del piso del cuarto ventrículo como puede ser el ependimoma. Y, si el paciente comienza con un síndrome cerebeloso, es más probable que el tumor sea un meduloblastoma o un astrocitoma. Otro signo de los tumores infratentoriales puede ser la tortícolis, aislada o acompañada de otros síntomas. Los tumores de tronco cerebral suelen dar alteraciones de nervios craneales: facial, oculomotores y deglutorios, entre otros.

Convulsiones

Las crisis convulsivas también pueden ser la primera y única manifestación de un tumor cerebral. Pueden ser focales o generalizadas. Las crisis gelásticas (risa inmotivada) están presentes en los hamartomas hipo-

talámicos. Son excepcionales las crisis convulsivas en tumores infratentoriales.

Síntomas inespecíficos

En niños pequeños, la detención o retroceso del desarrollo psicomotor sugieren una lesión estructural.

DIAGNÓSTICO

Anamnesis y examen físico

Constituyen la base del diagnóstico. Es importante detallar tiempo de evolución de los síntomas, intensidad, progresión, asociación entre síntomas y otras actividades, momento del día en que aparecen, etcétera. El examen físico completo y organizado también es fundamental.

Tomografía computarizada

Ante la sospecha clínica de un tumor cerebral debe considerarse la realización de una tomografía computarizada (TC), ya que es un método muy rápido y en pocos segundos nos proporciona una gran información. En primer lugar, confirma o descarta la presencia de un tumor y, en caso de haberlo, proporciona tamaño, localización, forma, densidad, intensidad de realce con contraste, presencia de edema peritumoral, desplazamiento de estructuras, hidrocefalia, calcificaciones y afectación ósea. Es el método en el que mejor se ven las estructuras óseas, que muchas veces pueden presentarse erosionadas, desplazadas u horadadas por masas tumorales.

Resonancia magnética encefálica

La resonancia magnética (RM) un estudio de alta definición que permite visualizar con mayor nitidez los límites y relaciones tumorales con áreas lindantes, lo cual es determinante para seleccionar el abordaje quirúrgico. Supera ampliamente a la TC, principalmente para evaluar fosa posterior. Permite hacer angiografía por RM (angio-RM) de forma no invasiva, lo que puede ser útil para evaluar la vascularización tumoral y las posibilidades de embolización prequirúrgica, por ejemplo en algunos meningiomas. Asimismo permite hacer estudios funcionales para identificar áreas elocuentes (lenguaje, motora, visual) y su relación con el tumor. Ofrece la posibilidad de hacer tractografía para visualizar los haces de fibras blancas y dilucidar si estas son infiltradas o desplazadas por la masa tumoral, lo que brinda información de suma importancia para la planificación de la estrategia quirúrgica. Otra opción que permite este método es la espectroscopia, que mide actividad metabólica de un área determinada pudiendo orientar al diagnóstico etiológico.

Marcadores tumorales

Los marcadores serológicos más solicitados son: alfa-fetoproteína; subunidad beta de la gonadotrofina coriónica y el antígeno carcinoembrionario. Son orientadores del diagnóstico en algunos tumores de la región pineal y supraselar. Pueden dosarse en sangre y en LCR.

Analítica en sangre

Ofrecen un panorama del estado general del paciente. Se incluyen hemograma, coagulograma, glucemia, uremia, hepatograma. La medición de las osmolaridades plasmática y urinaria, densidad urinaria y ionogramas séricos y urinarios servirán para valorar los casos de tumores de la región hipotalámica, que pueden producir diabetes insípida u otros trastornos del metabolismo del agua y el sodio.

Citología tumoral del LCR

Sirve para estadificar tumores y confirmar o descartar la diseminación por vía del LCR. Si no es posible hacer punción lumbar, se puede obtener LCR durante procedimientos quirúrgicos como la colocación de un drenaje ventricular, una endoscopia cerebral o en la cirugía de exéresis tumoral.

TRATAMIENTO GENERAL ONCOLÓGICO

El abordaje terapéutico debe ser un trabajo conjunto con el equipo médico de oncología. Los ejes principales son el tratamiento quirúrgico y el oncológico.

Tratamiento quirúrgico

Cirugía tumoral propiamente dicha

Abordaje tumoral directo

Los objetivos son obtener muestra para anatomía patológica y reducción amplia del tamaño tumoral, siempre que la localización lo permita, tratando de conservar al máximo la función cerebral relacionada con el área de la lesión.

Abordaje tumoral indirecto

En caso de lesiones pequeñas y profundas o en algunos tumores difusos del tronco encefálico o de la región pineal se puede acceder a la lesión por medio de estereotaxia, neuronavegación o neuroendoscopia y tomar muestra para biopsia con una aguja fina.

Cirugía paliativa

Hace referencia a los procedimientos quirúrgicos colaterales, principalmente cirugías para el tratamiento de la hidrocefalia asociada a tumor cerebral: colocación de derivación ventricular externa (DVE), derivación interna (DVP) o tercer-ventriculostomía endoscópica (TVE).

Tratamiento oncológico

Radioterapia

Se indica en:

- Mayores de 3 años.
- Tumores malignos radiosensibles.
- Tumores propensos a recidivar.
- Tumores irresecables (glioma difuso de tronco encefálico).
- Debe incluir al eje espinal cuando haya evidencia de diseminación en LCR.

Quimioterapia, inmunoterapia y terapia génica

El manejo puntual de esta área estará a cargo del equipo de Oncología.

EVALUACIÓN Y PREPARACIÓN PREQUIRÚRGICA

El paciente debe tener actualizados los estudios de laboratorio que incluirán: hemograma, glucemia, uremia, ionograma (importante ya que hay pacientes que vienen con una historia de vómitos que pueden alterar el medio interno o tumores del área hipotalámica que dan poliuria). Sería prudente también evaluar la velocidad de sedimentación globular (VSG) y los niveles de proteína C reactiva (PCR) para tener valores de referencia basales, que sean de utilidad en el posoperatorio. Debe obtenerse **coagulograma**, preferentemente con estudio del tiempo de sangría, ya que un déficit de la agregación plaquetaria no se vería reflejado en el tiempo de protrombina (TP) y el tiempo de tromboplastina parcial activada (TTPa o APTT) de rutina. Deberá estar agrupado en hemoterapia y tener reserva de eritrocitos para el momento de la cirugía.

Deberá tener evaluación prequirúrgica completa hecha por cardiólogo, con electrocardiograma (ECG) y radiografía (Rx) de tórax, sobre todo en patologías congénitas que pueden acompañarse de malformaciones torácicas, pulmonares, cardíacas, etcétera.

El día previo a la cirugía deberá realizarse dos baños con clorhexidina jabonosa y un tercer baño antes de entrar en quirófano.

En la sala de operaciones se colocará tubo endotraqueal, sonda urinaria, sonda nasogástrica u orogástrica, vías venosas y arteriales, vía central, registro de temperatura central y registro de tensión arterial, entre otros, para una completa monitorización del paciente.

En pacientes pediátricos, que son muy proclives a perder calor, se indica mantener la temperatura corporal con colchón térmico durante toda la cirugía. Por este motivo, todas las soluciones de líquidos vertidas en el paciente, ya sea mediante las vías de accesos venosos o las soluciones usadas por el cirujano para irrigar durante la cirugía, deben estar tibias para evitar las complicaciones por hipotermia.

Durante la inducción anestésica se debe administrar la profilaxis antibiótica. Este tema es controvertido. En nuestro caso preferimos cefalosporinas de segunda o tercera generación. Debido a que son cirugías largas se aconseja repetir la dosis durante el procedimiento.

En caso de ser una cirugía supratentorial está indicado hacer una carga de fármacos anticonvulsivos como la fenitoína en dosis de 15-18 mg/kg, la cual se continuará durante el posoperatorio en una dosis de 5 mg/kg/día.

Una vez completado lo anterior, se procede a posicionar al paciente. Este proceso puede demorar un tiempo considerable y es muy importante asegurarse de que todos los segmentos corporales queden sobre un apoyo blando para evitar escaras luego de tantas horas de cirugía.

TUMORES SUPRATENTORIALES

Tumores hemisféricos

Entre los tipos histológicos más frecuentes podemos mencionar:

- Astrocitomas.
- Ependimomas.
- Tumores neuroepiteliales disembrioplásicos (DNT).
- Tumores neuroectodérmicos primitivos (PNET).
- Meningiomas.
- Gangliogliomas.
- Oligodendrogliomas.
- Tumores dermoides/epidermoides.

Describiremos brevemente astrocitomas y ependimomas.

Astrocitomas

Los gliomas de bajo grado representan casi el 60% de los tumores supratentoriales hemisféricos en niños. Más de la mitad de estas lesiones son astrocitomas de bajo grado. Es el tumor más frecuente de los hemisferios cerebrales. La mayoría se localizan en la sustancia blanca. En las imágenes suelen verse con densidad/intensidad baja y tienen realce leve y homogéneo con el contraste. Pueden ser sólidos o contener quistes.

Los astrocitomas pilocíticos podría decirse que son raros en los hemisferios cerebrales y que la mayoría asientan en estructuras de la línea media, como nervios ópticos, región hipotalámica, tronco cerebral y cerebelo.

Ependimomas supratentoriales

Un tercio de los ependimomas en niños son supratentoriales. El 60% se localizan dentro o cerca de la superficie ventricular y el 40% se encuentran alejados de esta, ya que se originan de células ependimarias ectópicas. En cambio, los de fosa posterior siempre se ubican en el interior del cuarto ventrículo.

Los tumores hemisféricos pueden tener tamaños muy variables. En el caso de los tumores de gran tamaño puede haber mucho efecto de masa con desvío de la línea media y colapso ventricular homolateral. En los más voluminosos podría haber compresión del foramen de Monro contralateral y existir hidrocefalia monoventricular del otro hemisferio (**fig. 76-2**). En estos casos, ese líquido a presión intraventricular estaría "frenando" un mayor desvío de la línea media y por eso no está indicado colocar una derivación externa. Esto generaría aún más desplazamiento con herniación subfalcial y podría desencadenar una catástrofe. La indicación es administrar corticosteroide para disminuir el edema peritumoral y el abordaje quirúrgico directo para lograr una amplia exéresis. La vía de abordaje tumoral debe evitar el daño de áreas elocuentes que puedan encontrarse próximas al tumor.

Tumores intraventriculares

Los tumores de los ventrículos laterales tienen un amplio espacio para crecer, lo que explica que se diag-

Fig. 76-2. A. Tumor hemisférico con desvío de línea media e hidrocefalia monoventricular contralateral. **B.** Mismo caso con contraste. Nótese el realce tumoral y el edema peritumoral. Se trata de un tumor teratoide-rabdoide en un niño de 11 meses.

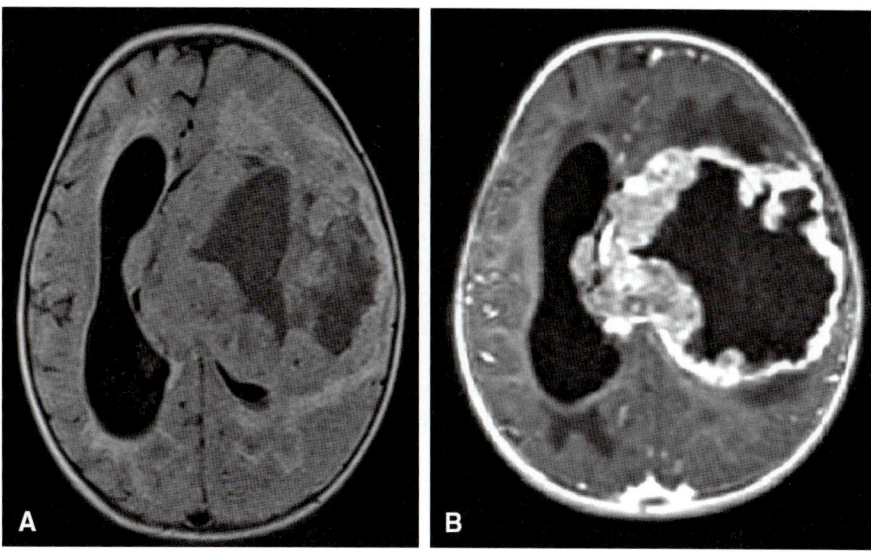

nostiquen cuando alcanzan un gran volumen y obstruyen la circulación de LCR. Algunos ejemplos son: papilomas de plexos coroideos, ependimomas, meningiomas, neurocitomas, astrocitomas, oligodendrogliomas, gangliogliomas, astrocitoma de células gigantes (típico de la esclerosis tuberosa), quistes dermoides o epidermoides y teratomas.

Las vías clásicas para acceder al sistema ventricular son: vía transcortical, en la cual debe evitarse hacer corticotomías en áreas elocuentes, y la vía transcallosa para acceder a tumores del tercer ventrículo o tumores del cuerpo del ventrículo lateral cuando este no está muy dilatado.

Una complicación que pueden tener los posoperatorios de estos tumores es la formación de hematomas o higromas subdurales, sobre todo en pacientes macrocéfalos y con gran hidrocefalia. En estos casos, al disminuir la presión intraventricular, la corteza cerebral adelgazada queda sin sustento interno y "cae". Esto transforma al espacio subdural, que normalmente es virtual, en un espacio real ocupado por LCR o sangre. Este suceso se ve frecuentemente en pacientes que quedan con una derivación externa a baja altura en el posoperatorio. Esta entidad puede desaparecer espontáneamente a lo largo de semanas y otras veces requiere evacuación quirúrgica.

A modo de ejemplo desarrollaremos: papiloma de plexos coroideos:

- Representan el 1% de los tumores cerebrales primarios de la infancia.
- Son de lento crecimiento (bajo grado OMS).
- La mayoría ocurre en menores de 2 años.
- El 70% se ubica en ventrículos laterales.
- Aspecto macroscópico: masas papilares, arborescentes y exofíticas, que flotan en la cavidad ventricular. Son de consistencia blanda y pueden presentar en

su superficie áreas de hemorragia antigua o reciente y pueden tener calcificaciones.

La presentación habitual de los tumores de plexos coroideos se manifiesta por hipertensión intracraneal, hidrocefalia y macrocrania. La hidrocefalia se debe a la conjunción de tres factores: hiperproducción de LCR, obstrucción de las vías de paso del LCR debido al efecto masa del tumor, y componente areabsortivo (como consecuencia de sangrados subclínicos y repetidos desde el seno de la lesión y al aumento posible de la proteinorraquia).

En la TC y la RM suelen verse como masas papilares isodensas/intensas con realce homogéneo e intenso con el contraste debido a su gran vascularización (**fig. 76-3A**).

El tratamiento ideal es la exéresis total. Ante signos graves de hipertensión intracraneal por hidrocefalia se aconseja colocar una derivación interna o externa. Se prefiere una derivación externa para evitar la ascitis por la gran producción de LCR y para mantener los ventrículos con cierta dilatación. De este modo se facilita el abordaje durante la cirugía, ya que los ventrículos amplios facilitan las maniobras microquirúrgicas para encontrar el pedículo vascular. En caso de niños muy pequeños de bajo peso se podría colocar una derivación ventrículo-peritoneal para tratar la hipertensión intracraneal hasta tanto el peso del niño sea más aceptable para la cirugía de exéresis. Lo ideal es la extirpación en bloque luego de haber coagulado el pedículo vascular pero, en caso de grandes masas tumorales, esto se hace dificultoso y hay que ir fragmentándola para reducirla. Esto último produce sangrados importantes ya que son muy vascularizados y, a veces, es necesario completar la exéresis en dos o más tiempos quirúrgicos. Un porcentaje de estos pacientes tal vez requiera una derivación de LCR definitiva.

Se presenta como ejemplo un paciente de 15 meses que consulta por detención y pérdida de pautas madurativas, hipotonía, pérdida de sostén cefálico e irritabilidad. Se constata aumento del perímetro cefálico y se obtiene la siguiente imagen (**fig. 76-3**). Al ingreso se coloca una derivación externa. Se programa la cirugía de resección mediante la cual luego se logra la extirpación total del tumor. Se deja el drenaje externo elevándolo gradualmente hasta cerrarlo en unos pocos días. El paciente no presenta signos clínicos de hipertensión intracraneal por lo que se retira el drenaje. En las imágenes posquirúrgicas se observa higroma subdural (**fig. 76-3B**) que desaparece unos meses después (véase **fig. 76-3C**). El niño permanece sin déficit neurológico.

Tumores de la región selar/supraselar

Los tumores más frecuentes de la región selar-supraselar en pediatría son: los craneofaringiomas, tumores quiasmáticos hipotalámicos y germinomas.

Por su localización en relación directa con la vía óptica y las principales áreas de regulación hormonal, la clínica de estos tumores suele manifestarse por: disminución de la agudeza visual, diabetes insípida, pubertad temprana, alteración del crecimiento y, en algunos niños pequeños, puede aparecer el síndrome de Russel o caquexia diencefálica.

En caso de tumores muy voluminosos que se extiendan hacia el tercer ventrículo puede aparecer hidrocefalia por bloqueo del acueducto de Silvio, o de los forámenes de Monro en caso de que se extienda hacia arriba. En este último caso estaremos en presencia de una hidrocefalia biventricular.

La hidrocefalia biventricular descompensada tiene diferentes opciones para su manejo. Clásicamente se ha usado la derivación biventrículo-peritoneal que consta de dos catéteres ventriculares conectados a una única válvula por medio de un conector en "Y". Otra opción es hacer una septostomía endoscópica para comunicar ambos ventrículos laterales entre sí y colocar una derivación ventrículo-peritoneal simple de un solo lado. Hay que evitar en estos casos que la ubicación del catéter ventricular sea en el área frontal (punto de Kocher), ya que conviene dejar despejada la zona para el abordaje quirúrgico. El uso de la endoscopia también puede servir para tomar una biopsia de la lesión.

De los tres tumores mencionados, el de mayor indicación quirúrgica es el craneofaringioma (véase **fig. 76-4**) ya que en las otras entidades cada vez más se tiende a la biopsia y al tratamiento quimioterápico o radiante.

Las principales vías para llegar a esta región son: abordaje pterional usando la vía interóptico-carotídea, la vía subfrontal translámina terminal y la vía transcallosa. Otra opción con excelentes resultados para estas lesiones es la vía transnasal endoscópica.

TUMORES INFRATENTORIALES

Una entidad en común que pueden presentar los tumores infratentoriales es la hidrocefalia, que puede ser leve o grave con edema transependimario. Si el paciente está relativamente compensado, puede administrarse dexametasona y programar la cirugía de exéresis tumoral. Si el paciente tiene una hidrocefalia grave y claros signos de hipertensión intracraneal, hay que tratar la hidrocefalia. Para esto contamos con diversas alternativas. Como se trata de una hidrocefalia obstructiva, la cirugía más indicada es la tercer-ventriculostomía endoscópica (TVE), la cual consiste en hacer una fenestración en el piso del tercer ventrículo para que el LCR, que no puede atravesar el cuarto ventrículo (obstruido por el tumor) pueda pasar directamente a las cisternas y continuar su circulación hasta ser reabsorbido en las vellosidades aracnoideas (**fig. 76-5**).

Otra opción es colocar una derivación ventricular externa (DVE). Una vez realizada la cirugía, se la deja

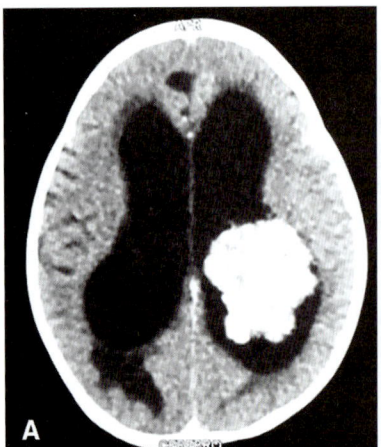 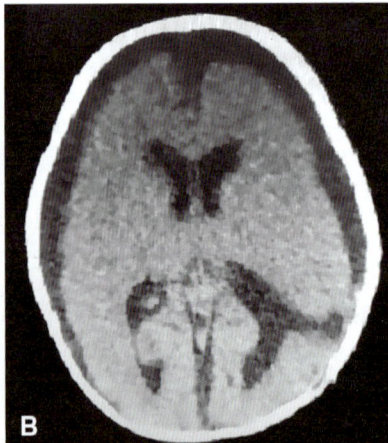 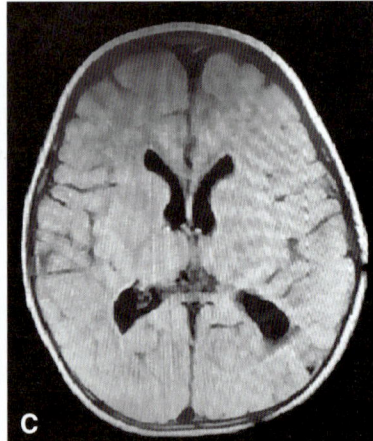

Fig. 76-3. A. TC de encéfalo con contraste. Se observa un papiloma del plexo coroideo e hidrocefalia. **B.** Control posoperatorio realizado una semana después de la intervención quirúrgica, donde se observan higromas subdurales. **C.** RM encefálica del mismo paciente a los tres meses de la cirugía.

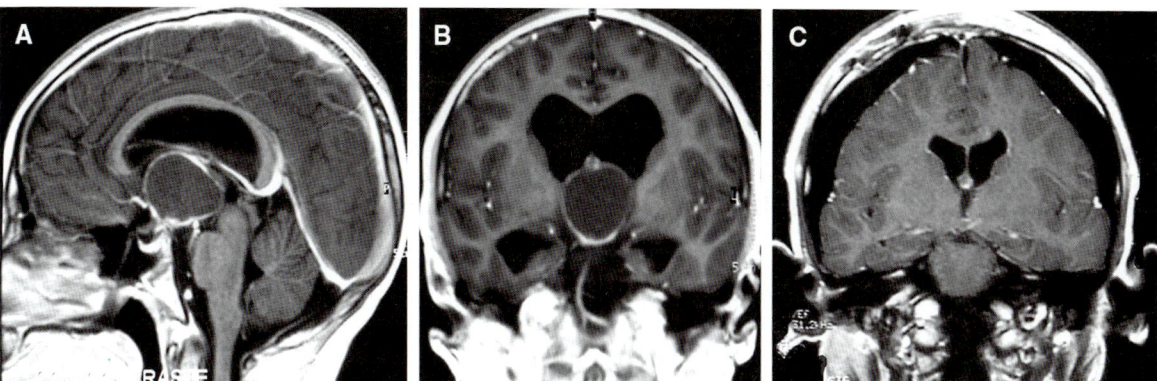

Fig 76-4. Craneofaringioma. **A.** Corte sagital de RM encefálica. **B.** Corte coronal. **C.** Corte coronal realizado en el período posoperatorio. No hay tumor, pero hay higromas subdurales.

a 10-15 cm de altura durante 48-72 horas. Luego se eleva a 25-30 cm y, si el paciente no presenta clínica de hipertensión intracraneal y la TC no muestra dilatación ventricular, podría retirarse.

Otra variante para tratar la hidrocefalia es la colocación de una derivación ventrículo- peritoneal (DVP). La desventaja en esta opción es que se deja al niño con una prótesis que tal vez, luego del desbloqueo por la exéresis tumoral, deje de ser necesaria.

Haciendo TVE o utilizando derivaciones externas transitorias, menos de un 20% de los pacientes con tumores de fosa posterior requerirían una derivación definitiva.

Otra connotación acerca de la DVP es que algunos tumores podrían dar diseminación tumoral hacia el peritoneo (está descrito, aunque es muy raro). En casos de grandes tumores, sobre todo quísticos, disminuir la presión ventricular supratentorial podría generar un gradiente de presión que daría como complicación una hernia transtentorial ascendente, permitiendo de este modo el ascenso de las estructuras de la fosa posterior a través de la incisura tentorial.

Llegado el momento de la cirugía de exéresis, si el paciente tiene hidrocefalia y fue tratado mediante TVE, DVP o DVE, se dará comienzo a la cirugía tumoral directamente. Si el paciente tiene ventriculomegalia leve que no requirió tratamiento previo o no tiene hidrocefalia, es probable que pueda desarrollarla en el posoperatorio inmediato. Por ello se sugiere hacer un orificio de trépano en el punto de Frazier, a 6 cm por encima de inion y a 2 cm de la línea media, y dejarlo suturado. En caso de una hidrocefalia aguda en el posoperatorio, este orificio nos permitirá introducir una aguja hasta el ventrículo para hacer una evacuación urgente de LCR. En tal caso, una vez resuelta la urgencia, se procederá a algunas de las opciones quirúrgicas para el tratamiento de la hidrocefalia.

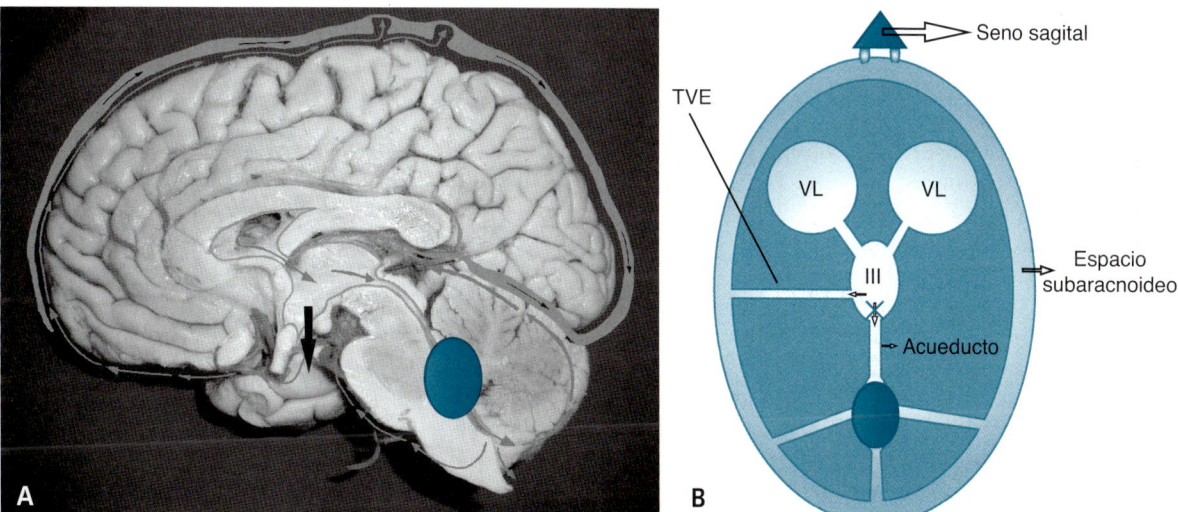

Fig. 76-5. A. Esquema que muestra un tumor (azul) en el cuarto ventrículo que obstruye el paso del LCR. La flecha roja marca el nuevo recorrido que haría el LCR a través de la ventriculostomía en el piso del III ventrículo, para pasar a las cisternas del espacio subaracnoideo. **B.** Modelo esquemático de A. Véase también esta figura en **Láminas en color.**

En el Hospital de Niños Ricardo Gutiérrez, los tumores más frecuentes han sido los meduloblastomas (46%), astrocitomas (23%) y ependimomas (21%).

Tumores del cuarto ventrículo

Anatómicamente, el cuarto ventrículo se encuentra en el centro de la fosa posterior, limitado anteriormente por la cara posterior de la protuberancia y por la mitad superior de la cara dorsal del bulbo. Esta cara anterior se denomina comúnmente "piso" del cuarto ventrículo. Los márgenes laterales están delimitados por los pedúnculos, y la cara posterior o "techo" está formada por el cerebelo. Inmediatamente por debajo de la cubierta ependimaria del piso del cuarto ventrículo, se encuentran algunos núcleos de pares craneales: hipogloso, núcleo motor del vago, espinal, núcleo motor del glosofaríngeo, facial, abducens, trigémino, vestibulares y cocleares. En la parte superior se encuentra un orificio, que es la desembocadura del acueducto. A los laterales se encuentran los forámenes de Luschka y, en la línea media inferior, el de Magendie, que permiten la salida del LCR hacia las cisternas y espacios subaracnoideos. En la mitad inferior del techo se encuentra una lámina aracnoidal llamada velo medular superior que contiene el plexo coroideo. Dado este resumen anatómico, se puede comprender la complejidad de la topografía y la delicadeza que hay que tener al maniobrar los tejidos durante el acto quirúrgico. El piso del cuarto ventrículo nos dice "mírame y no me toques".

La siguiente clasificación de los tumores del cuarto ventrículo enuncia los ejemplos más representativos:

- Derivados de estructuras ventriculares:
  - Papiloma o carcinoma de plexos.
  - Meningioma.
  - Ependimoma.
- Derivados de estructuras adyacentes:
  - Astrocitomas exofíticos del tronco.
  - Meduloblastoma.
- Tumores por defecto de la embriogénesis:
  - Tumores dermoides.
  - Tumores epidermoides.
  - Lipomas.

La clínica de inicio de los tumores de esta localización puede consistir en cefalea, vómitos, ataxia de la marcha, nistagmo, dismetría, entre otros signos. Suelen ser pacientes que en un principio muestran buen estado general, presentan vómitos que pueden acompañarse de cefalea o no. Suelen ser diagnosticados como cuadros gastrointestinales durante algunas semanas hasta que se hacen más manifiestos los síntomas neurológicos.

En cuanto a la cirugía, estos tumores pueden operarse en dos posiciones: decúbito prono o sentado. La mayoría de los servicios de neurocirugía de la Argentina prefieren el decúbito prono. El paciente debe tener realces torácicos e ilíacos para evitar que el apoyo abdominal aumente la presión venosa cerebral. La cabeza se sujeta con cabezal autoestático de Mayfield en niños mayores de 2-3 años y debe quedar flexionada (posición en Concorde) (**fig. 76-6A**).

Se hace una incisión en línea media suboccipital, desde 2 cm por encima del inion hasta el nivel C4-C5. Se diseca el plano muscular por rafe medio y se expone el hueso occipital y el arco posterior del atlas (primera vértebra cervical). Se hace una craneotomía que tiene como límite superior el seno transverso y como límite inferior el foramen magno (**fig. 76-6B**). Se hace osteotomía del arco posterior del atlas. Se abre la duramadre en "Y" y se visualiza el contenido de la fosa posterior (**fig. 76-6C**).

Se procede a la cirugía tumoral mediante microscopia y, una vez finalizada la etapa de exéresis (**fig. 76-6D**), se hace hemostasia y se pide al anestesiólogo que normalice la tensión arterial para verificar si quedan sitios sangrantes. El cierre dural debe ser meticuloso para evitar fístulas de LCR posoperatorias, ya que esto podría desencadenar una serie de eventos desafortunados. Si es necesario, se realizará una plástica dural con parche autólogo o heterólogo. Idealmente se aconseja reponer la plaqueta ósea y fijarla, así –en caso de requerir reexploraciones– se facilita el abordaje al no quedar la duramadre expuesta directamente al plano muscular. Parafraseando a un gran maestro de la neurocirugía mundial, el profesor Al-Mefty: "Planifique el cierre antes de abrir".

Las complicaciones posquirúrgicas más relevantes son: hematoma del lecho quirúrgico, edema, infección y fístula de LCR.

Hay una entidad llamada **mutismo cerebeloso acinético o síndrome afectivo cerebeloso**, que puede aparecer entre las 24 y 72 horas posteriores a la cirugía en, al menos, el 20% de los pacientes. Este consta de una tríada: 1) disminución del lenguaje hablado o mutismo, 2) ataxia e hipotonía axial y 3) síntomas neuroconductuales como labilidad emocional, irritabilidad y apatía. Esto último se caracteriza por la pérdida del habla en un paciente consciente.

Los síntomas neuroconductuales pueden ser los más angustiantes para las familias, porque los niños generalmente son inconsolables, con gemido agudo permanente, marcada apatía, falta de iniciación e hipocinesia. Otros síntomas, tales como disminución de la ingesta oral y apraxia oromotora, también han sido descritos. Se ha observado incontinencia fecal y urinaria hasta en el 60% de los pacientes. La fisiopatología de este síndrome no se conoce completamente, pero se supone que las perturbaciones en la vía dento-tálamo-cortical proximal estarían implicadas. Además, cada vez hay más evidencia que apunta al papel del cerebelo en la iniciación del habla. Los abordajes qui-

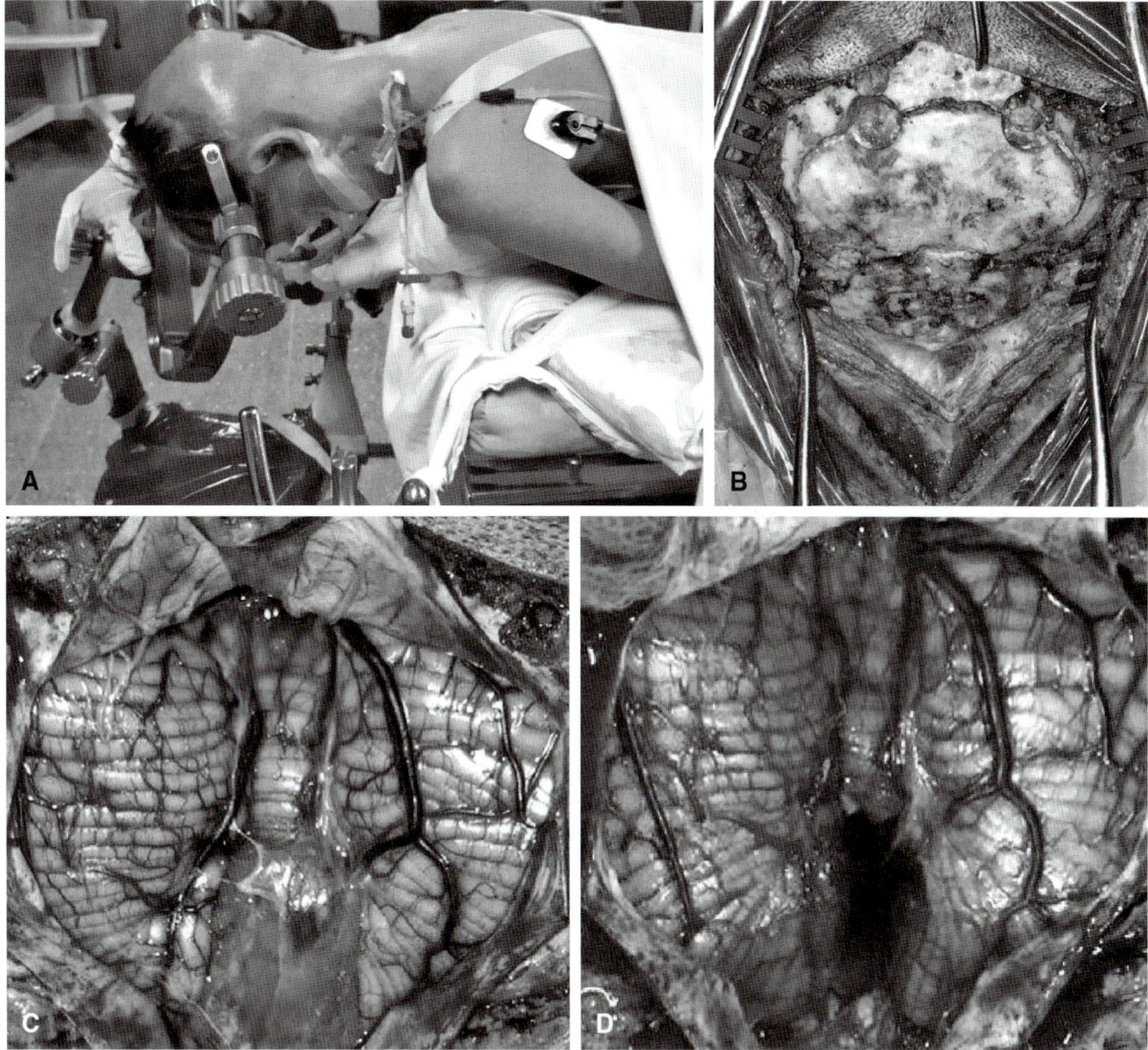

Fig. 76-6. A. Posicionamiento del paciente para una cirugía de la fosa posterior. **B.** Craneotomía suboccipital. **C.** Una vez abierta la duramadre, se observa la cara occipital de cerebelo y el tumor que protruye por debajo del vermis. **D.** El mismo paciente, después de la resección del tumor. Véase también esta figura en **Láminas en color.**

rúrgicos que evitan la división del vermis cerebeloso no parecen prevenirlo. El desenlace es variable. Típicamente, el niño se recupera del mutismo en un tiempo promedio de 8,3 semanas; sin embargo, una disartria atáxica residual es frecuente. El 95% de los pacientes con mutismo moderado o grave presentaba trastornos del habla hasta un año después de la cirugía. Se ha descrito que la administración de bromocriptina podría mejorar o revertir el cuadro.

Meduloblastoma

Es el tumor maligno más común en la edad pediátrica y tiene capacidad de diseminación por LCR. En uno de cada tres pacientes puede existir infiltración del tronco cerebral. Está confinado al interior del cuarto ventrículo y es muy raro que invada las cisternas y el ángulo pontocerebeloso. El pico de incidencia se produce entre los 3 y 8 años, con una media de 6 años. En la RM en T1 se ve como una lesión isoisohipointensa espontáneamente, que presenta realce homogéneo con el contraste. Raramente invaden el piso del cuarto ventrículo y, en caso de que esto suceda, la fina lámina que queda no tiene ningún pronóstico negativo. No hay que intentar su remoción agresiva, ya que aumenta el riesgo de secuelas neurológicas. Es un tumor altamente quimiosensible y radiosensible, por lo que con estas terapias puede eliminarse el tumor remanente. En cambio, un residuo mayor de 1,5 cm³ debe hacer considerar la reintervención.

Son de aspecto rojizo, de consistencia blanda, muy vascularizados, por lo que durante la cirugía se presentan como una lesión sangrante, lo que debe tenerse muy en cuenta sobre todo en niños pequeños. La radioterapia debería comenzar antes de los 28 días posoperatorios.

Ependimomas

Dos tercios de los ependimomas pediátricos se sitúan en la fosa posterior. La edad promedio de presentación es de 4 -6 años. Uno de cada tres se diagnostica antes de los 3 años. Predomina levemente en varones. En las imágenes se muestran isohipodensas/intensas con realce homogéneo con el contraste. Suelen tener calcificaciones. El 80% se originan del piso del cuarto ventrículo. Pueden salir de la cavidad ventricular a través de los forámenes de Luschka y Magendie e invadir las cisternas pontocerebelosas y magna, lo que dificulta la exéresis total. Algunos casos pueden localizarse directamente en el ángulo pontocerebeloso sin aparente conexión ventricular. El tratamiento de referencia ("patrón oro") es la cirugía con resección total seguida de radioterapia. La quimioterapia tiene un papel menos definido en estos tumores. La resección total se define como ausencia de tumor en la RM posoperatoria que debe obtenerse en las primeras 72 horas posquirúrgicas. Si al finalizar la cirugía se observa con el microscopio quirúrgico una fina lámina tumoral en el piso del cuarto ventrículo y no se ve tumor en la RMI, la resección se considera total. La sobrevida a 5 años es de 65-80% cuando la resección es total o cercana al total. Pero, si la resección es subtotal (definida como < 90% o resto tumoral > 1,5 cm³), la sobrevida desciende a un 20%.

La resección completa en la primera cirugía puede lograrse en un 42-70% de los casos. Lograr esto se dificulta en los tumores que invaden el piso del cuarto ventrículo o que atraviesan el foramen de Luschka para alcanzar los nervios craneales.

Tumores del cerebelo

El astrocitoma pilocítico es el más frecuente (80%), seguido del astrocitoma difuso de bajo grado (15%) y tumores de grado más alto, como el astrocitoma anaplásico de grado III y el glioblastoma multiforme de grado IV (5%).

El astrocitoma pilocítico es de grado I según la clasificación de la OMS. Crece lentamente y tiene una propensión relativamente baja a la infiltración parenquimatosa. Es el tumor intracraneal con mejor pronóstico, ya que –si se realiza una exéresis total– la curación es 100% definitiva. Presenta un pico de incidencia entre 6 y 9 años.

Pueden ser masas sólidas o quísticas y el 50% de estas últimas incluye un nódulo mural. Macroscópicamente suelen aparecer de color gris a marrón claro y pueden tener una vascularización pronunciada. La consistencia del tumor varía desde muy suave y gelatinosa hasta firme y gomosa. Un mínimo porcentaje (< 10%) puede presentar infiltración del tronco cerebral, sobre todo los de línea media que apoyan en el IV ventrículo. Los tumores del vermis o del IV ventrículo son generalmente menos quísticos.

Radiológicamente, se ha descrito que los astrocitomas presentan tres patrones posibles:

- El astrocitoma quístico clásico se presenta como un quiste generalmente grande, con un nódulo mural realzado pero una pared quística que no refuerza con el contraste y se considera no neoplásica (**fig. 76-7A**).
- El falso astrocitoma quístico se caracteriza por la presencia de un componente quístico dentro del tumor. El tumor y la pared del quiste realzan con contraste y la pared es gruesa.
- El astrocitoma sólido carece de formación quística macroscópica y ocurre comúnmente en el vermis (**fig. 76-7B**).

Para la diferenciación entre astrocitomas y meduloblastomas son útiles las imágenes de RM en secuencia T2, en las cuales el componente sólido de un astrocitoma es espontáneamente hiperintenso, mientras que un meduloblastoma exhibe una señal similar o disminuida. El edema rara vez está presente y no se correlaciona con el pronóstico.

Pocas veces una tomografía en ventana ósea puede dar un aporte orientando hacia un diagnóstico anatomopatológico. En este caso, por tratarse de tumores de crecimiento muy lento, producen un bloqueo paulatino a la circulación del LCR, causando una hidrocefalia de lenta evolución con un aumento gradual y sostenido de la presión intracraneal que es bien tolerado durante varios meses. Esto genera un aumento de presión sobre las paredes internas del cráneo que dan por resultado final un aumento del perímetro cefálico que puede acompañarse de diastasis de suturas. Ejemplo de esto es una niña de 7 años que presenta cefalea de 2 meses de evolución, vómitos matutinos y edema de papila. Tiene un perímetro cefálico de 53 cm (> 2 desvíos estándar). Presenta una lesión en fosa posterior y diastasis de sutura coronal. La lesión resultó ser un astrocitoma pilocítico (**fig. 76-7B-D**).

Tumores del tronco encefálico

Los tumores de tronco representan el 10-20% de los tumores encefálicos en pediatría. El pico en la edad de presentación es 6-8 años.

Una clasificación práctica es la siguiente:

- Difusos.
- Focales.
  - Mesencefálicos:
    o Tectales.

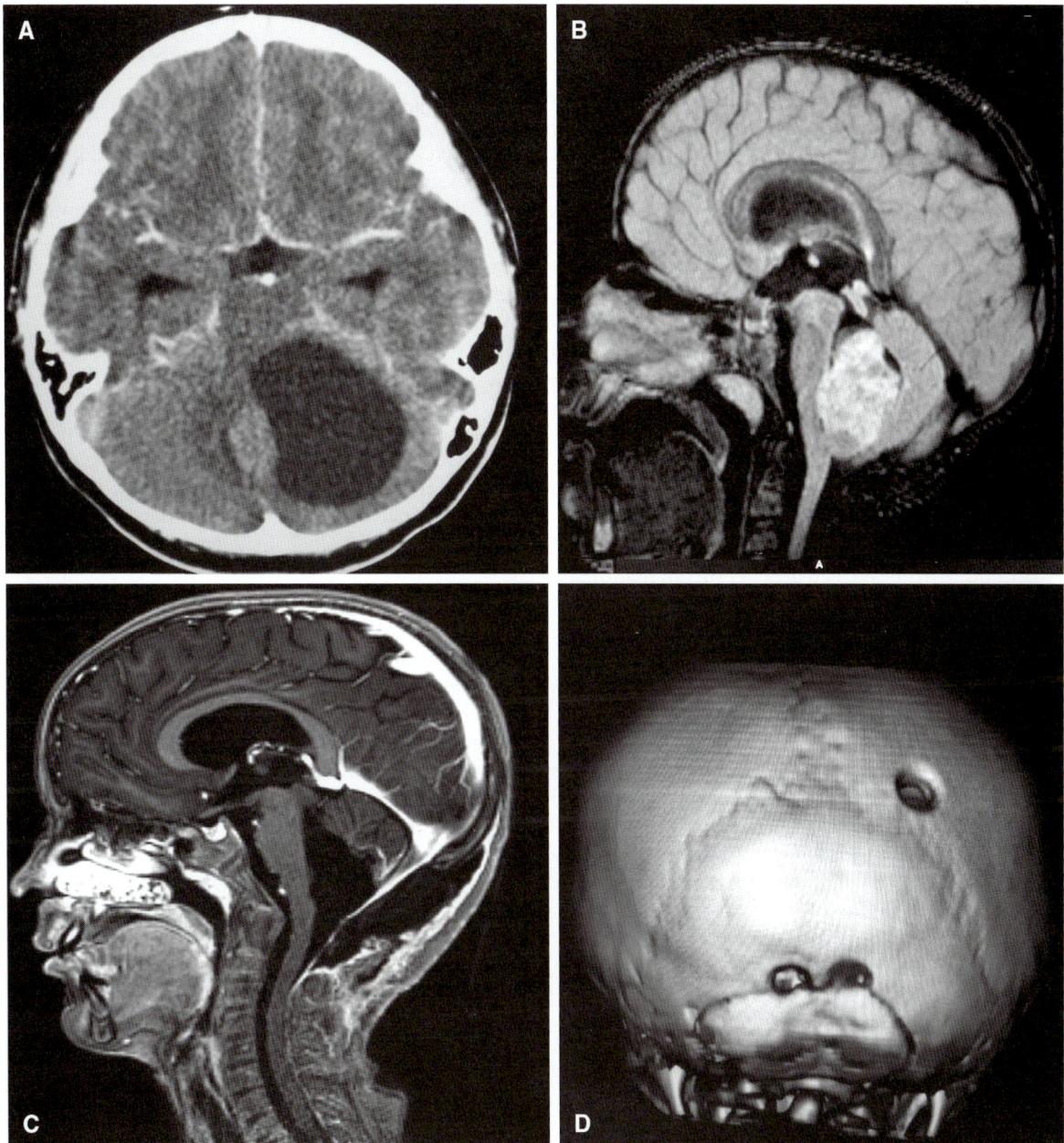

Fig. 76-7. A. TC de encéfalo donde se observa un astrocitoma quístico con un nódulo mural. **B.** RM encefálica donde se ve un astrocitoma sólido. **C.** El mismo paciente del caso B, en el período posoperatorio. **D.** TC 3-D posquirúrgica del mismo paciente presentado en B y C. Se observa la craniotomía suboccipital con la plaqueta ósea reposicionada y el orificio en el punto de Frazier para disponer de un acceso ventricular, en caso de urgencia.

o Tegmentales.
– Protuberanciales.
– Bulbares.
– Bulbomedulares.

Tumores difusos: representan el 80% del total de los tumores de tronco; el 95% corresponde a protuberancia. La clínica típica de estos tumores es el denominado síndrome alterno, que está dado por alteraciones del VI y VII par craneal de un lado y hemiparesia con-

tralateral. En las imágenes se muestran con una protuberancia abalonada con escaso realce de contraste, y los pedúnculos cerebelosos pueden estar infiltrados, viéndose hiperintensos en T2 (**fig. 76-8A**).

Son de alto grado de malignidad y, por su carácter difuso, irresecables. El tratamiento indicado es la radioterapia y la expectativa de vida es de 6 a 12 meses con tratamiento y 3 meses sin tratamiento.

Entre los tumores focales tenemos distintas localizaciones:

Mesencefálicos: constituyen el 10% de los tumores de tronco y la mayoría son de bajo grado. El 50% son tectales y periacueductales y la clínica que suelen dar es la hidrocefalia por compresión del acueducto y macropsia. El tratamiento consiste en controlarlos y tratar la hidrocefalia. Hay casos que involucionaron después de realizada la biopsia.

El otro 50% invade el tegmento y los pedúnculos cerebrales, dando como clínica trastornos oculomotores y de la vía piramidal. El tratamiento es la radioterapia y/o cirugía.

Tumores bulbares y bulbomedulares (más frecuentes): tienen tendencia a hacerse exofíticos hacia el cuarto ventrículo. El 90% son insidiosos y de lento crecimiento, lo cual puede demorar hasta dos años llegar al diagnóstico. La mayoría son astrocitomas de bajo grado. Al estar en una zona donde corren vías motoras y se encuentran los pares craneales bajos, la clínica puede incluir náuseas, vómitos, ataxia, disfagia, voz nasal, disfonía, hipo, síncopes, abolición del estornudo, patrones irregulares del sueño, neuropatía ocasionada por microaspiraciones crónicas, torticolis, etcétera.

No se ven en la tomografía porque son isodensos. En la RM suelen verse isointensos en T1 e hiperintensos en T2. Está indicada la cirugía.

En general la cirugía de los tumores de tronco no es un tratamiento radical; no obstante, algunos tumores focales podrían beneficiarse con la cirugía y muchos prolongar la sobrevida. Debe hacerse con monitorización neurofisiológica intraquirúrgica y acceder a la lesión a través de las "zonas de entrada segura" para tratar de evitar el daño de estructuras vitales.

Tumores del ángulo pontocerebeloso

Ya que son muy infrecuentes en niños (1% del total, aproximadamente.), se hará una muy breve mención acerca de estos. Los más frecuentes son los schwannomas vestibulares, que suelen asociarse a neurofibromatosis tipo 2 (NF2); tanto es así que, cuando son bilaterales, esto ya basta para confirmar el diagnóstico. Otras histologías informadas fueron meningiomas, astrocitomas, ependimomas, quistes aracnoideos, quistes epidermoides, teratomas y hasta hay un informe de meduloblastoma. Suelen dar síntomas relacionados con la afectación de pares craneales VII y VIII y pares craneales bajos: parálisis facial, alteraciones auditivas, trastornos deglutorios, torticolis, disfonía. Suelen dar hidrocefalia por compresión del cerebelo y cuarto ventrículo. El abordaje estándar es el retrosigmoideo.

TUMORES DE LA REGION PINEAL

La glándula pineal normal mide solo 5 a 10 mm. Está histológicamente compuesta por pinealocitos (95%) y células gliales (5%). Es una glándula productora de melatonina, que interviene en la regulación del ciclo sueño-vigilia.

Epidemiología

Tienen una incidencia del 3-8% en la edad pediátrica. Los germinomas son los más frecuentes (35-65%) y la edad de presentación prevalente se ubica entre los 10-20 años. Los tumores de células germinales de la región pineal tienden a afectar a los varones en una relación 4:1. La mayoría de los teratomas ocurren en niños menores de 9 años.

Anatomía de la región pineal

La región pineal comprende múltiples estructuras alrededor de la glándula. Por delante de esta se encuentra el tercer ventrículo y, por detrás, la cisterna cuadrigeminal. Las estructuras neurales que rodean la glándula pineal son: por abajo, la placa cuadrigeminal, el vermis cerebeloso posteriormente y el esplenio del cuerpo calloso por encima. Lateral a la glándula pineal están los polos posteriores del tálamo. Hay un complejo venoso muy importante que incluye las venas cerebrales internas, venas basales, ampolla de Galeno y seno recto. Esta localización profunda y la cantidad de estructuras neurales y vasculares que la rodean hacen que sea una región de difícil acceso.

Clínica

Los síntomas más característicos son los generados por la hipertensión intracraneal producida por la hidrocefalia causada por compresión del acueducto (cefalea, vómitos, papiledema, etc.) y la imposibilidad de elevar la mirada (síndrome de Parinaud) debido a la compresión del techo (*tectum*) mesensefálico.

Clasificación

- Tumores de células germinales:
  - Germinoma.
  - Carcinoma embrionario.
  - Tumores del seno endodérmico.
  - Coriocarcinomas.
  - Teratomas:
    o Maduros.
    o Inmaduros.
- Tumores de células pineales:
  - Pineocitoma.
  - Pineoblastoma.
- Otros tumores.

Los tumores de células germinales son los más comunes y, de todos ellos, el teratoma maduro es el único benigno. Los pineoblastomas pertenecen a los tumores neuroectodérmicos primitivos (PNET), por lo que tienen comportamiento agresivo; en cambio, los pineocitomas son de bajo grado.

Diagnóstico

El diagnóstico de los tumores pineales se basa fundamentalmente en tres ejes: las imágenes, los marcadores tumorales y el LCR.

Imágenes

En la TC, los germinomas son hiperdensos en relación con el tejido cerebral circundante y realzan homogéneamente con el contraste. En la RM son isohipointensos en T1 con realce al contraste. En T2 son isohiperintensos (**fig. 76-8B**).

Los teratomas tienden a presentarse como lesiones quísticas múltiples hipodensas/intensas heterogéneas, hiperintensas en T2 y con realce de contraste variable (**fig. 76-8C** y **D**).

Las lesiones concomitantes en región pineal y supraselar (bifocal) se consideran altamente sugestivas de tumor germinal, particularmente germinoma.

Marcadores tumorales

Los marcadores tumorales son tres. La alfafetoproteína (AFP), la subunidad beta de la gonadotrofina coriónica humana (-hCG) y el antígeno carcinoembrionario (CEA).

A grandes rasgos y a modo orientativo se podría decir que la α-fetoproteína (AFP) aumenta en los tumores del seno endodérmico, la -hCG en los coriocarcinomas y el CEA en germinomas, carcinomas embrionarios y tumores del seno endodérmico.

Tratamiento

La verificación histológica sobre la base de marcadores tumorales y/o la biopsia conduce a una selección apropiada del tratamiento. Mencionaremos los lineamientos generales, ya que el tratamiento será ajustado a cada paciente por el equipo de Oncología.

Si los marcadores son positivos y el diagnóstico apunta a un carcinoma embrionario, tumor del seno endodérmico o coriocarcinoma, el tratamiento es la quimioterapia. Si se piensa en un germinoma, el tratamiento es la radioterapia (para edad > 3 años). Si los marcadores son negativos, se podría hacer una biopsia.

Los tumores que deben operarse directamente son los teratomas maduros y tumores de células pineales. Si la biopsia muestra teratoma inmaduro, se debe intentar extraer la mayor cantidad de tumor y luego hacer quimioterapia. En pineocitomas se debe intentar la exéresis total, con excelentes pronósticos. Si la biopsia muestra pineoblastoma, debe operarse extrayendo la mayor cantidad posible de tumor y tratarlo como al meduloblastoma.

Biopsia

Pueden biopsiarse a cielo abierto, por estereotaxia o endoscópicamente. Si el paciente tiene hidrocefalia, se prefiere el abordaje endoscópico que sirve para tomar biopsia y, en el mismo acto, resolver la hidrocefalia mediante una tercer-ventriculostomía (TVE).

Cirugía

Para llegar a la región pineal se pueden usar varias vías quirúrgicas. La preferida por el autor y la más realizada en los centros quirúrgicos pediátricos es la vía supracerebelosa infratentorial. La particularidad de esto reside principalmente en la posición de sedestación en que se coloca al paciente (**fig. 76-9**). Esto tiene connotaciones hemodinámicas que deben ser muy bien conocidas y manejadas por el anestesiólogo y por el médico de cuidados críticos. El paciente se coloca en posición sentado/semisentado, con la cabeza sujeta con cabezal de Mayfield (solo mayores de 2-3 años), flexionada de acuerdo con la angulación del tentorio de cada paciente y sin comprimir las yugulares. Es aconsejable hacer vendaje semicompresivo de miembros inferiores, para aumentar la volemia venosa en los vasos de capacitancia centrales y mejorar el retorno venoso. Debe colocarse acceso venoso central a la aurícula derecha. Se hace una craneotomía suboccipital exponiendo el seno transverso. Se abre la duramadre infratentorial y se expone la cara occipital del cerebelo. Por la posición sentada, este tiende a "caer", aumentando el espacio entre la cara tentorial del cerebelo y el tentorio, lo que ofrece una vía de acceso a la región pineal desde atrás.

Ventajas de la posición sentada:

- Mejor exposición y abordaje de estructuras.
- Disminución del sangrado intraoperatorio. Mejor hemostasis.
- Mejor drenaje LCR con ↓ PIC.
- Menor edema cerebral.
- Facilita la ventilación: ↓ presiones vía aérea (obeso, enfermedad pulmonar obstructiva crónica [EPOC]).

Inconvenientes de la posición sentada:

- Alteraciones hemodinámicas.
- Embolia gaseosa.
- Entrada de aire en el espacio subdural y ventricular durante la cirugía.
- Fatiga del cirujano (es una posición poco ergonómica).

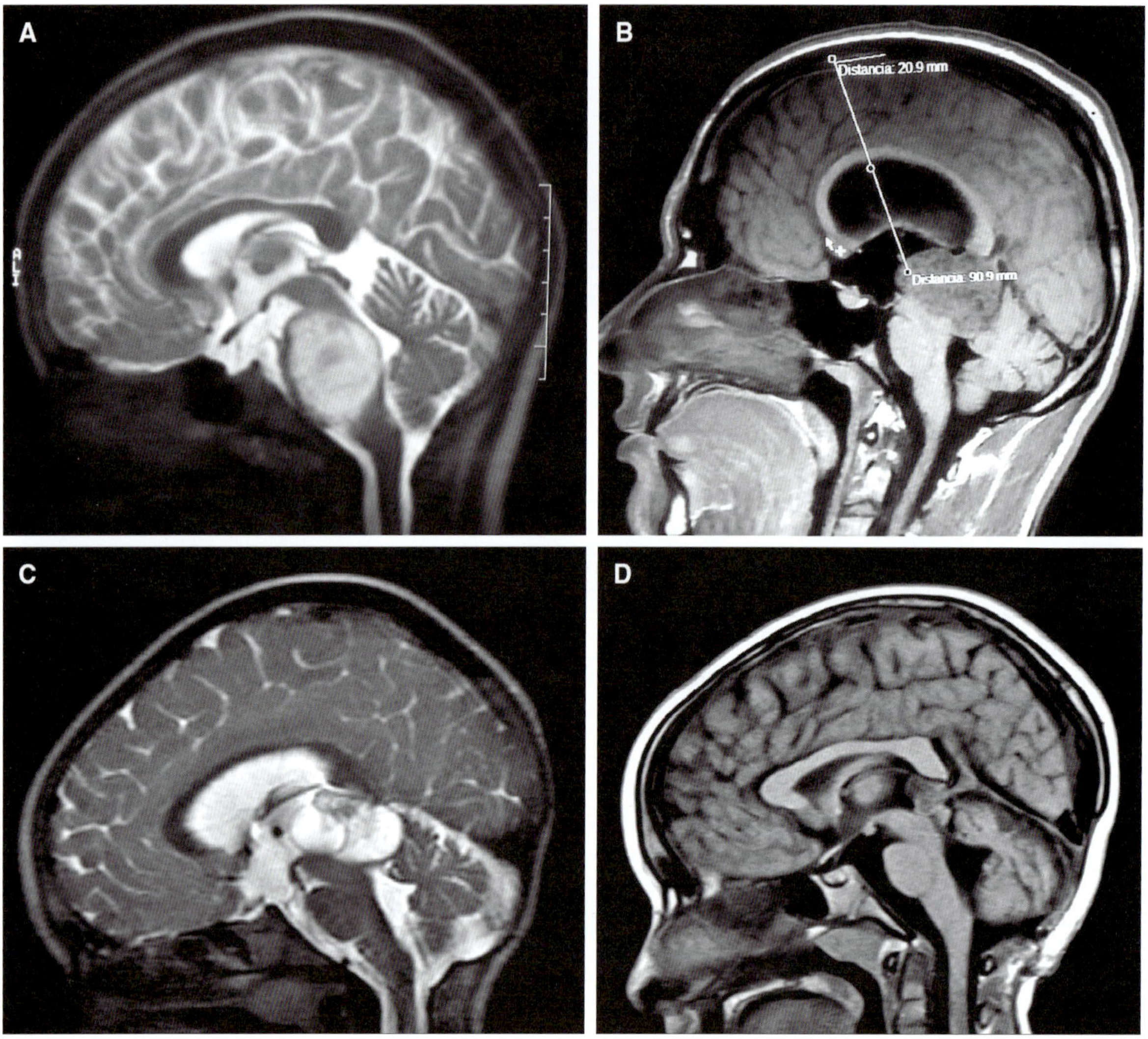

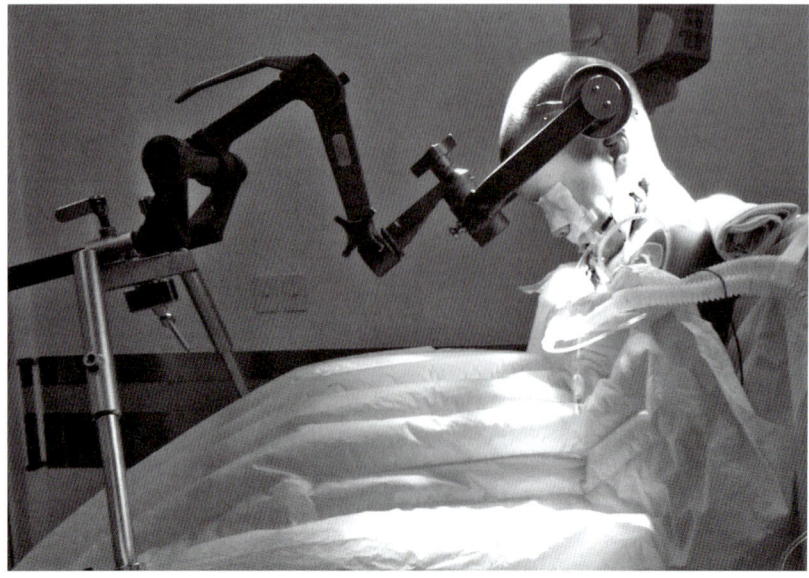

Fig. 76-8. A. Secuencia T2 de RM encefálica donde se observa un tumor difuso del tronco. **B.** Tumor en la región pineal en un paciente de 16 años, que correspondía a un germinoma. **C.** Secuencia T2 de RM que muestra un teratoma maduro. Nótense los quistes intratumorales. **D.** El mismo paciente del caso C, después de la cirugía.

Fig. 76-9. Paciente en posición sentado para el abordaje pineal. Corresponde al mismo paciente de la **figura 76-8 B, C** y **D.**

- Está contraindicada en pacientes portadores de derivación ventrículo-atrial y en insuficiencia cardíaca congestiva.

Las *alteraciones hemodinámicas* se deben a disminución de la resistencia vascular, hipotensión, bradicardia, disminución del volumen sistólico y aumento de la resistencia vascular pulmonar. Todo esto disminuye el gasto cardíaco causando hipoperfusión con paro cardíaco e isquemias cerebrales.

La *embolia gaseosa* se produce cuando la presión dentro de una vena abierta es subatmosférica (el campo quirúrgico se encuentra por encima del corazón). Al llegar burbujas aéreas al ventrículo derecho y luego a los capilares pulmonares se produce vasoconstricción, alteraciones V/Q, obstrucción flujo-arteria pulmonar, disminución del gasto cardíaco, insuficiencia cardíaca derecha aguda y disminución del llenado del ventrículo izquierdo. Esto se ve reflejado en una disminución de la saturación de oxígeno, aumento de la presión parcial de dióxido de carbono ($PaCO_2$) en la capnografía, hipotensión y taquicardia. Los métodos más sensibles para diagnosticarla son la ecocardiografía transesofágica y el Doppler precordial.

En el posoperatorio, la clínica para destacar es insuficiencia cardíaca derecha aguda, hipertensión pulmonar, isquemia miocárdica, edema pulmonar, coagulopatía y reducción del recuento plaquetario.

El tratamiento se basa en detener la entrada de aire y ofrecer medidas de soporte hemodinámico: inundar el campo quirúrgico de suero, colocar cera a los bordes óseos para evitar el sangrado venoso, aspirar el aire a través de la vía central y reposicionar al paciente con la cabeza a la altura del corazón.

CONSIDERACIONES Y CUIDADOS POSQUIRÚRGICOS

El éxito del tratamiento neuroquirúrgico se basa en los cuidados preoperatorios, durante la cirugía y en el posquirúrgico. Mencionaremos algunas particularidades que pueden presentarse en pacientes posquirúrgicos.

Decisión de intubar en el posoperatorio

Finalizada la cirugía de los tumores encefálicos, tener al paciente extubado y despierto facilita la valoración del sistema nervioso (sensorio, focalización, lenguaje, etc.). Esto es posible en la mayoría de los casos. Una localización que requiere análisis puntual es la de los tumores de tronco propiamente dicho, sobre todo los bulboprotuberanciales. En esta zona asientan los núcleos de los pares craneales bajos encargados de la deglución y del mantenimiento de una vía aérea permeable (pares IX, X y XII). Se ha observado que los pacientes que salen intubados, al comenzar a desarrollarse el edema posoperatorio en el lecho quirúrgico, suelen requerir reintubación dentro de las primeras 24-48 horas. Esto se debe a alteraciones respiratorias, mala defensa de la vía aérea, aspiración y la consecuente neumopatía aspirativa. Por este motivo suele ser necesario mantener al paciente intubado durante algunos días. No obstante, es probable que estos pacientes terminen traqueostomizados.

Hidrocefalia y obstrucción del *shunt*

La hidrocefalia aguda se presenta con clínica de hipertensión intracraneal, que puede ir desde cefalea y vómitos hasta un estado de coma profundo. Es una complicación que puede aparecer con más frecuencia en tumores de fosa posterior. Podríamos tener dos situaciones:

Paciente sin derivación de LCR

Si el paciente no tenía hidrocefalia o tenía hidrocefalia compensada, al desobstruir las vías de circulación de LCR con la exéresis tumoral, la hidrocefalia debería resolverse. Contrariamente, puede suceder que el edema o restos hemáticos obstaculicen el acueducto y se genere una hidrocefalia aguda. Este también sería el caso de un paciente al que se le haya realizado una tercer-ventriculostomía y, en el posoperatorio, se obstruya con sangre o detritos quirúrgicos. Como se mencionó en párrafos anteriores, es de buena práctica dejar un orificio de trépano para acceso ventricular en caso de urgencia y poder evacuar LCR por medio de una punción.

Paciente con derivación de LCR

En pacientes que, por presentar hidrocefalia muy sintomática al ingreso se trataron con derivación de LCR interna o externa, puede producirse la obstrucción del catéter ventricular con restos hemáticos y desarrollarse una hidrocefalia aguda.

El tratamiento posoperatorio de una derivación externa se describió anteriormente en la sección "Tumores infratentoriales".

Trastornos hidroelectrolíticos

Pueden ser graves y generar edema cerebral, convulsiones y muerte. Son más frecuentes en tumores del área selar-supraselar. Los más frecuentes son diabetes insípida, secreción inadecuada de la hormona antidiurética (ADH) y síndrome perdedor de sal.

Analgesia

Sedar y evitar el dolor atenúa la respuesta neuroendocrina al estrés normalizando el consumo de oxígeno, el gasto cardíaco y la actividad simpática. De este modo se evitan crisis de hipertensión arterial y intracraneal que podrían derivar en hemorragias, sobre todo del lecho quirúrgico.

Hemorragia

La hemorragia tumoral puede producirse espontáneamente o luego de una derivación de LCR por descompresión. En el posoperatorio es fundamental evitar la hipertensión arterial y las maniobras de Valsalva (sean por dolor o por desadaptación al ventilador, en caso de paciente en asistencia ventilatoria mecánica [ARM]), lo que puede derivar en hemorragias del lecho quirúrgico.

Anemia

Es aconsejable transfundir a los pacientes con hemoglobina menor de 8 g/L.

Convulsiones

Son frecuentes en cirugías que afecten las áreas corticales supratentoriales y en pacientes con antecedentes de convulsiones. En estos casos, la fenitoína es el fármaco de elección por su eficacia y porque no altera el nivel de conciencia, permitiendo controlar el sensorio del paciente despierto. En neonatos, el fármaco de elección es el fenobarbital.

Fiebre e infección

Los posoperatorios del área hipotalámica y la sangre en el espacio subaracnoideo suelen elevar la temperatura, sin estar necesariamente en presencia de infección.

Las infecciones posoperatorias pueden afectar el tejido encefálico, meninges, espacio subdural, epidural, hueso, espacio subgaleal y piel. Los gérmenes más frecuentes son *S. aureus*, *S. epidermidis* y bacterias gramnegativas (*E. coli*, *Enterobacter*, *Pseudomonas*, *Klebsiella*).

Los pacientes portadores de sistemas de derivación, interna o externa, pueden presentar infecciones asociadas al catéter. Ante la sospecha se deberá tomar muestra de LCR y, según los resultados, se podrán considerar diferentes circunstancias:

- **Contaminación:** aislamiento único o examen directo de LCR positivo, con estudio citoquímico, químico y citológico normales.
- **Colonización:** cultivos positivos en dos o más muestras, citoquímico normal, sin la presencia de signos clínicos de infección más allá de la presencia de fiebre.
- **Sospecha de infección de la ventriculostomía:** cultivos negativos, aumento progresivo de la celularidad y de las proteínas, y descenso sostenido de la glucorraquia.
- **Infección relacionada con la ventriculostomía:** cultivo positivo y citoquímico patológico asociado a signos y síntomas de poca magnitud distintos de la fiebre.
- **Ventriculitis:** fiebre, cultivos positivos, examen citoquímico patológico, signos de meningitis, disminución del nivel de conciencia, convulsiones.
- En caso de infección hay que remover el sistema de derivación y administrar antibióticos.

Edema cerebral

Puede ser generalizado o localizado al área quirúrgica. El generalizado puede deberse a hiponatremia, isquemia, aumento brusco de la $PaCO_2$, fiebre elevada o crisis hipertensiva. Responde a la hiperventilación y a los agentes osmóticos (clorurados o manitol). El edema localizado responde rápidamente al tratamiento con dexametasona.

Hipertensión intracraneal

La monitorización posquirúrgica rutinaria de PIC no está indicada, salvo cuando existan signos de hipertensión intracraneal.

Neumoencéfalo

Es más frecuente cuando el paciente se operó en posición sentada. Los pequeños no producen síntomas pero, si son grandes, pueden estar a tensión y requerir evacuación.

★ **CONCLUSIONES**

La patología neurooncológica pediátrica es un gran capítulo médico. Con el advenimiento de las nuevas técnicas de inmunohistoquímica y biología molecular, cada vez más se pueden subclasificar los distintos tipos de tumores. Esto permite que los tratamientos oncológicos cada vez sean más dirigidos e individualizados para cada paciente. Pero para el tratamiento clínico general y quirúrgico de esta área, tal vez sea práctico segmentarlo por regiones topográficas como hemos hecho en este capítulo.

Es fundamental la interacción de los distintos profesionales. Cada uno debe esmerarse en hacer bien lo que le corresponde. El cirujano no puede ver las histonas durante la cirugía, ni el oncólogo podría identificar la arteria cerebelosa posteroinferior durante una cirugía. Entonces la labor del cirujano es operar cada vez mejor, la del patólogo hacer un buen diagnóstico, la de oncólogo saber qué tratamiento indicar y la del intensivista cuidar y dar soporte al paciente crítico antes y después del acto quirúrgico.

"Trabajar en equipo divide el trabajo y multiplica los resultados".

BIBLIOGRAFÍA

Albright A, Pollak I, Adelson P. Principles and Practice of Pediatric Neurosugery, 3.rd Edition. N York: Thieme Medical Publishers; 2015.

Bateman GA, Siddique SH. Cerebrospinal fluid absorption block at the vertex in chronic hydrocephalus: obstructed arachnoid granulations or elevated venous pressure? Fluids Barriers CNS 2014;11:11.

Bateman GA, Smith RL, Siddique SH. Idiopathic hydro- cephalus in children and idiopathic intracranial hypertension in adults: two manifestations of the same pathophysiological process? J Neurosurg 2007;107(6Suppl):439-44.

Bateman GA, Stevens SA, Stimpson J. A mathematical model of idiopathic intracranial hypertension incorporating increased arterial inflow and variable venous outflow collaps- ibility. J Neurosurg 2009;110:446-56.

Bateman GA. Hemodynamically significant venous collapse underlying neonatal hydrocephalus. J Neurosurg Pediatr 2014;13:125-32.

Cartmill M, Vloeberghs M. The fate of the cerebrospinal fluid after neuroendoscopic third ventriculostomy. Childs Nerv Syst 2000;16:879-81.

Choux C, Di Rocco A, Hockley A, Walker M. Pediatric Neurosurgery. 1st ed. London: Harcourt Brace and Company Limited; 1999.

Dorfman B, Videtta W. Neurointensivismo: Enfoque clínico, diagnóstico y terapéutico. 1.ra ed. Buenos Aires: Editorial Médica Panamericana; 2010.

Effrey H. et al. Craniopharingiomas. En: Albright. A, Pollak. I, Adelson P. Principles and Practice of Pediatric Neurosugery, 3.rd Edition. N. York: Thieme Medical Publishers; 2015.p. 483-507.

Fischman M. Tumores Pediátricos del Sistema Nervioso Central. Instituto Nacional del Cáncer. Buenos Aires;2015.

Fritsch MJ, Doerner L, Kienke S, Mehdorn HM. Hydrocephalus in children with posterior fossa tumors: role of endoscopic third ventriculostomy. J Neurosurg 2005;103(1 Sup- pl):40-2.

Hirsch JF et al. SA: Pediatric endoscopic third ventriculostomy: a population-based study. J Neurosurg Pediatr 2014;14:455-64.

McCrea, H. et al. Brainstem Gliomas. En: Albright. A, Pollak. I, Adelson. P. Principles and Practice of Pediatric Neurosugery, 3rd Edition. N York: Thieme Medical Publishers; 2015. pp. 553-62.

Moreno F, Chaplin M. 6ª ed. Registro Oncopediátrico Hospitalario Argentino. Ciudad Autónoma de Buenos Aires: Instituto Nacional del Cáncer 2018.

Packer R et al. Chemotherapy and Biologic Therapy for Pediatric Brain Tumors. En: Albright A, Pollak I, Adelson P. Principles and Practice of Pediatric Neurosugery, 3.rd Edition. N. York: Thieme Medical Publishers; 2015. pp. 657-71.

Peruzzi P et al. Cerebellar Astrocytomas. En: Albright A, Pollak I, Adelson P. Principles and Practice of Pediatric Neurosugery, 3.rd Edition. N. York: Thieme Medical Publishers; 2015. pp.563-71.

Pollak I. Supratentorial Hemisferic Gliomas. En: Albright A, Pollak I, Adelson P. Principles and Practice of Pediatric Neurosugery, 3rd Edition. N.York: Thieme Medical Publishers; 2015. pp. 445-58.

Ramaswamy, V. Meduloblastomas. En: Albright A, Pollak I, Adelson P. Principles and Practice of Pediatric Neurosugery. 3.rd Edition. N York: Thieme Medical Publishers; 2015. p.527-33.

Scott D. et al. En: Supratentorial Nonglial Hemisferic Neoplasm. En: Albright A, Pollak I, Adelson P. Principles and Practice of Pediatric Neurosugery, 3rd Edition. N. York: Thieme Medical Publishers; 2015. pp. 460-68.

Shofty B et al. En: Optic Patway Gliomas. Albright A, Pollak I, Adelson P. Principles and Practice of Pediatric Neurosugery, 3.rd Edition. N York: Thieme Medical Publishers; 2015. pp. 473-80.

Tomita T. Pineal Region Tumors. En: Albright A, Pollak I, Adelson P. Principles and Practice of Pediatric Neurosugery, 3.rd Edition. N York: Thieme Medical Publishers; 2015. pp. 509-20.

Villarejo F, Martinez-Laje J. Neurocirugía pediátrica. 1.° ed. Madrid: Ediciones Ergón; 2001.

Wait S et al. Ependymomas. En: Albright A, Pollak I, Adelson P. Principles and Practice of Pediatric Neurosugery, 3.rd Edition. N York: Thieme Medical Publishers; 2015. pp. 535-53.

Zúccaro G, Taratuto AL, Monges J. Intracranial neoplasms during the first year of life. Surg Neurol 1986;26(1):29-36.

Zúccaro G et al. Cerebellopontine angle lesions in children. Childs Nerv Syst 2007;23(2):177-83.

Zuúccaro, G. et al. Lateral ventricle tumors in children: a series of 54 cases. Childs Nerv Syst 1999;15(11-12):774-85.

Véanse **Preguntas de autoevaluación**. **?**

Encefalopatía hipóxico-anóxica: síndrome posreanimación en niños

77

Mónica Garea y Mariana Cyunel

INTRODUCCIÓN

Los paros cardíacos pediátricos generalmente son causados por insuficiencia respiratoria, shock circulatorio o ambos. A diferencia de los adultos, los niños rara vez desarrollan un paro cardíaco súbito por arritmias. Los paros cardíacos por fibrilación ventricular/taquicardia ventricular ocurren en 5 a 20% de los paros cardíacos pediátricos fuera del hospital y aproximadamente en el 10% de los paros cardíacos intrahospitalarios.

Después de una reanimación exitosa de un paro cardíaco, el deterioro neurológico y otros tipos de disfunciones orgánicas son causa de morbilidad y mortalidad significativas. La respuesta de isquemia-reperfusión de todo el cuerpo que ocurre durante el paro cardíaco y la subsiguiente restauración de la circulación sistémica dan como resultado una serie de procesos fisiopatológicos que se denomina síndrome posparo cardíaco o de posreanimación. Los componentes de este síndrome son la lesión cerebral y la disfunción del miocardio después del paro cardíaco, la respuesta sistémica de isquemia-reperfusión y la patología precipitante persistente. El tratamiento implica el cuidado intensivo y tiene como objetivo valores normales de dióxido de carbono y oxígeno en sangre. El tratamiento de la circulación comúnmente requiere soporte vasoactivo para superar la disfunción miocárdica (a menudo transitoria). La optimización de la recuperación neurológica implica el control de las convulsiones y el tratamiento de la hiperglucemia e hipotermia terapéutica en determinados casos. El pronóstico después del paro cardíaco sigue siendo difícil, pero hay pruebas de diagnóstico que pueden usarse, aunque todavía esto es motivo de estudio y discusión.

FASES DEL SÍNDROME POSREANIMACIÓN

Se puede dividir en cuatro fases. La fase inmediata ocurre en los primeros 20 minutos después del regreso a la circulación espontánea y se observa liberación intravascular de óxido nítrico, que deriva en hiperemia moderada, no uniforme, con daño endotelial secundario a la reperfusión, y generación de radicales libres que aumentan el daño endotelial y celular difuso.

La fase temprana ocurre entre 20 minutos y 6 a 12 horas después del regreso a la circulación espontánea. Es una fase de hipoperfusión tardía, donde ocurren vasoespasmo y edema tisular, que disminuyen el flujo sanguíneo cerebral normal. En esta ventana de tiempo, las intervenciones pueden ser eficaces. La fase intermedia sobreviene entre 6-12 horas y 72 horas, y el daño tisular sigue activo. En este estadio se puede implementar el tratamiento enérgico.

Por último, la fase de recuperación tiene lugar a partir del tercer día y en adelante. Es en este momento cuando el pronóstico se vuelve más fiable.

FISIOPATOLOGÍA

Daño cerebral

La lesión cerebral después del paro cardíaco es una causa común de morbilidad y mortalidad, y representa dos tercios de las muertes en pacientes después de un paro cardíaco extrahospitalario.

La vulnerabilidad del cerebro se atribuye a su tolerancia limitada a la isquemia y su respuesta única a la reperfusión. Los mecanismos de lesión cerebral desencadenados por el paro cardíaco y la reanimación son complejos e incluyen excitotoxicidad, alteración de la homeostasis del calcio, formación de radicales libres, cascadas de proteasas patológicas y activación de vías de señalización de muerte celular. Histológicamente, son más vulnerables subpoblaciones de neuronas en el hipocampo, la corteza, el cerebelo, el cuerpo estriado y el tálamo.

Estos procesos pueden continuar en las horas o días siguientes al retorno a la circulación espontánea. La alteración de la autorregulación cerebrovascular puede causar edema cerebral en las horas subsiguientes al retorno a la circulación espontánea, a menudo sin aumentar la presión intracraneal.

La microcirculación se puede alterar a pesar de una presión de perfusión cerebral adecuada debido a trombosis intravascular, por lo que se está investigando el uso de trombolíticos en la reanimación. Sin embargo, el edema cerebral tardío, que ocurre días o semanas después del paro cardíaco y al que se le atribuye el retraso de la aparición de hiperemia, es más probable que sea la consecuencia de la neurodegeneración isquémica.

Otros factores que pueden afectar la lesión cerebral después del paro cardíaco son la fiebre, la hiperglucemia y las convulsiones.

En estudios realizados en adultos se encontró que el aumento de la temperatura corporal estaba asociado con mayor riesgo de muerte cerebral y aumento de la mortalidad hospitalaria. La hiperglucemia es común en pacientes con paro cardíaco y se asocia con un resultado neurológico deficiente. Las convulsiones en el período posterior a la reanimación se asocian con un peor pronóstico y es probable que sean causadas por, y agraven, la lesión cerebral.

Disfunción miocárdica

La disfunción del miocardio después del paro cardíaco es muy común y contribuye a la baja tasa de supervivencia después del paro cardíaco intrahospitalario y extrahospitalario. La evidencia preclínica y clínica indican que este fenómeno responde al tratamiento y es reversible.

La frecuencia cardíaca y la presión arterial pueden ser normales o elevadas inmediatamente después del retorno a la circulación espontánea debido a un aumento transitorio de las concentraciones de catecolamina circulantes y locales. Minutos más tarde del retorno a la circulación espontánea se puede monitorizar la función miocárdica con técnicas adecuadas y detectar la disfunción.

Respuesta sistémica de isquemia-reperfusión

Durante un paro cardíaco, el suministro de oxígeno y sustratos metabólicos se interrumpe abruptamente y los metabolitos no se eliminan. La reanimación solo revierte parcialmente este proceso, logrando un gasto cardíaco y un suministro sistémico de oxígeno mucho menor de lo normal.

Durante la reanimación se produce un aumento compensatorio en la extracción sistémica de oxígeno, y esta deuda de oxígeno acumulada conduce a la activación endotelial, inmunológica, e inflamación sistémica, que determina fallo orgánico múltiple, mayor riesgo de infecciones y muerte. Esta condición tiene muchas características en común con la sepsis.

La activación de la coagulación sanguínea sin una activación adecuada de la fibrinólisis endógena es un mecanismo que puede contribuir a los trastornos de reperfusión, por la formación de trombos en la microcirculación.

Las manifestaciones clínicas de este fenómeno incluyen depleción de volumen intravascular, alteración de la vasorregulación, alteración del suministro y utilización de oxígeno y aumento de la susceptibilidad a las infecciones. En la mayoría de los casos, estas alteraciones responden al tratamiento y son reversibles. Las investigaciones sugieren que los resultados se optimizan cuando las intervenciones están dirigidas por metas y se inician tan pronto como sea posible.

Patología precipitante persistente

La fisiopatología del síndrome posreanimación se ve empeorada por la patología aguda persistente que causó el paro cardíaco o contribuyó a él.

Se deben diagnosticar y tratar posibles patologías precipitantes persistentes como el síndrome coronario agudo (muy frecuente en adultos), las enfermedades pulmonares, la hemorragia (frecuentemente por traumatismo), la sepsis y diversos tóxicos o causas ambientales, como la hipotermia, pueden complicarse por la fisiopatología simultánea del síndrome de paro cardíaco.

CUIDADOS POSREANIMACIÓN

Los objetivos del tratamiento del paciente que retorna a la circulación espontánea después de un paro cardiorrespiratorio (PCR) son diagnosticar y tratar la causa que lo desencadenó, minimizar la lesión cerebral secundaria y asegurar la perfusión de los órganos. Las estrategias se basan principalmente en principios generales de cuidados intensivos o extrapolación de evidencia obtenida de adultos, recién nacidos y estudios en animales, ya que existe una brecha de conocimiento para las intervenciones en niños.

Medidas generales

El tratamiento general de los pacientes que padecieron un paro cardíaco debe seguir los estándares de cuidado para la mayoría de los pacientes críticos en el ámbito de la terapia intensiva.

Se puede dividir en tres categorías: monitorización general, monitorización hemodinámica avanzada y monitorización cerebral.

- Monitorización general:
  - Electrocardiograma continuo.
  - Saturación de oxígeno.
  - Acceso arterial.
  - Presión venosa central.
  - Saturación venosa central de oxígeno.
  - Temperatura corporal central.
  - Ritmo diurético.
  - Estado ácido-base arterial.
  - Lactato sérico.
  - Glucemia, electrolitos, hemograma completo.
  - Radiografía de tórax.

- Monitorización hemodinámica avanzada:
  - Ecocardiografía.
  - Monitorización del gasto cardíaco.
- Monitorización cerebral:
  - Electroencefalograma.
  - Tomografía computarizada y/o resonancia magnética del sistema nervioso.

Oxigenación

Es razonable lograr normoxemia luego de la reanimación cardiopulmonar (RCP). Una saturación de hemoglobina de 100% puede corresponder a un valor de PaO_2 entre 80 y 500 mm Hg, y niveles de oxigenación tan elevados contribuyen al estrés oxidativo del síndrome de reperfusión. Se debe lograr descender el aporte de oxígeno para obtener una saturación entre 94 y 99%. La hipoxemia debe ser evitada ya que empeora el pronóstico neurológico.

Ventilación

Después de un paro cardíaco, la autorregulación vascular cerebral puede estar alterada. Es recomendable mantener la $PaCO_2$ dentro de valores normales, según las condiciones clínicas del paciente, y limitar la exposición a hipocapnia o hipercapnia graves. La hiperventilación puede causar vasoconstricción e hipoperfusión cerebral, así como también aumentar la presión intratorácica y disminuir el gasto cardíaco. Por otro lado, la hipoventilación puede llevar a vasodilatación cerebral e incrementar la presión intracraneal.

Soporte cardiovascular

Después de la reanimación exitosa se evidencian shock con hipotensión y disfunción miocárdica, por lo que se deben infundir líquidos para tratar la hipotensión y soporte inotrópico y/o vasopresor para la disfunción miocárdica y la vasodilatación, con el objetivo de mantener la presión arterial sistólica por encima del percentil 5 para la edad. Si los recursos están disponibles, es recomendable instaurar una monitorización de presión arterial continua.

Tratamiento de la temperatura

La fiebre es común luego del paro cardíaco en pediatría y se asocia a mal pronóstico. De las recomendaciones extrapoladas de pacientes adultos y recién nacidos con asfixia perinatal, surge la recomendación de monitorizar la temperatura corporal de manera continua y tratar enérgicamente la fiebre (38 °C o más) después del retorno a la circulación espontánea.

Para evaluar si la hipotermia terapéutica mejora la sobrevida con buen pronóstico neurológico en pacientes pediátricos que sufrieron un PCR fue diseñado un estudio multicéntrico a gran escala: *Therapeutic Hypothermia after Pediatric Cardiac Arrest*-THAPCA (hipotermia terapéutica luego de paro cardíaco pediátrico). De este estudio que consta de dos partes, se desprende lo siguiente:

En pacientes pediátricos que sobreviven y permanecen comatosos después de un paro cardíaco extrahospitalario, es razonable mantener cinco días de normotermia (36 a 37,5 °C) o dos días de hipotermia continua (32 a 34 °C) seguidos de tres días de normotermia. La hipotermia terapéutica comparada con la normotermia no demostró ser beneficiosa en cuanto a sobrevida con buen pronóstico neurológico al año del evento. Tampoco aumentó la sobrevida a los 12 meses.

Por otro lado, en niños comatosos que sobreviven a un paro cardíaco intrahospitalario, la hipotermia terapéutica (temperatura 33º C), comparada con la normotermia terapéutica (temperatura 36,8 ºC), no confirió un beneficio significativo con respecto a la sobrevida con buen resultado funcional al año del evento.

Control de glucosa

La hiperglucemia luego de un PCR en adultos está asociada con peores resultados neurológicos. La hipoglucemia también está asociada con peor pronóstico, especialmente en neonatos. Si bien no está determinado un umbral de glucemia en pacientes pediátricos, es indispensable monitorizar frecuentemente los niveles de glucosa y tratar la hipoglucemia.

Convulsiones

Las convulsiones posisquémicas son frecuentes y se asocian con peor resultado neurológico. Pueden detectarse clínicamente, o no, como en el caso de los pacientes que reciben relajantes musculares o presentan convulsiones eléctricas. Por ello, los pacientes comatosos después de un paro deben ser monitorizados con electroencefalograma. Si se detectan convulsiones, deben ser tratadas enérgicamente, y las causas, evaluadas de forma correcta, como trastornos del medio interno.

Se recomienda realizar un electroencefalograma dentro de los siete días del evento para pronosticar el resultado neurológico al momento del alta hospitalaria.

Insuficiencia renal

El fallo renal es común en cualquier cohorte de pacientes críticamente enfermos.

Las indicaciones para iniciar la terapia de reemplazo renal en los sobrevivientes de paro cardíaco en estado de coma son las mismas que las utilizadas críticamente para pacientes enfermos en general.

Infección

Las complicaciones infecciosas ocurren durante el tratamiento tanto de pacientes con paro cardíaco como de cualquier otro paciente crítico. La infección más frecuente en este grupo de pacientes es la neumonía causada por aspiración o asociada a la ventilación mecánica.

Oxigenación por membrana extracorpórea

La oxigenación por membrana extracorpórea es la última tecnología para controlar la temperatura posreanimación y los parámetros hemodinámicos. Varios estudios sugieren que su utilización durante la reanimación prolongada puede dar buenos resultados, cuando se implementa en centros con protocolos, experiencia y equipamiento.

FACTORES PREDICTIVOS

Varios factores fueron estudiados como posibles predictores de sobrevida y resultados neurológicos luego de un PCR en pediatría: respuesta pupilar, presencia de hipotensión, biomarcadores séricos (enzima enolasa neuroespecífica, péptido S100B), lactato sérico y el electroencefalograma mencionado anteriormente.

No se ha establecido la fiabilidad de ninguna de estas variables para el pronóstico. Se deben considerar múltiples factores al predecir los resultados en pacientes que logran el retorno a la circulación espontánea después del paro cardíaco.

★ **CONCLUSIONES**

Los avances en la ciencia de la reanimación han mejorado sustancialmente los resultados de sobrevida desde un paro cardíaco.

La atención de los pacientes después del paro cardíaco requiere equipos y capacitación adaptados para realizar intervenciones críticas de forma rápida y segura con el fin de evitar errores latentes y morbimortalidad prevenible. El síndrome de paro cardíaco ocurre en cuatro fases: inmediata, temprana, intermedia y de recuperación. La intervención adecuada en las etapas temprana e intermedia puede mejorar el pronóstico de los pacientes. Asimismo, el síndrome de paro cardíaco tiene cuatro componentes principales: daño cerebral, disfunción miocárdica, respuesta sistémica a la isquemia-reperfusión y patologías precipitantes persistentes. Es importante que el equipo tratante pueda ejecutar tratamientos que abordan todos los componentes de esta patología.

Los cuidados implementados por metas u objetivos tienden a optimizar los resultados de las terapéuticas implementadas.

BIBLIOGRAFÍA

American Heart Association (AHA). Soporte Vital Avanzado Pediátrico (SVAP). Libro del proveedor. Edición en español 15-2330. Dallas: AHA; 2017.

Biarent D, Fonteyne C, Willems A, et al. A Post-cardiac Arrest Syndrome in Children. Curr Pediatr Rev 2013;9(2):125-33.

de Caen A, Berg M, Chameides L, et al. Pediatric Advanced Life Support. 2015 American Heart Association Guidelines Update for Cardiopulmonary Resuscitation and Emergency Cardiovascular Care. Part 12. Circulation 2015;132:S526-S542.

Mata-Vicente JF. Encefalopatía anoxo-isquémica posterior al paro cardiorrespiratorio. Med Int Mex 2013;29(4):388-98.

Neumar R, Nolan J, Adrie C, et al. Post–Cardiac Arrest Syndrome. Epidemiology, Pathophysiology, Treatment, and Prognostication. A Consensus Statement From the International Liaison Committee on Resuscitation. Circulation 2008;118:2452-83.

Riveiro D, Oliveira V, Braunner J, et al. Evaluation of Serum Lactate, Central Venous Saturation, and Venous-Arterial Carbon Dioxide Difference in the Prediction of Mortality in Postcardiac Arrest Syndrome. J Intensive Care Med 2016;31(8):544-52.

Roberts B, Kilgannon J, Chansky M, et al. Multiple organ dysfunction after return of spontaneous circulation in postcardiac arrest síndrome. Crit Care Med 2013;41(6):1492-501.

Topjian A, Berg R, Taccone F. Haemodynamic and ventilator management in patients following cardiac arrest. Curr Opin Crit Care 2015; 21(3):195-201.

Topjian A, Nadkarni V, Berg R. Cardiopulmonary resuscitation in children. Curr Opin Crit Care 2009;15(3):203-8.

Véanse **Preguntas de autoevaluación**. **?**

Intoxicación aguda por monóxido de carbono 78

Patricia Cecilia Cardoso y Elda Guadalupe Cargnel

Ante un niño con un cuadro neurológico grave, sospechar una intoxicación por monóxido de carbono (CO) como agente etiológico requiere un entrenamiento previo en el diagnóstico diferencial de estos cuadros proteiformes, que pueden corresponder a diversas etiologías.

En este capítulo, inicialmente, se abordarán tales dificultades teniendo en cuenta que se trata de una de las intoxicaciones más frecuentes. Luego nos referiremos a su fisiopatología para comprender el daño neurológico y finalmente al tratamiento.

DIFICULTADES DIAGNÓSTICAS

El CO es un gas incoloro, inodoro, no irritante.

La primera observación para tener en cuenta es su difícil pesquisa al realizar la anamnesis, pues no hay percepción de su presencia en el ambiente, aun cuando esté en altas concentraciones.

Se origina de la combustión incompleta de cualquier compuesto que contenga carbono. Existen varios artefactos en el hogar que pueden emanarlo, por lo que, como ya se mencionó, es una intoxicación frecuente.

Las fuentes mayoritariamente involucradas en la exposición son: calefón, estufas, hornallas, brasero, hogar con leña, etcétera. Por ello se observa una mayor casuística en meses de bajas temperaturas. Otras fuentes pueden ser los gases del caño de escape de vehículos, incendios, generadores eléctricos de gasolina, removedores de pintura (el cloruro de metileno se metaboliza en los mamíferos a monóxido de carbono).

El cuadro clínico es inespecífico y proteiforme, generalmente de rápida recuperación. Inespecífico pues comparte signos y síntomas con una gran variedad de otras patologías. Proteiforme porque en algunos casos se puede manifestar con cuadros de distinta gravedad en los expuestos en el transcurso de un mismo evento. Es de rápida recuperación: una vez retirado del ambiente contaminado en general se recupera el conocimiento (en los casos que no quedan con secuelas) y el paciente se encuentra lúcido en pocas horas.

Órganos diana: el sistema nervioso central (es el órgano más sensible) y corazón.

CUADRO CLÍNICO Y EVALUACIONES EN LA INTOXICACIÓN AGUDA

Se trata de un cuadro inespecífico, sobre todo en las primeras manifestaciones. Cuando la incorporación de CO es paulatina por exposición prolongada o por aumento de la concentración ambiental, se puede observar un empeoramiento pasando por diversos estadios con manifestaciones clínicas desde leve, moderado a grave, sumándose cada vez más síntomas. En general, las manifestaciones cardiológicas son más frecuentes en los adultos.

Hay que tener en cuenta que, a veces, el cuadro se desencadena rápidamente y puede ser grave desde el inicio.

Cuadro leve

La **cefalea** se encuentra siempre presente. Es el síntoma inicial informado por voluntarios sanos ante una exposición. Usualmente se describe como frontal y continua.

Las exposiciones cortas también producen náuseas. Luego se pueden sumar vómitos, palidez y mareos.

Cuadro moderado

A los síntomas anteriores se agregan algunos nuevos, como confusión, enlentecimiento del pensamiento, visión borrosa, ataxia, alteraciones psicométricas, taquicardia y taquipnea. Puede ser notoria la debilidad.

Cuadro grave

Suele presentar somnolencia intensa, desorientación, coma, convulsiones generalizadas.

Puede ser evidente la hipotensión, circunstancia que empeora el pronóstico neurológico si no se trata a tiempo. (En estudios en monos, las lesiones en sustancia blanca cerebral se correlacionaron mejor con la hipotensión que con las concentraciones de carboxihemoglobina-COHb). Rabdomiólisis: en los cuadros graves es común el aumento de la creatina cinasa (CPK) en el laboratorio.

Otros síntomas y signos menos frecuentes son edema de pulmón, anemia hemolítica, coagulación intravascular diseminada (CID), aparición de trombos en vasos de distinto calibre (lo que puede traducirse semiológicamente en abolición del pulso pedio y/o tibial, aparición de necrosis distales y de lesiones bullosas de piel, incluso con un síndrome compartimental).

En la mujer embarazada

En el caso de la embarazada expuesta a CO se debe considerar que el feto es muy vulnerable a la intoxicación por CO. A pesar de que la paciente afectada puede estar asintomática o manifestar un cuadro leve, el feto puede encontrarse gravemente comprometido.

Fondo de ojo

A partir de los cuadros moderados, es frecuente que en el fondo de ojo aparezca edema de papila y, en menor medida, hemorragias retinianas, aunque no es común el hallazgo de alteraciones retinianas.

Oximetría de pulso

No va a mostrar alteraciones, pues el CO tiene la misma longitud de onda que el oxígeno.

Laboratorio

Se debe remitir lo más tempranamente posible una muestra de sangre (5 mL en la misma jeringa heparinizada, pudiendo ser de origen venoso) para el dosaje de COHb. La concentración esperable de COHb en sangre de no fumadores es de alrededor de 0,5% (que se atribuye a la producción endógena de CO durante el catabolismo del complejo Hem). El diagnóstico se sostiene cuando se constata una COHb elevada, de más del 2% en no fumadores y más del 9% en fumadores.

Otros valores de laboratorio: en el cuadro moderado puede hallarse hipoglucemia o hiperglucemia e hiperleucocitosis. En este estadio no se encuentra alteración en el estado ácido-base (EAB).

En el cuadro grave, además de lo mencionado, es frecuente que se sume rabdomiólisis con mioglobinuria (aumento de CPK, sedimento urinario con mioglobinuria). A veces aumento de transaminasas (GOAT y TGP).

En pacientes muy comprometidos puede observarse acidosis metabólica. Más infrecuentes son anemia hemolítica (eritrocitos crenados en el frotis), alteraciones plaquetarias y de la concentración de fibrinógeno.

Tomografía computarizada (TC) y resonancia magnética (RM)

Pueden existir imágenes patológicas desde el inicio en un paciente con un cuadro grave, o posteriormente cuando se manifiestan los efectos neurológicos de aparición tardía o secuelas. La RM parece ser superior a la TC para detectar lesiones en esta intoxicación.

La mayoría de los casos publicados muestran hiperintensidad (en secuencia T2 de la RM) en globo pálido (GP), con el paso de los días, en la sustancia blanca (SB) periventricular y del centro semioval. La posible razón de la mayor afectación del GP en comparación con otros ganglios basales es una pobre anastomosis de sus vasos sanguíneos y su mayor contenido en hierro (existiría edema en la fase aguda y necrosis en fase crónica). Las alteraciones en la sustancia blanca se interpretan como secundarias a la desmielinización posterior a la fase aguda.

CUADROS CLÍNICOS POSTERIORES A LA INTOXICACIÓN AGUDA

En el período de tiempo que sigue a la intoxicación aguda pueden aparecer nuevos síntomas, correspondientes a dos síndromes bastante definidos que se describen a continuación.

Síndrome posintoxicación por CO

En algunos pacientes pueden persistir las cefaleas, náuseas y debilidad durante dos o tres semanas luego de la exposición.

Efectos neurológicos de aparición tardía

Son efectos muy temidos, ya que existe un porcentaje de pacientes que podrán manifestarlos después de una intoxicación grave. Hasta el momento es dificultoso tener datos predictivos tanto clínicos como de laboratorio. Según algunos estudios, aparecen en un 14-40% de los pacientes con intoxicación grave.

Pueden observarse dentro de un lapso entre los 2 y los 40 días posintoxicación, con una mediana de 20 días.

Los cuadros neurológicos son muy variados, aunque más del 50% serán trastornos cognitivos. También se incluyen los trastornos del lenguaje, la apatía e irritabilidad, desorientación, temblor, síndrome parkinsoniano, trastorno extrapiramidal, cerebelitis, mutismo, neuropatía periférica, epilepsia, ceguera, etcétera.

De los pacientes que desarrollan estos cuadros neurológicos, solo una parte presentará recuperación total al año.

DIAGNÓSTICOS DIFERENCIALES

En pacientes gravemente comprometidos, los principales son:

- Convulsión epiléptica.
- Convulsión atípica del lactante.

- Muerte súbita del lactante.
- Traumatismo craneoencefálico (TCE) (que no lo descarta, ya que puede haber presentado una caída bajo efectos de la intoxicación).
- Malformación vascular cerebral.
- Toxicológicos:
  - Drogas de abuso (inhalación del humo en lactantes, ingesta accidental en niños, por consumo en adolescentes y adultos).
  - Intoxicación o efecto adverso por ciertos fármacos.
- Otras intoxicaciones (p. ej., intoxicación por glicoles, agrotóxicos, ciertas plantas tóxicas).
- Prácticas paramédicas en lactantes: ciertas infusiones con sensorio alternante o convulsiones (p. ej.: payco, anís estrellado).
- Friegas con pomadas que contienen terpénicos en su formulación, o paños con alcohol etílico (deterioro del sensorio por hipoglucemia).
- Encefalopatías de otro origen.

En una anamnesis retrospectiva, antes de llegar al cuadro grave actual, muchas veces refieren el antecedente de otras manifestaciones agudas más leves, o intoxicación crónica, que pasaron inadvertidas o se les adjudicó un diagnóstico incorrecto.

- Otros episodios de intoxicación aguda, como intoxicación alimentaria ("gastroenteritis").
- Episodio sincopal.
- Casos de evolución crónica. Cefalea migrañosa, trastornos cognitivos y del aprendizaje (sobre todo en niños).

FISIOPATOLOGÍA

Para comprender el daño neurológico es importante explicar que el CO, una vez incorporado al organismo por inhalación, se une a metaloproteínas que contienen hierro y cobre.

Hemoglobina: es su unión más conocida, dado que el CO posee mayor afinidad por ella (200 a 240 veces más) que el O_2 que transporta. Desplaza al O_2 pero también modifica la estructura tetramérica de esta hemoproteína, dificultando la liberación de O_2 en los tejidos. Se produce un corrimiento de la curva de disociación de la hemoglobina hacia la izquierda, pasando de ser sigmoidea a una hipérbola, empeorando la hipoxia.

Mioglobina: posee también mayor afinidad por el CO que por el O_2 (40 veces más).

Guanilato ciclasa: estimularía esta enzima, comportándose como un "neurotransmisor", probablemente por su similitud molecular al óxido nítrico (NO), generando el aumento de GMPc (monofosfato cíclico de guanilato) que produce vasodilatación e hipotensión.

Citocromo P450, triptófano oxigenasa, dopamina hidroxilasa: hasta el momento se desconoce su repercusión.

Citocromo oxidasa mitocondrial: interferiría con la respiración celular. Esta inactivación podría ser el inicio de la cascada de eventos inflamatorios que derivan en lesión de reperfusión (evento que se observa también en los accidentes vasculoencefálicos). En el período de tiempo posterior a la intoxicación aguda, después de la disfunción de la citocromo oxidasa mitocondrial, el CO desplaza al NO desde las plaquetas, que a su vez forma peroxinitritos, inactivadores aún más potentes de la citocromo oxidasa. El NO promueve la formación de agregados plaquetas-neutrófilos, que llevan a la adhesión de neutrófilos a la microvasculatura cerebral. Al adherirse liberan proteasas que convierten a la xantina deshidrogenasa en xantina oxidasa, enzima que promueve la formación de radicales libres de oxígeno. En forma simultánea al estrés oxidativo perivascular, existe una activación de aminoácidos excitatorios como el glutamato cerebral, el que puede unirse al receptor NMDA (N-metil-D-aspartato) ocasionando la liberación de calcio intracelular, lo que deriva en muerte neuronal en forma tardía.

TRATAMIENTO

En la Unidad de Toxicología del Hospital de Niños Ricardo Gutiérrez trabajamos con la siguiente guía en los cuadros de intoxicación aguda grave por CO:

- Si se trata de un grupo familiar expuesto, cada miembro puede llegar a presentar distintos grados de intoxicación, por lo que al administrar tratamiento se tendrá en cuenta la necesidad del paciente y la gravedad del caso. Todos recibirán oxígeno 100% con máscara con reservorio y, desde un principio, se extrae muestra de sangre para dosaje de carboxihemoglobina (O_2 al 100% durante aproximadamente 4 a 6 horas, hasta que la carboxihemoglobina se encuentre por debajo del 5%.)
- En los cuadros con antecedente de pérdida de conocimiento o convulsión de corta duración, en que solo persiste un cuadro que se valora como leve o moderado, el paciente debe ser internado y puede controlarse en una sala general.

Cuadro grave, con internación en unidad de cuidados intensivos

- Asegurar vía aérea. Evaluar colocación de tubo endotraqueal (continuar con O_2 al 100%)
- Monitorización cardiológica. ECG.
- Continuar con O_2 al 100% hasta que la carboxihemoglobina sea inferior al 5%. (se realizará dosaje a las 4 horas del ingreso). En adolescentes fumadores, considerar hasta el 10%.

- Corregir hipotensión: se corrige con oxígeno, pero a veces se necesita administrar fármacos vasopresores o líquidos. Debe recordarse, como se mencionó, que la hipotensión puede modificar el pronóstico neurológico sobre todo en los niños.
- Si no existe hipotensión: restricción de líquidos.
- Adecuado flujo de glucosa.
- Convulsiones: tratamiento farmacológico estándar.
- Hipertensión endocraneal: hiperventilación en asistencia respiratoria mecánica (ARM).
- Acidosis metabólica:
  - pH > 7,15: no se realizará corrección con bicarbonato de sodio debido a que esto empeora la desviación de la curva de disociación de la hemoglobina.
  - pH < 7,15: corregir con bicarbonato de sodio.
- Laboratorio: EAB, ionograma, creatinina, urea, orina completa, glucemia, hemograma, transaminasas, CPK, plaquetas, fibrinógeno (detectar CID), frotis (evaluar eritrocitos crenados-detectar anemia hemolítica), CPK-mb y lactato deshidrogenasa (LDH) seriadas (con síntomas cardiológicos al ingreso o sin ellos).
- Radiografía de tórax.
- Evaluar necesidad de TC o RM al ingreso (en caso contrario se realizará antes del alta).
- Evaluar necesidad de ecografía Doppler (raros casos de trombosis venosa).

Tratamiento con oxígeno hiperbárico

En algunos casos, a pesar de la indicación de tratamiento con oxígeno hiperbárico, el paciente grave puede no encontrarse en condiciones de ser trasladado para su tratamiento.

La intención no es solamente sacar al paciente de los efectos de la intoxicación aguda, sino también prevenir el desarrollo de los efectos neurológicos de aparición tardía, si bien se necesitan más estudios para sustentar esto último.

En la Unidad de Toxicología del Hospital de Niños Ricardo Gutiérrez, las indicaciones de oxígeno hiperbárico para cada miembro del grupo afectado son:

- Paciente con signos o síntomas neurológicos distintos de cefalea (p. ej., diplopía).
- Paciente con complicación cardiovascular (p. ej., arritmia), independientemente de su estado neurológico.
- Paciente con COHb > 25%.
- Paciente embarazada con cualquier síntoma, con concentración de COHb mayor del 10% o detección de sufrimiento fetal.
- En un paciente con solo el antecedente relatado de pérdida de conocimiento, se evalúa cada caso en particular.

Algunas de las indicaciones pueden diferir de acuerdo con los criterios que tenga cada centro toxicológico.

En lo que atañe a la medicina basada en la evidencia, se necesitarán nuevos estudios de acuerdo con el "patrón oro" que significan los ensayos clínicos prospectivos, aunque en nuestra experiencia hemos observado mejoría de cuadros neurológicos, incluso con un inicio de tratamiento a días del episodio de intoxicación aguda.

La administración de oxígeno hiperbárico debe realizarse en lo posible dentro de las primeras 6 horas después de la intoxicación o hasta las 12 horas, sometiendo a O_2 hiperbárico de 2,7 atmósferas, durante un lapso de 90 minutos.

El paciente debe concurrir con un acompañante, los niños habitualmente con uno de sus padres, con previa radiografía de tórax normal y evaluación cardiológica (ECG). No pueden ingresar en la cámara si presentan:

- Bullas pulmonares o enfermedad pulmonar obstructiva crónica (EPOC) (rotura de bulla).
- Cuadro congestivo de vías aéreas superiores (riesgo de rotura timpánica).
- Claustrofobia.
- Contraindicación relativa: antecedente convulsivo y utilización de ciertos fármacos citostáticos.

Seguimiento inicial en el paciente grave

Algunas consideraciones para tener en cuenta es que debe ser integral y la especialidad de toxicología actuará como coordinadora, ya que incluye la mirada global del paciente. Se llevarán a cabo otros estudios:

- Neuroimagen (especialmente ante alteraciones neurológicas en fase subaguda y crónica):
  - Imágenes con tensor de difusión (ITD) en resonancia magnética: cuantifica la anisotropía de los protones de agua de los tejidos, por lo que puede mostrar la integridad de las fibras de la sustancia blanca.
  - Espectroscopia por resonancia magnética (ERM): permite la monitorización no invasiva de los cambios en el metabolismo del cerebro dañado en una región específica.
  - Potenciales evocados auditivos y visuales.
  - Campimetría.
  - Tests psicométricos para evaluación neurocognitiva.
  - Evaluación y acompañamiento por servicio de salud mental desde el momento en que el paciente pueda comunicarse.
  - Rehabilitación psicofísica.

★ CONCLUSIONES

El CO es uno de los cuadros de intoxicación más frecuente, aunque puede quedar sin diagnóstico debido a su inespecificidad y a que muchas veces no es tenido en consideración entre los diagnósticos diferenciales. Sospecharlo es clave para su detección.

Requiere un tratamiento y seguimiento específicos.

BIBLIOGRAFÍA

Bartlett R. Carbon monoxide poisoning. En: Shannon M, Borron D, Burns M. Haddad and Winchester's Clinical Management of Poisoning and Drug Overdose. Philadelphia: Saunders Company-Division of Harcourt Brace & Company; 2007.

Beppu T. The role of MR Imaging in Assessment of Brain Damage from Carbon Monoxide Poisoning: A Review of the Literature. Am J Neuroradiol 2014;35(4):625-31.

Bloom J, Schade A, Brandt J. Toxic Responses of the Blood. En: Klaasen C. Cassaret & Doull's Toxicology. The Basic Science of Poisons. New York: Mc Graw Hill Education; 2013.

Buckley N, Juurlink D, Isbister G, et al. Hyperbaric oxygen for carbon monoxide poisoning. Cochrane Database of Systematic Reviews; 2011.

Cardoso P, Alonso M, Cargnel E. Intoxicación por monóxido de carbono. En: Neira P, Farías J, Monteverde E. Manual de emergencias pediátricas. Rosario: Ed. Corpus; 2011. pp. 677-82.

Centers for Diseases Control and Prevention. Clinical Guidance for Carbon Monoxide (CO) Poisoning After a Disaster. (updated: 2017) En: https://www.cdc.gov/disasters/co_guidance.html.

Costa D, Gordon T. Air Pollution. En: Klaassen C. Casarett & Doull's, Toxicology. The Basic Science of Poisons. New York: Mc Graw Hill Education; 2013. pp. 1231-71.

Hampson N, Piantadosi C, Thom S, Weaver L. Practice Recommendations in the Diagnosis, Management, and Prevention of Carbon Monoxide Poisoning; Am J Crit Care Med 2012;186(11):1095-101.

Leikauf G. Toxic Responses of the Respiratory System. En: Klaasen C. Cassaret & Doull's Toxicology. The Basic Science of Poisons. New York: Mc Graw Hill Education; 2013.

Tomaszewski C. Carbon Monoxide. Nelson L, Lewin N, Howland M, Hoffman R, Goldfrank L, Flomenbaum N. Goldfrank's Toxicologic Emergencies. New York: Mc Graw-Hill; 2006:1658-70.

Toxicology Data Network. Carbon Monoxide. En: https://toxnet.nlm.nih.gov/cgi-bin/sis/search/a?dbs+hsdb%3A%40term+%40DOC-NO+903.

Varrasi M, Di Sibio A, Gianneramo C, Perri M, Saltelli G, Splendiani A, Masciocchi C. Advanced neuroimaging of carbon monoxide poisoning. The Neuroradiol J 2017;30(5):461-9.

Véanse **Preguntas de autoevaluación**. ?

Insuficiencia hepática aguda en pediatría

79

Alejandro Hernán Gattari, Adriana Simons, Carol Lezama Elecharri y María Solaegui

INTRODUCCIÓN

La insuficiencia o fallo hepático agudo (IHA) es un infrecuente pero devastador síndrome clínico que se desarrolla como consecuencia de una necrosis masiva de las células hepáticas y, por consiguiente, lleva a la disminución o pérdida de las funciones propias del hígado. La liberación de sustancias proinflamatorias y la falta de depuración de endotoxinas son los factores determinantes del fallo multiorgánico, que evoluciona al requerimiento de trasplante hepático o a la muerte en más del 45% de los pacientes que lo padecen.

Las causas varían según la edad y la ubicación geográfica; en niños muy pequeños o recién nacidos, los trastornos del metabolismo son frecuentes. En niños de mayor edad, los virus, tóxicos, trastornos metabólicos (especialmente enfermedad de Wilson) y la hepatitis autoinmune son las causas principales; en un importante número de casos no es posible identificar la etiología. Tanto el correcto tratamiento inicial del paciente como la derivación a un centro de trasplante hepático deben ser implementados tan pronto como se sospeche el diagnóstico. La búsqueda de la etiología, fundamentalmente aquellas que presentan opciones terapéuticas específicas, no debe ser demorada. A pesar del conocimiento de factores de mal pronóstico, la evolución de un paciente con IHA es incierta, por lo que la valoración constante debe ser realizada por un equipo de trasplante hepático.

DEFINICIÓN

La insuficiencia hepática aguda constituye la forma más grave de lesión hepática; sin embargo, es de rara ocurrencia y presenta elevada mortalidad ya que cuenta con escasas posibilidades terapéuticas.

En 1970, Trey y Davidson utilizan el término de "fallo hepático fulminante" para definir un síndrome clínico caracterizado por la pérdida aguda de las funciones de síntesis, excreción y metabolismo del hígado, que compromete el estado general del paciente con aparición de encefalopatía hepática (EH) y que ocurre dentro de las 8 semanas siguientes a la aparición de ictericia en ausencia de enfermedad hepática previa. Esta condición devastadora y potencialmente reversible es consecuencia de una necrosis hepática masiva atribuible a diferentes causas.

Posteriormente, esta primera definición se modifica en forma no sustancial, considerando los diferentes períodos de tiempo para la instalación de la EH, lo que condiciona el pronóstico.

La definición actualmente aceptada establece la instalación de un "síndrome clínico caracterizado por marcadores de daño hepático (elevación de transaminasas séricas, ictericia y coagulopatía) y cualquier grado de alteración del estado neurológico dentro de las 26 semanas del inicio de una enfermedad hepática aguda".

En pediatría, el compromiso neurológico no es fácilmente reconocible, suele ser de presentación muy tardía en el curso de la lesión e incluso puede no presentarse, generando dificultades diagnósticas. Bhaduri y Mieli-Vergani, en 1996, definieron la IHA en niños como "un raro trastorno multisistémico con una grave alteración de la función hepática, con o sin EH, asociada a una necrosis hepatocelular en un paciente sin enfermedad hepática crónica reconocida previamente".

El grupo de estudio de insuficiencia hepática aguda en pediatría (Pediatric Acute Liver Failure Study Group, PALFS), creado en 1999 por 24 centros pediátricos fundamentalmente de Estados Unidos con el objetivo de dar luz a esta entidad, define como criterios de diagnóstico de IHA en niños desde el nacimiento y hasta los 18 años de edad los que se detallan a continuación:

- Evidencia bioquímica de lesión hepática (elevación de transaminasas).
- Ausencia de enfermedad hepática crónica conocida.
- Coagulopatía que no corrige con la administración de vitamina K parenteral, definida como tiempo de protrombina (TP) $\geq$ 15 segundos o razón internacional normalizada (RIN o INR, por sus siglas en inglés) $\geq$ 1,5 en paciente con EH, o TP $\geq$ 20 segundos o RIN $\geq$ 2 en paciente sin EH.

ETIOLOGÍA

La etiología varía según la edad del paciente y su localización geográfica, la que determina diferente grado de desarrollo socioeconómico en la región de procedencia: las hepatitis virales son la principal causa de IHA en países subdesarrollados, mientras que en Estados Unidos y Europa la causa más frecuente de IHA es la indeterminada.

De acuerdo con la edad del paciente: en neonatos y lactantes, las infecciones virales y trastornos metabólicos comprenden las causas más frecuentes de IHA, mientras que, en niños mayores, la toxicidad porfármacos, la hepatitis autoinmune e infecciones virales serán responsables de la mayoría de los casos.

Infecciones virales: los virus de la hepatitis A y E constituyen la principal causa en países en desarrollo.

La IHA por el virus de la hepatitis B puede ocurrir tanto en la infección aguda como en la reactivación de una infección crónica o en la seroconversión contra el antígeno e (HBeAg), con aparición de anticuerpos anti-HBe. Los recién nacidos de madre HBeAg positivo presentan un mayor riesgo de IHA entre las 6 semanas y los 9 meses de vida.

La infección por el virus de la hepatitis C no ha sido identificada como causa de IHA en la edad pediátrica.

Los miembros de la familia herpesvirus (citomegalovirus, virus de Epstein-Barr, varicela zóster y herpes simple) pueden provocar IHA. Cabe destacar que los virus herpes simple 1 y 2 son la principal causa de IHA durante el primer mes de vida; por tal motivo debe iniciarse tratamiento con aciclovir en todo neonato con IHA mientras se aguardan los resultados para dicha etiología.

La infección por adenovirus, herpes virus tipo 6, parvovirus B19 y dengue también se han identificado como causa de IHA.

Fármacos y toxinas: la IHA puede ocurrir como consecuencia de la sobredosis o como reacción idiosincrásica a la dosis terapéutica de un medicamento. El paracetamol es la principal causa de IHA inducida por fármacos. La lesión hepatocitaria es dependiente de la dosis.

Otros fármacos identificados como causa de IHA son amiodarona, isoniazida y anticonvulsivos como fenitoína, carbamazepina y fenobarbital.

La ingestión de amatoxina, presente en diferentes especies de hongos silvestres, especialmente *Amanita phalloides*, es causa conocida de IHA.

Hepatitis autoinmune: cursa con presencia de anticuerpos positivos en sangre (FAN, ASMA, o anti-LKM). El diagnóstico temprano es fundamental, dado que el inicio del tratamiento específico antes de la aparición de encefalopatía puede evitar la necesidad del trasplante hepático.

Enfermedades metabólicas: la galactosemia, la tirosinemia tipo I, la fructosemia, los trastornos de la cadena respiratoria mitocondrial y el trastorno del metabolismo de los ácidos biliares pueden causar IHA, principalmente en el período neonatal o durante los primeros meses de vida.

Asimismo, la enfermedad de Wilson es la principal causa de origen metabólico de IHA en niños mayores y adolescentes. En esta forma de presentación tiene una alta mortalidad sin trasplante hepático y se considera letal sin él cuando cursa con encefalopatía hepática.

Hemocromatosis neonatal: de presentación durante el período perinatal. Su causa no está clara, pero se cree que podría originarse por la aloinmunización fetomaterna dirigida contra antígenos del hígado fetal. Existe un almacenamiento anormal de hierro en el hígado y otros tejidos (corazón, parótidas y páncreas). La terapia temprana con inmunoglobulina intravenosa y exanguinotransfusión puede mejorar la supervivencia del paciente.

Otras causas: síndrome de Budd-Chiari, enfermedad venooclusiva, neoplasias (linfomas, leucemias, linfohistiocitosis hemofagocítica, síndrome de activación macrofágica).

Causa indeterminada: denominación utilizada para aquellos casos en los que, a pesar de la búsqueda diagnóstica exhaustiva, no se logra identificar la etiología. La frecuencia es variable en las distintas series publicadas, pudiendo oscilar entre 18 y 47% dependiendo del centro y de posibilidades de estudios diagnósticos. Es la principal causa de IHA en países desarrollados.

FISIOPATOGENIA

El proceso que determina la lesión hepática es multifactorial y depende del balance entre la susceptibilidad del huésped, la causa del daño hepatocelular y la capacidad de regeneración del tejido.

La susceptibilidad de un individuo está condicionada por la edad del paciente, su estado inmunitario y ciertas características individuales que lo convierten en vulnerable a la lesión por fármacos. El problema inicial es la exposición del individuo a factores lesivos capaces de causar grave lesión hepática o de inducir una respuesta del huésped que dé lugar a tal lesión.

La interrelación de factores del huésped, predisposición genética, causas de la lesión hepática y el microambiente hepático aún no está aclarada.

En la IHA se produce una necrosis hepatocitaria extensa cuyo mecanismo aún se desconoce en la mayoría de los casos y continúa siendo materia de estudio e investigación.

En la intoxicación por *Amanita phalloides* se conoce que la necrosis hepatocelular está determinada por la acción de dos toxinas: una de ellas lacera la membrana celular y otra inhibe la ARN polimerasa y la síntesis proteica.

En otras circunstancias no prevalece la necrosis como mecanismo fisiopatogénico, sino es el daño funcional del hígado el responsable de la IHA; tal es el caso del trastorno del metabolismo de los ácidos grasos, en el que la histología muestra fundamentalmente esteatosis difusa.

El huésped desempeña un papel fundamental si el grado de lesión determina una IHA. La activación de las células de Kupffer provocada por factores elaborados tanto por hepatocitos dañados como por endotoxinas circulantes libera citocinas (TNF-α e interleucina 6) responsables de la necrosis hepatocelular. Asimismo, la isquemia tisular que se produce genera mayor daño.

Producida la lesión hepatocitaria, la regeneración se completa a través del factor de crecimiento epidérmico, factor de crecimiento transformante *alpha* y factor humano de crecimiento de hepatocitos.

La evolución puede ser la siguiente:

- Regeneración inadecuada que da lugar a la IHA terminal.
- Recuperación espontánea. Si la lesión no fue muy grave, la regeneración hepática puede derivar en reparación y recuperación.
- Interrupción del proceso de daño dando lugar a la cronicidad.

Sin embargo, es importante destacar que, en todo momento de dicho proceso, el paciente puede presentar complicaciones y fallecer de no realizarse el trasplante.

Independientemente de la causa y el mecanismo que provocan la grave lesión del parénquima hepático, esta compromete las funciones metabólicas del hígado, generando alteraciones en la homeostasis de la glucemia, aumento en la producción de ácido láctico, compromiso en la síntesis de factores de coagulación y disminución en la capacidad de eliminar toxinas, fármacos y excretar bilirrubina. Por tal motivo, la IHA se expresa con hipoglucemia, acidosis y coagulopatía. Además, las infecciones bacterianas y fúngicas constituyen una complicación frecuente de la IHA.

Existe también fallo multiorgánico producto de lesión microvascular. Se cree que el incremento en la polimerización de la actina desempeñaría un papel fundamental. Cuando existe lesión hepatocelular, se liberan monómeros de actina desde los hepatocitos que son polimerizados a filamentos de actina. Estos serían los responsables de la alteración del flujo sanguíneo e incluso de la obstrucción de los pequeños vasos, dando lugar al compromiso cardiovascular, dificultad (distrés) respiratoria aguda, disfunción renal y coagulación intravascular diseminada.

PRESENTACIÓN CLÍNICA

El cuadro clínico al inicio puede no diferir del de una hepatitis aguda de curso habitual, sin signos clínicos que sugieran la posible evolución hacia la IHA. Los niños se presentan con ictericia, hepatomegalia dolorosa y valores de transaminasas algo mayores de lo habitual, situación clínica que debe poner en alerta al pediatra. En algunos casos y dependiendo de la etiología, puede hallarse también esplenomegalia. Luego de días a pocas semanas, el paciente evoluciona desfavorablemente, la ictericia se profundiza, pueden aparecer cambios sutiles en el comportamiento e inversión del ritmo sueño-vigilia. Un examen físico riguroso pondrá en evidencia alteración en los movimientos finos y coordinados. Posteriormente, el paciente evoluciona con somnolencia y/o confusión con progresión de la encefalopatía en diferentes grados. Sin embargo, como fue mencionado previamente, en pediatría y en especial en los niños muy pequeños, la encefalopatía puede ser tardía o no presentarse. El hígado puede encontrase aumentado, normal o disminuido de tamaño según el momento evolutivo; la hepatomegalia dolorosa con posterior disminución del tamaño del hígado sugiere mal pronóstico.

Según la etiología, las características clínicas pueden ser diferentes. La existencia y el grado de ictericia y EH son variables sobre todo en las primeras etapas; sin embargo, la coagulopatía siempre está presente. La coagulopatía no solo es un criterio diagnóstico, sino también un importante marcador de la evolución y del pronóstico. Con excepción del factor VIII, todos los factores de la coagulación se sintetizan en el hígado. Su corta vida media hace que sean marcadores dinámicos de síntesis hepática, fundamentalmente el factor V, que no requiere vitamina K para su activación.

La EH es un trastorno funcional y reversible del sistema nervioso que se presenta en pacientes con enfermedades hepáticas agudas y crónicas. Este se produce como consecuencia de la incapacidad del hígado para depurar ciertas sustancias con actividad cerebral.

La EH pertenece al grupo de las encefalopatías metabólicas y se caracteriza por ser reversible, una vez corregido el factor desencadenante o haber mejorado la función hepática. La neurotoxina más estudiada es el amonio. La hiperamoniemia es un factor reconocido que conduce al edema cerebral y a la hipertensión intracraneal (HTIC). Los valores de amonio que superan los 200 uM/L en sangre arterial son predictores del desarrollo de HTIC. El aumento del amonio lleva a un incremento de los niveles de glutamina dentro de los astrocitos. La acumulación de glutamina y otros "osmolitos" genera tumefacción astrocitaria y consecuentemente edema cerebral. La glutamina no es el único osmolito que se altera en la encefalopatía hepática. Se observa además incremento de la glucosa, alanina y lactato, así como disminución de los niveles de glutamato, aspartato y taurina. Además de estos cambios osmolares, existe un segundo mecanismo para la aparición de edema cerebral, que se relaciona con cambios en la vasculatura, dilatación de las arteriolas y

Cuadro 79-1. Grados de encefalopatía hepática para lactantes y niños pequeños

Grado	Hallazgos clínicos	Examen neurológico/reflejos
Temprano (I y II)	Llanto inconsolable, alteración del ciclo sueño vigilia	Normales o hiperreflexia
Intermedio (III)	Somnolencia, estupor, combatividad	Hiperreflexia
Tardío (IV)	Comatoso, despierta al estímulo doloroso (IVa) o no despierta (IVb)	Ausentes. Descerebración o decorticación

pérdida de la autorregulación cerebral, generando un aumento del flujo sanguíneo; en este mecanismo, el óxido nítrico, entre otros, es promotor de las alteraciones vasculares.

Para la valoración de la EH en niños mayores de 4 años y adultos se utiliza la clasificación convencional en grados de EH (I a IV) (**cuadro 79-1**); en los menores de 4 años, el PALFS estableció una escala de fácil aplicación (**cuadro 79-2**).

DIAGNÓSTICO Y TRATAMIENTO INICIAL

El diagnóstico de insuficiencia hepática aguda se establece realizando una valoración correcta del paciente; las pruebas de función hepática habituales confirman la sospecha diagnóstica. El interrogatorio de los antecedentes personales y familiares puede orientar al diagnóstico etiológico; la evaluación clínica debe ser completa y cuidadosa; el énfasis debe ser puesto en la identificación de signos de hepatopatía crónica para poder descartar enfermedad hepática previa.

Los hallazgos bioquímicos están dados por el franco aumento de la bilirrubina sérica a expensas de la fracción conjugada, las transaminasas (ALT y AST) suelen encontrarse muy elevadas, los factores de coagulación están disminuidos con TP < 50% que no corrige con la administración de vitamina K por vía parenteral. Las alteraciones metabólicas son diversas, algo más tardías, pero la hipoglucemia e hipopotasemia deben ser detectadas y tratadas tempranamente.

Ante todo niño sin antecedentes patológicos relevantes, que consulte por ictericia, deben realizarse estudios de laboratorio que incluyan hepatograma completo, hemograma, función renal, medio interno y coagulograma; la evidencia de lesión hepática marcada (elevación de bilirrubina conjugada y transaminasas mayor de lo habitual) y coagulopatía (tiempo de protrombina menor de 50%) definen la insuficiencia hepática incipiente y constituyen un punto crítico en el tratamiento del paciente; este es el momento de realizar una rápida intervención indicando la internación del paciente y, ante la evolución desfavorable, su derivación a una unidad de cuidados intensivos pediátricos (UCIP) en un centro con posibilidades de trasplante hepático.

En este período inicial deben, por un lado, evaluarse la probabilidad de tóxicos como causa, suspendiendo todo fármaco que el paciente esté recibiendo (exceptuando la insulina, la quinina y medicación de reemplazo tiroideo, adrenal y pituitario) y, por el otro, buscar exhaustivamente la etiología. Dada la posibilidad de tratamientos específicos, debe ponerse énfasis en el diagnóstico de las patologías pasibles de tratamiento: enfermedad de Wilson (cuyo tratamiento es: D-penicilamina), herpes simple (tratamiento: aciclovir), hepatitis autoinmune (tratamiento: corticosteroides), intoxicación por paracetamol (tratamiento: N-acetilcisteína), intoxicación por *A. phalloides* (tratamiento: bencilpenicilina), hepatitis por virus B (tratamiento: lamivudina, adefovir), enfermedades metabólicas como fructosemia, galactosemia (tratamiento: dieta libre de lactosa) y tirosinemia (tratamiento: nitisinona [NTBC] y dieta libre de tirosina), entre otras causas. Los tratamientos específicos son más eficaces cuando se inician antes de la instalación de la encefalopatía.

Cuadro 79-2. Criterios de West Haven para encefalopatía hepática (niños y adultos)

Grado	Hallazgos clínicos	Asterixis
I	Ligera confusión mental, euforia o ansiedad, déficit de atención, disminución de la capacidad para realizar cálculos mentales, alteración del sueño	Puede o no estar presente
II	Letargo o apatía, desorientación temporal, cambios en la personalidad, comportamiento inapropiado	Sí
III	Somnolencia o semiestupor. Confusión. Desorientación grave	Sí (si es capaz de cooperar)
IV	Coma	No

Criterios de derivación a un centro con posibilidades de trasplante hepático

- Paciente con cualquier grado de encefalopatía.
- Paciente con TP < 50% (factor V < 50%) que no corrige con vitamina K y cuyo hepatograma empeora.

TRATAMIENTO

Medidas generales

El deterioro progresivo del estado general y la evidencia clínica o imagenológica del compromiso neurológico constituyen indicación de traslado a UCIP.

Entre las medidas generales en el tratamiento de la insuficiencia hepática destacamos:

- Ingreso en UCIP, iniciar con el ABC (asegurar una vía aérea permeable, ventilación y circulación), protección de la vía aérea para prevenir aspiración en pacientes comatosos o para tratamiento de la HTIC. Mantener CO_2 alrededor de 35 mm Hg, evitando la hipocapnia debido a que puede generar hipoxia cerebral secundaria a vasoconstricción.
- Paciente en posición supina, cabecera a 30°, cuello en posición neutral.
- Mantener la normotermia. La hipotermia es una herramienta terapéutica reservada para el tratamiento de los pacientes con HTIC en los cuales han fallado las medidas previas; en esos casos se puede utilizar una temperatura de 34° a 35°, y deben evitarse temperaturas por debajo de los 32° y el rápido recalentamiento.
- Proveer sedación adecuada de requerirlo.
- Monitorización hemodinámica invasiva, mantenimiento de la euvolemia. En el caso de que el paciente requiera reanimación inicial, se sugiere la utilización de coloides (como la albúmina) en comparación con los cristaloides.
- Balance hidroelectrolítico (mantener la presión venosa central [PVC] entre 6 y 8 cm H_2O). Evitar la sobrecarga hídrica; en algunos casos puede requerirse la utilización de diuréticos y otros pueden requerir terapias de reemplazo renal.
- Identificar y tratar factores precipitantes.
- Disminución de los niveles de amonio.
- Tratamiento de los escapes de presión intracraneal.
- Monitorización electroencefalográfica para diagnóstico de convulsiones subclínicas.

Tratamiento hidroelectrolítico

Se debe iniciar con líquidos de mantenimiento al 70% de las necesidades basales. En el caso de contar con monitorización de PVC, esta debe mantenerse entre 6 y 8 cm H_2O. Los requerimientos de potasio se estiman entre 3 a 6 mEq/kg/día. En la práctica habitual se aña-

den 40 mEq/L de potasio en el plan de mantenimiento y pueden requerir correcciones o aportes extras. En el caso del sodio, cabe recordar que, a pesar de poder presentar hiponatremia, el sodio corporal total se encuentra elevado, por lo que se recomienda un aporte de 1 mEq/kg/día. Si las concentraciones de sodio se encuentran por debajo de los 120 mEq/L o en descensos abruptos, debe utilizarse solución salina hipertónica. En determinadas situaciones, los requerimientos de sodio diarios pueden llegar a 4 mEq/kg/día pero esto suele ser excepcional.

Se recomienda administrar solución de dextrosa al 10% para mantener glucemias entre 140 y 240 mg% y evitar la hipoglucemia.

Disminución de los niveles de amonio

Lactulosa

La lactulosa es un disacárido no absorbible utilizado clásicamente como primera línea de tratamiento en la EH. No se absorbe en el intestino delgado por falta de disacaridasas en la mucosa. Actúa aumentando productos nitrogenados, genera un medio ácido que desplaza el equilibrio del amoníaco generando elevación del ión amonio, el cual aumenta a su vez la permeabilidad de las mucosas. El efecto resultante es la disminución del paso del amoníaco al intravascular, produciéndose, en consecuencia, el descenso de la salida de amoníaco. Se considera un fármaco bien tolerado y seguro, aunque algunos especialistas cuestionan su relevancia en el tratamiento específico. Se administra por vía enteral hasta producir 2 a 3 deposiciones diarias. Se suele comenzar con una dosis de 1 mL/kg cada 6 a 8 horas.

Antibióticos no absorbibles

En este grupo incluimos la neomicina, paramomicina, metronidazol y rifaximina. Todos ellos inhiben el desarrollo de la flora intestinal, y por lo tanto disminuyen la producción de amonio. De este grupo, la rifaximina es la que muestra mayor espectro contra bacterias grampositivas y gramnegativas, tanto aerobias como anaerobias, con una muy baja tasa de absorción intestinal. Es el antibiótico de elección. La dosis recomendada es de 10-15 mg/kg/día y de 20-30 mg/kg/día en niños mayores y menores de 12 años, respectivamente, en 2 a 4 tomas diarias.

La neomicina es un antibiótico ampliamente disponible, por lo que se utiliza generalmente ante la falta de rifaximina. La dosis es de 50 a 100 mg/kg/día divididos en 3 a 6 tomas diarias.

Aumento del metabolismo del amonio

Ornitina aspartato y benzoato de sodio

La infusión de L ornitina y L aspartato (LOLA) tiende a reducir los niveles del amonio sérico aumentando el metabolismo tisular a urea y glutamina. La dosis recomendada es de 20 g/día diluido en los líquidos de mantenimiento (la infusión no debe exceder los 5 g/hora). Está recomendada en EH grados II a IV, y se considera eficaz para disminuir o revertir la EH en menor tiempo y de esta manera disminuir la estadía hospitalaria. En lo que respecta al benzoato de sodio, este se reserva para el tratamiento de la hiperamoniemia relacionada con errores congénitos del metabolismo. La dosis de benzoato de sodio puede oscilar entre 250 mg/k/día y 700 mg/kg/día en situaciones agudas; usualmente se utiliza la dosis de 5,5 g/m^2/día, por vía oral o intravenosa, la cual puede emplearse de forma intermitente cada 4 a 6 horas o de forma continua. Es un medicamento altamente osmolar, por lo que debe diluirse con solución de dextrosa al 5% o al 10% en una concentración inferior a 25 mg/mL. Sus efectos adversos pueden ser vómitos, hipernatremia y acidosis metabólica.

Proteínas

La IHA es un estado catabólico que se caracteriza por un balance negativo de nitrógeno. La alimentación enteral, oral o por sonda nasogástrica, se tolera bien y disminuye los riesgos de infecciones sistémicas asociadas a la alimentación parenteral, por lo que debe iniciarse lo antes posible. Si no hay signos de encefalopatía, no se aconseja la restricción proteica. De presentarse el compromiso neurológico, debe iniciarse restricción proteica en la dieta a 0,5 g/kg/día que se aumentará a 1,5 g/kg/día en forma gradual a medida que la función hepática mejore.

Utilización de hemoderivados

En ausencia de sangrado no se recomienda la corrección de las anormalidades de la coagulación, a menos de que deban realizarse procedimientos invasivos. En el caso de la hipofibrinogenemia (fibrinógeno menor de 100 mg/dL) se deberán administrar crioprecipitados y, en el caso de que el recuento plaquetario sea menor de 50 000, corregiremos la trombocitopenia. La utilización de factor VII recombinante se reserva para los casos de pacientes con sobrecarga de volumen en los cuales la utilización de hemoderivados pueda agravar la HEC.

TRATAMIENTO DE LAS COMPLICACIONES

Hipertensión intracraneal (HTIC) y edema cerebral

El edema cerebral es la principal causa de muerte en el paciente con insuficiencia hepática aguda. Puede derivar en muerte cerebral. El edema cerebral puede progresar rápidamente y suele estar presente en pacientes con encefalopatía grados III y IV. En su fisiopatología interviene el metabolismo del amonio a nivel de los astrocitos con formación de glutamina, la cual se considera osmotóxica y generadora de edema citotóxico. Además, puede funcionar como precursor del aminoácido glutamato, el cual puede generar muerte neuronal y agravar el edema cerebral.

El edema cerebral, así como la HTIC, deben ser enérgicamente tratados. En algunos centros se utiliza la monitorización invasiva de presión intracraneal (PIC). Si no contamos con monitorización invasiva de PIC, para guiar el tratamiento puede utilizarse el flujo arterial cerebral medido por Doppler transcraneal. Una vez que se detecta la HTIC, nuestro objetivo debe ser mantener la perfusión cerebral de forma adecuada, para mantener el metabolismo aeróbico y evitar la tendencia natural a la hiperemia que contribuya a generar mayor HTIC.

El manejo de la HTIC se basa en la utilización de soluciones hiperosmolares (manitol al 20% 0,5 a 1 g/kg intravenoso rápido y cloruro de sodio hiperosmolar, generalmente 3%, en dosis de 4 mL/kg). No se recomienda la utilización de corticosteroides, debido a que estos no han demostrado mejorar la sobrevida en la IHA y no incrementan la regeneración de los hepatocitos; además pueden aumentar los trastornos hidroelectrolíticos y las infecciones. Cabe recordar, que pueden tener utilidad en el caso de las hepatitis autoinmunes.

Otra opción para el tratamiento de la HTIC es la hipotermia. Se recomienda una temperatura de 32° a 34°, la cual puede ser eficaz en la prevención del edema y la HTIC. Se presume que la hipotermia disminuye la HTIC y el edema cerebral debido a que disminuye el gradiente de presión hidrostática transcapilar, lo que reduce la extracción cerebral del amonio y restablece la autorregulación cerebral.

Otra medida, generalmente reservada para los casos de HTIC refractaria a las terapéuticas antes mencionadas, es la utilización de barbitúricos, los cuales producen vasoconstricción cerebral. Su utilización debe guiarse mediante la medición del flujo cerebral con Doppler transcraneal y electroencefalografía continua.

Complicaciones infecciosas

Las infecciones constituyen una de las causas más frecuentes de muerte en los pacientes con IHA. Existen múltiples situaciones que presentan estos pacientes que favorecen el padecimiento de infecciones. Es por ello que la vigilancia infectológica debe ser permanente, con la realización de cultivos en forma rutinaria e iniciar tratamiento inmediato ante la sospecha de infección. Datos clínicos inespecíficos como puede ser el empeoramiento de la encefalopatía, la elevación de los leucocitos en el hemograma, o el compromiso de la función renal, deben sugerir que el paciente estaría iniciando una sepsis. Antes de la aparición de fiebre y de disponer de los resultados de los cultivos, es conveniente iniciar antibioterapia empírica, preferentemente con una cefalosporina de tercera generación, asociada a un antifúngico (fluconazol), dada la elevada incidencia de infección por hongos, y considerar antivirales (aciclovir) en neonatos por la posibilidad de infección con virus del herpes.

DISPOSITIVOS EXTRACORPÓREOS DE SOPORTE HEPÁTICO

Se han desarrollado dispositivos extracorpóreos de soporte de la función hepática con la intención de permitir la recuperación de la función hepática o, en su defecto, de retrasar la necesidad de un trasplante hepático. Estos dispositivos tienen como objetivo remover de la circulación toxinas que son producidas o no metabolizadas por el hígado. Entre las distintas opciones terapéuticas encontramos la hemadsorción con columna de carbón, la hemodiálisis, la exanguinotransfusión o la plasmaféresis convencional. La hemodiafiltración venovenosa continua ha mostrado mejorar el estado neurológico y estabilizar la hemodinamia en algunos de estos pacientes. El sistema MARS (*Molecular Absorbent Recirculating System*) se basa en la combinación de la diálisis y la hemadsorción. No presenta estudios que demuestren su eficacia y su evidencia deriva de estudios de informes de caso. Debemos recordar que el trasplante hepático es la única intervención con poder curativo y que ha revolucionado el manejo de la encefalopatía hepática.

TRASPLANTE HEPÁTICO

El trasplante hepático (TH) continúa siendo la mayor intervención curativa en el paciente con insuficiencia hepática aguda. Existen patologías que lo contraindican; entre estas se incluyen las enfermedades malignas, el síndrome de Reye, las enfermedades de la cadena respiratoria mitocondrial con compromiso neurológico, a las que se suman las contraindicaciones por el compromiso clínico del paciente, como el shock séptico, la HTIC refractaria y el fallo orgánico múltiple descontrolado.

Las posibilidades para predecir la evolución clínica y la necesidad de un TH son limitadas. Existen sistemas de puntuación que pueden contribuir con esta tarea, pero la indicación de TH continúa dependiendo de la evaluación clínica y bioquímica del paciente en forma dinámica. Los factores que determinar la sobrevida en la IHA son fundamentalmente la extensión de la lesión y la velocidad de regeneración hepática.

La realización de TH de emergencia debe ser considerado en un niño con encefalopatía mayor de grado II, con TP < 20% (factor V < 20%) o RIN ≥ 2. Algunos signos que deben advertir la necesidad de TH son la disminución rápida del tamaño hepático, la ocurrencia de convulsiones, niveles de fibrinógeno < 1 g/L, bilirrubinemia > 23 mg/dL y aumento progresivo del ácido láctico, entre otros.

No existe un modelo altamente fiable; actualmente, el sistema de puntuación más ampliamente usado y que sirve de guía para la indicación de trasplante hepático en pediatría son los criterios del King's College Hospital descriptos en 1989:

Criterios de gravedad según el *King's College*

Pacientes con fallo hepático inducido por paracetamol:

- pH menor de 7,3
- RIN ≥ 6,5
- Creatinina sérica ≥ 3,4 mg/dL
- Encefalopatía grados III/IV

Pacientes con fallo hepático no inducido por paracetamol:

- RIN > 6,5 o
- Tres de los siguientes:
  – Edad menor de 11 años o mayor de 40 años
  – Tiempo de progresión de la ictericia al coma menor de 7 días
  – Toxicidad por fármacos independientemente de si es la causa del fallo hepático agudo
  – RIN > 3,5
  – Bilirrubina sérica >17,5 mg/dL

Estos criterios parecen ser fiables para determinar el pronóstico de la IHA pediátrica inducida por paracetamol, asimismo son de utilidad para predecir sobrevida, en la IHA no inducida por paracetamol; sin embargo, tienen baja sensibilidad y bajo valor predictivo positivo para predecir la muerte en los niños con IHA no ocasionada por paracetamol, lo que podría llevar a la realización de más TH de los realmente necesarios.

Se requiere el desarrollo de modelos pronósticos adecuados que hagan la decisión de realizar TH en el marco de la IHA, más fácil y normalizada.

★ ## CONCLUSIONES

La IHA es una entidad que desafía las mejores habilidades de los médicos intervinientes. En niños presenta características únicas y propias de su edad; la etiología difiere de la del adulto y debe prestarse cuidadosa atención a la evaluación clínica según los diferentes rangos etarios dentro de la niñez; el reconocimiento de etiologías específicas y la implementación de tratamiento en forma oportuna pueden modificar en forma favorable algunos pronósticos. El trasplante de hígado debe ser considerado tempranamente e implementado en el momento oportuno, pues los pacientes rápidamente desarrollan complicaciones que contraindican su realización.

BIBLIOGRAFÍA

Abdo JM, Peréz Jl y cols. Disminución de la estancia hospitalaria con el uso de L- ornitina L-aspartato (LOLA) en pacientes con encefalopatía hepática. Rev Gastroenterol Mex 2010;75(2):135-41.

Als-Nielsen B, Gluud Ll y cols. Disacáridos no absorbibles para la encefalopatía hepática. Cochrane Plus, 2008 número 2. Oxford update softward Ltd.

Ampuero-Herrojo J, Romero-Gómez M. Manejo actual de la encefalopatía hepática. Revista Andaluza de Patología Digestiva 2012;35(5):378-85.

Bhaduri BR, Mieli-Vergani G. Fulminant hepatic failure: pediatric aspects. Semin Liver Dis 1996;16:34-55.

Castellón J, Castro K y cols. Diagnóstico y tratamiento de Encefalopatía Hepática. Rev Cient Cienc Méd (Cochabamba) 2013;16(1).

Ciocca M, Costaguta A y cols. Insuficiencia hepática aguda pediátrica. Grupo de trabajo de la Sociedad Latinoamericana de Gastroenterología, Hepatología y Nutrición Pediátrica (SLAGHNP). Acta Gastroenterol Latinoam 2016;46(1):52-70.

Córdova H, Córdoba J. Encefalopatía Hepática. Medicine 2008;10(11):713-19.

D'Agostino D, Díaz S, Sánchez MC, Boldrini G. Management and Prognosis of Acute Liver Failure in Children. Curr Gastroenterol Rep 2012;14:262-9.

Devictor D, Tissieres P, Durand P, et al. Acute liver failure in neonates, infants and children. Expert Rev Gastroenterol Hepatol 2011;5(6):717-29.

García R, Córdoba J. Actualización en el tratamiento de la Encefalopatía Hepática. Rev Esp Enferm Dig 2008;100(10):637-44.

Lu BR, Zhang S, Narkewicz MR, et al; Pediatric Acute Liver Failure Study Group. Evaluation of the Liver Injury Unit Scoring System to Predict Survival in a Multinational Study of Pediatric Acute Liver Failure. J Pediatr 2013;162:1010-6.

Malla I, Torres V y cols. Rifaximina para Encefalopatía Hepática en niños. Caso clínico. Arch Argent Pediatr 2011;109(6).

Narkewicz MR, Dell' Olio D, Karpen SJ, et al; Pediatric Acute Liver Failure Study Group. Pattern of diagnostic evaluation for the causes of pediatric acute liver failure: an opportunity for quality improvement. J Pediatr 2009;155:801-6.

Newland CD. Acute Liver Failure. Pediatr Ann 2016;45(12);e433-e438.

Rajanayagam J, Coman D, Cartwright D, et al. Pediatric acute liver failure: etiology, outcomes, and the role of serial pediatric end-stage liver disease scores. Pediatr transplant 2013;17:362-8.

Ravindra A, Sheffali G, Satish D. Management of hepatic encephalopathy in children. Postgrad Med J 2010;86:34-41.

Shawcross D, Jalan R, et al. Dispelling myths in the treatment of hepatic encephalopathy. Lancet 2005;365:431-3.

Squires RH Jr, Shneider BL, Bucuvalas J, et al. Acute Liver Failure in Children: the first 348 patients in the Pediatric Acute Liver Failure Study Group. J Pediatr 2006;148: 652-8.

Stephen M, Riordan MD, et al. Treatment of hepatic encephalopathy. N Engl J Med 1997;337(7):473-9.

Véanse **Preguntas de autoevaluación.** **?**

Patología neurometabólica en la unidad de cuidados críticos pediátricos

80

Marina Szlago

INTRODUCCIÓN

Los errores congénitos del metabolismo (ECM) son un grupo de enfermedades "raras" o "huérfanas", denominadas así debido a su infrecuente diagnóstico.

Son en su mayoría de herencia autosómica recesiva, aunque pueden presentarse en un paciente sin haber claros antecedentes en su familia.

La alteración genética determina una disminución de la actividad enzimática con bloqueo de la vía metabólica involucrada, que causa alteraciones químicas con su consecuente cortejo de signos y síntomas.

La **clínica de los ECM** es **variada** siendo la presentación aguda más frecuente en los **primeros años de vida**. La sospecha diagnóstica ante el cuadro crítico permite adoptar conductas iniciales que pueden cambiar drásticamente la sobrevida y el pronóstico del niño afectado y su familia.

Se detalla la clasificación de los ECM basada en las características clínicas y bioquímicas; los grupos 2 y 3 son los que presentan clínica aguda (**cuadro 80-1**).

La descompensación de los ECM siempre implica riesgo de vida y es común el compromiso neurológico primario o secundario. Las manifestaciones neurológicas agudas son variadas, inespecíficas e incluyen excitación psicomotriz, síndrome confusional, depresión del sensorio con progresión al coma, disfunción de tronco encefálico, alteraciones neurovegetativas y sensoriales, convulsiones y déficit motor global o focal.

- La coexistencia de sepsis no descarta al ECM como etiología, ya que estos pueden predisponer a infecciones y a su vez la infección puede desencadenar la descompensación metabólica en el afectado.
- La mejor herramienta para el diagnóstico es la sospecha, que permitirá realizar los estudios bioquímicos pertinentes y el inicio temprano del tratamiento.
- La anamnesis debe realizarse en cuanto sea posible en busca de datos orientadores tales como: cambios recientes en la alimentación, aversiones alimentarias o apetito selectivo, datos de crecimiento y desarrollo.
- Entre los antecedentes familiares puede encontrarse

consanguinidad, casos similares entre los hermanos y muerte súbita neonatal y del lactante. La atención a madres con síndrome de HELLP (hemólisis, aumento de enzimas hepáticas, plaquetopenia) puede asociarse a feto afectado por trastorno de β-oxidación.

CARACTERÍSTICAS CLÍNICAS

Trastornos del metabolismo intermedio: predomina el cuadro "tóxico"

- Aminoacidopatías, acidurias orgánicas, trastornos del ciclo de la urea, intolerancia a azúcares.
- Intoxicación aguda con alteraciones de medio interno.
- Descompensación "tóxica" aguda ante ingreso de sustrato nocivo, intercurrencia infecciosa o sin causa determinada.

Alteración energética: claudicación y estado "catabólico"

- β-oxidación, mitocondriopatías incluidas las hiperláctico-acidemias congénitas, glucogenosis.
- Alteraciones en la producción o utilización de energía, que implica una deficiencia y estado catabólico.
- Clínica muy variada, que manifiesta claudicación tisular neurológica (ataque cerebrovascular, hipotonía y convulsiones, entre otras) y manifestaciones extraneurológicas.

CONDUCTA ANTE LA EMERGENCIA

Debe asumirse la posibilidad de ECM ante todo paciente agudamente enfermo sin etiología determinada, especialmente si:

- El cuadro es precedido por vómitos, fiebre, ejercicio intenso o ayuno.
- Presencia de acidosis, hipoglucemia, cetosis o alcalosis respiratoria inexplicables.

Cuadro 80-1. Clasificación de los errores congénitos del metabolismo (ECM)

Grupo	Características	Enfermedades	Diagnóstico
Defecto de síntesis o degradación de moléculas complejas	Clínica progresiva y permanente	Lisosomales Peroxisomales	Estudios específicos
Defecto de metabolismo intermedio	Intoxicación aguda y crónica	Aminoacidopatías Acidurias orgánicas Trastornos del ciclo de la urea Intolerancia a los azúcares	El laboratorio general puede orientar
De producción/ utilización de energía	Alteración del metabolismo intermedio de hígado, cerebro y músculo	GSD Hiperlactacidemias congénitas Mitocondriales β-oxidación de ácidos orgánicos	Estudios específicos

GSD: glucgenosis (*glycogen storage disease*).
Modificado de Saudubray, de Baulny y Charpentier, 1995.

Se debe proceder sin demora a seguir los pasos para el diagnóstico y la fase inicial del tratamiento:

- Suspender aportes por vía oral.
- Utilizar la vía intravenosa.
  - Aporte inicial de glucosa al 10% (tasa similar a aporte hepático).
  - 150 mL/kg/min = 10 mg/kg/min = 60 kcal/kg/día (orientador).
  - En trastornos del ciclo de la urea y acidurias orgánicas suele requerirse un aporte mayor.

Simultáneamente se tomarán las muestras para laboratorio inicial (**cuadro 80-2**) y para estudios específicos posteriores (**cuadro 80-3**).

Sobre la base de los resultados iniciales puede iniciarse la segunda fase del abordaje terapéutico, según predomine:

- Hipoglucemia.
- Aumento de amonio: hiperamoniemia.

Cuadro 80-2. Laboratorio inicial

Sangre	Orina
EAB Glucemia Ionograma: Na⁺/K⁺/Cl⁻ Brecha aniónica (*anion gap*) Ácido láctico Hemograma Hepatograma Coagulograma Urea y creatinina CPK Ácido úrico	Orina completa Pesquisa de ECM Olor pH > 5 en acidosis → investigar ATR

EAB: estado ácido-base; CPK: creatina fosfocinasa; ECM: enfermedades congénitas del metabolismo; ATR: acidosis tubular renal.

- Acidosis metabólica.
- Aumento de ácido láctico: hiperláctico-acidemia.
- Cetosis.
- Enfermedad hepática grave.

Hipoglucemia

Es fundamental efectuar el estudio de las muestras sanguíneas obtenidas durante las crisis. Debe realizarse el estudio de orina, β-hidroxibutirato y ácidos grasos libres (NEFA) en sangre para interpretar el estado de cetosis. Se evaluarán también los diagnósticos diferenciales de la hipoglucemia (**cuadro 80-4**).

Hiperamoniemia

Es una emergencia metabólica. Debe realizarse determinación de amoniemia a todo paciente agudamente enfermo sin diagnóstico claro.

Existen factores que pueden elevar "falsamente" los valores. Por esa razón es conveniente que en pacientes internados la muestra sea apareada con la de un testigo sano.

Considerando que el valor normal de amoniemia es menor de 80 µMol/L luego del período neonatal, las elevaciones mayores de 110 µMol/L aumentarán la sospecha de ECM.

Cuadro 80-3. Obtención y conservación de muestras

Suero congelado
Gotas de sangre
Líquido cefalorraquídeo (LCR) congelado
Orina congelada

Cuadro 80-4. Diagnósticos diferenciales ante hipoglucemia

Cuerpos cetónicos insuficientes	NEFA bajos: hiperinsulinismo
	NEFA elevados: trastornos de β-oxidación
Cetosis. Hipoglucemia "cetósica"	Acidurias orgánicas. Patología endocrina GSD 3 y 0. Cetólisis
Aumento de ácido láctico	Hepatomegalia. GSD. Gluconeogénesis
	Sin hepatomegalia: acidurias orgánicas. Cetólisis en cadena respiratoria. β-oxidación, especialmente de ácidos de cadena larga
Hepatopatía	Intolerancia a fructosa, cadena respiratoria, β-oxidación de ácidos de cadena larga y tirosinemia I

NEFA: ácidos grasos no esterificados; GSD: glucogenosis.

Valores mayores de 500 µMol/L (800 mg/dL) requieren tratamientos de desintoxicación extracorpórea.

El protocolo de la urgencia ante hiperamoniemia incluye:

- Suspender todo aporte proteico.
- Remover el amonio: benzoato de sodio/fenilacetato de sodio, hemofiltración o hemodiálisis.
- Proveer intermediarios del metabolismo: arginina, citrulina y cofactores mitocondriales como la carnitina.
- Asegurar el aporte energético: glucosa por vía intravenosa.

Las muestras obtenidas durante las de crisis para laboratorio metabólico deben remitirse con urgencia para determinar:

En sangre: acilcarnitinas y aminoácidos.

En orina: ácidos orgánicos y ácido orótico.

De acuerdo con los resultados obtenidos se modificará el tratamiento realizando aportes y restricciones específicas pasando a la etapa de mantenimiento.

Acidosis metabólica

Se caracteriza por descenso de pH, bicarbonato y $PaCO_2$. Se estudiarán causas intestinales y renales de pérdida de bicarbonato (brecha aniónica [*anion gap*] normal) y presencia de ácidos orgánicos anormales: láctico, cetonas u otros (brecha aniónica elevada).

El diagnóstico diferencial de los defectos metabólicos primarios se orienta según los valores de cetonas, lactato, otros ácidos orgánicos, glucemia y amoniemia.

Cetosis

Mecanismo fisiológico ante estados de ayuno o catabolismo. Asociada a otros trastornos metabólicos, se la encuentra en acidurias orgánicas, trastornos de la cadena respiratoria y glucogenosis.

Hiperláctico-acidemia

Debe diferenciarse el cuadro primario del secundario. La dificultad en la extracción de muestras sanguíneas, las convulsiones y los estados catabólicos, al igual que cualquier ECM grave, pueden aumentar los valores obtenidos de lactacidemia.

Asociada con cetosis grave (por inhibición del ciclo de Krebs) es altamente sugestiva de ECM diferentes de los trastornos de β-oxidación (diagnosticados generalmente con el estudio de acilcarnitinas). El tratamiento se dirigirá de acuerdo con la causa etiológica.

Enfermedad hepática grave

Una vez confirmado el diagnóstico de ECM o en pacientes con diagnóstico previo, se procede al tratamiento específico. Véase capítulo de insuficiencia hepática.

★ **CONCLUSIONES**

Los ECM constituyen un grupo de enfermedades con manifestaciones clínicas y bioquímicas variadas. La presentación aguda suele ser más frecuente en la edad pediátrica. Su inclusión dentro de los diagnósticos diferenciales hace posible lograr intervenciones terapéuticas tempranas tendientes a disminuir la morbimortalidad. Es por esto que, aunque no sean la causa más frecuente de patología en pacientes críticos, deben considerarse entre las etiologías posibles.

BIBLIOGRAFÍA

Clarke JTR. A clinical guide to inherited metabolic diseases. 2.nd ed. Cambridge: Cambridge University Press; 2002.

Saudubray JM, de Baulny HO, Charpentier C. (1995). Clinical Approach to Inherited Metabolic Diseases. In: Fernandes, J., Saudubray, JM., Van den Berghe, G., Tada, K., Buist, N.R.M. (eds) Inborn Metabolic Diseases. Springer, Berlín: Springer; 1995. https://doi.org/10.1007/978-3-662-03147-6_1

Scriver CR, Beaudet AL, Sly WS, Valle D, Childs B, Kinzler KW, et al. (eds.). The Metabolic and Molecular Bases of Inherited Disease. 8.th ed. New York: McGraw-Hill; 2001.

Zschocke J, Hoffman GF. Vademecum Metabolicum. 3.rd ed. Friedrichsdorf, Germany: Milupa Metabolics; 2011.

Estado de mal epiléptico en pediatría

81

Anselmo Mazzola, Soledad Arévalo y Alejandro Hernán Gattari

INTRODUCCIÓN

Una convulsión se define como la aparición transitoria de signos y/o síntomas que requieren una actividad neuronal sincronizada en el cerebro. El término transitorio se utiliza como marcador de tiempo, con un inicio y un final claros. Clásicamente, se define como *status* epiléptico o estado de mal epiléptico (EME) a una condición clínica caracterizada por actividad ictal continua eléctrica o clínica, o ambas, durante 30 minutos o más, o durante dos o más crisis, sin recuperación completa de la conciencia entre ellas que provoca una condición epiléptica invariable y prolongada. La definición de 30 minutos se basa en la duración del estado epiléptico convulsivo, que puede conducir a daño neuronal permanente por sí mismo.

EPIDEMIOLOGÍA

Es la emergencia neurológica pediátrica más frecuente, con una incidencia de 18-23 por cada 100 000 niños por año.

CLASIFICACIÓN

El EME puede clasificarse de acuerdo con parámetros clínicos, eléctricos y duración de la crisis y etiología de las convulsiones (**cuadro 81-1**).

En primer término, se debe realizar una distinción entre EME convulsivo (EMEC), donde existen síntomas motores prominentes focales o generalizados con deterioro de la conciencia, y el EME no convulsivo (EMENC), con evidencia de actividad eléctrica ictal sin clínica motora, con compromiso de la conciencia. El diagnóstico es muy difícil de hacer, ya que hay muchas otras condiciones que pueden causar alteración del estado mental en los niños.

Según su persistencia, el estado epiléptico se ha clasificado en temprano (5 minutos), EME establecido (30 minutos), EME refractario (60-120 minutos) y EME superrefractario (24 horas o mayor).

ETIOLOGÍA

La etiología del EME depende de la edad del paciente (**cuadro 81-2**).

CAMBIOS FISIOPATOLÓGICOS

Los factores que regulan la excitabilidad y la inhibición neuronal, el umbral de la descarga y la propagación de dicho impulso dependen de la anatomía de la corteza cerebral, del desarrollo de los sistemas excitatorios (glutamato, aspartato, acetilcolina) e inhibitorio (ácido gamma aminobutírico [GABA], bloqueo por magnesio de canales de N-metil-D-aspartato[N-

Cuadro 81-1. Clasificación del estado de mal epiléptico	
Convulsivo	**No convulsivo**
PARCIAL Parcial simple: mantiene la conciencia, con síntomas motores, sensoriales, autonómicos o psíquicos Parcial compleja: conciencia comprometida, actividad motora involuntaria, síntomas sensitivos o cognitivos, automatismos Parcial con generalización secundaria	Actividad epiléptica solo reconocible en el electroencefalograma (EEG). Cursa con depresión de la conciencia y a veces sutiles manifestaciones motoras Hasta el 8% de los comas inexplicados pueden deberse a una epilepsia no convulsiva
GENERALIZADO Tónico Clónico Tónico-clónico Mioclónico	
AUSENCIAS Generalizado, alteración del nivel de conciencia	

Cuadro 81-2. Etiologías del estado de mal epiléptico

Neonatal	1 -2 años	2-12 años	Adolescentes
Hipóxico-isquémico	EME febril	EME febril (hasta los 5 años)	Intoxicaciones
Infeccioso	TCE	TCE	Tumores encefalopatías epilépticas
Malformación SNC	Trastornos del medio interno	Trastornos del medio interno	
Encefalopatías epilépticas	Infeccioso	Infecciones FIRES	FIRES
Errores congénitos de metabolismo Déficit de piridoxina	Errores congénitos del metabolismo	Tumores	
Hipoglucemia	Encefalopatías epilépticas	Encefalopatías epilépticas	

SNC: sistema nervioso central; EME: estado de mal epiléptico; TCE: traumatismo craneoencefálico; FIRES: síndrome epiléptico relacionado con infección febril.

MDA]) y de los niveles de los neurotransmisores que dependen de la edad. De hecho, el cerebro del niño inmaduro es más propenso al desarrollo de crisis debido al predominio de aminoácidos excitadores, al desarrollo incompleto de los mecanismos inhibidores y al menor número de conexiones sinápticas.

Los cambios fisiopatológicos acontecen en dos fases. La primera fase es la llamada de compensación, por debajo de los 30 minutos, que se asocia con manifestaciones motoras e incremento de la actividad simpática; se produce un aumento de la presión sanguínea, la frecuencia cardíaca, el volumen cardíaco, el flujo sanguíneo cerebral, la glucemia y de los niveles de cortisol. El aumento del flujo cerebral y los niveles elevados de glucosa proporcionan, habitualmente, una oxigenación y un sustrato suficiente para satisfacer los requerimientos metabólicos del cerebro.

Luego de unos 30 minutos, la fase de descompensación se inicia con fallo en la homeostasis, se incrementa el lactato sanguíneo proveniente la contracción muscular y disminuyen el pH (acidosis), la presión sanguínea y el flujo cerebral, así como la glucosa cerebral y la oxigenación del parénquima. Otros efectos sistémicos incluyen arritmias cardíacas, isquemia miocárdica, hipertensión y rabdomiólisis –origina mioglobinuria con el consiguiente fallo renal por necrosis tubular aguda– así como trastornos electrolíticos: hipopotasemia o hiperpotasemia e hipertermia; también pueden producirse edema pulmonar neurogénico y aspiración de secreciones. Los cambios vegetativos incluyen aumento de las secreciones bronquiales y salivación; por otra parte, en el cerebro no se satisfacen las necesidades nutritivas de las células y se produce una isquemia; también puede aparecer un aumento de la presión intracraneal como consecuencia del incremento del flujo sanguíneo intracerebral.

COMPLICACIONES DEL ESTADO DE MAL EPILÉPTICO

El diagnóstico puede ser difícil de hacer, ya que hay muchas otras condiciones que pueden causar alteración del estado mental en los niños, por lo que debe realizarse una historia clínica adecuada con posibles antecedentes de traumatismos, tóxicos, infecciones, tratamiento antiepiléptico actual, antecedentes personales, familiares y características del inicio de las crisis (cuadro 81-3).

Cuadro 81-3. Complicaciones del estado de mal epiléptico

Cardiovasculares	Respiratorias	Neurológicas	Hipertermia	Renales	Del tratamiento
Arritmias e hipertensión arterial (HTA) al inicio Insuficiencia cardíaca Hipotensión Paro cardiorrespiratorio	Hipoxemia Acidosis respiratoria Neumonía aspirativa- Edema pulmonar neurogénico	Edema cerebral Hemorragia intracerebral		Insuficiencia renal Rabdomiólisis con mioglobinuria y necrosis tubular	Arritmias Hipotensión Depresión respiratoria Coma

Entre los exámenes complementarios deben realizarse: hemograma, perfil renal, electrolitos, calcio, magnesio, glucemia, hemograma, niveles de anticomiciales, tóxicos, punción lumbar y amonio. Valorar la realización de estudios por imagen: tomografía computarizada o resonancia magnética cerebral y monitorización electroencefalográfica (EEG).

TRATAMIENTO INICIAL

Deben considerar medidas de soporte vital, como una oxigenación adecuada, manteniendo permeable la vía aérea, tomando medidas para evitar la aspiración de secreciones, así como colocar un oxímetro de pulso, asegurar acceso intravenoso (IV) y monitorización con electrocardiograma (ECG). Es aconsejable también iniciar la administración de suero salino y de tiamina en forma IV en dosis de 100 mg, con 25 gramos de glucosa IV (50 mL de dextrosa 50% o 250 mL de dextrosa al 10%), si se sospecha hipoglucemia.

El fármaco de elección inicial en el EME son las benzodiazepinas, entre ellas el lorazepam 0,1 mg/kg/dosis (máximo de 4 mg) IV, midazolam 0,1 mg/kg/dosis (máximo 10 mg) intramuscular (IM), o diazepam 0,5 mg/kg/dosis (máximo 20 mg) (**cuadro 81-4**).

En caso de no responder a la primera línea de tratamiento, según la Sociedad Americana de Epilepsia pueden continuarse con fenobarbital en dosis de 20 mg/kg en tasa de infusión de 50-75 mg/minuto.

La segunda línea de tratamiento corresponde a la difenilhidantoína 20 mg/kg IV con una tasa de infusión de 50 mg/min para evitar complicaciones como hipertensión, arritmias o paro cardíaco. Otras opciones de tratamiento son el levetiracetam en dosis de 60 mg/kg para infundir en 15 minutos, ácido valproico 40 mg/kg en infusión de 3-6 mg/kg/min (**cuadro 81-5**).

Si las convulsiones continúan, el paciente pasará a un esquema de tratamiento de EME epiléptico refractario.

ESTADO DE MAL EPILÉPTICO REFRACTARIO Y SUPERREFRACTARIO

Los pacientes que agotan la secuencia de tratamiento habitual de EME requieren asistencia respiratoria mecánica debido a que la cantidad de fármacos deprimen el sensorio y la actividad respiratoria central además de llevarlo a la hipotensión y al paro respiratorio.

Cuadro 81-4. Primera línea de tratamiento

Diazepam 0,5 mg/kg intrarrectal (máx. 20 mg)
Lorazepam 0,1 mg/kg/dosis IV (máx. 4 mg)
Midazolam 0,2 mg/kg intranasal
Fenobarbital 20 mg/kg IV en 10 min (máx. 1 g)

IV: intravenoso.

Cuadro 81-5. Segunda línea de tratamiento

Fenobarbital 20 mg/kg IV en 10 min. Dilución 10 mg/mL
Fenitoína (difenilhidantoína) 20 mg/kg IV en 20 min (máx. 1 g). Dilución en solución fisiológica hasta 10 mg/mL
Levetirazetam 60 mg/kg IV en 10 min dilución en 5 mg/mL
Ácido valproico 40-45 mg/kg IV (máx 1,5 g) dilución en 50 de solución fisiológica o solución de dextrosa en agua al 5% en 30 min

Se continúa con midazolam en dosis de carga de 0,2 mg/kg y tasa de mantenimiento de 0,06-0,1 mg/kg/hora. En caso de falta de respuesta, a los 15 minutos de iniciada la infusión se puede volver a realizar una nueva dosis de carga de 0,2 mg/kg y aumentar la dosis de esta benzodiacepina a 0,5 mg/kg/hora y, ante una nueva falta de respuesta a los 15 minutos, realizar nueva carga y aumentar la dosis a 1 mg/kg/hora. Existen otros protocolos que plantean el aumento de 0,2 mg/kg/hora cada 5 minutos ante la falta de respuesta. Se han descripto dosis máximas de hasta 2-3 mg/kg/hora. Una vez alcanzado el efecto, se realizará una disminución gradual de la dosis (0,05 mg/kg cada 3 horas) y después de suspendido el tratamiento continuará durante 24 horas con monitorización electroencefalográfica. En caso de volverse a evidenciar actividad comicial se reinstalará la dosis con la que se había alcanzado el paroxismo supresión. La monitorización permanente electroencefalográfica permite controlar en forma constante la respuesta y abolición de la actividad eléctrica convulsiva.

Si la crisis se prolonga más allá de los 60 minutos, está asociada al fracaso terapéutico. Se asocia con causas agudas, graves como encefalitis, ataques cerebrovasculares (ACV) masivos, tumores primarios progresivos cerebrales y procesos autoinmunitarios. Está acompañado por trastorno de conciencia, y el riesgo de epilepsia luego del EME refractario es tres veces mayor.

Después de alcanzada la dosis máxima de midazolam, si el paciente continúa en EME refractario, debemos iniciar tratamiento con barbitúricos. Los barbitúricos son buenos fármacos antiepilépticos, pero tienen limitaciones farmacocinéticas. El tiopental sódico tiene una fuerte tendencia a acumularse y, por lo tanto, su recuperación es prolongada; se administra en dosis de 3 mg/kg en bolo y luego una dosis de mantenimiento de 3 a 5 mg/kg/hora (se han utilizado dosis hasta 10-15 mg/kg/hora). Lleva a la depresión respiratoria e hipotensión debido al efecto ionotrópico negativo y a la disminución de las resistencias periféricas. Por lo cual se encuentra contraindicado para pacientes gravemente hipotensos, con shock cardiogénico o con sepsis. Una vez alcanzada la respuesta, se debe continuar con la dosis de mantenimiento durante 12-48 horas. En el transcurso de su infusión, la monitorización electroencefalográfica debe mantenerse y el objetivo es obtener un patrón de paroxismo-supresión (se debe aumentar

Cuadro 81-6. Tratamiento del EME refractario y superrefractario

Midazolam 0,2-0,5 mg/kg/dosis, seguidas de infusión continua de 0,25 mg/kg/dosis
Tiopental carga de 5 mg/kg/dosis cada 5 minutos seguidos de infusión continua de 3-5 mg/kg/h
Propofol 2-5 mg/kg/dosis seguido de 1,5-4 mg/kg/h
Ketamina 2 mg/kg seguidos de 0,01-0,05 mg/kg/h. Dilución en 2 mg/mL en solución fisiológica o de dextrosa en agua al 5%

la administración de a 1 mg/kg/hora cada 2 minutos hasta alcanzar el objetivo deseado). La dilución de este medicamento puede realizarse en solución fisiológica o dextrosa al 5%, hasta una concentración estándar de 0,2% y máxima de 0,4%.

El propofol tiene mejor farmacocinética y escasa actividad intrínseca antiepiléptica pero su acción se limita a reducir las ondas electroencefalográficas hacia la supresión anestésica. Es un depresor del sistema nervioso central (SNC), agonista del ácido γ-aminobutírico (GABA) e inhibidor de los receptores de N-metil D-aspartato (NMDA). La dosis de carga es de 1-5 mg/kg y luego el mantenimiento será de hasta 5 mg/kg/hora. No se utiliza de forma generalizada en la población pediátrica debido a que su administración en alta dosis y de forma prolongada se ha asociado a acidosis metabólica, arritmias, fallo cardíaco y renal, hepatomegalia y posibilidad de muerte (síndrome de infusión de propofol). Se puede administrar puro o diluir en una concentración mayor de 2 mg/mL en dextrosa 5%.

La ketamina es un antagonista de los receptores de NMDA que se utiliza en dosis de 2 mg/kg seguidos de goteo posterior de 0,45 a 2 mg/kg/hora. Para administración IV continua puede diluirse en dextrosa 5% o solución fisiológica hasta una concentración de 2 mg/mL (**cuadro 81-6**).

Se estima que el 15% de los pacientes desarrollan un EME superrefractario, el cual es una emergencia médica. Presentan alta morbimortalidad; por ello la importancia del tratamiento temprano; entre ellos se incluye la dieta cetogénica que, a través de publicaciones, demuestra la reversión electroclínica en las primeras 72 horas de ayuno.

Las indicaciones para el uso de dieta cetogénica son los síndromes epilépticos refractarios: Dravet, Lennox-Gastaut, deficiencia de transportador de glucosa cerebral de tipo 1 (deficiencia de GLUT1) y el síndrome epiléptico relacionado con infección febril (síndrome FIRES).

★ **CONCLUSIONES**

El estado de mal epiléptico (EME) constituye una emergencia neurológica que debe ser tratada dentro de los 30 minutos para disminuir el riesgo de mortalidad y evitar secuelas neurológicas: las más frecuentes son las secuelas motoras, retraso mental, trastornos en la conducta o epilepsia crónica. Para ello se requiere contar con un protocolo de tratamiento basado en la literatura y adaptado a la realidad institucional de cada centro. La mortalidad se estima en el 3 a 9% de los casos, que se puede deber a enfermedad de base o complicaciones del EME. El porcentaje de mortalidad aumente en el 32% en EME refractario.

BIBLIOGRAFÍA

Bigo F, Nicola Bragazzi N, Rafaelle Nardone R, et al. Direct and Indirect comparison meta-analysis of levetiracetam versus phenytoin or valproate for convulsive status epilepticus. Epilepsy Behav 2016;64:110-5.

Capovilla G, Beccaria F, et al. Treatment of convulsive status epilepticus in chilhood: recommendations of the Italian League against Epilepsy. Epilepsia 2013;54(Suppl.7):23-34.

Proposed Algorithm for Convulsive Status Epilepticus. From "Treatment of Convulsive Status Epilepticus in Children and Adults". Epilepsy Currents 16.1 - Jan/Feb 2016.

Trinka E, Kalvianinen R. 25 years of advances in definition, classification and treatment of status epilepticus. British Epilepsy Association; 2016.

Véanse **Preguntas de autoevaluación**. **?**

Asistencia ventilatoria mecánica en neuropediatría

82

Rossana Poterala, Haide Amaro y María Andrea Francavilla

INTRODUCCIÓN

De todos los pacientes pediátricos que requieren ventilación mecánica (VM) en unidades de cuidados intensivos (UCI) alrededor del 15% corresponde a patologías neurológicas. Este grupo de pacientes presenta una estadía en VM más prolongada y mayor mortalidad.

Considerando que la VM por sí misma es capaz de inducir o agravar el compromiso pulmonar subyacente y que los pacientes con lesión cerebral aguda (LCA) presentan mayor riesgo de desarrollar neumonía por aspiración, edema pulmonar neurogénico, lesión pulmonar aguda (LPA) y síndrome de dificultad (distrés) respiratoria aguda (SDRA), es fundamental el empleo apropiado de la VM.

En la etapa inicial del tratamiento ventilatorio de un paciente con LCA es clave la decisión e implementación de la intubación orotraqueal (IOT), ya que la activación de reflejos de la vía aérea puede incrementar la presión intracraneal (PIC). Esto es especialmente importante cuando la distensibilidad cerebral se encuentra extremadamente reducida y se requiere conexión a VM mediante sedoanalgesia óptima.

Además de evitar la hipoxemia (PaO_2 < 60 mm Hg o SaO_2 < 85%), elemento asociado a lesión secundaria y mal pronóstico en la LCA, debemos tener como objetivo lograr un valor de presión parcial de CO_2 ($PaCO_2$) que asegure un flujo sanguíneo cerebral (FSC) óptimo.

La VM puede afectar la hemodinamia cerebral en forma directa o mecánica, debido al incremento de la presión intratorácica, por uso de elevada presión positiva al final de espiración (PEEP), alto volumen corriente, auto-PEEP, hipertensión intraabdominal, etc. o indirecta o metabólica: aquella provocada por modificaciones de las presiones parciales de los gases arteriales secundarios a la programación del ventilador.

ALTERACIONES DE LA DINÁMICA RESPIRATORIA EN LESIÓN CEREBRAL AGUDA

Hay cuatro descripciones clásicas de patrón respiratorio anormal con lesiones específicas en el cerebro observadas en pacientes comatosos con elevación PIC; cualquiera de estas puede presentarse durante el deterioro del estado neurológico. Las arritmias respiratorias pueden ocurrir en condiciones de emergencia tales como hidrocefalia aguda, traumatismo de cráneo, accidente cerebrovascular, hemorragia intracraneal y tumores cerebrales. La respiración de Cheyne-Stokes se caracteriza por una frecuencia respiratoria y volumen corriente variable que tiene un ciclo regular de *crescendo* a *decrescendo*. Este tipo de respiración se asocia con trastornos en las conexiones entre las cortezas de los dos hemisferios cerebrales y disfunción de las estructuras del cerebro anterior. La respiración apnéustica se caracteriza por una pausa inspiratoria prolongada y se asocia a lesiones del tegmento inferior de la protuberancia. La respiración atáxica o de Biot es la pérdida completa de la ritmicidad de la respiración con respiraciones irregulares y volúmenes corrientes variables, y se asocia con lesiones de la médula. Más común que estos patrones clásicos es el patrón de hiperventilación central. Este patrón resulta de lesión cortical y subcortical difusa y es una consecuencia de eliminar la entrada consciente de la corteza a los centros del tronco cerebral para respirar. En este estado, la respiración está controlada casi en su totalidad por la entrada automática procedente del tronco cerebral y, como tal, hay una disminución de la dependencia en la detección del tronco cerebral local de la presión arterial parcial de dióxido de carbono como desencadenante del impulso respiratorio.

Un patrón anormal y la alteración de la respiración espontánea conducirá a una oxigenación inadecuada, y la disociación entre $PaCO_2$ y el impulso a la respiración conducirá a hipocapnia o hipercapnia inadvertida si se permite la respiración espontánea.

Los pacientes con lesiones cerebrales agudas pueden presentar alteración de la mecánica pulmonar o lesión pulmonar con edema pulmonar. Las causas incluyen neumonitis por aspiración antes de la intubación endotraqueal, LPA, SDRA, lesión pulmonar asociada a transfusión y edema pulmonar neurogénico.

El edema pulmonar neurogénico es consecuencia de extravasación del líquido proteico a través de la membrana alveolar-capilar. La condición fue descrita en la literatura hace más de 100 años en traumatismo craneoencefálico (TCE) y se asocia en un 20% en adultos a daño cerebral anóxico por ahorcamiento. El inicio del edema pulmonar neurogénico puede ser rápido después de la lesión inicial y su aparición está fuertemente asociada con lesión de la red autonómica central y del núcleo del tracto solitario en la médula.

El desarrollo de edema pulmonar neurogénico parece estar asociado a un mecanismo fisiopatológico que incluye vasoconstricción pulmonar y sistémica con el aumento de la PIC o exceso de actividad simpática. La vasoconstricción pulmonar aumenta la presión hidrostática capilar pulmonar, y la venoconstricción sistémica aumenta el retorno venoso, dando como resultado un edema pulmonar. Varios estudios recientes han demostrado que la función sistólica del ventrículo izquierdo puede estar afectada también, debido a la mayor poscarga sistémica por hipertensión arterial, que conduce a un aumento de la presión en la auricular izquierda. Otro mecanismo es el aumento de la permeabilidad capilar pulmonar. Los agonistas alfa-adrenérgicos liberados en respuesta a una lesión cerebral pueden aumentar directamente la permeabilidad o, a través de la liberación de mediadores secundarios que luego aumentan la permeabilidad vascular, producen vasoconstricción pulmonar rápida, y el aumento del retorno venoso puede derivar en lesiones microvasculares. Más recientemente, se ha propuesto otro mecanismo para el edema pulmonar neurogénico que involucra una respuesta inflamatoria sistémica que conduce a la infiltración pulmonar de neutrófilos, la liberación de citocinas y disfunción endotelial desencadenada por descarga simpática. En apoyo de esta teoría, sabemos que la lesión cerebral está directamente asociada a un aumento de la producción intracraneal de mediadores proinflamatorios y posterior liberación de estos mediadores en la circulación sistémica produciendo lesión pulmonar. También sabemos que la LPA induce una respuesta inflamatoria sistémica, que tiene el potencial de aumentar concentraciones circulantes de marcadores neuronales de daño (neuronal enolasa específica y proteína S100B). Parece que hay una interacción recíproca y sinérgica entre estas dos condiciones. Hay una potencialmente peligrosa interacción del pulmón y el cerebro de modo que nuestras estrategias para la ventilación mecánica de protección no solo tienen el potencial de reducir la LPA sino también la lesión cerebral.

INTUBACIÓN OROTRAQUEAL

La intubación orotraqueal (IOT) está indicada para proteger al paciente de una aspiración pulmonar o cuando existe obstrucción de la vía aérea superior; sin embargo, también puede ser necesaria en casos donde la ventilación no parece ser un problema inminente, como en el compromiso de conciencia moderado o sensorio alternante, disfunción bulbar u obstrucción mecánica por caída de la lengua hacia la pared posterior de la faringe. Los pacientes cuyo puntaje de Glasgow (GCS) sea < 8 deberían considerarse en riesgo de desarrollar complicaciones en su vía aérea.

La IOT debe efectuarse con especial cuidado en los pacientes con potenciales lesiones cervicales, ya que la extensión de cuello puede agravar una lesión medular. En presencia de lesiones a nivel de la quinta vértebra cervical (C5) o superiores debemos intubar en forma inmediata tomando en cuenta la alta asociación con íleo y aspiración bronquial secundaria. Las lesiones sobre C5 requerirán probablemente VM prolongada y traqueostomía debido a la parálisis de los nervios intercostales y frénicos. Las lesiones bajo C5 también pueden llegar a presentar paro respiratorio a pesar de aparentar una función ventilatoria normal. Esto último es común y puede ocurrir entre la primera y segunda semana posteriores a la lesión. Se atribuye a fatiga muscular, tratamiento ineficaz de las secreciones, atelectasias y neumonía. En esta etapa, el apoyo con kinesioterapia es fundamental.

La intubación guiada con fibroscopia es una excelente alternativa en casos complejos. Otro aspecto esencial de la IOT, en pacientes con LCA, es evitar la hipotensión arterial (presión sistólica < PC 90) e hipoxemia ya que, de ocurrir, la mortalidad se duplica. Ambas consideraciones son claves para evitar la lesión cerebral secundaria. La inducción anestésica durante la IOT debe ser equilibrada para evitar la activación de los reflejos de la vía aérea, hipotensión y desaturación. Se recomienda el uso de bloqueantes neuromusculares no despolarizantes para la IOT. En el **cuadro 82-1** se destacan los fármacos utilizados en la intubación orotraqueal y su efecto en el flujo sanguíneo cerebral y la presión intracraneal.

INDICACIONES DE VENTILACIÓN MECÁNICA

La indicación de VM en estos pacientes es multifactorial. La decisión de conectar a cualquier paciente crítico a VM es clínica y debe ser tomada con la urgencia de cada patología y paciente en particular, incluso sin esperar resultados de laboratorio.

Las indicaciones de VM pueden ser categorizadas en cuatro grupos: pérdida del esfuerzo respiratorio espontáneo, alteraciones de la distensibilidad pulmonar, deterioro del intercambio de gases e insuficiencia ventilatoria por fatiga muscular o disfunción de la placa neuromuscular.

Los objetivos de la ventilación mecánica en el paciente neurocrítico son:

- Normalización de la oxigenación, en la fracción inspirada de oxígeno (FiO_2) más baja que mantendrá la saturación de hemoglobina > 94%.

- Normalización de la ventilación, para corregir el pH sistémico a 7,35-7,45, y pCO_2 a 35-45 mm Hg.
- Normalización del trabajo de respiración.
- Prevención de la lesión pulmonar inducida por ventilador.

TRATAMIENTO VENTILATORIO DEL PACIENTE NEUROCRÍTICO

El cuidado neurocrítico de niños con lesión cerebral se centra en el tratamiento de la presión intracraneal, el flujo sanguíneo cerebral y la prevención de la lesión cerebral secundaria a través del control de la hipocapnia, hipercapnia e hipoxemia por sus efectos en el flujo sanguíneo cerebral.

En 1948, Kety y Schmidt describieron una relación curvilínea entre $PaCO_2$ y FSC. Una reducción de la $PaCO_2$ de 40 a 20 mm Hg disminuyó el FSC, pero no en la misma medida como el aumento en el FSC cuando la $PaCO_2$ se incrementa de 40 a 60 mm Hg. En estos estudios, la tasa metabólica cerebral de oxígeno ($CMRO_2$) no cambió durante este grado de hipercapnia. El aumento en FSC sin ningún aumento en $CMRO_2$ dio lugar a una disminución en la diferencia de contenido arteriovenoso de oxígeno ($AVDO_2$), es decir, extracción reducida de la fracción de oxígeno. En la hipercapnia inducida, el aumento de FSC es del 6% por mm Hg de cambio en $PaCO_2$ y en la hipocapnia disminuye el FSC en un 3% por mm Hg de cambio en $PaCO_2$. Parece existir una diferencia de desarrollo en la respuesta del FSC a $PaCO_2$, en el feto y en el recién nacido: en la sustancia gris, el FSC aumenta en la $PaCO_2$ mayor de 40 mm Hg, pero cambia poco a menor nivel de $PaCO_2$. Además, el cambio por mm Hg en $PaCO_2$ es mayor en el recién nacido que en el feto, y esto sugiere que la respuesta cerebrovascular a $PaCO_2$ no está completamente desarrollada en el nacimiento.

La respuesta vascular cerebral se atenúa con hipotensión. El FSC en los bebés prematuros depende de la $PaCO_2$. La respuesta vascular cerebral a la $PaCO_2$ es menor en el primer día de vida y aumenta con la edad gestacional. También se atenúa, pero no se elimina, en lactantes hipotensos. Durante la anestesia con sevoflurano esta respuesta también está conservada en niños (18 meses a 7 años) y, por lo tanto, la hipocapnia puede dar lugar a vasoconstricción cerebrovascular y reducción de FSC. En los recién nacidos prematuros, incluso la hipocapnia leve ($PaCO_2 < 35$ mm Hg) se asocia con parálisis cerebral y leucomalacia quística periventricular, y las convulsiones se asocian con rápida corrección de la hipocapnia. En lactantes de término con encefalopatía hipóxico-isquémica existe una asociación positiva entre resultado neurocognitivo posterior e hipocapnia.

Función de la $PaCO_2$ en la hemodinamia y el metabolismo cerebral

Mientras la $PaCO_2$ se mantenga en rangos fisiológicos, la relación entre esta y el FSC es prácticamente lineal. La PaO_2, en cambio, interfiere con el FSC solo en condiciones de hipoxemia grave; en pacientes con distensibilidad cerebral reducida, las modificaciones del volumen sanguíneo cerebral (VSC) se acompañan de cambios simultáneos de la PIC, relación que ha sido extensamente utilizada como herramienta terapéutica.

La $PaCO_2$ es un poderoso modulador del FSC. Por una parte, la hipercapnia se asocia con vasodilatación y por lo tanto con incremento del VSC y del FSC, factores que en presencia de LCA son capaces de aumentar la PIC y producir herniación del tronco encefálico. La alcalosis hipocápnica, al incrementar el pH del líquido cefalorraquídeo (LCR), es capaz de producir vasoconstricción cerebral, reducción del flujo sanguíneo cerebral (2 mL/minuto por cada mm Hg que cae

Cuadro 82-1. Efectos neurofisiológicos de los fármacos utilizados para la intubación y sedación

Agentes	Flujo sanguíneo cerebral	Presión intracraneal
Benzodiazepinas	↓	↓
Opiáceos	↔	↔
Barbitúricos	↓↓	↓↓
Propofol	↓↓	↓↓
Dexmedetomidina	↓	↓
Ketamina	↑↑	↑
Etomidato	↓	↓
Rocuronio	↔	↔
Succinilcolina	¿?	↑

Fuente: Gremmelt A y Braun U. Anaesthesist 1995..

la PaCO$_2$) y por consiguiente disminución de la PIC. Cabe destacar que los vasos sanguíneos cerebrales son más sensibles a los cambios de pH del LCR que a las modificaciones de la PaCO$_2$ o del bicarbonato.

El rango en el cual el cambio de la PaCO$_2$ posee mayor impacto sobre el calibre de los vasos cerebrales es entre 20 y 60 mm Hg; en este intervalo, el FSC se modifica 3% por cada mm Hg que varía la PaCO$_2$.

La hiperventilación se utiliza para tratar la herniación cerebral y el aumento de la PIC. Es una parte apropiada de una serie de intervenciones diseñadas para disminuir de manera aguda la PIC y prevenir la isquemia en los tejidos neuronales y muerte. El máximo de vasoconstricción cerebral se logra en una pCO$_2$ de 20 mm Hg, por lo que la ventilación por debajo de este nivel será ineficaz y puede dificultar aún más el retorno venoso al corazón, disminuir la presión arterial y exacerbar la hipoperfusión cerebral. Se recomienda la monitorización de CO$_2$ con capnografía cuantitativa. La hiperventilación debe ser destetada rápidamente para restaurar la perfusión cerebral, ni bien se instauran otros tratamientos para disminuir la hipertensión intracraneal, como la optimización de la presión arterial, osmoterapia, descompresión quirúrgica e hipotermia. La hiperventilación no es segura ni eficaz cuando se emplea durante un período prolongado, reduce el flujo sanguíneo cerebral gravemente, aumenta el volumen de isquemia, y —cuando el paciente es destetado— puede derivar en elevación de rebote de la presión intracraneal. Cuando se prolonga la hiperventilación, es recomendable la monitorización metabólica cerebral (oximetría yugular, oxígeno del tejido cerebral, o microdiálisis cerebral) junto con la monitorización de la PIC para verificar la adecuación del tejido a la perfusión.

La hiperventilación provoca vasoconstricción cerebral y disminución del FSC, mientras que la hipoventilación provoca vasodilatación y aumento de la PIC.

En traumatismo de cráneo grave, la hiperventilación con PaCO$_2$ < 25 mm Hg se usó previamente como tratamiento para disminuir la PIC a través de la vasoconstricción. Actualmente se buscan niveles normales de PaCO$_2$ (35 a 40 mm Hg) ya que incluso una PaCO$_2$ < 30 mm Hg puede inducir isquemia cerebral significativa. Por lo tanto, permitir la hiperventilación espontánea y el desarrollo de hipocapnia en niños con lesión cerebral puede ser deletéreo.

La hipocapnia y su relación con el FSC depende de la duración de la alteración de la PaCO$_2$ y si ha habido adaptación en el LCR y la concentración de bicarbonato. Este cambio en la relación entre el FSC usualmente ocurre dentro de 6 a 12 horas después del inicio de la hipocapnia.

Por ejemplo, en la cetoacidosis diabética, la hipocapnia se desarrolla durante días, en respuesta al empeoramiento de la acidosis metabólica. A pesar de este de-

terioro, el FSC se conserva en niveles normales debido a una adaptación con la caída de la concentración de bicarbonato en el LCR que es paralela a la caída de PaCO$_2$, como la adaptación que ocurre con el ascenso a la altitud. En niños con traumatismo de cráneo grave, la hipocapnia al ingresar en una unidad de cuidados intensivos está asociada con un aumento de la mortalidad al alta.

Los cambios inducidos por la hipocapnia pueden desviar la curva de autorregulación del FSC hacia la derecha. Sin embargo, sus efectos vasoconstrictores son transitorios, ya que el pH extracelular cerebral, gracias a mecanismos compensadores (anhidrasa carbónica de los plexos coroideos y excreción de bicarbonato a nivel renal), tiende a normalizarse en pocas horas, motivo por el cual el efecto inicial se pierde luego de 6 a 12 horas de iniciada la hiperventilación. Debemos recordar que la discontinuación de la hiperventilación puede producir vasodilatación de rebote con el incremento subsecuente de la PIC.

En la etapa inicial del TCE, debido a la marcada reducción del FSC (global y regional), la hiperventilación podría precipitar isquemia cerebral y empeorar los desenlaces clínicos. El *Cambridge Neurocritical Care Group* demostró que la hiperventilación aumenta el riesgo de isquemia cerebral en pacientes con TCE y que los cambios isquémicos pueden ser inadvertidos si se utilizan sistemas de monitorización global de la oxigenación cerebral, como la saturación venosa del bulbo de la yugular (SjvO$_2$). Los episodios de hiperventilación periódica reducen en forma concomitante la presión tisular de oxígeno cerebral (PtiO$_2$) y el FSC, los cuales se hacen más marcados si son repetidos en el tiempo.

En el ambiente prehospitalario, la PaCO$_2$ se correlaciona con mayor mortalidad hospitalaria. Así, en pacientes que ingresan con PaCO$_2$ < 35 mm Hg, la mortalidad fue 77%, con hipercapnia 61% y con normocapnia de 15%.

En presencia de una disminución del FSC en pacientes con LCA en las primeras horas de evolución, se hace recomendable evitar la hiperventilación. Considerando los complejos cambios hemodinámicos y metabólicos a los que está sometido el cerebro lesionado, es aconsejable implementar neuromonitorización multimodal para adecuar estrategias de protección cerebral y minimizar la lesión cerebral secundaria, entre ellas la programación de la VM.

Resumiendo, la hiperventilación —o mejor dicho la hipocapnia— ha sido una práctica habitual en pacientes con LCA que presentan hipertensión intracraneal (HTIC); no obstante, por sus serios efectos adversos no se recomienda, limitándose exclusivamente al tratamiento de HTIC en casos de emergencia mientras se trata la causa subyacente.

Objetivo de PaO$_2$ durante la ventilación mecánica

El contenido de oxígeno arterial se usa típicamente como un parámetro para asegurar la oxigenación adecuada del cerebro. No hay grandes estudios que hayan examinado sistemáticamente el papel de diferentes estrategias de ventilación mecánica sobre la oxigenación cerebral. La mayoría de las estrategias clínicas enfatizan la oxigenación máxima con fracciones adecuadas de fracción inspirada de oxígeno (FiO$_2$) para mantener presión parcial de oxígeno tisular del tejido cerebral (PbtO$_2$).

Hasta la fecha, ningún estudio ha demostrado beneficiarse del uso profiláctico de alta FiO$_2$ en el entorno de lesión cerebral.

En adultos, los monitores de PbtO$_2$ se utilizan en combinación con la monitorización de PIC y de la temperatura cerebral. El PbtO$_2$ normal es > 20 mm Hg y los niveles < 10 mm Hg indican insuficiencia cerebral grave e isquemia. Figaji y cols. mostraron que la reducción de PbtO$_2$ está asociada con mal resultado en pacientes pediátricos con traumatismo de cráneo grave. Las pautas de la Fundación *Brain Trauma* en adultos con traumatismo de cráneo grave sugiere evitar PaO$_2$ < 60 mm Hg, o equivalente a saturación de oxígeno-hemoglobina arterial < 90% y mantener PbtO$_2$ > 15 mm Hg.

Como alternativa a la monitorización de PbtO$_2$, la espectroscopia infrarroja cerebral (NIRS) ha sido propuesta como método no invasivo para la monitorización de la oxigenación y perfusión del tejido cerebral en lactantes y niños. La PbtO$_2$ de 1 mm Hg es equivalente a 0,003 mL O$_2$/100 g de cerebro. Esta modalidad tiene muchos componentes prometedores, pero aún no hay pruebas suficientes para recomendar NIRS como única modalidad de monitorización de la oxigenación y perfusión cerebral en el paciente con lesión cerebral.

Los niveles suprafisiológicos de oxígeno en las enfermedades agudas tienen el potencial de empeorar la lesión por reperfusión. El mecanismo más probable es la generación de especies reactivas de oxígeno en el lecho tisular posisquémico y el deterioro adicional de la función mitocondrial. La hiperoxia se define con niveles mayores de 300 mm Hg e impulsa la formación de especies reactivas de oxígeno, antioxidantes en sitios de lesión tisular; daña directamente el epitelio respiratorio y los alvéolos que inducen inflamación; impulsa la hipercarbia y conduce a la atelectasia de absorción en el pulmón. Se recomienda proveer 100% de oxígeno preoxigenación inmediatamente antes de la intubación, y descender el oxígeno inmediatamente después de la intubación a 50%, o la FiO$_2$ más baja que admita una oxihemoglobina saturación del 95-97%. Por el contrario, la hipoxia es una fuente importante de lesión cerebral secundaria, dado que el cerebro es particularmente vulnerable a bajos niveles de oxígeno.

La hipoxia eleva el FSC, el flujo no cambia en respuesta a pequeñas desviaciones en la presión arterial parcial del oxígeno (PaO$_2$) alrededor de los niveles normales. Más bien, cuando la PaO$_2$ cae a 50 mm Hg, el FSC regional comienza a aumentar. Cuanto más disminuya la PaO2 por debajo de este umbral, el FSC aumenta exponencialmente. Puede alcanzar más del 400% del flujo basal a niveles de PaO$_2$ aún compatibles con la vida. Las respuestas de la circulación cerebral a la hipoxia se relacionan con saturación de oxígeno de hemoglobina (HbO$_2$); en una PaO$_2$ > 70 mm Hg, la HbO$_2$ es del 100%. Sin embargo, cuando la PaO$_2$ alcanza los 50 mm. Hg, la HbO$_2$ es del 85%. Bajo condiciones de disponibilidad reducida del oxígeno, como en la anemia, la curva de FSC / PaO2 regional se desplaza a la derecha. Las elevaciones hipóxicas en los FSC regionales no están asociadas a cambios en la tasa metabólica; sin embargo, la vasodilatación es aditiva a la producida por la acidosis y la hipercapnia.

Monitorización de oxigenación y ventilación

La oxigenación debe controlarse por oximetría de pulso o por análisis de gases en sangre arterial cuando se sospecha que la oximetría puede ser inexacta por mala perfusión de las extremidades, acidosis, uso de vasopresores, anemia, carboxihemoglobinemia, metahemoglobinemia e hipoxia.

La ventilación es monitorizada tradicionalmente por análisis de gases en sangre arterial, aunque el análisis de gases en sangre venosa puede proporcionar una información adecuada durante la ventilación mecánica, o cuando las muestras arteriales no pueden ser adquiridas. La capnografía cuantitativa al final de la espiración (ETCO$_2$) proporciona una medición continua atractiva y es extremadamente útil para monitorizar las tendencias en ventilación.

Un estudio mostró que la lesión cerebral aguda gravemente hiperventilada en pacientes traumatizados (pCO$_2$ < 25 mm Hg) en el medio prehospitalario tuvo mayor mortalidad, y que el uso de la capnografía por paramédicos disminuyó significativamente la incidencia de hiperventilación. Los pacientes con traumatismo mayor mostraron una incidencia mucho mayor de 'normocapnia' a la llegada al hospital cuando ETCO$_2$ fue monitorizada por médicos. Dado que las mediciones de ETCO$_2$ no solo reflejan la ventilación sino también la perfusión sistémica, la correlación entre ETCO$_2$ y pCO$_2$ en la sangre es variable. En un medio hospitalario, las mediciones de ETCO$_2$ siempre deben correlacionar con una muestra de pCO$_2$ arterial. ETCO$_2$ y pCO$_2$ también pueden variar significativamente cuando hay un desajuste entre la enfermedad pulmonar y la perfusión.

Lesión pulmonar

El SDRA es una enfermedad en la que existen infiltrados pulmonares parenquimatosos bilaterales, hipoxia, ausencia de disfunción ventricular izquierda y un inicio agudo de los síntomas. Estos pacientes a menudo requieren altos niveles de oxígeno y presiones del ventilador para lograr un adecuado intercambio de gases. Tienen una alta circulación de niveles de mediadores inflamatorios, que están asociados con lesión de otros órganos vitales, y se exacerban por técnicas nocivas de ventilación. La lesión pulmonar asociada a la ventilación mecánica (VILI) se cree que es causada por:

- Barotauma, inducida por altas presiones del ventilador, y particularmente una alta presión de meseta.
- Volutrauma, inducido por mayores volúmenes y con frecuencia a pesar de las bajas presiones del ventilador.
- Atelectrauma, o la lesión por cizallamiento causada por recurrente apertura y cierre de sacos alveolares que pueden carecer de la cantidad adecuada de surfactante.
- Alta fracción de oxígeno inspirado.
- Altos niveles de citocinas inflamatorias circulantes.

Los pacientes con LPA o SDRA deben ser ventilados usando una estrategia de bajo volumen corriente (6 mL/kg); presiones de meseta baja (< 30 mm Hg); PEEP adecuada para prevenir el colapso cíclico de unidades alveolares, y disminuir la fracción de oxígeno inhalado rápidamente a 0,6 o menos, utilizando PEEP y posicionamiento del cuerpo que mejore la oxigenación. Aunque en el estudio de referencia de bajo volumen corriente la ventilación mecánica enfatiza la hipercarbia permisiva, las fluctuaciones de los niveles de dióxido de carbono son potentes mediadores de FSC y PIC y deben ser considerados cuidadosamente. En pacientes con PIC elevada o FSC comprometido, varias investigaciones muy pequeñas sugieren que las estrategias de ventilación protectora causan hipercapnia leve; en pacientes con PIC elevada se puede tolerar, pero se necesitan más datos antes de que esto pueda considerarse seguro en la práctica rutinaria.

Cuando el reclutamiento pulmonar es alto, la PEEP tiene el potencial para ser transmitida a los vasos intratorácicos e indirectamente aumentar la PIC. Aunque esta fisiología fue utilizada una vez para justificar la ventilación con baja PEEP en pacientes con traumatismo craneal, la investigación posterior ha demostrado que la PEEP en lesiones cerebrales es bien tolerada, siempre que se mantenga la presión arterial adecuada. Se desaconseja la ventilación sin PEEP, debido a la probabilidad de inducir lesión pulmonar; sin embargo, la relación de PEEP con PIC debe ser revisada individualmente en función de la fisiología de cada paciente.

Efectos de la PEEP en el paciente neurocrítico

El manejo ideal de la LCA y de la HIC ha incluido tradicionalmente una estrategia dirigida a la protec-

ción de la vía aérea, optimización del aporte de oxígeno al cerebro, control estricto de la $PaCO_2$ y limitación de los efectos adversos que podría tener la VM con presión positiva sobre la PIC. Históricamente, dichas metas se conseguían con el uso de elevado volumen corriente (Vt), altas concentraciones de O_2, niveles bajos de PEEP y líquidos más vasopresores para mantener una presión de perfusión cerebral (PPC) adecuada.

Si bien la VM puede contribuir a alcanzar dichas metas, hoy sabemos que una inapropiada programación de los parámetros ventilatorios (Vt y PEEP) puede inducir o agravar las alteraciones del parénquima pulmonar, proceso conocido como lesión pulmonar asociada a la ventilación mecánica (VILI: *ventilator-induced lung injury*).

Si consideramos que la bóveda craneal es una caja cerrada que contiene estructuras compresibles (cerebro, LCR y compartimento vascular), cuya curva presión-volumen presenta un comportamiento no lineal, la adición o retiro de cualquiera de sus componentes generará cambios correspondientes en la presión del sistema. En este sentido, el continuo drenaje de sangre a través de los vasos venosos yugulares es esencial para poder recibir simultáneamente la sangre arterial, evitando la estasis circulatoria cerebral.

En consecuencia, podemos decir que hay obstáculos teóricos considerables para implementar una estrategia de VM protectora en pacientes con LCA. Por una parte, la adición de PEEP podría teóricamente disminuir la PPC, por aumento de la presión intratorácica, la cual puede obstaculizar el retorno venoso desde el cerebro (aumento de la presión venosa yugular) hacia la aurícula derecha, incrementar el VSC y, por ende, reducir la distensibilidad cerebral, aumentando la PIC. Por la otra, elevados niveles de PEEP podrían mejorar la oxigenación al prevenir o revertir el colapso alveolar en zonas dependientes, fenómenos frecuentes en este tipo de pacientes. En consecuencia, el uso de PEEP es al menos controvertido: corrige la hipoxemia y limita el desarrollo de VILI y por otro lado puede llegar a reducir la PPC.

Diversos estudios en pacientes con LCA y LPA/SDRA han informado que la PIC se incrementa significativamente cuando la aplicación de PEEP se asocia con aumentos de la PaCO2 (sobredistensión alveolar) y esta no varía significativamente cuando la PEEP conduce a un aumento de la distensibilidad pulmonar y disminución de la $PaCO_2$ (reclutamiento alveolar). Por tanto, los efectos de la PEEP dependen muy probablemente de la mecánica pulmonar y del potencial para reclutamiento individual de los pacientes, lo que explicaría los efectos opuestos de su aplicación. Otra forma de predecir el impacto de la PEEP sobre la presión arterial media, PPC y PIC es midiendo la distensibilidad del sistema respiratorio (DSR); así los efectos adversos de la PEEP serán más prominentes en aquellos pacientes cuya DSR es normal que en aquellos con una DSR baja.

Varios estudios en animales expuestos a LCA traumática masiva y VM enérgica (Vt elevado y PEEP baja), presentaron mayor edema y daño pulmonar que aquellos sin LCA. Un estudio multicéntrico en pacientes con LCA demostró que el uso de Vt elevado fue un factor predictivo independiente de desarrollo de LPA/SDRA. Este estudio provee antecedentes que respaldan el uso de estrategias de VM protectoras en estos pacientes. Sin embargo, existe controversia para recomendar su amplio uso, ya que el Vt bajo se asocia con reducciones importantes del volumen minuto y con el desarrollo de hipercapnia. En el mismo sentido, niveles elevados de PEEP obligan a reducir el Vt y/o la presión de *driving* (presión meseta menos PEEP) para evitar la transgresión de la presión de distensión (meseta 30 cm H_2O).

A pesar de que los estudios disponibles sugieren que la estrategia de VM protectora basada exclusivamente en la reducción del Vt puede llevarse a cabo sin llegar a la hipercapnia, los niveles elevados de PEEP son bien tolerados en la mayoría de los pacientes con LCA.

En la mayor parte de los casos, el uso de PEEP incrementará el volumen de fin de espiración, previniendo el colapso alveolar y reclutando aquellas unidades previamente colapsadas. Este mecanismo reduce el cortocircuito intrapulmonar y mejora la oxigenación, efectos benéficos tanto en el parénquima cerebral como para el resto de la economía.

En LPA/SDRA, la hipoxemia se controla aplicando PEEP e incrementando la FiO_2 con el objetivo de mantener la oximetría de pulso con el objetivo de mantener saturación de oxígeno y hemoglobina (SpO_2) por encima del 88%. En el paciente con lesión cerebral, el médico se queda con la decisión óptima de los ajustes del ventilador para el objetivo de oxigenación, mientras se evita el aumento potencial en la PIC asociado con el uso de PEEP. La maniobra simple que ayuda al retorno venoso de la cabeza es mantener la cabecera de la cama elevada a 30 grados, lo que mantiene el drenaje venoso a través de las venas vertebrales no afectadas por PEEP.

La PEEP puede, sin embargo, afectar la circulación cerebral por hemodinamia y $PaCO_2$, por lo que los mecanismos mediados y estos efectos deben ser monitorizados y la PEEP titulada. Un estudio reciente en 21 pacientes de neurocirugía pediátricos posoperatorios examinó una serie de parámetros hemodinámicos e intracraneales después de la aplicación de niveles crecientes de PEEP (0, 4 y 8 cm H_2O): la PEEP aumentó significativamente la distensibilidad (*compliance*) del sistema respiratorio sin afectar la PIC. No hubo variaciones significativas en los valores de la presión arterial, presión de perfusión cerebral y de la arteria cerebral media ni en la velocidad de FSC (utilizando Doppler transcraneal). Sin embargo, la presión venosa central aumentó significativamente cuando la PEEP se elevó de 0 a 8 cm de H_2O. Los autores concluyeron que se podrían aplicar valores de hasta 8 cm H_2O de PEEP en tales pacientes para reclutamiento pulmonar sin ninguna consecuencia en el nivel de PIC.

Tratamiento ventilatorio del paciente neurocrítico con LPA/SDRA

La incidencia de LPA/SDRA en pacientes con LCA aislada fluctúa entre 20 y 25%, asociándose con mayor riesgo de permanecer en estado vegetativo persistente y fallecer. Los factores de riesgo más relevantes para predecir su desarrollo son: TC de cerebro alterado y Escala de Coma de Glasgow (GCS) baja al ingreso.

El tratamiento ventilatorio de los pacientes con LPA/SDRA se basa en la presencia de un pulmón que posee escasa capacidad de aireación (pulmón pequeño o *baby lung*) y obliga a utilizar una estrategia de ventilación protectora. Como se comentó, esta estrategia genera preocupación tanto por sus efectos hemodinámicos como en la ventilación alveolar. En dos de los estudios más importantes publicados en los últimos años, ARDS Network y ALVEOLI, la media de $PaCO_2$ en el primer día de VM alcanzó valores entre 40 y 41 mm Hg, respectivamente, lo que sugiere que la VILI puede prevenirse en la mayoría de los casos, sin incrementar los niveles de $PaCO_2$. No obstante, algunos pacientes desarrollaron aumento progresivo de la $PaCO_2$ secundario a hipoventilación alveolar.

En este escenario es preciso realizar maniobras que permitan optimizar la eliminación del CO_2, como: disminuir el espacio muerto del circuito ventilatorio (uso de filtros HME pediátricos o sistemas de humidificación activa), mejorar la sincronía paciente-ventilador, descartar obstrucciones del tubo endotraqueal (TET) y considerar maniobras para mejorar la DSR como drenaje de líquido ascítico o pleural. Si a pesar de ello, la $PaCO_2$ continúa elevada, se debe evaluar caso a caso la utilidad de limitar el Vt, diferenciando claramente aquellos pacientes que están evolucionando con LPA/SDRA de aquellos que están con ventilación mecánica protectora profiláctica. En tal caso se recomienda aumentar el volumen corriente a 8 mL/kg de peso ideal, sin que signifique necesariamente incrementar el riesgo de desarrollar VILI.

En un estudio multicéntrico, realizado en 19 UCI de Chile, los pacientes cuyo motivo de inicio de la VM fue coma (de diversas causas), el Vt fue mayor y la PEEP menor que en aquellos que ingresaron por insuficiencia respiratoria aguda, sin que esto haya significado diferencias significativas en la mortalidad. Cabe destacar que no todos los pacientes que ingresaron en VM por trastornos neurológicos presentaban LPA/SDRA.

Con el objetivo de evitar la lesión secundaria en pacientes con LCA que cursan con LPA/SDRA se recomienda la implementación de neuromonitorización multimodal, lo que permite medir en forma directa los cambios de la $PaCO_2$ y su correlación con la hemodinámica y metabolismo cerebral (PIC, PPC, $SjvO_2$, $PtiO_2$), permitiendo un tratamiento más seguro e integral (**cuadro 82-2**).

Ventilación mecánica no convencional en pacientes con LCA

Ventilación en decúbito prono (VDP)

Los pacientes que cursan con LPA/SDRA ventilados en posición supina desarrollan atelectasias en las áreas dependientes del pulmón, deteriorando la oxigenación y generando alteraciones en la relación ventilación-perfusión (V/Q). La VDP, en cambio, mejora la oxigenación, previene el desarrollo de atelectasias optimizando la relación V/Q. Un metaanálisis reciente mostró disminución de la mortalidad en el grupo de pacientes con SDRA grave sometidos a VDP.

Pocos estudios han evaluado la VDP en pacientes con LCA asociada a LPA/SDRA. Un estudio aleatorio realizado en pacientes en coma, en VM, demostró una disminución del puntaje de lesión pulmonar y de la frecuencia de neumonía asociada a ventilación mecánica en el grupo en VDP. Sin embargo, este grupo presentó mayores niveles de PIC respecto de los ventilados en posición supina.

Algunos análisis retrospectivos de pacientes con hemorragia subaracnoidea (HSA) y SDRA asociaron la VDP con aumentos significativos de la oxigenación arterial y cerebral, pero con aumentos de la PIC y disminución de la PPC. Lo anterior es opuesto a los hallazgos de otro estudio en pacientes con TCE y hemorragia intracerebral más SDRA, el cual mostró que la VDP no tuvo efectos a nivel de la PIC ni PPC, mejorando en forma significativa la oxigenación y la distensibilidad del sistema respiratorio.

Ventilación oscilatoria de alta frecuencia

La ventilación con alta frecuencia oscilatoria (VAFO) se caracteriza por una combinación de presión media de vía aérea elevada (25-35 cm H_2O), volumen corriente inferior al espacio muerto de la vía aérea (2-4 mL/kg), administrados con una frecuencia respiratoria suprafisiológica (5-10 Hz). Las ventajas de la VAFO sobre los modos convencionales de VM son su capacidad para prevenir el desreclutamiento alveolar y limitar la sobredistensión alveolar de manera simultánea, debido a que las oscilaciones se restringen a la zona segura de la curva volumen-presión del sistema respiratorio.

Esta técnica sería tan segura y eficaz para mejorar la oxigenación en SDRA grave como la VM convencional. Las aplicaciones potenciales de la VAFO en pacientes con LCA/SDRA han sido pobremente evaluadas. Salim comunicó mejoría de la oxigenación y ventilación acompañada de una disminución de la PIC. David, empleando VAFO, observó mejoría de la PaO_2 con aumento de la PIC y caída de la PPC, pero esto ocurrió en una minoría de los casos. En su estudio recomendó que el uso de esta técnica en pacientes con LCA debe ser efectuada con neuromonitorización. Un estudio reciente en 38 pacientes con TCE e insuficiencia respiratoria hipoxémica mostró una modesta, pero significativa, reducción de la PIC con la técnica de alta frecuencia por percusión.

La VAFO permanece todavía como una terapia de rescate en pacientes con SDRA y LCA grave. La experiencia en estos casos es limitada, por lo tanto, debe monitorizarse de cerca para hacer las rectificaciones oportunamente.

Respecto de sistemas que permiten remoción de CO_2, es fundamental tener cautela en caso de implementarla en presencia de LCA, dados los riesgos de la anticoagulación. Con oxigenación con membrana ex-

---

Cuadro 82-2. Manejo ventilatorio del paciente neurocrítico

Ventilación mecánica invasiva y lesión cerebral aguda	
Protección de la vía aérea, normocapnia y oxigenación adecuada	Ventilación mecánica protectora: 8 mL/kg, evitar sobredistensión alveolar, volumen minuto necesario para pCO_2 entre 30-35 mm Hg. PEEP suficiente para evitar atelectrauma
Síndrome de dificultad (distrés) respiratoria aguda	Evaluación de la capacidad de reclutamiento. PEEP según distensibilidad e individualizado para cada paciente, normocapnia
Decúbito prono	Controvertido. Neuromonitorización multimodal
Ventilación de alta frecuencia oscilatoria	Controvertido. Neuromonitorización multimodal
Óxido nítrico	Controvertido. Mejora oxigenación sin reducción de la mortalidad. Neuromonitorización multimodal
Destete de la ventilación mecánica	Protocolos. Prueba de ventilación espontánea

tracorpórea (ECMO) hay solamente informe de casos, por tanto su uso es excepcional (terapia de rescate) y debe ser empleada con mínima anticoagulación o con circuitos recubiertos con heparina para impedir la hemorragia cerebral.

Existen también casos exitosos donde se ha asociado hipercapnia permisiva con remoción extracorpórea sin bomba.

Óxido nítrico

El óxido nítrico inhalado induce vasodilatación selectiva en unidades pulmonares ventiladas, disminuyendo así el desajuste de ventilación-perfusión, mejorando la oxigenación y disminuyendo la hipertensión pulmonar. Un metanálisis concluyó que el óxido nítrico inhalado que se administra a pacientes con LPA y SDRA mejora la oxigenación, pero no se asocia con disminución alguna en la mortalidad. Los datos publicados sobre el uso de óxido nítrico inhalado en el entorno de la lesión cerebral son limitados. En un informe de caso de un paciente de 10 años de edad con traumatismo de cráneo, SDRA e hipertensión pulmonar concurrentes, el uso de óxido nítrico inhalado mejoró la oxigenación y la resistencia vascular pulmonar, pero no tuvo efectos significativos en las velocidades del flujo sanguíneo arterial de la arteria cerebral media, la saturación venosa yugular de oxígeno o la PIC. En otro informe, el óxido nítrico inhalado se utilizó con éxito para corregir hipoxemia en un paciente con hemorragia subaracnoidea aneurismática y SDRA sometido a tratamiento quirúrgico del aneurisma.

Destete de la ventilación mecánica en la lesión cerebral aguda

Si bien el ingreso en ventilación mecánica (VM) es un paso esencial en la reanimación aguda de los pacientes con lesión cerebral, es importante reconocer el momento en que puede ser reducido y discontinuado. La liberación temprana de la VM y la extubación reducen el riesgo de VILI, neumonía asociada a ventilador (NAR), lesión de las vías respiratorias, sedación innecesaria, delirio y estancia prolongada en la unidad de cuidados intensivos. Estos beneficios deben ser valorados contra los riesgos del retiro prematuro del ventilador y la interrupción de la vía aérea artificial, incluyendo fatiga muscular ventilatoria, fallo de intercambio de gases y pérdida de protección de la vía aérea.

La NAR es extremadamente común en pacientes con lesión cerebral aguda. Las UCI neuroquirúrgicas en adultos tienen la tercera tasa más alta de NAR en comparación con 10 tipos diferentes de subespecialidades de UCI. Los estudios indican que del 20 al 45% de los pacientes con traumatismo de cráneo o hemorragia subaracnoidea desarrolla NAR y esa NAR está asociada con mayor duración de la estancia e incluso mayor mortalidad.

Los pacientes con lesión cerebral comúnmente continúan en VM por el deterioro del sensorio y disfunción del tronco cerebral con mecanismos deficientes de protección de la vía aérea.

En los últimos años, varios ensayos aleatorios han demostrado que la duración de la VM puede disminuirse significativamente cuando el proceso de liberación está protocolizado. La prueba de ventilación espontánea es un procedimiento seguro y la información adicional obtenida a través de la medición de sofisticados parámetros de destete no puede agregar un valor predictivo significativo sobre esta prueba.

En un estudio observacional prospectivo de pacientes adultos ventilados mecánicamente que tenían lesión cerebral aguda, Coplin y cols. evaluaron la preparación para extubación utilizando criterios respiratorios y hemodinámicos junto con parámetros neurológicos, un examen neurológico estable, PIC menor de 20 mm Hg y PPC igual a 60 mm Hg o mayor. El nivel de conciencia y la disfunción bulbar no parecen predecir el resultado de la extubación. La extubación exitosa ocurrió en el 80% de los pacientes que tuvieron un GCS igual a 8 o menor y en el 90% de los que tuvieron un GCS igual a 4 o menor. El 88% de los sujetos que tenían un reflejo nauseoso ausente o débil fueron extubados con éxito al igual que el 82% de los que tuvieron una ausencia o tos débil. Los hallazgos de Coplin y cols. hacen referencia al retraso de la extubación en pacientes con lesión cerebral y el hallazgo de criterios ampliamente sostenidos acerca de la capacidad de proteger la vía aérea en función del nivel de conciencia y la presencia de reflejos bulbares.

★ **CONCLUSIONES**

Los pacientes que cursan con LCA asociada a LPA/SDRA constituyen una subpoblación única que obliga a controlar múltiples aspectos, tales como: protección de la vía aérea, optimización del aporte de oxígeno al cerebro, titulación estricta de la $PaCO_2$ y limitación de los efectos adversos que podría tener la VM con presión positiva sobre la PIC. Clásicamente, la hiperventilación fue considerada una práctica habitual en pacientes que cursaban con HTIC; sin embargo, por sus efectos adversos serios, actualmente no se recomienda su uso rutinario, limitándose exclusivamente al tratamiento de la HTIC en casos de emergencia mientras se trata la causa subyacente.

Continúa

★ **CONCLUSIONES** *(CONT.)*

El uso de Vt elevado ha demostrado ser un factor predictivo independiente del desarrollo de LPA/SDRA en pacientes con LCA, aspecto que respalda el uso de estrategias de VM protectoras.

Si bien la hipercapnia es una de las consecuencias más temidas, hay estudios que muestran que este efecto no se presenta en todos los pacientes. Con el objetivo de evitar el daño secundario en los pacientes con LCA que cursan con LPA/SDRA se recomienda la implementación de neuromonitorización multimodal. De esta manera es posible medir, al lado de la cama del paciente, los cambios de la $PaCO_2$ y su correlación con la hemodinámica y metabolismo cerebral (PIC, PPC, $SjvO_2$, $PtiO_2$) con el fin de ofrecer un manejo más seguro e integral en este tipo de pacientes.

BIBLIOGRAFÍA

Budohoski KP, Zweifel C, Kasprowicz M, et al. What comes first? The dynamics of cerebral oxygenation and blood flow in response to changes in arterial pressure and intracranial pressure after head injury. Br J Anaesth 2012;108:89-99.

Coplin WM, Pierson DJ, Cooley KD, et al. Implications of extubation delay in brain-injured patients meeting standard weaning criteria. Am J Respir Crit Care Med 2000;161(5):1530-6. doi: 10.1164/ajrccm.161.5.9905102. PMID:10806150.

David M, Karmrodt J, Weiler N, Scholz A, Markstaller K, Eberle B. High-frequency oscillatory ventilation in adults with traumatic brain injury and acute respiratory distress syndrome. Acta Anaesthesiol Scand 2005;49(2):209-14. doi: 10.1111/j.1399-6576.2004.00570.x. PMID:15715623.

Della Torre V, Badenes R, Corradi F, Racca F, et al. Acute respiratory distress syndrome in traumatic brain injury: ¿how do we manage it? J Thorac Dis 2017;9(12):5368-81.

Farías JA, Fernández A, Monteverde E, et al. Mechanical ventilation in pediatric intensive care units during the season for acute lower respiratory infection: A multicenter study Pediatr Crit Care Me 2012;13(2):158-64.

Figaji AA, Zwane E, Thompson C, et al. Brain tissue oxygen tension monitoring in pediatric severe traumatic brain injury. Part 1: Relationship with outcome. Childs Nerv Syst 2009;25(10):1325-33. doi: 10.1007/s00381-009-0822-x. Epub 2009 Feb 13. PMID: 19214532.

Figaji AA, Zwane E, Thompson C, et al. Brain tissue oxygen tension monitoring in pediatric severe traumatic brain injury. Part 2: Relationship with clinical, physiological, and treatment factors. Childs Nerv Syst 2009;25(10):1335-43. doi: 10.1007/s00381-009-0821-y. Epub 2009 Feb 13. PMID: 19214533.

Garvin R, Mangat HS. Emergency Neurological Life Support: Severe Traumatic Brain Injury. Neurocrit Care 2017;27(Suppl 1):159-69.

Gremmelt A, Braun U. Analgesia and sedation in Patiens with Head-Brain trauma. Anaesthesist 1995;44 (Suppl 3):S559-65.

Kochanek PM, Tasker RC, Bell MJ, et al. Management of Pediatric Severe Traumatic Brain Injury: 2019 Consensus and Guidelines-Based Algorithm for First and Second Tier Therapies. Pediatr Crit Care Me 2019; 20(3):269-79.

Kochanek PM, Tasker RC, Carney NC, Totten A et al. Guidelines for the Management of Pediatric Severe Traumatic Brain Injury, Third Edition: Update of the Brain Trauma Foundation Guidelines, Executive Summary. Pediatr Crit Care Me 2019; 20 (3):280-9

Rajajee V, Riggs B, Seder DB. Emergency Neurological Life Support: Airway, Ventilation, and Sedation. Neurocrit Care 2017;27:S4-S28.

Ramaiah VK, Sharma D, Ma L, et al. Admission oxygenation and ventilation parameters associated with discharge survival in severe pediatric traumatic brain injury. Childs Nerv Syst 2013;29:629-34.

Rettig JS, et al. Mechanical Ventilation during Acute Brain-Injury in Children. Paediatr Respir Rev 2016;20:17-23.

Rosenthal G, Furmanov A, Itshayek E, Shoshan Y, Singh V. Assessment of a noninvasive cerebral oxygenation monitor in patients with severe traumatic brain injury. J Neurosurg 2014;120:901-7.

Salim A, Miller K, Dangleben D, Cipolle M, Pasquale M. High-frequency percussive ventilation: an alternative mode of ventilation for head-injured patients with adult respiratory distress syndrome. J Trauma. 2004 Sep;57(3):542-6. doi: 10.1097/01.ta.0000135159.94744.5f. PMID:15454800.

Seder DB, Jagoda A, Riggs B. Soporte vital neurológico de emergencia: vía aérea, Ventilación y sedación. Neurocrit Care 2015; 23(Suppl 2):S5-S22.

Seder DB, Riker R, Jagoda A, Smith WS, Weingart SD. Emergency Neurological Life Support: Airway, Ventilation, and Sedation. Neurocrit Care 2012;17:S4-S20.

Sigurtà A, Zanaboni C, Canavesi K, et al. Intensive care for pediatric traumatic brain injury. Intensive Care Med 2013;39:129-36.

Stiefel MF, Udoetuk JD, Storm PB, et al. Brain tissue oxygen monitoring in pediatric patients with severe traumatic brain injury. J Neurosurg 2006;105:281-6.

The Acute Respiratory Distress Syndrome Network. Ventilation with lower tidal volumes as compared with traditional tidal volumes for acute lung in-jury and the acute respiratory distress syndrome. N Engl J Med 2000;342:1301-8.

Tomicic V y cols. Ventilación mecánica en lesión cerebral aguda. Rev Med Chile 2011;139:382-90.

Véanse **Preguntas de autoevaluación.** **?**

Soporte nutricional en el paciente neurocrítico pediátrico

83

Ana María Nieva

INTRODUCCIÓN

La lesión cerebral traumática es la principal causa de muerte en niños mayores de 1 año, lo que representa 7440 muertes anuales según los datos más recientes de los Centros para el Control y la Prevención de Enfermedades de Estados Unidos.

Se estima que 125 000 niños viven con una discapacidad relacionada con el traumatismo craneoencefálico (TCE), con costos de vida generales elevados para esos individuos. A pesar de estas desalentadoras estadísticas, nuestro entendimiento de cómo cuidar a niños con TCE es aún insuficiente.

Para el soporte nutricional hay una serie de preguntas que permanecen sin respuesta: 1) cuándo debe comenzarse la nutrición, 2) qué forma de nutrición (enteral o parenteral) es óptima, 3) cómo debe administrarse y controlarse la glucosa y 4) cuánto apoyo nutricional se requiere en un TCE grave. Son datos fundamentales para desarrollar objetivos nutricionales apropiados para estos niños y una comprensión del gasto calórico de niños con TCE grave, ya que esta información nos dará la base para el apoyo de la nutrición. A pesar de la importancia de esto, las necesidades metabólicas de bebés y niños después de una lesión cerebral traumática grave no están claras.

Es sabido que las terapias basadas en pautas tales como sedación, barbitúricos, bloqueo neuromuscular y prevención enérgica de fiebre y/o hipotermia controlada, entre otros, tienen una gran influencia en las demandas metabólicas. Además, administrar alimentación enteral también puede afectar las demandas metabólicas como el flujo sanguíneo gastrointestinal, por lo que el metabolismo de los nutrientes se verá afectado. Por lo tanto, para comenzar a desarrollar objetivos nutricionales es fundamental conocer las demandas metabólicas de los niños con TCE grave. De acuerdo con lo expresado en la literatura, se ha hipotetizado que el gasto de energía medida (MEE) en la calorimetría indirecta se incrementará por encima de valores predichos basados en peso, altura y sexo a lo largo del tiempo después de un TCE grave. Pero esto varía con el correr de los días.

Estos pacientes tienen algunos puntos en común con otros pacientes críticamente enfermos que ingresan en una unidad de cuidados intensivos (UCI) con requerimiento de ventilación mecánica. Los lactantes y los niños son susceptibles de sufrir profundos cambios metabólicos durante una enfermedad crítica y les lleva más de seis meses recuperase de esos estados metabólicos anormales. Además, tienen limitada la depleción proteica, menor porcentaje de músculo que el adulto, necesitan mayor energía para recuperarse y no tienen una adecuada inhibición de la gluconeogénesis. Y si además preexisten desnutrición u obesidad, se sumarían a los efectos adversos previamente mencionados. Estos cambios hablan de un riesgo nutricional aumentado en pediatría.

La nutrición enteral (NE) y parenteral (NP) pueden disminuir los déficits nutricionales pero no evitarlos.

OBJETIVOS

- Normatizar el soporte nutricional en el paciente crítico con lesión cerebral traumática.
- Disminuir el impacto de esta enfermedad crítica en el estado nutricional.
- Instituir una NE y/o NP tempranamente.
- Lograr seguridad del paciente.

INDICACIONES

En los niños ingresados críticamente enfermos, incluidos aquellos con TCE grave, se debe realizar la evaluación de riesgo nutricional al menos una vez a la semana. Esto es válido sobre todo en la población considerada de riesgo, tanto para la desnutrición como la obesidad, y luego se indicará la nutrición adecuada que varía con la edad y las condiciones de enfermedad. La atención neurocrítica contemporánea puede, en gran medida, atenuar la respuesta hipermetabólica, y la mayoría de nuestras lecturas sugieren que los niños consumen menos calorías que las fórmulas publicadas. Entonces debemos evaluar además cómo proveer un adecuado aporte nutricional a cada paciente de acuerdo con su estado nutricional y rutas disponibles.

RECOMENDACIONES DE NUTRICIÓN ENTERAL

Iniciando la nutrición enteral

En niños críticos con lesión cerebral traumática grave con tracto gastrointestinal funcionante debe iniciarse de modo preferencial una NE, si es tolerada, según las Guías ASPEN 2009. Esto es discutido por algunos pocos autores que prefieren iniciar con nutrición parenteral.

La suspensión de la NE puede tener diversas causas. El equipo tratante debe saber identificar las interrupciones evitables de la NE.

El inicio de la nutrición enteral se propone dentro de las 48 a 72 horas de la admisión, según la mayoría de los autores. Sin embargo, hay una gran variabilidad entre los diferentes centros con respecto a este tiempo de inicio, desde sitios que proporcionan soporte nutricional inmediatamente después de la lesión hasta aquellos que retrasan la alimentación por muchos días.

En un estudio realizado en niños con lesión cerebral traumática grave, en quienes se realizó hipotermia controlada (32-33 °C durante 48 horas), se demostró que el inicio de soporte nutricional antes de las 72 horas posteriores a la lesión cerebral traumática se asoció con una disminución de la mortalidad, y efectos favorables en la evaluación de las consecuencias funcionales. A pesar de que esto proporciona una base racional para iniciar el soporte nutricional temprano después lesión cerebral traumática, aún no hay estudios que hayan evaluado este problema con control de diversas variables que pueden estar involucradas en los resultados (gravedad de la lesión, su sitio, calorías administradas, ruta parenteral versus rutas enterales, entre otros factores).

En otro estudio realizado en pacientes pediátricos y adultos con TCE grave y con Escala de Coma de Glasgow (GCS) inicial entre 6 y 8, la sobrevida fue mayor en aquellos pacientes alimentados dentro de las 48 horas, observándose también una disminución de la translocación bacteriana.

Hay insuficientes datos para recomendar NE prepilórica o pospilórica en pacientes críticos con TCE grave.

Pero la NE pospilórica permitiría mejorar el aporte calórico mejor que la gástrica y, además, estaría indicada cuando hay riesgo de aspiración o imposibilidad de alimentación gástrica. También se ha asociado a menor incidencia de neumonía, esto último observado en adultos. De todas formas, la alimentación transpilórica no impide la aspiración de jugos gástricos.

Se ha informado que la alimentación por sonda transpilórica temprana versus tardía podría reducir la incidencia de distensión abdominal en niños críticos y así evitar interrupciones de la alimentación.

No hay evidencia sobre la utilidad del uso de procinéticos, si bien en la mayoría de las encuestas publicadas se revela que son de uso habitual, de igual manera que los bloqueantes H2.

Un equipo nutricional especializado en la unidad de cuidados intensivos pediátricos (UCIP) que lleve adelante un estricto protocolo de alimentación puede mejorar la disponibilidad de los nutrientes, llegar antes al objetivo nutricional, incrementar el uso de NE y disminuir la NP. Sin embargo, el efecto de estas estrategias sobre los pacientes aún no ha demostrado mejores resultados definitivos.

Dosis de nutrición enteral

Iniciar la administración de la fórmula nutricional en la concentración final, e ir aumentando el volumen gradualmente según la tolerancia. Es más problemático definir el ritmo de infusión que la concentración, o sea, el volumen que la osmolaridad, sobre todo si es transpilórica (**cuadro 83-1**).

La meta calórica inicial debe alcanzarse entre los 3 y 5 días. El inicio a 10 mL/kg puede progresarse cada 8 horas (alcanzando un ritmo de infusión al primer día de 30 mL/kg).

Los gastos calóricos para administrar deberían ser, aproximadamente, el 70% de las necesidades estimadas basadas en fórmulas de cálculo de necesidades calórico-proteicas estándar.

Sobre la base de estudios de cohortes observacionales, se ha sugerido que el gasto de energía medido por calorimetría indirecta (CI) se debería utilizar para determinar los requisitos de energía y guiar la prescripción del objetivo energético diario, cuando este recurso está disponible.

Monitorización de la tolerancia y suficiencia de la nutrición enteral

Para valorar la tolerancia se debe evaluar el débito de la sonda enteral, la distensión abdominal, el dolor e hipersensibilidad abdominal y diarrea.

Débito: en los niños alimentados por sonda nasogástrica (SNG) se debe evaluar cantidad y calidad del débito. Cuando se comienza con la infusión, compro-

Cuadro 83-1. Nutrición enteral (NE). Tasa de avance		
Edad	**Infusión inicial**	**Avances**
Pretérmino	1 a 2 mL/kg/hora	10 a 20 mL/kg/hora
0 a 12 meses	1 a 2 mL/kg/hora	1 a 2 mL/kg cada 2 a 8 h
1 a 6 años	1 mL/kg/hora	1 mL/kg cada 2 a 8 h
Más de 7 años	30 mL/ hora	30 mL cada 2 a 8 h

bar el volumen del residuo a las 2 horas del comienzo de la infusión y luego cada 4 a 6 horas. Si se obtiene más del 50% del volumen infundido en las 2 horas anteriores o si se obtiene débito de características biliosas, se considera intolerancia y se suspende la administración durante 2 horas. No obstante, se buscarán las probables causas y en lo posible se corregirán y se reiniciará la infusión. También es probable que la calidad del débito, no el volumen, sea adecuada. En este caso se reducirá el ritmo de infusión desde un 25 a 50%. El débito de características biliosas (amarillo o verde) es indicación de suspender la infusión, no así el débito de características hemorrágicas.

Distensión abdominal, dolor e hipersensibilidad: la distensión abdominal por sí sola no necesariamente indica intolerancia, salvo que el diámetro abdominal del paciente aumente más del 10%.

Selección de la fórmula apropiada

La fórmula nutricia se debe adaptar a las condiciones digestivo-absortivas, hidroelectrolíticas y metabólicas particulares del paciente, teniendo en cuenta sus requerimientos calórico-proteicos.

En el niño con TCE crítico es muy frecuente tener que restringir el aporte hídrico y, para poder cumplir con las metas calórico-proteicas, se tendrán que utilizar fórmulas con mayor densidad calórica, entre 1 y 2 kcal/mL o agregar módulos de proteínas (no más de un 2%) y módulos de grasas o hidratos de carbono. Estos preparados, al ser más concentrados, tienen mayor osmolaridad, mayor carga renal y mayor viscosidad, por lo cual se debe monitorizar al paciente para prevenir las complicaciones.

En general son fórmulas lácteas para reconstituir, sin lactosa, con proteínas hidrolizadas semielementales. En los trastornos absortivos, determinar las necesidades de agua, calorías y proteínas y, de ser necesario, se concentrará o enriquecerá la fórmula con módulos proteicos o calóricos. También se valorará el contenido de minerales y vitaminas y se evaluará si se suplementa por probables déficits. Las fórmulas de adultos se pueden utilizar sola-

mente en niños mayores a partir de los 9 años, dado que son hiperosmolares para niños pequeños.

RECOMENDACIONES DE NUTRICIÓN PARENTERAL

Indicaciones

En los pacientes críticos se debe realizar la evaluación para identificar el riesgo nutricional (desnutrición/obesidad). Es motivo de controversia en pacientes con TCE grave el momento de iniciar la alimentación, así como también su ruta (NE y/o NP) en los diferentes centros.

Se debe indicar una NP dentro de las 48 horas si corresponde, al menos dentro de los 3 a 5 días (paciente desnutrido o eutrófico).

Ruta de administración

Lo más frecuente es indicarla por vía central, por punción percutánea directa en vena yugular o subclavia, eventualmente femoral. Se debe seguir toda la normativa de colocación y de cuidados de catéteres centrales.

Nutrición parenteral por vía periférica: máximo de dextrosa 12,5%-osmolaridad 800 mOsm/L (cálculo: [aminoácidos × 100] + [% hidratos de carbono × 50] + 2 (del total de electrolitos). Esta modalidad, solamente cuando la indicación no supera los 7 días y el volumen de líquidos lo permite.

Si por la vía periférica no se alcanza la meta calórica, se debe indicar pasar la NP por la vía central.

Modalidad

La fórmula 3 en 1 de NP debe administrarse en una misma bolsa.

Requerimientos

El gasto energético (GE) debe ser medido en el curso de la enfermedad para determinar sus variaciones (**cuadro 83-2**).

En el subgrupo de pacientes con riesgo nutricional alto se debe medir por CI, porque una mayoría baja el GE y una minoría puede consumir más (110% del GE), de manera de evitar la subalimentación o la sobrealimentación (**cuadro 83-3**).

En ausencia de CI se pueden usar fórmulas para cálculo de GE basal pero sin usar factores de corrección. Es conveniente aplicar al menos 2 fórmulas. Véanse estas fórmulas de requerimientos para pacientes con TCE en el **cuadro 83-4**.

- Para lactantes y niños:
  - Schofield con el peso y con el peso y la talla (véase **cuadro 83-4**)
- Para niños de 10 años o mayores:

Cuadro 83-2. Requerimientos energéticos sin estrés. ASPEN 2004

Edad	kcal/kg/día
Neonato	90-120
1-6 m	85-105
> 6-12 m	80-100
1-7años	75-90
7- 2 años	50-75
12-18 años	30-50

Cuadro 83-3. Requerimientos energéticos con estrés por calorimetría indirecta (poslesión inmediata)

Edad	kcal/kg/día
Neonato-1año	60 cal/kg/día
1-5 años	50 cal/kg/día
5-10 años	40 cal/kg/día
10-16 años	30 cal/kg/día

—Ecuación de Harris Benedict:
  o Niños = 66,43 + (13,75 × peso en kg) + (5,00 × altura en cm) + (6,75 × edad en años)
  o Niñas = 65,09 + (9,56 × peso) + (1,84 x altura) – (4,67 × edad)
—Ecuación de la Organización Mundial de la Salud (OMS).

Suplementar NP con NE

Al tercer día, si no se logra la meta calórica de la NE en pacientes con alto riesgo nutricional y al quinto día en pacientes eutróficos ingresados en UCI, se debe indicar la NP.

Macronutrientes

Después de la determinación de requerimientos en niños críticos se debe realizar la racional compartimentación de los macronutrientes, basada en el entendimiento del metabolismo proteico, hidratos de carbono y lípidos. En pacientes pediátricos con TCE grave bajo hipotermia neuroprotectora, se ha evaluado la interacción de esta con la función metabólica y no se recomienda el uso de glucosa durante las primeras 48 horas mientras el paciente esté hiperglucémico; hacerlo solo cuando la glucemia llega a 70 mg/dL.

La hiperglucemia en pacientes con TCE grave contribuye a complicaciones en el cerebro dañado y a una mayor mortalidad y mayor incidencia de infecciones.

Actualmente se considera un rango razonable de glucemia entre 140 y 180 mg/dL.

Se ha propuesto el uso de una infusión de insulina (0,01 UI/kg/hora) y aporte de glucosa para evitar la fluctuación de la glucemia y dar seguridad al tratamiento, porque la hipoglucemia se considera tan deletérea como la hiperglucemia.

Según el Consenso SENPE/SEGHNP/SEFH/2007, el aporte de hidratos de carbono (HC) en pacientes críticos y en TCE grave solamente debería iniciarse después de la normalización de la glucemia.

La cantidad mínima de HC oscila entre 5 y 7 g/kg/día, para evitar el catabolismo proteico. Recordar que 1 g de HC aporta 4 calorías.

Peso del paciente 3 a 10 kg: 16-18 g/kg/día
10 a 15 kg: 12-14 g/kg/día
15 a 20 kg: 10 -12 g/kg/día
20 a 30 kg: < 12 g/kg/día
> 30 kg: < 10 g/kg/día
Adolescente 300-400 g/día

Cuadro 83-4. Ecuaciones de predicción para el cálculo de los requerimientos energéticos en nutrición parenteral (NP) (kcal/día)

Cálculo del GER	Schofield	(OMS)	
	Con el peso	Con el peso y la talla	
Niños			
0-3 años	59,48 × P – 30,33	0,167 × P + 1517,4 × T – 617,6	60,9 × P – 54
3-10 años	22,7 × P + 505	19,6 × P + 130,3 × T + 414,9	22,7 × P + 495
10-18 años	13,4 × P + 693	16,25 × P + 137,2 × T + 515,5	17,5 × P + 651
Niñas			
0-3 años	58,29 × P – 31,05	16,25 × P + 1023,2 × T - 413,5	61 × P – 51
3-10 años	20,3 × P + 486	16,97 × P + 161,8 × T + 371,2	22,4 × P + 499
10-18 años	17,7 × P + 659	8,365 × P + 465 × T + 200	12,2 × P + 746

P = peso (kg); T = talla (m).
Requerimientos energéticos totales (kcal/día): GER × factor (1,1-1,2).

Cuadro 83-5. Requerimientos proteicos basales. ASPEN 2009

Edad	Gramos/kg/día
Neonato	3-4
1 mes-1 año	2-3
1-10 años o más de 10 kg	1-2
Más de 10 años	0,8-1,5

Cuadro 83-6. Requerimientos proteicos en paciente estresado. ASPEN 2009

Edad	Gramos/kg/día
0 a 2 años	2 y 3
2 a 13 años	1,5 a 2
13 a 18 años	1,5

Cuadro 83-7. Pérdida obligada de nitrógeno (mg/kg/día)

Origen	Lactante	Niño	Adulto
Orina	37	30-35	35
Heces	20	31	12
Piel	5-10	11-15	3-5

Cuadro 83-8. Pérdida según el grado de estrés

Grado I	NUT < 200 mg%
Grado II	NUT 200-300 mg%
Grado III	NUT > 300 mg%

NUT: nitrógeno urinario total.

Lípidos

Podrían utilizarse dentro de las 48 horas del traumatismo grave craneoencefálico grave.

El *turnover* lipídico está acelerado en pacientes estresados, que —sumado a la baja reserva— facilita la aparición de déficits de ácidos grasos esenciales. Para evitar esto, indicar concentraciones de ácido linolénico 0,5% y ácido linoleico 4,5% del total calórico. Recordar que 1 g de lípidos aporta 11 calorías. Indicar emulsiones lipídicas.

Comenzar con 0,5-1,0 g/kg/día y progresar hasta 2 a 4 g/kg/día cada 24 horas, con monitorización de triglicéridos plasmáticos. Máxima concentración 30-40% del total de calorías. En el paciente adolescente 0,7 g/kg a 1,5 g/kg/día.

Aminoácidos

En TCE grave se iniciará dentro de las 48 horas. Se debe comenzar con 0,5-1 g/kg/día, y se aumentará la misma cantidad diariamente. Recordar que no calculamos las proteínas como aporte calórico, sino como aporte de nitrógeno para función plástica.

Aportar: de 0 a 2 años 2-3 g/kg/día; de 2 a 13 años 1,5 a 2 g/kg/día; de 13 a 18 años 1,5 g/kg/día (**cuadros 83-5** y **83-6**). Adolescentes: 1,3-1,5 g/kg de peso ideal/día.

Usar fórmulas comerciales pediátricas porque tienen más tirosina, cisteína y taurina y mayor relación aminoácidos esenciales/no esenciales.

Podría ser conveniente adicionar la glutamina en situaciones de estrés, para beneficiar el tracto gastrointestinal, las funciones del metabolismo y las defensas antioxidantes.

Recientes estudios sugieren que la glutamina podría ser útil en pacientes pediátricos críticos, pero que la dosis y duración de la terapia influyen en los resultados. La dosis óptima (vía oral o intravenosa) es de 0,3-0,5 g/kg/día.

Balance nitrogenado

Para calcularlo debemos tener en cuenta el ingreso y el egreso de nitrógeno.

Ingreso de nitrógeno: gramos de proteínas divididos por 6,25 = gramos de nitrógeno ingresados.

Egreso: dosar urea en orina de 24 horas = gramos de urea por 0,47 × 6,25 + pérdidas extrarrenales.

Un gramo de nitrógeno equivale a 6,25 gramos de proteína, 6,25 es el factor de conversión.

Por su parte, 0,47 es el factor de conversión de urea en nitrógeno.

Las pérdidas extrarrenales por piel y materia fecal se calculan según esta estimación: 60-70 mg/kg de peso.

En el paciente crítico se busca alcanzar al menos un balance neutro de nitrógeno (**cuadro 83-7**).

Según el grado de estrés variará la pérdida nitrogenada (**cuadro 83-8**).

Considerar siempre que las pérdidas de electrolitos y minerales suelen ser elevadas. Controlar periódicamente su dosaje en sangre.

Micronutrientes

Todas las prescripciones deben incluir diariamente las dosis de multivitaminas y elementos de traza (**cuadros 83-9** y **83-10**).

Agua y minerales

Véanse requerimientos de agua y de electrolitos en los **cuadros 83-11** y **83-12**.

Cuadro 83-9. Requerimientos de elementos de traza. ASPEN 2004

	Pretérmino	Término neonato	Niños 10-40 kg	Adolescentes > 40 kg
Cinc	400	50-250 µg/kg/día	50-125 µg/kg/día	2-5 mg
Cobre	20	20	5-20	200-500 µg
Manganeso	1	1	1	40-100 µg
Cromo	0,05-0,2	0,2	0,14-0,2	5-15 µg
Selenio	1,5-2	2	1-2	40-60 µg

Cuadro 83-10. Recomendaciones de vitaminas hidrosolubles y liposolubles. ASPEN 2004

	Vitaminas	Necesidades diarias
Hidrosolubles	Ácido ascórbico C Tiamina B$_1$ Riboflavina B$_2$ Piridoxina B$_6$ Niacina Ácido pantoténico	35 µg 0,4 µg 0,5 µg 0,5 µg 6 mg 3 µg
Liposolubles	Retinol A Colecalciferol D α-tocoferol E	400 µg (1500 UI) 400 UI 3 µg (5 UI)

Cuadro 83-11. Requerimientos de líquidos. ASPEN 2004

Peso	Cantidad (ml/kg)
< 1500 g	130-150
1500-2000 g	110-130
2-10 kg	100
> 10-20 kg	1000/primeros 10 kg + 50 hasta 20 kg
> 20	1500/primeros 20 kg + 20 para más de 20

Cuadro 83-12. Requerimientos de electrolitos y minerales. ASPEN 2004

Electrolitos	Pretérminos-neonatos	Lactantes/niños	Adolescentes-niños
Sodio	2-5 mEq/kg	2-5 mEq/kg	1-2 mEq/kg
Potasio	2-4 mEq/kg	2-4 mEq/kg	1-2 mEq/kg
Calcio	2-4 mEq/kg	0,5-4 mEq/kg	10-20 mEq
Fósforo	1-2 mmol/kg	0,5-2 mmol/kg	10-40 mmol
Magnesio	0,3-0,5 mEq/kg	0,3-0,5 mEq/kg	10-30 mEq
Acetato	s/EAB	s/EAB	s/EAB
Cloruro	s/EAB	s/EAB	s/EAB

EAB: según el estado ácido base.

Monitorización de las complicaciones

Trastornos metabólicos: Controlar a diario: calcio, fósforo, magnesio, sodio, potasio, urea y glucosa.

Complicaciones relacionadas con catéter: mecánicas o infecciosas.

Enfermedad hepatobiliar: Estar atentos a aumento de transaminasas, gamma glutamil transpeptidasa y bilirrubina.

Estos parámetros deben realizarse al inicio de la NP y posteriormente con frecuencia variable, según la situación clínica del paciente (p. ej., 2 o 3 veces a la semana inicialmente).

Si la NP se prolonga durante meses, es conveniente monitorizar también oligoelementos, vitaminas, mineralización y edad ósea, así como estudios de coagulación (principalmente factores de riesgo trombótico).

La NP prolongada, la demora en el inicio de AE, las interrupciones de la nutrición y las infecciones son algunos de los factores que determinan compromiso hepático transitorio (principalmente colestasis). No se debe suspender la NP sino adecuarla con menor aporte de lípidos, glucosa, mejor perfil de aminoácidos, e iniciar la NE lo antes posible y, eventualmente, agregar ácido ursodesoxicólico y/o carnitina.

CONCLUSIONES

En muchas ocasiones el TCE produce cuadros graves y muy catabólicos, por lo que proporcionar una alimentación adecuada en estas situaciones es algo esencial que requiere cuidados especiales. La nutrición enteral en general es mal tolerada y requiere que se pase rápidamente a la alimentación transpilórica. Si hay indicación de administrar nutrición parenteral, es necesario vigilar en forma muy estrecha las glucemias y tratar tempranamente las hiperglucemias con insulina cuando el valor exceda los 180 mg/dL.

En los servicios que disponen de equipos dedicados a la nutrición de estos enfermos y que actúan sobre la base de consensos de tratamiento, las probabilidades de alcanzar la meta nutricional buscada aumentan en forma notable.

BIBLIOGRAFÍA

Alaedeen DI, Walsh MC, Chwals WJ. Total parenteral nutrition associated hyperglycemia correlates with prolonged mechanical ventilation and hospital stay in septic infants. J Pediatr Surg 2006;41:239-44.

Gomis Muñoz, P, Gómez López L, Martínez Costa C, et al. Documento de Consenso SENPE/SEGHNP/SEFH sobre nutrición parenteral pediátrica. Nutr Hosp 2007;22(6):710-19. ISSN 0212-1611 • CODEN NUHOEQ -S.V.R. 318.

McClave SA, Martindale RG, Vanek VW, et al. A.S.P.E.N. Board of Directors; American College of Critical Care Medicine; Society of Critical Care Medicine. Guidelines for the Provision and Assessment of Nutrition Support Therapy in the Adult Critically Ill Patient: Society of Critical Care Medicine (SCCM) and American Society for Parenteral and Enteral Nutrition (A.S.P.E.N.). JPEN J Parenter Enteral Nutr. 2009;33(3):277-316. doi: 10.1177/0148607109335234.

Mehta NM, McAleer D, Hamilton S, et al. Challenges to Optimal Enteral Nutrition in a Multidisciplinary Pediatric Intensive Care Unit. JPEN 2010;34:38-45.

Mehta NM, Charlene C, and ASPEN Board of Directors. Clinical Guidelines: Nutrition Support of the Critically ill child. JPEN Parenter Enteral Nutr 2009;33:260-76.

Mehta NM. Guidelines for the Provision and Assessment of Nutrition Support Therapy in the Pediatric Critically Ill Patient: Society of Critical Care Medicine and American Society for Parenteral and Enteral Nutrition. JPEN Parenter Enteral Nutr 2017;41(5):706-42.

Meinert E, Bell MJ. Initiating Nutritional Support Before 72 Hours Is Associated with Favorable Outcome After Severe Traumatic Brain Injury in Children: A Secondary Analysis of a Randomized, Controlled Trial of Therapeutic Hypothermia. Pediatr Crit Care Med 2018;19(4):345-52.

Mirtallo J, Canada T, Johnson D, et al.; Task Force for Revision of Practices for Parenteral Nutrition-Special Report. Safe Practices for Parenteral Nutrition. JPEN J Parenter Enteral Nutr 2004;28(6):S39-70.

Véanse **Preguntas de autoevaluación.** ?

Anexo. Nuevas técnicas en imágenes diagnósticas en el paciente neurocrítico

Hernán Chaves

ATAQUE CEREBROVASCULAR ISQUÉMICO

En la instancia diagnóstica inicial de un paciente con sospecha clínica de ataque cerebrovascular (ACV) isquémico tanto un estudio de tomografía computarizada (TC) como resonancia magnética (RM) de cerebro sin contraste son herramientas diagnósticas útiles previas a la habilitación del tratamiento de reperfusión. Sin embargo, desde el año 2015 con la adopción generalizada de la trombectomía mecánica, la obtención de imágenes angiográficas complementarias (ya sea por TC o por RM) cobró mayor relevancia en la fase aguda en gran parte de los pacientes. Adicionalmente, a partir del año 2017 comenzó a popularizarse la utilización de técnicas de perfusión para la selección de pacientes en ventana terapéutica extendida.

Tomografía computarizada

La TC sin contraste suele ser suficiente en la evaluación de los pacientes con un probable ACV isquémico agudo. Aporta información acerca de la presencia o no de tejido isquémico, la localización y tamaño de la isquemia, su distribución vascular y la presencia o no de sangrado intracraneal. También permite descartar causas no vasculares de síntomas neurológicos. En pacientes con compromiso de la arteria cerebral media (ACM) se pueden observar signos tempranos de isquemia, en aproximadamente el 60% de los casos dentro de las 2 horas del inicio de los síntomas y más del 80% de los casos dentro de las 6 horas. También es importante determinar la extensión de la isquemia ya que, a mayor territorio vascular comprometido, mayor es el riesgo de transformación hemorrágica. Escalas como el ASPECTS (*Alberta Stroke Programme Early CT Score*) pueden ayudar a una cuantificación de la extensión más precisa. Una de las limitaciones de la TC es su baja sensibilidad para la detección de pequeñas lesiones isquémicas, sobre todo si se asientan sobre la fosa posterior.

Hay diversos signos radiológicos que pueden ser de utilidad cuando se evalúa la TC sin contraste. Entre los signos tempranos que suelen observarse se menciona la pérdida de diferenciación entre la sustancia gris y la blanca, ya sea profunda (p. ej., oscurecimiento lenticular) o superficial (p. ej., pérdida del ribete cortical). También pueden percibirse signos que sugieran la presencia de un trombo intraarterial cuando se observa hiperdensidad en un segmento vascular (signo de la cuerda).

Resonancia magnética

En el ACV agudo, las imágenes de difusión (DWI) presentan una mayor sensibilidad para detectar el área isquémica con respecto a la TC, la cual puede ponerse en evidencia a partir de los 30 minutos de instaurado el cuadro. Adicionalmente, las imágenes de difusión presentan ventajas con respecto a la TC en la detección de infartos lacunares y pequeñas isquemias corticales, y constituyen la modalidad de elección para la evaluación de paciente con sospecha de ACV de fosa posterior. Más allá de estas ventajas, la utilización de imágenes de RM en el ACV agudo se reserva para aquellos centros con disponibilidad del método las 24 horas, siempre y cuando su utilización no demore la terapia trombolítica.

Mediante la utilización de imágenes de susceptibilidad magnética o T2, la sensibilidad y especificidad de la RM en la detección de sangrados intracraneales en el paciente con síntomas de ACV agudo son similares o superiores a las de la TC. El empleo de este tipo de imágenes, principalmente las secuencias de gradiente de eco, permite detectar hemorragias crónicas. La presencia de microsangrados crónicos, en número menor de 5, no aumenta significativamente el riesgo de complicaciones hemorrágicas sintomáticas derivado de la trombólisis intravenosa, mientras que el riesgo es incierto en pacientes con mayor cantidad de microhemorragias crónicas.

Estudios angiográficos diagnósticos

Durante la evaluación inicial se recomienda la adquisición de imágenes vasculares intracraneales no invasivas en aquellos pacientes en los que se contempla un tratamiento de trombectomía mecánica. Estos estudios por imágenes deben hacerse lo más rápido posible, sin demorar el comienzo de la administración del tratamiento de reperfusión intravenoso. La angiografía por TC puede ser utilizada para la determinación del estado de la vasculatura intracraneal y extracraneal, pues da información sobre estenosis y oclusiones arteriales. La exactitud de este estudio para la determinación de oclusión de grandes vasos intracraneales es muy alta, ya que alcanza la sensibilidad y la especificidad cercanas a las de la angiografía digital. No existe un acuerdo con respecto a la estrategia en la utilización de imágenes vasculares (angiografía digital, angiografía por TC o por RM), por lo que la elección debe basarse principalmente en la preferencia del médico tratante y la experiencia del centro. Si bien la obtención de imágenes de angiografía por RM incrementa el tiempo de estudio, esto no afecta negativamente el pronóstico clínico de los pacientes.

Resonancia magnética de pared vascular intracraneal

En la actualidad, varios centros utilizan técnicas de RM de alta resolución que permiten ver no solo lo que pasa dentro de la luz vascular de los vasos intracraneales, sino también las características de la pared vascular

de las arterias afectadas. En el contexto de pacientes con ACV isquémico, estas técnicas pueden colaborar en su determinación etiológica, discriminando, por ejemplo, si una estenosis es secundaria a una placa de ateroma, una disección vascular, vasoespasmo o vasculitis (**fig. A-1**). Adicionalmente, estas técnicas también pueden ser utilizadas para evaluar la pared vascular de los aneurismas intracraneales, identificando signos asociados con mayor riesgo de rotura.

Imágenes de perfusión

La perfusión por TC, con el cálculo de los volúmenes del infarto y penumbra isquémica, es una técnica para tener en cuenta en los pacientes en los que se considera la administración de tratamiento de reperfusión pasado el tiempo de ventana terapéutica clásico. Estas técnicas aportan información adicional sobre todo del tejido potencialmente salvable con respecto al tejido con daño irreversible (*mismatch*), que pueden mejorar la toma de decisiones. Sin embargo, hay que considerar que la adquisición de imágenes de perfusión conlleva una mayor irradiación, mayor administración de contraste intravenoso y tiempos más prolongados de adquisición e interpretación de las imágenes. Alternativamente, esta información también puede ser obtenida mediante perfusión por RM.

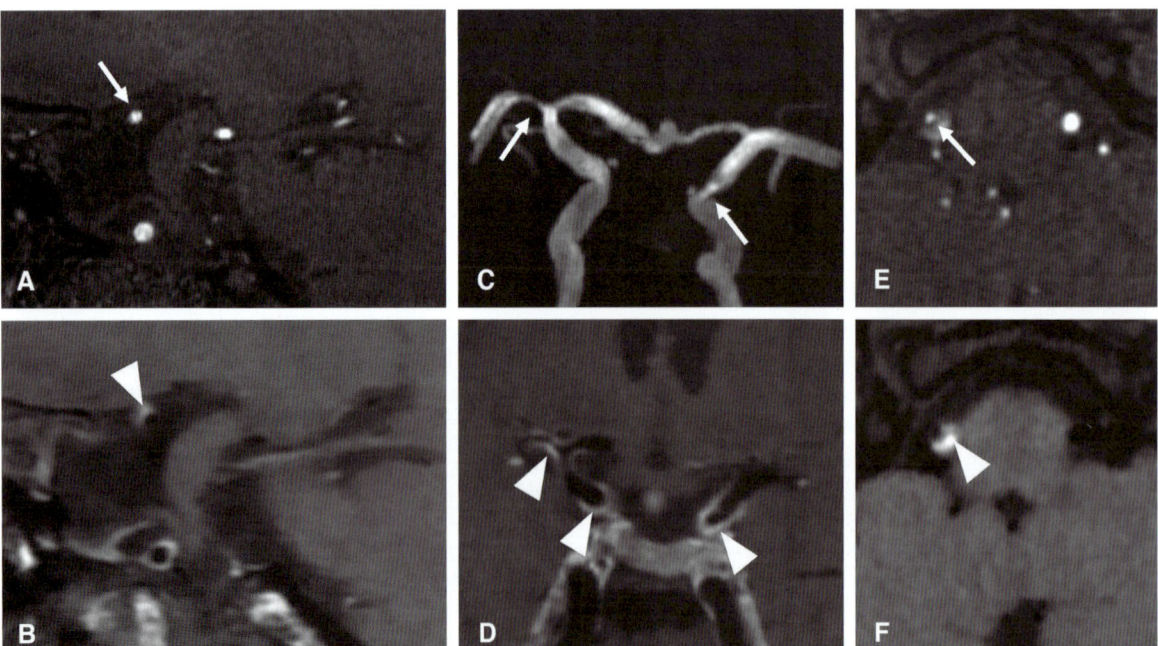

Fig. A-1. Imágenes angiográficas de RM tipo TOF (*Time-of-flight*) donde se observan múltiples focos de estenosis (flechas) en vasos intracraneales de tres pacientes (**A, C** y **E**). Imágenes de RM que permiten evaluar las paredes vasculares de los mismos pacientes y caracterizar las causas de las estenosis (puntas de flecha): placa de ateroma excéntrica con remodelamiento positivo en segmento M1 de la arteria cerebral media (**B**), vasculopatía inflamatoria multifocal en segmentos terminales de las arterias carótidas internas y segmento M1 proximal de la arteria cerebral media derecha (**D**) y hematoma mural secundario a disección intracraneal en arteria vertebral derecha (**F**).

Análisis de imágenes mediante inteligencia artificial

Diversas compañías han desarrollado *softwares* basados en modelos de inteligencia artificial que facilitan el procesamiento y análisis de las TC de encéfalo en el contexto de un ACV. Estas herramientas permiten realizar una rápida identificación de signos de hemorragia intracraneal (incluyendo en algunos casos su clasificación y la cuantificación del volumen), identificación de arterias ocluidas, cálculo automatizado del ASPECTS y procesamiento de las imágenes de perfusión con cuantificación de los volúmenes de *core* isquémico y tejido en penumbra (**fig. A-2**). Es importante aclarar que estos *softwares*, si bien son muy útiles ya que permiten agilizar la toma de decisiones, deben ser utilizados como herramientas de soporte.

ATAQUE CEREBROVASCULAR HEMORRÁGICO

Hemorragia intraparenquimatosa

La hemorragia intraparenquimatosa (HIP) espontánea es el subtipo de ACV hemorrágico más frecuente y se encuentra asociada a hipertensión arterial crónica o angiopatía amiloide. Las causas secundarias engloban al 13-28% de los hematomas intraparenquimatosos; entre sus etiologías se describen la transformación hemorrágica de ataques cerebrovasculares isquémicos, los tumores y las anomalías estructurales vasculares (malformaciones vasculares, aneurismas, trombosis venosas, etc.). Es en este último grupo de pacientes, en el que está justificada la realización de un estudio angiográfico de imágenes ya sea mediante angiografía por sustracción digital, por TC o por RM para la evaluación de las estructuras vasculares intracraneales. Una herramienta que permita seleccionar a aquellos pacientes con alto riesgo de poseer una anomalía vascular subyacente en el hematoma, basado en las características clínicas, demográficas y/o radiológicas, sería de gran utilidad. Para tal fin se han desarrollado sistemas de puntuación como el mSICH (*Modified Secondary Intracerebral Hemorrhage Score*), el cual posee una sensibilidad del 90% y especificidad del 68% (**cuadro A-1**). El mSICH puede predecir con mayor exactitud el riesgo de enfermedad vascular subyacente en paciente con hemorragia intracraneal, así como la identificación de aquellos con bajo riesgo de enfermedad vascular.

La angiografía digital (AD) no está indicada de manera rutinaria en los pacientes con ACV hemorrágico. La indicación de AD queda restringida a aquellos en los que, luego de la realización de angiografía por TC o RM, persiste duda diagnóstica. La localización en fosa posterior, la ausencia de enfermedad microvascular, la ubicación lobar y la baja edad podrían ser predictores de malformación vascular subyacente.

Actualmente, la TC sin contraste es el estudio de elección para diagnóstico inicial de hematoma intraparenquimatoso espontáneo por su elevada sensibilidad, disponibilidad y agilidad en la adquisición de imágenes, aunque no siempre permite diagnosticar la presencia de enfermedades subyacentes. La relación costo-eficacia y la baja disponibilidad de la RM en nuestro medio tampoco permiten recomendar su utilización rutinaria ante todo evento agudo de HIP. Por otra parte, estos pacientes presentan con frecuencia deterioro del sensorio, vómitos, agitación e inestabilidad hemodinámica, lo cual imposibilita su realización sistemática en todos. Por esto es importante contar con datos demográficos, clínicos y radiológicos que puedan tamizar a aquellos pacientes en los cuales existe una indicación clara de realizar una RM de encéfalo en el período agudo. El rédito diagnóstico para hallazgo de lesión estructural subyacente de la RM en el período agudo presenta variaciones principalmente relacionadas con la edad del paciente y la localización de la HIP, que van de un 0% en mayores de 65 años con HIP a un 37% de rendimiento en menores de 50 años. Como factores de riesgo independientes para hallazgo de lesión subyacente se encontraron la edad decreciente, la ausencia de factores de riesgo vascular y la ubicación no profunda.

Hemorragia subaracnoidea

La TC sin contraste es la modalidad más utilizada que identifica la presencia de sangre aguda en el espacio subaracnoideo. De los pacientes con hallazgos típicos, el 85% tiene un aneurisma cerebral roto, el 5% tiene otras malformaciones cerebrovasculares y el 10% no presenta malformaciones cerebrovasculares identificadas y se clasifican como hemorragia subaracnoidea (HSA) no aneurismática o perimesencefálica. Otras etiologías secundarias de HSA incluyen traumatismo, síndrome de vasoconstricción cerebral reversible, angiopatía amiloide cerebral, vasculitis, trombosis del seno venoso cerebral o sangrado en el espacio subaracnoideo debido a condiciones sistémicas (como coagulopatía), condiciones infecciosas (como émbolos cerebrales sépticos por endocarditis) o etiologías tóxico-metabólicas (como el uso de cocaína). La HSA secundaria tiene características diferentes en la TC y tiende a estar presente en la convexidad cerebral y no centrada alrededor de las cisternas basales como en la HSA aneurismática.

La TC es más sensible para la HSA en las primeras 6 a 12 horas después de la rotura del aneurisma y alcanza una sensibilidad del 100%. La sensibilidad de la TC disminuye con el tiempo, ya que alcanza un 60% a los 7 días después de la hemorragia subaracnoidea. Es por esto que, para las fases subagudas o crónicas, la RM con secuencias de eco de gradiente recuperado (GRE), imágenes ponderadas por susceptibilidad (SWI), tiene una sensibilidad superior.

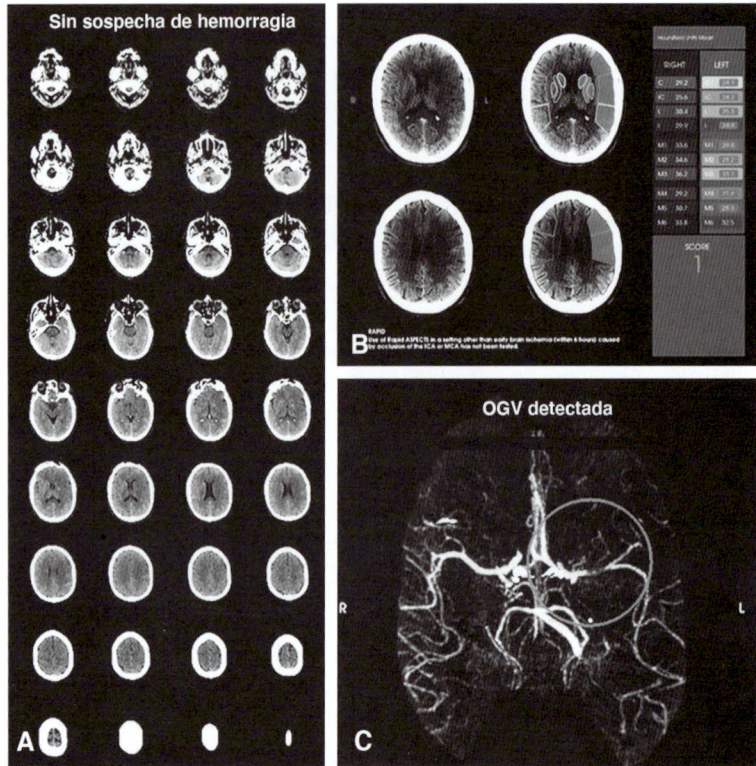

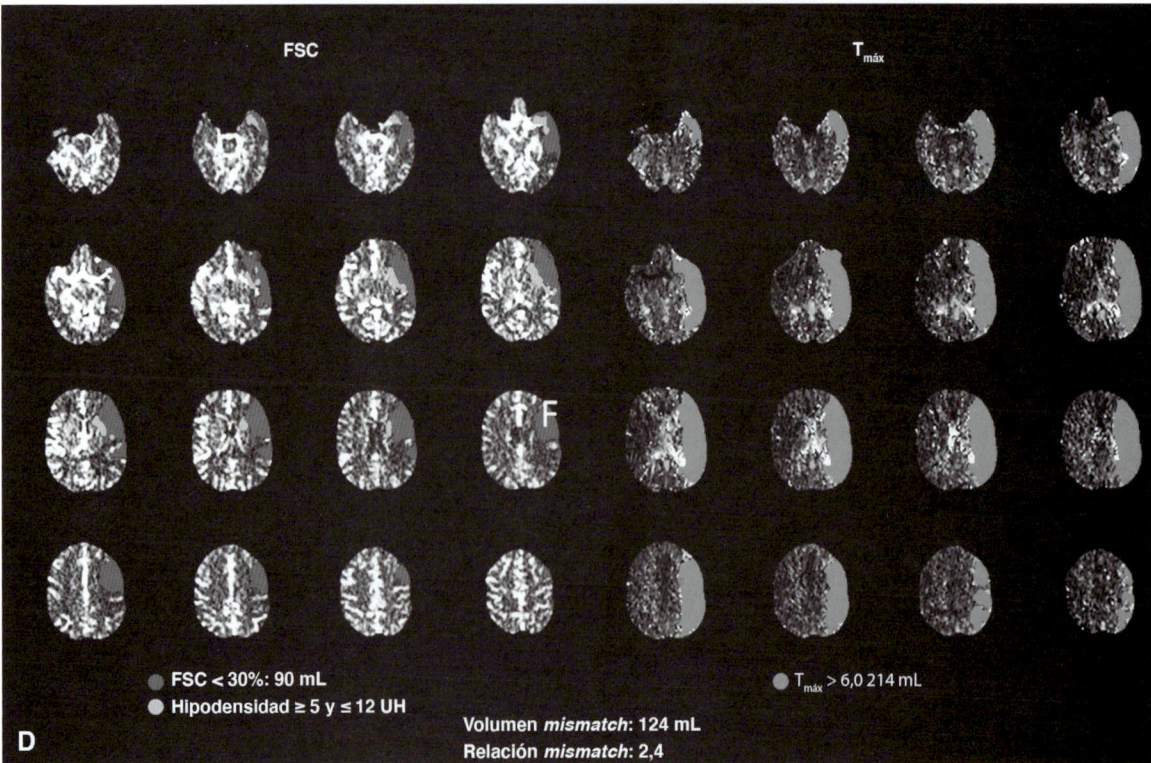

Fig. A-2. Resultados del procesamiento y análisis automatizado de las imágenes de TC en el contexto de un paciente con ACV isquémico por *software* basado en inteligencia artificial (RAPID AI, iSchemaView, Inc). **A.** El algoritmo no detectó presencia de hemorragia intracraneal (**A**), graduó la extensión del infarto con un ASPCTS de 1 (**B**), detectó la oclusión de un vaso de gran calibre y obtuvo un volumen de *core* isquémico de 90 mL, de hipoperfusión crítica de 214 mL, *mismatch* y relación entre ambos (penumbra) de 124 mL y 2,4, respectivamente (**C**). FSC: flujo sanguíneo cerebral; OGV: obstrucción de grandes vasos; UH: unidades Hounsfield. Véase también esta figura en **Láminas en color**.

Cuadro A-1. Cálculo del sistema de puntuación mSICH (*Modified Secondary Intracerebral Hemorrhage Score*)

Parámetro		Puntos
Edad	≥ 71 años	0
	46-70 años	1
	18-45 años	2
Sexo	Masculino	0
	Femenino	1
Presión arterial sistólica < 160 mm Hg	No	0
	Sí	1
Localización de bajo riesgo§	Sí	0
	No	1
Características de la TC sin contraste	Ninguna	0
	≤ 3 mm de las cisternas≠	1
	Características de alto riesgo&	2

La puntuación (*score*) se calcula sumando el número total de puntos por paciente.

§Ganglios basales, tálamo, mesencéfalo o protuberancia.

≠Cisternas silvianas, interhemisféricas, supraselares o *ambiens*.

&El estudio de tomografía computarizada (TC) de encéfalo sin contraste muestra: 1) vasos ingurgitados o calcificaciones en los márgenes del hematoma intraparenquimatoso espontaneo o 2) hiperdensidad dentro de un seno venoso dural o vena cortical en el territorio de drenaje presumido para el hematoma intraparenquimatoso espontáneo. Fuente: Barks A, y cols. (2020).

Varios estudios han sugerido que el refuerzo de la pared aneurismática detectado por estudios de RM de pared vascular podría ayudar a identificar aneurismas intracraneales no rotos con un mayor riesgo de ro-

tura o aquellos que han sufrido un crecimiento o rotura reciente. Es por esto que algunos centros están utilizando dichas técnicas bien para predicción de riesgo o bien para identificación de aneurismas culpables en casos de HSA con múltiples aneurismas intracraneales.

EQUIPOS PORTÁTILES DE TOMOGRAFÍA COMPUTARIZADA Y RESONANCIA MAGENÉTICA

Los escáneres móviles o portátiles de TC y RM son dispositivos pequeños y maniobrables para la obtención de imágenes en el punto de atención dentro del hospital o para uso prehospitalario. El uso de escáneres móviles tiene ventajas médicas, prácticas y económicas. En primer lugar, la obtención de imágenes en el punto de atención limita el riesgo de complicaciones durante el traslado de pacientes dentro del hospital, lo cual, para pacientes críticamente enfermos, ha demostrado ser una maniobra de alto riesgo. En segundo lugar, se ha demostrado que la realización de exámenes en el punto de atención reduce el tiempo desde el pedido del examen hasta su finalización. Por último, la obtención de imágenes en el punto de atención libera tiempo valioso de examen en los escáneres de TC fijos y es importante para determinar la opción de tratamiento correcta y estimar el pronóstico. Para los pacientes neurocríticos con monitorización clínica estrecha, constituyen herramientas valiosas, especialmente en circunstancias en que el traslado fuera de la unidad cerrada pueda ser peligroso o incluso imposible (**fig. A-3**). Las desventajas se vinculan a una menor calidad de imagen con respecto a los equipos convencionales, la imposibilidad de obtener imágenes angiográficas o de perfusión y la limitación a estudios del cerebro y cráneo.

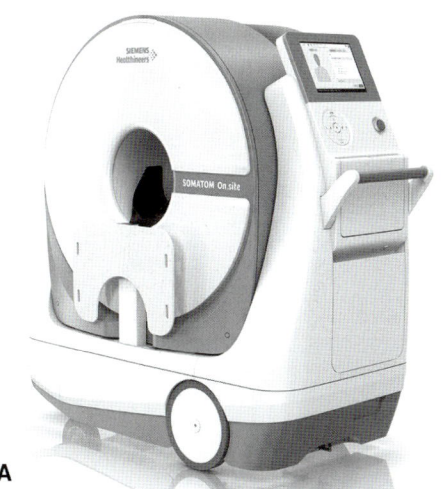

A

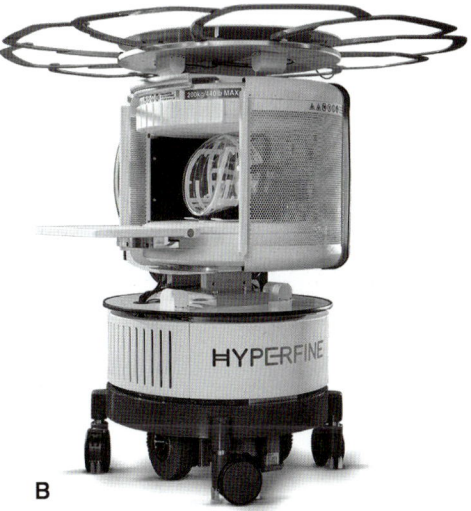

B

Fig. A-3. Equipo de TC portátil Siemens SOMATOM On.site® de 32 filas de detectores y adquisición helicoidal, con apertura del *gantry* de 35 cm (**A**). Equipo de RM portátil Hyperfine Swoop con magneto de 64 mT que permite realizar secuencias ponderadas en T1, T2, FLAIR y DWI (**B**). Ambos permiten únicamente realizar estudios de cerebro.

★ CONCLUSIONES

En este anexo se abordan las actualizaciones en el diagnóstico por imágenes del ataque cerebrovascular isquémico, y se destaca la utilidad de la TC y RM en la fase inicial. Se enfatiza la importancia de la obtención de imágenes angiográficas y técnicas de perfusión en la actualidad. Además, se menciona el papel emergente de la inteligencia artificial en el análisis de imágenes.

Posteriormente, se aborda el ataque cerebrovascular hemorrágico, incluyendo la hemorragia intraparenquimatosa y subaracnoidea. Se analizan las herramientas diagnósticas, como la TC y la RM, y se destaca la utilidad de la angiografía en casos seleccionados de hemorragia intraparenquimatoso basándose en puntajes (*scores*) clínico-radiológicos.

Por último, se mencionan los escáneres portátiles de TC y RM, subrayando sus ventajas en términos médicos y logísticos, aunque con limitaciones en cuanto a calidad de imagen y alcance.

BIBLIOGRAFÍA

Andersson H, Tamaddon A, Malekian M, Ydström K, Siemund R, Ullberg T, et al. Comparison of image quality between a novel mobile CT scanner and current generation stationary CT scanners. Neuroradiology 2023;65(3):503-12.

Barks A, Behbahani M, Alqadi MM, Sandozi J, Du X, McGuire LS, et al. A New Scoring System for Prediction of Underlying Vascular Pathology in Patients with Intracerebral Hemorrhage: The Modified Secondary Intracerebral Hemorrhage Score. World Neurosurg 2020;142:e126-32.

Chughtai KA, Nemer OP, Kessler AT, Bhatt AA. Post-operative complications of craniotomy and craniectomy. Emerg Radiol 2019;26(1):99-107.

Corrêa DG, Souza SRD, Nunes PGC, Coutinho Jr. AC, Cruz Jr. LCHD. The role of neuroimaging in the determination of brain death. Radiol Bras 2022;55(6):365-72.

Dieckmeyer M, Sollmann N, Kupfer K, Löffler MT, Paprottka KJ, Kirschke JS, et al. Computed Tomography of the Head: A Systematic Review on Acquisition and Reconstruction Techniques to Reduce Radiation Dose. Clin Neuroradiol 2023;33(3):591-610.

Haber MA, Abd-El-Barr M, Gormley W, Mukundan S, Sodickson AD, Potter CA. Neurosurgical complications: what the radiologist needs to know. Emerg Radiol 2019;26(3):331-40.

Haller S, Haacke EM, Thurnher MM, Barkhof F. Susceptibility-weighted Imaging: Technical Essentials and Clinical Neurologic Applications. Radiology 2021;299(1):3-26.

Pigretti SG, Alet MJ, Mamani CE, Alonzo C, Aguilar M, Alvarez HJ, et al. Consensus on Acute Ischemic Stroke. Medicina (B. Aires) 2019;79 (Suppl 2):1-46.

Pigretti SG, Mirofsky M, García DE, Issac C, Valdez P, Persi GG, et al. Recommendations for The Management of Spontaneous Intracerebral Hemorrhage During Hospitalization. Medicina (B. Aires) 2022;82 (Suppl 4):1-56.

Samaniego EA, Roa JA, Hasan D. Vessel wall imaging in intracranial aneurysms. J NeuroIntervent Surg 2019;11(11):1105-12.

Shoghli A, Chow D, Kuoy E, Yaghmai V. Current role of portable MRI in diagnosis of acute neurological conditions. Front Neurol 2023;14:1255858.

Sinclair AG, Scoffings DJ. Imaging of the Post-operative Cranium. RadioGraphics 2010;30(2):461-82.

Song JW. Impact of Vessel Wall MR Imaging in the Work-Up for Ischemic Stroke. AJNR Am J Neuroradiol 2019;ajnr;ajnr.A6241v1.

Soun JE, Chow DS, Nagamine M, Takhtawala RS, Filippi CG, Yu W, et al. Artificial Intelligence and Acute Stroke Imaging. AJNR Am J Neuroradiol 2021;42(1):2-11.

Láminas en color

A

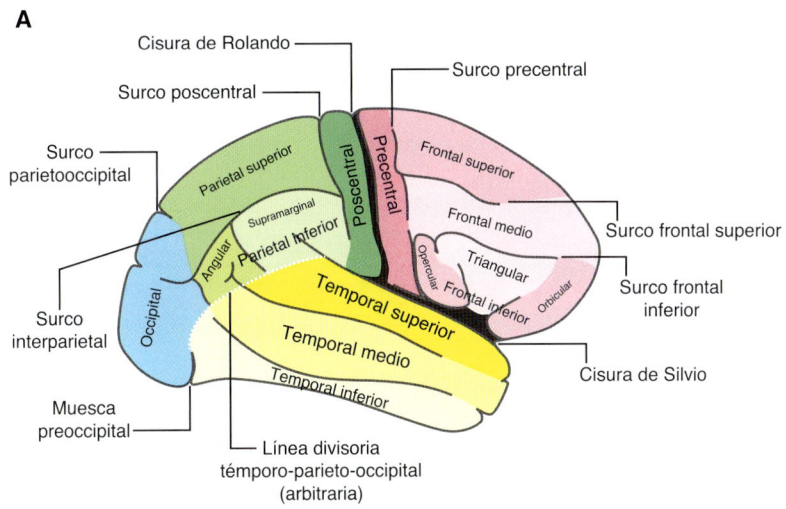

Cisura de Rolando

Surco poscentral

Surco parietooccipital

Surco interparietal

Surco precentral

Parietal superior

Poscentral

Precentral

Supramarginal

Parietal Inferior

Angular

Occipital

Frontal superior

Frontal medio

Opercular

Triangular

Frontal inferior

Orbicular

Temporal superior

Temporal medio

Temporal inferior

Surco frontal superior

Surco frontal inferior

Cisura de Silvio

Muesca preoccipital

Línea divisoria témporo-parieto-occipital (arbitraria)

B

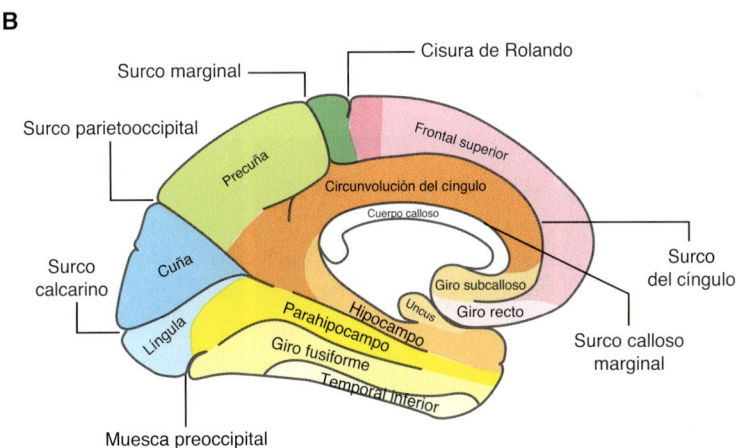

Surco marginal

Surco parietooccipital

Surco calcarino

Surco del cíngulo

Cisura de Rolando

Frontal superior

Precuña

Circunvolución del cíngulo

Cuerpo calloso

Cuña

Lígula

Parahipocampo

Hipocampo

Giro fusiforme

Temporal inferior

Giro subcalloso

Uncus

Giro recto

Surco del cíngulo

Surco calloso marginal

Muesca preoccipital

Fig. 3-2. Esquemas de las caras de los hemisferios cerebrales. **A.** Cara lateral del hemisferio cerebral derecho. **B.** Cara medial del hemisferio cerebral izquierdo (**B**).

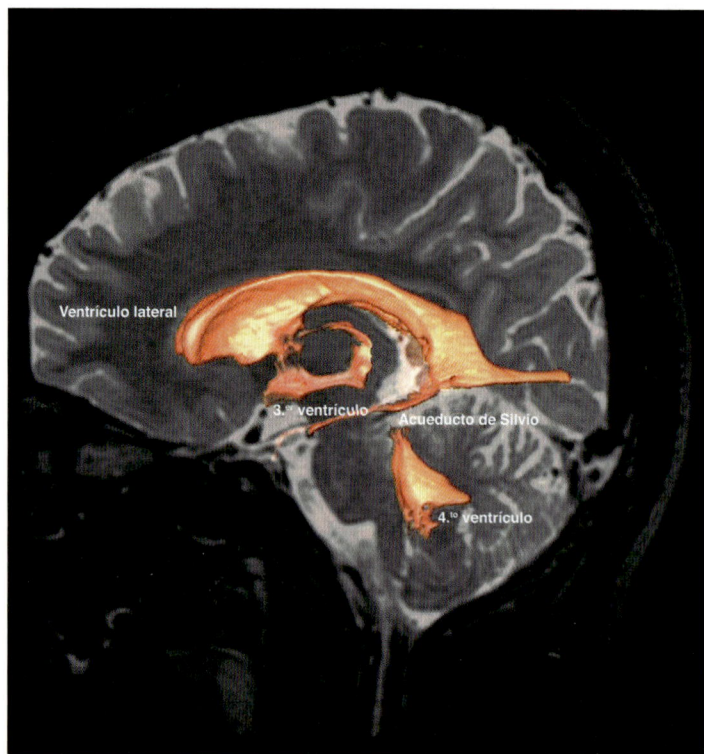

Fig. 3-3. Esquema del sistema ventricular.

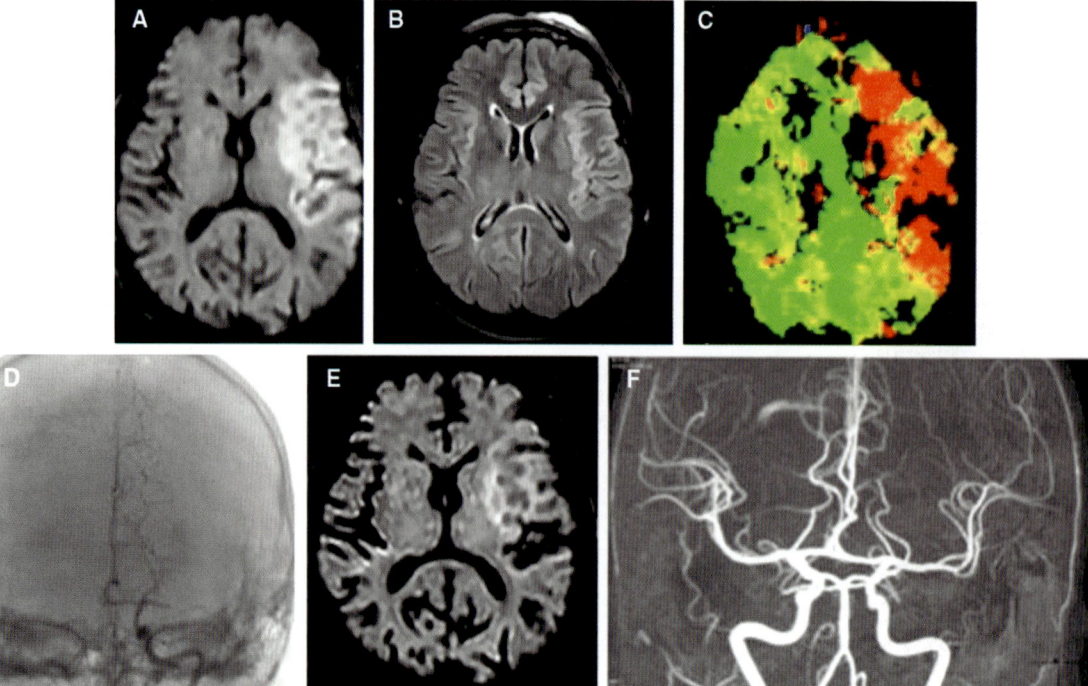

Fig. 5-2. A. Secuencia de difusión de RM que muestra restricción en el territorio silviano izquierdo. **B.** Secuencia FLAIR con muy discreta hiperintensidad cortical frontoinsular. **C.** Estudio de perfusión por RM (MTT) en el que se observa un importante retraso en un territorio mayor que en la difusión (mismatch), con lo cual se identifica un área de penumbra. **D.** Angiografía digital en la que se observa una oclusión vascular en M1 izquierda. **E.** Control en secuencia de difusión después de la repermeabilización arterial. **F.** Angio-RM que muestra repermeabilización vascular casi completa.

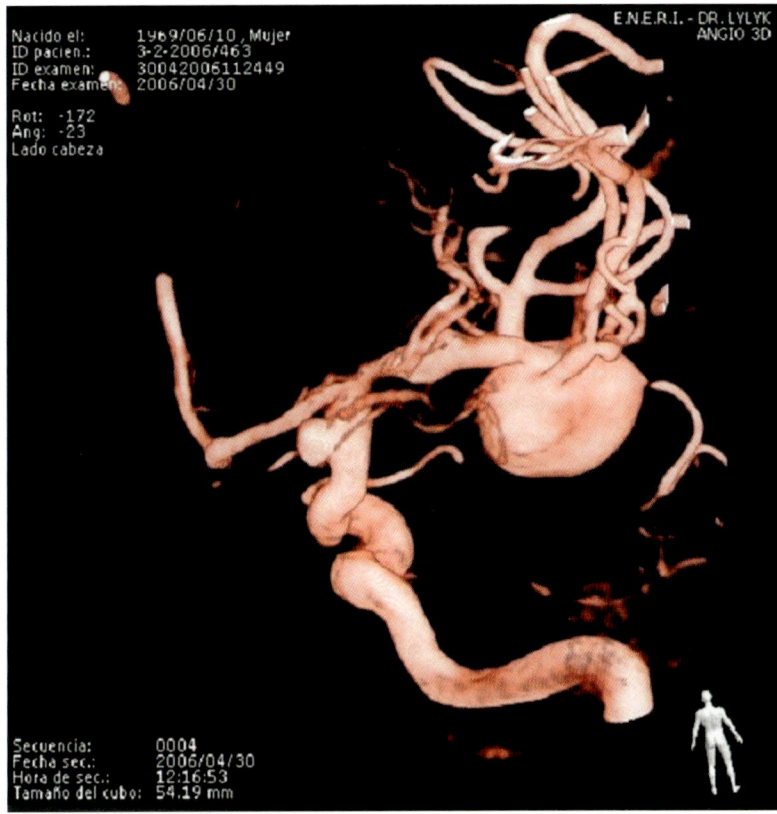

Nacido el: 1969/06/10, Mujer
ID pacien.: 3-2-2006/463
ID examen: 30042006112449
Fecha examen: 2006/04/30

Rot: -172
Ang: -23
Lado cabeza

E.N.E.R.I. - DR. LYLYK
ANGIO 3D

Secuencia: 0004
Fecha sec.: 2006/04/30
Hora de sec.: 12:16:53
Tamaño del cubo: 54.19 mm

Fig. 6-2. Angiografía 3D que muestra un aneurisma gigante silviano derecho y un aneurisma hipofisario superior derecho.

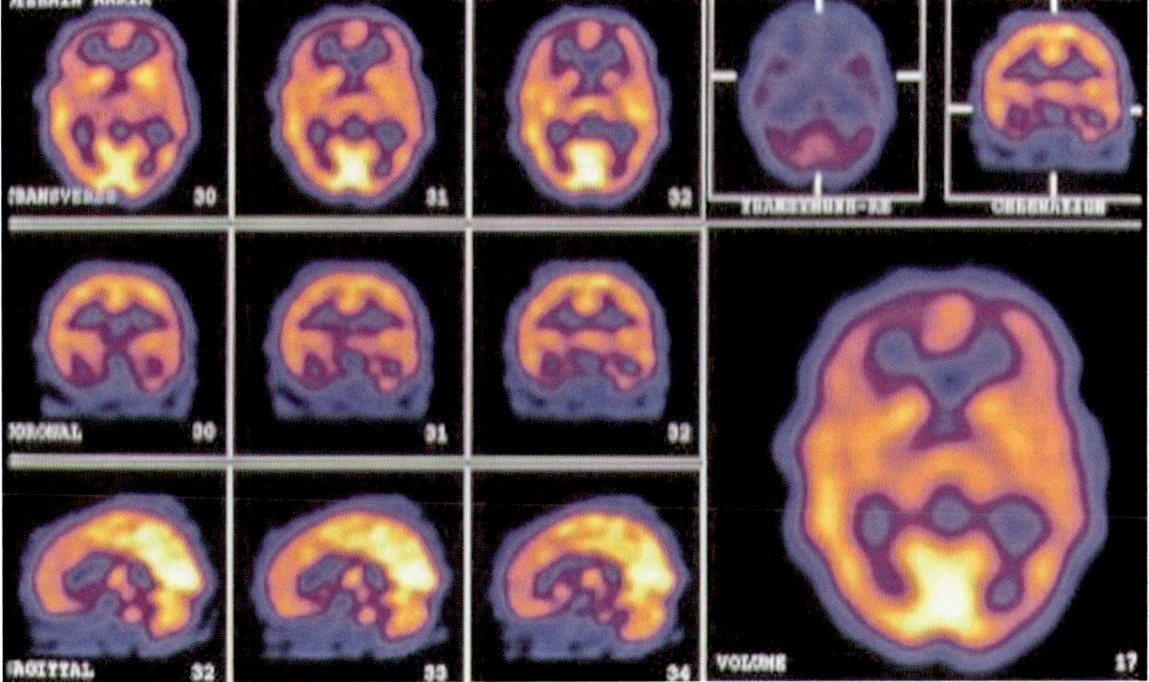

Fig. 7-1. Tomografía por emisión de positrones (SPECT) cerebral normal.

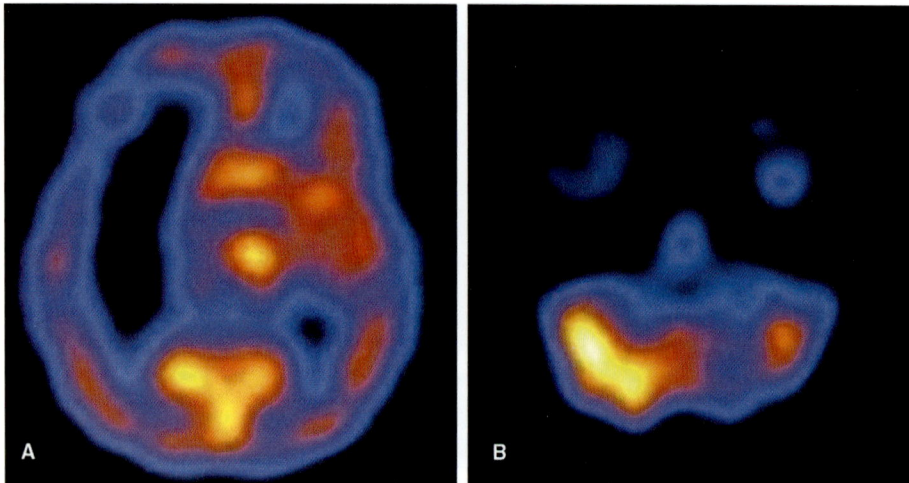

Fig. 7-2. SPECT cerebral en ACV. **A.** Corte axial: hipoflujo del hemisferio derecho, territorio de la arteria cerebral media (ACM). **B.** Corte axial: hipoflujo del hemisferio cerebeloso izquierdo, con diasquisis cerebelosa cruzada.

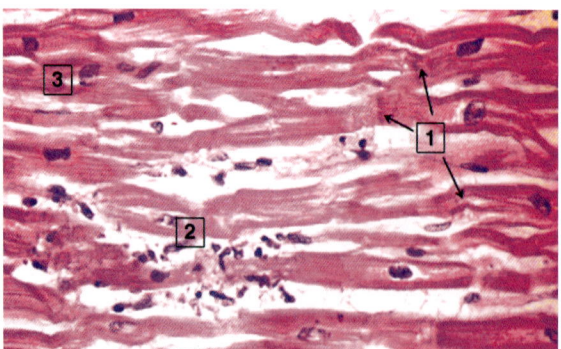

Fig. 13-2. Miocardio con daño por efecto inotrópico. (1) bandas de contracción, (2) "miocardio ondulado", (3) necrosis con infiltrado mononuclear y polimorfonuclear. Gentileza del profesor doctor Carlos Vigliano, Hospital Universitario de la Fundación Favaloro.

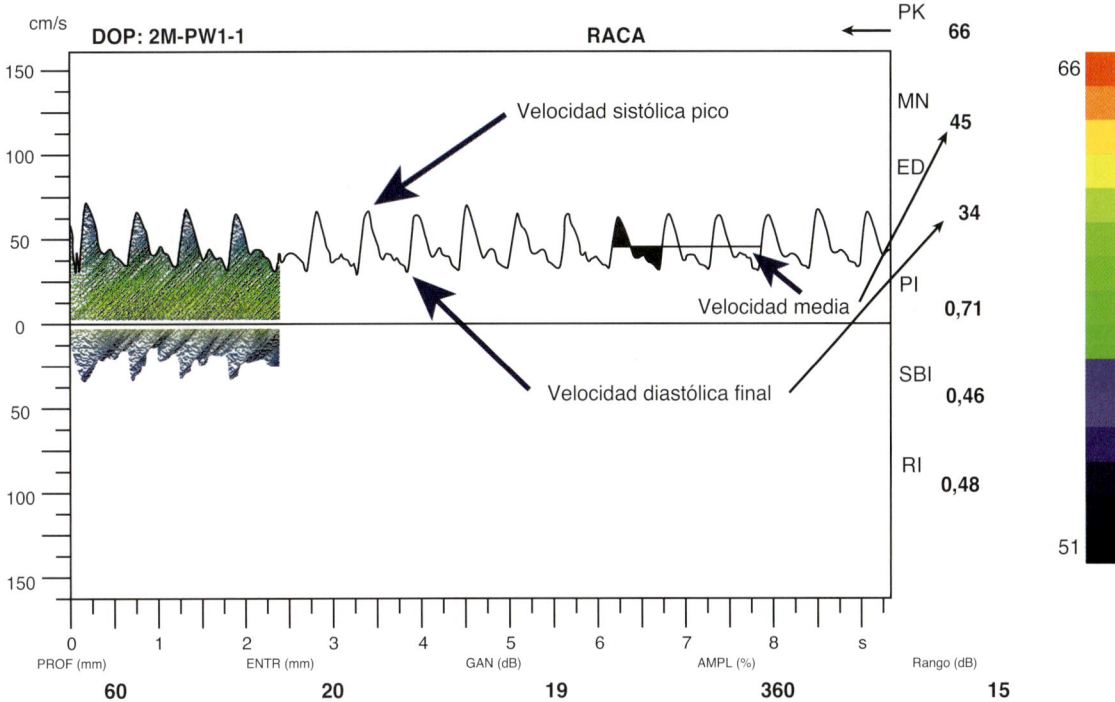

Fig. 16-2. Sonograma normal de una arteria intracraneal. A la izquierda se observa el espectro completo de velocidades. A la derecha se observa el envolvente de las velocidades, o contorno espectral, que corresponde a la velocidad máxima en cada momento.

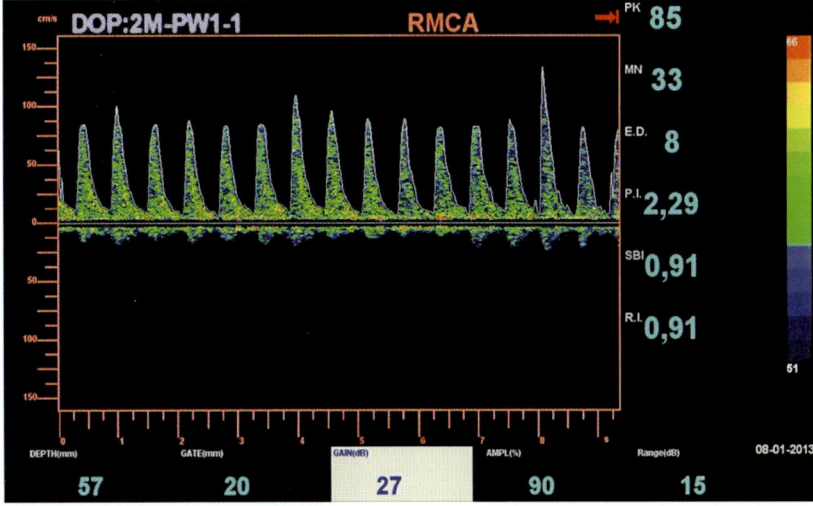

Fig. 16-8. Ejemplo de sonograma de alta resistencia en la arteria cerebral media en una paciente de 66 años, que en el posoperatorio de exéresis de un meningioma parasagital se complicó con un hematoma del lecho quirúrgico. Puntuación en la Escala de Coma de Glasgow (GCS) 3, bajo administración de tiopental. Nótese la VF descendida (33 cm/s) y el aumento del IP (2,29). Este estudio hace sospechar la presencia de hipertensión intracraneal (HIC), y a su vez descarta el paro circulatorio cerebral en una paciente sin posibilidades de ser evaluada clínicamente por estar bajo el efecto de tiopental.

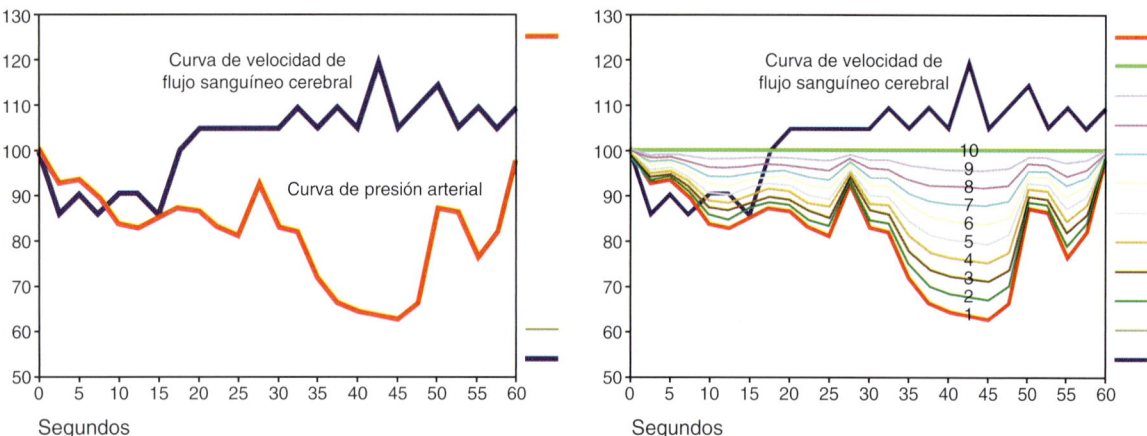

Fig. 16-15. Las diez curvas hipotéticas y las dos curvas reales de VF y de PPC en un paciente con buena autorregulación cerebral, Índice de ARd = 9. VF: velocidad de flujo sanguíneo cerebral; PPC: presión de perfusión cerebral.

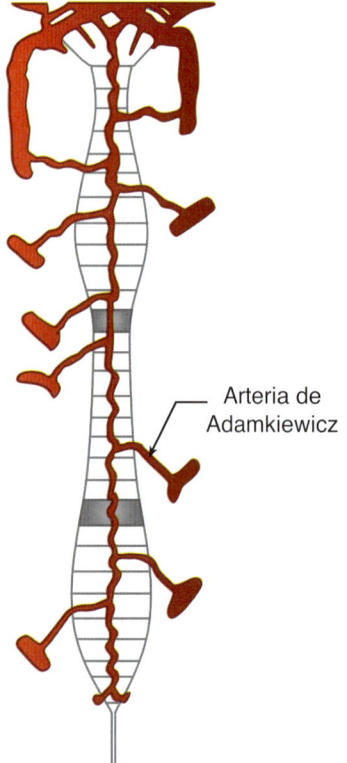

Fig. 26-3. Vascularización de la médula espinal.

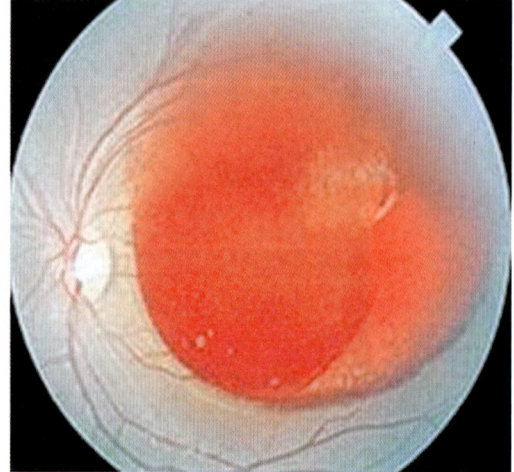

Fig. 29-3. Hemorragia subhialoidea o síndrome de Terson.

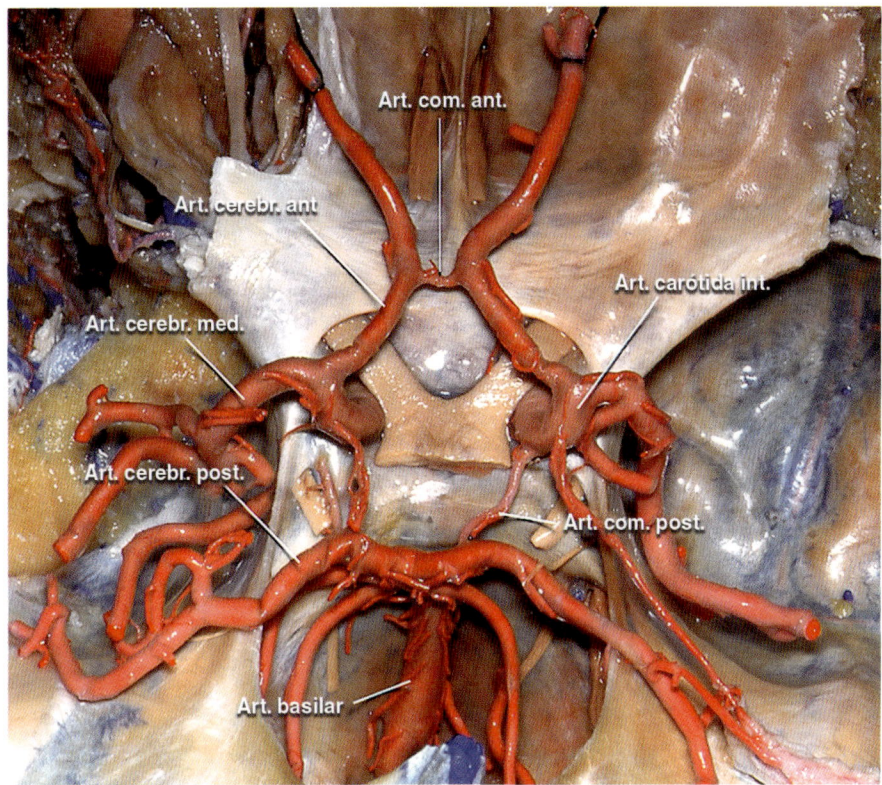

Fig. 33-1. El polígono de Willis.

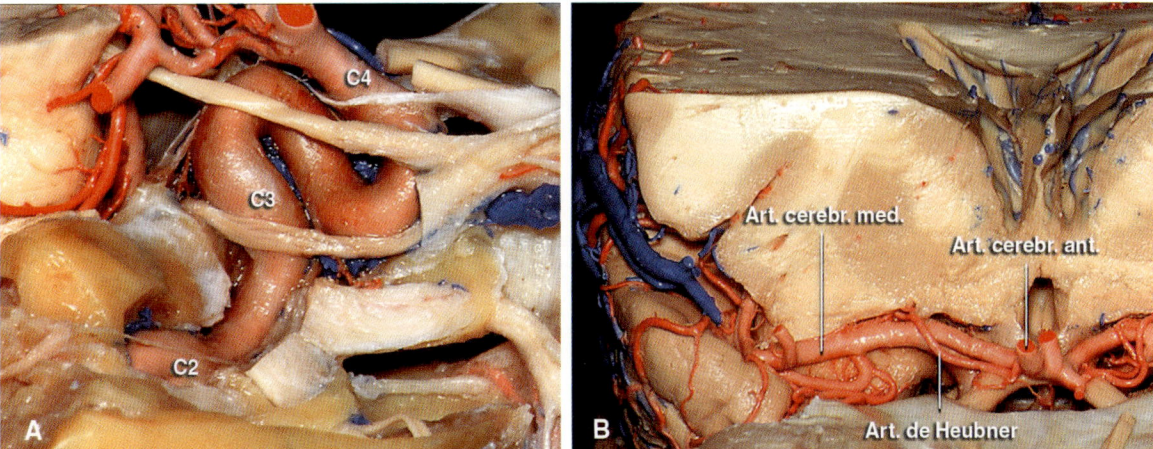

Fig. 33-2. A. Arteria carótida interna, su porción petrosa (C2), cavernosa (C3) y supraclinoidea (C4). **B.** Bifurcación terminal de la arteria carótida interna. Se visualiza además la arteria recurrente de Heubner.

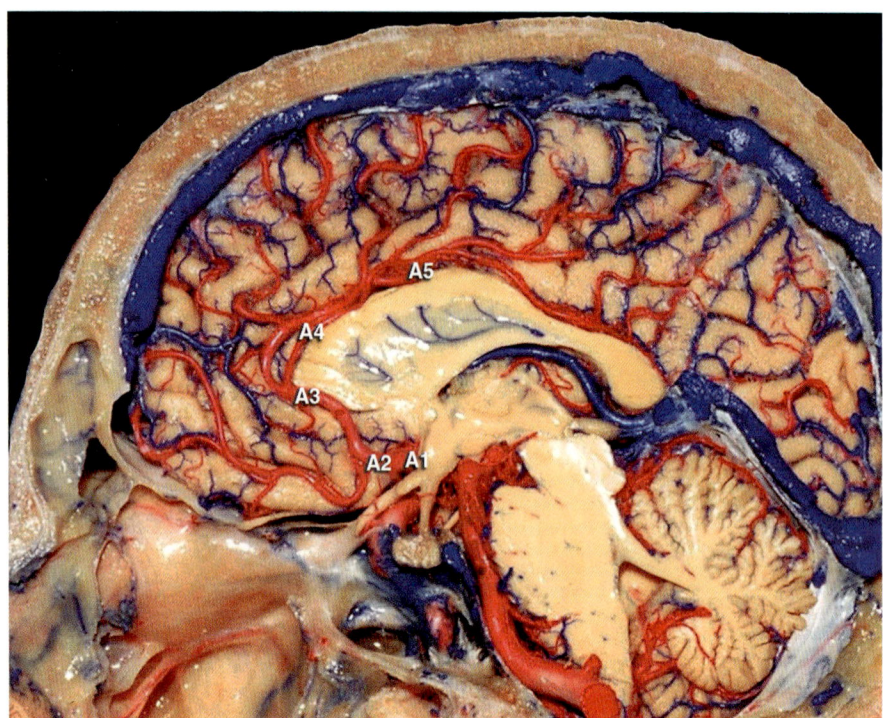

Fig. 33-3. Las porciones de la arteria cerebral anterior; nótese su relación con el cuerpo calloso. Recordemos que luego de la porción A2, su nominación cambia a arteria pericallosa.

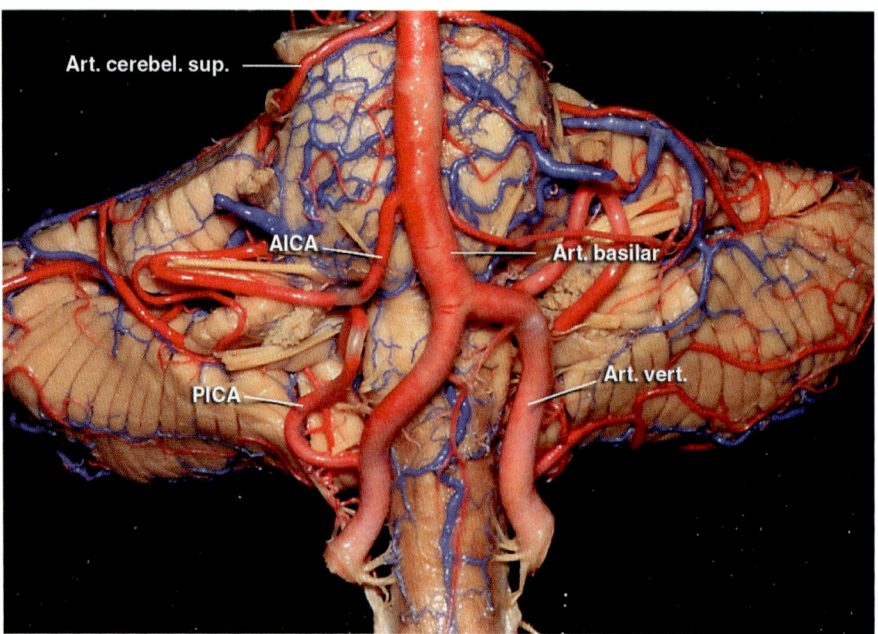

Fig. 33-4. El sistema vertebrobasilar y su relación con las diferentes porciones del tronco encefálico. AICA: arteria cerebelosa anteroinferior; PICA: arteria cerebelosa posteroinferior.

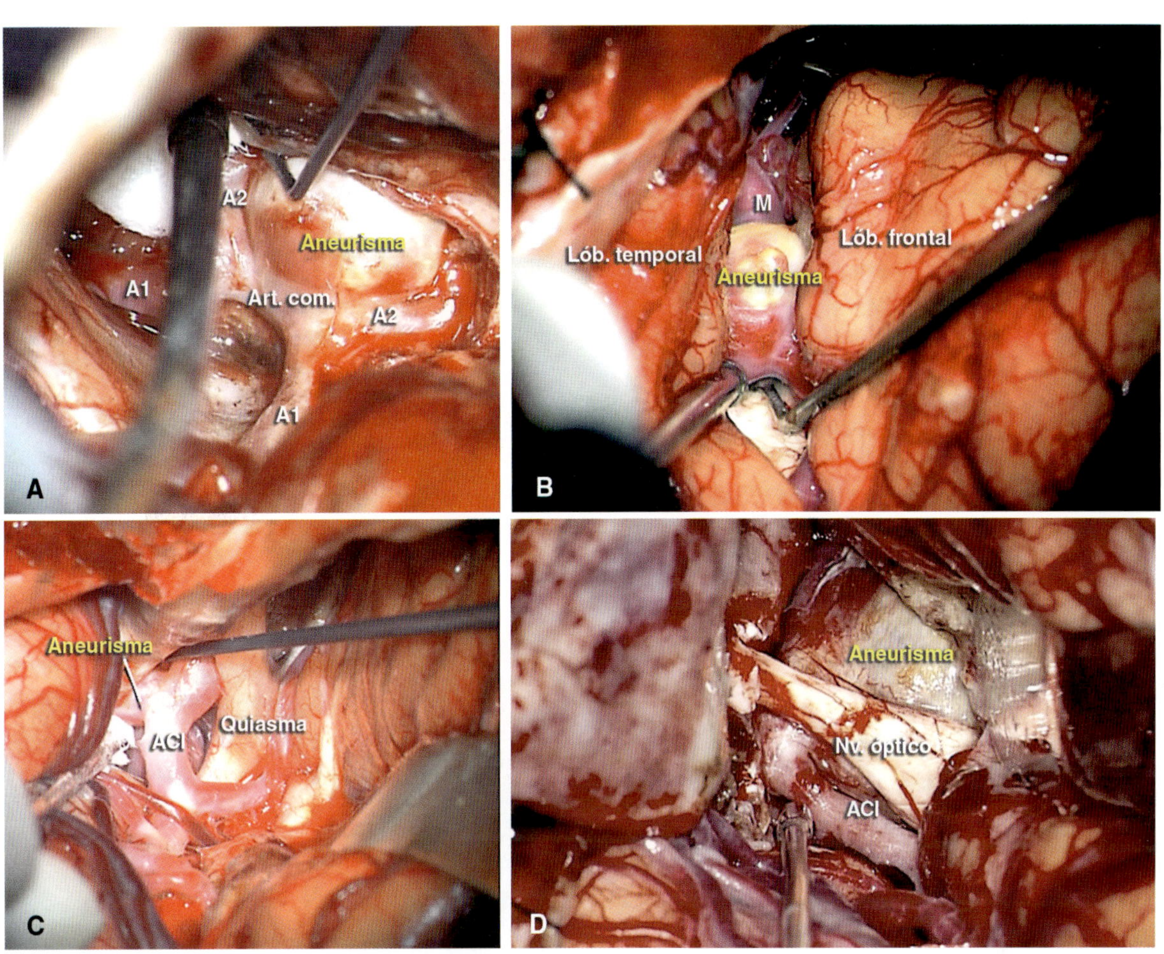

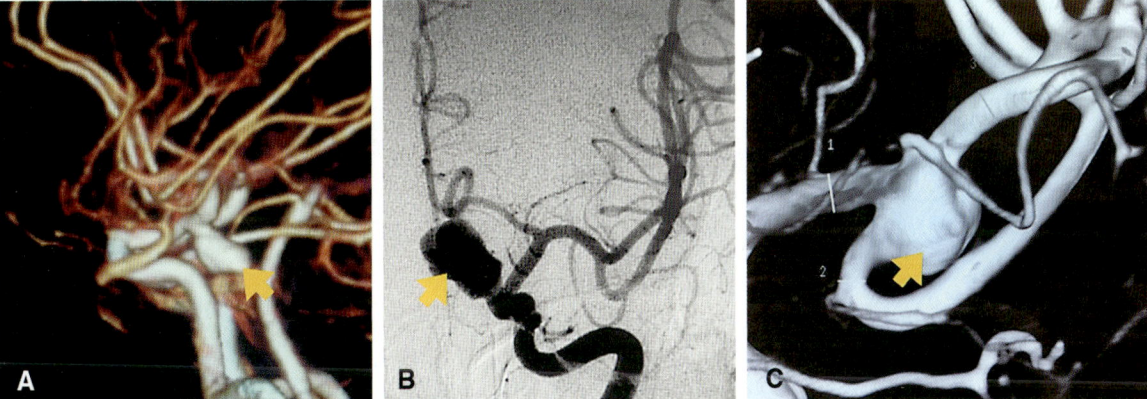

Fig. 33-5. Distintos tipos de aneurismas. **A.** Aneurisma de la arteria comunicante anterior, variante superior. **B.** Aneurisma de la bifurcación silviana. **C.** Aneurisma de la arteria comunicante posterior. **D.** Aneurisma carótido-oftálmico. ACI: arteria carótida interna.

Fig. 33-6. Diagnóstico de certeza del aneurisma cerebral. **A.** Angio-TC, aneurisma comunicante posterior. **B.** Angiografía digital, aneurisma carótido-oftálmico. **C.** Angio-RM, aneurisma de la bifurcación silviana.

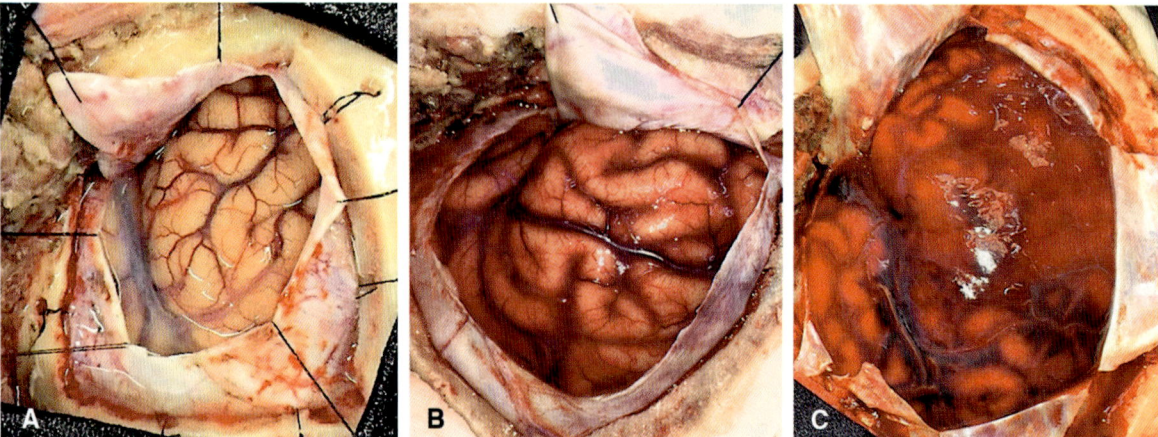

Fig. 33-7. Nótese la diferencia en la vista inicial del parénquima encefálico en distintas situaciones. **A.** Abordaje pterional en un aneurisma incidental que no ha sangrado. **B.** Abordaje pterional en una hemorragia subaracnoidea aneurismática (HSAa) de buen grado. **C.** Craniectomía descompresiva en una HSAa de mal grado.

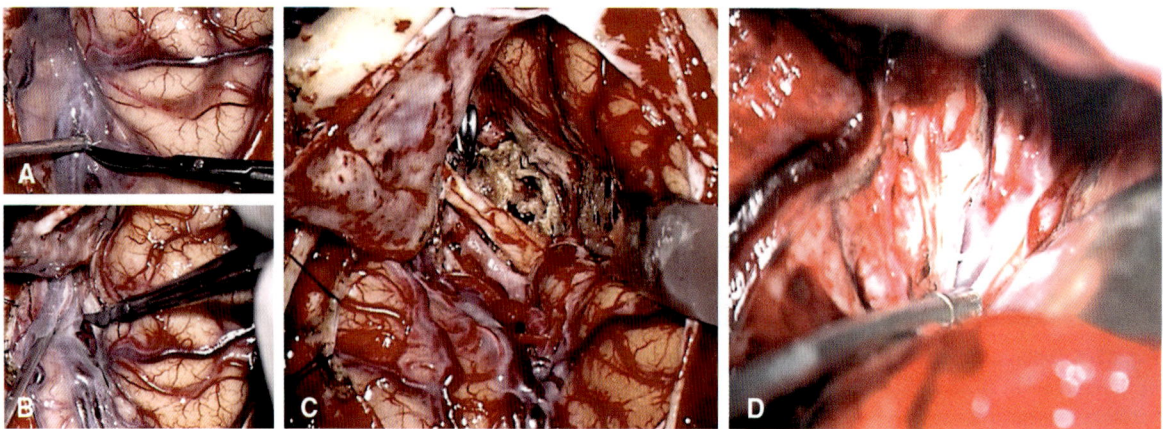

Fig. 33-8. Los corredores de trabajo para el clipado microquirúrgico de un aneurisma cerebral. **A-C.** Apertura del valle silviano izquierdo desde su inicio hasta la vista final luego de llevado a cabo el clipado. **D.** Corredor subfrontal izquierdo. Nótese la diferencia en la amplitud de la exposición que se obtiene con el corredor transilviano en una HSAa de buen grado, con respecto a una HSAa de mal grado donde muchas veces es imposible la disección transilviana.

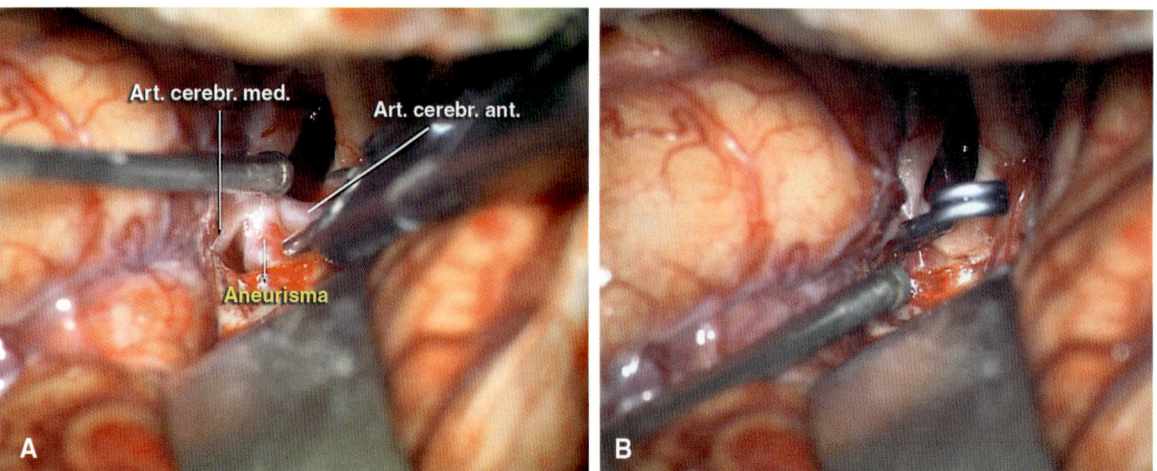

Fig. 33-9. A y **B.** Clipado definitivo de un aneurisma de la bifurcación carotídea izquierda.

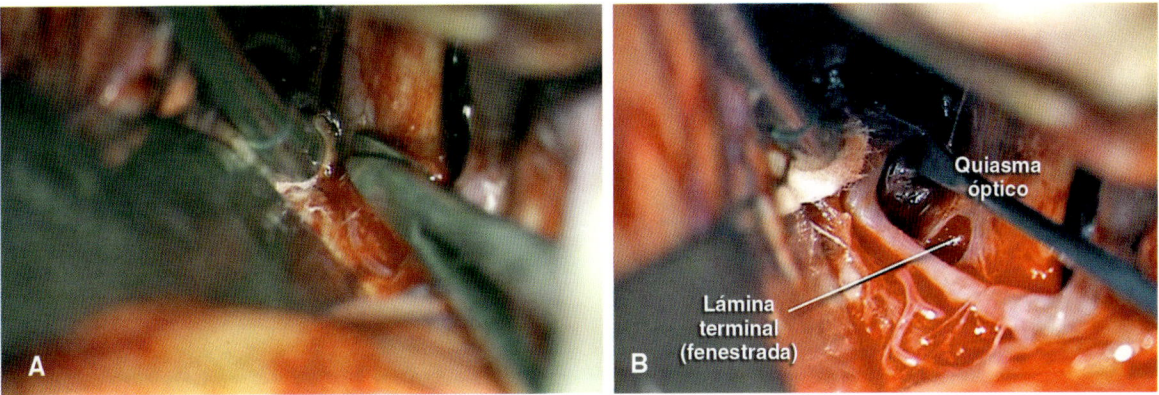

Fig. 33-10. A y **B.** Fenestración de la lámina terminal.

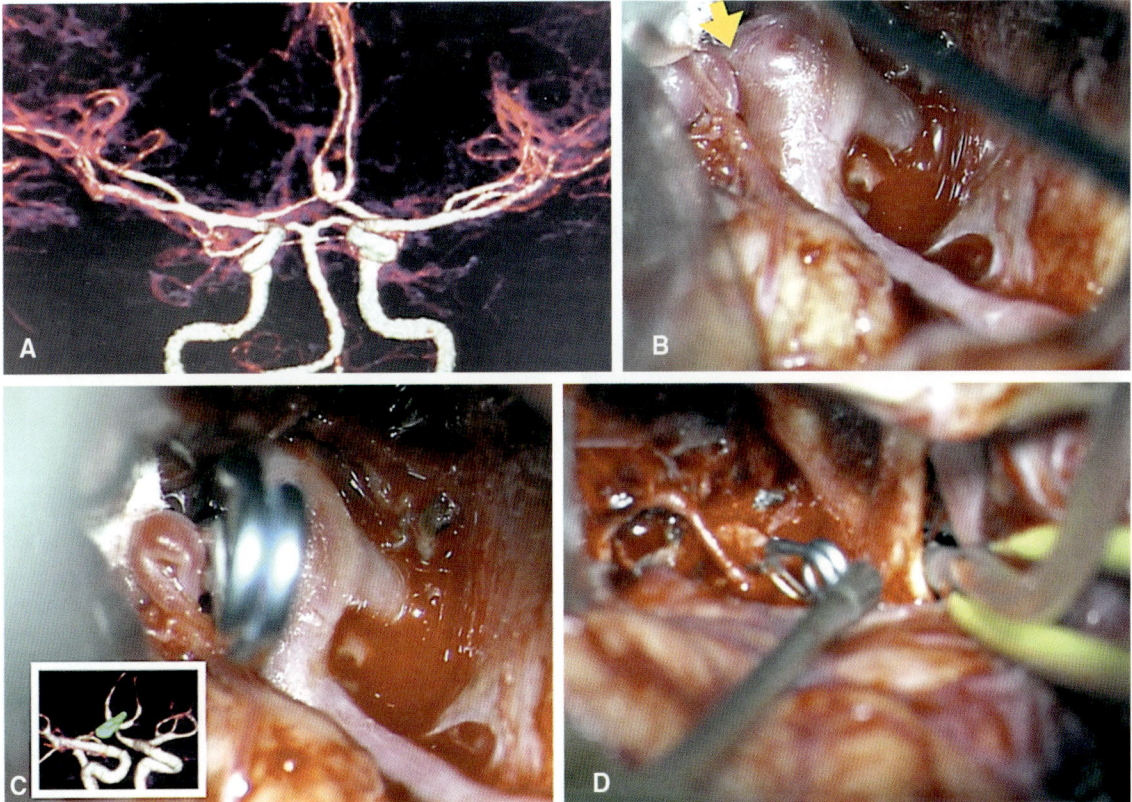

Fig. 33-11. A. Angio-TC que evidencia aneurisma comunicante anterior variante superior. **B.** Vista intraoperatoria del aneurisma. **C.** Clipado definitivo del aneurisma, y el control angiotomográfico. **D.** Lavado profuso cisternal con solución fisiológica y papaverina como medida antivasoespasmo.

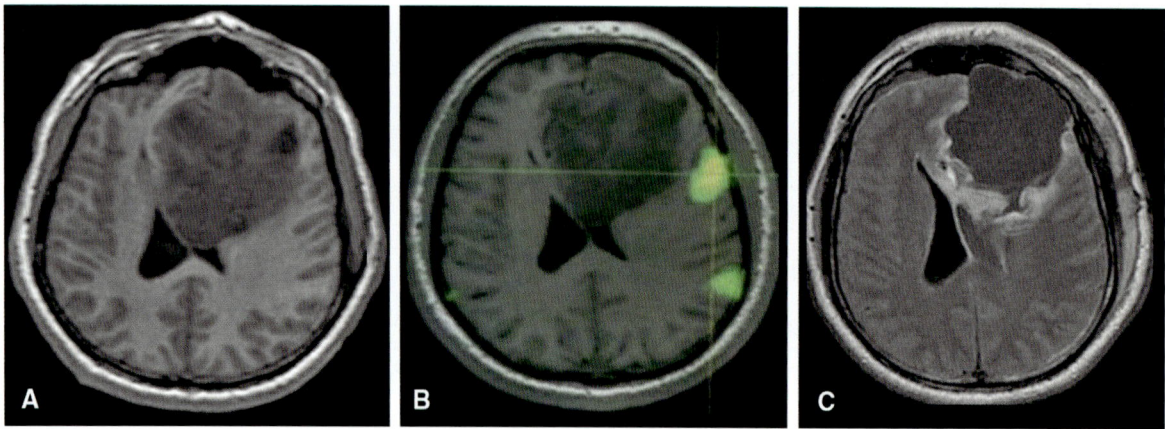

Fig. 48-3. Astrocitoma grado II. **A.** RM preoperatoria. **B.** RM funcional preoperatoria. **C.** RM posoperatoria.

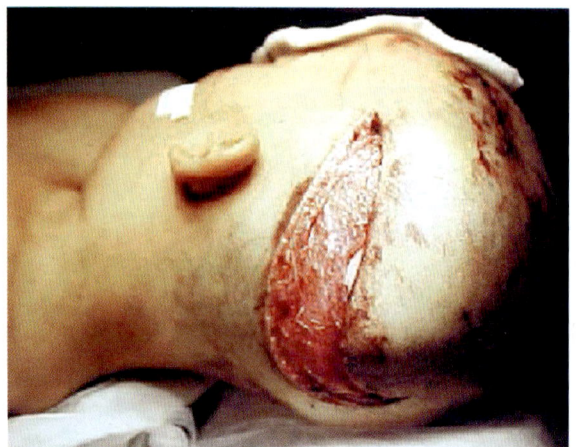

Fig. 72-1. Lesión de cuero cabelludo que comprometía una extensión importante del cráneo y que requirió tratamiento quirúrgico.

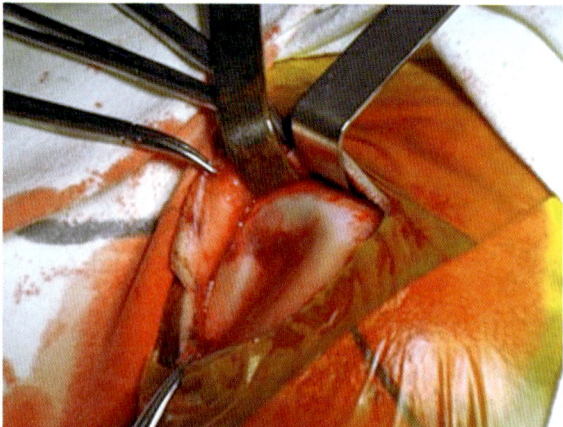

Fig. 72-4. Fotografía de un hundimiento en pelota de "ping pong" durante la cirugía.

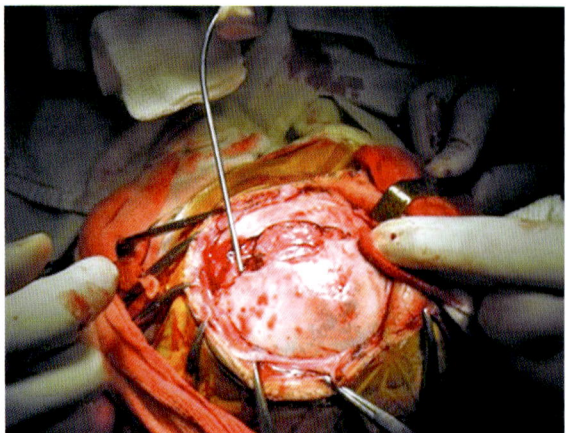

Fig. 72-6. Fotografía de una fractura expandida con solución de continuidad dural.

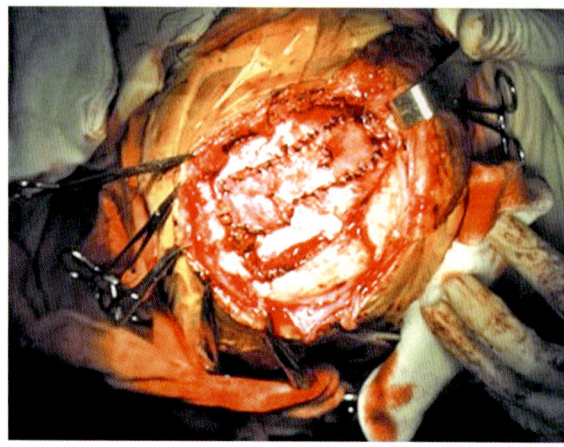

Fig. 72-7. Fotografía de una cirugía plástica dural amplia para reparar una fractura expandida.

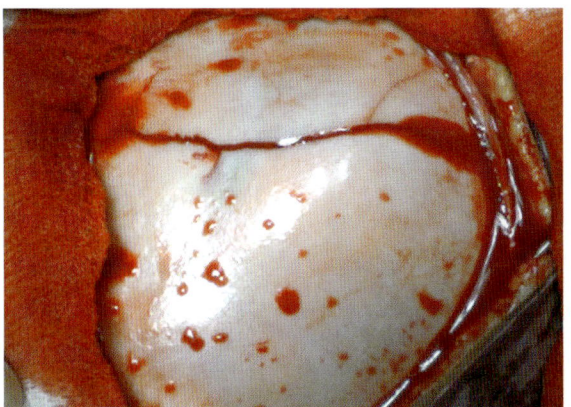

Fig. 72-9. Fotografía de una intervención quirúrgica que muestra un sangrado por una fractura con HED.

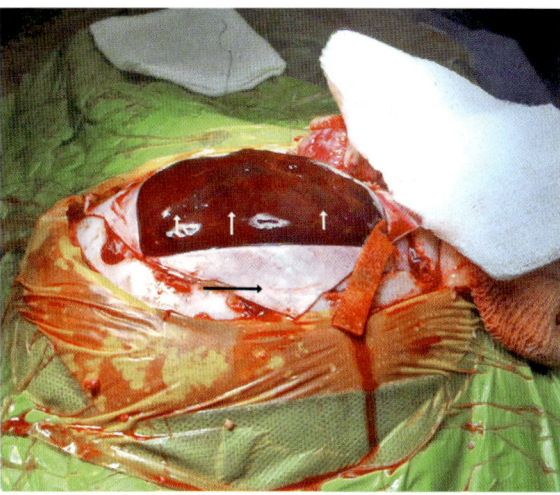

Fig. 72-11. Imagen quirúrgica de un HSD. Nótese la duramadre rebatida (flecha negra) y el hematoma por debajo de ella (flechas blancas).

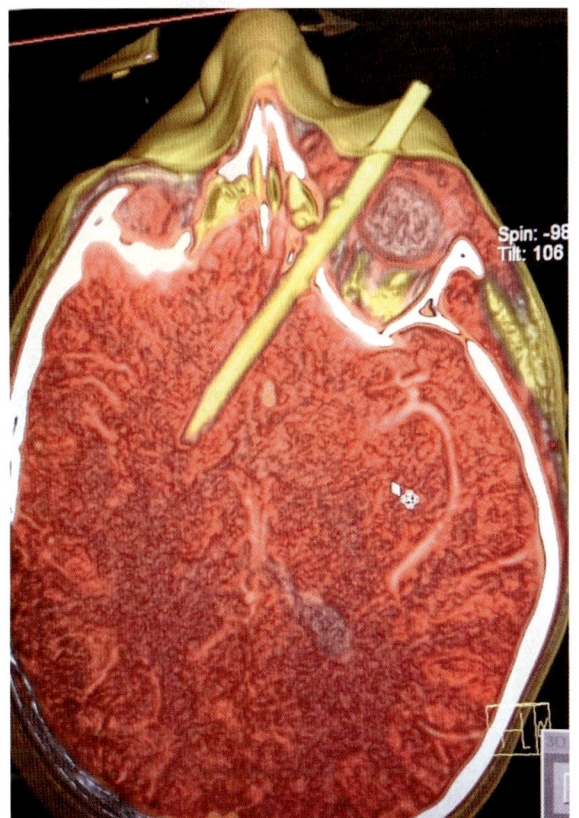

Fig. 72-15. Reconstrucción 3D de ventana parenquimatosa que muestra la localización intracraneal de la lesión y el compromiso de parte del lóbulo frontal.

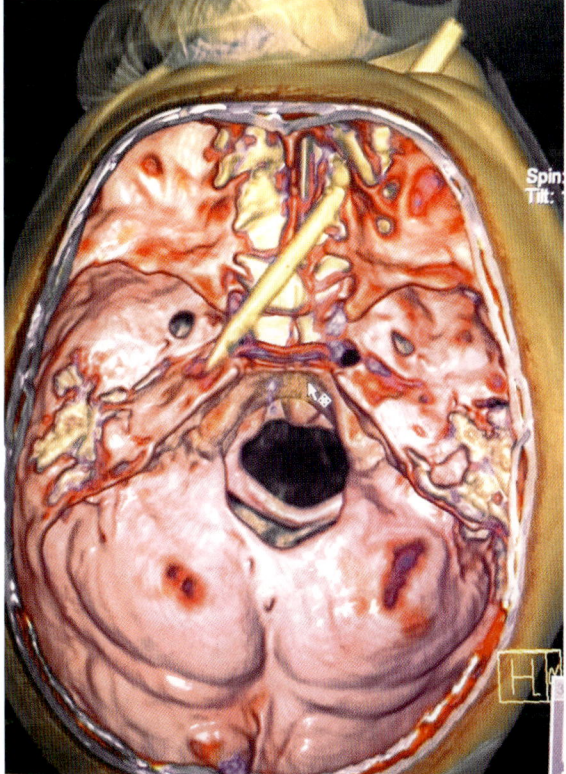

Fig. 72-16. Reconstrucción 3D de ventana ósea donde se observa el objeto penetrante que ingresa por la fisura orbitaria y alcanza las adyacencias de la apófisis clinoides posterior.

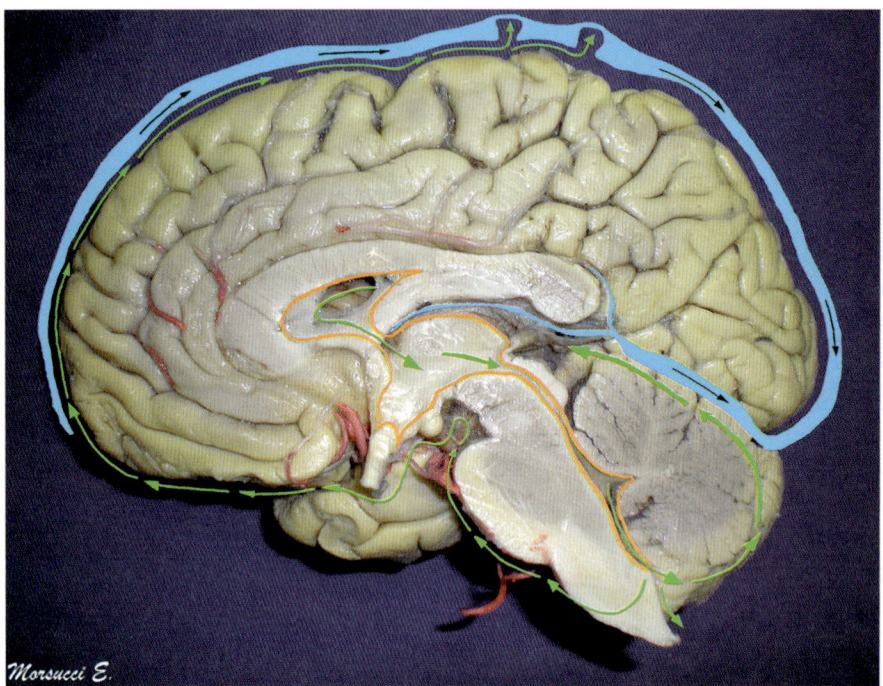

Fig. 76-1. Circulación del LCR. En celeste: senos venosos. En naranja: sistema ventricular. En verde: circulación del LCR.

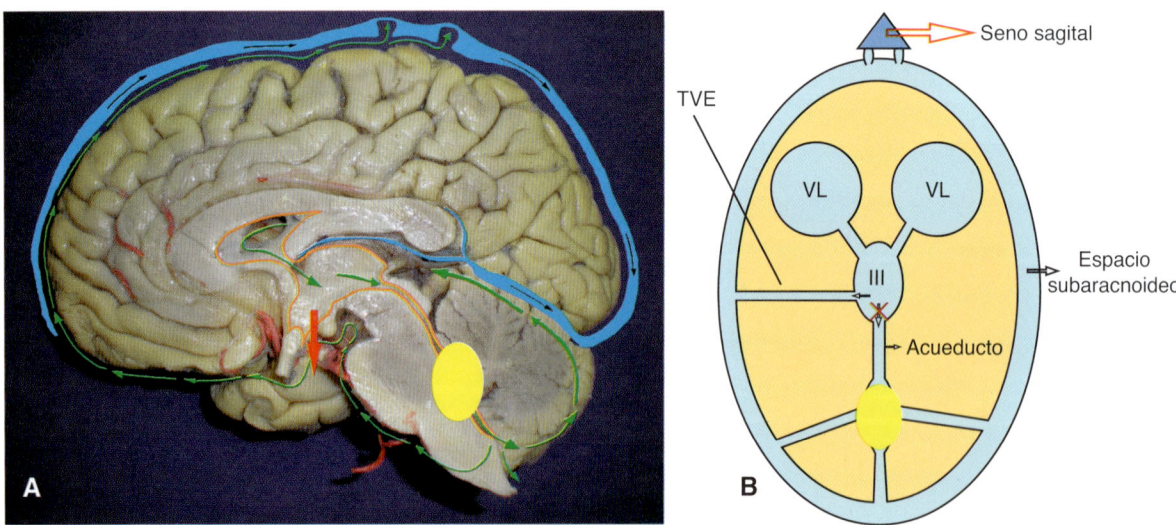

Fig. 76-5. A. Esquema que muestra un tumor (amarillo) en el cuarto ventrículo que obstruye el paso del LCR. La flecha roja marca el nuevo recorrido que haría el LCR a través de la ventriculostomía en el piso del III ventrículo, para pasar a las cisternas del espacio subaracnoideo. **B.** Modelo esquemático de A.

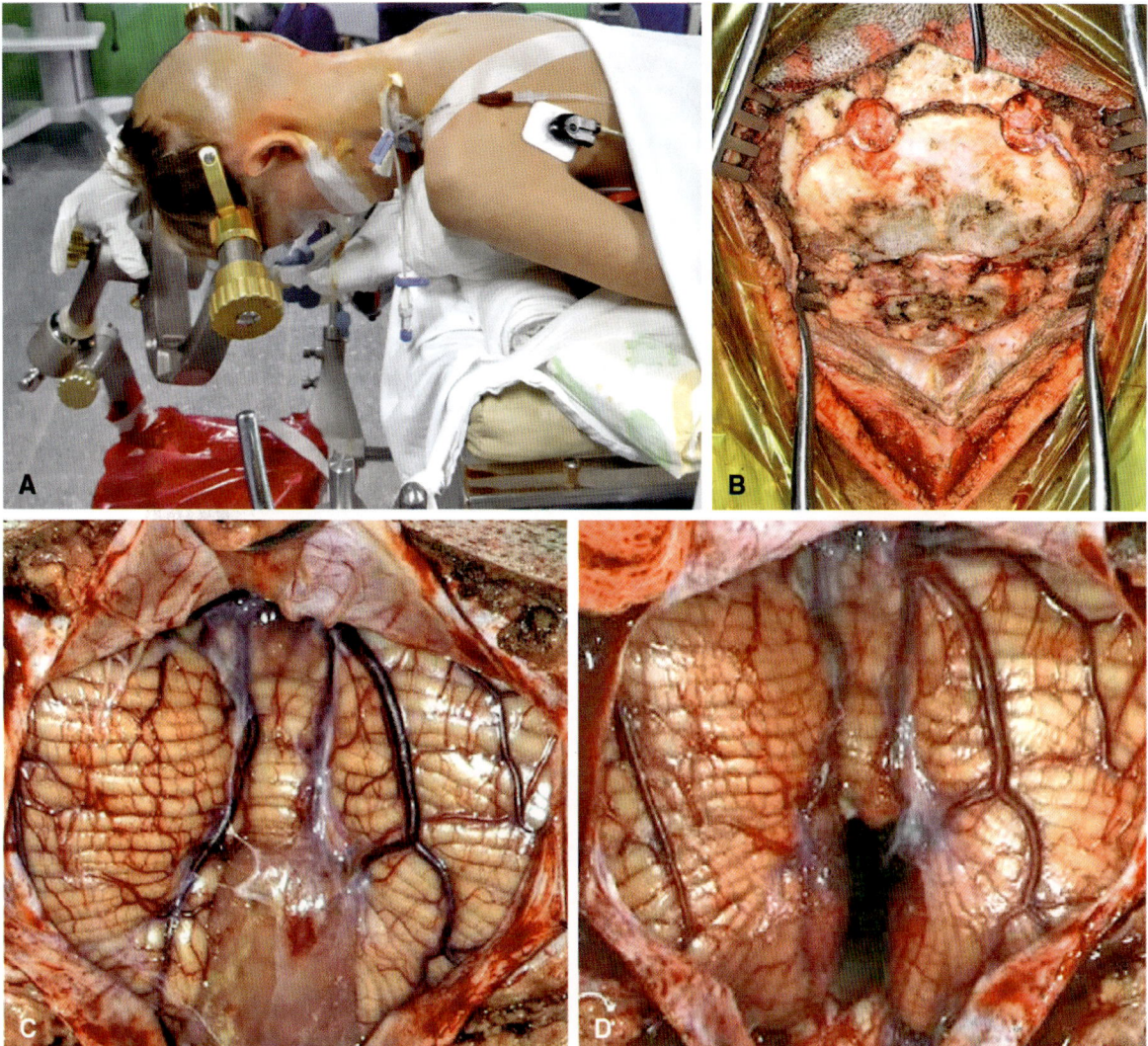

Fig. 76-6. A. Posicionamiento del paciente para una cirugía de la fosa posterior. **B.** Craneotomía suboccipital. **C.** Una vez abierta la duramadre, se observa la cara occipital de cerebelo y el tumor que protruye por debajo del vermis. **D.** El mismo paciente, después de la resección del tumor.

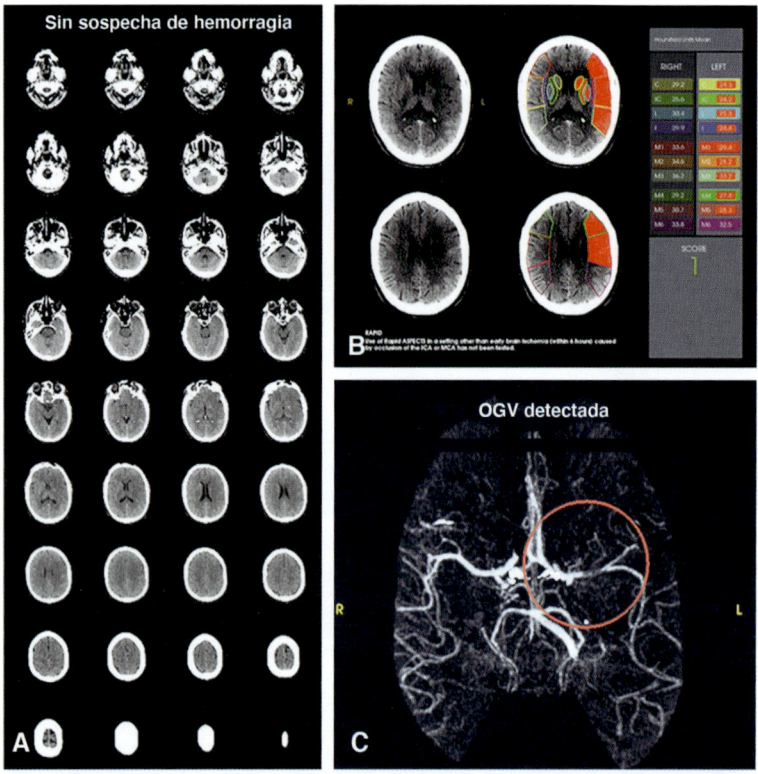

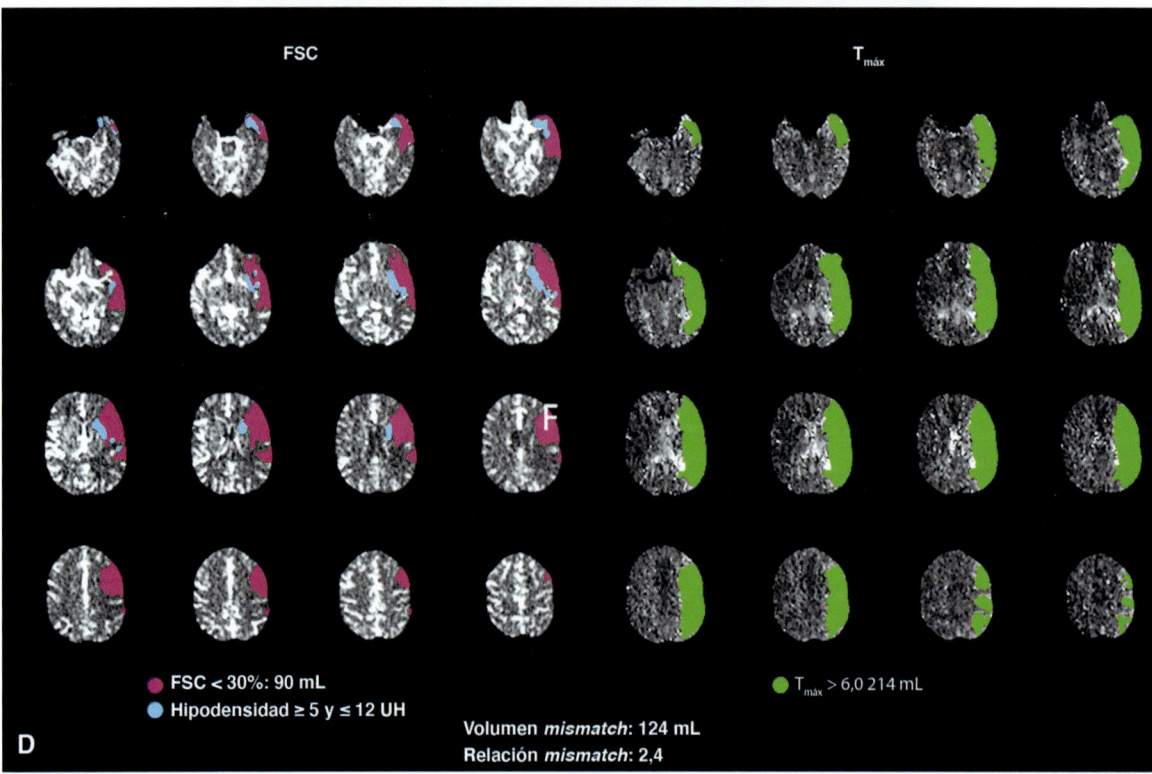

Fig. A-2. Resultados del procesamiento y análisis automatizado de las imágenes de TC en el contexto de un paciente con ACV isquémico por *software* basado en inteligencia artificial (RAPID AI, iSchemaView, Inc). **A.** El algoritmo no detectó presencia de hemorragia intracraneal (**A**), graduó la extensión del infarto con un ASPCTS de 1 (**B**), detectó la oclusión de un vaso de gran calibre y obtuvo un volumen de *core* isquémico de 90 mL, de hipoperfusión crítica de 214 mL, *mismatch* y relación entre ambos (penumbra) de 124 mL y 2,4, respectivamente (**C**). FSC: flujo sanguíneo cerebral; OGV: obstrucción de grandes vasos; UH: unidades Hounsfield.

Índice analítico

Los números de página seguidos de una "c" indican un cuadro, los seguidos de una "f" una figura.

I